中华人民共和国药典

2025 年版

三　部

国家药典委员会　编

中国医药科技出版社

图书在版编目（CIP）数据

中华人民共和国药典：2025年版. 三部 / 国家药典委员会编. -- 北京：中国医药科技出版社，2025.3.

ISBN 978-7-5214-5206-8

Ⅰ. R921.2

中国国家版本馆CIP数据核字第20250ES267号

扫描下方二维码，使用增值服务。

咨询电话：010－62228771

中国药典

微信扫码

获取免费增值

305474

刮开扫码

ISBN 978-7-5214-5206-8

9 787521 452068 >

责任编辑 罗万杰　蔡　红　高雨濛　呼延天如　牟瑞辰

责任校对 王启新　卜琦鑫　沈　雯

美术编辑 陈君杞

出版　中国医药科技出版社

地址　北京市海淀区文慧园北路甲22号

邮编　100082

电话　发行：010－62227427　邮购：010－62236938

网址　www.cmstp.com

规格　880×1230mm　1/16

印张　53¾

字数　2147千字

版次　2025年3月第1版

印次　2025年3月第1次印刷

印刷　北京盛通印刷股份有限公司

经销　全国各地新华书店

书号　ISBN 978-7-5214-5206-8

定价　360.00元

前　言

2025年版《中华人民共和国药典》（简称《中国药典》）为第十二版药典。第十二届药典委员会认真落实习近平总书记“四个最严”要求，以维护公众健康、促进创新发展、服务药品监管为宗旨，按照国家药品监督管理局的部署，在各级药检机构、科研院所和高校、学会协会及有关企业的积极参与下，组织完成了2025年版《中国药典》编制各项工作。2024年11月27日，第十二届药典委员会执行委员会全体会议审议通过2025年版《中国药典》(草案)，经国家药品监督管理局会同国家卫生健康委员会审核批准颁布后实施。

本版药典收载品种总计6385种，新增159种，修订1101种，不再收载32种。其中一部中药收载品种共计3069种，新增28种，修订420种，不再收载19种；二部化学药收载品种共计2776种，新增66种，修订483种，转四部收载2个品种；三部生物制品收载品种共计153种，新增13种，修订62种，不再收载13种；四部收载药用辅料品种共计387种，新增52种，修订136种。

本版药典收载通用技术要求共计410个，新增69个，修订133个。其中三部新增13个，修订31个；四部新增56个，修订102个。

本版药典收载指导原则共计72个，新增33个，修订17个，不再收载3个。其中三部新增5个；四部新增28个，修订17个，不再收载3个。

本版药典主要特点：

稳步增加药典品种收载。坚持以临床为导向，持续扩大国家基本药物目录及国家基本医疗保险、工伤保险和生育保险药品目录品种的覆盖，加快抗肿瘤药、单克隆抗体生物类似药以及儿童用药品种的收载，充分展示了我国医药科技创新成果，进一步满足临床用药需求。

持续健全国家药品标准体系。不断完善以药典凡例为基本要求、通用技术要求为总体规定、指导原则为技术指导、品种正文为具体要求的《中国药典》标准体系。实现《中国药典》各部凡例体例的统一规范，共性内容的协调一致。贯彻药品全生命周期管理理念，加强药品研究、生产、流通、使用等环节的质量控制要求，强化药品生产源头和过程控制。持续完善符合中药、化学药、生物药特点的质量标准体系，进一步体现《中国药典》的科学性、规范性、前瞻性和导向性作用。

加快推进新技术、新方法、新工具标准转化应用。紧跟国际制药发展前沿，聚焦产业热点领域，加快推进医药创新形成的新技术、新方法、新工具的标准转化，不断扩大先进、成熟检测技术的应用，为药品质量控制提供规范性好、适用性广、稳定性强、可靠性高的检测方法。新增《基于基因修饰细胞系的生物检定法指导原则》《糖蛋白的糖基化分析指导原则》等，提升质量可控性。新增《体外热原检查法（报告基因法）》《细胞类制品微生物检查指导原则》等，突破相关制品放行检验的技术瓶颈。新增《微生物全基因组测序技术指导原则》，持续加强分子生物学技术在药品质控中的应用。新增《辐照中药光释光检测法指导原则》等，加强药品检验技术储备。

持续完善药品质量控制要求。重点加强药品安全性和有效性控制，整体提升药品质量可控性。在安全性方面：中药材及饮片禁用农药残留控制由33种增加至47种。加强化学药品杂质控制要求，更加关注杂质的来源与分类，完善有关物质分离方法。新增《人用疫苗杂质控制技术指导原则》《注射剂可见异物控制指导原则》等，持续提升药品安全性控制要求。在有效性方面：溶出度与释放度测定法中新增“往复架法”和“扩散池法”，完善口服固体制剂质量评价方法。在质量可控性方面：新增《放射性药品生物分布测定法》《化学成像指导原则》《多变量统计过程控制技术指导原则》《化学计量学指导原则》等，指导生产过程分析技术方法的开发和建立，为加强药品生产全过程质量控制提供技术支撑。

努力实现与国际标准的协调。结合我国实际，借鉴国际标准，持续推进与国际标准的协调。通过直接协调、并行收载等方式，实现ICH Q4B全部16个指导原则的转化实施。增修订《残留溶剂》《元素杂质》

等通用技术要求，实现与 ICH Q2、Q3C、Q3D、Q14 等原则的协调，在药品关键质量控制要求方面与国际标准更加协调一致。

加强与审评检查检验等技术要求的衔接。考虑到国家药品监督管理局药品审评中心已发布与 2020 年版《中国药典》中的《药物制剂人体生物利用度和生物等效性试验指导原则》《生物样品定量分析方法验证指导原则》相同内容的指导原则，本版药典不再收载。为与相关部门颁布标准协调一致，修订《生物制品分包装及贮运管理》《生物制品生产及检定用实验动物质量控制》等通则。

更加体现药品标准绿色环保理念。按照创新、协调、绿色、开放、共享的新发展理念，制定毒性管控中药标准物质（如乌头碱、马钱子碱和士的宁等）替代指导原则。不再收载 13 个处方中含有穿山甲的中药品种。为减少环境污染、降低人员伤害，332 个化学药品种正文中删除使用剧毒或管制试剂试药的检验项目。

药典编制工作更加规范严谨。2025 年版《中国药典》编制过程中，为进一步加强药品标准管理，国家药品监督管理局相继出台《药品标准管理办法》《中药标准管理专门规定》。国家药典委员会持续完善《国家药典委员会药品标准制修订研究课题管理办法》等相关管理文件，建立标准研究全过程信息化管理系统，实现药品标准全生命周期管理，不断提升药品标准管理能力，进一步保障《中国药典》编制质量。

本版药典编制始终秉承科学性、先进性、实用性和规范性的原则，进一步巩固《中国药典》为国家药品标准核心的地位，使标准体系更加完善，药品质量更加可控，与国际标准更加协调，国家药品标准整体水平迈上新的台阶。本版药典的颁布实施将对保障药品质量、促进医药产业技术升级、强化药品监管标准支撑、保障公众用药安全、推动医药产业高质量发展、提高我国制药国际竞争力等方面发挥重要作用。

国家药典委员会
2025 年 3 月

第十二届药典委员会委员名单

主任委员　李　利

副主任委员　曾益新　王志勇　赵军宁　黄　果

执行委员　（按姓氏笔画排序）

丁　健	丁丽霞（女）	马双成	王　平	王　彦（女）
王　锐	王小刚	王广基	王军志	王孝洋
王志勇	王佑春	王海南	王维东	石远凯
田金洲	仝小林	丛　斌	兰　奋（苗族）	朱立国
朱兆云（女）	刘　沛（女）	刘海静（女）	江英桥	安小斌
安抚东	孙飘扬	李　利	李　松	李　波
李校堃（满族）	李敬云（女）	杨　胜	杨　霆	杨宝峰
杨昭鹏	肖　伟	邱　琼（女）	沈传勇	张　锋
张　强	张启明	张剑辉	张清波	陈　钢
陈　薇（女）	陈士林	陈桂良	陈榕虎	果德安
罗卓雅（女）	季　申（女）	岳建民	金宁一（朝鲜族）	周建平
周思源	赵宇亮	赵军宁	胡昌勤	钟国跃
施亚琴（女）	洪利娅（女）	贺浪冲	秦晓岑	袁　林
徐兵河	唐旭东	唐黎明	涂家生	陶巧凤（女）
黄　果	黄心宇	黄璐琦	常俊标	屠鹏飞
蒋华良	蒋建东	程　京	程翼宇	舒　融
曾益新	裴　钢	戴　红（女）	魏于全	

顾　　问　（按姓氏笔画排序）

王　玉	王　阶	王一涛	王永炎	王峥涛
尤启冬	朱　俊	刘又宁（满族）	刘昌孝	孙　燕
李大魁	李大鹏	李泳雪（女）	肖培根	吴以岭
沈　琦（女）	张立群	张伯礼	陈可冀	陈志南
陈凯先	陈赛娟（女）	林瑞超	罗国安	金少鸿
金有豫	赵　铠	侯惠民	俞永新	姚乃礼
姚新生	钱忠直	高学敏	高润霖	董关木

委　　员　（按姓氏笔画排序）

丁　野	于　震	于健东	于新兰（女）	山广志
马　辰（女）	马　玲（女）	马　霄	马玉楠（女）	马仕洪
马秀璟（女）	马超美（女）	王　兰（女）	王　伟	王　杰（回族）
王　建	王　柯	王　勇	王　健	王　浩
王　停	王　斌	王　璇（女、回族）	王亚敏	王向峰
王如伟	王春龙	王铁杰（女）	王海彬（女）	王跃生
王淑红（女、土家族）		王智民	王箐舟（女）	韦　薇（女）
车宝泉	毛秀红（女）	公雪杰（女）	卞兆祥	尹利辉
尹莉芳（女）	孔令义	邓启民	邓祖跃	邓艳萍（女）

甘　勇	石　峰	石建功	石蓓佳(女)	卢京光(女)
叶　敏	叶　强	叶文才	叶正良	申玉华(女、朝鲜族)
申昆玲(女)	田　鑫(女)	史大卓	白　玉(女)	乐　健
冯　云(女)	冯　芳(女)	冯　丽(女)	冯　怡(女)	冯奕斌
兰婉玲(女)	宁保明	尼玛顿珠(藏族)	匡　荣	朴晋华(女、朝鲜族)
达娃卓玛(女、藏族)		吕　扬(女)	吕佩源	吕爱平
朱凤才	朱依谆	朱晓新	仲　平	任连杰
多　杰(藏族)	刘　安	刘　英(女)	刘　浩	刘万卉(土家族)
刘玉玲(女)	刘永利	刘利群(女)	刘叔文	刘海青
刘菊妍(女)	刘铜华	刘雁鸣(女)	许四宏	许明哲
许鸣镝	许真玉(女、朝鲜族)		孙　逊(女)	孙　黎
孙会敏	孙苓苓(女)	孙晓波	孙增涛	阳长明
阳国平	芮　菁(女)	花宝金	李　宁	李　华
李　军(女)	李　军	李　剑	李　萍(女)	李　敏(女)
李　清(女)	李　晶(女)	李　晶(女)	李　睿(女)	李　霞(女)
李云霞(女)	李长贵	李文莉(女)	李玉华(女)	李向日(女)
李丽敏(女)	李秀芬(女)	李启明(藏族)	李青翠(女)	李绍平
李春雷	李玲玲(女)	李振国	李琦涵	杨　志
杨　明	杨　莉(女)	杨　莉(女)	杨化新(女)	杨汇川
杨永健	杨利红(女)	杨秀伟	杨宏伟(女)	杨忠奇
杨建红(女)	杨美成(女)	杨晓莉(女)	肖　晶(女)	肖小河
肖新月(女)	吴　松	吴先富	吴传斌	吴婉莹(女)
邱明华(纳西族)	邱模炎	何　兰(女)	何开勇	何仲贵
余伯阳	余露山	狄　斌	邹全明	邹忠梅(女)
宋平顺	张　兰(女)	张　军	张　村(女)	张　彤
张　玫(女)	张卫东	张玉英(女、满族)	张永文	张亚中
张亚杰(女)	张陆勇	张金兰(女)	张保献	张雯洁(女)
张景辰	张满来	陆益红(女)	阿　萍(女、藏族)	
阿吉艾克拜尔·艾萨(维吾尔族)		陈　华	陈　英(女)	陈　悦
陈　震	陈万生	陈卫衡	陈代杰	陈国广
陈凌峯	陈海峰	陈道峰(彝族)	陈碧莲(女)	邵　泓(女)
范　颖(女)	范骁辉	范慧红(女)	茅向军	林　彤(女)
林　娜(女)	林　梅(女)	林文翰	林永强	林志秀
林丽英(女)	罗　轶(女)	罗志福	罗国伟	罗定强
罗跃华	金　方(女)	金　斌	金红宇(蒙古族)	金征宇
金鹏飞	周　旭(女)	周　勇	周国平	周跃华
郑　健(女)	郑　萍(女)	郑海发	郑璐侠(女)	孟淑芳(女)
练鸿振	项　鹏	赵　明(女)	赵　明	赵　霞(女)
赵中振	赵志刚	赵荣生	赵维良	赵瑞华(女)
郝海平	胡　青(女)	胡　欣	胡　敏(女)	胡　琴(女)
南　楠(女)	钟瑞建	钟赣生	侯雪梅(女)	侯曙光
俞　辉	姜　红(女)	姜　勇(女)	姜志宏	姜雄平
洪建文(女)	祝　明(女)	祝清芬	姚　羽	骆红宇(女)

秦　峰	秦少容(女)	秦冬梅(女)	袁　军(女)	袁耀佐
都广礼	聂　晶(女)	聂小春	莫结丽(女)	贾立群
顾政一	钱家鸣(女)	笔雪艳(女)	倪　健	倪维芳(女)
徐　飞	徐　苗(女)	徐玉文	徐宏喜	徐寒梅(女)
凌　霄(女)	高　月(女)	高　申	高　华(女)	高　春(女)
高　颖(女)	高　磊(女)	高用华(女)	高秀梅(女)	高慧敏(女)
高燕霞(女)	郭　青(女)	郭巧生	郭兰萍(女)	郭旻彤
郭洪祝	唐素芳(女)	唐健元(回族)	唐锁勤	黄　民
黄晓龙	黄维金	梅　丹(女)	梅之南	曹　玲(女)
曹　晖	曹俊岭	曹晓云(女)	崔一民	庾石山
梁成罡	梁争论	梁蔚阳(女)	绳金房	彭　成
斯拉甫·艾白(维吾尔族)		董江萍(女)	董顺玲	嵇　扬(女)
程奇珍(女)	傅欣彤(女)	奥·乌力吉(蒙古族)		鲁卫星
曾　苏	曾令高	谢　华(女)	鄢　丹	简　秋(女)
詹常森	蔡少青	蔡姗英(女)	蔡美明(女)	谭　睿(女)
谭仁祥	樊彩云(女)	潘　阳	薛　冬	霍　力(女)
戴　忠	魏　锋	魏立新	魏宁漪(女)	魏建和

观　察　员　(排名不分先后)

中国药学会
中国药品监督管理研究会
中国中药协会
中国化学制药工业协会
中国医药质量管理协会
中国生化制药工业协会
中国疫苗行业协会
中国医药生物技术协会
中国非处方药物协会
中国医药创新促进会
中国医药设备工程协会
中国医药保健品进出口商会
中国医药包装协会
国际药用辅料协会(中国)有限公司
中国外商投资企业协会药品研制和开发工作委员会
日本商会中国医药品部会

常设机构参与编写工作人员

（按姓氏笔画排序）

王　玉	王　承	王　绯	王聿军	王志军
王含贞	王晓娟	方　辉	申明睿	申雪瑶
付　健	白晓菊	朱　冉	乔新茹	任跃明
刘　倩	刘　健	刘志勇	杜宇昂	李　贺
李　浩	李劲松	李笑蕾	李晨希	李慧义
杨　茜	吴　蓉	何　轶	余　雷	宋佳欣
宋宗华	张　军	张　雪	张　琳	张　鹏
张飞舟	张雪晨	张筱红	陈　蕾	陈慧毅
范宗顺	尚　悦	岳志华	岳瑞齐	周　怡
赵　雄	赵宇新	赵剑锋	郝　博	洪小栩
顾　宁	倪　龙	徐　晨	徐连敏	徐昕怡
徐海英	高　洁	郭　伟	郭中平	曹　琰
麻广霖	梁传霞	程奇蕾	曾　熠	富　鑫
蔡　铿	蔡民伟	廖沈涵	翟为民	

目　录

中国药典沿革

1953年版(第一版)　1949年10月1日中华人民共和国成立后，党和政府十分关怀人民的医药卫生保健工作，当年11月卫生部召集在京有关医药专家研讨编纂药典问题。1950年1月卫生部从上海抽调药学专家孟目的教授负责组建中国药典编纂委员会和处理日常工作的干事会，筹划编制新中国药典。

1950年4月在上海召开药典工作座谈会，讨论药典的收载品种原则和建议收载的品种，并根据卫生部指示，提出新中国药典要结合国情，编出一部具有民族化、科学化、大众化的药典。随后，卫生部聘请药典委员49人，分设名词、化学药、制剂、植物药、生物制品、动物药、药理、剂量8个小组，另聘请通讯委员35人，成立了第一届中国药典编纂委员会。卫生部部长李德全任主任委员。

1951年4月24日至28日在北京召开第一届中国药典编纂委员会第一次全体会议，会议对药典的名称、收载品种、专用名词、度量衡问题以及格式排列等作出决定。干事会根据全会讨论的意见，对药典草案进行修订，草案于1952年底报卫生部核转政务院文教委员会批准后，第一部《中国药典》1953年版由卫生部编印发行。

该版药典共收载品种531种，其中化学药215种，植物药与油脂类65种，动物药13种，抗生素2种，生物制品25种，各类制剂211种。1957年出版《中国药典》1953年版增补本。

1963年版(第二版)　1955年卫生部组建第二届药典委员会，聘请委员49人，通讯委员68人，此届委员会因故未能开展工作。1957年卫生部组建第三届药典委员会，聘请委员80人，药学专家汤腾汉教授为这届委员会主任委员(不设通讯委员)，同年7月28日至8月5日在北京召开第一次全体委员会议，卫生部李德全部长做了药典工作报告，特别指出第一版《中国药典》未收载广大民众习用的中药的缺陷。会议在总结工作的基础上，通过了制订药典的原则，讨论了药典的性质和作用，修改了委员会章程，并一致认为应把合乎条件的中药收载到药典中。8月27日卫生部批准委员会分设药理与医学、化学药品、药剂、生化药品、生药、生物制品六个专门委员会及名词小组，药典委员会设常务委员会，日常工作机构改称秘书室。

1958年经常务委员会研究并经卫生部批准，增聘中医专家8人、中药专家3人组成中医药专门委员会，组织有关省市的中医药专家，根据传统中医药的理论和经验，起草中药材和中药成方(即中成药)的标准。

1959年6月25日至7月5日在北京召开委员会第二次全体会议，会议主要审议新版药典草稿，并确定收载品种。草稿经修订补充后，分别由各专门委员会审定，于1962年完成送审稿，报请国务院批准后付印。1965年1月26日卫生部颁布《中国药典》1963年版。

该版药典共收载品种1310种，分一、二两部，各有凡例和有关的附录。一部收载中药材446种和中药成方制剂197种；二部收载化学药品667种。此外，一部记载药品的“功能与主治”，二部增加了药品的“作用与用途”。

1977年版(第三版)　由于“文革”影响，在相当一段时间内，药典委员会工作陷于停顿。1972年4月28日国务院批复卫生部“同意恢复药典委员会，四部(卫生部、燃料化学工业部、商业部、解放军总后卫生部)参加，卫生部牵头”。据此，同年5月31日至6月10日在北京召开了编制国家新药典工作会议，出席会议的有全国各省(自治区、直辖市)的药品检验、药政管理以及有关单位代表共88人。这次会议着重讨论了编制药典的指导思想、方法、任务和要求，交流了工作经验，确定了编制新药典的方案，并分工落实起草任务。1973年4月，在北京召开第二次全国药典工作会议，讨论制订药典的原则要求，以及中西药品的标准样稿和起草说明书，并根据药材主产地和药品生产情况，调整了起草任务。1979年10月4日卫生部颁布《中国药典》1977年版，自1980年1月1日起执行。

该版药典共收载品种1925种。一部收载中草药(包括少数民族药材)、中草药提取物、植物油脂以及单味药制剂等882种，成方制剂(包括少数民族药成方)270种，共1152种；二部收载化学药品、生物制品等773种。

1985年版(第四版) 1979年卫生部组建第四届药典委员会，聘请委员112人，卫生部部长钱信忠兼任主任委员。同年11月22日至28日在北京召开第一次全体委员会议，会议讨论修改了委员会章程、药品标准工作管理办法及工作计划。委员会分设：中医、中药、医学与药理、化学药、生化药、药剂、抗生素、生物制品、放射性药品及名词10个专业组。由有关专业组分别推荐新药典收载的品种，中医专业组负责审查拟定一部收载的品种范围；医学与药理专业组负责审查拟定二部收载的品种范围；由主产地所在的省(自治区、直辖市)药品检验所和有关单位负责起草标准，药典委员会办公室组织交叉复核；部分项目组成专题协作组，通过实验研究后起草，参与标准草案审议的除专业组委员外，还邀请了药品检验所和企业的代表。经卫生部批准，《中国药典》1985年版于1985年9月出版，1986年4月1日起执行。

该版药典共收载品种1489种。一部收载中药材、植物油脂及单味制剂506种，成方制剂207种，共713种；二部收载化学药品、生物制品等776种。1987年11月出版《中国药典》1985年版增补本，新增品种23种，修订品种172种、附录21项。1988年10月，第一部英文版《中国药典》1985年版正式出版，同年还出版了药典二部注释选编。

1985年7月1日《中华人民共和国药品管理法》正式执行，该法规定“药品必须符合国家药品标准或者省、自治区、直辖市药品标准”。明确“国务院卫生行政部门颁布的《中华人民共和国药典》和药品标准为国家药品标准”。“国务院卫生行政部门的药典委员会，负责组织国家药品标准的制定和修订”。进一步确定了药品标准的法定性质和药典委员会的任务。

1990年版(第五版) 1986年卫生部组建第五届药典委员会，聘请委员150人，卫生部崔月犁部长兼任主任委员，常设办事机构改为秘书长制。同年5月5日至8日召开第一次全体委员会议，讨论修订了委员会章程，通过了“七五”期间标准工作设想，确定了编制《中国药典》1990年版的指导思想和原则要求，分别举行了中药材、中药成方制剂、化学药、抗生素、生化药及药理等专业会议，安排起草和科研任务。1989年3月，药典委员会常设机构开始组织对1990年版药典标准的审稿和编辑加工。同年12月在北京举行药典委员会主任委员、副主任委员和各专业组长扩大会议进行审议，报卫生部批准后付印。1990年12月3日卫生部颁布《中国药典》1990年版，自1991年7月1日起执行。

该版药典收载品种共计1751种。一部收载784种，其中中药材、植物油脂等509种，中药成方及单味制剂275种；二部收载化学药品、生物制品等967种。与1985年版药典收载品种相比，一部新增80种，二部新增213种(含1985年版药典一部移入5种)；删去25种(一部3种，二部22种)；根据实际情况对药品名称作了适当修订。药典二部品种项下规定的“作用与用途”和“用法与用量”，分别改为“类别”和“剂量”，另组织编著《临床用药须知》一书，以指导临床用药。有关品种的红外光吸收图谱，收入《药品红外光谱集》另行出版，该版药典附录内不再刊印。

《中国药典》1990年版的第一、第二增补本先后于1992年、1993年出版，英文版于1993年7月出版。

第五届药典委员会还完成了《中国药典》1985年版增补本和英文版的编制等工作。

1995年版(第六版) 1991年卫生部组建第六届药典委员会，聘请委员168人，卫生部陈敏章部长兼任主任委员。同年5月16日至18日召开第一次全体委员会议，讨论通过了委员会的章程和编制《中国药典》1995年版设计方案，并成立由主任委员、副主任委员和专家共11人组成的常务委员会。分设13个专业组，即中医专业组、中药材专业组、中成药专业组、西医专业组、药理专业组、化学药专业一组、化学药专业二组、化学药专业三组、抗生素专业组、生化药品专业组、生物制品专业组、放射性药品专业组、药品名词专业组。

1993年，《中国药典》1995年版附录初稿发往各地，作为起草、修订正文标准的依据。1994年7月各地基本完成了标准的起草任务，由药典委员会各专业委员会分别组织审稿工作。1994年11月29日提交常务委员会扩大会议讨论审议，获得原则通过，报请卫生部审批付印。卫生部批准颁布《中国药典》1995年版，自1996年4月1日起执行。

该版药典收载品种共计2375种。一部收载920种，其中中药材、植物油脂等522种，中药成方及单味制剂398种；二部收载1455种，包括化学药、抗生素、生化药、放射性药品、生物制品及辅料等。一部新增品种142种，二部新增品种499种。二部药品外文名称改用英文名，取消拉丁名；中文名称只收载药品法定通用名称，不再列副名。

《中国药典》1995 年版的第一、第二增补本先后于 1997 年、1998 年出版，英文版于 1997 年出版。

第六届药典委员会还完成了《中国药典》1990 年版的增补本、英文版及二部注释和一部注释选编、《药品红外光谱集》(第一卷)、《临床用药须知》(第二版)、《中药彩色图集》、《中药薄层色谱彩色图集》及《中国药品通用名称》的编制工作。

1993 年 5 月 21 日卫生部决定将药典委员会常设机构从中国药品生物制品检定所分离出来，作为卫生部的直属单位。

2000 年版(第七版) 1996 年卫生部组建第七届药典委员会，聘请委员 204 人，其中名誉委员 18 人，卫生部陈敏章部长兼任主任委员。1998 年 9 月，根据中编办(1998)32 号文，卫生部药典委员会更名为国家药典委员会，并成建制划转国家药品监督管理局管理。因管理体制的变化等原因，在经有关部门同意后，按照第七届药典委员会章程精神，1999 年 12 月第七届药典委员会常务委员会议同意调整主任委员和副主任委员。国家药品监督管理局局长兼任主任委员。本届委员会设专业委员会共 16 个，分别为：中医专业委员会、中药第一专业委员会、中药第二专业委员会、中药第三专业委员会、中药第四专业委员会、医学专业委员会、药品名词专业委员会、附录专业委员会、制剂专业委员会、药理专业委员会、化学药品第一专业委员会、化学药品第二专业委员会、抗生素专业委员会、生化药品专业委员会、放射性药品专业委员会、生物制品专业委员会。

1996 年召开第七届药典委员会常务委员会第一次会议，通过了《中国药典》2000 年版设计方案，一部确立了“突出特色，立足提高”，二部确立了“赶超与国情相结合，先进与特色相结合”的指导思想。1996 年 10 月起，各专业委员会先后召开会议，落实设计方案提出的任务并分工进行工作。1997 年底至 1999 年 10 月，先后对完成的附录与制剂通则和药典初稿征求了各有关方面的意见，并先后召开了 16 个专业委员会审定稿会议。《中国药典》2000 年版于 1999 年 12 月经第七届药典委员会常务委员会议审议通过，报请国家药品监督管理局批准颁布，于 2000 年 1 月出版发行，2000 年 7 月 1 日起正式执行。

该版药典共收载品种 2691 种，其中新增品种 399 种，修订品种 562 种。一部收载 992 种，二部收载 1699 种。附录作了较大幅度的改进和提高，一部新增 10 个，修订 31 个；二部新增 27 个，修订 32 个。二部附录中首次收载了药品标准分析方法验证要求等六项指导原则，现代分析技术在这版药典中得到进一步扩大应用。为了严谨起见，将“剂量”、“注意”项内容移至《临床用药须知》。

《中国药典》2000 年版的第一、第二增补本先后于 2002 年、2004 年出版，英文版于 2002 年出版。

第七届药典委员会还完成了《中国药典》1995 年版增补本和英文版、《中国药品通用名称》(一九九八年增补本)、《药品红外光谱集》(第二卷)及《临床用药须知》(第三版)的编制工作。

2005 年版(第八版) 2002 年 10 月国家药品监督管理局(2003 年 9 月更名为国家食品药品监督管理局)组建第八届药典委员会，聘请委员 312 人，不再设立名誉委员。国家药品监督管理局局长兼任主任委员，原常务委员会更名为执行委员会。本届委员会设专业委员会 24 个，在上一届专业委员会的基础上，增设了民族药专业委员会(筹)、微生物专业委员会、药品包装材料与辅料专业委员会；原生物制品专业委员会扩增为血液制品专业委员会、病毒制品专业委员会、细菌制品专业委员会、体细胞治疗与基因治疗专业委员会、重组制品专业委员会和体外诊断用生物试剂专业委员会。

2002 年 10 月召开的第八届药典委员会全体大会及执行委员会第一次会议，通过了本届药典委员会提出的“《中国药典》2005 年版设计方案”。设计方案明确了“坚持继承与发展、理论与实际相结合”的方针；确定了“科学、实用、规范”等药典编纂原则；决定将《中国生物制品规程》并入药典，设为药典三部；并编制首部中成药《临床用药须知》。

2002 年 11 月起，各专业委员会先后召开会议，安排设计方案提出的任务并分别进行工作。2003 年 7 月，首先完成了附录草案，并发有关单位征求意见。2004 年初药典附录与品种初稿基本完成，增修订内容陆续在国家药典委员会网站上公示 3 个月，征求全国各有关方面的意见。6 月至 8 月，各专业委员会相继召开了审定稿会议。9 月，《中国药典》2005 年版经过第八届药典委员会执行委员会议审议通过，12 月报请国家食品药品监督管理局批准颁布，于 2005 年 1 月出版发行，2005 年 7 月 1 日起正式执行。

该版药典共收载品种 3217 种，其中新增 525 种，修订 1032 种。一部收载 1146 种，其中新增 154 种、修订 453 种；二部收载 1970 种，其中新增 327 种、修订 522 种；三部收载 101 种，其中新增 44 种、修订 57 种。

该版药典附录亦有较大幅度调整。一部收载附录98个，其中新增12个、修订48个、删除1个；二部收载附录137个，其中新增13个、修订65个、删除1个；三部收载附录134个。一、二、三部共同采用的附录分别在各部中予以收载，并进行了协调统一。

该版药典对药品的安全性问题更加重视。药典一部增加了有害元素测定法和中药注射剂安全性检查法应用指导原则。药典二部增加了药品杂质分析指导原则、正电子类和锝[^{99m}Tc]放射性药品质量控制指导原则；有126个静脉注射剂增订了不溶性微粒检查，增修订细菌内毒素检查的品种达112种；残留溶剂测定法中引入国际间已协调统一的有关残留溶剂的限度要求，并有24种原料药增订了残留溶剂检查。药典三部增订了逆转录酶活性检查法、人血白蛋白铝残留量测定法等。本版药典结合我国医药工业的现状和临床用药的实际情况，将原《澄明度检查细则和判断标准》修订为“可见异物检查法”，以加强注射剂等药品的用药安全。

该版药典根据中医药理论，对收载的中成药标准项下的〔功能与主治〕进行了科学规范。

该版药典三部源于《中国生物制品规程》。自1951年以来，该规程已有六版颁布执行，分别为1951年及1952年修订版、1959年版、1979年版、1990年版及1993年版(诊断制品类)、1995年版、2000年版及2002年版增补本。2002年翻译出版了第一部英文版《中国生物制品规程》(2000年版)。

《中国药典》2005年版的增补本于2009年年初出版，英文版于2005年9月出版。

第八届药典委员会还完成了《中国药典》2000年版增补本、《药品红外光谱集》(第三卷)、《临床用药须知》(中成药第一版、化学药第四版)及《中国药典》2005年版英文版的编制工作。

2010年版(第九版)　2007年11月国家食品药品监督管理局组建第九届药典委员会。本届新增委员的遴选首次向社会公开选拔，采取差额选举、无记名投票的方式选举新增委员。该届委员会共由323名委员组成，其中续聘委员163名、新增委员160名(2008年增补2名)。国家食品药品监督管理局局长邵明立兼任主任委员。该届委员会下设执行委员会和25个专业(工作)委员会。在上一届专业委员会的基础上，正式成立民族医药专业委员会；增设政策与发展委员会、标准物质专业委员会、标准信息工作委员会、注射剂工作委员会等4个专业(工作)委员会；取消原体细胞治疗与基因治疗专业委员会；将原体外诊断用生物试剂专业委员会与原血液制品专业委员会合并为血液制品专业委员会；将原4个中药专业委员会调整重组为中药材与饮片专业委员会、中成药专业委员会和天然药物专业委员会3个专业委员会。

2007年12月召开第九届药典委员会成立暨全体委员大会，会议审议修订了《药典委员会章程》，并通过了“《中国药典》2010年版编制大纲”，编制大纲明确了《中国药典》2010年版编制工作的指导思想、基本原则、发展目标和主要任务。随后，各专业委员会分别开展工作，进行品种遴选、科研立项、任务落实。

该版药典在编制工作的组织保障和科学管理方面进行了大胆探索和管理上的创新。药典部分科研任务首次以《标准研究课题任务书》的形式，明晰承担单位的职责与义务，明确项目的工作任务、研究目标、考核指标及进度要求。2008年12月首次在编制工作进行的过程中召开全体委员参加的药典工作会议，研究解决药典编制工作中存在的问题。2009年3月至8月各专业委员会相继集中召开审定稿会议。2009年8月27日提交第九届药典委员会执行委员会扩大会议讨论审议，获得原则通过。该版药典于2010年1月出版发行，自2010年7月1日起正式执行。

该版药典与历版药典比较，收载品种明显增加。共收载品种4567种，其中新增1386种，修订2237种。药典一部收载品种2165种，其中新增1019种、修订634种；药典二部收载品种2271种，其中新增330种、修订1500种；药典三部收载品种131种，其中新增37种、修订94种。

该版药典附录一部收载附录112个，其中新增14个、修订47个；二部收载附录152个，其中新增15个、修订69个；三部收载附录149个，其中新增18个、修订39个。一、二、三部共同采用的附录分别在各部中予以收载，并尽可能做到统一协调、求同存异、体现特色。

该版药典中现代分析技术得到进一步扩大应用，除在附录中扩大收载成熟的新技术方法外，品种正文中进一步扩大了对新技术的应用；药品的安全性保障得到进一步加强，除在凡例和附录中加强安全性检查总体要求外，在品种正文标准中增加或完善安全性检查项目；对药品质量可控性、有效性的技术保障得到进一步提升，除在附录中新增和修订相关的检查方法和指导原则外，在品种正文标准中增加或完善有效性检查项目；为适应药品监督管理的需要，制剂通则中新增了药用辅料总体要求；积极引入了国际协调组织在药品杂质控制、无菌检查法等方面的要求和限度。此外，该版药典也体现了对野生资源保护与中药可持续发展的理念，不再收载濒危野生药材。

第九届药典委员会还完成了《中国药典》2005 年版增补本、《药品红外光谱集》(第四卷)、《临床用药须知》(中药材和饮片第一版、中成药第二版、化学药第五版)、《中药材显微鉴别彩色图鉴》及《中药材薄层色谱彩色图集》(第一册、第二册)的编制工作。

2015 年版(第十版) 2010 年 12 月国家食品药品监督管理局(2013 年 3 月 22 日更名为国家食品药品监督管理总局)组建第十届药典委员会。该届药典委员遴选工作按照新修订的《新增委员遴选办法》和《第十届药典委员会委员遴选工作方案》，向全社会公开征集新增委员候选人，并采取差额选举、无记名投票的方式选举新增委员。本届委员会共有委员 351 名，其中续聘委员 248 名，新增委员 103 名。时任第十一届全国人大常委会副委员长桑国卫任名誉主任委员，时任卫生部部长陈竺任主任委员，时任卫生部副部长、国家药品监督管理局局长邵明立任常务副主任委员。该届委员会下设执行委员会和 23 个专业委员会。执行委员会委员共计 67 名。其中院士委员 28 名、资深专家 3 名、各专业委员会主任 20 名、相关部委专家 4 名、总局相关技术单位负责人 7 名。根据药典标准工作需要，本届委员会以第九届药典委员会专业委员会设置为基础，对专业委员会的设立进行了适当调整；为加强化学药标准的制定工作，增设了化学药品第三专业委员会，扩大化学药委员的人数；同时，根据实际工作需要，取消政策与发展委员会、标准信息工作委员会和注射剂工作委员会。

2010 年 12 月第十届药典委员会成立暨全体委员大会召开。会议审议通过了“《中国药典》2015 年版编制大纲”，编制大纲明确了《中国药典》2015 年版编制工作的指导思想、基本原则、发展目标和主要任务。

按照《国家药品安全“十二五”规划》的要求，国家药典委员会以实施“国家药品标准提高行动计划”为基础，组织各专业委员会和相关机构开展药典编制工作。药典委员会常设机构首次将 ISO 9001 质量管理体系引入药典编制的全过程管理，按照规范的“中国药典编制工作程序”开展品种遴选、课题立项、试验研究、标准起草、复核和审定等各项工作，稳步推进该版药典编制工作。2015 年 2 月 4 日《中国药典》2015 年版经第十届药典委员会执行委员会全体会议审议通过，于 2015 年 6 月 5 日经国家食品药品监督管理总局批准颁布，自 2015 年 12 月 1 日起实施。

该版药典进一步扩大药品品种的收载和修订，共收载品种 5608 种。一部收载品种 2598 种，其中新增品种 440 种、修订品种 517 种、不收载品种 7 种。二部收载品种 2603 种，其中新增品种 492 种、修订品种 415 种、不收载品种 28 种。三部收载品种 137 种，其中新增品种 13 种、修订品种 105 种、新增生物制品通则 1 个、新增生物制品总论 3 个、不收载品种 6 种。该版药典首次将上版药典附录整合为通则，并与药用辅料单独成卷作为《中国药典》四部。四部收载通则总数 317 个，其中制剂通则 38 个，检测方法 240 个(新增 27 个)，指导原则 30 个(新增 15 个)，标准品、标准物质及试液试药相关通则 9 个。药用辅料收载 270 种，其中新增 137 种、修订 97 种、不收载 2 种。

该版药典完善了药典标准体系的建设，整体提升质量控制的要求，进一步扩大了先进、成熟检测技术的应用，药用辅料的收载品种大幅增加，质量要求和安全性控制更加严格，使《中国药典》的引领作用和技术导向作用进一步体现。

在编制该版药典的过程中，还完成了《中国药典》2010 年版第一、二、三增补本，《红外光谱集》(第五卷)，《中国药品通用名称》，《国家药品标准工作手册》(第四版)，《中国药典注释》的编制和修订工作，组织开展了《中国药典》2015 年版英文版、《临床用药须知》2015 年版的编制工作。

2020 年版(第十一版) 2017 年 8 月原国家食品药品监督管理总局组建第十一届药典委员会。本届委员会遴选工作按照新修订的《第十一届药典委员会委员遴选工作方案》，向全社会公开征集新增委员候选人，并采取差额选举、无记名投票的方式选举新增委员。本届委员会共有委员 405 名，时任国家食品药品监督管理总局局长毕井泉任主任委员。下设执行委员会和 26 个专业委员会。执行委员会委员共计 67 名，其中院士委员 16 名、资深委员 10 名、各专业委员会主任 26 名、机构委员 15 名。专业委员会的设置在上一届委员会的基础上进行了适当调整，增设了中药风险评估专业委员会和生物制品通则专业委员会。此外，还特别设立了观察员，由来自中国药学会、中国医药质量管理协会等社会团体和行业协会的 13 名代表组成。

2017 年 8 月 29 日第十一届药典委员会成立大会暨第一次全体委员会议在北京召开，审议通过了《中国药典》2020年版编制大纲。按照大纲的指导思想、总体目标、基本原则和具体目标，国家药典委员会继续以实施“国家药品标准提高行动计划”为基础，组织各专业委员会和相关机构按照中国药典编制工作程序开展品种遴选、课题立项、试验研究、起草复核和标准审定等各项工作。

根据国务院机构改革部门职能调整以及部分人员变动情况，对第十一届药典委员会执行委员会委员进行届中调整，国家药品监督管理局局长焦红任主任委员，副主任委员由国家卫生健康委员会、国家药品监督管理局有关领导和相关专家担任。2020年4月9日，第十一届药典委员会执行委员会以视频会议方式审议通过了《中国药典》2020年版（草案）。经国家药品监督管理局会同国家卫生健康委员会批准颁布后施行。

本版药典进一步扩大药品品种和药用辅料标准的收载，本版药典收载品种5911种，新增319种，修订3177种，不再收载10种，因品种合并减少6种。一部中药收载2711种，其中新增117种、修订452种。二部化学药收载2712种，其中新增117种、修订2387种。三部生物制品收载153种，其中新增20种、修订126种；新增生物制品通则2个、总论4个。四部收载通用技术要求361个，其中制剂通则38个（修订35个）、检测方法及其他通则281个（新增35个、修订51个）、指导原则42个（新增12个、修订12个）；药用辅料收载335种，其中新增65种、修订212种。

本版药典持续完善了以凡例为基本要求、通则为总体规定、指导原则为技术引导、品种正文为具体要求的药典架构，不断健全以《中国药典》为核心的国家药品标准体系。贯彻药品全生命周期的管理理念，强化药品研发、生产、流通、使用等全过程质量控制。紧跟国际先进标准发展的趋势，密切结合我国药品生产实际，不断提升保证药品安全性和有效性的检测技术要求，充分发挥药典对促进药品质量提升、指导药品研发和推动产业高质量发展的导向作用。

在编制本版药典期间，还完成了《中国药典》2015年版第一增补本的工作，出版了《中国药典中药材薄层色谱彩色图集》、《中国药典中成药薄层色谱彩色图集》等药典配套丛书，组织开展了《中国药典》2020年版英文版的编制工作。

2025年版（第十二版）　2022年初，国家药品监督管理局启动第十二届药典委员会的组建工作，制定《第十二届药典委员会组建工作方案》，对部分委员进行续聘，通过向社会公开征集新增委员人选，采取无记名投票的方式差额选举新增委员。本届委员会共有委员457名，主任委员由时任国家药品监督管理局局长焦红担任。第十二届药典委员会设执行委员会和29个专业委员会。执行委员会委员共计84名，其中主任委员1名，副主任委员4名，院士、资深专家及各专业委员会主任61名，机构委员18名。根据编制工作需要，本届药典委员会在专业委员会设置上进行了适当调整，将理化分析专业委员会和药用辅料专业委员会分别分设成2个专业委员会，增设药包材专业委员会。此外，还聘请35名资深院士和专家作为顾问，邀请中国药学会、中国药品监督管理研究会等16个社会团体作为观察员单位。

2022年9月27日，第十二届药典委员会成立大会暨第一次全体委员大会在北京召开，第十二届药典委员会正式成立。大会审议通过了《〈中国药典〉（2025年版）编制大纲》（以下简称《编制大纲》）。按照《编制大纲》的指导思想、基本原则和主要任务，国家药典委员会组织各专业委员会和相关研究机构按照《中国药典编制工作程序》开展品种遴选、课题立项、试验研究、标准起草和标准审定等各项工作。

因部分执行委员人事变动，按照《药典委员会章程》规定，对第十二届药典委员会执行委员会组成人员进行调整，国家药品监督管理局局长李利任主任委员，国家卫生健康委员会副主任曾益新、国家中医药管理局副局长王志勇、国家药品监督管理局副局长赵军宁和黄果任副主任委员。2024年11月27日，第十二届药典委员会执行委员会全体会议审议通过2025年版《中国药典》（草案），经国家药品监督管理局会同国家卫生健康委员会审核批准颁布后实施。

本版药典收载品种总计6385种，新增159种，修订1101种，不再收载32种。其中一部中药收载品种共计3069种，新增28种，修订420种，不再收载19种；二部化学药收载品种共计2776种，新增66种，修订483种，转四部收载2个品种；三部生物制品收载品种共计153种，新增13种，修订62种，不再收载13种；四部收载药用辅料品种共计387种，新增52种，修订136种。

本版药典收载通用技术要求共计410个，新增69个，修订133个。其中三部新增13个，修订31个；四部新增56个，修订102个。

本版药典收载指导原则共计 72 个，新增 33 个，修订 17 个，不再收载 3 个。其中三部新增 5 个；四部新增 28 个，修订 17 个，不再收载 3 个。

本版药典进一步巩固了《中国药典》为国家药品标准核心的地位，持续完善了以药典凡例为基本要求、通用技术要求为总体规定、指导原则为技术指导、品种正文为具体要求的《中国药典》标准体系，稳步提升药品标准整体水平。贯彻药品全生命周期的管理理念，加强药品生产源头和过程质量控制，强化质量风险评估，合理设立质量控制项目，加快推进新技术、新方法、新工具标准转化，持续推进先进、成熟的分析检测技术在药品质控中的应用，提升药品安全性和有效性，药品质量更加可控。对标国际先进标准，实现全部 ICH Q4B 及相关指导原则的转化实施，与国际标准更加协调统一。紧跟国际药品质控热点领域，加快医药创新成果转化，加强药品质控检测方法储备，充分体现《中国药典》科学性、先进性、实用性和规范性。2025 年版《中国药典》的颁布实施对保障药品质量、规范药品生产、促进合理用药、推动我国医药产业高质量发展、助力我国医药产品走向国际产生积极的影响。

在本版药典编制期间，完成了《中国药典》2020 年版第一增补本的编制工作，出版了《临床用药须知》2020 年版、《中国药典》2020 年版英文版、《化学药品通用名称词干及其应用》、《药品红外光谱集》2023 年版。

本版药典（三部）新增品种名单

预防类

13 价肺炎球菌多糖结合疫苗（破伤风类毒素/白喉类毒素）

冻干 b 型流感嗜血杆菌结合疫苗

双价人乳头瘤病毒疫苗（大肠埃希菌）

Ⅰ型Ⅲ型脊髓灰质炎减毒活疫苗糖丸（人二倍体细胞）

治疗类

人凝血因子Ⅸ

注射用曲妥珠单抗

注射用英夫利西单抗

阿达木单抗注射液

贝伐珠单抗注射液

利妥昔单抗注射液

人生长激素注射液

金培生长激素注射液（曾用名：聚乙二醇重组人生长激素注射液）

注射用人促卵泡激素

本版药典（三部）采用生物制品通用名称与原通用名称对照

本版药典通用名称	2020年版药典通用名称
静注乙型肝炎人免疫球蛋白	静注乙型肝炎人免疫球蛋白（pH4）
冻干静注乙型肝炎人免疫球蛋白	冻干静注乙型肝炎人免疫球蛋白（pH4）
静注人免疫球蛋白	静注人免疫球蛋白（pH4）
冻干静注人免疫球蛋白	冻干静注人免疫球蛋白（pH4）
人表皮生长因子（ARI加长型）外用溶液	人表皮生长因子外用溶液（Ⅰ）
人表皮生长因子（LR截短型）凝胶	人表皮生长因子凝胶
人表皮生长因子（LR截短型）滴眼液	人表皮生长因子滴眼液

本版药典（三部）未收载2020年版药典（三部）及增补本中的品种名单

预防类

吸附百日咳白喉联合疫苗

治疗类

冻干白喉抗毒素
冻干破伤风抗毒素
冻干多价气性坏疽抗毒素
冻干肉毒抗毒素
冻干抗蝮蛇毒血清
冻干抗五步蛇毒血清
冻干抗银环蛇毒血清
冻干抗眼镜蛇毒血清
冻干人免疫球蛋白
冻干乙型肝炎人免疫球蛋白
冻干破伤风人免疫球蛋白

体内诊断类

布氏菌纯蛋白衍生物

本版药典（三部）新增的
总论、通则与指导原则名单

一、新增总论

人用抗体偶联药物制品总论

二、新增通则（包括 2020 年版药典收载的生物制品通则）

0231　生物制品通用名称命名原则
0232　生物制品生产用原材料及辅料质量控制
0233　生物制品生产检定用菌毒种管理及质量控制
0234　生物制品生产用动物细胞基质制备及质量控制
0235　生物制品检定用动物细胞质量控制
0236　血液制品生产用人血浆
0237　国家生物标准物质研制
0238　生物制品病毒安全性控制
0239　生物制品分包装及贮运管理
3309　体外热原检查法（报告基因法）
3430　细胞种属鉴别法
3431　质粒 DNA 构象测定法
3432　吸附无细胞百白破联合疫苗多重竞争抑制鉴别法
3536　人促卵泡激素生物学活性测定法
3537　人生长激素生物学活性测定法
3538　曲妥珠单抗生物学活性测定法
3539　英夫利西单抗生物学活性测定法
3540　阿达木单抗生物学活性测定法
3541　贝伐珠单抗生物学活性测定法
3542　利妥昔单抗生物学活性测定法
3903　生物制品眼内注射剂不溶性微粒检查法

三、新增指导原则

9403　人用疫苗杂质控制技术指导原则
9404　基于基因修饰细胞系的生物检定法指导原则
9405　糖蛋白的糖基化分析指导原则
9406　细胞类制品微生物检查指导原则
9407　基于假病毒的中和抗体检测法指导原则

凡　例

总　则

一、《中华人民共和国药典》（简称《中国药典》）依据《中华人民共和国药品管理法》《中华人民共和国疫苗管理法》等有关法律法规制定和颁布实施。《中国药典》一经实施，其所载同品种或相关内容的历版药典标准或原国家药品标准即停止使用。

《中国药典》由一部、二部、三部、四部及其增补本组成。一部收载中药，二部收载化学药品，三部收载生物制品及相关通用技术要求和指导原则，四部收载通用技术要求、指导原则和药用辅料。除特别注明版次外，《中国药典》均指现行版。

本部为《中国药典》三部。

二、《中国药典》主要包括凡例、品种正文、通用技术要求和指导原则。

凡例是正确使用《中国药典》的基本原则，是对品种正文、通用技术要求以及药品质量检验和检定中有关共性问题的统一规定。

品种正文为各品种项下收载的内容。

通用技术要求包括《中国药典》收载的通则和总论等。

指导原则系指为规范药典执行，指导药品标准制定和修订，提高药品质量控制水平所制定的推荐性技术要求。

三、药品标准由凡例、品种正文及其引用的通用技术要求共同构成。

本版药典收载的凡例与通用技术要求对未载入本版药典的其他药品标准具有同等效力。

四、凡例和通用技术要求中采用"除另有规定外"这一用语，表示存在与凡例或通用技术要求有关规定不一致的情况时，则在品种正文中另作规定，并按品种正文执行。

五、品种正文所设各项规定是针对符合《药品生产质量管理规范》（Good Manufacturing Practices，GMP）的产品而言。任何违反 GMP 或有未经批准添加物质所生产的药品，即使符合《中国药典》或按照《中国药典》未检出其添加物质或相关杂质，亦不能认为其符合规定。

六、《中国药典》的英文名称为 Pharmacopoeia of the People's Republic of China；英文简称为 Chinese Pharmacopoeia；英文缩写为 ChP。

通用技术要求

七、通则主要包括制剂通则、其他通则和通用检测方法。制剂通则系指按照药物剂型分类，针对剂型特点所规定的基本技术要求；通用检测方法系指各品种进行相同项目检验时所应采用的统一规定的设备、程序、方法和限度等；其他通则中的生物制品有关通则是对生物制品生产和质量控制的基本要求。

总论是对某一类生物制品生产和质量控制的相关技术要求。

品 种 正 文

八、品种正文系根据药物自身的理化与生物学特性，按照来源、处方、制法和运输、贮藏等条件所制定的、用以评估药品质量在有效期内是否达到用药要求，并衡量其质量是否均一稳定的技术要求。

九、品种正文内容根据品种和剂型的不同，按顺序可分别列有：（1）品名（包括中文名、汉语拼音与英文名）；（2）活性成分结构、分子式和分子量；（3）定义、组成及用途；（4）基本要求；（5）制造；（6）检定（原液、半成品、成品）；（7）稀释剂；（8）贮藏、运输及有效期；（9）使用说明；（10）标注等。

十、品种正文中引用的药品系指本版药典收载的品种，其质量应符合相应的规定。

名称与编排

十一、本版药典收载的生物制品的中文名通常按照《中国药品通用名称》收载的名称及生物制品通用名称命名原则（通则 0231）命名。《中国药典》收载的中文名称均为通用名称；英文名原则上采用世界卫生组织（WHO）发布的国际非专利药名（International Nonproprietary Names，INN）或 WHO 技术报告中采用的名称或国际惯用名称。

十二、本版药典三部主要由四部分组成：总论、品种正文（三部又称各论）及与生物制品有关的通则和指导原则。品种正文收载的生物制品包括四部分：

第一部分为预防类生物制品（含细菌类疫苗和病毒类疫苗）；

第二部分为治疗类生物制品（含抗毒素及抗血清、血液制品和生物技术制品等）；

第三部分为体内诊断制品；

第四部分为体外诊断制品（系指本版药典收载的、国家法定用于血源筛查的体外诊断试剂）。

本版药典收载生物制品品种按上述分类依序分别集中编排。

通则和指导原则包括制剂通则、其他通则、通用检测方法、指导原则，按分类编码；索引包括按汉语拼音排序的中文索引和按英文名与中文名对照排列的索引。

项目与要求

十三、基本要求项下主要记载生物制品生产和检定用设施、原材料及辅料、水、器具、动物等的要求。

1. 生产用设施与生产质量管理应符合《药品生产质量管理规范》的要求。涉及感染性材料的操作应符合国家生物安全的相关规定。

2. 原材料及辅料

制剂中使用的辅料和生产中所用的原材料，其质量控制应符合生物制品生产用原材料及辅料质量控制（通则 0232）及本版药典的相关规定。本版药典未收载者，必须制定符合产品生产和质量控制要求的标准并需经国家药品监督管理部门批准。辅料的生产和使用应符合国家药品监督管理部门的有关规定。

生产用培养基不得含有可能引起人体不良反应的物质。

生产过程使用的过滤介质，应为无石棉的介质。

3. 生产用水及生产用具

生产用的水源水应符合国家饮用水标准，纯化水和注射用水应符合本版药典（四部）的标准。生产用水的制备、贮存、分配和使用及生产用具的处理均应符合《药品生产质量管理规范》要求。

4. 生产过程中抗生素和抑菌剂使用的相关要求

（1）抗生素的使用

除另有规定外，不得使用青霉素或其他 β-内酰胺类抗生素。

生产过程中应尽可能避免使用抗生素；必须使用时，应选择安全性风险相对较低的抗生素，使用抗生素的种类原则上不超过 1 种，且产品的后续工艺应保证可有效去除制品中的抗生素，去除工艺应经验证；生产过程中使用抗生素时，成品检定中应检测抗生素残留量，并规定残留量限值。

（2）抑菌剂的使用

应尽可能避免在注射剂的中间品和成品中添加抑菌剂，尤其是含汞类的抑菌剂。单剂量注射用冻干制剂和供静脉用的注射液中不得添加抑菌剂。

对于多剂量制品，根据使用时可能发生的污染与开盖后推荐的最长使用时间来确定是否使用抑菌剂；如需使用，应证明抑菌剂不会影响制品的安全性与效力。成品中添加抑菌剂的制品，其抑菌剂应在有效抑菌范围内采用最小加量，且应设定控制范围。

5. 生产用动物

生产用动物应符合生物制品生产及检定用实验动物质量控制（通则 3601）的相关规定。用于制备注射用活疫苗的原代动物细胞应来源于无特定病原体（SPF 级）动物；其他动物组织来源的制品应符合各论的要求。

培养细胞用牛血清应来源于无牛海绵状脑病地区的健康牛群，其质量应符合本版药典的有关规定。

消化细胞用的胰蛋白酶应证明无外源性或内源性病毒污染。

用于制备鸡胚或鸡胚细胞的鸡蛋，除另有规定外，应来自无特定病原体的鸡群。

生产用马匹应符合"人用马免疫血清制品总论"相关要求。

生产用菌、毒种需用动物传代时，应使用 SPF 级动物。

十四、制造项下主要记载制品的主要工艺步骤和质量管理要求。

生产工艺应经验证，并经国家药品监督管理部门批准。

生产过程采用菌、毒种和细胞基质（病毒性疫苗）时，应确定菌、毒种和细胞基质的具体代次；同一品种不同批制品的生产用菌、毒种及细胞代次均应保持一致。

疫苗生产工艺中涉及病毒、细菌的灭活处理时，应确定灭活工艺的具体步骤及参数，以保证灭活效果。

半成品应按照批准的配方进行配制。

制剂的规格，系指每一支、片或其他每一个单位制剂中含有主药的重量（通常以质量单位 g 或 mg 等表示）或效价（通常以 IU 或 U 等表示）或含量或装量。

十五、检定项下分别记载原液、半成品（如有）和成品质量控制的主要内容，包括检定项目、试验方法以及结果判定或限度。

根据与制品安全性和有效性相关的各种需要控制的关键质量属性设置检定项目，包括该制品按批准工艺生产和按批准条件贮藏过程中需要控制的目标活性成分和非目标成分（如残留溶剂、残留宿主细胞蛋白质以及目标成分的聚合体、降解产物等）有关的质量控制项目；改变生产工艺时需相应地修订有关检查项目和标准。

1. 外观项下记载药品的色泽和外表感观等，可在一定程度上反映其质量特性。

2. 鉴别项下规定的试验，系根据反映制品某些物理、化学或生物学等特性所进行的鉴别试验，不完全代表对该制品化学结构的确证。

3. 对于生产过程中使用或产生的有机挥发性化合物，应在后续的生产环节予以有效去除。药品中残留的有机挥发性化合物，药品生产企业均应按照残留溶剂（通则 0861）的相关要求制定合理的检验方法以进行风险评估和控制，并符合相应有机挥发性化合物的限度要求。已对药品中的有机挥发性化合物进行风险评估及有效控制并符合残留溶剂（通则 0861）限度要求的，可不再进行品种正文（各论）规定的残留溶剂检查；其中第二类溶剂限度如需采用方法 2 进行确定，应经国务院药品监督管理部门批准后方可使用。

4. 生产过程中如使用除有机挥发性化合物以外的其他物质进行提取、纯化或灭活处理等，生产的后续工艺应能有效去除，去除工艺应经验证，经充分验证证明生产工艺对上述工艺相关杂质已去除或有效控制，并确保其持续达到可接受水平。

5. 采用色谱法、电泳法或毛细管电泳法等检测有关物质、高分子蛋白质、电荷变异体、分子大小变异体等项目时，杂质峰不包括溶剂、辅料等产生的峰。必要时，可采用制备空白溶液等适宜方法进行确认。

6. 处方中含有抑菌剂的注射剂和眼用制剂，应建立适宜的检测方法对抑菌剂的含量进行控制。正文已明确列有抑菌剂检查的品种必须依法对产品中使用的抑菌剂进行该项检查，并应符合相应的限度规定。

7. 品种正文设有异常毒性项目的，生产企业可结合风险评估结果与质量控制策略，不作为每批放行的必检项目，但仍需不定期检查；当发生药学重大变更时必须检验足够批次，以确定变更后制品的安全性；如某个制品本身质量属性不适合进行异常毒性检查，在提供充分依据并经过评估的基础上，经批准可不做该项检查。

8. 品种正文中成品检定项下稀释剂的标示量系指药品说明书中用法用量项下载明的稀释剂用量。

十六、稀释剂项下主要记载复溶冻干制剂用的溶剂名称及质量要求。如稀释剂为该制品生产企业生产，其生产工艺和质量标准应经国家药品监督管理部门批准，且原则上应与制品复合包装；独立包装的稀释剂应有生产批准文号，且应符合该品种国家标准的规定。

十七、贮藏项下的规定，系为避免污染和降解而对药品贮存与保管的基本要求，一般以下列名词术语表示：

遮光　系指用不透光的容器包装，例如棕色容器或适宜黑色材料包裹的无色透明、半透明容器；

避光　系指避免日光直射；

密闭　系指将容器密闭，以防止尘土及异物进入；

密封　系指将容器密封，以防止风化、吸潮、挥发或异物进入；

熔封或严封　系指将容器熔封或用适宜的材料严封，以防止空气与水分的侵入并防止污染；

阴凉处　系指不超过20℃；

凉暗处　系指避光并不超过20℃；

冷处　系指2～10℃；

常温（室温）　系指10～30℃。

除另有规定外，贮藏项下未规定贮藏温度的一般系指常温。

由于注射剂与眼用制剂等的包装容器均直接接触药品，可视为该制剂的组成部分，因而可写为“密闭保存”。

贮藏条件的表述包括但不限于上述术语。

十八、标注项下的规定，系指开展检验工作等所需的信息，应采取适宜的方式（如药品说明书等）注明。

检定方法和限度

十九、本版药典正文收载的品种，均应按规定的方法进行检验。采用本版药典规定的方法进行检验时，应对方法的适用性进行确认。如采用其他方法，应进行方法学验证，并与规定的方法比对，根据试验结果选择使用，但应以本版药典规定的方法或者注册标准中的方法为准。

二十、本版药典中规定的各种纯度、限度数值和制剂的重（装）量差异，系包括上限和下限两个数值本身及其中间数值。规定的这些数值不论是百分数还是绝对数字，其最后一位数字都是有效位。

试验结果在运算过程中，可比规定的有效数字多保留一位数，而后根据有效数字的修约规则（GB/T 8170—2008）进舍至规定有效位。计算所得的最后数值或测定读数值均可按修约规则进舍至规定的有效位，取此数值与标准中规定的限度数值比较，以判断是否符合规定的限度。

二十一、原料药、药用辅料、药材和饮片、植物油脂和提取物的含量（%），除另有注明者外，均按重量计。

中药制剂的含量，一般按每一计量单位（1片、1丸、1袋、1ml等）的重量计。

中药单一成分、化学原料药或药用辅料等如规定上限为100%以上时，系指用本版药典规定的分析方法测定时可能达到的数值，它为药典规定的限度或允许偏差，并非真实含有量；如未规定上限时，系指不超过101.0%。

制剂的含量限度范围，系根据该药味或主药含量的多少、测定方法误差、生产过程中不可避免偏差和贮存期间可能产生降解的可接受程度而制定的，原则上生产中应按标示量100%投料。如已知某一成分在生产或贮存期间含量会降低，生产时可适当增加投料量，以保证在有效期内含量能符合规定。

标 准 物 质

二十二、品种正文中的标准品、对照品、对照药材、对照提取物和参考品系指用于鉴别、检查、含量测定或效价测定等的标准物质。生物制品检定用标准物质的研制与管理应符合国家生物标准物质研制（通则0237）和国家药品标准物质通则（通则0291）的要求。国家标准品或参考品建立后，企业工作标准品或参考品必须采用国家标准品或参考品标化后方能使用。

标准物质的首批和换批研制，应与国际标准物质（如有）或原批号标准物质进行溯源或对比，然后按照国家药品标准物质相应的工作程序进行技术审定，确认其质量能够满足既定用途后方可使用。

标准物质均应附有使用说明书，其内容一般应包括名称、批号、特性量值、用途、使用方法、贮藏条件和装量等。

标准物质均应按其标签或使用说明书所示的内容使用和贮藏。

计 量

二十三、试验用的计量仪器均应符合国家相关规定。

二十四、本版药典采用的计量单位

（1）法定计量单位名称和单位符号如下：

长度	米（m）	分米（dm）	厘米（cm）	毫米（mm）	微米（μm）	纳米（nm）
体积	升（L）	毫升（ml）	微升（μl）			
质（重）量	千克（kg）	克（g）	毫克（mg）	微克（μg）	纳克（ng）	皮克（pg）
物质的量	摩尔（mol）	毫摩尔（mmol）				
压力	兆帕（MPa）	千帕（kPa）	帕（Pa）			
温度	摄氏度（℃）					
动力黏度	帕秒（Pa·s）		毫帕秒（mPa·s）			
运动黏度	平方米每秒（m^2/s）		平方毫米每秒（mm^2/s）			
波数	厘米的倒数（cm^{-1}）					
密度	千克每立方米（kg/m^3）		克每立方厘米（g/cm^3）			
放射性活度	吉贝可（GBq）		兆贝可（MBq）	千贝可（kBq）	贝可（Bq）	

（2）本版药典使用的滴定液和试液的浓度，以mol/L（摩尔/升）表示者，其浓度要求精密标定的滴定液用"XXX滴定液（YYYmol/L）"表示；作其他用途不需精密标定其浓度时，用"YYYmol/L XXX溶液"表示，以示区别。

（3）有关的温度描述，一般以下列名词术语表示：

水浴	除另有规定外，系指98～100℃；
热水	系指70～80℃；
微温或温水	系指40～50℃；
室温（常温）	系指10～30℃；
冷水	系指2～10℃；
冰浴	系指约0℃；
放冷	系指放冷至室温。

(4) 符号“%”表示百分比，系指重量的比例；但溶液的百分比，除另有规定外，系指溶液 100ml 中含有溶质若干克；乙醇的百分比，系指在 20℃时容量的比例。此外，根据需要可采用下列符号：

%（g/g）　表示溶液 100g 中含有溶质若干克；

%（ml/ml）　表示溶液 100ml 中含有溶质若干毫升；

%（ml/g）　表示溶液 100g 中含有溶质若干毫升；

%（g/ml）　表示溶液 100ml 中含有溶质若干克。

(5) 缩写“ppm”表示百万分比，系指重量或体积的比例，在核磁共振波谱中，“ppm”表示化学位移。

(6) 缩写“ppb”表示十亿分比，系指重量或体积的比例。

(7) 液体的滴，系在 20℃时，以 1.0ml 水为 20 滴进行换算。

(8) 溶液后标示的“（1→10）”等符号，系指固体溶质 1.0g 或液体溶质 1.0ml 加溶剂使成 10ml 的溶液；未指明用何种溶剂时，均系指水溶液；两种或两种以上液体的混合物，名称间用半字线“-”隔开，其后括号内所示的“:”符号，系指各液体混合时的体积（重量）比例。

(9) 本版药典所用药筛，选用国家标准的 R40/3 系列，分等如下：

筛号	筛孔内径（平均值）	目号
一号筛	2000μm±70μm	10 目
二号筛	850μm±29μm	24 目
三号筛	355μm±13μm	50 目
四号筛	250μm±9.9μm	65 目
五号筛	180μm±7.6μm	80 目
六号筛	150μm±6.6μm	100 目
七号筛	125μm±5.8μm	120 目
八号筛	90μm±4.6μm	150 目
九号筛	75μm±4.1μm	200 目

粉末分等如下：

最粗粉　指能全部通过一号筛，但混有能通过三号筛不超过 20%的粉末；

粗　粉　指能全部通过二号筛，但混有能通过四号筛不超过 40%的粉末；

中　粉　指能全部通过四号筛，但混有能通过五号筛不超过 60%的粉末；

细　粉　指能全部通过五号筛，并含能通过六号筛不少于 95%的粉末；

最细粉　指能全部通过六号筛，并含能通过七号筛不少于 95%的粉末；

极细粉　指能全部通过八号筛，并含能通过九号筛不少于 95%的粉末。

(10) 乙醇未指明浓度时，均系指 95%（ml/ml）的乙醇。

二十五、计算分子量以及换算因子等使用的原子量均按最新国际原子量表推荐的原子量。

精确度

二十六、本版药典规定取样量的准确度和试验精密度。

(1) 试验中供试品与试药等“称重”或“量取”的量，均以阿拉伯数码表示，其精确度可根据数值的有效数位来确定，如称取“0.1g”，系指称取重量可为 0.06～0.14g；称取“2g”，系指称取重量可为 1.5～2.5g；称取“2.0g”，系指称取重量可为 1.95～2.05g；称取“2.00g”，系指称取重量可为 1.995～2.005g。

精密称定　系指称取重量应准确至所取重量的千分之一；

称定　系指称取重量应准确至所取重量的百分之一；

精密量取　系指量取体积的准确度应符合国家标准中对该体积移液管的精密度要求；

量取　系指可用量筒或按照量取体积的有效数位选用量具。

取用量为“约”若干时，系指取用量不得超过规定量的±10%。

（2）恒重，除另有规定外，系指供试品连续两次干燥或炽灼后称重的差异在0.3mg以下的重量；干燥至恒重的第二次及以后各次称重均应在规定条件下继续干燥1小时后进行；炽灼至恒重的第二次称重应在继续炽灼30分钟后进行。

（3）试验中规定“按干燥品（或无水物，或无溶剂）计算”时，除另有规定外，应取未经干燥（或未去水，或未去溶剂）的供试品进行试验，并将计算中的取用量按检查项下测得的干燥失重（或水分，或溶剂）扣除。

如不进行干燥失重测定，而仅对残留溶剂进行定量测定时，上述测定应考虑扣除残留溶剂的量。

（4）试验中的“空白试验”，系指在不加供试品或以等量溶剂替代供试液的情况下，按同法操作所得的结果；含量测定中的“并将滴定的结果用空白试验校正”，系指按供试品所耗滴定液的量（ml）与空白试验中所耗滴定液的量（ml）之差进行计算。

（5）试验时的温度，未注明者，系指在室温下进行；温度高低对试验结果有显著影响者，除另有规定外，应以25℃±2℃为准。

试药、试液、指示剂

二十七、试验用的试药，除另有规定外，均应根据通则试药项下的规定，选用不同等级并符合国家标准或国务院有关行政主管部门规定的试剂标准。试液、缓冲液、指示剂与指示液、滴定液等，均应符合通则的规定或按照通则的规定制备。

二十八、试验用水，除另有规定外，均系指纯化水。酸碱度检查所用的水，均系指新沸并放冷至室温的水。

二十九、酸碱性试验时，如未指明用何种指示剂，均系指石蕊试纸。

动 物 试 验

三十、生物制品检定用动物，应符合生物制品生产及检定用实验动物质量控制（通则3601）的相关要求，并规定日龄和体重范围。小鼠应来自封闭群动物（Closed Colony Animals）或近交系动物（Inbred Strain Animals）。

三十一、应尽量采用准确的理化分析方法或体外生物学方法取代动物试验进行药品质量检验，以减少动物的使用。

说明书、包装与标签

三十二、生物制品的标签及说明书应符合生物制品分包装及贮运管理（通则0239）的规定。疫苗制品的说明书还应符合本版药典“人用疫苗总论”的相关原则性要求。上市疫苗的说明书应严格按照批准的执行。

三十三、直接接触生物制品的包装材料和容器（包括塞子等）应符合国务院药品监督管理部门的有关规定，应符合无毒、无害、洁净、无菌等药用要求，与内容药品应不发生化学反应，并不得影响内容药品的质量。注射剂容器的密封性要用适宜的方法确证。

常用英文名称缩写与注释

ALT	丙氨酸氨基转移酶
ATCC	美国标准菌种保藏中心
BSA	牛血清白蛋白
$CCID_{50}$	半数细胞感染剂量
CCU	变色单位
CFT	补体结合试验
CFU	集落形成单位
CH_{50}	半数补体溶血单位
CMCC	中国医学细菌保藏管理中心
CPE	致细胞病变作用
DNA	脱氧核糖核酸
ED_{50}	半数动物有效剂量
EID_{50}	半数动物感染有效剂量
ELISA	酶联免疫吸附试验
EU	内毒素单位
GLP	实验室操作规范
GMP	生产质量管理规范
HA	血球凝集反应
HAV	甲型肝炎病毒
HBsAg	乙型肝炎病毒表面抗原
HBV	乙型肝炎病毒
HCV	丙型肝炎病毒
HI	血球凝集抑制反应
HIV	人类免疫缺陷病毒
HPLC	高效液相色谱法
ID_{50}	半数动物感染剂量
IFA	免疫荧光测定
IOU	国际浊度单位
IU	国际单位
kD	千道尔顿
K_D	分配系数
L+	毒素致死限量
LAL	鲎血细胞溶解物
LD_{50}	半数动物致死剂量
Lf	毒素或类毒素絮状单位
Lr	毒素皮肤反应限量
MEM	最低必需培养基
MHU	最小溶血单位
MLD	最小致死量
MOI	感染复数
MVD	最大有效稀释度
PB	磷酸盐缓冲液
PBS	磷酸盐缓冲生理氯化钠溶液
PCR	聚合酶链反应
PERT	产生增强的逆转录酶活性测定法
PFU	蚀斑形成单位
PHA	被动血凝反应
RIA	放射免疫测定
RNA	核糖核酸
RPHA	反向被动血凝反应
SDS	十二烷基硫酸钠
SDS-PAGE	SDS-聚丙烯酰胺凝胶电泳
SPF	无特定病原体
U	单位
WHO	世界卫生组织

总论目次

品名目次

品种正文　第一部分

品种正文　第二部分

品种正文　第三部分

品种正文　第四部分

总　　论

人用疫苗总论

1 概述

疫苗是以病原微生物或其组成成分、代谢产物为起始材料，采用生物技术制备而成，用于预防、治疗人类相应疾病的生物制品。疫苗接种人体后可刺激免疫系统产生特异性体液免疫和（或）细胞免疫应答，使人体获得对相应病原微生物的免疫力。本总论所述疫苗系指用于传染病预防的人用疫苗，按其组成成分和生产工艺可分为以下类型。

1.1 灭活疫苗

是指病原微生物经培养、增殖，用物理化学方法灭活以去除其增殖能力后制成的疫苗，如钩端螺旋体疫苗、甲型肝炎灭活疫苗等。

1.2 减毒活疫苗

是指采用病原微生物的自然弱毒株或经培养传代等方法减毒处理后获得致病力减弱、免疫原性良好的病原微生物减毒株制成的疫苗，如皮内注射用卡介苗、麻疹减毒活疫苗等。

1.3 亚单位疫苗

是指病原微生物经培养后，提取、纯化其主要保护性抗原成分制成的疫苗，如 A 群脑膜炎球菌多糖疫苗、流感亚单位疫苗等。

1.4 基因工程重组蛋白疫苗

是指采用基因重组技术将编码病原微生物保护性抗原的基因重组到细菌（如大肠埃希菌）、酵母或细胞，经培养、增殖后，提取、纯化所表达的保护性抗原制成的疫苗，如重组乙型肝炎疫苗等。

1.5 结合疫苗

是指由病原微生物的保护性抗原成分与蛋白质载体结合制成的疫苗，如 A 群 C 群脑膜炎球菌多糖结合疫苗。

1.6 联合疫苗

是指由两个或以上活的、灭活的病原微生物或抗原成分联合配制而成的疫苗，用于预防不同病原微生物或同一种病原微生物的不同血清型/株引起的疾病。联合疫苗包括多联疫苗和多价疫苗。多联疫苗用于预防不同病原微生物引起的疾病，如吸附百白破联合疫苗、麻腮风联合减毒活疫苗；多价疫苗用于预防同一种病原微生物的不同血清型/株引起的疾病，如 23 价肺炎球菌多糖疫苗、流感病毒裂解疫苗。

本总论是对人用疫苗生产及质量控制的通用性要求，具体品种还应符合本版药典各论的要求。

2 过程控制的基本要求

2.1 全过程质量控制

疫苗是由具有免疫活性的成分组成，生产过程使用的各种材料来源及种类各异，生产工艺复杂且易受多种因素影响，应对生产过程中的每一个工艺环节以及使用的每一种材料进行质量控制，并制定其可用于生产的质量控制标准；应制定工艺过程各中间产物可进入后续工序加工处理的质量要求，应对生产过程制定偏差控制和处理程序。

2.2 批间一致性的控制

应对关键工艺步骤的中间产物的关键参数进行测定，并制定可接受的批间一致性范围。对半成品配制点的控制应选择与有效性相关的参数进行测定，半成品配制时应根据有效成分测定方法的误差、不同操作者之间及同一操作者不同次操作之间的误差综合确定配制点。对成品或疫苗原液，应选择多个关键指标进行批间一致性的控制。

用于批间一致性控制的测定方法应按照相关要求进行验证，使检测结果可准确有效地用于批间一致性的评价。

2.3 目标成分及非目标成分的控制

疫苗的目标成分系指疫苗有效成分。应根据至少能达到临床有效保护的最低含量或活性确定疫苗中有效成分的含量及（或）活性；添加疫苗佐剂、类别及用量应经充分评估。

疫苗的非目标成分包括工艺相关杂质和制品相关物质/杂质。工艺相关杂质包括来源于细胞基质、培养基成分以及灭活和提取、纯化工艺使用的生物、化学材料残留物等；制品相关物质/杂质包括与生产用菌毒种相关的除疫苗有效抗原成分以外的其他成分以及抗原成分的降解产物等。

生产过程中应尽可能减少使用对人体有毒、有害的材料，必须使用时，应验证后续工艺的去除效果。除非验证结果提示工艺相关杂质的残留量远低于规定要求，且低于检测方法的检测限，通常应在成品检定或适宜的中间产物控制阶段设定该残留物的检定项。

应通过工艺研究确定纯化疫苗的制品相关物质/杂质，并采用适宜的分析方法予以鉴定。应在成品检定或适宜的中间产物控制阶段进行制品相关物质/杂质的检测并设定可接受的限度要求。

3 疫苗生产用种子批系统

疫苗生产用种子批系统包括生产用菌毒种及基因工程疫苗生产用细胞株，应符合本版药典的相关要求。

种子批系统通常包括原始种子/细胞种子、主种子批/主细胞库和工作种子批/工作细胞库，建立种子批系统的目的旨在保证疫苗生产的一致性和连续性。应建立主种子批/主细胞库和工作种子批/工作细胞库并规定使用的限定代次。

3.1 种子批系统

原始种子/细胞种子是指经培养、传代及遗传稳定性等研究并经鉴定可用于疫苗生产的菌毒种或者细胞株，可以是一个代次的，也可以是多代次菌毒种或者细胞株，是主种子批/主细胞库前各代次种子的总称；原始种子/细胞种子用于主种子批/主细胞库的制备。外购或经技术转让获得的生产用种子，应按规定建立主种子批/主细胞库，主种子批/主细胞库前的种子应按照原始种子/细胞种子管理。

主种子批/主细胞库是指由原始种子/细胞种子经传代，并经同次操作制备获得的组成均一的悬液。主种子批/主细胞库应为一个固定代次，用于工作种子批/工作细胞库的制备。

工作种子批/工作细胞库是指由主种子批/主细胞库经传代，并经同次操作制备获得的组成均一的悬液。工作种子批/工作细胞库应为一个固定代次，用于疫苗的生产。

种子批系统各种子批/细胞库应在符合中国现行《药品生产质量管理规范》的条件下建立和制备，并应有详细的记录。

主种子批/主细胞库确定无外源因子污染时，来自该主种子批/主细胞库的工作种子批/工作细胞库只需排除制备工作种子批/工作细胞库所需的材料和过程可能存在的外源因子污染的风险；如因主种子批/主细胞库数量限制而无法进行全面的外源因子检查时，应对工作种子批/工作细胞库进行全面检定。

3.2　细菌性疫苗种子批系统

应详细记录细菌的来源、传代及其所使用的所有原材料的情况。对种子批的建立，应确定菌种制备、扩增方式以及次数。应根据菌种的储存特点及生产规模，尽可能制备批量足够大的工作种子批，以满足一定生产周期的使用。

种子批的保藏应依据不同细菌的特性采用在培养基上保存培养物、冷冻干燥、液体超低温冷藏等适宜方式，以保证其稳定性。

生产用菌种种子批的检定应符合相关各论的要求。检定内容应根据特定菌株确定检测项目，可包括菌种形态特性、培养特性、增殖能力、分子遗传标识、免疫学特征、毒力、毒性、毒性逆转、免疫原性、免疫力等试验；同时应采用相对敏感的方法检测种子的菌株纯度，以保证菌株没有外源因子和杂菌污染。

3.3　病毒性疫苗种子批系统

应详细记录病毒的来源、传代历史以及传代过程中任何可能对病毒表型产生影响的操作（如冷适应、不同物种动物体内或细胞传代，或有目的的基因操作等）。

种子批的保藏应符合相关各论的要求；冻干保藏有利于种子批的稳定。

种子批检定项目的确定应根据每个病毒株种子批建立的特定情况，以及对病毒种子相关特征的评估，包括在生产细胞基质、禽胚或动物体内的生长特征、组织嗜性、遗传标志、鉴别（对重组载体目的蛋白基因或目的蛋白的鉴别）、贮存期间的活力、生产过程中的遗传稳定性、减毒特性、纯度以及无外源因子污染。如果毒种的减毒或驯化是通过不同物种间传代获得的，则应对该病毒种子进行评估，以证实无相关物种的外源性因子污染。种子批遗传稳定性的评估，通常应自主种子批代次起至少超过疫苗中病毒代次 5 代以上。

生产用毒种的检定应符合相关各论的要求。种子批的检定项目至少应包括鉴别（血清学、全病毒或部分特征性序列测序）、外源因子、病毒表型、遗传稳定性等。

外源因子检测如需进行病毒中和，应避免抗血清中存在中和潜在外源因子的抗体，使用特异性单克隆抗体可最大限度避免这种偶然性；如使用动物免疫血清中和病毒，应使用非疫苗生产株病毒免疫 SPF 动物制备的血清。人类血清抗体谱较广，不宜用作外源因子检测时中和用抗体。为增加外源因子检测的敏感性，可增加聚合酶链反应（PCR）、基因测序技术等敏感检测技术排除外源因子。

对已知具有神经嗜性的病毒，应选择适当的动物模型、方法及评分系统进行神经毒力评估。对于具有神经毒力的病毒或可能具有神经毒力回复的病毒（如脊髓灰质炎病毒），必要时应对超过主种子代次的毒种进行神经毒力评估。

在病毒分离和种子批系统的建立过程中，应避免使用人血白蛋白和抗生素等添加物。

3.4　基因工程疫苗种子批系统

应按规定建立工程细胞库系统，通常可采用有限稀释法以达到生产用细胞库同质性目的。应通过传代稳定性分析确定工程细胞的传代限度，应采取适宜控制措施确保建立细胞库时细胞不被外源因子污染。

种子库保藏一般可采取液体超低温冷藏或液氮等方式保藏，以保证其稳定性。

种子库检定时应证明表达系统的遗传稳定性、目的基因表达稳定性和生产稳定性等。主细胞库需进行全面检定，工作细胞库重点检测外源因子污染。

4　病毒性疫苗生产用细胞基质

4.1　细胞基质的选择

选择疫苗生产用细胞基质应基于风险效益的综合评估，包括细胞的种属及组织来源、细胞对病毒的敏感性、扩增病毒的稳定性、细胞的特性及全面检定的可行性、细胞对制品的安全性、生产工艺的便利性以及下游纯化工艺能够去除风险因素的可能性和达到的安全水平等。通常情况下应选择风险较低的细胞用于生产，如人二倍体细胞等。

4.2　细胞基质的类别

疫苗生产用细胞基质通常包括原代细胞、二倍体细胞和连续传代细胞。

原代细胞是指直接取自健康动物的组织或器官，通过采用具有高度可重复性的组织分离、细胞处理及原代细胞培养工艺制备成细胞悬液并立即培养的细胞。原代细胞保持了来源组织或器官原有细胞的基本性质。疫苗生产时应只限于使用原始培养的细胞或有限传代的细胞

(原始细胞传代一般不超过 5 代)。

二倍体细胞是指在体外具有有限生命周期的细胞，通过原代细胞体外传代培养获得(如 MRC-5、2BS、KMB_{17} 及 WI-38 细胞)，其染色体具有二倍体性且具有与来源物种一致的染色体核型特征。细胞体外倍增一定水平后会进入衰老期，即细胞复制停止，但仍存活且有代谢活动。

连续传代细胞是指体外具有无限增殖能力的细胞，但不具有来源组织的细胞核型特征和细胞接触抑制特性。有些传代细胞系是通过原代细胞在体外传代过程中自发突变产生的，如 Vero 细胞。

4.3　细胞使用代次的确定

疫苗生产用细胞应在与生产条件相同的培养条件下进行连续细胞传代，确定细胞可使用的传代水平。每次传代时应采用固定的培养时间、接种量或传代比率，通过细胞倍增时间的变化或传代水平，确定细胞在该条件下的最高传代水平；并结合细胞的生长特性、成瘤性/致瘤性及对病毒的敏感性、生产工艺及生产能力等参数，分别确定主细胞库、工作细胞库、生产代次及生产限定代次。通常，二倍体细胞应至少传代至衰老期，并计算其最高群体倍增水平，其最高使用代次应限定在该细胞在该培养条件下细胞群体倍增水平的前 2/3 内。传代细胞（如 Vero 细胞），用于疫苗生产的细胞代次应限定在细胞未出现致瘤性的安全代次内。

4.4　细胞库的管理

细胞库按照三级管理，即细胞种子、主细胞库及工作细胞库。细胞种子可以是自建的或经过克隆化筛选或经改造的，并证明可用于疫苗生产的细胞，也可以是引进的或引进后少量冻存的证明可用于生产的细胞，细胞种子用于建立主细胞库，主细胞库用于建立工作细胞库。

5　生产用培养基/培养液

培养基的成分应明确且能满足其使用目的，并符合本版药典的相关要求。禁止使用来自牛海绵状脑病疫区的牛源性原材料。

5.1　细菌用培养基

培养基中供细菌生长所需的营养成分包括蛋白质、糖类、无机盐、微量元素、氨基酸以及维生素等物质。应尽可能避免使用可引起人体过敏反应或动物来源的原材料，任何动物源性的成分均应溯源并符合生物制品生产用原材料及辅料质量控制（通则 0232）相关要求。

5.2　细胞用培养液

病毒疫苗生产用细胞培养液应采用成分明确的材料制备，并验证生产用细胞的适应性。对使用无动物源性血清培养基的，应详细记载所有替代物及添加物质的来源、属性和数量比率等信息。疫苗生产用培养基中不得使用人血清。使用生物源性材料，应检测外源性因子污染，包括细菌和真菌、支原体、分枝杆菌以及病毒。对生产过程中添加的具有潜在毒性的外源物质，应对后续工艺去除效果进行验证，残留物检测及限度应符合相关规定。

5.3　常用添加成分

5.3.1　牛血清

牛血清应来源于无疯牛病地区的健康牛群，并应符合本版药典的要求。通过灭活程序的牛血清更具安全性，但使用经灭活的牛血清时，其检测应在灭活前进行，符合规定后方可使用。除另有规定外，病毒减毒活疫苗生产时制备病毒液的维持液不得添加牛血清或其他动物血清成分。

5.3.2　人血白蛋白

病毒培养阶段或病毒收获液保存时所用人血白蛋白，应符合国家对血液制品相关管理规定。同一批次疫苗生产工艺中需多步使用人血白蛋白时，宜采用来自同一厂家的产品，作为保护剂使用的，其有效期还应能满足疫苗有效期的要求。

5.3.3　抗生素

疫苗生产中不得添加青霉素和其他 β-内酰胺类抗生素。必须使用抗生素时，应选用毒性低、过敏反应发生率低、临床使用频率低的抗生素，使用抗生素种类不得超过一种，除另有规定外，接种病毒后维持液不得再添加任何抗生素。

5.3.4　其他生物材料

无血清培养基若添加转铁蛋白、胰岛素、生长因子等生物材料，应对其可能引入的潜在外源因子进行评估，包括采用适宜的方法进行检测等，并应详细记录其材料来源。人和动物来源的生物材料，应符合本版药典和国家相关规定的要求。

6　内包材

直接接触疫苗的内包材应符合国家药品监督管理部门的有关规定，不得影响内容物的质量，疫苗相关的内包材、辅料、稀释剂应与疫苗作为整体进行充分研究和评估。

7　生产

7.1　原液制备

原液制备的工艺步骤和参数的设定应基于工艺效能，纯化工艺的选择应兼顾抗原纯度、活性、残留物限度等因素，以获得最适的收获物和最少的工艺杂质为目标，工艺应经验证。

7.1.1　细菌培养物的制备

7.1.1.1　细菌培养

将工作种子接种于规定的培养基进行培养扩增。自菌种开启到菌体收获应有明确的扩增次数规定。

细菌大规模培养可有固体培养法、瓶装静置培养法和大罐发酵培养法等。根据细菌培养方式在培养过程中可进行细菌纯度、细菌总数、pH 值及耗氧量等监测。

7.1.1.2　菌体的收获

根据不同的培养扩增方法采用适宜的方法收获菌体；对以细菌分泌性抗原为有效成分的疫苗，采用离心取上清液等方法。培养物收获后应进行纯菌检查、细菌总数、活菌含量或抗原含量等检测。

7.1.1.3　细菌灭活和毒素抗原脱毒

细菌灭活或毒素抗原脱毒应选择适当的时间点、灭活剂（或脱毒剂）和剂量以及最佳灭活条件（温度、时间、细菌浓度、抗原浓度和纯度等），并应对灭活或脱毒效果、毒性逆转等进行验证。

7.1.2　病毒培养物的制备

7.1.2.1　细胞培养

（1）原代细胞培养　将产于同一种群的适宜日龄、体重的一批动物，获取目标组织或器官并在同一容器内消化制成均一悬液分装于多个细胞培养器皿培养获得的细胞为一个细胞消化批。源自同一来源的动物，于同一天制备的多个细胞消化批可为一个细胞批，可用于一批病毒原液的制备。

（2）鸡胚细胞培养　生产病毒性疫苗的鸡胚细胞应来自 SPF 鸡群。来源于同一批鸡胚、于同一容器内消化制备的鸡胚细胞为一个细胞消化批；源自同一来源的鸡胚、于同一天制备的多个细胞消化批可为一个细胞批，可用于一批病毒原液的制备。

（3）传代细胞培养　将工作细胞库细胞按规定传代，同一种疫苗生产用的细胞扩增应按相同的消化程序、分种扩增比率、培养时间进行传代。采用生物反应器微载体培养的应按固定的放大模式扩增，并建立与生物反应器培养相适应的外源因子检查用的正常对照细胞培养物。

（4）鸡胚培养　应使用同一供应商、同一批的鸡蛋或鸡胚用于同一批疫苗原液的生产。

原代细胞、传代细胞以及鸡胚培养的正常对照细胞/鸡胚的外源因子检查应符合本版药典的要求。

7.1.2.2　病毒增殖和收获

接种病毒时应明确病毒感染滴度与细胞的最适比例，同一工作种子批按同一 MOI 的量接种，以保证批间一致性。除另有规定外，接种病毒后维持液不得再添加牛血清、抗生素等成分。

同一细胞批接种同一工作种子批病毒后培养，在不同时间的多个单次病毒收获液经检验后可合并为一批病毒原液。

多次收获的病毒培养液，如出现单瓶细胞污染，则与该瓶有关的任何一次病毒收获液均不得用于生产。

7.1.2.3　病毒灭活

应选择适宜的灭活剂和灭活程序，对影响灭活效果的相关因素进行验证，确定灭活工艺技术参数。应建立至少连续 5 批次样品的病毒灭活动力曲线进行灭活效果的验证，通常以能完全灭活病毒的 2 倍时间确定灭活工艺的灭活时间。应在灭活程序前去除可能影响灭活效果的病毒聚合物。

灭活程序一经结束应立即取样进行灭活验证试验，取样后不能立即进行病毒灭活验证试验时应将样品置 −70℃及以下暂存并尽快进行灭活验证试验。应选择敏感的病毒检测方法，并对方法学的最低检测能力进行验证。对同一批病毒原液分装于多个容器的，应按容器分别取样进行验证，不得采用合并样品进行验证。

7.2　抗原纯化

不同类型疫苗的纯化工艺技术及目的要求不尽相同，对于全菌体或全病毒疫苗主要是去除培养物中的培养基成分或细胞成分，对于亚单位疫苗、多糖疫苗、蛋白质疫苗等，除培养基或细胞成分外，还应去除细菌或病毒本身的其他非目标抗原成分，以及在工艺过程中加入的试剂等。

7.2.1　细菌性疫苗

7.2.1.1　全菌体疫苗

通过适宜的方法去除培养基成分，收集菌体，制成活疫苗原液；菌体经灭活后制成灭活疫苗原液。

7.2.1.2　亚单位疫苗

根据所需组分的性质确定纯化方式并进行纯化。对具有毒性的组分还需经适宜的方法脱毒后制成疫苗原液。对脱毒的方法、程序和时间等应进行验证。

7.2.2　病毒性疫苗

7.2.2.1　减毒活疫苗

需要浓缩纯化的减毒活疫苗，应采用相对简单、温和的方法（如超滤、蔗糖密度梯度离心）进行病毒的浓缩、纯化，但应对在细胞培养过程中添加的牛血清、抗生素的残留量进行检测，并规定限度。对在细胞裂解、病毒提取过程使用有机溶剂的，应对其残留量进行检测，并符合规定。

7.2.2.2　灭活疫苗

通常应在病毒灭活后采用适宜的方法纯化或采用适宜的方法纯化后灭活。纯化方法应能有效去除非目标成分。

7.2.3　基因工程疫苗

采用适宜的方法纯化。纯化方法应能有效去除非目标成分。

7.3　中间产物

中间产物是从起始材料开始，通过一个或多个不同工艺如发酵、培养、分离以及纯化，添加必要的稳定剂等各工艺过程所获得的产物。

7.3.1　检测

应在中间产物制备成半成品前进行关键项目的质控检测，如病毒滴度、活菌数、抗原活性、蛋白质含量以及比活性指标的检测，并需考虑对后续工艺阶段无法检测的项目，如纯度、残留物等进行检测。

7.3.2　中间产物的存放

除另有规定外，中间产物应按照连续生产过程进入后续的加工处理步骤。中间产物因等待检测结果需要暂存时，应选择适宜的保存方式和条件，并对可能影响有效性和安全性的降解产物进行检测，制定可接受的标准。

7.4　半成品

7.4.1　配制

应按照批准的配方进行半成品配制，将所有组分按配制量均一混合制成半成品。这个过程可能包括一个或多个步骤，如添加稀释液、佐剂吸附、稳定剂、赋形剂以及抑菌剂等。半成品配制完成后特别是铝佐剂吸附的疫苗应尽快分装。

疫苗制品的生产设计应使相关设备的能力与生产规模相匹配，为保证上市产品的溯源和追踪，半成品配制原则上应来源于一批原液，不同批原液合批配制半成品的，应评估可能存在的风险并经批准。

半成品配制添加的辅料，其质量控制应符合本版药典相关要求，添加抑菌剂应在有效抑菌范围内采用最小加量；添加佐剂应依据抗原含量及吸附效果确定其加量。

7.4.2　检测

应取样检测，所取待检样品应能代表该批半成品的质量属性。应依据生产工艺和疫苗特性设定检测项目，如无菌检查等项目，铝佐剂疫苗应进行吸附率和铝含量检测。

7.5　成品

将半成品疫苗分装至最终容器后经贴签和包装后为成品。

7.5.1　分装

分装是指通过分装设备将半成品疫苗均一地分配至规定的终容器的过程。分装应符合本版药典的要求。应根据验证结果，对分装过程中产品的温度、分装持续的时间、分装环境的温度和湿度等进行控制。分装设备应经验证，以确保承载分装容器的温度控制系统和内容物分装量均一性等装置的性能稳定、可靠。

7.5.2　检测

疫苗成品检测项目一般包括鉴别试验、理化测定、纯度、效力测定、无菌检查、细菌内毒素检查、佐剂、抑菌剂及工艺杂质残留量检测等，并根据疫苗风险评估结果或本身质量属性特点确定质量标准中是否设置异常毒性检查项目。

疫苗的工艺杂质主要包括以传代细胞生产的病毒性疫苗中宿主细胞蛋白质和DNA残留，以及生产过程中用于培养、灭活、提取和纯化等工艺过程的化学、生物原材料残留物，如牛血清、甲醛和β-丙内酯等灭活剂、抗生素残留等，对于与疫苗关键质量属性相关的工艺杂质（如细胞基质残留蛋白质和细胞基质残留DNA，抗生素、核酸酶、残余牛血清等），如因产品特性无法在成品中检测时，应在适当的中间产物（如原液或半成品）取样检测，其检测结果应能准确反映每一成品剂量中的残留水平。

对于一般工艺杂质，如经充分验证证明生产工艺可对其有效、稳定地去除或控制，并持续达到可接受的水平或残留水平处于分析方法的检测限以下，相关残留物检测可不列入产品的检定项目中。

依据具体情况，成品的部分检定项目可在贴签或包装前进行。

应尽可能采用准确的理化分析方法或体外生物学方法取代动物试验进行生物制品质量检定，以减少动物的使用。

7.5.3　联合疫苗的相关要求

应对联合疫苗各组分间的相互作用，以及抑菌剂、佐剂等辅料成分对联合疫苗活性成分及检测的影响进行研究；联合疫苗中每一种疫苗的效力应单独检测并符合联合疫苗成品的技术标准，同时检测其他相关项目。以组分中最短的有效期作为联合疫苗的有效期。

7.5.4　标准物质

标准物质可分为国际标准品/参比试剂、国家标准品/参考品、企业工作标准品/参考品，企业工作标准品/参考品应可溯源；标准物质原则上应与产品同质，标准物质的制备、标定和保存等过程应参照国家生物标准物质研制（通则 0237）相关要求。

疫苗有效成分的活性或含量测定应与相关标准物质关联，标准物质的建立原则上应来自可溯源至临床试验具有确切保护效果的，并经全面质量确证的原料批次，以使疫苗放行检测数据与临床有效性数据充分衔接和传递。更换标准物质时，应进行标准物质原批次与替换批次相关性的研究及替换批次标准物质的活性/含量标定，保证赋值的可溯源性。

8　稳定性评价

疫苗稳定性评价应包括对成品以及需要放置的中间产物在生产、运输以及贮存过程中有可能暴露的条件下的稳定性研究，以此为依据设定制品将要放置的条件（如温度、光照度、湿度等），以及在这种条件下将要放置的时间。对变更主要生产工艺或内包材的制品也应进行稳定性评价，并应与变更前的制品比较。

疫苗稳定性评价的主要类型包括：实时实际保存条件下的稳定性研究；加速稳定性研究；强制破坏稳定性研究；热稳定性研究。疫苗最根本的稳定性评价应采用实时实际条件下的研究方案对疫苗产品进行评价，还应根据不同的研究目的所采用的其他适宜的评价方法进一步了解疫苗的成分、纯度、效力及降解程度的稳定性。确定中间产物和成品保存条件的主要评估标准通常是考察其效力能否保持合格，也可结合理化分析和生物学方法进行稳定性检测。应根据疫苗运输过程可能出现的冷冻或脱冷链及震动等情况，选择适宜的评价方法。

8.1　稳定性评价方案

稳定性评价应根据不同的产品、不同的目的制定适宜的稳定性研究方案，内容应包含检测项目、可接受的标准、检测间隔、数据及其分析的详细信息。通常包括保存条件、保存时间、取样点，以及对样品进行检测并分析等。同时，还应对不同条件下保存的样品按设定方案规定的取样间隔，尽可能取样检测至产品质量下降至不合格。

稳定性研究应评估在规定贮存条件下效价的下降程度及可接受范围。

8.2　稳定性检测指标和检测方法

评价疫苗稳定性的检测指标和方法因每种疫苗的特性而异，这些指标应在质量控制研究、非临床安全性评价和临床试验中被证明与疫苗质量密切相关。对大多数疫苗来说，效力试验是反映产品稳定性的主要参数，不同疫苗可采用不同形式进行该项检测（如减毒活疫苗采用感染性试验、多糖蛋白结合疫苗可检测结合的多糖含量等）。其他与产品效力明确相关的检测项目可提供重要的补充数据，如抗原降解图谱、结合疫苗的载体蛋白解离，以及佐剂与抗原复合物的解离等。此外，一些常用检测也可作为稳定性研究的一部分，如一般安全性、聚合物程度、pH 值、水分、抑菌剂、容器以及密封程度，内包材的影响因素等。

8.3　稳定性结果评价

稳定性研究结果用于确定疫苗的保存、运输条件及有效期，并证明在有效期内疫苗的有效性和安全性等指标符合规定要求。

中间产物的稳定性研究结果用于生产过程中各中间产物保存条件的确定；应分析每一中间产物的保存时间及累积各中间产物规定的最长保存时间对成品稳定性评价结果的影响。成品稳定性研究结果用于确定保存、运输条件及有效期，并证明在有效期内产品有效性和安全性等指标符合规定标准。对联合疫苗的稳定性评价，应以成品中最不稳定疫苗组分的结果确定保存、运输条件及有效期。对模拟运输条件的稳定性评价，应根据评价结果考虑脱冷链的次数、最高温度、震动及持续时间对疫苗质量的影响。

9　贮存和运输

疫苗贮存是指疫苗中间产物或成品，在规定条件下（包括容器、环境和时间等）的存放过程。

9.1　中间产物的贮存

在疫苗生产全过程中的不同阶段产生的中间产物，因工艺或生产过程控制的需要（如等待检验结果、联合疫苗的序贯生产等），不能连续投入下一道工艺步骤，应在适宜的条件下保存。

9.1.1　贮存条件的确定原则

贮存条件的各参数确定应以疫苗生命周期的稳定有效为原则，即疫苗各中间产物经确定的保存时间、温度和内外环境等条件贮存至制备成品疫苗，该成品疫苗在规定效期内仍然能达到规定的质量标准。

应分别对不同阶段中间产物的贮存条件进行验证，证明该贮存条件不影响作为下一工艺用物料的质量指标；所需验证通常包括将各中间产物置于拟设定的最苛刻的贮存条件下（包括最苛刻温度、最长贮存时间、最可能出现的潜在污染风险等因素），至少应取 3 批由这些中间产物制成的成品疫苗进行加速稳定性和实时实际的稳定性验证。

9.1.2　贮存条件的参数确定

应考虑贮存容器与中间产物或其他组成成分的相互作用可能产生的影响（如容器吸附、释放或与内容物的物理化学反应等），以及中间产物与贮存容器空间的气体交换导致内容物的酸碱度改变；此外，还应考虑光照、湿度、在冷库中的存放位置等因素；采用强毒株病毒/细菌种子生产的、未经灭活处理的原液需贮存时，还应考虑生物安全等因素。

除另有规定外，中间产物贮存温度通常为 2～8℃，减毒活疫苗原液保存于－60℃ 或以下更能保持病毒滴度活性。铝佐剂吸附的中间产物不得冻结。

疫苗以设定的工艺连续生产更利于批间一致性；生产各阶段的中间产物因质量控制的检验时限导致生产过程中断需要贮存的，贮存时间应不超过其最长检验项目的时间；因联合疫苗序贯生产致中间产物需要存放时，其贮存周期的设定应以全部生产完成所需的时间为原则。

9.2　成品的贮存和运输

成品贮存包括疫苗完成包装工序进入成品库贮存至销售出库的过程（不包括疫苗运输、使用过程中的贮存）。

成品疫苗的贮存和运输应符合生物制品分包装及贮运管理（通则 0239）和国家相关的规定，贮存过程应设定适宜的温度，通常为2～8℃；此外，还应考虑环境湿度的影响；应避免冰点温度保存。除另有规定外，不得冻存，尤其是液体剂型的疫苗，特别是含铝佐剂的疫苗。

10　标签和说明书

疫苗的标签和说明书应符合国家的相关规定。

10.1　标签

标签分为内标签和外标签，内标签指直接接触药品内包装的标签，外标签指内标签以外的其他包装标签。

10.1.1　内标签

疫苗的内标签尺寸通常较小，无法标明详细内容，但至少应当标注疫苗通用名称、规格、产品批号、有效期等内容。疫苗的内标签可以粘贴或直接印制。内包装容器粘贴标签的，应当能肉眼观察到内容物以及容器的高度或容器的周长。直接在内包装上印制的标签，应字迹清晰、坚固和具备规定的最小信息量。

10.1.2　外标签

应符合国家有关规定的要求。由于疫苗产品具有对温度特别敏感的特性，疫苗外标签应当载明本产品贮存和运输温度等符合冷链的醒目信息。

10.2　说明书

疫苗说明书应符合国家相关规定。

疫苗说明书应包括疫苗名称、成分和性状、接种对象、作用与用途、规格、免疫程序和剂量、不良反应、禁忌、注意事项、特殊人群、临床试验、贮藏、有效期、执行标准、批准文号、生产企业、核准日期与修改日期等项内容。

成分和性状项下应简要描述采用的菌毒种和制备工艺、疫苗外观性状及组成成分，应列出有效成分和添加的全部辅料及已知残留物，供医务人员和具有潜在过敏反应的疫苗受种者选择和甄别。

接种对象、作用与用途以及免疫程序和剂量等项下内容应基于临床试验数据予以确定，并结合临床实践采用医学术语进行清晰表达。涉及临床的不良反应项，应依据相关临床试验结果进行客观描述，并应载明依据本疫苗临床试验和临床使用过程中出现或监测到的，且不能排除因果关系的任何不良反应，并按照不良反应类型、程度、发生频率等分别描述；禁忌应包括对所接种疫苗的任何成分过敏，或处于接种该疫苗可能造成潜在危害的生理或病理状态。应依据同品种上市后监测情况等资料及时更新不良反应、禁忌、注意事项等相关内容。

人用重组 DNA 蛋白制品总论

1　概述

人用重组 DNA 蛋白制品是采用重组 DNA 技术，对编码所需蛋白质的基因进行遗传修饰，利用质粒或病毒载体将目的基因导入适当的宿主细胞，表达并翻译成蛋白质，经过提取和纯化等步骤制备而成的具有生物学活性的蛋白质制品，用于疾病的预防和治疗。

本总论是对治疗用人用重组 DNA 蛋白制品生产和质量控制的通用性技术要求，具体品种还应符合本版药典各论的要求。

2　制造

2.1　基本要求

人用重组 DNA 蛋白制品的制造主要包括工程细胞的制备、发酵或细胞培养，目的蛋白质的提取和纯化、制剂等过程。工程细胞的来源、管理及检定应符合生物制品生产检定用菌毒种管理及质量控制（通则 0233）和生物制品生产用动物细胞基质制备及质量控制（通则 0234）的相关要求。生产过程中使用的原材料和辅料应符合相关要求。应采用经过验证的生产工艺进行生产，并对生产工艺全过程进行控制。

2.2　工程细胞的控制

应建立细胞种子、主细胞库及工作细胞库。一般情况下主细胞库来自细胞种子，工作细胞库来自主细胞库。主细胞库和工作细胞库均应有详细的制备过程、检定情况及管理规定，并应符合生物制品生产用动物细胞基质制备及质量控制（通则 0234）的相关要求。

2.2.1　表达载体和宿主细胞

应描述宿主细胞和表达载体的起源、来源、遗传背景，包括克隆基因的来源和特性、构建和鉴别情况，以及表达载体遗传特性和结构等详细资料，同时应说明表达载体来源和各部分的功能。

应详细描述表达载体扩增、对宿主细胞的转化方法、生产用细胞克隆的筛选标准及其在宿主细胞中的位置、物理状态和遗传稳定性资料。应明确克隆基因、表达载体控制区及其两侧、与表达或产品质量相关的核苷酸序列，以及在生产过程中控制、提高表达水平的各种措施。

2.2.2　细胞库系统

通常包括主细胞库和工作细胞库。主细胞库是由含目的基因表达载体转化的细胞种子经传代扩增制成的均一悬液，分装于单独容器中用于贮存。工作细胞库是从主细胞库经有限传代扩增制成的均一悬液，并分装于单独容器中用于贮存。所有的贮藏容器应在相同条件下妥善保管，一旦取出使用，不得再返回库内保存。

应详细记录细胞库类型、容量、预期使用频率下的寿命、保存容器、冻存剂、培养基、冷冻保存步骤和贮存条件等信息，并提供库存细胞稳定性的证据。

2.2.3　细胞库的质量控制

应对主细胞库的表型和基因型标记进行鉴定。应采用分子生物学或其他适合的技术对表达载体基因拷贝数、基因插入或缺失、整合位点数量等情况进行分析。核苷酸序列应与表达载体一致，并与所预期的表达蛋白质的序列吻合。

应对细胞库进行支原体、外源病毒因子等相关微生物污染的检测，并确认细胞基质没有被污染。已知携带内源逆转录病毒的啮齿类细胞株，如 CHO 细胞等，已广泛用于生产时，应采取风险控制策略，在工艺中采用物理、化学等手段对其进行去除/灭活。

主细胞库应进行全面检定，并符合要求；工作细胞库可根据主细胞库的检定情况确定应检定的项目，并符合要求。

2.2.4　细胞基质的遗传稳定性

应评估细胞基质的稳定性。应基于宿主细胞经长时间培养后表达产物分子的完整性，以及细胞基质表型和基因型特征的综合情况，确定生产用细胞的最高限定代次。

长期发酵的多次收获物会导致一些质量属性的漂移，例如糖基化等。出现的“新”的变体可能会影响制品的质量、安全和有效性。这类漂移应在工艺验证的研究中充分鉴定并明确控制策略。

2.3　生产过程的控制

生产工艺应稳定可控，并有明确的过程控制参数，以确保制品安全有效、质量可控。生产工艺的确定应建立在对目标制品的质量属性、生产工艺的深入理解和全面设计的基础上。应根据研发早期到规模化生产的整个工艺周期的相关信息，确定原液和成品生产的关键步骤并制定可接受标准进行控制，同时对其他确保工艺一致性的环节进行控制。适当的工艺过程控制能够减少对原液和（或）成品常规检测的需求。

2.3.1　细胞培养

应对生产过程中使用的各种原材料进行质量控制，以保证这些原材料符合既定用途质量标准的要求。

2.3.1.1　有限传代水平的生产

应限定生产过程中表达载体细菌或细胞传代（或细胞群体倍增）的最高次数，最高限定代次的确定应基于细胞表型、基因型特性及其所表达基因的分子完整性、一致性，以及生产末期宿主细胞/载体的一致性研究，如质粒拷贝数及其在宿主细胞内的状态，证明上述特征的试验所涉及的传代范围应等于或超过规定的细胞最高限定代次。

应根据生产过程中培养、增殖和表达量一致性的研究资料，确定终止培养、废弃培养物以及摒弃收获物的技术参数。

2.3.1.2　连续培养生产

采用细胞连续培养生产时应根据系统特点和稳定性以及培养期间产品一致性的研究资料，确定连续培养的最长周期以及培养周期全过程的监测要求，包括生产过程中制品变异体或其他培养参数未超过标准限度的数据。应对收获阶段的微生物污染进行常规检测，收获物后续加工中批次的确定应清晰并易于追溯。

应根据宿主载体系统的稳定性和制品特性等确定对细胞、制品进行再评估的时间间隔。

2.3.2　提取和纯化

制品的提取、纯化主要依赖于各种蛋白质分离技术。采用的分离纯化方法或技术，应能适用于规模化生产并保持稳定。应对纯化工艺中可能残存的有害物质进行严格检测，这些组分包括固定相或者流动相中的化学试剂、各类亲和色谱柱的脱落抗体或配基以及可能对目标制品关键质量属性造成影响的各种物质等。

采用细胞培养或酵母等真核表达系统时，其蛋白质产物多为分泌性蛋白质，通常只需去除细胞或酵母即可初步获得较高纯度的目的蛋白；采用大肠埃希菌等原核表达系统时，菌体裂解后应尽快进行蛋白质纯化。

纯化工艺应保证对制品中的一些特定工艺杂质，包括来自表达载体的核酸、宿主细胞蛋白质、病毒等外源因子污染，细菌内毒素以及源自培养液的各种其他残留物，必要时可采用特定的工艺将其去除或降低至可接受的水平。

生产工艺的优化应考虑残留宿主DNA片段的大小、残留量和对生物活性的影响。应采用适宜的方式将残留宿主DNA总量降至可接受的水平，并就降低残留宿主DNA片段的大小或者灭活DNA活性的方式进行说明。

对于人和动物源的细胞基质，病毒去除/灭活工艺均应充分显示能去除/灭活任何可能污染的病毒，确保原液的安全性。灭活工艺应经验证并符合要求。

2.3.3　原液

收获液经提取、纯化分装于中间贮存容器中即为原液。如需加入稳定剂或赋形剂，应不影响质量检定，否则应在添加辅料前取样进行原液检定。原液的检测项目取决于工艺的验证、一致性的确认和预期产品相关杂质与工艺相关杂质的水平。应采用适当方法对原液质量进行检测，必要时应与标准物质进行比较。原液贮存应通过稳定性验证确定贮存条件和时间。

2.3.4　半成品

可由一批或多批原液合并生产半成品。拟混合的每批原液应在有效期内且应符合拟制备制剂的有效期要求，每批原液应按规定的工艺生产、单独检验，并符合相应质量标准；不得将不合格批次与其他合格批次原液进行混合制备半成品；混合的各批原液应可有效追溯；应对混合工艺进行验证。

除另有规定外，制备成品前，如需对原液进行稀释或加入其他辅料制成半成品，应确定半成品的质量控制要求，包括检定项目和可接受的标准。

2.3.5　成品制剂

制剂生产应符合本版药典和中国现行《药品生产质量管理规范》的相关要求。

2.4　生产工艺变更

生产工艺变更应符合国家药品注册管理等相关要求。涉及重大生产工艺的变更，应对变更前后的制品质量、安全性和有效性进行比较和评估，以证明变更前后制品特性的高度相似，并确保任何质量属性方面的改变对制品安全性和有效性无负面影响。

3　质量控制

人用重组DNA蛋白制品的质量控制与分子大小、结构特征、质量属性复杂程度以及生产工艺相关。质量控制体系主要包括原辅料质量控制、包材、生产工艺和过程控制及制品检定等。应通过终产品检测、过程控制和工艺验证结合的方法，确保各类杂质已去除或降低至可接受水平。制品质量控制包括采用标准物质和经验证的方法评估已知和（或）潜在制品相关物质和工艺相关物质，以及采用适宜的方法对制品鉴别、生物学活性、纯度和杂质等检测进行分析。

3.1　特性分析

研发阶段以物理、化学和生物学方法对重组DNA蛋白制品的理化特性、生物学活性、免疫学特性、纯度和杂质等进行严格的特性分析鉴定是确保产品安全有效，建立并确定制品质量标准的基础。需采用广泛的分析技术来展示目标分子的理化性质（分子大小、电荷、等电点、氨基酸组成、疏水性等），以及对糖基化等各种翻译后修饰进行充分鉴定，并纳入适当的检测，以确认制品具有预期的构象、聚集和（或）降解状态及其高级结构。必要时，应采用新型分析技术用于特性分析。特性分析至少应包括以下范畴。

3.1.1　理化特性

3.1.1.1　一级结构

一级结构，即包括二硫键连接方式的氨基酸序列（包含二硫键的完整性和正确性、游离巯基）。应尽可能采用综合的方法测定目标制品的氨基酸序列，并与其基因序列推断的理论氨基酸序列进行比较。

3.1.1.2　异质性

异质性是重组蛋白的固有属性，产生原因是结构的修饰/改变（如糖基化、脱酰胺化、氧化、异构化、碎片化、二硫键错配、聚集等），可表现为蛋白理化性质的不均一性。应结合多种手段对制品的异质性成分进行分析鉴定，为进行相应质量控制提供依据。

3.1.1.3　高级结构

应通过适合的理化方法分析高级结构，并且通过生物学功能来确认。生物学活性是对高级结构的确证，也可采用体外或体内证实其治疗功能的活性分析方法，作为高级结构确证的补充。

3.1.2　生物学活性

生物学活性测定应基于制品实现确定的生物学效应的特定能力或潜力。可采用体外或体内方法或生物化学

（包括免疫化学试验）方法和（或）适宜的物理化学分析方法进行评估，如效价测定（以单位或国际单位表示）和（或）含量（以质量/重量表示）测定。

3.1.3 免疫学特性

需全面说明制品的相关免疫学特性。应采用纯化的抗原和抗原确定的区域进行结合实验测定免疫学特性。必要时应确定亲和力和免疫反应性（包括与其他类似结构蛋白的交叉反应性）。应对目标分子中与相应表位作用的部分进行分析确证，包括对这些结构的生物化学鉴别（如蛋白质、低聚糖、糖蛋白、糖脂）和相关适合的特征研究（如氨基酸序列和糖型）。

糖基化和聚乙二醇化可能影响制品的药理学性质和免疫原性，应进行适当的特性研究。

3.1.4 纯度、杂质和污染物

重组DNA蛋白制品杂质主要包括制品相关杂质、工艺相关杂质以及外源污染物。应尽可能地对杂质进行分析鉴定，并采用适宜的方法评价其对生物学活性的影响。

3.1.4.1 制品相关物质/杂质

制品相关物质/杂质主要源于重组DNA蛋白制品的异质性，可能导致其组成中存在几种分子或变异体，应对目标制品的分子变异体进行鉴别和分析，如变异体的活性、有效性和安全性方面与目标制品类似，可不作为杂质。但应考虑在生产和（或）贮存期间产品降解形成的变异体是否显著增加及其与免疫原性或活性变化的相关性。

3.1.4.2 工艺相关杂质

工艺相关杂质包括来源于生产工艺本身，主要涉及细胞基质来源、细胞培养来源和下游工艺三个阶段。应对潜在的工艺相关杂质（如宿主细胞蛋白质、宿主细胞DNA、细胞培养残留物、下游工艺的残留物等）进行鉴别、评估，并进行定性和（或）定量分析。

3.1.4.3 污染物

污染物系指所有引入且并非生产过程所需的物质（如各种微生物、细菌内毒素）。应严格避免引入污染物并对其进行相应控制。此外，还应考虑采用其他适宜检测方法，对可能污染的包括肽聚糖等在内的"非细菌内毒素促炎性污染物"进行控制。

3.1.5 含量

应采用适宜的物理化学和（或）免疫化学方法进行含量测定。以适宜的参考品为对照，蛋白质含量（以质量或重量/体积表示）可通过合适的方法进行测定（如HPLC）。蛋白质含量也能通过一个绝对定量的方法测定，可采用第二种绝对定量的含量测定方法进行溯源和验证，如果偏差太大，应考虑采用其他方法重新测定。

3.1.6 标准物质

应选择已证明足够稳定且适合临床试验的一个（多个）批次，或用一个代表批次作为标准物质，用于鉴别、理化和生物学活性等各种分析，根据重组DNA蛋白制品特性，应采用现有最先进的方法对标准物质做全面深入的表征/特性分析。标准物质的建立和制备可参照国家生物标准物质研制（通则0237）的相关要求。

用于理化测定等方面的对照品，如用于肽图或等电点测定的对照品，可用原液分装制备，一般－70℃以下保存。根据重组DNA蛋白制品特性应对对照品进行必要的分析鉴定，包括蛋白质含量、比活性、等电点、纯度、N端氨基酸序列、质谱分子量、液质肽图、二硫键分析、糖基分析（真核表达）等。

3.2 制品检定

应根据制品特性确定制品检定中需要进行的特性分析检测项目。建立或验证制品生产过程的有效性或可接受性的特性分析检测项目可不纳入常规质量控制中，但应对某一特定质量属性是否放入常规放行标准予以说明。

应根据一定数量的连续批次分析数据确定的批内和批间一致性分析数据，综合临床和非临床研究，以及稳定性评价数据建立制品的质量标准，包括各种分析方法及具体数值限度、可接受标准范围，以保证原液、成品或原材料在其生产的各阶段符合其预期的质量要求。可接受标准的范围确定应该考虑到所使用的分析方法的灵敏度。常规放行质量控制至少应包括以下方面。

3.2.1 鉴别

鉴别试验应高度特异，并应基于分子结构和（或）其他特有的专属性进行分析（如肽图、抗独特型免疫或其他适宜的方法）。根据制品特性，选择理化、生物和（或）免疫化学中的一种或一种以上的检测方法进行鉴别试验。

3.2.2 纯度和杂质

应采用类似正交组合的方法来评估制品纯度/杂质，并为制品相关的变异体建立单独和（或）总体的可接受标准。质量控制中包括的工艺相关杂质的质量控制（如蛋白A、宿主细胞蛋白质、DNA、其他潜在的培养或纯化残留物等）通常在原液阶段进行。如经充分验证证明生产工艺对工艺相关杂质的去除已达到高水平时，工艺相关杂质的质量控制可在恰当工艺步骤的中间产物进行，可不列入常规放行检定中。

3.2.3 效价

效价测定是以制品生物学特性相关属性为基础的生物学活性定量分析，原则上效价测定方法应尽可能反映或模拟其作用机制。比活性（每毫克制品具有的生物学活性单位）对证明制品的一致性具有重要的价值。

应采用适宜的国家或国际标准品或参考品对每批原液和成品进行效价测定。尚未建立国际标准品/国家标准品或参考品的，应采用经批准的工作标准物质。标准品和参考品的建立或制备应符合国家生物标准物质研制（通则0237）的相关要求。

3.2.4 含量

采用适宜方法测定原液和成品的含量。

3.2.5　安全性试验

应根据相关制品的各论视情况而定。应至少包括无菌、细菌内毒素检查等。可根据风险评估结果以及产品本身质量属性特点确定制品质量标准中是否设置异常毒性检查项目。

3.2.6　其他检测项目

应根据相关制品的特性而定。检测应包括外观、可见异物及不溶性微粒检查，溶解度、pH 值、渗透压摩尔浓度、装量、稳定剂和水分测定等。

3.3　包装及密闭容器系统

应对原液和成品与容器的相容性、容器吸附、制品和包装材料之间的浸出进行检测和确认，以避免蛋白质和制剂辅料和（或）容器包装系统发生相互作用，导致对制品的安全性和有效性带来潜在风险。此外，应采用适宜方法对容器完整性进行检测，防止容器泄漏导致产品无菌状态的破坏。

4　贮存、有效期和标签

制品贮存应符合生物制品分包装及贮运管理（通则0239）相关要求，成品应在适合的环境条件下贮存和运输。自生产之日起，按批准的有效期执行。

标签应符合生物制品分包装及贮运管理（通则 0239）相关要求和国家相关规定，标示内容至少应包括：

(1) 每瓶或每 1ml 的活性单位（如必要）；

(2) 每瓶有效成分含量和（或）蛋白质含量；

(3) 每瓶标示体积；

(4) 冻干制剂复溶液体的名称、体积及复溶后的使用期限；

(5) 使用前进行适量稀释（如果需要）；

(6) 有效期。

人用重组单克隆抗体制品总论

1　概述

人用重组单克隆抗体制品，系指采用各种单克隆抗体筛选技术、重组 DNA 技术及细胞培养技术制备的单克隆抗体治疗药物，包括完整免疫球蛋白、具有特异性靶点的免疫球蛋白片段、基于抗体结构的融合蛋白、抗体偶联药物等。其作用机制是通过与相应抗原的特异性结合，从而直接发挥中和或阻断作用，或者间接通过 Fc 效应子发挥包括抗体依赖和补体依赖细胞毒作用等生物学功能。

本总论是对人用重组单克隆抗体制品生产和质量控制的通用性技术要求，由于此类制品种类较多，本总论内容重点阐述以哺乳动物细胞大规模培养技术制备的 IgG 型单克隆抗体制品，但其生产和质量控制的基本原则及分析方法，同样适用于其他各类重组单克隆抗体类生物治疗药物及其体内诊断药品。具体品种还应同时符合“人用重组 DNA 蛋白制品总论”与抗体制品相应各论的要求。

2　制造

2.1　基本要求

人用重组单克隆抗体制品具有复杂的质量属性，应在充分了解制品质量属性的基础上确定制品关键质量属性，以“质量源于设计”“风险评估”的原则和理念，制定相应的质量控制策略，并通过建立有效的“质量管理体系”，保证制品质量可控。人用重组单克隆抗体制品的制造主要包括基因克隆、表达载体的制备、工程细胞的筛选及细胞库的建立、发酵或细胞培养及收获、目的蛋白的提取、纯化和制剂等过程。

生产过程中使用的原材料和辅料应符合相关要求。细胞株的来源、管理及检定应符合生物制品生产检定用菌毒种管理及质量控制（通则 0233）和生物制品生产用动物细胞基质制备及质量控制（通则 0234）的相关要求。生产质量管理应符合中国现行《药品生产质量管理规范》的要求。

2.1.1　工艺验证

应采用经验证的生产工艺进行生产，并依据制品的关键质量属性，确定关键工艺参数及其范围，以确保工艺过程的重现性以及制品质量的批间一致性。

生产工艺验证应至少包括生产工艺的一致性，感染性因子灭活或去除，非内毒素热原、制品相关杂质和工艺相关杂质的去除，纯化用材料（如色谱柱填料）的重复使用性的可接受限度，制品质量属性批间一致性，抗体偶联药物的偶联方法或基于品种质量属性的其他抗体修饰方法，以及对生产中所需一次性材料的监控等。

2.1.2　特性分析

应采用现有先进的分析手段，从物理化学、免疫学、生物学等角度对制品进行全面的分析，并提供尽可能详尽的信息，以反映目标产品内在的天然质量属性。抗体特性分析至少包括结构完整性、亚类、氨基酸序列、二级结构、糖基化修饰、二硫键、特异性、亲和力、特异的生物学活性和异质性，以及是否与人体组织有交叉反应等。对于通过片段化或偶联修饰的制品，要确定使用的工艺对抗体质量属性的影响，并建立特异的分析方法。此外，还需采用合适的方法评价制品在有效期内的稳定性。

生产工艺验证、关键质量属性的确认以及质量标准的建立均有赖于对制品特性分析数据的不断积累。特性分析一般在研发阶段即应进行，并通过生产工艺的优化，以及具有代表性的足够批次制品的周期性监测加以完善。

2.1.3　生物学活性测定

依据单克隆抗体预期的、潜在的作用机制或工作模式（可能不限于一种），建立相应生物学分析方法。

2.1.4　标准物质

选择已证明足够稳定且适合临床试验的一个（多个）批次，或用一个代表批次作为标准物质，用于鉴别、理化和生物学活性等各种分析，并应按特性分析要求进行全面分析鉴定。

2.1.5　中间产物

生产工艺的设定应优先采用连续不间断的生产方式，如需贮存中间产物，应对中间产物的贮存条件进行验证，证明该贮存条件不影响后续工艺用物料的质量指标和制品在有效期内的稳定性。

2.1.6　批次的确定

制品批次的确定应符合生物制品分包装及贮运管理（通则 0239）的相关要求，制品的批次应贯穿整个工艺过程并易于追溯，以保证每批制品的加工处理过程是一致的。

2.1.7　工艺变更

生产工艺变更应符合国家药品注册管理的相关要求。应对变更前后的制品进行比较和评估，以证明变更前后制品的特性高度相似，并确保任何质量属性方面的改变对制品安全性和有效性无负面影响。

2.2　工程细胞的控制

应分别建立主细胞库、工作细胞库的两级管理细胞库。一般情况下主细胞库来自细胞种子，工作细胞库来自主细胞库。主细胞库和工作细胞库均应有详细的制备过程、检定情况及管理规定，并应符合生物制品生产用动物细胞基质制备及质量控制（通则 0234）和人用重组 DNA 蛋白制品总论的相关要求。

2.3　细胞培养和收获

细胞培养和收获可采用限定细胞传代至与其稳定性相符的最高代次后，单次收获产物的方式；也可采用限定细胞培养时间连续传代培养并多次收获的方式。在整个培养过程中，两种方式均需监测细胞的生长状况，并根据生产系统的特点确定监测频率及检测指标。应根据生产过程中培养、增殖和表达量一致性的研究资料，确定终止培养、废弃培养物以及摒弃收获物的技术参数。

每次收获后均应检测抗体含量、细菌内毒素及支原体。应根据生产过程及所用材料的特点，在合适的阶段进行常规或特定的外源病毒污染检查。除另有规定外，应对限定细胞传代次数的生产方式，采用适当的体外方法至少对 3 次收获物进行外源病毒检测。

应明确进入下一步工艺的收获物接收标准，并与监测步骤关联。如检测到任何外源病毒，应停止收获并废弃同一细胞培养的前期收获物，追溯并确定污染的来源。

2.4　纯化

可将多次收获的产物合并后进行纯化。纯化工艺应经验证，以证明能够有效去除和（或）灭活可能存在的感染性因子，并能将制品相关杂质与工艺相关杂质去除或降低至可接受的水平。如验证结果证明工艺相关杂质已得到有效地控制或去除，并达到可接受的水平，相关残留物的检定项目可不列入成品的常规放行检定中。应对工艺过程中微生物污染进行监控（如微生物限度、细菌内毒素检查等）。

2.5　原液

纯化的单克隆抗体经除菌过滤分装于中间贮存容器中，即成为原液。如需加入稳定剂或赋形剂，应不影响质量检定，否则应在添加辅料前取样进行原液检定。原液的检测项目取决于工艺的验证、一致性的确认和预期产品相关杂质与工艺相关杂质的水平。应采用适当方法对原液质量进行检测，必要时应与标准物质进行比较。原液的贮存应考虑原液与容器的相容性、原液的稳定性及保存时间，应通过验证确定贮存条件和有效期。

2.6　半成品

可由一批或多批原液合并生产半成品。拟混合的每批原液应在有效期内且应符合拟制备制剂的有效期要求，每批原液应按规定的工艺生产、单独检验，并符合相应质量标准；不得将不合格批次与其他合格批次原液进行混合制备半成品；混合的各批原液应可有效追溯；应对混合工艺进行验证。

除另有规定外，制备成品前，如需对原液进行稀释或加入其他辅料制成半成品，应确定半成品的质量控制要求，包括检定项目和可接受的标准。

2.7　成品

原液或半成品经除菌过滤后分装于无菌终容器中并经包装后即为成品。将分装后的无菌容器密封，以防污染，如需冷冻干燥，先进行冷冻干燥再密封。

3　制品检定

应根据制品关键质量属性、对制品和工艺理解认识的积累和风险评估的原则，制定相应质量控制策略。制品检定采用的检测方法应经验证并符合要求。纳入质量标准的检定项目、可接受标准限度，应结合来自临床前和（或）临床研究时多批样品的数据、用于证明生产一致性批次的数据、稳定性等研究数据来综合确定。应根据重组单克隆抗体制品内在固有质量属性的差异与不同，确定制品的关键质量属性（CQA），选择相应适宜的分析方法开展质量检定。

3.1　鉴别与一致性分析

3.1.1　鉴别

采用高度特异的、基于分子结构和（或）其他专属性的分析方法，对供试品进行鉴别。根据制品特性，可选择适宜的方法，如毛细管区带电泳（CZE）、毛细管等电聚焦电泳（cIEF）、离子交换高效液相色谱（IEX-HPLC）、肽图、生物和（或）免疫学等方法中的一种或一种以上，对供试品进行鉴别，测定结果应在规定的范围内。必要时应将供试品与对照品比较。

3.1.2　糖基化修饰分析

关键质量属性中包含糖基化修饰的单克隆抗体制品，应在检定中对供试品的糖基化进行检测和控制。采用适宜的方法测定，如毛细管电泳（CE）或高效液相色谱（HPLC）等方法，供试品测定结果应在规定的范围内。必要时应将供试品与对照品进行比较。

3.2　纯度和杂质

3.2.1　分子大小变异体

采用适宜的方法检测供试品分子大小变异体，采用非还原型或还原型 SDS-聚丙烯酰胺凝胶电泳（SDS-PAGE）或 SDS-毛细管电泳（CE-SDS）、分子排阻色谱法（SEC）等方法，对单体、聚合体或片段进行定量分析，如供试品具备 Fc 效应子功能，则还需关注非糖基化重链的情况。供试品测定结果应在规定的范围内。

3.2.2　电荷变异体

采用适宜的方法检测供试品电荷变异体，如 cIEF、IEX-HPLC、疏水高效液相色谱（HIC-HPLC）、反相高效液相色谱（RP-HPLC）等方法，应尽可能对不同电荷变异体组分进行鉴别，并规定相应的可接受标准。供试品测定结果应在规定的范围内。

3.2.3　制品相关杂质

采用适宜的方法对供试品氧化产物、脱酰胺产物或其他结构不完整分子进行定量分析。供试品测定结果应在规定的范围内。

3.2.4　工艺相关杂质

采用适宜的方法对供试品宿主蛋白质、宿主细胞和载体 DNA、蛋白 A 及其他工艺相关杂质进行检测。供试品测定结果应在规定的范围内。

3.3　效价

3.3.1　生物学活性

依据单克隆抗体预期、潜在的作用机制和工作模式（可能不限于一种），采用相应的生物学测定方法和数据分析模式，并将供试品与标准品进行比较。供试品测定结果应在规定的范围内。

3.3.2　结合活性

依据单克隆抗体预期的作用靶点和作用机制，采用相应的结合活性测定方法和数据分析模式，并将供试品与标准品进行比较。供试品测定结果应在规定的范围内。

3.4　含量

根据制品质量属性建立品种特异的含量测定方法，如确定供试品 280nm 的特异消光系数，采用分光光度法进行总蛋白质含量测定，并建议采用第二种含量测定的绝对溯源方法进行验证。供试品测定结果应在规定的范围内。

3.5　其他检定

3.5.1　外观及性状

冻干粉应为白色、类白色或淡黄色饼状疏松体。注射液或复溶的冻干粉其澄清度和颜色检查应符合相关制品的要求。除另有规定外，不应存在肉眼可见的不溶性颗粒。

3.5.2　复溶时间

根据规定的取样量，加入标示量体积的溶剂，冻干粉应该在限定的时间内完全溶解，平均和最长的溶解时间均应符合规定。

3.5.3　pH 值

依法测定（通则 0631），应符合规定。

3.5.4　渗透压摩尔浓度

依法测定（通则 0632），应符合规定。除另有规定外，不低于 240mOsmol/kg，对稀释使用的样品也适用。

3.5.5　装量/装量差异

除另有规定外，应符合装量检查（通则 0102）或装量差异检查（通则 0102）的规定。

3.5.6　不溶性微粒检查

依法检查（通则 0903）。除眼用制剂或另有规定外，每瓶≥10μm 的颗粒不得过 6000 个，每瓶≥25μm 的颗粒不得过 600 个。

3.5.7　可见异物检查

除另有规定外，依法检查（通则 0904），应符合规定。

3.5.8　水分

依法测定（通则 0832），除另有规定外，冻干粉残留水分应不高于 3.0%。

3.5.9　无菌

依法检查（通则 1101 薄膜过滤法），应符合规定。

3.5.10　细菌内毒素

依法检查（通则 1143），应符合规定。

3.5.11　异常毒性

根据风险评估结果以及产品本身质量属性特点确定制品质量标准中是否设置异常毒性检查项目。

3.6　修饰抗体的检测

根据所修饰抗体的类型、修饰特性，采用适合的方法进行检测，或与对照品进行比较，对修饰效果、比率或相关特殊的工艺杂质进行定性或定量分析，供试品测定结果应在规定的范围内。

4　保存、运输及有效期

应符合生物制品分包装及贮运管理（通则 0239）规定，成品应在适合的环境条件下贮存和运输。自生产之日起，按批准的有效期执行。

5　标签

应符合生物制品分包装及贮运管理（通则 0239）要求和国家相关规定，标示内容至少应包括：

（1）每瓶或每 1ml 的活性单位（如必要）；

（2）每瓶单克隆抗体含量或蛋白质含量；

（3）每瓶标示体积；

（4）冻干制剂复溶液体的名称、体积及复溶后的使用期限；

（5）使用前进行适量稀释（如果需要）；

（6）有效期。

人用抗体偶联药物制品总论

1　概述

人用抗体偶联药物（ADC）系由抗体和有效载荷通过连接子偶联而成的治疗用抗体药物。抗体部分包括完整免疫球蛋白、具有特异性靶点的免疫球蛋白片段以及基于抗体结构的融合蛋白等；有效载荷包括微管蛋白抑制剂和DNA损伤剂等小分子细胞毒药物。

本总论是对抗体偶联小分子细胞毒药物生产和质量控制的通用性技术要求，其他偶联药物如抗体偶联核素药物、多肽偶联药物、抗体寡核苷酸偶联药物等也可参考本总论。

本总论重点阐述抗体偶联药物和其组成部分（抗体、有效载荷、连接子或有效载荷-连接子）的相关要求。涉及抗体的生产和质量控制，还应符合“人用重组单克隆抗体制品总论”和“人用重组DNA蛋白制品总论”及本版药典相关各论的要求。ADC具体品种还应结合制品本身特性制定相关要求。

2　制造

2.1　基本要求

ADC的制造主要包括抗体制备、有效载荷、连接子或有效载荷-连接子制备、ADC原液制备及成品制备等过程。由于ADC具有复杂的质量属性，应在充分了解其质量属性和临床应用目的的基础上，以质量源于设计和风险评估等原则和理念，确定相应的生产工艺和质量控制策略。应对每一步工艺步骤进行充分开发和优化，根据对关键质量属性的影响确定关键工艺步骤和工艺参数范围，并建立有效的质量管理体系，从而保证制品的安全、有效和质量可控。

生产过程中使用的原材料和辅料应符合本版药典的相关要求。生产质量管理应符合中国现行《药品生产质量管理规范》要求。

2.1.1　工艺验证

应采用经验证的生产工艺进行抗体、有效载荷、连接子或有效载荷-连接子、ADC原液和成品的制备。依据ADC制品的关键质量属性，确定关键工艺参数及其范围，以确保工艺过程的重现性以及制品质量的可控性和批间一致性。

抗体生产工艺验证参见“人用重组单克隆抗体制品总论”工艺验证部分。

有效载荷、连接子或有效载荷-连接子工艺验证可参考国内外相关指导原则和法规执行，应包括生产工艺一致性及杂质去除等。

ADC原液的生产工艺验证应至少包括生产工艺的一致性，抗体中间体、有效载荷、连接子或有效载荷-连接子中间体批次变化对偶联工艺稳健性或ADC产品质量的影响考察，外源因子灭活或去除（如适用），产品相关杂质和工艺相关杂质的去除，制品质量批间一致性，以及对生产中直接接触制品的一次性材料溶/浸出物的评估和研究等。

ADC成品的工艺验证应参考本版药典制剂通则和国内外相关指导原则的要求展开，对灌装和冻干（如适用）等关键工艺步骤及其参数进行确认，保证成品质量可控性和批间一致性。

生产工艺验证应引入生命周期管理理念，展开持续工艺监控和验证。

2.1.2　生产工艺变更

生产工艺变更应符合国家药品注册管理的相关要求。应根据变更内容所涉及的组分或者步骤，在最适宜的工艺步骤检测产品质量属性的变化情况，以证明变更前后ADC制品的质量特性具有可比性。

2.2　抗体

抗体部分制造和质量控制参考“人用重组单克隆抗体制品总论”和相关各论要求。

2.3　有效载荷/连接子

2.3.1　连接子

连接子的作用是桥接抗体和有效载荷。连接子主要通过化学全合成或半合成制备，其制备工艺开发和质量控制可参考化学药物研发与质量控制等相关技术指导原则进行。

连接子的质量控制应根据ADC制品的质量控制要求和连接子在有效载荷-连接子合成、抗体修饰或偶联反应中的化学反应特性和工艺特点合理选择质控项目和可接受范围。其质量控制要求参见2.3.2有效载荷。

2.3.2　有效载荷

有效载荷的制备要求可参考化学药物研发与质量控制等相关技术指导原则进行。

应根据有效载荷对ADC质量的影响和ADC制品的质控需要等，从有效载荷的结构特征、理化特性、纯度检查、含量测定、细菌内毒素、残留溶剂等方面制定相应质控策略。

应对有效载荷进行化学结构确认，并在此基础上进行相应的质量研究。对于含有手性中心的有效载荷，应对其起始物料及合成中间体进行质量控制，并根据需要进行手性异构体分析研究；如存在较多的手性中心，需要确定化合物的绝对构型。应特别关注可与连接子和抗体反应的相关杂质；对不与连接子和抗体反应的杂质，应根据工艺清除能力建立控制限度；对未知杂质进行限度控制。另外，应对有效载荷展开稳定性研究，选择适宜的贮存条件和贮存时间。

2.3.3　有效载荷-连接子

有效载荷-连接子制备要求可参考化学药物研发与质量控制等相关技术指导原则进行。

有效载荷-连接子的质量控制与有效载荷的质量控制

要求一致。

2.4　ADC 原液

抗体偶联药物原液的生产通常包括抗体结构修饰、偶联反应、纯化以及原液制备等步骤。根据分子设计和偶联技术的不同，有些 ADC 包括以上所有步骤，有些则仅包含偶联反应和后续操作。本部分重点阐述常规包含所有步骤的 ADC 原液的生产控制要求，但其基本原则同样适用于其他类型的 ADC 原液生产。生产全过程应注意控制微生物污染（如细菌内毒素等），在工艺开发的合适阶段应对直接接触产品的材料开展相容性评价和研究。

2.4.1　抗体结构修饰

抗体结构修饰的目的是在抗体上引入可用于偶联反应的活性基团。主要的抗体结构修饰方法有链间二硫键还原、表面赖氨酸活化以及定点修饰活化等。

修饰的过程通常应考察反应体系中的不同影响因素，如投料比例、反应液 pH 值、温度和反应时间等，制定合理的工艺参数控制范围。根据修饰过程特性和整体偶联工艺的特点，选择和设定合理的中间控制策略，确保修饰达到预设目的。如修饰后抗体需要作为中间体，应建立相应的中间体质量标准，并根据实际需求开展稳定性研究，设定适宜的贮存条件和贮存时间。

2.4.2　偶联反应

偶联反应是将有效载荷或有效载荷-连接子与修饰后抗体上的活性基团反应并生成 ADC 分子的过程。与抗体结构修饰的过程要求一致，应考察反应体系中各种影响因素，如投料比例、反应液 pH 值、温度、反应时间以及有机助溶剂的种类和浓度等条件对产品质量的影响，制定合理的工艺参数控制范围，并根据需要设定中间控制策略。

2.4.3　ADC 纯化

ADC 纯化主要目的是去除工艺相关杂质和产品相关杂质。工艺相关杂质主要包括残留的修饰用试剂（如催化剂、反应酶、有机溶剂等）、未偶联的连接子、有效载荷或有效载荷-连接子中间体；产品相关杂质主要包括生产工艺过程中所产生的 ADC 聚合体和片段等，有些生产工艺还需通过纯化手段去除部分偶联物亚类以调整 ADC 的载药量。应根据所需去除杂质的特性选择合适的纯化手段和技术，并证明其去除有效性。

2.4.4　原液制备

应符合“人用重组单克隆抗体制品总论”相关部分要求。

2.5　ADC 成品

应符合“人用重组单克隆抗体制品总论”相关部分要求。ADC 成品原则上应来源于一批原液，不同批原液合批制为成品的，应评估可能存在的风险并经批准。

3　质量控制

3.1　特性分析

应采用适宜的、先进的分析技术，从理化性质、免疫学特性、生物学活性和杂质等角度进行全面的 ADC 特性分析。结合对抗体的特性分析，充分了解偶联前后的相关特性变化，提供尽可能详尽的信息以反映制品的质量属性，同时为制品质量标准的建立提供依据。特性分析至少应包括以下几个方面。

3.1.1　理化特性

应根据有效载荷和连接子的理化性质、偶联方式（氨基偶联、巯基偶联及定点偶联等）以及产品的复杂性，采用具有足够分辨率的可靠分析方法进行全面分析。

理化特性分析通常包括评估偶联工艺对抗体一级结构的影响、确定有效载荷的主要偶联位点、药物抗体偶联比（DAR）和药物载药量分布、分子大小变异体、电荷变异体以及高级结构分析等。

3.1.1.1　一级结构和药物偶联位点

采用适当方法，如肽图法或质谱法，评估偶联工艺对抗体一级结构（如氨基酸序列）和翻译后修饰（如糖基化修饰）等的影响。如果已证实采用的偶联工艺过程不会影响糖基化修饰，则偶联后的 ADC 可以不进行糖基化修饰相关特性分析。此外，还可利用质谱法对 ADC 中有效载荷与抗体的主要偶联位点进行鉴定和分析。

3.1.1.2　药物抗体偶联比（DAR）

DAR 是每个抗体分子上偶联的有效载荷的平均数量，是 ADC 的关键质量属性之一，直接影响其安全性和有效性。应根据连接子、有效载荷的化学性质以及偶联方式选择适宜的分析手段，如紫外-可见分光光度法、高效液相色谱法及质谱法等。连接子和（或）有效载荷的疏水性和吸光度可能会干扰 DAR 的测定，在计算中应考虑。

3.1.1.3　药物载药量分布

药物载药量分布指偶联有不同数量有效载荷的 ADC 分子分别占总的药物分子的比例。ADC 制品，尤其是采用非定点偶联方式的 ADC，通常是包含了连接不同数量有效载荷的 ADC 分子混合物。应采用适宜方法，如高效液相色谱法、毛细管电泳或质谱法等，测定不同载药量组分的分布。

3.1.1.4　分子大小变异体

应采用适宜的方法对 ADC 的分子大小变异体进行研究，如分子排阻色谱法、十二烷基磺酸钠-聚丙烯酰胺凝胶电泳、十二烷基磺酸钠-毛细管凝胶电泳或分析型超速离心等。需要特别关注聚合体，因为许多与抗体偶联的有效载荷具有较强的疏水性，在生产和贮存期间可能会促进聚合体的形成。

3.1.1.5　电荷变异体

电荷变异体测定方法通常包括离子交换色谱、毛细管区带电泳、毛细管等电聚焦电泳等。应结合产品特性，如有效载荷-连接子的特性（尤其是电荷）以及偶联位点的选择（如赖氨酸、半胱氨酸等）等，评估这些方法对 ADC 的适用性。

某些情况下，如有效载荷的结构特殊性（疏水性强或不同结构间动态转化)、有效载荷-连接子引入电荷基团消耗抗体上的电荷(如赖氨酸偶联)等,可能会导致单一的分析方法无法全面地反映 ADC 的电荷异质性。应在充分理解分析方法原理的基础上,选择一种或多种方法进行分析,必要时可采用其他分析方法进行补充,如采用肽图谱法间接评估偶联对抗体本身电荷异质性的影响。

3.1.1.6　高级结构

蛋白质的高级结构由氨基酸序列和翻译后修饰共同决定。圆二色光谱(CD)、差示扫描量热法(DSC)、动态光散射法(DLS)和红外光谱法(IR)等方法可用于表征 ADC 的生物物理学特性。然而,相对于常规抗体,ADC 的高级结构分析可能会因为偶联了连接子和有效载荷而变得更加复杂。

此外,ADC 的高级结构还可通过生物学功能确证,能够反映产品功能活性的体内或体外生物学活性检测方法,可作为高级结构的补充确证方法。

3.1.2　生物学活性

ADC 的主要作用机制是通过抗体与靶抗原结合,在靶细胞内或细胞外释放有效载荷并发挥其生物学功能。应基于产品特点和作用机制建立可反映体内药效机制的生物学活性分析方法。

应采用适宜方法(如 ELISA 或表面等离子体共振法等)来评估偶联对抗体免疫学性质(如抗原结合活性)的影响。ADC 应保持其与靶抗原结合的特异性及各批次之间结合活性的一致性。

若 Fc 介导的效应子功能(ADCC,CDC,ADCP 等)可能影响药物的有效性,或表现出效应子结合功能相关的非特异性毒性,则应进行相应的生物学活性评估。

3.1.3　杂质分析

3.1.3.1　工艺相关杂质

应尽可能分析鉴定潜在的工艺相关杂质(如游离有效载荷及其相关物质、残留溶剂及重金属等),并根据情况进行定性和(或)定量评价。

3.1.3.2　产品相关杂质

应对产品相关杂质,如二硫键错配变异体、未偶联抗体、杂质偶联 ADC、未偶联连接子、游离有效载荷及其衍生物、副反应产物等,进行研究,根据情况进行定性和(或)定量评价。

3.1.4　污染物

应严格避免和(或)控制污染物,包括所有偶然引入的、且不属于生产工艺预期使用的物质(如微生物、内毒素、其他可能涉及的外源因子等)。

3.1.5　蛋白质含量

建议采用适宜的物理、化学或免疫学方法测定蛋白质含量。如测定 ADC 的消光系数后,可采用分光光度法在约 280nm 处测定蛋白浓度。对于 ADC,除抗体部分外,还应考察有效载荷或有效载荷-连接子对约 280nm 处吸光度测量值的潜在贡献,如发现明显干扰,在供试品浓度计算中应纳入适当的校正因子。

3.1.6　标准物质

选择已证实足够稳定且适合临床试验的一个(多个)批次,或用一个代表批次作为标准物质,用于鉴别、理化性质和生物学活性等各种分析,并应按特性分析要求进行全面分析鉴定。标准物质的建立及制备可参考国家生物标准物质研制(通则 0237)的相关要求。

3.2　制品检定

ADC 原液及成品的检定与人用重组单克隆抗体制品相似,需要考虑其鉴别、纯度、含量和效价等。然而,由于 ADC 的结构复杂性以及有效载荷的存在,需要特别考虑某些特定的性质,某些主要源于抗体的质量属性(如糖基化和其他翻译后修饰等)应在抗体的生产和检定时进行适宜的控制。抗体的检定参见"人用重组单克隆抗体制品总论"。

纳入 ADC 质量标准中的检定项目与可接受标准,应结合临床和非临床经验、代表工艺的多批次样品的数据、生产批次间一致性的数据以及稳定性研究数据等综合确定。ADC 制品的质量检定应至少包括以下项目。

3.2.1　鉴别

鉴别方法应具有基于产品分子结构和(或)其他特性的高度专属性。基于产品特性,鉴别可能需要采用一种或多种理化、生物学和(或)免疫化学方法(如 ELISA、iCIEF、肽图等),以尽可能证实其产品中的两种必需成分(抗体和有效载荷)。

3.2.2　抗体药物偶联比和药物载药量分布

应测定 DAR 和药物载药量分布,并设定可接受标准,检测结果应在规定范围内。

3.2.3　纯度和杂质

3.2.3.1　分子大小变异体

应采用适宜的方法(如 3.1.1.4 所列方法)检测供试品分子大小变异体,并设定可接受标准,检测结果应在规定范围内。

3.2.3.2　电荷变异体

应采用适宜的方法(如 3.1.1.5 所列方法)检测供试品电荷变异体,并设定可接受标准,检测结果应在规定范围内。

3.2.3.3　游离有效载荷/有效载荷-连接子

游离有效载荷/有效载荷-连接子的含量应纳入制品质量标准中,检测结果必须符合规定的范围。

3.2.3.4　未偶联抗体

应对未偶联抗体的含量进行控制,通常应纳入制品质量标准,检测结果必须符合规定的范围。

3.2.3.5　其他杂质

应基于风险评估确定工艺相关杂质的控制方法。在某些情况下,经评估后可在适当步骤中对偶联工艺中的关键杂质,如偶联溶剂残留、定点偶联的酶等,进行检测以达到杂质控制的目的。

3.2.4　蛋白质含量

应采用适宜方法测定原液和成品的含量，如紫外-可见分光光度法。

3.2.5　生物学活性分析

应根据 ADC 的作用机制，建立基于细胞杀伤的 ADC 生物学活性测定方法，以证明其具有靶点依赖性的细胞毒性。如靶点结合测定法（如 ELISA、表面等离子共振等）可提供更多的产品质量信息，经评估后必要时也可将其纳入常规放行检验。

3.2.6　安全性试验

涉及原液安全性的相关检测项目应根据原液制备可能引入的安全性风险而定，通常包括微生物限度、细菌内毒素检查等。成品的安全性检测应至少包括无菌、细菌内毒素等。可根据风险评估结果以及产品本身质量属性特点确定制品质量标准中是否设置异常毒性检查项目。

3.2.7　其他检测项目

应根据相关制品的特性和剂型而定。应包括但不限于外观、可见异物、不溶性微粒检查、pH 值、渗透压摩尔浓度、装量/装量差异、稳定剂和水分测定等。

4　保存、运输及有效期

制品应符合生物制品分包装及贮运管理（通则 0239）规定，在合适的环境条件下贮存和运输。自生产之日起，按批准的有效期执行。

5　标签

标签应符合生物制品分包装及贮运管理（通则 0239）要求和国家相关规定，标示内容至少应包括：

（1）每瓶或每 1ml 的活性单位（如必要）；

（2）每瓶 ADC 含量或蛋白质含量；

（3）每瓶标示装量；

（4）冻干制剂复溶液体的名称、体积及复溶后的使用期限；

（5）使用前进行适量稀释（如果需要）；

（6）有效期。

人用聚乙二醇化重组蛋白及多肽制品总论

1　概述

聚乙二醇（polyethylene，PEG）是一类由环氧乙烷聚合而成的化合物，具有一定分子量分布与亲水性特点，呈线性、分支型及其他特殊类型的分子形态。人用聚乙二醇化重组蛋白及多肽制品是通过聚乙二醇端基的活性基团与重组蛋白或多肽的氨基酸侧链基团、N 端/C 端的氨基或羧基发生共价反应，修饰而成的治疗性药物。

本总论规定了人用聚乙二醇化重组蛋白及多肽制品生产和质量控制的通用性技术要求，重点针对聚乙二醇修饰的重组蛋白产品，考虑到聚乙二醇修饰技术的不断发展，可根据作用机制评估是否适用。涉及重组蛋白的生产及质量控制，还应符合“人用重组 DNA 蛋白制品总论”及本版药典相关各论的具体要求。

2　制造

2.1　基本要求

人用聚乙二醇化重组蛋白及多肽制品具有复杂的质量属性，应在充分了解临床应用目的的基础上确定制品的关键质量属性，以“质量源于设计”“风险评估”的原则和理念，确定相应的修饰策略、生产工艺、质量控制策略，并通过建立有效的“质量管理体系”保证制品的安全性和有效性。人用聚乙二醇化重组蛋白及多肽制品的制造主要包括重组蛋白和多肽的制备、聚乙二醇修饰、修饰产物的分离和纯化及制剂等过程。

生产过程中使用的原材料和辅料应符合本版药典的相关要求。制备重组原型蛋白和多肽所需的工程细胞的来源、管理及检定应符合生物制品生产检定用菌毒种管理及质量控制（通则 0233）和生物制品生产用动物细胞基质制备及质量控制（通则 0234）的相关要求。生产质量管理应符合中国现行《药品生产质量管理规范》的要求。

2.2　聚乙二醇

应选用适宜的聚乙二醇进行修饰，并明确聚乙二醇的活性基团种类、拟成键的键型、分子形态、分子量范围等质量属性，以确保批间一致性。

2.2.1　分子量及多分散性

可采用基质辅助激光解吸附飞行时间质谱（MALDI-TOF-MS）、凝胶渗透色谱-多角度激光散射（GPC-MALLS）检测器或凝胶渗透色谱-示差检测器（GPC-RID）等方法测定聚乙二醇的重均/数均分子量及多分散性。

2.2.2　端基取代率

聚乙二醇的分子末端需经活性基团取代后方可与蛋白质和多肽上的反应基团发生修饰，可采用核磁共振（NMR）或液相色谱柱前衍生法进行测定。

2.2.3　杂质检测

应对聚乙二醇中可能存在的双醇、断裂与非活化聚乙二醇等特定杂质及其他需要控制的相关杂质进行分析及限量控制。

2.3　重组原型蛋白及多肽

应按照“人用重组 DNA 蛋白制品总论”和相关各论的要求，对重组原型蛋白的理化特性、生物学活性、免疫化学特性等质量属性以及工艺与产品相关杂质进行控制。应尽可能明确重组原型蛋白和多肽的活性中心、配体或底物结合中心所涉及的氨基酸，抗原表位的结构特点与关键氨基酸序列，以及可能发生修饰的氨基酸在重组原型蛋白表面的分布情况。

2.4　生产过程的控制

2.4.1　重组原型蛋白的制备

应符合“人用重组 DNA 蛋白制品总论”和相关各论的要求。

2.4.2　聚乙二醇修饰及偶联工艺

聚乙二醇修饰方式包括定点修饰、单位点随机修饰或多位点随机修饰等方式。修饰及偶联工艺的选择应设定适宜的反应条件，以降低重组原型蛋白和多肽药物的活性损失及可能的修饰副产物。应设定关键工艺参数的可接受限值范围，包括聚乙二醇的加入方式、聚乙二醇与蛋白质或多肽的投料比、缓冲液的组成及酸碱度、反应条件等。应建立适宜的工艺过程控制，以保证偶联反应的批间一致性。

2.4.3　修饰蛋白的提取和纯化

根据修饰产物的理化特性确定分离、纯化和反应条件。如可依据修饰产物电荷的变化或分子量的变化选择相应的分离纯化手段，工艺参数建立的目标为尽可能获得组分一致的修饰产物。

2.4.4　修饰蛋白原液

纯化后的修饰产物分装于贮存容器中即为原液。如需加入稳定剂或赋形剂，应不影响质量检定，否则应在添加辅料前取样进行原液检定。应采用适宜方法对原液质量进行检测，必要时应与标准物质进行比较。原液的含量测定方法与成品制剂的含量测定方法显著不同时，应考虑方法之间的测定误差，避免因此引发的原液投料偏差。

2.4.5　半成品

除另有规定外，如需对原液进行稀释或加入其他辅料制成半成品，应在制备成品前确定半成品的质量控制要求，包括检定项目和可接受的标准。

2.4.6　成品

应符合本版药典相关通则的要求。

3　质量控制

人用聚乙二醇化重组蛋白及多肽制品的质量控制与修饰蛋白和多肽的分子大小、修饰位点与修饰程度、结构特征、质量属性复杂程度以及生产工艺相关。质量控制体系主要包括原辅材料的质量控制、生产工艺的过程控制以及产品检定等。质量控制策略应基于对关键原料的质量评价、对终产品关键质量属性的理解和积累，结合风险评估手段而综合制定。纳入质量标准的检定项目、可接受标准限度，应结合来自代表工艺的多批样品的数据、用于证明生产批次间一致性的数据、临床末期工艺放大后的验证数据、稳定性研究数据等综合确定。

3.1　特性分析

采用适宜的、先进的分析技术手段，从理化（分子大小与分子量分布、等电点、氨基酸组成、修饰情况、空间构象等）、免疫学、生物学特性，有关物质和杂质等方面对修饰产物进行严格的特性分析，作为原液及制品质量标准建立的基础，以保证制品具有预期的构象、聚集和（或）降解状态。特性分析至少应包括以下方面。

3.1.1　理化特性

3.1.1.1　修饰位点

对于单位点和多位点随机修饰产物，应确定主要丰度的修饰位点和比例，并说明主要修饰位点是否位于活性中心内。必要时，应明确次要修饰位点及其含量，以保证工艺稳定和批间一致性。对于定点修饰的修饰产物，应确证目标修饰位点并规定其所占比例的限度要求。修饰位点的确定可通过直接比较修饰前后蛋白质的质量肽图，也可采用适宜的色谱分离手段分离修饰物或异构体，再对其进行质量肽图比对或氨基酸测序、质谱分析、实时成像毛细管等电聚焦电泳（cIEF-WCID）分析等。

3.1.1.2　平均修饰率

平均修饰率反映修饰效果，是指重组原型蛋白或多肽中已发生修饰的基团占全部可被修饰基团的百分比例，可通过准确测定修饰产物中聚乙二醇与蛋白质的含量，并经分子量换算摩尔比得到。可采用 TNBS 法/荧光胺法、液相色谱-多种检测器联用法、水解法等进行测定。

3.1.1.3　位点异构体

聚乙二醇随机修饰的蛋白质，通常发生在赖氨酸侧链以及 N 端 α-氨基，可导致修饰产物的等电点发生改变。可采用离子交换色谱法等适宜方法对单位点随机修饰产物的位点异构体进行分离并尽可能给出不同异构体的占比限度要求；应尽可能明确多位点随机修饰产物的位点异构体。

3.1.1.4　聚乙二醇修饰数目的范围及相对含量

对于多位点随机修饰产物，应建立聚乙二醇修饰数目的控制方法，说明修饰数目的分布情况。可采用基质辅助激光解吸附飞行时间质谱（MALDI-TOF-MS）、分子排阻色谱（SEC）、离子交换色谱、变性 SDS-PAGE 法或其他适宜方法，对修饰数目的范围及其相对含量进行控制。

3.1.1.5　分子量

分子量是聚乙二醇对重组原型蛋白是否正确修饰的标识，可采用 MALDI-TOF-MS 等方法测定制品的平均分子量。

3.1.1.6　等电点

修饰蛋白或多肽的等电点可能发生偏移，一定程度上可反映聚乙二醇的修饰程度。可采用水平薄板等电聚焦电泳、毛细管等电聚焦电泳或全柱成像毛细管等电聚焦电泳等方法确定修饰物的等电点范围。对于分子量较大的修饰产物，可采用琼脂糖为支持物的平板等电聚焦电泳，以避免空间位阻对迁移率的影响。

3.1.1.7　空间结构（高级结构）的一致性

可采用适宜的方法对修饰前后蛋白质和多肽的高级结构进行比较和分析，并评价一致性。

3.1.2　生物学活性

生物学活性应符合“人用重组 DNA 蛋白制品总论”的要求。修饰蛋白及多肽与重组原型蛋白及多肽在结构、生物学活性上均可能存在显著不同，应根据产品特点，以及待测样品与标准品量-效反应关系的差异，选择适宜的修饰前/后生物学测定方法和活性参考品。

聚乙二醇化重组蛋白及多肽药物的体内生物学活性测定，可在重组原型蛋白体内生物效价的评价方法基础上，摸索修饰产物的血药浓度-时间曲线，建立新的测定方法，必要时可重新定义效价单位。

对于酶的活性测定，应对修饰后的酶类制剂重新测定其特征反应动力学参数，即 k_{cat} 值（催化常数）、K_m 值（米氏常数）与 V_{max}（最大反应速率）。

必要时应设定亲和力和免疫反应性（包括与其他类似结构蛋白的交叉反应性）检测项目，以及对目标分子中与相应表位作用部分的生物学鉴别。

3.1.3　杂质分析

应符合“人用重组 DNA 蛋白制品总论”“药品杂质分析指导原则”“分析方法验证指导原则”的相关要求。

3.1.3.1　高分子物质

应对修饰蛋白的聚合体，以及聚乙二醇自身高分子聚合物（diol-PEG）形成的高分子蛋白质进行控制。可采用体积排阻色谱法、反相色谱法或碘染色还原 SDS-PAGE 法进行高分子物质的检查，应考察方法的灵敏度，并制备含有高聚物的系统适用性样品或高分子对照品。

3.1.3.2　聚乙二醇和原型蛋白残留量

聚乙二醇和原型蛋白残留量的控制有助于保证修饰产物工艺的稳定性和产品的安全性，应根据临床研究使用的最大剂量合理设定聚乙二醇和原型蛋白残留量的限度值。可采用蒸发光检测器等通用型检测器对残留聚乙二醇进行定量或限度分析，或采用凝胶色谱/反相色谱对原型蛋白中残留物进行分析。建立方法时应考察方法的灵敏度。

3.1.4　蛋白质含量

应采用适宜的理化/免疫学方法及同质对照品，对修饰产物进行蛋白质含量测定。应排除聚乙二醇对 Lowry 法或考马斯亮蓝染色法等常规含量测定方法可能存在的干扰。

3.1.5　标准物质

应符合“人用重组DNA蛋白制品总论”的相关要求。原则上应采用同质标准物质，如采用原型蛋白等替代同质标准物质，应对其适用性进行充分验证。

3.2　制品检定

应符合“人用重组DNA蛋白制品总论”的原则。

3.2.1　鉴别

根据制品特性，选择理化、生物/免疫学方法，对修饰产物进行鉴别试验。修饰位点研究中所建立的液相肽图部分，可用于原液的鉴别检查。应建立产品专属的反相液相肽图法，采用通则或原型蛋白相关各论的肽图方法，应进行方法适用性验证和实验条件优化，使得通过比较修饰前后的肽图，可直观分析发生主要修饰的肽段。

3.2.2　聚乙二醇修饰程度

应设置平均修饰率、位点异构体的相对含量、聚乙二醇修饰个数的范围及相对含量、修饰产物的分子量、等电点等检查项对聚乙二醇修饰程度予以控制，此部分检定项目可在原液阶段进行控制。

3.2.3　有关物质和杂质

应采用适宜的方法对供试品氧化产物、脱酰胺产物、游离聚乙二醇、原型蛋白及多肽或其他结构不完整的分子进行定量分析，并对宿主蛋白、DNA及其他工艺杂质如修饰试剂、催化剂、有机溶剂等残留物进行检测。

3.2.4　效价

效价测定是以制品生物学特性相关属性为基础的生物学活性定量分析，原则上效价测定方法应尽可能反映或模拟其作用机制。比活性（每1mg蛋白质具有的生物学活性单位）对证明制品的一致性具有重要的价值。

3.2.5　含量

采用适宜方法和参考品作为对照，测定原液和成品的含量。

3.2.6　安全性试验

涉及原液安全性的相关检测项目应根据原液制备可能引入的安全性风险而定，通常包括微生物限度、细菌内毒素检查等。成品的安全性检查应至少包括无菌、细菌内毒素等。可根据风险评估结果以及产品本身质量属性特点确定制品质量标准中是否设置异常毒性检查项目。

3.2.7　其他检测项目

应根据相关制品的特性和剂型而定。检测应包括但不限于外观、可见异物及不溶性微粒检查，pH值、渗透压摩尔浓度、装量、装量差异、稳定剂和水分测定等。

4　包装及密闭容器系统

应对原液和成品与包装材料的相容性进行检测和确认，尤其应关注聚乙二醇与包装材料（如预灌封注射器及丁基胶塞中硅油）之间的相互作用，考察制品的澄清度、有关物质和活性等稳定性指标，有助于控制由此带来的产品潜在的安全性和有效性风险。此外，应采用适宜的方法对容器完整性进行检测，防止容器泄漏导致产品无菌状态的破坏。

5　保存、运输及有效期

制品应符合生物制品分包装及贮运管理（通则0239）的规定，在适宜的环境条件下贮存和运输。自生产之日起，按批准的有效期执行。

6　标签

标签应符合生物制品分包装及贮运管理（通则0239）要求和国家相关规定，标示内容至少应包括：

（1）每瓶或每1ml的活性单位（如必要）；

（2）每瓶有效成分含量和（或）蛋白质含量；

（3）每瓶标示体积；

（4）冻干制剂复溶液体的名称、体积及复溶后的使用期限；

（5）使用前进行适量稀释（如果需要）；

（6）有效期。

人用基因治疗制品总论

1　概述

人用基因治疗制品通常由含有工程化基因构建体的载体或递送系统组成，其活性成分可为DNA、RNA、基因改造的病毒、细菌或细胞，通过将外源基因导入靶细胞或组织，替代、补偿、阻断、修正特定基因，以达到治疗疾病的目的。

依据载体的不同，可将人用基因治疗制品分为以病毒为载体的人用基因治疗制品，以质粒DNA为载体的人用基因治疗制品，以及以细菌为载体的人用基因治疗制品等，其中以病毒和质粒DNA为载体的人用基因治疗制品为常见。

本总论是对人用基因治疗制品生产和质量控制的通用性技术要求，重点针对以病毒和质粒DNA为载体的基因治疗制品，用于基因修饰细胞（在输入受试者或病人之前用基因治疗载体进行离体或体外修饰的自体或异体体细胞）的载体也适用于本总论，具体品种还应结合制品本身的特性制定相关要求。

2　制造

2.1　基本要求

人用基因治疗制品的制造主要包括生产用起始原材料、原材料和辅料的控制，载体的制备，目标成分的提取、纯化和制剂等过程。生产过程中使用的菌毒种和动物细胞基质应符合生物制品生产检定用菌毒种管理及质量控制（通则0233）和生物制品生产用动物细胞基质制备及质量控制（通则0234）的相关要求。使用的原材料和辅料应符合生物制品生产用原材料及辅料质量控制（通则0232）的相关要求。应采用经过验证的生产工艺进行生产，并对生产工艺全过程进行控制。

2.2　载体的设计与构建

应基于制品的临床有效性和安全性进行载体的设计与构建。通常基于基因治疗制品的作用机制，如通过编码功能性蛋白质的转基因表达，或采用RNA干扰、小RNA或基因编辑等方式，采用基因沉默、外显子跳跃、基因调控或基因敲除等方式修复、添加或删除特定的基因序列，进行载体的设计与构建。

基因治疗制品中使用的载体可以设计为靶向特定组织或细胞，或删除与毒力、致病性或复制能力相关基因的病毒，以确保制品的安全性。

用于基因治疗制品的常见的载体系统是病毒载体和质粒DNA载体。病毒载体可分为非复制型、条件复制型或复制型，每种类型在设计时都应针对安全性方面进行特别考虑。采用非复制型载体要选择尽可能少产生复制活性病毒或能够有效避免辅助病毒风险的方法。质粒DNA载体应考虑抗生素抗性基因可能给病人带来的风险和危害，且不得使用氨苄西林抗性基因。

2.3　起始原材料

用于基因治疗制品生产的起始原材料主要包括生产用细胞、细菌或病毒种子。用于生产的细胞、细菌或病毒种子的来源和历史应清晰，应建立至少两级细胞库和（或）细菌/病毒种子批系统。

应对所有起始原材料进行充分鉴定并建立明确的质量控制要求，确保无细菌、真菌、病毒和支原体等微生物污染。应保证起始原材料的遗传稳定性，并基于细胞库/种子批经长时间培养或多次传代后产物的完整性和一致性，以及其表型和基因型特征等确定生产用细胞库/种子批的最高限度代次。

以下是对生产用起始原材料质量控制的一般要求，对不同的制品和生产工艺还需结合具体情况考虑。

2.3.1　病毒种子批

病毒种子批质控项目的确定应根据种子批建立的特定情况以及病毒种子本身的相关特征，基于风险分析进行评估。主种子批的质控项目通常包括鉴别（基因扩增、限制性内切酶酶切图谱和免疫血清学检测等）、病毒滴度、治疗序列的转录/表达（如适用）、治疗序列或表达产物的生物活性（如适用）、无菌检查（细菌和真菌）、支原体检查、外源病毒因子检查、复制型病毒（制品本身为复制缺陷型或条件复制型）等。主种子批确定无外源因子污染时，其工作种子批只需检测该制备过程中可能引入的外源因子污染；如因主种子批数量限制而无法进行全面的外源因子检查时，应对工作种子批进行全面检定。外源病毒因子应符合“外源病毒因子检查法”的相关要求，同时还应对种子批历史传代过程中可能污染的特定外源病毒因子进行检测。除另有规定外，应对病毒基因组的完整序列进行分析，或至少应确认重要区域（如治疗和调控元件，以及被人为修改的任何区域及其侧翼至少0.5kb内的区域）的序列与理论预期相符。在特定情况下因某些位点产生突变造成序列与理论不符，应提供不影响目的基因表达和制品质量的证据。应证明生产用病毒种子批的遗传稳定性、目的基因表达稳定性和生产稳定性。

2.3.2　生产/包装细胞库

生产/包装细胞系进行的检测应符合生物制品生产用动物细胞基质制备及质量控制（通则0234）的相关要求，通常包括鉴别及纯度、基因分型/表型、遗传稳定性等，另外，在适用的情况下还应检测成瘤性/致癌性、引入序列的鉴别和完整性以及拷贝数等。

生产/包装细胞库内、外源病毒因子检查应按本版药典相关通则进行。应确定无细菌、真菌、支原体和螺原体（昆虫细胞）等污染。

2.3.3　细菌种子批

细菌种子批的质控项目通常包括菌落形态、染色镜检、生化特性、抗生素抗性检查、电镜检查、质粒限制性内切酶酶切图谱分析等。应确保不存在其他细菌、真菌和噬菌体的污染。应检测细菌种子批多次传代后的基因型和表型的稳定性。此外，对于基因修饰的细菌，其基因组重要区域（如引入的治疗和调控元件，以及被人为改造的任何区域及其侧翼至少0.5kb内的区域）的序列应与理论预期相符。在特定情况下因某些位点产生突变造成序列与理论不符时，应提供不影响目的基因表达和制品质量的证据。对于经基因改造的质粒不大于50kb的，应进行全序列测定。对于转导质粒的细菌种子批，应检测质粒拷贝数和有/无质粒细菌的比例。对于生产质粒用途的细菌种子批，应检查质粒产率。对于引入的治疗基因，应检测其表达水平和功能活性。对于减毒细菌载体，应鉴定其减毒的特性和稳定性，并检测其对抗生素的敏感性。

2.3.4 质粒DNA

对用于瞬时共转染生产过程的质粒DNA，需对其来源、特性、分离纯化方法以及核酸序列等进行描述，对质粒DNA的复制起始点、启动子以及编码选择性标记的基因等组成元件的来源和功能进行说明。质粒的生产应基于细菌种子批系统，并符合相关要求。应采用适宜的方法纯化质粒，并基于风险分析和产品特性对每批质粒的质量进行检测，通常包括鉴别、基因组完整性、质粒含量、质粒纯度、宿主细胞DNA残留量、质粒对细胞的转染效率或其他可反映转染效率的检测项目，如细菌内毒素检查和无菌检查等，检测结果符合要求后才能用于载体的生产。

2.4 原材料及辅料

生产过程中所使用的原材料及辅料应符合生物制品生产用原材料及辅料质量控制（通则0232）的相关要求。对可能影响制品安全性的相关原材料（或诸如辅助病毒/包装序列或介质等原材料的组成部分），应评估其在最终制品或工艺最适阶段中的残留情况，并根据具体情况确定其残留限度。

辅助病毒涉及病毒种子批系统的设计、构建、生产和使用等应符合2.3.1项相关要求。

来源于动物组织或体液的原材料应严格控制外源因子污染的安全性风险。生产过程中不得使用青霉素等*β*-内酰胺类抗生素和链霉素，以及其他如溴化乙锭等有毒试剂。

用作病毒或DNA载体递送系统的复合材料必须符合其预期目的，并具有良好的工艺稳定性和产品稳定性。应根据其具体性质和对制品的影响情况进行适当鉴定，并建立相应的检测方法和质控要求。

2.5 生产过程的控制

生产工艺应稳定可靠，并有明确的过程控制参数，以确保制品安全、有效和全程质量可控。生产工艺的确定应建立在对目标制品的质量属性、生产工艺的深入理解和全面设计基础上。应根据研发早期到规模化生产的整个工艺周期的相关信息，确定原液和成品生产的关键步骤，并依据制品的关键质量属性，确定工艺参数和过程控制项目，并制定相应可接受标准进行控制，以确保工艺过程的重现性及制品质量的批间一致性。

2.5.1 病毒/细菌培养物的制备

2.5.1.1 病毒培养物的制备

（1）细胞培养 将工作细胞库细胞按规定传代，同一种病毒生产用的细胞扩增应尽可能按相同的消化程序、分种扩增比率、培养时间及培养条件进行传代。在病毒种子或产品的外源病毒因子检查因制品病毒不能被充分中和而受到干扰等情况下，应在生产中设置对照细胞，对照细胞的外源病毒因子检查应符合本版药典的要求。采用生物反应器微载体培养的应按固定的放大模式扩增，并建立与生物反应器培养相适应的对照细胞外源因子检查。细胞培养过程中需监测细胞的生长状况，并根据生产系统的特点确定监测频率及指标。

（2）病毒增殖和收获 接种病毒时应明确病毒感染性滴度与细胞的最适比例，同一工作种子批按同一MOI接种。采用多质粒瞬时转染或加入辅助病毒等生产病毒的方式，也应明确加入量与细胞的最适比例。

应根据生产过程中培养、增殖和产物产量一致性的研究资料，确定终止培养、收获产物的技术参数。每次收获后应检测目标产物含量、细菌内毒素、支原体等。应根据生产过程及所用材料的特点，在适宜的阶段进行常规或特定的外源病毒污染检查。

来源于同一细胞批的单次病毒收获液经检验合格可合并进行纯化。多次收获的病毒培养液，如单一培养容器出现污染，则与该污染容器相关的病毒收获液均不得用于生产。

2.5.1.2 细菌培养物的制备

（1）细菌培养 将工作种子接种于规定的培养基进行培养扩增。自菌种开启到菌体收获应有明确的扩增次数规定。细菌培养过程中可进行细菌纯度、细菌总数、pH值及耗氧量等监测。

（2）菌体的收获 根据不同的培养方式采用适宜的方法收获菌体。培养物收获后应进行细菌纯度、细菌总数、活菌含量等检测。

2.5.2 提取和纯化

采用的分离纯化方法或技术，应能适应于规模化生产并保持稳定。应对纯化工艺中可能残存的有害物质进行严格控制，包括固定相或流动相中的化学试剂、各类亲和色谱柱的脱落配基或抗体以及可能对目标制品关键质量属性造成影响的各种物质等。

纯化工艺应保证将制品的一些特定工艺杂质去除或降低至可接受的水平，包括来自表达载体的核酸、宿主细胞DNA、宿主细胞蛋白质、污染的外源因子、细菌内毒素、核酸酶以及源自培养液的各种其他残留物等。

2.5.3 原液

收获液经提取、纯化后分装于中间贮存容器中即为原液。如需加入稳定剂或赋形剂，应不影响质量检定，否则应在添加辅料前取样进行原液检定。原液的检测项目取决于工艺的验证、一致性的确认以及预期的制品相关杂质与工艺相关杂质水平。应采用适当方法对原液质量进行检测，必要时应与标准物质进行比较。原液如需贮存，应通过制品稳定性验证确定贮存条件和时间。

2.5.4　复合工艺控制

对于复合的基因治疗制品（如载体或基因构建体与高分子聚合物、聚阳离子、纳米材料、脂质、蛋白质等形成复合物或相连接），其复合材料的生产以及复合的过程应根据具体的产品情况和工艺特点设置适宜的工艺参数和过程控制要求，以保持工艺稳定性和产品质量的一致性。

2.5.5　半成品

除另有规定外，制备成品前，如需对原液进行稀释或加入其他辅料制成半成品，应确定半成品的质量控制要求，包括检定项目和可接受的标准。

2.5.6　成品制剂

制剂生产应符合本版药典和中国现行《药品生产质量管理规范》的相关要求。

2.5.7　包装及密闭容器系统

直接应用于人体的基因治疗制品原液和成品与容器的相容性应符合相关要求。此外，应采用适宜方法对容器完整性进行检测，防止容器泄漏导致制品无菌状态的破坏。

2.6　生产工艺变更

生产工艺变更应符合国家药品注册管理等相关要求。涉及重大生产工艺的变更，应对变更前后的制品质量、安全性和有效性进行比较和评估，以证明变更前后制品特性的高度相似，并确保任何质量属性方面的改变对制品安全和有效性无负面影响。

3　特性分析

应采用先进的分析手段，从生物学、分子生物学、免疫学、物理化学等角度，对人用基因治疗制品的基因型和表型、纯度、治疗序列活性/生物效价、感染性/转导效率和预期用途的适用性等进行全面的分析，并提供尽可能详细的信息，以反映目标制品内在的质量属性，并作为建立和制定上市制品质量标准的基础。特性分析应包括对原材料、中间体、原液和成品特性的分析。对于复合核酸载体，应充分研究载体、复合组分和复合物的特性。特性分析数据可能来自整个开发和（或）制造过程。对于不同阶段（开发、试生产、完整规模生产等）生产的产品批次可根据不同情况开展适宜程度的特性分析研究，其中用于制定上市制品质量标准的产品批次工艺应代表预期的上市制品工艺。

特性分析一般在研发阶段进行，并通过生产工艺的优化，以及具有代表性的足够批次制品的周期性监测加以完善。

特性分析至少应包括以下内容。

3.1　结构分析

应对治疗序列的选择/调节/控制作用涉及的基因完整序列进行分析，并进行适宜的限制性内切酶酶切图谱分析，以补充鉴定转录/翻译元件和开放阅读框以及其余载体序列。应检测重组载体基因组或质粒的完整性和均一性，进行载体递送的治疗序列和选择/调节元件的表型鉴别和分析。对于病毒载体，适当情况下应测定插入位点，并充分评估插入突变的可能性和相关风险；对于质粒，应确认复制起点的位置以及是否存在CpG序列（如果与制品的设计相关）；对于细菌载体，应确认是否存在涉及制品安全性的插入/删除序列；对于转导的细菌载体，应检测质粒和相关调控/控制元件的存在及序列。

3.2　生物学活性

应依据制品的作用机制，尽可能确定与疗效最为相关的质量属性，并建立相应的检测方法。应证明替代、补偿、阻断、修正特定基因的预期作用，对于含有多种活性成分的制品，需要分别建立方法对各个成分的活性进行测定，同时还应考虑活性成分之间可能存在的干扰或协同等作用。在相关细胞类型中分析载体的转导效率和（或）拷贝数、转基因表达水平、相关生物活性以及与载体或递送系统的作用机制相关的因素。应分析预期的病毒载体的宿主范围和组织嗜性，或复合核酸递送的选择性，以及转基因表达的选择性。

3.3　纯度、杂质和污染物

人用基因治疗制品杂质主要包括工艺相关杂质、制品相关杂质以及外源污染物。应尽可能地对杂质进行分析鉴定，并采用适宜的方法评估其对生物学活性和安全性的影响。在复合核酸的情况下，应考虑到复合物合成和生产所产生的副产品/杂质对复合物的安全性和性能的影响。

3.3.1　工艺相关杂质

工艺相关杂质来源于生产工艺本身，主要包括起始原材料来源（如残留宿主细胞DNA和残留宿主细胞蛋白质等）、原材料来源（如培养试剂、纯化试剂、辅助病毒和辅助病毒核酸等）和设备材料来源（如工艺中的可浸出物和可提取物、色谱填料脱落物等）的杂质，应对潜在的工艺相关杂质进行鉴定、评估，并进行定性和（或）定量分析。

3.3.2　制品相关杂质

应尽可能鉴定具有缺失、重排、杂交或突变序列的载体等制品相关杂质，如可行，应对其进行定量。必要时，应对载体中可能存在的共包装非目标DNA序列进行确认。应分析生产过程中潜在的载体降解情况，如测定非感染性载体、转导效率降低的质粒，或核酸复合物经过氧化或解聚等的降解形式。在设计为复制缺陷型或条件复制型载体的情况下，应分析是否存在残留的复制型或野生型载体及其水平。

3.3.3　污染物

污染物系指所有引入且并非生产过程所需的物质

(如各种微生物、细菌内毒素)。应严格避免引入污染物并对其进行相应控制。

3.4　含量

应建立基因治疗制品物理数量和生物数量的含量检测指标。可以通过诸如总颗粒数、感染性滴度或感染性颗粒数、基因组 DNA/RNA 或质粒 DNA 浓度等的检测来确定含量。可通过物理、生物物理等方法来测量颗粒的物理数量，或测量病毒颗粒内已知分子量和拷贝数的某种代表性的结构蛋白来评估病毒颗粒数。感染性滴度或感染性颗粒数可采用噬斑形成单位（PFU)、半数组织培养感染剂量（$TCID_{50}$）等基于细胞的体外检测方法。对于病毒载体，应控制总颗粒数或基因组拷贝数等物理数量与感染性滴度或感染性颗粒数的比例。应尽可能使用标准品或对照品来校准含量测定结果。通过方法学研究确定用于制品放行检定的含量测定方法。

3.5　其他特性

通常应评估颗粒或分子大小的平均值和分布、聚集体以及折射率等多种理化和其他特性及其与制品安全、有效性的关系，必要时应将其纳入制品检定项目中。

病毒载体类基因治疗制品，还应对病毒的感染性、毒力、复制能力等特性进行分析。应分析载体脱落、载体复制、插入突变、内源性病毒再激活或与内源性病毒互补的可能性，以及对安全性的影响。

复合核酸类基因治疗制品，其复合物的结构以及载体和带负电荷的 DNA 之间的相互作用可能影响制品的安全性和有效性，应充分鉴定复合/递送系统的性质，包括结构形式、粒度分布、表面电荷、在特定情况和生物环境中的稳定性，以及复合结构内的核酸分布。通过特性研究确定的与关键质量属性相关的特性，如对预期用途有重要影响的复合核酸的生物化学和生物学特性，应建立适宜的方法并纳入制品放行检定项目。

细菌载体类基因治疗制品，应测定其质粒拷贝数和含/不含质粒细菌的比例。应分析表型、免疫学特性（包括遗传修饰的细菌成分）以及由细菌载体递送的治疗序列和选择/调控元件等。

4　标准物质

应选择已证明足够稳定且适合临床试验的一个（多个）批次，或用一个代表批次建立标准品/参考品/对照品，用于效价、感染性滴度及鉴别试验、颗粒数等理化分析，并按特性分析要求进行分析鉴定。在采用 PCR 或定量 PCR 方法的检定项目中所用到的质粒 DNA 或核酸对照品，在制备和分装后应进行适宜的分析鉴定。

标准物质的研制可参照国家生物标准物质研制（通则 0237）的相关要求。

5　制品检定

应根据制品关键质量属性、对制品和工艺的深入了解和风险评估的原则，制定相应质量控制策略。制品检定采用的检测方法应经验证或确认并符合要求。纳入质量标准的检定项目、可接受限度，应结合特性分析数据、临床前和（或）临床研究多批次样品的数据、工艺验证批次的数据、稳定性研究数据等综合确定。基因治疗制品的质量检定至少应包括以下项目，但对不同的制品和生产工艺还需结合具体情况加以考虑。

5.1　鉴别试验

根据人用基因治疗制品的情况，应在核酸序列水平采用限制性内切酶酶切图谱分析、PCR、RT-PCR 和核酸序列测定等方法对载体组成、治疗序列、缺失片段以及其他影响治疗序列表达的重要部分进行鉴定；同时在蛋白质水平采用蛋白质电泳、免疫印迹、免疫中和试验等方法，对结构蛋白、表达产物、免疫标记、表型特征等进行鉴别。对于复合的核酸制品，应对相应的脂质等复合成分进行鉴别试验。鉴别试验应设置适宜的阳性和阴性对照。

5.2　纯度和杂质

应采用类似正交组合的方法来评估制品的纯度/杂质。

5.2.1　总纯度

适用的情况下，应采用 HPLC、SDS-PAGE、紫外吸收（如 A_{260}/A_{280} 比值测定）等方法评估产品的总纯度水平。

5.2.2　工艺相关杂质

对于工艺相关杂质，应检测细胞来源的污染物的残留水平，例如来自包装细胞系或细菌的宿主细胞蛋白质和宿主细胞 DNA。对于生产中使用了辅助病毒、质粒 DNA、牛血清、核酸酶、抗生素等的制品，还应分别检测其残留量或残留活性。如在生产中使用了其他对人体有害的试剂，如有机溶剂等，也应在制品中进行相应的检测。生产过程如使用致瘤细胞系，残留 DNA 水平应严格控制并保持在最低水平。经充分验证证明生产工艺对工艺相关杂质已有效控制或去除，并达到可接受的水平，相关残留物的检定项目可不列入成品的常规放行检定中。

5.2.3　制品相关杂质

对制品相关杂质的检测包括非功能形式的载体、共包装的无用基因序列等。例如，在可能的情况下，应控制病毒载体的空壳粒数和聚集体，对于质粒 DNA，应控制不同质粒形式的比例等。采用复制缺陷型或条件复制型病毒载体时，应对复制型病毒或野生型病毒进行检测，且残留水平应控制在一定限度，限度标准应依据制品的非临床和（或）临床数据确定；明确具有较大临床安全性风险的，应证明制品中不存在复制型病毒或野生型病毒。

5.3　效价

根据制品特性，应至少建立一个反映疗效的生物效价指标。效价测定通常包括对基因转移效率（感染性/转导效率/传递效率）、治疗序列表达的水平、表达产物的功能或整个制品的直接活性（例如肿瘤细胞杀伤活性等）的测定。效价测定应尽可能采用定量的方法；首选体外生物效价检测方法，如体外感染、转染或转导易感细胞后，对表达产物的功能测定（如测定酶活性、细胞生长的刺激或抑制等)。当转基因表达的生物学功能表现出的活性范围过宽或仅能产生半定量甚至仅为定性结果时，可采用酶联免疫吸附法（ELISA）或其他定量方法测定治疗序列的表达水平，作为补充的效价测定方法。体外方法不可行时，可采用动物离体组织或动物体内检测方法，必要时可采用转基因动物或移植了人体组织或系统的动物。效价测定需要采用相应的活性标准品或参比品，用于计算供试品的相对效价或作为对照。

5.4　含量

根据制品组成情况，应对总颗粒数、感染性滴度或感染性颗粒数、基因组DNA/RNA或质粒DNA的量或浓度进行适宜的组合来测定原液和成品的含量，并用标准品/参考品进行比较计算或作为对照。在制品为病毒载体的情况下，还应进行总颗粒数或基因组拷贝数等物理数量与感染性滴度比例的测定和控制。

5.5　一般安全性试验

根据制品特性而定，应至少包括无菌、细菌内毒素检查等。可根据风险评估结果以及产品本身质量属性特点确定制品质量标准中是否设置异常毒性检查项目。

5.6　其他检测项目

应根据相关制品的特性和剂型而定。检测应包括但不限于外观、澄清度、可见异物、不溶性微粒、pH值、渗透压摩尔浓度、装量、水分、赋形剂、粒度和粒度分布、乳光、折射率、zeta电位、包封率、释放效应等。

6　贮存、有效期和标签

制品贮存应符合生物制品分包装及贮运管理（通则0239）规定，成品应在适合的环境条件下贮存和运输。自生产之日起，按批准的有效期执行。

标签应符合生物制品分包装及贮运管理（通则0239）要求和国家相关规定，标示内容至少应包括：

(1) 制品名称；

(2) 每瓶的活性单位（如必要）；

(3) 每瓶有效成分含量；

(4) 每瓶标示体积（液体制剂）；

(5) 批号和有效期。

螨变应原制品总论

1 概述

螨变应原制品系以灭活的特定螨虫纯种培养物（螨虫虫体、虫体碎片、螨虫排泄物、幼虫、虫卵等）为原材料制备而成的含有螨变应原活性物质的制品，用于尘螨变应原引起的变态反应性疾病的体内诊断或脱敏治疗。

已上市的螨变应原制品包含体内诊断制品和特异性免疫治疗制品。螨变应原体内诊断制品为皮肤点刺制品，系螨变应原培养物与甘油的混合溶液。用于特异性免疫治疗的螨变应原制品通常包括注射剂、舌下片剂或舌下滴剂，注射剂含无佐剂和有佐剂（氢氧化铝）两种类型。

本总论是对人用螨变应原体内诊断制品和治疗制品质量控制的通用技术要求，其质量控制的基本原则及分析方法，也适用于其他变应原体内诊断和治疗制品。

2 制造

2.1 基本要求

生产和检定用设施、原材料及辅料、水、器具、动物等应符合“凡例”的有关要求。除另有规定外，检定方法按通则的相关检定方法进行。

2.1.1 生产过程控制

螨变应原制品制造主要包括特定螨虫的培养与收获，活性蛋白复合物的提取，原液、半成品及成品的制备。

生产工艺应经验证，并依据制品关键质量属性，确定关键工艺步骤、参数和范围。应按照经批准的生产工艺进行生产，以保证产品的活性及稳定性。

螨变应原制品的质量控制原则上应涉及整个生产过程，应根据从研发早期到规模化生产的相关研究结果，确定和完善生产工艺关键步骤及相应的质量控制要求，以确保生产工艺的稳定性以及产品质量的一致性。

2.1.2 中间产物

生产工艺的设定应优先采用连续不间断的生产方式，如需贮存中间产物，应对中间产物的贮存条件进行验证，证明该贮存条件不影响后续工艺用物料的质量和稳定性。

2.1.3 螨变应原制品标准物质

应针对不同螨虫的种类，建立用于原液或成品鉴别、相关变应原含量和生物学活性测定的标准物质包括国家标准物质和企业标准物质。标准物质的研制应符合国家生物标准物质研制（通则0237）的相关要求。

2.2 生产用螨虫虫种

2.2.1 虫种来源

生产用螨虫虫种的来源和背景应清晰，应具备稳定的生物学和遗传学特性。

2.2.2 虫种管理

虫种管理可参照生物制品生产检定用菌毒种管理及质量控制（通则0233）的相关要求。应建立虫种的制备方法，包括培养条件和保存方法，监测和控制培养温度、湿度与虫种密度等关键参数，避免外来杂螨对虫种的污染，防止对虫种的意外损害。

2.2.3 虫种鉴定

虫种鉴定应从初始培养开始。应定期对虫种进行种属分类鉴定，包括形态学鉴定和遗传特性分析。

2.2.3.1 形态学鉴定

包括宏观形态鉴定（颜色和外观鉴别），微观形态鉴别（外形、足的尺寸、刚毛数量和分布，如必要还应观察背部条纹的几何结构），以及种属鉴定［可通过与参比虫种和（或）权威文献资料的比较］。

2.2.3.2 遗传特性分析

可采用虫种保守基因序列测定或其他适宜方法进行，鉴定结果应符合原始虫种的遗传特性。

2.2.4 虫种传代及保存

应在批准的适宜条件下传代和保存。

2.3 原液

2.3.1 生产用虫种

螨虫虫种鉴定合格后方可用于生产。虫种鉴定按2.2.3项进行。

2.3.2 生产用培养基

采用经批准的培养基进行生产。培养基应不含有潜在致敏原成分，如含有动物源性成分应溯源并进行外源因子检测，应对培养基进行质量控制；应采取适宜的方式对培养基进行消毒处理。

2.3.3 螨虫培养与收获

将虫种接种至适宜培养基上，在适宜的条件下培养，应明确相应关键参数，如培养温度、湿度、培养期、活螨情况等。培养过程中应定期进行虫种鉴定（按2.2.3项进行）。

培养结束后，采用经批准的方法终止螨虫培养，收获目的培养物（螨虫虫体或排泄物等），必要时应明确螨虫培养物的收获条件、方法及关键参数。

2.3.4 螨虫培养收获物的贮存

螨虫培养收获物应在经批准的适宜条件下贮存。

2.3.5 螨虫培养收获物的检定

按3.1项进行。

2.3.6 螨变应原活性物质的制备

收集螨虫培养收获物，采用经批准的生产工艺进行提取、过滤等，获得具有变应原活性的蛋白质混合物，即为螨变应原活性物质。提取活性物质的过程应考虑尽可能减少潜在刺激性低分子量物质和非致敏性组分的产生。活性物质可直接用于原液生产，也可以液体或者冻干粉形式保存于适宜条件下备用。若需要贮存，应证明该贮存条件不影响后续工艺用物料的质量和制品在有效期内的稳定性。

螨变应原活性提取物应根据标准物质进行质量控

制。螨变应原活性物质的质量控制包括蛋白质电泳图谱、变应原反应图谱、总变应原活性、相关变应原含量等，应确定其进入下一步工艺制备的可接受的质量标准。

按照预期用途和批准的配方，取一种或多种螨变应原活性物质进行稀释、配制即为原液。生产注射剂、体内诊断制剂的原液应在无菌条件下生产，并经除菌过滤后制得。

2.3.7　原液检定

按 3.2 项进行。原液检定合格后方可用于半成品配制。

2.3.8　保存及有效期

按批准的条件和有效期保存。

2.4　半成品

2.4.1　配制

按批准的配方进行稀释，加入辅料（如铝佐剂、抑菌剂等），即为半成品。根据是否添加佐剂，半成品可分为不含铝佐剂半成品和铝佐剂吸附半成品。如添加抑菌剂，应在有效抑菌范围采用最小加量，添加佐剂应依据抗原含量及吸附效果确定其加量。辅料的质量控制应符合生物制品生产用原材料及辅料质量控制（通则 0232）要求。

2.4.2　半成品检定

按 3.3 项进行。

2.5　成品

2.5.1　制剂

根据制品的用途、使用对象和用药途径等因素确定剂型。制剂生产应符合“制剂通则”项下相关规定。

2.5.2　分批

应符合生物制品分包装及贮运管理（通则 0239）规定。

2.5.3　分装

应符合生物制品分包装及贮运管理（通则 0239）规定。

2.5.4　规格

应为经批准的规格。

2.5.5　包装

应符合生物制品分包装及贮运管理（通则 0239）规定。

3　检定

3.1　螨虫培养收获物的检定

3.1.1　鉴别试验

按 2.2.3 项进行。也可以采用其他适宜方法进行鉴别，如蛋白质电泳图谱分析或特定变应原组分检测等。应符合批准的要求。

3.1.2　外观

应确定螨虫培养收获物的外观要求并符合规定。

3.1.3　杂质

采用适宜方法进行杂质检定，并建立杂质含量的限度标准。

3.1.4　水分

应符合批准的要求（通则 0831 或通则 0832）。

3.1.5　纯度

若螨虫培养收获物是螨虫培养物的纯化组分（例如螨虫虫体），需采用适宜方法检测组分纯度，并符合批准的要求。

3.1.6　微生物限度检查

依法检查（通则 1105），应符合规定。

3.2　原液检定

3.2.1　鉴别试验

3.2.1.1　蛋白质电泳图谱

采用 SDS-PAGE 法或其他适宜方法进行检定，原液蛋白质电泳图谱中含有规定的变应原组分，且与对照品一致。

3.2.1.2　变应原反应图谱

采用免疫印迹法或其他经过验证的适宜方法对原液中的变应原成分进行鉴别，原液中应含有规定的变应原组分，且与对照品一致。

3.2.2　总蛋白质含量

采用适宜方法测定原液中总蛋白质含量，应符合批准的要求。

3.2.3　总变应原活性

采用适宜方法进行活性测定，以标准物质计算原液变应原活性，应符合批准的要求。

3.2.4　主要变应原含量

用酶联免疫吸附法（ELISA）或其他适宜方法测定，原液中 Derf 1/Derf 2、Derp1/Derp2 浓度应符合规定。

3.2.5　外观

依法检查（通则 0904），应符合规定；或采用其他经批准的方法，应符合规定。

3.2.6　化学试剂残留量

提取工艺中如使用化学试剂，应进行残留量检测，并符合批准的要求。

3.2.7　微生物限度

口服制剂进行微生物限度检查（通则 1105），应符合规定。

3.2.8　无菌

注射剂和体内诊断试剂进行无菌检查（通则 1101），应符合规定。

3.2.9　水分

冻干保存的原液，采用干燥失重测定法（通则 0831）或水分测定法（通则 0832 第一法）进行水分测定。应符合批准的要求。

3.3　半成品检定

3.3.1　无菌

注射剂依法检查（通则 1101），应符合规定。

3.3.2　微生物限度

口服制剂进行微生物限度检查（通则 1105），应符合规定。

3.3.3　吸附效率

吸附类制剂应测定吸附效率，游离变应原的活性或含量应不超过批准的要求。

3.4　成品检定

3.4.1　鉴别试验

可采用 SDS-PAGE 法（通则 0541）、免疫印迹等方法将制品与对照品进行比较，应符合批准的要求。

3.4.1.1　蛋白质电泳图谱

采用 SDS-PAGE 法（通则 0541 第五法）或其他适宜方法进行，与对照品进行比较，应含有规定的主要变应原组分。

3.4.1.2　变应原反应图谱

采用免疫印迹法或其他适宜方法对相关变应原组分进行检定，与对照品进行比较，应含有规定的变应原组分。

3.4.2　外观

除另有规定外，依法检查（通则 0904），应符合规定。

3.4.3　pH 值

依法测定（通则 0631），应符合规定。

3.4.4　装量

依法检查（通则 0942），应不低于标示量。

3.4.5　蛋白质含量

采用适宜的方法进行总蛋白质含量测定，蛋白质含量应为标示量的 80%～120%。

3.4.6　变应原活性

根据制品特性选择适宜的变应原活性测定方法，如 ELISA 竞争抑制法、UniCAP 活性测定法等，以标准物质计算变应原活性。若采用 ELISA 竞争抑制法，变应原制品的总变应原活性应为标示量的 50%～150%。若采用 UniCAP 活性测定法，维持剂量制品对特异性阳性血清的抑制率应不低于 50%。

3.4.7　主要变应原含量

采用酶联免疫吸附法（ELISA）或其他适宜方法，测定主要变应原蛋白质含量（Derf 1/Derf 2 抗原含量、Derp 1/Derp 2 抗原含量）。主要变应原含量应为标示量的 50%～200%。

3.4.8　抑菌剂含量

如添加，应进行抑菌剂含量测定。

3.4.8.1　苯酚含量

依法测定（通则 3113），或采用经批准的适宜方法测定，应为标示量的 90%～110%。

3.4.8.2　硫柳汞含量

依法测定（通则 3115），含量应不高于 0.1g/L。

3.4.9　氯化钠含量或总氯离子含量

依法测定（通则 3107），或采用经批准的适宜方法，应为标示量的 95%～105%。

3.4.10　甘油含量

如添加，应进行甘油含量测定，采用经批准的方法测定，应为标示量的 90%～110%。

3.4.11　铝含量

如添加佐剂，应采用适宜方法测定，应为标示量的 80%～120%。

3.4.12　无菌

注射剂和体内诊断制剂依法检查（通则 1101），应符合规定。

3.4.13　微生物限度

口服制剂进行微生物限度检查（通则 1105），应符合规定。

4　贮存、运输及有效期

应符合生物制品分包装及贮运管理（通则 0239）规定，成品应在经批准的适宜条件下贮存和运输。自生产之日起，按批准的有效期执行。

5　标签和说明书

标签和说明书应符合生物制品分包装及贮运管理（通则 0239）规定和批准的内容，标签标示内容至少应包括：

（1）变应原制品的名称；

（2）有效成分含量；

（3）预期用途；

（4）有效期；

（5）贮存条件；

（6）每瓶标示体积。

人用马免疫血清制品总论

1　概述

人用马免疫血清制品，系指用毒素、类毒素、细菌、病毒或其他特异性抗原免疫马匹后，采集高效价血浆，经酶解、提取和纯化后制备而成的、主要含 $F(ab')_2$ 或 Fab 片段的免疫球蛋白制品。临床上用于某些感染性疾病（如破伤风、狂犬病）和毒蛇咬伤等的治疗和预防。本总论是对人用马免疫血清制品的通用性技术要求，具体品种还应符合本版药典各论的相关要求。

2　生产用马匹

2.1　马匹的选择

马匹应无任何传染病，体质健康，营养程度中等以上，年龄以 4～15 岁为宜。不得采购青毛、全白等淡色的马匹，不得在疫病流行地区采购马匹，不得购入使用过青霉素或其他 β-内酰胺类抗生素、人血液制品的马匹。

2.2　生产用马匹的管理

生产用马匹应专用于免疫血清的制造。

马匹的检疫、饲养、管理、治疗、剖检和尸体处置等应符合国家农业主管部门的相关要求。免疫不成功的马匹可淘汰，或在不产生安全隐患的前提下转用于其他种类抗原免疫。马匹饲料的来源应可控，不得加入动物源性蛋白质。

新购入的马匹应隔离检疫，检疫期为 3 个月，必要时，可进行破伤风预防接种。生产用马匹不得使用青霉素、其他 β-内酰胺类抗生素或链霉素，如使用其他抗生素，应评估所用抗生素对马免疫血清制品的潜在影响，并间隔一定时间至抗生素作用消退后再采集血液或血浆。接种过活疫苗的马匹，也应间隔适当时间后再采集血液或血浆。

2.3　马匹外源感染因子检查

应符合本版药典生物制品生产及检定用实验动物质量控制（通则 3601）的相关要求。除另有规定外，应至少每隔半年检查一次。外源感染因子检查不合格的马匹，不得用于免疫和采血。

3　制造

3.1　基本要求

生产和检定用设施、原材料及辅料、水、器具、动物等应符合“凡例”的有关要求。生产质量管理应符合现行版《药品生产质量管理规范》的要求。生产过程使用的原材料和辅料应符合本版药典生物制品生产用原材料及辅料质量控制（通则 0232）要求。马免疫血清制品的病毒安全性应符合生物制品病毒安全性控制（通则 0238）的相关要求。

应采用经批准的生产工艺进行生产，生产工艺应经验证。

3.2　马血清/血浆制备

3.2.1　抗原与佐剂

应选择适宜的抗原和佐剂用于马匹免疫，免疫用抗原应具有较好的免疫原性，佐剂应优质、安全、高效、无抗原性，且不得含有人体来源的大分子成分。

用于免疫的抗原和佐剂成分应来源清晰可追溯，制备工艺稳定且具有全面的质量控制要求，每批抗原和佐剂使用前应进行关键质控项目的检定并符合要求。抗原应进行无菌检查，不合格者应予废弃；佐剂应采用经验证的方法进行灭菌。

抗原和佐剂的配制和分装应在无菌操作下进行。

应根据抗原特性选择适宜的条件进行保存。

3.2.2　马匹免疫

马匹免疫一般分为基础免疫和加强免疫两个阶段，应根据抗原的免疫原性和马匹的反应性确定免疫程序。除另有规定外，应按批准的免疫程序进行。

3.2.3　血浆采集

采血前应对马匹进行检查，如出现任何与免疫接种无关的病理状态，该马匹不能用于血浆采集。与异常马匹处于同一动物群组中的其他马匹，应评估使用这些动物对产品安全性的影响。

发现外源感染因子检查不合格的马匹应予以追查，前次检疫以后的血浆及被该血浆污染的半成品和成品应予废弃。

抗体效价检测合格的免疫马匹可进行采血，采血前至少 6 小时以内不喂精饲料。马血清/血浆采集量应根据马匹体重及健康状况确定。采血所用抗凝剂应无菌、无热原，不含抗生素，细菌内毒素含量应不高于 5.56EU/ml（通则 1143 凝胶限度法）。

3.2.4　血浆分离

应对采集血浆的马匹编号，使每匹马的血浆可溯源。血清/血浆分离场地应与动物饲养区和生产制备区域隔离。可采用单采血浆机或人工方式采集血浆，人工采集血浆时，至少应在 D 级条件下进行血浆分离。凡与血液或血浆直接接触的器具及溶液等使用前均应进行灭菌处理。

采集的血清/血浆在进一步加工前如需存放，应采取预防微生物污染的措施，可加入适当的抑菌剂，以控制产品的微生物负荷。应在确定有效抑菌浓度的基础上尽可能减少抑菌剂用量。血浆采集如需添加抑菌剂，应尽可能与生产过程采用同一种抑菌剂；如添加不同抑菌剂，应在成品中分别检测并规定限度要求。生产过程中使用的有机溶剂，应符合本版药典的相关要求（通则 0861）。

3.2.5　血浆检测

合并血浆应进行抗体效价检测，血浆抗体效价应符合各论相关要求。人工方式采集血浆时，应对分离后的血浆取样进行微生物限度检查，微生物限度检查应符合本版药典相关要求（通则 1105、通则 1106 与通则 1107），需氧菌总数应不高于 10^2 CFU/ml、霉菌和酵母菌总数应不高于 10^1 CFU/ml。

3.3　血浆保存

血浆应于 2～8℃避光保存，应根据长期稳定性数据确定血浆保存期限，除另有规定外，血浆保存期限应不超过5年，保存期间，如发现有明显的溶血、染菌及其他异常现象，不得用于生产。

3.4　原液

将血浆混合并适当稀释后，可经胃酶消化、硫酸铵盐析分离提取，再经吸附、过滤和柱色谱等工艺进行纯化，纯化产物经除菌过滤，即为原液。原液可在适宜条件下放置一定时间，存放温度和时间应依据稳定性试验结果确定。

原液应取样进行无菌、热原检查和抗体效价测定，并符合相关规定。

3.5　半成品

检定合格的原液，按成品规格以灭菌注射用水或适宜的稀释剂进行稀释，调整效价、蛋白质浓度、pH值及氯化钠含量等，经除菌过滤后即为半成品。半成品配制后应尽快分装。半成品应取样进行无菌检查（通则1101）并符合规定。

3.6　成品

3.6.1　分包装和规格

成品的分批、分装和包装应符合生物制品分包装及贮运管理（通则0239）的规定。规格应标注每支/瓶的抗体效价和体积/复溶体积，如同一品种可用于预防和治疗两种用途，应分别标注用于预防和治疗的抗体效价。

3.6.2　质量检定

应根据制品的关键质量属性、生产工艺特点和风险控制要求，制定相应的质量控制要求，以保证制品的安全性、有效性和批间一致性等。成品的检定项目一般包括鉴别试验、物理检查、化学检查、纯度、效价测定和产品相关杂质检查、工艺相关杂质检查，以及一般安全性检查（如无菌检查、热原检查等）。

马免疫血清制品是由动物血清/血浆制备的IgG片段，产品相关杂质包括完整IgG分子和小分子降解产物，尤其是完整IgG分子是临床上过敏反应发生的主要原因，应严格控制其含量，检测方法和限度要求应符合相关各论要求。

工艺相关杂质包括血浆分离提取过程中使用的各种化学试剂，如盐析工艺使用的硫酸铵等，应采用适宜的方法对相关工艺杂质进行检测，残留量限度应符合相关各论要求。

抗体效价和比活性（即单位蛋白质含量的抗体效价）是与制品有效性相关的关键质量属性，反映制品对特异性抗原的中和能力。抗体效价测定一般采用动物中和试验法，通过与已知效价水平的标准品（参考品）进行比较，确定供试品的抗体效价；也可采用其他经批准的方法测定抗体效价。

4　保存、运输及有效期

应符合生物制品分包装及贮运管理（通则0239）规定，除另有规定外，成品应在2～8℃避光保存和运输。自生产之日起，按批准的有效期执行。

5　使用说明

应符合生物制品分包装及贮运管理（通则0239）规定和批准的内容。

6　标签

应符合生物制品分包装及贮运管理（通则0239）规定和批准的内容，标签标示应至少包括以下内容：

（1）每支/瓶或每1ml的活性单位（效价）；

（2）每支/瓶标示体积；

（3）有效期。

微生态活菌制品总论

1 概述

微生态活菌制品系由人体内正常菌群成员或具有促进正常菌群生长和活性作用的无害外籍细菌，经培养、收集菌体、干燥成菌粉后，加入适宜辅料混合制成。用于预防和治疗因菌群失调引起的相关症状和疾病。

微生态活菌制品必须由非致病的活细菌组成，其在生产过程、制品贮存和使用期间均应保持稳定的活菌状态。它可由一株、多株或几种细菌制成单价或多价联合制剂。根据其不同的使用途径和方法可制备成片剂、胶囊剂、颗粒剂或散剂等多种剂型。

2 基本要求

微生态活菌制品的制备方法、工艺应能保证成品含有足够的活菌数量，保持其稳定性，同时应防止外源因子的污染。

生产和检定用设施、原材料及辅料、水、器具、动物等应符合“凡例”的有关要求。

3 制造

3.1 生产用菌种

生产用菌种应符合生物制品生产检定用菌毒种管理及质量控制（通则0233）的有关规定。

3.1.1 名称及来源

选用的生产用菌种应来自人体内正常菌群，或对人体无毒无害、具有促进正常菌群生长和活性作用的外籍细菌。细菌的分离过程和传代背景应清晰，应具备稳定的生物学和遗传学特性，并能保持稳定的活菌状态，经实验室和临床试验证明安全、有效。

3.1.2 种子批的建立

生产用菌种应按照生物制品生产检定用菌毒种管理及质量控制（通则0233）的有关规定建立种子批系统。三级种子批应分别冻干，置适宜温度保存；种子批传代应限定传代次数，原始种子批和主种子批启开后传代次数不得超过10代，工作种子批启开后至发酵培养传代次数不得超过5代。

3.1.3 种子批的检定

菌种的属、种型分类鉴定，应依据最新版伯杰氏细菌系统鉴定手册(Bergey's Manual of Systematic Bacteriology)和伯杰氏细菌命名手册（Bergey's Manual of Determinative Bacteriology）的有关规定进行，包括形态、生长代谢特性检查。原始种子或主种子还应做遗传特性和抗生素敏感性等检查。

三级种子批常规检查包括以下3项：

（1）培养特性及染色镜检　将菌种接种于适宜培养基，置有氧或厌氧环境中培养，观察其生长情况，确定菌种为需氧性细菌或厌氧性细菌；以划线法观察在琼脂平皿上生长的单个菌落的形状、大小、表面、边缘、透明度、色泽等特征；也可观察菌种在不同温度、pH值或不同浓度的氯化钠溶液等条件下的生长特性等。

取菌种的新鲜培养物涂片做革兰染色，在显微镜下观察菌体的染色反应、形态、大小和排列等，有芽孢的细菌应同时观察芽孢的形状、大小和位置（也可增做芽孢染色）。检查结果均应符合原始菌种的特性。

（2）生化反应　按细菌生化反应培养基（通则3605）选择相应的培养基或其他适宜的方法进行，结果应符合原始菌种的特性。

（3）毒性试验　毒性试验是通过动物试验检查菌种是否存在不安全因素，以保证人体使用安全。

用体重18～22g小鼠5只，每只腹腔注射0.3ml新鲜菌液（不少于1.0×10^9CFU/0.3ml），连续观察3天，小鼠均应健康存活、体重增加；或每只小鼠经口灌胃0.5ml新鲜菌液（不少于1.0×10^9CFU/0.5ml），每天1次，连续3天，从第1天灌胃起连续观察至第7天，小鼠均应健康存活、体重增加。

除另有规定外，原始种子或主种子批还需进行以下检查。

（1）细菌代谢产物——脂肪酸测定　照气相色谱法（通则0521）或其他适宜的方法进行，应符合该菌种的特性。

（2）遗传特性分析　可采用*16S rRNA*序列测定或其他适宜方法进行，应符合该菌种的遗传特性。

（3）抗生素敏感性试验　采用琼脂扩散纸片法或其他适宜方法进行菌株的抗生素敏感性检查，应符合该菌种的特性。

（4）稳定性试验　菌种在适宜培养基中，连续传代30代次后，将第30代培养物做种子批检定，全部检查结果应与原始菌种的特性一致。

3.1.4 种子批的保存

原始种子和主种子应冻干保存于8℃以下，工作种子应置于适宜温度保存。

3.2 菌粉制造

应包括种子液制备、大罐培养、收获菌体（或芽孢）和菌体干燥制成菌粉。如生产多价制品时，应每种菌分别培养，制备单价菌粉。

3.2.1 生产用种子

启开工作种子批菌种，接种于适宜培养基进行多级种子扩增，应涂片做革兰染色，在显微镜下观察5～10个视野，细菌的染色反应、形态应一致并符合原始菌种的特征。制备过程应防止污染，菌种传代次数应符合规定。

3.2.2 生产用培养基

采用经批准的培养基用于生产。

3.2.3 培养

采用液体培养。将种子液置适宜条件下培养（包括厌氧或需氧、温度、时间等），培养过程中取样涂片做革兰染色镜检、pH值检测等，芽孢菌需进行芽孢形成率的检测，均应符合规定。培养结束后取样做纯菌检查，如发现污染应予废弃。

生产多价制品的单价菌粉时，应分别培养。

3.2.4　收获菌体和制成菌粉

培养结束后离心收获湿菌体，与适宜的分散剂、稳定剂混合。采用真空冷冻干燥法干燥菌体，芽孢菌可采用加热干燥方法，再经粉碎、过筛制成粉末状菌粉。

3.2.5　菌粉的保存及有效期

应通过活菌稳定性试验确定保存温度和有效期。

3.2.6　菌粉检定

按4.1项进行，符合规定后方可进行半成品配制。

3.3　半成品

3.3.1　配制

同一工作种子批菌种生产的最多2批单价菌粉可按批准的比例与辅料混合均匀后制成半成品。配制多价制品时，应将各单价菌粉、辅料按配方比例和配制程序混合均匀，配制过程应防止污染。

3.3.2　半成品检定

按4.2项进行，应符合规定。

3.4　成品

3.4.1　剂型制备

根据制品的用途、使用对象和用药途径等因素确定剂型。制备过程应符合制剂通则项下相关剂型的规定。

3.4.2　分批

成品批号应在半成品配制后确定，配制日期即为生产日期。同一批号的制品，应来源一致、质量均一，按规定要求抽样检验后，能对整批制品作出评定。应根据验证结果，规定半成品的分装时间，如超过24小时，应分为不同的亚批。

3.4.3　分装、规格和包装

制品的分装应符合制剂通则的有关规定。包装应符合生物制品分包装及贮运管理（通则0239）的有关规定。规格应符合批准的规格要求。

4　检定

微生态活菌制品质量检定应包括菌粉检定、半成品检定和成品检定。

4.1　菌粉检定

4.1.1　外观

应为白色、灰白色或灰黄色粉末。

4.1.2　目的菌检查

取少量菌粉加入适量灭菌0.9%氯化钠溶液或其他适宜稀释液后，涂布在适宜琼脂平皿上，在适宜条件下培养，其培养物的生长特性和染色镜检的特征应符合生产用菌种特征。

4.1.3　杂菌检查

方法和结果判断见本总论附录3。如不符合规定应废弃。

4.1.4　干燥失重

菌粉中残余水分的含量会直接影响活菌的生存，须进行菌粉干燥失重的检查。应按通则0831或仪器方法测定。

4.1.5　活菌数测定

测定每1g菌粉中含有的活菌数量。方法见本总论附录2。

4.2　半成品检定

半成品须做杂菌检查，根据用药途径确定杂菌检查的质控指标。方法和结果判断见本总论附录3。

4.3　成品检定

4.3.1　鉴别试验

检查成品中所含的目的菌是否符合生产用菌种的特性。按3.1.3项方法进行生长特性、染色镜检和生化反应检查，应符合规定。对于多价制品，则须逐一检查单价菌特性。

4.3.2　理化检查

（1）外观　根据剂型，观察制品的外观、色泽。

片剂外观应完整、光洁，呈白色或类白色，间有菌粉色斑；颗粒剂、散剂和胶囊剂内粉末的粒子大小、色泽应均匀，间有菌粉色斑。

（2）干燥失重　按通则0831或仪器方法测定，除另有规定外，减失重量应不得超过5.0%，芽孢菌制品应不得超过7.0%。

（3）粒度　散剂和颗粒剂应进行粒度检查。

按通则0982第二法，采用单筛分法或双筛分法检查，应符合规定。

（4）装量（重量）差异　各剂型按制剂通则的相应规定进行，应符合规定。

（5）崩解时限　胶囊剂、片剂按通则0921进行，应符合规定。

4.3.3　活菌数测定

按本总论附录2方法测定每1g制品中的活菌数，应符合规定。多价制品应分别测定各单价活菌数。

4.3.4　杂菌检查

目的是检查成品中外源微生物的污染情况，以保证人体使用安全。

方法和结果判断与半成品的“杂菌检查”项相同。

5　保存、运输及有效期

按批准的温度保存和运输。自生产之日起，按批准的有效期执行。

6　附录

附录1　已批准上市的微生态活菌制品

附录2　微生态活菌制品活菌数测定法

附录3　微生态活菌制品杂菌检查法

7　使用说明

应符合生物制品分包装及贮运管理（通则0239）规定和批准的内容。

附录 1　已批准上市的微生态活菌制品

制品名称	细菌种类
双歧杆菌活菌胶囊	青春型双歧杆菌
双歧杆菌活菌散	青春型双歧杆菌
双歧杆菌三联活菌胶囊	长型双歧杆菌 嗜酸乳杆菌 粪肠球菌
双歧杆菌三联活菌肠溶胶囊	长型双歧杆菌 嗜酸乳杆菌 粪肠球菌
双歧杆菌三联活菌散	长型双歧杆菌 嗜酸乳杆菌 粪肠球菌
双歧杆菌乳杆菌三联活菌片	长型双歧杆菌 保加利亚乳杆菌 嗜热链球菌
地衣芽孢杆菌活菌胶囊	地衣芽孢杆菌
地衣芽孢杆菌活菌颗粒	地衣芽孢杆菌
地衣芽孢杆菌活菌片	地衣芽孢杆菌
蜡样芽孢杆菌活菌胶囊	蜡样芽孢杆菌
蜡样芽孢杆菌活菌片	蜡样芽孢杆菌
双歧杆菌四联活菌片	婴儿型双歧杆菌 嗜酸乳杆菌 粪肠球菌 蜡样芽孢杆菌
酪酸梭菌活菌胶囊	酪酸梭状芽孢杆菌
酪酸梭菌活菌散	酪酸梭状芽孢杆菌
酪酸梭菌活菌片	酪酸梭状芽孢杆菌
凝结芽孢杆菌活菌片	凝结芽孢杆菌
酪酸梭菌二联活菌胶囊	酪酸梭状芽孢杆菌 婴儿型双歧杆菌
酪酸梭菌二联活菌散	酪酸梭状芽孢杆菌 婴儿型双歧杆菌
枯草杆菌活菌胶囊	枯草芽孢杆菌
枯草杆菌肠球菌二联活菌多维颗粒	枯草芽孢杆菌 屎肠球菌
枯草杆菌肠球菌二联活菌肠溶胶囊	枯草芽孢杆菌 屎肠球菌
阴道用乳杆菌活菌胶囊	德氏乳杆菌

附录 2　微生态活菌制品活菌数测定法

无菌称取 3.0g 制品或菌粉（胶囊取内容物），加入 27.0ml 稀释液中，充分摇匀，做 10 倍系列稀释（最终稀释度根据不同的指标要求而定）。取最终稀释度的菌液 100μl，滴入选择性琼脂培养基平皿上，共做 3 个平皿，并以玻棒涂布均匀，置适宜条件下培养，到期观察每个平皿菌落生长情况，并计数。当平皿菌落数小于 10 或大于 300 时，应调整最终稀释度，重新测定。根据 3 个平皿菌落总数按下列公式计算活菌数。

$$\text{活菌数 (CFU/g)} = \frac{3\text{个平皿菌落数之和}}{3} \times 10 \times \text{最终稀释度}$$

【附注】（1）活菌数用“CFU”表示，即为细菌集落单位。

（2）稀释液使用灭菌 0.9%氯化钠溶液或其他适宜的稀释液。

（3）选择性琼脂培养基，是指最适宜制剂（或菌粉）中活菌生长的培养基，须经批准后方可使用。

附录 3　微生态活菌制品杂菌检查法

微生态活菌制品杂菌检查法系检查微生态活菌制品的菌粉、半成品及成品受外源微生物污染程度的方法。检查项目包括控制菌检查，非致病性杂菌、真菌计数。

杂菌检查应在环境洁净度不低于 D 级背景下的 B 级单向流空气区域内进行。检验全过程必须严格遵守无菌操作，防止再污染。单向流空气区域、工作台面及环境应定期按《医药工业洁净室（区）悬浮粒子、浮游菌和沉降菌的测试方法》的现行国家标准进行洁净度验证。

除另有规定外，本检查法中细菌培养温度为 30～35℃；真菌培养温度为 20～25℃。

由于供试品本身含有大量活菌，可能在杂菌检查所用的培养基上生长，干扰杂菌回收或结果判断，在建立或修订方法时应考虑其适用性，充分了解供试品活菌在杂菌检查培养基上的生长特性。除本附录收载的杂菌检查用培养基之外，亦可采用其他经验证的培养基。

如果供试品本身对某些试验菌具有较强的抑菌性能，影响试验菌的回收。在此情况下，应根据原辅料的杂菌负载、生产工艺及产品特性进行风险评估，保证检验方法的可靠性；在药品生产、贮藏各个环节中，应严格遵循 GMP 的指导原则，以降低产品受杂菌污染的风险。

控制菌检查法检出疑似致病菌时，可参考微生物鉴定指导原则（指导原则 9204）的提示进行后续确证，确证的方法应选择已被认可的菌种鉴定方法。

检验量及供试品的准备

检验量，即一次试验所用的供试品量（g）。检验时，应从 2 个以上最小包装单位中随机抽取不少于 3 倍检验用量的供试品。

菌粉、半成品以及成品为散剂和颗粒剂的可直接称取备用；成品为片剂、胶囊剂的需研碎后备用。

控制菌检查

控制菌检查用培养基的适用性检查

控制菌检查用的培养基，即成品培养基、由脱水培养基或按培养基处方配制的培养基，均应进行培养基的适用性检查。检查项目包括促生长、指示和抑制特性能力。

菌种　试验所用的菌株传代次数不得超过 5 代（从菌种保藏中心获得的冷冻干燥菌种为第 0 代），并采用适宜的菌种保藏技术，以保证试验菌株的生物学特性。

大肠埃希菌（*Escherichia coli*）[CMCC（B）44102]

金黄色葡萄球菌（*Staphylococcus aureus*）[CMCC（B）26003]

乙型副伤寒沙门菌（*Salmonella paratyphi* B）[CMCC（B）50094]

铜绿假单胞菌（*Pseudomonas aeruginosa*）[CMCC（B）10104]

生孢梭菌（*Clostridium sporogenes*）[CMCC（B）64941]

白色念珠菌（*Candida albicans*）[CMCC（F）98001]

痢疾志贺菌（*Shigella dysenteriae*）[CMCC（B）51252]

菌液制备　接种大肠埃希菌、金黄色葡萄球菌、乙型副伤寒沙门菌、铜绿假单胞菌的新鲜培养物至胰酪大豆胨液体培养基或胰酪大豆胨琼脂培养基中，接种生孢梭菌的新鲜培养物至硫乙醇酸盐流体培养基中，培养 18～24 小时；接种白色念珠菌的新鲜培养物至沙氏葡萄糖液体培养基或沙氏葡萄糖琼脂培养基中，培养 24～48 小时。用 0.9%无菌氯化钠溶液制成每 1ml 含菌数为 10～100CFU 或 100～1000CFU 的菌悬液。

菌悬液制备后应在 2 小时内使用，若保存在 2～8℃的菌悬液可以在 24 小时内使用。

适用性检查　控制菌检查用培养基的适用性检查所用的菌株及检测项目见表 1。

表 1　控制菌检查用培养基的促生长、抑制和指示能力检查

控制菌	培养基	特性	试验菌株
大肠埃希菌	胆盐乳糖培养基	促生长能力	大肠埃希菌
		抑制能力	金黄色葡萄球菌
	曙红亚甲蓝琼脂培养基	促生长能力＋指示能力	大肠埃希菌
沙门菌、志贺菌	胆盐乳糖培养基	促生长能力	乙型副伤寒沙门菌、痢疾志贺菌
		抑制能力	金黄色葡萄球菌
	沙门、志贺菌属琼脂培养基	促生长能力＋指示能力	乙型副伤寒沙门菌、痢疾志贺菌

续表

控制菌	培养基	特性	试验菌株
铜绿假单胞菌	NAC 液体培养基	促生长能力	铜绿假单胞菌
		抑制能力	金黄色葡萄球菌
	NAC 琼脂培养基	促生长能力	铜绿假单胞菌
		抑制能力	大肠埃希菌
	绿脓菌素测定用培养基	促生长能力＋指示能力	铜绿假单胞菌
金黄色葡萄球菌	7.5%氯化钠肉汤培养基	促生长能力	金黄色葡萄球菌
		抑制能力	大肠埃希菌
	甘露醇氯化钠琼脂培养基	促生长能力＋指示能力	金黄色葡萄球菌
		抑制能力	大肠埃希菌
梭菌	梭菌增菌培养基	促生长能力	生孢梭菌
	哥伦比亚琼脂培养基	促生长能力	生孢梭菌
白色念珠菌	沙氏葡萄糖液体培养基	促生长能力	白色念珠菌
	沙氏葡萄糖琼脂培养基	促生长能力＋指示能力	白色念珠菌
	念珠菌显色培养基	促生长能力＋指示能力	白色念珠菌
		抑制能力	大肠埃希菌

（1）**增菌培养基促生长能力检查**　分别接种不超过 100CFU 的试验菌于被检培养基和对照培养基中，在相应控制菌检查规定的培养温度及最短培养时间下培养。与对照培养基比较，被检培养基试验菌应生长良好。

（2）**固体培养基促生长能力检查**　取试验菌各 100μl（含菌数 50～100CFU）分别涂布于被检培养基和对照培养基平皿中，每种培养基每一试验菌株平行制备 2 个平皿，在相应控制菌检查规定的培养温度及最短培养时间下培养。被检培养基与对照培养基相比，生长的菌落大小、形态特征应一致。

（3）**培养基抑制能力检查**　接种不小于 100CFU 的试验菌于被检培养基中，在相应控制菌检查规定的培养温度及最长时间下培养，试验菌应不得生长。

（4）**培养基指示能力检查**　分别接种不超过 100CFU 的试验菌于被检培养基和对照培养基平皿上，在相应控制菌检查规定的培养温度及时间下培养。被检培养基中试验菌生长的菌落形态、大小、指示剂反应情况等应与对照培养基一致。

供试品检查

供试品的控制菌检查应按下述方法进行。

阳性对照试验　供试品进行控制菌检查时，应做阳性对照试验。取阳性对照菌于相应选择性培养基平皿上划线接种，按供试品的控制菌检查方法培养，观察菌落生长情况。阳性对照试验应检出相应的控制菌。

阴性对照试验　取增菌液100μl，照相应控制菌检查法检查，作为阴性对照。阴性对照应无菌生长。

1. 大肠埃希菌（*Escherichia coli*）

（1）增菌培养　称取供试品1g，加到至少9ml灭菌胆盐乳糖培养基中，培养18～24小时。

（2）特异培养　将上述增菌液摇匀，取100μl滴加到曙红亚甲蓝琼脂平皿上，以玻棒涂匀，一式3份，培养18～24小时，观察菌落生长情况。

（3）结果判定　阳性对照平皿应长出紫黑色、圆形、稍凸起、边缘整齐、表面光滑、带有金属光泽的菌落。

供试品平皿上若有疑似菌落生长，应进行分离、纯化及适宜的鉴定试验，确证是否为大肠埃希菌或制品中的目的菌；若平皿上未见菌落生长，或虽有菌落生长但鉴定结果为非控制菌，判供试品未检出大肠埃希菌。

2. 志贺菌（*Shigella*）、**沙门菌**（*Salmonella*）

（1）增菌培养　称取供试品1g，加到至少9ml灭菌胆盐乳糖培养基中，培养18～24小时。

（2）特异培养　将上述增菌液摇匀，取100μl滴加到沙门、志贺菌属琼脂平皿上，以玻棒涂匀，一式3份，培养24～48小时，观察菌落生长情况。

（3）结果判定　阳性沙门菌对照平皿应长出无色透明或半透明、圆形、光滑、稍隆起菌落，中心呈黑褐色。阳性志贺菌对照平皿应长出无色、半透明、圆形、微凸、光滑的菌落。

供试品平皿培养24小时、48小时各观察结果1次，若有疑似菌落生长，应进行分离、纯化及适宜的鉴定试验，确证是否为志贺菌、沙门菌或制品中的目的菌；若平皿上未见菌落生长，或虽有菌落生长但鉴定结果为非控制菌，判供试品未检出志贺菌、沙门菌。

3. 铜绿假单胞菌（*Pseudomonas aeruginosa*）

（1）增菌培养　称取供试品1g，加到至少9ml的NAC液体培养基中，培养18～24小时。

（2）特异培养　将上述增菌液摇匀，取100μl滴加到NAC琼脂平皿上，以玻棒涂匀，一式3份，培养18～24小时，观察菌落生长情况。

（3）结果判定　阳性对照平皿应长出产绿色色素的菌落，可使整个培养基呈绿色。

供试品平皿上若有疑似菌落生长，取菌落分离、纯化后采用氧化酶试验及适宜的鉴定试验，确证是否为制品中的目的菌或铜绿假单胞菌；若平皿上未见菌落生长，或虽有菌落生长但鉴定结果为非控制菌，判供试品未检出铜绿假单胞菌。

氧化酶试验　取洁净滤纸片置于平皿内，用无菌玻棒取分离纯化的培养物涂于滤纸片上，滴加新配制的1%二盐酸二甲基对苯二胺试液，在30秒内若培养物呈粉红色并逐渐变为紫红色为氧化酶试验阳性，否则为阴性。

若分离纯化的培养物为非革兰阴性无芽孢杆菌或氧化酶试验阴性，均判供试品未检出铜绿假单胞菌。否则，应继续进行适宜的鉴定试验，确证是否为铜绿假单胞菌。

4. 金黄色葡萄球菌（*Staphylococcus aureus*）

（1）增菌培养　称取供试品1g，加到至少9ml 7.5%灭菌氯化钠肉汤培养基中，培养18～24小时。

（2）特异培养　将上述增菌液摇匀，取100μl滴加到甘露醇氯化钠琼脂平皿上，以玻棒涂匀，一式3份，培养18～24小时，观察菌落生长情况。

（3）结果判定　阳性对照平皿应长出产金黄色素的圆形、凸起、边缘整齐的菌落。

供试品平皿上若有疑似菌落生长，应进行分离、纯化及适宜的鉴定试验，确证是否为金黄色葡萄球菌或制品中的目的菌；若平皿上未见菌落生长，或虽有菌落生长但鉴定结果为非控制菌，判供试品未检出金黄色葡萄球菌。

5. 梭菌（*Clostridium*）

（1）增菌培养　取供试品1g，2份，其中1份置80℃保温10分钟后迅速冷却。上述2份供试品直接或处理后分别接种至至少9ml的梭菌增菌培养基中，置厌氧条件下培养48小时。

（2）特异培养　取上述每一培养物100μl，分别涂布接种于含庆大霉素的哥伦比亚琼脂培养基平皿上，一式3份，置厌氧条件下培养48～72小时。

（3）结果判定　阳性对照平皿应长出典型的梭菌菌落。若供试品平皿上有疑似菌落生长，应挑选2～3个菌落分别进行革兰染色和过氧化氢酶试验及适宜的鉴定试验，确证是否为梭菌或制品中的目的菌；若供试品平皿上未见菌落生长，或虽有菌落生长但鉴定结果为非控制菌，判供试品未检出梭菌。

过氧化氢酶试验　取上述平皿上的菌落，置洁净玻片上，滴加3%过氧化氢试液，若菌落表面有气泡产生，为过氧化氢酶试验阳性，否则为阴性。

6. 白色念珠菌（*Candida albicans*）

（1）增菌培养　取供试品1g，接种至至少9ml的沙氏葡萄糖液体培养基中，培养24～48小时。

（2）特异培养　取上述培养物100μl，滴加到沙氏葡萄糖琼脂培养基平皿上，以玻棒涂匀，一式3份，培养24～48小时（必要时延长至72小时）。

（3）结果判定　阳性对照平皿应长出乳白色偶见淡黄色的菌落，菌落表面光滑，有浓酵母气味，培养时间稍久则菌落增大、颜色变深、质地变硬或有皱褶。如供试品平皿上有疑似菌落生长，应挑选2～3个菌落分别接种至念珠菌显色培养基平皿上，培养24～48小时（必要时延长至72小时）；若疑似菌在念珠菌显色培养基平皿上生长的菌落呈阳性反应，应进一步进行适宜的鉴定试验，确证是否为白色念珠菌；若供试品在沙氏葡萄糖琼脂培养基平皿上未见菌落生长，或虽有菌落生长但鉴定结果为非控制菌，或疑似菌在念珠菌显色培养基平皿上生长的菌落

呈阴性反应，判供试品未检出白色念珠菌。

非致病性杂菌、真菌计数

计数培养基的适用性检查

非致病性杂菌、真菌计数用的培养基，即成品培养基、由脱水培养基或按培养基处方配制的培养基，均应进行培养基的适用性检查。

菌种 对试验菌种的要求同控制菌培养基的适用性检查。枯草芽孢杆菌活菌制品不应选择枯草芽孢杆菌作为试验菌株。

大肠埃希菌（*Escherichia coli*）［CMCC（B）44102］

金黄色葡萄球菌（*Staphylococcus aureus*）［CMCC（B）26003］

枯草芽孢杆菌（*Bacillus subtilis*）［CMCC（B）63501］

白色念珠菌（*Candida albicans*）［CMCC（F）98001］

菌液制备 接种大肠埃希菌、金黄色葡萄球菌、枯草芽孢杆菌的新鲜培养物至胰酪大豆胨液体培养基或胰酪大豆胨琼脂培养基中，培养18～24小时；接种白色念珠菌的新鲜培养物至沙氏葡萄糖液体培养基或沙氏葡萄糖琼脂培养基中，培养24～48小时。上述培养物用0.9%无菌氯化钠溶液制成每1ml含菌数为50～100CFU或500～1000CFU的菌悬液。

菌悬液制备后应在2小时内使用，若保存在2～8℃的菌悬液可在24小时内使用。

适用性检查 取大肠埃希菌、金黄色葡萄球菌、枯草芽孢杆菌菌液各1ml（含50～100CFU），分别注入无菌平皿中，立即倾注营养琼脂培养基。每株试验菌平行制备2个平皿，混匀，凝固，置30～35℃培养48小时，计数；取白色念珠菌液1ml（含50～100CFU），注入无菌平皿中，立即倾注玫瑰红钠琼脂培养基，每株试验菌平行制备2个平皿，混匀，凝固，置20～25℃培养72小时，计数。或采用涂布法，取上述菌液各100μl（含菌数50～100CFU），分别涂布于相应琼脂培养基平皿上，以玻棒涂布均匀，一式2份，同法培养，计数。同时，用相应的对照培养基替代被检培养基进行上述试验。

结果判定 被检培养基的菌落平均数与对照培养基的菌落平均数的比值应在0.5～2范围内，且菌落形态、大小应与对照培养基上的菌落一致，判该培养基的适用性检查符合规定。

供试品检查

供试品的非致病性杂菌、真菌检查应按下述方法进行。

阳性对照 当采用营养琼脂培养基和玫瑰红钠琼脂培养基进行检查时，真菌计数以白色念珠菌为对照菌，非致病杂菌计数以金黄色葡萄球菌为对照菌。

因供试品为活菌制品，应选用能排除目的菌干扰的培养基进行检查。除另有规定外，营养琼脂培养基用于非致病性杂菌的计数，玫瑰红钠琼脂培养基用于真菌计数，也可采用其他经验证的培养基。

（1）真菌计数 称取供试品1g，加到9ml 0.9%无菌氯化钠溶液或其他适宜稀释液中，混匀，做10倍系列稀释，取适宜稀释度供试品溶液100μl加到已备好的琼脂培养基上，以玻棒涂匀，一式3份，倒置，于恒温培养箱中培养96小时，每天观察结果，记录平皿上生长的真菌菌落数。

结果计算：以3个平皿上生长的菌落平均数计算。

$$真菌数（CFU/g）=\frac{3个平皿菌落数之和}{3}\times 10\times 稀释倍数$$

（2）非致病性杂菌计数 称取供试品1g，加到9ml 0.9%无菌氯化钠溶液或其他适宜稀释液中，混匀，做10倍系列稀释，取适宜稀释度供试品溶液100μl加到已备好的琼脂培养基上，以玻棒涂匀，一式3份，倒置，恒温培养箱中培养48小时，每天观察结果，记录平皿上生长的菌落数。

结果计算：方法同真菌计数。

结果判定

供试品检出控制菌或其他致病菌时，按一次检出结果为准，不再复试。

供试品的非致病性杂菌总数、真菌数，任何一项不符合规定，不再复试。

控制菌检查、非致病性杂菌总数、真菌数3项结果均符合规定，判供试品杂菌检查合格；若其中任何一项不符合规定，判供试品杂菌检查不合格。

稀释液

除另有规定外，微生态活菌制品杂菌检查用稀释液采用0.9%无菌氯化钠溶液。稀释液配制后，应采用验证合格的灭菌程序灭菌。

1. pH 7.0 无菌氯化钠-蛋白胨缓冲液

照无菌检查法（通则1101）制备。

2. 0.9%无菌氯化钠溶液

称取氯化钠适量，加水溶解使成1000ml，过滤，分装，灭菌。

培养基及其制备方法

照无菌检查法（通则1101）、非无菌产品微生物限度检查：微生物计数法（通则1105）和非无菌产品微生物限度检查：控制菌检查法（通则1106）中“培养基及其制备方法”的处方制备，未收录的培养基可按照以下配方配制，也可使用按该处方生产的符合要求的脱水培养基。配制后，应采用验证合格的灭菌程序灭菌。

1. 7.5%氯化钠肉汤培养基

蛋白胨	10.0g	氯化钠	75.0g
牛肉浸粉	3.0g	水	1000ml

取上述成分混合，微温溶解，调pH值为弱碱性，煮沸，滤清，调pH值使灭菌后为7.2±0.2，分装，灭菌。

2. NAC 液体培养基

蛋白胨	20.0g	萘啶酮酸	0.015g
硫酸镁	0.3g	磷酸氢二钾	0.3g
溴化十六烷基三甲铵	0.3g	水	1000ml

取上述成分，混合，微温溶解，调pH值使灭菌后为

7.5±0.1，分装，灭菌。

3. NAC 琼脂培养基

蛋白胨	20.0g	萘啶酮酸	0.015g
硫酸镁	0.3g	磷酸氢二钾	0.3g
琼脂	14.0g	溴化十六烷基三甲铵	0.3g
水	1000ml		

除琼脂外，取上述成分，混合，微温溶解，调 pH 值使灭菌后为 7.5±0.1，加入琼脂，加热溶胀后，分装，灭菌，冷至 60℃，倾注平皿。

4. 营养肉汤培养基

胨	10.0g	氯化钠	5.0g
牛肉浸出粉	3.0g	水	1000ml

取上述成分混合，微温溶解，调 pH 值为弱碱性，煮沸，滤清，调 pH 值使灭菌后为 7.2±0.2，分装，灭菌。

5. 营养琼脂培养基

按上述营养肉汤培养基的处方及制法，加入 14.0g 琼脂，调 pH 值使灭菌后为 7.2±0.2，分装，灭菌。

6. 胆盐乳糖培养基（BL）

胨	20.0g	磷酸二氢钾	1.3g
乳糖	5.0g	牛胆盐	2.0g
氯化钠	5.0g	（或去氧胆酸钠	0.5g）
磷酸氢二钾	4.0g	水	1000ml

除乳糖、牛胆盐或去氧胆酸钠外，取上述成分混合，微温溶解，调节 pH 值使灭菌后为 7.4±0.2，煮沸，滤清，加入乳糖、牛胆盐或去氧胆酸钠，分装，灭菌。

7. 曙红亚甲蓝琼脂培养基（EMB）

营养琼脂培养基	100ml	曙红钠指示液	2ml
20%乳糖溶液	5ml	亚甲蓝指示液	1.3～1.6ml

取营养琼脂培养基，加热熔化后，冷至 60℃，按无菌操作加入灭菌的其他 3 种溶液，摇匀，倾注平皿。

8. 沙门菌、志贺菌属琼脂培养基（SS）

胨	5.0g	硫代硫酸钠	8.5g
牛肉浸出粉	5.0g	中性红指示液	2.5ml
乳糖	10.0g	亮绿试液	0.33ml
牛胆盐	8.5g	琼脂	16.0g
枸橼酸钠	8.5g	水	1000ml
枸橼酸铁铵	1.0g		

除乳糖、中性红指示液、琼脂外，取上述成分，混合，微温溶解，调节 pH 值使灭菌后为 7.2±0.1，滤过，加入琼脂，加热熔化后，再加入其余各成分，摇匀，灭菌，冷至 60℃，倾注平皿。

限度标准

杂菌检查的限度标准是基于药品的给药途径和对患者健康潜在的危害以及活菌制品的特殊性而制定的。

1. 口服微生态活菌制品

（1）菌粉

大肠埃希菌　每 1g 不得检出。

金黄色葡萄球菌　每 1g 不得检出。

铜绿假单胞菌　每 1g 不得检出。

沙门菌及志贺菌　每 1g 不得检出。

非致病性杂菌数　每 1g 不超过 500CFU。

真菌数　每 1g 不超过 100CFU。

（2）半成品、成品

大肠埃希菌　每 1g 不得检出。

金黄色葡萄球菌　每 1g 不得检出。

铜绿假单胞菌　每 1g 不得检出。

沙门菌及志贺菌　每 1g 不得检出。

非致病性杂菌数　每 1g 不超过 1000CFU。

真菌数　每 1g 不得超过 100CFU。

2. 阴道微生态活菌制品

菌粉、半成品及成品：

金黄色葡萄球菌　每 1g 不得检出。

铜绿假单胞菌　每 1g 不得检出。

梭菌　每 1g 不得检出。

白色念珠菌　每 1g 不得检出。

真菌　每 1g 不得检出。

非致病性杂菌数　每 1g 不超过 100CFU。

品 种 正 文

第一部分

伤寒疫苗

Shanghan Yimiao

Typhoid Vaccine

本品系用伤寒沙门菌培养制成悬液，经甲醛杀菌，用 PBS 稀释制成。用于预防伤寒。

1　基本要求

生产和检定用设施、原材料及辅料、水、器具、动物等应符合“凡例”的有关要求。

2　制造

2.1　菌种

生产用菌种应符合生物制品生产检定用菌毒种管理及质量控制（通则 0233）的有关规定。

2.1.1　名称及来源

采用伤寒沙门菌 CMCC 50098（Ty2 株）和 CMCC 50402。

2.1.2　种子批的建立

应符合生物制品生产检定用菌毒种管理及质量控制（通则 0233）的有关规定。

2.1.3　种子批的传代

主种子批菌种启开后传代次数不得超过 5 代；工作种子批菌种启开后至接种生产用培养基传代次数不得超过 5 代。

2.1.4　种子批的检定

2.1.4.1　培养特性

将待检菌种接种于肉汤琼脂、马丁琼脂或其他适宜的培养基，置 37℃培养 18～20 小时，应为无色半透明、边缘整齐、表面光滑湿润的圆形菌落。

2.1.4.2　染色镜检

应为革兰阴性杆菌。

2.1.4.3　生化反应

发酵葡萄糖、麦芽糖、甘露醇均产酸不产气；不发酵乳糖、蔗糖（通则 3605）；氧化酶试验阴性。

2.1.4.4　血清学特性

（1）玻片凝集试验

待检菌种的新鲜培养物与 Vi 及 H-d 参考血清有强凝集反应（+++以上），与 O-9 参考血清不产生凝集反应或仅有较弱凝集。

（2）定量凝集试验

将待检菌种的新鲜培养物，用 PBS 制成 6.0×10^8/ml 的菌悬液，与伤寒沙门菌参考血清做定量凝集试验。充分混匀后，置 35～37℃过夜。肉眼观察结果，以（+）凝集之血清最高稀释度为凝集反应效价，凝集效价应不低于参考血清原效价之半。

2.1.4.5　毒力试验

用 35～37℃培养 12～16 小时的琼脂培养物，以 0.9%氯化钠溶液稀释成含菌 6.0×10^8/ml、3.0×10^8/ml、1.5×10^8/ml 及 7.5×10^7/ml 等浓度的菌悬液（根据菌种毒力情况，稀释度可作更改）。每一稀释度的菌悬液腹腔注射至少 5 只体重 14～16g 小鼠，每只 0.5ml，观察 3 天。小鼠感染后 3 天内全部死亡的最小剂量为 1 个最小致死量（MLD），1MLD 含菌应不高于 1.5×10^8。

2.1.4.6　毒性试验

将 35～37℃培养 18～20 小时之琼脂培养物混悬于 PBS 内，56℃加温 1 小时（或其他方法杀菌），不加抑菌剂。杀菌检查合格后稀释成 6.0×10^9/ml、3.0×10^9/ml 及 1.5×10^9/ml 3 个浓度，每个浓度的菌悬液以 0.5ml 腹腔注射体重 15～18g 小鼠 5 只，观察 3 天，注射含菌 7.5×10^8 之小鼠应全部生存，注射含菌 1.5×10^9 之 5 只小鼠可有 3 只死亡。

2.1.4.7　免疫力试验

将经 56℃ 30 分钟加温（或用其他方法杀菌）不加抑菌剂的菌液稀释为 2.5×10^8/ml。用该菌液免疫体重 14～16g 小鼠至少 30 只，每只皮下注射 0.5ml，注射 2 次，间隔 7 天，末次免疫后 9～11 天进行毒菌攻击。免疫组小鼠每只腹腔注射 0.5ml 含 1MLD 的毒菌，同时应用同批饲养或体重与免疫组相同的小鼠 3 组（每组至少 5 只）作对照，分别于腹腔注射 2MLD、1MLD 及 1/2MLD 的毒菌（各含于 0.5ml 中）。观察 3 天，对照组小鼠感染 2MLD 及 1MLD 者应全部死亡，感染 1/2MLD 者有部分死亡。免疫组小鼠存活率应不低于 70%。

免疫力试验也可用 LD_{50} 攻击法。将经 56℃ 30 分钟加温（或用其他方法杀菌）不加抑菌剂的菌液稀释为 2.5×10^8/ml。用该菌液免疫体重 14～16g 小鼠至少 30 只，每只皮下注射 0.5ml，注射 2 次，间隔 7 天，末次免疫后 9～11 天进行毒菌攻击。用培养 12～16 小时的菌苔，以 pH 7.2～7.4 的肉汤培养基或 0.9%氯化钠溶液稀释至适当浓度，进行攻击。免疫组小鼠应感染 $100LD_{50}$ 以上的毒菌。同时应用同批饲养或体重与免疫组相同的小鼠 3～4 组（每组至少 5 只），分别感染不同剂量毒菌作对照。免疫组及对照组分别腹腔注射 0.5ml，观察 3 天，计算 LD_{50}。免疫组小鼠存活率应不低于 70%。

应同时用参考菌苗作对照。

2.1.4.8　抗原性试验

选用体重 2kg 左右之健康家兔至少 3 只，用经 56℃ 30 分钟加温（或用其他方法杀菌）不加抑菌剂之菌液静脉注射 3 次，每次 0.5ml，第一次注射含菌 7.0×10^8，第二次注射含菌 1.4×10^9，第三次注射含菌 2.1×10^9，每次间隔 7 天。末次注射后 10～14 天采血做定量凝集试验测定效价，2/3 家兔血清之凝集效价应不低于 1∶12 800。

2.1.5　种子批的保存

种子批应冻干保存于8℃及以下。

2.2　原液

2.2.1　生产用种子

工作种子批检定合格后方可用于生产，将工作种子批菌种接种于改良半综合培养基或其他适宜培养基，制备生产用种子。

2.2.2　生产用培养基

采用pH 7.2～7.4的马丁琼脂、肉汤琼脂或经批准的其他培养基。

2.2.3　菌种接种和培养

采用涂种法接种，接种后置35～37℃培养18～24小时。

2.2.4　收获

刮取菌苔混悬于PBS中即为原液。逐瓶做纯菌检查，取样接种琼脂斜面2管，分别置35～37℃培养2天，24～26℃培养1天，如有杂菌生长应废弃。

2.2.5　杀菌

在纯菌检查合格的原液中加入终浓度为1.0%～1.2%的甲醛溶液，置37℃杀菌，时间不得超过7天，再保存于2～8℃。

2.2.6　杀菌检查

杀菌后，取样接种于不含琼脂的硫乙醇酸盐培养基及普通琼脂斜面各1管，置35～37℃培养5天。如有本菌生长，可加倍量复试1次。如有杂菌生长应废弃。

2.2.7　合并

杀菌检查合格之原液按不同菌株或不同制造日期分别除去琼脂及其他杂质，进行合并。合并后应加入不高于3.0g/L的苯酚或其他适宜抑菌剂，保存于2～8℃。

2.2.8　原液检定

按3.1项进行。

2.2.9　保存及有效期

原液应保存于2～8℃。原液自收获之日起至用于菌苗稀释不得少于4个月，自收获之日起，有效期为30个月。

2.3　半成品

2.3.1　配制

稀释前应先将不同菌株所制之原液按菌数等量混合，但每个菌株所加的菌数与应加菌数在总菌数不变的原则下允许两个菌株之间在40%范围内互有增减。用含不高于3.0g/L的苯酚或其他适宜抑菌剂的PBS稀释。稀释后浓度为每1ml含伤寒沙门菌3.0×10^8。

2.3.2　半成品检定

按3.2项进行。

2.4　成品

2.4.1　分批

应符合生物制品分包装及贮运管理（通则0239）规定。

2.4.2　分装

应符合生物制品分包装及贮运管理（通则0239）规定。

2.4.3　规格

每瓶5ml。每1次人用剂量0.2～1.0ml（根据年龄及注射针次不同），含伤寒沙门菌6.0×10^7～3.0×10^8。

2.4.4　包装

应符合生物制品分包装及贮运管理（通则0239）规定。

3　检定

3.1　原液检定

3.1.1　染色镜检

革兰阴性杆菌，不得有杂菌。

3.1.2　凝集试验

与相应血清进行定量凝集试验，其凝集效价应不低于血清原效价之半。

3.1.3　浓度测定

按“中国细菌浊度标准”测定浓度。

3.1.4　无菌检查

依法检查（通则1101），应符合规定。

3.1.5　免疫力试验

无菌检查合格后进行本试验，抽检批数应不少于生产批数的1/5。按2.1.4.7项进行，每组小鼠至少15只，60%免疫小鼠存活为合格。

3.2　半成品检定

无菌检查

依法检查（通则1101），应符合规定。

3.3　成品检定

3.3.1　鉴别试验

与相应血清做玻片凝集试验，应出现明显凝集反应。

3.3.2　物理检查

3.3.2.1　外观

应为乳白色悬液，无摇不散的菌块或异物。

3.3.2.2　装量

依法检查（通则0102），应不低于标示量。

3.3.3　化学检定

3.3.3.1　pH值

应为6.8～7.4（通则0631）。

3.3.3.2　苯酚含量

应不高于3.0g/L（通则3113）。

3.3.3.3　游离甲醛含量

应不高于0.2g/L（通则3207第一法）。

3.3.4　菌形及纯菌检查

染色镜检，应为革兰阴性杆菌。至少观察10个视野，平均每个视野内不得有10个以上非典型菌（线状、粗大或染色可疑杆菌），并不应有杂菌。

3.3.5　无菌检查

依法检查（通则1101），应符合规定。

3.3.6　异常毒性检查

依法检查（通则 1141），应符合规定。每只豚鼠注射剂量为 1.5ml。

4　保存、运输及有效期

于 2～8℃避光保存和运输。自生产之日起，有效期为 18 个月。如原液超过 1 年稀释，应相应缩短有效期（自原液收获之日起，总有效期不得超过 30 个月）。

5　使用说明

应符合生物制品分包装及贮运管理（通则 0239）规定和批准的内容。

伤寒甲型副伤寒联合疫苗

Shanghan Jiaxing Fushanghan Lianhe Yimiao

Typhoid and Paratyphoid A Combined Vaccine

本品系用伤寒沙门菌、甲型副伤寒沙门菌分别培养制成悬液，经甲醛杀菌后用 PBS 稀释制成。用于预防伤寒及甲型副伤寒。

1　基本要求

生产和检定用设施、原材料及辅料、水、器具、动物等应符合“凡例”的有关要求。

2　制造

2.1　混合前单价原液

2.1.1　伤寒原液应符合“伤寒疫苗”中 2.1～2.2 项及 3.1 项的规定。

2.1.2　甲型副伤寒原液的制造按“伤寒疫苗”中 2.1～2.2 项及 3.1 项的规定进行，其中生产用菌种为甲型副伤寒沙门菌 CMCC 50093 和 CMCC 50503；2.1.4.5 项中甲型副伤寒沙门菌菌种毒力应为 1MLD 含菌不超过 7.5×10^8；2.1.4.7 项中甲型副伤寒菌液免疫浓度应为 5.0×10^8/ml，攻击后甲型副伤寒菌液免疫组小鼠存活率应不低于 60%；2.1.4.8 项中甲型副伤寒沙门菌免疫家兔血清之凝集效价不得低于 1∶6400；2.2.5 项中甲型副伤寒原液加入甲醛溶液的终浓度为 1.3%～1.5%。

2.2　半成品

2.2.1　配制

每 1ml 含伤寒沙门菌 1.5×10^8、甲型副伤寒沙门菌 1.5×10^8。

2.2.2　合并及稀释

先将不同菌种所制之原液按比例混合。每一种菌所加的菌数与应加菌数在总菌数不变的原则下，允许两种菌之间在 20% 的范围内互有增减；同一种菌不同菌株之原液按等量混合，但每个菌株所加的菌数与应加菌数在总菌数不变的原则下，允许两个菌株之间在 40% 范围内互有增减。再用含不高于 3.0g/L 苯酚或其他适宜抑菌剂之 PBS 稀释，使每 1ml 含伤寒沙门菌 1.5×10^8、甲型副伤寒沙门菌 1.5×10^8。

2.2.3　半成品检定

按 3.1 项进行。

2.3　成品

2.3.1　分批

应符合生物制品分包装及贮运管理（通则 0239）规定。

2.3.2　分装

应符合生物制品分包装及贮运管理（通则 0239）规定。

2.3.3　规格

每瓶 5ml。每 1 次人用剂量 0.2～1.0ml（根据年龄及注射针次不同），含伤寒沙门菌和甲型副伤寒沙门菌各为 3.0×10^7～1.5×10^8。

2.3.4　包装

应符合生物制品分包装及贮运管理（通则 0239）规定。

3　检定

3.1　半成品检定

无菌检查

依法检查（通则 1101），应符合规定。

3.2　成品检定

3.2.1　鉴别试验

与相应血清做玻片凝集试验，应出现明显凝集反应。

3.2.2　物理检查

3.2.2.1　外观

应为乳白色悬液，无摇不散的菌块或异物。

3.2.2.2　装量

依法检查（通则 0102），应不低于标示量。

3.2.3　化学检定

3.2.3.1　pH 值

应为 6.8～7.4（通则 0631）。

3.2.3.2　苯酚含量

应不高于 3.0g/L（通则 3113）。

3.2.3.3　游离甲醛含量

应不高于 0.2g/L（通则 3207 第一法）。

3.2.4　菌形及纯菌检查

染色镜检，应为革兰阴性杆菌。至少观察 10 个视野，平均每个视野内不得有 10 个以上非典型菌（线状、粗大或染色可疑杆菌），并不应有杂菌。

3.2.5　无菌检查

依法检查（通则 1101），应符合规定。

3.2.6　异常毒性检查

依法检查（通则 1141），应符合规定。每只豚鼠注射剂量为 1.5ml。

4　保存、运输及有效期

于 2～8℃避光保存和运输。自生产之日起，有效期为 18 个月。如原液超过 1 年稀释，应相应缩短有效期（自原液收获之日起，总有效期不得超过 30 个月）。

5　使用说明

应符合生物制品分包装及贮运管理（通则 0239）规定和批准的内容。

伤寒甲型乙型副伤寒联合疫苗

Shanghan Jiaxing Yixing Fushanghan Lianhe Yimiao

Typhoid and Paratyphoid A & B Combined Vaccine

本品系用伤寒沙门菌、甲型副伤寒沙门菌、乙型副伤寒沙门菌分别培养制成悬液，经甲醛杀菌，用 PBS 稀释制成。用于预防伤寒及甲型副伤寒、乙型副伤寒。

1　基本要求

生产和检定用设施、原材料及辅料、水、器具、动物等应符合“凡例”的有关要求。

2　制造

2.1　混合前单价原液

2.1.1　伤寒原液应符合“伤寒疫苗”中 2.1～2.2 项及 3.1 项的规定。

2.1.2　甲型副伤寒原液应符合“伤寒甲型副伤寒联合疫苗”中 2.1.2 项的规定。

2.1.3　乙型副伤寒原液的制造按“伤寒疫苗”中 2.1～2.2 项及 3.1 项的规定进行。其中生产用菌种为乙型副伤寒沙门菌 CMCC 50094 和 CMCC 50602；2.1.4.8 项中乙型副伤寒沙门菌免疫家兔血清之凝集效价应不低于 1∶6400；2.2.5 项中乙型副伤寒原液加入甲醛溶液的终浓度为 1.6%～2.0%。

2.2　半成品

2.2.1　配制

每 1ml 含伤寒沙门菌 1.5×10^8，甲型副伤寒沙门菌、乙型副伤寒沙门菌各 7.5×10^7。

2.2.2　合并及稀释

先将不同菌种所制之原液按比例混合。每一种菌所加的菌数与应加菌数在总菌数不变的原则下，允许互有增减，但各种菌之间菌数差异不得超过 20%。同一种菌不同菌株之原液按等量混合，但每个菌株所加的菌数与应加菌数在总菌数不变的原则下，允许两个菌株之间在 40% 范围内互有增减。再用含不高于 3.0g/L 苯酚或其他适宜抑菌剂之 PBS 稀释，使每 1ml 含伤寒沙门菌 1.5×10^8，甲型副伤寒沙门菌、乙型副伤寒沙门菌各 7.5×10^7。

2.2.3　半成品检定

按 3.1 项进行。

2.3　成品

2.3.1　分批

应符合生物制品分包装及贮运管理（通则 0239）规定。

2.3.2　分装

应符合生物制品分包装及贮运管理（通则 0239）规定。

2.3.3　规格

每瓶 5ml。每 1 次人用剂量 0.2～1.0ml（根据年龄及注射针次不同）；含伤寒沙门菌 3.0×10^7～1.5×10^8，甲型副伤寒沙门菌、乙型副伤寒沙门菌各为 1.5×10^7～7.5×10^7。

2.3.4　包装

应符合生物制品分包装及贮运管理（通则 0239）规定。

3　检定

3.1　半成品检定

无菌检查

依法检查（通则 1101），应符合规定。

3.2　成品检定

3.2.1　鉴别试验

与相应血清做玻片凝集试验，应出现明显凝集反应。

3.2.2　物理检查

3.2.2.1　外观

应为乳白色悬液，无摇不散的菌块或异物。

3.2.2.2　装量

依法检查（通则 0102），应不低于标示量。

3.2.3　化学检定

3.2.3.1　pH 值

应为 6.8～7.4（通则 0631）。

3.2.3.2　苯酚含量

应不高于 3.0g/L（通则 3113）。

3.2.3.3　游离甲醛含量

应不高于 0.2g/L（通则 3207 第一法）。

3.2.4　菌形及纯菌检查

染色镜检，应为革兰阴性杆菌。至少观察 10 个视野，平均每个视野内不得有 10 个以上非典型菌（线状、粗大或染色可疑杆菌），并不应有杂菌。

3.2.5　无菌检查

依法检查（通则 1101），应符合规定。

3.2.6　异常毒性检查

依法检查（通则 1141），应符合规定。每只豚鼠注射剂量为 1.5ml。

4　保存、运输及有效期

于 2～8℃避光保存和运输。自生产之日起，有效期为 18 个月。如原液超过 1 年稀释，应相应缩短有效期（自原液收获之日起，总有效期不得超过 30 个月）。

5　使用说明

应符合生物制品分包装及贮运管理（通则 0239）规定和批准的内容。

伤寒 Vi 多糖疫苗

Shanghan Vi Duotang Yimiao

Vi Polysaccharide Typhoid Vaccine

本品系用伤寒沙门菌培养液纯化的 Vi 多糖，经用 PBS 稀释制成。用于预防伤寒。

1　基本要求

生产和检定用设施、原材料及辅料、水、器具、动物等应符合“凡例”的有关要求。

2　制造

2.1　菌种

生产用菌种应符合生物制品生产检定用菌毒种管理及质量控制（通则 0233）的有关规定。

2.1.1　名称及来源

生产用菌种为伤寒沙门菌 Ty2 株，CMCC 50098。

2.1.2　种子批的建立

应符合生物制品生产检定用菌毒种管理及质量控制（通则 0233）的有关规定。

2.1.3　种子批的传代

主种子批启开后传代次数不得超过 5 代。工作种子批启开后至接种发酵罐培养传代次数不得超过 5 代。

2.1.4　种子批的检定

2.1.4.1　培养特性

菌种接种于 pH 7.2～7.4 的肉汤琼脂、马丁琼脂或其他适宜的培养基 35～37℃培养 16～20 小时，应为无色半透明、边缘整齐、表面光滑湿润的圆形菌落。

2.1.4.2　染色镜检

应为革兰阴性杆菌。

2.1.4.3　生化反应

发酵葡萄糖、麦芽糖、甘露醇均产酸不产气；不发酵乳糖、蔗糖（通则 3605）；氧化酶试验阴性。

2.1.4.4　血清学试验

（1）玻片凝集试验

菌种的新鲜培养物与 Vi 及 H-d 参考血清有强凝集反应（+++以上），与 O-9 参考血清不产生凝集或仅有较弱凝集反应。

（2）定量凝集试验

菌种的新鲜培养物，用 PBS 制成 6.0×10^{8}/ml 的菌悬液，加入终浓度为 0.5% 的甲醛溶液，杀菌后的菌液（或直接用活菌菌液）与伤寒 Vi 参考血清做定量凝集试验；另取经 100℃ 30 分钟加热杀菌的菌液，与伤寒 O 参考血清做定量凝集试验。出现（+）凝集之血清最高稀释度为凝集反应效价，凝集效价应不低于参考血清原效价之半。

2.1.5　种子批的保存

种子批应冻干保存于 8℃及以下。

2.2　原液

2.2.1　生产用种子

启开工作种子批菌种，检定培养特性及染色镜检合格后，接种于改良半综合培养基或其他适宜培养基，制备数量适宜的生产用种子。

2.2.2　生产用培养基

采用改良半综合培养基或经批准的其他培养基。培养基不应含有与十六烷基三甲基溴化铵能形成沉淀的成分。

2.2.3　培养

采用培养罐液体培养。在培养过程中及杀菌前取样进行菌液浓度测定及纯菌检查，涂片做革兰染色镜检，如发现污染杂菌，应废弃。

2.2.4　收获及杀菌

培养物于对数生长期的后期或静止期的前期收获。取样进行菌液浓度测定及纯菌检查，合格后在收获的培养液中加入甲醛溶液杀菌，杀菌条件以确保杀菌完全又不损伤其多糖抗原为宜。

2.2.5　纯化

2.2.5.1　去核酸

将已杀菌的培养物，离心去菌体后收集上清液，采用十六烷基三甲基溴化铵沉淀收集复合多糖。

2.2.5.2　沉淀多糖

取 2.2.5.1 的上清液，加入乙醇溶液沉淀多糖，沉淀物依次用无水乙醇、丙酮洗涤，沉淀物即为粗制多糖。粗制多糖应保存在−20℃以下，待纯化。

2.2.5.3　多糖纯化

将粗制多糖溶解于醋酸钠溶液中，用冷苯酚提取，离心收集上清液，并用适宜溶液透析或超滤；加入乙醇沉淀，沉淀物用无水乙醇及丙酮分别洗涤，用灭菌注射用水溶解，除菌过滤后即为多糖原液。提取过程应尽可能在 15℃以下进行。

2.2.6　原液检定

按 3.1 项进行。

2.2.7　保存及有效期

于−20℃以下保存。自收获杀菌之日起，疫苗总有效期应不超过 60 个月。

2.3　半成品

2.3.1　配制

用适宜稀释剂稀释原液，可加入适量抑菌剂。每 1 次人用剂量含多糖应不低于 30μg。

2.3.2　半成品检定

按 3.2 项进行。

2.4　成品

2.4.1　分批

应符合生物制品分包装及贮运管理（通则 0239）规定。

2.4.2　分装

应符合生物制品分包装及贮运管理（通则 0239）规定。

2.4.3　规格

每瓶 5ml（10 次人用剂量）、1ml（2 次人用剂量）、0.5ml（1 次人用剂量）。每 1 次人用剂量 0.5ml，含多糖应不低于 30μg。

2.4.4　包装

应符合生物制品分包装及贮运管理（通则 0239）规定。

3　检定

3.1　原液检定

3.1.1　鉴别试验

采用免疫双扩散法（通则 3403），本品与伤寒 Vi 血清 48 小时内应形成明显沉淀线，而与伤寒 O 血清不形成沉淀线。

3.1.2　化学检定

3.1.2.1　固体总量

依法测定（通则 3101）。

3.1.2.2　蛋白质含量

应小于 10mg/g（通则 0731 第二法）。

3.1.2.3　核酸含量

应小于 20mg/g，核酸在波长 260nm 处的吸收系数（$E_{1cm}^{1\%}$）为 200（通则 0401）。

3.1.2.4　*O*-乙酰基含量

应不低于 2.0mmol/g（通则 3117）。

3.1.2.5　多糖分子大小分布测定

多糖分子的 K_D 值在 0.25 以前的洗脱液多糖回收率应在 50%以上（通则 3420）。

3.1.2.6　苯酚残留量

应不高于 0.1g/L（通则 3113）。

3.1.3　无菌检查

依法检查（通则 1101），应符合规定。

3.1.4　细菌内毒素检查

依法检查（通则 1143），应符合批准的要求。

3.2　半成品检定

无菌检查

依法检查（通则 1101），应符合规定。

3.3　成品检定

3.3.1　鉴别试验

按 3.1.1 项进行。

3.3.2　物理检查

3.3.2.1　外观

应为无色澄明液体，无异物。

3.3.2.2　装量

依法检查（通则 0102），应不低于标示量。

3.3.2.3　渗透压摩尔浓度

依法检查（通则 0632），应符合批准的要求。

3.3.3　化学检定

3.3.3.1　pH 值

应为 6.5～7.5（通则 0631）。

3.3.3.2　抑菌剂含量

如添加苯酚作抑菌剂，其含量应不高于 1.5mg/剂（通则 3113）。

3.3.3.3　多糖含量

称取 0.5～0.6g 琼脂糖，加入 0.05mol/L 巴比妥缓冲液（pH 8.6）40ml 中，加热溶胀完全，待冷却至约 56℃时，加入伤寒 Vi 血清 1ml，混匀后迅速倾倒于 12cm×6cm 的洁净水平玻板上，待凝胶凝固后用直径 3mm 的打孔器在距底边 1.5cm 处打孔。各孔中分别加入各稀释好的伤寒 Vi 抗原标准品溶液（浓度分别为：100μg/ml、50μg/ml、25μg/ml、12.5μg/ml、6.25μg/ml）和本品 5μl（本品做双孔）。靠近边缘一孔中，可加入 10μl 溴酚蓝指示液。加样后将玻板置于电泳槽上，滤纸搭桥，加样端与电泳仪阴极相连。采用 0.05mol/L 巴比妥缓冲液（pH 8.6）为电极缓冲液，8V/cm 恒压电泳至指示剂迁移到前沿。取下玻板浸泡于 0.9%氯化钠溶液 1～2 小时后，覆盖洁净滤纸移至培养箱中过夜烤干。用考马斯亮蓝染色液染色至火箭峰出现，用甲醇-醋酸溶液脱色至背景清晰。准确测量火箭峰高，以标准品浓度的对数和相应的峰高作直线回归，得直线回归方程，将本品的峰高均值代入直线回归方程，求出本品浓度。每 1 次人用剂量多糖含量应不低于 30μg。

3.3.3.4　*O*-乙酰基含量

每 1 次人用剂量应为 0.061～0.091μmol（通则 3117）。

3.3.4　无菌检查

依法检查（通则 1101），应符合规定。

3.3.5　异常毒性检查

依法检查（通则 1141），应符合规定。

3.3.6　热原检查

依法检查（通则 1142），注射剂量按家兔体重每 1kg 注射 0.025μg 多糖，应符合规定。

3.3.7　细菌内毒素检查

依法检查（通则 1143），应符合批准的要求。

4　保存、运输及有效期

于 2～8℃避光保存和运输。自生产之日起，有效期为 24 个月。

5　使用说明

应符合生物制品分包装及贮运管理（通则 0239）规定和批准的内容。

重组B亚单位/菌体霍乱疫苗（肠溶胶囊）

Chongzu B Yadanwei/Junti Huoluan Yimiao (Changrongjiaonang)

Recombinant B-subunit/Whole Cell Cholera Vaccine (Enteric-coated Capsule)

本品系用霍乱毒素B亚单位基因重组质粒（pMM-CTB）转化大肠埃希菌MM2，使其高效表达霍乱毒素B亚单位（CTB），经纯化、冻干制成干粉；O1群霍乱弧菌经培养、灭活、冻干制成菌粉。将两者混合后加入适宜辅料制成肠溶胶囊，用于预防霍乱和产毒性大肠埃希菌旅行者腹泻。

1　基本要求

生产和检定用设施、原材料及辅料、水、器具、动物等应符合“凡例”及国家生物安全防护的有关规定。

2　制造

2.1　原液

2.1.1　混合前原液

2.1.1.1　霍乱菌体原液

应符合本品种附录1“霍乱菌体原液制造及检定要求”中1项的规定。

2.1.1.2　重组霍乱毒素B亚单位原液

应符合本品种附录2“重组霍乱毒素B亚单位原液制造及检定要求”中1项的规定。

2.1.2　原液检定

2.1.2.1　霍乱菌体原液

应符合本品种附录1“霍乱菌体原液制造及检定要求”中2项的规定。

2.1.2.2　重组霍乱毒素B亚单位原液

应符合本品种附录2“重组霍乱毒素B亚单位原液制造及检定要求”中2项的规定。

2.1.3　原液冻干

2.1.3.1　霍乱菌体冻干粉

将霍乱菌体原液用稀释液稀释后，冷冻干燥制成菌粉。

2.1.3.2　重组霍乱毒素B亚单位冻干粉

将重组霍乱毒素B亚单位原液用稀释液稀释后，冷冻干燥制成冻干粉。

2.2　半成品

2.2.1　配制

将霍乱菌体冻干粉、重组霍乱毒素B亚单位冻干粉与适宜辅料按一定比例混匀制成药粉，使每粒（240mg）含霍乱菌体5.0×10^{10}个、重组霍乱毒素B亚单位1mg，用于制备胶囊。

2.2.2　半成品检定

按3.1项进行。

2.3　成品

2.3.1　分批

应符合生物制品分包装及贮运管理（通则0239）的规定。

2.3.2　分装

应符合生物制品分包装及贮运管理（通则0239）与胶囊剂（通则0103）有关规定。

2.3.3　规格

每粒胶囊装量240mg，含灭活霍乱菌体5.0×10^{10}个、重组霍乱毒素B亚单位1mg。

2.3.4　包装

应符合生物制品分包装及贮运管理（通则0239）与胶囊剂（通则0103）有关规定。

3　检定

3.1　半成品检定

微生物限度

依法检查（通则1105、通则1106、通则1107），应符合规定。

3.2　成品检定

3.2.1　鉴别试验

3.2.1.1　染色镜检

应为革兰阴性短小弧形杆菌。

3.2.1.2　免疫双扩散法

采用免疫双扩散法（通则3403），供试品应与兔抗CTB血清产生与对照品一致的沉淀线。

3.2.2　物理检查

3.2.2.1　外观

胶囊内药粉为淡黄色或浅褐色均匀粉末。

3.2.2.2　装量差异

依法检查（通则0103），应符合规定。

3.2.3　崩解时限

依法检查（通则0921），应符合规定。

3.2.4　干燥失重

依法检查（通则0831），胶囊内容物在80℃干烤至恒重，减失重量应不得超过5.0%。

3.2.5　重组霍乱毒素B亚单位（CTB）含量

采用免疫单扩散法测定，CTB含量应为标示量的100%～200%。

用0.9%氯化钠溶液将重组霍乱毒素B亚单位（CTB）标准品稀释至适宜稀释度，将胶囊内容物用0.9%氯化钠溶液稀释至每1ml含CTB约30μg的供试品溶液，分别加入含适量CTB抗血清的凝胶板中，置湿盒内，于37℃孵育扩散适宜时间，染色至沉淀圈显色清晰，用脱色液脱去背景颜色后，测量各沉淀圈的直径，以标准品浓度对数值为纵坐标、对应沉淀圈直径的平均值为横坐标作直线回归，求得直线回归方程。将供试品沉淀圈直径的值代入回归方程，计算供试品的浓度。

3.2.6　微生物限度

按3.1项进行。

3.2.7　免疫力试验

采用间接酶联免疫法检测免疫组小鼠血清抗体水平，与对照组小鼠血清相比较，免疫组小鼠霍乱弧菌抗体滴度应不低于对照组 4 倍，免疫组小鼠 CTB 抗体滴度应不低于对照组 8 倍。

取胶囊内容物，用磷酸盐缓冲液（pH 7.4）稀释至每 1ml 含菌 1.0×10^9 个，免疫体重 10～12g 小鼠至少 10 只，每只腹腔注射 2 次，每次 0.5ml（含菌 5.0×10^8 个），间隔 7 天；对照组注射液为磷酸盐缓冲液（pH 7.4）。末次免疫后 3～7 天眼窝取血，分离血清并将免疫组各只小鼠血清和对照组各只小鼠血清分别等量混合。用含 10% 小牛血清和 0.1% 聚山梨酯 20 的磷酸盐缓冲液（pH 7.4）将上述血清分别稀释 400 倍待用。

将上述免疫血清稀释至适宜稀释度，以未免疫组小鼠血清为对照，采用间接酶联免疫法分别测定免疫血清中霍乱弧菌抗体和 CTB 抗体。计算对照组小鼠血清吸光度值的均值(X)+3 倍标准差（SD），选取免疫组小鼠血清系列稀释度中吸光度值大于对照组（X）+3 倍标准差（SD）的最大稀释倍数，以此最大稀释倍数除以对照组血清稀释倍数，得到免疫组小鼠抗体滴度倍数。

4　保存、运输及有效期

于 2～8℃ 干燥保存和运输。自生产之日起，有效期 24 个月。

5　附录

附录 1　霍乱菌体原液制造及检定要求

附录 2　重组霍乱毒素 B 亚单位原液制造及检定要求

6　使用说明

应符合生物制品分包装及贮运管理（通则 0239）规定和批准的内容。

附录 1　霍乱菌体原液制造及检定要求

本品系用 O1 群古典生物型或 Eltor 生物型霍乱弧菌经培养、加入甲醛溶液杀菌后冻干制成，用于制备重组 B 亚单位/菌体霍乱疫苗（肠溶胶囊）。

1　制造

1.1　菌种

生产用菌种应符合生物制品生产检定用菌毒种管理及质量控制（通则 0233）的有关规定。

1.1.1　名称及来源

采用霍乱弧菌 O1 群古典生物型 16012 菌株或 Eltor 生物型 18001 菌株。来源于中国医学细菌保藏管理中心。

1.1.2　种子批的建立

应符合生物制品生产检定用菌毒种管理及质量控制（通则 0233）的有关规定。

1.1.3　种子批的传代

主种子批菌种启开后传代次数不得超过 5 代；工作种子批菌种启开后至接种生产用培养基传代次数不得超过 5 代。

1.1.4　种子批的检定

主种子批应进行以下各项全面检定，工作种子批应进行 1.1.4.1～1.1.4.3 (1) 项检定。

1.1.4.1　培养特性及染色镜检

将待检菌种接种于 pH 7.8～8.2 的肉汤琼脂或其他适宜培养基，置 37℃ 培养 18～24 小时，应为光滑、半透明的圆形菌落。涂片染色镜检应为革兰阴性短小弧形杆菌。

1.1.4.2　生化反应

发酵甘露糖和蔗糖，产酸、不产气；不发酵阿拉伯糖。

1.1.4.3　血清学试验

（1）玻片凝集试验　用特异性血清做玻片凝集试验时，应与本型血清相凝集。

（2）定量凝集试验　用霍乱弧菌 O 多价诊断血清（原效价不低于 1∶640）与 18～24 小时的 O1 霍乱弧菌培养物以 0.9% 氯化钠溶液稀释成细菌悬液（每 1ml 含菌 1.8×10^9 左右）进行定量凝集试验，凝集效价应不低于原血清效价之半。

1.1.4.4　毒力试验

将 37℃ 培养 8～16 小时的培养物刮入 30.0g/L 碱性蛋白胨水中，比浊后用胃膜素或其他适宜稀释液稀释成不同浓度的菌悬液。每个浓度的菌悬液用体重 18～20g 小鼠 5 只，每只腹腔注射 0.5ml，观察 3 天。计算 LD_{50} 应不超过 2×10^8 个菌。

1.1.4.5　抗原性试验

选体重约 2.0kg 的家兔 3 只，静脉注射菌悬液 3 次，每次 0.5ml，第一次注射含菌 1.0×10^9，第二次注射含菌 2.0×10^9，第三次注射含菌 3.0×10^9，每次间隔 7 天。末次注射后 10～14 天采血做定量凝集试验，2/3 家兔血清之凝集效价达到 1∶2000（+）即为合格。

1.1.5　种子批的保存

原始种子批和主代种子批应冻干保存于室温。工作种子批为半固体穿刺管室温保存，保存时间 24 个月。

1.2　原液

制造霍乱疫苗应用 O1 群古典生物型或 Eltor 生物型霍乱弧菌（根据流行情况确定）。

1.2.1　生产用种子

启开工作种子批菌种，接种于 LB 培养基上，制备生产用工作种子。

1.2.2　生产用培养基

采用适宜的培养基。生产用培养基不得含有使人产生毒性反应或变态反应的物质。

1.2.3　培养收获

1.2.3.1　培养

采用适宜方式培养，在培养过程中取样进行纯菌检查、涂片革兰染色镜检，如发现污染杂菌，应废弃。

1.2.3.2　纯菌检查

培养物涂片进行革兰染色镜检，应为革兰阴性短小弧形杆菌。若镜检发现有杂菌生长，应废弃。

1.2.3.3 杀菌

加入终浓度不超过1%（ml/ml）的甲醛溶液，于37℃杀菌2～3天。

1.2.3.4 杀菌检查

纯菌检查合格的菌液，应取样接种不含琼脂的硫乙醇酸盐培养基、胰酪大豆胨琼脂斜面及碱性琼脂斜面各1管，于37℃培养5天，若有菌生长应废弃。

1.2.3.5 收获

采用超滤或其他经批准的工艺进行菌体收获和保存。

2 原液检定

2.1 染色镜检

应为典型革兰阴性短小弧形杆菌。

2.2 凝集试验

与霍乱弧菌O多价诊断血清做玻片定性凝集试验，呈阳性反应。

2.3 无菌检查

依法检查（通则1101），应符合规定。另加试1%碱性蛋白胨水培养基1管，于30～35℃培养，应无菌生长。

2.4 浓度测定

按"中国细菌浊度标准"测定，每1ml含菌应为5.0×10^{11}～1.05×10^{12}。

2.5 游离甲醛残留量

每5.0×10^{10}菌中含游离甲醛不高于0.16mg（通则3207第一法）。

2.6 霍乱毒素残留量

采用间接ELISA法检测霍乱毒素（CT）残留量，每5.0×10^{10}菌中含霍乱毒素不高于10ng。

以神经节苷脂（GM1）包被，用适宜稀释液将霍乱毒素对照品和供试品稀释至适宜浓度测定。以对照品溶液吸光度对其相应的浓度进行四参数方程拟合，将供试品吸光度值代入四参数方程拟合，得到供试品中CT含量。

3 保存及有效期

于2～8℃保存，自收菌之日起保存时间不超过6个月。

附录2 重组霍乱毒素B亚单位原液制造及检定要求

本品系由大肠埃希菌重组表达的霍乱毒素B亚单位（CTB），经纯化、冻干制成；用于配制重组B亚单位/菌体霍乱疫苗（肠溶胶囊）。

1 制造

1.1 菌种

1.1.1 名称及来源

重组霍乱毒素B亚单位表达菌株为大肠埃希菌工程菌株。

1.1.2 种子批的建立

应符合生物制品生产检定用菌毒种管理及质量控制（通则0233）的有关规定。

1.1.3 种子批的传代

主种子批菌种启开后传代次数不得超过5代；工作种子批菌种启开后至接种生产用培养基传代次数不得超过5代。

1.1.4 种子批的检定

主种子批和工作种子批的菌种应进行以下各项全面检定。

1.1.4.1 培养特性

应呈典型大肠埃希菌集落形态，无其他杂菌生长。

1.1.4.2 染色镜检

应为典型的革兰阴性杆菌。

1.1.4.3 对抗生素的抗性

在含氨苄西林为50μg/ml的培养基上正常生长。

1.1.4.4 电镜检查（工作种子批可免做）

应为典型的大肠埃希菌形态，无支原体、病毒样颗粒及其他微生物污染。

1.1.4.5 生化反应

应符合大肠埃希菌生物学性状。

1.1.4.6 重组霍乱毒素B亚单位表达量

用适宜的液体培养基培养后，获得的培养物上清液采用间接ELISA法检测，以神经节苷脂（GM1）包被，以兔抗CTB血清为一抗，辣根过氧化物酶标记的羊抗兔抗体为二抗。检测结果应为强阳性，P/N值应大于10。

1.1.4.7 质粒检查

用适宜方法提取工程菌质粒DNA，经酶切后，采用琼脂糖凝胶电泳分析，电泳图谱应与原始重组质粒的酶切图谱相符。

1.1.4.8 目的基因核苷酸序列检查（工作种子批可免做）

目的基因核苷酸序列应与批准的序列相符。

1.2 原液

1.2.1 生产用种子

启开工作种子批菌种，经适当传代、取样经培养特性检查及染色镜检合格后接种于培养基上，制备数量适宜的生产用种子。

1.2.2 生产用培养基

采用不含抗生素的适宜培养基。

1.2.3 接种和培养

采用培养罐液体培养，可用适宜的诱导剂诱导目标蛋白产生。

1.2.4 收获

发酵液经离心，去除菌体，收集上清液。

1.2.5 纯化

采用柱色谱方法或其他批准工艺，纯化目标蛋白，并经超滤浓缩至适宜浓度。

1.2.6 除菌过滤

将CTB浓缩液进行除菌过滤，分装于适宜容器中，即为 CTB 原液，于 2～8℃保存。

2　原液检定

2.1　CTB 含量

用 0.9% 氯化钠溶液将原液稀释至每 1ml 含 CTB 约 30μg，按正文 3.2.5 项进行，CTB 含量应不低于 0.7mg/ml。

2.2　电泳纯度

依法测定（通则 0541），用还原型 SDS-聚丙烯酰胺凝胶电泳法，分离胶的胶浓度为 15%，加样量应不低于 2.5μg（考马斯亮蓝 R250 染色法）。经扫描仪扫描，纯度应不低于 95.0%。

2.3　分子量

依法测定（通则 0541），用还原型 SDS-聚丙烯酰胺凝胶电泳法，分离胶的胶浓度为 15%，加样量应不低于 0.5μg，分子质量应为 11.6kD±1.2kD。

2.4　抗生素残留量

依法检查（通则 3408），不应有残余氨苄西林活性。

2.5　等电点

依法测定（通则 0541），主区带等电点应为 7.2～8.2，且供试品的等电点图谱应与对照品的一致。

2.6　紫外光谱

依法检查（通则 0401），在光路 1cm、波长 230～360nm 下进行扫描，最大吸收峰波长应为 279nm±3nm。

2.7　肽图

按以下方法测定，应与对照品图谱一致。

取供试品适量，用醋酸-醋酸钠缓冲液（pH 3.8）制成每 1ml 含 4mg 的溶液，于 25℃放置 72 小时。取此液 50μl，加 Tris 溶液（pH 10.9）150μl、Tris-醋酸缓冲液（pH 8.5）100μl、胰蛋白酶溶液适量，混匀。置 37℃水浴 24 小时后，加 40μl 冰醋酸终止反应，以每分钟 10 000 转离心 3 分钟，依法测定（通则 3405）；其中色谱柱为十八烷基硅烷键合硅胶柱，柱温为 45℃，流速为每分钟 0.5ml。按下表进行梯度洗脱（表中 A 为 0.1% 三氟乙酸的水溶液，B 为 0.1% 三氟乙酸的乙腈溶液）。

时间（分钟）	流动相 A（%）	流动相 B（%）
0	100	0
10	95	5
30	75	25
45	65	35
60	55	45

2.8　无菌检查

依法检查（通则 1101），应符合规定。

2.9　N 端氨基酸序列（至少每年测定 1 次）

用氨基酸序列分析仪测定，N 端序列应为：

Thr-Pro-Gln-Asn-Ile-Thr-Asp-Leu-Cys-Ala-Glu-Tyr-His-Asn-Thr

3　保存及有效期

于 2～8℃保存，原液自采集之日起保存时间不超过 6 个月。

A 群脑膜炎球菌多糖疫苗

A Qun Naomoyanqiujun Duotang Yimiao

Group A Meningococcal Polysaccharide Vaccine

本品系用 A 群脑膜炎奈瑟球菌培养液，经提取获得的荚膜多糖抗原，纯化后加入适宜稳定剂后冻干制成。用于预防 A 群脑膜炎奈瑟球菌引起的流行性脑脊髓膜炎。

1　基本要求

生产和检定用设施、原材料及辅料、水、器具、动物等应符合“凡例”的有关要求。

2　制造

2.1　菌种

生产用菌种应符合生物制品生产检定用菌毒种管理及质量控制（通则 0233）的有关规定。

2.1.1　名称及来源

生产用菌种为 A 群脑膜炎奈瑟球菌 CMCC 29201（A4）菌株。

2.1.2　种子批的建立

应符合生物制品生产检定用菌毒种管理及质量控制（通则 0233）的有关规定。

2.1.3　种子批的传代

主种子批启开后至工作种子批，传代应不超过 5 代；工作种子批启开后至接种发酵罐培养，传代应不超过 5 代。

2.1.4　种子批的检定

2.1.4.1　培养特性

菌种接种于适宜培养基，A 群脑膜炎奈瑟球菌在 25℃不生长。于 35～37℃二氧化碳环境中培养 16～20 小时，长出光滑、湿润、灰白色的菌落，菌苔易取下，在 0.9%氯化钠溶液中呈现均匀混悬液。

2.1.4.2　染色镜检

应为革兰阴性双球菌、单球菌。

2.1.4.3　生化反应

发酵葡萄糖、麦芽糖，产酸、不产气；不发酵乳糖、甘露醇、果糖及蔗糖（通则 3605）。

2.1.4.4　血清学试验

取经 35～37℃培养 16～20 小时的菌苔；混悬于含 0.5%甲醛的 0.9%氯化钠溶液中，或 56℃加热 30 分钟杀菌以后，使每 1ml 含菌 1.0×10^9～2.0×10^9；与同群参考血清做定量凝集反应，置 35～37℃过夜，次日再置室温 2 小时观察结果。以肉眼可见清晰凝集现象（+）之血清最高稀释度为凝集效价，必须达到血清原效价之半。

2.1.5　种子批的保存

种子批应冻干保存于 8℃及以下。

2.2　原液

2.2.1　生产用种子

启开工作种子批菌种，经适当传代、检定培养特性及染色镜检合格后接种于培养基上，制备数量适宜的生产用种子。

2.2.2　生产用培养基

采用改良半综合培养基或经批准的其他适宜培养基。培养基不应含有与十六烷基三甲基溴化铵能形成沉淀的成分。含羊血的培养基仅用于菌种复苏。

2.2.3　培养

采用培养罐液体培养。在培养过程中取样进行纯菌检查，涂片做革兰染色镜检，如发现污染杂菌，应废弃。

2.2.4　收获及杀菌

于对数生长期的后期或静止期的前期收获，取样进行菌液浓度测定及纯菌检查，合格后在收获的培养液中加入甲醛溶液杀菌。杀菌条件以确保杀菌完全又不损伤其多糖抗原为宜。

2.2.5　纯化

2.2.5.1　去核酸

将已杀菌的培养液离心后收集上清液，加入十六烷基三甲基溴化铵，充分混匀，形成沉淀；将已杀菌的培养物，离心去菌体后收集上清液，采用十六烷基三甲基溴化铵沉淀法提取复合多糖。

2.2.5.2　沉淀多糖

取 2.2.5.1 的上清液，加入乙醇溶液沉淀多糖，沉淀物依次用无水乙醇、丙酮洗涤，沉淀物即为粗制多糖。应保存在－20℃以下，待纯化。

2.2.5.3　多糖纯化

将粗制多糖溶解于醋酸钠溶液中，用冷苯酚提取，离心收集上清液，并用适宜溶液透析或超滤；加入乙醇沉淀，沉淀物用无水乙醇及丙酮分别洗涤，用灭菌注射用水溶解，除菌过滤后即为多糖原液。提取过程应尽量在 15℃以下进行。

2.2.6　原液检定

按 3.1 项进行。

2.2.7　保存及有效期

于－20℃以下保存。自收获杀菌之日起，疫苗总有效期应不超过 60 个月。

2.3　半成品

2.3.1　配制

用适宜稀释剂稀释原液。每 1 次人用剂量含多糖 30μg，可加适量乳糖等。

2.3.2　半成品检定

按 3.2 项进行。

2.4　成品

2.4.1　分批

应符合生物制品分包装及贮运管理（通则 0239）规定。

2.4.2　分装及冻干

应符合生物制品分包装及贮运管理（通则 0239）规定。冻干过程中制品温度应不高于 30℃，真空或充氮封口。

2.4.3　规格

按标示量复溶后每瓶 5ml（10 次人用剂量），含多糖 300μg；按标示量复溶后每瓶 2.5ml（5 次人用剂量），含多糖 150μg。每 1 次人用剂量含多糖应不低于 30μg。

2.4.4　包装

应符合生物制品分包装及贮运管理（通则 0239）规定。

3　检定

3.1　原液检定

3.1.1　鉴别试验

采用免疫双扩散法（通则 3403），本品与 A 群脑膜炎奈瑟球菌抗体应形成明显沉淀线。

3.1.2　化学检定

3.1.2.1　固体总量

依法测定（通则 3101）。A 群多糖于 50℃ 干燥至恒重。

3.1.2.2　蛋白质含量

应小于 10mg/g（通则 0731 第二法）。

3.1.2.3　核酸含量

应小于 10mg/g，核酸在波长 260nm 处的吸收系数（$E_{1cm}^{1\%}$）为 200（通则 0401）。

3.1.2.4　*O*-乙酰基含量

应不低于 2mmol/g（通则 3117）。

3.1.2.5　磷含量

应不低于 80mg/g（通则 3103）。

3.1.2.6　多糖分子大小分布测定

多糖分子的 K_D 值应不高于 0.40，K_D 值小于 0.5 的洗脱液多糖回收率应大于 76%（通则 3419）。

3.1.2.7　苯酚残留量

每克固体总量中苯酚应不高于 6.0mg（通则 3113）。

3.1.3　无菌检查

依法检查（通则 1101），应符合规定。

3.1.4　细菌内毒素检查

依法检查（通则 1143），应不高于 25EU/μg；也可采用热原检查法（通则 1142）检查，注射剂量按家兔体重每 1kg 注射 0.05μg 多糖，应符合规定。

3.2　半成品检定

无菌检查

依法检查（通则 1101），应符合规定。

3.3　成品检定

除装量差异检查、水分测定、多糖含量测定、多糖分子大小分布测定和异常毒性检查外，按制品标示量加入灭菌 PBS 复溶后进行其余各项检定。

3.3.1　鉴别试验

按 3.1.1 项进行。

3.3.2　物理检查

3.3.2.1　外观

应为白色疏松体，按标示量加入 PBS 应迅速复溶为澄明液体，无异物。

3.3.2.2　装量差异

依法检查（通则 0102），应符合规定。

3.3.2.3　渗透压摩尔浓度

依法测定（通则 0632），应符合批准的要求。

3.3.3　化学检定

3.3.3.1　水分

应不高于 3.0%（通则 0832）。

3.3.3.2　多糖含量

每 1 次人用剂量多糖含量应不低于 30μg。根据以下比例（多糖含量：磷含量为 1000：75），先测定磷含量应不低于 2.25μg（通则 3103），再计算出多糖含量。

3.3.3.3　多糖分子大小分布测定

每 5 批疫苗至少抽 1 批检查多糖分子大小。K_D 值应不高于 0.40，K_D 值小于 0.5 的洗脱液多糖回收率应大于 76%（通则 3419）。

3.3.4　无菌检查

依法检查（通则 1101），应符合规定。

3.3.5　异常毒性检查

依法检查（通则 1141），应符合规定。注射剂量为每只小鼠 0.5ml，含 1 次人用剂量的制品；每只豚鼠 5ml，含 10 次人用剂量的制品。

3.3.6　热原检查

依法检查（通则 1142），注射剂量按家兔体重每 1kg 注射 0.05μg 多糖，应符合规定。

3.3.7　细菌内毒素检查

依法检查（通则 1143），每 1 次人用剂量应不高于 1250EU。

4　稀释剂

稀释剂为无菌、无热原 PBS。稀释剂的生产应符合批准的要求。

4.1　外观

应为无色澄明液体。

4.2　可见异物检查

依法检查（通则 0904），应符合规定。

4.3　pH 值

应为 6.8～7.2（通则 0631）。

4.4　无菌检查

依法检查（通则 1101），应符合规定。

4.5　细菌内毒素检查

依法检查（通则 1143），应不高于 0.25EU/ml。

5　保存、运输及有效期

于 2～8℃避光保存和运输。自生产之日起，有效期为 24 个月。

6　使用说明

应符合生物制品分包装及贮运管理（通则 0239）规定和批准的内容。

A 群 C 群脑膜炎球菌多糖疫苗

A Qun C Qun Naomoyanqiujun Duotang Yimiao

Group A and C Meningococcal Polysaccharide Vaccine

本品系用 A 群和 C 群脑膜炎奈瑟球菌培养液，分别提取和纯化 A 群和 C 群脑膜炎奈瑟球菌荚膜多糖抗原，混合后加入适宜稳定剂冻干制成。用于预防 A 群和 C 群脑膜炎奈瑟球菌引起的流行性脑脊髓膜炎。

1　基本要求

生产和检定用设施、原材料及辅料、水、器具、动物等应符合“凡例”的有关要求。

2　制造

2.1　菌种

生产用菌种为 A 群脑膜炎奈瑟球菌 CMCC 29201（A4）菌株和 C 群脑膜炎奈瑟球菌 CMCC 29205（C11）菌株。

2.2　原液

2.2.1　混合前单价多糖原液

混合前 A 群、C 群脑膜炎奈瑟球菌多糖原液应分别符合“A 群脑膜炎球菌多糖疫苗”中 2.1～2.2 项的规定。原液制备过程中可采用经批准的方法去除细菌内毒素。

2.2.2　原液检定

按 3.1 项进行。

2.2.3　保存及有效期

于−20℃以下保存，自收获杀菌之日起疫苗总有效期不超过 60 个月。

2.3　半成品

2.3.1　配制

用适宜稀释剂稀释原液。每 1 次人用剂量含 A 群多糖 50μg、C 群多糖 50μg，可加适量乳糖等。

2.3.2　半成品检定

按 3.2 项进行。

2.4　成品

2.4.1　分批

应符合生物制品分包装及贮运管理（通则 0239）规定。

2.4.2　分装及冻干

应符合生物制品分包装及贮运管理（通则 0239）规定。冻干过程中制品温度应不高于 30℃，真空或充氮封口。

2.4.3　规格

按标示量复溶后每瓶 0.5ml。每 1 次人用剂量 0.5ml，含 A 群、C 群多糖各 50μg。

2.4.4　包装

应符合生物制品分包装及贮运管理（通则 0239）规定。

3　检定

3.1　原液检定

3.1.1　鉴别试验

采用免疫双扩散法（通则 3403），本品应分别与 A 群及C 群脑膜炎奈瑟球菌抗体形成明显沉淀线。

3.1.2　化学检定

3.1.2.1　固体总量

依法测定（通则 3101），A 群多糖于 50℃干燥至恒重，C 群多糖于 105℃干燥至恒重。

3.1.2.2　蛋白质含量

A 群、C 群多糖应分别小于 8mg/g（通则 0731 第二法）。

3.1.2.3　核酸含量

A 群多糖应小于 8mg/g，C 群多糖应小于 9mg/g。核酸在波长 260nm 处的吸收系数（$E_{1cm}^{1\%}$）为 200（通则 0401）。

3.1.2.4　*O*-乙酰基含量

A 群多糖应不低于 2mmol/g，C 群多糖应不低于 1.5mmol/g（通则 3117）。

3.1.2.5　磷含量

A 群多糖应不低于 80mg/g（通则 3103）。

3.1.2.6　唾液酸含量

以 *N*-乙酰神经氨酸为对照，C 群多糖应不低于 800mg/g（通则 3102）。

3.1.2.7　多糖分子大小分布测定

A 群、C 群多糖分子的 K_D 值均应不高于 0.40。K_D 值小于 0.5 的洗脱液多糖回收率：A 群多糖应大于 76%，C 群多糖应大于 80%（通则 3419）。

3.1.2.8　苯酚残留量

每克固体总量中苯酚应不高于 6.0mg/g（通则 3113）。

3.1.3　无菌检查

依法检查（通则 1101），应符合规定。

3.1.4　细菌内毒素检查

依法检查（通则 1143），A 群、C 群多糖均应不高于 12EU/μg。

3.2　半成品检定

无菌试验

依法检查（通则 1101），应符合规定。

3.3　成品检定

除装量差异检查、水分测定、多糖含量测定、多糖分子大小分布测定和异常毒性检查外，按制品标示量加入疫苗所附稀释液复溶后进行其余各项检定。

3.3.1　鉴别试验

按 3.1.1 项进行。

3.3.2　物理检查

3.3.2.1　外观

应为白色疏松体，按标示量加入疫苗所附稀释液应迅速复溶为澄明液体，无异物。

3.3.2.2　装量差异

依法检查（通则 0102），应符合规定。

3.3.2.3　渗透压摩尔浓度

依法测定（通则 0632），应符合批准的要求。

3.3.3　化学检定

3.3.3.1　水分

应不高于 3.0%（通则 0832）。

3.3.3.2　多糖含量

先测定 A 群多糖磷含量应为 3.75～4.88μg（通则 3103），C 群多糖 *N*-乙酰神经氨酸含量应为 37.5～48.8μg，再根据以下比例（A 群多糖含量：磷含量为 1000：75；C 群多糖含量：*N*-乙酰神经氨酸含量为 1000：750）计算出多糖含量。每 1 次人用剂量含 A 群、C 群多糖应分别为50～65μg。

3.3.3.3　多糖分子大小分布测定

来源于同批原液的成品可只抽取 1 批分别测定 A 群多糖和 C 群多糖的分子大小。K_D 值均应不高于 0.40。K_D 值小于 0.5 的洗脱液多糖回收率：A 群多糖应大于 76%，C 群多糖应大于 80%（通则 3419）。

3.3.4　无菌检查

依法检查（通则 1101），应符合规定。

3.3.5　异常毒性检查

依法检查（通则 1141），应符合规定。注射剂量为每只小鼠 0.5ml，含 1 次人用剂量；每只豚鼠 5ml，含 10 次人用剂量。

3.3.6　热原检查

依法检查（通则 1142），注射剂量按家兔体重每 1kg 注射 0.2μg 多糖，应符合规定。

3.3.7　细菌内毒素检查

依法检查（通则 1143），每 1 次人用剂量应不高于 1250EU。

4　稀释剂

稀释剂为灭菌注射用水或无菌、无热原 PBS。稀释剂的生产应符合批准的要求。

灭菌注射用水应符合本版药典（二部）的相关规定。无菌、无热原 PBS 应符合以下要求。

4.1　外观

应为无色澄明液体。

4.2　可见异物检查

依法检查（通则 0904），应符合规定。

4.3　pH 值

应为 6.8～7.2（通则 0631）。

4.4　无菌检查

依法检查（通则 1101），应符合规定。

4.5　细菌内毒素检查

依法检查（通则 1143），应不高于 0.25EU/ml。

5　保存、运输及有效期

于 2～8℃避光保存和运输。自生产之日起，有效期为24 个月。

6　使用说明

应符合生物制品分包装及贮运管理（通则 0239）规定和批准的内容。

A 群 C 群脑膜炎球菌多糖结合疫苗

A Qun C Qun Naomoyanqiujun
Duotang Jiehe Yimiao

Group A and Group C Meningococcal Conjugate Vaccine

本品系用 A 群和 C 群脑膜炎奈瑟球菌荚膜多糖抗原，经活化、衍生后与破伤风类毒素蛋白共价结合为多糖蛋白结合物，加入适宜稳定剂后冻干制成。用于预防 A 群和 C 群脑膜炎奈瑟球菌引起的流行性脑脊髓膜炎。

1　基本要求

生产和检定用设施、原材料及辅料、水、器具、动物等应符合“凡例”的有关要求。

2　制造

2.1　菌种

生产用菌种采用 A 群脑膜炎奈瑟球菌 CMCC 29201（A4）菌株和 C 群脑膜炎奈瑟球菌 CMCC 29205（C11）菌株。

2.2　原液

2.2.1　混合前单价多糖原液

混合前 A 群、C 群脑膜炎奈瑟球菌多糖原液应分别符合“A 群脑膜炎球菌多糖疫苗”中 2.1～2.2 项的规定。原液制备过程中可采用经批准的方法去除细菌内毒素。

2.2.2　多糖原液检定

按 3.1 项进行。

2.2.3　保存及有效期

粗制多糖、精制多糖原液或原粉于－20℃以下保存。自收获杀菌之日起，疫苗总有效期应不超过 60 个月。

2.2.4　多糖活化及衍生

2.2.4.1　将 A 群、C 群多糖分别采用批准的方法进行多糖的活化和衍生。超滤去除活化剂，收集多糖衍生物。

2.2.4.2　多糖衍生物检定

按 3.2 项进行。

2.2.4.3　保存及有效期

于适宜温度保存，保存时间应符合批准的要求。

2.2.5　载体蛋白

载体蛋白为破伤风类毒素，破伤风类毒素原液的制造及检定应符合“吸附破伤风疫苗”2.1～2.2 项规定。

可采用柱色谱法或其他经批准的方式对破伤风类毒素原液进一步纯化，并配制成适宜的浓度。

2.2.6　多糖蛋白结合物的制备

2.2.6.1　结合

A 群、C 群多糖衍生物分别与破伤风类毒素适量混合，加入碳二亚胺（EDAC）进行反应。

2.2.6.2　结合物纯化

反应物可经超滤或透析进行预处理，采用柱色谱法分别对 A 群多糖蛋白结合物和 C 群多糖蛋白结合物进行纯化，收集 V_0 附近的洗脱液，合并后即为纯化的结合物，除菌过滤后，即为结合物原液。于 2～8℃保存。

2.2.7　结合物原液检定

按 3.3 项进行。

2.2.8　保存及有效期

于 2～8℃保存，保存时间应不超过 3 个月。

2.3　半成品

2.3.1　配制

用适宜稀释剂稀释原液。每 1 次人用剂量含 A 群多糖 10μg、C 群多糖 10μg，可加适量乳糖等。

2.3.2　半成品检定

按 3.4 项进行。

2.4　成品

2.4.1　分批

应符合生物制品分包装及贮运管理（通则 0239）规定。

2.4.2　分装及冻干

应符合生物制品分包装及贮运管理（通则 0239）规定。采用适宜条件冻干，冻干过程中制品温度不应高于 30℃，真空或充氮封口。

2.4.3　规格

按标示量复溶后每瓶 0.5ml。每 1 次人用剂量 0.5ml，含 A 群、C 群多糖各 10μg。

2.4.4　包装

应符合生物制品分包装及贮运管理（通则 0239）规定。

3　检定

3.1　多糖原液检定

3.1.1　鉴别试验

采用免疫双扩散法测定（通则 3403），A 群多糖和 C 群多糖应分别与相应的抗血清产生特异性沉淀线。

3.1.2　化学检定

3.1.2.1　固体总量

依法测定（通则 3101）。

3.1.2.2　蛋白质含量

A 群多糖和 C 群多糖应分别小于 8mg/g（通则 0731 第二法）。

3.1.2.3　核酸含量

A 群多糖和 C 群多糖应分别小于 8mg/g。核酸在 260nm 波长处的吸收系数（$E_{1cm}^{1\%}$）为 200（通则 0401）。

3.1.2.4　*O*-乙酰基含量

依法测定（通则 3117）。A 群多糖应不低于 2mmol/g，C 群多糖应不低于 1.5mmol/g。

3.1.2.5　磷含量

A 群多糖应不低于 80mg/g（通则 3103）。

3.1.2.6　唾液酸含量

以 *N*-乙酰神经氨酸为对照，C 群多糖应不低于 800mg/g（通则 3102）。

3.1.2.7　多糖分子大小分布测定

A 群、C 群多糖分子的 K_D 值均应不高于 0.40。K_D 值小于 0.5 的洗脱液多糖回收率：A 群多糖应大于 76%，C 群多糖应大于 80%（通则 3419）。

3.1.2.8　苯酚残留量

A 群、C 群多糖苯酚残留量均应不高于 6.0mg/g（通则 3113）。

3.1.3　无菌检查

依法检查（通则 1101），应符合规定。

3.1.4　细菌内毒素检查

依法检查（通则 1143），A 群、C 群多糖均应不高于 25EU/μg。

3.2　多糖衍生物检定

衍化率

依法测定（通则 3118），应符合批准的要求。

3.3　结合物原液检定

3.3.1　鉴别试验

应用免疫双扩散法（通则 3403）测定。多糖-破伤风类毒素结合物应分别与 A 群脑膜炎奈瑟球菌抗血清、C 群脑膜炎奈瑟球菌抗血清、破伤风抗毒素产生特异性沉淀线。

3.3.2　化学检定

3.3.2.1　多糖含量

A 群多糖含量应不低于 50μg/ml（通则 3103）。C 群多糖含量应不低于 50μg/ml（通则 3102）。

3.3.2.2　蛋白质含量

A 群多糖结合物中蛋白质含量应不低于 55μg/ml；C 群多糖结合物中蛋白质含量应不低于 33μg/ml（通则 0731 第二法）。

3.3.2.3　多糖与蛋白质比值

应符合批准的要求。

3.3.2.4　游离多糖含量

A 群：采用冷苯酚将结合物原液中与蛋白质结合的多糖沉淀，分别测定沉淀前原液和沉淀后上清液中的磷含量（通则 3103），计算出 A 群游离多糖的含量，应不高于 20%。

C 群：采用冷苯酚将结合物原液中与蛋白质结合的多糖沉淀，分别测定沉淀前原液和沉淀后上清液中的唾液酸含量（通则 3102），计算出 C 群游离多糖的含量，应不高于 25%。

同法检测多糖原液沉淀前后的磷含量和唾液酸含量，分别计算多糖回收率，应为 80%～100%。

3.3.2.5　游离载体蛋白含量

采用高效液相色谱法（通则 0512）或其他适宜方法测定。游离载体蛋白含量应不高于 5%。

3.3.2.6　多糖分子大小分布测定

A 群多糖和 C 群多糖 K_D 值在 0.2 以前的洗脱液多糖回收率均应大于 60%（通则 3419）。

3.3.2.7　碳二亚胺残留量

应不高于 5μmol/L（通则 3206）。

3.3.2.8　氰化物残留量

应不高于 5ng/mg（通则 0806）。

3.3.3　无菌检查

依法检查（通则 1101），应符合规定。

3.4　半成品检定

无菌检查

依法检查（通则 1101），应符合规定。

3.5　成品检定

除水分、多糖含量、游离多糖含量测定外，按制品标示量加入所附疫苗稀释剂复溶后进行各项检定。

3.5.1　鉴别试验

采用免疫双扩散法测定（通则 3403），应分别与 A 群、C 群多糖抗血清及破伤风抗毒素产生特异性沉淀线。

3.5.2　物理检查

3.5.2.1　外观

应为白色疏松体，加入所附疫苗稀释剂后迅速溶解，溶液应澄清无异物。

3.5.2.2　装量差异

依法检查（通则 0102），应符合规定。

3.5.3　化学检定

3.5.3.1　水分

应不高于 3.0%（通则 0832）。

3.5.3.2　pH 值

依法测定（通则 0631），应符合批准的要求。

3.5.3.3　渗透压摩尔浓度

依法测定（通则 0632），应符合批准的要求。

3.5.3.4　多糖含量

依法测定磷含量（通则 3103 第二法），计算 A 群多糖含量。依法测定唾液酸含量（通则 3102），以 *N*-乙酰神经氨酸作对照品，计算 C 群多糖含量。每 1 次人用剂量含 A 群多糖 10～15μg；C 群多糖10～15μg。

3.5.3.5　游离多糖含量

供试品采用透析法去除乳糖后，按 3.3.2.4 项进行，A 群游离多糖含量应不高于 25%，C 群游离多糖含量应不高于 30%。

3.5.4　效力试验

每批疫苗皮下注射 12～14g NIH（或 BALB/c）小鼠，每组 10 只（另取同批小鼠 10 只作对照，注射 0.9% 氯化钠溶液），分别在第 0 天、第 14 天皮下注射 2 次，每次注射剂量分别含 A 群、C 群多糖各 2.5μg，于第 1 针后第 21～28 天采血，以 ELISA 法测定血清中抗 A 群和抗 C 群多糖 IgG 抗体滴度，以 0.9%氯化钠溶液对照组小鼠血清的吸光度值求出 Cut-off 值。疫苗组抗体阳转率应不低于 80%。

3.5.5 无菌检查

依法检查（通则 1101），应符合规定。

3.5.6 热原检查

依法检查（通则 1142）。注射剂量按家兔体重每 1kg 注射 1ml，含多糖 0.1μg（含 A 群多糖 0.05μg、C 群多糖 0.05μg）。

3.5.7 细菌内毒素检查

依法检查（通则 1143），每 1 次人用剂量应不高于 500EU。

3.5.8 异常毒性检查

依法检查（通则 1141），应符合规定。注射剂量为每只小鼠 0.5ml，含 1 次人用剂量；每只豚鼠 5ml，含 10 次人用剂量。

4 稀释剂

稀释剂为无菌、无热原 PBS 或灭菌注射用水，稀释剂的生产工艺应符合批准的要求。

灭菌注射用水应符合本版药典（二部）的相关规定。

无菌、无热原 PBS 应符合以下要求。

4.1 外观

应为无色澄清液体。

4.2 可见异物检查

依法检查（通则 0904），应符合规定。

4.3 pH 值

应为 6.8～7.2（通则 0631）。

4.4 无菌检查

依法检查（通则 1101），应符合规定。

4.5 细菌内毒素检查

依法检查（通则 1143），应不高于 0.25EU/ml。

5 保存、运输及有效期

于 2～8℃避光保存和运输，自生产之日起，按批准的有效期执行。

6 使用说明

应符合生物制品分包装及贮运管理（通则 0239）规定和批准的内容。

ACYW135 群脑膜炎球菌多糖疫苗

ACYW135 Qun Naomoyanqiujun Duotang Yimiao

Group ACYW135 Meningococcal Polysaccharide Vaccine

本品系分别用 A 群、C 群、Y 群、W135 群脑膜炎奈瑟球菌培养液，分别提取和纯化 A 群、C 群、Y 群、W135 群脑膜炎奈瑟球菌多糖抗原，混合后加入适宜稳定剂后冻干制成。用于预防 A 群、C 群、Y 群、W135 群脑膜炎奈瑟球菌引起的流行性脑脊髓膜炎。

1　基本要求

生产和检定用设施、原材料及辅料、水、器具、动物等应符合“凡例”的有关要求。

2　制造

2.1　菌种

生产用菌种为 A 群脑膜炎奈瑟球菌 CMCC 29201（A4）菌株、C 群脑膜炎奈瑟球菌 CMCC 29205（C11）菌株、Y 群脑膜炎奈瑟球菌 CMCC 29028 菌株、W135 群脑膜炎奈瑟球菌 CMCC 29037 菌株或其他经批准的菌种。

2.2　原液

2.2.1　混合前单价多糖原液

A 群、C 群、Y 群、W135 群脑膜炎奈瑟球菌多糖原液应分别符合“A 群脑膜炎球菌多糖疫苗”中 2.1～2.2 项的规定。原液制备过程中可采用经批准的方法去除细菌内毒素。

2.2.2　原液检定

按 3.1 项进行。

2.2.3　保存及有效期

粗制多糖、精制多糖原液或原粉于－20℃以下保存。自收获杀菌之日起，疫苗总有效期应不超过 60 个月。

2.3　半成品

2.3.1　配制

用适宜稀释剂稀释原液。每 1 次人用剂量含 A 群多糖 50μg、C 群多糖 50μg、Y 群多糖 50μg、W135 群多糖 50μg，可加适量乳糖等。

2.3.2　半成品检定

按 3.2 项进行。

2.4　成品

2.4.1　分批

应符合生物制品分包装及贮运管理（通则 0239）规定。

2.4.2　分装及冻干

应符合生物制品分包装及贮运管理（通则 0239）规定。冻干过程中制品温度应不高于 30℃，真空或充氮封口。

2.4.3　规格

按标示量复溶后每瓶 0.5ml。每 1 次人用剂量 0.5ml，含 A 群、C 群、Y 群、W135 群多糖各 50μg。

2.4.4　包装

符合生物制品分包装及贮运管理（通则 0239）规定。

3　检定

3.1　原液检定

3.1.1　鉴别试验

采用免疫双扩散法（通则 3403），本品与 A 群、C 群、Y 群及 W135 群脑膜炎球菌抗体应形成明显沉淀线。

3.1.2　化学检定

3.1.2.1　固体总量

依法测定（通则 3101）。A 群多糖于 50℃干燥至恒重，C 群、Y 群、W135 群多糖于 50℃或 105℃干燥至恒重。

3.1.2.2　蛋白质含量

A 群多糖和 C 群多糖均应小于 8mg/g，Y 群多糖和 W135 群多糖均应小于 10mg/g（通则 0731 第二法）。

3.1.2.3　核酸含量

A 群多糖和 C 群多糖均应小于 8mg/g，Y 群多糖和 W135 群多糖均应小于 10mg/g。核酸在 260nm 波长处的吸收系数（$E_{1cm}^{1\%}$）为 200（通则 0401）。

3.1.2.4　*O*-乙酰基含量

A 群多糖应不低于 2.0mmol/g，C 群多糖应不低于 1.5mmol/g，Y 群、W135 群多糖均应不低于 0.3mmol/g（通则 3117）。

3.1.2.5　磷含量

A 群多糖应不低于 80mg/g（通则 3103）。

3.1.2.6　唾液酸含量

以 *N*-乙酰神经氨酸为对照，C 群多糖应不低于 800mg/g，Y 群、W135 群多糖均应不低于 560mg/g（通则 3102）。

3.1.2.7　多糖分子大小分布测定

A 群、C 群、Y 群、W135 群多糖分子的 K_D 值均应不高于 0.40。K_D 值小于 0.5 的洗脱液多糖回收率：A 群多糖应大于 76%，C 群、Y 群、W135 群多糖应分别大于 80%（通则 3419）。

3.1.2.8　苯酚残留量

A 群、C 群、Y 群、W135 群多糖均应不高于 6.0mg/g（通则 3113）。

3.1.3　无菌检查

依法检查（通则 1101），应符合规定。

3.1.4　细菌内毒素检查

依法检查（通则 1143），A 群、C 群、Y 群、W135 群多糖均应不高于 12.5EU/μg。

3.2　半成品检定

无菌检查

依法检查（通则 1101），应符合规定。

3.3　成品检定

3.3.1　鉴别试验

按 3.1.1 项方法进行。

3.3.2　物理检查

3.3.2.1　外观

应为白色疏松体，按标示量加入所附疫苗稀释剂后应迅速复溶为澄明液体，无异物。

3.3.2.2　装量差异

依法检查（通则 0102），应符合规定。

3.3.3　化学检定

3.3.3.1　水分

应不高于 3.0%（通则 0832）。

3.3.3.2　pH 值

依法测定（通则 0631），应符合批准的要求。

3.3.3.3　渗透压摩尔浓度

依法测定（通则 0632），应符合批准的要求。

3.3.3.4　多糖含量

称取 1.0g 琼脂糖，加至 0.05mol/L 巴比妥缓冲液（pH 8.6）100ml 中，加热溶解完全，待冷却至约 56℃时分别加入适量的 A 群、C 群、Y 群和 W135 群脑膜炎奈瑟球菌抗血清，混匀后迅速倾倒于水平放置的约 5.5cm×12.5cm 玻板上。待琼脂凝固后打孔，孔径 3mm，孔间距离 4～5mm。各孔中分别加入稀释好的脑膜炎奈瑟球菌多糖参考品溶液（浓度分别为 1μg/ml、2μg/ml、4μg/ml、6μg/ml、8μg/ml、10μg/ml、12μg/ml）和供试品溶液 10μl。在 60V 恒压条件下电泳适宜时间。取出琼脂糖凝胶放入 0.9%氯化钠溶液内浸泡适宜时间后，用考马斯亮蓝染色液染色至火箭峰出现，用甲醇-醋酸溶液脱色至背景清晰。准确测量火箭峰高，将各群脑膜炎球菌多糖参考品含量及对应的峰高作直线回归分析，分别将供试品溶液电泳峰高度的值代入直线回归方程中，求出各群脑膜炎奈瑟球菌多糖的含量。

每 1 次人用剂量含 A 群、C 群、Y 群、W135 群多糖应分别为 35～65μg。

3.3.3.5　多糖分子大小分布测定

K_D 值均应不高于 0.40。K_D 值小于 0.5 的洗脱液多糖回收率：A 群多糖应大于 76%，C 群、Y 群、W135 群多糖应分别大于 80%（通则 3419）。

3.3.4　无菌检查

依法检查（通则 1101），应符合规定。

3.3.5　异常毒性检查

依法检查（通则 1141），应符合规定。注射剂量为每只小鼠 0.5ml，含 1 次人用剂量；每只豚鼠 5ml，含 10 次人用剂量。

3.3.6　热原检查

依法检查（通则 1142）。注射剂量按家兔体重每 1kg 注射 0.2μg 多糖，应符合规定。

3.3.7　细菌内毒素检查

依法检查（通则 1143），每 1 次人用剂量应不超过 1500EU。

4　稀释剂

稀释剂为灭菌注射用水或无菌、无热原 PBS，稀释剂的生产应符合批准的要求。

灭菌注射用水应符合本版药典（二部）的相关规定。

无菌、无热原 PBS 应符合以下要求。

4.1　外观

应为无色澄清液体。

4.2　可见异物检查

依法检查（通则 0904），应符合规定。

4.3　pH 值

应为 6.8～7.2（通则 0631）。

4.4　无菌检查

依法检查（通则 1101），应符合规定。

4.5　细菌内毒素检查

依法检查（通则 1143），应不高于 0.25EU/ml。

5　保存、运输及有效期

于 2～8℃避光保存和运输。自生产之日起，有效期为 24 个月。

6　使用说明

应符合生物制品分包装及贮运管理（通则 0239）规定和批准的内容。

23 价肺炎球菌多糖疫苗

23 Jia Feiyanqiujun Duotang Yimiao

23-valent Pneumococcal Polysaccharide Vaccine

本品系采用 1、2、3、4、5、6B、7F、8、9N、9V、10A、11A、12F、14、15B、17F、18C、19A、19F、20、22F、23F 和 33F 型肺炎链球菌分别进行液体培养，经提取和纯化获得荚膜多糖抗原后稀释合并制成。用于预防由上述 23 种血清型肺炎链球菌引起的肺炎、脑膜炎、中耳炎和菌血症等疾病。

1　基本要求

生产和检定用设施、原材料及辅料、水、器具、动物等应符合“凡例”的有关要求。

2　制造

2.1　菌种

生产用菌种应符合生物制品生产检定用菌毒种管理及质量控制（通则 0233）的有关规定。

2.1.1　名称及来源

生产用菌种为 23 种血清型肺炎链球菌菌种（1、2、3、4、5、6B、7F、8、9N、9V、10A、11A、12F、14、15B、17F、18C、19A、19F、20、22F、23F 和 33F 型），来自中国医学细菌保藏管理中心或其他经批准的菌种。

2.1.2　种子批的建立

应符合生物制品生产检定用菌毒种管理及质量控制（通则 0233）的有关规定。

2.1.3　种子批的传代

主种子批启开后至工作种子批，传代应不超过 5 代；工作种子批启开后至接种发酵罐培养，传代应不超过 5 代。

2.1.4　种子批的检定

2.1.4.1　培养特性

菌种接种于适宜的培养基上，于 35～38℃二氧化碳环境中培养 16～24 小时，长出圆形、湿润、灰白色或灰色的菌落，并且有 α-溶血现象。菌苔易取下，在 0.9%氯化钠溶液中呈现均匀混悬液。

2.1.4.2　染色镜检

应为革兰阳性球菌，有荚膜，可呈链状排列。

2.1.4.3　生化反应

应发酵葡萄糖、菊糖、棉子糖、蜜二糖，不发酵山梨醇；或按另行批准的进行。

2.1.4.4　胆汁溶菌试验

加数滴 10%脱氧胆酸钠溶液于菌液中，肺炎链球菌应被溶解。

2.1.4.5　奥普托欣试验

奥普托欣纸片周围应出现抑菌圈，且直径大于 14mm。

2.1.4.6　荚膜肿胀试验

将菌苔分别加入到对照区的 0.9%氯化钠溶液和阳性区的对应型特异性肺炎链球菌抗血清中，与对照区菌体相比较，阳性区菌体周围应可见明显无色荚膜。

2.1.5　种子批的保存

种子批保存应符合批准的要求。

2.2　原液

2.2.1　生产用种子

启开工作种子批菌种，经适当传代、染色镜检合格后接种于培养基上，制备数量适宜的生产用种子。

2.2.2　生产用培养基

采用肺炎球菌半综合液体培养基或经批准的其他适宜培养基。培养基不应含有对人体有害或过敏原物质。

2.2.3　培养

采用培养罐液体培养。在培养过程中取样涂片做革兰染色镜检，如发现污染杂菌，应废弃。

2.2.4　收获及杀菌

于对数生长期的后期收获，取样进行菌液浓度测定及纯菌检查，在收获的培养液中加入脱氧胆酸钠杀菌，杀菌条件以确保杀菌完全又不损伤其多糖抗原为宜。

2.2.5　多糖的粗制

2.2.5.1　超滤浓缩

离心去菌体后的上清，超滤浓缩。

2.2.5.2　收集上清液

根据不同血清型多糖特点，在超滤浓缩液中加入适宜试剂，调 pH 值，加入乙醇至适宜浓度，离心收集上清液；或按另行批准的工艺执行。

2.2.5.3　沉淀粗糖

根据不同血清型多糖特点，取上清液或超滤浓缩液，加入乙酸钠至适宜浓度，调 pH 值，加乙醇至适宜浓度，沉淀多糖；离心收集沉淀；经有机溶剂洗涤、真空干燥后收获粗制多糖。或按另行批准的工艺执行。

2.2.6　多糖的精制

2.2.6.1　去除蛋白质

采用冷酚法或经批准的方法去除蛋白质；或按另行批准的工艺执行。

2.2.6.2　去除核酸

采用乙醇沉淀法或经批准的方法去除核酸；或按另行批准的工艺执行。

2.2.6.3　沉淀精糖

经有机溶剂洗涤，真空干燥，收获精制多糖，或按经批准的方法进行精糖沉淀。

2.2.7　精制多糖检定

按 3.1 项进行。

2.2.8　保存及有效期

于－20℃以下保存。自收获杀菌之日起，疫苗总有效期应不超过 60 个月。

2.3　半成品

2.3.1　配制

分别取各单价精制多糖或各单价多糖原液适量，合并稀释配制成 23 价肺炎球菌多糖疫苗，使各单型精制多糖终浓度为 50μg/ml，除菌过滤后分装。

2.3.2　检定

按 3.2 项进行。

2.4　成品

2.4.1　分批

应符合生物制品分包装及贮运管理（通则 0239）的有关规定。

2.4.2　分装

应符合生物制品分包装及贮运管理（通则 0239）的有关规定。

2.4.3　规格

每瓶（支）0.5ml。每 1 次人用剂量 0.5ml，含 23 价肺炎球菌荚膜多糖各 25μg。

2.4.4　包装

应符合生物制品分包装及贮运管理（通则 0239）的有关规定。

3　检定

3.1　单型精制多糖检定

3.1.1　鉴别试验

采用免疫双扩散法（通则 3403），各单型多糖应与其相应的特异性抗血清产生明显沉淀线；或用速率比浊法（3.3.2），应可测出各单型多糖含量。

3.1.2　化学检定

3.1.2.1　固体总量

依法测定（通则 3101），各型精制多糖干燥至恒重。

3.1.2.2　蛋白质含量

依法测定（通则 0731），各型蛋白质含量限度见附表。

3.1.2.3　核酸含量

依法测定（通则 0401），核酸在 260nm 波长处的吸收系数（$E_{1cm}^{1\%}$）为 200，各型核酸含量限度见附表。

3.1.2.4　*O*-乙酰基含量

依法测定（通则 3117）1 型和 11A 型精制多糖的 *O*-乙酰基含量，含量限度见附表。

3.1.2.5　磷含量

依法测定（通则 3103）或采用经批准的其他方法，各型磷含量限度见附表。

3.1.2.6　糖醛酸含量

依法测定（通则 0401）或采用经批准的其他方法。

精确称定 D-糖醛酸 10mg，加水溶解并定容至 200ml，制备 50μg/ml 糖醛酸对照品溶液。取供试品，用水稀释成糖醛酸浓度低于 50μg/ml 的供试品溶液。

精确量取糖醛酸对照品溶液 0、0.2ml、0.4ml、0.6ml、0.8ml 和 1.0ml 分别于玻塞试管中，加水补至 1ml/管（糖醛酸含量分别为 0、10μg、20μg、30μg、40μg 和 50μg），在搅拌状态下滴加 0.955%硼酸盐-硫酸溶液 5ml，加塞，于 100℃水浴 15 分钟，冷却至室温后，加 0.2ml 0.125%的咔唑-乙醇溶液，加塞，于 100℃水浴 15 分钟，冷却至室温后，于 530nm 波长处读取各管的吸光度值，同时以空白管（糖醛酸含量为 0）作为对照。

精确量取供试品溶液 1ml 于玻塞试管中，平行测定两管，自“在搅拌状态下滴加 0.955%硼酸盐-硫酸溶液 5ml”起同法操作。

以糖醛酸对照品溶液系列浓度（μg/ml）对其相应的吸光度值作直线回归，求得直线回归方程。将供试品溶液的吸光度值代入直线回归方程中，根据稀释倍数计算求出供试品的糖醛酸含量，再以多糖干重计算出糖醛酸的百分含量。

1、2、3、5、8、9N、9V、22F 型精制多糖的糖醛酸含量限度见附表。

3.1.2.7　甲基戊糖含量

依法测定（通则 0401）或采用经批准的其他方法。

精确称定甲基戊糖（鼠李糖）0.1g，加水溶解定容至 100ml，摇匀，制备 1mg/ml 甲基戊糖对照品贮备液（−20℃保存，有效期 3 个月，临用前 50 倍稀释，制得 20μg/ml 甲基戊糖对照品溶液）。

精确量取 20μg/ml 甲基戊糖对照品溶液 0、0.2ml、0.4ml、0.6ml、0.8ml 和 1.0ml 分别于玻塞试管中，补水至 1ml，以对照品管中的空白管（甲基戊糖含量为 0）作为对照，于冰浴中，在连续搅拌下滴加预冷的硫酸溶液 4.5ml，加塞，温暖试管至室温后，于 100℃水浴至少 5 分钟，冷却至室温，于各管中加 3%巯基丙氨酸（半胱氨酸）盐酸溶液 0.1ml，混合均匀，加塞，置室温放置 1～2 小时，各管于 396nm 和 430nm 波长处测定吸光度 *A* 值，同时以空白管作为对照。

取供试品，用水稀释成甲基戊糖浓度低于 20μg/ml 的溶液。精确量取 1.0ml 供试品溶液于玻塞试管中，平行测定两管，自“于冰浴中，在连续搅拌下滴加预冷的硫酸溶液 4.5ml”起同法操作。

以对照品溶液系列浓度（μg/ml）对其相应的校正吸光度值（A_{396}～A_{430}）作直线回归，求得直线回归方程。将供试品溶液的校正吸光度值（A_{396}～A_{430}）代入直线回归方程中，根据稀释倍数计算求出供试品的甲基戊糖含量，再以多糖干重计算出甲基戊糖的百分含量。

2、6B、7F、17F、18C、19A、19F、22F、23F 型精制多糖的甲基戊糖含量限度见附表。

3.1.2.8　氨基己糖含量

依法测定（通则 0401）或采用经批准的其他方法。

精密称定 D-盐酸氨基葡萄糖或葡糖胺对照品适量，制成氨基己糖含量为 500μg/ml 的溶液。精密量取 500μg/ml 葡糖胺对照品溶液 0、0.2ml、0.4ml、0.6ml、0.8ml 和 1.0ml，分别置于 20ml 具塞玻璃试管中。

水解　加适当浓度 HCl 溶液 1ml，加塞并于 100℃水浴加热。冷却水解溶液至室温，加指示液（0.5%酚酞乙醇溶液或0.5%麝香草酚酞乙醇溶液），混合均匀，用 4mol/L NaOH 溶液中和水解溶液至变色，然后滴加 1mol/L HCl 溶液，直至溶液无色，加水至 10ml，此为中性水解溶液。精密量取 1ml 中性水解溶液于玻塞试管中，平行测定两管，于各管中分别加 1ml 乙酰丙酮试剂或 1ml 的 1∶50（体积比）乙酰丙酮-碳酸钠溶液，加塞，于 90℃水浴加热 45 分钟，冷却溶液至室温，各管中加入无水乙醇 2.5ml，混匀，各管缓慢加入 1.0ml 对二甲氨基苯甲醛溶液，混匀。补加无水乙醇至 10ml，混匀，加塞，于室温避光放置 1～1.5 小时，于 530nm 波长处测定吸光度值，同时以标准管中的空白管作为对照。

精密量取 1.0ml 供试品溶液于玻塞试管中，自“加适当浓度 HCl 溶液 1ml”起同法操作。

以对照品溶液系列浓度（μg/ml）对其相应的吸光度值作直线回归，求得直线回归方程。将供试品溶液的吸光度值代入直线回归方程中，根据稀释倍数计算求出供试品的氨基己糖含量，再以多糖干重计算出氨基己糖的百分含量。

4、5、9N、9V、10A、12F、14、15B、19A、19F、20 型精制多糖的氨基己糖含量限度见表 1。

3.1.2.9　总氮含量

依法测定（通则 0704）或采用经批准的其他方法，各型总氮含量限度见表 1。

3.1.2.10　分子大小测定

第一法　仪器法

本法用于测定细菌荚膜多糖在色谱柱中的分配系数（K_D）。1、2、3、4、7F、8、9N、12F、14、18C、19A、19F 和 23F 型多糖采用琼脂糖 4B 或琼脂糖 CL-4B 凝胶过滤法测定；5、6B、9V、10A、11A、15B、17F、20、22F 和 33F 型多糖采用琼脂糖 2B 或琼脂糖 CL-2B 凝胶过滤法测定。

试剂、色谱柱的制备与色谱柱标定同通则 3419 第二法。

测定法　取供试品约 1ml（含多糖抗原 2～5mg），加于已标定的色谱柱中，用流动相洗脱，流速为每小时 15～20ml，用示差折光检测器检测，记录色谱图，即得。

按下式计算：

$$K_D=(V_e-V_0)/(V_i-V_0)$$

式中　K_D 为供试品分配系数；

V_e 为供试品洗脱液体积，ml；

V_0 为空流体积，ml；

V_i 为柱床体积，ml。

第二法　糖含量测定法（蒽酮硫酸法）

试剂、色谱柱的制备与色谱柱标定同通则 3419 第一法。

测定法　取供试品约 1ml（含多糖抗原 2～5mg），加于已标定的色谱柱中，用流动相洗脱，流速为每小时 15～20ml，用组分收集器收集洗脱液，每管收集 3～5ml，照下述方法测定每管洗脱液的糖含量。以供试品每管洗脱液的糖含量为纵坐标，洗脱液体积（ml）为横坐标，主峰峰顶洗脱液体积为 V_e。

按下式计算：

$$K_D=(V_e-V_0)/(V_i-V_0)$$

式中　K_D 为供试品分配系数；

V_e 为供试品洗脱液体积，ml；

V_0 为空流体积，ml；

V_i 为柱床体积，ml。

糖含量测定（蒽酮硫酸法）以 0.9%氯化钠溶液稀释无水葡萄糖标准品，制备 0～100μg/ml 葡萄糖标准品溶液。将硫酸 225ml 加入 75ml 0.9%氯化钠溶液中，另称取蒽酮 0.3g 加入 10ml 乙醇中，将上述溶液混合，配制成蒽酮混合液。分别精确量取 1.0ml 不同浓度葡萄糖标准品溶液以及各管洗脱液，加入 4.0ml 蒽酮混合液，混匀，置沸水浴 20 分钟，再于 40℃水浴 10 分钟，在波长 620nm 处测定吸光度，以葡萄糖标准品溶液浓度对应其吸光度，用直线回归法计算糖含量。

【附注】　过柱操作在 10～20℃进行。

各型多糖分子 K_D 值见表 1。

3.1.2.11　有机溶剂残留量

依法检查（通则 0861）或采用经批准的其他方法，应符合批准的要求。

也可在 3.3“成品检定”项下进行。

3.1.3　细菌内毒素检查

依法检查（通则 1143），各型多糖细菌内毒素含量应不高于 1EU/μg。

3.2　半成品检定

无菌检查

依法检查（通则 1101），应符合规定。

3.3　成品检定

3.3.1　鉴别试验

按 3.1.1 项方法进行。

3.3.2　各型多糖含量测定

采用免疫化学法（通则 3429）速率散射比浊法测定。取多糖标准品制备标准品溶液，与多糖特异性血清反应，通过浊度仪获取标准曲线，CV 应小于 15%，R 值应大于 0.985。将供试品稀释至适宜浓度，与多糖特异性血清反应，通过浊度仪检测各型多糖含量，CV 应小于 15%。各型多糖含量应为（50±15）μg/ml（或应为标示量的 70%～130%）。

3.3.3　物理检查

3.3.3.1　外观

应为无色透明液体。

3.3.3.2　装量

依法检查（通则 0102），应不低于标示量。

表 1　单型多糖原液检定各相关项目限度要求

编号	蛋白质（%）	核酸（%）	总氮（%）	磷（%）	分子大小（K_D）		糖醛酸（%）	氨基己糖（%）	甲基戊糖（%）	O-乙酰基（%）
					CL-4B	CL-2B				
1	≤2	≤2	3.5～6.0	0～1.5	≤0.15		≥45			≥1.8
2	≤2	≤2	0～1.0	0～1.0	≤0.15		≥15		≥38	
3	≤5	≤2	0～1.0	0～1.0	≤0.15		≥40			
4	≤3	≤2	4.0～6.0	0～1.5	≤0.15			≥40		
5	≤7.5	≤2	2.5～6.0	≤2.0		≤0.60	≥12	≥20		
6B	≤2	≤2	0～2.0	2.5～5.0		≤0.50			≥15	
7F	≤5	≤2	1.5～4.0	0～1.0	≤0.20				≥13	
8	≤2	≤2	0～1.0	0～1.0	≤0.15		≥25			
9N	≤2	≤1	2.2～4.0	0～1.0	≤0.20		≥20	≥28		
9V	≤2	≤2	0.5～3.0	0～1.0		≤0.45	≥15	≥13		
10A	≤7	≤2	0.5～3.5	1.5～3.5		≤0.65		≥12		
11A	≤3	≤2	0～2.5	2.0～5.0		≤0.40				≥9
12F	≤3	≤2	3.0～5.0	0～1.0	≤0.25			≥25		
14	≤5	≤2	1.5～4.0	0～1.0	≤0.30			≥20		
15B	≤3	≤2	1.0～3.0	2.0～4.5		≤0.55		≥15		
17F	≤2	≤2	0～1.5	0～3.5		≤0.45			≥20	
18C	≤3	≤2	0～1.0	2.4～4.9	≤0.15				≥14	
19A	≤2	≤2	0.6～3.5	3.0～7.0	≤0.45			≥12	≥20	
19F	≤3	≤2	1.4～3.5	3.0～5.5	≤0.20			≥12.5	≥20	
20	≤2	≤2	0.5～2.5	1.5～4.0		≤0.60		≥12		
22F	≤2	≤2	0～2.0	0～1.0		≤0.55	≥15		≥25	
23F	≤2	≤2	0～1.0	3.0～4.5	≤0.15				≥37	
33F	≤2.5	≤2	0～2.0	0～1.0		≤0.50				

3.3.4　化学检定

3.3.4.1　pH 值

依法测定（通则 0631），应符合批准的要求。

3.3.4.2　渗透压摩尔浓度

依法测定（通则 0632），应符合批准的要求。

3.3.5　无菌检查

依法检查（通则 1101），应符合规定。

3.3.6　异常毒性检查

依法检查（通则 1141），应符合规定。注射剂量为每只小鼠 0.5ml，含 1 次人用剂量；每只豚鼠 5ml，含 10 次人用剂量。

3.3.7　热原检查

依法检查（通则 1142）。注射剂量按家兔体重每 1kg 注射 1ml，含每型多糖 2.5μg，应符合规定。

3.3.8　细菌内毒素检查

依法检查（通则 1143），每 1 次人用剂量应不高于 25EU。

4　保存、运输及有效期

于 2～8℃避光保存和运输。自生产之日起，有效期为 24 个月。

5　使用说明

应符合生物制品分包装及贮运管理（通则 0239）规定和批准的内容。

13 价肺炎球菌多糖结合疫苗（破伤风类毒素/白喉类毒素）

13 Jia Feiyanqiujun Duotang Jiehe Yimiao (Poshangfeng Leidusu/ Baihou Leidusu)

13-valent Pneumococcal Polysaccharide Conjugate Vaccine（TT/DT）

本品系采用纯化的 1、3、4、5、6A、6B、7F、9V、14、18C、19A、19F 和 23F 型肺炎链球菌荚膜多糖抗原，分别经活化后与载体蛋白共价结合为多糖蛋白结合物，加入磷酸铝佐剂及辅料后制成。其中部分型别荚膜多糖抗原分别经活化后与破伤风类毒素共价结合为多糖蛋白结合物，部分型别荚膜多糖抗原分别经活化后与白喉类毒素共价结合为多糖蛋白结合物。用于预防由上述 13 种血清型肺炎链球菌引起的肺炎、脑膜炎、中耳炎和菌血症等疾病。

1　基本要求

生产和检定用设施、原材料及辅料、水、器具、动物等应符合“凡例”的有关要求。

2　制造

2.1　菌种

生产用菌种为 13 种血清型肺炎链球菌菌种（1、3、4、5、6A、6B、7F、9V、14、18C、19A、19F 和 23F 型），来源应明确。

2.2　原液

2.2.1　精制多糖

1、3、4、5、6A、6B、7F、9V、14、18C、19A、19F 和 23F 型肺炎球菌精制多糖应符合“23 价肺炎球菌多糖疫苗”中 2.1～2.2 项的规定。

2.2.2　精制多糖检定

按 3.1 项进行。

2.2.3　保存与保存时间

粗制多糖、精制多糖于－20℃或以下保存，保存时间应符合批准的要求。

2.2.4　裂解多糖

2.2.4.1　多糖裂解

各型别肺炎球菌精制多糖分别溶解至适宜浓度，过滤后用均质机处理，经超滤浓缩、洗滤、冻干即得各型肺炎球菌裂解多糖。或按另行批准的工艺制备。

2.2.4.2　裂解多糖检定

按 3.2 项进行。

2.2.4.3　保存与保存时间

于－20℃或以下保存，保存时间应符合批准的要求。

2.2.5　载体蛋白

2.2.5.1　白喉类毒素

白喉类毒素原液的制造及检定应符合“吸附白喉疫苗”2.1～2.2 项规定。可采用分子排阻色谱法或其他经批准的方式对白喉类毒素原液进一步纯化，经 0.2μm 过滤或通过适当的微生物控制后，即为白喉类毒素载体。

2.2.5.2　破伤风类毒素

破伤风类毒素原液的制造及检定应符合“吸附破伤风疫苗”2.1～2.2 项规定或经批准的其他方法。可采用分子排阻色谱法或其他经批准的方式对破伤风类毒素原液进一步纯化，经 0.2μm 过滤或通过适当的微生物控制后，即为破伤风类毒素载体。

2.2.5.3　载体蛋白的检定

按 3.3 项进行。

2.2.5.4　保存与保存时间

保存温度及时间应符合批准的要求。

2.2.6　肺炎球菌多糖蛋白结合物的制备

2.2.6.1　结合

将各相应血清型的肺炎球菌裂解多糖用注射用水溶解，加入适宜 pH 值的缓冲液至合适浓度并搅拌混匀。搅拌状态下，加入适量活化剂进行活化反应后，按比例加入稀释后的白喉类毒素载体或破伤风类毒素载体，搅拌反应一定时间，加入适宜终止溶液终止反应。

2.2.6.2　纯化

将上述反应结束后的各血清型肺炎球菌多糖蛋白结合物按批准的方法经澄清过滤、超滤浓缩后，采用分子排阻色谱法或其他经批准的工艺进一步纯化，收集的结合物纯化液经除菌过滤后，即为肺炎球菌多糖蛋白结合物原液。

2.2.7　肺炎球菌多糖蛋白结合物原液检定

按 3.4 项进行。

2.2.8　保存及保存时间

于 2～8℃保存，保存时间应符合批准的要求。

2.3　半成品

2.3.1　半成品配制

按批准的处方将 13 种单型肺炎球菌多糖蛋白结合物原液混合，除菌过滤后，加入适量稀释剂、辅料搅拌混匀，加入磷酸铝佐剂吸附，可补加适量稀释剂、辅料等。或按另行批准的工艺制备。

2.3.2　半成品检定

按 3.5 项进行。

2.4　成品

2.4.1　分批

应符合生物制品分包装及贮运管理（通则 0239）规定。

2.4.2　分装

应符合生物制品分包装及贮运管理（通则 0239）规定。

2.4.3　规格

每支 0.5ml。每 1 次人用剂量 0.5ml，各型肺炎球菌多糖含量应符合批准的要求。

2.4.4　包装

应符合生物制品分包装及贮运管理（通则 0239）规定。

3　检定

3.1　精制多糖检定

3.1.1　鉴别试验

采用免疫双扩散法（通则 3403），各型多糖应与其相应的特异性抗血清产生明显沉淀线；或采用速率比浊法（照“23 价肺炎球菌多糖疫苗”3.3.2 项），应可测出各单型多糖含量。

3.1.2　检查

3.1.2.1　固体总量

依法测定（通则 3101），各型精制多糖干燥至恒重。

3.1.2.2　蛋白质含量

依法测定（通则 0731 第二法 方法 1），各型蛋白质含量限度见表 1。

3.1.2.3　核酸含量

依法测定（通则 0401），核酸在 260nm 波长处的吸收系数（$E_{1cm}^{1\%}$）为 200，各型核酸含量限度见表 1。

3.1.2.4　*O*-乙酰基含量

依法测定（通则 3117）1 型精制多糖的 *O*-乙酰基含量，含量限度见表 1。

3.1.2.5　磷含量

依法测定（通则 3103），或采用经批准的其他方法，各型磷含量限度见表 1。

3.1.2.6　糖醛酸含量

照“23 价肺炎球菌多糖疫苗”3.1.2.6 项测定。1、3、5、9V 型精制多糖的糖醛酸含量限度见表 1。

3.1.2.7　甲基戊糖含量

照“23 价肺炎球菌多糖疫苗”3.1.2.7 项测定。6A、6B、7F、18C、19A、19F、23F 型精制多糖的甲基戊糖含量限度见表 1。

3.1.2.8　氨基己糖含量

照“23 价肺炎球菌多糖疫苗”3.1.2.8 项测定。4、5、9V、14、19A、19F 型精制多糖的氨基已糖含量限度见表 1。

3.1.2.9　总氮含量

依法测定（通则 0704 第三法）或采用经批准的其他方法，各型总氮含量限度见表 1。

3.1.2.10　多糖分子大小分布测定

采用经批准的方法测定，各型多糖 K_D 值及其回收率应符合批准的要求。

3.1.2.11　有机溶剂残留量

依法测定（通则 0861），或采用经批准的其他方法，应符合批准的要求。

3.1.3　细菌内毒素检查

依法检查（通则 1143），各型细菌内毒素检查含量应小于 0.5EU/μg。

3.2　裂解多糖检定

3.2.1　分子大小分布测定

采用经批准的方法测定，各型多糖的 K_D 值及其回收率应符合批准的要求。

3.2.2　细菌内毒素检查

依法检查（通则 1143），应不高于 0.5EU/μg。

表 1　各型精制多糖检定各相关项目限度要求

	蛋白质（%）	核酸（%）	总氮（%）	磷（%）	糖醛酸（%）	氨基已糖（%）	甲基戊糖（%）	*O*-乙酰基（%）
1	≤2	≤2	3.5～6.0	0～1.5	≥45			≥1.8
3	≤5	≤2	0～1.0	0～1.0	≥40			
4	≤3	≤2	4.0～6.0	0～1.5		≥40		
5	≤7.5	≤2	2.5～6.0	≤2.0	≥12	≥20		
6A	≤2.0	≤2.0	0～2.0	2.5～5.0			≥15.0	
6B	≤2	≤2	0～2.0	2.5～5.0			≥15	
7F	≤5	≤2	1.5～4.0	0～1.0			≥13	
9V	≤2	≤2	0.5～3.0	0～1.0	≥15	≥13		
14	≤5	≤2	1.5～4.0	0～1.0		≥20		
18C	≤3	≤2	0～1.0	2.4～4.9			≥14	
19A	≤2	≤2	0.6～3.5	3.0～7.0		≥12	≥20	
19F	≤3	≤2	1.4～3.5	3.0～5.5		≥12.5	≥20	
23F	≤2	≤2	0～1.0	3.0～4.5			≥37	

3.3　载体蛋白检定

3.3.1　蛋白质含量

依法测定（通则 0731 第二法方法 1），应不低于 50mg/ml。

3.3.2　单体含量

照分子排阻色谱法（通则 0514）测定或采用经批准的其他方法，按面积归一化法计算。

色谱条件　用葡聚糖-琼脂糖复合基质为填充剂；以 0.15mol/L 氯化钠或其他适宜溶液为流动相；检测波长为 280nm；进样体积为 0.5ml。

测定法　分别取破伤风类毒素载体与白喉类毒素载体，注入液相色谱仪，记录色谱图。

限度　破伤风类毒素载体单体含量应不低于 85%，白喉类毒素载体单体含量应不低于 90%。

3.3.3　细菌内毒素检查

依法检查（通则 1143），应不高于 10EU/mg。

3.3.4　无菌检查

依法检查（通则 1101），应符合规定。

3.4　肺炎球菌多糖蛋白结合物原液检定

3.4.1　鉴别试验

采用免疫双扩散法（通则 3403），各型别肺炎球菌多糖蛋白结合物原液应分别与对应型肺炎球菌特异性抗血清（或抗血清因子）及相应的破伤风抗毒素或白喉抗毒素产生明显沉淀线。或采用经批准的其他方法。

3.4.2　多糖含量

3.4.2.1　3、4、6A、6B、7F、9V、14、18C、19A、19F 和 23F 型多糖含量

依法测定（通则 0401）或采用经批准的其他方法测定。

多糖参考品贮备液　精密称定各型别多糖参考品 125mg，加 25ml 水充分溶解，制成每 1ml 中约含 5mg 的溶液，照固体总量测定法（通则 3101）测定其固体总量。取该溶液适量，用水稀释制成每 1ml 中约含固体总量 1mg 的溶液，即得多糖参考品贮备液。

多糖参考品溶液　精密量取多糖参考品贮备液，用适宜溶剂稀释制成每 1ml 中约含 100μg 的溶液，得多糖参考品工作液。精密量取多糖参考品工作液 0、0.2ml、0.4ml、0.6ml、0.8ml、1.0ml，分别置于试管中，加适宜溶剂至 1.0ml，摇匀，作为多糖参考品溶液。各浓度平行配制两份。

测定法　向多糖参考品溶液各管中缓慢加入 0.2% 蒽酮-硫酸溶液（称取 0.6g 蒽酮，加 10ml 无水乙醇使溶解，然后加入冷却的 75% 硫酸-生理盐水 300ml，充分溶解，混匀；室温贮存，临用配制）4ml，混匀，于沸水浴 20 分钟，冷却至室温。于 620nm 波长处读取各管的吸光度值，同时以空白管作为对照。精密量取供试品溶液 1.0ml 置于试管中，自“缓慢加入 0.2% 蒽酮-硫酸溶液”起同法操作。以多糖参考品溶液系列浓度（μg/ml）对其相应的吸光度值作直线回归，求得直线回归方程。将供试品溶液的吸光度值代入直线回归方程中，根据稀释倍数计算出供试品的多糖含量。

限度　各型多糖含量应不低于 112μg/ml，或应符合批准的要求。

3.4.2.2　1 型和 5 型多糖含量

照“23 价肺炎球菌多糖疫苗”3.1.2.6 项测定或采用经批准的其他方法测定。

多糖参考品贮备液　精密称定相应型别多糖参考品约 50mg，加水 10ml 使溶解，制成每 1ml 中约含 5mg 的溶液，照固体总量测定法（通则 3101）测定其固体总量。取该溶液适量，用水定量稀释制成每 1ml 中约含固体总量 1mg 的溶液，即得多糖参考品贮备液。

多糖参考品溶液　精密量取多糖参考品贮备液适量，用适宜溶剂定量稀释制成每 1ml 中约含 100μg 的溶液，得多糖参考品工作液。精密量取 0、0.2ml、0.4ml、0.6ml、0.8ml、1.0ml，分别置于试管中，加适宜溶剂至 1.0ml，摇匀，作为多糖参考品溶液。各浓度平行配制两份。

测定法　照“23 价肺炎球菌多糖疫苗”3.1.2.6 项方法测定 1 型和 5 型肺炎球菌多糖蛋白结合物中多糖含量。

限度　各型多糖含量应不低于 112μg/ml，或应符合批准的要求。

3.4.3　游离多糖含量

采用脱氧胆酸钠沉淀法或其他适宜方法将结合物原液中与蛋白质结合的多糖沉淀或分离，分别照 3.4.2 项测定沉淀前结合物原液和沉淀后上清液中的多糖含量。3、7F 型应不高于 10%，1、4、5、6B、9V、14、18C 型应不高于 15%，6A、19A、19F 型应不高于 20%，23F 型应不高于 25%。或应符合批准的要求。

同法检测相应型别多糖对照溶液或衍生物（如有）沉淀前后的多糖含量，分别计算多糖回收率，应为 90%～110%。

3.4.4　蛋白质含量

依法测定（通则 0731 第二法方法 1），蛋白质含量应符合批准的要求。

3.4.5　多糖与蛋白质比值

照 3.4.2 和 3.4.4 项试验结果计算，多糖与蛋白质比值应符合批准的要求。

3.4.6　分子大小分布测定

采用琼脂糖 CL-4B 凝胶柱（1.6cm×100cm），依法测定（通则 3419 第二法）。1、3、4、5、6B、7F、9V、14、18C、19F 型肺炎球菌多糖蛋白结合物原液 K_D 值小于等于 0.30 的回收率应不低于 80%；23F 型肺炎球菌多糖蛋白结合物原液 K_D 值小于等于 0.30 的回收率应不低于 70%；6A、19A 型肺炎球菌多糖蛋白结合物原液 K_D 值小于等于 0.30 的回收率应不低于 60%。或应符合经批准的要求。

3.4.7　游离蛋白含量

照高效液相色谱法（通则 0512）或其他适宜方法测定。

色谱条件　用亲水性球形聚甲基丙烯酸酯颗粒或经批准的填充剂；以 10mmol/L PBS 溶液为流动相；检测波

长为 214nm；进样体积 100μl。

限度　应不高于 5.0%。

3.4.8　残留试剂含量

如适用，应采用适宜的方法测定活化、结合或纯化等工艺过程中使用的试剂残留量，并制定适宜的可接受标准。或应符合批准的要求。

3.4.9　无菌检查

依法检查（通则 1101），应符合规定。

3.4.10　细菌内毒素检查

依法检查（通则 1143），应不高于 0.5EU/μg。

3.5　半成品检定

无菌检查　依法检查（通则 1101），应符合规定。

3.6　成品检定

3.6.1　外观

振摇后应为白色或乳白色混悬液，无摇不散的凝块，无异物。

3.6.2　检查

3.6.2.1　pH 值

依法测定（通则 0631），应为 5.0～7.0。

3.6.2.2　装量

依法检查（通则 0102），应不低于标示量。

3.6.2.3　渗透压摩尔浓度

依法测定（通则 0632），应为 200～400mOsmol/kg。

3.6.2.4　氯化钠含量

依法测定（通则 3107），应为 7.5～9.5g/L。

3.6.2.5　铝含量

依法测定（通则 3106），应为 0.075～0.125mg/剂。

3.6.2.6　聚山梨酯 80 含量

如添加聚山梨酯 80，依法测定（通则 3203）或采用经批准的其他方法测定，应符合批准的要求。

3.6.2.7　各型多糖含量

精密量取 3ml 供试品，加入适宜的解吸附液进行解吸附后，必要时采用适宜稀释液进行进一步稀释，使得供试品溶液中各型别多糖含量在标准曲线的浓度范围内。照“23 价肺炎球菌多糖疫苗”3.3.2 项方法测定，各型多糖含量应为标示量的 70%～130%。

3.6.2.8　各型抗原吸附率

精密量取 3ml 供试品至离心管中，称取重量 $W1$，8000g 离心 5 分钟，去除上清液，向沉淀中补加稀释液至 3ml 或向沉淀中补加稀释液至重量为 $W1$（$W1 \pm 0.03$g），混匀，如有必要，8000g 再次离心 5 分钟，去除上清液，向沉淀中补加稀释液至 3ml 或向沉淀中补加稀释液至重量为 $W1$（$W1 \pm 0.03$g），混匀备用。向上述溶液中加入适宜解吸附液进行解吸附处理，得供试品溶液。必要时采用适宜稀释液进行进一步稀释，使得供试品溶液中各型别多糖含量在标准曲线的浓度范围内。或采用经批准的其他方法制备供试品溶液。

照“23 价肺炎球菌多糖疫苗”3.3.2 项方法测定。计算各型抗原吸附率，1 型≥40%、3 型≥40%、4 型≥20%、5 型≥20%、6A 型≥20%、6B 型≥40%、7F 型≥25%、9V 型≥20%、14 型≥40%、18C 型≥40%、19A 型≥40%、19F 型≥38%、23F 型≥38%，或应符合批准的要求。

3.6.2.9　总蛋白质含量

依法测定（通则 0731 第二法方法 1），应符合批准的要求。

3.6.2.10　蛋白质吸附率

精密量取供试品 3ml 于离心管中，8000g 离心 10 分钟，收集上清液作为供试品溶液；或弃去上清后，向沉淀中加入氯化钠注射液至 3ml，作为供试品溶液。依法测定供试品溶液中蛋白质浓度（通则 0731 第二法方法 1），按下式计算供试品中的蛋白质吸附率，应不低于 70%。

当供试品溶液为上清液时：

$$吸附率(\%)=\frac{总蛋白质含量-供试品溶液中蛋白质含量}{总蛋白质含量}\times 100$$

当供试品溶液为沉淀溶液：

$$吸附率(\%)=\frac{供试品溶液中蛋白质含量}{总蛋白质含量}\times 100$$

3.6.2.11　无菌检查

依法检查（通则 1101），应符合规定。

3.6.2.12　异常毒性检查

依法检查（通则 1141），应符合规定。注射剂量为每只小鼠 0.5ml，含 1 次人用剂量；每只豚鼠 5ml，含 10 次人用剂量。

3.6.2.13　细菌内毒素检查

依法检查（通则 1143），应小于 10EU/剂。

4　保存、运输及有效期

于 2～8℃保存和运输。自生产之日起，有效期不超过 24 个月或符合批准的要求。

5　使用说明

应符合生物制品分包装和贮运管理（通则 0239）规定和批准的内容。

b 型流感嗜血杆菌结合疫苗

b Xing Liuganshixueganjun Jiehe Yimiao

Haemophilus Influenzae Type b Conjugate Vaccine

本品系用纯化的 b 型流感嗜血杆菌（Haemophilus influenzae type b，Hib）荚膜多糖抗原，通过己二酰肼与破伤风类毒素蛋白共价结合制成。用于预防 b 型流感嗜血杆菌引起的儿童感染性疾病，如脑膜炎、肺炎等。

1　基本要求

生产和检定用设施、原材料及辅料、水、器具、动物等应符合“凡例”的有关要求。

2　制造

2.1　菌种

生产用菌种应符合生物制品生产检定用菌毒种管理及质量控制（通则 0233）的有关规定。

2.1.1　名称及来源

采用 b 型流感嗜血杆菌 CMCC 58547 或 CMCC 58534 株或其他经批准的菌种。

2.1.2　种子批的建立

应符合生物制品生产检定用菌毒种管理及质量控制（通则 0233）的有关规定。

2.1.3　种子批的传代

主种子批启开后传代次数不超过 5 代；工作种子批启开后至接种发酵罐培养传代次数不得超过 5 代。

2.1.4　种子批的检定

检定菌种可用含羊血的适宜培养基。

2.1.4.1　培养特性

菌种在普通营养琼脂培养基上不生长，在含羊血的巧克力培养基或在 Hib 综合琼脂培养基上生长，生长需要Ⅹ因子（氯化血红素）、Ⅴ因子（辅酶Ⅰ）；卫星试验阳性，菌落呈灰白色、半透明、光滑凸起，湿润，边缘规则。

2.1.4.2　染色镜检

应为革兰阴性短小杆菌，有荚膜，有时连成线状；亦可有单个革兰阴性球菌。

2.1.4.3　生化反应

发酵葡萄糖、木糖、半乳糖，产酸、不产气。不发酵蔗糖、乳糖和果糖（通则 3605）。赖氨酸脱羧酶反应呈阴性。或按经批准的方法进行检定。

2.1.4.4　血清学试验

将在 35～37℃培养的菌苔，与 Hib 免疫血清进行玻片凝集试验，应有强凝集反应。

2.1.5　种子批的保存

种子批应冻干保存于 8℃及以下。

2.2　原液

2.2.1　生产用种子

启开工作种子批菌种，经适当传代检查培养特性和染色镜检后接种在适宜培养基上，制备数量适宜的生产用种子。

2.2.2　生产用培养基

采用 Hib 综合培养基或经批准的其他适宜培养基。

2.2.3　培养

采用培养罐液体培养，在培养过程中取样进行纯菌检查、涂片革兰染色镜检，如发现污染杂菌，应废弃。

2.2.4　收获及杀菌

于对数生长期的后期或静止期的前期收获，取样进行菌液浓度测定及纯菌检查，然后于培养物中加入适宜浓度的甲醛溶液或适宜的杀菌剂杀菌，以确保杀菌完全及不损伤 Hib 荚膜多糖为宜。

2.2.5　多糖提取和纯化

2.2.5.1　去核酸

将已杀菌的培养物，离心去菌体后收集上清液，采用十六烷基三甲基溴化铵沉淀收集复合多糖。

2.2.5.2　沉淀多糖

乙醇沉淀收集粗制多糖，或超滤浓缩后乙醇沉淀。取上清液，然后加入适宜浓度的乙醇溶液沉淀多糖，并依次用无水乙醇、丙酮洗涤沉淀物，干燥后即为粗制多糖，－20℃或以下保存。

2.2.5.3　多糖纯化

将粗制多糖溶解于醋酸钠溶液中，苯酚抽提，收集上清液；适宜方法去除苯酚后，加入乙醇溶液沉淀多糖，依次用无水乙醇、丙酮洗涤，真空干燥，所得固体即为精制多糖。

2.2.5.4　多糖检定

按 3.1 项进行。

2.2.5.5　保存及有效期

保存于－20℃或以下，保存时间按批准的要求执行。

2.2.6　多糖衍生

2.2.6.1　将精制多糖溶解后，按适宜比例加入溴化氰进行活化，然后向反应液中加入适宜浓度的己二酰肼溶液，反应适宜时间。再将反应液超滤或透析，可冻干收集固体衍生物。

2.2.6.2　多糖衍生物检定

按 3.2 项进行。

2.2.6.3　保存及有效期

保存于－20℃或以下，保存时间不超过 30 天。

2.2.7　载体蛋白

载体蛋白为破伤风类毒素。破伤风类毒素原液制造和检定应符合“吸附破伤风疫苗”2.1～2.2 项规定。

可采用柱色谱法或其他经批准的方法对破伤风类毒素原液进一步纯化，并配制至适宜浓度。

2.2.8　多糖蛋白结合物的制备

采用批准的方法进行多糖蛋白结合物的制备。

2.2.9　多糖蛋白结合物原液检定

按 3.3 项检定。

2.2.10　保存及有效期

保存于 2～8℃，保存时间不超过 6 个月。

2.3　半成品

2.3.1　配制

用氯化钠注射液稀释多糖蛋白结合物原液，每 1ml 疫苗溶液含多糖应不低于 20μg。

2.3.2　半成品检定

按 3.4 项进行。

2.4　成品

2.4.1　分批

应符合生物制品分包装及贮运管理（通则 0239）规定。

2.4.2　分装

应符合生物制品分包装及贮运管理（通则 0239）规定。

2.4.3　规格

每瓶 0.5ml。每 1 次人用剂量 0.5ml，含多糖 10μg。

2.4.4　包装

应符合生物制品分包装及贮运管理（通则 0239）规定。

3　检定

3.1　多糖检定

3.1.1　鉴别试验

采用免疫双扩散法（通则 3403），本品应与 b 型流感嗜血杆菌免疫血清形成明显沉淀线。

3.1.2　化学检定

3.1.2.1　固体总量

依法测定（通则 3101）。

3.1.2.2　核糖含量

以 D-核糖为对照，应为 320～410mg/g（通则 3421）。

3.1.2.3　磷含量

应为 68～90mg/g（通则 3103）。

3.1.2.4　蛋白质含量

应小于 10mg/g（通则 0731 第二法）。

3.1.2.5　核酸含量

应小于 10mg/g，核酸在波长 260nm 处的吸收系数（$E_{1cm}^{1\%}$）为 200（通则 0401）。

3.1.2.6　多糖分子大小分布测定

采用琼脂糖 CL-4B 凝胶柱（1.6cm×100cm）测定，$K_D \leqslant 0.5$ 的多糖回收率应大于 50%（通则 3419）。

3.1.3　细菌内毒素检查

依法检查（通则 1143），应不高于 25EU/μg。

3.2　多糖衍生物检定

3.2.1　己二酰肼含量

应为 16～45μg/mg（通则 3118）。

3.2.2　氰化物残留量

应不高于 10ng/mg（通则 0806）。

3.3　多糖蛋白结合物原液检定

3.3.1　鉴别试验

采用免疫双扩散法（通则 3403），本品应与 b 型流感嗜血杆菌免疫血清及破伤风类毒素免疫血清形成明显沉淀线。

3.3.2　化学检定

3.3.2.1　多糖含量

以 D-核糖为对照，按核糖含量计算结合物中多糖含量，应不低于 28μg/ml（通则 3421）。

3.3.2.2　蛋白质含量

应不低于 48μg/ml（通则 0731 第二法）。

3.3.2.3　多糖与蛋白质的比值

按 3.3.2.1 和 3.3.2.2 测定结果计算，应为 0.30～0.59。

3.3.2.4　高分子结合物含量

高分子结合物应为 80%～100% 或游离多糖≤20%（通则 3119）。

3.3.2.5　多糖分子大小分布测定

采用琼脂糖 CL-4B 凝胶柱（1.6cm×100cm）测定，K_D 值应不高于 0.20，K_D 值小于 0.20 的洗脱液回收率应大于 60%（通则 3419）。

3.3.2.6　碳二亚胺残留量

采用 N. Wilchek 方法测定，碳二亚胺残留量应低于 10μmol/L（通则 3206）。

3.3.3　无菌检查

依法检查（通则 1101），应符合规定。

3.3.4　细菌内毒素检查

依法检查（通则 1143），应不高于 5EU/μg。

3.4　半成品检定

无菌检查

依法检查（通则 1101），应符合规定。

3.5　成品检定

3.5.1　鉴别试验

采用免疫双扩散法（通则 3403），应与 b 型流感嗜血杆菌免疫血清及破伤风类毒素免疫血清形成明显沉淀线。

3.5.2　物理检查

3.5.2.1　外观

应为无色透明液体，无异物。

3.5.2.2　装量

依法检查（通则 0102），应不低于标示量。

3.5.2.3　渗透压摩尔浓度

依法测定（通则 0632），应符合批准的要求。

3.5.3　化学检定

3.5.3.1　pH 值

依法检查（通则 0631），应符合批准的要求。

3.5.3.2　多糖含量

以 D-核糖为对照，按核糖含量计算供试品中多糖含量，每 1 次人用剂量应为 10～15μg（通则 3421）。

3.5.3.3　高分子结合物含量

高分子结合物应为 80%～100%或游离多糖≤20%（通则 3119）。

3.5.3.4　多糖分子大小分布测定

采用琼脂糖 CL-4B 凝胶柱（1.6cm×100cm）测定，K_D 值小于 0.20 的洗脱液回收率应大于 60%（通则 3419）。

3.5.4　无菌检查

依法检查（通则 1101），应符合规定。

3.5.5　异常毒性检查

依法检查（通则 1141），应符合规定。

3.5.6　细菌内毒素检查

依法检查（通则 1143），每 1 次人用剂量应不高于 25EU。

4　保存、运输及有效期

于 2～8℃保存和运输。自生产之日起，有效期为 24 个月。

5　使用说明

应符合生物制品分包装及贮运管理（通则 0239）规定和批准的内容。

冻干 b 型流感嗜血杆菌结合疫苗

Donggan b Xing Liuganshixueganjun
Jiehe Yimiao

Haemophilus Influenzae Type b Conjugate Vaccine，Freeze-dried

本品系用纯化的 b 型流感嗜血杆菌（Haemophilus influenzae type b，Hib）荚膜多糖抗原，即多聚核糖基核糖醇磷酸酯［PRP，由 3-β-D-呋喃核糖基-（1→1）-核糖醇-5-磷酸酯盐为重复单元形成的具有一定分子量范围的线性聚合物］，经活化并通过己二酰肼与载体蛋白破伤风类毒素共价结合生成的多糖蛋白结合物，加入适宜稳定剂后冻干制成。用于预防 b 型流感嗜血杆菌引起的儿童感染性疾病，如脑膜炎、肺炎等。

1　基本要求

生产和检定用设施、原材料及辅料、水、器具、动物等应符合“凡例”的有关要求。

2　制造

2.1　菌种

生产用菌种应符合生物制品生产检定用菌毒种管理及质量控制（通则 0233）的有关规定。

2.1.1　名称及来源

采用 b 型流感嗜血杆菌 CMCC 58534 株或其他经批准的菌种。

2.1.2　种子批的建立

应符合生物制品生产检定用菌毒种管理及质量控制（通则 0233）的有关规定。

2.1.3　种子批的传代

主种子批启开后传代次数不超过 5 代；工作种子批启开后至接种发酵罐培养传代次数不得超过 5 代。

2.1.4　种子批的检定

检定菌种可用含羊血的适宜培养基。

2.1.4.1　培养特性

菌种在普通营养琼脂培养基上不生长，在含羊血的巧克力培养基或在 Hib 综合琼脂培养基上生长，生长需要Ⅹ因子（氯化血红素）和Ⅴ因子（辅酶Ⅰ）；卫星试验阳性；菌落呈灰白色、半透明、光滑凸起，湿润，边缘规则。

2.1.4.2　染色镜检

应为革兰阴性短小杆菌，有荚膜，有时连成线状，亦可有单个革兰阴性球菌。

2.1.4.3　生化反应

发酵葡萄糖、木糖、半乳糖，产酸、不产气。不发酵蔗糖、乳糖和果糖（通则 3605）。赖氨酸脱羧酶反应呈阴性。或按经批准的方法进行检定。

2.1.4.4　血清学试验

将在 35～37℃培养的菌苔，与 Hib 免疫血清进行玻片凝集试验，应有强凝集反应。

2.1.5　种子批的保存

种子批应冻干保存于 8℃以下。或应符合批准的要求。

2.2　原液

2.2.1　生产用种子

启开工作种子批菌种，经适当传代检查培养特性和染色镜检后接种在适宜培养基上，制备数量适宜的生产用种子。

2.2.2　生产用培养基

采用 Hib 综合培养基或经批准的其他适宜培养基。

2.2.3　培养

采用发酵罐液体培养，在培养过程中取样进行纯菌检查、涂片革兰染色镜检，如发现污染杂菌，应废弃。

2.2.4　收获及杀菌

于对数生长后期或静止期前期收获，取样进行菌液浓度测定及纯菌检查，然后于培养物中加入适宜浓度的甲醛溶液或采用适宜的方法杀菌，以确保杀菌完全及不损伤 Hib 荚膜多糖为宜。

2.2.5　精制多糖制备与检定

2.2.5.1　复合多糖制备

将已杀菌的培养物离心去菌体，收集上清液，加入十六烷基三甲基溴化铵（CTAB）溶液并充分搅拌使多糖与 CTAB 形成复合多糖沉淀，离心或采取其他适宜方法收集含复合多糖的沉淀。

2.2.5.2　粗制多糖制备

在含复合多糖的沉淀中加适量盐溶液，采用振荡或其他方式使多糖与 CTAB 充分解离，加适量乙醇，混匀并静置适宜时间，离心，收集上清液，加适量乙醇并充分振摇使多糖沉淀，离心并收集沉淀，依次用无水乙醇、丙酮洗涤沉淀物，干燥后即为粗制多糖。或采用其他经批准的方法。可－20℃或以下保存。

2.2.5.3　精制多糖制备

将粗制多糖溶解于醋酸钠溶液中，苯酚抽提，离心并收集上清液；用超滤或其他适宜方法去除苯酚等小分子杂质，加乙醇溶液使多糖沉淀，离心并收集沉淀，依次用无水乙醇、丙酮洗涤，真空干燥，所得固体即为精制多糖。或采用其他经批准的方法进行精制多糖制备。

2.2.5.4　精制多糖检定

按 3.1 项进行。

2.2.5.5　保存与保存时间

保存于－20℃或以下，保存时间应符合批准的要求。

2.2.6　多糖衍生物制备与检定

2.2.6.1　多糖衍生物制备

将精制多糖溶解后，按适宜比例加入溴化氰进行活化，然后向反应液中加入适宜浓度的己二酰肼，反应适宜时间。再将反应液超滤或透析，得多糖衍生物溶液；可冻干得多糖衍生物固体。

2.2.6.2　多糖衍生物检定

取多糖衍生物溶液，按 3.2 项进行。

2.2.6.3　保存及有效期

于适宜温度保存，保存时间应符合批准的要求。

2.2.7　载体蛋白

载体蛋白为破伤风类毒素。破伤风类毒素原液制造和检定应符合“吸附破伤风疫苗”2.1～2.2 项规定。

可采用柱色谱法或其他经批准的方法对破伤风类毒素原液进一步纯化，并配制至适宜浓度。

2.2.8　多糖蛋白结合物原液制备与检定

2.2.8.1　多糖蛋白结合物原液制备

采用批准的方法制备多糖蛋白结合物，将多糖衍生物和破伤风类毒素以适宜浓度混合，加入 1-(3-二甲氨基丙基)-3-乙基碳二亚胺盐酸盐（EDAC）进行反应，经色谱或其他经批准的方法纯化并除菌过滤制成多糖蛋白结合物原液。

2.2.8.2　多糖蛋白结合物原液检定

按 3.3 项进行。

2.2.8.3　保存与保存时间

于适宜温度保存，保存时间应符合批准的要求。

2.3　半成品

2.3.1　配制

用适宜稀释剂稀释多糖蛋白结合物原液。每 1ml 含多糖不少于 20μg，可加适量乳糖或其他经批准的稳定剂。

2.3.2　半成品检定

按 3.4 项进行。

2.4　成品

2.4.1　分批

应符合生物制品分包装及贮运管理（通则 0239）规定。

2.4.2　分装及冻干

应符合生物制品分包装及贮运管理（通则 0239）规定。

2.4.3　规格

按标示量复溶后每瓶 0.5ml，含多糖 10μg。每 1 次人用剂量 0.5ml。

2.4.4　包装

应符合生物制品分包装及贮运管理（通则 0239）规定。

3　检定

3.1　精制多糖检定

3.1.1　鉴别试验

采用免疫双扩散法（通则 3403），应与 b 型流感嗜血杆菌免疫血清形成明显沉淀线。

3.1.2　检查

3.1.2.1　固体总量

依法测定（通则 3101）。

3.1.2.2　核糖含量

以 D-核糖为对照，应为 320～410mg/g（通则 3421）。

3.1.2.3　磷含量

应为 68～90mg/g（通则 3103）。或采用其他经批准的方法。

3.1.2.4　蛋白质含量

应小于 10mg/g（通则 0731 第二法方法 1）。或采用其他经批准的方法。

3.1.2.5　核酸含量

应小于 10mg/g，核酸在波长 260nm 处的吸收系数（$E_{1cm}^{1\%}$）为 200（通则 0401）。

3.1.2.6　多糖分子大小分布测定

采用适宜浓度的氯化钠溶液为流动相，琼脂糖 CL-4B 凝胶柱（1.6cm×100cm）测定，K_D小于 0.5 的多糖回收率应大于 50%（通则 3419）。或采用其他经批准的方法，应符合批准的要求。

3.1.2.7　苯酚残留量

依法（通则 3113）或采用其他经批准的方法检查，应不高于 6.0mg/g。

3.1.2.8　细菌内毒素检查

依法检查（通则 1143），应小于 10EU/μg。

3.2　多糖衍生物检定

3.2.1　已二酰肼含量

应为 16～45μg/mg，或符合批准的要求（通则 3118）。

3.2.2　氰化物残留量

应不大于 10ng/mg（通则 0806 第三法）。或采用其他经批准的方法。

3.3　多糖蛋白结合物原液检定

3.3.1　鉴别试验

采用免疫双扩散法（通则 3403），应与 b 型流感嗜血杆菌免疫血清及破伤风类毒素免疫血清形成明显沉淀线。或采用其他经批准的免疫学方法。

3.3.2　化学检定

3.3.2.1　多糖含量

以 D-核糖为对照，按核糖含量计算结合物中多糖含量，应不低于 28μg/ml（通则 3421）。或采用其他经批准的方法。

3.3.2.2　蛋白质含量

应不低于 48μg/ml（通则 0731 第二法方法 1）。

3.3.2.3　多糖与蛋白质的比值

按 3.3.2.1 与 3.3.2.2 测定结果计算，应为 0.30～0.59。

3.3.2.4　高分子结合物含量或游离多糖含量

高分子结合物应为 80%～100%（通则 3119）。或采用其他经批准的方法，游离多糖含量应不大于 20%。

3.3.2.5　游离载体蛋白含量

采用经批准的方法测定，游离载体蛋白含量应符合批准的要求。

3.3.2.6　多糖蛋白结合物分子大小分布测定

采用适宜浓度的氯化钠溶液为流动相，琼脂糖 CL-4B 凝胶柱（1.6cm×100cm）测定，K_D值应不高于 0.20，K_D值小于 0.20 的洗脱液回收率应大于 60%（通则 3419 第二法）。或采用其他经批准的方法，应符合批准的要求。

3.3.2.7　碳二亚胺残留量

应小于10μmol/L（通则3206）。

3.3.3　无菌检查

依法检查（通则1101），应符合规定。

3.3.4　细菌内毒素

依法检查（通则1143），应小于5EU/μg。

3.4　半成品检定

无菌检查

依法检查（通则1101），应符合规定。

3.5　成品检定

除水分、装量差异、高分子结合物或游离多糖含量、多糖结合物分子大小分布、多糖含量外，按标示量加入所附稀释剂，复溶后进行其余各项检定。

3.5.1　鉴别试验

采用免疫双扩散法（通则3403），应与b型流感嗜血杆菌免疫血清及破伤风类毒素免疫血清形成明显沉淀线。或采用其他经批准的免疫学方法。

3.5.2　物理检查

3.5.2.1　外观

应为白色疏松体，按标示量加入所附稀释剂应迅速溶解，复溶后应为无色澄明液体，无异物。

3.5.2.2　装量差异

依法检查（通则0102），应符合规定。

3.5.2.3　渗透压摩尔浓度

依法检查（通则0632），应符合批准的要求。

3.5.3　化学检定

3.5.3.1　水分

应不高于3.0%（通则0832）。

3.5.3.2　pH值

依法检查（通则0631），应符合批准的要求。

3.5.3.3　多糖含量

采用适宜方法去除相关辅料，依法检查（通则3421）。以D-核糖为对照，按核糖含量计算结合物中多糖含量，每1次人用剂量含多糖应符合批准的要求。或采用其他经批准的方法。

3.5.3.4　高分子结合物或游离多糖含量

高分子结合物应为80%～100%（通则3119）。或采用其他经批准的方法，游离多糖含量应不大于20%。

3.5.3.5　多糖结合物分子大小分布测定

采用适宜浓度的氯化钠溶液为流动相，琼脂糖CL-4B凝胶柱（1.6cm×100cm）测定，K_D值应不高于0.20，K_D值小于0.20的洗脱液回收率应大于60%（通则3419第二法）。或采用其他经批准的方法，应符合批准的要求。

3.5.4　无菌检查

依法检查（通则1101），应符合规定。

3.5.6　异常毒性检查

依法检查（通则1141），应符合规定。

3.5.7　细菌内毒素检查

依法检查（通则1143），每1次人用剂量应小于25EU。

4　稀释剂

稀释剂为灭菌注射用水、灭菌氯化钠溶液或无菌、无热原PBS，稀释剂的生产应符合批准的要求。

灭菌注射用水应符合本版药典（二部）的相关规定。

灭菌氯化钠溶液或无菌、无热原PBS应符合以下要求。

4.1　外观

应为无色澄清液体。

4.2　可见异物检查

依法检查（通则0904），应符合规定

4.3　pH值

依法检查（通则0631），应符合批准的要求。

4.4　装量

依法检查（通则0102），应不低于标示量。

4.5　无菌检查

依法检查（通则1101），应符合规定。

4.6　细菌内毒素检查

依法检查（通则1143），应不高于0.25EU/ml。

5　保存、运输及有效期

于2～8℃保存和运输。自生产之日起，有效期为24个月或符合批准的要求。

6　使用说明

应符合生物制品分包装及贮运管理（通则0239）规定和批准的内容。

吸附白喉疫苗

Xifu Baihou Yimiao

Diphtheria Vaccine，Adsorbed

本品系用白喉杆菌，在适宜的培养基中培养产生的毒素经甲醛脱毒、精制，加入氢氧化铝佐剂制成。用于6个月～12岁的儿童预防白喉。

1　基本要求

生产和检定用设施、原材料及辅料、水、器具、动物等应符合“凡例”的有关要求。

2　制造

2.1　菌种

生产用菌种应符合生物制品生产检定用菌毒种管理及质量控制（通则 0233）的有关规定。

2.1.1　名称及来源

采用白喉杆菌 PW8 株（CMCC 38007）或由 PW8 株筛选的产毒高、免疫力强的菌种，或其他经批准的菌种。

2.1.2　种子批的建立

应符合生物制品生产检定用菌毒种管理及质量控制（通则 0233）的有关规定。

2.1.3　种子批的传代

主种子批自启开后传代不超过 5 代，工作种子批启开后至疫苗生产，传代应不超过 10 代。

2.1.4　种子批的检定

2.1.4.1　培养特性

在吕氏培养基上生长的菌落应呈灰白色、圆形突起、表面光滑、边缘整齐。在亚碲酸钾琼脂培养基上生长的菌落应呈灰黑色、具金属光泽。在血琼脂培养基上生长的菌落呈灰白色、不透明、不产生 α 溶血素。

2.1.4.2　染色镜检

应为革兰染色阳性，具异染颗粒；菌体呈一端或两端膨大、杆状，菌体排列呈栅栏状、X 形或 Y 形。

2.1.4.3　生化反应

发酵葡萄糖、麦芽糖、半乳糖，均产酸不产气；不发酵蔗糖、甘露醇、乳糖（通则 3605）。

2.1.4.4　特异性中和试验

接种在 Elek's 琼脂培养基上，可见明显白色沉淀线。

2.1.5　种子批的保存

种子批应冻干保存于 8℃及以下。

2.2　类毒素原液

2.2.1　毒素

2.2.1.1　生产用种子

工作种子批检定合格后方可用于生产。由工作种子批传代于适宜的培养基，然后传代至产毒培养基种子管2～3 代，再传至产毒培养基培养制成生产用种子。

2.2.1.2　生产用培养基

采用胰酶牛肉消化液培养基或经批准的其他适宜培养基。

2.2.1.3　产毒

采用培养罐液体培养，培养过程中应严格控制杂菌污染，凡经镜检或纯菌检查发现污染者应废弃。

2.2.1.4　收获

检测培养物滤液或离心上清液，毒素浓度不低于150Lf/ml 时收获。

2.2.2　精制

2.2.2.1　可采用硫酸铵、活性炭二段盐析法或经批准的其他适宜方法精制。

2.2.2.2　透析过程可加适量抑菌剂，有肉眼可见染菌者应废弃。

2.2.2.3　用同一菌种、培养基处方、精制方法制造的类毒素在同一容器内混合后除菌过滤者为一批。

2.2.3　脱毒

2.2.3.1　毒素或精制毒素中加入适量的甲醛溶液，置适宜温度进行脱毒。精制毒素亦可加适量赖氨酸后再加甲醛溶液脱毒。

2.2.3.2　脱毒到期的类毒素或精制类毒素应每瓶取样做絮状单位（Lf）测定。

2.2.3.3　脱毒检查

脱毒到期的类毒素或精制类毒素应每瓶取样进行脱毒检查。用灭菌 0.9%氯化钠溶液将供试品分别稀释成100Lf/ml，用体重 2.0kg 左右的家兔 2 只，每只家兔分别皮内注射上述稀释供试品各 0.1ml 及 25 倍稀释的锡克试验毒素 0.1ml，另注射 0.1ml 灭菌 0.9%氯化钠溶液作为阴性对照，于 96 小时判定结果。供试品注射部位应无反应或仅有极微反应，锡克毒素反应应为阳性，阴性对照应无反应。

2.2.3.4　脱毒不完全者可继续脱毒，必要时可补加适量甲醛溶液。

2.2.3.5　精制类毒素可加 0.1g/L 硫柳汞为抑菌剂，毒素精制法制造的精制类毒素未除游离甲醛者可免加抑菌剂。

2.2.4　类毒素原液检定

按 3.1 项进行。

2.2.5　保存及有效期

于 2～8℃避光保存。自脱毒试验合格之日起，原液有效期为 42 个月，疫苗总有效期为 72 个月。

2.3　半成品

2.3.1　佐剂配制

2.3.1.1　配制氢氧化铝可用三氯化铝加氨水法或三氯化铝加氢氧化钠法，用氨水配制时需透析除氨后使用。

2.3.1.2　配制成的氢氧化铝原液应为浅蓝色或乳白色的胶体悬液，不应含有凝块或异物。

2.3.1.3　氢氧化铝原液应测定氢氧化铝及氯化钠含量。

2.3.2　吸附类毒素的配制

按适宜的方法配制，使每 1ml 半成品含白喉类毒素 30～50Lf，氢氧化铝含量不高于 3.0mg/ml，可加 0.05～0.1g/L 的硫柳汞作为抑菌剂，补加氯化钠至 8.5g/L。

2.3.3　半成品检定

按 3.2 项进行。

2.4　成品

2.4.1　分批

应符合生物制品分包装及贮运管理（通则 0239）规定。

2.4.2　分装

应符合生物制品分包装及贮运管理（通则 0239）规定。

2.4.3　规格

每瓶 0.5ml、1.0ml、2.0ml、5.0ml。每 1 次人用剂量 0.5ml，含白喉类毒素效价应不低于 30IU。

2.4.4　包装

应符合生物制品分包装及贮运管理（通则 0239）规定。

3　检定

3.1　类毒素原液检定

3.1.1　pH 值

应为 6.4～7.4（通则 0631）。

3.1.2　絮状单位（Lf）测定

依法检查（通则 3506），应符合规定。

3.1.3　纯度

每 1mg 蛋白氮应不低于 1500Lf。

3.1.4　无菌检查

依法检查（通则 1101），应符合规定。

3.1.5　特异性毒性检查

每瓶原液取样，等量混合，用 0.9%氯化钠溶液稀释至 50Lf/ml，用体重 250～350g 豚鼠 4 只，每只腹侧皮下注射 5ml，观察30 天。前 5 天注意观察注射局部，第 10 天、第 20 天、第 30 天分别称体重。观察期间每只动物体重不得持续下降，到期每只动物体重应比注射前增加，注射局部无坏死，无连片脱皮、无脱毛，后期不得有麻痹症状。

3.1.6　毒性逆转试验

每瓶原液取样，用 PBS（pH 7.0～7.4）分别稀释至 30～50Lf/ml，置 37℃ 42 天，用体重 2.0kg 左右的家兔 2 只，于每只家兔背部分别皮内注射上述稀释原液各 0.1ml 及 25 倍稀释的锡克试验毒素 0.1ml，另注射 0.1ml PBS 作为阴性对照，于 72 小时判定结果。原液注射部位红肿反应直径应不高于 15mm，锡克毒素反应应为阳性，阴性对照应无反应。

3.2　半成品检定

无菌检查

依法检查（通则 1101），应符合规定。

3.3　成品检定

3.3.1　鉴别试验

可选择下列一种方法进行：(1) 疫苗注射动物应产生抗体（同 3.3.4 效价测定）；(2) 疫苗用批准的方法进行解吸附处理后，做絮状试验（通则 3506），应出现絮状反应；(3) 疫苗经解聚液进行解吸附处理后取上清液，做凝胶免疫沉淀试验（通则 3403），应出现免疫沉淀反应。

3.3.2　物理检查

3.3.2.1　外观

振摇后为乳白色均匀悬液，无摇不散的凝块或异物。

3.3.2.2　装量

依法检查（通则 0102），应不低于标示量。

3.3.3　化学检定

3.3.3.1　pH 值

应为 6.0～7.0（通则 0631）。

3.3.3.2　铝含量

应不高于 0.52mg/剂（通则 3106）。

3.3.3.3　氯化钠含量

应为 7.5～9.5g/L（通则 3107）。

3.3.3.4　硫柳汞含量

应不高于 0.05mg/剂（通则 3115）。

3.3.3.5　游离甲醛含量

应不高于 0.1mg/剂（通则 3207 第一法）。

3.3.4　效价测定

每 1 次人用剂量中白喉类毒素效价应不低于 30IU（通则 3505）。

3.3.5　无菌检查

依法检查（通则 1101），应符合规定。

3.3.6　特异性毒性检查

每亚批取样，等量混合，用体重 250～350g 豚鼠 4 只，每只腹侧皮下注射 2.5ml，观察 30 天，注射部位可有浸润，经 5～10 天变成硬结，30 天可吸收不完全。在第 10 天、第 20 天、第 30 天分别称体重，到期每只豚鼠体重比注射前增加，无晚期麻痹症者为合格。

4　保存、运输及有效期

于 2～8℃避光保存和运输。自生产之日起，有效期为 36 个月。

5　使用说明

应符合生物制品分包装及贮运管理（通则 0239）规定和批准的内容。

吸附白喉疫苗（成人及青少年用）

Xifu Baihou Yimiao（Chengren Ji Qingshaonian Yong）

Diphtheria Vaccine for Adults and Adolescents，Adsorbed

本品系用白喉类毒素原液加入氢氧化铝佐剂制成。用于经白喉疫苗全程免疫后的青少年及成人加强免疫和供预防白喉的应急使用。

1 基本要求

生产和检定用设施、原材料及辅料、水、器具、动物等应符合“凡例”的有关要求。

2 制造

2.1 菌种

按“吸附白喉疫苗”中 2.1 项进行。

2.2 类毒素原液

2.2.1 制造

按“吸附白喉疫苗”中 2.2.1～2.2.3 项进行。

2.2.2 原液检定

按 3.1 项进行。

2.2.3 保存及有效期

按“吸附白喉疫苗”中 2.2.5 项进行。

2.3 半成品

2.3.1 佐剂配制

2.3.1.1 配制氢氧化铝可用三氯化铝加氨水法或三氯化铝加氢氧化钠法，用氨水配制时需透析除氨后使用。

2.3.1.2 配制成的氢氧化铝原液应为浅蓝色或乳白色的胶体悬液，不应含有凝块或异物。

2.3.1.3 氢氧化铝原液应测定氢氧化铝及氯化钠含量。

2.3.2 吸附类毒素的配制

按适宜的方法配制，使每 1ml 半成品含白喉类毒素 4Lf，且纯度应不低于 2000Lf/mg 蛋白氮，氢氧化铝含量不高于 2.5mg/ml，可加 0.05～0.1g/L 的硫柳汞作为抑菌剂，补加氯化钠至 8.5g/L。

2.3.3 半成品检定

按 3.2 项进行。

2.4 成品

2.4.1 分批

应符合生物制品分包装及贮运管理（通则 0239）规定。

2.4.2 分装

应符合生物制品分包装及贮运管理（通则 0239）规定。

2.4.3 规格

每瓶 0.5ml、1.0ml、2.0ml、5.0ml。每 1 次人用剂量 0.5ml，含白喉类毒素效价应不低于 2IU。

2.4.4 包装

应符合生物制品分包装及贮运管理（通则 0239）规定。

3 检定

3.1 类毒素原液检定

3.1.1 pH 值

应为 6.6～7.4（通则 0631）。

3.1.2 絮状单位（Lf）测定

依法检查（通则 3506），应符合规定。

3.1.3 纯度

每 1mg 蛋白氮应不低于 2000Lf。

3.1.4 无菌检查

依法检查（通则 1101），应符合规定。

3.1.5 特异性毒性检查

每瓶原液取样，等量混合，用 0.9%氯化钠溶液稀释成 50Lf/ml，用 250～350g 豚鼠 4 只，每只腹侧皮下注射 5ml，观察 30 天。前 5 天注意观察注射局部，第 10 天、第 20 天、第 30 天分别称体重。观察期间每只动物体重不得持续下降，到期每只动物体重应比注射前增加，注射局部无坏死，无连片脱皮、无脱毛，后期不得有麻痹症状。

3.1.6 毒性逆转试验

每瓶原液取样，用 PBS（pH 7.0～7.4）分别稀释至 30～50Lf/ml，置 37℃ 42 天，用体重 2.0kg 左右的家兔 2 只，于每只家兔背部分别皮内注射上述稀释原液各 0.1ml 及 25 倍稀释的锡克试验毒素 0.1ml，另注射 0.1ml PBS 作为阴性对照，于 72 小时判定结果。原液注射部位红肿反应直径应不高于 15mm，锡克毒素反应应为阳性，阴性对照应无反应。

3.2 半成品检定

无菌检查

依法检查（通则 1101），应符合规定。

3.3 成品检定

3.3.1 鉴别试验

可选择下列一种方法进行：（1）疫苗注射动物应产生抗体（同 3.3.4 效价测定）；（2）疫苗用批准的方法进行解吸附处理后，做絮状试验（通则 3506），应出现絮状反应；（3）疫苗经解聚液进行解吸附处理后取上清液，做凝胶免疫沉淀试验（通则 3403），应出现免疫沉淀反应。

3.3.2 物理检查

3.3.2.1 外观

振摇后为乳白色均匀悬液，无摇不散的凝块或异物。

3.3.2.2 装量

依法检查（通则 0102），应不低于标示量。

3.3.3 化学检定

3.3.3.1 pH 值

应为 6.0～7.0（通则 0631）。

3.3.3.2　铝含量

应不高于 0.43mg/剂（通则 3106）。

3.3.3.3　氯化钠含量

应为 7.5～9.5g/L（通则 3107）。

3.3.3.4　硫柳汞含量

应不高于 0.05mg/剂（通则 3115）。

3.3.3.5　游离甲醛含量

应不高于 0.1mg/剂（通则 3207 第一法）。

3.3.4　效价测定

每 1 次人用剂量中白喉类毒素效价应不低于 2IU（通则 3505）。

3.3.5　无菌检查

依法检查（通则 1101），应符合规定。

3.3.6　特异性毒性检查

每亚批取样，等量混合，用体重 250～350g 豚鼠 4 只，每只腹侧皮下注射 2.5ml，观察 30 天，注射部位可有浸润，经 5～10 天变成硬结，30 天可吸收不完全。在第 10 天、第 20 天、第 30 天分别称体重，到期每只动物体重比注射前增加，豚鼠无晚期麻痹症者评为合格。

4　保存、运输及有效期

于 2～8℃避光保存和运输。自生产之日起，有效期为 36 个月。

5　使用说明

应符合生物制品分包装及贮运管理（通则 0239）规定和批准的内容。

吸附破伤风疫苗

Xifu Poshangfeng Yimiao

Tetanus Vaccine，Adsorbed

本品系用破伤风梭状芽孢杆菌，在适宜的培养基中培养产生的毒素经甲醛脱毒、精制，加入氢氧化铝佐剂制成。用于预防破伤风。

1　基本要求

生产和检定用设施、原材料及辅料、水、器具、动物等应符合"凡例"的有关要求。

2　制造

2.1　菌种

生产用菌种应符合生物制品生产检定用菌毒种管理及质量控制（通则0233）的有关规定。

2.1.1　名称及来源

采用破伤风梭状芽孢杆菌CMCC 64008或其他经批准的破伤风梭状芽孢杆菌菌种。

2.1.2　种子批的建立

应符合生物制品生产检定用菌毒种管理及质量控制（通则0233）的有关规定。

2.1.3　种子批的传代

主种子批自启开后传代应不超过5代；工作种子批启开后至疫苗生产，传代应不超过10代。

2.1.4　种子批的检定

2.1.4.1　培养特性

本菌为专性厌氧菌，适宜生长温度为37℃。在庖肉液体培养基中培养，培养液呈浑浊、产生气体、具腐败性恶臭。在血琼脂平皿培养基培养，菌落呈弥漫生长。在半固体培养基穿刺培养，表现鞭毛动力。

2.1.4.2　染色镜检

初期培养物涂片革兰染色镜检呈阳性，杆形菌体，少见芽孢。48小时以后培养物涂片革兰染色镜检，易转为阴性，可见芽孢，菌体呈鼓槌状，芽孢位于顶端并为正圆形。

2.1.4.3　生化反应

不发酵糖类，液化明胶，产生硫化氢；不还原硝酸盐（通则3605）。

2.1.4.4　产毒试验

取培养物的滤液或离心上清液0.1ml注射于体重18～22g小鼠的尾根部皮下，至少4只。于注射后12～24小时观察小鼠，应出现尾部僵直竖起、后腿强直痉挛或全身肌肉痉挛等症状，甚至死亡。

2.1.4.5　特异性中和试验

取适量产毒培养物的滤液或离心上清液与相应稀释的破伤风抗毒素经体外中和后，注射于体重为18～22g小鼠的腹部皮下，每只小鼠注射0.4ml，至少4只；同时取未结合破伤风抗毒素的培养物的滤液或离心上清液0.4ml，注射小鼠的腹部皮下，作为阳性对照。注射后观察5天，对照组小鼠24小时内应出现明显破伤风症状并死亡，试验组小鼠在观察时间内应存活。

2.1.5　种子批的保存

种子批应冻干保存于8℃及以下；工作种子批也可2～8℃保存于液体培养基中，有效期为12个月。

2.2　类毒素原液

2.2.1　毒素

2.2.1.1　生产用种子

工作种子批检定合格后方可用于生产。

工作种子批先在产毒培养基种子管中传1～3代，再转至产毒培养基制成生产用种子。

2.2.1.2　生产用培养基

采用酪蛋白、黄豆蛋白、牛肉等蛋白质成分经加深水解后的培养基。

2.2.1.3　产毒

采用培养罐液体培养，培养过程应严格控制杂菌污染，经显微镜检查或纯菌检查发现污染者应废弃。

2.2.1.4　收获

检测培养物滤液或离心上清液，毒素浓度不低于40Lf/ml时收获毒素。

2.2.2　脱毒

2.2.2.1　毒素或精制毒素的脱毒

毒素或精制毒素中加入适量甲醛溶液，置适宜温度进行脱毒，制成类毒素。

2.2.2.2　脱毒到期的类毒素应每瓶取样做絮状单位（Lf）测定。

2.2.2.3　脱毒检查

每瓶取样，用体重300～400g豚鼠至少2只，每只皮下注射500Lf。精制毒素脱毒者可事先用0.9%氯化钠溶液稀释成100Lf/ml，皮下注射5ml，于注射后第7天、第14天、第21天进行观察并称体重，动物不应有破伤风症状，到期每只动物体重不得较注射前减轻，且健存者为合格。体重减轻者应加倍动物数进行复试。发生破伤风症状者，原液应继续脱毒。

2.2.2.4　类毒素应为黄色或棕黄色透明液体。

2.2.3　精制

2.2.3.1　类毒素或毒素可用等电点沉淀、超滤、硫酸铵盐析等方法或经批准的其他适宜方法精制。

2.2.3.2　类毒素精制后可加0.1g/L硫柳汞防腐，并应尽快除菌过滤。

2.2.3.3　用同一支菌种、培养基制备的类毒素，在同一容器内混合均匀后除菌过滤者为一批。

2.2.4　类毒素原液检定

按3.1项进行。

2.2.5　保存及有效期

于2～8℃保存。类毒素原液自精制之日起或先精制后脱毒的制品从脱毒试验合格之日起，原液有效期为42个月，疫苗总有效期不超过72个月。

2.3 半成品

2.3.1 佐剂配制

2.3.1.1 配制氢氧化铝可用三氯化铝加氨水法或三氯化铝加氢氧化钠法，用氨水配制需透析除氨后使用。

2.3.1.2 配制成的氢氧化铝原液应为浅蓝色或乳白色的胶体悬液，不应含有凝块或异物。

2.3.1.3 氢氧化铝原液应测定氢氧化铝及氯化钠含量。

2.3.2 吸附类毒素的配制

按适宜的方法配制，使每1ml半成品含破伤风类毒素7～10Lf，氢氧化铝含量不高于3.0mg/ml，可加0.05～0.1g/L的硫柳汞作为抑菌剂，补加氯化钠至8.5g/L。

2.3.3 半成品检定

按3.2项进行。

2.4 成品

2.4.1 分批

应符合生物制品分包装及贮运管理（通则0239）规定。

2.4.2 分装

应符合生物制品分包装及贮运管理（通则0239）规定。

2.4.3 规格

每瓶0.5ml、1.0ml、2.0ml、5.0ml。每1次人用剂量0.5ml，含破伤风类毒素效价不低于40IU。

2.4.4 包装

应符合生物制品分包装及贮运管理（通则0239）的规定。

3 检定

3.1 类毒素原液检定

3.1.1 pH值

应为6.6～7.4（通则0631）。

3.1.2 絮状单位（Lf）测定

依法测定（通则3506），应符合规定。

3.1.3 纯度

每1mg蛋白氮应不低于1500Lf。

3.1.4 无菌检查

依法检查（通则1101），应符合规定。

3.1.5 特异性毒性检查

每瓶原液取样，等量混合，用0.9%氯化钠溶液稀释为250Lf/ml，用体重250～350g豚鼠4只，每只腹部皮下注射2ml。于注射后第7天、第14天及第21天进行观察，局部无化脓、无坏死，动物不应有破伤风症状，到期每只动物体重比注射前增加者为合格。

3.1.6 毒性逆转试验

每瓶原液取样，用PBS（pH 7.0～7.4）分别稀释至7～10Lf/ml，放置37℃ 42天，注射250～350g体重的豚鼠4只，每只皮下注射5ml，于注射后第7天、第14天及第21天进行观察并称体重，动物不得有破伤风症状，到期每只动物体重比注射前增加为合格。

3.2 半成品检定

无菌检查

依法检查（通则1101），应符合规定。

3.3 成品检定

3.3.1 鉴别试验

可选择下列一种方式进行：(1) 疫苗注射动物后应产生破伤风抗体（通则3504）；(2) 疫苗加入枸橼酸钠或其他适宜的试剂进行解吸附处理后做絮状试验（通则3506），应出现絮状反应；(3) 疫苗经解聚液进行解吸附处理后取上清液，做凝胶免疫沉淀试验（通则3403），应出现免疫沉淀反应。

3.3.2 物理检查

3.3.2.1 外观

振摇后应为乳白色均匀悬液，无摇不散的凝块及异物。

3.3.2.2 装量

依法检查（通则0102），应不低于标示量。

3.3.3 化学检定

3.3.3.1 pH值

应为6.0～7.0（通则0631）。

3.3.3.2 铝含量

应不高于0.52mg/剂（通则3106）。

3.3.3.3 氯化钠含量

应为7.5～9.5g/L（通则3107）。

3.3.3.4 硫柳汞含量

应不高于0.05mg/剂（通则3115）。

3.3.3.5 游离甲醛含量

应不高于0.1mg/剂（通则3207第一法）。

3.3.4 效价测定

每1次人用剂量中破伤风类毒素效价应不低于40IU（通则3504）。

3.3.5 无菌检查

依法检查（通则1101），应符合规定。

3.3.6 特异性毒性检查

每亚批取样，等量混合，用体重250～350g豚鼠4只，每只腹部皮下注射2.5ml，注射后第7天、第14天及第21天各观察1次并称体重，动物不应有破伤风症状，注射部位无化脓、无坏死，到期体重比注射前增加者为合格。

4 保存、运输及有效期

于2～8℃避光保存和运输。自生产之日起，有效期为42个月。

5 使用说明

应符合生物制品分包装及贮运管理（通则0239）规定和批准的内容。

吸附白喉破伤风联合疫苗

Xifu Baihou Poshangfeng Lianhe Yimiao

Diphtheria and Tetanus Combined Vaccine, Adsorbed

本品系用白喉类毒素原液及破伤风类毒素原液加入氢氧化铝佐剂制成。用于经吸附百白破联合疫苗全程免疫后儿童的白喉、破伤风加强免疫。

1　基本要求

生产和检定用设施、原材料及辅料、水、器具、动物等应符合“凡例”的有关要求。

2　制造

2.1　混合前单价原液

2.1.1　白喉类毒素原液制造应符合“吸附白喉疫苗”中2.1～2.2项的规定。

2.1.2　破伤风类毒素原液制造应符合“吸附破伤风疫苗”中2.1～2.2项的规定。

2.1.3　原液检定

各按“吸附白喉疫苗”和“吸附破伤风疫苗”中3.1项进行。

2.2　半成品

2.2.1　佐剂配制

2.2.1.1　配制氢氧化铝可用三氯化铝加氨水法或三氯化铝加氢氧化钠法，用氨水配制需透析除氨后使用。

2.2.1.2　配制成的氢氧化铝原液应为浅蓝色或乳白色的胶体悬液，不应含有凝块或异物。

2.2.1.3　氢氧化铝原液应测定氢氧化铝及氯化钠含量。

2.2.2　吸附类毒素的配制

按适宜的方法配制，使每1ml半成品含白喉类毒素应不高于20Lf，破伤风类毒素应不高于3Lf，氢氧化铝含量不高于3.0mg/ml，可加0.05～0.1g/L的硫柳汞作为抑菌剂，补加氯化钠至8.5g/L。

2.2.3　半成品检定

按3.1项进行。

2.3　成品

2.3.1　分批

应符合生物制品分包装及贮运管理（通则0239）规定。

2.3.2　分装

应符合生物制品分包装及贮运管理（通则0239）规定。

2.3.3　规格

每瓶0.5ml、1.0ml、2.0ml、5.0ml。每1次人用剂量0.5ml，含白喉类毒素效价应不低于30IU，破伤风类毒素效价应不低于40IU。

2.3.4　包装

应符合生物制品分包装及贮运管理（通则0239）规定。

3　检定

3.1　半成品检定

3.1.1　无菌试验

依法检查（通则1101），应符合规定。

3.1.2　吸附率检查

将供试品离心取上清液，同时取供试品进行适当稀释，选取0～100μg/ml范围作为对照品溶液浓度，依法测定［通则0731第二法福林酚法（Lowry法）方法2］供试品及其上清液的蛋白质含量，再按下式计算吸附率，应不低于90%。

$$P\ (\%)=\left(1-\frac{c_s}{c_t}\right)\times 100$$

式中　P为吸附率，%；

c_s为供试品上清液的蛋白质含量，μg/ml；

c_t为供试品的蛋白质含量，μg/ml。

3.2　成品检定

3.2.1　鉴别试验

3.2.1.1　白喉类毒素

可选择下列一种方式进行：(1)疫苗注射动物应产生抗体（同3.2.4.1白喉疫苗效价测定）；(2)疫苗用批准的方法进行解吸附处理后，做絮状试验（通则3506），应出现絮状反应；(3)疫苗经解聚液进行解吸附处理后取上清液，做凝胶免疫沉淀试验（通则3403），应出现免疫沉淀反应。

3.2.1.2　破伤风类毒素

可选择下列一种方式进行：(1)疫苗注射动物后应产生破伤风抗体（通则3504）；(2)疫苗加入枸橼酸钠或其他适宜的试剂进行解吸附处理后做絮状试验（通则3506），应出现絮状反应；(3)疫苗经解聚液进行解吸附处理后取上清液，做凝胶免疫沉淀试验（通则3403），应出现免疫沉淀反应。

3.2.2　物理检查

3.2.2.1　外观

振摇后应为乳白色均匀悬液，无摇不散的凝块或异物。

3.2.2.2　装量

依法检查（通则0102），应不低于标示量。

3.2.3　化学检定

3.2.3.1　pH值

应为6.0～7.0（通则0631）。

3.2.3.2　铝含量

应不高于0.43mg/剂（通则3106）。

3.2.3.3　氯化钠含量

应为7.5～9.5g/L（通则3107）。

3.2.3.4　硫柳汞含量

应不高于0.05mg/剂（通则3115）。

3.2.3.5　游离甲醛含量

应不高于0.1mg/剂（通则3207第一法）。

3.2.4 效价测定

3.2.4.1 白喉疫苗

每1次人用剂量中白喉类毒素的效价应不低于30IU（通则3505）。

3.2.4.2 破伤风疫苗

每1次人用剂量中破伤风类毒素的效价应不低于40IU（通则3504）。

3.2.5 无菌检查

依法检查（通则1101），应符合规定。

3.2.6 特异性毒性检查

每亚批取样等量混合，用体重250～350g豚鼠4只，每只腹部皮下注射2.5ml，观察30天。注射部位可有浸润，经5～10天变成硬结，可能30天不完全吸收。在第10天、第20天、第30天分别称体重，到期体重比注射前增加，局部无化脓、无坏死、无破伤风症状及无晚期麻痹症者为合格。

4 保存、运输及有效期

于2～8℃避光保存和运输。自生产之日起，有效期为36个月。

5 使用说明

应符合生物制品分包装及贮运管理（通则0239）规定和批准的内容。

吸附白喉破伤风联合疫苗（成人及青少年用）

Xifu Baihou Poshangfeng Lianhe Yimiao (Chengren Ji Qingshaonian Yong)

Diphtheria and Tetanus Combined Vaccine for Adults and Adolescents，Adsorbed

本品系用白喉类毒素原液及破伤风类毒素原液加入氢氧化铝佐剂制成。用于经白喉、破伤风疫苗基础免疫的 12 岁以上人群加强免疫及预防白喉的应急接种。

1　基本要求

生产和检定用设施、原材料及辅料、水、器具、动物等应符合“凡例”的有关要求。

2　制造

2.1　混合前单价原液

2.1.1　白喉类毒素原液制造应符合“吸附白喉疫苗”中 2.1～2.2 项的规定。

2.1.2　破伤风类毒素原液制造应符合“吸附破伤风疫苗”中 2.1～2.2 项的规定。

2.1.3　原液检定

各按“吸附白喉疫苗（成人及青少年用）”和“吸附破伤风疫苗”中 3.1 项进行。

2.2　半成品

2.2.1　佐剂配制

2.2.1.1　配制氢氧化铝可用三氯化铝加氨水法或三氯化铝加氢氧化钠法，用氨水配制需透析除氨后使用。

2.2.1.2　配制成的氢氧化铝原液应为浅蓝色或乳白色的胶体悬液，不应含有凝块或异物。

2.2.1.3　氢氧化铝原液应测定氢氧化铝及氯化钠含量。

2.2.2　吸附类毒素的配制

按适宜的方法配制，使每 1ml 半成品含白喉类毒素应不高于 4Lf，破伤风类毒素应不高于 5Lf，氢氧化铝含量不高于 3.0mg/ml，可加 0.05～0.1g/L 的硫柳汞作为抑菌剂，补加氯化钠至 8.5g/L。

2.2.3　半成品检定

按 3.1 项进行。

2.3　成品

2.3.1　分批

应符合生物制品分包装及贮运管理（通则 0239）规定。

2.3.2　分装

应符合生物制品分包装及贮运管理（通则 0239）规定。

2.3.3　规格

每瓶 0.5ml、1.0ml、2.0ml、5.0ml。每 1 次人用剂量 0.5ml，含白喉类毒素效价应不低于 2IU，破伤风类毒素效价应不低于 40IU。

2.3.4　包装

应符合生物制品分包装及贮运管理（通则 0239）规定。

3　检定

3.1　半成品检定

无菌检查

依法检查（通则 1101），应符合规定。

3.2　成品检定

3.2.1　鉴别试验

3.2.1.1　白喉类毒素

可选择下列一种方法进行：(1) 疫苗注射动物应产生抗体（同 3.2.4.1 白喉疫苗效价测定）；(2) 疫苗用批准的方法进行解吸附处理后，做絮状试验（通则 3506），应出现絮状反应；(3) 疫苗经解聚液进行解吸附处理后取上清液，做凝胶免疫沉淀试验（通则 3403），应出现免疫沉淀反应。

3.2.1.2　破伤风类毒素

可选择下列一种方法进行：(1) 疫苗注射动物后应产生破伤风抗体（通则 3504）；(2) 疫苗加入枸橼酸钠或其他适宜的试剂进行解吸附处理后做絮状试验（通则 3506），应出现絮状反应；(3) 疫苗经解聚液进行解吸附处理后取上清液，做凝胶免疫沉淀试验（通则 3403），应出现免疫沉淀反应。

3.2.2　物理检查

3.2.2.1　外观

振摇后应为乳白色均匀悬液，无摇不散的凝块或异物。

3.2.2.2　装量

依法检查（通则 0102），应不低于标示量。

3.2.3　化学检定

3.2.3.1　pH 值

应为 6.0～7.0（通则 0631）。

3.2.3.2　铝含量

应不高于 0.43mg/剂（通则 3106）。

3.2.3.3　氯化钠含量

应为 7.5～9.5g/L（通则 3107）。

3.2.3.4　硫柳汞含量

应不高于 0.05mg/剂（通则 3115）。

3.2.3.5　游离甲醛含量

应不高于 0.1mg/剂（通则 3207 第一法）。

3.2.4　效价测定

3.2.4.1　白喉疫苗

每 1 次人用剂量中白喉类毒素的效价应不低于 2IU（通则 3505）。

3.2.4.2　破伤风疫苗

每 1 次人用剂量中破伤风类毒素的效价应不低于

40IU（通则 3504）。

3.2.5 无菌检查

依法检查（通则 1101），应符合规定。

3.2.6 特异性毒性检查

每亚批取样，等量混合，用体重 250～350g 豚鼠 4 只，每只腹部皮下注射 2.5ml，观察 30 天。注射部位可有浸润，经5～10 天变成硬结，可能 30 天不完全吸收。在第 10 天、第20 天及第 30 天分别称体重，到期体重比注射前增加，局部无化脓、无坏死、无破伤风症状及无晚期麻痹症者为合格。

4 保存、运输及有效期

于 2～8℃避光保存和运输。自生产之日起，有效期为 36 个月。

5 使用说明

应符合生物制品分包装及贮运管理（通则 0239）规定和批准的内容。

吸附百白破联合疫苗

Xifu Bai Bai Po Lianhe Yimiao

Diphtheria，Tetanus and Pertussis Combined Vaccine，Adsorbed

本品系由百日咳疫苗原液、白喉类毒素原液及破伤风类毒素原液加入氢氧化铝佐剂制成。用于预防百日咳、白喉、破伤风。

1　基本要求

生产和检定用设施、原材料及辅料、水、器具、动物等应符合“凡例”的有关要求。

2　制造

2.1　混合前单价原液

2.1.1　百日咳疫苗原液制造应符合本品种附录 1 中的 1 项的规定。

2.1.2　白喉类毒素原液制造应符合“吸附白喉疫苗”中 2.1～2.2 项的规定。

2.1.3　破伤风类毒素原液制造应符合“吸附破伤风疫苗”中 2.1～2.2 项的规定。

2.1.4　原液检定

2.1.4.1　百日咳疫苗

按本品种附录 1 中 2 项进行。

2.1.4.2　白喉类毒素

按“吸附白喉疫苗”中 3.1 项进行。

2.1.4.3　破伤风类毒素

按“吸附破伤风疫苗”中 3.1 项进行。

2.2　半成品

2.2.1　配制

2.2.1.1　氢氧化铝佐剂稀释

按吸附后之最终浓度，将氢氧化铝原液用注射用水稀释成 1.0～1.5mg/ml。加入硫柳汞含量不高于 0.1g/L，氯化钠含量补足至 8.5g/L。

2.2.1.2　吸附

按计算量将白喉类毒素、破伤风类毒素及百日咳疫苗原液加入已稀释的氢氧化铝内，调 pH 值至 5.8～7.2，使每 1ml 半成品含百日咳杆菌应不高于 9.0×10^9 个菌（应不高于 30IOU）；白喉类毒素应不高于 20Lf；破伤风类毒素应不高于 5Lf。

2.2.2　半成品检定

按 3.1 项进行。

2.3　成品

2.3.1　分批

应符合生物制品分包装及贮运管理（通则 0239）规定。

2.3.2　分装

应符合生物制品分包装及贮运管理（通则 0239）规定。

2.3.3　规格

每瓶 0.5ml、1.0ml、2.0ml、5.0ml。每 1 次人用剂量 0.5ml，含百日咳疫苗效价应不低于 4.0IU，白喉疫苗效价应不低于 30IU，破伤风疫苗效价应不低于 40IU（豚鼠法）或 60IU（小鼠法）。

2.3.4　包装

应符合生物制品分包装及贮运管理（通则 0239）规定。

3　检定

3.1　半成品检定

无菌检查

依法检查（通则 1101），应符合规定。

3.2　成品检定

3.2.1　鉴别试验

3.2.1.1　百日咳疫苗

按本品种附录 2 进行效价测定，动物免疫后应产生相应抗体；或加枸橼酸钠或碳酸钠将佐剂溶解，离心沉淀百日咳菌体，加相应抗血清做凝集试验，应呈明显凝集反应（按本品种附录 1 中 2.3 项进行）。

3.2.1.2　白喉类毒素

可选择下列一种方法进行：(1) 疫苗注射动物应产生抗体（通则 3505）；(2) 疫苗加枸橼酸钠或碳酸钠将佐剂溶解后，做絮状试验（通则 3506），应出现絮状反应；(3) 疫苗经解聚液溶解佐剂后取上清液，做凝胶免疫沉淀试验（通则 3403），应出现免疫沉淀反应。

3.2.1.3　破伤风类毒素

可选择下列一种方法进行：(1) 疫苗注射动物后应产生破伤风抗体（通则 3504）；(2) 疫苗加入枸橼酸钠或碳酸钠将吸附剂溶解后做絮状试验（通则 3506），应出现絮状反应；(3) 疫苗经解聚液溶解佐剂后取上清液，做凝胶免疫沉淀试验（通则 3403），应出现免疫沉淀反应。

3.2.2　物理检查

3.2.2.1　外观

振摇后应呈均匀乳白色混悬液，不应有摇不散的凝块或异物。

3.2.2.2　装量

依法检查（通则 0102），应不低于标示量。

3.2.2.3　渗透压摩尔浓度

依法测定（通则 0632），应符合批准的要求。

3.2.3　化学检定

3.2.3.1　pH 值

应为 5.8～7.2（通则 0631）。

3.2.3.2　铝含量

应为 0.17～0.26mg/剂（通则 3106）。

3.2.3.3　硫柳汞含量

应不高于 0.05mg/剂（通则 3115）。

3.2.3.4　游离甲醛含量

应不高于 0.1mg/剂（通则 3207 第一法）。

3.2.4 效价测定

3.2.4.1 百日咳疫苗

按本品种附录 2 进行。每 1 次人用剂量中百日咳疫苗的免疫效价应不低于 4.0IU，且 95%可信限的低限应不低于 2.0IU。如达不到上述要求，可进行复试，但所有有效试验的结果必须以几何平均值（如用概率分析法时应用加权几何平均）计算，达到上述要求判为合格。

3.2.4.2 白喉疫苗

每 1 次人用剂量中白喉类毒素的免疫效价应不低于 30IU（通则 3505）。

3.2.4.3 破伤风疫苗

依法测定（通则 3504），每 1 次人用剂量中破伤风类毒素的免疫效价应不低于 40IU（通则 3504 豚鼠法），或应不低于 60IU（通则 3504 小鼠法）。

3.2.5 无菌检查

依法检查（通则 1101），应符合规定。

3.2.6 特异性毒性检查

3.2.6.1 百日咳疫苗

应符合本品种附录 3 的规定。

3.2.6.2 白喉、破伤风疫苗

用体重 250～350g 豚鼠，每批制品不少于 4 只，每只腹部皮下注射 2.5ml，分两侧，每侧 1.25ml，观察 30 天。注射部位可有浸润，经 5～10 天变成硬结，可能 30 天不完全吸收。在第 10 天、第 20 天、第 30 天称体重，到期体重比注射前增加，局部无化脓、无坏死、无破伤风症状及无晚期麻痹症者为合格。

4 保存、运输及有效期

于 2～8℃避光保存和运输。自生产之日起，有效期为 18 个月；百日咳疫苗原液保存时间超过 18 个月者，自原液采集之日起，疫苗总有效期不得超过 36 个月。

5 附录

附录 1 百日咳疫苗原液制造及检定要求

附录 2 百日咳疫苗原液效价测定方法

附录 3 百日咳疫苗原液毒性检查方法

6 使用说明

应符合生物制品分包装及贮运管理（通则 0239）规定和批准的内容。

附录 1 百日咳疫苗原液制造及检定要求

本品系用百日咳杆菌Ⅰ相菌种，经培养后，取菌体制成悬液，加适当杀菌剂，以 PBS 稀释制成。用于制备百白破联合疫苗。

1 制造

1.1 菌种

生产用菌种应符合生物制品生产检定用菌毒种管理及质量控制（通则 0233）规定。

1.1.1 名称及来源

采用百日咳杆菌Ⅰ相 CMCC 58001、CMCC 58003、CMCC 58004、CMCC 58031 和沪 64-21 株。

1.1.2 种子批的建立

应符合生物制品生产检定用菌毒种管理及质量控制（通则 0233）的有关规定。

1.1.3 种子批的传代

工作种子批菌种启开后传代不应超过 10 代用于生产。

1.1.4 种子批的检定

1.1.4.1 培养特性

于包-姜（Bordet-Gengou）培养基或其他适宜培养基上培养，各菌株应具有典型的形态，葡萄糖、尿素酶、硝酸盐、枸橼酸盐、半固体（动力）营养琼脂结果均应为阴性。

1.1.4.2 血清学试验

菌种经 35～37℃培养 40～48 小时，取适量菌苔混悬于 0.9%氯化钠溶液或 PBS 内，制成适宜浓度的菌悬液，与Ⅰ相参考血清做定量凝集反应，凝集效价应达到血清原效价之半。同时进行 Fim2、Fim3 血清学检测，应为阳性。

1.1.4.3 皮肤坏死试验

菌种经 35～37℃培养 40～48 小时，取适量菌苔混悬于 PBS 内稀释成不同浓度的菌液；取家兔（或豚鼠）至少 2 只，分别用每一稀释度的菌液注射于家兔（或豚鼠）皮内 0.1ml，经 72 小时观察注射部位皮肤反应，如其中有 1 只家兔（或豚鼠）在注射含菌 4.0×10^7 以下稀释度的部位出现出血性坏死者，为阳性反应，判为合格。

1.1.4.4 毒力试验

用体重 16～18g 的小鼠至少 3 组，每组至少 10 只，在麻醉状态下从鼻腔滴入经培养 20～24 小时、以 PBS 稀释的菌液 0.05ml，观察 14 天，记录小鼠生死情况，按 Reed-Muench 法计算 LD_{50}，$1LD_{50}$ 的菌数应不高于 1.2×10^8。

1.1.4.5 效价测定

用适宜方法杀菌后，按本品种附录 2 进行。

1.1.5 菌种保存

种子批应冻干保存于 8℃及以下。

1.2 原液

1.2.1 生产用种子

工作种子批菌种启开后，接种于改良包-姜培养基或活性炭半综合培养基或其他适宜培养基，于 35～37℃培养不超过 72 小时，以后各代不超过 48 小时，传代菌种保存不得超过 14 天，工作种子批启开后用于生产时不应超过 10 代。

1.2.2 培养

用适宜方法培养，培养时间不得超过 48 小时，经纯菌检查后，用适当方法收集菌体，混悬于 pH 7.0～7.4 的 PBS 中，制成菌悬液。

1.2.3 纯菌检查

菌悬液应逐瓶（罐）抽样，接种普通琼脂斜面及改良包-姜培养基（或活性炭半综合培养基）各 1 管，置 35～37℃培养 2 天，然后于 24～26℃培养 1 天，有杂菌生长者应废弃。

1.2.4 杀菌

采用终浓度小于 0.1% 甲醛溶液杀菌，亦可用经批准的其他适宜的杀菌剂和杀菌方法。

1.2.5 杀菌检查

依法检查（通则 1101），应符合规定。并同时接种改良包-姜培养基（或活性炭半综合培养基），分别置 35～37℃培养 72 小时和 24～26℃培养 24 小时。有微生物生长者应废弃。不同菌株不同日制造的原液应分别合并。合并后，可加适量抑菌剂，并保存于 2～8℃。

2 检定

2.1 浓度测定

每瓶原液应按细菌浊度标准品测定浓度，稀释疫苗时即按此浓度计算。

2.2 染色镜检

每瓶原液取样稀释至成品浓度，涂片染色镜检，应为革兰阴性球杆菌，至少观察 10 个视野，应无杂菌。

2.3 血清学试验

每瓶原液应与Ⅰ相参考血清做定量凝集反应，凝集效价应达到血清原效价之半，若未能达到者，应做效价测定，合格后方可使用；同时进行 Fim2、Fim3 检测。

2.4 效价测定

每批原液按本品种附录 2 进行效价测定。

2.5 无菌检查

每瓶原液依法检查（通则 1101），应符合规定。

2.6 特异性毒性检查

按本品种附录 3 进行。

3 保存及有效期

于 2～8℃保存。自收菌之日起，疫苗总有效期为 36 个月。

附录 2 百日咳疫苗原液效价测定方法

1 试验材料

1.1 动物

体重 10～12g 同性或雌雄各半的 NIH 小鼠。

1.2 百日咳参考菌苗

由国家药品检定机构分发。将该参考菌苗按标示量进行稀释。

1.3 供试品

将供试品稀释至合适的浓度。半数有效剂量（ED_{50}）应在所用的稀释浓度范围之内。

1.4 攻击菌及攻击菌液

1.4.1 攻击菌为百日咳杆菌 CMCC 58030（18323）菌株。

1.4.2 培养基

可用包-姜培养基（含羊血 20%～30%）或其他适宜的培养基。

1.4.3 培养温度及时间

置 35～37℃培养，第 1 代不超过 72 小时，此代菌种可置 2～8℃保存 2 周。攻击时菌种的培养时间为 20～24 小时。

1.4.4 攻击菌液的制备

将培养 20～24 小时的菌苔经肉眼检查为纯菌后，刮至适量的 0.9% 氯化钠溶液或 PBS（pH 7.2～7.4）中，用灭菌脱脂棉过滤，测定浓度，然后用适宜稀释液稀释成每 0.03ml 含菌 8.0×10^4，作为试验组的攻击菌液。然后再连续稀释，使每 0.03ml 分别含 8000 个菌、800 个菌、80 个菌及 8 个菌，以上 5 个不同稀释度的菌液作为对照组的攻击菌液，用于测定攻击菌液的 LD_{50}。

2 试验步骤

2.1 免疫

至少使用 3 个稀释度的参考菌苗和供试品，分别免疫小鼠（每个稀释度之间不超过 5 倍），每稀释度免疫 20 只小鼠（同性或雌雄各半），每只小鼠各腹腔注射 0.5ml。同时饲养小鼠 55～60 只作对照用。

2.2 攻击

小鼠免疫后 14～16 天，此期间内参考菌苗和供试品的每个稀释度的免疫小鼠的健存率应至少为 94%。每只小鼠用 0.25ml 注射器脑腔内攻击 0.03ml 菌液（含菌 8.0×10^4）。试验应按 1.4.4 的要求，设立对照组进行攻击菌的 LD_{50} 的测定，每组设定 5 个稀释度，对照组每稀释度攻击 10 只小鼠。

3 结果观察

小鼠攻击后观察 14 天。攻击后第 3 天，试验组动物每组至少 16 只，逐日观察动物并记录死亡数，最初 3 天死亡的动物不作统计，至第 14 天有麻痹、头部肿胀、弓背及明显耸毛的动物也按死亡计算。

4 结果计算和判定

按质反应平行线法计算供试品效价。

供试品按成品疫苗浓度稀释后，每 1 次人用剂量的免疫效价应不低于 4.0IU，且 95% 可信限的低限应不低于 2.0IU。如达不到上述要求时可进行复试，但所有有效试验的结果必须以几何平均值（如用概率分析法时，应用加权几何平均）来计算。达到上述要求判为合格。

5 附注

5.1 试验成立的条件

5.1.1 参考菌苗和供试品的 ED_{50} 应在最大和最小免疫剂量之间。

5.1.2 参考菌苗和供试品的剂量反应曲线在平行性及直线性上无明显偏差。

5.1.3 按 Reed-Muench 法计算 LD_{50}，攻击菌的 LD_{50} 应在 100～1000 的范围。

5.2　工作起止时间

自攻击菌制备（开始刮菌）至注射完最后 1 只小鼠不得超过 2.5 小时。

附录 3　百日咳疫苗原液毒性检查方法

1　试验材料

1.1　动物

选用体重 14～16g NIH 小鼠（同性或雌雄各半）。注射前 2 小时禁止喂食，注射后恢复供食，并于注射前称取各组小鼠的总体重。

1.2　供试品

供试品可用 0.9%氯化钠溶液或 PBS（pH 7.2～7.4）稀释，其菌数含量应不低于每 1 次人用剂量之半。

2　试验步骤

2.1　每批供试品注射小鼠不少于 10 只（同性或雌雄各半），每只小鼠腹腔注射稀释的原液 0.5ml。

2.2　对照组取同数量同体重的小鼠（同性或雌雄各半），腹腔注射稀释用 0.9%氯化钠溶液或 PBS（pH 7.2～7.4）0.5ml，其中抑菌剂浓度应与供试品中的浓度相同。

3　结果观察及判定标准

3.1　注射后 72 小时及第 7 天分别称取试验组及对照组小鼠的总体重。

3.2　试验组的小鼠注射后 72 小时的总体重应不低于注射前的总体重。

3.3　试验组 7 天后小鼠平均增加的体重应不少于对照组平均增加体重的 60%。

3.4　试验组的小鼠不得有死亡。

试验结果符合上述要求，该批原液毒性试验判为合格。试验结果若达不到上述要求，原液可放置 2～8℃保存 3～4 个月再进行复试。仍达不到上述要求，该批原液的毒性判为不合格。

吸附无细胞百白破联合疫苗

Xifu Wuxibao Bai Bai Po Lianhe Yimiao

Diphtheria, Tetanus and Acellular Pertussis Combined Vaccine, Adsorbed

本品系由无细胞百日咳疫苗原液、白喉类毒素原液及破伤风类毒素原液加入氢氧化铝佐剂制成。用于预防百日咳、白喉、破伤风。

1　基本要求

生产和检定用设施、原材料及辅料、水、器具、动物等应符合“凡例”的有关要求。

2　制造

2.1　混合前单价原液

2.1.1　无细胞百日咳疫苗原液制造应符合本品种附录的规定。

2.1.2　白喉类毒素原液制造应符合“吸附白喉疫苗”中 2.1～2.2 项的规定。

2.1.3　破伤风类毒素原液制造应符合“吸附破伤风疫苗”中 2.1～2.2 项的规定。

2.1.4　原液检定

2.1.4.1　百日咳疫苗原液检定

按本品种附录中 2 项进行。

2.1.4.2　白喉类毒素原液检定

按“吸附白喉疫苗”中 3.1 项进行。

2.1.4.3　破伤风类毒素原液检定

按“吸附破伤风疫苗”中 3.1 项进行。

2.2　半成品

2.2.1　佐剂配制

佐剂的制备和检定（通则 3650）应符合批准的要求。

2.2.2　合并及稀释

将白喉类毒素、破伤风类毒素及无细胞百日咳疫苗原液加入已稀释的佐剂内，调 pH 值至 5.8～7.2，使每 1ml 半成品含无细胞百日咳疫苗原液应不高于 18μgPN；白喉类毒素应不高于 25Lf；破伤风类毒素应不高于 7Lf。

2.2.3　半成品检定

按 3.1 项进行。

2.3　成品

2.3.1　分批

应符合生物制品分包装及贮运管理（通则 0239）规定。

2.3.2　分装

应符合生物制品分包装及贮运管理（通则 0239）规定。

2.3.3　规格

每瓶 0.5ml、1.0ml、2.0ml、5.0ml。每 1 次人用剂量 0.5ml，含无细胞百日咳疫苗效价应不低于 4.0IU，白喉疫苗效价应不低于 30IU，破伤风疫苗效价应不低于 40IU。

2.3.4　包装

应符合生物制品分包装及贮运管理（通则 0239）规定。

3　检定

3.1　半成品检定

3.1.1　无菌试验

依法检查（通则 1101），应符合规定。

3.1.2　吸附率检查

将供试品离心取上清液，同时取供试品进行适当稀释，选取 0～100μg/ml 范围作为对照品溶液浓度，依法测定［通则 0731 第二法福林酚法（Lowry 法）方法 2］供试品及其上清液的蛋白质含量，再按下式计算吸附率，应不低于 95%。

$$P\ (\%) = \left(1-\frac{c_s}{c_t}\right)\times 100$$

式中　P 为吸附率，%；

c_s 为供试品上清液的蛋白质含量，μg/ml；

c_t 为供试品的蛋白质含量，μg/ml。

3.2　成品检定

3.2.1　鉴别试验

可选择 3.2.1.1～3.2.1.3，或按 3.2.1.4 进行鉴别试验。

3.2.1.1　无细胞百日咳疫苗

可选择下列一种方法进行：(1) 疫苗注射动物应产生抗体（按 3.2.4.1 项进行）；(2) 采用酶联免疫吸附法检测 PT、FHA 抗原，应含有相应抗原（通则 3417）；(3) 其他适宜的抗原抗体反应试验。

3.2.1.2　白喉类毒素

可选择下列一种方法进行：(1) 疫苗注射动物应产生抗体（通则 3505）；(2) 疫苗加枸橼酸钠或碳酸钠将佐剂溶解后，做絮状试验（通则 3506），应出现絮状反应；(3) 疫苗经解聚液溶解佐剂后取上清液，做凝胶免疫沉淀试验（通则 3403），应出现免疫沉淀反应；(4) 其他适宜的抗原抗体反应试验。

3.2.1.3　破伤风类毒素

可选择下列一种方法进行：(1) 疫苗注射动物后应产生破伤风抗体（通则 3504）；(2) 疫苗加入枸橼酸钠或碳酸钠将吸附剂溶解后做絮状试验（通则 3506），应出现絮状反应；(3) 疫苗经解聚液溶解佐剂后取上清液，做凝胶免疫沉淀试验（通则 3403），出现免疫沉淀反应；(4) 其他适宜的抗原抗体反应试验。

3.2.1.4　无细胞百日咳疫苗、白喉类毒素与破伤风类毒素

照吸附无细胞百白破联合疫苗多重竞争抑制鉴别法（通则 3432）试验，应显百日咳 PT 和 FHA 抗原、白喉类毒素抗原与破伤风类毒素抗原的阳性反应。

3.2.2　物理检查

3.2.2.1　外观

振摇后应呈均匀乳白色混悬液，无摇不散的凝块或异物。

3.2.2.2　装量

依法检查（通则 0102），应不低于标示量。

3.2.2.3　渗透压摩尔浓度

依法测定（通则 0632），应符合批准的要求。

3.2.3　化学检定

3.2.3.1　pH 值

应为 5.8～7.2（通则 0631）。

3.2.3.2　铝含量

应为 0.17～0.26mg/剂（通则 3106）。

3.2.3.3　硫柳汞含量

应不高于 0.05mg/剂（通则 3115）。

3.2.3.4　游离甲醛含量

应不高于 0.1mg/剂（通则 3207 第一法）。

3.2.3.5　戊二醛含量

应小于 0.005mg/剂（通则 3204）。

3.2.4　效价测定

3.2.4.1　无细胞百日咳疫苗

按"吸附百白破联合疫苗"中附录 2 进行。以适宜的稀释倍数稀释至第一个免疫剂量，再按 5 倍系列稀释。免疫时间为 21 天。每 1 次人用剂量的免疫效价应不低于 4.0IU，且 95%可信限的低限应不低于 2.0IU。如达不到上述要求时可进行复试，但所有的有效试验结果必须以几何平均值（如用概率分析法时，应用加权几何平均）来计算。达到上述要求即判为合格。

3.2.4.2　白喉疫苗

每 1 次人用剂量中白喉类毒素的免疫效价应不低于 30IU（通则 3505）。

3.2.4.3　破伤风疫苗

每 1 次人用剂量中破伤风类毒素的免疫效价应不低于 40IU（通则 3504）。

3.2.5　无菌检查

依法检查（通则 1101），应符合规定。

3.2.6　特异性毒性检查

3.2.6.1　无细胞百日咳疫苗

按本品种附录中 2.5 项进行。

3.2.6.2　白喉、破伤风疫苗

用体重 250～350g 豚鼠，每批制品不少于 4 只，每只腹部皮下注射 2.5ml，分两侧注射，每侧 1.25ml，观察 30 天。注射部位可有浸润，经 5～10 天变成硬结，可能 30 天不完全吸收。在第 10 天、第 20 天、第 30 天称体重，到期体重比注射前增加，局部无化脓、无坏死、无破伤风症状及无晚期麻痹症者为合格。

3.2.7　毒性逆转试验

每批供试品置 37℃ 4 周，按本品种附录中 2.6 项进行。

3.2.8　细菌内毒素检查

每 1 次人用剂量应不高于 100EU（通则 1143）。

4　保存、运输及有效期

于 2～8℃避光保存和运输。自生产之日起，有效期为24 个月；自百日咳原液脱毒之日起，疫苗总有效期不得超过 36 个月。

5　附录

无细胞百日咳疫苗原液制造及检定要求。

6　使用说明

应符合生物制品分包装及贮运管理（通则 0239）规定和批准的内容。

附录　无细胞百日咳疫苗原液制造及检定要求

本品系由百日咳杆菌的培养物或其上清液，经硫酸铵盐析和蔗糖密度梯度离心法提取百日咳毒素（PT）和丝状血凝素（FHA）等有效组分，经脱毒制成。用于制备吸附无细胞百白破联合疫苗。

1　制造

1.1　菌种

生产用菌种应符合生物制品生产检定用菌毒种管理及质量控制（通则 0233）的有关规定。

1.1.1　名称及来源

生产用菌种应采用百日咳Ⅰ相 CMCC 58003（CS 株）或其他适宜菌株。

1.1.2　种子批的建立

应符合生物制品生产检定用菌毒种管理及质量控制（通则 0233）的规定。

1.1.3　种子批的传代

工作种子批菌种启开后传代不应超过 10 代用于生产。

1.1.4　种子批的检定

1.1.4.1　培养特性

于包-姜（Bordet-Gengou）培养基或其他适宜培养基上培养，各菌株应具有典型的形态，葡萄糖、尿素酶、硝酸盐、枸橼酸盐、半固体（动力）营养琼脂结果均应为阴性。

1.1.4.2　血清学试验

取经 35～37℃ 培养 40～48 小时的菌苔，混悬于 0.9%氯化钠溶液或 PBS 内，制成适宜浓度的菌悬液，与Ⅰ相参考血清做定量凝集反应，凝集效价应达到血清原效价之半。并同时进行 Fim2、Fim3 的血清学检测，应为阳性。

1.1.4.3　皮肤坏死试验

取经 35～37℃培养 40～48 小时的菌苔，混悬于 PBS 内，并稀释成不同浓度的菌液；取家兔或豚鼠至少 2 只，分别用每一稀释度的菌液皮内注射 0.1ml，经 72 小时观察注射部位的皮肤反应，其中至少 1 只家兔或豚鼠在注射含菌 4.0×10^{7} 以下稀释度的部位出现出血性坏死者，为阳性反应，判为合格。

1.1.4.4　毒力试验

用体重 16～18g 的小鼠至少 3 组，每组至少 10 只，在麻醉状态下从鼻腔滴入经培养 20～24 小时、以 PBS 稀释的菌液 0.05ml，观察 14 天，记录小鼠生死情况，按 Reed-Muench 法计算 LD_{50}，$1LD_{50}$ 的菌数应不高于 1.2×10^8。

1.1.4.5　效价测定

按“吸附百白破联合疫苗”附录 2 进行。

1.1.5　菌种保存

种子批应冻干保存于 8℃及以下。

1.2　原液

1.2.1　生产用种子

将工作种子批菌种启开后，接种于改良包-姜培养基或活性炭半综合培养基或其他适宜培养基上，于 35～37℃培养不超过 72 小时，以后各代不超过 48 小时。传代菌种保存不得超过 14 天，工作种子批启开后用于生产时不应超过 10 代。

1.2.2　生产用培养基

应选用 S-S（Stainer-Scholte）培养基或其他适宜培养基。

1.2.3　培养

可采用静置培养法或发酵罐培养法，培养过程应取样做纯菌检查。

1.2.4　收获和杀菌

培养物于对数生长期后期或静止期前期收获。在培养物中加入硫柳汞杀菌。

1.2.5　纯化

采用硫酸铵盐析和蔗糖密度梯度离心，收集 PT、FHA 有效组分。

1.2.6　蛋白氮含量测定

依法测定（通则 0731 第二法）。

1.2.7　纯度测定

采用聚丙烯酰胺凝胶电泳法或 SDS-聚丙烯酰胺凝胶电泳法检测，应显示主要含有 PT 和 FHA 两种组分，且批间比例应保持一致。PT 和 FHA 等有效组分应不低于总蛋白质含量的 85%。

1.2.8　脱毒和匀化

采用甲醛溶液或戊二醛溶液脱毒，然后用适宜方法除去脱毒剂，再经超声波匀化处理即为原液。

2　检定

2.1　染色镜检

取供试品的沉淀物，涂片染色镜检，不应有百日咳杆菌和其他细菌。

2.2　效价测定

按“吸附百白破联合疫苗”附录 2 进行。即先将原液稀释至成品的浓度后，以适宜的稀释倍数为第一个免疫剂量，再按 5 倍系列稀释，免疫 21 天后攻击。

2.3　无菌检查

依法检查（通则 1101），应符合规定。

2.4　不耐热毒素试验

用 0.9%氯化钠溶液将供试品稀释至半成品浓度的 2 倍，用 48～72 小时龄的乳鼠至少 4 只，每只皮内注射 0.025ml，或用体重 2.5kg 的家兔至少 2 只，每只皮内注射 0.1ml，观察 4 日，受试动物不得出现不耐热毒素引起的任何局部反应。

2.5　特异性毒性检查

毒性参考品按照每批标示进行稀释，将供试品稀释至与成品相同浓度。用体重 14～16g NIH 小鼠（雌性或雌雄各半），毒性参考品的每一稀释度和供试品各用一组，每组至少 10 只。每只小鼠腹腔注射 0.5ml，分别进行 2.5.1～2.5.2 项试验。

2.5.1　小鼠白细胞增多试验

于注射后 3 天分别取小鼠末梢血进行白细胞计数。试验结果经统计学方法处理后，注射供试品的小鼠白细胞增多毒性的活性应不高于 0.5LPU/ml。

2.5.2　小鼠组胺致敏试验

于注射后 4 天，每只小鼠腹腔注射 0.5ml 溶液（含二盐酸组胺 4mg 或二磷酸组胺 2mg），30 分钟后分别测小鼠肛温。试验结果经统计学方法处理后，供试品的小鼠组胺致敏毒性的活性应不高于 0.8HSU/ml，且无动物死亡。

2.6　毒性逆转试验

每批供试品置 37℃ 4 周，然后按 2.5.2 项进行试验。

2.7　热原检查

用 0.9%氯化钠溶液将供试品稀释成半成品浓度的 1/50，依法检查（通则 1142），注射剂量按家兔体重每 1kg 注射 1ml，应符合规定。

3　保存、运输及有效期

于 2～8℃避光保存和运输。自原液脱毒之日起，疫苗总有效期为 36 个月。

无细胞百白破b型流感嗜血杆菌联合疫苗

Wuxibao Bai Bai Po b Xing Liuganshixueganjun Lianhe Yimiao

Diphtheria, Tetanus, Acellular Pertussis and Haemophilus Influenzae Type b Combined Vaccine

本品系由吸附无细胞百白破联合疫苗和b型流感嗜血杆菌结合疫苗两部分组成，使用前混合。用于预防b型流感嗜血杆菌引起的儿童感染性疾病以及百日咳杆菌、白喉杆菌、破伤风梭状芽孢杆菌引起的百日咳、白喉和破伤风。

本品应分别符合“吸附无细胞百白破联合疫苗”和“b型流感嗜血杆菌结合疫苗”各论的要求。b型流感嗜血杆菌结合疫苗成品检定项pH值（3.5.3.1项）和效力试验应符合批准的要求。

皮上划痕用鼠疫活疫苗

Pishang Huahenyong Shuyi Huoyimiao

Plague Vaccine (Live) for Percutaneous Scarification

本品系用鼠疫杆菌的弱毒菌株经培养后收集菌体，加入稳定剂冻干制成。用于预防鼠疫。

1　基本要求

生产和检定用设施、原材料及辅料、水、器具、动物等应符合"凡例"的有关要求。

2　制造

2.1　菌种

生产用菌种应符合生物制品生产检定用菌毒种管理及质量控制（通则0233）的有关规定。

2.1.1　名称及来源

采用鼠疫杆菌弱毒菌株EV株。

2.1.2　种子批的建立

应符合生物制品生产检定用菌毒种管理及质量控制（通则0233）的有关规定。

2.1.3　种子批的传代

工作种子批菌种启开至疫苗生产，传代应不超过3代。

2.1.4　种子批的检定

2.1.4.1　培养特性

在琼脂平皿上，35～37℃培养44～48小时之菌落应为粗糙型，在肉汤培养基的液面有薄菌膜，管底有沉淀物，肉汤透明。

2.1.4.2　染色镜检

应为革兰阴性杆菌。

2.1.4.3　生化反应

发酵葡萄糖，产酸不产气；石蕊牛乳轻度变红；在甘油培养基内不产酸不产气（通则3605）。

2.1.4.4　噬菌体裂解试验

将EV菌种涂于琼脂平皿上，加入10^6以上的鼠疫噬菌体1滴，于28℃培养44～48小时，噬菌体流过处应无本菌生长。

2.1.4.5　特异性毒性试验

选用体重300～400g豚鼠3只，每只皮下注射含菌1.2×10^{10}（于28～30℃培养44～48小时）的培养物。在注射后第6天解剖1只，第21天解剖2只。肉眼检查注射部位、脾、肝和肺，并用脾、肝、肺及心血进行培养，其中心血和肺经培养应无本菌生长。肉眼检查病变，注射部位可见充血，浸润变为脓疡，肝和脾可有丘疹状结节，肺部不应有鼠疫特异病变为合格。肺部如有显著病变时，应用同数量豚鼠复试，若仍有显著病变时，菌种应废弃。

2.1.4.6　免疫力试验

选用体重200～250g的豚鼠10只，每只皮下注射含菌7.0×10^5（于28～30℃培养44～48小时）的培养物，于20～25天后进行攻击，每只皮下感染鼠疫强毒菌200MLD。同时用3组豚鼠作对照，每组3只，各组豚鼠分别皮下注射0.5MLD、1MLD及2MLD的毒菌。免疫组及对照组至少观察25天。免疫动物存活不少于8只；而对照动物注射0.5MLD部分死亡，注射1MLD或2MLD全部死亡时，免疫力试验为合格。

2.1.5　种子批的保存

种子批应冻干保存于8℃及以下。

2.2　原液

2.2.1　生产用种子

2.2.1.1　第1代菌种

开启工作种子批菌种后，接种于经批准的培养基上培养，保存于2～8℃的第1代菌株可使用15天。

2.2.1.2　第2代菌种

将第1代菌种接种足够量的种子瓶制备第2代种子，培养物应进行纯菌检查。

2.2.1.3　第3代菌种

在第2代菌种不够的情况下，可用第2代种子制备第3代种子，并进行纯菌检查。

2.2.2　生产用培养基

采用厚金格尔琼脂培养基（pH 6.8～7.2）或经批准的其他培养基。

2.2.3　接种和培养

将第2代或第3代生产用种子接种在生产用培养基上培养，逐瓶检查，有杂菌者废弃。

2.2.4　收获

用由蔗糖、明胶、硫脲、谷氨酸钠及尿素组成的稳定剂洗下菌苔（洗菌前弃去凝固水）或将菌苔刮入上述稳定剂内即为收获液，收获液进行纯菌检查，合格者合并制成原液。收获液和原液置2～8℃保存。

2.2.5　原液检定

按3.1项进行。

2.3　半成品

2.3.1　配制

根据3.1.2项测定的原液浓度，用稳定剂稀释至每1ml含菌1.6×10^{10}。

2.3.2　半成品检定

按3.2项进行。

2.4　成品

2.4.1　分批

应符合生物制品分包装及贮运管理（通则0239）规定。

2.4.2　分装与冻干

应符合生物制品分包装及贮运管理（通则0239）规定。分装后应立即冻干，可真空封口，亦可充氮封口。

2.4.3　规格

按标示量复溶后每瓶 0.5ml（10 次人用剂量），含菌 8.0×10^9；按标示量复溶后每瓶 1.0ml（20 次人用剂量），含菌 1.6×10^{10}。每 1 次人用剂量含活菌数应不低于 2.0×10^8。

2.4.4　包装

应符合生物制品分包装及贮运管理（通则 0239）规定。

3　检定

3.1　原液检定

3.1.1　纯菌检查

按通则 1101 方法做纯菌检查，生长物做涂片镜检，应符合鼠疫 EV 菌株特征，不得有杂菌。

3.1.2　浓度测定

用国家药品检定机构分发的浓度测定用参考品，以分光光度法或其他方法测定浓度。

3.2　半成品检定

纯菌检查

按 3.1.1 项进行。

3.3　成品检定

除装量差异和水分测定外，按标示量加入氯化钠注射液复溶后，进行其余各项检定。

3.3.1　鉴别试验

按 2.1.4.4 项进行。

3.3.2　物理检查

3.3.2.1　外观

应为白色或淡黄色疏松体，按标示量加入 0.9%氯化钠溶液后，应在半分钟内复溶，并呈均匀悬液。

3.3.2.2　装量差异

依法检查（通则 0102），应符合规定。

3.3.3　水分

应不高于 3.0%（通则 0832）。

3.3.4　纯菌检查

3.3.4.1　按 3.1.1 项进行。

3.3.4.2　噬菌体裂解试验

取一支待检疫苗，加入 0.5ml 0.9%氯化钠溶液复溶，取复溶菌液 120μl 与 120μl 鼠疫噬菌体在 1.5ml EP 管中混合，接种 2 个营养琼脂培养基平皿，每个平皿接种 100μl。用 L 型玻璃棒均匀涂抹后分别置 20～25℃、30～35℃培养观察 44～48 小时，无杂菌生长判为合格。

3.3.5　菌落和菌形检查

应呈典型粗糙型菌落，涂片染色镜检，为革兰阴性杆菌。

3.3.6　浓度测定

用国家药品检定机构分发的浓度测定用参考品，以分光光度法测定，每 1 次人用剂量含菌数不高于 9.5×10^8。

3.3.7　活菌数测定

取本品 3 瓶，混匀并稀释至菌数为 1.0×10^3/ml，接种 5 个平皿，每个平皿接种 0.1ml。均匀涂抹后置 28～30℃培养 2～3 天。每 1 次人用剂量含活菌数应不低于 2.0×10^8。

3.3.8　效力测定

取每 5 批疫苗中的首批进行效力测定。用体重 250～300g 豚鼠 10 只，每只皮下注射含菌 5.0×10^7，注射后 20～25天以 200MLD 的鼠疫毒菌进行皮下攻击。同时有 3 组豚鼠作对照，每组 3 只，分别于各组豚鼠皮下注射 0.5MLD、1MLD 和 2MLD。各组动物于注射后，观察 25 天。免疫动物存活不少于 8 只；而对照组动物注射 0.5MLD 部分死亡，注射 1MLD 或 2MLD 全部死亡时，效力测定为合格。

3.3.9　特异性毒性检查

取体重 250～350g 豚鼠 2 只，每只皮下注射含菌 1.2×10^{10}的本品，第 6 天称体重，体重减轻应不超过 20%，并取其中 1 只解剖，另 1 只观察到 21 天解剖。检查项目及要求同 2.1.4.5 项。

4　稀释剂

稀释剂为氯化钠注射液，稀释剂的生产应符合批准的要求，氯化钠注射液应符合本版药典（二部）的相关规定。

5　保存、运输及有效期

于 2～8℃避光保存和运输。自生产之日起，有效期为 12 个月。

6　使用说明

应符合生物制品分包装及贮运管理（通则 0239）规定和批准的内容。

皮上划痕人用炭疽活疫苗

Pishang Huahen Renyong Tanju Huoyimiao

Anthrax Vaccine (Live) for Percutaneous Scarification

本品系用炭疽芽孢杆菌的弱毒菌株经培养、收集菌体后稀释制成的活菌悬液。用于预防炭疽。

1　基本要求

生产和检定用设施、原材料及辅料、水、器具、动物等应符合“凡例”的有关要求。

炭疽疫苗生产车间必须与其他生物制品生产车间及实验室分开。所需设备及器具均须单独设置并专用。

2　制造

2.1　菌种

生产用菌种应符合生物制品生产检定用菌毒种管理及质量控制（通则 0233）的有关规定。

2.1.1　名称及来源

采用无荚膜、水肿型具有一定残余毒力的炭疽芽孢杆菌弱毒菌株 CMCC 63001（A16R）。

2.1.2　种子批的建立

应符合生物制品生产检定用菌毒种管理及质量控制（通则 0233）的有关规定。

2.1.3　种子批的传代

工作种子批菌种启开后至疫苗生产，传代应不超过 3 代。

2.1.4　种子批的检定

每 3～5 年应对菌种培养特性、残余毒力、特异性毒性及免疫力进行全面检定。生产前应检查菌形、培养特性及噬菌体特异性。

2.1.4.1　培养特性

在牛肉消化液琼脂或其他适宜固体培养基上生长，菌落为灰白色、不透明、呈卷发状。液体培养呈絮状发育，在血清培养基上不形成荚膜，无动力。

2.1.4.2　染色镜检

应为革兰阳性大杆菌，呈链状排列，可形成芽孢。

2.1.4.3　生化反应

能发酵葡萄糖、麦芽糖、蔗糖，不分解水杨苷（通则 3605）。

2.1.4.4　残余毒力试验

用体重 350～400g 豚鼠 5 只，各皮下注射含菌 5.0×10^7/ml 的菌悬液 1ml。另用体重 18～20g 小鼠 5 只，各皮下注射含菌 5.0×10^7/ml 的菌悬液 0.1ml。观察 10 天，可有特异死亡，但脏器涂片应仅找到无荚膜的本菌。应有部分动物出现水肿，若全部动物不出现水肿，应复试，复试仍无水肿，菌种不得用于生产。

2.1.4.5　特异性毒性试验

用体重 2.0～2.5kg 家兔 10 只，各皮下注射含菌 2.5×10^8/ml 的菌悬液 1ml，观察 10 天，在注射部位可出现水肿，全部动物应存活。如有死亡，应用同数量动物复试，复试仍有死亡，菌种不得用于生产。

2.1.4.6　免疫力试验

用体重 2.0～2.5kg 家兔 10 只，各皮下注射含菌 2.5×10^8/ml 的菌悬液 1ml，于注射后 18～20 天，用炭疽毒菌攻击，各皮下注射 20MLD。同时用同体重的家兔 3 只，各皮下注射 1MLD 毒菌作为对照。观察 10 天，对照动物应全部死亡，试验组保护率 60% 为合格。

2.1.4.7　噬菌体特异性试验

用平皿法检查，接种菌液后，加入工作浓度的炭疽噬菌体 1 滴，置 33～34℃ 培养后，在滴噬菌体处应无本菌生长。

2.1.5　种子批的保存

种子批应冻干保存于 8℃ 及以下。

2.2　原液

2.2.1　生产用种子

将工作种子批启开后，接种于经批准的培养基培养，经检查为纯菌者，保存于 2～8℃，2 周内使用。

2.2.2　生产用培养基

采用牛肉汁琼脂（pH 7.2～7.4）或经批准的其他培养基。

2.2.3　接种和培养

将生产用种子移种于生产用培养基中培养，检查其生长特性、菌形及纯度，应符合 2.1.4.1～2.1.4.2 项要求。

经检查合格的种子培养物，接种于牛肉消化液琼脂，置 33～34℃ 培养。成熟的典型芽孢应达 80% 以上，无杂菌者可采集。

2.2.4　收获

将培养物刮入 50% 甘油溶液内，振摇使成均匀悬液，即为收获液。每瓶取样做纯菌检查（通则 1101），生长物做涂片镜检，应符合炭疽芽孢杆菌 CMCC 63001（A16R）株特征，不得有杂菌。合格者合并制成原液。收获液和原液置 2～8℃ 保存。

2.2.5　原液检定

按 3.1 项进行。

2.3　半成品

2.3.1　配制

用灭菌的 50% 甘油溶液将原液稀释成每 1ml 含菌 4.0×10^9。

2.3.2　半成品检定

按 3.2 项进行。

2.4　成品

2.4.1　分批

应符合生物制品分包装及贮运管理（通则 0239）规定。

2.4.2　分装

应符合生物制品分包装及贮运管理（通则 0239）规定。

2.4.3 规格

每瓶 0.25ml（5 次人用剂量）含菌 1.0×10^9，0.5ml（10 次人用剂量）含菌 2.0×10^9，1ml（20 次人用剂量）含菌 4.0×10^9。每 1 次人用剂量含活菌数应不低于 8.0×10^7。

2.4.4 包装

应符合生物制品分包装及贮运管理（通则 0239）规定。

3 检定

3.1 原液检定

3.1.1 纯菌检查

按通则 1101 方法做纯菌检查，生长物做涂片镜检，应符合炭疽芽孢杆菌 CMCC 63001（A16R）株特征，不得有杂菌。

3.1.2 浓度测定

用国家药品检定机构分发的浓度测定用参考品，以分光光度法或其他方法测定原液浓度。

3.2 半成品检定

纯菌检查

按 3.1.1 项进行。

3.3 成品检定

3.3.1 鉴别试验

按 2.1.4.7 项进行。

3.3.2 物理检查

3.3.2.1 外观

应为灰白色均匀悬液，无摇不散的菌块及异物。

3.3.2.2 装量

依法检查（通则 0102），应不低于标示量。

3.3.3 纯菌检查

3.3.3.1 按 3.1.1 项进行。

3.3.3.2 噬菌体裂解试验

开启一支待检疫苗，取疫苗菌液 120μl 与 120μl 炭疽噬菌体在 1.5ml EP 管中混合，接种 2 个营养琼脂培养基平皿，每个平皿接种 100μl。用 L 型玻璃棒均匀涂抹后分别置 20～25℃、30～35℃培养观察 16～24 小时，无杂菌生长判为合格。

3.3.4 浓度测定

用国家药品检定机构分发的浓度测定用参考品，以分光光度法测定浓度，应为每 1ml 含菌 3.2×10^9～4.8×10^9。

3.3.5 活菌数测定

取本品 3 瓶，混匀并稀释至菌数为 5.0×10^2/ml，接种 5 个平皿，每个平皿接种 0.1ml。均匀涂抹后置 35～37℃培养 24 小时，每 1 次人用剂量含活菌数应不低于 8.0×10^7。

3.3.6 效力测定

取每 5 批疫苗中的首批按 2.1.4.6 项进行效力测定。

3.3.7 特异性毒性检查

用体重 2.0～2.5kg 家兔 5 只，各皮下注射含菌 2.5×10^8/ml的菌悬液 1ml，观察 10 天，注射部位可有水肿，动物应全部存活。如有死亡，应用加倍量动物复试。如仍有死亡，判为不合格。

4 保存、运输及有效期

于 2～8℃避光保存和运输。自生产之日起，有效期为 24 个月。

5 使用说明

应符合生物制品分包装及贮运管理（通则 0239）规定和批准的内容。

皮上划痕人用布氏菌活疫苗

Pishang Huahen Renyong Bushijun Huoyimiao

Brucellosis Vaccine（Live）for Percutaneous Scarification

本品系用布氏菌的弱毒菌株经培养、收集菌体加入稳定剂后冻干制成。用于预防布氏菌病。

1　基本要求

生产和检定用设施、原材料及辅料、水、器具、动物等应符合“凡例”的有关要求。

2　制造

2.1　菌种

生产用菌种应符合生物制品生产检定用菌毒种管理及质量控制（通则 0233）的有关规定。

2.1.1　名称及来源

采用牛布氏菌的弱毒菌株 104M 株。

2.1.2　种子批的建立

应符合生物制品生产检定用菌毒种管理及质量控制（通则 0233）的有关规定。

禁止使用通过动物传代后再分离之菌株制造疫苗。

2.1.3　种子批的传代

工作种子批启开后至疫苗生产，传代应不超过 3 代。

2.1.4　种子批的检定

2.1.4.1　培养特性

在含有 1∶50 000 碱性品红培养基应生长，但在含同浓度的硫堇培养基应不生长（亦可用纸片法检查），在肝琼脂斜面培养基产生微量硫化氢。

2.1.4.2　染色镜检

应为革兰阴性球杆菌。

2.1.4.3　变异检查

用 0.9%氯化钠溶液将新鲜培养物制成含菌 2.5×10^9～3.0×10^9/ml 的菌悬液，置 90℃水浴中 30 分钟，不应出现凝集现象。用同浓度的菌悬液与 1∶1000 三胜黄素水溶液等量混合，于 37℃放置 24 小时，不应出现凝集现象。用结晶紫染色检查菌落，菌落变异率不高于 3%。

2.1.4.4　噬菌体裂解试验

将菌种接种于肝琼脂平皿，加入布氏菌 Tb 噬菌体 1 滴，于 35～37℃培养 44～48 小时，噬菌体流过处应无本菌生长。

2.1.4.5　血清学试验

用 0.9%氯化钠溶液将新鲜培养物制成含菌 5.0×10^9/ml 的菌悬液，与布氏菌参考血清做凝集反应，其凝集效价应达到血清原效价。

2.1.4.6　残余毒力检查

用 0.9%氯化钠溶液将 35～37℃培养 44～48 小时之肝琼脂斜面新鲜培养物制成菌悬液，并稀释成含菌 1.5×10^9/ml、3.0×10^9/ml、6.0×10^9/ml、1.2×10^{10}/ml 和 2.4×10^{10}/ml 等 5 个浓度的菌悬液。取体重18～20g 小鼠 25 只分为 5 组，各组分别用不同浓度的菌悬液腹腔注射，每只 0.5ml，观察 7 天，计算 LD_{50}，应为 1.0×10^9～6.0×10^9 个菌。

2.1.4.7　免疫力试验

每 3～5 年至少做一次免疫力试验。用 0.9%氯化钠溶液将菌种第 1 代新鲜培养物制成 2.0×10^8/ml 的菌悬液。取体重 300～350g 豚鼠 10 只，每只皮下注射 1ml，经25～30天后，每只豚鼠皮下攻击羊型强毒布氏菌 10 个或 20 个感染量（MID）。同时取 3 只豚鼠作对照，皮下注射 1MID。免疫及对照豚鼠于注射毒菌悬液后均观察 25～30 天后解剖，取出鼠腹股沟淋巴结、腹主动脉旁淋巴结、肝及脾，分别接种肝琼脂中管斜面培养基，于 35～37℃培养 10 天。如免疫动物组织之培养物有布氏菌生长，应用硫堇培养基（亦可用纸片法）和硫化氢反应做菌型鉴别试验。对照组 3 只豚鼠都必须发生全身感染，即肝或脾应分离出羊型毒菌。免疫组攻击 10MID 时，10 只豚鼠中不应有 2 只以上分离出羊型毒菌；攻击 20MID 时，10 只豚鼠中不应有 3 只以上分离出羊型毒菌。

2.1.5　种子批的保存

种子批应冻干保存于 8℃及以下。

2.2　原液

2.2.1　生产用种子

2.2.1.1　将工作种子批菌种启开后，接种在肝琼脂斜面或其他适宜培养基上进行第 1 代培养。第 1 代菌种须进行 1∶500 三胜黄素玻片凝集试验，只有光滑型菌方可用于疫苗生产。第 1 代菌种斜面于 2～8℃可保存 15 天。

2.2.1.2　将菌种接种到适宜的培养基上培养，培养物经纯菌检查合格后，弃去凝固水，用无菌 0.9%氯化钠溶液制成菌悬液。由此制备适宜数量的生产用种子。

2.2.2　生产用培养基

采用适宜 pH 值的肝琼脂或经批准的其他培养基。

2.2.3　菌种接种和培养

将第 2 代或第 3 代生产用种子接种在生产用培养基上培养，肉眼逐瓶检查，有杂菌者应废弃。

2.2.4　收获

用含有蔗糖、明胶、硫脲和谷氨酸钠的稳定剂或其他适宜的稳定剂洗下菌苔或刮取菌苔于稳定剂内即为收获液，收获液进行纯菌检查，合格者合并制成原液。收获液和原液置 2～8℃保存。

2.2.5　原液检定

按 3.1 项进行。

2.3　半成品

2.3.1　配制

将原液稀释成每 1ml 含菌 1.9×10^{11}。由细菌收获到冻干不得超过 7 天。

2.3.2　半成品检定

按 3.2 项进行。

2.4　成品

2.4.1　分批

应符合生物制品分包装及贮运管理（通则 0239）规定。

2.4.2　分装与冻干

应符合生物制品分包装及贮运管理（通则 0239）规定。分装后应立即进行冻干，真空封口，亦可充氮封口。

2.4.3　规格

按标示量复溶后每瓶 0.5ml（10 次人用剂量），含菌 9.5×10^{10}。每 1 次人用剂量含活菌数应不低于 3.0×10^{9}。

2.4.4　包装

应符合生物制品分包装及贮运管理（通则 0239）规定。

3　检定

3.1　原液检定

3.1.1　纯菌检查

按通则 1101 方法做纯菌检查，生长物做涂片镜检，不得有杂菌。

3.1.2　浓度测定

用国家药品检定机构分发的浓度测定用参考品，以分光光度法或其他方法测定浓度。

3.2　半成品检定

纯菌检查

按 3.1 项进行。

3.3　成品检定

除装量差异和水分测定外，按标示量加入氯化钠注射液，复溶后进行其余各项检定。

3.3.1　鉴别试验

用特异血清做凝集试验，应出现明显凝集反应，或按 2.1.4.4 项进行。

3.3.2　物理检查

3.3.2.1　外观

应为乳白色疏松体。按标示量加入 0.9%氯化钠溶液后应于 1 分钟内复溶，并呈均匀悬液。

3.3.2.2　装量差异

依法检查（通则 0102），应符合规定。

3.3.3　水分

应不高于 3.0%（通则 0832）。

3.3.4　纯菌检查

按 3.1.1 项进行。

3.3.5　菌型检查

每亚批疫苗应用硫堇培养基（或纸片法）及硫化氢反应做菌型鉴别检查，应呈牛布氏菌的培养特性。

3.3.6　浓度测定

用国家药品检定机构分发的浓度测定用参考品，以分光光度法测定浓度，每 1 次人用剂量应含菌数不高于 1.1×10^{10}。

3.3.7　活菌数测定及菌落变异检查

每亚批取 3 瓶，加 0.9%氯化钠溶液复溶混匀后比浊。将菌液浓度稀释为含菌 1.0×10^{3}/ml，接种 5 个平皿，每个平皿接种 0.1ml。用涂菌棒涂匀后置 35～37℃培养 4～5 天，计算活菌数，每 1 次人用剂量含活菌数应不低于 3.0×10^{9}；同时用结晶紫染色检查菌落，菌落变异率不得超过 10%。

3.3.8　效力测定

取每 5 批疫苗中的首批进行效力测定。将复溶后的本品用无菌 0.9%氯化钠溶液稀释成含菌 5.0×10^{8}/ml 菌悬液。取体重 300～350g 豚鼠 10 只，每只皮下注射 1ml。经 25～30 天后，每只豚鼠皮下攻击羊型强毒布氏菌 10MID 或 20MID。同时用 3 只豚鼠作对照，于皮下注射 1MID。各组动物于注射毒菌悬液后 25～30 天解剖，取鼠腹股沟淋巴结、腹主动脉旁淋巴结、肝及脾，分别接种肝琼脂中管斜面培养基，于 37℃培养 10 天。如免疫动物组织之培养物有布氏菌生长，需用硫堇培养基（亦可用纸片法）和硫化氢反应做菌型鉴别试验。对照组 3 只豚鼠都必须发生全身感染，即肝或脾应分离出羊型毒菌。攻击 10MID 时，10 只免疫豚鼠中不应有 3 只以上分离出羊型毒菌；攻击 20MID 时，10 只免疫豚鼠中不应有 4 只以上分离出羊型毒菌。

3.3.9　特异性毒性试验

每亚批取 3 瓶，用体重 18～20g 小鼠 5 只，每只皮下注射含菌 1.0×10^{9}/ml 的菌悬液 0.5ml。观察 7 天不应有死亡，如有死亡应复试一次，仍有死亡，为不合格。

4　稀释剂

稀释剂为氯化钠注射液，稀释剂的生产应符合批准的要求，氯化钠注射液应符合本版药典（二部）的相关规定。

5　保存、运输及有效期

于 2～8℃避光保存和运输。自生产之日起，有效期为 12 个月。

6　使用说明

应符合生物制品分包装及贮运管理（通则 0239）规定和批准的内容。

皮内注射用卡介苗

Pinei Zhusheyong Kajiemiao

BCG Vaccine for Intradermal Injection

本品系用卡介菌经培养后，收集菌体，加入稳定剂冻干制成。用于预防结核病。

1　基本要求

生产和检定用设施、原材料及辅料、水、器具、动物等应符合“凡例”的有关要求。

卡介苗生产车间必须与其他生物制品生产车间及实验室分开。所需设备及器具均须单独设置并专用。卡介苗制造、包装及保存过程均须避光。

从事卡介苗制造的工作人员及经常进入卡介苗制造室的人员，必须身体健康，经 X 射线检查无结核病，且每年经 X 射线检查 1～2 次，可疑者应暂离卡介苗的制造。

2　制造

2.1　菌种

生产用菌种应符合生物制品生产检定用菌毒种管理及质量控制（通则 0233）规定。

2.1.1　名称及来源

采用卡介菌 D_2 PB 302 菌株。严禁使用通过动物传代的菌种制造卡介苗。

2.1.2　种子批的建立

应符合生物制品生产检定用菌毒种管理及质量控制（通则 0233）规定。

2.1.3　种子批的传代

工作种子批启开至菌体收集传代应不超过 12 代。

2.1.4　种子批的检定

2.1.4.1　鉴别试验

(1) 培养特性

卡介菌在苏通培养基上生长良好，培养温度在 37～39℃之间。抗酸染色应为阳性。在苏通马铃薯培养基上培养的卡介菌应是干皱成团略呈浅黄色。在鸡蛋培养基上有突起的皱型和扩散型两类菌落，且带浅黄色。在苏通培养基上卡介菌应浮于表面，为多皱、微带黄色的菌膜。

(2) 多重 PCR 法

采用多重 PCR 法检测卡介菌基因组特异的缺失区 RD1，应无 RD1 序列存在，供试品 PCR 扩增产物大小应与参考品一致。

多重 PCR 鉴别试验：采用 ET1（5′-AAGCGGTTGCCGCCGACCGACC-3′）、ET2（5′-CTGGCTATATTCCTGGGCCCGG-3′）、ET3（5′-GAGGCGATCTGGCGGTTTGGGG-3′）三条引物，分别以灭菌水稀释至终浓度为 10μmol/L。DNA 分子量标记物为 50bp DNA ladder。

取供试品 1 支，加入灭菌水 1ml 复溶，将内容物移入 1.5ml EP 管中，12 000r/min 离心 5 分钟，弃上清液，留 40～50μl 液体重悬供试品沉淀物，沸水浴 10 分钟，8000r/min 离心 5 分钟，取上清液作为多重 PCR 检测模板。

取供试品 PCR 检测模板 5μl，加至 45μl 反应试剂中［10 倍 PCR 缓冲液（pH 8.3 100mmol/L Tris-HCl，500mmol/L KCl，15mmol/L $MgCl_2$）5μl、dNTP Mixture 2μl、5U/μl *Taq* DNA 聚合酶 0.3μl、引物 ET1 2μl、引物 ET2 4μl、引物 ET3 2μl，灭菌水 29.7μl］，共 50μl 反应体系。检测参考品同法操作。每个供试品平行做 2 管。

反应体系于 94℃预变性 10 分钟，然后 94℃变性 1 分钟，64℃退火 1 分钟、72℃延伸 30 秒，循环 30 次后，72℃再延伸 7 分钟。取 PCR 产物 10μl 加 6 倍 loading buffer［配方为：①吸取 2ml EDTA（500mmol/L pH 8.0）加入约 40ml 双蒸水；②称量加入 250mg 溴酚蓝；③量取加入 50ml 丙三醇；④定容至 100ml，4℃保存］2μl 混匀后上样于 3% 的琼脂糖凝胶泳道，50bp DNA ladder 直接上样 6μl。于 100mA 电泳 50 分钟。采用凝胶成像仪，以 50bp DNA ladder 为分子量标记，观察供试品与参考品 PCR 扩增片段分子量大小。

2.1.4.2　纯菌检查

按通则 1101 的方法进行，生长物做涂片镜检，不得有杂菌。

2.1.4.3　毒力试验

用结核菌素纯蛋白衍生物皮肤试验（皮内注射 0.2ml，含 10IU）阴性、体重 300～400g 的同性豚鼠 4 只，各腹腔注射 1ml 菌液（5mg/ml），每周称体重，观察 5 周动物体重不应减轻；同时解剖检查，大网膜上可出现脓疱，肠系膜淋巴结及脾可能肿大，肝及其他脏器应无肉眼可见的病变。

2.1.4.4　无有毒分枝杆菌试验

用结核菌素纯蛋白衍生物皮肤试验（皮内注射 0.2ml，含 10IU）阴性、体重 300～400g 的同性豚鼠 6 只，于股内侧皮下各注射 1ml 菌液（10mg/ml），注射前称体重，注射后每周观察 1 次注射部位及局部淋巴结的变化，每 2 周称体重 1 次，豚鼠体重不应降低。6 周时解剖 3 只豚鼠，满 3 个月时解剖另 3 只，检查各脏器应无肉眼可见的结核病变。若有可疑病灶时，应做涂片和组织切片检查，并将部分病灶磨碎，加少量 0.9%氯化钠溶液混匀后，由皮下注射 2 只豚鼠，若证实系结核病变，该菌种即应废弃。当试验未满 3 个月时，豚鼠死亡则应解剖检查，若有可疑病灶，即按上述方法进行，若证实系结核病变，该菌种即应废弃。若证实属非特异性死亡，且豚鼠死亡 1 只以上时应复试。

2.1.4.5　免疫力试验

用体重 300～400g 豚鼠 8 只，分成两组各 4 只，免疫组经皮下注射 0.2ml（1/10 人用剂量）用种子批菌种制备的疫苗，对照组注射 0.2ml 0.9%氯化钠溶液。豚鼠免疫后 4～5 周，经皮下攻击 10^3～10^4 强毒人型结核分枝杆菌，攻击后 5～6 周解剖动物，免疫组与对照组动物的病变指数及脾脏毒菌分离数的对数值经统计学处理，应有显著差异。

2.1.5　种子批的保存

种子批应冻干保存于 8℃及以下。

2.2　原液

2.2.1　生产用种子

启开工作种子批菌种，在苏通马铃薯培养基、胆汁马铃薯培养基或液体苏通培养基上每传 1 次为 1 代。在马铃薯培养基培养的菌种置冰箱保存，不得超过 2 个月。

2.2.2　生产用培养基

生产用培养基为苏通马铃薯培养基、胆汁马铃薯培养基或液体苏通培养基。

2.2.3　接种与培养

挑取生长良好的菌膜，移种于改良苏通综合培养基或经批准的其他培养基的表面静止培养。

2.2.4　收获和合并

培养结束后，应逐瓶检查，若有污染、湿膜、浑浊等情况应废弃。收集菌膜压干，移入盛有不锈钢珠瓶内，钢珠与菌体的比例应根据研磨机转速控制在适宜的范围，并尽可能在低温下研磨。加入适量无致敏原稳定剂稀释，制成原液。

2.2.5　原液检定

按 3.1 项进行。

2.3　半成品

2.3.1　配制

用稳定剂将原液稀释成 1.0mg/ml 或 0.5mg/ml，即为半成品。

2.3.2　半成品检定

按 3.2 项进行。

2.4　成品

2.4.1　分批

应符合生物制品分包装及贮运管理（通则 0239）规定。

2.4.2　分装与冻干

应符合生物制品分包装及贮运管理（通则 0239）规定。分装过程中应使疫苗液混合均匀。疫苗分装后应立即冻干，冻干后应立即封口。

2.4.3　规格

按标示量复溶后每瓶 1ml（10 次人用剂量），含卡介菌 0.5mg；按标示量复溶后每瓶 0.5ml（5 次人用剂量），含卡介菌 0.25mg。每 1mg 卡介菌含活菌数应不低于 1.0×10^6 CFU。

2.4.4　包装

应符合生物制品分包装及贮运管理（通则 0239）规定。

3　检定

3.1　原液检定

3.1.1　纯菌检查

按通则 1101 的方法进行，生长物做涂片镜检，不得有杂菌。

3.1.2　浓度测定

用国家药品检定机构分发的卡介苗浓度参考品，以分光光度法测定原液浓度。

3.2　半成品检定

3.2.1　纯菌检查

按 3.1.1 项进行。

3.2.2　浓度测定

按 3.1.2 项进行。应不超过配制浓度的 110%。

3.2.3　沉降率测定

将供试品置室温下静置 2 小时，采用分光光度法测定供试品放置前后的吸光度值（A_{580}），计算沉降率，应≤20%。

3.2.4　活菌数测定

应不低于 1.0×10^7 CFU/mg。

3.2.5　活力测定

采用 XTT 法测定，将供试品和参考品稀释至 0.5mg/ml，取 100μl 分别加到培养孔中，于 37～39℃避光培养 24 小时，检测吸光度（A_{450}），供试品吸光度应大于参考品吸光度。

3.3　成品检定

除装量差异、水分测定、活菌数测定和热稳定性试验外，按标示量加入灭菌注射用水，复溶后进行其余各项检定。

3.3.1　鉴别试验

3.3.1.1　抗酸染色法

抗酸染色涂片检查，细菌形态与特性应符合卡介菌特征。

3.3.1.2　多重 PCR 法

按 2.1.4.1 项进行，采用多重 PCR 法检测卡介菌基因组特异的缺失区 RD1，应无 RD1 序列存在，供试品 PCR 扩增产物大小应与检测参考品一致。

3.3.2　物理检查

3.3.2.1　外观

应为白色疏松体或粉末状，按标示量加入注射用水，应在 3 分钟内复溶至均匀悬液。

3.3.2.2　装量差异

依法检查（通则 0102），应符合规定。

3.3.2.3　渗透压摩尔浓度

依法测定（通则 0632），应符合批准的要求。

3.3.3　水分

应不高于 3.0%（通则 0832）。

3.3.4　纯菌检查

按 3.1.1 项进行。

3.3.5　效力测定

用结核菌素纯蛋白衍生物皮肤试验（皮内注射 0.2ml，含 10IU）阴性、体重 300～400g 的同性豚鼠 4 只，每只皮下注射 0.5mg 供试品，注射 5 周后皮内注射 TB-PPD 或 BCG-PPD 10IU/0.2ml，并于 24 小时后观察结果，局部硬结反应直径应不小于 5mm。

3.3.6　活菌数测定

每亚批疫苗均应做活菌数测定。抽取 5 支疫苗稀释并混合后进行测定，培养 4 周后含活菌数应不低于 1.0×10^6CFU/mg。本试验可与热稳定性试验同时进行。

3.3.7　无有毒分枝杆菌试验

选用结核菌素纯蛋白衍生物皮肤试验（皮内注射 0.2ml，含 10IU）阴性、体重 300～400g 的同性别豚鼠 6 只，每只皮下注射相当于 50 次人用剂量的供试品，每 2 周称体重一次，观察 6 周，动物体重不应减轻；同时解剖检查每只动物，若肝、脾、肺等脏器无结核病变，即为合格。若动物死亡或有可疑病灶时，应按 2.1.4.4 项进行。

3.3.8　热稳定性试验

取每亚批疫苗于 37℃放置 28 天测定活菌数，并与 2～8℃保存的同批疫苗进行比较，计算活菌率；放置 37℃的本品活菌数应不低于置 2～8℃本品的 25%，且不低于 2.5×10^5CFU/mg。

4　稀释剂

稀释剂为灭菌注射用水，稀释剂的生产应符合批准的要求，灭菌注射用水应符合本版药典（二部）的相关规定。

5　保存、运输及有效期

于 2～8℃避光保存和运输。自生产之日起，按批准的有效期执行。

6　使用说明

应符合生物制品分包装及贮运管理（通则 0239）规定和批准的内容。

钩端螺旋体疫苗

Gouduanluoxuanti Yimiao

Leptospira Vaccine

本品系用各地区主要的钩端螺旋体流行菌型的菌株，经培养、杀菌后，制成单价或多价疫苗。用于预防钩端螺旋体病。

1　基本要求

生产和检定用设施、原材料及辅料、水、器具、动物等应符合“凡例”的有关要求。

2　制造

2.1　菌种

生产用菌种应符合生物制品生产检定用菌毒种管理及质量控制（通则 0233）的有关规定。

2.1.1　名称及来源

主要生产用菌种如下：

血清群	血清型	株名	毒　力
黄疸出血群	赖型	赖、017、江 4、70091	强
犬群	犬型	611、桂 44	弱
致热群	致热型	[4]、HBS5	强
秋季群	秋季型	临 4	强
澳洲群	澳洲型	沃 34、115、620	弱
波摩那群	波摩那型	罗、109	弱
流感伤寒群	临海型	临 6	强
七日热群	七日热型	401、广 229、245	弱

2.1.2　生产用菌种的建立

应符合生物制品生产检定用菌毒种管理及质量控制（通则 0233）的有关规定。

2.1.3　生产用菌种的检定

生产用菌种应先通过体重 120～220g 的豚鼠传代，2～3天后或豚鼠濒死前抽取其心血或摘取肝组织，接种生产用培养基或其他适宜培养基，并培养 4 代以上方可进行各项检定。

2.1.3.1　形态及培养特性

将菌种接种于生产用培养基，接种量在 5%以下，28～32℃培养 5～10 天，培养物在显微镜下放大 400 倍观察，钩端螺旋体菌数为每视野 100 条以上。培养物应透明，微带乳光，摇动时稍有云雾状浑浊，菌形整齐、运动良好、两端形成钩状。

2.1.3.2　血清凝集试验

用培养 3～10 天的活培养物，在显微镜下放大 400 倍观察，钩端螺旋体菌数为每视野 50～100 条，运动良好，且无自凝，与参考血清做定量凝集反应，其凝集效价应达血清原效价之半。终点效价以菌数减少 50%（＋＋）为判定标准。新菌种要求用凝集素交叉吸收试验法定型。

2.1.3.3　分子鉴别试验

以各株钩体基因组总 DNA 为模板，分别进行 glmU（上游引物 5′-AGGATAAGGTCGCTGTGGTA-3′和下游引物 5′-AGTTTTTTTCCGGAGTTTCT-3′，PCR 产物为 650bp）、pntA（上游引物 5′-TAGGAAAGATGAAAC-CAGGAAC-3′和下游引物 5′-AAGAAGCAAGATCCA-CAACTAC-3′，PCR 产物为 621bp）、pfkB（上游引物 5′-CGGAGAGTTTTATAAGAAGGACAT-3′和下游引物 5′-AGAACACCCGCCGCAAAACAAT-3′，PCR 产物为 588bp）、caiB（上游引物 5′-CAACTTGCGGACATAG-GAGGAG-3′和下游引物 5′-ATTATGTTCCCCGT-GACTCG-3′，PCR 产物为 650bp）、sucA（上游引物 5′-TCATTCCACTTCTAGATACGAT-3′和下游引物 5′-TCTTTTTTGAATTTTTGACG-3′，PCR 产物为 640bp）、tpiA（上游引物 5′-TTGCAGGAAACTGGAAAATGAAT-3′和下游引物 5′-GTTTTACGGAACCACCGTAGAGAAT-3′，PCR 产物为 639bp）和 mreA 基因（上游引物 5′-GGCTCGCTCTCGACGGAAA-3′和下游引物 5′-TC-CAAACTCATAAACGACAAAGG-3′，PCR 产物为 719bp）7 种管家基因的 PCR 扩增，进行多序列位点分析（MLST）。反应条件均为：95℃预变性 2 分钟；然后 95℃变性 10 秒，46℃ 15 秒，72℃延伸 30 秒，循环 30 次；72℃再延伸 10 分钟。

确认待检疫苗株在各管家基因 PCR 扩增目标位置出现阳性产物后进行正、反方向测序和分析，待检钩体各疫苗株应与其原始菌种的 ST 基因型相同。

2.1.3.4　毒力试验

用体重 180～220g 的豚鼠 6 只，分成两组，每只豚鼠经皮下注射已培养 5～10 天、在显微镜下放大 400 倍观察菌数为每视野 50～100 条活的待检培养物 2ml。其中一组于注射后 48 小时抽取心血，按 1%量接种生产培养基或其他适宜培养基 2 支，培养 14 天，镜检呈阳性（生长钩端螺旋体），即属弱毒菌株；另一组于注射后观察 10 天，至少应有 2 只豚鼠因患钩端螺旋体病死亡，即属强毒菌株。

对于传代保存的已知的弱毒或强毒株菌种，也分别按上述相应方法进行，符合弱毒株或强毒株规定者为合格。

2.1.3.5　免疫力试验

用培养 5～10 天的活培养物，在显微镜下放大 400 倍观察菌数，每视野钩端螺旋体为 70～100 条，将该培养物于 56～58℃加温 1 小时或以 3.0g/L 苯酚杀菌，以 0.9%氯化钠溶液做 3 倍稀释，取体重 120～220g 豚鼠 3 只（同时饲养 3 只豚鼠作为对照组），皮下免疫 2 次，第 1 次 0.5ml，第 2 次 1ml，间隔 5 天，末次注射后10～12 天，用同株或同型异株培养 5～10 天、在显微镜下放大 400 倍观察菌数为每视野 50～100 条的培养物 2ml 进行皮下攻击。

强毒株：攻击后观察 10 天，免疫组豚鼠应健存，外观及食欲正常，不耸毛，运动活泼，体重增加，解剖无黄疸。对照组豚鼠至少应有 2 只患钩端螺旋体病死亡，判为合格。

弱毒株：攻击后，24 小时抽取心血，取 2 管 5%～8%兔血清培养基，每管 4～5ml，各加 1～2 滴心血（约为 1%接种量）。培养 14 天。免疫组 2/3 以上为阴性，对照组均为阳性，判为合格。

2.1.3.6 抗原性试验

用培养 5～10 天的活培养物，在显微镜下放大 400 倍观察菌数，每视野钩端螺旋体为 70～100 条，将该培养物于 56～58℃加温 1 小时或以 3.0g/L 苯酚杀菌，静脉免疫体重 2.0～2.5kg 家兔 3 只，共注射 3 次，间隔 5 天，第 1 次1ml、第 2 次 2ml、第 3 次 5ml，末次注射后 10～15 天取家兔血清与同株培养物做凝集反应，至少有 2 只家兔血清效价达到 1∶10 000 以上判为合格。

2.1.4 菌种传代及保存

2.1.4.1 菌种传代

为保存菌种的毒力及纯度，每传 3～6 代，应通过体重 120～220g 豚鼠传代一次，并同时做血清学特性检查和生物学特性检查，合格方可作为保存菌种。

2.1.4.2 菌种保存

菌种应保存于含兔血清培养基或其他适宜培养基内，于 18～22℃避光定期传代保存或液氮保存。

2.2 原液

每种血清型使用 1 个菌株。

2.2.1 生产用种子

生产用菌种经培养 5～10 天生长良好后，取 2ml 培养液，皮下注射体重 120～220g 的豚鼠，2～3 天后或动物濒死前取心血（或摘取肝组织），按不高于 1%的量接种于生产用培养基或其他适宜培养基，28～32℃培育 7～18 天（不易生长的菌株可延至 30 天），经纯菌检查及血清学特性检查合格后，再于生产用培养基或其他适宜培养基连续传代至少 4 次，经检查为生长良好、运动活泼的纯培养物方可用于大量接种。

液氮保存的菌种复苏后即可用于生产。

2.2.2 生产用培养基

采用综合培养基或其他适宜培养基。

2.2.3 培养

采用大瓶或大罐通气培养，在显微镜下放大 400 倍观察，菌数应达 300 条以上。取样做纯菌检查及镜检，应无杂菌。培养物可用适宜的方法浓缩。

2.2.4 浓度测定

采用显微镜计数法测定菌数。

2.2.5 杀菌

培养物用苯酚（含量应不高于 3.0g/L）或其他适宜杀菌剂杀菌。至少放置 30 分钟，取样镜检杀菌情况。大罐培养亦可先合并后杀菌。原液如放置半年以上，合并前应逐瓶做无菌检查。

2.2.6 原液检定

按 3.1 项进行。

2.2.7 原液保存

应于 2～8℃保存。

2.3 半成品

2.3.1 配制

2.3.1.1 杀菌后的原液按预定比例将不同菌型培养物混合成 1 批。

2.3.1.2 疫苗所含菌型应按当地主要流行菌型配制，5 价以下（含 5 价）者，每型含菌数应不低于每 1ml 1.5×10^8 条；6 价以上（含 6 价）者，每型含菌数应不低于每 1ml 1.0×10^8 条。各型比例不应超过或低于计算量的 10%，疫苗的总菌数应不超过每 1ml 1.25×10^9 条。

2.3.1.3 加入氯化钠，使其最终含量为 8.5g/L。

2.3.2 半成品检定

按 3.2 项进行。

2.4 成品

2.4.1 分批

应符合生物制品分包装及贮运管理（通则 0239）规定。

2.4.2 分装

应符合生物制品分包装及贮运管理（通则 0239）规定。

2.4.3 规格

每瓶 5ml。

2.4.4 包装

应符合生物制品分包装及贮运管理（通则 0239）规定。

3 检定

3.1 原液检定

3.1.1 苯酚测定

应不高于 3.0g/L（通则 3113）。

3.1.2 无菌检查

依法检查（通则 1101），应符合规定。如大瓶培养应逐瓶做无菌检查。

3.2 半成品检定

无菌检查

依法检查（通则 1101），应符合规定。若移至大瓶存放，应按前、中、后抽样做无菌检查。

3.3 成品检定

3.3.1 鉴别试验

采用血清凝集试验，按疫苗所含菌型抗原的抗血清与本品做试管凝集试验，应产生特异性凝集。

3.3.2 物理检查

3.3.2.1 外观

应为微带乳光的悬液，无异臭，无摇不散的凝块及异物。

3.3.2.2 装量

依法检查（通则 0102），应不低于标示量。

3.3.3 化学检定

3.3.3.1 pH 值

应为 6.4～7.4（通则 0631）。

3.3.3.2 氯化钠含量

应为 7.5～9.5g/L（通则 3107）。

3.3.3.3 苯酚含量

应不高于 3.0g/L（通则 3113）。

3.3.4 效力测定

按疫苗所含菌型价数，用 0.9%氯化钠溶液将本品稀释成每型含菌数 5×10^7 条/ml，按 2.1.3.4 项进行。

3.3.5 无菌检查

依法检查（通则 1101），应符合规定。

3.3.6 异常毒性检查

依法检查（通则 1141），应符合规定。

4 保存、运输及有效期

于 2～8℃避光保存和运输。自生产之日起，有效期为 18 个月。

5 使用说明

应符合生物制品分包装及贮运管理（通则 0239）规定和批准的内容。

乙型脑炎减毒活疫苗

Yixing Naoyan Jiandu Huoyimiao

Japanese Encephalitis Vaccine, Live

本品系用乙型脑炎（简称乙脑）病毒减毒株接种于原代地鼠肾细胞，经培养、收获病毒液，加入适宜稳定剂冻干制成。用于预防乙型脑炎。

1　基本要求

生产和检定用设施、原材料及辅料、水、器具、动物等应符合“凡例”的有关要求。

2　制造

2.1　生产用细胞

生产用细胞为原代地鼠肾细胞或连续传代不超过 5 代的地鼠肾细胞。SPF 地鼠特定病毒检查除应符合生物制品生产及检定用实验动物质量控制（通则 3601）外，亦不得检出小鼠肝炎病毒、小鼠细小病毒、小鼠脊髓灰质炎病毒、仙台病毒、汉坦病毒、猴病毒 5、淋巴脉络丛脑膜炎病毒、大鼠 K 病毒、吐兰病毒、地鼠多瘤病毒、逆转录病毒。

2.1.1　细胞管理及检定

应符合生物制品生产用动物细胞基质制备及质量控制（通则 0234）规定。

2.1.2　细胞制备

选用 10～14 日龄地鼠，无菌取肾，剪碎，经胰蛋白酶消化，用培养液分散细胞，制备细胞悬液，置适宜温度下培养。细胞生长成致密单层后接种病毒。来源于同一批地鼠、同一容器内消化制备的地鼠肾细胞为一个细胞消化批；源自同一批地鼠、于同一天制备的多个细胞消化批为一个细胞批。

2.2　毒种

2.2.1　名称及来源

生产用毒种为乙脑病毒 SA14-14-2 减毒株或其他经批准的减毒株。

2.2.2　种子批的建立

应符合生物制品生产检定用菌毒种管理及质量控制（通则 0233）规定。

原始种子传代应不超过第 6 代，主种子批应不超过第 8 代，工作种子批应不超过第 9 代，生产的疫苗应不超过第 10 代。

2.2.3　种子批毒种的检定

主种子批应进行以下全面检定，工作种子批应至少进行 2.2.3.1～2.2.3.5 项检定。

2.2.3.1　鉴别试验

将毒种做 10 倍系列稀释，取适宜稀释度分别与非同源性乙脑特异性免疫血清和乙脑阴性血清混合，置 37℃水浴 90 分钟，接种地鼠肾单层细胞或 BHK_{21} 细胞进行中和试验，观察 5～7 天判定结果。中和指数应大于 1000。

2.2.3.2　病毒滴定

将毒种做 10 倍系列稀释，至少取 3 个稀释度的病毒液，分别接种 BHK_{21} 细胞，用蚀斑法进行滴定。冻干种子批病毒滴度应不低于 5.7lgPFU/ml；液体种子批病毒滴度应不低于 7.2lgPFU/ml。

2.2.3.3　无菌检查

依法检查（通则 1101），应符合规定。

2.2.3.4　分枝杆菌检查

以草分枝杆菌（CMCC 95024）或牛分枝杆菌菌株 BCG 作为阳性对照菌。取阳性对照菌接种于罗氏固体培养基，于 37℃培养 3～5 天收集培养物，以 0.9%氯化钠溶液制成菌悬液，采用细菌浊度法确定菌含量，该菌液浊度与中国细菌浊度标准一致时活菌量约为 2×10^7CFU/ml。稀释菌悬液，取不高于 100CFU 的菌液作为阳性对照。

供试品小于 1ml 时采用直接接种法，将供试品全部接种于适宜固体培养基（如罗氏培养基或 Middlebrook 7H10 培养基），每种培养基做 3 个重复。并同时设置阳性对照。将接种后的培养基置于 37℃培养 56 天，阳性对照应有菌生长，接种供试品的培养基未见分枝杆菌生长，则判为合格。

供试品大于 1ml 时采用薄膜过滤法集菌后接种培养基。将供试品以 0.22μm 滤膜过滤后，取滤膜接种于适宜固体培养基，同时设阳性对照。所用培养基、培养时间及结果判定同上。

2.2.3.5　支原体检查

依法检查（通则 3301），应符合规定。

2.2.3.6　外源病毒因子检查

依法检查（通则 3302），应符合规定。

2.2.3.7　E 蛋白基因稳定性试验

以 E 蛋白基因区核苷酸序列测定验证其遗传稳定性。编码 E 蛋白基因区的 8 个关键位点氨基酸不能发生改变（E-107：苯丙氨酸，E-138：赖氨酸，E-176：缬氨酸，E-177：丙氨酸，E-264：组氨酸，E-279：甲硫氨酸，E-315：缬氨酸，E-439：精氨酸）。

与基因库中登录号为 D90195 的乙型脑炎减毒株 SA14-14-2 株的 E 蛋白基因区核苷酸序列的同源性应不低于 99.6%。

2.2.3.8　免疫原性检查

用主种子批毒种制备疫苗，取 10^{-3}、10^{-4}、10^{-5} 至少 3 个稀释度，分别免疫体重为 10～12g 小鼠 10 只，每只皮下注射 0.1ml，免疫 1 次。免疫后 14 天用 P_3 株乙脑强毒腹腔攻击，每只注射 0.3ml，其病毒量应不低于 500 腹腔滴定的 LD_{50}。同时每只小鼠脑内接种稀释液 0.03ml，接种后 3 天内死亡者不计（动物死亡数量应不得超过试验动物总数的 20%），攻击后 14 天判定结果。ED_{50} 应不高于 3.0lgPFU，攻击对照组小鼠死亡率应不低于 80%。

2.2.3.9　猴体神经毒力试验

用冻干主种子批进行猴体神经毒力试验（病毒滴度不低于 5.7lgPFU/ml），分别注射 2～3.5 岁 10 只恒河猴的两侧丘脑各 0.5ml、腰部脊髓内 0.2ml。对照组用强毒 SA_{14} 株稀释成 10^2 PFU/ml 和 10^3 PFU/ml 病毒量，以同法接种恒河猴，每个稀释度注射 4 只恒河猴。试验用恒河猴乙脑抗体应为阴性。

对 SA14-14-2 减毒组的 10 只恒河猴观察至少 21 天，应无任何特异性乙脑发病症状，组织学检查仅表现为注射部位、脑和脊髓有轻微的炎症反应。而对照组 SA_{14} 株在注射后在观察期内病毒量 10^3 PFU/ml 组 4 只恒河猴应全部特异性死亡；病毒量为 10^2 PFU/ml 组的 4 只恒河猴，至少应有 2 只死亡。组织学检查表现主要特征为神经细胞坏死，较少炎症反应。

2.2.3.10　脑内致病力试验

用种子批毒种接种 17～19 日龄小鼠，至少 10 只，每只脑内注射 0.03ml，观察 14 天应存活。接种后 3 天内死亡者不计（动物死亡数量应不得超过试验动物总数的 20%）。3 天后如有小鼠发病，应处死后取脑，测定致病力。小鼠脑内毒力应不高于 $3.0lgLD_{50}/0.03ml$，同时以 10^{-1} 病鼠脑悬液皮下注射 17～19 日龄小鼠 10 只，每只 0.1ml，观察 14 天，应全部健存。

2.2.3.11　皮下感染入脑试验

用种子批毒种接种 17～19 日龄小鼠 10 只，每只皮下注射 0.1ml，同时右侧脑内空刺，观察 14 天，应全部健存。

2.2.3.12　乳鼠传代返祖试验

用病毒滴度不低于 7.2lgPFU/ml（液体毒种）或不低于 5.7lgPFU/ml（冻干毒种）的种子批毒种接种 3～5 日龄乳鼠 10 只，每只脑内注射 0.02ml。取最早发病的 3 只乳鼠处死，解剖取脑，用 17～19 日龄小鼠测其致病力，脑内毒力应不高于 $3.0lgLD_{50}/0.03ml$，同时以 10^{-1} 的发病乳鼠脑悬液皮下注射 17～19 日龄小鼠 10 只，每只 0.1ml，观察 14 天，应全部健存。

2.2.4　毒种保存

毒种应于－60℃以下保存。

2.3　原液

新制备的种子批用于生产时，连续制备的前三批疫苗原液应对 E 蛋白基因区核苷酸序列进行测定，与基因库中登录号为 D90195 的乙型脑炎减毒株 SA14-14-2 株的 E 蛋白基因区核苷酸序列的同源性应不低于 99.6%，8 个关键位点氨基酸的核苷酸序列不能改变。

2.3.1　细胞制备

按 2.1.2 项进行。

2.3.2　培养液

采用适宜的培养液进行培养。如培养液含新生牛血清，其质量应符合要求（通则 3604），且乙脑抗体应为阴性。

2.3.3　对照细胞外源病毒因子检查

依法检查（通则 3302），应符合规定。

2.3.4　病毒接种和培养

挑选生长致密的单层细胞，接种病毒进行培养，病毒接种量及培养条件按批准的执行。

2.3.5　病毒收获

种毒后经培养至病毒增殖的适宜阶段收获病毒液。检定合格的同一细胞批的同一次病毒收获液可合并为单次病毒收获液。

2.3.6　单次病毒收获液保存

于 2～8℃保存不超过 30 天。

2.3.7　单次病毒收获液合并

检定合格的同一细胞批生产的多个单次病毒收获液，经澄清过滤，合并为 1 批原液。

2.3.8　原液检定

按 3.2 项进行。

2.4　半成品

2.4.1　配制

将原液按规定的同一病毒滴度适当稀释，加入适宜稳定剂即为半成品，每批半成品总量不得超过 150L。

2.4.2　半成品检定

按 3.3 项进行。

2.5　成品

2.5.1　分批

应符合生物制品分包装及贮运管理（通则 0239）规定。

2.5.2　分装及冻干

应符合生物制品分包装及贮运管理（通则 0239）规定。

2.5.3　规格

按标示量复溶后每瓶 0.5ml、1.5ml、2.5ml。每 1 次人用剂量为 0.5ml，含乙脑活病毒应不低于 5.4lgPFU。

2.5.4　包装

应符合生物制品分包装及贮运管理（通则 0239）规定。

3　检定

3.1　单次病毒收获液检定

3.1.1　病毒滴定

按 2.2.3.2 项进行，病毒滴度应不低于 7.0lgPFU/ml。

3.1.2　无菌检查

依法检查（通则 1101），应符合规定。

3.1.3　支原体检查

依法检查（通则 3301），应符合规定。

3.2　原液检定

3.2.1　病毒滴定

按 2.2.3.2 项进行，病毒滴度应不低于 7.0lgPFU/ml。

3.2.2　无菌检查

依法检查（通则 1101），应符合规定。

3.2.3　支原体检查

依法检查（通则 3301），应符合规定。

3.2.4　逆转录酶活性检查

按本品种附录进行，应为阴性。

3.3　半成品检定

3.3.1　病毒滴定

按 2.2.3.2 项进行，病毒滴度应不低于 6.8lgPFU/ml。

3.3.2　无菌检查

依法检查（通则 1101），应符合规定。

3.4　成品检定

除水分测定外，按标示量加入所附疫苗稀释剂，复溶后进行以下各项检定。

3.4.1　鉴别试验

按 2.2.3.1 项进行。

3.4.2　外观

应为淡黄色或淡粉色疏松体，复溶后为橘红色或淡粉红色澄明液体，无异物。

3.4.3　水分

应不高于 3.0%（通则 0832）。

3.4.4　pH 值

依法检查（通则 0631），应符合批准的要求。

3.4.5　渗透压摩尔浓度

依法检查（通则 0632），应符合批准的要求。

3.4.6　病毒滴定

取疫苗 3 支，可单支或混合后按 2.2.3.2 项进行，单支的病毒滴度或混合样品的病毒滴度应不低于 5.7lgPFU/ml。

3.4.7　热稳定性试验

应由生产单位在成品入库前取样测定，应与病毒滴定同时进行。于 37℃放置 7 天，按 2.2.3.2 项进行，病毒滴度应不低于 5.7lgPFU/ml，病毒滴度下降应不高于 1.0lg。

3.4.8　牛血清白蛋白残留量

应不高于 50ng/剂（通则 3411）。

3.4.9　抗生素残留量

生产过程中加入抗生素的应进行该项检查。采用酶联免疫吸附法（通则 3429），应不高于 50ng/剂。

3.4.10　安全试验

3.4.10.1　脑内致病力试验

按 2.2.3.10 项进行。

3.4.10.2　乳鼠传代返祖试验

按 2.2.3.12 项进行。

3.4.11　无菌检查

依法检查（通则 1101），应符合规定。

3.4.12　异常毒性检查

依法检查（通则 1141），应符合规定。

3.4.13　细菌内毒素检查

应不高于 50EU/剂（通则 1143 凝胶限度法）。

4　疫苗稀释剂

疫苗稀释剂为灭菌注射用水或灭菌 PBS，稀释剂的生产应符合批准的要求。灭菌注射用水应符合本版药典（二部）的相关规定。

灭菌 PBS 的检定

4.1　外观

应为无色澄明液体。

4.2　可见异物检查

依法检查（通则 0904），应符合规定。

4.3　pH 值

应为 7.2～8.0（通则 0631）。

4.4　无菌检查

依法检查（通则 1101），应符合规定。

4.5　细菌内毒素检查

应不高于 0.25EU/ml（通则 1143 凝胶限度法）。

5　保存、运输及有效期

于 2～8℃避光保存和运输。自生产之日起，有效期为 18 个月。

6　附录

逆转录酶活性检查法。

7　使用说明

应符合生物制品分包装及贮运管理（通则 0239）规定和批准的内容。

附录　逆转录酶活性检查法

本法系采用 PERT 法通过以噬菌体 MS2 RNA 为模板，在外源逆转录酶作用时产生 cDNA，再经 PCR 法扩增后，以电泳法分析扩增产物，检查供试品中逆转录酶活性。

试剂

1. 噬菌体 MS2 RNA 寡核苷酸引物

RT-1：5′-d（CATAGGTCAAACCTCGTAGGAATG）-3′

RT-2：5′-d（TCCTGCTCAACTTCCTGTCGAG）-3′

2. 模板　噬菌体 MS2 RNA。

3. 逆转录体系

（1）模板引物基本反应体系

0.28pmol/μl 的噬菌体 MS2 RNA	0.5μl
10pmol/μl 引物 RT-1	0.5μl
焦碳酸二乙酯（DEPC）处理的水	0.4μl

（2）逆转录反应体系

逆转录缓冲液	5μl
供试品（或不同灵敏度标准逆转录酶或阳性对照、阴性对照）	2μl
2.5mmol/ml 脱氧核糖核苷酸（dNTPs）	0.5μl
25mmol/ml 氯化镁	0.5μl
二硫苏糖醇（DTT）	0.5μl

DEPC 处理的水 15.1μl 至总量为 23.6μl。

4. PCR 扩增体系

PCR 缓冲液	10μl
2.5mmol/ml dNTPs	2μl
10pmol/μl 引物 RT-1	2μl
10pmol/μl 引物 RT-2	3μl
RNA 酶 H	1μl

DEPC 处理的水至 75μl

加入 *Taq* DNA 聚合酶 0.2μl。

5. 甲基氨基甲烷-硼酸（TBE）电泳缓冲液

甲基氨基甲烷	54g
硼酸	27.5g

加入 0.5mol/L 四甲基乙二胺（pH 8.0）20ml

定容至 1000ml，使用时 1∶5 倍稀释。

供试品、灵敏度标准及阳性对照品的制备

1. 按标示量复溶供试品。

2. 取 1U 逆转录酶用 DEPC 处理的水做 10 倍系列稀释，取 10^{-6}、10^{-7} 和 10^{-8} 稀释度各 2μl 作为灵敏度标准。

3. 阳性对照：用 Sp2/0 细胞培养上清液作为阳性对照。

4. 阴性对照：用 2μl DEPC 处理的水代替。

检查法

1. 逆转录

1.1　将模板引物基本反应体系 1.4μl 依次置于 95℃ 反应 5 分钟，37℃ 反应 30 分钟，4℃反应 5 分钟后，加入逆转录反应体系 23.6μl（总体积为 25μl），置 37℃作用 30 分钟。

1.2　分别将供试品、阳性对照、阴性对照及稀释度为 10^{-6}～10^{-8} 灵敏度标准的逆转录酶 2μl 加入上述逆转录反应体系，分别置 37℃作用 30 分钟。

2. PCR 扩增

取 PCR 扩增体系 75μl，加入上述经各逆转录后的样品，混匀后，按下列条件进行扩增：94℃30 秒，55℃100 秒，72℃110 秒，共 35 个循环周期，72℃延伸 10 分钟。产物作琼脂糖凝胶电泳分析，如不能立即进行琼脂糖凝胶电泳分析，PCR 扩增产物应于 2～8℃保存。

3. PCR 扩增产物的电泳

将适量的 PCR 扩增产物加到 2% 琼脂糖凝胶板上进行电泳分析（通则 0541 第三法），同时加 DNA 分子量标准，电泳后紫外灯下观察 DNA 条带结果。

结果判定

阳性对照于 112bp 处呈现条带，阴性对照不出现任何条带，供试品于 112bp 处呈现条带判为阳性。

【附注】

逆转录酶灵敏度标准应大于等于 10^{-7}。

冻干乙型脑炎灭活疫苗（Vero 细胞）

Dongganyixing Naoyan Miehuoyimiao (Vero Xibao)

Japanese Encephalitis Vaccine（Vero Cell），Inactivated，Freeze-dried

本品系用乙型脑炎（以下简称乙脑）病毒接种于 Vero 细胞，经培养、收获、灭活病毒、浓缩、纯化后，加入适宜稳定剂冻干制成。用于预防乙型脑炎。

1　基本要求

生产和检定用设施、原材料及辅料、水、器具、动物等应符合“凡例”的有关要求。

2　制造

2.1　生产用细胞

生产用细胞为 Vero 细胞。

2.1.1　细胞管理及检定

应符合生物制品生产用动物细胞基质制备及质量控制（通则 0234）规定。各级细胞库细胞代次应不超过批准的限定代次。

每批原液的生产应来自复苏扩增后的同一细胞批。

2.1.2　细胞制备

取工作细胞库中的细胞，经复苏、扩增至接种病毒的细胞为一批。将复苏后的单层细胞消化后，分散成均匀的细胞，加入培养液混合均匀，置适宜温度下培养形成致密单层细胞。

2.2　毒种

2.2.1　名称及来源

生产用毒种为乙脑病毒 P_3 株或其他经批准的 Vero 细胞适应株。

2.2.2　种子批的建立

应符合生物制品生产检定用菌毒种管理及质量控制（通则 0233）规定。

乙脑病毒 P_3 株原始种子应不超过第 53 代，主种子批和工作种子批应不超过批准的限定代次。

2.2.3　种子批毒种的检定

主种子批应进行以下全面检定，工作种子批至少应进行 2.2.3.1～2.2.3.5 项检定。

2.2.3.1　鉴别试验

将毒种做 10 倍系列稀释，取 10^{-1}～10^{-5} 稀释度的病毒液与乙脑特异性免疫血清等量混合为试验组，取 10^{-4}～10^{-8} 稀释度的病毒液与乙脑阴性血清等量混合为对照组，于 37℃水浴 90 分钟，试验组和对照组每个稀释度分别接种体重为 7～9g 昆明小鼠或其他品系小鼠 6 只，每只脑内注射 0.03ml，逐日观察，3 天内死亡者不计（动物死亡数量应不得超过试验动物总数的 20%），观察 14 天判定结果。中和指数应大于 500。

2.2.3.2　无菌检查

依法检查（通则 1101），应符合规定。

2.2.3.3　支原体检查

依法检查（通则 3301），应符合规定。

2.2.3.4　病毒滴定

将毒种做 10 倍系列稀释，取 10^{-6}～10^{-9} 稀释度病毒液脑内接种体重为 7～9g 昆明小鼠或其他品系小鼠，每稀释度注射小鼠 5 只，每只 0.03ml，逐日观察，3 天内死亡者不计（动物死亡数量应不得超过试验动物总数的 20%），观察 14 天。病毒滴度应不低于 8.0lgLD_{50}/ml。

2.2.3.5　外源病毒因子检查

依法检查（通则 3302），应符合规定。

2.2.3.6　免疫原性检查

用主种子批毒种制备疫苗，腹腔免疫体重为 12～14g NIH 小鼠或其他品系小鼠 10 只，每只 0.3ml，免疫 2 次，间隔 7 天，作为试验组。未经免疫的同批小鼠作为对照组。初免后第 14 天，试验组和对照组小鼠分别用不低于 10 000 LD_{50} 病毒量的非生产用乙脑病毒 P_3 株进行腹腔攻击，同时各组小鼠每只脑腔注射 0.03ml 稀释液，3 天内死亡者不计（动物死亡数量应不得超过试验动物总数的 20%）。攻击 21 天后试验组应 100%保护，对照组死亡率应不低于 80%。

2.2.4　毒种保存

冻干毒种应于－20℃以下保存；液体毒种应于－60℃以下保存。

2.3　原液

2.3.1　细胞制备

按 2.1.2 项进行。

2.3.2　培养液

采用适宜的培养液进行培养。如培养液含新生牛血清，其质量应符合要求（通则 3604），且乙脑抗体应为阴性。

2.3.3　对照细胞外源病毒因子检查

依法检查（通则 3302），应符合规定。

2.3.4　病毒接种和培养

细胞生长成致密单层时，接种病毒进行培养，病毒接种量及培养条件按批准的执行。

2.3.5　病毒收获

经培养适宜时间，将培养液澄清过滤后收获病毒液。根据细胞生长情况，可加入新鲜维持液继续培养，进行多次病毒收获。检定合格的同一细胞批生产的同一次病毒收获液可合并为单次病毒收获液。

2.3.6　病毒灭活

单次病毒收获液加入甲醛灭活病毒，具体工艺参数，包括收获液蛋白质含量和甲醛浓度等按批准的执行。病毒灭活到期后，每个病毒灭活容器应立即取样，分别进行病毒灭活验证试验。

2.3.7　病毒灭活验证试验

取灭活后病毒液脑内接种体重 12～14g 小鼠 8 只，每只 0.03ml，同时腹腔接种 0.5ml，为第 1 代；7 天后将第 1 代小鼠处死 3 只，取脑制成 10％脑悬液，同法脑内接种 12～14g 小鼠 6 只，为第 2 代；7 天后将第 2 代小鼠处死 3 只，同法脑内接种 12～14g 小鼠 6 只，为第 3 代，接种后逐日观察 14 天，3 天内死亡者不计（动物死亡数量应不得超过试验用动物总数的 20％），每代小鼠除处死和接种后非特异性死亡的以外，全部健存为合格。

2.3.8　超滤浓缩

同一细胞批制备的多个单次病毒收获液进行病毒灭活，检定合格的病毒液进行适宜倍数的超滤浓缩至规定的蛋白质含量范围。

2.3.9　纯化

浓缩后的病毒液采用蔗糖密度梯度离心法或其他适宜的方法进行纯化。

2.3.10　脱糖

采用蔗糖密度梯度离心进行病毒纯化的应以截留分子质量 100kD 膜进行超滤脱糖。可加入适宜浓度的稳定剂，即为原液。

2.3.11　原液检定

按 3.2 项进行。

2.4　半成品

2.4.1　配制

将原液按规定的同一蛋白质含量或抗原含量进行稀释，且总蛋白质含量应不超过 20μg/ml，加入适宜的稳定剂即为半成品。

2.4.2　半成品检定

按 3.3 项进行。

2.5　成品

2.5.1　分批

应符合生物制品分包装及贮运管理（通则 0239）规定。

2.5.2　分装及冻干

应符合生物制品分包装及贮运管理（通则 0239）规定。

2.5.3　规格

复溶后每瓶 0.5ml。每 1 次人用剂量 0.5ml。

2.5.4　包装

应符合生物制品分包装及贮运管理（通则 0239）规定。

3　检定

3.1　单次病毒收获液检定

3.1.1　无菌检查

依法检查（通则 1101），应符合规定。

3.1.2　支原体检查

依法检查（通则 3301），应符合规定。

3.1.3　病毒滴定

按 2.2.3.4 项进行，应不低于 7.0lgLD_{50}/ml。

3.2　原液检定

3.2.1　无菌检查

依法检查（通则 1101），应符合规定。

3.2.2　蛋白质含量

依法测定（通则 0731 第二法），应符合批准的要求。

3.2.3　抗原含量

可采用酶联免疫吸附法（通则 3429），应符合批准的要求。

3.3　半成品检定

3.3.1　无菌检查

依法检查（通则 1101），应符合规定。

3.3.2　抗原含量

可采用酶联免疫吸附法（通则 3429），应符合批准的要求。

3.4　成品检定

除水分测定外，应按标示量加入所附灭菌注射用水，复溶后进行以下各项检定。

3.4.1　鉴别试验

采用酶联免疫吸附法（通则 3429）检查，应证明含有乙脑病毒抗原。

3.4.2　外观

应为白色疏松体，复溶后应为无色澄明液体，无异物。

3.4.3　水分

应不高于 3.0％（通则 0832）。

3.4.4　pH 值

依法检查（通则 0631），应符合批准的要求。

3.4.5　渗透压摩尔浓度

依法检查（通则 0632），应符合批准的要求。

3.4.6　游离甲醛含量

应不高于 10μg/ml（通则 3207 第一法）。

3.4.7　效价测定

采用免疫小鼠中和抗体测定法，以蚀斑减少中和试验测定中和抗体。疫苗参考品（RA 和 RB）以及中和试验阳性血清由国家药品检定机构提供。

将被检疫苗（T）稀释成 1∶32，疫苗参考品按要求的稀释度稀释，分别腹腔免疫体重为 12～14g 小鼠 10 只，每只 0.5ml，免疫 2 次，间隔 7 天。第 2 次免疫后第 7 天采血，分离血清，同组小鼠血清等量混合，于 56℃ 灭能 30 分钟。稀释阳性血清、被检疫苗血清和疫苗参考品血清，分别与稀释病毒（约 200PFU/0.4ml）等量混合，同时将稀释后的病毒液与正常小鼠血清等量混合，作为病毒对照，置 37℃ 水浴 90 分钟，接种 6 孔细胞培养板 BHK_{21} 细胞，每孔 0.4ml，置 37℃ 培养 90 分钟，加入含甲基纤维素的培养基覆盖物，于 37℃ 5％二氧化碳孵箱中培养 5 天，染色，蚀斑计数，计算被检疫苗和疫苗参考品组对病毒对照组的蚀斑减少率。病毒对照组的蚀斑平均数应在 50～150 之间。

$$Y\ (\%) = \left(1-\frac{S}{CV}\right)\times 100$$

式中　S 为被检疫苗平均斑数；

CV 为病毒对照组平均斑数。

按以下公式计算被检疫苗效力 T 值。

$$T=\frac{Y-50}{47.762}+\lg X$$

式中　T 为被检疫苗引起 50% 蚀斑减少的抗体稀释度的对数；

Y 为被检疫苗的蚀斑减少率；

X 为蚀斑中和试验时所用的血清稀释倍数。

结果判定：

(1) 合格：$T\geqslant\frac{RA+RB}{2}-0.33$

(2) 重试：$\frac{RA+RB}{2}-0.66<T<\frac{RA+RB}{2}-0.33$

(3) 不合格：$T<\frac{RA+RB}{2}-0.66$

3.4.8　热稳定性试验

应由生产单位在成品入库前取样测定，于 37℃放置 7 天，按 3.4.7 项进行效价测定，仍应合格。如合格，视为效价测定合格。

3.4.9　牛血清白蛋白残留量

应不高于 50ng/剂（通则 3411）。

3.4.10　抗生素残留量

生产过程中加入抗生素的应进行该项检查。采用酶联免疫吸附法（通则 3429），应不高于 50ng/剂。

3.4.11　Vero 细胞 DNA 残留量

应不高于 100pg/剂（通则 3407 第一法）。

3.4.12　Vero 细胞蛋白质残留量

采用酶联免疫吸附法（通则 3429），应不高于 2μg/ml。

3.4.13　无菌检查

依法检查（通则 1101），应符合规定。

3.4.14　异常毒性检查

依法检查（通则 1141），应符合规定。

3.4.15　细菌内毒素检查

应不高于 50EU/ml（通则 1143 凝胶限度法）。

4　疫苗稀释剂

疫苗稀释剂为灭菌注射用水，稀释剂的生产应符合批准的要求。灭菌注射用水应符合本版药典（二部）的相关规定。

5　保存、运输及有效期

于 2～8℃保存和运输。自生产之日起，有效期为 24 个月。

6　使用说明

应符合生物制品分包装及贮运管理（通则 0239）规定和批准的内容。

森林脑炎灭活疫苗

Senlinnaoyan Miehuoyimiao

Tick-borne Encephalitis Vaccine，Inactivated

本品系用森林脑炎病毒接种原代地鼠肾细胞，经培养、病毒收获、灭活、纯化后，加入稳定剂和氢氧化铝佐剂制成。用于预防森林脑炎。

1　基本要求

生产和检定用设施、原材料及辅料、水、器具、动物等应符合“凡例”的有关要求。

2　制造

2.1　生产用细胞

生产用细胞为原代地鼠肾细胞。

2.1.1　细胞管理及检定

应符合生物制品生产用动物细胞基质制备及质量控制（通则 0234）规定。

2.1.2　细胞制备

选用 10～14 日龄地鼠，无菌取肾，剪碎，经胰蛋白酶消化，用培养液分散细胞，制备细胞悬液，置适宜温度下培养成致密单层细胞。来源于同一批地鼠、同一容器内消化制备的地鼠肾细胞为一个细胞消化批；源自同一批地鼠、于同一天制备的多个细胞消化批为一个细胞批。

2.2　毒种

2.2.1　名称及来源

生产用毒种为分离自森林脑炎患者脑组织的“森张”株。

2.2.2　种子批的建立

应符合生物制品生产检定用菌毒种管理及质量控制（通则 0233）规定。

“森张”株原始种子应不超过第 3 代；主种子批应不超过第 6 代；工作种子批应不超过第 10 代。

2.2.3　种子批毒种的检定

主种子批应进行以下全面检定，工作种子批应至少进行 2.2.3.1～2.2.3.6 项检定。

2.2.3.1　鉴别试验

采用小鼠脑内中和试验法。将毒种做 10 倍系列稀释，取 10^{-3}～10^{-6}稀释度，每个稀释度加入等量的森林脑炎病毒特异性免疫血清作为试验组；取 10^{-6}～10^{-9}稀释度，每个稀释度加入等量的稀释液作为对照组，试验组和对照组同时置 37℃水浴 30 分钟，每个稀释度分别脑内接种 7～9g 小鼠 10 只，每只 0.03ml；3 天内死亡者不计（动物死亡数量应不得超过试验动物总数的 20%），逐日观察 14 天。中和指数应不低于 500。

2.2.3.2　病毒滴定

采用小鼠脑内滴定法。将毒种做 10 倍系列稀释，取适宜稀释度，每个稀释度脑内接种 7～9g 小鼠 6 只，每只 0.03ml，3 天内死亡者不计（动物死亡数量应不得超过试验动物总数的 20%），逐日观察 14 天。病毒滴度应不低于9.0lgLD$_{50}$/ml。

2.2.3.3　无菌检查

依法检查（通则 1101），应符合规定。

2.2.3.4　分枝杆菌检查

以草分枝杆菌（CMCC 95024）或牛分枝杆菌菌株 BCG 作为阳性对照菌。取阳性对照菌接种于罗氏固体培养基，于 37℃培养 3～5 天收集培养物，以 0.9%氯化钠溶液制成菌悬液，采用细菌浊度法确定菌含量，该菌液浊度与中国细菌浊度标准一致时活菌量约为2×10^7CFU/ml。稀释菌悬液，取不高于 100CFU 的菌液作为阳性对照。

供试品小于 1ml 时采用直接接种法，将供试品全部接种于适宜固体培养基（如罗氏培养基或 Middlebrook 7H10 培养基），每种培养基做 3 个重复；并同时设置阳性对照。将接种后的培养基置于 37℃培养 56 天，阳性对照应有菌生长，接种供试品的培养基未见分枝杆菌生长，则判为合格。

供试品大于 1ml 时采用薄膜过滤法集菌后接种培养基。将供试品以 0.22μm 滤膜过滤后，取滤膜接种于适宜固体培养基，同时设阳性对照。所用培养基、培养时间及结果判定同上。

2.2.3.5　支原体检查

依法检查（通则 3301），应符合规定。

2.2.3.6　外源病毒因子检查

依法检查（通则 3302），应符合规定。

2.2.3.7　免疫原性检查

取主种子批毒种制备疫苗，免疫 10～12g 小鼠 35 只作为试验组，每只腹腔注射 0.3ml，同时设未经免疫小鼠 30 只作为对照组。分别于第 1 天、第 3 天、第 5 天免疫，于第 10 天用“森张”株病毒进行腹腔攻击，每只腹腔注射 0.3ml。试验组的病毒稀释度取 10^{-2}～10^{-6}，对照组的病毒稀释度取 10^{-6}～10^{-10}，每个病毒稀释度分别攻击 6 只，攻击后 3 天内死亡者不计（动物死亡数量应不得超过试验动物总数的 20%），观察 21 天判定结果。对照组病毒滴度应不低于 7.5lgLD$_{50}$/0.3ml，毒种的免疫保护指数应大于 10^5。

2.2.4　毒种保存

冻干毒种应于－20℃以下保存；鼠脑毒种和液体毒种应于－60℃以下保存。

2.3　原液

2.3.1　细胞制备

按 2.1.2 项进行。

2.3.2　培养液

采用适宜的培养液进行培养。如培养液含新生牛血清，其质量应符合要求（通则 3604）。

2.3.3　对照细胞外源病毒因子检查

依法检查（通则 3302），应符合规定。

2.3.4　病毒接种和培养

选择细胞生长良好的细胞瓶，接种病毒进行培养。病毒接种量及培养条件按批准的执行。

2.3.5　病毒收获

选择有典型细胞病变的培养瓶，进行病毒收获。根据细胞生长情况，可换以维持液继续培养，检定合格的同一细胞批生产的同一次病毒收获液可合并为单次病毒收获液。

2.3.6　单次病毒收获液保存

于2～8℃保存不超过90天。

2.3.7　病毒灭活

各单次病毒收获液加入甲醛灭活病毒，具体工艺参数，包括收获液蛋白质含量和甲醛浓度等按批准的执行。病毒灭活到期后，每个病毒灭活容器应立即取样，分别进行病毒灭活验证试验。

2.3.8　病毒灭活验证试验

取灭活后病毒液接种12～14g小鼠8只，每只脑内接种0.03ml，同时每只腹腔接种0.5ml，为第1代；接种后第7天将第1代小鼠处死3只，取脑后制成10%悬液，脑内接种6只小鼠，为第2代；接种后第7天将第2代小鼠处死3只，取脑后制成10%悬液，同法脑内接种6只小鼠，为第3代；每代小鼠自接种之日起，接种后3天内死亡者不计（动物死亡数量应不得超过试验动物总数的20%），逐日观察14天，动物应全部健存。

2.3.9　合并、离心、超滤浓缩

同一细胞批生产的单次病毒收获液经病毒灭活后可进行合并。合并的病毒收获液经离心后，进行适宜倍数的超滤浓缩至规定的蛋白质含量范围。

2.3.10　纯化

采用柱色谱法将超滤浓缩后的病毒液进行纯化。

2.3.11　除菌过滤

纯化后的病毒液经除菌过滤后，即为原液。

2.3.12　原液检定

按3.2项进行。

2.4　半成品

2.4.1　配制

将原液按抗原含量为1∶16进行配制，且蛋白质含量应不高于40μg/ml，加入适宜的稳定剂和适量的氢氧化铝佐剂，即为半成品。

2.4.2　半成品检定

按3.3项进行。

2.5　成品

2.5.1　分批

应符合生物制品分包装及贮运管理（通则0239）规定。

2.5.2　分装

应符合生物制品分包装及贮运管理（通则0239）规定。

2.5.3　规格

每瓶1.0ml。每1次人用剂量为1.0ml。

2.5.4　包装

应符合生物制品分包装及贮运管理（通则0239）规定。

3　检定

3.1　单次病毒收获液检定

3.1.1　病毒滴定

按2.2.3.2项进行，病毒滴度应不低于7.0lgLD_{50}/ml。

3.1.2　无菌检查

依法检查（通则1101），应符合规定。

3.1.3　支原体检查

依法检查（通则3301），应符合规定。

3.2　原液检定

3.2.1　无菌检查

依法检查（通则1101），应符合规定。

3.2.2　抗原含量

采用酶联免疫吸附法（通则3429），应不低于1∶32。

3.2.3　蛋白质含量

应不高于80μg/ml（通则0731第二法）。

3.2.4　牛血清白蛋白残留量

应不高于50ng/ml（通则3411）。

3.2.5　地鼠肾细胞蛋白质残留量

采用酶联免疫吸附法（通则3429），应不高于12μg/ml。

3.3　半成品检定

无菌检查

依法检查（通则1101），应符合规定。

3.4　成品检定

3.4.1　鉴别试验

按3.4.6项进行，应符合规定。效价测定不合格，鉴别试验不成立。

3.4.2　外观

应为微乳白色混悬液体，久置形成可摇散的沉淀，无异物。

3.4.3　装量

依法检查（通则0102），应不低于标示量。

3.4.4　渗透压摩尔浓度

依法检查（通则0632），应符合批准的要求。

3.4.5　化学检定

3.4.5.1　pH值

应为7.2～8.0（通则0631）。

3.4.5.2　游离甲醛含量

应不高于100μg/ml（通则3207第一法）。

3.4.5.3　铝含量

应不高于0.24mg/ml（通则3106）。

3.4.6　效价测定

将供试品腹腔免疫体重10～12g小鼠30只，免疫2次，间隔7天，每只小鼠每次腹腔注射0.3ml。另取同批小鼠30只作为空白对照。初次免疫后第14天以适宜稀释度的“森张”株病毒悬液分别进行小鼠腹腔攻击，每个病毒稀释度分别攻击6只，每只0.3ml，攻击后3天内死亡者不计（动物死亡数量应不得超过试验动物总数的20%），观察21天判定结果。对照组病毒滴度应不低于$7.5lgLD_{50}/0.3ml$，免疫保护指数应大于5.0×10^5。

3.4.7　热稳定性试验

应由生产单位在成品入库前取样测定。于37℃放置7天后，按3.4.6项进行效价测定。如合格，视为效价测定合格。

3.4.8　抗生素残留量

生产过程中加入抗生素的应进行该项检查。采用酶联免疫吸附法（通则3429），应不高于50ng/剂。

3.4.9　无菌检查

依法检查（通则1101），应符合规定。

3.4.10　异常毒性检查

依法检查（通则1141），应符合规定。

3.4.11　细菌内毒素检查

应不高于100EU/ml（通则1143凝胶限度法）。

4　保存、运输及有效期

于2～8℃避光保存和运输。自生产之日起，有效期为21个月。

5　使用说明

应符合生物制品分包装及贮运管理（通则0239）规定和批准的内容。

双价肾综合征出血热灭活疫苗（Vero 细胞）

Shuangjia Shenzonghezheng Chuxuere Miehuoyimao（Vero Xibao）

Haemorrhagic Fever with Renal Syndrome Bivalent Vaccine（Vero Cell），Inactivated

本品系用Ⅰ型和Ⅱ型肾综合征出血热（简称出血热）病毒分别接种 Vero 细胞，经培养、收获、病毒灭活、纯化，混合后加入氢氧化铝佐剂制成。用于预防Ⅰ型和Ⅱ型肾综合征出血热。

1　基本要求

生产和检定用设施、原材料及辅料、水、器具、动物等应符合“凡例”的有关要求。

2　制造

2.1　生产用细胞

生产用细胞为 Vero 细胞。

2.1.1　细胞管理及检定

应符合生物制品生产用动物细胞基质制备及质量控制（通则 0234）规定。各级细胞库细胞代次应不超过批准的限定代次。

每批原液的生产应来自复苏扩增后的同一细胞批。

2.1.2　细胞制备

取工作细胞库的 1 支或多支细胞，经复苏、扩增至接种病毒的细胞为一批。将复苏后的单层细胞消化，分散成均匀的细胞，加入培养液混合均匀后置适宜温度下培养成单层细胞。

2.2　毒种

2.2.1　名称及来源

生产用毒种为分离自肾综合征出血热病人血清的Ⅰ型出血热病毒 SD9805 株和Ⅱ型出血热病毒 HB9908 株，或其他经批准的出血热病毒Ⅰ型和Ⅱ型毒株。

2.2.2　种子批的建立

应符合生物制品生产检定用菌毒种管理及质量控制（通则 0233）规定。

出血热毒种 SD9805 株和 HB9908 株的原始种子均为鼠脑第 3 代。原始种子毒种经 Vero 细胞传代分别建立主种子批和工作种子批。Ⅰ型出血热毒种 SD9805 株主种子批应不超过第 9 代，工作种子批应不超过第 14 代；Ⅱ型出血热毒种 HB9908 株主种子批应不超过第 8 代，工作种子批应不超过第 13 代。

2.2.3　种子批毒种的检定

主种子批应进行以下全面检定，工作种子批应至少进行 2.2.3.1～2.2.3.4 项检定。

2.2.3.1　鉴别试验

将各型毒种做 10 倍系列稀释，每个稀释度分别与已知相应型别的出血热病毒免疫血清参考品和阴性兔血清等量混合，分别置 37℃水浴 90 分钟，接种于 Vero-E_6 单层细胞，于 37℃培养 10～14 天，以免疫荧光法测定，中和指数应大于 1000。同时设病毒阳性对照、细胞阴性对照。

2.2.3.2　病毒滴定

将各型毒种做 10 倍系列稀释，取适宜稀释度接种 Vero-E_6 细胞，于 33℃培养 10～12 天，采用免疫荧光法进行测定，病毒滴度均应不低于 7.0lg$CCID_{50}$/ml。

2.2.3.3　无菌检查

依法检查（通则 1101），应符合规定。

2.2.3.4　支原体检查

依法检查（通则 3301），应符合规定。

2.2.3.5　外源病毒因子检查

依法检查（通则 3302），应符合规定。

2.2.3.6　免疫原性检查

取主种子批毒种制备双价疫苗，接种 2kg 左右的白色家兔 4 只（家兔出血热病毒抗体应为阴性），免疫 2 次，间隔 7 天，每只后肢肌内注射 1.0ml。第 1 次免疫后 4 周采血分离血清，用蚀斑减少中和试验检测中和抗体，中和用病毒为出血热病毒 76-118 株和 UR 株，同时用血清参考品作对照（参考血清应符合规定）。4 只家兔的Ⅰ型和Ⅱ型出血热中和抗体滴度均应不低于 1∶10。

2.2.4　毒种保存

冻干毒种应于－20℃以下保存；液体毒种应于－60℃以下保存。

2.3　单价原液

2.3.1　细胞制备

按 2.1.2 项进行。

2.3.2　培养液

采用适宜的培养液进行培养。如培养液含新生牛血清，其质量应符合要求（通则 3604）。

2.3.3　对照细胞外源病毒因子检查

依法检查（通则 3302），应符合规定。

2.3.4　病毒接种和培养

当细胞培养成致密单层后，将出血热病毒Ⅰ型和Ⅱ型毒分别接种细胞进行培养，病毒接种量及培养条件按批准的执行。

2.3.5　病毒收获

继续培养一定时间后，收获病毒液。根据细胞生长情况，可换以维持液继续培养，进行多次病毒收获。检定合格的同一细胞批生产的同一次病毒收获液可合并为单次病毒收获液。

2.3.6　单次病毒收获液保存

于 2～8℃保存不超过 30 天。

2.3.7　病毒灭活

病毒收获液加入 β-丙内酯灭活病毒，具体工艺参数，包括收获液蛋白质含量和 β-丙内酯浓度等按批准的执行。

灭活结束后于适宜的温度放置一定时间，以确保β-丙内酯完全水解。病毒灭活到期后，每个病毒灭活容器应立即取样，分别进行病毒灭活验证试验。

2.3.8　病毒灭活验证试验

按灭活后的单次病毒收获液总量的0.1%抽取供试品，透析后接种于Vero-E_6细胞，盲传3代，每10～14天传1代，每代以免疫荧光法检查病毒，结果应均为阴性。

2.3.9　合并、超滤浓缩

检定合格的同一细胞批生产的单次病毒收获液可合并为单价病毒收获液，并进行适宜倍数的超滤浓缩至规定的蛋白质含量范围。

2.3.10　纯化

采用柱色谱法或其他适宜的方法进行纯化。纯化后取样进行抗原含量及蛋白质含量测定，加入适宜的稳定剂，即为单价原液。

2.3.11　单价原液检定

按3.2项进行。

2.3.12　单价原液保存

于2～8℃条件下保存不超过90天。

2.4　半成品

2.4.1　配制

将Ⅰ型和Ⅱ型出血热病毒单价原液分别按抗原含量为1∶128稀释后等量混合，且各型总蛋白质含量应不超过40μg/剂，加入适宜的稳定剂和适量的氢氧化铝佐剂后，即为半成品。

2.4.2　半成品检定

按3.3项进行。

2.5　成品

2.5.1　分批

应符合生物制品分包装及贮运管理（通则0239）规定。

2.5.2　分装

应符合生物制品分包装及贮运管理（通则0239）规定。

2.5.3　规格

每瓶1.0ml。每1次人用剂量为1.0ml。

2.5.4　包装

应符合生物制品分包装及贮运管理（通则0239）规定。

3　检定

3.1　单次病毒收获液检定

3.1.1　病毒滴定

按2.2.3.2项进行，病毒滴度应不低于6.5lgCCID$_{50}$/ml。

3.1.2　无菌检查

依法检查（通则1101），应符合规定。

3.1.3　支原体检查

依法检查（通则3301），应符合规定。

3.1.4　抗原含量

采用酶联免疫吸附法（通则3429），应不低于1∶64。

3.2　单价原液检定

3.2.1　蛋白质含量

应不高于160μg/ml（通则0731第二法）。

3.2.2　抗原含量

采用酶联免疫吸附法（通则3429），应不低于1∶512。

3.2.3　无菌检查

依法检查（通则1101），应符合规定。

3.2.4　牛血清白蛋白残留量

应不高于50ng/剂（通则3411）。

3.2.5　Vero细胞DNA残留量

应不高于100pg/剂（通则3407第一法）。

3.2.6　Vero细胞蛋白质残留量

采用酶联免疫吸附法（通则3429），应不高于2μg/剂。

3.3　半成品检定

无菌检查

依法检查（通则1101），应符合规定。

3.4　成品检定

3.4.1　鉴别试验

可选择下列方法进行鉴别试验。

3.4.1.1　效价测定

按2.2.3.6项进行，效价测定符合规定，鉴别试验判为合格。效价测定不合格，采用RT-PCR方法进行鉴别试验。

3.4.1.2　RT-PCR方法

可采用商业试剂盒进行，按试剂盒要求操作。阳性对照为Ⅰ型和Ⅱ型阳性质粒，空白对照为无菌（注射用）水。

引物序列为：

HTNF1：5′-ATAACAACGATGGCAACTATGGAG-3′；

HTNR1：5′-CTCATCTGGATCCTTTTCATATTGT-3′；

SEOF1：5′-GCACTGCATGATCGGGAGAGT-3′；

SEOR1：5′-ATCCTGTCGGCAAGTTGGC-3′。

探针序列为：

HTNP：5′-FAM-ATAGCCAGGCAGAAGG-MGB-3′；

SEOP：5′-HEX-TCGCAGCTTCAATACAA-MGB-3′。

样品、阳性对照和空白对照均重复3个孔进行试验。结果判定按试剂盒说明书进行，结果为阳性者，鉴别试验判为合格。

3.4.2　外观

应为微乳白色混悬液体，久置形成可摇散的沉淀，无异物。

3.4.3　装量

依法检查（通则0102），应不低于标示量。

3.4.4　渗透压摩尔浓度

依法检查（通则0632），应符合批准的要求。

3.4.5　化学检定

3.4.5.1　pH 值

应为 7.2～8.0（通则 0631）。

3.4.5.2　铝含量

应不高于 0.21mg/ml（通则 3106）。

3.4.6　效价测定

按 2.2.3.6 项进行，4 只家兔的Ⅰ型和Ⅱ型出血热中和抗体滴度均应不低于 1∶10。

3.4.7　热稳定性试验

应由生产单位在成品入库前取样测定，于 37℃放置 7 天，按 3.4.6 项进行效价测定，如合格，视为效价测定合格。

3.4.8　抗生素残留量

生产过程中加入抗生素的应进行该项检查。采用酶联免疫吸附法（通则 3429），应不高于 50ng/剂。

3.4.9　无菌检查

依法检查（通则 1101），应符合规定。

3.4.10　异常毒性检查

依法检查（通则 1141），应符合规定。

3.4.11　细菌内毒素检查

应不高于 50EU/剂（通则 1143 凝胶限度法）。

4　保存、运输及有效期

于 2～8℃避光保存和运输。自生产之日起，有效期为 20 个月。

5　使用说明

应符合生物制品分包装及贮运管理（通则 0239）规定和批准的内容。

双价肾综合征出血热灭活疫苗（地鼠肾细胞）

Shuangjia Shenzonghezheng Chuxuere Miehuoyimiao（Dishushen Xibao）

Haemorrhagic Fever with Renal Syndrome Bivalent Vaccine（Hamster Kidney Cell），Inactivated

本品系用Ⅰ型和Ⅱ型肾综合征出血热（简称出血热）病毒分别接种原代地鼠肾细胞，经培养、收获病毒液，病毒灭活、纯化，混合后加入氢氧化铝佐剂制成。用于预防Ⅰ型和Ⅱ型肾综合征出血热。

1 基本要求

生产和检定用设施、原材料及辅料、水、器具、动物等应符合“凡例”的有关要求。

2 制造

2.1 生产用细胞

生产用细胞为原代地鼠肾细胞。

2.1.1 细胞管理及检定

应符合生物制品生产用动物细胞基质制备及质量控制（通则 0234）规定。

2.1.2 细胞制备

选用 12～14 日龄的地鼠，无菌取肾，剪碎，经消化，用培养液分散细胞，制备成细胞悬液，置适宜温度下培养成致密单层细胞。来源于同一批地鼠、同一容器内消化制备的地鼠肾细胞为一个细胞消化批；源自同一批地鼠、于同一天制备的多个细胞消化批为一个细胞批。

2.2 毒种

2.2.1 名称及来源

生产用毒株为Ⅰ型出血热病毒 PS-6 株和Ⅱ型出血热病毒 L_{99} 株，或经批准的其他适应地鼠肾细胞的Ⅰ型和Ⅱ型出血热毒株。

2.2.2 种子批的建立

应符合生物制品生产检定用菌毒种管理及质量控制（通则 0233）规定。

Ⅰ型和Ⅱ型出血热病毒分别接种原代地鼠肾细胞制备原始种子、主种子批和工作种子批。PS-6 株原始种子为第 5 代，主种子批应不超过第 8 代，工作种子批应不超过第 10 代，生产的疫苗应不超过第 11 代；L_{99} 株原始种子为第 13 代，主种子批 L_{99} 株应不超过第 16 代，工作种子批应不超过第 18 代，生产的疫苗应不超过第 19 代。

2.2.3 种子批毒种的检定

主种子批应进行以下全面检定，工作种子批应至少进行 2.2.3.1～2.2.3.5 项检定。

2.2.3.1 鉴别试验

将各型毒种做 10 倍系列稀释，每个稀释度分别与已知相应型别的出血热病毒免疫血清参考品和阴性兔血清等量混合，置 37℃水浴 90 分钟，接种于单层 Vero-E_6 细胞或地鼠肾细胞，于适宜条件下培养，观察 10～14 天。以免疫荧光法测定，中和指数应大于 1000。同时设病毒阳性对照、细胞阴性对照。

2.2.3.2 病毒滴定

将各型毒种做 10 倍系列稀释，接种地鼠肾细胞，于 33℃培养 10～12 天，用免疫荧光法测定，主种子批病毒滴度应不低于 7.5lg$CCID_{50}$/ml，工作种子批病毒滴度应不低于 7.0lg$CCID_{50}$/ml。

2.2.3.3 无菌检查

依法检查（通则 1101），应符合规定。

2.2.3.4 分枝杆菌检查

以草分枝杆菌（CMCC 95024）或牛分枝杆菌菌株 BCG 作为阳性对照菌。取阳性对照菌接种于罗氏固体培养基，于 37℃培养 3～5 天收集培养物，以 0.9%氯化钠溶液制成菌悬液，采用细菌浊度法确定菌含量，该菌液浊度与中国细菌浊度标准一致时活菌量约为 2×10^7CFU/ml。稀释菌悬液，取不高于 100CFU 的菌液作为阳性对照。

供试品小于 1ml 时采用直接接种法，将供试品全部接种于适宜固体培养基（如罗氏培养基或 Middlebrook 7H10 培养基），每种培养基做 3 个重复；并同时设置阳性对照。将接种后的培养基置于 37℃培养 56 天，阳性对照应有菌生长，接种供试品的培养基未见分枝杆菌生长，则判为合格。

供试品大于 1ml 时采用薄膜过滤法集菌后接种培养基。将供试品以 0.22μm 滤膜过滤后，取滤膜接种于适宜固体培养基，同时设阳性对照。所用培养基、培养时间及结果判定同上。

2.2.3.5 支原体检查

依法检查（通则 3301），应符合规定。

2.2.3.6 外源病毒因子检查

依法检查（通则 3302），应符合规定。

2.2.3.7 免疫原性检查

取主种子批毒种制备双价疫苗，接种体重为 2kg 左右的白色家兔 4 只（家兔出血热病毒抗体应为阴性），免疫 2 次，间隔 14 天。每只后肢肌内注射 1.0ml。第 1 次免疫后 4 周采血分离血清，用蚀斑减少中和试验测中和抗体，中和用病毒为出血热病毒 76-118 株和 UR 株；同时用参考血清作对照（参考血清应符合规定），4 只家兔的Ⅰ型和Ⅱ型出血热病毒中和抗体滴度均应不低于 1∶10。

2.2.4 毒种保存

种子批毒种应于－60℃以下保存。

2.3 单价原液

2.3.1 细胞制备

按 2.1.2 项进行。

2.3.2　培养液

采用适宜的培养液进行培养。如培养液含新生牛血清，其质量应符合要求（通则 3604）。

2.3.3　对照细胞外源病毒因子检查

依法检查（通则 3302），应符合规定。

2.3.4　病毒接种和培养

当细胞培养成致密单层后，将出血热病毒Ⅰ型和Ⅱ型毒种分别接种细胞进行培养，病毒接种量及培养条件按批准的执行。

2.3.5　病毒收获

培养适宜天数后，收获病毒液。根据细胞生长情况，可换以维持液继续培养，进行多次病毒收获。检定合格的同一细胞批生产的同一次病毒收获液可合并为单次病毒收获液。

2.3.6　单次病毒收获液保存

于 2～8℃保存不超过 30 天。

2.3.7　病毒灭活

单次病毒收获液加入甲醛灭活病毒，具体工艺参数，包括收获液蛋白质含量和甲醛浓度等按批准的执行。病毒灭活到期后，每个病毒灭活容器应立即取样，分别进行病毒灭活验证试验。

2.3.8　病毒灭活验证试验

按灭活后的单次病毒收获液总量的 0.1%抽取供试品。透析后接种地鼠肾细胞，连续盲传 3 代，每 10～14 天为 1 代，每代用免疫荧光法检查病毒抗原，结果均应为阴性。

2.3.9　合并、离心、超滤浓缩

检定合格的同一细胞批生产的单次病毒收获液可合并为单价病毒收获液。经离心去除细胞碎片后，进行适当倍数的超滤浓缩至规定的蛋白质含量范围。

2.3.10　纯化

采用柱色谱法或其他适宜的方法将浓缩后的单价病毒收获液进行纯化。

2.3.11　除菌过滤

纯化后的单价病毒收获液经除菌过滤后，即为单价病毒原液。

2.3.12　单价原液检定

按 3.2 项进行。

2.3.13　单价原液保存

于 2～8℃保存不超过 90 天。

2.4　半成品

2.4.1　配制

将Ⅰ型和Ⅱ型出血热病毒单价原液分别按抗原含量为 1∶128 稀释后等量混合，且各型总蛋白质含量应不超过 40μg/剂，加入适宜的稳定剂和适量的氢氧化铝佐剂后，即为半成品。

2.4.2　半成品检定

按 3.3 项进行。

2.5　成品

2.5.1　分批

应符合生物制品分包装及贮运管理（通则 0239）规定。

2.5.2　分装

应符合生物制品分包装及贮运管理（通则 0239）规定。

2.5.3　规格

每瓶为 1.0ml。每 1 次人用剂量为 1.0ml。

2.5.4　包装

应符合生物制品分包装及贮运管理（通则 0239）规定。

3　检定

3.1　单次病毒收获液检定

3.1.1　无菌检查

依法检查（通则 1101），应符合规定。

3.1.2　支原体检查

依法检查（通则 3301），应符合规定。

3.1.3　病毒滴定

按 2.2.3.2 项进行病毒滴定。各型单次病毒收获液的病毒滴度应不低于 6.5lgCCID$_{50}$/ml。

3.1.4　抗原含量

采用酶联免疫吸附法（通则 3429），应不低于 1∶64。

3.2　单价原液检定

3.2.1　无菌检查

依法检查（通则 1101），应符合规定。

3.2.2　抗原含量

采用酶联免疫吸附法（通则 3429），应不低于 1∶512。

3.2.3　蛋白质含量

应不高于 80μg/ml（通则 0731 第二法）。

3.2.4　牛血清白蛋白残留量

应不高于 50ng/ml（通则 3411）。

3.2.5　地鼠肾细胞蛋白质残留量

采用酶联免疫吸附法（通则 3429），应不高于 12μg/剂。

3.3　半成品检定

无菌检查

依法检查（通则 1101），应符合规定。

3.4　成品检定

3.4.1　鉴别试验

可选择下列方法进行鉴别试验。

3.4.1.1　效价测定

按 2.2.3.7 项进行，效力测定符合规定，鉴别试验判为合格。效价测定不合格，采用 RT-PCR 方法进行鉴别试验。

3.4.1.2　RT-PCR 方法

可采用商业试剂盒进行，按试剂盒要求操作。阳性对照为Ⅰ型和Ⅱ型阳性质粒，空白对照为无菌（注射用）水。

引物序列为：

HTNF1：5′-ATAACAACGATGGCAACTATGGAG-3′；

HTNR1：5′-CTCATCTGGATCCTTTTCATATTGT-3′；

SEOF1：5′-GCACTGCATGATCGGGAGAGT-3′；

SEOR1：5′-ATCCTGTCGGCAAGTTGGC-3′。

探针序列为：

HTNP：5′-FAM-ATAGCCAGGCAGAAGG-MGB-3′；

SEOP：5′-HEX-TCGCAGCTTCAATACAA-MGB-3′。

样品、阳性对照和空白对照均重复 3 个孔进行试验。结果判定按试剂盒说明书进行，结果为阳性者，鉴别试验判为合格。

3.4.2　外观

应为微乳白色混悬液体，久置形成可摇散的沉淀，无异物。

3.4.3　装量

依法检查（通则 0102），应不低于标示量。

3.4.4　渗透压摩尔浓度

依法检查（通则 0632），应符合批准的要求。

3.4.5　化学检定

3.4.5.1　pH 值

应为 7.2～8.0（通则 0631）。

3.4.5.2　铝含量

应不高于 0.24mg/ml（通则 3106）。

3.4.5.3　游离甲醛含量

应不高于 100μg/ml（通则 3207 第一法）。

3.4.6　效价测定

按 2.2.3.7 项进行。4 只家兔的Ⅰ型和Ⅱ型出血热病毒的中和抗体滴度均应不低于 1∶10。

3.4.7　热稳定性试验

应由生产单位在成品入库前取样测定。于 37℃放置 7 天，按 2.2.3.7 项进行效价测定，如合格，视为效价测定合格。

3.4.8　抗生素残留量

生产过程中加入抗生素的应进行该项检查。采用酶联免疫吸附法（通则 3429），应不高于 50ng/剂。

3.4.9　无菌检查

依法检查（通则 1101），应符合规定。

3.4.10　异常毒性检查

依法检查（通则 1141），应符合规定。

3.4.11　细菌内毒素检查

应小于 50EU/ml（通则 1143 凝胶限度法）。

4　保存、运输及有效期

于 2～8℃避光保存和运输。自生产之日起，有效期为 18 个月。

5　使用说明

应符合生物制品分包装及贮运管理（通则 0239）规定和批准的内容。

双价肾综合征出血热灭活疫苗（沙鼠肾细胞）

Shuangjia Shenzonghezheng Chuxuere Miehuoyimiao（Shashushen Xibao）

Haemorrhagic Fever with Renal Syndrome Bivalent Vaccine（Gerbil Kidney Cell），Inactivated

本品系用Ⅰ型和Ⅱ型肾综合征出血热（简称出血热）病毒分别接种原代沙鼠肾细胞，经培养、收获病毒液，病毒灭活、纯化，混合后加入氢氧化铝佐剂制成。用于预防Ⅰ型和Ⅱ型肾综合征出血热。

1　基本要求

生产和检定用设施、原材料及辅料、水、器具、动物等应符合“凡例”的有关要求。

2　制造

2.1　生产用细胞

生产用细胞为原代沙鼠肾细胞。

2.1.1　细胞管理及检定

应符合生物制品生产用动物细胞基质制备及质量控制（通则 0234）规定。

2.1.2　细胞制备

选用 10～20 日龄沙鼠，无菌取肾，剪碎，经消化，用培养液分散细胞，制成细胞悬液，置适宜温度下培养成致密单层细胞。来源于同一批沙鼠、同一容器内消化制备的沙鼠肾细胞为一个细胞消化批；源自同一批沙鼠、于同一天制备的多个细胞消化批为一个细胞批。

2.2　毒种

2.2.1　名称及来源

生产用毒株为Ⅰ型出血热病毒 Z_{10} 株和Ⅱ型出血热病毒 Z_{37} 株，或经批准的其他适应沙鼠肾细胞的Ⅰ型和Ⅱ型出血热毒株。

2.2.2　种子批的建立

应符合生物制品生产检定用菌毒种管理及质量控制（通则 0233）规定。

Ⅰ型和Ⅱ型出血热病毒分别接种乳鼠脑制备原始种子和主种子批，主种子批毒种接种原代沙鼠肾细胞制备工作种子批。Ⅰ型出血热毒种 Z_{10} 株原始种子应不超过第 12 代；主种子批应不超过第 13 代；工作种子批应不超过第 14 代；Ⅱ型出血热毒种 Z_{37} 株原始种子应不超过第 10 代，主种子批应不超过第 11 代；工作种子批应不超过第 12 代。

2.2.3　种子批毒种的检定

主种子批应进行以下全面检定，工作种子批应至少进行 2.2.3.1～2.2.3.5 项检定。

2.2.3.1　鉴别试验

将各型毒种做 10 倍系列稀释，每个稀释度分别与已知的相应型别的出血热病毒免疫血清参考品和阴性兔血清等量混合，置 37℃ 水浴 90 分钟，接种于单层 Vero-E_6 细胞，于 34.5℃±1℃ 培养，观察 10～14 天。以免疫荧光法测定，中和指数应大于 1000；同时设病毒阳性对照、细胞阴性对照。

2.2.3.2　病毒滴定

将各型毒种做 10 倍系列稀释，取适宜稀释度接种 Vero-E_6 细胞，于 34.5℃±1℃ 培养 10～12 天，以免疫荧光法测定，病毒滴度应不低于 6.0lg$CCID_{50}$/ml。

2.2.3.3　无菌检查

依法检查（通则 1101），应符合规定。

2.2.3.4　分枝杆菌检查

以草分枝杆菌（CMCC 95024）或牛分枝杆菌菌株 BCG 作为阳性对照菌。取阳性对照菌接种于罗氏固体培养基，于 37℃ 培养 3～5 天收集培养物，以 0.9% 氯化钠溶液制成菌悬液，采用细菌浊度法确定菌含量，该菌液浊度与中国细菌浊度标准一致时活菌量约为 2×10^7 CFU/ml。稀释菌悬液，取不高于 100CFU 的菌液作为阳性对照。

供试品小于 1ml 时采用直接接种法，将供试品全部接种于适宜固体培养基（如罗氏培养基或 Middlebrook 7H10 培养基），每种培养基做 3 个重复；并同时设置阳性对照。将接种后的培养基置于 37℃ 培养 56 天，阳性对照应有菌生长，接种供试品的培养基未见分枝杆菌生长，则判为合格。

供试品大于 1ml 时采用薄膜过滤法集菌后接种培养基。将供试品以 0.22μm 滤膜过滤后，取滤膜接种于适宜固体培养基，同时设阳性对照。所用培养基、培养时间及结果判定同上。

2.2.3.5　支原体检查

依法检查（通则 3301），应符合规定。

2.2.3.6　外源病毒因子检查

依法检查（通则 3302），应符合规定。

2.2.3.7　免疫原性检查

取主种子批毒种制备双价疫苗，接种体重为 2kg 左右的白色家兔 4 只（家兔出血热病毒抗体应为阴性），免疫 2 次，间隔 7 天，每只后肢肌内注射 1.0ml。第 1 次免疫后 4 周采血分离血清，用蚀斑减少中和试验测中和抗体，中和用病毒为出血热病毒 76-118 株和 UR 株；同时用参考血清作对照（参考血清应符合规定），4 只家兔的Ⅰ型和Ⅱ型出血热病毒中和抗体滴度均应不低于 1∶10。

2.2.4　毒种保存

冻干毒种应于 −20℃ 以下保存；液体种子批毒种应于 −60℃ 以下保存。

2.3　单价原液

2.3.1　细胞制备

按 2.1.2 项进行。

2.3.2　培养液

采用适宜的培养液进行培养。如培养液含新生牛血清，其质量应符合要求（通则3604）。

2.3.3　对照细胞外源病毒因子检查

依法检查（通则3302），应符合规定。

2.3.4　病毒接种和培养

当细胞培养成致密单层后，将出血热病毒Ⅰ型和Ⅱ型毒种分别接种细胞进行培养，病毒接种量及培养条件按批准的执行。

2.3.5　病毒收获

培养适宜天数，收获病毒液。根据细胞生长情况，可换以维持液继续培养，进行多次病毒收获。检定合格的同一细胞批生产的同一次病毒收获液可合并为单次病毒收获液。

2.3.6　单次病毒收获液保存

于2～8℃保存不超过30天。

2.3.7　病毒灭活

单次病毒收获液加入β-丙内酯灭活病毒，具体工艺参数，包括收获液蛋白质含量和β-丙内酯浓度等按批准的执行。灭活结束后于适宜的温度放置一定时间，以确保β-丙内酯完全水解。病毒灭活到期后，每个病毒灭活容器应立即取样，分别进行病毒灭活验证试验。

2.3.8　病毒灭活验证试验

按灭活后的单次病毒收获液总量的0.1%抽取供试品，透析后接种Vero-E_6细胞，连续盲传3代，每10～14天为1代，每代以免疫荧光法检查病毒，结果均应为阴性。

2.3.9　合并、离心、超滤浓缩

检定合格的同一细胞批生产的单次病毒收获液可合并为单价病毒收获液。经离心去除细胞碎片后，再进行适当倍数的超滤浓缩至规定的蛋白质含量范围。

2.3.10　纯化

采用柱色谱法或其他适宜的方法将浓缩后的单价病毒收获液进行纯化。

2.3.11　除菌过滤

纯化后的单价病毒收获液经除菌过滤后，即为单价病毒原液。

2.3.12　单价原液检定

按3.2项进行。

2.3.13　单价原液保存

于2～8℃保存不超过90天。

2.4　半成品

2.4.1　配制

将Ⅰ型和Ⅱ型出血热病毒单价原液分别按抗原含量为1∶128稀释后等量混合，且各型总蛋白质含量应不超过40μg/剂，加入适宜的稳定剂和适量的氢氧化铝佐剂后，即为半成品。

2.4.2　半成品检定

按3.3项进行。

2.5　成品

2.5.1　分批

应符合生物制品分包装及贮运管理（通则0239）规定。

2.5.2　分装

应符合生物制品分包装及贮运管理（通则0239）规定。

2.5.3　规格

每瓶为1.0ml。每1次人用剂量为1.0ml。

2.5.4　包装

应符合生物制品分包装及贮运管理（通则0239）规定。

3　检定

3.1　单次病毒收获液检定

3.1.1　无菌检查

依法检查（通则1101），应符合规定。

3.1.2　支原体检查

依法检查（通则3301），应符合规定。

3.1.3　病毒滴定

按2.2.3.2项进行病毒滴定。各型单次病毒收获液的病毒滴度应不低于6.0lg$CCID_{50}$/ml。

3.1.4　抗原含量

采用酶联免疫吸附法（通则3429），应不低于1∶64。

3.2　单价原液检定

3.2.1　无菌检查

依法检查（通则1101），应符合规定。

3.2.2　抗原含量

采用酶联免疫吸附法（通则3429），应不低于1∶512。

3.2.3　蛋白质含量

应不高于80μg/ml（通则0731第二法）。

3.2.4　牛血清白蛋白残留量

应不高于50ng/ml（通则3411）。

3.3　半成品检定

无菌检查

依法检查（通则1101），应符合规定。

3.4　成品检定

3.4.1　鉴别试验

可选择下列方法进行鉴别试验。

3.4.1.1　效价测定

按2.2.3.7项进行，效价测定符合规定，鉴别试验判为合格。效价测定不合格，采用RT-PCR方法进行鉴别试验。

3.4.1.2　RT-PCR方法

可采用商业试剂盒进行，按试剂盒要求操作。阳性对照为Ⅰ型和Ⅱ型阳性质粒，空白对照为无菌（注射用）水。

引物序列为：

HTNF1：5′-ATAACAACGATGGCAACTATGGAG-3′；

HTNR1：5′-CTCATCTGGATCCTTTTCATATTGT-3′；

SEOF1：5′-GCACTGCATGATCGGGAGAGT-3′；

SEOR1：5′-ATCCTGTCGGCAAGTTGGC-3′。

探针序列为：

HTNP：5′-FAM-ATAGCCAGGCAGAAGG-MGB-3′；

SEOP：5′-HEX-TCGCAGCTTCAATACAA-MGB-3′。

样品、阳性对照和空白对照均重复 3 个孔进行试验。结果判定按试剂盒说明书进行，结果为阳性者，鉴别试验判为合格。

3.4.2　外观

应为微乳白色混悬液体，久置形成可摇散的沉淀，无异物。

3.4.3　装量

依法检查（通则 0102），应不低于标示量。

3.4.4　渗透压摩尔浓度

依法检查（通则 0632），应符合批准的要求。

3.4.5　化学检定

3.4.5.1　pH 值

应为 7.2～8.0（通则 0631）。

3.4.5.2　铝含量

应不高于 0.24mg/ml（通则 3106）。

3.4.6　效价测定

按 2.2.3.7 项进行。4 只家兔的Ⅰ型和Ⅱ型出血热病毒的中和抗体滴度均应不低于 1∶10。

3.4.7　热稳定性试验

应由生产单位在成品入库前取样测定。于 37℃放置 7 天，按 2.2.3.7 项进行效价测定，如合格，视为效价测定合格。

3.4.8　抗生素残留量

生产过程中加入抗生素的应进行该项检查。采用酶联免疫吸附法（通则 3429），应不高于 50ng/剂。

3.4.9　无菌检查

依法检查（通则 1101），应符合规定。

3.4.10　异常毒性检查

依法检查（通则 1141），应符合规定。

3.4.11　细菌内毒素检查

应小于 50EU/ml（通则 1143 凝胶限度法）。

4　保存、运输及有效期

于 2～8℃避光保存和运输。自生产之日起，有效期为 24 个月。

5　使用说明

应符合生物制品分包装及贮运管理（通则 0239）规定和批准的内容。

黄热减毒活疫苗

Huangre Jiandu Huoyimiao

Yellow Fever Vaccine，Live

本品系用黄热病毒减毒株接种鸡胚，经培养、收获组织、研磨、离心收获病毒上清液，加入适宜稳定剂冻干制成。用于预防黄热病。

1　基本要求

生产和检定用设施、原材料及辅料、水、器具、动物等应符合“凡例”的有关要求。

2　制造

2.1　生产用鸡胚

毒种传代和制备及疫苗生产用鸡胚应来源于 SPF 鸡群。

2.2　毒种

2.2.1　名称及来源

生产用毒种为黄热病毒 17D-204 减毒株。

2.2.2　种子批的建立

应符合生物制品生产检定用菌毒种管理及质量控制（通则 0233）规定。

2.2.3　种子批毒种的检定

主种子批应进行以下全面检定，工作种子批应至少进行 2.2.3.1～2.2.3.8 项检定。

2.2.3.1　鉴别试验

采用蚀斑法进行鉴别试验。将病毒稀释到 50～100PFU/0.4ml，分别与黄热病毒特异性免疫血清和非免疫血清等量混合，37℃±1℃水浴中和 60 分钟，置 36℃±1℃培养 7 天，免疫血清组的蚀斑数比非免疫血清组的减少率应不低于 80%。同时应设血清和细胞对照，均应为阴性；病毒对照（病毒量应为 50～100PFU/0.4ml）应为阳性。

新制备的种子批用于生产时，连续制备的前三批疫苗单一病毒收获液应进行病毒关键基因序列测定，测定结果应与主种子批保持一致。

2.2.3.2　病毒滴度

采用蚀斑法进行病毒滴定。将形成致密单层的 Vero 细胞经胰酶消化，制备成细胞浓度为约 1.0×10^5个/ml 的悬液，接种于 6 孔培养板内培养。两天后形成单层，移去 6 孔板内的培养液。取供试品和标准品进行适当的稀释倍数系列稀释，取 3～4 个适宜稀释度接种 Vero 细胞，每个稀释度病毒接种 2 孔，0.4ml/孔，另设细胞对照 2 孔；将培养板置 36℃±1℃孵箱吸附 1 小时（每隔 15 分钟摇板 1 次），然后每孔加入 0.75%甲基纤维素 4ml，于孵箱 36℃±1℃继续培养 7 天后倾去覆盖物，加入 1%结晶紫染色液 15 分钟，漂洗、晾干，计算每孔 30 个以内的蚀斑数，以各稀释度的平均蚀斑数对应的稀释度计算 PFU，应不低于 5.8lgPFU/ml。根据疫苗标准品计算 IU 值，应不低于批准的要求。

病毒滴度（IU/ml）＝疫苗标准品 IU 值×供试品 PFU 值/疫苗标准品 PFU 值

2.2.3.3　无菌检查

依法检查（通则 1101），应符合规定。

2.2.3.4　分枝杆菌检查

以草分枝杆菌（CMCC 95024）或牛分枝杆菌菌株 BCG 作为阳性对照菌。取阳性对照菌接种于罗氏固体培养基，于 37℃培养 3～5 天收集培养物，以 0.9%氯化钠溶液制成菌悬液，采用细菌浊度法确定细菌含量，该菌液浊度与中国细菌浊度标准一致时活菌量约 2×10^7 CFU/ml。稀释菌悬液，取不高于 100 CFU 的菌液作为阳性对照。

采用直接接种法，将供试品全部接种于适宜固体培养基（如罗氏培养基或 Middlebrook 7H10 培养基），每种培养基做 3 个重复；并同时设置阳性对照（草分枝杆菌）。将接种后的培养基置于 37℃培养 56 天，阳性对照应有菌生长，接种供试品的培养基未见分枝杆菌生长，则判为合格。

2.2.3.5　支原体检查

依法检查（通则 3301），应符合规定。

2.2.3.6　外源病毒因子检查

依法检查（通则 3302），应符合规定。

2.2.3.7　外源性禽白血病病毒检测

将供试品接种 SPF 鸡胚，经培养后采用酶联免疫吸附法（通则 3429）检查培养物，结果应为阴性。

2.2.3.8　外源性禽腺病毒检测

将供试品接种 SPF 鸡胚肝细胞培养，分别用适宜的血清学方法检测培养物中的Ⅰ型和Ⅲ型腺病毒，结果应为阴性。

2.2.3.9　猴体试验

主种子批应进行猴体试验。依法检查（通则 3307），应符合规定。

2.2.4　毒种保存

种子批毒种于－60℃以下保存。

2.3　单一病毒收获液

2.3.1　接种鸡胚

将工作种子批毒种进行适当稀释，接种鸡胚卵黄囊进行培养。病毒接种量及培养条件按批准的执行。

2.3.2　对照鸡胚外源病毒因子检查

每批生产用鸡胚保留 2%或至少 20 枚未接种病毒的鸡胚作为对照，与接种病毒的鸡胚在相同培养条件下培养，至鸡胚收获时，取对照鸡胚组织混合匀浆后，按“外源病毒因子检查法”项下“细胞培养法”和“鸡胚检查法”进行检查，结果均应为阴性。

2.3.3　单一病毒收获液收获

培养 70～80 小时收获感染鸡胚，分组进行合并，加入适宜的保护剂研磨后离心，收集离心后的上清液，同一批鸡胚、同一天收集的离心上清液可合并为单一病毒收获液，逐瓶做检定。

2.3.4 单一病毒收获液检定

按 3.1 项进行。

2.3.5 单一病毒收获液保存

于−60℃以下冻存，保存时间按批准的执行。

2.4 半成品

2.4.1 配制

将单一病毒收获液按规定的同一病毒滴度进行稀释，按比例加入适宜稳定剂后即为半成品。一批或多批检定合格的单一病毒收获液可制成一批半成品。

2.4.2 半成品检定

按 3.2 项进行。

2.5 成品

2.5.1 分批

应符合生物制品分包装及贮运管理（通则 0239）规定。

2.5.2 分装及冻干

应符合生物制品分包装及贮运管理（通则0239）规定。分装过程中的半成品疫苗应于2～8℃放置。

2.5.3 规格

按标示量复溶后每瓶 0.5ml。每 1 次人用剂量为 0.5ml，含黄热活病毒应不低于 4.2lgPFU，根据疫苗标准品计算 IU 值。

2.5.4 包装

应符合生物制品分包装及贮运管理（通则 0239）规定。

3 检定

3.1 单一病毒收获液检定

3.1.1 病毒滴度

按 2.2.3.2 项进行，计算 PFU，应不低于 6.3lgPFU/ml。根据疫苗标准品计算 IU 值，应不低于批准的要求。

3.1.2 无菌检查

依法检查（通则 1101），应符合规定。

3.1.3 支原体检查

依法检查（通则 3301），应符合规定。

3.1.4 蛋白氮含量

加保护剂前取样测定，依法测定（通则 0731 第一法），蛋白氮含量应不超过 0.25mg/剂。

3.2 半成品检定

无菌检查

依法检查（通则 1101），应符合规定。

3.3 成品检定

3.3.1 鉴别试验

按 2.2.3.1 项进行。

3.3.2 外观

为白色疏松体，应按标示量加入所附氯化钠注射液，复溶后应为微浊澄明液体，无异物。

3.3.3 pH 值

应为 7.0～8.5（通则 0631）。

3.3.4 水分

应不高于 3.0%（通则 0832）。

3.3.5 渗透压摩尔浓度

应为 450～800mOsmol/kg（通则 0632）。

3.3.6 病毒滴度

取疫苗 3～5 瓶，分别溶解后可单瓶或混合后按 2.2.3.2 项进行，计算 PFU，单瓶的病毒滴度或混合样品的病毒滴度应不低于 4.5lgPFU/ml。根据疫苗标准品计算 IU 值，应不低于批准的要求。

3.3.7 热稳定性试验

热稳定性试验应由生产单位在成品入库前取样测定，应与病毒滴定同时进行。于 37℃±1℃放置 14 天后，按 2.2.3.2 项进行，计算 PFU，应不低于 4.5lgPFU/ml。根据疫苗标准品计算 IU 值，应不低于批准的要求。

3.3.8 无菌检查

依法检查（通则 1101），应符合规定。

3.3.9 异常毒性检查

依法检查（通则 1141），应符合规定。

3.3.10 卵清蛋白残留量

采用 ELISA 法，应不高于 5μg/剂。

3.3.11 细菌内毒素检查

应不高于 5EU/剂（通则 1143 凝胶限度法）。

4 疫苗稀释剂

疫苗稀释剂为氯化钠注射液，应符合本版药典（二部）的相关要求。稀释剂的生产应符合批准的要求。

5 保存、运输及有效期

于 2～8℃避光保存和运输。自生产之日起，有效期为 24 个月。

6 使用说明

应符合生物制品分包装及贮运管理（通则 0239）规定和批准的内容。

冻干人用狂犬病疫苗（Vero 细胞）

Donggan Renyong Kuangquanbing Yimiao (Vero Xibao)

Rabies Vaccine (Vero Cell) for Human Use, Freeze-dried

本品系用狂犬病病毒固定毒接种于 Vero 细胞，经培养、收获、浓缩、灭活病毒、纯化后，加入适宜稳定剂冻干制成。用于预防狂犬病。

1 基本要求

生产和检定用设施、原材料及辅料、水、器具、动物等应符合“凡例”的有关要求。

2 制造

2.1 生产用细胞

生产用细胞为 Vero 细胞。

2.1.1 细胞管理及检定

应符合生物制品生产用动物细胞基质制备及质量控制（通则 0234）规定。各级细胞库细胞代次应不超过批准的限定代次。

每批原液的生产应来自复苏扩增后的同一细胞批。

2.1.2 细胞制备

取工作细胞库中的细胞，经复苏、扩增至接种病毒的细胞为一批。将复苏后的单层细胞消化，分散成均匀的细胞，加入培养液置适宜温度下培养成均匀单层细胞。

2.2 毒种

2.2.1 名称及来源

生产用毒种为狂犬病病毒固定毒 CTN-1V 株、aGV 株或经批准的其他 Vero 细胞适应的狂犬病病毒固定毒株。

2.2.2 种子批的建立

应符合生物制品生产检定用菌毒种管理及质量控制（通则 0233）规定。各种子批代次应不超过批准的限定代次。狂犬病病毒固定毒 CTN-1V 株在 Vero 细胞上传代，至工作种子批传代次数应不超过 35 代；aGV 株在 Vero 细胞上传代，至工作种子批传代次数应不超过 15 代。

2.2.3 种子批毒种的检定

主种子批应进行以下全面检定，工作种子批应至少进行 2.2.3.1～2.2.3.4 项检定。

2.2.3.1 鉴别试验

采用小鼠脑内中和试验鉴定毒种的特异性。将毒种做 10 倍系列稀释，取适宜稀释度病毒液分别与狂犬病病毒特异性免疫血清（试验组）和阴性血清（对照组）等量混合，试验组与对照组的每个稀释度分别接种 11～13g 小鼠 6 只，每只脑内接种 0.03ml，逐日观察，3 天内死亡者不计（动物死亡数量应不得超过试验动物总数的 20%），观察 14 天。中和指数应不低于 500。

2.2.3.2 病毒滴定

将毒种做 10 倍系列稀释，每个稀释度脑内接种体重为 11～13g 小鼠至少 6 只，每只脑内接种 0.03ml，逐日观察，3 天内死亡者不计（动物死亡数量应不得超过试验动物总数的 20%），观察 14 天。病毒滴度应不低于 7.5lgLD$_{50}$/ml。

2.2.3.3 无菌检查

依法检查（通则 1101），应符合规定。

2.2.3.4 支原体检查

依法检查（通则 3301），应符合规定。

2.2.3.5 外源病毒因子检查

依法检查（通则 3302），应符合规定。

2.2.3.6 免疫原性检查

用主种子批毒种制备疫苗，腹腔注射体重为 12～14g 小鼠，每只 0.5ml，免疫 2 次，间隔 7 天，为试验组。未经免疫的同批小鼠为对照组。初免后的第 14 天，试验组和对照组分别用 10 倍系列稀释的 CVS 病毒脑腔攻击，每只注射 0.03ml，每个稀释度注射 10 只小鼠，逐日观察，3 天内死亡者不计（动物死亡数量应不得超过试验动物总数的 20%），观察 14 天。保护指数应不低于 100。

2.2.4 毒种保存

毒种应于 −60℃以下保存。

2.3 原液

2.3.1 细胞制备

按 2.1.2 项进行。

2.3.2 培养液

采用适宜的培养液进行培养。如培养液含新生牛血清，其质量应符合要求（通则 3604）。

2.3.3 对照细胞外源病毒因子检查

依法检查（通则 3302），应符合规定。

2.3.4 病毒接种和培养

细胞培养成致密单层后，将毒种接种细胞进行培养，病毒接种量及培养条件按批准的执行。

2.3.5 病毒收获

经培养适宜时间，收获病毒液。根据细胞生长情况，可换以维持液继续培养，进行多次病毒收获。检定合格的同一细胞批生产的同一次病毒收获液可合并为单次病毒收获液。

2.3.6 单次病毒收获液保存

于 2～8℃保存不超过 30 天。

2.3.7 单次病毒收获液合并、浓缩

检定合格的同一细胞批生产的单次病毒收获液可进行合并。合并后的病毒液，经超滤或其他适宜方法浓缩至规定的蛋白质含量范围。

2.3.8　病毒灭活

于浓缩后的病毒收获液中加入β-丙内酯灭活病毒，具体工艺参数，包括收获液蛋白质含量和β-丙内酯浓度等按批准的执行。灭活结束后于适宜的温度放置一定的时间，以确保β-丙内酯完全水解。病毒灭活到期后，每个病毒灭活容器应立即取样，分别进行病毒灭活验证试验。

2.3.9　病毒灭活验证试验

取灭活后病毒液25ml接种于Vero细胞，每$3cm^2$单层细胞接种1ml病毒液，37℃吸附60分钟后加入细胞培养液，培养液与病毒液量比例不超过1∶3，每7天传1代，培养21天后收获培养液，混合后取样，脑内接种体重为11～13g小鼠20只，每只0.03ml，3天内死亡者不计（动物死亡数量应不得超过试验动物总数的20%），观察14天，应全部健存。

2.3.10　纯化

灭活后的病毒液采用柱色谱法或其他适宜的方法进行纯化，纯化后加入适量人血白蛋白或其他适宜的稳定剂，即为原液。

2.3.11　原液检定

按3.2项进行。

2.4　半成品

2.4.1　配制

将原液按规定的同一蛋白质含量或抗原含量进行配制，且总蛋白质含量应不高于80μg/剂，加入适宜的稳定剂即为半成品。

2.4.2　半成品检定

按3.3项进行。

2.5　成品

2.5.1　分批

应符合生物制品分包装及贮运管理（通则0239）规定。

2.5.2　分装及冻干

应符合生物制品分包装及贮运管理（通则0239）规定。

2.5.3　规格

按标示量复溶后每瓶0.5ml或1.0ml。每1次人用剂量为0.5ml或1.0ml，狂犬病疫苗效价应不低于2.5IU。

2.5.4　包装

应符合生物制品分包装及贮运管理（通则0239）规定。

3　检定

3.1　单次病毒收获液检定

3.1.1　病毒滴定

按2.2.3.2项进行，病毒滴度应不低于$6.0lgLD_{50}$/ml。

3.1.2　无菌检查

依法检查（通则1101），应符合规定。

3.1.3　支原体检查

依法检查（通则3301），应符合规定。

3.2　原液检定

3.2.1　无菌检查

依法检查（通则1101），应符合规定。

3.2.2　蛋白质含量

取纯化后未加入人血白蛋白的病毒液，依法测定（通则0731第二法），应不高于80μg/剂。

3.2.3　抗原含量

可采用酶联免疫吸附法（通则3429），应符合批准的要求。

3.2.4　Vero细胞DNA残留

采用荧光定量PCR法（通则3407第三法），应不高于3ng/剂。

3.3　半成品检定

无菌检查

依法检查（通则1101），应符合规定。

3.4　成品检定

除水分测定外，按标示量加入所附灭菌注射用水，复溶后进行以下各项检定。

3.4.1　鉴别试验

采用酶联免疫吸附法（通则3429）检查，应证明含有狂犬病病毒抗原。

3.4.2　外观

应为白色疏松体，复溶后应为澄明液体，无异物。

3.4.3　渗透压摩尔浓度

依法检查（通则0632），符合批准的要求。

3.4.4　化学检定

3.4.4.1　pH值

应为7.2～8.0（通则0631）。

3.4.4.2　水分

应不高于3.0%（通则0832）。

3.4.5　效价测定

应不低于2.5IU/剂（通则3503）。

3.4.6　热稳定性试验

应由生产单位在成品入库前取样测定。于37℃放置28天后，按3.4.5项进行效价测定，应不低于2.5IU/剂。

3.4.7　牛血清白蛋白残留量

应不高于50ng/剂（通则3411）。

3.4.8　抗生素残留量

生产过程中加入抗生素的应进行该项检查。采用酶联免疫吸附法（通则3429），应不高于50ng/剂。

3.4.9　Vero细胞蛋白质残留量

采用酶联免疫吸附法（通则3429），检测试剂盒应经验证。以系列稀释的Vero细胞蛋白质标准品制备标准曲线，将供试品稀释至适宜稀释度进行测定。Vero细胞蛋白质残留量应不高于6.0μg/剂。

3.4.10 无菌检查

依法检查（通则1101），应符合规定。

3.4.11 异常毒性检查

依法检查（通则1141），应符合规定。

3.4.12 细菌内毒素检查

应不高于25EU/剂（通则1143凝胶限度法）。

4 疫苗稀释剂

疫苗稀释剂为灭菌注射用水，稀释剂的生产应符合批准的要求。灭菌注射用水应符合本版药典（二部）的相关规定。

5 保存、运输及有效期

于2～8℃避光保存和运输。自生产之日起，按批准的有效期执行。

6 使用说明

应符合生物制品分包装及贮运管理（通则0239）规定和批准的内容。

冻干人用狂犬病疫苗（人二倍体细胞）

Donggan Renyong Kuangquanbing Yimiao

(Ren Erbeiti Xibao)

Rabies Vaccine（Human Diploid Cell）for Human Use，Freeze-dried

本品系用狂犬病病毒固定毒接种于人二倍体细胞，经培养、收获、浓缩、纯化、灭活病毒后，加入适宜稳定剂冻干制成。用于预防狂犬病。

1　基本要求

生产和检定用设施、原材料及辅料、水、器具、动物等应符合“凡例”的有关要求。

2　制造

2.1　生产用细胞

生产用细胞为人二倍体细胞（MRC-5 株或其他经批准的细胞株）。

2.1.1　细胞管理及检定

应符合生物制品生产用动物细胞基质制备及质量控制（通则 0234）规定。

各级细胞库细胞代次应不超过批准的限定代次。

2.1.2　细胞制备

复苏一定数量的工作细胞库细胞，加入适宜的培养液，在适宜温度下培养，扩增至一定数量，用于接种病毒的细胞为一个细胞批。每批原液的生产细胞应来自复苏扩增后的同一细胞批。

2.2　毒种

2.2.1　名称及来源

生产用毒种为狂犬病病毒固定毒 Pitman-Moore 株或经批准的其他人二倍体细胞适应的狂犬病病毒固定毒株。

2.2.2　种子批的建立

应符合生物制品生产检定用菌毒种管理及质量控制（通则 0233）规定。

各种子批代次应不超过批准的限定代次。

2.2.3　种子批毒种的检定

主种子批应进行以下全面检定，工作种子批应至少进行 2.2.3.1～2.2.3.4 项检定。

2.2.3.1　鉴别试验

采用小鼠脑内中和试验鉴定毒种的特异性。将毒种做 10 倍系列稀释，取适宜稀释度病毒液分别与狂犬病病毒特异性免疫血清（试验组）和阴性血清（对照组）等量混合，试验组与对照组的每个稀释度分别接种 11～13g 小鼠 6 只，每只脑内接种 0.03ml，逐日观察，3 天内死亡者不计（动物死亡数量应不得超过试验动物总数的 20%），观察 14 天。中和指数应不低于 500。

2.2.3.2　病毒滴定

将毒种做 10 倍系列稀释，每个稀释度脑内接种体重为 11～13g 小鼠至少 6 只，每只脑内接种 0.03ml，逐日观察，3 天内死亡者不计（动物死亡数量应不得超过试验动物总数的 20%），观察 14 天。病毒滴度应符合批准的要求。

2.2.3.3　无菌检查

依法检查（通则 1101），应符合规定。

2.2.3.4　支原体检查

依法检查（通则 3301），应符合规定。

2.2.3.5　外源病毒因子检查

依法检查（通则 3302），应符合规定。

2.2.3.6　免疫原性检查

用主种子批毒种制备疫苗，腹腔注射体重为 12～14g 小鼠，每只 0.5ml，免疫 2 次，间隔 7 天，为试验组。未经免疫的同批小鼠为对照组。初免后的第 14 天，试验组和对照组分别用 10 倍系列稀释的 CVS 病毒脑腔攻击，每只注射 0.03ml，每个稀释度注射 10 只小鼠，逐日观察，3 天内死亡者不计（动物死亡数量应不得超过试验动物总数的 20%），观察 14 天。保护指数应不低于 100。

2.2.4　毒种保存

毒种应于－60℃以下保存。

2.3　原液

2.3.1　细胞制备

按 2.1.2 项进行。

2.3.2　培养液

采用适宜的培养液进行细胞培养。如培养液含新生牛血清，其质量应符合要求（通则 3604）。

2.3.3　对照细胞外源病毒因子检查

依法检查（通则 3302），应符合规定。

2.3.4　病毒接种和培养

细胞培养成致密单层或者细胞悬液后，将毒种接种细胞进行培养，病毒接种量及培养条件按批准的执行。

2.3.5　病毒收获

经培养适宜时间，收获病毒液。根据细胞生长情况，可换病毒维持液继续培养，进行多次或连续病毒收获。检定合格的同一细胞批生产的同一次病毒收获液或同一时间段的连续收获液可合并为单次病毒收获液。

2.3.6　单次病毒收获液检定

按 3.1 项进行。

2.3.7　单次病毒收获液保存

如需保存，应符合批准的要求。

2.3.8　单次病毒收获液合并、浓缩

检定合格的同一细胞批生产的单次病毒收获液可进行合并。合并后的病毒液，经超滤或经批准的其他适宜方式浓缩至规定的蛋白质含量范围内。

2.3.9　纯化

采用柱色谱法或其他适宜的方法对病毒浓缩液进行纯化。

2.3.10　病毒灭活

于纯化后的病毒液中加入 β-丙内酯灭活病毒，具体工艺参数，包括病毒液蛋白质含量和 β-丙内酯浓度等按批准的执行。灭活结束后于适宜的温度放置一定的时间，以确保 β-丙内酯完全水解。病毒灭活到期后，每个病毒灭活容器应立即取样，分别进行病毒灭活验证试验。也可按批准的工艺先进行病毒灭活后再进行纯化。灭活病毒液中加入适量人血白蛋白或其他适宜的稳定剂，即为原液。

2.3.11 病毒灭活验证

将灭活后病毒液 25ml 接种于人二倍体细胞上，每 3cm² 单层细胞接种 1ml 病毒液，37℃吸附 60 分钟后加入细胞培养液，培养液与病毒液量比例不超过 1∶3，每 7 天传 1 代，培养 21 天后收获培养液，混合后取样，脑内接种体重为 11～13g 小鼠 20 只，每只 0.03ml，3 天内死亡的不计（动物死亡数量应不超过试验动物总数的 20%），观察 14 天，应全部健存。

2.3.12 原液检定

按 3.2 项进行。

2.3.13 原液保存

如需保存，应符合批准的要求。

2.4 半成品

2.4.1 配制

将原液按照批准的配方进行配制，总蛋白质含量应不高于批准的要求，加入适宜的稳定剂即为半成品。

2.4.2 半成品检定

按 3.3 项进行。

2.5 成品

2.5.1 分批

应符合生物制品分包装及贮运管理（通则 0239）规定。

2.5.2 分装及冻干

应符合生物制品分包装及贮运管理（通则 0239）规定。

2.5.3 规格

按标示量复溶后每瓶 0.5ml 或 1.0ml。每 1 次人用剂量为 0.5ml 或 1.0ml，狂犬病疫苗效价应不低于 2.5IU。

2.5.4 包装

应符合生物制品分包装及贮运管理（通则 0239）规定。

3 检定

3.1 单次病毒收获液检定

3.1.1 病毒滴定

按 2.2.3.2 项进行，或采用其他细胞培养方法进行滴定，病毒滴度应符合批准的要求。

3.1.2 无菌检查

依法检查（通则 1101），应符合规定。

3.1.3 支原体检查

依法检查（通则 3301），应符合规定。

3.2 原液检定

3.2.1 无菌检查

依法检查（通则 1101），应符合规定。

3.2.2 蛋白质含量

取纯化后或灭活后未加入人血白蛋白的病毒液，依法测定（通则 0731 第二法），应符合批准的要求。

3.2.3 抗原含量

可采用酶联免疫吸附法（通则 3429），应符合批准的要求。

3.3 半成品检定

无菌检查

依法检查（通则 1101），应符合规定。

3.4 成品检定

除水分测定外，按标示量加入疫苗稀释剂，复溶后进行以下各项检定。

3.4.1 鉴别试验

采用酶联免疫吸附法（通则 3429）进行，应证明含有狂犬病病毒抗原。

3.4.2 外观

应为白色疏松体，复溶后应为澄明液体，无异物。

3.4.3 渗透压摩尔浓度

依法测定（通则 0632），应符合批准的要求。

3.4.4 化学检定

3.4.4.1 pH 值

应为 7.2～8.0（通则 0631）。

3.4.4.2 水分

应不高于 3.0%（通则 0832）。

3.4.5 效价测定

应不低于 2.5IU/剂（通则 3503）。

3.4.6 热稳定性试验

热稳定性试验应当由生产单位在成品入库前取样测定。于 37℃放置 28 天后，按 3.4.5 项进行效价测定，应不低于 2.5IU/剂。

3.4.7 牛血清白蛋白残留量

应不高于 50ng/剂（通则 3411）。

3.4.8 抗生素残留量

生产过程中加入抗生素的应进行该项检查。采用酶联免疫吸附法（通则 3429），应不高于 50ng/剂。

3.4.9 无菌检查

依法检查（通则 1101），应符合规定。

3.4.10 异常毒性检查

依法检查（通则 1141），应符合规定。

3.4.11 细菌内毒素检查

应不高于 25EU/剂（通则 1143 凝胶限度法）。

4 疫苗稀释剂

疫苗稀释剂为灭菌注射用水或其他适宜的稀释剂，稀释剂的生产应符合批准的要求。灭菌注射用水应符合本版药典（二部）的相关规定。

5 保存、运输及有效期

于 2～8℃避光保存和运输。自生产之日起，按批准的有效期执行。

6 使用说明

应符合生物制品分包装及贮运管理（通则 0239）规定和批准的内容。

冻干甲型肝炎减毒活疫苗

Donggan Jiaxing Ganyan Jiandu Huoyimiao

Hepatitis A（Live）Vaccine，Freeze-dried

本品系用甲型肝炎（简称甲肝）病毒减毒株接种人二倍体细胞，经培养、收获、提取病毒后，加入适宜稳定剂冻干制成。用于预防甲型肝炎。

1　基本要求

生产和检定用设施、原材料及辅料、水、器具、动物等应符合"凡例"的有关要求。

2　制造

2.1　生产用细胞

生产用细胞为人二倍体细胞（2BS株、KMB_{17}株或其他批准的细胞株）。

2.1.1　细胞管理及检定

应符合生物制品生产用动物细胞基质制备及质量控制（通则0234）规定。每批原液的生产应来自复苏扩增后的同一细胞批。

各级细胞库代次应不超过批准的限定代次。

2.1.2　细胞制备

取工作细胞库的细胞，经复苏、消化、置适宜温度下培养制备的一定数量并用于接种病毒的细胞为一个细胞批。

2.2　毒种

2.2.1　名称及来源

生产用毒种为甲肝病毒 H_2 减毒株或L-A-1减毒株。

2.2.2　种子批的建立

应符合生物制品生产检定用菌毒种管理及质量控制（通则0233）规定。

H_2 减毒株原始种子传代应不超过第7代，主种子批应不超过第8代，工作种子批应不超过第14代，生产的疫苗病毒代次应不超过第15代；L-A-1减毒株原始种子传代应不超过第22代，主种子批应不超过第25代，工作种子批应不超过第26代，生产的疫苗病毒代次应不超过第27代。

2.2.3　种子批毒种的检定

主种子批应进行以下全面检定，工作种子批应至少进行2.2.3.1～2.2.3.4项检定。

2.2.3.1　鉴别试验

用甲肝病毒特异性免疫血清及甲肝病毒抗体阴性血清分别与500～1000 $CCID_{50}$/ml甲肝病毒等量混合，置37℃水浴60分钟，接种人二倍体细胞，置35℃培养至病毒增殖高峰期，提取甲肝病毒后用酶联免疫吸附法（通则3429）测定，经中和的病毒液检测结果应为阴性，证明甲肝病毒被完全中和；未经中和的病毒液检测结果应为阳性，证明为甲肝病毒。

2.2.3.2　病毒滴定

将毒种做10倍系列稀释，取至少3个稀释度，分别接种人二倍体细胞，置35℃培养至病毒增殖高峰期，收获后提取甲肝病毒，用酶联免疫吸附法（通则3429）测定，病毒滴度应不低于6.50lg$CCID_{50}$/ml。

2.2.3.3　无菌检查

依法检查（通则1101），应符合规定。

2.2.3.4　支原体检查

依法检查（通则3301），应符合规定。

2.2.3.5　外源病毒因子检查

依法检查（通则3302），应符合规定。供试品可不经甲肝病毒特异性免疫血清中和，直接接种小鼠和细胞观察。

2.2.3.6　免疫原性检查

建立或变更主种子批时应确认主种子批的免疫原性，必要时应根据药品注册管理的相关要求开展相应的临床试验。

2.2.3.7　猴体安全及免疫原性试验

用主种子批毒种制备疫苗进行猴体试验。取甲肝病毒抗体阴性、丙氨酸氨基转移酶指标正常、体重为1.5～4.5kg的健康恒河猴或红面猴5只，于下肢静脉注射1次人用剂量的疫苗，病毒滴度应不低于6.50lg$CCID_{50}$/剂。试验猴于第0周、第4周、第8周肝穿刺做组织病理检查。于第0周、第2周、第3周、第4周、第6周、第8周采血测定丙氨酸氨基转移酶及甲肝病毒抗体。应设2只猴为阴性对照。

试验组符合下列情况者判定合格：

(1) 至少4只猴抗体阳转；

(2) 血清丙氨酸氨基转移酶有一过性（1周次）升高者不超过2只猴；

(3) 肝组织无与接种供试品有关的病理改变。

有下列情况之一者可重试：

(1) 接种猴抗体阳转率低于4/5；

(2) 抗体阳转前后2周内血清丙氨酸氨基转移酶异常升高超过2次；

(3) 试验猴不能排除其他原因所致的肝组织病理改变。

重试后仍出现上述情况之一者，判为不合格。

2.2.4　毒种保存

毒种应于－60℃以下保存。

2.3　原液

2.3.1　细胞制备

按2.1.2项进行。

2.3.2　培养液

采用适宜的培养液进行培养。如培养液含新生牛血清，其质量应符合要求（通则3604），且甲肝抗体检测应为阴性。

2.3.3　对照细胞外源病毒因子检查

依法检查（通则3302），应符合规定。

2.3.4　病毒接种和培养

将毒种接种细胞进行培养，病毒接种量及培养条件按批准的执行。

2.3.5　病毒收获物

于病毒增殖高峰期，采用适宜浓度的胰蛋白酶或其他适宜方法消化含甲肝病毒的细胞，并经离心或其他适宜的方法收集含甲肝病毒的细胞为病毒收获物。检定合格的同一细胞批生产的同一次病毒收获物可合并为单次病毒收获物。

2.3.6　病毒收获物检定

按3.1项进行。

2.3.7　病毒收获物保存

于-20℃以下保存，保存时间按批准的执行。

2.3.8　病毒提取

检定合格的病毒收获物经冻融和（或）超声波处理后，用适宜浓度的三氯甲烷抽提以提取病毒。

2.3.9　合并

检定合格的同一细胞批生产的单次病毒收获液可合并为一批。

2.3.10　原液检定

按3.2项进行。

2.3.11　原液保存

保存条件及时间按批准的执行。

2.4　半成品

2.4.1　配制

将原液按规定的同一病毒滴度进行配制，并加入适宜稳定剂，即为半成品。

2.4.2　半成品检定

按3.3项进行。

2.5　成品

2.5.1　分批

应符合生物制品分包装及贮运管理（通则0239）规定。

2.5.2　分装及冻干

应符合生物制品分包装及贮运管理（通则0239）规定。

2.5.3　规格

按标示量复溶后每瓶0.5ml或1.0ml。每1次人用剂量为0.5ml或1.0ml，含甲型肝炎活病毒应不低于$6.50\lg CCID_{50}$。

2.5.4　包装

应符合生物制品分包装及贮运管理（通则0239）规定。

3　检定

3.1　病毒收获物检定

3.1.1　病毒滴定

按2.2.3.2项进行，病毒滴度应不低于$7.00\lg CCID_{50}/ml$。

3.1.2　无菌检查

依法检查（通则1101），应符合规定。

3.1.3　支原体检查

依法检查（通则3301），应符合规定。

3.2　原液检定

3.2.1　病毒滴定

按2.2.3.2项进行，病毒滴度应不低于$7.00\lg CCID_{50}/ml$。

3.2.2　无菌检查

依法检查（通则1101），应符合规定。

3.2.3　支原体检查

依法检查（通则3301），应符合规定。

3.3　半成品检定

无菌检查

依法检查（通则1101），应符合规定。

3.4　成品检定

除水分测定外，应按标示量加入所附灭菌注射用水，复溶后进行以下各项检定。

3.4.1　鉴别试验

采用酶联免疫吸附法（通则3429）进行检测，应证明含有甲肝病毒抗原。

3.4.2　外观

应为乳酪色疏松体，复溶后为澄明液体，无异物。

3.4.3　水分

应不高于3.0%（通则0832）。

3.4.4　pH值

依法检查（通则0631），应符合批准的要求。

3.4.5　渗透压摩尔浓度

依法检查（通则0632），应符合批准的要求。

3.4.6　三氯甲烷残留量

应不高于0.006%（通则0861）。

3.4.7　病毒滴定

取疫苗3～5瓶，可单瓶或混合后按2.2.3.2项进行，单瓶的病毒滴度或混合样品的病毒滴度应不低于$6.50\lg CCID_{50}$/剂。

3.4.8　热稳定性试验

应由生产单位在成品入库前取样测定，应与病毒滴定同时进行。于37℃放置72小时后，按2.2.3.2项进行，病毒滴度应不低于$6.50\lg CCID_{50}$/剂，病毒滴度下降应不高于$0.50\lg$。

3.4.9　牛血清白蛋白残留量

应不高于50ng/剂（通则3411）。

3.4.10　抗生素残留量

生产过程中加入抗生素的应进行该项检查。采用酶联免疫吸附法（通则3429）检测，应不高于50ng/剂。

3.4.11　无菌检查

依法检查（通则1101），应符合规定。

3.4.12　异常毒性检查

依法检查（通则1141），应符合规定。

3.4.13　细菌内毒素检查

应不高于50EU/剂（通则1143凝胶限度法）。

4　**疫苗稀释剂**

疫苗稀释剂为灭菌注射用水，稀释剂的生产应符合批准的要求。灭菌注射用水应符合本版药典（二部）的相关规定。

5　**保存、运输及有效期**

于 2～8℃避光保存和运输。自生产之日起，按批准的有效期执行。

6　**使用说明**

应符合生物制品分包装及贮运管理（通则 0239）规定和批准的内容。

甲型肝炎灭活疫苗（人二倍体细胞）

Jiaxing Ganyan Miehuoyimiao (Ren Erbeiti Xibao)

Hepatitis A Vaccine (Human Diploid Cell), Inactivated

本品系用甲型肝炎（简称甲肝）病毒接种人二倍体细胞，经培养、收获、病毒纯化、灭活后，加入铝佐剂制成。用于预防甲型肝炎。

1 基本要求

生产和检定用设施、原材料及辅料、水、器具、动物等应符合“凡例”的有关要求。

2 制造

2.1 生产用细胞

生产用细胞为人二倍体细胞（2BS株、KMB_{17}株或其他经批准的细胞株）。

2.1.1 细胞管理及检定

应符合生物制品生产用动物细胞基质制备及质量控制（通则0234）的有关规定。每批原液的生产应来自复苏扩增后的同一细胞批。

各级细胞库代次应不超过批准的限定代次。

2.1.2 细胞制备

取工作细胞库的细胞，经复苏、消化、置适宜温度下培养制备的一定数量并用于接种病毒的细胞为一个细胞批。

2.2 毒种

2.2.1 名称及来源

生产用毒种为甲肝病毒TZ84株、吕8株或其他批准的人二倍体细胞适应的甲肝病毒株。

2.2.2 种子批的建立

应符合生物制品生产检定用菌毒种管理及质量控制（通则0233）的有关规定。

甲肝病毒TZ84株原始种子应不超过第20代，主种子批应不超过第22代，工作种子批应不超过第23代，生产的疫苗应不超过第24代。吕8株原始种子应不超过第24代，主种子批不超过第25代，工作种子批不超过第30代，生产的疫苗应不超过第31代。

2.2.3 种子批毒种的检定

主种子批应进行以下全面检定，工作种子批进行2.2.3.1～2.2.3.4项检定。

2.2.3.1 鉴别试验

用甲肝病毒特异性免疫血清和甲肝病毒抗体阴性血清分别与500～1000$CCID_{50}$/ml甲肝病毒等量混合，置37℃水浴60分钟，接种人二倍体细胞2BS株或KMB_{17}株，置35℃培养至病毒增殖高峰期，提取甲肝病毒后照酶联免疫吸附法（通则3429）测定，经中和的病毒液检测结果应为阴性，证明甲肝病毒被完全中和；未经中和的病毒液检测结果应为阳性，证明为甲肝病毒。

2.2.3.2 病毒滴定

将毒种做10倍系列稀释，取至少3个稀释度，分别接种人二倍体细胞，置35℃培养至病毒增殖高峰期，收获后提取甲肝病毒，照酶联免疫吸附法（通则3429）测定，病毒滴度应不低于6.50lg$CCID_{50}$/ml。

2.2.3.3 无菌检查

依法检查（通则1101），应符合规定。

2.2.3.4 支原体检查

依法检查（通则3301），应符合规定。

2.2.3.5 外源病毒因子检查

依法检查（通则3302），应符合规定。供试品可不经甲肝病毒特异性免疫血清中和，直接接种小鼠和细胞观察。

2.2.3.6 免疫原性检查

用主种子批毒种制备疫苗。取甲肝病毒抗体阴性、肝功能指标正常、体重为1.5～4.5kg的健康恒河猴7只，其中试验组5只，肌内注射1.0ml（甲肝病毒抗原含量应不低于一个成人剂量），另设2只为对照。免疫后28天采血，照酶联免疫吸附法（通则3429）检测甲肝病毒抗体。对照组甲肝病毒抗体应全部为阴性，试验组至少有4只血清抗体阳转为合格。

2.2.4 毒种保存

毒种应于－60℃以下保存。

2.3 原液

2.3.1 细胞制备

按2.1.2项进行。

2.3.2 培养液

采用适宜的培养液进行培养。如培养液含新生牛血清，其质量应符合要求（通则3604），且甲肝抗体检测应为阴性。

2.3.3 对照细胞外源病毒因子检查

依法检查（通则3302），应符合规定。

2.3.4 病毒接种和培养

将毒种接种细胞进行培养，病毒接种量及培养条件按批准的执行。

2.3.5 病毒收获

培养至病毒增殖高峰期后，采用适宜浓度的胰蛋白酶或其他适宜方法消化含甲肝病毒的细胞，经离心或过滤的方法收集后为病毒收获物。

2.3.6 病毒收获物检定

按3.1项进行。

2.3.7 病毒提取

检定合格的病毒收获物经冻融和（或）超声波或其他适宜方法处理收获病毒后，用三氯甲烷抽提以提取甲肝病毒。

2.3.8　合并

检定合格的同一细胞批生产的单次病毒收获物经提取病毒后可进行合并。

2.3.9　病毒纯化

采用柱色谱法或其他适宜的方法进行纯化。纯化前或纯化后超滤浓缩至规定蛋白质含量范围内，纯化后取样进行抗原含量测定。

2.3.10　病毒灭活

纯化后甲肝病毒液除菌过滤后加入甲醛灭活病毒，具体工艺参数，包括收获液蛋白质含量和甲醛浓度等按批准的执行。病毒灭活到期后，每个病毒灭活容器应立即取样，分别进行病毒灭活验证试验。灭活后的病毒液即为原液。

2.3.11　病毒灭活验证试验

取灭活后病毒液，接种人二倍体细胞，置 33～35℃ 培养适宜时间（TZ84 株不少于 21 天，吕 8 株不少于 12 天）收获，同法盲传 2 代，照酶联免疫吸附法（通则 3429）检测甲肝病毒，应为阴性。

2.3.12　原液检定

按 3.2 项进行。

2.3.13　原液保存

于 2～8℃保存。

2.4　半成品

2.4.1　配制

病毒原液经铝吸附后，按规定的抗原含量进行稀释，可加入适宜浓度的 2-苯氧乙醇作为抑菌剂及其他适宜稳定剂，即为半成品。

2.4.2　半成品检定

按 3.3 项进行。

2.5　成品

2.5.1　分批

应符合生物制品分包装及贮运管理（通则 0239）规定。

2.5.2　分装

应符合生物制品分包装及贮运管理（通则 0239）规定。

2.5.3　规格

每支 0.5ml 或 1.0ml，每 1 次成人用剂量为 1.0ml，儿童剂量为 0.5ml，成人剂量和儿童剂量含甲肝病毒抗原含量按批准的执行。

2.5.4　包装

应符合生物制品分包装及贮运管理（通则 0239）规定。

3　检定

3.1　病毒收获物检定

3.1.1　无菌检查

依法检查（通则 1101），应符合规定。

3.1.2　支原体检查

依法检查（通则 3301），应符合规定。

3.1.3　抗原含量

采用酶联免疫吸附法（通则 3429）测定，应符合批准的要求。

3.1.4　蛋白质含量

依法测定（通则 0731 第二法），应符合批准的要求。

3.2　原液检定

3.2.1　无菌检查

依法检查（通则 1101），应符合规定。

3.2.2　抗原含量

采用酶联免疫吸附法（通则 3429）测定，应符合批准的要求。

3.2.3　蛋白质含量

依法测定（通则 0731 第二法），应符合批准的要求。

3.2.4　牛血清白蛋白残留量

应不高于 100ng/ml（通则 3411）。

3.2.5　去氧胆酸钠残留量

采用去氧胆酸钠作为细胞裂解剂的，照本品种附录 1 进行检测，残留量应不高于 20μg/ml。

3.2.6　聚山梨酯 80 残留量

生产过程中使用聚山梨酯 80 的，残留量应不高于 20μg/ml（通则 3203）。

3.3　半成品检定

3.3.1　无菌检查

依法检查（通则 1101），应符合规定。

3.3.2　pH 值

应为 5.5～7.0（通则 0631）。

3.3.3　铝吸附效果测定

取吸附后上清液，照酶联免疫吸附法（通则 3429）检测甲肝病毒抗原含量，上清液中甲肝病毒抗原含量应不高于吸附前抗原总量的 5%。

3.3.4　铝含量

应不高于 0.62mg/ml（通则 3106）。

3.3.5　聚乙二醇 6000 残留量

生产过程中加入聚乙二醇 6000 的，残留量应小于 10μg/ml（通则 3202）。

3.4　成品检定

3.4.1　鉴别试验

采用酶联免疫吸附法（通则 3429）检查，应证明含有甲肝病毒抗原。

3.4.2　外观

应为微乳白色混悬液体，可因沉淀而分层，易摇散，不应有摇不散的块状物。

3.4.3　装量

依法检查（通则 0102），应不低于标示量。

3.4.4　pH 值

应为 5.5～7.0（通则 0631）。

3.4.5 渗透压摩尔浓度

依法检查（通则 0632），应符合批准的要求。

3.4.6 铝含量

应不高于 0.62mg/ml（通则 3106）。

3.4.7 游离甲醛含量

应不高于 50μg/ml（通则 3207 第二法）。

3.4.8 三氯甲烷残留量

应不高于 0.006%（通则 0861）。

3.4.9 2-苯氧乙醇含量

采用 2-苯氧乙醇作为抑菌剂的进行该项检测，照本品种附录 2 进行检测，应为 4.0～6.0mg/ml。

3.4.10 体外相对效力测定

应不低于 0.75（通则 3502）。

3.4.11 抗生素残留量

生产过程中加入抗生素的应进行该项检查。采用酶联免疫吸附法（通则 3429）检测，应不高于 50ng/剂。

3.4.12 无菌检查

依法检查（通则 1101），应符合规定。

3.4.13 细菌内毒素检查

应不高于 10EU/ml（通则 1143 凝胶限度法）。

3.4.14 异常毒性检查

依法检查（通则 1141），应符合规定。

4 保存、运输及有效期

于 2～8℃避光保存和运输。自生产之日起，按批准的有效期执行。

5 附录

附录 1 去氧胆酸钠残留量测定法

附录 2 2-苯氧乙醇含量测定法

6 使用说明

应符合生物制品分包装及贮运管理（通则 0239）规定和批准的内容。

附录 1 去氧胆酸钠残留量测定法

本法系依据去氧胆酸钠在酸性条件下生成有色化合物，用比色法测定供试品中去氧胆酸钠的残留量。

试剂

（1）去氧胆酸钠对照品溶液（100μg/ml）

精密称取干燥至恒重的去氧胆酸钠 0.05g 于烧杯内，加入醋酸 30ml 使溶解，转入 50ml 量瓶内，用适量水冲洗烧杯洗液转入量瓶，再补加水至 50ml。临用前 10 倍稀释即为 100μg/ml。

（2）60% 醋酸溶液

取醋酸 150ml，加水 100ml，混匀。

（3）43.5% 硫酸溶液

量取浓硫酸 453ml，缓慢加入 500ml 水中，边加边搅拌，补水至 1000ml。

测定法

取供试品 1.0ml 于 50ml 比色管中，加 43.5% 硫酸溶液 14.0ml，摇匀，于 70℃ 加热 20 分钟，冷却至室温，照紫外-可见分光光度法（通则 0401）在波长 387nm 处测定吸光度。

精密吸取去氧胆酸钠对照品溶液（100μg/ml）0、0.1ml、0.2ml、0.4ml、0.8ml 于 50ml 比色管中，各加 60% 醋酸溶液至 1.0ml，使去氧胆酸钠浓度分别为 0、10μg/ml、20μg/ml、40μg/ml、80μg/ml，自“加 43.5% 硫酸溶液 14.0ml”起，同法操作，测定各管吸光度。

以去氧胆酸钠对照品溶液的浓度对其相应的吸光度作直线回归，将供试品溶液的吸光度代入回归方程，计算供试品中去氧胆酸钠含量。

附录 2 2-苯氧乙醇含量测定法

本法系采用高效液相色谱法测定 2-苯氧乙醇含量。

照高效液相色谱法（通则 0512）测定。

色谱条件 采用 C_{18} 柱，粒度 10μm；流动相为水-乙腈（50/50），检测波长为 270nm，流速为每分钟 1ml。

对照品溶液的制备

准确称取 2-苯氧乙醇对照品 50mg 于 10ml 量瓶中，用流动相定容至 10ml，用 0.45μm 滤膜过滤。

供试品溶液的制备

取供试品 1ml，用 0.45μm 滤膜过滤。

测定法

精密量取同体积的对照品溶液和供试品溶液，分别注入液相色谱仪，记录色谱图；上样量为 10μl。

按下式计算：

$$2\text{-苯氧乙醇含量（mg/ml）}=\frac{\text{供试品峰面积}}{\text{对照品峰面积}}\times \text{供试品稀释倍数}\times\text{对照品浓度（mg/ml）}$$

重组乙型肝炎疫苗（酿酒酵母）

Chongzu Yixing Ganyan Yimiao (Niangjiu Jiaomu)

Recombinant Hepatitis B Vaccine

(*Saccharomyces cerevisiae*)

本品系由重组酿酒酵母表达的乙型肝炎（简称乙肝）病毒表面抗原（HBsAg）经纯化，加入铝佐剂制成。用于预防乙型肝炎。

1　基本要求

生产和检定用设施、原材料及辅料、水、器具、动物等应符合“凡例”的有关要求。

2　制造

2.1　生产用菌种

2.1.1　名称及来源

以 DNA 重组技术构建的表达 HBsAg 并经批准的重组酿酒酵母工程菌株。

2.1.2　种子批的建立

应符合生物制品生产检定用菌毒种管理及质量控制（通则 0233）规定。

主种子批和工作种子批的代次应符合批准的要求。

2.1.3　种子批菌种的检定

主种子批及工作种子批应进行以下全面检定。

2.1.3.1　培养物纯度

培养物接种于哥伦比亚血琼脂平板和酶化大豆蛋白琼脂平板，或其他适宜的培养基，分别于 20～25℃和 30～35℃培养 5～7 天，应无细菌和其他真菌被检出。

2.1.3.2　HBsAg 基因序列测定

HBsAg 基因序列应与原始菌种保持一致。

2.1.3.3　质粒保有率

采用平板复制法检测。将菌种接种到复合培养基上培养，得到的单个克隆菌落转移到限制性培养基上培养，计算质粒保有率，应符合批准的要求。

2.1.3.4　活菌率

采用血细胞计数板，分别计算每 1ml 培养物中总菌数和活菌数，活菌率应不低于 50%。

$$活菌率（\%）=\frac{活菌数}{总菌数}\times 100$$

2.1.3.5　抗原表达率

取种子批菌种扩增培养，采用适宜的方法将培养后的细胞破碎，测定破碎液的蛋白质含量（通则 0731 第二法），并采用酶联免疫吸附法（通则 3429）或其他适宜方法测定 HBsAg 含量。抗原表达率应不低于 0.5%。

$$抗原表达率（\%）=\frac{抗原含量}{蛋白质含量}\times 100$$

2.1.4　菌种保存

种子批保存应符合批准的要求。

2.2　原液

2.2.1　发酵

取工作种子批菌种，按批准的工艺培养发酵，收获的酵母菌应冷冻保存。

2.2.2　培养物检定

2.2.2.1　培养物纯度

按 2.1.3.1 项进行。

2.2.2.2　质粒保有率

按 2.1.3.3 项进行，应符合批准的要求。

2.2.3　培养物保存

于－60℃以下保存不超过 6 个月。

2.2.4　纯化

培养物经细胞破碎去除细胞碎片，采用硅胶吸附、疏水色谱法、硫氰酸盐处理等步骤或经批准的方法提取、纯化，即为 HBsAg 纯化产物。取纯化产物按批准的工艺制备原液。

2.2.5　原液检定

按 3.1 项进行。

2.2.6　原液保存

于 2～8℃保存，保存时间应符合批准的要求。

2.3　半成品

2.3.1　甲醛处理

如原液采用甲醛处理，甲醛溶液浓度、处理温度及时间等应符合批准的要求。

2.3.2　铝吸附

将抗原与铝佐剂按经批准的工艺进行吸附。用 0.9% 氯化钠溶液洗涤，去上清液后再恢复至原体积，即为铝吸附产物。

2.3.3　配制

按批准的工艺，将吸附的抗原采用适宜的溶液稀释至规定的蛋白质浓度，即为半成品。

2.3.4　半成品检定

按 3.2 项进行。

2.4　成品

2.4.1　分批

应符合生物制品分包装及贮运管理（通则 0239）规定。

2.4.2　分装

应符合生物制品分包装及贮运管理（通则 0239）规定。

2.4.3　规格

每瓶/支 0.5ml 或 1.0ml。每 1 次人用剂量 0.5ml，含 HBsAg 10μg；或每 1 次人用剂量 1.0ml，含 HBsAg 20μg 或 60μg。

2.4.4　包装

应符合生物制品分包装及贮运管理（通则 0239）规定。

3　检定

3.1　原液检定

3.1.1　无菌检查

依法检查（通则 1101），应符合规定。

3.1.2　蛋白质含量

依法测定（通则 0731 第二法），应符合批准的要求。

3.1.3　分子量

采用还原型 SDS-聚丙烯酰胺凝胶电泳（通则 0541 第五法），分离胶胶浓度 15%，上样量为 0.5μg，银染法染色。主要蛋白质条带的分子质量应为 20～25kD；可有多聚体蛋白质带。

3.1.4　N 端氨基酸序列测定（每年至少测定 1 次）

取纯化产物或原液用氨基酸序列分析仪或其他适宜的方法测定，N 端氨基酸序列应为：

Met-Glu-Asn-Ile-Thr-Ser-Gly-Phe-Leu-Gly-Pro-Leu-Leu-Val-Leu。

3.1.5　纯度

采用免疫印迹法测定（通则 3401），所测供试品中酵母杂蛋白应符合批准的要求；采用高效液相色谱法（通则 0512），亲水硅胶高效体积排阻色谱柱；排阻极限 1000kD；孔径 45nm，粒度 13μm，流动相为含 0.05% 叠氮钠和 0.1% SDS 的磷酸盐缓冲液（pH 7.0）；上样量 100μl；检测波长 280nm。按面积归一法计算 P60 蛋白质含量，杂蛋白应不高于 1.0%。

3.1.6　细菌内毒素检查

应小于 10EU/ml（通则 1143 凝胶限度法）。

3.1.7　宿主细胞 DNA 残留量

取纯化产物或原液测定，应不高于 10ng/剂（通则 3407）。

3.2　半成品检定

3.2.1　吸附完全性

将供试品于 6500g 离心 5 分钟取上清液，依法测定（通则 3501）参考品、供试品及其上清液中 HBsAg 含量。以参考品 HBsAg 含量的对数对其相应吸光度对数作直线回归，相关系数应不低于 0.99，将供试品及其上清液的吸光度值代入直线回归方程，计算其 HBsAg 含量，再按下式计算吸附率，应不低于 95%。

$$P\ (\%) = \left(1-\frac{c_s}{c_t}\right)\times 100$$

式中　P 为吸附率，%；

c_s 为供试品上清液的 HBsAg 含量，μg/ml；

c_t 为供试品的 HBsAg 含量，μg/ml。

3.2.2　化学检定

3.2.2.1　硫氰酸盐残留

如生产中使用，应按下列方法检测，残留量应符合规定。

将供试品于 6500g 离心 5 分钟，取上清液。分别取含量为 1.0μg/ml、2.5μg/ml、5.0μg/ml、10.0μg/ml 的硫氰酸盐标准溶液，供试品上清液，0.9% 氯化钠溶液各 5.0ml 于试管中，每一供试品取 2 份，在每管中依次加入硼酸盐缓冲液（pH 9.2）0.5ml，2.25% 氯胺 T-生理氯化钠溶液 0.5ml，50% 吡啶溶液（用 0.9% 氯化钠溶液配制）1.0ml，每加一种溶液后立即混匀，加完上述溶液后静置 10 分钟，以 0.9% 氯化钠溶液为空白对照，在波长 415nm 处测定各管吸光度。以标准溶液中硫氰酸盐的含量对其吸光度均值作直线回归，计算相关系数，应不低于 0.99，将供试品上清液的吸光度均值代入直线回归方程，计算硫氰酸盐含量，应小于 1.0μg/ml。

3.2.2.2　Triton X-100 残留

如生产中使用，应按下列方法检测，残留量应符合规定。

将供试品于 6500g 离心 5 分钟，取上清液。分别取含量为 5μg/ml、10μg/ml、20μg/ml、30μg/ml、40μg/ml 的 Triton X-100 标准溶液，供试品上清液，0.9% 氯化钠溶液各 2.0ml 于试管中，每一供试品取 2 份，每管分别加入 5%（ml/ml）苯酚溶液 1.0ml，迅速振荡，室温放置 15 分钟。以 0.9% 氯化钠溶液为空白对照，在波长 340nm 处测定各管吸光度。以标准溶液中 Triton X-100 的含量对其吸光度均值作直线回归，计算相关系数，应不低于 0.99，将供试品上清液的吸光度均值代入直线回归方程，计算 Triton X-100 含量，应小于 15.0μg/ml。

3.2.2.3　pH 值

应为 5.5～7.2（通则 0631）。

3.2.2.4　游离甲醛含量

如生产中使用，应不高于 20μg/ml（通则 3207 第二法）。

3.2.2.5　铝含量

应不高于 0.62mg/ml（通则 3106）。

3.2.2.6　渗透压摩尔浓度

应为 280mOsmol/kg±65mOsmol/kg（通则 0632）。

3.2.3　无菌检查

依法检查（通则 1101），应符合规定。

3.2.4　细菌内毒素检查

应小于 5EU/ml（通则 1143 凝胶限度法）。

3.3　成品检定

3.3.1　鉴别试验

采用酶联免疫吸附法（通则 3429）检查，应证明含有 HBsAg。

3.3.2　外观

应为乳白色混悬液体，可因沉淀而分层，易摇散，不应有摇不散的块状物。

3.3.3　装量

依法检查（通则 0102），应不低于标示量。

3.3.4　渗透压摩尔浓度

依法检查（通则 0632），应符合批准的要求。

3.3.5　化学检定

3.3.5.1　pH 值

应为 5.5～7.2（通则 0631）。

3.3.5.2　铝含量

应不高于 0.62mg/ml（通则 3106）。

3.3.6　体外相对效力测定

应不低于 0.5（通则 3501）。

3.3.7　无菌检查

依法检查（通则 1101），应符合规定。

3.3.8　异常毒性检查

依法检查（通则 1141），应符合规定。

3.3.9　细菌内毒素检查

应小于 5EU/ml（通则 1143 凝胶限度法）。

4　保存、运输及有效期

于 2～8℃避光保存和运输。自生产之日起，按批准的有效期执行。

5　使用说明

应符合生物制品分包装及贮运管理（通则 0239）规定和批准的内容。

重组乙型肝炎疫苗（汉逊酵母）

Chongzu Yixing Ganyan Yimiao

(Hanxun Jiaomu)

Recombinant Hepatitis B Vaccine

(*Hansenula polymorpha*)

本品系由重组汉逊酵母表达的乙型肝炎（简称乙肝）病毒表面抗原（HBsAg）经纯化，加入铝佐剂制成。用于预防乙型肝炎。

1　基本要求

生产和检定用设施、原材料及辅料、水、器具、动物等应符合“凡例”的有关要求。

2　制造

2.1　生产用菌种

2.1.1　名称及来源

以 DNA 重组技术构建的表达 HBsAg 并经批准的重组汉逊酵母工程菌株。

2.1.2　种子批的建立

应符合生物制品生产检定用菌毒种管理及质量控制（通则 0233）规定。

主种子批和工作种子批的代次应符合批准的要求。

2.1.3　种子批菌种的检定

主种子批及工作种子批应进行以下全面检定。

2.1.3.1　HBsAg 基因序列测定

HBsAg 基因序列应与原始种子保持一致。

2.1.3.2　HBsAg 外源基因和酵母 MOX 基因的检定

HBsAg 基因 DNA 片段的长度和酵母 MOX 基因 DNA 片段的长度应符合批准的要求。

2.1.3.3　外源基因整合于宿主染色体中的检定

种子批菌种基因组 DNA 应无游离质粒 DNA 电泳条带；扩增的 PCR 产物中应有 HBsAg 外源基因 DNA 电泳条带。

2.1.3.4　HBsAg 外源基因拷贝数检定

种子批菌种采用杂交法或经批准的方法检测，整合 HBsAg 基因拷贝数应符合批准的要求。

2.1.3.5　整合基因稳定性试验

种子批菌种培养 160 小时，应符合 2.1.3.4 项要求。

2.1.3.6　培养物纯度

将菌种接种至酵母完全培养基中，于 33℃培养 14～18 小时后，将培养物分别接种于胰酪胨大豆肉汤培养基与液体硫乙醇酸盐培养基，于 30～35℃培养 7 天，应无细菌和其他真菌检出。

2.1.4　菌种保存

种子批保存应符合批准的要求。

2.2　原液

2.2.1　发酵

取工作种子批菌种，按批准的工艺培养发酵，收获的酵母菌应冷冻保存。

2.2.2　培养物的检定

2.2.2.1　HBsAg 外源基因拷贝数检定

按 2.1.3.4 项进行。

2.2.2.2　培养物纯度

将培养物分别接种于胰酪胨大豆肉汤培养基与液体硫乙醇酸盐培养基，于 30～35℃培养 7 天，应无细菌和其他真菌检出。

2.2.3　纯化

采用适宜的方法破碎汉逊酵母，离心除去细胞碎片，用硅胶吸附，柱色谱法和溴化钾密度梯度离心法或其他适宜方法纯化 HBsAg 后，进行除菌过滤，即为原液。

2.2.4　原液检定

按 3.1 项进行。

2.2.5　原液保存

于 2～8℃保存，保存时间应符合批准的要求。

2.3　半成品

2.3.1　甲醛处理

原液用甲醛溶液处理，甲醛浓度、处理温度及时间等条件按批准的工艺执行。

2.3.2　铝吸附

将抗原与铝佐剂按经批准的工艺进行吸附。

2.3.3　配制

按批准的工艺，将吸附的抗原采用适宜的溶液稀释至规定的蛋白质浓度，即为半成品。

2.3.4　半成品检定

按 3.2 项进行。

2.4　成品

2.4.1　分批

应符合生物制品分包装及贮运管理（通则 0239）规定。

2.4.2　分装

应符合生物制品分包装及贮运管理（通则 0239）规定。

2.4.3　规格

每瓶/支 0.5ml。每 1 次人用剂量 0.5ml，含 HBsAg 10μg 或 20μg。

2.4.4　包装

应符合生物制品分包装及贮运管理（通则 0239）规定。

3　检定

3.1　原液检定

3.1.1　无菌检查

依法检查（通则 1101），应符合规定。

3.1.2　蛋白质含量

依法测定（通则 0731 第二法），应符合批准的要求。

3.1.3　分子量

采用还原型 SDS-聚丙烯酰胺凝胶电泳（通则 0541 第

五法），分离胶胶浓度 15%，上样量为 0.5μg，银染法染色。主要蛋白质条带的分子质量应为 20～25kD；可有多聚体蛋白带。

3.1.4 纯度

采用分子排阻色谱法（通则 0514），亲水甲基丙烯酸树脂分子排阻色谱柱；排阻极限 10 000kD；孔径 100nm；粒度 17μm；流动相为含 0.05%叠氮钠的 1mmol/L PBS（pH 7.0）；上样量 10μl；检测波长 280nm，按面积归一化法计算，HBsAg 含量应不低于 99.0%。或采用经批准的方法检测，纯度应符合批准的要求。

3.1.5 细菌内毒素检查

应小于 5EU/ml（通则 1143 凝胶限度法）。

3.1.6 宿主细胞 DNA 残留量

应不高于 10ng/剂（通则 3407）。

3.1.7 宿主细胞蛋白质残留量

应不超过总蛋白质含量的 1.0%（通则 3414）。

3.1.8 N 端氨基酸序列测定（每年至少测定 1 次）

用氨基酸序列分析仪或其他适宜的方法测定，N 端氨基酸序列应为：

(Met)-Glu-Asn-Ile-Thr-Ser-Gly-Phe-Leu-Gly-Pro-Leu-Leu-Val-Leu。

3.1.9 聚山梨酯 20 残留量

应不高于 10μg/20μg 蛋白质（通则 3203）。

3.2 半成品检定

3.2.1 无菌检查

依法检查（通则 1101），应符合规定。

3.2.2 pH 值

应为 5.5～7.0（通则 0631）。

3.2.3 铝含量

应不高于 0.62mg/ml（通则 3106）。

3.2.4 细菌内毒素检查

应小于 5EU/ml（通则 1143 凝胶限度法）。

3.2.5 吸附完全性试验

将供试品于 6500*g* 离心 5 分钟取上清液，依法测定（通则 3501）参考品、供试品及其上清液中 HBsAg 含量。以参考品 HBsAg 含量的对数对其相应吸光度对数作直线回归，相关系数应不低于 0.99，将供试品及其上清液的吸光度值代入直线回归方程，计算其 HBsAg 含量，再按下式计算吸附率，应不低于 95%。

$$P(\%)=\left(1-\frac{c_s}{c_t}\right)\times 100$$

式中 P 为吸附率，%；

c_s 为供试品上清液的 HBsAg 含量，μg/ml；

c_t 为供试品的 HBsAg 含量，μg/ml。

3.2.6 渗透压摩尔浓度

依法检查（通则 0632），应符合批准的要求。

3.3 成品检定

3.3.1 鉴别试验

采用酶联免疫吸附法（通则 3429）检查，应证明含有 HBsAg。

3.3.2 外观

应为乳白色混悬液体，可因沉淀而分层，易摇散，不应有摇不散的块状物。

3.3.3 装量

依法检查（通则 0102），应不低于标示量。

3.3.4 渗透压摩尔浓度

依法检查（通则 0632），应符合批准的要求。

3.3.5 化学检定

3.3.5.1 pH 值

应为 5.5～7.0（通则 0631）。

3.3.5.2 铝含量

应不高于 0.62mg/ml（通则 3106）。

3.3.5.3 游离甲醛含量

如生产中使用，应不高于 15μg/ml（通则 3207 第二法）。

3.3.5.4 聚乙二醇 6000 残留量

如生产中使用，应小于 200μg/ml。

3.3.6 体外相对效力测定

应不低于 1.0（通则 3501）。

3.3.7 无菌检查

依法检查（通则 1101），应符合规定。

3.3.8 异常毒性检查

依法检查（通则 1141），应符合规定。

3.3.9 细菌内毒素检查

应小于 5EU/ml（通则 1143 凝胶限度法）。

4 保存、运输及有效期

于 2～8℃避光保存和运输。自生产之日起，按批准的有效期执行。

5 使用说明

应符合生物制品分包装及贮运管理（通则 0239）规定和批准的内容。

重组乙型肝炎疫苗（CHO 细胞）

Chongzu Yixing Ganyan Yimiao（CHO Xibao）

Recombinant Hepatitis B Vaccine（CHO Cell）

本品系由重组 CHO 细胞表达的乙型肝炎（简称乙肝）病毒表面抗原（HBsAg）经纯化，加入氢氧化铝佐剂制成。用于预防乙型肝炎。

1 基本要求

生产和检定用设施、原材料及辅料、水、器具、动物应符合“凡例”的有关要求。

2 制造

2.1 生产用细胞

2.1.1 细胞名称及来源

生产用细胞为 DNA 重组技术获得的表达 HBsAg 的 CHO 细胞 C_{28} 株。

2.1.2 细胞库的建立及传代

应符合生物制品生产用动物细胞基质制备及质量控制（通则 0234）规定。

各级细胞库代次应不超过批准的限定代次。

2.1.3 主细胞库及工作细胞库细胞的检定

应符合生物制品生产用动物细胞基质制备及质量控制（通则 0234）规定。

2.1.3.1 细胞外源因子检查

细菌和真菌、支原体、细胞外源病毒因子检查均应为阴性。

2.1.3.2 细胞鉴别试验

应用同工酶分析、生物化学、免疫学、细胞学和遗传标志物等任何方法进行鉴别，应为典型 CHO 细胞。

（1）细胞染色体检查 用染色体分析法进行检测，染色体应为 20 条。

（2）目的蛋白鉴别 采用酶联免疫吸附法（通则 3429）检查，应证明为 HBsAg。

2.1.3.3 HBsAg 表达量

主细胞库及工作细胞库细胞 HBsAg 表达量应不低于原始细胞库的表达量。

2.1.4 保存

细胞库细胞应保存于液氮中。

2.2 原液

2.2.1 细胞制备

取工作细胞库细胞，复苏培养后，经胰蛋白酶消化，置适宜条件下培养。

2.2.2 培养液

采用适宜的培养液进行培养。如培养液含新生牛血清，其质量应符合要求（通则 3604）。

2.2.3 细胞收获

培养适宜天数后，弃去培养液，换维持液继续培养，当细胞表达 HBsAg 达到 1.0mg/L 以上时收获培养上清液。根据细胞生长情况，可换以维持液继续培养，进行多次收获。应按规定的收获次数进行收获。每次收获物应逐瓶进行无菌检查。收获物应于 2～8℃保存。

2.2.4 对照细胞外源病毒因子检查

依法检查（通则 3302），应符合规定。

2.2.5 收获物合并

来源于同一细胞批的收获物经无菌检查合格后可进行合并。

2.2.6 纯化

合并的收获物经澄清过滤，采用柱色谱法进行纯化，脱盐，除菌过滤后即为纯化产物。

2.2.6.1 纯化产物合并

同一细胞批来源的 HBsAg 纯化产物检定合格后，经除菌过滤后可进行合并。

2.2.6.2 纯化产物检定

按 3.1 项进行。

2.2.6.3 纯化产物保存

于 2～8℃保存不超过 3 个月。

2.2.7 甲醛处理

合并后的 HBsAg 纯化产物中按终浓度为 200μg/ml 加入甲醛，置 37℃保温 72 小时。

2.2.8 除菌过滤

甲醛处理后的 HBsAg 经超滤、浓缩、除菌过滤后即为原液（亦可在甲醛处理前进行除菌过滤）。

2.2.9 原液检定

按 3.2 项进行。

2.3 半成品

2.3.1 配制

按最终蛋白质含量为 10μg/ml 或 20μg/ml 进行配制。加入氢氧化铝佐剂吸附后，即为半成品。

2.3.2 半成品检定

按 3.3 项进行。

2.4 成品

2.4.1 分批

应符合生物制品分包装及贮运管理（通则 0239）规定。

2.4.2 分装

应符合生物制品分包装及贮运管理（通则 0239）规定。

2.4.3 规格

每瓶 0.5ml 或 1.0ml。每 1 次人用剂量为 0.5ml，含 HBsAg 10μg；每 1 次人用剂量为 1.0ml，含 HBsAg 10μg 或 20μg。

2.4.4 包装

应符合生物制品分包装及贮运管理（通则 0239）规定。

3 检定

3.1 纯化产物检定

3.1.1 蛋白质含量

应为 100～200μg/ml（通则 0731 第二法）。

3.1.2　特异蛋白带

采用还原型 SDS-聚丙烯酰胺凝胶电泳法（通则 0541 第五法），分离胶胶浓度 15%，浓缩胶胶浓度 5%，上样量为 5μg，银染法染色。应有分子质量 23kD、27kD 蛋白质带，可有 30kD 蛋白质带及 HBsAg 多聚体蛋白质带。

3.1.3　纯度

采用高效液相色谱法（通则 0512）测定，用 SEC-HPLC 法：亲水树脂分子排阻色谱柱，排阻极限 1000kD，孔径 100nm，粒度 17μm，直径 7.5mm，长 30cm；流动相为 0.05mol/L PBS（pH 6.8）；检测波长 280nm，上样量 100μl。按面积归一化法计算 HBsAg 纯度，应不低于 95.0%。

3.1.4　细菌内毒素检查

每 10μg 蛋白质应小于 10EU（通则 1143 凝胶限度法）。

3.2　原液检定

3.2.1　无菌检查

依法检查（通则 1101），应符合规定。

3.2.2　支原体检查

依法检查（通则 3301），应符合规定。

3.2.3　蛋白质含量

应在 100～200μg/ml（通则 0731 第二法）。

3.2.4　特异蛋白带

按 3.1.2 项进行。

3.2.5　牛血清白蛋白残留量

应不高于 50ng/剂（通则 3411）。

3.2.6　纯度

按 3.1.3 项进行。

3.2.7　CHO 细胞 DNA 残留量

应不高于 10pg/剂（通则 3407）。

3.2.8　CHO 细胞蛋白质残留量

采用酶联免疫吸附法（通则 3429）测定，应不高于总蛋白质含量的 0.05%。

3.2.9　细菌内毒素检查

每 10μg 蛋白质应小于 5EU（通则 1143 凝胶限度法）。

3.2.10　N 端氨基酸序列（每年至少测定 1 次）

用氨基酸序列分析仪测定，N 端氨基酸序列应为：

Met-Glu-Asn-Thr-Ala-Ser-Gly-Phe-Leu-Gly-Pro-Leu-Leu-Val-Leu。

3.3　半成品检定

3.3.1　无菌检查

依法检查（通则 1101），应符合规定。

3.3.2　细菌内毒素检查

应小于 10 EU/剂（通则 1143 凝胶限度法）。

3.3.3　吸附完全性试验

将供试品于 6500*g* 离心 5 分钟取上清液，依法测定（通则 3501）参考品、供试品及其上清液中 HBsAg 含量。以参考品 HBsAg 含量的对数对其相应吸光度对数作直线回归，相关系数应不低于 0.99，将供试品及其上清液的吸光度值代入直线回归方程，计算其 HBsAg 含量，再按下式计算吸附率，应不低于 95%。

$$P(\%)=\left(1-\frac{c_s}{c_t}\right)\times 100$$

式中　P 为吸附率，%；

c_s 为供试品上清液的 HBsAg 含量，μg/ml；

c_t 为供试品的 HBsAg 含量，μg/ml。

3.4　成品检定

3.4.1　鉴别试验

采用酶联免疫吸附法（通则 3429）检查，应证明含有 HBsAg。

3.4.2　外观

应为乳白色混悬液体，可因沉淀而分层，易摇散，不应有摇不散的块状物。

3.4.3　装量

依法检查（通则 0102），应不低于标示量。

3.4.4　渗透压摩尔浓度

依法检查（通则 0632），应符合批准的要求。

3.4.5　化学检定

3.4.5.1　pH 值

应为 5.5～6.8（通则 0631）。

3.4.5.2　铝含量

应不高于 0.43mg/ml（通则 3106）。

3.4.5.3　游离甲醛含量

应不高于 50μg/ml（通则 3207 第二法）。

3.4.6　效价测定

将疫苗连续稀释，每个稀释度接种 4～5 周龄未孕雌性 NIH 或 BALB/c 小鼠 20 只，每只腹腔注射 1.0ml，用疫苗参考品做平行对照，4～6 周后采血，采用酶联免疫吸附法（通则 3429）或其他适宜方法测定抗-HBs，计算 ED_{50}，供试品 ED_{50}（稀释度）/疫苗参考品 ED_{50}（稀释度）之值应不低于 1.0。

3.4.7　无菌检查

依法检查（通则 1101），应符合规定。

3.4.8　异常毒性检查

依法检查（通则 1141），应符合规定。

3.4.9　细菌内毒素检查

应小于 10EU/剂（通则 1143 凝胶限度法）。

3.4.10　抗生素残留量

生产过程中加入抗生素的应进行该项检查。采用酶联免疫吸附法（通则 3429）检测，应不高于 50ng/剂。

4　保存、运输及有效期

于 2～8℃避光保存和运输。自生产之日起，按批准的有效期执行。

5　使用说明

应符合生物制品分包装及贮运管理（通则 0239）规定和批准的内容。

甲型乙型肝炎联合疫苗

Jiaxing Yixing Ganyan Lianhe Yimiao

Hepatitis A and B Combined Vaccine

本品系用甲型肝炎（简称甲肝）病毒抗原与重组酿酒酵母表达的乙型肝炎（简称乙肝）病毒表面抗原(HBsAg)分别经铝佐剂吸附后，按比例混合制成。用于预防甲型肝炎和乙型肝炎。

1　基本要求

生产和检定用设施、原材料及辅料、水、器具、动物等应符合“凡例”的有关要求。

2　制造

2.1　单价原液

2.1.1　甲肝灭活疫苗原液制备

应符合“甲型肝炎灭活疫苗（人二倍体细胞）”2.1～2.3 项的有关规定。

2.1.2　甲肝灭活疫苗原液检定

应符合“甲型肝炎灭活疫苗（人二倍体细胞）”3.2 项的有关规定。

2.1.3　乙肝疫苗原液制备

应符合“重组乙型肝炎疫苗（酿酒酵母）”2.1～2.2 项的有关规定。

2.1.4　乙肝疫苗原液检定

应符合“重组乙型肝炎疫苗（酿酒酵母）”3.1 项的有关规定。

2.2　半成品

2.2.1　铝吸附产物

2.2.1.1　甲肝病毒抗原铝吸附产物

将灭活后的甲肝病毒原液加入适宜浓度的铝佐剂于适宜的温度下吸附一定的时间。

2.2.1.2　HBsAg 铝吸附产物

应符合“重组乙型肝炎疫苗（酿酒酵母）”2.3.1～2.3.2 项的有关规定。

2.2.2　铝吸附产物的检定

2.2.2.1　甲肝病毒抗原铝吸附产物检定

按 3.1.1 项进行。

2.2.2.2　HBsAg 铝吸附产物检定

按 3.1.2 项进行。

2.2.3　配制

将甲肝病毒抗原铝吸附产物与 HBsAg 铝吸附产物按比例混合后即为半成品，其中含甲肝病毒抗原按批准的执行；HBsAg 应为 10μg/ml。

2.2.4　半成品检定

按 3.2 项进行。

2.3　成品

2.3.1　分批

应符合生物制品分包装及贮运管理（通则 0239）规定。

2.3.2　分装

应符合生物制品分包装及贮运管理（通则 0239）规定。

2.3.3　规格

每支 0.5ml 或 1.0ml。每 1 次成人用剂量 1.0ml，含甲肝病毒抗原按批准的执行、HBsAg 10μg；或每 1 次儿童用剂量为 0.5ml，含甲肝病毒抗原按批准的执行、HBsAg 5μg。

2.3.4　包装

应符合生物制品分包装及贮运管理（通则 0239）规定。

3　检定

3.1　铝吸附产物的检定

3.1.1　甲肝病毒抗原铝吸附产物检定

3.1.1.1　甲肝病毒抗原鉴别试验

用疫苗稀释剂将疫苗原液稀释至成品浓度，将供试品解离后以酶联免疫吸附法（通则 3429）或其他适宜的方法检查，应证明含有甲肝病毒抗原。

3.1.1.2　无菌检查

依法检查（通则 1101），应符合规定。

3.1.1.3　铝含量

应不高于 0.62mg/ml（通则 3106）。

3.1.1.4　pH 值

应为 5.5～7.2（通则 0631）。

3.1.1.5　聚乙二醇 6000 残留量

应小于 100μg/ml（通则 3202）。

3.1.1.6　细菌内毒素检查

应小于 10EU/ml（通则 1143 凝胶限度法）。

3.1.1.7　吸附完全性试验

取供试品上清液，用酶联免疫吸附法（通则 3429）检测甲肝病毒抗原含量，上清液中甲肝病毒抗原应不高于吸附前抗原总量的 5%。

3.1.2　HBsAg 铝吸附产物检定

3.1.2.1　无菌检查

依法检查（通则 1101），应符合规定。

3.1.2.2　HBsAg 鉴别试验

用疫苗稀释剂将疫苗原液稀释至成品浓度，将供试品解离后以酶联免疫吸附法（通则 3429）或其他适宜的方法，应证明含有 HBsAg。

3.1.2.3　pH 值

应为 5.5～7.2（通则 0631）。

3.1.2.4　渗透压摩尔浓度

应为 280mOsmol/kg±65mOsmol/kg（通则 0632）。

3.1.2.5　铝含量

应不高于 0.62mg/ml（通则 3106）。

3.1.2.6　游离甲醛含量

应不高于 20μg/ml（通则 3207 第二法）。

3.1.2.7　硫氰酸盐含量

供试品于 6500g 离心 5 分钟，取上清液。分别取含量为 1.0μg/ml、2.5μg/ml、5.0μg/ml、10.0μg/ml 的硫氰酸盐标准溶液，供试品上清液，0.9%氯化钠溶液各 5.0ml 于试管中，每一样品取 2 份，在每管中依次加入硼酸盐缓冲液（pH 9.2）0.5ml、2.25%氯胺 T-生理氯化钠溶液 0.5ml、50%吡啶溶液（用 0.9%氯化钠溶液配制）1.0ml，每加一种溶液后立即混匀，加完上述溶液后静置 10 分钟，以 0.9%氯化钠溶液为空白对照，在波长 415nm 处测定各管吸光度。以标准溶液中硫氰酸盐的含量对其吸光度均值作直线回归，计算相关系数，应不低于 0.99，将供试品上清液的吸光度均值代入直线回归方程，计算硫氰酸盐含量，应小于 1.0μg/ml。

3.1.2.8　Triton X-100 含量

将供试品于 6500g 离心 5 分钟，取上清液。分别取含量为 5μg/ml、10μg/ml、20μg/ml、30μg/ml、40μg/ml 的 Triton X-100 标准溶液，供试品上清液，0.9%氯化钠溶液各 2.0ml 于试管中。每一供试品溶液取 2 份，每管分别加入 5%（ml/ml）苯酚溶液 1.0ml，迅速振荡，室温放置 15 分钟。以 0.9%氯化钠溶液为空白对照，在波长 340nm 处测定各管吸光度。以标准溶液中 Triton X-100 的含量对其吸光度均值作直线回归，计算相关系数，应不低于 0.99，将供试品上清液的吸光度均值代入直线回归方程，计算出 Triton X-100 含量，应小于 15.0μg/ml。

3.1.2.9　细菌内毒素检查

应小于 10EU/ml（通则 1143 凝胶限度法）。

3.1.2.10　吸附完全性试验

将供试品于 6500g 离心 5 分钟取上清液，依法测定（通则 3501）参考品、供试品中 HBsAg 含量。以参考品 HBsAg 含量的对数对其相应吸光度对数作直线回归，相关系数应不低于 0.99，将供试品及其上清液的吸光度值代入直线回归方程，计算其 HBsAg 含量，再按下式计算吸附率，应不低于 95%。

$$P\ (\%)=\left(1-\frac{c_s}{c_t}\right)\times 100$$

式中　P 为吸附率，%；

c_s 为供试品上清液的 HBsAg 含量，μg/ml；

c_t 为供试品的 HBsAg 含量，μg/ml。

3.2　半成品检定

无菌检查

依法检查（通则 1101），应符合规定。

3.3　成品检定

3.3.1　鉴别试验

将供试品用适宜的方法解离后，以酶联免疫吸附法（通则 3429）或其他适宜的方法分别检查，应证明含有甲肝病毒抗原和 HBsAg。

3.3.2　外观

应为乳白色混悬液体，可因沉淀而分层，易摇散，不应有摇不散的块状物。

3.3.3　装量

依法检查（通则 0102），应不低于标示量。

3.3.4　化学检定

3.3.4.1　pH 值

应为 5.5～7.2（通则 0631）。

3.3.4.2　铝含量

应不高于 0.62mg/ml（通则 3106）。

3.3.4.3　游离甲醛含量

应不高于 20μg/ml（通则 3207 第二法）。

3.3.4.4　三氯甲烷残留量

应小于 0.006%（通则 0861）。

3.3.4.5　渗透压摩尔浓度

应为 280mOsmol/kg±65mOsmol/kg（通则 0632）。

3.3.5　抗生素残留量

生产过程中加入抗生素的应进行该项检查。采用酶联免疫吸附法（通则 3429）检测，应不高于 50ng/剂。

3.3.6　效力测定

3.3.6.1　甲肝疫苗体外效力测定

应不低于 0.75（通则 3502）。

3.3.6.2　乙肝疫苗体外效力测定

应不低于 0.5（通则 3501）。

3.3.7　无菌检查

依法检查（通则 1101），应符合规定。

3.3.8　异常毒性检查

依法检查（通则 1141），应符合规定。

3.3.9　细菌内毒素检查

应小于 10EU/ml（通则 1143 凝胶限度法）。

4　保存、运输及有效期

于 2～8℃避光保存和运输。自生产之日起，有效期为 36 个月。

5　使用说明

应符合生物制品分包装及贮运管理（通则 0239）规定和批准的内容。

麻疹减毒活疫苗

Mazhen Jiandu Huoyimiao

Measles Vaccine, Live

本品系用麻疹病毒减毒株接种原代鸡胚细胞，经培养、收获病毒液后，加入适宜稳定剂冻干制成。用于预防麻疹。

1　基本要求

生产和检定用设施、原材料及辅料、水、器具、动物等应符合“凡例”的有关要求。

2　制造

2.1　生产用细胞

毒种制备及疫苗生产用细胞为原代鸡胚细胞。

2.1.1　细胞管理及检定

应符合生物制品生产用动物细胞基质制备及质量控制（通则 0234）规定。

2.1.2　细胞制备

选用 9～11 日龄鸡胚，经胰蛋白酶消化、分散细胞，用适宜的培养液进行培养。来源于同一批鸡胚、同一容器内消化制备的鸡胚细胞为一个细胞消化批；源自同一批鸡胚、于同一天制备的多个细胞消化批为一个细胞批。

2.2　毒种

2.2.1　名称及来源

生产用毒种为麻疹病毒沪-191 株、长-47 株或经批准的其他麻疹病毒减毒株。

2.2.2　种子批的建立

应符合生物制品生产检定用菌毒种管理及质量控制（通则 0233）规定。

沪-191 主种子批应不超过第 28 代，工作种子批应不超过第 32 代；长-47 主种子批应不超过第 34 代，工作种子批应不超过第 40 代。采用沪-191 生产的疫苗应不超过第 33 代，采用长-47 生产的疫苗应不超过第 41 代。

2.2.3　种子批毒种的检定

主种子批应进行以下全面检定，工作种子批应至少进行 2.2.3.1～2.2.3.5 项检定。

2.2.3.1　鉴别试验

将稀释至 500～2000 $CCID_{50}$/ml 的病毒液与适当稀释的麻疹病毒特异性免疫血清等量混合后，置 37℃ 水浴 60 分钟，接种 Vero 细胞或 FL 细胞，在适宜的温度下培养 7～8 天判定结果。麻疹病毒应被完全中和（无细胞病变）；同时设血清和细胞对照，均应为阴性；病毒对照的病毒滴度应不低于 500 $CCID_{50}$/ml。

2.2.3.2　病毒滴定

将毒种做 10 倍系列稀释，每稀释度病毒液接种 Vero 细胞或 FL 细胞，置适宜温度下培养 7～8 天判定结果。病毒滴度应不低于 4.5lg$CCID_{50}$/ml。应同时进行病毒参考品滴定。

2.2.3.3　无菌检查

依法检查（通则 1101），应符合规定。

2.2.3.4　分枝杆菌检查

以草分枝杆菌（CMCC 95024）或牛分枝杆菌菌株 BCG 作为阳性对照菌。取阳性对照菌接种于罗氏固体培养基，于 37℃ 培养 3～5 天收集培养物，以 0.9% 氯化钠溶液制成菌悬液，采用细菌浊度法确定菌含量，该菌液浊度与中国细菌浊度标准一致时活菌量约为 2×10^7CFU/ml。稀释菌悬液，取不高于 100CFU 的菌液作为阳性对照。

供试品小于 1ml 时采用直接接种法，将供试品全部接种于适宜固体培养基（如罗氏培养基或 Middlebrook 7H10 培养基），每种培养基做 3 个重复；并同时设置阳性对照。将接种后的培养基置于 37℃ 培养 56 天，阳性对照应有菌生长，接种供试品的培养基未见分枝杆菌生长，则判为合格。

供试品大于 1ml 时采用薄膜过滤法集菌后接种培养基。将供试品以 0.22μm 滤膜过滤后，取滤膜接种于适宜固体培养基，同时设阳性对照。所用培养基、培养时间及结果判定同上。

2.2.3.5　支原体检查

依法检查（通则 3301），应符合规定。

2.2.3.6　外源病毒因子检查

依法检查（通则 3302），应符合规定。

2.2.3.7　免疫原性检查

建立或变更主种子批时应确认主种子批的免疫原性，必要时应根据药品注册管理的相关要求开展相应的临床试验。

2.2.3.8　猴体神经毒力试验

主种子批或工作种子批的毒种应进行猴体神经毒力试验，以证明无神经毒力。每次至少用 10 只麻疹抗体阴性的易感猴，每侧丘脑注射 0.5ml（应不低于 1 个人用剂量的病毒量），观察 17～21 天，不应有麻痹及其他神经症状出现。注射后 48 小时内猴死亡数不超过 2 只可以更换；如死亡超过 20%，即使为非特异性死亡，试验也不能成立，应重试。观察期末，每只猴采血测麻疹病毒抗体，阳转率应不低于 80%，并处死解剖，对大脑和脊髓的适当部位做病理组织学检查，应为阴性。每次试验同时有 4 只易感猴作为对照，待试验猴处死后 10 天，第 2 次采血，对照猴麻疹抗体应仍为阴性。

2.2.4　毒种保存

冻干毒种应于－20℃以下保存；液体毒种应于－60℃以下保存。

2.3　原液

2.3.1　细胞制备

按 2.1.2 项进行。

2.3.2 培养液

采用适宜的培养液进行培养。如培养液含新生牛血清，其质量应符合要求（通则3604）。

2.3.3 对照细胞外源病毒因子检查

依法检查（通则3302），应符合规定。

2.3.4 病毒接种和培养

毒种和细胞混合后，置适宜温度下进行培养，病毒接种量及培养条件按批准的执行。当细胞出现一定程度病变时，倾去培养液，用不少于原培养液量的洗液洗涤细胞表面，并换以维持液继续培养。

2.3.5 病毒收获

观察细胞病变达到适宜程度时，收获病毒液。根据细胞生长情况，可换以维持液继续培养，进行多次病毒收获。检定合格的同一细胞批生产的同一次病毒收获液可合并为单次病毒收获液。

2.3.6 单次病毒收获液保存

按批准的执行。

2.3.7 单次病毒收获液合并

检定合格的同一细胞批生产的多个单次病毒收获液可合并为一批原液。

2.3.8 原液检定

按3.2项进行。

2.3.9 原液保存

按批准的执行。

2.4 半成品

2.4.1 配制

将原液按规定的同一病毒滴度进行配制，加入适宜稳定剂，即为半成品。多批检定合格的原液可制备成一批半成品。

2.4.2 半成品检定

按3.3项进行。

2.5 成品

2.5.1 分批

应符合生物制品分包装及贮运管理（通则0239）规定。

2.5.2 分装及冻干

应符合生物制品分包装及贮运管理（通则0239）规定。

2.5.3 规格

按标示量复溶后每瓶0.5ml、1.0ml或2.0ml。每1次人用剂量为0.5ml，含麻疹活病毒应不低于3.0lgCCID$_{50}$。

2.5.4 包装

应符合生物制品分包装及贮运管理（通则0239）规定。

3 检定

3.1 单次病毒收获液检定

3.1.1 病毒滴定

按2.2.3.2项进行。病毒滴度应不低于4.5lgCCID$_{50}$/ml。

3.1.2 无菌检查

依法检查（通则1101），应符合规定。

3.1.3 支原体检查

依法检查（通则3301），应符合规定。

3.2 原液检定

3.2.1 病毒滴定

按2.2.3.2项进行。病毒滴度应不低于4.5lgCCID$_{50}$/ml。

3.2.2 无菌检查

依法检查（通则1101），应符合规定。

3.2.3 支原体检查

依法检查（通则3301），应符合规定。

3.3 半成品检定

无菌检查

依法检查（通则1101），应符合规定。

3.4 成品检定

除水分测定外，应按标示量加入所附灭菌注射用水，复溶后进行以下各项检定。

3.4.1 鉴别试验

按2.2.3.1项进行。

3.4.2 外观

应为乳酪色疏松体，复溶后应为橘红色或淡粉红色澄明液体，无异物。

3.4.3 水分

应不高于3.0%（通则0832）。

3.4.4 pH值

依法检查（通则0631），应符合批准的要求。

3.4.5 渗透压摩尔浓度

依法检查（通则0632），应符合批准的要求。

3.4.6 病毒滴定

取疫苗3～5瓶，可单瓶或混合后按2.2.3.2项进行，单瓶的病毒滴度或混合样品的病毒滴度应不低于3.3lgCCID$_{50}$/ml。

3.4.7 热稳定性试验

应由生产单位在成品入库前取样测定，应与病毒滴定同时进行。于37℃放置7天后，按2.2.3.2项进行，病毒滴度应不低于3.3lgCCID$_{50}$/ml，病毒滴度下降应不高于1.0lg。

3.4.8 牛血清白蛋白残留量

应不高于50ng/剂（通则3411）。

3.4.9 抗生素残留量

生产过程中加入抗生素的应进行该项检查。采用酶联免疫吸附法（通则3429）检测，应不高于50ng/剂。

3.4.10 无菌检查

依法检查（通则1101），应符合规定。

3.4.11 异常毒性检查

依法检查（通则1141），应符合规定。

3.4.12 细菌内毒素检查

应不高于50EU/剂（通则1143凝胶限度法）。

4　疫苗稀释剂

疫苗稀释剂为灭菌注射用水，稀释剂的生产应符合批准的要求。灭菌注射用水应符合本版药典（二部）的相关规定。

5　保存、运输及有效期

于2～8℃避光保存和运输。自生产之日起，有效期为18个月。

6　使用说明

应符合生物制品分包装及贮运管理（通则0239）规定和批准的内容。

腮腺炎减毒活疫苗

Saixianyan Jiandu Huoyimiao

Mumps Vaccine，Live

本品系用腮腺炎病毒减毒株接种原代鸡胚细胞，经培养、收获病毒液后，加适宜稳定剂冻干制成。用于预防流行性腮腺炎。

1　基本要求

生产和检定用设施、原材料及辅料、水、器具、动物等应符合“凡例”的有关要求。

2　制造

2.1　生产用细胞

毒种制备及疫苗生产用细胞为原代鸡胚细胞。

2.1.1　细胞管理及检定

应符合生物制品生产用动物细胞基质制备及质量控制（通则 0234）规定。

2.1.2　细胞制备

选用 9～11 日龄鸡胚，经胰蛋白酶消化，分散细胞，用适宜的培养液进行培养。来源于同一批鸡胚、同一容器内消化制备的鸡胚细胞为一个细胞消化批；源自同一批鸡胚、于同一天制备的多个细胞消化批为一个细胞批。

2.2　毒种

2.2.1　名称及来源

生产用毒种为腮腺炎病毒 S_{79} 株、Wm_{84} 株或经批准的其他腮腺炎病毒减毒株。

2.2.2　种子批的建立

应符合生物制品生产检定用菌毒种管理及质量控制（通则 0233）规定。

S_{79} 株主种子批应不超过第 3 代，工作种子批应不超过第 6 代；Wm_{84} 株主种子批应不超过第 8 代，工作种子批应不超过第 10 代。S_{79} 株生产的疫苗应不超过第 7 代，Wm_{84} 株生产的疫苗应不超过第 11 代。

2.2.3　种子批毒种的检定

主种子批应进行以下全面检定，工作种子批应至少进行 2.2.3.1～2.2.3.5 项检定。

2.2.3.1　鉴别试验

将稀释至 500～2000 $CCID_{50}$/ml 的病毒液与腮腺炎病毒特异性免疫血清等量混合后，置 37℃水浴 60 分钟，接种 Vero 细胞或 FL 细胞，在适宜的温度下培养 8～10 天判定结果。腮腺炎病毒应被完全中和（无细胞病变）；同时设血清和细胞对照，均应为阴性；病毒对照的病毒滴度应不低于500 $CCID_{50}$/ml。

2.2.3.2　病毒滴定

将毒种做 10 倍系列稀释，每稀释度病毒液接种 Vero 细胞或 FL 细胞，置适宜温度下培养 8～10 天判定结果，病毒滴度应不低于 5.5lg$CCID_{50}$/ml。应同时进行病毒参考品滴定。

2.2.3.3　无菌检查

依法检查（通则 1101），应符合规定。

2.2.3.4　分枝杆菌检查

以草分枝杆菌（CMCC 95024）或牛分枝杆菌菌株 BCG 作为阳性对照菌。取阳性对照菌接种于罗氏固体培养基，于 37℃培养 3～5 天收集培养物，以 0.9%氯化钠溶液制成菌悬液，采用细菌浊度法确定菌含量，该菌液浊度与中国细菌浊度标准一致时活菌量约为 2×10^7 CFU/ml。稀释菌悬液，取不高于 100CFU 的菌液作为阳性对照。

供试品小于 1ml 时采用直接接种法，将供试品全部接种于适宜固体培养基（如罗氏培养基或 Middlebrook 7H10 培养基），每种培养基做 3 个重复；并同时设置阳性对照。将接种后的培养基置于 37℃培养 56 天，阳性对照应有菌生长，接种供试品的培养基未见分枝杆菌生长，则判为合格。

供试品大于 1ml 时采用薄膜过滤法集菌后接种培养基。将供试品以 0.22μm 滤膜过滤后，取滤膜接种于适宜固体培养基，同时设阳性对照。所用培养基、培养时间及结果判定同上。

2.2.3.5　支原体检查

依法检查（通则 3301），应符合规定。

2.2.3.6　外源病毒因子检查

依法检查（通则 3302），应符合规定。

2.2.3.7　免疫原性检查

建立或变更主种子批时应确认主种子批的免疫原性，必要时应根据药品注册管理的相关要求开展相应的临床试验。

2.2.3.8　猴体神经毒力试验

主种子批或工作种子批的毒种应进行猴体神经毒力试验，以证明无神经毒力。每次至少用 10 只腮腺炎抗体阴性的易感猴，每侧丘脑接种 0.5ml（应不低于 1 个人用剂量的病毒量），观察 17～21 天，不应有麻痹及其他神经症状出现。注射后 48 小时内猴死亡数不超过 2 只可以更换，如超过 20%，即使为非特异性死亡，试验也不能成立，应重试。观察期末，每只猴采血测腮腺炎病毒抗体，阳转率应不低于 80%，并处死解剖，对大脑和脊髓的适当部位做病理组织学检查，应为阴性。每次试验同时有 2 只易感猴作为对照，待试验猴处死后 10 天，第 2 次采血，对照猴腮腺炎抗体应仍为阴性。

2.2.4　毒种保存

冻干毒种应于－20℃以下保存；液体毒种应于－60℃以下保存。

2.3　原液

2.3.1　细胞制备

按 2.1.2 项进行。

2.3.2　培养液

采用适宜的培养液进行培养。如培养液含新生牛血清，其质量应符合要求（通则3604）。

2.3.3 对照细胞外源病毒因子检查

依法检查（通则3302），应符合规定。

2.3.4 病毒接种和培养

毒种和细胞混合后，置适宜温度下进行培养，病毒接种量及培养条件按批准的执行。当细胞出现一定程度病变时，倾去培养液，用不少于原培养液量的洗液洗涤细胞表面，并换以维持液继续培养。

2.3.5 病毒收获

观察细胞病变达到适宜程度时，收获病毒液。根据细胞生长情况，可换以维持液继续培养，进行多次病毒收获。检定合格的同一细胞批生产的同一次病毒收获液可合并为单次病毒收获液。

2.3.6 单次病毒收获液保存

按批准的执行。

2.3.7 单次病毒收获液合并

检定合格的同一细胞批生产的多个单次病毒收获液可合并为一批原液。

2.3.8 原液检定

按3.2项进行。

2.3.9 原液保存

按批准的执行。

2.4 半成品

2.4.1 配制

将原液按同一病毒滴度进行配制，并加入适量稳定剂，即为半成品。多批检定合格的原液可制备成一批半成品。

2.4.2 半成品检定

按3.3项进行。

2.5 成品

2.5.1 分批

应符合生物制品分包装及贮运管理（通则0239）规定。

2.5.2 分装及冻干

应符合生物制品分包装及贮运管理（通则0239）规定。

2.5.3 规格

按标示量复溶后每瓶0.5ml或1.0ml。每1次人用剂量为0.5ml，含腮腺炎活病毒应不低于3.7lgCCID$_{50}$。

2.5.4 包装

应符合生物制品分包装及贮运管理（通则0239）规定。

3 检定

3.1 单次病毒收获液检定

3.1.1 病毒滴定

按2.2.3.2项进行。病毒滴度应不低于5.0lgCCID$_{50}$/ml。

3.1.2 无菌检查

依法检查（通则1101），应符合规定。

3.1.3 支原体检查

依法检查（通则3301），应符合规定。

3.2 原液检定

3.2.1 病毒滴定

按2.2.3.2项进行。病毒滴度应不低于5.0lgCCID$_{50}$/ml。

3.2.2 无菌检查

依法检查（通则1101），应符合规定。

3.2.3 支原体检查

依法检查（通则3301），应符合规定。

3.3 半成品检定

无菌检查

依法检查（通则1101），应符合规定。

3.4 成品检定

除水分测定外，应按标示量加入所附灭菌注射用水，复溶后进行以下各项检定。

3.4.1 鉴别试验

按2.2.3.1项进行。

3.4.2 外观

应为乳酪色疏松体，复溶后应为橘红色或淡粉红色澄明液体，无异物。

3.4.3 水分

应不高于3.0%（通则0832）。

3.4.4 pH值

依法检查（通则0631），应符合批准的要求。

3.4.5 渗透压摩尔浓度

依法检查（通则0632），应符合批准的要求。

3.4.6 病毒滴定

取疫苗3～5瓶，可单瓶或混合后按2.2.3.2项进行，单瓶的病毒滴度或混合样品的病毒滴度应不低于4.0lgCCID$_{50}$/ml。

3.4.7 热稳定性试验

热稳定性试验应由生产单位在成品入库前取样测定，应与病毒滴定同时进行。于37℃放置7天后，按2.2.3.2项进行，病毒滴度应不低于4.0lgCCID$_{50}$/ml，病毒滴度下降应不高于1.0lg。

3.4.8 牛血清白蛋白残留量

应不高于50ng/剂（通则3411）。

3.4.9 抗生素残留量

生产过程中加入抗生素的应进行该项检查。采用酶联免疫吸附法（通则3429），应不高于50ng/剂。

3.4.10 无菌检查

依法检查（通则1101），应符合规定。

3.4.11 异常毒性检查

依法检查（通则1141），应符合规定。

3.4.12 细菌内毒素检查

应不高于50EU/剂（通则1143凝胶限度法）。

4 疫苗稀释剂

疫苗稀释剂为灭菌注射用水，稀释剂的生产应符合批准的要求。灭菌注射用水应符合本版药典（二部）的相关规定。

5　保存、运输及有效期

于 2～8℃避光保存和运输。自生产之日起，有效期为 18 个月。

6　使用说明

应符合生物制品分包装及贮运管理（通则 0239）规定和批准的内容。

风疹减毒活疫苗（人二倍体细胞）

Fengzhen Jiandu Huoyimiao

(Ren Erbeiti Xibao)

Rubella Vaccine（Human Diploid Cell），Live

本品系用风疹病毒减毒株接种人二倍体细胞，经培养、收获病毒液后，加入适宜稳定剂冻干制成。用于预防风疹。

1　基本要求

生产和检定用设施、原材料及辅料、水、器具、动物等应符合“凡例”的有关要求。

2　制造

2.1　生产用细胞

生产用细胞为人二倍体细胞 2BS 株、MRC-5 株或经批准的其他细胞株。

2.1.1　细胞管理及检定

应符合生物制品生产用动物细胞基质制备及质量控制（通则 0234）规定。

每批原液的生产应来自复苏扩增后的同一细胞批。

各级细胞库代次应不超过批准的限定代次。

2.1.2　细胞制备

取工作细胞库中的细胞，经复苏、消化，置适宜温度下静置或旋转培养制备的一定数量并用于接种病毒的细胞为一个细胞批。

2.2　毒种

2.2.1　名称及来源

生产用毒株为风疹病毒 BRDⅡ减毒株或经批准的其他经人二倍体细胞适应的减毒株。

2.2.2　种子批的建立

应符合生物制品生产检定用菌毒种管理及质量控制（通则 0233）规定。

BRDⅡ株原始种子为第 25 代，主种子批应不超过第 28 代，工作种子批应不超过第 31 代。生产疫苗的病毒代次应不超过第 32 代。

2.2.3　种子批毒种的检定

主种子批应进行以下全面检定，工作种子批应至少进行 2.2.3.1～2.2.3.4 项检定。

2.2.3.1　鉴别试验

将稀释至 100～500 $CCID_{50}$/ml 的病毒液与适当稀释的风疹病毒特异性免疫血清等量混合后，置 37℃水浴 60 分钟，接种 RK-13 细胞，置 32℃培养 7～10 天判定结果。风疹病毒应被完全中和（无细胞病变）；同时设血清和细胞对照，均应为阴性；病毒对照的病毒滴度应不低于100 $CCID_{50}$/ml。

2.2.3.2　病毒滴定

将毒种做 10 倍系列稀释，每稀释度病毒液接种 RK-13 细胞，置 32℃培养 7～10 天判定结果。病毒滴度应不低于 4.8lg$CCID_{50}$/ml。应同时进行病毒参考品滴定。

2.2.3.3　无菌检查

依法检查（通则 1101），应符合规定。

2.2.3.4　支原体检查

依法检查（通则 3301），应符合规定。

2.2.3.5　外源病毒因子检查

依法检查（通则 3302），应符合规定。

2.2.3.6　免疫原性检查

建立或变更主种子批时应确认主种子批的免疫原性，必要时应根据药品注册管理的相关要求开展相应的临床试验。

2.2.3.7　猴体神经毒力试验

主种子批或工作种子批的毒种应进行猴体神经毒力试验，以证明无神经毒力。每次至少用 10 只风疹抗体阴性的易感猴，每侧丘脑接种 0.5ml（应不低于 1 个人用剂量的病毒量），观察 17～21 天，不应有麻痹及其他神经症状出现。注射后 48 小时内猴死亡数不超过 2 只可以更换；如超过 20%，即使为非特异性死亡，试验也不能成立，应重试。观察期末，每只猴采血测风疹病毒抗体，阳转率应不低于 80%，并处死解剖，对大脑和脊髓的适当部位做病理组织学检查，应为阴性。每次试验同时有 2 只易感猴作为对照，待试验猴处死后 10 天，第 2 次采血，对照猴风疹抗体应仍为阴性。

2.2.4　毒种保存

冻干毒种应于－20℃以下保存；液体毒种应于－60℃以下保存。

2.3　原液

2.3.1　细胞制备

按 2.1.2 项进行。

2.3.2　培养液

采用适宜的培养液进行培养。如培养液含新生牛血清，其质量应符合要求（通则 3604）。

2.3.3　对照细胞外源病毒因子检查

依法检查（通则 3302），应符合规定。

2.3.4　病毒接种和培养

将毒种接种细胞进行培养，病毒接种量及培养条件按批准的执行。

2.3.5　病毒收获

观察细胞病变达到适宜程度时，收获病毒液。根据细胞的生长情况，可换以维持液继续培养，进行多次病毒收获。检定合格的同一细胞批生产的同一次病毒收获液可合并为单次病毒收获液。

2.3.6　单次病毒收获液保存

按批准的执行。

2.3.7　单次病毒收获液合并

检定合格的同一细胞批生产的多个单次病毒收获液可合并为一批原液。

2.3.8　原液检定

按 3.2 项进行。

2.3.9　原液保存

按批准的执行。

2.4　半成品

2.4.1　配制

将原液按规定的同一病毒滴度进行适当稀释，加入适宜稳定剂，即为半成品。多批检定合格的原液可制成一批半成品。

2.4.2　半成品检定

按3.3项进行。

2.5　成品

2.5.1　分批

应符合生物制品分包装及贮运管理（通则0239）规定。

2.5.2　分装及冻干

应符合生物制品分包装及贮运管理（通则0239）规定。

2.5.3　规格

按标示量复溶后每瓶0.5ml或1.0ml。每1次人用剂量为0.5ml，含风疹活病毒应不低于3.2lgCCID$_{50}$。

2.5.4　包装

应符合生物制品分包装及贮运管理（通则0239）规定。

3　检定

3.1　单次病毒收获液检定

3.1.1　病毒滴定

按2.2.3.2项进行，病毒滴度应不低于4.8lgCCID$_{50}$/ml。

3.1.2　无菌检查

依法检查（通则1101），应符合规定。

3.1.3　支原体检查

依法检查（通则3301），应符合规定。

3.2　原液检定

3.2.1　病毒滴定

按2.2.3.2项进行，病毒滴度应不低于4.8lgCCID$_{50}$/ml。

3.2.2　无菌检查

依法检查（通则1101），应符合规定。

3.2.3　支原体检查

依法检查（通则3301），应符合规定。

3.3　半成品检定

无菌检查

依法检查（通则1101），应符合规定。

3.4　成品检定

除水分测定外，应按标示量加入所附灭菌注射用水，复溶后进行以下各项检定。

3.4.1　鉴别试验

按2.2.3.1项进行。

3.4.2　外观

应为乳酪色疏松体，复溶后为橘红色澄明液体，无异物。

3.4.3　水分

应不高于3.0%（通则0832）。

3.4.4　pH值

依法检查（通则0631），应符合批准的要求。

3.4.5　渗透压摩尔浓度

依法检查（通则0632），应符合批准的要求。

3.4.6　病毒滴定

取疫苗3～5瓶，可单瓶或混合后按2.2.3.2项进行，单瓶的病毒滴度或混合样品的病毒滴度应不低于3.5lgCCID$_{50}$/ml。

3.4.7　热稳定性试验

热稳定性试验应由生产单位在成品入库前取样测定，应与病毒滴定同时进行。于37℃放置7天后，按2.2.3.2项进行，病毒滴度应不低于3.5lgCCID$_{50}$/ml，病毒滴度下降应不高于1.0lg。

3.4.8　牛血清白蛋白残留量

应不高于50ng/剂（通则3411）。

3.4.9　抗生素残留量

生产过程中加入抗生素的应进行该项检查。采用酶联免疫吸附法（通则3429）检测，应不高于50ng/剂。

3.4.10　无菌检查

依法检查（通则1101），应符合规定。

3.4.11　异常毒性检查

依法检查（通则1141），应符合规定。

3.4.12　细菌内毒素检查

应不高于50EU/剂（通则1143凝胶限度法）。

4　疫苗稀释剂

疫苗稀释剂为灭菌注射用水，稀释剂的生产应符合批准的要求。灭菌注射用水应符合本版药典（二部）的相关规定。

5　保存、运输及有效期

于2～8℃避光保存和运输。自生产之日起，有效期为18个月。

6　使用说明

应符合生物制品分包装及贮运管理（通则0239）规定和批准的内容。

水痘减毒活疫苗

Shuidou Jiandu Huoyimiao

Varicella Vaccine，Live

本品系用水痘-带状疱疹病毒接种人二倍体细胞，经培养，收获病毒，加入适宜稳定剂冻干制成。用于预防水痘。

1　基本要求

生产和检定用设施、原材料及辅料、水、器具、动物等应符合“凡例”的有关要求。

2　制造

2.1　生产用细胞

生产用细胞为人二倍体细胞 2BS 株、MRC-5 株或经批准的其他细胞株。

2.1.1　细胞库管理及检定

应符合生物制品生产用动物细胞基质制备及质量控制（通则 0234）规定。

每批原液的生产应来自复苏扩增后的同一细胞批。

各级细胞库代次应不超过批准的限定代次。

2.1.2　细胞制备

取工作细胞库中的细胞，经复苏、消化，置适宜温度下静置或旋转培养制备的一定数量并用于接种病毒的细胞为一个细胞批。

2.2　毒种

2.2.1　名称及来源

生产用毒株为水痘-带状疱疹病毒减毒株 Oka 株或经批准的其他经人二倍体细胞适应的减毒株。

2.2.2　种子批的建立

应符合生物制品生产检定用菌毒种管理及质量控制（通则 0233）规定。各级种子批代次应不超过批准的限定代次。

2.2.3　种子批毒种的检定

主种子批应进行以下全面检定，工作种子批应至少进行 2.2.3.1～2.2.3.5 项检定。

2.2.3.1　鉴别试验

将稀释至 500～1000PFU/ml 的病毒液与适当稀释的水痘病毒特异性免疫血清等量混合后，置 37℃水浴中和 60 分钟，接种人二倍体细胞 2BS 株或 MRC-5 株，置 37℃±1℃、5%二氧化碳培养 7～10 天判定结果，水痘病毒应完全被中和；同时设血清和细胞对照，均应为阴性，病毒对照的病毒滴度应不低于 500PFU/ml。

2.2.3.2　病毒滴定

采用蚀斑法进行病毒滴定。取供试品做适宜倍数系列稀释。每个稀释度接种人二倍体细胞 2BS 株或 MRC-5 株，置 37℃±1℃、5%二氧化碳培养 7～10 天判定结果，病毒滴度应不低于 3.7lgPFU/ml。应同时用病毒参考品进行滴定。

2.2.3.3　无菌检查

依法检查（通则 1101），应符合规定。

2.2.3.4　支原体检查

依法检查（通则 3301），应符合规定。

2.2.3.5　外源病毒因子检查

依法检查（通则 3302），应符合规定。

2.2.3.6　免疫原性检查

建立或变更主种子批时应确认主种子批的免疫原性，必要时应根据药品注册管理的相关要求开展相应的临床试验。

2.2.3.7　猴体神经毒力试验

主种子批应进行神经毒力试验，以证明无神经毒力，每次至少用 10 只水痘抗体阴性的易感猴，每侧丘脑注射 0.5ml（应不低于 1 个人用剂量的病毒量），观察 17～21 天，不应有麻痹及其他神经症状出现，注射后 48 小时内猴死亡数不超过 2 只时可以更换；如死亡超过 20%，即使为非特异性死亡，试验也不能成立，应重试。观察期末，每只猴处死解剖，对大脑及脊髓适当部位做病理组织学检查，应无病理改变。试验应设立 2 只易感猴作为阴性对照，分别于观察期末和试验猴处死后 10 天采血，对照猴两次血清样品的水痘抗体均应为阴性。

2.2.4　毒种保存

冻干毒种置－20℃以下保存，液体毒种置－60℃以下保存。

2.3　原液

2.3.1　细胞制备

同 2.1.2 项。

2.3.2　培养液

采用适宜的培养液进行培养。如培养液含新生牛血清，其质量应符合要求（通则 3604）。

2.3.3　对照细胞外源病毒因子检查

依法检查（通则 3302），应符合规定。

2.3.4　病毒接种和培养

将毒种接种细胞进行培养，病毒接种量及培养条件按批准的执行。当出现一定程度的病变时，弃去培养液，用不少于原培养液量的洗涤液洗涤细胞表面，可换维持液继续培养。

2.3.5　病毒收获

采用适当方法收集感染细胞，并加入适宜的稳定剂为病毒收获物。

2.3.6　病毒收获物检定

按 3.1 项进行。

2.3.7　病毒收获物保存

于－60℃以下保存，保存时间应按批准的执行。

2.3.8　细胞破碎、离心

将感染细胞冻融后，采用超声波或其他适宜的方法破碎感染细胞，经离心或其他适宜方法去除细胞碎片，收集含有病毒的上清液。

2.3.9　合并

检定合格的来源于同一细胞批的病毒上清液合并后即为原液。

2.3.10　原液检定

按 3.2 项进行。

2.3.11　原液保存

置－60℃以下保存，保存时间应按批准的执行。

2.4　半成品

2.4.1　配制

将原液按规定的同一病毒滴度进行适当稀释，加入适宜稳定剂即为半成品。

2.4.2　半成品检定

按 3.3 项进行。

2.5　成品

2.5.1　分批

应符合生物制品分包装及贮运管理（通则 0239）规定。

2.5.2　分装及冻干

应符合生物制品分包装及贮运管理（通则 0239）规定。

2.5.3　规格

按标示量复溶后每瓶为 0.5ml。每 1 次人用剂量为 0.5ml，含水痘-带状疱疹活病毒应不低于 3.3lgPFU。

2.5.4　包装

应符合生物制品分包装及贮运管理（通则 0239）规定。

3　检定

3.1　病毒收获物检定

无菌检查

依法检查（通则 1101），应符合规定。

3.2　原液检定

3.2.1　病毒滴定

按 2.2.3.2 项进行。病毒滴度应不低于 4.0lgPFU/ml。

3.2.2　无菌检查

依法检查（通则 1101），应符合规定。

3.2.3　支原体检查

依法检查（通则 3301），应符合规定。

3.3　半成品检定

无菌检查

依法检查（通则 1101），应符合规定。

3.4　成品检定

除水分测定外，应按标示量加入所附灭菌注射用水，复溶后进行以下各项检定。

3.4.1　鉴别试验

按 2.2.3.1 项进行。

3.4.2　外观

应为乳白色或白色疏松体，复溶后为澄明液体，可微带乳光，无异物。

3.4.3　pH 值

依法检查（通则 0631），应符合批准的要求。

3.4.4　渗透压摩尔浓度

依法检查（通则 0632），应符合批准的要求。

3.4.5　水分

应不高于 3.0%（通则 0832）。

3.4.6　病毒滴定

取疫苗 3～5 瓶，可单瓶或混合后按 2.2.3.2 项进行，单瓶的病毒滴度或混合样品的病毒滴度应不低于 3.6lgPFU/ml。

3.4.7　热稳定性试验

热稳定性试验应由生产单位在成品入库前取样测定，应与病毒滴定同时进行。于 37℃放置 7 天后，按 2.2.3.2 项进行，病毒滴度应不低于 3.6lgPFU/ml，病毒滴度下降应不高于 1.0lg。

3.4.8　牛血清白蛋白残留量

应不高于 50ng/剂（通则 3411）。

3.4.9　抗生素残留量

生产过程中加入抗生素的应进行该项检查。采用酶联免疫吸附法（通则 3429）检测，应不高于 50ng/剂。

3.4.10　无菌检查

依法检查（通则 1101），应符合规定。

3.4.11　异常毒性检查

依法检查（通则 1141），应符合规定。

3.4.12　细菌内毒素检查

应不高于 50EU/剂（通则 1143 凝胶限度法）。

4　疫苗稀释剂

疫苗稀释剂为灭菌注射用水，稀释剂的生产应符合批准的要求。灭菌注射用水应符合本版药典（二部）的相关规定。

5　保存、运输及有效期

于 2～8℃避光保存和运输。自生产之日起，按批准的有效期执行。

6　使用说明

应符合生物制品分包装及贮运管理（通则 0239）规定和批准的内容。

麻疹腮腺炎联合减毒活疫苗

Mazhen Saixianyan Lianhe Jiandu Huoyimiao

Measles and Mumps Combined Vaccine，Live

本品系用麻疹病毒减毒株和腮腺炎病毒减毒株分别接种鸡胚细胞，经培养、收获病毒液，按比例混合配制，加适宜稳定剂冻干制成。用于预防麻疹和流行性腮腺炎。

1　基本要求

生产和检定用设施、原材料及辅料、水、器具、动物等应符合“凡例”的有关要求。

2　制造

2.1　单价原液

2.1.1　麻疹病毒原液制备

应符合“麻疹减毒活疫苗”中 2.1～2.3.9 项的规定。

2.1.2　腮腺炎病毒原液制备

应符合“腮腺炎减毒活疫苗”中 2.1～2.3.9 项的规定。

2.2　单价原液检定

2.2.1　麻疹病毒原液检定

除按“麻疹减毒活疫苗”中 3.2 项进行外，并应按本品种 3.1.1 项进行检定。

2.2.2　腮腺炎病毒原液检定

除按“腮腺炎减毒活疫苗”中 3.2 项进行外，并应按本品种 3.1.2 项进行检定。

2.3　单价原液保存

各单价原液的保存应按批准的执行。

2.4　半成品

2.4.1　配制

将麻疹及腮腺炎单价原液按一定比例进行混合，且腮腺炎病毒滴度至少是麻疹病毒滴度的 5 倍，加入适量稳定剂后，即为半成品。

2.4.2　半成品检定

按 3.2 项进行。

2.5　成品

2.5.1　分批

应符合生物制品分包装及贮运管理（通则 0239）规定。

2.5.2　分装及冻干

应符合生物制品分包装及贮运管理（通则 0239）规定。

2.5.3　规格

复溶后每瓶 0.5ml。每 1 次人用剂量为 0.5ml，含麻疹活病毒应不低于 3.0lg$CCID_{50}$，含腮腺炎活病毒应不低于 3.7lg$CCID_{50}$。

2.5.4　包装

应符合生物制品分包装及贮运管理（通则 0239）规定。

3　检定

3.1　原液检定

3.1.1　麻疹病毒原液检定

3.1.1.1　鉴别试验

将稀释至 500～2000 $CCID_{50}$/ml 的麻疹病毒原液与麻疹病毒特异性免疫血清等量混合后，置 37℃水浴 60 分钟，接种 Vero 细胞或 FL 细胞，在适宜的温度下培养 7～8 天判定结果。麻疹病毒应被完全中和（无细胞病变）；同时设血清和细胞对照，应均为阴性，病毒对照的病毒滴度应不低于 500 $CCID_{50}$/ml。

3.1.1.2　牛血清白蛋白残留量

应不高于 50ng/ml（通则 3411）。

3.1.2　腮腺炎病毒原液检定

3.1.2.1　鉴别试验

将稀释至 500～2000 $CCID_{50}$/ml 的腮腺炎病毒原液与腮腺炎病毒特异性免疫血清等量混合后，置 37℃水浴 60 分钟，接种 Vero 细胞或 FL 细胞，在适宜的温度下培养 7～8天判定结果。腮腺炎病毒应被完全中和（无细胞病变）；同时设血清和细胞对照，均应为阴性；病毒对照的病毒滴度应不低于 500 $CCID_{50}$/ml。

3.1.2.2　牛血清白蛋白残留量

应不高于 50ng/ml（通则 3411）。

3.2　半成品检定

无菌检查

依法检查（通则 1101），应符合规定。

3.3　成品检定

除水分测定外，应按标示量加入所附灭菌注射用水，复溶后进行以下各项检定。

3.3.1　鉴别试验

鉴别试验应与病毒滴定同时进行。将适当稀释的麻疹病毒和腮腺炎病毒特异性免疫血清分别与经适当稀释的疫苗供试品混合后，20～25℃中和 90 分钟，接种 Vero 细胞或 FL 细胞，37℃培养 7～8 天后判定结果。麻疹和腮腺炎病毒应被完全中和，不得出现任何其他细胞病变；同时设血清和细胞对照，均应为阴性；病毒对照应为阳性。

3.3.2　外观

应为乳酪色疏松体，复溶后应为橘红色澄明液体，无异物。

3.3.3　水分

应不高于 3.0%（通则 0832）。

3.3.4　pH 值

依法检查（通则 0631），应符合批准的要求。

3.3.5　渗透压摩尔浓度

依法检查（通则 0632），应符合批准的要求。

3.3.6　病毒滴定

取疫苗 3～5 瓶，可单瓶分别滴定或混合后滴定，并应同时进行病毒参考品滴定。

麻疹疫苗病毒滴定：疫苗供试品经腮腺炎病毒特异性免疫血清中和腮腺炎病毒后，在 Vero 细胞或 FL 细胞上滴定麻疹病毒。单瓶或混合样品的病毒滴度应不低于 3.3lg$CCID_{50}$/ml。

腮腺炎疫苗病毒滴定：疫苗供试品经麻疹病毒特异性免疫血清中和麻疹病毒后，在 Vero 细胞或 FL 细胞上滴定腮腺炎病毒。单瓶或混合样品的病毒滴度应不低于 4.0lg$CCID_{50}$/ml。

3.3.7　热稳定性试验

热稳定性试验应由生产者在成品入库前取样测定，应与病毒滴定同时进行。于 37℃ 放置 7 天后，按 3.3.6 项进行，麻疹疫苗病毒滴度应不低于 3.3lg$CCID_{50}$/ml，腮腺炎疫苗病毒滴度应不低于 4.0lg$CCID_{50}$/ml，两种疫苗病毒滴度下降均应不高于 1.0lg。

3.3.8　牛血清白蛋白残留量

应不高于 50ng/剂（通则 3411）。

3.3.9　抗生素残留量

生产过程中加入抗生素的应进行该项检查。采用酶联免疫吸附法（通则 3429）检测，应不高于 50ng/剂。

3.3.10　无菌检查

依法检查（通则 1101），应符合规定。

3.3.11　异常毒性检查

依法检查（通则 1141），应符合规定。

3.3.12　细菌内毒素检查

应不高于 50EU/剂（通则 1143 凝胶限度法）。

4　疫苗稀释剂

疫苗稀释剂为灭菌注射用水，稀释剂的生产应符合批准的要求。灭菌注射用水应符合本版药典（二部）的相关规定。

5　保存、运输及有效期

于 2～8℃避光保存和运输。自生产之日起，有效期为 18 个月。

6　使用说明

应符合生物制品分包装及贮运管理（通则 0239）规定和批准的内容。

麻疹风疹联合减毒活疫苗

Mazhen Fengzhen Lianhe Jiandu Huoyimiao

Measles and Rubella Combined Vaccine, Live

本品系用麻疹病毒减毒株接种原代鸡胚细胞和风疹病毒减毒株接种人二倍体细胞，经培养、收获病毒液后，按比例混合配制，加入适宜稳定剂冻干制成。用于预防麻疹和风疹。

1　基本要求

生产和检定用设施、原材料及辅料、水、器具、动物等应符合“凡例”的有关要求。

2　制造

2.1　单价原液

2.1.1　麻疹病毒原液制备

应符合“麻疹减毒活疫苗”中 2.1～2.3.9 项的规定。

2.1.2　风疹病毒原液制备

应符合“风疹减毒活疫苗（人二倍体细胞）”中 2.1～2.3.9 项的规定。

2.2　单价原液检定

2.2.1　麻疹病毒原液检定

除按“麻疹减毒活疫苗”中 3.2 项进行外，并应按本品种 3.1.1 项进行检定。

2.2.2　风疹病毒原液检定

除按“风疹减毒活疫苗（人二倍体细胞）”中 3.2 项进行外，并应按本品种 3.1.2 项进行检定。

2.3　单价原液保存

各单价原液的保存应按批准的执行。

2.4　半成品

2.4.1　配制

将检定合格的麻疹和风疹病毒单价原液分别按规定的同一病毒滴度进行稀释后，等比例混合，加入适宜的稳定剂配制，即为半成品。

2.4.2　半成品检定

按 3.2 项进行。

2.5　成品

2.5.1　分批

应符合生物制品分包装及贮运管理（通则 0239）规定。

2.5.2　分装及冻干

应符合生物制品分包装及贮运管理（通则 0239）规定。

2.5.3　规格

复溶后每瓶 0.5ml。每 1 次人用剂量为 0.5ml，含麻疹和风疹活病毒均应不低于 3.0lg$CCID_{50}$。

2.5.4　包装

应符合生物制品分包装及贮运管理（通则 0239）规定。

3　检定

3.1　原液检定

3.1.1　麻疹病毒原液检定

3.1.1.1　鉴别试验

将稀释至 500～2000 $CCID_{50}$/ml 的病毒液与适当稀释的麻疹病毒特异性免疫血清等量混合后，置 37℃水浴 60 分钟，接种 Vero 细胞或 FL 细胞，在适宜温度下培养 7～8 天判定结果。麻疹病毒应被完全中和（无细胞病变）；同时设血清和细胞对照，均应为阴性；病毒对照的病毒滴度应不低于 500 $CCID_{50}$/ml。

3.1.1.2　牛血清白蛋白残留量

应不高于 50ng/ml（通则 3411）。

3.1.2　风疹病毒原液检定

3.1.2.1　鉴别试验

将稀释至 100～500 $CCID_{50}$/ml 的病毒液与适当稀释的风疹病毒特异性免疫血清等量混合后，置 37℃水浴 60 分钟，接种 RK-13 细胞，置 32℃培养 7～10 天判定结果。风疹病毒应被完全中和（无细胞病变）；同时设血清和细胞对照，均应为阴性；病毒对照的病毒滴度应不低于 100 $CCID_{50}$/ml。

3.1.2.2　牛血清白蛋白残留量

应不高于 50ng/ml（通则 3411）。

3.2　半成品检定

无菌检查

依法检查（通则 1101），应符合规定。

3.3　成品检定

除水分测定外，应按标示量加入所附灭菌注射用水，复溶后进行以下各项检定。

3.3.1　鉴别试验

鉴别试验应和病毒滴定同时进行。将适当稀释的麻疹病毒和风疹病毒特异性免疫血清混合后，与经适当稀释的疫苗供试品（稀释至风疹病毒含量为 100～500 $CCID_{50}$/ml）混合，于适宜温度中和一定时间后，分别接种 Vero 细胞和 RK-13 细胞，再分别于 37℃±1℃和 32℃±1℃培养 7～10 天判定结果。麻疹病毒和风疹病毒应被完全中和，不应出现任何细胞病变。同时设血清和细胞对照，均应为阴性；病毒对照应为阳性。

3.3.2　外观

应为乳酪色疏松体，复溶后为橘红色或淡粉红色澄明液体，无异物。

3.3.3　水分

应不高于 3.0%（通则 0832）。

3.3.4　pH 值

依法检查（通则 0631），应符合批准的要求。

3.3.5　渗透压摩尔浓度

依法检查（通则 0632），应符合批准的要求。

3.3.6　病毒滴定

取疫苗 3～5 瓶复溶后，可单瓶分别滴定或混合滴定，并应同时进行病毒参考品滴定。

麻疹疫苗病毒滴定：供试品经风疹病毒特异性免疫血清中和风疹病毒后，在 Vero 细胞上滴定麻疹病毒。单瓶或混合样品的麻疹病毒滴度应不低于 3.3lgCCID$_{50}$/ml。

风疹疫苗病毒滴定：供试品经麻疹病毒特异性免疫血清中和麻疹病毒后，在 RK-13 细胞上进行风疹病毒滴定。单瓶或混合样品的风疹病毒滴度应不低于 3.3lgCCID$_{50}$/ml。

3.3.7　热稳定性试验

热稳定性试验应由生产者在成品入库前取样测定，应与病毒滴定同时进行。于 37℃放置 7 天后，按 3.3.6 项进行，麻疹和风疹病毒滴度均应不低于 3.3lgCCID$_{50}$/ml。病毒滴度下降均应不高于 1.0lg。

3.3.8　牛血清白蛋白残留量

应不高于 50ng/剂（通则 3411）。

3.3.9　抗生素残留量

生产过程中加入抗生素的应进行该项检查。采用酶联免疫吸附法（通则 3429），应不高于 50ng/剂。

3.3.10　无菌检查

依法检查（通则 1101），应符合规定。

3.3.11　异常毒性检查

依法检查（通则 1141），应符合规定。

3.3.12　细菌内毒素检查

应不高于 50EU/剂（通则 1143 凝胶限度法）。

4　疫苗稀释剂

疫苗稀释剂为灭菌注射用水，稀释剂的生产应符合批准的要求。灭菌注射用水应符合本版药典（二部）的相关规定。

5　保存、运输及有效期

于 2～8℃避光保存和运输。自生产之日起，有效期为 18 个月。

6　使用说明

应符合生物制品分包装及贮运管理（通则 0239）规定和批准的内容。

麻腮风联合减毒活疫苗

Ma Sai Feng Lianhe Jiandu Huoyimiao

Measles, Mumps and Rubella Combined Vaccine, Live

本品系用麻疹病毒减毒株和腮腺炎病毒减毒株分别接种原代鸡胚细胞、风疹病毒减毒株接种人二倍体细胞，经培养、收获病毒液，按比例混合配制，加入适宜稳定剂冻干制成。用于预防麻疹、腮腺炎和风疹。

1　基本要求

生产和检定用设施、原材料及辅料、水、器具、动物等应符合“凡例”的有关要求。

2　制造

2.1　单价原液

2.1.1　麻疹病毒原液制备

应符合“麻疹减毒活疫苗”中 2.1～2.3.9 项的规定。

2.1.2　腮腺炎病毒原液制备

应符合“腮腺炎减毒活疫苗”中 2.1～2.3.9 项的规定。

2.1.3　风疹病毒原液制备

应符合“风疹减毒活疫苗（人二倍体细胞）”中 2.1～2.3.9 项的规定。

2.2　单价原液检定

2.2.1　麻疹病毒原液检定

除按“麻疹减毒活疫苗”中 3.2 项进行外，并应按本品种 3.1.1 项进行检定。

2.2.2　腮腺炎病毒原液检定

除按“腮腺炎减毒活疫苗”中 3.2 项进行外，并应按本品种 3.1.2 项进行检定。

2.2.3　风疹病毒原液检定

除按“风疹减毒活疫苗（人二倍体细胞）”中 3.2 项进行外，并应按本品种 3.1.3 项进行检定。

2.3　单价原液保存

各单价原液的保存应按批准的执行。

2.4　半成品

2.4.1　配制

将检定合格的麻疹病毒、腮腺炎病毒和风疹病毒单价原液根据病毒滴度按一定比例进行配制，其中麻疹和风疹病毒滴度比例应为 1∶1，腮腺炎病毒滴度至少是麻疹或风疹病毒滴度的 5 倍。加入适宜的稳定剂后即为半成品。

2.4.2　半成品检定

按 3.2 项进行。

2.5　成品

2.5.1　分批

应符合生物制品分包装及贮运管理（通则 0239）规定。

2.5.2　分装及冻干

应符合生物制品分包装及贮运管理（通则 0239）规定。

2.5.3　规格

复溶后每瓶 0.5ml。每 1 次人用剂量为 0.5ml，含麻疹和风疹活病毒均应不低于 3.0lg$CCID_{50}$，含腮腺炎活病毒应不低于 3.7lg$CCID_{50}$。

2.5.4　包装

应符合生物制品分包装及贮运管理（通则 0239）规定。

3　检定

3.1　原液检定

3.1.1　麻疹病毒原液检定

3.1.1.1　鉴别试验

将稀释至 500～2000 $CCID_{50}$/ml 的病毒液与适当稀释的麻疹病毒特异性免疫血清等量混合后，置 37℃水浴 60 分钟，接种 Vero 细胞或 FL 细胞，在适宜温度下培养 7～8 天判定结果。麻疹病毒应被完全中和（无细胞病变）；同时设血清和细胞对照，均应为阴性；病毒对照的病毒滴度应不低于 500 $CCID_{50}$/ml。

3.1.1.2　牛血清白蛋白残留量

应不高于 50ng/ml（通则 3411）。

3.1.2　腮腺炎病毒原液检定

3.1.2.1　鉴别试验

将稀释至 500～2000 $CCID_{50}$/ml 的病毒液与腮腺炎病毒特异性免疫血清等量混合后，置 37℃水浴 60 分钟，接种 Vero 细胞或 FL 细胞，在适宜温度下培养 8～10 天判定结果。腮腺炎病毒应被完全中和（无细胞病变）；同时设血清和细胞对照，均应为阴性；病毒对照的病毒滴度应不低于 500 $CCID_{50}$/ml。

3.1.2.2　牛血清白蛋白残留量

应不高于 50ng/ml（通则 3411）。

3.1.3　风疹病毒原液检定

3.1.3.1　鉴别试验

将稀释至 100～500 $CCID_{50}$/ml 病毒原液与适当稀释的风疹病毒特异性免疫血清等量混合后，置 37℃水浴 60 分钟，接种 RK-13 细胞，置 32℃培养 7～10 天判定结果。风疹病毒应被完全中和（无细胞病变）；同时设血清和细胞对照，均应为阴性；病毒对照的病毒滴度应不低于 100 $CCID_{50}$/ml。

3.1.3.2　牛血清白蛋白残留量

应不高于 50ng/ml（通则 3411）。

3.2　半成品检定

无菌检查

依法检查（通则 1101），应符合规定。

3.3　成品检定

除水分测定外，应按标示量加入所附灭菌注射用水，复溶后进行以下各项检定。

3.3.1　鉴别试验

鉴别试验应与病毒滴定同时进行。将适当稀释的麻疹病毒、腮腺炎病毒和风疹病毒特异性免疫血清混合后，与经适当稀释的疫苗供试品（稀释至风疹病毒含量为 100～500 $CCID_{50}$/ml）混合，于适宜温度中和一定时间后，分别接种 Vero 细胞和 RK-13 细胞，再分别于37℃±1℃和32℃±1℃培养 7～10 天判定结果。麻疹、腮腺炎和风疹病毒应被完全中和，不应出现任何细胞病变。同时设血清和细胞对照，均应为阴性；病毒对照应为阳性。

3.3.2　外观

应为乳酪色疏松体，复溶后为橘红色澄明液体，无异物。

3.3.3　水分

应不高于 3.0%（通则 0832)。

3.3.4　pH 值

依法检查（通则 0631)，应符合批准的要求。

3.3.5　渗透压摩尔浓度

依法检查（通则 0632)，应符合批准的要求。

3.3.6　病毒滴定

取疫苗 3～5 瓶复溶后，可单瓶分别滴定或混合滴定，并应同时进行病毒参考品滴定。

麻疹疫苗病毒滴定：供试品经腮腺炎病毒和风疹病毒特异性免疫血清中和腮腺炎病毒和风疹病毒后，在 Vero 细胞上滴定麻疹病毒。单瓶或混合样品的麻疹病毒滴度应不低于 3.3lg$CCID_{50}$/ml。

腮腺炎疫苗病毒滴定：供试品经麻疹病毒和风疹病毒特异性免疫血清中和麻疹病毒和风疹病毒后，在 Vero 细胞上滴定腮腺炎病毒。单瓶或混合样品的腮腺炎病毒滴度应不低于 4.0lg$CCID_{50}$/ml。

风疹疫苗病毒滴定：供试品经腮腺炎病毒和麻疹病毒特异性免疫血清中和腮腺炎病毒和麻疹病毒后，在 RK-13 细胞上进行风疹病毒滴定。单瓶或混合样品的风疹病毒滴度应不低于 3.3lg$CCID_{50}$/ml。

3.3.7　热稳定性试验

热稳定性试验应由生产单位在成品入库前取样测定，应与病毒滴定同时进行。于 37℃ 放置 7 天后，按 3.3.6 项进行，麻疹病毒滴度应不低于 3.3lg$CCID_{50}$/ml，腮腺炎病毒滴度应不低于 4.0lg$CCID_{50}$/ml，风疹病毒滴度应不低于 3.3lg$CCID_{50}$/ml，各病毒滴度下降均应不高于 1.0lg。

3.3.8　牛血清白蛋白残留量

应不高于 50ng/剂（通则 3411)。

3.3.9　抗生素残留量

生产过程中加入抗生素的应进行该项检查。采用酶联免疫吸附法（通则 3429)，应不高于 50ng/剂。

3.3.10　无菌检查

依法检查（通则 1101)，应符合规定。

3.3.11　异常毒性检查

依法检查（通则 1141)，应符合规定。

3.3.12　细菌内毒素检查

应不高于 50EU/剂（通则 1143 凝胶限度法)。

4　疫苗稀释剂

疫苗稀释剂为灭菌注射用水，稀释剂的生产应符合批准的要求。灭菌注射用水应符合本版药典（二部）的相关规定。

5　保存、运输及有效期

于 2～8℃避光保存和运输。自生产之日起，有效期为 18 个月。

6　使用说明

应符合生物制品分包装及贮运管理（通则 0239）规定和批准的内容。

流感全病毒灭活疫苗

Liugan Quanbingdu Miehuoyimiao

Influenza Vaccine（Whole Virion），Inactivated

本品系用世界卫生组织（WHO）推荐的并经国家药品监督管理部门批准的甲型和乙型流行性感冒（简称流感）病毒株分别接种鸡胚，经培养、收获病毒液、灭活病毒、浓缩和纯化后制成。用于预防本株病毒引起的流行性感冒。

1　基本要求

生产和检定用设施、原材料及辅料、水、器具、动物等应符合"凡例"的有关要求。

2　制造

2.1　生产用鸡胚

毒种传代和制备用鸡胚应来源于SPF鸡群；疫苗生产用鸡胚应来源于封闭式房舍内饲养的健康鸡群，并选用9～11日龄无畸形、血管清晰、活动的鸡胚。

2.2　毒种

2.2.1　名称及来源

生产用毒种为WHO推荐并提供的甲型和乙型流感病毒株。

2.2.2　种子批的建立

应符合生物制品生产检定用菌毒种管理及质量控制（通则0233）规定。以WHO推荐并提供的流感病毒株代次为基础，传代建立主种子批和工作种子批，至成品疫苗病毒总传代不得超过5代。

2.2.3　种子批毒种的检定

主种子批应进行以下全面检定，工作种子批应至少进行2.2.3.1～2.2.3.5项检定。

2.2.3.1　鉴别试验

血凝素型别鉴定：应用相应（亚）型流感病毒特异性免疫血清进行血凝抑制试验或单向免疫扩散试验，结果应证明其抗原性与推荐的病毒株相一致。

2.2.3.2　病毒滴度

采用鸡胚半数感染剂量法（EID_{50}）检查，病毒滴度应不低于6.5lgEID_{50}/ml。

2.2.3.3　血凝滴度

采用血凝法检测，应不低于1∶160。

2.2.3.4　无菌检查

依法检查（通则1101），应符合规定。

2.2.3.5　支原体检查

依法检查（通则3301），应符合规定。

2.2.3.6　外源性禽白血病病毒检测

用相应（亚）型的流感病毒特异性免疫血清中和毒种后，接种SPF鸡胚细胞，经培养，用酶联免疫吸附法（通则3429）检测培养物，结果应为阴性。

2.2.3.7　外源性禽腺病毒检测

用相应（亚）型流感病毒特异性免疫血清中和毒种后，接种SPF鸡胚肝细胞，经培养，分别用适宜的血清学方法检测其培养物中的Ⅰ型和Ⅲ型禽腺病毒，结果均应为阴性。

2.2.4　毒种保存

冻干毒种应于－20℃以下保存；液体毒种应于－60℃以下保存。

2.3　单价原液

2.3.1　病毒接种和培养

于鸡胚尿囊腔接种工作种子批毒种，置适宜温度下培养。一次未使用完的工作种子批毒种，不得再回冻继续使用。

2.3.2　病毒收获

筛选活鸡胚，置2～8℃冷胚一定时间后，收获尿囊液于容器内。逐容器取样进行尿囊收获液检定。

2.3.3　尿囊收获液合并

每个收获容器检定合格的含单型流感病毒的尿囊液可合并为单价病毒合并液。

2.3.4　病毒灭活

单价病毒合并液加入甲醛灭活病毒，具体工艺参数，包括收获液蛋白质含量和甲醛浓度等按批准的执行。病毒灭活到期后，每个病毒灭活容器应立即取样，分别进行病毒灭活验证试验，并进行细菌内毒素含量测定（也可在纯化后加入适宜浓度的甲醛溶液进行病毒灭活）。

2.3.5　病毒灭活验证试验

将病毒灭活后的尿囊液样品做10倍系列稀释，取原倍、10^{-1}及10^{-2}倍稀释的病毒液分组接种鸡胚尿囊腔，每组接种10枚9～11日龄鸡胚，每胚接种0.2ml，置33～35℃培养72小时。24小时内死亡的不计数，每组鸡胚须至少存活80%。自存活的鸡胚中每胚取0.5ml尿囊液，按组混合后，再盲传一代，每组各接种10枚胚，每胚接种0.2ml，经33～35℃培养72小时后，取尿囊液进行血凝试验，结果应不出现血凝反应。

2.3.6　浓缩和纯化

2.3.6.1　超滤浓缩

单价病毒合并液经离心或其他适宜的方法澄清后，采用超滤法将病毒液浓缩至适宜蛋白质含量范围。超滤浓缩后病毒液应取样进行细菌内毒素含量测定。

2.3.6.2　纯化

超滤浓缩后的病毒液可采用柱色谱法或蔗糖密度梯度离心法进行纯化，采用蔗糖密度梯度离心法进行纯化的应用超滤法去除蔗糖。超滤后的病毒液取样进行细菌内毒素含量测定和微生物限度检查，微生物限度检查菌数应小于10CFU/ml。

2.3.7　除菌过滤

纯化后的病毒液经除菌过滤，即为单价原液。

2.3.8　单价原液检定

按3.2项进行。

2.3.9　单价原液保存

应于2～8℃保存。

2.4　半成品

2.4.1　配制

根据各单价原液血凝素含量，将各型流感病毒按同一血凝素含量进行半成品配制（血凝素配制量可在15～18μg/剂范围内，每年各型别流感病毒株应按同一血凝素含量进行配制），即为半成品。

2.4.2　半成品检定

按3.3项进行。

2.5　成品

2.5.1　分批

应符合生物制品分包装及贮运管理（通则0239）规定。

2.5.2　分装

应符合生物制品分包装及贮运管理（通则0239）规定。

2.5.3　规格

每瓶0.5ml或1.0ml。每1次人用剂量为0.5ml或1.0ml，含各型流感病毒株血凝素应为15μg。

2.5.4　包装

应符合生物制品分包装及贮运管理（通则0239）规定。

3　检定

3.1　尿囊收获液检定

3.1.1　微生物限度检查

按微生物计数法检测，菌数应小于10^5CFU/ml，沙门菌检测应为阴性（通则1105、通则1106与通则1107）。

3.1.2　血凝滴度

按2.2.3.3项进行，应不低于1∶160。

3.2　单价原液检定

3.2.1　鉴别试验

用相应（亚）型流感病毒特异性免疫血清进行血凝抑制试验或单向免疫扩散试验（方法见3.2.2项），结果证明抗原性与推荐病毒株相一致。

3.2.2　血凝素含量

采用单向免疫扩散试验测定血凝素含量。

将抗原参考品和供试品分别加至含有抗体参考品的1.5%琼脂糖凝胶板上，20～25℃放置至少18小时。用PBS浸泡1小时后，干燥、染色、脱色。准确测量抗原参考品和供试品形成的沉淀环直径，以抗原参考品形成的沉淀环的直径对其相应抗原浓度作直线回归，求得直线回归方程，代入供试品的沉淀环直径，即可得到供试品的血凝素含量，应不低于90μg/(株·ml)。

3.2.3　无菌检查

依法检查（通则1101），应符合规定。

3.2.4　蛋白质含量

应不高于血凝素含量的4.5倍（通则0731第二法）。

3.3　半成品检定

3.3.1　游离甲醛含量

应不高于50μg/剂（通则3207第一法）。

3.3.2　硫柳汞含量

应不高于50μg/剂（通则3115）。

3.3.3　血凝素含量

按3.2.2项进行，每剂中各型流感病毒株血凝素含量应为配制量的80%～120%。

3.3.4　无菌检查

依法检查（通则1101），应符合规定。

3.4　成品检定

3.4.1　鉴别试验

用相应（亚）型流感病毒特异性免疫血清进行单向免疫扩散试验，结果应证明抗原性与推荐病毒株相一致。

3.4.2　外观

应为微乳白色液体，无异物。

3.4.3　装量

依法检查（通则0102），应不低于标示量。

3.4.4　渗透压摩尔浓度

依法检查（通则0632），应符合批准的要求。

3.4.5　化学检定

3.4.5.1　pH值

应为6.8～8.0（通则0631）。

3.4.5.2　蛋白质含量

应不高于200μg/剂（通则0731第二法），并不得超过疫苗中血凝素含量的4.5倍。

3.4.6　血凝素含量

按3.2.2项进行，每剂中各型流感病毒株血凝素含量应不低于标示量的80%。

3.4.7　卵清蛋白含量

采用酶联免疫吸附法（通则3429）检测，卵清蛋白含量应不高于250ng/剂。

3.4.8　抗生素残留量

生产过程中加入抗生素的应进行该项检查。采用酶联免疫吸附法（通则3429）检测，应不高于50ng/剂。

3.4.9　无菌检查

依法检查（通则1101），应符合规定。

3.4.10　异常毒性检查

依法检查（通则1141），应符合规定。

3.4.11　细菌内毒素检查

应不高于10EU/剂（通则1143凝胶限度法）。

4　保存、运输及有效期

于2～8℃避光保存和运输。自生产之日起，有效期为12个月。

5　使用说明

应符合生物制品分包装及贮运管理（通则0239）规定和批准的内容。

流感病毒裂解疫苗

Liugan Bingdu Liejie Yimiao

Influenza Vaccine (Split Virion), Inactivated

本品系用世界卫生组织（WHO）推荐的并经国家药品监督管理部门批准的甲型和乙型流行性感冒（简称流感）病毒株分别接种鸡胚，经培养、收获病毒液、病毒灭活、纯化、裂解后制成。用于预防本株病毒引起的流行性感冒。

1　基本要求

生产和检定用设施、原材料及辅料、水、器具、动物等应符合“凡例”的有关要求。

2　制造

2.1　生产用鸡胚

毒种传代和制备用鸡胚应来源于 SPF 鸡群。疫苗生产用鸡胚应来源于封闭式房舍内饲养的健康鸡群，并选用 9～11 日龄无畸形、血管清晰、活动的鸡胚。

2.2　毒种

2.2.1　名称及来源

生产用毒种为 WHO 推荐并提供的甲型和乙型流感病毒株。

2.2.2　种子批的建立

应符合生物制品生产检定用菌毒种管理及质量控制（通则 0233）规定。以 WHO 推荐并提供的流感病毒株代次为基础，传代建立主种子批和工作种子批，至成品疫苗病毒总传代不得超过 5 代。

2.2.3　种子批的检定

主种子批应做以下全面检定，工作种子批应至少进行 2.2.3.1～2.2.3.5 项检定。

2.2.3.1　鉴别试验

血凝素型别鉴定：应用相应（亚）型流感病毒特异性免疫血清进行血凝抑制试验，结果应证明其抗原性与推荐的病毒株相一致。

2.2.3.2　病毒滴度

采用鸡胚半数感染剂量法（EID_{50}）检查，病毒滴度应不低于 6.5lgEID_{50}/ml。

2.2.3.3　血凝滴度

采用血凝法检测，应不低于 1∶160。

2.2.3.4　无菌检查

依法检查（通则 1101），应符合规定。

2.2.3.5　支原体检查

依法检查（通则 3301），应符合规定。

2.2.3.6　外源性禽白血病病毒检测

用相应（亚）型的流感病毒特异性免疫血清中和病毒后，接种 SPF 鸡胚细胞，经培养，用酶联免疫吸附法（通则 3429）检测培养物，结果应为阴性。

2.2.3.7　外源性禽腺病毒检测

用相应（亚）型的流感病毒特异性免疫血清中和病毒后，接种 SPF 鸡胚肝细胞，经培养，分别用适宜的血清学方法检测其培养物中的Ⅰ型和Ⅲ型禽腺病毒，结果均应为阴性。

2.2.4　毒种保存

冻干毒种应于－20℃及以下保存；液体毒种应于－60℃及以下保存。

2.3　单价原液

2.3.1　病毒接种和培养

于鸡胚尿囊腔接种经适当稀释的工作种子批毒种，置适宜温度下进行培养。一次未使用完的工作种子批毒种，不得再回冻继续使用。

2.3.2　病毒收获

筛选活鸡胚，置 2～8℃冷胚一定时间后，收获尿囊液于容器内。逐容器取样进行尿囊收获液检定。

2.3.3　尿囊收获液合并

每个收获容器检定合格的含单型流感病毒的尿囊液可合并为单价病毒合并液。

2.3.4　病毒灭活

单价病毒合并液加入甲醛灭活病毒，具体工艺参数，包括收获液蛋白质含量和甲醛浓度等按批准的执行。灭活到期后，每个病毒灭活容器应立即取样，分别进行病毒灭活验证试验，并进行细菌内毒素检查（也可在纯化后或纯化过程中加入适宜浓度的甲醛溶液进行病毒灭活）。

2.3.5　病毒灭活验证试验

将病毒灭活后的样品做 10 倍系列稀释，取原倍、10^{-1}及10^{-2}倍稀释的病毒液分组接种鸡胚尿囊腔，每组接种 10 枚 9～11 日龄鸡胚，每胚接种 0.2ml，置 33～35℃培养 72 小时。24 小时内死亡的不计数，每组鸡胚须至少存活 80%。自存活的鸡胚中每胚取 0.5ml 尿囊液，按组混合后，再盲传一代，每组各接种 10 枚胚，每胚接种 0.2ml，经 33～35℃培养 72 小时后，取尿囊液进行血凝试验，结果应不出现血凝反应。

2.3.6　浓缩及纯化

2.3.6.1　超滤浓缩

单价病毒合并液经离心或其他适宜的方法澄清后，采用超滤法将病毒液浓缩至适宜蛋白质含量范围。浓缩后的病毒液应取样进行细菌内毒素检查。

2.3.6.2　纯化

超滤浓缩后的单价病毒合并液可采用柱色谱法或蔗糖密度梯度离心法进行纯化，采用蔗糖密度梯度离心法进行纯化的应用超滤法去除蔗糖。纯化后取样进行蛋白质含量测定。

2.3.7　病毒裂解

应在规定的蛋白质含量范围内进行病毒裂解。将纯化后的单价病毒合并液中加入适宜浓度的裂解剂，在适宜条件下进行病毒裂解。

2.3.8 裂解后纯化

采用柱色谱法或蔗糖密度梯度离心法以及其他适宜的方法进行病毒裂解后的再纯化，采用蔗糖密度梯度离心法进行纯化的应用超滤法去除蔗糖。超滤后的病毒液取样进行细菌内毒素检查和微生物限度检查，微生物限度检查菌数应小于10CFU/ml。

2.3.9 除菌过滤

纯化后的病毒裂解液经除菌过滤后，即为单价原液。

2.3.10 单价原液检定

按3.2项进行。

2.3.11 保存

于2～8℃保存。

2.4 半成品

2.4.1 配制

根据各单价原液的血凝素含量，将各型流感病毒按同一血凝素含量进行半成品配制（血凝素配制量可在30～36μg/ml范围内，每年每型流感病毒株应按同一血凝素含量进行配制），即为半成品。

2.4.2 半成品检定

按3.3项进行。

2.5 成品

2.5.1 分批

应符合生物制品分包装及贮运管理（通则0239）规定。

2.5.2 分装

应符合生物制品分包装及贮运管理（通则0239）规定。

2.5.3 规格

每瓶（支）0.25ml或0.5ml。每1次人用剂量为0.25ml（6个月至3岁儿童用），含各型流感病毒株血凝素应为7.5μg；或0.5ml（成人及3岁以上儿童），含各型流感病毒株血凝素应为15μg。

2.5.4 包装

应符合生物制品分包装及贮运管理（通则0239）规定。

3 检定

3.1 尿囊收获液检定

3.1.1 微生物限度检查

按微生物计数法检测，菌数应小于10^5CFU/ml，沙门菌检测应为阴性（通则1105、通则1106与通则1107）。

3.1.2 血凝滴度

按2.2.3.3项进行，应不低于1∶160。

3.2 单价原液检定

3.2.1 鉴别试验

用相应（亚）型流感病毒特异性免疫血清进行血凝抑制试验或单向免疫扩散试验（方法见3.2.2项），结果应证明抗原性与推荐流感病毒株相一致。

3.2.2 血凝素含量

采用单向免疫扩散试验测定血凝素含量。

将抗原参考品和供试品分别加至含有抗体参考品的1.5%琼脂糖凝胶板上，于20～25℃放置至少18个小时。用PBS浸泡1小时后，干燥、染色、脱色。准确测量抗原参考品和供试品形成的沉淀环的直径，以抗原参考品形成的沉淀环的直径对其相应抗原浓度作直线回归，求得直线回归方程，代入供试品的沉淀环直径，即可得到供试品的血凝素含量，应不低于90μg/(株·ml)。

3.2.3 无菌检查

依法检查（通则1101），应符合规定。

3.2.4 蛋白质含量

应不高于血凝素含量的4.5倍（通则0731第二法）。

3.3 半成品检定

3.3.1 血凝素含量

按3.2.2项进行，每1ml中各型流感病毒株血凝素含量应为配制量的80%～120%。

3.3.2 裂解剂残留量

采用聚山梨酯80为裂解剂的，其残留量应小于80μg/ml（通则3203）；采用Triton X-100为裂解剂的，其残留量应小于300μg/ml；采用Triton N-101为裂解剂的，其残留量应小于300μg/ml。

3.3.3 无菌检查

依法检查（通则1101），应符合规定。

3.4 成品检定

3.4.1 鉴别试验

用相应（亚）型流感病毒特异性免疫血清进行单向免疫扩散试验，结果应证明抗原性与推荐病毒株相一致。

3.4.2 外观

应为微乳白色液体，无异物。

3.4.3 装量

依法检查（通则0102），应不低于标示量。

3.4.4 渗透压摩尔浓度

依法测定（通则0632），应符合批准的要求。

3.4.5 pH值

应为6.5～8.0（通则0631）。

3.4.6 游离甲醛含量

应不高于50μg/ml（通则3207第一法）。

3.4.7 血凝素含量

按3.2.2项进行，每1ml中各型流感病毒株血凝素含量应不低于标示量的80%。

3.4.8 蛋白质含量

应不高于400μg/ml（通则0731第二法），并不得超过疫苗中血凝素总含量的4.5倍。

3.4.9 卵清蛋白含量

采用酶联免疫吸附法（通则3429）检测，卵清蛋白含量应不高于200ng/ml。

3.4.10　抗生素残留量

生产过程中加入抗生素的应进行该项检查。采用酶联免疫吸附法（通则 3429），应不高于 50ng/剂。

3.4.11　无菌检查

依法检查（通则 1101），应符合规定。

3.4.12　异常毒性检查

依法检查（通则 1141），应符合规定。

3.4.13　细菌内毒素检查

依法检查（通则 1143），应小于 20EU/ml。

4　保存、运输和有效期

于 2～8°C 避光保存和运输。自生产之日起，有效期为 12 个月。

5　使用说明

应符合生物制品分包装及贮运管理（通则 0239）规定和批准的内容。

双价人乳头瘤病毒疫苗（大肠埃希菌）

Shuangjia Ren Rutouliu Bingdu Yimiao
(Dachang'aixijun)

Recombinant Human Papillomavirus Bivalent (Types 16，18) Vaccine (*Escherichia coli*)

本品系由大肠埃希菌分别表达的重组人乳头瘤病毒（Human Papillomavirus，HPV）16 型和 18 型的 L1 蛋白经纯化、组装成病毒样颗粒（Virus-like Particles，VLPs），并加入铝佐剂制成单价吸附原液，以适宜比例混合后分装制成。用于预防因 16 型、18 型人乳头瘤病毒所致的持续感染以及相关疾病。

1 基本要求

生产和检定用设施、原材料及辅料、水、器具、动物等应符合“凡例”的有关要求。

16 型和 18 型菌种、单价原液、单价吸附原液的制造和检定均按照相应要求分别执行。

2 制造

2.1 生产用菌种

2.1.1 名称及来源

以 DNA 重组技术构建的分别表达 HPV16、HPV18 L1 蛋白并经批准的重组大肠埃希菌工程菌株。

2.1.2 种子批的建立

应符合生物制品生产检定用菌毒种管理及质量控制（通则 0233）规定。

主种子批和工作种子批的代次应符合批准的要求。

2.1.3 种子批菌种的检定

主种子批应进行以下全面检定，工作种子批应至少进行 2.1.3.1～2.1.3.8 项检定。

2.1.3.1 培养物纯度

将培养物接种于 LB 琼脂平板，或其他适宜的培养基，于适宜条件下培养，应呈典型大肠埃希菌集落形态，无其他杂菌生长。

2.1.3.2 染色镜检

以革兰染色法或其他批准方法进行检查，在显微镜下观察，应为典型的革兰阴性杆菌。

2.1.3.3 对抗生素的抗性

将培养物以平板涂布法接种于含有与批准一致的抗生素的 LB 琼脂平板，于适宜条件下培养，观察其生长情况，应为典型大肠埃希菌集落形态，即具有对相关抗生素的抗性。

2.1.3.4 目的蛋白表达量

取种子批菌种摇瓶培养，取培养物进行适宜处理后，照免疫化学法（通则 3429 标记免疫化学法一）或其他批准方法分别对相应型别的目的蛋白表达量进行测定。分别以相应型别的目的蛋白含量标准品吸光度对应其相应的浓度计算线性回归方程，由回归方程分别计算两个型别菌种的 L1 蛋白表达量。菌种目的蛋白表达量应符合批准的要求。

2.1.3.5 质粒检查

取种子批菌种扩增培养，采用适宜的方法提取质粒后，以酶切法或其他批准方法进行检查，重组质粒的酶切图谱应与原始重组质粒的图谱相符。

2.1.3.6 质粒保有率

照质粒丢失率/保有率检查法（通则 3406）试验，质粒保有率应不低于 95%。

2.1.3.7 生化反应

照经批准的方法进行检查，应符合相应的大肠埃希菌生化反应特性。

2.1.3.8 表达的目的蛋白型别

分别取 HPV16 型和 HPV18 型种子批菌种摇瓶培养，取培养物进行适宜处理后，照免疫化学法（通则 3429 标记免疫化学法一）或其他批准方法进行试验，分别对表达的目的蛋白型别进行检查。HPV16 型供试品溶液为阳性，即证明 HPV16 菌种表达的目的蛋白为 HPV16 型别；HPV18 型供试品溶液为阳性，即证明 HPV18 菌种表达的目的蛋白为 HPV18 型别。

2.1.3.9 目的基因核苷酸序列

以 DNA 测序技术进行检查，HPV16 型和 HPV18 型的目的基因核苷酸序列应分别与批准的序列一致。

2.1.3.10 电镜检查

使用透射电镜进行检查，应为典型大肠埃希菌形态，无支原体、病毒样颗粒及其他微生物污染。

2.1.4 菌种保存

菌种应于液氮中保存或按批准的条件保存。

2.2 单价原液

2.2.1 发酵

取单价工作种子批菌种，培养发酵后收获菌液。培养过程中不添加任何抗生素。

2.2.2 培养物检定

取培养物，按 2.1.3.2 项执行。

2.2.3 纯化

培养物经离心、破碎、提取、层析纯化，得到单价蛋白。

2.2.4 颗粒组装

取纯化后的单价蛋白按批准的工艺进行组装，形成单价 VLP。

2.2.5 过滤

组装后的单价 VLP 经除菌级过滤器过滤后，即为单价原液。

2.2.6 单价原液检定

按 3.1 项进行。

2.2.7 单价原液保存

原液在经批准的条件下保存，保存时间应符合批准的要求。

2.3　单价吸附原液

2.3.1　配制

将单价原液按批准的工艺进行除菌过滤，将铝佐剂按经批准的工艺进行除菌过滤或高压灭菌后，再将两者混合进行吸附，即为相应型别的单价吸附原液。

2.3.2　单价吸附原液检定

按3.2项进行。

2.4　半成品

2.4.1　配制

HPV16吸附原液和HPV18吸附原液以一定比例，按批准的工艺进行配制，即为半成品。

2.4.2　检定

按3.3项进行。

2.5　成品

2.5.1　分批

应符合生物制品分包装及贮运管理（通则0239）规定。

2.5.2　分装

应符合生物制品分包装及贮运管理（通则0239）规定。

2.5.3　规格

每瓶/支0.5ml。每1次人用剂量0.5ml，含HPV16 L1蛋白40μg，HPV18 L1蛋白20μg。

2.5.4　包装

应符合生物制品分包装及贮运管理（通则0239）规定。

3　检定

3.1　单价原液检定

3.1.1　鉴别试验

照免疫化学法（通则3429标记免疫化学法一）进行试验，所使用的包被抗体和（或）检测抗体为型特异性构象表位中和抗体。供试品应为阳性。

3.1.2　肽图

照肽图检查法（通则3405第一法）试验。

供试品溶液色谱图形应与对照品溶液色谱图形一致。

3.1.3　紫外光谱

依法测定（通则0401），将单价原液稀释至100～500μg/ml，在光路1cm、波长230～360nm下进行扫描，最大吸收峰波长应为278nm±3nm。

3.1.4　N端氨基酸序列

每年至少测定1次。用氨基酸序列分析仪或其他批准的方法测定，N端氨基酸序列应符合批准的要求。

3.1.5　分子量

照电泳法（通则0541第五法）试验。单价原液适当稀释后加入还原型供试品缓冲液，采用适宜的方法制备供试品溶液。供试品溶液与分子量标准品溶液上样于凝胶，分离胶浓度为10%，供试品溶液加样量1.0μg，考马斯亮蓝染色法染色。两型别L1蛋白分子量均应符合批准的要求。

3.1.6　pH值

依法测定（通则0631），应符合批准的要求。

3.1.7　蛋白质含量

照蛋白质含量测定法（通则0731第四法）或其他批准方法测定蛋白质含量，应符合批准的要求。

3.1.8　比活性

照免疫化学法（通则3429标记免疫化学法一）进行试验，所使用的包被抗体和（或）检测抗体为型特异性构象表位中和抗体。抗原标准品和供试品经适当稀释，采用相应型别的检测方法进行试验。按生物检定统计法（通则1431）中量反应平行线测定法或其他批准的方法计算供试品比活性，应符合批准的要求。

3.1.9　纯度

3.1.9.1　电泳法

供试品溶液　取单价原液用水或其他合适的稀释液适量稀释，加入还原型供试品缓冲液，将蛋白调至适宜浓度，80℃水浴10分钟或其他适宜条件处理，作为供试品溶液。

对照品溶液　取各型别纯度对照品，与相同型别的供试品溶液同法制备。

分子量标准品溶液　取适合分离分子质量为20.1kDa～200kDa的蛋白质分子量标准品，按说明书制备。

测定法　照电泳法（通则0541第五法）试验。供试品溶液和对照品溶液加样量10μg，考马斯亮蓝染色法染色，凝胶成像仪扫描。供试品与对照品抗原条带相对应的带即为供试品抗原条带。供试品抗原纯度为各抗原条带峰面积与所有蛋白条带峰面积比值的总和，供试品完整L1蛋白单体含量为主带峰面积与所有蛋白条带峰面积和的比值。抗原纯度及完整L1蛋白单体含量应符合批准的要求。

3.1.9.2　高效液相色谱法

照高效液相色谱法（通则0512）试验。

供试品溶液　取单价原液适量，用流动相稀释至500μg/ml或适宜浓度。

系统适用性溶液　取系统适用性对照品，用流动相稀释至500μg/ml或适宜浓度。

色谱条件　采用排阻极限为10 000kD的亲水性聚甲基丙烯酸酯分子排阻色谱柱（7.8mm×300mm，10μm或其他等效色谱柱）；以磷酸盐缓冲液（pH 6.0）为流动相，流速为每分钟0.5ml；检测波长为280nm；进样体积为100μl。或采用经批准的色谱条件。

系统适用性要求　系统适用性溶液色谱图中，理论板数按病毒样颗粒峰计应不低于300。

测定法　精密量取供试品溶液，注入液相色谱仪，记录色谱图至40分钟，或其他批准方法。按面积归一化法计算病毒样颗粒纯度。

限度　均应不低于95.0%。

3.1.10　病毒样颗粒粒径

照粒度和粒度分布测定法（通则0982第三法）测定。病毒样颗粒粒径及分散指数应符合批准的要求。

3.1.11　宿主菌体蛋白残留量

供试品和宿主菌体蛋白标准品经适当稀释，照大肠埃希菌菌体蛋白质残留量测定法（通则3412），或采用经验证的方法进行试验，以该标准品溶液吸光度对其相应的浓度计算线性或双对数线性回归方程，由回归方程计算供试品宿主菌体蛋白残留量，应符合批准的要求。

3.1.12　宿主DNA残留量

供试品经蛋白酶K消化或其他适当方法处理，照外源性DNA残留量测定法（通则3407第二法）试验或其他批准方法，以DNA标准品溶液荧光强度对其相应的浓度计算线性回归方程，由回归方程计算供试品中DNA残留量。应符合批准的要求。

3.1.13　二硫苏糖醇残留量

照高效液相色谱法（通则0512）试验。

供试品溶液　精密量取单价原液适量，以离心方式进行超滤，滤液于60℃温育24小时，或其他批准方法。

对照品溶液　精密称取氧化型二硫苏糖醇对照品适量，加磷酸盐缓冲液（pH 6.0）使溶解并定量稀释制成每1ml中分别含3.04μg、1.52μg、0.76μg、0.38μg、0.15μg的溶液，或其他批准方法。

色谱条件　以十八烷基硅烷键合硅胶为填充剂（4.6mm×250mm，5μm或其他等效色谱柱），柱温30℃±5℃；以水为流动相A，乙腈为流动相B，按下表梯度洗脱；流速为每分钟1ml；检测波长为210nm；进样体积为1ml。

时间（分钟）	流动相A（%）	流动相B（%）
0	100	0
10	100	0
40	90	10
42	100	0

系统适用性要求　对照品溶液（3.04μg/ml）色谱图中，氧化型二硫苏糖醇峰面积的相对标准偏差（$n=6$）应不大于2.0%。

测定法　以对照品溶液氧化型二硫苏糖醇的峰面积对其相应浓度计算线性回归方程，由回归方程计算供试品溶液中氧化型二硫苏糖醇的浓度，乘以1.0132，即为供试品中二硫苏糖醇的残留量。应符合批准的要求。

3.1.14　聚山梨酯80

取单价原液，依法测定（通则3203），应符合批准的要求。

3.1.15　无菌检查

依法检查（通则1101），应符合规定。

3.1.16　细菌内毒素检查

依法检查（通则1143凝胶限度法），40μg HPV16型蛋白中含细菌内毒素的量应小于5EU，20μg HPV18型蛋白中含细菌内毒素的量应小于5EU。

3.2　单价吸附原液检定

3.2.1　鉴别试验

供试品解吸附后经适当稀释，按3.1.1项进行试验。供试品应为阳性。

3.2.2　pH值

依法测定（通则0631），应符合批准的要求。

3.2.3　铝含量

依法测定（通则3106），应符合批准的要求。

3.2.4　渗透压摩尔浓度

依法测定（通则0632），应符合批准的要求。

3.2.5　聚山梨酯80

依法测定（通则3203），应符合批准的要求。

3.2.6　吸附完全性

取供试品离心后的上清液与供试品解吸附后的溶液，分别经适当稀释，照免疫化学法（通则3429标记免疫化学法一）进行试验，所使用的包被抗体和（或）检测抗体为型特异性构象表位中和抗体，采用相应型别的检测方法进行试验。以标准品溶液吸光度对其相应的浓度计算线性回归方程，由回归方程分别计算供试品上清液和供试品中HPV16和HPV18抗原含量，再按下式计算吸附率，应不低于95%。

$$P(\%)=\left(1-\frac{c_s}{c_t}\right)\times 100$$

式中　P 为吸附率，%；

c_s为供试品上清液的抗原含量，ng/ml；

c_t为供试品的抗原含量，ng/ml。

3.2.7　无菌检查

依法检查（通则1101），应符合规定。

3.2.8　细菌内毒素检查

依法检查（通则1143凝胶限度法），每1ml含内毒素的量应小于20 EU。

3.3　半成品检定

3.3.1　无菌检查

依法检查（通则1101），应符合规定。

3.4　成品检定

3.4.1　鉴别试验

供试品解吸附后经适当稀释，按3.1.1项进行试验。应证明含有重组HPV16型和HPV18型抗原蛋白。

3.4.2　外观

应为乳白色混悬液体，可因沉淀而分层，可摇散，不应有摇不散的块状物。

3.4.3　装量

依法测定（通则0102），应不低于标示量。

3.4.4　pH值

依法测定（通则0631），应为6.0～7.4或符合批准的要求。

3.4.5 铝含量

依法测定（通则 3106），应为 0.35～0.49mg/ml 或符合批准的要求。

3.4.6 渗透压摩尔浓度

依法测定（通则 0632），应为 486～594mOsmol/kg 或符合批准的要求。

3.4.7 聚山梨酯 80

依法测定（通则 3203），应为 60～120μg/ml 或符合批准的要求。

3.4.8 吸附完全性

按 3.2.6 项进行检测，应不低于 95%。

3.4.9 体外相对效力试验

照免疫化学法（通则 3429 标记免疫化学法一），效力标准品和供试品经适当稀释，采用相应型别的检测方法进行试验，该检测方法原理为双抗体夹心酶联免疫吸附试验，所使用的包被抗体和（或）检测抗体为型特异性构象表位中和抗体。按生物检定统计法（通则 1431）中量反应平行线测定法或其他批准的方法计算供试品相对于效力标准品的相对效力，HPV16 型及 HPV18 型的体外相对效力均应不低于 0.6。

3.4.10 体内效力试验

取供试品和效力标准品，分别至少稀释 6 个稀释度，分别免疫雌性 BALB/c 小鼠，每只小鼠腹腔注射 1.0ml，每个稀释度免疫 10 只小鼠，另取 10 只小鼠接种稀释液 1.0ml 作为稀释液对照，4～6 周采血分离血清，或经批准的方式免疫小鼠并采集血清，采用假病毒中和法检测抗体。采用 Reed-Muench 公式计算供试品和效力标准品的 ED_{50}，体内效力为供试品 ED_{50}（稀释度）与效力标准品 ED_{50}（稀释度）的比值。HPV16 型及 HPV18 型的体内效力均应不低于 0.5。

3.4.11 无菌检查

依法检查（通则 1101），应符合规定。

3.4.12 细菌内毒素检查

依法检查（通则 1143 凝胶限度法），应小于 10EU/剂。

3.4.13 异常毒性检查

依法检查（通则 1141），应符合规定。

4 保存、储运和有效期

于 2～8℃避光保存和运输。自生产之日起，有效期按批准的执行。

5 使用说明

应符合生物制品分包装及贮运管理（通则 0239）规定和批准的内容。

口服脊髓灰质炎减毒活疫苗（猴肾细胞）

Koufu Jisuihuizhiyan Jiandu Huoyimiao (Houshen Xibao)

Poliomyelitis (Live) Vaccine (Monkey Kidney Cell), Oral

本品系用脊髓灰质炎病毒Ⅰ、Ⅱ、Ⅲ型减毒株分别接种于原代猴肾细胞，经培养、收获病毒液制成单价或三价液体疫苗。用于预防脊髓灰质炎。

1　基本要求

生产和检定用设施、原材料及辅料、水、器具、动物等应符合“凡例”的有关要求。

2　制造

2.1　生产用细胞

生产用细胞为原代猴肾细胞。

2.1.1　细胞管理及检定

应符合生物制品生产用动物细胞基质制备及质量控制（通则 0234）规定。

生产用猴肾细胞应来源于未做任何试验的健康猕猴，所用动物必须经不少于 6 周的隔离检疫，应无结核、B 病毒感染及其他急性传染病，血清中无泡沫病毒。凡有严重化脓灶、赘生物以及明显的肝、肾病理改变者不得使用。

2.1.2　细胞制备

取符合 2.1.1 项要求的健康猕猴肾脏，经消化、用培养液分散细胞，置适宜温度下培养成单层细胞。来源于同一只猕猴、同一容器内消化制备的细胞为一个细胞消化批，同一天制备的不同细胞消化批为一个细胞批。

2.2　毒种

2.2.1　名称及来源

生产用毒种为脊髓灰质炎病毒Ⅰ、Ⅱ、Ⅲ型减毒株；可用Ⅰ、Ⅱ、Ⅲ型 Sabin 株，Ⅰ、Ⅱ、Ⅲ型 Sabin 纯化株，中$Ⅲ_2$株病毒或经批准的其他毒株。各型 Sabin 毒株和 Pfizer 株来源于世界卫生组织（WHO）。

2.2.2　种子批的建立

应符合生物制品生产检定用菌毒种管理及质量控制（通则 0233）规定。

2.2.2.1　原始种子

Sabin 株原始毒种Ⅰ、Ⅱ、Ⅲ型及中$Ⅲ_2$株均由毒种研制单位制备和保存。

2.2.2.2　主种子批

主种子批 Sabin 株Ⅰ、Ⅱ型的传代水平应不超过 SO＋2，Sabin 株Ⅲ型应不超过 SO＋1；中$Ⅲ_2$株由原始毒种在胎猴肾细胞或人二倍体细胞上传 1～2 代制成的成分均一的一批病毒悬液称为主种子批，传代水平应不超过中$Ⅲ_2$2 代；Ⅲ型Pfizer 株主种子批为 RSO 1。

2.2.2.3　工作种子批

主种子批毒种在原代胎猴肾细胞上传 1 代制备成的成分均一的一批病毒悬液称为工作种子批。原始种子至工作种子批 SabinⅠ、Ⅱ型传代不得超过 3 代（SO＋3），SabinⅢ型及其他纯化株包括 Pfizer 株传代不得超过 2 代；从原始种子至工作种子批中$Ⅲ_2$株传代次数不得超过 3 代。

2.2.3　种子批毒种的检定

主种子批及工作种子批应进行以下全面检定，或按另行批准的进行。

2.2.3.1　鉴别试验

取适量Ⅰ型、Ⅱ型或Ⅲ型单价脊髓灰质炎病毒特异性免疫血清与适量病毒液混合，置 37℃水浴 2 小时，接种猴肾细胞、Hep-2 细胞或其他敏感细胞，置 35～36℃培养，7 天判定结果，病毒型别应准确无误。同时设血清和细胞对照，均应为阴性。病毒对照应为阳性。

2.2.3.2　病毒滴定

采用微量细胞病变法。将毒种做10 倍系列稀释，每稀释度病毒液接种猴肾细胞、Hep-2 细胞或其他敏感细胞，置35～36℃培养，7 天判定结果。病毒滴度均应不低于 6.5lg$CCID_{50}$/ml。应同时进行病毒参考品滴定。

2.2.3.3　无菌检查

依法检查（通则 1101），应符合规定。

2.2.3.4　分枝杆菌检查

以草分枝杆菌（CMCC 95024）或牛分枝杆菌菌株 BCG 作为阳性对照菌。取阳性对照菌接种于罗氏固体培养基，于 37℃培养 3～5 天收集培养物，以 0.9%氯化钠溶液制成菌悬液，采用细菌浊度法确定菌含量，该菌液浊度与中国细菌浊度标准一致时活菌量约为2×10^7CFU/ml。稀释菌悬液，取不高于 100CFU 的菌液作为阳性对照。

供试品小于 1ml 时采用直接接种法，将供试品全部接种于适宜固体培养基（如罗氏培养基或 Middlebrook 7H10 培养基），每种培养基做 3 个重复；并同时设置阳性对照。将接种后的培养基置于 37℃培养 56 天，阳性对照应有菌生长，接种供试品的培养基未见分枝杆菌生长，则判为合格。

供试品大于 1ml 时采用薄膜过滤法集菌后接种培养基。将供试品以 0.22μm 滤膜过滤后，取滤膜接种于适宜固体培养基，同时设阳性对照。所用培养基、培养时间及结果判定同上。

2.2.3.5　支原体检查

依法检查（通则 3301），应符合规定。

2.2.3.6　外源病毒因子检查

依法检查（通则 3302），应符合规定。

2.2.3.7　家兔检查

取体重 1.5～2.5kg 的健康家兔至少 5 只，每只注射

10ml，其中 1.0ml 皮内多处注射，其余皮下注射，观察 3 周。到期处死时存活动物数应不低于 80%，无 B 病毒和其他病毒感染判为合格。家兔在 24 小时以后死亡，疑有 B 病毒感染者应尸检，须留神经组织和脏器标本待查，用脑组织做 10% 悬液，用同样方法接种 5 只健康家兔进行检查，观察到期后动物应全部健存。

2.2.3.8　免疫原性检查

建立或变更主种子批时应确认主种子批的免疫原性，必要时应根据药品注册管理的相关要求开展相应的临床试验。

2.2.3.9　猴体神经毒力试验

依法检查（通则 3305），应符合规定。

2.2.3.10　rct 特征试验

将单价病毒液分别于 36.0℃±0.1℃ 及 40.0℃±0.1℃进行病毒滴定，试验设 *t*-对照（生产毒种或已知对人安全的疫苗）。如果病毒液和 *t*-对照在 36.0℃±0.1℃ 的病毒滴度与 40.0℃±0.1℃ 的滴度差不低于 5.0lg，则 rct 特征试验合格。

2.2.3.11　SV40 核酸序列检查

依法检查（通则 3304），应为阴性。

2.2.4　毒种保存

液体毒种需加终浓度为 1mol/L 的氯化镁溶液，置 −60℃以下保存。

2.3　单价原液

2.3.1　细胞制备

同 2.1.2 项。

2.3.2　培养液

采用适宜的培养液进行培养。如培养液含新生牛血清，其质量应符合要求（通则 3604）。维持液为不含新生牛血清和乳蛋白水解物的 Earle's 液或其他适宜的维持液。

2.3.3　对照细胞外源病毒因子检查

依法检查（通则 3302），应符合规定。

2.3.4　病毒接种和培养

将毒种接种细胞，培养至细胞出现完全病变后收获。病毒接种量及培养条件按批准的执行。

2.3.5　病毒收获

检定合格的同一细胞消化批收获的病毒液，经澄清过滤收集于大瓶中，为单一病毒收获液。

2.3.6　单一病毒收获液检定

按 3.1 项进行。

2.3.7　单一病毒收获液保存

于 2～8℃ 保存不超过 30 天，−20℃ 保存不超过 6 个月。

2.3.8　单一病毒收获液合并或浓缩

检定合格的同一细胞批制备的多个单一病毒收获液直接或适当浓缩后进行合并，即为单价原液。

2.3.9　单价原液检定

按 3.2 项进行。

2.3.10　单价原液保存

于 2～8℃保存不超过 30 天，−20℃保存不超过 6 个月。

2.4　半成品

2.4.1　配制

单价原液加入终浓度为 1mol/L 的氯化镁，经除菌过滤后即为单价疫苗半成品。取适量Ⅰ、Ⅱ、Ⅲ型单价疫苗半成品，按一定比例进行配制，即为三价疫苗半成品。

2.4.2　半成品检定

按 3.3 项进行。

2.5　成品

2.5.1　分批

应符合生物制品分包装及贮运管理（通则 0239）规定。

2.5.2　分装

应符合生物制品分包装及贮运管理（通则 0239）规定。

2.5.3　规格

每瓶 1.0ml。每 1 次人用剂量为 2 滴（相当于 0.1ml），含脊髓灰质炎活病毒总量应不低于 6.15lg$CCID_{50}$，其中Ⅰ型应不低于 6.0lg$CCID_{50}$，Ⅱ型应不低于 5.0lg$CCID_{50}$，Ⅲ型应不低于 5.5lg$CCID_{50}$。

2.5.4　包装

应符合生物制品分包装及贮运管理（通则 0239）规定。

3　检定

3.1　单一病毒收获液检定

3.1.1　病毒滴定

按 2.2.3.2 项进行。病毒滴度应不低于 6.5lg$CCID_{50}$/ml。

3.1.2　无菌检查

依法检查（通则 1101），应符合规定。

3.1.3　支原体检查

依法检查（通则 3301），应符合规定。

3.2　单价原液检定

3.2.1　鉴别试验

按 2.2.3.1 项进行。

3.2.2　病毒滴定

按 2.2.3.2 项进行。病毒滴度均应不低于 6.5lg$CCID_{50}$/ml。

3.2.3　猴体神经毒力试验

依法检查（通则 3305），应符合规定。

3.2.4　SV40 核酸序列检查

依法检查（通则 3304），结果应为阴性。

3.2.5　无菌检查

依法检查（通则 1101），应符合规定。

3.2.6　支原体检查

依法检查（通则 3301），应符合规定。

3.3　半成品检定

3.3.1　病毒滴定

按 2.2.3.2 项进行。单价疫苗半成品病毒滴度应不低于

6.5lgCCID$_{50}$/ml。三价疫苗半成品病毒滴度应不低于 7.15lgCCID$_{50}$/ml，其中Ⅰ型应不低于 7.0lgCCID$_{50}$/ml，Ⅱ型应不低于 6.0lgCCID$_{50}$/ml，Ⅲ型应不低于 6.5lgCCID$_{50}$/ml。

3.3.2　无菌检查

依法检查（通则 1101），应符合规定。

3.4　成品检定

3.4.1　鉴别试验

取适量Ⅰ、Ⅱ、Ⅲ型三价混合脊髓灰质炎病毒特异性免疫血清与适量本品混合，置 37℃水浴 2 小时，接种 Hep-2 细胞或其他敏感细胞，置 35～36℃培养，7 天判定结果，应无病变出现。同时设血清和细胞对照，均应为阴性。病毒对照应为阳性。

3.4.2　外观

应为澄清无异物的橘红色液体。

3.4.3　装量

依法检查（通则 0102），应不低于标示量。

3.4.4　病毒滴定

按 2.2.3.2 项进行。三价疫苗每 1 次人用剂量 0.1ml，病毒滴度应不低于 6.15lgCCID$_{50}$，其中Ⅰ型应不低于 6.0lgCCID$_{50}$，Ⅱ型应不低于 5.0lgCCID$_{50}$，Ⅲ型应不低于 5.5lgCCID$_{50}$。

3.4.5　热稳定性试验

热稳定性试验应由生产单位在成品入库前取样测定，应与病毒滴定同时进行。37℃放置 48 小时后，按 2.2.3.2 项进行，每 1 次人用剂量病毒滴度下降应不高于 0.5lg。

3.4.6　抗生素残留量

生产细胞制备过程中加入抗生素的应进行该项检查。采用酶联免疫吸附法（通则 3429）检测，应不高于 50ng/剂。

3.4.7　无菌检查

依法检查（通则 1101），应符合规定。

4　保存、运输及有效期

自生产之日起，于－20℃以下保存，有效期为 24 个月；于 2～8℃保存，有效期为 12 个月。生产日期为半成品配制日期。运输应在冷藏条件下进行。标签上只能规定一种保存温度及有效期。

5　使用说明

应符合生物制品分包装及贮运管理（通则 0239）规定和批准的内容。

脊髓灰质炎减毒活疫苗糖丸（人二倍体细胞）

Jisuihuizhiyan Jiandu Huoyimiao Tangwan
(Ren Erbeiti Xibao)

Poliomyelitis Vaccine in Dragee Candy
(Human Diploid Cell), Live

本品系用脊髓灰质炎病毒Ⅰ、Ⅱ、Ⅲ型减毒株分别接种于人二倍体细胞，经培养、收获后制成糖丸。用于预防脊髓灰质炎。

1 基本要求

生产和检定用设施、原材料及辅料、水、器具、动物等应符合“凡例”的有关要求。

2 制造

2.1 生产用细胞

生产用细胞为人二倍体细胞（2BS株或经批准的其他人二倍体细胞）。

2.1.1 细胞管理及检定

应符合生物制品生产用动物细胞基质制备及质量控制（通则 0234）规定。

每批原液的生产应来自复苏扩增后的同一细胞批。

各级细胞库代次应不超过批准的限定代次。

2.1.2 细胞制备

取工作细胞库中的细胞，经复苏、消化、置适宜温度下静置或旋转培养制备的一定数量并用于接种病毒的细胞为一个细胞批。

2.2 毒种

2.2.1 名称及来源

生产用毒种为脊髓灰质炎病毒Ⅰ、Ⅱ、Ⅲ型减毒株；可用Ⅰ、Ⅱ、Ⅲ型 Sabin 株，Ⅰ、Ⅱ、Ⅲ型 Sabin 纯化株，中$Ⅲ_2$株或经批准的其他毒株。各型 Sabin 毒株和 Pfizer 株来源于世界卫生组织（WHO）。

2.2.2 种子批的建立

应符合生物制品生产检定用菌毒种管理及质量控制（通则 0233）规定。

2.2.2.1 原始种子

Sabin 株原始毒种Ⅰ、Ⅱ、Ⅲ型及中$Ⅲ_2$株均由毒种研制者制备和保存。

2.2.2.2 主种子批

主种子批 Sabin 株Ⅰ、Ⅱ型的传代水平应不超过 SO＋2，Sabin 株Ⅲ型应不超过 SO＋1；中$Ⅲ_2$株由原始毒种在胎猴肾细胞或人二倍体细胞上传 1～2 代制成的成分均一的一批病毒悬液称为主种子批，传代水平应不超过中$Ⅲ_2$ 2 代；Ⅲ型Pfizer 株主种子批为 RSO 1。

2.2.2.3 工作种子批

取主种子批毒种在人二倍体细胞上传 1～2 代制备的组成均一的一批病毒悬液称为工作种子批。原始种子至工作种子批 SabinⅠ、Ⅱ型传代不得超过 3 代（SO＋3），SabinⅢ型及其他纯化株包括 Pfizer 株传代不得超过 2 代；从原始种子至工作种子批中$Ⅲ_2$株传代次数不得超过 3 代。

2.2.3 种子批毒种的检定

主种子批及工作种子批应进行以下全面检定，或按另行批准的进行。

2.2.3.1 鉴别试验

取适量Ⅰ型、Ⅱ型或Ⅲ型单价脊髓灰质炎病毒特异性免疫血清与适量病毒供试品混合，置 37℃水浴 2 小时，接种 Hep-2 细胞或其他敏感细胞，置 35～36℃培养，7 天判定结果，病毒型别应准确无误。同时设血清和细胞对照，均应为阴性。病毒对照应为阳性。

2.2.3.2 病毒滴定

采用微量细胞病变法。将毒种做 10 倍系列稀释，每稀释度病毒液接种 Hep-2 细胞或其他敏感细胞，置 35～36℃培养，7 天判定结果。病毒滴度应不低于 $6.5lgCCID_{50}/ml$。应同时进行病毒参考品滴定。

2.2.3.3 无菌检查

依法检查（通则 1101），应符合规定。

2.2.3.4 分枝杆菌检查

以草分枝杆菌（CMCC 95024）或牛分枝杆菌菌株 BCG 作为阳性对照菌。取阳性对照菌接种于罗氏固体培养基，于 37℃培养 3～5 天收集培养物，以 0.9％氯化钠溶液制成菌悬液，采用细菌浊度法确定菌含量，该菌液浊度与中国细菌浊度标准一致时活菌量约为 2×10^7CFU/ml。稀释菌悬液，取不高于 100CFU 的菌液作为阳性对照。

供试品小于 1ml 时采用直接接种法，将供试品全部接种于适宜固体培养基（如罗氏培养基或 Middlebrook 7H10 培养基），每种培养基做 3 个重复；并同时设置阳性对照。将接种后的培养基置于 37℃培养 56 天，阳性对照应有菌生长，接种供试品的培养基未见分枝杆菌生长，则判为合格。

供试品大于 1ml 时采用薄膜过滤法集菌后接种培养基。将供试品以 0.22μm 滤膜过滤后，取滤膜接种于适宜固体培养基，同时设阳性对照。所用培养基、培养时间及结果判定同上。

2.2.3.5 支原体检查

依法检查（通则 3301），应符合规定。

2.2.3.6 外源病毒因子检查

依法检查（通则 3302），应符合规定。

2.2.3.7 家兔检查

取体重为 1.5～2.5kg 的家兔至少 5 只，每只注射 10ml，其中 1.0ml 皮内多处注射，其余皮下注射，观察 3 周，到期存活动物数应不低于 80％，无 B 病毒和其他病毒感染判为合格。家兔在 24 小时以后死亡，疑有 B 病毒感染者应尸检，须留神经组织和脏器标本待查，用脑组织做10%悬液，用同样方法接种5只家兔进行检查，观察到期后动物应全部健存。

2.2.3.8　免疫原性检查

建立或变更主种子批时应确认主种子批的免疫原性，必要时应根据药品注册管理的相关要求开展相应的临床试验。

2.2.3.9　猴体神经毒力试验

依法检查（通则3305），应符合规定。

2.2.3.10　rct特征试验

将单价病毒液分别于36.0℃±0.1℃及40.0℃±0.1℃进行病毒滴定，试验设*t*-对照（生产毒种或已知对人安全的疫苗）。如果病毒液和*t*-对照在36.0℃±0.1℃的病毒滴度与40.0℃±0.1℃的滴度差不低于5.0lg，则rct特征试验合格。

2.2.3.11　SV40核酸序列检查

依法检查（通则3304），应为阴性。

2.2.4　毒种保存

液体毒种需加入终浓度为1mol/L的氯化镁溶液，于-60℃以下保存。

2.3　单价原液

2.3.1　细胞制备

按2.1.2项进行。

2.3.2　培养液

采用适宜的培养液进行培养。如培养液含新生牛血清，其质量应符合要求（通则3604）。维持液为不含新生牛血清的MEM液或其他适宜维持液。

2.3.3　对照细胞外源病毒因子检查

依法检查（通则3302），应符合规定。

2.3.4　病毒接种和培养

将毒种接种细胞，培养至细胞出现完全病变后收获。病毒接种量及培养条件按批准的执行。

2.3.5　病毒收获

病毒液经澄清过滤，收集于大瓶中，为单一病毒收获液。

2.3.6　单一病毒收获液检定

按3.1项进行。

2.3.7　单一病毒收获液保存

于2～8℃保存不超过30天，-20℃保存不超过6个月。

2.3.8　单一病毒收获液合并或浓缩

同一细胞批制备的单一病毒收获液检定合格可适当浓缩进行合并，经澄清过滤即为单价原液。

2.3.9　单价原液检定

按3.2项进行。

2.3.10　单价原液保存

于-20℃保存不超过6个月。

2.4　半成品

2.4.1　配制

单价原液加入终浓度为1mol/L的氯化镁，即为单价疫苗半成品。取适量Ⅰ、Ⅱ、Ⅲ型单价疫苗半成品，按一定比例进行配制，即为三价疫苗半成品。

2.4.2　半成品检定

按3.3项进行。

2.5　成品

2.5.1　疫苗糖丸制备

三价疫苗半成品及赋形剂按一定比例混合后制成糖丸。赋形剂成分包括还原糖浆、糖浆、脂肪性混合糖粉和糖粉。滚制糖丸时，操作室内温度应在18℃以下。

2.5.2　分批

应符合生物制品分包装及贮运管理（通则0239）规定。同一次混合的三价疫苗半成品制备的糖丸为一批，非同容器滚制的糖丸分为不同亚批。

2.5.3　分装

应符合生物制品分包装及贮运管理（通则0239）规定。

2.5.4　规格

每粒1g。每1次人用剂量为1粒，含脊髓灰质炎活病毒总量应不低于5.95lgCCID$_{50}$，其中Ⅰ型应不低于5.8lgCCID$_{50}$、Ⅱ型应不低于4.8lgCCID$_{50}$、Ⅲ型应不低于5.3lgCCID$_{50}$。

2.5.5　包装

应符合生物制品分包装及贮运管理（通则0239）规定。

3　检定

3.1　单一病毒收获液检定

3.1.1　病毒滴定

按2.2.3.2项进行。病毒滴度应不低于6.5lgCCID$_{50}$/ml。

3.1.2　无菌检查

依法检查（通则1101），应符合规定。

3.1.3　支原体检查

依法检查（通则3301），应符合规定。

3.2　单价原液检定

3.2.1　鉴别试验

按2.2.3.1项进行。

3.2.2　病毒滴定

按2.2.3.2项进行。病毒滴度应不低于6.5lgCCID$_{50}$/ml。

3.2.3　猴体神经毒力试验

依法检查（通则3305），应符合规定。

3.2.4　无菌检查

依法检查（通则1101），应符合规定。

3.2.5　支原体检查

依法检查（通则3301），应符合规定。

3.3　半成品检定

3.3.1　病毒滴定

按2.2.3.2项进行。三价疫苗病毒滴度应不低于7.15lgCCID$_{50}$/ml，其中Ⅰ型应不低于7.0lgCCID$_{50}$/ml，Ⅱ型应不低于6.0lgCCID$_{50}$/ml，Ⅲ型应不低于6.5lgCCID$_{5}$/ml。

3.3.2　无菌检查

依法检查（通则1101），应符合规定。

3.4 成品检定

每个糖丸滚制容器取 200～300 粒。

3.4.1 鉴别试验

取适量Ⅰ、Ⅱ、Ⅲ型三价混合脊髓灰质炎病毒特异性免疫血清与适量供试品混合，置 37℃水浴 2 小时，接种 Hep-2 细胞或其他敏感细胞，置 35～36℃培养，7 天判定结果，应无病变出现。同时设血清和细胞对照，均应为阴性。病毒对照应为阳性。

3.4.2 外观

应为白色固体糖丸。

3.4.3 丸重差异

取糖丸 20 粒测定，每 1 粒重量为 1g±0.15g。

3.4.4 病毒滴定

每 3～4 亚批合并为 1 个检定批，取 100 粒糖丸，加 Earle's 液至 1000ml，即为 1∶10 稀释度，采用细胞病变法进行病毒滴定。

三价疫苗糖丸以混合法测定病毒含量，同时应以中和法检测各型病毒含量。采用中和法需预先精确测定异型抗体的交叉抑制值，以校正滴定结果。按 2.2.3.2 项测定病毒滴度，每剂三价疫苗糖丸病毒总量应不低于 5.95lg$CCID_{50}$，其中 Ⅰ 型应不低于 5.8lg$CCID_{50}$；Ⅱ 型应不低于 4.8lg$CCID_{50}$；Ⅲ 型应不低于 5.3lg$CCID_{50}$。

3.4.5 热稳定性试验

热稳定性试验应由生产单位在成品入库前取样测定，应与病毒滴定同时进行。37℃放置 48 小时后，按 2.2.3.2 项进行病毒滴定，病毒滴度应不低于 5.0lg$CCID_{50}$，病毒滴度下降应不高于 1.0lg。

3.4.6 病毒分布均匀度

每批抽查糖丸 10 粒以上，测定疫苗糖丸的病毒分布均匀度。逐粒滴定病毒含量，各粒之间的病毒含量差不得超过 0.5lg。

3.4.7 微生物限度检查

同一天滚制的糖丸为 1 个供试品，每个糖丸滚制容器中取样不得少于 10 粒，按微生物计数法检测，每粒菌数不得超过 300 个（通则 1105、通则 1106 与通则 1107）。

3.4.8 致病菌检查

不得含有乙型溶血性链球菌、肠道致病菌以及大肠埃希菌。

3.4.8.1 乙型溶血性链球菌检查

取经 10 倍稀释供试品 0.5ml，接种肉汤培养基 1 支，置 37℃培养 24 小时，再用划线法移种血平皿 1 个，37℃培养 24 小时，应无乙型溶血性链球菌生长（如原材料、辅料已做过此项检查并合格，成品可不再做）。

3.4.8.2 肠道致病菌检查

取经 10 倍稀释的供试品 1.0ml，接种 GN 或肉汤增菌培养基 1 管，置 37℃培养，于 20～24 小时内用划线法转种鉴别培养基平皿 1 个，37℃培养 24 小时，如有革兰阴性杆菌，应进一步鉴定是否为肠道致病菌。

3.4.8.3 大肠埃希菌检查

取经 10 倍稀释的供试品，接种普通克斯列或麦康凯肉汤培养基 3 管，每管 2ml，置 37℃培养 48 小时，不应有产酸、产气现象。如有产酸、产气现象，应进一步鉴别是否为大肠埃希菌。

4 保存、运输及有效期

自生产之日起，于－20℃以下保存，有效期为 24 个月；于 2～8℃保存，有效期为 5 个月。生产日期为糖丸制造日期。运输应在冷藏条件下进行。标签上只能规定一种保存温度和有效期。

5 使用说明

应符合生物制品分包装及贮运管理（通则 0239）规定和批准的内容。

脊髓灰质炎减毒活疫苗糖丸（猴肾细胞）

Jisuihuizhiyan Jiandu Huoyimiao Tangwan
(Houshen Xibao)

Poliomyelitis Vaccine in Dragee Candy
(Monkey Kidney Cell), Live

本品系用脊髓灰质炎病毒Ⅰ、Ⅱ、Ⅲ型减毒株分别接种于原代猴肾细胞，经培养、收获病毒液后制成糖丸。用于预防脊髓灰质炎。

1　基本要求

生产和检定用设施、原材料及辅料、水、器具、动物等应符合“凡例”的有关要求。

2　制造

2.1　生产用细胞

生产用细胞为原代猴肾细胞。

2.1.1　细胞管理及检定

应符合生物制品生产用动物细胞基质制备及质量控制（通则 0234）规定。

生产用猴肾细胞应来源于未做过任何试验的健康猕猴，所用动物必须经不少于6周的隔离检疫，应无结核、B病毒感染及其他急性传染病，血清中无泡沫病毒。凡有严重化脓灶、赘生物以及明显的肝、肾病理改变者不得使用。

2.1.2　细胞制备

取符合 2.1.1 项要求的健康猕猴肾脏，经消化、用培养液分散细胞，置适宜温度下培养成单层细胞。来源于同一只猕猴、同一容器内消化制备的细胞为一个细胞消化批，同一天制备的多个细胞消化批为一个细胞批。

2.2　毒种

2.2.1　名称及来源

生产用毒种为脊髓灰质炎病毒Ⅰ、Ⅱ、Ⅲ型减毒株；可用Ⅰ、Ⅱ、Ⅲ型 Sabin 株，Ⅰ、Ⅱ、Ⅲ型 Sabin 纯化株，中$Ⅲ_2$株或经批准的其他毒株。各型 Sabin 毒株和 Pfizer 株来源于世界卫生组织（WHO）。

2.2.2　种子批的建立

应符合生物制品生产检定用菌毒种管理及质量控制（通则 0233）规定。

2.2.2.1　原始种子

Sabin 株原始毒种Ⅰ、Ⅱ、Ⅲ型及中$Ⅲ_2$株均由毒种研制单位制备和保存。

2.2.2.2　主种子批

主种子批 Sabin 株Ⅰ、Ⅱ型的传代应不超过SO＋2，Sabin 株Ⅲ型应不超过 SO＋1；中$Ⅲ_2$株由原始毒种在胎猴肾细胞或人二倍体细胞上传 1～2 代制成的成分均一的一批病毒悬液称为主种子批，传代水平应不超过中$Ⅲ_2$2代；Ⅲ型Pfizer 株主种子批为 RSO 1。

2.2.2.3　工作种子批

主种子批毒种在原代胎猴肾细胞或人二倍体细胞上传 1 代制成的成分均一的一批病毒悬液称为工作种子批。原始种子至工作种子批 SabinⅠ、Ⅱ型传代不得超过 3 代（SO＋3），SabinⅢ型及其他纯化株包括 Pfizer 株传代不得超过 2 代；从原始种子至工作种子批中$Ⅲ_2$株传代次数不得超过 3 代。

2.2.3　种子批毒种的检定

主种子批及工作种子批应进行以下全面检定，或按另行批准的进行。

2.2.3.1　鉴别试验

取适量Ⅰ型、Ⅱ型或Ⅲ型单价脊髓灰质炎病毒特异性免疫血清与适量病毒液混合，置 37℃水浴 2 小时，接种猴肾细胞、Hep-2 细胞或其他敏感细胞，置 35～36℃培养，7 天判定结果，病毒型别应准确无误。同时设血清和细胞对照，均应为阴性。病毒对照应为阳性。

2.2.3.2　病毒滴定

采用微量细胞病变法。将毒种做 10 倍系列稀释，每稀释度病毒液接种猴肾细胞、Hep-2 细胞或其他敏感细胞，置35～36℃培养，7 天判定结果。病毒滴度均应不低于 6.5lg$CCID_{50}$/ml。应同时进行病毒参考品滴定。

2.2.3.3　无菌检查

依法检查（通则 1101），应符合规定。

2.2.3.4　分枝杆菌检查

以草分枝杆菌（CMCC 95024）或牛分枝杆菌菌株 BCG 作为阳性对照菌。取阳性对照菌接种于罗氏固体培养基，于 37℃培养 3～5 天收集培养物，以 0.9％氯化钠溶液制成菌悬液，采用细菌浊度法确定菌含量，该菌液浊度与中国细菌浊度标准一致时活菌量约为2×10^7CFU/ml。稀释菌悬液，取不高于 100CFU 的菌液作为阳性对照。

供试品小于 1ml 时采用直接接种法，将供试品全部接种于适宜固体培养基（如罗氏培养基或 Middlebrook 7H10 培养基），每种培养基做 3 个重复；并同时设置阳性对照。将接种后的培养基置于 37℃培养 56 天，阳性对照应有菌生长，接种供试品的培养基未见分枝杆菌生长，则判为合格。

供试品大于 1ml 时采用薄膜过滤法集菌后接种培养基。将供试品以 0.22μm 滤膜过滤后，取滤膜接种于适宜固体培养基，同时设阳性对照。所用培养基、培养时间及结果判定同上。

2.2.3.5　支原体检查

依法检查（通则 3301），应符合规定。

2.2.3.6　外源病毒因子检查

依法检查（通则 3302），应符合规定。

2.2.3.7　家兔检查

取体重为 1.5～2.5kg 的健康家兔至少 5 只，每只注射 10ml，用其中 1.0ml 皮内多处注射，其余皮下注射，观察 3 周。到期存活动物数应不低于 80%，无 B 病毒和其他病毒感染判为合格。家兔在 24 小时以后死亡，疑有 B 病毒感染者应尸检，须留神经组织和脏器标本待查，用脑组织做 10% 悬液，用同样方法接种 5 只健康家兔进行检查，观察到期后动物应全部健存。

2.2.3.8 免疫原性检查

建立或变更主种子批时应确认主种子批的免疫原性，必要时应根据药品注册管理的相关要求开展相应的临床试验。

2.2.3.9 猴体神经毒力试验

依法检查（通则 3305），应符合规定。

2.2.3.10 rct 特征试验

将单价病毒液分别于 36.0℃±0.1℃ 及 40.0℃±0.1℃进行病毒滴定，试验设 *t*-对照（生产毒种或已知对人安全的疫苗）。如果病毒液和 *t*-对照在 36.0℃±0.1℃ 的病毒滴度与 40.0℃±0.1℃ 的滴度差不低于 5.0lg，则 rct 特征试验合格。

2.2.3.11 SV40 核酸序列检查

依法检查（通则 3304），应为阴性。

2.2.4 毒种保存

液体毒种需加终浓度为 1mol/L 的氯化镁溶液，于 −60℃以下保存。

2.3 单价原液

2.3.1 细胞制备

同 2.1.2 项。

2.3.2 培养液

采用适宜的培养液进行培养。如培养液含新生牛血清，其质量应符合要求（通则 3604）。

2.3.3 对照细胞外源病毒因子检查

依法检查（通则 3302），应符合规定。

2.3.4 病毒接种和培养

将毒种接种细胞培养至细胞出现完全病变后收获。病毒接种量及培养条件按批准的执行。

2.3.5 病毒收获

检定合格的同一细胞消化批收获的病毒液，经澄清过滤合并为单一病毒收获液。

2.3.6 单一病毒收获液检定

按 3.1 项进行。

2.3.7 单一病毒收获液保存

于 2～8℃保存不超过 30 天，−20℃保存不超过 6 个月。

2.3.8 单一病毒收获液合并或浓缩

检定合格的同一细胞批制备的多个单一病毒收获液可适当浓缩进行合并，经澄清过滤即为单价原液。

2.3.9 单价原液检定

按 3.2 项进行。

2.3.10 单价原液保存

于 2～8℃保存不超过 30 天，−20℃保存不超过 6 个月。

2.4 半成品

2.4.1 配制

单价原液加入终浓度为 1mol/L 的氯化镁，经除菌过滤后即为单价疫苗半成品。取适量Ⅰ、Ⅱ、Ⅲ型单价疫苗半成品，按一定比例进行配制，即为三价疫苗半成品。

2.4.2 半成品检定

按 3.3 项进行。

2.5 成品

2.5.1 疫苗糖丸制备

三价疫苗半成品及赋形剂按一定比例混合后制成糖丸。赋形剂成分包括还原糖浆、糖浆、脂肪性混合糖粉和糖粉。滚制糖丸时，操作室内温度应在 18℃以下。

2.5.2 分批

应符合生物制品分包装及贮运管理（通则 0239）规定。同一次混合的三价疫苗半成品制备的糖丸为一批，非同容器滚制的糖丸分为不同亚批。

2.5.3 分装

应符合生物制品分包装及贮运管理（通则 0239）规定。

2.5.4 规格

每粒 1g。每 1 次人用剂量为 1 粒，含脊髓灰质炎活病毒总量应不低于 5.95lgCCID$_{50}$，其中Ⅰ型应不低于 5.8lgCCID$_{50}$，Ⅱ型应不低于 4.8lgCCID$_{50}$，Ⅲ型应不低于 5.3lgCCID$_{50}$。

2.5.5 包装

应符合生物制品分包装及贮运管理（通则 0239）规定。

3 检定

3.1 单一病毒收获液检定

3.1.1 病毒滴定

按 2.2.3.2 项进行。病毒滴度应不低于 6.5lgCCID$_{50}$/ml。

3.1.2 无菌检查

依法检查（通则 1101），应符合规定。

3.1.3 支原体检查

依法检查（通则 3301），应符合规定。

3.2 单价原液检定

3.2.1 鉴别试验

按 2.2.3.1 项进行。

3.2.2 病毒滴定

按 2.2.3.2 项进行。病毒滴度均应不低于 6.5lgCCID$_{50}$/ml。

3.2.3 猴体神经毒力试验

依法检查（通则 3305），应符合规定。

3.2.4 SV40 核酸序列检查

依法检查（通则 3304），结果应为阴性。

3.2.5 无菌检查

依法检查（通则 1101），应符合规定。

3.2.6 支原体检查

依法检查（通则 3301），应符合规定。

3.3　半成品检定

3.3.1　病毒滴定

按 2.2.3.2 项进行。单价疫苗半成品病毒滴度应不低于 6.5lgCCID$_{50}$/ml。三价疫苗半成品病毒滴度应不低于 7.15lgCCID$_{50}$/ml，其中Ⅰ型应不低于 7.0lgCCID$_{50}$/ml，Ⅱ型应不低于 6.0lgCCID$_{50}$/ml，Ⅲ型应不低于 6.5lgCCID$_{50}$/ml。

3.3.2　无菌检查

依法检查（通则 1101），应符合规定。

3.4　成品检定

每个糖丸滚制容器取 200～300 粒。

3.4.1　鉴别试验

取适量Ⅰ、Ⅱ、Ⅲ型三价混合脊髓灰质炎病毒特异性免疫血清与适量病毒供试品混合，置 37℃水浴 2 小时，接种 Hep-2 细胞或其他敏感细胞，置 35～36℃培养，7 天判定结果，应无病变出现。同时设血清和细胞对照，均应为阴性。病毒对照应为阳性。

3.4.2　外观

应为白色固体糖丸。

3.4.3　丸重差异

取糖丸 20 粒测定，每 1 粒重量为 1g±0.15g。

3.4.4　病毒滴定

每 3～4 亚批合并为 1 个检定批，取 100 粒糖丸，加 Earle's 液至 1000ml，即为 1∶10 稀释度，采用细胞病变法进行病毒滴定。

三价疫苗糖丸以混合法测定病毒含量，同时应以中和法检测各型病毒含量。采用中和法需预先精确测定异型抗体的交叉抑制值，以校正滴定结果。按 2.2.3.2 项测定病毒滴度，每剂三价疫苗糖丸病毒总量应不低于 5.95lgCCID$_{50}$，其中Ⅰ型应不低于 5.8lgCCID$_{50}$，Ⅱ型应不低于 4.8lgCCID$_{50}$，Ⅲ型应不低于 5.3lgCCID$_{50}$。

3.4.5　热稳定性试验

热稳定性试验应由生产单位在成品入库前取样测定，应与病毒滴定同时进行。37℃放置 48 小时后，按 2.2.3.2 项进行病毒滴定，病毒滴度应不低于 5.0lgCCID$_{50}$，病毒滴度下降应不高于 1.0lg。

3.4.6　病毒分布均匀度

每批抽查糖丸 10 粒以上，测定疫苗糖丸的病毒分布均匀度。逐粒滴定病毒含量，各粒之间的病毒含量差不得超过 0.5lg。

3.4.7　微生物限度检查

同一天滚制的糖丸为 1 个供试品，每个糖丸滚制容器取样不得少于 10 粒，按微生物计数法检测，每粒菌数不得超过 300 个（通则 1105、通则 1106 与通则 1107）。

3.4.8　致病菌检查

不得含有乙型溶血性链球菌、肠道致病菌以及大肠埃希菌。

3.4.8.1　乙型溶血性链球菌检查

取 10 倍稀释疫苗供试品 0.5ml，接种肉汤培养基 1 支，37℃培养 24 小时，再用划线法移种血平皿 1 个，37℃培养 24 小时，应无乙型溶血性链球菌生长（如原材料、辅料已做过此项检查并合格，成品可不再做）。

3.4.8.2　肠道致病菌检查

取 10 倍稀释疫苗供试品 1.0ml，接种 GN 或肉汤增菌培养基 1 管，37℃培养，于 20～24 小时内用划线法转种鉴别培养基平皿 1 个，37℃培养 24 小时，如有革兰阴性杆菌，应进一步鉴定是否为肠道致病菌。

3.4.8.3　大肠埃希菌检查

取经 10 倍稀释疫苗供试品接种普通克斯列或麦康凯肉汤培养基 3 管，每管 2ml，37℃培养 48 小时，不应有产酸、产气现象。如有产酸、产气现象，应进一步鉴别是否为大肠埃希菌。

4　保存、运输及有效期

自生产之日起，于－20℃以下保存，有效期为 24 个月；于 2～8℃保存，有效期为 5 个月。生产日期为糖丸制造日期。运输应在冷藏条件下进行。标签上只能规定一种保存温度及有效期。

5　使用说明

应符合生物制品分包装及贮运管理（通则 0239）规定和批准的内容。

Sabin 株脊髓灰质炎灭活疫苗（Vero 细胞）

Sabinzhu Jisuihuizhiyan Miehuoyimiao (Vero Xibao)

Poliomyelitis Vaccine (Vero Cell), Inactivated, Sabin Strains

本品系用脊髓灰质炎病毒Ⅰ、Ⅱ、Ⅲ型减毒株分别接种于 Vero 细胞，经病毒培养、收获、浓缩、纯化、灭活、按比例混合后制成。用于预防脊髓灰质炎。

1 基本要求

生产和检定用设施、原材料及辅料、水、器具、动物等应符合“凡例”的有关要求。

2 制造

2.1 生产用细胞

生产用细胞为 Vero 细胞。

2.1.1 细胞管理及检定

应符合生物制品生产用动物细胞基质制备及质量控制（通则 0234）规定。

每批原液的生产应来自复苏扩增后的同一细胞批。

各级细胞库代次应不超过批准的限定代次。

2.1.2 细胞制备

取工作细胞库中的细胞，经复苏、消化、置适宜温度下培养后，逐级放大，制备的一定数量并用于接种病毒的细胞为一个细胞批。在反应器培养过程中对温度、溶氧浓度、pH 值及搅拌速度等培养条件进行监控。

2.2 毒种

2.2.1 名称及来源

生产用毒种为脊髓灰质炎病毒Ⅰ、Ⅱ、Ⅲ型 Sabin 株或Ⅲ型 Sabin 纯化株（Pfizer 株）。毒株应来源于世界卫生组织（WHO）或其认定机构。

2.2.2 种子批的建立

应符合生物制品生产检定用菌毒种管理及质量控制（通则 0233）规定。

2.2.2.1 原始种子

Ⅰ、Ⅱ、Ⅲ型病毒 Sabin 株及 Pfizer 株的原始毒种均由毒种研制者制备和保存。

2.2.2.2 主种子批和亚主种子批

主种子批Ⅰ、Ⅱ、Ⅲ型病毒 Sabin 株的传代为 SO+1，Ⅲ型病毒 Pfizer 株的传代水平为 RSO1，均来源于 WHO 主种子库。可取主种子批毒种在 Vero 细胞上传一代制备的成分均一的一批病毒悬液称为亚主种子批。亚主种子批Ⅰ、Ⅱ、Ⅲ型病毒 Sabin 株的传代水平为 SO+2，Ⅲ型病毒 Pfizer 株的传代水平为 RSO2。

2.2.2.3 工作种子批

取主种子或亚主种子批毒种在 Vero 细胞上传一代制备的成分均一的一批病毒悬液称为工作种子批。Ⅰ、Ⅱ、Ⅲ型病毒 Sabin 株工作种子批的传代水平为 SO+3，Ⅲ型病毒 Pfizer 株传代水平不超过 RSO3。

2.2.3 种子批毒种的检定

工作种子批应进行以下全面检定，或按另行批准的进行。

2.2.3.1 鉴别试验

取适量Ⅰ、Ⅱ、Ⅲ型单价脊髓灰质炎病毒特异性免疫血清与适量病毒供试品混合，置 35～37.5℃中和 2～3 小时，接种 Hep-2 细胞或其他敏感细胞，置 36℃±1℃培养，7 天判定结果，病毒型别应准确无误；同时设血清和细胞对照，均应为阴性。病毒对照应为阳性。

2.2.3.2 病毒滴定

采用微量细胞病变法。取毒种做 10 倍系列稀释，取适宜的至少 3 个稀释度病毒液接种 Hep-2 细胞或其他敏感细胞，置 36℃±1℃培养，7 天判定结果。病毒滴度均应不低于 $6.5\lg CCID_{50}/ml$。应同时进行病毒参考品滴定。

2.2.3.3 无菌检查

依法检查（通则 1101），应符合规定。

2.2.3.4 分枝杆菌检查

以草分枝杆菌（CMCC 95024）或牛分枝杆菌菌株 BCG 作为阳性对照菌。取阳性对照菌接种于罗氏固体培养基，于 37℃培养 3～5 天收集培养物，以 0.9%氯化钠溶液制成菌悬液，采用细菌浊度法确定菌含量，该菌液浊度与中国细菌浊度标准一致时活菌量约为 2×10^7 CFU/ml。稀释菌悬液，取不高于 100CFU 的菌液作为阳性对照。

供试品小于 1ml 时采用直接接种法，将供试品全部接种于适宜固体培养基（如罗氏培养基或 Middlebrook7H10 培养基），每种培养基做 3 个重复；并同时设置阳性对照。将接种后的培养基置于 37℃培养 56 天，阳性对照应有菌生长，接种供试品的培养基未见分枝杆菌生长，则判为合格。

供试品大于 1ml 时采用薄膜过滤法集菌后接种培养基。将供试品以 0.22μm 滤膜过滤后，取滤膜接种于适宜固体培养基，同时设阳性对照。所用培养基、培养时间及结果判定同上。

也可采用经过验证的分枝杆菌核酸检测法替代培养法。

2.2.3.5 支原体检查

依法检查（通则 3301），应符合规定。

2.2.3.6 外源病毒因子检查

依法检查（通则 3302），应符合规定。

2.2.3.7 家兔检查

经原代猴肾细胞制备毒种应做该项检查。

取体重为 1.5～2.5kg 的健康家兔至少 5 只，每只注射 10ml，用其中 1.0ml 皮内多处注射，其余皮下注射，观察 3 周。到期时存活动物数应不低于 80%，无 B 病毒和其他病毒感染判为合格。家兔在 24 小时以后死亡，疑有 B 病毒感染者应尸检，需留神经组织和脏器标本待查，用脑组织做10%悬液，用同样方法接种5只健康家兔进行检查，观察到期后动物应全部健存。

2.2.3.8　免疫原性检查

建立或变更主种子批（或亚主种子批）时应确认其免疫原性，必要时应根据药品注册管理的相关要求开展相应的临床试验。

2.2.3.9　猴体神经毒力试验

依法检查（通则3305），应符合规定。

2.2.3.10　SV40核酸序列检查

依法检查（通则3304），应为阴性。

2.2.3.11　Sabin株基因鉴定试验

采用基因测序或经批准的方法，测定毒株的VP1基因序列，应证明为Sabin株Ⅰ、Ⅱ、Ⅲ型病毒或Pfizer株Ⅲ型病毒。

2.2.4　毒种保存

液体毒种可加入终浓度为1mol/L的氯化镁溶液，置−60℃以下保存。

2.3　单价原液

2.3.1　细胞制备

按2.1.2项进行。

2.3.2　细胞培养液和维持液

采用适宜的培养液进行培养。如培养液含新生牛血清，其质量应符合要求（通则3604）。

维持液为不含新生牛血清的培养液。

2.3.3　对照细胞外源病毒因子检查

依法检查（通则3302），应符合规定。

2.3.4　病毒接种、培养和收获

采用反应器培养细胞，接种毒种后继续培养，根据细胞病变情况进行收获，即为病毒收获物。病毒接种量及培养条件按批准的执行。

2.3.5　收获液检定

按3.1项进行。

2.3.6　病毒浓缩

收获液经过滤澄清后，进行超滤浓缩至适宜倍数。

2.3.7　病毒纯化

浓缩后的病毒液经凝胶过滤色谱处理或其他经批准的适宜方法收集病毒，再采用离子交换色谱进一步纯化病毒。

2.3.8　纯化液检定

按3.2项进行。

2.3.9　病毒灭活

纯化液灭活前应控制病毒液蛋白质浓度或D抗原浓度。纯化液经过滤后72小时内应加入甲醛溶液进行病毒灭活处理，甲醛浓度、灭活温度、灭活时间等条件按批准的执行。灭活过程中应适时进行再过滤处理。病毒液灭活至不超过全过程3/4时和灭活过程结束时，每个灭活容器分别取样，取样量至少含1500剂D抗原含量，取样后分别进行病毒灭活验证试验。灭活后的病毒液即为单价原液。

2.3.10　病毒灭活验证试验

采用细胞培养法进行病毒灭活验证。取至少含1500剂D抗原量的供试品接种Hep-2细胞或其他适宜的细胞，供试品与培养液之比不超过1∶4，每1ml供试品至少接种3cm²细胞单层，于35.5℃±1℃培养观察至规定时间（原代细胞至少培养3周）。至少留取1瓶细胞，作为试验对照细胞（只加细胞培养液）。接种供试品的每个容器的细胞培养物至少盲传2次，分别在更换培养液前（换液应不早于样品接种后5～7天）和观察结束时，取上述细胞培养上清液进行盲传接种，操作同前，培养物至少观察2周。初始细胞培养和2次盲传细胞培养均应无细胞病变发生。

观察结束后，应在初始细胞培养物上接种与单价病毒灭活液同型别的Sabin株病毒进行攻击，攻击病毒量应为接近检测限的低剂量病毒，攻击后的细胞应出现细胞病变。

为避免单价病毒灭活液中的甲醛对细胞培养的干扰，通常在供试品中加入亚硫酸氢钠进行中和，如中和后不能完全消除其毒性作用，可将供试品进行透析处理，但应保证透析后的供试品中至少含1500剂D抗原含量。

2.3.11　单价原液检定

按3.3项进行。

2.3.12　单价原液保存

于2～8℃保存，保存时间按批准的执行。

2.4　半成品

2.4.1　配制

按批准的抗原含量进行原液配制。可以加入适宜的抑菌剂，即为半成品。

2.4.2　半成品检定

按3.4项进行。

2.4.3　半成品保存

于2～8℃保存，保存时间按批准的执行。

2.5　成品

2.5.1　分批

应符合生物制品分包装及贮运管理（通则0239）规定。

2.5.2　分装

应符合生物制品分包装及贮运管理（通则0239）规定。

2.5.3　规格

每瓶（支）0.5ml。每1人次用剂量为0.5ml，各型脊髓灰质炎病毒D抗原含量按批准的执行。

2.5.4　包装

应符合生物制品分包装及贮运管理（通则0239）规定。

3　检定

3.1　收获液检定

3.1.1　无菌检查

依法检查（通则1101），应符合规定。

3.1.2 支原体检查

依法检查（通则3301），应符合规定。

3.1.3 病毒滴定

按2.2.3.2项进行，病毒滴度应不低于6.5lgCCID$_{50}$/ml。

3.1.4 鉴别试验

按2.2.3.1项进行，病毒型别应准确无误。

3.2 纯化液检定

3.2.1 病毒滴定

按2.2.3.2项进行，病毒滴度应不低于7.0lgCCID$_{50}$/ml。

3.2.2 鉴别试验

按2.2.3.1项进行，病毒型别应准确无误。

3.2.3 D抗原含量

采用酶联免疫吸附法（通则3429），经系列稀释的抗原标准品和供试品与包被抗体反应后，加入检测抗体。反应结束后加入底物显色，测定吸光度值。以系列稀释的抗原标准品D抗原浓度及其对应的吸光度值作标准曲线，样品吸收值与标准曲线比较而确定D抗原含量。Ⅰ、Ⅱ、Ⅲ型纯化液D抗原含量应符合批准的要求。

3.2.4 比活性测定

依法测定蛋白质含量（通则0731第二法），依据D抗原含量计算各型病毒纯化液比活性，应不低于10DU/μg蛋白质。

3.3 单价原液检定

3.3.1 无菌检查

依法检查（通则1101），应符合规定。

3.3.2 D抗原含量

按3.2.3项进行，Ⅰ、Ⅱ、Ⅲ型原液D抗原含量应符合批准的要求。

3.4 半成品检定

3.4.1 无菌检查

依法检查（通则1101），应符合规定。

3.4.2 D抗原含量

按3.2.3项进行，Ⅰ、Ⅱ、Ⅲ型D抗原含量应符合批准的要求。

3.4.3 大鼠效力试验

供试品各型ED$_{50}$不显著低于疫苗参考品（通则3534）。

3.5 成品检定

3.5.1 鉴别试验

采用酶联免疫吸附法（通则3429），应证明含有脊髓灰质炎病毒Ⅰ、Ⅱ、Ⅲ型D抗原。

3.5.2 外观

应为橘红色、橘黄色澄明或无色澄明液体，无异物。

3.5.3 装量

依法检查（通则0102），应不低于标示量。

3.5.4 pH值

应为6.5～7.5（通则0631）。

3.5.5 渗透压摩尔浓度

依法测定（通则0632），应符合批准的要求。

3.5.6 2-苯氧乙醇含量

如添加2-苯氧乙醇，应采用高效液相色谱法（通则0512）或其他适宜方法测定，含量应为4.0～6.0mg/ml。

3.5.7 游离甲醛含量

应不高于30μg/剂（通则3207）。

3.5.8 蛋白质含量

应不高于10μg/剂（通则0731第二法）。

3.5.9 D抗原含量

按3.2.3项进行，每剂量Ⅰ、Ⅱ、Ⅲ型D抗原含量应符合批准的要求。

3.5.10 牛血清白蛋白残留量

应不高于50ng/剂（通则3411）。

3.5.11 抗生素残留量

采用酶联免疫吸附法（通则3429），应不高于50ng/剂。

3.5.12 Vero细胞DNA残留量

应不高于50pg/剂（通则3407第三法）。

3.5.13 Vero细胞蛋白质残留量

采用酶联免疫吸附法（通则3429），应不高于200ng/剂。

3.5.14 无菌检查

依法检查（通则1101），应符合规定。

3.5.15 异常毒性检查

依法检查（通则1141），应符合规定。

3.5.16 细菌内毒素检查

应小于10EU/剂（通则1143）。

4 保存、运输及有效期

于2～8℃避光保存和运输，避免冻结。自生产之日起，按批准的有效期执行。

5 使用说明

应符合生物制品分包装及贮运管理（通则0239）规定和批准的内容。

口服Ⅰ型Ⅲ型脊髓灰质炎减毒活疫苗（人二倍体细胞）

Koufu Ⅰ Xing Ⅲ Xing Jisuihuizhiyan Jiandu Huoyimiao (Ren Erbeiti Xibao)

Poliomyelitis (Live) Vaccine Type Ⅰ Type Ⅲ (Human Diploid Cell), Oral

本品系用脊髓灰质炎病毒Ⅰ、Ⅲ型减毒株分别接种于人二倍体细胞，经培养、收获病毒液制成的二价液体疫苗，用于预防Ⅰ和Ⅲ型脊髓灰质炎。

1　基本要求

生产和检定用设施、原材料及辅料、水、器具、动物等应符合“凡例”的有关要求。

2　制造

2.1　生产用细胞

生产用细胞为人二倍体细胞（2BS 株、KMB_{17}株或经批准的其他人二倍体细胞）。

2.1.1　细胞管理及检定

应符合生物制品生产用动物细胞基质制备及质量控制（通则 0234）规定。

每批原液的生产应来自复苏扩增后的同一细胞批。

各级细胞库代次应不超过批准的限定代次。

2.1.2　细胞制备

取工作细胞库中的细胞，经复苏、消化、置适宜温度下静置或旋转培养制备的一定数量并用于接种病毒的细胞为一个细胞批。

2.2　毒种

2.2.1　名称及来源

生产用毒种为脊髓灰质炎病毒Ⅰ、Ⅲ型减毒株；可用Ⅰ、Ⅲ型 Sabin 株，Ⅰ、Ⅲ型 Sabin 纯化株，中$Ⅲ_2$株或经批准的其他毒株。各型 Sabin 毒株和 Pfizer 株来源于世界卫生组织（WHO），中$Ⅲ_2$株来源于中国医学科学院医学生物学研究所。

2.2.2　种子批的建立

应符合生物制品生产检定用菌毒种管理及质量控制（通则 0233）规定。

2.2.2.1　原始种子

原始毒种Ⅰ、Ⅲ型 Sabin 株及中$Ⅲ_2$株均由毒种研制者制备和保存。

2.2.2.2　主种子批

主种子批Ⅰ型 Sabin 株的传代应不超过 SO＋2，Ⅲ型 Sabin 株应不超过 SO＋1；中$Ⅲ_2$株传代水平应不超过中$Ⅲ_2$2 代；Ⅲ型 Pfizer 株主种子批为 RSO 1。

2.2.2.3　工作种子批

原始种子至工作种子批Ⅰ型 Sabin 株传代不得超过 3 代，Ⅲ型 Sabin 株及其他纯化株包括 Pfizer 株传代不得超过 2 代，中$Ⅲ_2$株传代不得超过 3 代。

2.2.3　种子批毒种的检定

主种子批应进行以下全面检定，工作种子批进行 2.2.3.1～2.2.3.10 项检定，或按另行批准的进行。

2.2.3.1　鉴别试验

取适量Ⅰ型或Ⅲ型单价脊髓灰质炎病毒特异性免疫血清与适量病毒供试品混合，置 37℃±0.5℃孵育 2 小时，接种 Hep-2 细胞或其他敏感细胞，置 35.5℃±0.5℃培养，7 天判定结果，病毒型别应准确无误。同时设血清和细胞对照，均应为阴性。病毒对照应为阳性。

2.2.3.2　病毒滴定

采用微量细胞病变法。取毒种做 10 倍系列稀释，取适宜的至少 3 个稀释度病毒液接种 Hep-2 细胞或其他敏感细胞，置 35.5℃±0.5℃培养，7 天判定结果。病毒滴度应不低于 6.50lg$CCID_{50}$/ml。应同时进行病毒参考品滴定。

2.2.3.3　无菌检查

依法检查（通则 1101），应符合规定。

2.2.3.4　分枝杆菌检查

以草分枝杆菌（CMCC 95024）或牛分枝杆菌菌株 BCG 作为阳性对照菌。取阳性对照菌接种于罗氏固体培养基，于 37℃培养 3～5 天收集培养物，以 0.9%氯化钠溶液制成菌悬液，采用细菌浊度法确定菌含量，该菌液浊度与中国细菌浊度标准一致时活菌量约为 2×10^7CFU/ml。稀释菌悬液，取不高于 100CFU 的菌液作为阳性对照。

供试品小于 1ml 时采用直接接种法，将供试品全部接种于适宜固体培养基（如罗氏培养基或 Middlebrook 7H10 培养基），每种培养基做 3 个重复；并同时设置阳性对照。将接种后的培养基置于 37℃培养 56 天，阳性对照应有菌生长，接种供试品的培养基未见分枝杆菌生长，则判为合格。

供试品大于 1ml 时采用薄膜过滤法集菌后接种培养基。将供试品以 0.22μm 滤膜过滤后，取滤膜接种于适宜固体培养基，同时设阳性对照。所用培养基、培养时间及结果判定同上。

2.2.3.5　支原体检查

依法检查（通则 3301），应符合规定。

2.2.3.6　外源病毒因子检查

依法检查（通则 3302），应符合规定。

2.2.3.7　家兔检查

取体重为 1.5～2.5kg 的家兔至少 5 只，每只注射 10ml，其中 1.0ml 皮内多处注射，其余皮下注射，观察 3 周，到期存活动物数应不低于 80%，无 B 病毒和其他病毒感染判为合格。家兔在 24 小时以后死亡，疑有 B 病毒感染者应尸检，须留神经组织和脏器标本待查，用脑组织做 10%悬液，用同样方法接种 5 只健康家兔进行检查，观察到期后动物应全部健存。

2.2.3.8 猴体神经毒力试验

依法检查（通则 3305），应符合规定。

2.2.3.9 rct 特征试验

将单价病毒液分别于 36.0℃±0.1℃及 40.0℃±0.1℃进行病毒滴定，试验设 *t*-对照（生产毒种或已知对人安全的疫苗）。如果病毒液和 *t*-对照在 36.0℃±0.1℃的病毒滴度与 40.0℃±0.1℃的滴度差不低于 5.0lg，则 rct 特征试验合格。

2.2.3.10 SV40 核酸序列检查

依法检查（通则 3304），应为阴性。

2.2.3.11 免疫原性检查

建立或变更主种子批时应确认主种子批的免疫原性，必要时应根据药品注册管理的相关要求开展相应的临床试验。

2.2.4 毒种保存

液体毒种需加入终浓度为 1mol/L 的氯化镁溶液，于−60℃以下保存。

2.3 单价原液

2.3.1 细胞制备

按 2.1.2 项进行。

2.3.2 培养液

采用适宜的培养液进行培养。如培养液含新生牛血清，其质量应符合要求（通则 3604）。

2.3.3 对照细胞外源病毒因子检查

依法检查（通则 3302），应符合规定。

2.3.4 病毒接种和培养

将毒种接种细胞，培养至细胞出现完全病变后收获。病毒接种量及培养条件按批准的执行。

2.3.5 病毒收获

同一细胞批收获的病毒液经澄清过滤，为单一病毒收获液。

2.3.6 单一病毒收获液检定

按 3.1 项进行。

2.3.7 单一病毒收获液保存

于 2～8℃保存不超过 30 天，于−20℃及以下保存不超过 6 个月。

2.3.8 单一病毒收获液合并或浓缩

同一细胞批制备的单一病毒收获液检定合格后可合并，即为单价原液，合并可在浓缩前或浓缩后进行。

2.3.9 单价原液检定

按 3.2 项进行。

2.3.10 单价原液保存

于 2～8℃保存不超过 30 天，于−20℃及以下保存不超过 6 个月。

2.4 半成品

2.4.1 配制

单价原液加入终浓度为 1mol/L 的氯化镁溶液，经除菌过滤后即为单价半成品。取适量Ⅰ型、Ⅲ型单价半成品，按一定比例进行配制，即为二价疫苗半成品。

2.4.2 半成品检定

按 3.3 项进行。

2.5 成品

2.5.1 分批

应符合生物制品分包装及贮运管理（通则 0239）规定。

2.5.2 分装

应符合生物制品分包装及贮运管理（通则 0239）规定。

2.5.3 规格

每瓶 0.5ml（5 人份）、1.0ml（10 人份）或 2.0ml（20 人份）。每 1 次人用剂量为 2 滴（相当于 0.1ml），含脊髓灰质炎活病毒总量应不低于 6.12lgCCID$_{50}$，其中Ⅰ型应不低于 6.00lgCCID$_{50}$，Ⅲ型应不低于 5.50lgCCID$_{50}$。

2.5.4 包装

应符合生物制品分包装及贮运管理（通则 0239）规定。

3 检定

3.1 单一病毒收获液检定

3.1.1 病毒滴定

按 2.2.3.2 项进行。病毒滴度应不低于 6.50lgCCID$_{50}$/ml。

3.1.2 无菌检查

依法检查（通则 1101），应符合规定。

3.1.3 支原体检查

依法检查（通则 3301），应符合规定。

3.2 单价原液检定

3.2.1 鉴别试验

按 2.2.3.1 项进行。

3.2.2 病毒滴定

按 2.2.3.2 项进行，病毒滴度应不低于 6.50lgCCID$_{50}$/ml。

3.2.3 猴体神经毒力试验

依法检查（通则 3305），应符合规定。

3.2.4 无菌检查

依法检查（通则 1101），应符合规定。

3.2.5 支原体检查

依法检查（通则 3301），应符合规定。

3.3 半成品检定

3.3.1 病毒滴定

按 2.2.3.2 项进行。单价半成品病毒滴度应不低于 6.50lgCCID$_{50}$/ml。二价疫苗半成品病毒滴度应不低于 7.12lgCCID$_{50}$/ml，其中Ⅰ型应不低于 7.00lgCCID$_{50}$/ml，Ⅲ型应不低于 6.50lgCCID$_{50}$/ml。

3.3.2 无菌检查

依法检查（通则 1101），应符合规定。

3.4 成品检定

3.4.1 鉴别试验

取适量Ⅰ型、Ⅲ型混合脊髓灰质炎病毒特异性免疫血清与适量本品混合，置 37℃±0.5℃中和 2 小时，接种

Hep-2 细胞或其他敏感细胞，置 35.5℃±0.5℃培养，7 天判定结果，应无病变出现。同时设血清和细胞对照，均应为阴性。病毒对照应为阳性。

3.4.2　外观

应为澄清无异物的橘红色液体。

3.4.3　装量

依法检查（通则 0102），应不低于标示量。

3.4.4　病毒滴定

取疫苗 3 瓶，可单瓶分别滴定或混合后滴定，按 2.2.3.2 项进行，二价疫苗每 1 次人用剂量 0.1ml，单瓶或混合样品的总病毒滴度应不低于 6.12lgCCID$_{50}$/ml，其中Ⅰ型应不低于 6.00lgCCID$_{50}$/ml，Ⅲ型应不低于 5.50lgCCID$_{50}$/ml。

3.4.5　热稳定性试验

热稳定性试验应当由生产单位在成品入库前取样测定，应与病毒滴定同时进行。37℃放置 48 小时后，按 2.2.3.2 项进行病毒滴定，每 1 次人用剂量病毒滴度下降应不高于 0.5lg。

3.4.6　抗生素残留量

生产细胞制备过程中加入抗生素的应进行该项检查。采用酶联免疫吸附法（通则 3429）检测，应不高于 50ng/剂。

3.4.7　无菌检查

依法检查（通则 1101），应符合规定。

3.4.8　pH 值

依法检查（通则 0631），pH 应在 6.5～7.5。

4　保存、运输及有效期

自生产之日起，于－20℃及以下保存，运输应在批准的条件下进行，有效期为 24 个月。生产日期为半成品配制日期。

5　使用说明

应符合生物制品分包装及贮运管理（通则 0239）规定和批准的内容。

Ⅰ型Ⅲ型脊髓灰质炎减毒活疫苗糖丸（人二倍体细胞）

Ⅰ Xing Ⅲ Xing Jisuihuizhiyan Jiandu Huoyimiao Tangwan（Ren Erbeiti Xibao）

Poliomyelitis Vaccine TypeⅠ Type Ⅲ in Dragee Candy（Human Diploid Cell），Live

本品系用脊髓灰质炎病毒Ⅰ型、Ⅲ型减毒株分别接种于人二倍体细胞，经培养、收获病毒液制成的二价糖丸疫苗，用于预防Ⅰ型和Ⅲ型脊髓灰质炎。

1 基本要求

生产和检定用设施、原材料及辅料、水、器具、动物等应符合“凡例”的有关要求。

2 制造

2.1 生产用细胞

生产用细胞为人二倍体细胞（2BS 株、KMB_{17}株或经批准的其他人二倍体细胞）。

2.1.1 细胞管理及检定

应符合生物制品生产用动物细胞基质制备及质量控制（通则 0234）规定。

每批原液的生产应来自复苏扩增后的同一细胞批。

各级细胞库代次应不超过批准的限定代次。

2.1.2 细胞制备

取工作细胞库中的细胞，经复苏、消化、置适宜温度下静置或旋转培养制备的一定数量并用于接种病毒的细胞为一个细胞批。

2.2 毒种

2.2.1 名称及来源

生产用毒种为脊髓灰质炎病毒Ⅰ、Ⅲ型减毒株；可用Ⅰ、Ⅲ型 Sabin 株，Ⅰ、Ⅲ型 Sabin 纯化株，中$Ⅲ_2$株或经批准的其他毒株。各型 Sabin 毒株和 Pfizer 株来源于世界卫生组织（WHO），中$Ⅲ_2$株来源于中国医学科学院医学生物学研究所。

2.2.2 种子批的建立

应符合生物制品生产检定用菌毒种管理及质量控制（通则 0233）规定。

2.2.2.1 原始种子

Sabin 株原始毒种Ⅰ、Ⅲ型及中$Ⅲ_2$株均由毒种研制者制备和保存。

2.2.2.2 主种子批

主种子批Ⅰ型 Sabin 株的传代水平应不超过 SO+2，Ⅲ型 Sabin 株应不超过 SO+1；中$Ⅲ_2$株传代水平应不超过中$Ⅲ_2$2 代；Ⅲ型 Pfizer 株主种子批为 RSO 1。

2.2.2.3 工作种子批

原始种子至工作种子批 Sabin 株Ⅰ型传代不得超过 3 代，Ⅲ型 Sabin 株及其他纯化株（包括 Pfizer 株）传代不得超过 2 代，中$Ⅲ_2$株传代不得超过 3 代。

2.2.3 种子批毒种的检定

除另有规定外，主种子批应进行以下全面检定，工作种子批应进行 2.2.3.1～2.2.3.9 项检定。

2.2.3.1 鉴别试验

取适量Ⅰ型或Ⅲ型单价脊髓灰质炎病毒特异性免疫血清与适量病毒供试品混合，置 37℃±0.5℃孵育 2 小时，接种 Hep-2 细胞或其他敏感细胞，置 35.5℃±0.5℃培养，7 天判定结果，病毒型别应准确无误。同时设血清和细胞对照，均应为阴性。病毒对照应为阳性。

2.2.3.2 病毒滴定

采用微量细胞病变法。取毒种做 10 倍系列稀释，将适宜稀释度病毒液接种于 Hep-2 细胞或其他敏感细胞，置 35.5℃±0.5℃培养，7 天判定结果。病毒滴度应不低于 6.50lg$CCID_{50}$/ml。应同时进行病毒参考品滴定。

2.2.3.3 无菌检查

依法检查（通则 1101），应符合规定。

2.2.3.4 分枝杆菌检查

以草分枝杆菌（CMCC 95024）或牛分枝杆菌菌株 BCG 作为阳性对照菌。取阳性对照菌接种于罗氏固体培养基，于 37℃培养 3～5 天收集培养物，以 0.9%氯化钠溶液制成菌悬液，采用细菌浊度法确定菌含量，该菌液浊度与中国细菌浊度标准一致时活菌量约为2×10^7CFU/ml。稀释菌悬液，取不高于 100CFU 的菌液作为阳性对照。

供试品小于 1ml 时采用直接接种法，将供试品全部接种于适宜固体培养基（如罗氏培养基或 Middlebrook 7H10 培养基），每种培养基做 3 个重复；并同时设置阳性对照。将接种后的培养基置于 37℃培养 56 天，阳性对照应有菌生长，接种供试品的培养基未见分枝杆菌生长，则判为合格。

供试品大于 1ml 时采用薄膜过滤法集菌后接种培养基。将供试品以 0.22μm 滤膜过滤后，取滤膜接种于适宜固体培养基，同时设阳性对照。所用培养基、培养时间及结果判定同上。

2.2.3.5 支原体检查

依法检查（通则 3301），应符合规定。

2.2.3.6 外源病毒因子检查

依法检查（通则 3302），应符合规定。

2.2.3.7 家兔检查

取体重为 1.5～2.5kg 的家兔至少 5 只，每只注射 10ml，其中 1.0ml 皮内多处注射，其余皮下注射，观察 3 周，到期存活动物数应不低于 80%，无 B 病毒和其他病毒感染判为合格。家兔在 24 小时以后死亡，疑有 B 病毒感染者应尸检，须留神经组织和脏器标本待查，用脑组织做 10%悬液，用同样方法接种 5 只健康家兔进行检查，观察到期后动物应全部健存。

2.2.3.8 猴体神经毒力试验

依法检查（通则 3305），应符合规定。

2.2.3.9　SV40 核酸序列检查

依法检查（通则 3304），应为阴性。

2.2.3.10　免疫原性检查

建立或变更主种子批时应确认主种子批的免疫原性，必要时应根据药品注册管理的相关要求开展相应的临床试验。

2.2.4　毒种保存

液体毒种需加入终浓度为 1mol/L 的氯化镁溶液，于－60℃以下保存。

2.3　单价原液

2.3.1　细胞制备

按 2.1.2 项进行。

2.3.2　培养液及维持液

采用适宜的培养液进行培养。如培养液含新生牛血清，其质量应符合要求（通则 3604）。

2.3.3　对照细胞外源病毒因子检查

依法检查（通则 3302），应符合规定。

2.3.4　病毒接种和培养

将毒种接种细胞，培养至细胞出现完全病变后收获。病毒接种量及培养条件按批准的执行。

2.3.5　病毒收获

同一细胞批收获的病毒液经澄清过滤、合并后，为单一病毒收获液。

2.3.6　单一病毒收获液检定

按 3.1 项进行。

2.3.7　单一病毒收获液保存

于 2～8℃保存不超过 30 天，于－20℃及以下保存不超过 6 个月。

2.3.8　单一病毒收获液合并或浓缩

同一细胞批制备的单一病毒收获液检定合格后，可直接合并或合并后经澄清过滤、超滤浓缩，即为单价原液。

2.3.9　单价原液检定

按 3.2 项进行。

2.3.10　单价原液保存

于 2～8℃保存不超过 30 天，于－20℃及以下保存不超过 6 个月。

2.4　半成品

2.4.1　配制

单价原液加入终浓度为 1mol/L 的氯化镁，经除菌过滤后即为单价半成品。取适量Ⅰ型、Ⅲ型单价半成品，按一定比例进行配制，即为二价疫苗半成品。

2.4.2　半成品检定

按 3.3 项进行。

2.5　成品

2.5.1　疫苗糖丸制备

二价疫苗半成品及赋形剂按一定比例混合后制成糖丸。赋形剂成分包括还原糖浆、糖浆、脂肪性混合糖粉和蔗糖粉。滚制糖丸时，操作室内温度应在 18℃ 以下。

2.5.2　分批

应符合生物制品分包装和贮运管理（通则 0239）规定。同一次混合的二价疫苗半成品制备的糖丸为一批，非同容器滚制的糖丸分为不同亚批。

2.5.3　分装

应符合生物制品分包装和贮运管理（通则 0239）规定。

2.5.4　规格

每粒 1g。每 1 次人用剂量为 1 粒，含脊髓灰质炎活病毒总量应不低于 5.92lgCCID$_{50}$，其中Ⅰ型应不低于 5.80lgCCID$_{50}$，Ⅲ型应不低于 5.30lgCCID$_{50}$。

2.5.5　包装

应符合生物制品分包装和贮运管理（通则 0239）规定。

3　检定

3.1　单一病毒收获液检定

3.1.1　病毒滴定

按 2.2.3.2 项进行。病毒滴度应不低于 6.50lgCCID$_{50}$/ml。

3.1.2　无菌检查

依法检查（通则 1101），应符合规定。

3.1.3　支原体检查

依法检查（通则 3301），应符合规定。

3.2　单价原液检定

3.2.1　鉴别试验

按 2.2.3.1 项进行。

3.2.2　病毒滴定

按 2.2.3.2 项进行，病毒滴度应不低于 6.50lgCCID$_{50}$/ml。

3.2.3　猴体神经毒力试验

依法检查（通则 3305），应符合规定。

3.2.4　无菌检查

依法检查（通则 1101），应符合规定。

3.2.5　支原体检查

依法检查（通则 3301），应符合规定。

3.3　半成品检定

3.3.1　病毒滴定

按 2.2.3.2 项进行。单价半成品病毒滴度应不低于 6.50lgCCID$_{50}$/ml。二价疫苗半成品病毒滴度应不低于 7.12lgCCID$_{50}$/ml，其中Ⅰ型应不低于 7.00lgCCID$_{50}$/ml，Ⅲ型应不低于 6.50lgCCID$_{50}$/ml。

3.3.2　无菌检查

依法检查（通则 1101），应符合规定。

3.4　成品检定

每个糖丸滚制容器取 200～300 粒。

3.4.1　鉴别试验

取适量Ⅰ型、Ⅲ型混合脊髓灰质炎病毒特异性免疫血清与适量本品混合，置 37℃±0.5℃中和 2 小时，接种 Hep-2 细胞或其他敏感细胞，置 35.5℃±0.5℃培养，7 天判定结果，应无病变出现。同时设血清和细胞对照，均应为阴性。病毒对照应为阳性。

3.4.2　外观

应为乳白色固体糖丸。

3.4.3　丸重差异

取糖丸 20 粒测定，每 1 粒重量为 1g±0.15g。

3.4.4　病毒滴定

每 3～4 亚批合并为 1 个检定批，取 100 粒糖丸，加 Earle's 液至 1000ml，即为 1∶10 稀释度，采用细胞病变法进行病毒滴定。

二价疫苗糖丸以混合法测定病毒含量，同时应以中和法检测各型病毒含量。

按 2.2.3.2 项进行。每剂二价疫苗糖丸的病毒总量应不低于 5.92lgCCID$_{50}$。其中Ⅰ型应不低于 5.80lgCCID$_{50}$，Ⅲ型应不低于 5.30lgCCID$_{50}$。

3.4.5　热稳定性试验

热稳定性试验应当由生产单位在成品入库前取样测定，应与病毒滴定同时进行。将供试品于 37℃放置 48 小时后，按 2.2.3.2 项进行病毒滴定，病毒滴度应不低于 5.00lgCCID$_{50}$，病毒滴度下降应不高于 1.00lg。

3.4.6　病毒分布均匀度

每批抽查糖丸 10 粒，测定疫苗糖丸的病毒分布均匀度。逐粒滴定病毒含量，各粒之间的病毒含量差不得超过 0.5lg。

3.4.7　微生物限度检查

同一天滚制的糖丸为 1 个供试品，每个糖丸滚制容器中取样不得少于 10 粒，照微生物计数法检测，每粒菌数不得超过 300 个（通则 1105、通则 1106 与通则 1107）。

3.4.8　致病菌检查

不得含有乙型溶血性链球菌、肠道致病菌以及大肠埃希菌。

3.4.8.1　乙型溶血性链球菌检查

取经 10 倍稀释的本品 0.5ml，接种肉汤培养基 1 支，置 37℃培养 24 小时，再用划线法移种血平皿 1 个，37℃培养 24 小时，应无乙型溶血性链球菌生长（如原料、辅料已做过此项检查并合格，成品可不再做）。

3.4.8.2　肠道致病菌检查

取经 10 倍稀释的本品 1.0ml，接种 GN 或肉汤增菌培养基 1 管，置 37℃培养，于 20～24 小时内用划线法转种鉴别培养基平皿 1 个，37℃培养 24 小时，如有革兰阴性杆菌，应进一步鉴定是否为肠道致病菌。

3.4.8.3　大肠埃希菌检查

取经 10 倍稀释的供试品，接种麦康凯肉汤培养基 3 管，每管 2ml，置 37℃培养 48 小时，不应有产酸、产气现象。如有产酸、产气现象，应进一步鉴别是否为大肠埃希菌。

4　保存、运输及有效期

于－20℃以下保存。自生产之日起，有效期为 24 个月。生产日期为糖丸制备日期。运输过程可在冷藏条件下进行。

5　使用说明

应符合生物制品分包装和贮运管理（通则 0239）规定和批准的内容。

品种正文

第二部分

白喉抗毒素

Baihou Kangdusu

Diphtheria Antitoxin

本品系由白喉类毒素免疫马所得的血浆，经胃酶消化后纯化制成的液体抗毒素球蛋白制剂。用于预防和治疗白喉。

1　基本要求

生产和检定用设施、原材料及辅料、水、器具、动物等应符合“凡例”的有关要求。

2　制造

2.1　抗原与佐剂

应符合“人用马免疫血清制品总论”的规定。

2.2　免疫动物及血浆

2.2.1　免疫动物

免疫用马匹必须符合“人用马免疫血清制品总论”的规定。

2.2.2　采血与分离血浆

按“人用马免疫血清制品总论”的规定进行。用动物法或其他适宜的方法测定免疫血清效价，不低于 1100IU/ml 时，即可采血。分离之血浆可加入适宜抑菌剂；人工方式采集血浆时，应对分离后的血浆进行微生物限度检查（通则 1105、通则 1106 与通则 1107）。

2.3　胃酶

用 0.9%氯化钠溶液将胃酶配制成 1mg/ml 溶液，进行类 A 血型物质含量测定（通则 3415），应不高于 1.0μg/ml。

2.4　原液

2.4.1　原料血浆

原料血浆的白喉抗毒素效价应不低于 1000IU/ml（通则 3507）。血浆在保存期间，如发现有明显的溶血、染菌及其他异常现象，不得用于制备。

2.4.2　制备

2.4.2.1　消化

将免疫血浆稀释后，加入适量胃酶，如果必要还可加入适量甲苯，调整适宜 pH 值后，在适宜温度下消化一定时间。

2.4.2.2　纯化

采用加温、硫酸铵盐析、明矾吸附等步骤进行纯化。

2.4.2.3　浓缩、澄清及除菌过滤

浓缩可采用超滤或硫酸铵沉淀法进行。可加入适量硫柳汞或间甲酚作为抑菌剂，然后澄清、除菌过滤。

纯化后的抗毒素原液应置 2～8℃避光保存至少 1 个月作为稳定期。

2.4.3　原液检定

按 3.1 项进行。

2.5　半成品

2.5.1　配制

将检定合格的原液，按成品规格以灭菌注射用水稀释，调整效价、蛋白质浓度、pH 值及氯化钠含量，除菌过滤。

2.5.2　半成品检定

按 3.2 项进行。

2.6　成品

2.6.1　分批

应符合生物制品分包装及贮运管理（通则 0239）规定。

2.6.2　分装

应符合生物制品分包装及贮运管理（通则 0239）及注射剂（通则 0102）有关规定。

2.6.3　规格

每瓶 0.5ml，含白喉抗毒素 1000IU（预防用）；或每瓶 2.0ml，含白喉抗毒素 8000IU（治疗用）。

2.6.4　包装

应符合生物制品分包装及贮运管理（通则 0239）及注射剂（通则 0102）有关规定。

3　检定

3.1　原液检定

3.1.1　抗体效价

依法测定（通则 3507）。

3.1.2　无菌检查

依法检查（通则 1101），应符合规定。

3.1.3　热原检查

依法检查（通则 1142），应符合规定。注射剂量按家兔体重每 1kg 注射 3.0ml。

3.2　半成品检定

无菌检查

依法检查（通则 1101），应符合规定。

3.3　成品检定

3.3.1　鉴别试验

每批成品至少抽取 1 瓶做以下鉴别试验。

3.3.1.1　动物中和试验或特异沉淀反应

按通则 3507 进行，供试品应能中和白喉毒素；或采用免疫双扩散法（通则 3403），供试品应与白喉类毒素产生特异沉淀线。

3.3.1.2　免疫双扩散或酶联免疫吸附试验

采用免疫双扩散法（通则 3403）进行，供试品仅与抗马的血清产生沉淀线；或采用酶联免疫吸附法（通则 3418），供试品应与马 IgG 抗体反应呈阳性。

3.3.2　物理检查

3.3.2.1　外观

应为无色或淡黄色的澄明液体，无异物，久置有微量可摇散的沉淀。

3.3.2.2　装量

依法检查（通则0102），应不低于标示量。

3.3.3　化学检定

3.3.3.1　pH值

应为6.0～7.0（通则0631）。

3.3.3.2　蛋白质含量

应不高于170g/L（通则0731第一法）。

3.3.3.3　氯化钠含量

应为7.5～9.5g/L（通则3107）。

3.3.3.4　硫酸铵含量

应不高于1.0g/L（通则3104）。

3.3.3.5　抑菌剂含量

如加硫柳汞，含量应不高于0.1g/L（通则3115）；如加间甲酚，含量应不高于2.5g/L（通则3114）。

3.3.3.6　分子大小分布

完整IgG与聚合物的含量之和应不高于10%（通则3128）。

3.3.4　纯度

3.3.4.1　白蛋白检查

将供试品稀释至2%的蛋白质浓度，进行琼脂糖凝胶电泳分析（通则0541第三法），应不含或仅含痕量白蛋白迁移率的蛋白质成分。

3.3.4.2　$F(ab')_2$和IgG含量

采用SDS-聚丙烯酰胺凝胶电泳法（通则0541第五法）测定，上样量约25μg，$F(ab')_2$含量预防用的应不低于50%，治疗用的应不低于60%；IgG含量应不高于10%。

3.3.5　抗体效价

预防用的效价应不低于2000IU/ml，比活性为每1g蛋白质应不低于30 000IU；治疗用的效价应不低于3000IU/ml，比活性为每1g蛋白质应不低于40 000IU（通则3507）。每瓶白喉抗毒素装量应不低于标示量。

3.3.6　无菌检查

依法检查（通则1101），应符合规定。

3.3.7　热原检查

依法检查（通则1142），应符合规定。注射剂量按家兔体重每1kg注射3.0ml。

3.3.8　异常毒性检查

依法检查（通则1141），应符合规定。

4　保存、运输及有效期

于2～8℃避光保存和运输。自生产之日起，有效期为36个月。

5　使用说明

应符合生物制品分包装及贮运管理（通则0239）规定和批准的内容。

破伤风抗毒素

Poshangfeng Kangdusu

Tetanus Antitoxin

本品系由破伤风类毒素免疫马所得的血浆，经胃酶消化后纯化制成的液体抗毒素球蛋白制剂。用于预防和治疗破伤风梭菌引起的感染。

1　基本要求

生产和检定用设施、原材料及辅料、水、器具、动物等应符合“凡例”的有关要求。

2　制造

2.1　抗原与佐剂

应符合“人用马免疫血清制品总论”的规定。

2.2　免疫动物及血浆

2.2.1　免疫动物

免疫用马匹必须符合“人用马免疫血清制品总论”的规定。

2.2.2　采血与分离血浆

按“人用马免疫血清制品总论”的规定进行。用动物法或其他适宜的方法测定免疫血清效价，不低于 1200IU/ml 时，即可采血。分离之血浆可加入适宜抑菌剂；人工方式采集血浆时，应对分离后的血浆进行微生物限度检查（通则 1105、通则 1106 与通则 1107）。

2.3　胃酶

用 0.9%氯化钠溶液将胃酶配制成 1mg/ml 溶液，进行类 A 血型物质含量测定（通则 3415），应不高于 1.0μg/ml。

2.4　原液

2.4.1　原料血浆

原料血浆的破伤风抗毒素效价应不低于 1000IU/ml（通则 3508）。血浆在保存期间，如发现有明显的溶血、染菌及其他异常现象，不得用于制备。

2.4.2　制备

2.4.2.1　消化

将免疫血浆稀释后，加入适量胃酶，如果必要还可加入适量甲苯，调整适宜 pH 值后，在适宜温度下消化一定时间。

2.4.2.2　纯化

采用加温、硫酸铵盐析、明矾吸附等步骤进行纯化。

2.4.2.3　浓缩、澄清及除菌过滤

浓缩可采用超滤或硫酸铵沉淀法进行。可加入适量硫柳汞或间甲酚作为抑菌剂，然后澄清、除菌过滤。

纯化后的抗毒素原液应置 2～8℃避光保存至少 1 个月作为稳定期。

2.4.3　原液检定

按 3.1 项进行。

2.5　半成品

2.5.1　配制

将检定合格的原液，按成品规格以灭菌注射用水稀释，调整效价、蛋白质浓度、pH 值及氯化钠含量，除菌过滤。

2.5.2　半成品检定

按 3.2 项进行。

2.6　成品

2.6.1　分批

应符合生物制品分包装及贮运管理（通则 0239）规定。

2.6.2　分装

应符合生物制品分包装及贮运管理（通则 0239）及注射剂（通则 0102）有关规定。

2.6.3　规格

每瓶 0.75ml，含破伤风抗毒素 1500IU（预防用）；或每瓶 2.5ml，含破伤风抗毒素 10 000IU（治疗用）。

2.6.4　包装

应符合生物制品分包装及贮运管理（通则 0239）及注射剂（通则 0102）有关规定。

3　检定

3.1　原液检定

3.1.1　抗体效价

依法测定（通则 3508）。

3.1.2　无菌检查

依法检查（通则 1101），应符合规定。

3.1.3　热原检查

依法检查（通则 1142），应符合规定。注射剂量按家兔体重每 1kg 注射 3.0ml。

3.2　半成品检定

无菌检查

依法检查（通则 1101），应符合规定。

3.3　成品检定

3.3.1　鉴别试验

每批成品至少抽取 1 瓶做以下鉴别试验。

3.3.1.1　动物中和试验或特异沉淀反应

按通则 3508 进行，供试品应能中和破伤风毒素；或采用免疫双扩散法（通则 3403），供试品应与破伤风类毒素产生特异沉淀线。

3.3.1.2　免疫双扩散或酶联免疫吸附试验

采用免疫双扩散法（通则 3403）进行，供试品仅与抗马的血清产生沉淀线；或采用酶联免疫吸附法（通则 3418），供试品应与马 IgG 抗体反应呈阳性。

3.3.2　物理检查

3.3.2.1　外观

应为无色或淡黄色的澄明液体，无异物，久置有微量可摇散的沉淀。

3.3.2.2　渗透压摩尔浓度

应符合批准的要求（通则 0632）。

3.3.2.3　装量

依法检查（通则0102），应不低于标示量。

3.3.3　化学检定

3.3.3.1　pH值

应为6.0～7.0（通则0631）。

3.3.3.2　蛋白质含量

应不高于100g/L（通则0731第一法）。

3.3.3.3　氯化钠含量

应为7.5～9.5g/L（通则3107）。

3.3.3.4　硫酸铵含量

应不高于1.0g/L（通则3104）。

3.3.3.5　抑菌剂含量

如加硫柳汞，含量应不高于0.1g/L（通则3115）；如加间甲酚，含量应不高于2.5g/L（通则3114）。

3.3.3.6　甲苯残留量

生产工艺中如添加甲苯，需检测甲苯残留量，应不高于0.089%（通则0861）。

3.3.3.7　分子大小分布

完整IgG与聚合物的含量之和应不高于5%（通则3128）。

3.3.4　纯度

3.3.4.1　白蛋白检查

将供试品稀释至2%的蛋白质浓度，进行琼脂糖凝胶电泳分析（通则0541第三法），应不含或仅含痕量白蛋白迁移率的蛋白质成分。

3.3.4.2　$F(ab')_2$和IgG含量

采用SDS-聚丙烯酰胺凝胶电泳法（通则0541第五法）测定，上样量约25μg，$F(ab')_2$含量预防用的应不低于60%，治疗用的应不低于70%；IgG含量应不高于5%。

3.3.5　抗体效价

预防用的效价应不低于2000IU/ml，比活性为每1g蛋白质应不低于45 000IU；治疗用的效价应不低于4000IU/ml，比活性为每1g蛋白质应不低于55 000IU（通则3508）。每瓶破伤风抗毒素装量应不低于标示量。

3.3.6　无菌检查

依法检查（通则1101），应符合规定。

3.3.7　热原检查

依法检查（通则1142），应符合规定。注射剂量按家兔体重每1kg注射3.0ml。

3.3.8　异常毒性检查

依法检查（通则1141），应符合规定。

4　保存、运输及有效期

于2～8℃避光保存和运输。自生产之日起，有效期为36个月。

5　使用说明

应符合生物制品分包装及贮运管理（通则0239）规定和批准的内容。

马破伤风免疫球蛋白 F(ab′)$_2$

Ma Poshangfeng Mianyiqiudanbai F(ab′)$_2$

Tetanus Immunoglobulin F(ab′)$_2$, Equine

本品系由破伤风类毒素免疫马所得的血浆，经胃酶消化后采用硫酸铵盐析、超滤和柱色谱等工艺纯化制成的液体免疫球蛋白 F(ab′)$_2$制剂。用于预防和治疗破伤风梭菌引起的感染。

1 基本要求

生产和检定用设施、原材料及辅料、水、器具、动物等应符合“凡例”的有关要求。

2 制造

2.1 抗原与佐剂

应符合“人用马免疫血清制品总论”的规定。

2.2 免疫动物及血浆

2.2.1 免疫动物

免疫用马匹必须符合“人用马免疫血清制品总论”的规定。

2.2.2 采血与分离血浆

按“人用马免疫血清制品总论”的规定进行。用动物法或其他适宜的方法测定免疫血清效价，不低于 1200IU/ml 时，即可采血。分离之血浆可加入适宜抑菌剂；人工方式采集血浆时，应对分离后的血浆进行微生物限度检查（通则 1105、通则 1106 与通则 1107）。

2.3 胃酶

用 0.9%氯化钠溶液将胃酶配制成 1mg/ml 溶液，进行类 A 血型物质含量测定（通则 3415），应不高于 1.0μg/ml。

2.4 原液

2.4.1 原料血浆

原料血浆的破伤风抗毒素效价应不低于 1000IU/ml（通则 3508）。血浆在保存期间，如发现有明显的溶血、染菌及其他异常现象，不得用于制备。

2.4.2 制备

2.4.2.1 消化

将免疫血浆稀释后，加入适量胃酶，如果必要还可加入适量甲苯，调整适宜 pH 值后，在适宜温度下消化一定时间。

2.4.2.2 纯化

采用加温、硫酸铵盐析、明矾吸附、柱色谱等步骤进行纯化。

2.4.2.3 浓缩、澄清及除菌过滤

浓缩可采用超滤或硫酸铵沉淀法进行。可加入适量间甲酚作为抑菌剂，可加入适量甘氨酸作为保护剂，然后澄清、除菌过滤。

纯化后的马破伤风免疫球蛋白 F(ab′)$_2$原液应置于 2～8℃避光保存至少 1 个月作为稳定期。

2.4.3 原液检定

按 3.1 项进行。

2.5 半成品

2.5.1 配制

将检定合格的原液，按成品规格以灭菌注射用水稀释，调整效价、蛋白质浓度、pH 值及氯化钠含量，除菌过滤。

2.5.2 半成品检定

按 3.2 项进行。

2.6 成品

2.6.1 分批

应符合生物制品分包装及贮运管理（通则 0239）规定。

2.6.2 分装

应符合生物制品分包装及贮运管理（通则 0239）及注射剂（通则 0102）有关规定。

2.6.3 规格

每瓶 0.75ml，含马破伤风免疫球蛋白 F(ab′)$_2$ 1500 IU（预防用）；或每瓶 2.5ml，含马破伤风免疫球蛋白 F(ab′)$_2$ 10 000IU（治疗用）。

2.6.4 包装

应符合生物制品分包装及贮运管理（通则 0239）及注射剂（通则 0102）有关规定。

3 检定

3.1 原液检定

3.1.1 抗体效价

依法测定（通则 3508）。

3.1.2 无菌检查

依法检查（通则 1101），应符合规定。

3.1.3 热原检查

依法检查（通则 1142），应符合规定。注射剂量按家兔体重每 1kg 注射 3.0ml。

3.2 半成品检定

无菌检查

依法检查（通则 1101），应符合规定。

3.3 成品检定

3.3.1 鉴别试验

每批成品至少抽取 1 瓶做以下鉴别试验。

3.3.1.1 动物中和试验或特异沉淀反应

按通则 3508 进行，供试品应能中和破伤风毒素；或采用免疫双扩散法（通则 3403），供试品应与破伤风类毒素产生特异沉淀线。

3.3.1.2 免疫双扩散或酶联免疫吸附试验

采用免疫双扩散法（通则 3403）进行，供试品仅与抗马的血清产生沉淀线；或采用酶联免疫吸附法（通则 3418），供试品应与马 IgG 抗体反应呈阳性。

3.3.2 物理检查

3.3.2.1 外观

应为无色或淡黄色的澄明液体，无异物，久置有微量可摇散的沉淀。

3.3.2.2　渗透压摩尔浓度

应符合批准的要求（通则 0632）。

3.3.2.3　装量

依法检查（通则 0102），应不低于标示量。

3.3.3　化学检定

3.3.3.1　pH 值

应为 6.0～7.0（通则 0631）。

3.3.3.2　蛋白质含量

应不高于 50g/L（通则 0731 第一法）。

3.3.3.3　氯化钠含量

依法测定（通则 3107），应符合批准的要求。

3.3.3.4　硫酸铵含量

应不高于 1.0g/L（通则 3104）。

3.3.3.5　间甲酚含量

如加间甲酚作抑菌剂，含量应不高于 2.5g/L（通则 3114）。

3.3.3.6　甘氨酸含量

如加甘氨酸作保护剂，含量应为 8.0～12.0g/L（通则 3123）。

3.3.3.7　甲苯残留量

生产工艺中如添加甲苯，需检测甲苯残留量，应不高于 0.089%（通则 0861）。

3.3.3.8　苯酚残留量

生产工艺中如添加苯酚，需检测苯酚残留量，应符合批准的要求。

3.3.4　纯度

3.3.4.1　白蛋白检查

将供试品稀释至 2%的蛋白质浓度，进行琼脂糖凝胶电泳分析（通则 0541 第三法），应不含或仅含痕量白蛋白迁移率的蛋白质成分。

3.3.4.2　$F(ab')_2$和 IgG 含量

采用 SDS-聚丙烯酰胺凝胶电泳法（通则 0541 第五法）测定，上样量约 25μg，$F(ab')_2$ 含量应不低于 70%；IgG 含量应不高于 5%。

3.3.4.3　分子大小分布

完整 IgG 与聚合物的含量之和应不高于 5%（通则 3128）。

3.3.5　抗体效价

预防用的效价应不低于 2000IU/ml，治疗用的效价应不低于 4000IU/ml。比活性为每 1g 蛋白质应不低于 75 000IU（通则 3508）。每瓶马破伤风免疫球蛋白 $F(ab')_2$ 装量应不低于标示量。

3.3.6　无菌检查

依法检查（通则 1101），应符合规定。

3.3.7　热原检查

依法检查（通则 1142），应符合规定。注射剂量按家兔体重每 1kg 注射 3.0ml。

3.3.8　异常毒性检查

依法检查（通则 1141），应符合规定。

4　保存、运输及有效期

于 2～8℃避光保存和运输。预防用自生产之日起，有效期为 36 个月。治疗用自生产之日起，有效期为 18 个月。

5　使用说明

应符合生物制品分包装及贮运管理（通则 0239）规定和批准的内容。

多价气性坏疽抗毒素

Duojia Qixing Huaiju Kangdusu

Gas-gangrene Antitoxin（Mixed）

本品系由产气荚膜、水肿、败毒和溶组织梭菌的毒素或类毒素分别免疫马所得的血浆，经胃酶消化后纯化制成的液体多价抗毒素球蛋白制剂。用于预防和治疗由产气荚膜、水肿、败毒和溶组织梭菌引起的感染。

1　基本要求

生产和检定用设施、原材料及辅料、水、器具、动物等应符合“凡例”的有关要求。

2　制造

2.1　抗原与佐剂

应符合“人用马免疫血清制品总论”的规定。

2.2　免疫动物及血浆

2.2.1　免疫动物

免疫用马匹必须符合“人用马免疫血清制品总论”的规定。

2.2.2　采血与分离血浆

按“人用马免疫血清制品总论”的规定进行。用动物法或其他适宜的方法测定免疫血清效价，符合下列规定时，即可采血。分离之血浆可加入适宜抑菌剂；人工方式采集血浆时，应对分离后的血浆进行微生物限度检查（通则 1105、通则 1106 与通则 1107）。

各种免疫血清的效价应不低于以下标准：

产气荚膜	300IU/ml
水肿	700IU/ml
败毒	350IU/ml
溶组织	700IU/ml

2.3　胃酶

用 0.9%氯化钠溶液将胃酶配制成 1mg/ml 溶液，进行类 A 血型物质含量测定（通则 3415），应不高于 1.0μg/ml。

2.4　原液

2.4.1　原料血浆

原料血浆的效价（通则 3509）应不低于以下规定：

产气荚膜抗毒素	250IU/ml
败毒抗毒素	300IU/ml
水肿抗毒素	550IU/ml
溶组织抗毒素	550IU/ml

血浆在保存期间，如发现有明显的溶血、染菌及其他异常现象，不得用于制备。

2.4.2　制备

2.4.2.1　消化

将免疫血浆稀释后，加入适量胃酶，如果必要还可加入适量甲苯，调整适宜 pH 值后，在适宜温度下消化一定时间。

2.4.2.2　纯化

采用加温、硫酸铵盐析、明矾吸附等步骤进行纯化。

2.4.2.3　浓缩、澄清及除菌过滤

浓缩可采用超滤或硫酸铵沉淀法进行。可加入适量硫柳汞或间甲酚作为抑菌剂，然后澄清、除菌过滤。

纯化后的抗毒素原液应置 2～8℃避光保存至少 1 个月作为稳定期。

2.4.3　原液检定

按 3.1 项进行。

2.5　半成品

2.5.1　配制

将检定合格的原液，按成品规格以灭菌注射用水稀释，调整效价、蛋白质浓度、pH 值及氯化钠含量，除菌过滤。抗毒素原液混合的比例为：产气荚膜：水肿：败毒＝2：2：1，必要时可加入 1 份溶组织抗毒素。

2.5.2　半成品检定

按 3.2 项进行。

2.6　成品

2.6.1　分批

应符合生物制品分包装及贮运管理（通则 0239）规定。

2.6.2　分装

应符合生物制品分包装及贮运管理（通则 0239）及注射剂（通则 0102）有关规定。

2.6.3　规格

每瓶 5.0ml，含多价气性坏疽抗毒素 5000IU。

2.6.4　包装

应符合生物制品分包装及贮运管理（通则 0239）及注射剂（通则 0102）有关规定。

3　检定

3.1　原液检定

3.1.1　抗体效价

依法测定（通则 3509）。

3.1.2　无菌检查

依法检查（通则 1101），应符合规定。

3.1.3　热原检查

依法检查（通则 1142），应符合规定。注射剂量按家兔体重每 1kg 注射 3.0ml。

3.2　半成品检定

无菌检查

依法检查（通则 1101），应符合规定。

3.3　成品检定

3.3.1　鉴别试验

每批成品至少抽取 1 瓶做以下鉴别试验。

3.3.1.1　动物中和试验或特异沉淀反应

按通则 3509 进行，供试品应能中和产气荚膜、水肿、败毒和溶组织 4 种梭菌毒素；或采用免疫双扩散法（通则

3403)，供试品应与上述 4 种梭菌毒素或类毒素产生特异沉淀线。

3.3.1.2　免疫双扩散或酶联免疫吸附试验

采用免疫双扩散法（通则 3403）进行，供试品仅与抗马的血清产生沉淀线；或采用酶联免疫吸附法（通则 3418)，供试品应与马 IgG 抗体反应呈阳性。

3.3.2　物理检查

3.3.2.1　外观

应为无色或淡黄色的澄明液体，无异物，久置有微量可摇散的沉淀。

3.3.2.2　装量

依法检查（通则 0102)，应不低于标示量。

3.3.3　化学检定

3.3.3.1　pH 值

应为 6.0～7.0（通则 0631)。

3.3.3.2　蛋白质含量

应不高于 170g/L（通则 0731 第一法)。

3.3.3.3　氯化钠含量

应为 7.5～9.5g/L（通则 3107)。

3.3.3.4　硫酸铵含量

应不高于 1.0g/L（通则 3104)。

3.3.3.5　抑菌剂含量

如加硫柳汞，含量应不高于 0.1g/L（通则 3115)；如加间甲酚，含量应不高于 2.5g/L（通则 3114)。

3.3.3.6　分子大小分布

完整 IgG 与聚合物的含量之和应不高于 10%（通则 3128)。

3.3.4　纯度

3.3.4.1　白蛋白检查

将供试品稀释至 2%的蛋白质浓度，进行琼脂糖凝胶电泳分析（通则 0541 第三法)，应不含或仅含痕量白蛋白迁移率的蛋白质成分。

3.3.4.2　$F(ab')_2$ 和 IgG 含量

采用 SDS-聚丙烯酰胺凝胶电泳法（通则 0541 第五法）测定，上样量约 25μg，$F(ab')_2$ 含量应不低于 60%；IgG 含量应不高于 10%。

3.3.5　抗体效价

应不低于 1000IU/ml（通则 3509)。每瓶多价气性坏疽抗毒素装量应不低于标示量。

3.3.6　无菌检查

依法检查（通则 1101)，应符合规定。

3.3.7　热原检查

依法检查（通则 1142)，应符合规定。注射剂量按家兔体重每 1kg 注射 3.0ml。

3.3.8　异常毒性检查

依法检查（通则 1141)，应符合规定。

4　保存、运输及有效期

于 2～8℃避光保存和运输。自生产之日起，有效期为 36 个月。

5　使用说明

应符合生物制品分包装及贮运管理（通则 0239）规定和批准的内容。

肉毒抗毒素

Roudu Kangdusu

Botulinum Antitoxins

本品系由肉毒梭菌 A、B、C、D、E、F 六型毒素或类毒素分别免疫马所得的血浆，经胃酶消化后纯化制成的液体抗毒素球蛋白制剂。用于预防和治疗 A、B、C、D、E、F 型肉毒中毒。

1　基本要求

生产和检定用设施、原材料及辅料、水、器具、动物等应符合“凡例”的有关要求。

2　制造

2.1　抗原与佐剂

应符合“人用马免疫血清制品总论”的规定。

2.2　免疫动物及血浆

2.2.1　免疫动物

免疫用马匹必须符合“人用马免疫血清制品总论”的规定。

2.2.2　采血与分离血浆

按“人用马免疫血清制品总论”的规定进行。用动物法或其他适宜的方法测定免疫血清效价，符合下列规定时，即可采血。分离之血浆可加入适宜抑菌剂；人工方式采集血浆时，应对分离后的血浆进行微生物限度检查（通则 1105、通则 1106 与通则 1107）。

各种免疫血清的效价应不低于以下标准：

A 型　1500IU/ml

B 型　800IU/ml

C 型　300IU/ml

D 型　800IU/ml

E 型　800IU/ml

F 型　300IU/ml

2.3　胃酶

用 0.9%氯化钠溶液将胃酶配制成 1mg/ml 溶液，进行类 A 血型物质含量测定（通则 3415），应不高于 1.0μg/ml。

2.4　原液

2.4.1　原料血浆

原料血浆的肉毒抗毒素效价（通则 3510）应不低于以下标准：

A 型　1000IU/ml

B 型　600IU/ml

C 型　200IU/ml

D 型　600IU/ml

E 型　600IU/ml

F 型　200IU/ml

血浆在保存期间，如发现有明显的溶血、染菌及其他异常现象，不得用于制备。

2.4.2　制备

2.4.2.1　消化

将免疫血浆稀释后，加入适量胃酶，如果必要还可加入适量甲苯，调整适宜 pH 值后，在适宜温度下消化一定时间。

2.4.2.2　纯化

采用加温、硫酸铵盐析、明矾吸附等步骤进行纯化。

2.4.2.3　浓缩、澄清及除菌过滤

浓缩可采用超滤或硫酸铵沉淀法进行。可加入适量硫柳汞或间甲酚作为抑菌剂，然后澄清、除菌过滤。

纯化后的抗毒素原液应置 2～8℃避光保存至少 1 个月作为稳定期。

2.4.3　原液检定

按 3.1 项进行。

2.5　半成品

2.5.1　配制

将检定合格的原液，按成品规格以灭菌注射用水稀释，调整效价、蛋白质浓度、pH 值及氯化钠含量，除菌过滤。

2.5.2　半成品检定

按 3.2 项进行。

2.6　成品

2.6.1　分批

应符合生物制品分包装及贮运管理（通则 0239）规定。

2.6.2　分装

应符合生物制品分包装及贮运管理（通则 0239）及注射剂（通则 0102）有关规定。

2.6.3　规格

A 型每瓶 4.0ml，含肉毒抗毒素 10 000IU；B 型每瓶 2.0ml，含肉毒抗毒素 5000IU；C 型每瓶 7.0ml，含肉毒抗毒素 5000IU；D 型每瓶 2.0ml，含肉毒抗毒素 5000IU；E 型每瓶 4.0ml，含肉毒抗毒素 5000IU；F 型每瓶 7.0ml，含肉毒抗毒素 5000IU。

2.6.4　包装

应符合生物制品分包装及贮运管理（通则 0239）及注射剂（通则 0102）有关规定。

3　检定

3.1　原液检定

3.1.1　抗体效价

依法测定（通则 3510）。

3.1.2　无菌检查

依法检查（通则 1101），应符合规定。

3.1.3　热原检查

依法检查（通则 1142），应符合规定。注射剂量按家兔体重每 1kg 注射 3.0ml。

3.2　半成品检定

无菌检查

依法检查（通则 1101），应符合规定。

3.3　成品检定

3.3.1　鉴别试验

每批成品至少抽取 1 瓶做以下鉴别试验。

3.3.1.1　动物中和试验或特异沉淀反应

按通则 3510 进行，供试品应能中和相应各型的肉毒毒素或类毒素；或采用免疫双扩散法（通则 3403），供试品应与相应各型的肉毒毒素或类毒素产生特异沉淀线。

3.3.1.2　免疫双扩散或酶联免疫吸附试验

采用免疫双扩散法（通则 3403）进行，供试品仅与抗马的血清产生沉淀线；或采用酶联免疫吸附法（通则 3418），供试品应与马 IgG 抗体反应呈阳性。

3.3.2　物理检查

3.3.2.1　外观

应为无色或淡黄色的澄明液体，无异物。

3.3.2.2　渗透压摩尔浓度

应符合批准的要求（通则 0632）。

3.3.2.3　装量

依法检查（通则 0102），应不低于标示量。

3.3.3　化学检定

3.3.3.1　pH 值

应为 6.0～7.0（通则 0631）。

3.3.3.2　蛋白质含量

应不高于 170g/L（通则 0731 第一法）。

3.3.3.3　氯化钠含量

应为 7.5～9.5g/L（通则 3107）。

3.3.3.4　硫酸铵含量

应不高于 1.0g/L（通则 3104）。

3.3.3.5　抑菌剂含量

如加硫柳汞，含量应不高于 0.1g/L（通则 3115）；如加间甲酚，含量应不高于 2.5g/L（通则 3114）。

3.3.3.6　甲苯残留量

生产工艺中如添加甲苯，需检测甲苯残留量，应不高于 0.089%（通则 0861）。

3.3.3.7　分子大小分布

完整 IgG 与聚合物的含量之和应不高于 10%（通则 3128）。

3.3.4　纯度

3.3.4.1　白蛋白检查

将供试品稀释至 2%的蛋白质浓度，进行琼脂糖凝胶电泳分析（通则 0541 第三法），应不含或仅含痕量白蛋白迁移率的蛋白质成分。

3.3.4.2　$F(ab')_2$ 和 IgG 含量

采用 SDS-聚丙烯酰胺凝胶电泳法（通则 0541 第五法）测定，上样量约 25μg，$F(ab')_2$ 含量应不低于 60%；IgG 含量应不高于 5%。

3.3.5　抗体效价

各型肉毒抗毒素效价及比活性应不低于以下标准（通则 3510）：

A 型	2000IU/ml；每 1g 蛋白质含 20 000IU
B 型	2000IU/ml；每 1g 蛋白质含 20 000IU
C 型	500IU/ml；每 1g 蛋白质含 5000IU
D 型	2000IU/ml；每 1g 蛋白质含 20 000IU
E 型	1000IU/ml；每 1g 蛋白质含 10 000IU
F 型	500IU/ml；每 1g 蛋白质含 5000IU

每瓶肉毒抗毒素装量应不低于标示量。

3.3.6　无菌检查

依法检查（通则 1101），应符合规定。

3.3.7　热原检查

依法检查（通则 1142），应符合规定。注射剂量按家兔体重每 1kg 注射 3.0ml。

3.3.8　异常毒性检查

依法检查（通则 1141），应符合规定。

4　保存、运输及有效期

于 2～8℃避光保存和运输。自生产之日起，有效期为 36 个月。

5　使用说明

应符合生物制品分包装及贮运管理（通则 0239）规定和批准的内容。

抗蝮蛇毒血清

Kangfushedu Xueqing

***Agkistrodon halys* Antivenin**

本品系由蝮蛇毒或脱毒蝮蛇毒免疫马所得的血浆，经胃酶消化后纯化制成的液体抗蝮蛇毒球蛋白制剂。用于治疗被蝮蛇咬伤者。

1　基本要求

生产和检定用设施、原材料及辅料、水、器具、动物等应符合“凡例”的有关要求。

2　制造

2.1　抗原与佐剂

应符合“人用马免疫血清制品总论”的规定。

2.2　免疫动物及血浆

2.2.1　免疫动物

免疫用马匹必须符合“人用马免疫血清制品总论”的规定。

2.2.2　采血与分离血浆

按“人用马免疫血清制品总论”的规定进行。用动物法或其他适宜的方法测定免疫血清效价，达到 180U/ml 时，即可采血、分离血浆，加适宜抑菌剂；人工方式采集血浆时，应对分离后的血浆进行微生物限度检查（通则 1105、通则 1106 与通则 1107）。

2.3　胃酶

用 0.9%氯化钠溶液将胃酶配制成 1mg/ml 溶液，进行类 A 血型物质含量测定（通则 3415），应不高于 1.0μg/ml。

2.4　原液

2.4.1　原料血浆

原料血浆的效价（通则 3511）应不低于 150U/ml。

血浆在保存期间，如发现有明显的溶血、染菌及其他异常现象，不得用于制备。

2.4.2　制备

2.4.2.1　消化

将免疫血浆稀释后，加入适量胃酶，如果必要还可加入适量甲苯，调整适宜 pH 值后，在适宜温度下消化一定时间。

2.4.2.2　纯化

采用加温、硫酸铵盐析、明矾吸附等步骤进行纯化。

2.4.2.3　浓缩、澄清及除菌过滤

浓缩可采用超滤或硫酸铵沉淀法进行。可加入适量硫柳汞或间甲酚作为抑菌剂，然后澄清、除菌过滤。

纯化后的抗血清原液应置 2～8℃避光保存至少 1 个月作为稳定期。

2.4.3　原液检定

按 3.1 项进行。

2.5　半成品

2.5.1　配制

将检定合格的原液，按成品规格以灭菌注射用水稀释，调整效价、蛋白质浓度、pH 值及氯化钠含量，除菌过滤。

2.5.2　半成品检定

按 3.2 项进行。

2.6　成品

2.6.1　分批

应符合生物制品分包装及贮运管理（通则 0239）规定。

2.6.2　分装

应符合生物制品分包装及贮运管理（通则 0239）及注射剂（通则 0102）有关规定。

2.6.3　规格

每瓶 10ml，含抗蝮蛇毒血清 6000U。

2.6.4　包装

应符合生物制品分包装及贮运管理（通则 0239）及注射剂（通则 0102）有关规定。

3　检定

3.1　原液检定

3.1.1　抗体效价

依法测定（通则 3511）。

3.1.2　无菌检查

依法检查（通则 1101），应符合规定。

3.1.3　热原检查

依法检查（通则 1142），应符合规定。注射剂量按家兔体重每 1kg 注射 3.0ml。

3.2　半成品检定

无菌检查

依法检查（通则 1101），应符合规定。

3.3　成品检定

3.3.1　鉴别试验

每批成品至少抽取 1 瓶做以下鉴别试验。

3.3.1.1　动物中和试验或特异沉淀反应

按通则 3511 进行，供试品应能中和蝮蛇毒；或采用免疫双扩散法（通则 3403），应与蝮蛇毒产生特异沉淀线。

3.3.1.2　免疫双扩散或酶联免疫吸附试验

采用免疫双扩散法（通则 3403）进行，供试品仅与抗马的血清产生沉淀线；或采用酶联免疫吸附法（通则 3418），供试品应与马 IgG 抗体反应呈阳性。

3.3.2　物理检查

3.3.2.1　外观

应为无色、淡黄色或淡橙黄色的澄明液体，无异物，久置有微量可摇散的沉淀。

3.3.2.2　渗透压摩尔浓度

应不低于 240mOsmol/kg（通则 0632）。

3.3.2.3　装量

依法检查（通则 0102），应不低于标示量。

3.3.3　化学检定

3.3.3.1　pH 值

应为 6.0～7.0（通则 0631）。

3.3.3.2　蛋白质含量

应不高于 170g/L（通则 0731 第一法）。

3.3.3.3　氯化钠含量

应为 7.5～9.5g/L（通则 3107）。

3.3.3.4　硫酸铵含量

应不高于 1.0g/L（通则 3104）。

3.3.3.5　抑菌剂含量

如加硫柳汞，含量应不高于 0.1g/L（通则 3115）；如加间甲酚，含量应不高于 2.5g/L（通则 3114）。

3.3.3.6　甲苯残留量

生产工艺中如添加甲苯，需检测甲苯残留量，应不高于 0.089%（通则 0861）。

3.3.3.7　分子大小分布

完整 IgG 与聚合物的含量之和应不高于 10%（通则 3128）。

3.3.4　纯度

3.3.4.1　白蛋白检查

将供试品稀释至 2% 的蛋白质浓度，进行琼脂糖凝胶电泳分析（通则 0541 第三法），应不含或仅含痕量白蛋白迁移率的蛋白质成分。

3.3.4.2　$F(ab')_2$ 和 IgG 含量

采用 SDS-聚丙烯酰胺凝胶电泳法（通则 0541 第五法）测定，上样量约 25μg，$F(ab')_2$ 含量应不低于 60%；IgG 含量应不高于 10%。

3.3.5　抗体效价

抗蝮蛇毒血清效价应不低于 500U/ml（通则 3511）。每瓶抗蝮蛇毒血清装量应不低于标示量。

3.3.6　无菌检查

依法检查（通则 1101），应符合规定。

3.3.7　热原检查

依法检查（通则 1142），应符合规定。注射剂量按家兔体重每 1kg 注射 3.0ml。

3.3.8　异常毒性检查

依法检查（通则 1141），应符合规定。

4　保存、运输及有效期

于 2～8℃避光保存和运输。自生产之日起，有效期为 36 个月。

5　使用说明

应符合生物制品分包装及贮运管理（通则 0239）规定和批准的内容。

抗五步蛇毒血清

Kangwubushedu Xueqing

***Agkistrodon acutus* Antivenin**

本品系由五步蛇毒或脱毒五步蛇毒免疫马所得的血浆，经胃酶消化后纯化制成的液体抗五步蛇毒球蛋白制剂。用于治疗被五步蛇咬伤者。

1　基本要求

生产和检定用设施、原材料及辅料、水、器具、动物等应符合“凡例”的有关要求。

2　制造

2.1　抗原与佐剂

应符合“人用马免疫血清制品总论”的规定。

2.2　免疫动物及血浆

2.2.1　免疫动物

免疫用马匹必须符合“人用马免疫血清制品总论”的规定。

2.2.2　采血与分离血浆

按“人用马免疫血清制品总论”的规定进行。用动物法或其他适宜的方法测定免疫血清效价，达到 60U/ml 时，即可采血、分离血浆，加适宜抑菌剂；人工方式采集血浆时，应对分离后的血浆进行微生物限度检查（通则 1105、通则 1106 与通则 1107）。

2.3　胃酶

用 0.9%氯化钠溶液将胃酶配制成 1mg/ml 溶液，进行类 A 血型物质含量测定（通则 3415），应不高于 1.0μg/ml。

2.4　原液

2.4.1　原料血浆

原料血浆的效价（通则 3511）应不低于 50U/ml。

血浆在保存期间，如发现有明显的溶血、染菌及其他异常现象，不得用于制备。

2.4.2　制备

2.4.2.1　消化

将免疫血浆稀释后，加入适量胃酶，如果必要还可加入适量甲苯，调整适宜 pH 值后，在适宜温度下消化一定时间。

2.4.2.2　纯化

采用加温、硫酸铵盐析、明矾吸附等步骤进行纯化。

2.4.2.3　浓缩、澄清及除菌过滤

浓缩可采用超滤或硫酸铵沉淀法进行。可加入适量硫柳汞或间甲酚作为抑菌剂，然后澄清、除菌过滤。

纯化后的抗血清原液应置 2～8℃避光保存至少 1 个月作为稳定期。

2.4.3　原液检定

按 3.1 项进行。

2.5　半成品

2.5.1　配制

将检定合格的原液，按成品规格以灭菌注射用水稀释，调整效价、蛋白质浓度、pH 值及氯化钠含量，除菌过滤。

2.5.2　半成品检定

按 3.2 项进行。

2.6　成品

2.6.1　分批

应符合生物制品分包装及贮运管理（通则 0239）规定。

2.6.2　分装

应符合生物制品分包装及贮运管理（通则 0239）及注射剂（通则 0102）有关规定。

2.6.3　规格

每瓶 10ml，含抗五步蛇毒血清 2000U。

2.6.4　包装

应符合生物制品分包装及贮运管理（通则 0239）及注射剂（通则 0102）有关规定。

3　检定

3.1　原液检定

3.1.1　抗体效价

依法测定（通则 3511）。

3.1.2　无菌检查

依法检查（通则 1101），应符合规定。

3.1.3　热原检查

依法检查（通则 1142），应符合规定。注射剂量按家兔体重每 1kg 注射 3.0ml。

3.2　半成品检定

无菌检查

依法检查（通则 1101），应符合规定。

3.3　成品检定

3.3.1　鉴别试验

每批成品至少抽取 1 瓶做以下鉴别试验。

3.3.1.1　动物中和试验或特异沉淀反应

按通则 3511 进行，供试品应能中和五步蛇毒；或采用免疫双扩散法（通则 3403），应与五步蛇毒产生特异沉淀线。

3.3.1.2　免疫双扩散或酶联免疫吸附试验

采用免疫双扩散法（通则 3403）进行，供试品仅与抗马的血清产生沉淀线；或采用酶联免疫吸附法（通则 3418），供试品应与马 IgG 抗体反应呈阳性。

3.3.2　物理检查

3.3.2.1　外观

应为无色、淡黄色或淡橙黄色的澄明液体，无异物，久置有微量可摇散的沉淀。

3.3.2.2　渗透压摩尔浓度

应不低于 240mOsmol/kg（通则 0632）。

3.3.2.3 装量

依法检查（通则0102），应不低于标示量。

3.3.3 化学检定

3.3.3.1 pH值

应为6.0～7.0（通则0631）。

3.3.3.2 蛋白质含量

应不高于170g/L（通则0731第一法）。

3.3.3.3 氯化钠含量

应为7.5～9.5g/L（通则3107）。

3.3.3.4 硫酸铵含量

应不高于1.0g/L（通则3104）。

3.3.3.5 抑菌剂含量

如加硫柳汞，含量应不高于0.1g/L（通则3115）；如加间甲酚，含量应不高于2.5g/L（通则3114）。

3.3.3.6 甲苯残留量

生产工艺中如添加甲苯，需检测甲苯残留量，应不高于0.089%（通则0861）。

3.3.3.7 分子大小分布

完整IgG与聚合物的含量之和应不高于10%。（通则3128）

3.3.4 纯度

3.3.4.1 白蛋白检查

将供试品稀释至2%的蛋白质浓度，进行琼脂糖凝胶电泳分析（通则0541第三法），应不含或仅含痕量白蛋白迁移率的蛋白质成分。

3.3.4.2 $F(ab')_2$和IgG含量

采用SDS-聚丙烯酰胺凝胶电泳法（通则0541第五法）测定，上样量约25μg，$F(ab')_2$含量应不低于60%；IgG含量应不高于10%。

3.3.5 抗体效价

抗五步蛇毒血清效价应不低于180U/ml（通则3511）。每瓶抗五步蛇毒血清装量应不低于标示量。

3.3.6 无菌检查

依法检查（通则1101），应符合规定。

3.3.7 热原检查

依法检查（通则1142），应符合规定。注射剂量按家兔体重每1kg注射3.0ml。

3.3.8 异常毒性检查

依法检查（通则1141），应符合规定。

4 保存、运输及有效期

于2～8℃避光保存和运输。自生产之日起，有效期为36个月。

5 使用说明

应符合生物制品分包装及贮运管理（通则0239）规定和批准的内容。

抗银环蛇毒血清

Kangyinhuanshedu Xueqing

***Bungarus multicinctus* Antivenin**

本品系由银环蛇毒或脱毒银环蛇毒免疫马所得的血浆，经胃酶消化后纯化制成的液体抗银环蛇毒球蛋白制剂。用于治疗被银环蛇咬伤者。

1　基本要求

生产和检定用设施、原材料及辅料、水、器具、动物等应符合“凡例”的有关要求。

2　制造

2.1　抗原与佐剂

应符合“人用马免疫血清制品总论”的规定。

2.2　免疫动物及血浆

2.2.1　免疫动物

免疫用马匹必须符合“人用马免疫血清制品总论”的规定。

2.2.2　采血与分离血浆

按“人用马免疫血清制品总论”的规定进行。用动物法或其他适宜的方法测定免疫血清效价，达到 300U/ml 时，即可采血、分离血浆，加适宜抑菌剂；人工方式采集血浆时，应对分离后的血浆进行微生物限度检查（通则 1105、通则 1106 与通则 1107）。

2.3　胃酶

用 0.9%氯化钠溶液将胃酶配制成 1mg/ml 溶液，进行类 A 血型物质含量测定（通则 3415），应不高于 1.0μg/ml。

2.4　原液

2.4.1　原料血浆

原料血浆的效价（通则 3511）应不低于 200U/ml。

血浆在保存期间，如发现有明显的溶血、染菌及其他异常现象，不得用于制备。

2.4.2　制备

2.4.2.1　消化

将免疫血浆稀释后，加入适量胃酶，如果必要还可加入适量甲苯，调整适宜 pH 值后，在适宜温度下消化一定时间。

2.4.2.2　纯化

采用加温、硫酸铵盐析、明矾吸附等步骤进行纯化。

2.4.2.3　浓缩、澄清及除菌过滤

浓缩可采用超滤或硫酸铵沉淀法进行。可加入适量硫柳汞或间甲酚作为抑菌剂，然后澄清、除菌过滤。

纯化后的抗血清原液应置 2～8℃避光保存至少 1 个月作为稳定期。

2.4.3　原液检定

按 3.1 项进行。

2.5　半成品

2.5.1　配制

将检定合格的原液，按成品规格以灭菌注射用水稀释，调整效价、蛋白质浓度、pH 值及氯化钠含量，除菌过滤。

2.5.2　半成品检定

按 3.2 项进行。

2.6　成品

2.6.1　分批

应符合生物制品分包装及贮运管理（通则 0239）规定。

2.6.2　分装

应符合生物制品分包装及贮运管理（通则 0239）及注射剂（通则 0102）有关规定。

2.6.3　规格

每瓶 10ml，含抗银环蛇毒血清 10 000U。

2.6.4　包装

应符合生物制品分包装及贮运管理（通则 0239）及注射剂（通则 0102）有关规定。

3　检定

3.1　原液检定

3.1.1　抗体效价

依法测定（通则 3511）。

3.1.2　无菌检查

依法检查（通则 1101），应符合规定。

3.1.3　热原检查

依法检查（通则 1142），应符合规定。注射剂量按家兔体重每 1kg 注射 3.0ml。

3.2　半成品检定

无菌检查

依法检查（通则 1101），应符合规定。

3.3　成品检定

3.3.1　鉴别试验

每批成品至少抽取 1 瓶做以下鉴别试验。

3.3.1.1　动物中和试验或特异沉淀反应

按通则 3511 进行，供试品应能中和银环蛇毒；或采用免疫双扩散法（通则 3403），应与银环蛇毒产生特异沉淀线。

3.3.1.2　免疫双扩散或酶联免疫吸附试验

采用免疫双扩散法（通则 3403）进行，供试品仅与抗马的血清产生沉淀线；或采用酶联免疫吸附法（通则 3418），供试品应与马 IgG 抗体反应呈阳性。

3.3.2　物理检查

3.3.2.1　外观

应为无色、淡黄色或淡橙黄色的澄明液体，无异物，久置有微量可摇散的沉淀。

3.3.2.2　渗透压摩尔浓度

应不低于 240mOsmol/kg（通则 0632）。

3.3.2.3　装量

依法检查（通则 0102），应不低于标示量。

3.3.3　化学检定

3.3.3.1　pH 值

应为 6.0～7.0（通则 0631）。

3.3.3.2　蛋白质含量

应不高于 170g/L（通则 0731 第一法）。

3.3.3.3　氯化钠含量

应为 7.5～9.5g/L（通则 3107）。

3.3.3.4　硫酸铵含量

应不高于 1.0g/L（通则 3104）。

3.3.3.5　抑菌剂含量

如加硫柳汞，含量应不高于 0.1g/L（通则 3115）；如加间甲酚，含量应不高于 2.5g/L（通则 3114）。

3.3.3.6　甲苯残留量

生产工艺中如添加甲苯，需检测甲苯残留量，应不高于 0.089%（通则 0861）。

3.3.3.7　分子大小分布

完整 IgG 与聚合物的含量之和应不高于 10%。（通则 3128）

3.3.4　纯度

3.3.4.1　白蛋白检查

将供试品稀释至 2% 的蛋白质浓度，进行琼脂糖凝胶电泳分析（通则 0541 第三法），应不含或仅含痕量白蛋白迁移率的蛋白质成分。

3.3.4.2　$F(ab')_2$ 和 IgG 含量

采用 SDS-聚丙烯酰胺凝胶电泳法（通则 0541 第五法）测定，上样量约 25μg，$F(ab')_2$ 含量应不低于 60%；IgG 含量应不高于 10%。

3.3.5　抗体效价

抗银环蛇毒血清效价应不低于 800U/ml（通则 3511）。每瓶抗银环蛇毒血清装量应不低于标示量。

3.3.6　无菌检查

依法检查（通则 1101），应符合规定。

3.3.7　热原检查

依法检查（通则 1142），应符合规定。注射剂量按家兔体重每 1kg 注射 3.0ml。

3.3.8　异常毒性检查

依法检查（通则 1141），应符合规定。

4　保存、运输及有效期

于 2～8℃ 避光保存和运输。自生产之日起，有效期为 36 个月。

5　使用说明

应符合生物制品分包装及贮运管理（通则 0239）规定和批准的内容。

抗眼镜蛇毒血清

Kangyanjingshedu Xueqing

***Naja naja*（*atra*）Antivenin**

本品系由眼镜蛇毒或脱毒眼镜蛇毒免疫马所得的血浆，经胃酶消化后纯化制成的液体抗眼镜蛇毒球蛋白制剂。用于治疗被眼镜蛇咬伤者。

1　基本要求

生产和检定用设施、原材料及辅料、水、器具、动物等应符合“凡例”的有关要求。

2　制造

2.1　抗原与佐剂

应符合“人用马免疫血清制品总论”的规定。

2.2　免疫动物及血浆

2.2.1　免疫动物

免疫用马匹必须符合“人用马免疫血清制品总论”的规定。

2.2.2　采血与分离血浆

按“人用马免疫血清制品总论”的规定进行。用动物法或其他适宜的方法测定免疫血清效价，达到 15IU/ml 时，即可采血、分离血浆，加适宜抑菌剂；人工方式采集血浆时，应对分离后的血浆进行微生物限度检查（通则 1105、通则 1106 与通则 1107）。

2.3　胃酶

用 0.9%氯化钠溶液将胃酶配制成 1mg/ml 溶液，进行类 A 血型物质含量测定（通则 3415），应不高于 1.0μg/ml。

2.4　原液

2.4.1　原料血浆

原料血浆的效价（通则 3511）应不低于 12IU/ml。

血浆在保存期间，如发现有明显的溶血、染菌及其他异常现象，不得用于制备。

2.4.2　制备

2.4.2.1　消化

将免疫血浆稀释后，加入适量胃酶，如果必要还可加入适量甲苯，调整适宜 pH 值后，在适宜温度下消化一定时间。

2.4.2.2　纯化

采用加温、硫酸铵盐析、明矾吸附等步骤进行纯化。

2.4.2.3　浓缩、澄清及除菌过滤

浓缩可采用超滤或硫酸铵沉淀法进行。可加入适量硫柳汞或间甲酚作为抑菌剂，然后澄清、除菌过滤。

纯化后的抗血清原液应置 2～8℃避光保存至少 1 个月作为稳定期。

2.4.3　原液检定

按 3.1 项进行。

2.5　半成品

2.5.1　配制

将检定合格的原液，按成品规格以灭菌注射用水稀释，调整效价、蛋白质浓度、pH 值及氯化钠含量，除菌过滤。

2.5.2　半成品检定

按 3.2 项进行。

2.6　成品

2.6.1　分批

应符合生物制品分包装及贮运管理（通则 0239）规定。

2.6.2　分装

应符合生物制品分包装及贮运管理（通则 0239）及注射剂（通则 0102）有关规定。

2.6.3　规格

每瓶 10ml，含抗眼镜蛇毒血清 1000IU。

2.6.4　包装

应符合生物制品分包装及贮运管理（通则 0239）及注射剂（通则 0102）有关规定。

3　检定

3.1　原液检定

3.1.1　抗体效价

依法测定（通则 3511）。

3.1.2　无菌检查

依法检查（通则 1101），应符合规定。

3.1.3　热原检查

依法检查（通则 1142），应符合规定。注射剂量按家兔体重每 1kg 注射 3.0ml。

3.2　半成品检定

无菌检查

依法检查（通则 1101），应符合规定。

3.3　成品检定

3.3.1　鉴别试验

每批成品至少抽取 1 瓶做以下鉴别试验。

3.3.1.1　动物中和试验或特异沉淀反应

按通则 3511 进行，供试品应能中和眼镜蛇毒；或采用免疫双扩散法（通则 3403），应与眼镜蛇毒产生特异沉淀线。

3.3.1.2　免疫双扩散或酶联免疫吸附试验

采用免疫双扩散法（通则 3403）进行，供试品仅与抗马的血清产生沉淀线；或采用酶联免疫吸附法（通则 3418），供试品应与马 IgG 抗体反应呈阳性。

3.3.2　物理检查

3.3.2.1　外观

应为无色、淡黄色或淡橙黄色的澄明液体，无异物，久置有微量可摇散的沉淀。

3.3.2.2　渗透压摩尔浓度

应不低于 240mOsmol/kg（通则 0632）。

3.3.2.3　装量

依法检查（通则 0102），应不低于标示量。

3.3.3　化学检定

3.3.3.1　pH 值

应为 6.0～7.0（通则 0631）。

3.3.3.2　蛋白质含量

应不高于 170g/L（通则 0731 第一法）。

3.3.3.3　氯化钠含量

应为 7.5～9.5g/L（通则 3107）。

3.3.3.4　硫酸铵含量

应不高于 1.0g/L（通则 3104）。

3.3.3.5　抑菌剂含量

如加硫柳汞，含量应不高于 0.1g/L（通则 3115）；如加间甲酚，含量应不高于 2.5g/L（通则 3114）。

3.3.3.6　甲苯残留量

生产工艺中如添加甲苯，需检测甲苯残留量，应不高于 0.089%（通则 0861）。

3.3.3.7　分子大小分布

完整 IgG 与聚合物的含量之和应不高于 10%（通则 3128）。

3.3.4　纯度

3.3.4.1　白蛋白检查

将供试品稀释至 2% 的蛋白质浓度，进行琼脂糖凝胶电泳分析（通则 0541 第三法），应不含或仅含痕量白蛋白迁移率的蛋白质成分。

3.3.4.2　$F(ab')_2$ 和 IgG 含量

采用 SDS-聚丙烯酰胺凝胶电泳法（通则 0541 第五法）测定，上样量约 25μg，$F(ab')_2$ 含量应不低于 60%；IgG 含量应不高于 10%。

3.3.5　抗体效价

抗眼镜蛇毒血清效价应不低于 100IU/ml（通则 3511）。每瓶抗眼镜蛇毒血清装量应不低于标示量。

3.3.6　无菌检查

依法检查（通则 1101），应符合规定。

3.3.7　热原检查

依法检查（通则 1142），应符合规定。注射剂量按家兔体重每 1kg 注射 3.0ml。

3.3.8　异常毒性检查

依法检查（通则 1141），应符合规定。

4　保存、运输及有效期

于 2～8℃避光保存和运输。自生产之日起，有效期为 36 个月。

5　使用说明

应符合生物制品分包装及贮运管理（通则 0239）规定和批准的内容。

抗炭疽血清

Kangtanju Xueqing

Anthrax Antiserum

本品系由炭疽杆菌抗原免疫马所得的血浆，经胃酶消化后纯化制成的液体抗炭疽球蛋白制剂。用于预防和治疗炭疽病。

1　基本要求

生产和检定用设施、原材料及辅料、水、器具、动物等应符合“凡例”的有关要求。

2　制造

2.1　抗原与佐剂

应符合“人用马免疫血清制品总论”的规定。

2.2　免疫动物及血浆

2.2.1　免疫动物

免疫用马匹必须符合“人用马免疫血清制品总论”的规定。

2.2.2　采血与分离血浆

按“人用马免疫血清制品总论”的规定进行。用动物法或其他适宜的方法测定免疫血清效价，合格时，即可采血。分离之血浆可加入适宜抑菌剂；人工方式采集血浆时，应对分离后的血浆进行微生物限度检查（通则1105、通则 1106 与通则 1107）。

2.3　胃酶

用 0.9%氯化钠溶液将胃酶配制成 1mg/ml 溶液，进行类 A 血型物质含量测定（通则 3415），应不高于 1.0μg/ml。

2.4　原液

2.4.1　原料血浆

原料血浆的抗炭疽效价应符合要求。血浆在保存期间，如发现有明显的溶血、染菌或其他异常现象，不得用于制备。

2.4.2　制备

2.4.2.1　消化

将免疫血浆稀释后，加入适量胃酶，如果必要还可加入适量甲苯，调整适宜 pH 值后，在适宜温度下消化一定时间。

2.4.2.2　纯化

采用加温、硫酸铵盐析、明矾吸附等步骤进行纯化。

2.4.2.3　浓缩、澄清及除菌过滤

浓缩可采用超滤或硫酸铵沉淀法进行。可加入适量硫柳汞或间甲酚作为抑菌剂，然后澄清、除菌过滤。

纯化后的抗毒素原液应置 2～8℃避光保存至少 1 个月作为稳定期。

2.4.3　原液检定

按 3.1 项进行。

2.5　半成品

2.5.1　配制

将检定合格的原液，按成品规格以灭菌注射用水稀释，调整效价、蛋白质浓度、pH 值及氯化钠含量，除菌过滤。

2.5.2　半成品检定

按 3.2 项进行。

2.6　成品

2.6.1　分批

应符合生物制品分包装及贮运管理（通则 0239）规定。

2.6.2　分装

应符合生物制品分包装及贮运管理（通则 0239）及注射剂（通则 0102）有关规定。

2.6.3　规格

每瓶 20ml。

2.6.4　包装

应符合生物制品分包装及贮运管理（通则 0239）及注射剂（通则 0102）有关规定。

3　检定

3.1　原液检定

3.1.1　效力测定

取体重 350～400g 豚鼠 8 只，各皮下注射供试品 0.5ml，24 小时后，攻击 1MLD 的炭疽杆菌 PNo.2 菌株芽孢液，并用未注射血清的同体重豚鼠 4 只，各注射 1MLD 作为对照，观察 14 天判定结果，试验组有 6/8（75%）以上动物存活，对照组至少有 3 只动物死亡（允许另 1 只较晚死亡或发病），判为合格。

3.1.2　无菌检查

依法检查（通则 1101），应符合规定。

3.1.3　热原检查

依法检查（通则 1142），应符合规定。注射剂量按家兔体重每 1kg 注射 3.0ml。

3.2　半成品检定

无菌检查

依法检查（通则 1101），应符合规定。

3.3　成品检定

3.3.1　鉴别试验

每批成品至少抽取 1 瓶做以下鉴别试验。

3.3.1.1　动物中和试验或特异沉淀反应

按 3.1.1 项进行动物中和试验；或采用免疫双扩散法（通则 3403），应与炭疽杆菌可溶性抗原产生特异沉淀线。

3.3.1.2　免疫双扩散或酶联免疫吸附试验

采用免疫双扩散法（通则 3403）进行，供试品仅与抗马的血清产生沉淀线；或采用酶联免疫吸附法（通则 3418），供试品应与马 IgG 抗体反应呈阳性。

3.3.2　物理检查

3.3.2.1　外观

应为无色或淡黄色的澄明液体，无异物，久置有微量可摇散的沉淀。

3.3.2.2　装量

依法检查（通则0102），应不低于标示量。

3.3.3　化学检定

3.3.3.1　pH值

应为6.0～7.0（通则0631）。

3.3.3.2　蛋白质含量

应不高于170g/L（通则0731第一法）。

3.3.3.3　氯化钠含量

应为7.5～9.5g/L（通则3107）。

3.3.3.4　硫酸铵含量

应不高于1.0g/L（通则3104）。

3.3.3.5　抑菌剂含量

如加硫柳汞，含量应不高于0.1g/L（通则3115）；如加间甲酚，含量应不高于2.5g/L（通则3114）。

3.3.3.6　分子大小分布

完整IgG与聚合物的含量之和应不高于10%。（通则3128）

3.3.4　纯度

3.3.4.1　白蛋白检查

将供试品稀释至2%的蛋白质浓度，进行琼脂糖凝胶电泳分析（通则0541第三法），应不含或仅含痕量白蛋白迁移率的蛋白质成分。

3.3.4.2　$F(ab')_2$和IgG含量

采用SDS-聚丙烯酰胺凝胶电泳法（通则0541第五法）测定，上样量约25μg，$F(ab')_2$含量应不低于60%；IgG含量应不高于10%。

3.3.5　效力测定

按3.1.1项进行，应符合规定。

3.3.6　无菌检查

依法检查（通则1101），应符合规定。

3.3.7　热原检查

依法检查（通则1142），应符合规定。注射剂量按家兔体重每1kg注射3.0ml。

3.3.8　异常毒性检查

依法检查（通则1141），应符合规定。

4　保存、运输及有效期

于2～8℃避光保存和运输。自生产之日起，有效期为36个月。

5　使用说明

应符合生物制品分包装及贮运管理（通则0239）规定和批准的内容。

抗狂犬病血清

Kangkuangquanbing Xueqing

Rabies Antiserum

本品系由狂犬病病毒固定毒免疫马所得的血浆，经胃酶消化后纯化制得的液体抗狂犬病球蛋白制剂。用于配合狂犬病疫苗预防狂犬病。

1　基本要求

生产和检定用设施、原材料及辅料、水、器具、动物等应符合“凡例”的有关要求。

2　制造

2.1　抗原与佐剂

应符合“人用马免疫血清制品总论”的规定。

2.2　免疫动物及血浆

2.2.1　免疫动物

免疫用马匹必须符合“人用马免疫血清制品总论”的规定。

2.2.2　采血与分离血浆

按“人用马免疫血清制品总论”的规定进行。用动物法或其他适宜的方法测定免疫血清效价，不低于 100IU/ml 时，即可采血。分离之血浆可加入适宜抑菌剂；人工方式采集血浆时，应对分离后的血浆进行微生物限度检查（通则 1105、通则 1106 与通则 1107）。

2.3　胃酶

用 0.9%氯化钠溶液将胃酶配制成 1mg/ml 溶液，进行类 A 血型物质含量测定（通则 3415），应不高于 1.0μg/ml。

2.4　原液

2.4.1　原料血浆

原料血浆的抗狂犬病效价应不低于 80IU/ml（通则 3512）。血浆在保存期间，如发现明显的溶血、染菌及其他异常现象，不得用于制备。

2.4.2　制备

2.4.2.1　消化

将免疫血浆稀释后，加入适量胃酶，如果必要还可加入适量甲苯，调整适宜 pH 值后，在适宜温度下消化一定时间。

2.4.2.2　纯化

采用加温、硫酸铵盐析、明矾吸附等步骤进行纯化。

2.4.2.3　浓缩、澄清及除菌过滤

浓缩可采用超滤或硫酸铵沉淀法进行。可加入适量硫柳汞或间甲酚作为抑菌剂，然后澄清、除菌过滤。

纯化后的抗血清原液应置 2～8℃避光保存至少 1 个月作为稳定期。

2.4.3　原液检定

按 3.1 项进行。

2.5　半成品

2.5.1　配制

将检定合格的原液，按成品规格以灭菌注射用水稀释，调整效价、蛋白质浓度、pH 值及氯化钠含量，除菌过滤。

2.5.2　半成品检定

按 3.2 项进行。

2.6　成品

2.6.1　分批

应符合生物制品分包装及贮运管理（通则 0239）规定。

2.6.2　分装

应符合生物制品分包装及贮运管理（通则 0239）及注射剂（通则 0102）有关规定。

2.6.3　规格

每瓶 2.0ml，含狂犬病抗体应不低于 400IU 或每瓶 5.0ml，含狂犬病抗体应不低于 1000IU。

2.6.4　包装

应符合生物制品分包装及贮运管理（通则 0239）及注射剂（通则 0102）有关规定。

3　检定

3.1　原液检定

3.1.1　抗体效价

依法测定（通则 3512）。

3.1.2　无菌检查

依法检查（通则 1101），应符合规定。

3.1.3　热原检查

依法检查（通则 1142），应符合规定。注射剂量按家兔体重每 1kg 注射 3.0ml。

3.2　半成品检定

无菌检查

依法检查（通则 1101），应符合规定。

3.3　成品检定

3.3.1　鉴别试验

每批成品至少抽取 1 瓶做以下鉴别试验。

3.3.1.1　动物中和试验

按通则 3512 进行，供试品应能中和狂犬病病毒。

3.3.1.2　免疫双扩散或酶联免疫吸附试验

采用免疫双扩散法（通则 3403）进行，供试品仅与抗马的血清产生沉淀线；或采用酶联免疫吸附法（通则 3418），供试品应与马 IgG 抗体反应呈阳性。

3.3.2　物理检查

3.3.2.1　外观

应为无色或淡黄色的澄明液体，无异物，久置有微量可摇散的沉淀。

3.3.2.2　渗透压摩尔浓度

应符合批准的要求（通则 0632）。

3.3.2.3　装量

依法检查（通则 0102），应不低于标示量。

3.3.3　化学检定

3.3.3.1　pH 值

应为 6.0～7.0（通则 0631）。

3.3.3.2　蛋白质含量

应不高于 170g/L（通则 0731 第一法）。

3.3.3.3　氯化钠含量

应为 7.5～9.5g/L（通则 3107）。

3.3.3.4　硫酸铵含量

应不高于 1.0g/L（通则 3104）。

3.3.3.5　抑菌剂含量

如加硫柳汞，含量应不高于 0.1g/L（通则 3115）；如加间甲酚，含量应不高于 2.5g/L（通则 3114）。

3.3.3.6　甲苯残留量

生产工艺中如添加甲苯，需检测甲苯残留量，应不高于 0.089%（通则 0861）。

3.3.3.7　分子大小分布

完整 IgG 与聚合物的含量之和应不高于 5%（通则 3128）。

3.3.4　纯度

3.3.4.1　白蛋白检查

将供试品稀释至 2% 的蛋白质浓度，进行琼脂糖凝胶电泳分析（通则 0541 第三法），应不含或仅含痕量白蛋白迁移率的蛋白质成分。

3.3.4.2　$F(ab')_2$ 和 IgG 含量

采用 SDS-聚丙烯酰胺凝胶电泳法（通则 0541 第五法）测定，上样量约 25μg，$F(ab')_2$ 含量应不低于 60%；IgG 含量应不高于 5%。

3.3.5　抗体效价

抗狂犬病血清效价应不低于 200IU/ml（通则 3512）。每瓶抗狂犬病血清装量应不低于标示量。

3.3.6　无菌检查

依法检查（通则 1101），应符合规定。

3.3.7　热原检查

依法检查（通则 1142），应符合规定。注射剂量按家兔体重每 1kg 注射 3.0ml。

3.3.8　异常毒性检查

依法检查（通则 1141），应符合规定。

4　保存、运输及有效期

于 2～8℃避光保存和运输。自生产之日起，有效期为 36 个月。

5　使用说明

应符合生物制品分包装及贮运管理（通则 0239）规定和批准的内容。

人血白蛋白

Renxue Baidanbai

Human Albumin

本品系由健康人血浆，经低温乙醇蛋白分离法或经批准的其他分离法分离纯化，并经 60℃ 10 小时加温灭活病毒后制成。含适宜稳定剂，不含抑菌剂和抗生素。

1　基本要求

生产和检定用设施、原材料及辅料、水、器具、动物等应符合“凡例”的有关要求。生产过程中不得加入抑菌剂或抗生素。

2　制造

2.1　原料血浆

2.1.1　血浆的采集和质量应符合血液制品生产用人血浆（通则 0236）的规定。

2.1.2　组分Ⅳ沉淀为原料时，应符合本品种附录“组分Ⅳ沉淀原料质量标准”。

2.1.3　组分Ⅳ沉淀应冻存于－30℃以下，运输温度不得超过－15℃。低温冰冻保存期不得超过 1 年。

2.1.4　组分Ⅴ沉淀应冻存于－30℃以下，并规定其有效期。

2.2　原液

2.2.1　采用低温乙醇蛋白分离法或经批准的其他分离法制备。组分Ⅳ沉淀为原料时也可用低温乙醇结合柱色谱法。

2.2.2　经纯化、超滤、除菌过滤后即为人血白蛋白原液。

2.2.3　原液检定

按 3.1 项进行。

2.3　半成品

2.3.1　配制

制品中应加适量的稳定剂，按每 1g 蛋白质加入 0.16mmol 辛酸钠或 0.08mmol 辛酸钠和 0.08mmol 乙酰色氨酸钠。按成品规格以注射用水稀释蛋白质浓度，并适当调整 pH 值及钠离子浓度。

2.3.2　病毒灭活

每批制品必须在 60℃±0.5℃水浴中连续加温至少 10 小时，以灭活可能残留的污染病毒。该灭活步骤可在除菌过滤前或除菌过滤分装后 24 小时内进行。

2.3.3　半成品检定

按 3.2 项进行。

2.4　成品

2.4.1　分批

应符合生物制品分包装及贮运管理（通则 0239）规定。

2.4.2　分装

应符合生物制品分包装及贮运管理（通则 0239）及注射剂（通则 0102）有关规定。

2.4.3　培育

分装后，应置 20～25℃至少 4 周或 30～32℃至少 14 天后，逐瓶检查外观，应符合 3.3.2.1 和 3.3.2.2 项规定。出现浑浊或烟雾状沉淀之瓶应进行无菌检查，不合格者不能再用于生产。

2.4.4　规格

2g/瓶（10%，20ml），2g/瓶（20%，10ml），5g/瓶（10%，50ml），5g/瓶（20%，25ml），10g/瓶（10%，100ml），10g/瓶（20%，50ml），12.5g/瓶（25%，50ml），20g/瓶（20%，100ml）。

2.4.5　包装

应符合生物制品分包装及贮运管理（通则 0239）及注射剂（通则 0102）有关规定。

3　检定

3.1　原液检定

3.1.1　蛋白质含量

可采用双缩脲法（通则 0731 第三法）测定，应大于成品规格。

3.1.2　纯度

应不低于蛋白质总量的 96%（供试品溶液的蛋白质浓度为 5%，按通则 0541 第二法、第三法进行）。

3.1.3　pH 值

用 0.9%氯化钠溶液将供试品蛋白质含量稀释成 10g/L，依法测定（通则 0631），pH 值应为 6.4～7.4。

3.1.4　残余乙醇含量

可采用康卫扩散皿法（通则 3201）测定，应不高于 0.025%。

以上检定项目亦可在半成品检定时进行。

3.2　半成品检定

3.2.1　无菌检查

依法检查（通则 1101），应符合规定。如半成品立即分装，可在除菌过滤后留样做无菌检查。

3.2.2　热原检查

依法检查（通则 1142），注射剂量按家兔体重每 1kg 注射 0.6g 蛋白质，应符合规定；或采用“细菌内毒素检查法”（通则 1143 凝胶限度法），蛋白质浓度分别为 5%、10%、20%、25%时，其细菌内毒素限值（L）应分别小于 0.5EU/ml、0.83EU/ml、1.67EU/ml、2.08EU/ml。

3.3　成品检定

3.3.1　鉴别试验

3.3.1.1　免疫双扩散法

依法测定（通则 3403），仅与抗人血清或血浆产生沉淀线，与抗马、抗牛、抗猪、抗羊血清或血浆不产生沉淀线。

3.3.1.2　免疫电泳法

依法测定（通则 3404），与正常人血清或血浆比较，主要沉淀线应为白蛋白。

3.3.2　物理检查

3.3.2.1　外观

应为略黏稠、黄色或绿色至棕色澄明液体，不应出现浑浊。

3.3.2.2　可见异物

依法检查（通则 0904），应符合规定。

3.3.2.3　不溶性微粒检查

依法检查（通则 0903 第一法），应符合规定。

3.3.2.4　渗透压摩尔浓度

应为 210～400mOsmol/kg 或经批准的要求（通则 0632）。

3.3.2.5　装量

依法检查（通则 0102），应不低于标示量。

3.3.2.6　热稳定性试验

取供试品置 57℃±0.5℃水浴中保温 50 小时后，用可见异物检查装置，与同批未保温的供试品比较，除允许颜色有轻微变化外，应无肉眼可见的其他变化。

3.3.3　化学检定

3.3.3.1　pH 值

用 0.9%氯化钠溶液将供试品蛋白质含量稀释成 10g/L，依法测定（通则 0631），pH 值应为 6.4～7.4。

3.3.3.2　蛋白质含量

应为标示量的 95.0%～110.0%（通则 0731 第一法）。

3.3.3.3　纯度

应不低于蛋白质总量的 96%（供试品溶液的蛋白质浓度为 5%，按通则 0541 第二法、第三法进行）。

3.3.3.4　钠离子含量

应不高于 160mmol/L（通则 3110）。

3.3.3.5　钾离子含量

应不高于 2mmol/L（通则 3109）。

3.3.3.6　吸光度

用 0.9%氯化钠溶液将供试品蛋白质含量稀释至 10g/L，按紫外-可见分光光度法（通则 0401），在波长 403nm 处测定吸光度，应不大于 0.15。

3.3.3.7　多聚体含量

应不高于 5.0%（通则 3121）。

3.3.3.8　辛酸钠含量

每 1g 蛋白质中应为 0.140～0.180mmol。如与乙酰色氨酸混合使用，则每 1g 蛋白质中应为 0.064～0.096mmol（通则 3111）。

3.3.3.9　乙酰色氨酸含量

如与辛酸钠混合使用，则每 1g 蛋白质中应为 0.064～0.096mmol（通则 3112）。

3.3.3.10　铝残留量

应不高于 200μg/L（通则 3208）。

3.3.4　激肽释放酶原激活剂含量

应不高于 35IU/ml（通则 3409）。

3.3.5　HBsAg

用经批准的试剂盒检测，应为阴性。

3.3.6　无菌检查

依法检查（通则 1101），应符合规定。

3.3.7　异常毒性检查

依法检查（通则 1141），应符合规定。

3.3.8　热原检查

依法检查（通则 1142），注射剂量按家兔体重每 1kg 注射 0.6g 蛋白质，应符合规定。

4　保存、运输及有效期

于 2～8℃或室温避光保存和运输。自生产之日起，按批准的有效期执行。标签只能规定一种保存温度及有效期。

5　附录

组分Ⅳ沉淀原料质量标准。

6　使用说明

应符合生物制品分包装及贮运管理（通则 0239）规定和批准的内容。

附录　组分Ⅳ沉淀原料质量标准

1　组分Ⅳ沉淀原料为采用低温乙醇蛋白分离法的血浆组分。所用血浆原料应符合血液制品生产用人血浆（通则 0236）规定。

2　组分Ⅳ沉淀应尽可能保持无菌和低温冰冻保存，保存温度不得超过－30℃，保存期应不超过 1 年。

3　组分Ⅳ沉淀的检定

准确称取组分Ⅳ沉淀 10g，用 0.9%氯化钠溶液稀释至 100ml，在 1～3℃搅拌充分溶解后离心或过滤，取上清液进行以下项目检测。

3.1　鉴别试验

3.1.1　免疫双扩散法

依法测定（通则 3403），仅与抗人血清或血浆产生沉淀线，与抗马、抗牛、抗猪、抗羊血清或血浆不产生沉淀线。

3.1.2　免疫电泳法

依法测定（通则 3404），与正常人血清或血浆比较，主要沉淀线应为白蛋白。

3.2　蛋白质含量

可采用双缩脲法（通则 0731 第三法）测定，应不低于 2.5%。

3.3　白蛋白纯度

应不低于蛋白质总量的 20%（通则 0541 第二法）。

3.4　HBsAg

用经批准的试剂盒检测，应为阴性。

3.5　HIV-1 和 HIV-2 抗体

用经批准的试剂盒检测，应为阴性。

3.6　HCV 抗体

用经批准的试剂盒检测，应为阴性。

3.7　细菌计数

取供试品 3 份，每 1 份取 1ml 上清液，加 9ml 营养肉汤琼脂培养基，置 32～35℃培养 72 小时。平均每 1ml 上清液菌落数应不高于 50CFU。

冻干人血白蛋白

Donggan Renxue Baidanbai

Human Albumin, Freeze-dried

本品系由健康人血浆，经低温乙醇蛋白分离法或经批准的其他分离法分离纯化，并经 60℃ 10 小时加温灭活病毒、冻干后制成。含适宜稳定剂，不含抑菌剂和抗生素。

1　基本要求

生产和检定用设施、原材料及辅料、水、器具、动物等应符合“凡例”的有关要求。生产过程中不得加入抑菌剂或抗生素。

2　制造

2.1　原料血浆

2.1.1　血浆的采集和质量应符合血液制品生产用人血浆（通则 0236）的规定。

2.1.2　组分Ⅳ沉淀为原料时，应符合“人血白蛋白”附录的规定。

2.1.3　组分Ⅳ沉淀应冻存于－30℃以下，运输温度不得超过－15℃。低温冰冻保存期不得超过 1 年。

2.1.4　组分Ⅴ沉淀应冻存于－30℃以下，并规定其有效期。

2.2　原液

2.2.1　采用低温乙醇蛋白分离法或经批准的其他分离法制备。组分Ⅳ沉淀为原料时也可用低温乙醇结合柱色谱法。

2.2.2　经纯化、超滤、除菌过滤后即为人血白蛋白原液。

2.2.3　原液检定

按 3.1 项进行。

2.3　半成品

2.3.1　配制

制品中应加适量的稳定剂，按每 1g 蛋白质加入 0.16mmol 辛酸钠或 0.08mmol 辛酸钠和 0.08mmol 乙酰色氨酸钠。按成品规格以注射用水稀释蛋白质浓度，并适当调整 pH 值及钠离子浓度。

2.3.2　病毒灭活

每批制品必须在 60℃±0.5℃水浴中连续加温至少 10 小时，以灭活可能残留的污染病毒。该灭活步骤可在除菌过滤前或除菌过滤分装后 24 小时内进行。

2.3.3　半成品检定

按 3.2 项进行。

2.4　成品

2.4.1　分批

应符合生物制品分包装及贮运管理（通则 0239）规定。

2.4.2　分装及冻干

应符合生物制品分包装及贮运管理（通则 0239）及注射剂（通则 0102）有关规定。分装后应及时冻结，冻干过程制品温度不得超过 50℃，真空封口。

2.4.3　规格

应为经批准的规格。

2.4.4　包装

应符合生物制品分包装及贮运管理（通则 0239）及注射剂（通则 0102）有关规定。

3　检定

3.1　原液检定

3.1.1　蛋白质含量

可采用双缩脲法（通则 0731 第三法）测定，应大于成品规格。

3.1.2　纯度

应不低于蛋白质总量的 96%（供试品溶液的蛋白质浓度为 5%，按通则 0541 第二法、第三法进行）。

3.1.3　pH 值

用 0.9%氯化钠溶液将供试品蛋白质含量稀释成 10g/L，依法测定（通则 0631），pH 值应为 6.4～7.4。

3.1.4　残余乙醇含量

可采用康卫扩散皿法（通则 3201）测定，应不高于 0.025%。

以上检定项目亦可在半成品检定时进行。

3.2　半成品检定

3.2.1　无菌检查

依法检查（通则 1101），应符合规定。如半成品立即分装，可在除菌过滤后留样做无菌检查。

3.2.2　热原检查

依法检查（通则 1142），注射剂量按家兔体重每 1kg 注射 0.6g 蛋白质，应符合规定；或采用“细菌内毒素检查法”（通则 1143 凝胶限度法），蛋白质浓度分别为 5%、10%、20%、25%时，其细菌内毒素限值（*L*）应分别小于 0.5EU/ml、0.83EU/ml、1.67EU/ml、2.08EU/ml。

3.3　成品检定

除真空度、复溶时间、水分测定、装量差异检查外，应按标示量加入灭菌注射用水，复溶后进行其余各项检定。

3.3.1　鉴别试验

3.3.1.1　免疫双扩散法

依法测定（通则 3403），仅与抗人血清或血浆产生沉淀线，与抗马、抗牛、抗猪、抗羊血清或血浆不产生沉淀线。

3.3.1.2　免疫电泳法

依法测定（通则 3404），与正常人血清或血浆比较，主要沉淀线应为白蛋白。

3.3.2　物理检查

3.3.2.1　外观

应为白色或灰白色疏松体，无融化迹象。复溶后应为略黏稠、黄色或绿色至棕色澄明液体，不应出现浑浊。

3.3.2.2　真空度

用高频火花真空测定器测试，瓶内应出现蓝紫色辉光。

3.3.2.3　复溶时间

按标示量加入 20～25℃灭菌注射用水，轻轻摇动，应于 15 分钟内溶解。

3.3.2.4　可见异物

依法检查（通则 0904），应符合规定。

3.3.2.5　不溶性微粒检查

依法检查（通则 0903 第一法），应符合规定。

3.3.2.6　渗透压摩尔浓度

应为 210～400mOsmol/kg 或经批准的要求（通则 0632）。

3.3.2.7　装量差异

依法检查（通则 0102），应符合规定。

3.3.3　化学检定

3.3.3.1　水分

应不高于 1.0%（通则 0832）。

3.3.3.2　pH 值

用 0.9%氯化钠溶液将供试品蛋白质含量稀释成 10g/L，依法测定（通则 0631），pH 值应为 6.4～7.4。

3.3.3.3　蛋白质含量

应为标示量的 95.0%～110.0%（通则 0731 第一法）。

3.3.3.4　纯度

应不低于蛋白质总量的 96%（供试品溶液的蛋白质浓度为 5%，按通则 0541 第二法、第三法进行）。

3.3.3.5　钠离子含量

应不高于 160mmol/L（通则 3110）。

3.3.3.6　钾离子含量

应不高于 2mmol/L（通则 3109）。

3.3.3.7　吸光度

用 0.9%氯化钠溶液将供试品蛋白质含量稀释至 10g/L，按紫外-可见分光光度法（通则 0401），在波长 403nm 处测定吸光度，应不大于 0.15。

3.3.3.8　多聚体含量

应不高于 5.0%（通则 3121）。

3.3.3.9　辛酸钠含量

每 1g 蛋白质中应为 0.140～0.180mmol，如与乙酰色氨酸混合使用，则每 1g 蛋白质中应为 0.064～0.096mmol（通则 3111）。

3.3.3.10　乙酰色氨酸含量

如与辛酸钠混合使用，则每 1g 蛋白质中应为 0.064～0.096mmol（通则 3112）。

3.3.3.11　铝残留量

应不高于 200μg/L（通则 3208）。

3.3.4　激肽释放酶原激活剂含量

应不高于 35IU/ml（通则 3409）。

3.3.5　HBsAg

用经批准的试剂盒检测，应为阴性。

3.3.6　无菌检查

依法检查（通则 1101），应符合规定。

3.3.7　异常毒性检查

依法检查（通则 1141），应符合规定。

3.3.8　热原检查

依法检查（通则 1142），注射剂量按家兔体重每 1kg 注射 0.6g 蛋白质，应符合规定。

4　稀释剂

稀释剂为灭菌注射用水，稀释剂的生产应符合批准的要求。

灭菌注射用水应符合本版药典（二部）的相关规定。

5　保存、运输及有效期

于 2～8℃或室温避光保存和运输。自生产之日起，按批准的有效期执行。标签只能规定一种保存温度及有效期。

6　使用说明

应符合生物制品分包装及贮运管理（通则 0239）规定和批准的内容。

人免疫球蛋白

Ren Mianyiqiudanbai

Human Immunoglobulin

本品系由健康人血浆，经低温乙醇蛋白分离法或经批准的其他分离法分离纯化，并经病毒去除和灭活处理制成。含适宜稳定剂，不含抑菌剂和抗生素。

1　基本要求

生产和检定用设施、原材料及辅料、水、器具、动物等应符合"凡例"的有关要求。生产过程中不得加入抑菌剂或抗生素。

2　制造

2.1　原料血浆

2.1.1　血浆的采集和质量应符合血液制品生产用人血浆（通则 0236）的规定。

2.1.2　每批应由 1000 名以上供血浆者的血浆混合而成。

2.1.3　组分Ⅱ、组分Ⅱ＋Ⅲ沉淀或组分Ⅰ＋Ⅱ＋Ⅲ沉淀应冻存于－30℃以下，并规定其有效期。

2.2　原液

2.2.1　采用低温乙醇蛋白分离法或经批准的其他分离法制备。

2.2.2　经纯化、超滤、除菌过滤后即为人免疫球蛋白原液。

2.2.3　原液检定

按 3.1 项进行。

2.3　半成品

2.3.1　配制

制品中可加适宜的稳定剂。按成品规格以注射用水稀释蛋白质浓度，并适当调整 pH 值及钠离子浓度。

2.3.2　半成品检定

按 3.2 项进行。

2.4　成品

2.4.1　分批

应符合生物制品分包装及贮运管理（通则 0239）规定。

2.4.2　分装

应符合生物制品分包装及贮运管理（通则 0239）及注射剂（通则 0102）有关规定。

2.4.3　规格

150mg/瓶（10%，1.5ml）、300mg/瓶（10%，3ml）。

2.4.4　包装

应符合生物制品分包装及贮运管理（通则 0239）及注射剂（通则 0102）有关规定。

2.5　病毒去除和灭活

生产过程中应采用经批准的方法去除和灭活病毒。如用灭活剂（如有机溶剂、去污剂）灭活病毒，则应规定对人安全的灭活剂残留量限值。

3　检定

3.1　原液检定

3.1.1　蛋白质含量

可采用双缩脲法（通则 0731 第三法）测定。

3.1.2　纯度

应不低于蛋白质总量的 90.0%（供试品溶液的蛋白质浓度为 5%，按通则 0541 第二法、第三法进行）。

3.1.3　pH 值

用 0.9%氯化钠溶液将供试品蛋白质含量稀释成 10g/L，依法测定（通则 0631），pH 值应为 6.4～7.4。

3.1.4　残余乙醇含量

可采用康卫扩散皿法（通则 3201）测定，应不高于 0.025%。

3.1.5　热原检查

依法检查（通则 1142），注射剂量按家兔体重每 1kg 注射 0.15g 蛋白质，应符合规定。

以上检定项目亦可在半成品检定时进行。

3.2　半成品检定

无菌检查

依法检查（通则 1101），应符合规定。

3.3　成品检定

3.3.1　鉴别试验

3.3.1.1　免疫双扩散法

依法测定（通则 3403），仅与抗人血清或血浆产生沉淀线，与抗马、抗牛、抗猪、抗羊血清或血浆不产生沉淀线。

3.3.1.2　免疫电泳法

依法测定（通则 3404），与正常人血清或血浆比较，主要沉淀线应为 IgG。

3.3.2　物理检查

3.3.2.1　外观

应为无色或淡黄色澄明液体，可带乳光，不应出现浑浊。

3.3.2.2　可见异物

依法检查（通则 0904），除允许有可摇散的沉淀外，其余应符合规定。

3.3.2.3　装量

依法检查（通则 0102），应不低于标示量。

3.3.2.4　热稳定性试验

将供试品置 57℃±0.5℃水浴中保温 4 小时后，用可见异物检查装置，肉眼观察应无凝胶化或絮状物。

3.3.3　化学检定

3.3.3.1　pH 值

用 0.9%氯化钠溶液将供试品蛋白质含量稀释成 10g/L，依法测定（通则 0631），pH 值应为 6.4～7.4。

3.3.3.2　蛋白质含量

应不低于标示量的 95.0%（通则 0731 第一法）。

3.3.3.3　纯度

应不低于蛋白质总量的 90.0％（供试品溶液的蛋白质浓度为 5％，按通则 0541 第二法、第三法进行）。

3.3.3.4　糖含量

如制品中加葡萄糖或麦芽糖，其含量应为 20～50g/L（通则 3120）。

3.3.3.5　甘氨酸含量

如制品中加甘氨酸，其含量应为 10～30g/L（通则 3123）。

3.3.3.6　分子大小分布

IgG 单体与二聚体含量之和应不低于 90.0％（通则 3122）。

3.3.4　抗体效价

3.3.4.1　抗-HBs

采用经验证的酶联免疫或放射免疫方法进行检测，每 1g 蛋白质应不低于 6.0IU。

3.3.4.2　白喉抗体

每 1g 蛋白质应不低于 3.0HAU（通则 3513）。

3.3.4.3　甲型肝炎抗体

如用于预防甲型肝炎，则应采用酶联免疫方法进行甲型肝炎抗体检测，应不低于 100IU/ml。

3.3.5　无菌检查

依法检查（通则 1101），应符合规定。

3.3.6　异常毒性检查

依法检查（通则 1141），应符合规定。

3.3.7　热原检查

依法检查（通则 1142），注射剂量按家兔体重每 1kg 注射 0.15g 蛋白质，应符合规定。

3.3.8　根据病毒灭活方法，应增加相应的检定项目。

4　保存、运输及有效期

于 2～8℃避光保存和运输。自生产之日起，按批准的有效期执行。

5　使用说明

应符合生物制品分包装及贮运管理（通则 0239）规定和批准的内容。

乙型肝炎人免疫球蛋白

Yixing Ganyan Ren Mianyiqiudanbai

Human Hepatitis B Immunoglobulin

本品系由含高效价乙型肝炎表面抗体的健康人血浆，经低温乙醇蛋白分离法或经批准的其他分离法分离纯化，并经病毒去除和灭活处理制成。含适宜稳定剂，不含抑菌剂和抗生素。

1　基本要求

生产和检定用设施、原材料及辅料、水、器具、动物等应符合“凡例”的有关要求。生产过程中不得加入抑菌剂或抗生素。

2　制造

2.1　原料血浆

2.1.1　血浆的采集和质量应符合血液制品生产用人血浆（通则 0236）的规定。采用经批准的乙型肝炎疫苗和免疫程序进行免疫，或从健康供血浆者筛选抗体效价符合要求的血浆。原料血浆混合后抗-HBs 效价应不低于 10IU/ml。

2.1.2　每批应由 100 名以上供血浆者的血浆混合而成。

2.1.3　组分Ⅱ、组分Ⅱ＋Ⅲ沉淀或组分Ⅰ＋Ⅱ＋Ⅲ沉淀应冻存于－30℃以下，并规定其有效期。

2.2　原液

2.2.1　采用低温乙醇蛋白分离法或经批准的其他分离法制备。

2.2.2　经纯化、超滤、除菌过滤后即为乙型肝炎人免疫球蛋白原液。

2.2.3　原液检定

按 3.1 项进行。

2.3　半成品

2.3.1　配制

制品中可加适宜的稳定剂。按成品规格以注射用水或人免疫球蛋白原液稀释至抗-HBs 效价不低于 100IU/ml，并适当调整 pH 值及钠离子浓度。

2.3.2　半成品检定

按 3.2 项进行。

2.4　成品

2.4.1　分批

应符合生物制品分包装及贮运管理（通则 0239）规定。

2.4.2　分装

应符合生物制品分包装及贮运管理（通则 0239）及注射剂（通则 0102）有关规定。

2.4.3　规格

每瓶含抗-HBs 100IU（1ml）、200IU（2ml）、400IU（4ml）。

2.4.4　包装

应符合生物制品分包装及贮运管理（通则 0239）及注射剂（通则 0102）有关规定。

2.5　病毒去除和灭活

生产过程中应采用经批准的方法去除和灭活病毒。如用灭活剂（如有机溶剂、去污剂）灭活病毒，则应规定对人安全的灭活剂残留量限值。

3　检定

3.1　原液检定

3.1.1　蛋白质含量

可采用双缩脲法（通则 0731 第三法）测定。

3.1.2　纯度

应不低于蛋白质总量的 90.0%（供试品溶液的蛋白质浓度为 5%，按通则 0541 第二法、第三法进行）。

3.1.3　pH 值

用 0.9%氯化钠溶液将供试品蛋白质含量稀释成 10g/L，依法测定（通则 0631），pH 值应为 6.4～7.4。

3.1.4　残余乙醇含量

可采用康卫扩散皿法（通则 3201），应不高于 0.025%。

3.1.5　热原检查

依法检查（通则 1142），注射剂量按家兔体重每 1kg 注射 0.15g 蛋白质，应符合规定。

3.1.6　抗-HBs 效价

采用经验证的酶联免疫或放射免疫方法进行检测，应大于成品规格。

以上检定项目亦可在半成品检定时进行。

3.2　半成品检定

无菌检查

依法检查（通则 1101），应符合规定。

3.3　成品检定

3.3.1　鉴别试验

3.3.1.1　免疫双扩散法

依法测定（通则 3403），仅与抗人血清或血浆产生沉淀线，与抗马、抗牛、抗猪、抗羊血清或血浆不产生沉淀线。

3.3.1.2　免疫电泳法

依法测定（通则 3404），与正常人血清或血浆比较，主要沉淀线应为 IgG。

3.3.2　物理检查

3.3.2.1　外观

应为无色或淡黄色澄明液体，可带乳光，不应出现浑浊。

3.3.2.2　可见异物

依法检查（通则 0904），除允许有可摇散的沉淀外，其余应符合规定。

3.3.2.3　装量

依法检查（通则 0102），应不低于标示量。

3.3.2.4　热稳定性试验

将供试品置 57℃±0.5℃水浴中保温 4 小时后，用可见异物检查装置，肉眼观察应无凝胶化或絮状物。

3.3.3　化学检定

3.3.3.1　pH 值

用 0.9%氯化钠溶液将供试品蛋白质含量稀释成 10g/L，依法测定（通则 0631），pH 值应为 6.4～7.4。

3.3.3.2　蛋白质含量

应不高于 180g/L（通则 0731 第一法）。

3.3.3.3　纯度

应不低于蛋白质总量的 90.0%（供试品溶液的蛋白质浓度为 5%，按通则 0541 第二法、第三法进行）。

3.3.3.4　糖含量

如制品中加葡萄糖或麦芽糖，其含量应为 20～50g/L（通则 3120）。

3.3.3.5　甘氨酸含量

如制品中加甘氨酸，其含量应为 10～30g/L（通则 3123）。

3.3.3.6　分子大小分布

IgG 单体与二聚体含量之和应不低于 90.0%（通则 3122）。

3.3.4　抗-HBs 效价

采用经验证的酶联免疫或放射免疫方法进行检测，应不低于 100IU/ml，根据每 1ml 抗-HBs 效价及标示装量计算每瓶抗-HBs 效价，应不低于标示量。

3.3.5　无菌检查

依法检查（通则 1101），应符合规定。

3.3.6　异常毒性检查

依法检查（通则 1141），应符合规定。

3.3.7　热原检查

依法检查（通则 1142），注射剂量按家兔体重每 1kg 注射 0.15g 蛋白质，应符合规定。

3.3.8　根据病毒灭活方法，应增加相应的检定项目。

4　保存、运输及有效期

于 2～8℃避光保存和运输。自生产之日起，按批准的有效期执行。

5　使用说明

应符合生物制品分包装及贮运管理（通则 0239）规定和批准的内容。

静注乙型肝炎人免疫球蛋白

Jingzhu Yixing Ganyan Ren Mianyiqiudanbai

Human Hepatitis B Immunoglobulin for Intravenous Injection

本品系由含高效价乙型肝炎表面抗体的健康人血浆，经低温乙醇蛋白分离法或经批准的其他分离法分离纯化，并经病毒去除和灭活处理制成。含适宜稳定剂，不含抑菌剂和抗生素。

1　基本要求

生产和检定用设施、原材料及辅料、水、器具、动物等应符合“凡例”的有关要求。生产过程中不得加入抑菌剂或抗生素。

2　制造

2.1　原料血浆

2.1.1　血浆的采集和质量应符合血液制品生产用人血浆（通则 0236）的规定。采用经批准的乙型肝炎疫苗和免疫程序进行免疫，或从健康供血浆者筛选抗体效价符合要求的血浆。原料血浆混合后抗-HBs 效价应不低于 10IU/ml。

2.1.2　每批应由 100 名以上供血浆者的血浆混合而成。

2.1.3　组分Ⅱ、组分Ⅱ＋Ⅲ沉淀或组分Ⅰ＋Ⅱ＋Ⅲ沉淀应冻存于－30℃以下，并规定其有效期。

2.2　原液

2.2.1　采用低温乙醇蛋白分离法或经批准的其他分离法制备。所采用的生产工艺应能使制品中的 IgG 亚类齐全，其值与正常人血清 IgG 亚类分布相近；应能保留 IgG 的 Fc 段生物学活性（通则 3514）。

2.2.2　经纯化、超滤、除菌过滤后即为静注乙型肝炎人免疫球蛋白原液。

2.2.3　原液检定

按 3.1 项进行。

2.3　半成品

2.3.1　配制

制品中可加适宜的稳定剂。按成品规格以注射用水或静注人免疫球蛋白原液稀释至抗-HBs 效价不低于 50IU/ml。

2.3.2　半成品检定

按 3.2 项进行。

2.4　成品

2.4.1　分批

应符合生物制品分包装及贮运管理（通则 0239）规定。

2.4.2　分装

应符合生物制品分包装及贮运管理（通则 0239）及注射剂（通则 0102）有关规定。

2.4.3　规格

每瓶含抗-HBs 500IU（10ml）、2000IU（40ml）、2500IU（50ml）。

2.4.4　包装

应符合生物制品分包装及贮运管理（通则 0239）及注射剂（通则 0102）有关规定。

2.5　病毒去除和灭活

生产过程中应采用经批准的方法去除和灭活病毒。如用灭活剂（如有机溶剂、去污剂）灭活病毒，则应规定对人安全的灭活剂残留量限值。

3　检定

3.1　原液检定

3.1.1　蛋白质含量

依法测定（通则 0731）。

3.1.2　纯度

应不低于蛋白质总量的 95.0%（供试品溶液的蛋白质浓度为 5%，按通则 0541 第二法、第三法进行）。

3.1.3　pH 值

用 0.9%氯化钠溶液将供试品蛋白质含量稀释成 10g/L，依法测定（通则 0631），pH 值应为 3.8～4.4。

3.1.4　残余乙醇含量

可采用康卫扩散皿法（通则 3201），应不高于 0.025%。

3.1.5　抗-HBs 效价

采用经验证的酶联免疫或放射免疫方法进行检测，应大于成品规格。

3.1.6　抗补体活性

应不高于 50%（通则 3410）。

3.1.7　热原检查

依法检查（通则 1142），注射剂量按家兔体重每 1kg 注射 0.5g 蛋白质，应符合规定。

以上检定项目亦可在半成品检定时进行。

3.2　半成品检定

无菌检查

依法检查（通则 1101），应符合规定。如半成品立即分装，可在除菌过滤后留样做无菌检查。

3.3　成品检定

3.3.1　鉴别试验

3.3.1.1　免疫双扩散法

依法测定（通则 3403），仅与抗人血清或血浆产生沉淀线，与抗马、抗牛、抗猪、抗羊血清或血浆不产生沉淀线。

3.3.1.2　免疫电泳法

依法测定（通则 3404），与正常人血清或血浆比较，主要沉淀线应为 IgG。

3.3.2　物理检查

3.3.2.1　外观

应为无色或淡黄色澄明液体，可带轻微乳光，不应出现浑浊。

3.3.2.2 可见异物

依法检查（通则 0904），应符合规定。

3.3.2.3 不溶性微粒检查

依法检查（通则 0903 第一法），应符合规定。

3.3.2.4 渗透压摩尔浓度

应不低于 240mOsmol/kg（通则 0632）。

3.3.2.5 装量

依法检查（通则 0102），应不低于标示量。

3.3.2.6 热稳定性试验

将供试品置 57℃±0.5℃水浴中保温 4 小时后，用可见异物检查装置，肉眼观察应无凝胶化或絮状物。

3.3.3 化学检定

3.3.3.1 pH 值

用 0.9%氯化钠溶液将供试品蛋白质含量稀释成 10g/L，依法测定（通则 0631），pH 值应为 3.8～4.4。

3.3.3.2 蛋白质含量

应不高于 70g/L（通则 0731 第一法）。

3.3.3.3 纯度

应不低于蛋白质总量的 95.0%（供试品溶液的蛋白质浓度为 5%，按通则 0541 第二法、第三法进行）。

3.3.3.4 糖及糖醇含量

如制品中加麦芽糖，应为 90～110g/L；如加葡萄糖，则应为 40～60g/L（通则 3120）。

3.3.3.5 分子大小分布

IgG 单体与二聚体含量之和应不低于 95.0%（通则 3122）。

3.3.4 抗-HBs 效价

采用经验证的酶联免疫或放射免疫方法进行检测，应不低于 50IU/ml。根据每 1ml 抗-HBs 效价及标示装量计算每瓶抗-HBs 效价，应不低于标示量。

3.3.5 激肽释放酶原激活剂

应不高于 35IU/ml（通则 3409）。

3.3.6 抗补体活性

应不高于 50%（通则 3410）。

3.3.7 抗 A、抗 B 血凝素

应不高于 1∶64（通则 3425）。

3.3.8 无菌检查

依法检查（通则 1101），应符合规定。

3.3.9 异常毒性检查

依法检查（通则 1141），应符合规定。

3.3.10 热原检查

依法检查（通则 1142），注射剂量按家兔体重每 1kg 注射 10ml 成品，应符合规定。

3.3.11 根据病毒灭活方法，应增加相应的检定项目。

3.3.12 IgA 残留量

应为批准的要求（通则 3428）。

4 保存、运输及有效期

于 2～8℃避光保存和运输。自生产之日起，按批准的有效期执行。

5 使用说明

应符合生物制品分包装及贮运管理（通则 0239）规定和批准的内容。

冻干静注乙型肝炎人免疫球蛋白

Donggan Jingzhu Yixing Ganyan Ren Mianyiqiudanbai

Human Hepatitis B Immunoglobulin for Intravenous Injection，Freeze-dried

本品系由含高效价乙型肝炎表面抗体的健康人血浆，经低温乙醇蛋白分离法或经批准的其他分离法分离纯化，并经病毒去除和灭活处理、冻干制成。含适宜稳定剂，不含抑菌剂和抗生素。

1　基本要求

生产和检定用设施、原材料及辅料、水、器具、动物等应符合"凡例"的有关要求。生产过程中不得加入抑菌剂或抗生素。

2　制造

2.1　原料血浆

2.1.1　血浆的采集和质量应符合血液制品生产用人血浆（通则 0236）的规定。采用经批准的乙型肝炎疫苗和免疫程序进行免疫，或从健康供血浆者筛选抗体效价符合要求的血浆。原料血浆混合后抗-HBs 效价应不低于 10IU/ml。

2.1.2　每批应由 100 名以上供血浆者的血浆混合而成。

2.1.3　组分Ⅱ、组分Ⅱ＋Ⅲ沉淀或组分Ⅰ＋Ⅱ＋Ⅲ沉淀应冻存于－30℃以下，并规定其有效期。

2.2　原液

2.2.1　采用低温乙醇蛋白分离法或经批准的其他分离法制备。所采用的生产工艺应能使制品中 IgG 亚类齐全，其值与正常人血清 IgG 亚类分布相近；应能保留 IgG 的 Fc 段生物学活性（通则 3514）。

2.2.2　经纯化、超滤、除菌过滤后即为静注乙型肝炎人免疫球蛋白原液。

2.2.3　原液检定

按 3.1 项进行。

2.3　半成品

2.3.1　配制

制品中可加适宜的稳定剂。按成品规格以注射用水或静注人免疫球蛋白原液稀释至抗-HBs 效价不低于 50IU/ml。

2.3.2　半成品检定

按 3.2 项进行。

2.4　成品

2.4.1　分批

应符合生物制品分包装及贮运管理（通则 0239）规定。

2.4.2　分装及冻干

应符合生物制品分包装及贮运管理（通则 0239）及注射剂（通则 0102）有关规定。分装后应及时冻结，冻干过程制品温度不得超过 35℃，真空封口。

2.4.3　规格

按标示量复溶后每瓶含抗-HBs 500IU（10ml）、2000IU（40ml）、2500IU（50ml）。

2.4.4　包装

应符合生物制品分包装及贮运管理（通则 0239）及注射剂（通则 0102）有关规定。

2.5　病毒去除和灭活

生产过程中应采用经批准的方法去除和灭活病毒。如用灭活剂（如有机溶剂、去污剂）灭活病毒，则应规定对人安全的灭活剂残留量限值。

3　检定

3.1　原液检定

3.1.1　蛋白质含量

依法测定（通则 0731）。

3.1.2　纯度

应不低于蛋白质总量的 95.0%（供试品溶液的蛋白质浓度为 5%，按通则 0541 第二法、第三法进行）。

3.1.3　pH 值

用 0.9%氯化钠溶液将供试品蛋白质含量稀释成 10g/L，依法测定（通则 0631），pH 值应为 3.8～4.4。

3.1.4　残余乙醇含量

可采用康卫扩散皿法（通则 3201），应不高于 0.025%。

3.1.5　抗-HBs 效价

采用经验证的酶联免疫或放射免疫方法进行检测，应大于成品规格。

3.1.6　抗补体活性

应不高于 50%（通则 3410）。

3.1.7　热原检查

依法检查（通则 1142），注射剂量按家兔体重每 1kg 注射 0.5g 蛋白质，应符合规定。

以上检定项目亦可在半成品检定时进行。

3.2　半成品检定

无菌检查

依法检查（通则 1101），应符合规定。如半成品立即分装，可在除菌过滤后留样做无菌检查。

3.3　成品检定

除真空度、复溶时间、水分测定、装量差异检查外，加灭菌注射用水定量复溶至标示量；或按标示量加入灭菌注射用水复溶后进行各项检定，其结果需按标示量进行折算。

3.3.1　鉴别试验

3.3.1.1　免疫双扩散法

依法测定（通则 3403），仅与抗人血清或血浆产生沉淀线，与抗马、抗牛、抗猪、抗羊血清或血浆不产生沉淀线。

3.3.1.2　免疫电泳法

依法测定（通则 3404），与正常人血清或血浆比较，主要沉淀线应为 IgG。

3.3.2　物理检查

3.3.2.1　外观

应为白色或灰白色的疏松体，无融化迹象。复溶后应为无色或淡黄色澄明液体，可带轻微乳光，不应出现浑浊。

3.3.2.2　真空度

用高频火花真空测定器测定，瓶内应出现蓝紫色辉光。

3.3.2.3　复溶时间

按标示量加入 20～25℃ 灭菌注射用水，轻轻摇动，应于 15 分钟内完全溶解。

3.3.2.4　可见异物

依法检查（通则 0904），应符合规定。

3.3.2.5　不溶性微粒检查

依法检查（通则 0903 第一法），应符合规定。

3.3.2.6　渗透压摩尔浓度

应不低于 240mOsmol/kg（通则 0632）。

3.3.2.7　装量差异

依法检查（通则 0102），应符合规定。

3.3.3　化学检定

3.3.3.1　水分

应不高于 3.0%（通则 0832）。

3.3.3.2　pH 值

用 0.9% 氯化钠溶液将供试品蛋白质含量稀释成 10g/L，依法测定（通则 0631），pH 值应为 3.8～4.4。

3.3.3.3　蛋白质含量

应不高于 70g/L（通则 0731 第一法）。

3.3.3.4　纯度

应不低于蛋白质总量的 95.0%（供试品溶液的蛋白质浓度为 5%，按通则 0541 第二法、第三法进行）。

3.3.3.5　糖及糖醇含量

如制品中加麦芽糖，应为 90～110g/L；如加葡萄糖，则应为 40～60g/L（通则 3120）。

3.3.3.6　分子大小分布

IgG 单体与二聚体含量之和应不低于 95.0%（通则 3122）。

3.3.4　抗-HBs 效价

采用经验证的酶联免疫或放射免疫方法进行检测，应不低于 50IU/ml。根据每 1ml 抗-HBs 效价及标示装量计算每瓶抗-HBs 效价，应不低于标示量。

3.3.5　激肽释放酶原激活剂

应不高于 35IU/ml（通则 3409）。

3.3.6　抗补体活性

应不高于 50%（通则 3410）。

3.3.7　抗 A、抗 B 血凝素

应不高于 1∶64（通则 3425）。

3.3.8　无菌检查

依法检查（通则 1101），应符合规定。

3.3.9　异常毒性检查

依法检查（通则 1141），应符合规定。

3.3.10　热原检查

依法检查（通则 1142），注射剂量按家兔体重每 1kg 注射 10ml 成品，应符合规定。

3.3.11　根据病毒灭活方法，应增加相应的检定项目。

3.3.12　IgA 残留量

应为批准的要求（通则 3428）。

4　稀释剂

稀释剂为灭菌注射用水，稀释剂的生产应符合批准的要求。

灭菌注射用水应符合本版药典（二部）的相关规定。

5　保存、运输及有效期

于 2～8℃ 避光保存和运输。自生产之日起，按批准的有效期执行。

6　使用说明

应符合生物制品分包装及贮运管理（通则 0239）规定和批准的内容。

狂犬病人免疫球蛋白

Kuangquanbing Ren Mianyiqiudanbai

Human Rabies Immunoglobulin

本品系由含高效价狂犬病抗体的健康人血浆，经低温乙醇蛋白分离法或经批准的其他分离法分离纯化，并经病毒去除和灭活处理制成。含适宜稳定剂，不含抑菌剂和抗生素。

1 基本要求

生产和检定用设施、原材料及辅料、水、器具、动物等应符合“凡例”的有关要求。生产过程中不得加入抑菌剂或抗生素。

2 制造

2.1 原料血浆

2.1.1 血浆的采集和质量应符合血液制品生产用人血浆（通则 0236）的规定。采用经批准的人用狂犬病疫苗和免疫程序进行免疫。原料血浆混合后狂犬病抗体效价应不低于 10IU/ml。

2.1.2 每批应由 100 名以上供血浆者的血浆混合而成。

2.1.3 组分Ⅱ、组分Ⅱ＋Ⅲ沉淀或组分Ⅰ＋Ⅱ＋Ⅲ沉淀应冻存于－30℃以下，并规定其有效期。

2.2 原液

2.2.1 采用低温乙醇蛋白分离法或经批准的其他分离法制备。

2.2.2 经纯化、超滤、除菌过滤后即为狂犬病人免疫球蛋白原液。

2.2.3 原液检定

按 3.1 项进行。

2.3 半成品

2.3.1 配制

制品中可加适宜的稳定剂。按成品规格以注射用水或人免疫球蛋白原液稀释至狂犬病抗体效价不低于 100IU/ml，并适当调整 pH 值及钠离子浓度。

2.3.2 半成品检定

按 3.2 项进行。

2.4 成品

2.4.1 分批

应符合生物制品分包装及贮运管理（通则 0239）规定。

2.4.2 分装

应符合生物制品分包装及贮运管理（通则 0239）及注射剂（通则 0102）有关规定。

2.4.3 规格

每瓶含狂犬病抗体 100IU（1ml）、200IU（2ml）、500IU（5ml）。

2.4.4 包装

应符合生物制品分包装及贮运管理（通则 0239）及注射剂（通则 0102）有关规定。

2.5 病毒去除和灭活

生产过程中应采用经批准的方法去除和灭活病毒。如用灭活剂（如有机溶剂、去污剂）灭活病毒，则应规定对人安全的灭活剂残留量限值。

3 检定

3.1 原液检定

3.1.1 蛋白质含量

可采用双缩脲法（通则 0731 第三法）测定。

3.1.2 纯度

应不低于蛋白质总量的 90.0%（供试品溶液的蛋白质浓度为 5%，按通则 0541 第二法、第三法进行）。

3.1.3 pH 值

用 0.9% 氯化钠溶液将供试品蛋白质含量稀释成 10g/L，依法测定（通则 0631），pH 值应为 6.4～7.4。

3.1.4 残余乙醇含量

可采用康卫扩散皿法（通则 3201）检测，应不高于 0.025%。

3.1.5 热原检查

依法检查（通则 1142），注射剂量按家兔体重每 1 kg 注射 0.15g 蛋白质，应符合规定。

3.1.6 狂犬病抗体效价

应大于成品规格（通则 3512）。

以上检定项目亦可在半成品检定时进行。

3.2 半成品检定

无菌检查

依法检查（通则 1101），应符合规定。

3.3 成品检定

3.3.1 鉴别试验

3.3.1.1 免疫双扩散法

依法测定（通则 3403），仅与抗人血清或血浆产生沉淀线，与抗马、抗牛、抗猪、抗羊血清或血浆不产生沉淀线。

3.3.1.2 免疫电泳法

依法测定（通则 3404），与正常人血清或血浆比较，主要沉淀线应为 IgG。

3.3.2 物理检查

3.3.2.1 外观

应为无色或淡黄色澄明液体，可带乳光，不应出现浑浊。

3.3.2.2 可见异物

依法检查（通则 0904），除允许有可摇散的沉淀外，其余应符合规定。

3.3.2.3 装量

依法检查（通则 0102），应不低于标示量。

3.3.2.4 热稳定性试验

将供试品置 57℃±0.5℃水浴保温 4 小时后，用可见异物检查装置，肉眼观察应无凝胶化或絮状物。

3.3.3 化学检定

3.3.3.1　pH 值

用 0.9%氯化钠溶液将供试品蛋白质含量稀释成 10g/L，依法测定（通则 0631），pH 值应为 6.4～7.4。

3.3.3.2　蛋白质含量

应不高于 180g/L（通则 0731 第一法）。

3.3.3.3　纯度

应不低于蛋白质总量的 90.0%（供试品溶液的蛋白质浓度为 5%，按通则 0541 第二法、第三法进行）。

3.3.3.4　糖含量

如制品中加葡萄糖或麦芽糖，其含量应为 20～50g/L（通则 3120）。

3.3.3.5　甘氨酸含量

如制品中加甘氨酸，其含量应为 10～30g/L（通则 3123）。

3.3.3.6　分子大小分布

IgG 单体与二聚体含量之和应不低于 90.0%（通则 3122）。

3.3.4　抗体效价

3.3.4.1　狂犬病抗体

应不低于 100IU/ml（通则 3512）。根据每 1ml 狂犬病抗体效价及标示装量计算每瓶狂犬病抗体效价，应不低于标示量。

3.3.4.2　抗-HBs

采用经验证的酶联免疫或放射免疫方法进行检测，每 1g 蛋白质应不低于 1.0IU。

3.3.5　无菌检查

依法检查（通则 1101），应符合规定。

3.3.6　异常毒性检查

依法检查（通则 1141），应符合规定。

3.3.7　热原检查

依法检查（通则 1142），注射剂量按家兔体重每 1kg 注射 0.15g 蛋白质，应符合规定。

3.3.8　根据病毒灭活方法，应增加相应的检定项目。

4　保存、运输及有效期

于 2～8℃避光保存和运输。自生产之日起，按批准的有效期执行。

5　使用说明

应符合生物制品分包装及贮运管理（通则 0239）规定和批准的内容。

冻干狂犬病人免疫球蛋白

Donggan Kuangquanbing Ren Mianyiqiudanbai

Human Rabies Immunoglobulin, Freeze-dried

本品系由含高效价狂犬病抗体的健康人血浆，经低温乙醇蛋白分离法或经批准的其他分离法分离纯化，并经病毒去除和灭活处理、冻干制成。含适宜稳定剂，不含抑菌剂和抗生素。

1　基本要求

生产和检定用设施、原材料及辅料、水、器具、动物等应符合“凡例”的有关要求。生产过程中不得加入抑菌剂或抗生素。

2　制造

2.1　原料血浆

2.1.1　血浆的采集和质量应符合血液制品生产用人血浆（通则 0236）的规定。采用经批准的人用狂犬病疫苗和免疫程序进行免疫。原料血浆混合后狂犬病抗体效价应不低于 10IU/ml。

2.1.2　每批应由 100 名以上供血浆者的血浆混合而成。

2.1.3　组分Ⅱ、组分Ⅱ＋Ⅲ沉淀或组分Ⅰ＋Ⅱ＋Ⅲ沉淀应冻存于－30℃以下，并规定其有效期。

2.2　原液

2.2.1　采用低温乙醇蛋白分离法或经批准的其他分离法制备。

2.2.2　经纯化、超滤、除菌过滤后即为狂犬病人免疫球蛋白原液。

2.2.3　原液检定

按 3.1 项进行。

2.3　半成品

2.3.1　配制

制品中可加适宜的稳定剂。按成品规格以注射用水或人免疫球蛋白原液稀释至狂犬病抗体效价不低于 100IU/ml，并适当调整 pH 值及钠离子浓度。

2.3.2　半成品检定

按 3.2 项进行。

2.4　成品

2.4.1　分批

应符合生物制品分包装及贮运管理（通则 0239）规定。

2.4.2　分装及冻干

应符合生物制品分包装及贮运管理（通则 0239）及注射剂（通则 0102）有关规定。分装后应及时冻结，冻干过程制品温度不得超过 35℃。

2.4.3　规格

应为经批准的规格。

2.4.4　包装

应符合生物制品分包装及贮运管理（通则 0239）及注射剂（通则 0102）有关规定。

2.5　病毒去除和灭活

生产过程中应采用经批准的方法去除和灭活病毒。如用灭活剂（如有机溶剂、去污剂）灭活病毒，则应规定对人安全的灭活剂残留量限值。

3　检定

3.1　原液检定

3.1.1　蛋白质含量

可采用双缩脲法（通则 0731 第三法）测定。

3.1.2　纯度

应不低于蛋白质总量的 90.0%（供试品溶液的蛋白质浓度为 5%，按通则 0541 第二法、第三法进行）。

3.1.3　pH 值

用 0.9% 氯化钠溶液将供试品蛋白质含量稀释成 10g/L，依法测定（通则 0631），pH 值应为 6.4～7.4。

3.1.4　残余乙醇含量

可采用康卫扩散皿法（通则 3201），应不高于 0.025%。

3.1.5　热原检查

依法检查（通则 1142），注射剂量按家兔体重每 1 kg 注射 0.15g 蛋白质，应符合规定。

3.1.6　狂犬病抗体效价

应大于成品规格（通则 3512）。

以上检定项目亦可在半成品检定时进行。

3.2　半成品检定

无菌检查

依法检查（通则 1101），应符合规定。

3.3　成品检定

除复溶时间、水分测定、装量差异检查外，应按标示量加入灭菌注射用水，复溶后进行其余各项检定。

3.3.1　鉴别试验

3.3.1.1　免疫双扩散法

依法测定（通则 3403），仅与抗人血清或血浆产生沉淀线，与抗马、抗牛、抗猪、抗羊血清或血浆不产生沉淀线。

3.3.1.2　免疫电泳法

依法测定（通则 3404），与正常人血清或血浆比较，主要沉淀线应为 IgG。

3.3.2　物理检查

3.3.2.1　外观

应为白色或灰白色疏松体，无融化迹象。复溶后应为无色或淡黄色澄明液体，可带乳光，不应出现浑浊。

3.3.2.2　复溶时间

按标示量加入 20～25℃ 灭菌注射用水，轻轻摇动，应于 15 分钟内完全溶解。

3.3.2.3　可见异物

依法检查（通则 0904），除允许有可摇散的沉淀外，其余应符合规定。

3.3.2.4 装量差异

依法检查（通则 0102），应符合规定。

3.3.3 化学检定

3.3.3.1 水分

应不高于 3.0%（通则 0832）。

3.3.3.2 pH 值

用 0.9%氯化钠溶液将供试品蛋白质含量稀释成 10g/L，依法测定（通则 0631），pH 值应为 6.4～7.4。

3.3.3.3 蛋白质含量

应不高于 180g/L（通则 0731 第一法）。

3.3.3.4 纯度

应不低于蛋白质总量的 90.0%（供试品溶液的蛋白质浓度为 5%，按通则 0541 第二法、第三法进行）。

3.3.3.5 糖含量

如制品中加葡萄糖或麦芽糖，其含量应为 20～50g/L（通则 3120）。

3.3.3.6 甘氨酸含量

如制品中加甘氨酸，其含量应为 10～30g/L（通则 3123）。

3.3.3.7 分子大小分布

IgG 单体与二聚体含量之和应不低于 90.0%（通则 3122）。

3.3.4 抗体效价

3.3.4.1 狂犬病抗体

应不低于 100IU/ml（通则 3512）。根据每 1ml 狂犬病抗体效价及标示装量计算每瓶狂犬病抗体效价，应不低于标示量。

3.3.4.2 抗-HBs

采用经验证的酶联免疫或放射免疫方法进行检测，每 1g 蛋白质应不低于 1.0IU。

3.3.5 无菌检查

依法检查（通则 1101），应符合规定。

3.3.6 异常毒性检查

依法检查（通则 1141），应符合规定。

3.3.7 热原检查

依法检查（通则 1142），注射剂量按家兔体重每 1kg 注射 0.15g 蛋白质，应符合规定。

3.3.8 根据病毒灭活方法，应增加相应的检定项目。

4 稀释剂

稀释剂为灭菌注射用水，稀释剂的生产应符合批准的要求。

灭菌注射用水应符合本版药典（二部）的相关规定。

5 保存、运输及有效期

于 2～8℃避光保存和运输。自生产之日起，按批准的有效期执行。

6 使用说明

应符合生物制品分包装及贮运管理（通则 0239）规定和批准的内容。

破伤风人免疫球蛋白

Poshangfeng Ren Mianyiqiudanbai

Human Tetanus Immunoglobulin

本品系由含高效价破伤风抗体的健康人血浆，经低温乙醇蛋白分离法或经批准的其他分离法分离纯化，并经病毒去除和灭活处理制成。含适宜稳定剂，不含抑菌剂和抗生素。

1　基本要求

生产和检定用设施、原材料及辅料、水、器具、动物等应符合“凡例”的有关要求。生产过程中不得加入抑菌剂或抗生素。

2　制造

2.1　原料血浆

2.1.1　血浆的采集和质量应符合血液制品生产用人血浆（通则 0236）的规定。采用经批准的人用破伤风疫苗和免疫程序进行免疫。原料血浆混合后破伤风抗体效价应不低于 10IU/ml。

2.1.2　每批应由 100 名以上供血浆者的血浆混合而成。

2.1.3　组分Ⅱ、组分Ⅱ＋Ⅲ沉淀或组分Ⅰ＋Ⅱ＋Ⅲ沉淀应冻存于－30℃以下，并规定其有效期。

2.2　原液

2.2.1　采用低温乙醇蛋白分离法或经批准的其他分离法制备。

2.2.2　经纯化、超滤、除菌过滤后即为破伤风人免疫球蛋白原液。

2.2.3　原液检定

按 3.1 项进行。

2.3　半成品

2.3.1　配制

制品中可加适宜的稳定剂。按成品规格以注射用水或人免疫球蛋白原液稀释至破伤风抗体效价不低于 100IU/ml，并适当调整 pH 值及钠离子浓度。

2.3.2　半成品检定

按 3.2 项进行。

2.4　成品

2.4.1　分批

应符合生物制品分包装及贮运管理（通则 0239）规定。

2.4.2　分装

应符合生物制品分包装及贮运管理（通则 0239）及注射剂（通则 0102）有关规定。

2.4.3　规格

每瓶含破伤风抗体 250IU（2.5ml）、500IU（5ml）。

2.4.4　包装

应符合生物制品分包装及贮运管理（通则 0239）及注射剂（通则 0102）有关规定。

2.5　病毒去除和灭活

生产过程中应采用经批准的方法去除和灭活病毒。如用灭活剂（如有机溶剂、去污剂）灭活病毒，则应规定对人安全的灭活剂残留量限值。

3　检定

3.1　原液检定

3.1.1　蛋白质含量

可采用双缩脲法（通则 0731 第三法）测定。

3.1.2　纯度

应不低于蛋白质总量的 90.0%（供试品溶液的蛋白质浓度为 5%，按通则 0541 第二法、第三法进行）。

3.1.3　pH 值

用 0.9%氯化钠溶液将供试品蛋白质含量稀释成 10g/L，依法测定（通则 0631），pH 值应为 6.4～7.4。

3.1.4　残余乙醇含量

可采用康卫扩散皿法（通则 3201），应不高于 0.025%。

3.1.5　热原检查

依法检查（通则 1142），注射剂量按家兔体重每 1kg 注射 0.15g 蛋白质，应符合规定。

3.1.6　破伤风抗体效价

应大于成品规格（通则 3508）。

以上检定项目亦可在半成品检定时进行。

3.2　半成品检定

无菌检查

依法检查（通则 1101），应符合规定。

3.3　成品检定

3.3.1　鉴别试验

3.3.1.1　免疫双扩散法

依法测定（通则 3403），仅与抗人血清或血浆产生沉淀线，与抗马、抗牛、抗猪、抗羊血清或血浆不产生沉淀线。

3.3.1.2　免疫电泳法

依法测定（通则 3404），与正常人血清或血浆比较，主要沉淀线应为 IgG。

3.3.2　物理检查

3.3.2.1　外观

应为无色或淡黄色澄明液体，可带乳光，不应出现浑浊。

3.3.2.2　可见异物

依法检查（通则 0904），除允许有可摇散的沉淀外，其余应符合规定。

3.3.2.3　装量

依法检查（通则 0102），应不低于标示量。

3.3.2.4　热稳定性试验

将供试品置 57℃±0.5℃水浴中保温 4 小时后，用可见异物检查装置，肉眼观察应无凝胶化或絮状物。

3.3.3　化学检定

3.3.3.1　pH 值

用 0.9%氯化钠溶液将供试品蛋白质含量稀释成 10g/L，依法测定（通则 0631），pH 值应为 6.4～7.4。

3.3.3.2　蛋白质含量

应不高于 180g/L（通则 0731 第一法）。

3.3.3.3　纯度

应不低于蛋白质总量的 90.0%（供试品溶液的蛋白质浓度为 5%，按通则 0541 第二法、第三法进行）。

3.3.3.4　糖含量

如制品中加葡萄糖或麦芽糖，其含量应为 20～50g/L（通则 3120）。

3.3.3.5　甘氨酸含量

如制品中加甘氨酸，其含量应为 10～30g/L（通则 3123）。

3.3.3.6　分子大小分布

IgG 单体与二聚体含量之和应不低于 90.0%（通则 3122）。

3.3.4　抗体效价

3.3.4.1　破伤风抗体

应不低于 100IU/ml（通则 3508），根据每 1ml 破伤风抗体效价及标示装量计算每瓶破伤风抗体效价，应不低于标示量。

3.3.4.2　抗-HBs

采用经验证的酶联免疫或放射免疫方法进行检测，每 1g 蛋白质应不低于 1.0IU。

3.3.5　无菌检查

依法检查（通则 1101），应符合规定。

3.3.6　异常毒性检查

依法检查（通则 1141），应符合规定。

3.3.7　热原检查

依法检查（通则 1142），注射剂量按家兔体重每 1kg 注射 0.15g 蛋白质，应符合规定。

3.3.8　根据病毒灭活方法，应增加相应的检定项目。

4　保存、运输及有效期

于 2～8℃避光保存和运输。自生产之日起，按批准的有效期执行。

5　使用说明

应符合生物制品分包装及贮运管理（通则 0239）规定和批准的内容。

静注人免疫球蛋白

Jingzhu Ren Mianyiqiudanbai

Human Immunoglobulin for Intravenous Injection

本品系由健康人血浆，经低温乙醇蛋白分离法或经批准的其他分离法分离纯化，去除抗补体活性并经病毒去除和灭活处理制成。含适宜稳定剂，不含抑菌剂和抗生素。

1　基本要求

生产和检定用设施、原材料及辅料、水、器具、动物等应符合“凡例”的有关要求。生产过程中不得加入抑菌剂或抗生素。

2　制造

2.1　原料血浆

2.1.1　血浆的采集和质量应符合血液制品生产用人血浆（通则 0236）的规定。

2.1.2　每批投产血浆应由 1000 名以上供血浆者的血浆混合而成。

2.1.3　组分Ⅱ、组分Ⅱ＋Ⅲ沉淀或组分Ⅰ＋Ⅱ＋Ⅲ沉淀应冻存于－30℃以下，并规定其有效期。

2.2　原液

2.2.1　采用低温乙醇蛋白分离法或经批准的其他分离法制备。所采用的生产工艺应能使制品中 IgG 亚类齐全，其值与正常人血清 IgG 亚类分布相近；应能保留 IgG 的 Fc 段生物学活性（通则 3514）。

2.2.2　经纯化、超滤、除菌过滤后即为静注人免疫球蛋白原液。

2.2.3　原液检定

按 3.1 项进行。

2.3　半成品

2.3.1　配制

按成品规格配制，使成品中蛋白质含量不低于 50g/L，并加入适量麦芽糖或其他经批准的适宜稳定剂。

2.3.2　半成品检定

按 3.2 项进行。

2.4　成品

2.4.1　分批

应符合生物制品分包装及贮运管理（通则 0239）规定。

2.4.2　分装

应符合生物制品分包装及贮运管理（通则 0239）及注射剂（通则 0102）有关规定。

2.4.3　规格

0.5g/瓶（5%，10ml），1g/瓶（5%，20ml），1.25g/瓶（5%，25ml），2.5g/瓶（5%，50ml），5g/瓶（5%，100ml），10g/瓶（5%，200ml）。

2.4.4　包装

应符合生物制品分包装及贮运管理（通则 0239）及注射剂（通则 0102）有关规定。

2.5　病毒去除和灭活

生产过程中应采用经批准的方法去除和灭活病毒。如用灭活剂（如有机溶剂、去污剂）灭活病毒，则应规定对人安全的灭活剂残留量限值。

3　检定

3.1　原液检定

3.1.1　蛋白质含量

依法测定（通则 0731 第三法）。

3.1.2　纯度

应不低于蛋白质总量的 95.0%（供试品溶液的蛋白质浓度为 5%，按通则 0541 第二法、第三法进行）。

3.1.3　pH 值

用 0.9% 氯化钠溶液将供试品蛋白质含量稀释成 10g/L，依法测定（通则 0631），pH 值应为 3.8～4.4，或按批准的执行。

3.1.4　残余乙醇含量

可采用康卫扩散皿法（通则 3201），应不高于 0.025%。

3.1.5　抗补体活性

应不高于 50%（通则 3410）。

3.1.6　热原检查

依法检查（通则 1142），注射剂量按家兔体重每 1kg 注射 0.5g 蛋白质，应符合规定。

以上检定项目亦可在半成品检定时进行。

3.2　半成品检定

无菌检查

依法检查（通则 1101），应符合规定。如半成品立即分装，可在除菌过滤后留样做无菌检查。

3.3　成品检定

3.3.1　鉴别试验

3.3.1.1　免疫双扩散法

依法测定（通则 3403），仅与抗人血清或血浆产生沉淀线，与抗马、抗牛、抗猪、抗羊血清或血浆不产生沉淀线。

3.3.1.2　免疫电泳法

依法测定（通则 3404），与正常人血清或血浆比较，主要沉淀线应为 IgG。

3.3.2　物理检查

3.3.2.1　外观

应为无色或淡黄色澄明液体，可带轻微乳光，不应出现浑浊。

3.3.2.2　可见异物

依法检查（通则 0904），应符合规定。

3.3.2.3　不溶性微粒检查

依法检查（通则 0903 第一法），应符合规定。

3.3.2.4　渗透压摩尔浓度

应不低于240mOsmol/kg（通则0632）。

3.3.2.5　装量

依法检查（通则0102），应不低于标示量。

3.3.2.6　热稳定性试验

将供试品置57℃±0.5℃水浴中保温4小时后，用可见异物检查装置，肉眼观察应无凝胶化或絮状物。

3.3.3　化学检定

3.3.3.1　pH值

用0.9%氯化钠溶液将供试品蛋白质含量稀释成10g/L，依法测定（通则0631），pH值应为3.8～4.4，或按批准的执行。

3.3.3.2　蛋白质含量

应不低于50g/L（通则0731第一法）。按标示装量计算，每瓶蛋白质总量应不低于标示量。

3.3.3.3　纯度

应不低于蛋白质总量的95.0%（供试品溶液的蛋白质浓度为5%，按通则0541第二法、第三法进行）。

3.3.3.4　糖及糖醇含量

如制品中加麦芽糖或蔗糖，应为90～110g/L；如加山梨醇或葡萄糖，则应为40～60g/L（通则3120）。

3.3.3.5　分子大小分布

IgG单体与二聚体含量之和应不低于95.0%（通则3122）。

3.3.4　抗体效价

3.3.4.1　抗-HBs

采用经验证的酶联免疫或放射免疫方法进行检测，每1g蛋白质应不低于6.0IU。

3.3.4.2　白喉抗体

每1g蛋白质应不低于3.0HAU（通则3513）。

3.3.5　激肽释放酶原激活剂

应不高于35IU/ml（通则3409）。

3.3.6　抗补体活性

应不高于50%（通则3410）。

3.3.7　抗A、抗B血凝素

应不高于1∶64（通则3425）。

3.3.8　无菌检查

依法检查（通则1101），应符合规定。

3.3.9　异常毒性检查

依法检查（通则1141），应符合规定。

3.3.10　热原检查

依法检查（通则1142），注射剂量按家兔体重每1kg注射0.5g蛋白质，应符合规定。

3.3.11　根据病毒灭活方法，应增加相应的检定项目。

3.3.12　IgA残留量

应为批准的要求（通则3428）。

4　保存、运输及有效期

于2～8℃避光保存和运输。自生产之日起，按批准的有效期执行。

5　使用说明

应符合生物制品分包装及贮运管理（通则0239）规定和批准的内容。

冻干静注人免疫球蛋白

Donggan Jingzhu Ren Mianyiqiudanbai

Human Immunoglobulin for Intravenous Injection，Freeze-dried

本品系由健康人血浆，经低温乙醇蛋白分离法或经批准的其他分离法分离纯化，去除抗补体活性并经病毒去除和灭活处理、冻干制成。含适宜稳定剂，不含抑菌剂和抗生素。

1　基本要求

生产和检定用设施、原材料及辅料、水、器具、动物等应符合“凡例”的有关要求。生产过程中不得加入抑菌剂或抗生素。

2　制造

2.1　原料血浆

2.1.1　血浆的采集和质量应符合血液制品生产用人血浆（通则 0236）的规定。

2.1.2　每批投产血浆应由 1000 名以上供血浆者的血浆混合而成。

2.1.3　组分Ⅱ、组分Ⅱ＋Ⅲ沉淀或组分Ⅰ＋Ⅱ＋Ⅲ沉淀应冻存于－30℃以下，并规定其有效期。

2.2　原液

2.2.1　采用低温乙醇蛋白分离法或经批准的其他分离法制备。所采用的生产工艺应能使制品中 IgG 亚类齐全，其值与正常人血清 IgG 亚类分布相近；应能保留 IgG 的 Fc 段生物学活性（通则 3514）。

2.2.2　经纯化、超滤、除菌过滤后即为静注人免疫球蛋白原液。

2.2.3　原液检定

按 3.1 项进行。

2.3　半成品

2.3.1　配制

按成品规格配制，使成品中蛋白质含量不低于 50g/L，并加入适量麦芽糖或其他经批准的适宜稳定剂。

2.3.2　半成品检定

按 3.2 项进行。

2.4　成品

2.4.1　分批

应符合生物制品分包装及贮运管理（通则 0239）规定。

2.4.2　分装及冻干

应符合生物制品分包装及贮运管理（通则 0239）及注射剂（通则 0102）有关规定。分装后应及时冻结，冻干过程制品温度不得超过 35℃，真空封口。

2.4.3　规格

应为经批准的规格。

2.4.4　包装

应符合生物制品分包装及贮运管理（通则 0239）及注射剂（通则 0102）有关规定。

2.5　病毒去除和灭活

生产过程中应采用经批准的方法去除和灭活病毒。如用灭活剂（如有机溶剂、去污剂）灭活病毒，则应规定对人安全的灭活剂残留量限值。

3　检定

3.1　原液检定

3.1.1　蛋白质含量

依法测定（通则 0731 第三法）。

3.1.2　纯度

应不低于蛋白质总量的 95.0％（供试品溶液的蛋白质浓度为 5％，按通则 0541 第二法、第三法进行）。

3.1.3　pH 值

用 0.9％氯化钠溶液将供试品蛋白质含量稀释成 10g/L，依法测定（通则 0631），pH 值应为 3.8～4.4，或按批准的执行。

3.1.4　残余乙醇含量

可采用康卫扩散皿法（通则 3201），应不高于 0.025％。

3.1.5　抗补体活性

应不高于 50％（通则 3410）。

3.1.6　热原检查

依法检查（通则 1142），注射剂量按家兔体重每 1kg 注射 0.5g 蛋白质，应符合规定。

以上检定项目亦可在半成品检定时进行。

3.2　半成品检定

无菌检查

依法检查（通则 1101），应符合规定。如半成品立即分装，可在除菌过滤后留样做无菌检查。

3.3　成品检定

除真空度、复溶时间、水分测定、装量差异检查外，应加入灭菌注射用水定量复溶至标示量，进行其余各项检定；或按标示量加入灭菌注射用水复溶后进行各项检定，其结果需按标示量进行折算。

3.3.1　鉴别试验

3.3.1.1　免疫双扩散法

依法测定（通则 3403），仅与抗人血清或血浆产生沉淀线，与抗马、抗牛、抗猪、抗羊血清或血浆不产生沉淀线。

3.3.1.2　免疫电泳法

依法测定（通则 3404），与正常人血清或血浆比较，主要沉淀线应为 IgG。

3.3.2　物理检查

3.3.2.1　外观

应为白色或灰白色的疏松体，无融化迹象。复溶后应为无色或淡黄色澄明液体，可带轻微乳光，不应出现浑浊。

3.3.2.2　真空度

用高频火花真空测定器测定，瓶内应出现蓝紫色辉光。

3.3.2.3　复溶时间

按标示量加入 20～25℃灭菌注射用水，轻轻摇动，应于 15 分钟内完全溶解。

3.3.2.4　可见异物

依法检查（通则 0904），应符合规定。

3.3.2.5　不溶性微粒检查

依法检查（通则 0903 第一法），应符合规定。

3.3.2.6　渗透压摩尔浓度

应不低于 240mOsmol/kg（通则 0632）。

3.3.2.7　装量差异

依法检查（通则 0102），应符合规定。

3.3.3　化学检定

3.3.3.1　水分

应不高于 3.0%（通则 0832）。

3.3.3.2　pH 值

用 0.9%氯化钠溶液将供试品蛋白质含量稀释成 10g/L，依法测定（通则 0631），pH 值应为 3.8～4.4，或按批准的执行。

3.3.3.3　蛋白质含量

应不低于 50g/L（通则 0731 第一法）。按标示装量计算，每瓶蛋白质总量应不低于标示量。

3.3.3.4　纯度

应不低于蛋白质总量的 95.0%（供试品溶液的蛋白质浓度为 5%，按通则 0541 第二法、第三法进行）。

3.3.3.5　糖及糖醇含量

如制品中加麦芽糖或蔗糖，应为 90～110g/L；如加山梨醇或葡萄糖，则应为 40～60g/L（通则 3120）。

3.3.3.6　分子大小分布

IgG 单体与二聚体含量之和应不低于 95.0%（通则 3122）。

3.3.4　抗体效价

3.3.4.1　抗-HBs

采用经验证的酶联免疫或放射免疫方法进行检测，每 1g 蛋白质应不低于 6.0IU。

3.3.4.2　白喉抗体

每 1g 蛋白质应不低于 3.0HAU（通则 3513）。

3.3.5　激肽释放酶原激活剂

应不高于 35IU/ml（通则 3409）。

3.3.6　抗补体活性

应不高于 50%（通则 3410）。

3.3.7　抗 A、抗 B 血凝素

应不高于 1∶64（通则 3425）。

3.3.8　无菌检查

依法检查（通则 1101），应符合规定。

3.3.9　异常毒性检查

依法检查（通则 1141），应符合规定。

3.3.10　热原检查

依法检查（通则 1142），注射剂量按家兔体重每 1kg 注射 0.5g 蛋白质，应符合规定。

3.3.11　根据病毒灭活方法，应增加相应的检定项目。

3.3.12　IgA 残留量

应为批准的要求（通则 3428）。

4　稀释剂

稀释剂为灭菌注射用水，稀释剂的生产应符合批准的要求。

灭菌注射用水应符合本版药典（二部）的相关规定。

5　保存、运输及有效期

于 2～8℃避光保存和运输。自生产之日起，按批准的有效期执行。

6　使用说明

应符合生物制品分包装及贮运管理（通则 0239）规定和批准的内容。

人凝血因子Ⅷ

Ren Ningxueyinzi Ⅷ

Human Coagulation Factor Ⅷ

本品系由健康人血浆，经分离、提纯，并经病毒去除和灭活处理、冻干制成。含适宜稳定剂，不含抑菌剂和抗生素。

1　基本要求

生产和检定用设施、原材料及辅料、水、器具、动物等应符合“凡例”的有关要求。生产过程中不得加入抑菌剂或抗生素。

2　制造

2.1　原料血浆

2.1.1　血浆的采集和质量应符合血液制品生产用人血浆（通则 0236）的规定。

2.1.2　血浆应无凝块、无纤维蛋白析出，非脂血，无溶血。

2.2　原液

2.2.1　采用经批准的生产工艺由冷沉淀分离制备。

2.2.2　经纯化、超滤、除菌过滤即为人凝血因子Ⅷ原液。

2.2.3　原液检定

按 3.1 项进行。

2.3　半成品

2.3.1　配制

按成品规格配制，并加入适宜稳定剂。

2.3.2　半成品检定

按 3.2 项进行。

2.4　成品

2.4.1　分批

应符合生物制品分包装及贮运管理（通则 0239）规定。

2.4.2　分装及冻干

应符合生物制品分包装及贮运管理（通则 0239）及注射剂（通则 0102）有关规定。分装后的制品应立即冻结。冻干过程制品温度不得超过 35℃，真空封口。

2.4.3　规格

每瓶含人凝血因子Ⅷ 50IU、100IU、200IU、250IU、300IU、400IU、500IU、1000IU。

2.4.4　包装

应符合生物制品分包装及贮运管理（通则 0239）及注射剂（通则 0102）有关规定。

2.5　病毒去除和灭活

生产过程中应采用经批准的方法去除和灭活脂包膜和非脂包膜病毒。如用灭活剂（如有机溶剂、去污剂）灭活病毒，则应规定对人安全的灭活剂残留量限值。

3　检定

3.1　原液检定

3.1.1　pH 值

应为 6.5～7.5（通则 0631）。

3.1.2　人凝血因子Ⅷ效价

依法测定（通则 3521 第一法）。

3.1.3　蛋白质含量

依法测定（通则 0731 第二法）。

3.1.4　人凝血因子Ⅷ比活性

每 1mg 蛋白质应不低于 10.0IU。

3.2　半成品检定

3.2.1　热原检查

依法检查（通则 1142），注射剂量按家兔体重每 1kg 注射人凝血因子Ⅷ 10IU，应符合规定。

3.2.2　无菌检查

依法检查（通则 1101），应符合规定。

3.3　成品检定

除真空度、复溶时间、水分测定、装量差异检查、聚乙二醇（PEG）残留量、抗 A、抗 B 血凝素、磷酸三丁酯和聚山梨酯 80 残留量外，应按标示量加入灭菌注射用水，复溶后进行其余各项检定。

3.3.1　鉴别试验

依法检查（通则 3403），仅与抗人血清或血浆产生沉淀线，与抗马、抗牛、抗猪、抗羊血清或血浆不产生沉淀线。

3.3.2　物理检查

3.3.2.1　外观

应为乳白色疏松体，复溶后应为无色澄明液体，可带轻微乳光。

3.3.2.2　真空度

用高频火花真空测定器测定，瓶内应出现蓝紫色辉光。

3.3.2.3　复溶时间

将供试品平衡至 25～37℃，按标示量加入 25～37℃灭菌注射用水，轻轻摇动，应于 30 分钟内完全溶解。

3.3.2.4　可见异物

依法检查（通则 0904），除允许有微量细小蛋白颗粒外，其余应符合规定。

3.3.2.5　渗透压摩尔浓度

应符合批准的要求（通则 0632）。

3.3.2.6　装量差异

依法检查（通则 0102），应符合规定。

3.3.3　化学检定

3.3.3.1　水分

应不高于 3.0%（通则 0832）。

3.3.3.2　pH 值

应为 6.5～7.5（通则 0631）。

3.3.3.3　钠离子含量

应不高于 160mmol/L（通则 3110）。

3.3.3.4　枸橼酸离子含量

如加枸橼酸钠作稳定剂，应不高于 25mmol/L（通则 3108）。

3.3.3.5　聚乙二醇（PEG）残留量

如采用 PEG 分离制备，加适量稀释剂溶解至人凝血因子Ⅷ 20IU/ml 进行检定，其残留量应不高于 0.5g/L（通则 3202）。

3.3.3.6　糖含量

如制品中添加糖作稳定剂，其含量应符合批准的要求（通则 3120）。

3.3.3.7　氨基酸含量

如制品中添加氨基酸作稳定剂，其含量应符合批准的要求（通则 3123）。

3.3.4　效价

依法测定（通则 3521 第一法），根据每 1ml 人凝血因子Ⅷ效价及标示装量计算每瓶人凝血因子Ⅷ效价，应为标示量的 80%～140%。

3.3.5　比活性

根据蛋白质含量（通则 0731 第二法）和每 1ml 人凝血因子Ⅷ效价，计算比活性，每 1mg 蛋白质应不低于 10.0IU。如加入蛋白质类稳定剂，可免做该项测定。

3.3.6　抗 A、抗 B 血凝素

按人凝血因子Ⅷ稀释至 4IU/ml 进行检定，应不高于 1∶64（通则 3425）。

3.3.7　HBsAg

用经批准的试剂盒检测，应为阴性。

3.3.8　无菌检查

依法检查（通则 1101），应符合规定。

3.3.9　异常毒性检查

依法检查（通则 1141），豚鼠注射剂量为每只 15IU，小鼠注射剂量为每只 1.5IU，应符合规定。

3.3.10　热原检查

依法检查（通则 1142），注射剂量按家兔体重每 1kg 注射人凝血因子Ⅷ 10IU，应符合规定。

3.3.11　根据病毒灭活方法，应增加相应的检定项目。如采用磷酸三丁酯和聚山梨酯 80 灭活病毒，则应加适量稀释剂溶解至人凝血因子Ⅷ 20IU/ml 后，检测磷酸三丁酯和聚山梨酯 80 残留量。

3.3.11.1　磷酸三丁酯残留量

应不高于 10μg/ml（通则 3205）。

3.3.11.2　聚山梨酯 80 残留量

应不高于 100μg/ml（通则 3203）。

4　稀释剂

稀释剂为灭菌注射用水，稀释剂的生产应符合批准的要求。

灭菌注射用水应符合本版药典（二部）的相关规定。

5　保存、运输及有效期

于 2～8℃避光保存和运输。自生产之日起，按批准的有效期执行。

6　使用说明

应符合生物制品分包装及贮运管理（通则 0239）规定和批准的内容。

人凝血因子Ⅸ

Ren ningxueyinzi Ⅸ

Human Coagulation Factor Ⅸ

本品系由健康人血浆，经离心分离、色谱纯化，并经病毒去除和灭活处理制成含人凝血因子Ⅸ的注射用冻干制剂。含适宜稳定剂，不含抑菌剂和抗生素。

1　基本要求

生产和检定用设施、原材料及辅料、水、器具、动物等应符合“凡例”的有关要求。生产过程中不得加入抑菌剂和抗生素。

2　制造

2.1　原料血浆

2.1.1　血浆的采集和质量应符合血液制品生产用人血浆（通则 0236）的规定。

2.1.2　血浆应无凝块、无纤维蛋白析出，非脂血，无溶血。

2.2　原液

2.2.1　采用经批准的生产工艺由去冷沉淀的血浆分离制备。

2.2.2　经纯化、超滤后即为人凝血因子Ⅸ原液。

2.2.3　原液检定

按 3.1 项进行。

2.3　半成品

2.3.1　配制

按成品规格配制，并加入适宜稳定剂。

2.3.2　半成品检定

按 3.2 项进行

2.4　成品

2.4.1　分批

应符合生物制品分包装及贮运管理（通则 0239）规定。

2.4.2　分装及冻干

应符合生物制品分包装及贮运管理（通则 0239）及注射剂（通则 0102）有关规定。分装后的制品应立即冻结。冻干过程制品温度不得超过 35℃，真空封口。

2.4.3　规格

每瓶含人凝血因子Ⅸ 500IU。

2.4.4　包装

应符合生物制品分包装及贮运管理（通则 0239）及注射剂（通则 0102）有关规定。

2.5　病毒去除和灭活

生产过程中应采用经批准的方法去除和灭活脂包膜和非脂包膜病毒。如用灭活剂（如有机溶剂、去污剂）灭活病毒，则应规定对人安全的灭活剂残留量限值。

3　检定

3.1　原液检定

3.1.1　pH 值

应为 6.5～7.5（通则 0631）。

3.1.2　蛋白质含量

依法测定（通则 0731 第二法）。

3.1.3　人凝血因子Ⅸ效价

应不低于 45IU/ml（通则 3519 第一法）。

3.1.4　人凝血因子Ⅸ比活性

为人凝血因子Ⅸ效价与蛋白质含量之比，每 1mg 蛋白质应不低于 50IU。

以上检定项目亦可在半成品检定时进行。

3.2　半成品检定

3.2.1　热原检查

依法检查（通则 1142），注射剂量按家兔体重每 1kg 注射人凝血因子Ⅸ 50IU，应符合规定。

3.2.2　无菌检查

依法检查（通则 1101），应符合规定。

3.3　成品检定

除鉴别试验、真空度、复溶时间、可见异物、水分测定、装量差异、活化的凝血因子活性检查外，应按标示量加入灭菌注射用水，复溶后进行其余各项检定。

3.3.1　外观

应为白色或淡黄色疏松体或粉末，复溶后应为无色澄明液体，可带轻微乳光。

3.3.2　鉴别

取供试品按标示量制成每 1ml 含人凝血因子Ⅸ不低于 100IU 的溶液，依法检查（通则 3403），仅与抗人血清或血浆产生沉淀线，与抗马、抗牛、抗猪、抗羊的血清或血浆不产生沉淀线。

3.3.3　检查

3.3.3.1　真空度

用高频火花真空测定器检测，瓶内应出现蓝紫色辉光。

3.3.3.2　复溶时间

将供试品平衡至 20～30℃，按标示量加入 20～30℃ 灭菌注射用水，轻轻摇动，应于 10 分钟内溶解。

3.3.3.3　pH 值

应为 6.5～7.5（通则 0631）。

3.3.3.4　水分

应不高于 3.0%（通则 0832 第一法）。

3.3.3.5　渗透压摩尔浓度

应不低于 240mOsmol/kg（通则 0632）。

3.3.3.6　可见异物

依法检查（通则 0904），应符合规定。

3.3.3.7　装量差异

依法检查（通则 0102），应符合规定。

3.3.3.8　钠离子含量

应符合批准的要求（通则 3110）。

3.3.3.9　枸橼酸离子含量

如加枸橼酸钠作稳定剂，应不高于 25mmol/L（通则

3108 第二法）。

3.3.3.10　氨基酸含量

如制品中添加氨基酸作稳定剂，其含量应符合批准的要求（通则 3123）。

3.3.3.11　人凝血因子Ⅱ残留量

依法测定（通则 3517）。根据每 1ml 人凝血因子Ⅱ效价及人凝血因子Ⅸ效价计算，人凝血因子Ⅱ效价应不高于人凝血因子Ⅸ标示效价的 1%。

3.3.3.12　人凝血因子Ⅶ残留量

依法测定（通则 3518）。根据每 1ml 人凝血因子Ⅶ效价及人凝血因子Ⅸ效价计算，人凝血因子Ⅶ效价应不高于人凝血因子Ⅸ标示效价的 1%。

3.3.3.13　人凝血因子Ⅹ残留量

依法测定（通则 3520）。根据每 1ml 人凝血因子Ⅹ效价及人凝血因子Ⅸ效价计算，人凝血因子Ⅹ效价应不高于人凝血因子Ⅸ标示效价的 1%。

3.3.3.14　肝素残留量

依法测定（通则 3424），每 1IU 人凝血因子Ⅸ的肝素含量应不高于 0.5IU。

3.3.3.15　活化的凝血因子活性检查

取供试品加稀释剂溶解制成每 1ml 人凝血因子Ⅸ 20IU 的溶液，依法检定（通则 3423），应符合规定。

3.3.3.16　根据病毒灭活方法，应增加相应的检定项目。如采用磷酸三丁酯和聚山梨酯 80 灭活病毒，则应加适量稀释剂溶解至人凝血因子Ⅸ 20IU 后，检测磷酸三丁酯和聚山梨酯 80 残留量。

（1）磷酸三丁酯残留量

应不高于 10μg/ml（通则 3205）。

（2）聚山梨酯 80 残留量

应不高于 100μg/ml（通则 3203）。

3.3.3.17　热原检查

依法检查（通则 1142），注射剂量按家兔体重每 1kg 注射人凝血因子Ⅸ 50IU，应符合规定。

3.3.3.18　无菌检查

依法检查（通则 1101），应符合规定。

3.3.4　效价测定

3.3.4.1　人凝血因子Ⅸ效价

取供试品依法测定（通则 3519 第一法）。根据每 1ml 人凝血因子Ⅸ效价及标示装量计算每瓶人凝血因子Ⅸ效价，应为标示量的 80%～125%。

3.3.4.2　比活性

取供试品加稀释剂溶解制成每 1ml 含人凝血因子Ⅸ不高于 10IU 的溶液，依法测定蛋白质含量（通则 0731 第二法）。根据蛋白质含量和每 1ml 人凝血因子Ⅸ效价，计算比活性，每 1mg 蛋白质应不低于 50IU。

4　保存、运输及有效期

于 2～8℃避光保存和运输。自生产之日起，按批准的有效期执行。

5　使用说明

应符合生物制品分包装及贮运管理（通则 0239）规定和批准的内容。

人纤维蛋白原

Ren Xianweidanbaiyuan

Human Fibrinogen

本品系由健康人血浆，经分离、提纯，并经病毒去除和灭活处理、冻干制成。含适宜稳定剂，不含抑菌剂和抗生素。

1　基本要求

生产和检定用设施、原材料及辅料、水、器具、动物等应符合“凡例”的有关要求。生产过程中不得加入抑菌剂或抗生素。

2　制造

2.1　原料血浆

2.1.1　血浆的采集和质量应符合血液制品生产用人血浆（通则 0236）的规定。

2.1.2　血浆应无凝块、无纤维蛋白析出，非脂血，无溶血。

2.2　原液

2.2.1　采用低温乙醇蛋白分离法或经批准的其他分离法制备。

2.2.2　经纯化、超滤、除菌过滤后即为人纤维蛋白原原液。

2.2.3　原液检定

按 3.1 项进行。

2.3　半成品

2.3.1　配制

按成品规格配制，可加适宜稳定剂。

2.3.2　半成品检定

按 3.2 项进行。

2.4　成品

2.4.1　分批

应符合生物制品分包装及贮运管理（通则 0239）规定。

2.4.2　分装及冻干

应符合生物制品分包装及贮运管理（通则 0239）及注射剂（通则 0102）有关规定。分装后应立即冻结。冻干过程制品温度不得超过 35℃，真空封口。

2.4.3　规格

0.5g/瓶，1.0g/瓶。

2.4.4　包装

应符合生物制品分包装及贮运管理（通则 0239）及注射剂（通则 0102）有关规定。

2.5　病毒去除和灭活

生产过程中应采用经批准的方法去除和灭活脂包膜和非脂包膜病毒。如用灭活剂（如有机溶剂、去污剂）灭活病毒，则应规定对人安全的灭活剂残留量限值。

3　检定

3.1　原液检定

3.1.1　pH 值

用 0.9%氯化钠溶液将供试品的蛋白质含量稀释成 10g/L，依法测定（通则 0631），pH 值应为 6.5～7.5。

3.1.2　纯度

用 0.9%氯化钠溶液将供试品稀释至每 1ml 含纤维蛋白原 2～3mg，测定蛋白质含量（P，g/L）（通则 0731 第一法）。

另取上述供试品溶液 10ml，加入等量含 3IU/ml 的凝血酶溶液（含 0.05mmol/L 氯化钙），于 37℃ 放置 20 分钟，以每分钟 2500 转离心或过滤分离沉淀，用 0.9%氯化钠溶液洗 3 次后，测定可凝固蛋白质含量（F，g/L）（通则 0731 第一法），按下式计算供试品的纯度，应不低于 70.0%。

$$\text{纤维蛋白原纯度（\%）}=\frac{F}{P}\times 100$$

3.1.3　凝固活力

用 0.9%氯化钠溶液分别稀释凝血酶溶液至 3IU/ml，供试品溶液至 3mg/ml 备用。于反应管内加入已预热至 37℃的凝血酶溶液（3IU/ml）适量，再加入等量的供试品溶液（3mg/ml），摇匀。置 37℃用自动检测仪器记录凝固时间。两次测定结果平均值应不超过 60 秒。

以上检定项目亦可在半成品检定时进行。

3.2　半成品检定

3.2.1　热原检查

依法检查（通则 1142），注射剂量按家兔体重每 1kg 注射纤维蛋白原 30mg，应符合规定。

3.2.2　无菌检查

依法检查（通则 1101），应符合规定。

3.3　成品检定

除真空度、复溶时间、水分测定、装量差异检查外，应按标示量加入灭菌注射用水或专用稀释剂，复溶后进行其余各项检定。

3.3.1　鉴别试验

依法检查（通则 3403），仅与抗人血浆产生沉淀线，与抗马、抗牛、抗猪、抗羊血浆不产生沉淀线。

3.3.2　物理检查

3.3.2.1　外观

应为灰白色或淡黄色疏松体。复溶后应为澄明溶液，可带轻微乳光。

3.3.2.2　真空度

用高频火花真空测定器检测，瓶内应出现蓝紫色辉光。

3.3.2.3　复溶时间

将供试品平衡至 30～37℃，按标示量加入 30～37℃灭菌注射用水，轻轻摇动，应于 30 分钟内完全溶解。

3.3.2.4　可见异物

依法检查（通则 0904），除允许有少量絮状物或蛋白颗粒外，其余应符合规定。

3.3.2.5　装量差异

依法检查（通则 0102），应符合规定。

3.3.2.6　渗透压摩尔浓度

应不低于 240mOsmol/kg（通则 0632）。

3.3.2.7　稳定性试验

将供试品复溶后置 30～37℃水浴中保温 60 分钟，应无凝块或纤维蛋白析出。

3.3.3　化学检定

3.3.3.1　水分

应不高于 5.0%（通则 0832）。

3.3.3.2　pH 值

用 0.9%氯化钠溶液将供试品蛋白质含量稀释成 10g/L，依法测定（通则 0631），pH 值应为 6.5～7.5。

3.3.3.3　纯度

按 3.1.2 项进行。

3.3.3.4　纤维蛋白原总量

根据 3.3.3.3 项测得的可凝固蛋白质含量及标示装量计算每瓶纤维蛋白原总量，应不低于标示量。

3.3.3.5　枸橼酸离子含量

应符合批准的要求（通则 3108）。

3.3.3.6　糖含量

如制品中加葡萄糖或蔗糖，应符合批准的要求（通则 3120）。

3.3.3.7　氯离子含量

依法测定（通则 3107），应符合批准的要求。

3.3.3.8　氨基酸含量

如制品中加氨基酸，其含量应符合批准的要求（通则 3123）。

3.3.4　凝固活力

按 3.1.3 项进行。

3.3.5　HBsAg

用经批准的试剂盒检测，应为阴性。

3.3.6　无菌检查

依法检查（通则 1101），应符合规定。

3.3.7　异常毒性检查

用 0.9%氯化钠溶液将供试品蛋白质含量稀释成 10g/L，依法检查（通则 1141），应符合规定。

3.3.8　热原检查

依法检查（通则 1142），注射剂量按家兔体重每 1kg 注射纤维蛋白原 30mg，应符合规定。

3.3.9　根据病毒灭活方法，应增加相应的检定项目。如采用磷酸三丁酯和聚山梨酯 80 灭活病毒，则应检测磷酸三丁酯和聚山梨酯 80 残留量。

3.3.9.1　磷酸三丁酯残留量

应不高于 10μg/ml（通则 3205）。

3.3.9.2　聚山梨酯 80 残留量

应不高于 100μg/ml（通则 3203）。

4　稀释剂

稀释剂的生产及检定应符合批准的要求。

5　保存、运输及有效期

于 2～8℃避光保存和运输。自生产之日起，按批准的有效期执行。

6　使用说明

应符合生物制品分包装及贮运管理（通则 0239）规定和批准的内容。

人纤维蛋白粘合剂

Ren Xianwei Danbai Nianheji

Human Fibrin Sealant Kit

本品系由健康人血浆，经分别分离、提纯人纤维蛋白原和人凝血酶，并经病毒去除和灭活处理、冻干制成。本品由外用人纤维蛋白原及其稀释剂、外用人凝血酶及其稀释剂四种成分组成，不含抑菌剂和抗生素。

1　基本要求

生产和检定用设施、原材料及辅料、水、器具、动物等均符合“凡例”的有关要求。生产过程中不得加入抑菌剂和抗生素。

2　制造

2.1　原料血浆

血浆的采集和质量应符合血液制品生产用人血浆（通则 0236）的规定。

2.2　各组分原液

2.2.1　外用人纤维蛋白原

应符合“人纤维蛋白原”中 2.1～2.2 项的规定。

2.2.2　外用人凝血酶

采用低温乙醇蛋白分离法或经批准的其他方法制备人凝血酶原复合物，经氯化钙活化、纯化，并经病毒灭活处理、超滤浓缩后即为人凝血酶原液。

2.2.3　原液检定

2.2.3.1　外用人纤维蛋白原

按“人纤维蛋白原”中 3.1 项进行。

2.2.3.2　外用人凝血酶

按 3.1.2 项进行。

以上检定项目亦可在半成品进行。

2.3　半成品

2.3.1　配制

按成品规格配制，可加适宜稳定剂。

2.3.2　半成品检定

按 3.2 项进行。

2.4　成品

2.4.1　分批

应符合生物制品分包装及贮运管理（通则 0239）规定。

2.4.2　分装及冻干

应符合生物制品分包装及贮运管理（通则 0239）及注射剂（通则 0102）有关规定。分装后应立即冻结。冻干过程制品温度不得超过 35℃，真空封口。

2.4.3　规格

0.5ml/套、1ml/套、2ml/套、5ml/套、10ml/套。

2.4.4　包装

应符合生物制品分包装及贮运管理（通则 0239）及注射剂（通则 0102）有关规定。

2.5　病毒去除和灭活

生产过程中应采用经批准的方法去除和灭活脂包膜和非脂包膜病毒。如用灭活剂（如有机溶剂、去污剂）灭活病毒，则应规定对人安全的灭活剂残留量限值。

3　检定

3.1　原液检定

3.1.1　外用人纤维蛋白原

按 2.2.3.1 项进行。

3.1.2　外用人凝血酶

3.1.2.1　pH 值

应为 6.3～7.6（通则 0631）。

3.1.2.2　人凝血酶效价

将人凝血酶国家标准品按标示量用注射用水复溶后，用含 1%人血白蛋白生理氯化钠溶液稀释成不同的浓度（例如 20IU/ml、10IU/ml、5IU/ml、2.5IU/ml），取不同稀释度的标准品各 0.1ml，37℃保温 2 分钟，加入 2mg/ml 人纤维蛋白原溶液 0.3ml，平行检测二管，用自动血凝仪记录凝集时间。将供试品按标示量用注射用水复溶后，用含 1%人血白蛋白生理氯化钠溶液稀释成不同的浓度，取适宜稀释度的供试品溶液 0.1ml 替代标准品溶液，同法操作。以人凝血酶国家标准品溶液效价（IU/ml）的对数对应相应凝固时间（秒）的对数作直线回归，求得直线回归方程。计算供试品溶液人凝血酶的效价，再乘以稀释倍数，即为供试品人凝血酶效价（IU/ml）。原液中人凝血酶效价应大于成品规格。

3.1.2.3　蛋白质含量

依法测定（通则 0731 第二法方法 2）。

3.1.2.4　比活性

应符合批准的要求。

以上检定项目亦可在半成品进行。

3.2　半成品检定

3.2.1　热原检查

外用人纤维蛋白原应依法进行热原检查（通则 1142），注射剂量按家兔体重每 1kg 注射纤维蛋白原 30mg，应符合规定。

3.2.2　无菌检查

依法检查（通则 1101），应符合规定。

3.3　成品检定

3.3.1　外用人纤维蛋白原

除真空度、复溶时间、水分测定、装量差异检查外，应按标示量加入外用人纤维蛋白原稀释剂，复溶后进行其余各项检定。

3.3.1.1　鉴别试验

依法检查（通则 3403），仅与抗人的血清或血浆产生沉淀线，与抗马、抗牛、抗猪、抗羊的血清或血浆不产生沉淀线。

3.3.1.2　物理检查

(1) 外观

应为灰白色或淡黄色疏松体。复溶后应为澄明溶液，可带轻微乳光。允许有少量絮状物或蛋白颗粒。

(2) 真空度

用高频火花真空测定器检测，瓶内应出现蓝紫色辉光。

(3) 复溶时间

将供试品平衡至30～37℃，按标示量加入30～37℃外用人纤维蛋白原稀释剂，于30～37℃水浴中摇动，应于30分钟内完全溶解。

(4) 装量差异

依法检查（通则0102)，应符合规定。

(5) 稳定性试验

将供试品复溶后置30～37℃水浴中保温60分钟，应无凝块或纤维蛋白析出。

3.3.1.3　化学检定

(1) 水分

应不高于5.0%（通则0832)。

(2) pH值

用0.9%氯化钠溶液将供试品蛋白质含量稀释成10g/L，依法测定（通则0631)，pH值应为6.5～7.5。

(3) 纯度

按"人纤维蛋白原"中3.1.2项进行，应不低于70.0%。

(4) 纤维蛋白原总量

根据3.3.1.3 (3) 项测得的可凝固蛋白质含量及标示装量计算每瓶纤维蛋白原总量，应不低于标示量。

(5) 枸橼酸离子含量

应符合批准要求（通则3108)。

(6) 糖含量

如制品中加葡萄糖或蔗糖，其含量应符合批准的要求（通则3120)。

(7) 氯离子含量

依法测定（通则3107)，应符合批准的要求。

(8) 氨基酸含量

如制品中加氨基酸，其含量应符合批准的要求（通则3123)。

3.3.1.4　凝固活力

按"人纤维蛋白原"中3.1.3项进行，应不超过60秒。

3.3.1.5　人凝血因子XIII效价

采用乏凝血因子XIII血浆或其他适宜缓冲液将标准品（国际标准品或溯源于国际标准品的标准物质）和供试品分别进行稀释，至少制备3个适宜浓度的标准品溶液和供试品溶液，取上述每个稀释度标准品溶液和供试品溶液适量，加入适量的活化试剂［含氯化钙、凝血酶、纤维蛋白聚合抑制剂（如Gly-Pro-Arg-Pro-Ala-NH_2）和缓冲液］、检测试剂［含凝血因子XIIIa特异性肽底物（例如Leu-Gly-Pro-Gly-Glu-Ser-Lys-Val-Ile-Gly-NH_2及其二级底物甘氨酸乙酯）和缓冲液］、烟酰胺腺嘌呤二核苷酸/烟酰胺腺嘌呤二核苷磷酸［NAD(P)H］相关试剂［含谷氨酸脱氢酶、α-酮戊二酸和NAD(P)H和缓冲液］，混合后，于37℃反应达到线性状态后，置于波长340nm处测定每分钟吸光度值变化（ΔA/min)。标准品和供试品至少分别设两组平行试验。以标准品溶液浓度（活性值）与其相应的ΔA/min进行线性拟合，代入供试品溶液的吸光度值获得活性值，乘以相应的稀释倍数，计算供试品中凝血因子XIII活性。

标准品、供试品及各试剂加量和反应时间按相应试剂盒要求进行。

3.3.1.6　HBsAg

用经批准的试剂盒检测，应为阴性。

3.3.1.7　无菌检查

依法检查（通则1101)，应符合规定。

3.3.1.8　异常毒性检查

用0.9%氯化钠溶液将供试品蛋白质含量稀释成10g/L，依法检查（通则1141)，应符合规定。

3.3.1.9　热原检查

依法检查（通则1142)，注射剂量按家兔体重每1kg注射纤维蛋白原30mg，应符合规定。

3.3.1.10　根据病毒灭活方法，应增加相应的检定项目。如采用磷酸三丁酯和聚山梨酯80灭活病毒，则应检测磷酸三丁酯和聚山梨酯80残留量。

(1) 磷酸三丁酯残留量

应不高于10μg/ml（通则3205)。

(2) 聚山梨酯80残留量

应不高于100μg/ml（通则3203)。

3.3.2　外用人凝血酶

除真空度、复溶时间、水分测定、装量差异检查、人凝血酶效价测定外，应按标示量加入外用人凝血酶稀释剂，复溶后进行其余各项检定。

3.3.2.1　鉴别试验

依法检查（通则3403)，仅与抗人的血清或血浆产生沉淀线，与抗马、抗牛、抗猪、抗羊的血清或血浆不产生沉淀线。

3.3.2.2　物理检查

(1) 外观

应为白色、灰白色或淡黄色疏松体，无融化迹象。复溶后应为无色、淡黄色或淡黄绿色澄明溶液，可带轻微乳光。

(2) 真空度

用高频火花真空测定器检测，瓶内应出现蓝紫色辉光。

(3) 复溶时间

将供试品平衡至20～25℃，按标示量加入20～25℃外用人凝血酶稀释剂，轻轻摇动，应于15分钟内完全溶解。

(4) 装量差异

依法检查（通则0102)，应符合规定。

3.3.2.3　化学检定

(1) 水分

应不高于 3.0%（通则 0832）。

(2) pH 值

应为 6.5～7.5（通则 0631）。

(3) 钠离子含量

依法测定（通则 3110），应符合批准的要求。

(4) 糖含量

如制品中加葡萄糖或蔗糖，其含量应符合批准的要求（通则 3120）。

(5) 氨基酸含量

如制品中加氨基酸，其含量应符合批准的要求（通则 3123）。

(6) 钙离子含量

按试剂盒说明书测定，应符合批准的要求。

3.3.2.4　人凝血酶效价测定

按 3.1.2.2 项进行。根据每 1ml 人凝血酶效价及标示装量计算每瓶人凝血酶效价，应为标示量的 80%～140%。

3.3.2.5　无菌检查

依法检查（通则 1101），应符合规定。

3.3.2.6　HBsAg

用经批准的试剂盒检测，应为阴性。

3.3.2.7　根据病毒灭活方法，应增加相应的检定项目。如采用磷酸三丁酯和聚山梨酯 80 灭活病毒，则应检测磷酸三丁酯和聚山梨酯 80 残留量。

(1) 磷酸三丁酯（TNBP）残留量

应不高于 10μg/ml（通则 3205）。

(2) 聚山梨酯 80 残留量

应不高于 100μg/ml（通则 3203）。

4　稀释剂

4.1　外用人纤维蛋白原稀释剂

生产和检定应符合批准的要求。

4.2　外用人凝血酶稀释剂

生产和检定应符合批准的要求。

5　保存、运输及有效期

于 2～8℃避光保存和运输。自生产之日起，按批准的各组分中最短有效期执行。

6　使用说明

应符合生物制品分包装及贮运管理（通则 0239）规定和批准内容。

人凝血酶

Ren Ningxuemei

Human Thrombin

本品系由健康人血浆中提取的凝血酶原复合物，经活化、提纯，并经病毒去除和灭活处理、冻干制成。含适宜稳定剂，不含抑菌剂和抗生素。

1　基本要求

生产和检定用设施、原材料及辅料、水、器具、动物等均符合“凡例”的有关要求。生产过程中不得加入抑菌剂和抗生素。

2　制造

2.1　原料血浆

血浆的采集和质量应符合血液制品生产用人血浆（通则 0236）的规定。

2.2　原液

2.2.1　采用低温乙醇蛋白分离法或经批准的其他方法制备人凝血酶原复合物，经氯化钙活化、纯化，并经病毒灭活处理、超滤浓缩后即为人凝血酶原液。

2.2.2　原液检定

按 3.1 项进行。

2.3　半成品

2.3.1　配制

按成品规格配制，可加适宜稳定剂。

2.3.2　半成品检定

按 3.2 项进行。

2.4　成品

2.4.1　分批

应符合生物制品分包装及贮运管理（通则 0239）规定。

2.4.2　分装及冻干

应符合生物制品分包装及贮运管理（通则 0239）及注射剂（通则 0102）有关规定。分装后应立即冻结。冻干过程制品温度不得超过 35℃，真空封口。

2.4.3　规格

500IU/瓶，1000IU/瓶，2500IU/瓶。

2.4.4　包装

应符合生物制品分包装及贮运管理（通则 0239）及注射剂（通则 0102）有关规定。

2.4.5　病毒去除和灭活

生产过程中应采用经批准的方法去除和灭活脂包膜和非脂包膜病毒。如用灭活剂（如有机溶剂、去污剂）灭活病毒，则应规定对人安全的灭活剂残留量限值。

3　检定

3.1　原液检定

3.1.1　pH 值

应为 6.3～7.6（通则 0631）。

3.1.2　人凝血酶效价

将人凝血酶国家标准品按标示量用注射用水复溶后，用含 1%人血白蛋白的生理氯化钠溶液稀释成不同的浓度（如 20IU/ml、10IU/ml、5IU/ml、2.5IU/ml），取不同稀释度的标准品各 0.1ml，37℃保温 2 分钟，加入 2mg/ml 纤维蛋白原溶液 0.3ml，平行检测二管，用自动血凝仪记录凝集时间。将供试品用含 1%人血白蛋白的生理氯化钠溶液稀释成不同的浓度，取适宜稀释度的供试品溶液 0.1ml 替代标准品溶液，同法操作。以人凝血酶国家标准品溶液效价（IU/ml）的对数对应相应凝固时间（秒）的对数作直线回归，求得直线回归方程。计算供试品溶液人凝血酶的效价，再乘以稀释倍数，即为供试品人凝血酶效价（IU/ml）。原液中人凝血酶效价应大于成品规格。

3.1.3　蛋白质含量

依法测定（通则 0731 第二法方法 2）。

3.1.4　比活性

应符合批准的要求。

以上检定项目亦可在半成品检定时进行。

3.2　半成品检定

无菌检查

依法检查（通则 1101），应符合规定。

3.3　成品检定

除鉴别试验、外观、真空度、复溶时间、水分测定、装量差异外，应按标示量加入注射用水，复溶后进行其余各项检定。

3.3.1　鉴别试验

依法检查（通则 3403），仅与抗人的血清或血浆产生沉淀线，与抗马、抗牛、抗猪、抗羊的血清或血浆不产生沉淀线。

3.3.2　物理检查

3.3.2.1　外观

应为白色、灰白色或淡黄色疏松体，无融化迹象。复溶后应为无色、淡黄色或淡黄绿色澄明溶液，可带轻微乳光，允许有微量细小蛋白颗粒。

3.3.2.2　真空度

用高频火花真空测定器检测，瓶内应出现蓝紫色辉光。

3.3.2.3　复溶时间

将供试品平衡至 20～25℃，按标示量加入 20～25℃注射用水，轻轻摇动，应于 10 分钟内完全溶解。

3.3.2.4　装量差异

依法检查（通则 0102），应符合规定。

3.3.3　化学检定

3.3.3.1　水分

应不高于 3.0%（通则 0832 第一法）。

3.3.3.2　pH 值

应为 6.5～7.5（通则 0631）。

3.3.3.3　钠离子含量

依法测定（通则 3110），应符合批准的要求。

3.3.3.4　聚乙二醇残留量

如采用聚乙二醇分离制备，其残留量应不高于 0.5g/L（通则 3202）。

3.3.3.5　糖含量

如制品中添加葡萄糖或蔗糖作稳定剂，其含量应符合批准的要求（通则 3120）。供试品溶液中糖与相邻峰的分离度应大于 1.5，拖尾因子按糖峰计算应为 0.95～1.50。

3.3.3.6　甘氨酸含量

如制品中添加甘氨酸作稳定剂，其含量应符合批准的要求（通则 3123）。

3.3.3.7　钙离子含量

如制品中添加氯化钙，按试剂盒说明书测定，应符合批准的要求。

3.3.4　人凝血酶效价测定

按 3.1.2 项进行。根据每 1ml 人凝血酶效价及标示装量计算每瓶人凝血酶效价，应为标示量的 80%～140%。

3.3.5　比活性

按 3.1.3 项蛋白质含量，和每 1ml 人凝血酶效价，计算比活性，比活性应不低于 100IU/mg。如加入人蛋白类稳定剂，可免做该项检定。

3.3.6　无菌检查

依法检查（通则 1101），应符合规定。

3.3.7　HBsAg

用经批准的试剂盒检测，应为阴性。

3.3.8　根据病毒灭活方法，应增加相应的检定项目。如采用磷酸三丁酯和聚山梨酯 80 灭活病毒，则应检测磷酸三丁酯和聚山梨酯 80 残留量。

3.3.8.1　磷酸三丁酯残留量

应不高于 10μg/ml（通则 3205）。

3.3.8.2　聚山梨酯 80 残留量

应不高于 100μg/ml（通则 3203）。

4　保存、运输及有效期

于 2～8℃避光保存和运输。自生产之日起，按批准的有效期执行。

5　使用说明

应符合生物制品分包装及贮运管理（通则 0239）规定和批准内容。

人凝血酶原复合物

Ren Ningxuemeiyuan Fuhewu

Human Prothrombin Complex

本品系由健康人血浆，经低温乙醇蛋白分离法或经批准的其他分离法分离纯化，并经病毒去除和灭活处理、冻干制成。含适宜稳定剂，不含抑菌剂和抗生素。

1　基本要求

生产和检定用设施、原材料及辅料、水、器具、动物等应符合“凡例”的有关要求。生产过程中不得加入抑菌剂或抗生素。

2　制造

2.1　原料血浆

2.1.1　血浆的采集和质量应符合血液制品生产用人血浆（通则 0236）的规定。

2.1.2　血浆应无凝块，无纤维蛋白析出，非脂血，无溶血。

2.1.3　血浆，去除冷沉淀、凝血因子Ⅷ的血浆及组分Ⅲ沉淀均可用于生产。

2.1.4　组分Ⅲ沉淀应冻存于−20℃以下，保存时间不得超过 6 个月。

2.2　原液

2.2.1　可采用凝胶吸附法或低温乙醇和聚乙二醇分离蛋白并经凝胶吸附法制备，亦可采用经批准的其他方法制备。

2.2.2　经纯化、超滤、除菌过滤后即为人凝血酶原复合物原液。

2.2.3　原液检定

按 3.1 项进行。

2.3　半成品

2.3.1　配制

按成品规格配制，可加适宜稳定剂。如加肝素，则每 1IU 人凝血因子Ⅸ的肝素不超过 0.5IU。

2.3.2　半成品检定

按 3.2 项进行。

2.4　成品

2.4.1　分批

应符合生物制品分包装及贮运管理（通则 0239）规定。

2.4.2　分装及冻干

应符合生物制品分包装及贮运管理（通则 0239）及注射剂（通则 0102）有关规定。分装后应立即冻结。冻干过程制品温度不得超过 35℃，真空封口。

2.4.3　规格

每瓶含人凝血因子Ⅸ 100IU、200IU、300IU、400IU、1000IU。

2.4.4　包装

应符合生物制品分包装及贮运管理（通则 0239）及注射剂（通则 0102）有关规定。

2.5　病毒去除和灭活

生产过程中应采用经批准的方法去除和灭活脂包膜和非脂包膜病毒。如用灭活剂（如有机溶剂、去污剂）灭活病毒，则应规定对人安全的灭活剂残留量限值。

3　检定

3.1　原液检定

3.1.1　pH 值

应为 6.5～7.5（通则 0631）。

3.1.2　人凝血因子Ⅸ效价

应不低于 10IU/ml（通则 3519）。

3.1.3　蛋白质含量

依法测定（通则 0731 第一法）。

3.1.4　人凝血因子Ⅸ比活性

应不低于 0.5IU/mg 蛋白质。

以上检定项目亦可在半成品检定时进行。

3.2　半成品检定

3.2.1　热原检查

依法检查（通则 1142），注射剂量按家兔体重每 1kg 注射人凝血因子Ⅸ 30IU，应符合规定。

3.2.2　无菌检查

依法检查（通则 1101），应符合规定。

3.3　成品检定

除真空度、复溶时间、水分测定、装量差异检查、聚乙二醇（PEG）残留量、活化的凝血因子活性检查、磷酸三丁酯和聚山梨酯 80 残留量外，应按标示量加入灭菌注射用水，复溶后进行其余各项检定。

3.3.1　鉴别试验

依法检查（通则 3403），仅与抗人血清或血浆产生沉淀线，与抗马、抗牛、抗猪、抗羊血清或血浆不产生沉淀线。

3.3.2　物理检查

3.3.2.1　外观

应为白色或灰绿色疏松体，复溶后应为无色、淡黄色、淡蓝色或黄绿色澄明液体，可带轻微乳光。

3.3.2.2　真空度

用高频火花真空测定器检测，瓶内应出现蓝紫色辉光。

3.3.2.3　复溶时间

将供试品平衡至 20～30℃，按标示量加入 20～30℃灭菌注射用水，轻轻摇动，应于 15 分钟内完全溶解。

3.3.2.4　可见异物

依法检查（通则 0904），应符合规定。

3.3.2.5　渗透压摩尔浓度

应符合批准的要求（通则 0632）。

3.3.2.6　装量差异

依法检查（通则 0102），应符合规定。

3.3.3　化学检定

3.3.3.1　水分

应不高于 3.0%（通则 0832）。

3.3.3.2　pH 值

应为 6.5～7.5（通则 0631）。

3.3.3.3　钠离子含量

应不高于 160mmol/L（通则 3110）。

3.3.3.4　枸橼酸离子含量

应不高于 25mmol/L（通则 3108）。

3.3.3.5　聚乙二醇残留量

如采用聚乙二醇分离制备，加适量稀释剂溶解至人凝血因子Ⅸ 20IU/ml 进行检定，其残留量应不高于 0.5g/L（通则 3202）。

3.3.3.6　糖含量

如制品中添加糖作稳定剂，其含量应符合批准的要求（通则 3120）。

3.3.3.7　氨基酸含量

如制品中添加氨基酸作稳定剂，其含量应符合批准的要求（通则 3123）。

3.3.4　效价

3.3.4.1　人凝血因子Ⅸ

依法测定（通则 3519）。根据每 1ml 人凝血因子Ⅸ效价及标示装量计算每瓶人凝血因子Ⅸ效价，应为标示量的 80%～140%。根据蛋白质含量（通则 0731 第一法）和每 1ml 人凝血因子Ⅸ效价，计算比活性，每 1mg 蛋白质应不低于 0.5IU。

3.3.4.2　人凝血因子Ⅱ

依法测定（通则 3517）。根据每 1ml 人凝血因子Ⅱ效价及标示装量计算每瓶人凝血因子Ⅱ效价，应不低于标示量的 80%。

3.3.4.3　人凝血因子Ⅶ

依法测定（通则 3518）。根据每 1ml 人凝血因子Ⅶ效价及标示装量计算每瓶人凝血因子Ⅶ效价，应不低于标示量的 80%。

3.3.4.4　人凝血因子Ⅹ

依法测定（通则 3520）。根据每 1ml 人凝血因子Ⅹ效价及标示装量计算每瓶人凝血因子Ⅹ效价，应不低于标示量的 80%。

3.3.5　人凝血酶活性检查

依法检查（通则 3422），应符合规定。

3.3.6　肝素含量

每 1IU 人凝血因子Ⅸ的肝素含量应不高于 0.5IU（通则 3424）。

3.3.7　活化的凝血因子活性检查

加适量稀释剂溶解至人凝血因子Ⅸ 20IU/ml 进行检定（通则 3423），应符合规定。

3.3.8　HBsAg

用经批准的试剂盒检测，应为阴性。

3.3.9　无菌检查

依法检查（通则 1101），应符合规定。

3.3.10　异常毒性检查

依法检查（通则 1141），豚鼠注射剂量为每只 5ml（含人凝血因子Ⅸ 10IU/ml），小鼠注射剂量为每只 0.5ml（含人凝血因子Ⅸ 10IU/ml），应符合规定。

3.3.11　热原检查

依法检查（通则 1142），注射剂量按家兔体重每 1kg 注射人凝血因子Ⅸ 30IU，应符合规定。

3.3.12　根据病毒灭活方法，应增加相应的检定项目。如采用磷酸三丁酯和聚山梨酯 80 灭活病毒，则应加适量稀释剂溶解至人凝血因子Ⅸ 20IU/ml 后，检测磷酸三丁酯和聚山梨酯 80 残留量。

3.3.12.1　磷酸三丁酯残留量

应不高于 10μg/ml（通则 3205）。

3.3.12.2　聚山梨酯 80 残留量

应不高于 100μg/ml（通则 3203）。

4　稀释剂

稀释剂为灭菌注射用水，稀释剂的生产应符合批准的要求。

灭菌注射用水应符合本版药典（二部）的相关规定。

5　保存、运输及有效期

于 2～8℃避光保存和运输。自生产之日起，按批准的有效期执行。

6　使用说明

应符合生物制品分包装及贮运管理（通则 0239）规定和批准的内容。

抗人 T 细胞猪免疫球蛋白

Kang Ren T Xibao Zhu Mianyiqiudanbai

Anti-human T Lymphocyte Porcine Immunoglobulin

本品系由人 T 淋巴细胞免疫猪后，取其血浆经去除杂抗体、纯化、浓缩后，再经病毒去除和灭活处理并加入适宜稳定剂制成。不含抑菌剂和抗生素。

1　基本要求

生产和检定用设施、原材料及辅料、水、器具、动物等应符合“凡例”的有关要求。

2　制造

2.1　免疫血浆

2.1.1　免疫用抗原

免疫用抗原为人胸腺细胞，或符合血液制品生产用人血浆（通则 0236）中供血浆者标准的健康人血液分离的人淋巴细胞。胸腺供体的 HBsAg、HCV 抗体、HIV-1 和 HIV-2 抗体以及梅毒血清学检查应为阴性。分离后 T 淋巴细胞数应不低于总细胞数的 90%，红细胞数应不高于总细胞数的 5%。

2.1.2　免疫用动物

采用体重 50～60kg 的健康猪，并应证明其无猪瘟病毒、猪细小病毒、伪狂犬病毒、口蹄疫病毒和乙型脑炎病毒感染。

2.1.3　免疫方法

按批准的免疫程序进行。

2.1.4　采血及分离血浆

加强免疫后，E 玫瑰花环形成抑制试验效价达 1∶1000 时即可采血。分离的血浆置－20℃以下保存。保存期应不超过 2 年。

2.2　原液

2.2.1　混合血浆的 E 玫瑰花环形成抑制试验效价应不低于 1∶1000。淋巴细胞毒试验效价应不低于 1∶500。

2.2.2　混合血浆经 56℃水浴 30 分钟灭能、硫酸铵盐析、杂抗体吸收和离子交换色谱分离纯化或经批准的其他分离法制备。

杂抗体吸收用的人红细胞、人胎盘组织及人血浆的来源应符合血液制品生产用人血浆（通则 0236）的相关规定。

2.2.3　经纯化、超滤、除菌过滤即为抗人 T 细胞猪免疫球蛋白原液。

2.2.4　原液检定

按 3.1 项进行。

2.3　半成品

2.3.1　配制

加入适量甘氨酸作稳定剂。按成品规格以灭菌注射用水稀释至所需蛋白质浓度，并适当调整 pH 值和氯化钠浓度。

2.3.2　半成品检定

按 3.2 项进行。

2.4　成品

2.4.1　分批

应符合生物制品分包装及贮运管理（通则 0239）规定。

2.4.2　分装

应符合生物制品分包装及贮运管理（通则 0239）及注射剂（通则 0102）有关规定。

2.4.3　规格

每瓶 5ml，含蛋白质 250mg。

2.4.4　包装

应符合生物制品分包装及贮运管理（通则 0239）及注射剂（通则 0102）有关规定。

2.5　病毒去除和灭活

生产过程中应采用经批准的方法去除和灭活病毒。如用灭活剂（如有机溶剂、去污剂）灭活病毒，则应规定对人安全的灭活剂残留量限值。

3　检定

3.1　原液检定

3.1.1　蛋白质含量

可采用双缩脲法（通则 0731 第三法）测定，应不低于 35g/L。

3.1.2　纯度

应不低于蛋白质总量的 90.0%（供试品溶液的蛋白质浓度为 5%，按通则 0541 第二法、第三法进行）。

3.1.3　抗 A、抗 B 血凝素

用 0.9%氯化钠溶液将蛋白质含量稀释至 5g/L，依法测定（通则 3425），应不高于 1∶64。

3.1.4　人血小板抗体

应不高于 1∶4（通则 3427）。

3.1.5　人血浆蛋白抗体

依法检查（通则 3403），应与人血浆无沉淀线。

3.1.6　效价

3.1.6.1　E 玫瑰花环形成抑制试验

应不低于 1∶4000（通则 3515）。

3.1.6.2　淋巴细胞毒试验

应不低于 1∶1000（通则 3516）。

以上检定项目亦可在半成品检定时进行。

3.2　半成品检定

3.2.1　蛋白质含量

应为 35～55g/L（通则 0731 第一法）。

3.2.2　无菌检查

依法检查（通则 1101），应符合规定。

3.2.3　热原检查

用 0.9%氯化钠溶液将半成品按 1∶4 稀释后，依法检查（通则 1142），注射剂量按家兔体重每 1kg 注射 3ml，应符合规定。

3.3　成品检定

3.3.1　鉴别试验

3.3.1.1　免疫双扩散法

依法测定（通则 3403），仅与抗猪血清或血浆产生沉淀线，与抗马、抗牛血清或血浆不产生沉淀线。

3.3.1.2　免疫电泳法

依法测定（通则 3404），主要沉淀线应为猪 IgG。

3.3.2　物理检查

3.3.2.1　外观

应为无色或淡橙黄色澄明液体，可带乳光。

3.3.2.2　可见异物

依法检查（通则 0904），除允许有可摇散的沉淀外，其余应符合规定。

3.3.2.3　渗透压摩尔浓度

应符合批准的要求（通则 0632）。

3.3.2.4　装量

依法检查（通则 0102），应不低于标示量。

3.3.3　化学检定

3.3.3.1　pH 值

应为 6.4～7.4（通则 0631）。

3.3.3.2　蛋白质总量

依法测定（通则 0731 第一法），根据每 1ml 蛋白质含量（g/ml）及标示装量计算每瓶蛋白质总量，应为 175～275mg。

3.3.3.3　纯度

应不低于蛋白质总量的 90.0%（供试品溶液的蛋白质浓度为 5%，按通则 0541 第二法、第三法进行）。

3.3.3.4　分子大小分布

IgG 单体与二聚体含量之和应不低于 90.0%，多聚体含量应不高于 5.0%（通则 3122）。

3.3.3.5　硫酸铵残留量

应不高于 0.5g/L（通则 3104）。

3.3.3.6　氯化钠含量

应为 7～9g/L（通则 3107）。

3.3.4　效价

3.3.4.1　E 玫瑰花环形成抑制试验

应不低于 1∶4000（通则 3515）。

3.3.4.2　淋巴细胞毒试验

应不低于 1∶1000（通则 3516）。

3.3.5　抗 A、抗 B 血凝素

用 0.9%氯化钠溶液按 1∶10 稀释后，依法测定（通则 3425），应不高于 1∶64。

3.3.6　人血小板抗体

应不高于 1∶4（通则 3427）。

3.3.7　人血浆蛋白抗体

依法检查（通则 3403），应与人血浆无沉淀线。

3.3.8　外源病毒污染检查

采用动物病毒敏感的细胞（如 BHK_{21}），每瓶（25cm^2）培养细胞中加入供试品 1ml，37℃培养 7 天为一代，连续盲传 3 代，细胞生长良好，无病毒感染引起的病变，判为合格。

3.3.9　HBsAg

用经批准的试剂盒检测，应为阴性。

3.3.10　无菌检查

依法检查（通则 1101），应符合规定。

3.3.11　异常毒性检查

依法检查（通则 1141），应符合规定。

3.3.12　热原检查

用 0.9%氯化钠溶液将供试品按 1∶4 稀释后，依法检查（通则 1142），注射剂量按家兔体重每 1kg 注射 3ml，应符合规定。

4　保存、运输及有效期

于 2～8℃避光保存和运输。自生产之日起，按批准的有效期执行。

5　使用说明

应符合生物制品分包装及贮运管理（通则 0239）规定和批准的内容。

抗人T细胞兔免疫球蛋白

Kang Ren T Xibao Tu Mianyiqiudanbai

Anti-human T Lymphocyte Rabbit Immunoglobulin

本品系由人T淋巴细胞免疫家兔后，取其血清经去除杂抗体、纯化、浓缩后，再经病毒去除和灭活处理并加入适宜稳定剂后冻干制成。不含抑菌剂和抗生素。

1　基本要求

生产和检定用设施、原材料及辅料、水、器具、动物等应符合“凡例”的有关要求。

2　制造

2.1　免疫血清

2.1.1　免疫用抗原

免疫用抗原为人胸腺细胞，或符合血液制品生产用人血浆（通则0236）中供血浆者标准的健康人血液分离的人淋巴细胞。胸腺供体的HBsAg、HCV抗体、HIV-1和HIV-2抗体以及梅毒血清学检查应为阴性。分离后T淋巴细胞数应不低于总细胞数的90%，红细胞数应不高于总细胞数的5%。

2.1.2　免疫用动物

免疫用家兔至少应符合普通级实验动物的要求（通则3601），体重为2000～2500g，检疫合格者方可使用。

2.1.3　免疫方法

按批准的免疫程序免疫。

2.1.4　采血及分离血清

加强免疫后，淋巴细胞毒试验效价达1∶400时即可采血。分离的血清置－20℃以下保存。保存期应不超过2年。

2.2　原液

2.2.1　混合血清经56℃水浴30分钟灭能，辛酸-硫酸铵盐析分离纯化或经批准的其他分离纯化法，杂抗体吸收，再用DEAE-Sephadex A-50色谱纯化制备。

杂抗体吸收用的人红细胞、人血小板、人胎盘组织及人血浆的来源应符合血液制品生产用人血浆（通则0236）的相关规定。

2.2.2　经纯化、超滤、除菌过滤后即为抗人T细胞兔免疫球蛋白原液。

2.2.3　原液检定

按3.1项进行。

2.3　半成品

2.3.1　配制

加入适量麦芽糖或其他适宜稳定剂。按成品规格以灭菌注射用水稀释至所需蛋白质浓度，并适当调整pH值及钠离子浓度。

2.3.2　半成品检定

按3.2项进行。

2.4　成品

2.4.1　分批

应符合生物制品分包装及贮运管理（通则0239）规定。

2.4.2　分装及冻干

应符合生物制品分包装及贮运管理（通则0239）及注射剂（通则0102）有关规定。分装后应及时冻结，冻干过程制品温度不得超过35℃。

2.4.3　规格

复溶后每瓶5ml，含蛋白质25mg。

2.4.4　包装

应符合生物制品分包装及贮运管理（通则0239）及注射剂（通则0102）有关规定。

2.5　病毒去除和灭活

生产过程中应采用经批准的方法去除和灭活病毒。如用灭活剂（如有机溶剂、去污剂）灭活病毒，则应规定对人安全的灭活剂残留量限值。

3　检定

3.1　原液检定

3.1.1　外观

应为无色或淡橙黄色澄明液体。可带乳光，无异物，无沉淀。

3.1.2　蛋白质含量

可采用双缩脲法（通则0731第三法）测定，应为10～30g/L。

3.1.3　纯度

应不低于蛋白质总量的90.0%（供试品溶液的蛋白质浓度为5%，按通则0541第二法、第三法进行）。

3.1.4　pH值

应为3.8～4.4（通则0631）。

3.1.5　热原检查

依法检查（通则1142），注射剂量按家兔体重每1kg注射5mg蛋白质，应符合规定。

3.1.6　抗A、抗B血凝素

用0.9%氯化钠溶液将蛋白质含量稀释至5g/L，依法测定（通则3425），应不高于1∶64。

3.1.7　人血小板抗体

用0.9%氯化钠溶液将蛋白质含量稀释至5g/L，依法测定（通则3427），应不高于1∶4。

3.1.8　人血浆蛋白抗体

依法测定（通则3403），应与人血浆无沉淀线。

3.1.9　效价

3.1.9.1　E玫瑰花环形成抑制试验

用0.9%氯化钠溶液将蛋白质含量稀释至5g/L，依法测定（通则3515），应不低于1∶512。

3.1.9.2　淋巴细胞毒试验

用0.9%氯化钠溶液将蛋白质含量稀释至5g/L，依法测定（通则3516），应不低于1∶512。

以上检定项目亦可在半成品检定时进行。

3.2　半成品检定

3.2.1　蛋白质含量

应为 0.8%～1.2%（通则 0731 第一法）。

3.2.2　无菌检查

依法检查（通则 1101），应符合规定。

3.3　成品检定

除复溶时间、水分测定、装量差异检查外，应按标示量加入灭菌注射用水，复溶后进行其余各项检定。

3.3.1　鉴别试验

3.3.1.1　免疫双扩散法

依法测定（通则 3403），仅与抗兔血清或血浆产生沉淀线，与抗马、抗牛血清或血浆不产生沉淀线。

3.3.1.2　免疫电泳法

依法测定（通则 3404），主要沉淀线应为兔 IgG。

3.3.2　物理检查

3.3.2.1　外观

应为白色疏松体，无融化迹象。复溶后应为无色或淡橙黄色澄明液体，可带乳光。

3.3.2.2　复溶时间

按标示量加入 20～30℃灭菌注射用水，轻轻摇动，应于 15 分钟内完全溶解。

3.3.2.3　可见异物

依法检查（通则 0904），除允许有可摇散的沉淀外，其余应符合规定。

3.3.2.4　渗透压摩尔浓度

应符合批准的要求（通则 0632）。

3.3.2.5　装量差异

依法检查（通则 0102），应符合规定。

3.3.3　化学检定

3.3.3.1　水分

应不高于 3.0%（通则 0832）。

3.3.3.2　pH 值

应为 3.8～4.4（通则 0631）。

3.3.3.3　蛋白质总量

依法测定（通则 0731 第一法），根据每 1ml 蛋白质含量（g/ml）及标示装量计算每瓶蛋白质总量，应为 20～30mg。

3.3.3.4　纯度

应不低于蛋白质总量的 90.0%（供试品溶液的蛋白质浓度为 5%，按通则 0541 第二法、第三法进行）。

3.3.3.5　麦芽糖含量

应为 20～30g/L（通则 3120）。

3.3.3.6　分子大小分布

IgG 单体与二聚体含量之和应不低于 90.0%，多聚体含量应不高于 5.0%（通则 3122）。

3.3.3.7　硫酸铵残留量

应不高于 0.5g/L（通则 3104）。

3.3.4　效价

3.3.4.1　E 玫瑰花环形成抑制试验

应不低于 1∶512（通则 3515）。

3.3.4.2　淋巴细胞毒试验

应不低于 1∶512（通则 3516）。

3.3.5　抗 A、抗 B 血凝素

用 0.9%氯化钠溶液按 1∶5 稀释后，依法测定（通则 3425），应不高于 1∶64。

3.3.6　人血小板抗体

应不高于 1∶4（通则 3427）。

3.3.7　人血浆蛋白抗体

依法检测（通则 3403），应与人血浆无沉淀线。

3.3.8　外源病毒污染检查

采用动物病毒敏感的细胞（如 BHK_{21}），每瓶（$25cm^2$）培养细胞中加入供试品 1ml，37℃培养 7 天为一代，连续盲传 3 代，细胞生长良好，无病毒感染引起的病变，判为合格。

3.3.9　HBsAg

用经批准的试剂盒检测，应为阴性。

3.3.10　无菌检查

依法检查（通则 1101），应符合规定。

3.3.11　异常毒性检查

依法检查（通则 1141），应符合规定。

3.3.12　热原检查

依法检查（通则 1142），注射剂量按家兔体重每 1kg 注射 5mg 蛋白质，应符合规定。

4　稀释剂

稀释剂为灭菌注射用水，稀释剂的生产应符合批准的要求。

灭菌注射用水应符合本版药典（二部）的相关规定。

5　保存、运输及有效期

于 2～8℃避光保存和运输。自生产之日起，按批准的有效期执行。

6　使用说明

应符合生物制品分包装及贮运管理（通则 0239）规定和批准的内容。

注射用人促红素

Zhusheyong Ren Cuhongsu

Human Erythropoietin for Injection

APPRLICDSR VLERYLLEAK EAENITTGCA EHCSLNENIT 40
VPDTKVNFYA WKRMEVGQQA VEVWQGLALL SEAVLRGQAL 80
LVNSSQPWEP LQLHVDKAVS GLRSLTTLLR ALGAQKEAIS 120
PPDAASAAPL RTITADTFRK LFRVYSNFLR GKLKLYTGEA 160
CRTGD 165

分子式　$C_{809}H_{1301}O_{240}N_{229}S_5$

分子量　18235.70（无糖基化）

糖基化位点　Asn24、Asn38、Asn83、Ser126

本品系由高效表达人红细胞生成素（简称人促红素）基因的中国仓鼠卵巢（CHO）细胞，经细胞培养、分离和高度纯化后获得的人促红素冻干制成。含适宜稳定剂，不含抑菌剂和抗生素。

1　基本要求

生产和检定用设施、原材料及辅料、水、器具、动物等应符合“凡例”的有关要求。

2　制造

2.1　工程细胞

2.1.1　名称及来源

人促红素工程细胞系由带有人促红素基因的重组质粒转染的CHO细胞系。

2.1.2　细胞库建立、传代及保存

由原始细胞库的细胞传代，扩增后冻存于液氮中，作为主细胞库；从主细胞库的细胞传代，扩增后冻存于液氮中，作为工作细胞库。各级细胞库细胞传代应不超过批准的代次。细胞冻存于液氮中，检定合格后方可用于生产。

2.1.3　主细胞库及工作细胞库细胞的检定

应符合生物制品生产用动物细胞基质制备及质量控制（通则 0234）规定。

2.1.3.1　外源因子检查

细菌和真菌、支原体、病毒检查均应为阴性。

2.1.3.2　细胞鉴别试验

可用同工酶分析、生物化学、免疫学、细胞学和遗传标记物等任一方法进行鉴别，应为典型CHO细胞。

2.1.3.3　人促红素表达量

应不低于原始细胞库细胞的表达量。

2.1.3.4　目的基因核苷酸序列检查（工作种子批可免做）

目的基因核苷酸序列应与批准的序列相符。

2.2　原液

2.2.1　细胞的复苏与扩增

从工作细胞库来源的细胞复苏后，于含灭能新生牛血清培养液中进行传代、扩增，供转瓶或细胞培养罐接种用。新生牛血清的质量应符合规定（通则 3604）。

2.2.2　生产用细胞培养液

生产用细胞培养液应不含牛血清和任何抗生素。

2.2.3　细胞培养

细胞培养全过程应严格按照无菌操作。细胞培养时间可根据细胞生长情况而定。

2.2.4　分离纯化

收集的培养液按经批准的纯化工艺进行，采用经批准的超滤法或其他适宜方法进行浓缩，多步色谱纯化后制得高纯度的人促红素，除菌过滤后即为人促红素原液。如需存放，应规定温度和时间。

2.2.5　原液检定

按 3.1 项进行。

2.3　半成品

2.3.1　配制与除菌

原液加入适宜稳定剂并用缓冲液稀释，除菌过滤后即为半成品。

2.3.2　半成品检定

按 3.2 项进行。

2.4　成品

2.4.1　分批

应符合生物制品分包装及贮运管理（通则 0239）规定。

2.4.2　分装

应符合生物制品分包装及贮运管理（通则 0239）与注射剂（通则 0102）有关规定。半成品应及时分装、冷冻。冻干的全过程中，制品温度应不高于30℃。

2.4.3　规格

同批准的规格。

2.4.4　包装

应符合生物制品分包装及贮运管理（通则 0239）与注射剂（通则 0102）有关规定。

3　检定

各项目中涉及到人促红素的质量，均按人促红素蛋白质部分计。

3.1　原液检定

3.1.1　鉴别

3.1.1.1　紫外光谱

照紫外-可见分光光度法（通则 0401）测定。

供试品溶液　取供试品适量，用水或 0.9%氯化钠溶液稀释并制成每 1ml 含人促红素 0.5～2mg 的溶液。

测定法　取供试品溶液，在 230～360nm 绘制光谱图。

结果判定　应在 279nm 处有最大吸收，在 250nm 处有最小吸收，在 320～360nm 处无吸收峰。

3.1.1.2　肽图

照肽图检查法（通则 3405）试验。

供试品溶液　取供试品适量，可采用适宜的方式用1%碳酸氢铵溶液置换供试品的缓冲体系并制成每 1ml 中约含人促红素 1.5mg 的溶液。取 100μl，按 1∶50（酶∶蛋白）（mg/mg）加胰蛋白酶适量，混匀，置 37℃保温 6 小时。按 1∶10 加入 50%醋酸溶液终止或冷冻终止。

对照品溶液　取人促红素对照品适量，照供试品溶液同法制备。

色谱条件　用辛烷基硅烷键合硅胶为填充剂的色谱柱（4.6mm×250mm，5μm，300Å），柱温为 45℃；以 0.1%三氟乙酸水溶液为流动相 A，0.1%三氟乙酸-80%乙腈水溶液为流动相 B，按下表进行梯度洗脱；流速为每分钟 0.75ml；检测波长 214nm。进样体积为 20μl。

时间（分钟）	流动相 A（%）	流动相 B（%）
0	100	0
30	85	15
75	65	35
115	15	85
120	0	100
125	100	0
145	100	0

测定法　分别取对照品溶液和供试品溶液，注入色谱仪，记录色谱图。

结果判定　供试品溶液色谱图应与对照品溶液色谱图一致。

3.1.1.3　N 端氨基酸测序

至少每年测定 1 次。用氨基酸序列分析仪测定，N 端序列应为：

Ala-Pro-Pro-Arg-Leu-Ile-Cys-Asp-Ser-Arg-Val-Leu-Glu-Arg-Tyr。

3.1.2　检查

3.1.2.1　电泳纯度

依法测定（通则 0541 第五法）。用非还原型 SDS-聚丙烯酰胺凝胶电泳法，考马斯亮蓝染色，分离胶的胶浓度为 12.5%，加样量应不低于 10μg，经凝胶扫描仪扫描，按面积归一化法计算人促红素的含量。

限度　应不低于 98.0%。

3.1.2.2　色谱纯度

照高效液相色谱法（通则 0512）试验。

供试品溶液　取供试品适量，用流动相稀释制成每 1ml 含人促红素 0.2～0.5mg 的溶液。

色谱条件　以亲水改性硅胶为填充剂的分子排阻色谱柱（7.5mm×300mm，10μm，排阻极限 300kD），柱温为 30℃；流动相为含 3.2mmol/L 磷酸氢二钠-1.5mmol/L 磷酸二氢钾-400.4mmol/L 氯化钠的溶液（pH 7.3）；流速为每分钟 0.5ml；检测波长为 280nm；进样体积 100μl。

系统适用性要求　理论板数按人促红素峰计算应不低于 1500。

测定法　取供试品溶液，注入液相色谱仪，记录色谱图至人促红素峰保留时间的 2 倍。按面积归一化法计算人促红素的含量，保留时间大于人促红素峰保留时间的峰忽略不计。

限度　应不低于 98.0%。

3.1.2.3　分子量

依法测定（通则 0541 第五法）。用还原型 SDS-聚丙烯酰胺凝胶电泳法，考马斯亮蓝 R250 染色，分离胶的胶浓度为 12.5%，加样量应不低于 1μg，分子质量应为 36 000～45 000Da。

3.1.2.4　电荷变异体

以下三种方法可任选其一。

第一法　等电聚焦电泳法

照电泳法（通则 0541 第六法）试验。

供试品溶液　用水置换供试品的缓冲体系并制成每 1ml 含人促红素 2.0～2.5mg 的溶液。

对照品溶液　取人促红素对照品，照供试品溶液同法制备。

系统适用性溶液　取人促红素理化测定系统适用性对照品，照供试品溶液同法制备。

测定法　取尿素 9.0g、30%丙烯酰胺溶液 6.0ml、40%pH 3～5 的两性电解质溶液 1.05ml、40%pH 3～10 的两性电解质溶液 0.45ml、水 13.5ml，混匀后，加入四甲基乙二胺 15μl 和 10%过硫酸铵溶液 0.3ml，脱气后制成凝胶。分别取系统适用性溶液、对照品溶液和供试品溶液适量（约相当于人促红素 30～40μg）上样，进行试验，用凝胶扫描仪扫描凝胶，记录电泳图谱。根据系统适用性溶液图谱对供试品溶液图谱中各峰进行定位，按面积归一化法分别计算各电荷变异体的百分含量，记录测定结果。

结果判定　供试品溶液电泳图谱与对照品溶液电泳图谱一致。

第二法　毛细管等电聚焦电泳法

照毛细管电泳法（通则 0542）试验。

试剂　（1）等电聚焦电泳用凝胶溶液　商品化试剂。（2）等电聚焦电泳用凝胶溶液（2）　取尿素 0.36g，加等电聚焦电泳用凝胶溶液 1ml 使溶解。

（3）预混液　按下表比例配制。

试剂	体积（μl）
两性电解质（pH 3～10）	6
等电点标记物 1	0.5
等电点标记物 2	0.5
等电点标记物 3	0.5
等电聚焦电泳用凝胶溶液（2）	90
0.2mol/L 亚氨基二乙酸溶液	15

供试品溶液　取供试品适量，用水置换供试品的缓冲体系并制成每 1ml 约含人促红素 2.0mg 的溶液，取 20μl，加预混液 112.5μl，混匀，不低于 14 000*g* 离心 3 分钟，取上清液。

系统适用性溶液　取人促红素理化测定系统适用性

对照品，照供试品溶液同法制备。

对照品溶液　取人促红素对照品，照供试品溶液同法制备。

电泳条件　采用涂层熔融石英毛细管（内径50μm）或等效毛细管，选择合适的长度以满足系统适用性要求。样品盘温度设为10℃；毛细管温度设为25℃；用25psi压力进样99秒，进样端设为负极。以0.2mol/L磷酸溶液为正极液，以0.3mol/L氢氧化钠溶液为负极液，用25kV电压分离6分钟；以0.1mol/L氨水溶液为正极液，以0.3mol/L氢氧化钠溶液为负极液，用30kV电压分离30分钟。检测波长为280nm。

系统适用性要求　系统适用性溶液图谱应与系统适用性对照品说明书中图谱基本一致，其中变异体2、3、4、5等电点的相对标准偏差（$n\geqslant3$）均应不大于2.0%，变异体2、3、4、5百分含量的相对标准偏差（$n\geqslant3$）均应不大于5.0%。

测定法　分别取系统适用性溶液、对照品溶液和供试品溶液进样，记录电泳图谱。根据系统适用性溶液图谱对供试品溶液图谱中各峰进行定位，按面积归一化法分别计算供试品溶液图谱中各电荷变异体的百分含量，记录测定结果。

结果判定　供试品溶液电泳图谱应与对照品溶液电泳图谱一致。

第三法　成像毛细管等电聚焦电泳法

照毛细管电泳法（通则0542）试验。

试剂　预混液　按下表比例配制溶液，加尿素0.24g，振摇使溶解。

试剂	体积（μl）
两性电解质（pH 2.5～5）	30
两性电解质（pH 5～8）	10
等电点标记物1	5
等电点标记物2	5
1%甲基纤维素	350
水	240

供试品溶液　取供试品适量，用水置换供试品的缓冲体系并制成每1ml约含人促红素2.0mg的溶液。取20μl，加预混液80μl，混匀，不低于14 000g离心3分钟，取上清液。

系统适用性溶液　取人促红素理化测定系统适用性对照品，照供试品溶液同法制备。

对照品溶液　取人促红素对照品，照供试品溶液同法制备。

电泳条件　采用涂层熔融石英毛细管或等效毛细管；样品盘温度设为10℃，毛细管温度设为25℃；以80 mmol/L磷酸的0.1%甲基纤维素溶液为正极液，以0.1mol/L氢氧化钠的0.1%甲基纤维素溶液为负极液；预聚焦电压1.5kV，预聚焦时间1分钟；聚焦电压为3kV，聚焦时间为7分钟。检测波长280nm。

系统适用性要求　系统适用性溶液图谱应与系统适用性对照品说明书中图谱基本一致，其中变异体2、3、4、5等电点的相对标准偏差（$n\geqslant3$）应不大于2.0%，各变异体2、3、4、5百分含量的相对标准偏差（$n\geqslant3$）应不大于5.0%。

测定法　分别取系统适用性溶液、对照品溶液和供试品溶液进样，记录电泳图谱。根据系统适用性溶液图谱对供试品溶液图谱中各峰进行定位按面积归一化法分别计算各电荷变异体百分的含量，记录测定结果。

结果判定　供试品溶液电泳图谱应与对照品溶液电泳图谱一致。

注：可根据产品特征调整样品预混液组分/比例、样品浓度、聚焦电压、聚焦时间、电泳温度以及样品池温度等。

3.1.2.5　N糖谱

以下二种方法可任选其一。

第一法　离子色谱法

照离子色谱法（通则0513）试验。

试剂　磷酸盐缓冲液　取磷酸氢二钠约0.75g，磷酸二氢钠约0.056g，加水适量使溶解，调pH值至7.5，用水稀释至100ml。

供试品溶液　取供试品适量，用磷酸盐缓冲液置换供试品的缓冲体系并制成每1ml约含人促红素2.0mg的溶液。取100μl，加糖苷酶F溶液4μl，混匀，置37℃16小时。加−20℃预冷的乙醇0.3ml，混匀，置−20℃至少30分钟，于4℃不低于14 000g离心15分钟，取上清液，必要时采用适宜方式除盐后真空干燥，加水0.20ml复溶。

系统适用性溶液　取人促红素理化测定系统适用性对照品，照供试品溶液同法制备。

对照品溶液　取人促红素对照品，照供试品溶液同法制备。

色谱条件　以键合季铵基官能团的苯乙烯二乙烯基苯共聚物为填充剂的色谱柱（3mm×250mm，5.5μm或等效色谱柱），柱温为30℃；以50mmol/L氢氧化钠溶液为流动相A，以0.2mol/L氢氧化钠溶液为流动相B，以含50mmol/L氢氧化钠的0.25mol/L乙酸钠溶液为流动相C，按下表进行梯度洗脱，流速为每分钟0.5ml；脉冲安培检测器，适合的工作电极及参比电极；进样体积为25μl。

时间（分钟）	流动相A（%）	流动相B（%）	流动相C（%）
0	95	0	5
10	95	0	5
25	80	0	20
80	0	0	100
85	0	0	100
85.1	0	100	0
90	0	100	0

系统适用性要求　参考系统适用性对照品说明书中图谱，对系统适用性溶液图谱中各峰进行定位，其中二唾液酸峰簇、三唾液酸峰簇和四唾液酸峰簇保留时间的相对标

准偏差（$n\geqslant 3$）均应不大于 5.0%，上述各峰簇含量的相对标准偏差（$n\geqslant 3$）均应不大于 10.0%。

测定法　分别取系统适用性溶液、对照品溶液和供试品溶液，注入离子色谱仪，记录色谱图。按面积归一化法分别计算一唾液酸峰簇、二唾液酸峰簇、三唾液酸峰簇和四唾液酸峰簇的百分含量，记录测定结果。

结果判定　供试品溶液图谱应与对照品溶液图谱基本一致。供试品溶液四唾液酸峰簇保留时间与对照品溶液四唾液酸峰簇保留时间相比，比值应为 0.8～1.2。

第二法　高效液相色谱法

照高效液相色谱法（通则 0512）试验。

试剂　（1）磷酸盐缓冲液　称取磷酸氢二钠约 0.75g，磷酸二氢钠约 0.056g，加适量水溶解，调节 pH 值至 7.5，用水稀释至 100ml。

（2）衍生用溶液　取二甲基亚砜 350μl 和冰乙酸 150μl，摇匀，依次加 2-氨基苯甲酰胺 25mg 和氰基硼氢化钠 30mg，振摇使溶解。

供试品溶液　取供试品适量，用磷酸盐缓冲液置换供试品的缓冲体系并制成每 1ml 约含人促红素 2.0mg 的溶液。取 100μl，加糖苷酶 F 溶液 4μl，混匀，置 37℃保温 16 小时，加入−20℃预冷的乙醇 0.3ml，混匀，置−20℃至少 30 分钟，4℃不低于 14 000*g* 离心 15 分钟，取上清液，必要时采用适宜方式除盐后真空干燥。于干燥品中加入衍生用溶液 100μl，置 37℃避光反应 3～5 小时。采用凝胶过滤或固相提取（如 HILIC 柱、磁珠等）等方式，按照说明书进行操作，对衍生后的 N 糖进行纯化，必要时可真空干燥/浓缩，用 50μl 水复溶，用 70%乙腈溶液定容至 100μl。

系统适用性溶液　取人促红素理化测定系统适用性对照品，照供试品溶液同法制备。

对照品溶液　取人促红素对照品，照供试品溶液同法制备。

色谱条件　以阴离子交换和亲水相互作用官能团键合的全多孔硅胶基质为填充剂的色谱柱（2.1mm×150mm，1.9μm 或等效色谱柱），柱温为 30℃；以 0.1mol/L 甲酸铵溶液（pH 4.4）为流动相 A，以 70%乙腈溶液为流动相 B，按下表进行梯度洗脱，流速为每分钟 0.4ml；荧光检测器，激发波长为 330nm，发射波长为 420nm；进样体积 10μl。

时间（分钟）	流动相 A（%）	流动相 B（%）
0	2	98
2	2	98
18	6	94
23	6	94
30	8	92
35	8	92
52	15	85
55	80	20
62	80	20
65	2	98
70	2	98

系统适用性要求　参考系统适用性对照品说明书中图谱，对系统适用性溶液图谱中各峰进行定位，其中二唾液酸峰簇、三唾液酸峰簇和四唾液酸峰簇保留时间的相对标准偏差（$n\geqslant 3$）均应不大于 5.0%，上述各峰簇含量的相对标准偏差（$n\geqslant 3$）均应不大于 10.0%。

测定法　分别取系统适用性溶液、对照品溶液和供试品溶液，注入液相色谱仪，记录色谱图。按面积归一化法分别计算一唾液酸峰簇、二唾液酸峰簇、三唾液酸峰簇和四唾液酸峰簇的百分含量，记录测定结果。

结果判定　供试品溶液图谱应与对照品溶液图谱基本一致。供试品溶液四唾液酸峰簇保留时间与对照品溶液四唾液酸峰簇保留时间相比，比值应为 0.8～1.2。

注：（1）样品预处理可根据是否能够完全酶切，调节样品量、加入的酶体积和缓冲液体系与孵育时间。

（2）样品预处理、糖链的纯化、衍生化步骤可以采用其他系统进行，以达到等效的缓冲液置换、去蛋白沉淀和 N 糖纯化等目的。如果经过验证，也可以采用市售的商品化试剂盒进行供试品溶液和对照品溶液的制备。

（3）不同品牌检测器可能存在差异，可对检测器参数、进样体积进行适当调整，以获得合适的信号响应强度。

3.1.2.6　唾液酸含量

每 1mol 人促红素应不低于 10.0mol（通则 3102 第一法）。

3.1.2.7　外源性 DNA 残留量

每 10 000IU 人促红素应不高于 100pg（通则 3407）。

3.1.2.8　CHO 细胞蛋白质残留量

采用双抗体夹心酶联免疫法测定 CHO 细胞蛋白质含量，除以总蛋白质含量测定结果。应不高于 0.05%。

3.1.2.9　牛血清白蛋白残留量

依法测定（通则 3411），应不高于蛋白质总量的 0.01%。

3.1.2.10　细菌内毒素

依法检查（通则 1143），每 10 000IU 人促红素应小于 2EU。

3.1.3　含量与效价测定

3.1.3.1　蛋白质含量

供试品溶液　精密量取供试品适量，用 4g/L 碳酸氢铵溶液稀释至每 1ml 含人促红素 0.5～2mg。

测定法　以 4g/L 碳酸氢铵溶液作为空白，测定供试品溶液在 320nm、325nm、330nm、335nm、340nm、345nm 和 350nm 的吸光度。用读出的吸光度的对数与其对应波长的对数作直线回归，求得回归方程。照紫外-可见分光光度法（通则 0401），在波长 276～280nm 处，测定供试品溶液最大吸光度 A_{max}，将 A_{max} 对应波长代入回归方程求得供试品溶液由于光散射产生的吸光度 $A_{光散射}$。按下式计算供试品蛋白质含量。

$$蛋白质含量(mg/ml)=\frac{A_{max}-A_{光散射}}{7.43}\times 供试品稀释倍数\times 10$$

限度　应不低于 0.5mg/ml。

3.1.3.2　体内活性测定

依法测定（通则 3522 第一法），记录结果。

3.1.3.3　比活性

计算体内活性测定结果与蛋白质含量测定结果的比值。

限度　每 1mg 蛋白质应不低于 1.0×10^5 IU。

3.1.3.4　体外活性测定

按酶联免疫吸附法试剂盒说明书测定，记录测定结果。

3.2　半成品检定

3.2.1　细菌内毒素

依法检查（通则 1143），每 1000IU 人促红素应小于 2EU。

3.2.2　无菌

依法检查（通则 1101），应符合规定。

3.3　成品检定

除复溶时间、水分和装量差异外，其他项目均应按标示量加入稀释剂复溶后进行试验。

3.3.1　外观

应为白色疏松体，复溶后应为无色澄明液体。

3.3.2　鉴别

按免疫印迹法（通则 3401）或免疫斑点法（通则 3402）测定，应为阳性。

3.3.3　检查

3.3.3.1　复溶时间

加入标示量的灭菌注射用水，复溶时间应不超过 2 分钟。

3.3.3.2　pH 值

依法测定（通则 0631），应符合批准的要求。

3.3.3.3　水分

应不高于 3.0%（通则 0832）。

3.3.3.4　渗透压摩尔浓度

依法测定（通则 0632），应符合批准的要求。

3.3.3.5　总蛋白质含量

若制品中加入人血白蛋白作稳定剂，则应符合经批准的要求（通则 0731 第二法）。

3.3.3.6　可见异物

依法检查（通则 0904），应符合规定。

3.3.3.7　装量差异

依法检查（通则 0102），应符合规定。

3.3.3.8　细菌内毒素

依法检查（通则 1143），规格小于 5000IU 的供试品，每 1000IU 人促红素中含内毒素的量应小于 2EU；规格不小于 5000IU 的供试品，每支含内毒素的量应小于 10EU。

3.3.3.9　异常毒性

依法检查（通则 1141 小鼠试验法），应符合规定。

3.3.3.10　无菌

依法检查（通则 1101），应符合规定。

3.3.4　生物学活性测定

3.3.4.1　体外法

按酶联免疫吸附法试剂盒说明书测定，应为标示量的 80%～120%。

3.3.4.2　体内法

依法测定（通则 3522 第一法），应为标示量的80%～140%。

4　稀释剂

稀释剂应为灭菌注射用水，稀释剂的生产应符合批准的要求。

灭菌注射用水应符合本版药典（二部）的相关要求。

5　保存、运输及有效期

于 2～8℃避光保存和运输。自生产之日起，按批准的有效期执行。

6　使用说明

应符合生物制品分包装及贮运管理（通则 0239）规定和批准的内容。

人促红素注射液

Ren Cuhongsu Zhusheye

Human Erythropoietin Injection

```
APPRLICDSR VLERYLLEAK EAENITTGCA EHCSLNENIT  40
VPDTKVNFYA WKRMEVGQQA VEVWQGLALL SEAVLRGQAL  80
LVNSSQPWEP LQLHVDKAVS GLRSLTTLLR ALGAQKEAIS 120
PPDAASAAPL RTITADTFRK LFRVYSNFLR GKLKLYTGEA 160
CRTGD                                      165
```

分子式 $C_{809}H_{1301}O_{240}N_{229}S_5$

分子量 18235.70（无糖基化）

糖基化位点 Asn24、Asn38、Asn83、Ser126

本品系由高效表达人红细胞生成素（简称人促红素）基因的中国仓鼠卵巢（CHO）细胞，经细胞培养和纯化后获得的人促红素制成的无菌溶液。含适宜稳定剂，不含抑菌剂和抗生素。

1 基本要求

生产和检定用设施、原材料及辅料、水、器具、动物等应符合"凡例"的有关要求。

2 制造

2.1 工程细胞

2.1.1 名称及来源

人促红素工程细胞系由带有人促红素基因的重组质粒转染的 CHO 细胞系。

2.1.2 细胞库建立、传代及保存

由原始细胞库的细胞传代，扩增后冻存于液氮中，作为主细胞库；从主细胞库的细胞传代，扩增后冻存于液氮中，作为工作细胞库。各级细胞库细胞传代应不超过批准的代次。细胞冻存于液氮中，检定合格后方可用于生产。

2.1.3 主细胞库及工作细胞库细胞的检定

应符合生物制品生产用动物细胞基质制备及质量控制（通则 0234）规定。

2.1.3.1 外源因子检查

细菌和真菌、支原体、病毒检查均应为阴性。

2.1.3.2 细胞鉴别试验

可用同工酶分析、生物化学、免疫学、细胞学和遗传标记物等任一方法进行鉴别，应为典型 CHO 细胞。

2.1.3.3 人促红素表达量

应不低于原始细胞库细胞的表达量。

2.1.3.4 目的基因核苷酸序列检查（工作种子批可免做）

目的基因核苷酸序列应与批准的序列相符。

2.2 原液

2.2.1 细胞的复苏与扩增

从工作细胞库来源的细胞复苏后，于含灭能新生牛血清培养液中进行传代、扩增，供转瓶或细胞培养罐接种用。新生牛血清的质量应符合规定（通则 3604）。

2.2.2 生产用细胞培养液

生产用细胞培养液应不含牛血清和任何抗生素。

2.2.3 细胞培养

细胞培养全过程应严格按照无菌操作。细胞培养时间可根据细胞生长情况而定。

2.2.4 分离纯化

收集的培养液按经批准的纯化工艺进行，采用经批准的超滤法或其他适宜方法进行浓缩，多步色谱纯化后制得高纯度的人促红素，除菌过滤后即为人促红素原液。如需存放，应规定温度和时间。

2.2.5 原液检定

按 3.1 项进行。

2.3 半成品

2.3.1 配制与除菌

原液加入适宜稳定剂并用缓冲液稀释，除菌过滤后即为半成品。

2.3.2 半成品检定

按 3.2 项进行。

2.4 成品

2.4.1 分批

应符合生物制品分包装及贮运管理（通则 0239）规定。

2.4.2 分装

应符合生物制品分包装及贮运管理（通则 0239）与注射剂（通则 0102）有关规定。

2.4.3 规格

同批准的规格。

2.4.4 包装

应符合生物制品分包装及贮运管理（通则 0239）与注射剂（通则 0102）有关规定。

3 检定

各项目中涉及到人促红素质量均按人促红素蛋白质部分计。

3.1 原液检定

3.1.1 鉴别

3.1.1.1 紫外光谱

照紫外-可见分光光度法（通则 0401）测定。

供试品溶液 取供试品适量，用水或 0.9%氯化钠溶液稀释并制成每 1ml 含人促红素 0.5～2mg 的溶液。

测定法 取供试品溶液，在 230～360nm 绘制光谱图。

结果判定 应在 279nm 处有最大吸收，在 250nm 处有最小吸收，在 320～360nm 处无吸收峰。

3.1.1.2 肽图

照肽图检查法（通则 3405）试验。

供试品溶液 取供试品适量，可采用适宜的方式用 1%碳酸氢铵溶液置换供试品的缓冲体系并制成每 1ml

中约含人促红素 1.5mg 的溶液。取 100μl，按 1∶50（酶∶蛋白）（mg/mg）加胰蛋白酶适量，混匀，置 37℃保温 6 小时。按 1∶10 加入 50%醋酸溶液终止或冷冻终止。

对照品溶液　取人促红素对照品适量，照供试品溶液同法制备。

色谱条件　用辛烷基硅烷键合硅胶为填充剂的色谱柱（4.6mm×250mm，5μm，300Å），柱温为 45℃；以 0.1%三氟乙酸水溶液为流动相 A，0.1%三氟乙酸-80%乙腈水溶液为流动相 B，按下表进行梯度洗脱，流速为每分钟 0.75ml；检测波长为 214nm；进样体积 20μl。

时间（分钟）	流动相 A（%）	流动相 B（%）
0	100	0
30	85	15
75	65	35
115	15	85
120	0	100
125	100	0
145	100	0

测定法　分别取对照品溶液和供试品溶液，注入液相色谱仪，记录色谱图。

结果判定　供试品溶液色谱图应与对照品溶液色谱图一致。

3.1.1.3　N 端氨基酸测序

至少每年测定 1 次。用氨基酸序列分析仪测定，N 端序列应为：

Ala-Pro-Pro-Arg-Leu-Ile-Cys-Asp-Ser-Arg-Val-Leu-Glu-Arg-Tyr。

3.1.2　检查

3.1.2.1　电泳纯度

依法测定（通则 0541 第五法）。用非还原型 SDS-聚丙烯酰胺凝胶电泳法，考马斯亮蓝染色，分离胶的胶浓度为 12.5%，加样量应不低于 10μg，经凝胶扫描仪扫描，按面积归一化法计算人促红素的含量。

限度　应不低于 98.0%。

3.1.2.2　色谱纯度

照高效液相色谱法（通则 0512）试验。

供试品溶液　取供试品适量，用流动相稀释制成每 1ml 含人促红素 0.2～0.5mg 的溶液。

色谱条件　以亲水改性硅胶为填充剂的分子排阻色谱柱（7.5mm×300mm，10μm，排阻极限 300kD），柱温为 30℃；流动相为磷酸盐缓冲液（取十二水磷酸氢二钠 2.30g、磷酸二氢钾 0.40g、氯化钠 46.80g，加水 1600ml 使溶解，调节 pH 值至 7.3，用水稀释至 2L，摇匀），流速为每分钟 0.5ml；检测波长为 280nm；进样体积 100μl。

系统适用性要求　理论板数按人促红素峰计算应不低于 1500。

测定法　取供试品溶液，注入液相色谱仪，记录色谱图至人促红素峰保留时间的 2 倍。按面积归一化法计算人促红素的含量，保留时间大于人促红素峰保留时间的峰忽略不计。

限度　应不低于 98.0%。

3.1.2.3　分子量

依法测定（通则 0541 第五法）。用还原型 SDS-聚丙烯酰胺凝胶电泳法，考马斯亮蓝 R250 染色，分离胶的胶浓度为 12.5%，加样量应不低于 1μg。分子量应为 36 000～45 000。

3.1.2.4　电荷变异体

以下三种方法可任选其一。

第一法　等电聚焦电泳法

照电泳法（通则 0541 第六法）试验。

供试品溶液　取供试品适量，用水置换供试品的缓冲体系并制成每 1ml 中含人促红素 2.0～2.5mg 的溶液。

对照品溶液　取人促红素对照品，照供试品溶液同法制备。

系统适用性溶液　取人促红素理化测定系统适用性对照品，照供试品溶液同法制备。

测定法　取尿素 9.0g、30%丙烯酰胺溶液 6.0ml、40%pH 3～5 的两性电解质溶液 1.05ml、40%pH 3～10 的两性电解质溶液 0.45ml 和水 13.5ml，混匀后，加四甲基乙二胺 15μl 和 10%过硫酸铵溶液 0.3ml，脱气后制成凝胶。分别取系统适用性溶液、对照品溶液和供试品溶液适量（约相当于人促红素 30～40μg）上样，进行试验，用凝胶扫描仪扫描凝胶，记录电泳图谱。根据系统适用性溶液图谱，对供试品溶液图谱中各峰进行定位，按面积归一化法分别计算各电荷变异体的百分含量，记录测定结果。

结果判定　供试品溶液电泳图谱应与对照品溶液电泳图谱一致。

第二法　毛细管等电聚焦电泳法

照毛细管电泳法（通则 0542）试验。

试剂　（1）等电聚焦电泳用凝胶溶液　商品化试剂。

（2）等电聚焦电泳用凝胶溶液（2）　取尿素 0.36g，加等电聚焦电泳用凝胶溶液 1ml 使溶解。

（3）预混液　按下表比例配制。

试剂	体积（μl）
两性电解质（pH 3～10）	6
等电点标记物 1	0.5
等电点标记物 2	0.5
等电点标记物 3	0.5
等电聚焦电泳用凝胶溶液（2）	90
0.2mol/L 亚氨基二乙酸溶液	15

供试品溶液 取供试品适量，用水置换供试品的缓冲体系并制成每 1ml 约含人促红素 2.0mg 的溶液，取 20μl，加预混液 112.5μl，混匀，不低于 14 000g 离心 3 分钟，取上清液。

系统适用性溶液 取人促红素理化测定系统适用性对照品，照供试品溶液同法制备。

对照品溶液 取人促红素对照品，照供试品溶液同法制备。

电泳条件 采用涂层熔融石英毛细管（内径 50μm）或等效毛细管，选择合适的长度以满足系统适用性要求。样品盘温度设为 10℃；毛细管温度设为 25℃；用 25psi 压力进样 99 秒，进样端设为负极。以 0.2mol/L 磷酸溶液为正极液，以 0.3mol/L 氢氧化钠溶液为负极液，用 25kV 电压分离 6 分钟；以 0.1mol/L 氨水溶液为正极液，以 0.3mol/L 氢氧化钠溶液为负极液，用 30kV 电压分离 30 分钟；检测波长为 280nm。

系统适用性要求 系统适用性溶液图谱应与系统适用性对照品说明书中图谱基本一致，其中变异体 2、3、4、5 等电点的相对标准偏差（$n\geqslant3$）均应不大于 2.0%，变异体 2、3、4、5 百分含量的相对标准偏差（$n\geqslant3$）均应不大于 5.0%。

测定法 分别取系统适用性溶液、对照品溶液和供试品溶液进样，记录电泳图谱。根据系统适用性溶液图谱，对供试品溶液图谱中各峰进行定位，按面积归一化法分别计算供试品溶液图谱中各电荷变异体的含量，记录测定结果。

结果判定 供试品溶液电泳图谱应与对照品溶液电泳图谱一致。

第三法 成像毛细管等电聚焦电泳法

照毛细管电泳法（通则 0542）试验。

试剂 预混液 按下表比例配制溶液，加尿素 0.24g，振摇使溶解。

试剂	体积（μl）
两性电解质（pH 2.5～5）	30
两性电解质（pH 5～8）	10
等电点标记物 1	5
等电点标记物 2	5
1%甲基纤维素	350
水	240

供试品溶液 取供试品适量，用水置换供试品的缓冲体系并制成每 1ml 约含人促红素 2.0mg 的溶液。取 20μl，加预混液 80μl，混匀，不低于 14 000g 离心 3 分钟，取上清液。

系统适用性溶液 取人促红素理化测定系统适用性对照品，照供试品溶液同法制备。

对照品溶液 取人促红素对照品，照供试品溶液同法制备。

电泳条件 采用涂层熔融石英毛细管或等效毛细管；样品盘温度设为 10℃，毛细管温度设为 25℃；以含有 80mmol/L 磷酸的 0.1%甲基纤维素溶液为正极液，以含有 0.1mol/L 氢氧化钠的 0.1%甲基纤维素溶液为负极液；预聚焦电压 1.5kV，预聚焦时间 1 分钟；聚焦电压为 3kV，聚焦时间为 7 分钟；检测波长 280nm。

系统适用性要求 系统适用性溶液图谱应与系统适用性对照品说明书中图谱基本一致，其中变异体 2、3、4、5 等电点的相对标准偏差（$n\geqslant3$）应不大于 2.0%，变异体 2、3、4、5 百分含量的相对标准偏差（$n\geqslant3$）应不大于 5.0%。

测定法 分别取系统适用性溶液、对照品溶液和供试品溶液进样，记录电泳图谱。根据系统适用性溶液图谱，对供试品溶液图谱中各峰进行定位，按面积归一化法分别计算各电荷变异体的百分含量，记录测定结果。

结果判定 供试品溶液电泳图谱应与对照品溶液电泳图谱一致。

注：可根据产品特征调整样品预混液组分/比例、样品浓度、聚焦电压、聚焦时间、电泳温度以及样品池温度等。

3.1.2.5 N 糖谱

以下二种方法可任选其一。

第一法 离子色谱法

照离子色谱法（通则 0513）试验。

试剂 磷酸盐缓冲液 取磷酸氢二钠约 0.75g，磷酸二氢钠约 0.056g，加水适量使溶解，调 pH 值至 7.5，用水稀释至 100ml。

供试品溶液 取供试品适量，用磷酸盐缓冲液置换供试品的缓冲体系并制成每 1ml 约含人促红素 2.0mg 的溶液。取 100μl，加糖苷酶 F 溶液 4μl，混匀，置 37℃保温 16 小时。加入 -20℃ 预冷的乙醇 0.3ml，混匀，置 -20℃至少 30 分钟，于 4℃不低于 14 000g 离心15 分钟，取上清液，必要时采用适宜方式除盐后真空干燥，加水 0.20ml 复溶。

系统适用性溶液 取促红素理化测定系统适用性对照品，照供试品溶液同法制备。

对照品溶液 取人促红素工作对照品，照供试品溶液同法制备。

色谱条件 以键合季铵基官能团的苯乙烯二乙烯基苯共聚物为固定相（3mm×250mm，5.5μm 或等效色谱柱），柱温为 30℃；以 50mmol/L 氢氧化钠溶液为流动相 A，以 0.2mol/L 氢氧化钠溶液为流动相 B，以含 50mmol/L 氢氧化钠的 0.25mol/L 乙酸钠溶液为流动相 C，按下表进行梯度洗脱；流速为每分钟 0.5ml；脉冲安培检测器，适合的工作电极及参比电极；进样体积为 25μl。

时间（分钟）	流动相 A（%）	流动相 B（%）	流动相 C（%）
0	95	0	5
10	95	0	5
25	80	0	20
80	0	0	100
85	0	0	100
85.1	0	100	0
90	0	100	0

系统适用性要求　参考系统适用性对照品说明书中图谱，对系统适用性溶液图谱中各峰进行定位，其中二唾液酸峰簇、三唾液酸峰簇和四唾液酸峰簇保留时间的相对标准偏差（$n \geqslant 3$）均应不大于 5.0%，上述各峰簇含量的相对标准偏差（$n \geqslant 3$）均应不大于 10.0%。

测定法　分别取系统适用性溶液、对照品溶液和供试品溶液，注入离子色谱仪，记录色谱图。按面积归一化法分别计算一唾液酸峰簇、二唾液酸峰簇、三唾液酸峰簇和四唾液酸峰簇的百分含量，记录测定结果。

结果判定　供试品溶液图谱应与对照品溶液图谱基本一致。供试品溶液四唾液酸峰簇保留时间与对照品溶液四唾液酸峰簇保留时间相比，比值应为 0.8～1.2。

第二法　高效液相色谱法

照高效液相色谱法（通则 0512）试验。

试剂　（1）磷酸盐缓冲液　称取磷酸氢二钠约 0.75g 和磷酸二氢钠约 0.056g，溶于水中，调节 pH 值至 7.5，水定容至 100ml。

（2）衍生用溶液　取二甲基亚砜 350μl 和冰乙酸 150μl，摇匀，依次加 2-氨基苯甲酰胺 25mg 和氰基硼氢化钠 30mg，振摇使溶解。

供试品溶液　取供试品适量，用磷酸盐缓冲液置换供试品的缓冲体系并制成每 1ml 约含人促红素 2.0mg 的溶液。取 100μl，加糖苷酶 F 溶液 4μl，混匀，置 37℃保温 16 小时，加入 －20℃预冷的乙醇 0.3ml，混匀，置 －20℃至少 30 分钟，4℃不低于 14 000*g* 离心15 分钟，取上清液，必要时采用适宜方式除盐后真空干燥。于干燥品中加入衍生用溶液 100μl，置 37℃避光反应 3～5 小时。采用凝胶过滤或固相提取（如 HILIC 柱、磁珠等）等方式，按照说明书进行操作，对衍生后的 N 糖进行纯化，必要时可真空干燥/浓缩，用 50μl 水复溶，用 70%乙腈溶液定容至 100μl。

系统适用性溶液　取人促红素理化测定系统适用性对照品，照供试品溶液同法制备。

对照品溶液　取人促红素对照品，照供试品溶液同法制备。

色谱条件　以阴离子交换和亲水相互作用官能团键合全多孔硅胶为填充剂的色谱柱（2.1mm×150mm，1.9μm 或等效色谱柱），柱温为 30℃；以 0.1mol/L 甲酸铵溶液（pH 4.4）为流动相 A，以 70%乙腈溶液为流动相 B，按下表进行梯度洗脱，流速为每分钟 0.4ml；荧光检测器，激发波长为 330nm，发射波长为 420nm；进样体积 10μl。

时间（分钟）	流动相 A（%）	流动相 B（%）
0	2	98
2	2	98
18	6	94
23	6	94
30	8	92
35	8	92
52	15	85
55	80	20
62	80	20
65	2	98
70	2	98

系统适用性要求　参考系统适用性对照品说明书中图谱，对系统适用性溶液图谱中各峰进行定位，其中二唾液酸峰簇、三唾液酸峰簇和四唾液酸峰簇保留时间的相对标准偏差（$n \geqslant 3$）均应不大于 5.0%，上述各峰簇含量的相对标准偏差（$n \geqslant 3$）均应不大于 10.0%。

测定法　分别取系统适用性溶液、对照品溶液和供试品溶液，注入液相色谱仪，记录色谱图。按面积归一化法分别计算一唾液酸峰簇、二唾液酸峰簇、三唾液酸峰簇和四唾液酸峰簇的百分含量，记录测定结果。

结果判定　供试品溶液图谱应与对照品溶液图谱基本一致。供试品溶液四唾液酸峰簇保留时间与对照品溶液四唾液酸峰簇保留时间相比，比值应为 0.8～1.2。

注：（1）样品预处理可根据是否能够完全酶切，调节样品量、加入的酶体积和缓冲液体系与孵育时间。

（2）样品预处理、糖链的纯化、衍生化步骤可以采用其他系统进行，以达到等效的缓冲液置换、去蛋白沉淀和 N 糖纯化等目的。如果经过验证，也可以采用市售的商品化试剂盒进行供试品溶液和对照品溶液的制备。

（3）不同品牌检测器可能存在差异，可对检测器参数、进样体积进行适当调整，以获得合适的信号响应强度。

3.1.2.6　唾液酸含量

每 1mol 人促红素应不低于 10.0mol（通则 3102 第一法）。

3.1.2.7　外源性 DNA 残留量

每 10 000IU 人促红素应不高于 100pg（通则 3407）。

3.1.2.8　CHO 细胞蛋白质残留量

采用双抗体夹心酶联免疫法测定 CHO 细胞蛋白质含量，除以总蛋白质含量测定结果。应不高于 0.05%。

3.1.2.9　牛血清白蛋白残留量

依法测定（通则 3411），应不高于蛋白质总量的 0.01%。

3.1.2.10　细菌内毒素

依法检查（通则 1143），每 10 000IU 人促红素应小于 2EU。

3.1.3　含量与效价测定

3.1.3.1　蛋白质含量

供试品溶液　精密量取供试品适量，用 4g/L 碳酸氢铵溶液稀释至每 1ml 含人促红素 0.5～2mg。

测定法　以 4g/L 碳酸氢铵溶液作为空白，测定供试品溶液在 320nm、325nm、330nm、335nm、340nm、345nm 和 350nm 的吸光度。用读出的吸光度的对数与其对应波长的对数作直线回归，求得回归方程。照紫外-可见分光光度法（通则 0401），在波长 276～280nm 处，测定供试品溶液最大吸光度 A_{max}，将 A_{max} 对应波长代入回归方程求得供试品溶液由于光散射产生的吸光度 $A_{光散射}$。按下式计算供试品蛋白质含量。

$$蛋白质含量(mg/ml)=\frac{A_{max}-A_{光散射}}{7.43}\times 供试品稀释倍数\times 10$$

限度　应不低于 0.5mg/ml。

3.1.3.2　体内活性测定

依法测定（通则 3522 第一法），记录结果。

3.1.3.3　比活性

计算体内活性测定结果与蛋白质含量测定结果的比值。

限度　每 1mg 蛋白质应不低于 1.0×10^{5}IU。

3.1.3.4　体外活性测定

按酶联免疫吸附法试剂盒说明书测定，记录测定结果。

3.2　半成品检定

3.2.1　细菌内毒素

依法检查（通则 1143），每 1000IU 人促红素应小于 2EU。

3.2.2　无菌

依法检查（通则 1101），应符合规定。

3.3　成品检定

3.3.1　外观

应为无色的澄明液体。

3.3.2　鉴别

按免疫印迹法（通则 3401）或免疫斑点法（通则 3402）测定，应为阳性。

3.3.3　检查

3.3.3.1　pH 值

依法测定（通则 0631），应符合批准的要求。

3.3.3.2　渗透压摩尔浓度

依法测定（通则 0632），应符合批准的要求。

3.3.3.3　总蛋白质含量

若制品中加入人血白蛋白作稳定剂，则应符合经批准的要求（通则 0731 第二法）。

3.3.3.4　可见异物

依法检查（通则 0904），应符合规定。

3.3.3.5　装量

依法检查（通则 0102），应不低于标示量。

3.3.3.6　细菌内毒素

依法检查（通则 1143），规格小于 5000IU 的供试品，每 1000IU 人促红素中含内毒素的量应小于 2EU；规格不小于 5000IU 的供试品，每支含内毒素的量应小于 10EU。

3.3.3.7　异常毒性

依法检查（通则 1141 小鼠试验法），应符合规定。

3.3.3.8　无菌

依法检查（通则 1101），应符合规定。

3.3.4　生物学活性测定

3.3.4.1　体外法

按酶联免疫吸附法试剂盒说明书测定，应为标示量的 80%～120%。

3.3.4.2　体内法

依法测定（通则 3522 第一法），应为标示量的 80%～140%。

4　保存、运输及有效期

于 2～8℃避光保存和运输。自生产之日起，按批准的有效期执行。

5　使用说明

应符合生物制品分包装及贮运管理（通则 0239）规定和批准的内容。

注射用人干扰素 α1b

Zhusheyong Ren Ganraosu α1b

Human Interferon α1b for Injection

分子式　$C_{851}H_{1344}O_{261}N_{234}S_{11}$

分子量　19381.90

分子式　（含 Met）$C_{856}H_{1353}O_{262}N_{235}S_{12}$

分子量　19513.10

本品系由高效表达人干扰素 α1b 基因的大肠埃希菌，经发酵、分离和高度纯化后获得的人干扰素 α1b 冻干制成。含适宜稳定剂，不含抑菌剂和抗生素。

1　基本要求

生产和检定用设施、原材料及辅料、水、器具、动物等应符合“凡例”的有关要求。

2　制造

2.1　工程菌菌种

2.1.1　名称及来源

人干扰素 α1b 工程菌株系由带有人干扰素 α1b 基因的重组质粒转化的大肠埃希菌菌株。

2.1.2　种子批的建立

应符合生物制品生产检定用菌毒种管理及质量控制（通则 0233）的规定。

2.1.3　菌种检定

主种子批和工作种子批的菌种应进行以下各项全面检定。

2.1.3.1　划种 LB 琼脂平板

应呈典型大肠埃希菌集落形态，无其他杂菌生长。

2.1.3.2　染色镜检

应为典型的革兰阴性杆菌。

2.1.3.3　对抗生素的抗性

应与原始菌种相符。

2.1.3.4　电镜检查（工作种子批可免做）

应为典型大肠埃希菌形态，无支原体、病毒样颗粒及其他微生物污染。

2.1.3.5　生化反应

应符合大肠埃希菌生化反应特性。

2.1.3.6　干扰素表达量

在摇床中培养，应不低于原始菌种的表达量。

2.1.3.7　表达的干扰素型别

应用抗 α1b 型干扰素血清做中和试验，证明型别无误。

2.1.3.8　质粒检查

该质粒的酶切图谱应与原始重组质粒的图谱一致。

2.1.3.9　目的基因核苷酸序列检查（工作种子批可免做）

目的基因核苷酸序列应与批准的序列一致。

2.2　原液

2.2.1　种子液制备

将检定合格的工作种子批菌种接种于适宜培养基（可含适量抗生素）中培养。

2.2.2　发酵用培养基

采用适宜的不含抗生素的培养基。

2.2.3　种子液接种及发酵培养

2.2.3.1　在灭菌培养基中接种适量种子液。

2.2.3.2　在适宜的温度下进行发酵，应根据经批准的发酵工艺进行，并确定相应的发酵条件，如温度、pH 值、溶解氧、补料、发酵时间等。发酵液应定期进行质粒丢失率检查（通则 3406）。

2.2.4　发酵液处理

用适宜的方法收集、处理菌体。

2.2.5　初步纯化

采用经批准的纯化工艺进行初步纯化，使其纯度达到规定的要求。

2.2.6　高度纯化

经初步纯化后，采用经批准的纯化工艺进行高度纯化，使其达到 3.1 项要求，可加入适宜稳定剂，除菌过滤后即为人干扰素 α1b 原液。如需存放，应规定温度和时间。

2.2.7　原液检定

按 3.1 项进行。

2.3　半成品

2.3.1　配制与除菌

按经批准的配方配制稀释液。配制后应立即用于稀释。

将原液用稀释液稀释至所需浓度，除菌过滤后即为半成品，保存于 2～8℃。

2.3.2　半成品检定

按 3.2 项进行。

2.4　成品

2.4.1　分批

应符合生物制品分包装及贮运管理（通则 0239）规定。

2.4.2　分装及冻干

应符合生物制品分包装及贮运管理（通则 0239）及注射剂（通则 0102）有关规定。

2.4.3　规格

同批准的规格。

2.4.4　包装

应符合生物制品分包装及贮运管理（通则 0239）及注射剂（通则 0102）有关规定。

3　检定

3.1　原液检定

3.1.1　生物学活性

依法测定（通则 3523）。

3.1.2　蛋白质含量

依法测定（通则 0731 第二法）。

3.1.3　比活性

计算生物学活性与蛋白质含量的比值，每 1mg 蛋白质应不低于 1.0×10^7IU。

3.1.4　纯度

3.1.4.1　电泳法

依法测定（通则 0541 第五法）。用非还原型 SDS-聚丙烯酰胺凝胶电泳法，分离胶的胶浓度为 15%，加样量应不低于 10μg（考马斯亮蓝 R250 染色法）或 5μg（银染法）。经扫描仪扫描，纯度应不低于 95.0%。

3.1.4.2　高效液相色谱法

依法测定（通则 0512）。色谱柱以适合分离分子质量为 5～60kD 蛋白质的色谱用凝胶为填充剂；流动相为 0.1mol/L 磷酸盐-0.1mol/L 氯化钠缓冲液，pH 7.0；上样量应不低于 20μg，在波长 280nm 处检测，以干扰素色谱峰计算的理论板数应不低于 1000。按面积归一化法计算，干扰素主峰面积应不低于总面积的 95.0%。

3.1.5　分子量

依法测定（通则 0541 第五法）。用还原型 SDS-聚丙烯酰胺凝胶电泳法，分离胶的胶浓度为 15%，加样量应不低于 1.0μg，制品的分子质量应为 19.4kD±1.9kD。

3.1.6　外源性 DNA 残留量

每 1 支/瓶应不高于 10ng（通则 3407）。

3.1.7　鼠 IgG 残留量

如采用单克隆抗体亲和色谱法纯化，应进行本项检定。每 1 次人用剂量鼠 IgG 残留量应不高于 100ng（通则 3416）。

3.1.8　宿主菌蛋白质残留量

应不高于蛋白质总量的 0.10%（通则 3412）。

3.1.9　残余抗生素活性

依法测定（通则 3408），不应有残余氨苄西林或其他抗生素活性。

3.1.10　细菌内毒素

依法检查（通则 1143），每 30 万 IU 应小于 10EU。

3.1.11　等电点

供试品的主区带应为 4.0～6.5，且供试品的电泳图谱应与对照品的图谱一致（通则 0541 第六法）。

3.1.12　紫外光谱

用水或 0.9% 氯化钠溶液将供试品稀释至 100～500μg/ml，在光路 1cm、波长 230～360nm 下进行扫描，最大吸收峰波长应为 278nm±3nm（通则 0401）。

3.1.13　肽图

依法测定（通则 3405），应与对照品图形一致。

3.1.14　N 端氨基酸序列

至少每年测定 1 次。用氨基酸序列分析仪测定，N 端序列应为：

(Met)-Cys-Asp-Leu-Pro-Glu-Thr-His-Ser-Leu-Asp-Asn-Arg-Arg-Thr-Leu。

3.2　半成品检定

3.2.1　细菌内毒素

依法检查（通则 1143），每 30 万 IU 应小于 10EU。

3.2.2　无菌

依法检查（通则 1101），应符合规定。

3.3　成品检定

除水分测定、不溶性微粒、装量差异检查外，应按标示量加入灭菌注射用水，复溶后进行其余各项检定。

3.3.1　鉴别试验

按免疫印迹法（通则 3401）或免疫斑点法（通则 3402）测定，应为阳性。

3.3.2　检查

3.3.2.1　外观

应为白色薄壳状疏松体，按标示量加入灭菌注射用水后迅速复溶为澄明液体。

3.3.2.2　可见异物

依法检查（通则 0904），应符合规定。

3.3.2.3　不溶性微粒

依法检查（通则 0903 第一法），取供试品，分别加入与稀释剂标示量等量的微粒检查用水使溶解并合并，合并后总体积应不少于 10ml，静置脱气泡时间应不少于 30 分钟，每次取样应不少于 2ml，所有操作过程中应避免气泡的产生。应符合规定。

3.3.2.4　装量差异

依法检查（通则 0102），应符合规定。

3.3.2.5　水分

不得过 3.0%（通则 0832）。

3.3.2.6　pH 值

应为 6.5～7.5（通则 0631）。

3.3.2.7　渗透压摩尔浓度

依法测定（通则 0632），应符合批准的要求。

3.3.2.8　残余抗生素活性

依法测定（通则 3408），不应有残余氨苄西林或其他抗生素活性。

3.3.2.9　无菌

依法检查（通则 1101），应符合规定。

3.3.2.10　细菌内毒素

依法检查（通则 1143），每 1 支/瓶应小于 10EU。

3.3.2.11　异常毒性

依法检查（通则 1141 小鼠试验法），应符合要求。

3.3.3　生物学活性

应为标示量的 80%～150%（通则 3523）。

4　稀释剂

稀释剂应为灭菌注射用水，稀释剂的生产应符合批准的要求。

灭菌注射用水应符合本版药典（二部）的相关要求。

5　保存、运输及有效期

于 2～8℃避光保存和运输。自生产之日起，按批准的有效期执行。

6　使用说明

应符合生物制品分包装及贮运管理（通则 0239）规定和批准的内容。

人干扰素 α1b 注射液

Ren Ganraosu α1b Zhusheye

Human Interferon α1b Injection

分子式　$C_{851}H_{1344}O_{261}N_{234}S_{11}$

分子量　19381.90

分子式　（含 Met）$C_{856}H_{1353}O_{262}N_{235}S_{12}$

分子量　19513.10

本品系由高效表达人干扰素 α1b 基因的大肠埃希菌，经发酵、分离和高度纯化后获得的人干扰素 α1b 制成。含适宜稳定剂，不含抑菌剂和抗生素。

1　基本要求

生产和检定用设施、原材料及辅料、水、器具、动物等应符合"凡例"的有关要求。

2　制造

2.1　工程菌菌种

2.1.1　名称及来源

人干扰素 α1b 工程菌株系由带有人干扰素 α1b 基因的重组质粒转化的大肠埃希菌菌株。

2.1.2　种子批的建立

应符合生物制品生产检定用菌毒种管理及质量控制（通则 0233）的规定。

2.1.3　菌种检定

主种子批和工作种子批的菌种应进行以下各项全面检定。

2.1.3.1　划种 LB 琼脂平板

应呈典型大肠埃希菌集落形态，无其他杂菌生长。

2.1.3.2　染色镜检

应为典型的革兰阴性杆菌。

2.1.3.3　对抗生素的抗性

应与原始菌种相符。

2.1.3.4　电镜检查（工作种子批可免做）

应为典型大肠埃希菌形态，无支原体、病毒样颗粒及其他微生物污染。

2.1.3.5　生化反应

应符合大肠埃希菌生化反应特性。

2.1.3.6　干扰素表达量

在摇床中培养，应不低于原始菌种的表达量。

2.1.3.7　表达的干扰素型别

应用抗 α1b 型干扰素血清做中和试验，证明型别无误。

2.1.3.8　质粒检查

该质粒的酶切图谱应与原始重组质粒的图谱一致。

2.1.3.9　目的基因核苷酸序列检查（工作种子批可免做）

目的基因核苷酸序列应与批准的序列一致。

2.2　原液

2.2.1　种子液制备

将检定合格的工作种子批菌种接种于适宜培养基（可含适量抗生素）中培养。

2.2.2　发酵用培养基

采用适宜的不含抗生素的培养基。

2.2.3　种子液接种及发酵培养

2.2.3.1　在灭菌培养基中接种适量种子液。

2.2.3.2　在适宜的温度下进行发酵，应根据经批准的发酵工艺进行，并确定相应的发酵条件，如温度、pH 值、溶解氧、补料、发酵时间等。发酵液应定期进行质粒丢失率检查（通则 3406）。

2.2.4　发酵液处理

用适宜的方法收集、处理菌体。

2.2.5　初步纯化

采用经批准的纯化工艺进行初步纯化，使其纯度达到规定的要求。

2.2.6　高度纯化

经初步纯化后，采用经批准的纯化工艺进行高度纯化，使其达到 3.1 项要求，可加入适宜稳定剂，除菌过滤后即为人干扰素 α1b 原液。如需存放，应规定温度和时间。

2.2.7　原液检定

按 3.1 项进行。

2.3　半成品

2.3.1　配制与除菌

按经批准的配方配制稀释液；配制后应立即用于稀释。将原液用稀释液稀释至所需浓度，除菌过滤后即为半成品，保存于 2～8℃。

2.3.2　半成品检定

按 3.2 项进行。

2.4　成品

2.4.1　分批

应符合生物制品分包装及贮运管理（通则 0239）规定。

2.4.2　分装

应符合生物制品分包装及贮运管理（通则 0239）及注射剂（通则 0102）有关规定。

2.4.3　规格

同批准的规格。

2.4.4　包装

应符合生物制品分包装及贮运管理（通则 0239）及注射剂（通则 0102）有关规定。

3　检定

3.1　原液检定

3.1.1　生物学活性

依法测定（通则 3523）。

3.1.2　蛋白质含量

依法测定（通则 0731 第二法）。

3.1.3　比活性

计算生物学活性与蛋白质含量的比值。每 1mg 蛋白质应不低于 1.0×10^7 IU。

3.1.4　纯度

3.1.4.1　电泳法

依法测定（通则 0541 第五法）。用非还原型 SDS-聚丙烯酰胺凝胶电泳法，分离胶的胶浓度为 15%，加样量应不低于 10μg（考马斯亮蓝 R250 染色法）或 5μg（银染法）。经扫描仪扫描，纯度应不低于 95.0%。

3.1.4.2　高效液相色谱法

依法测定（通则 0512）。色谱柱以适合分离分子质量为 5～60kD 蛋白质的色谱用凝胶为填充剂；流动相为 0.1mol/L 磷酸盐-0.1mol/L 氯化钠缓冲液，pH 7.0；上样量应不低于 20μg，在波长 280nm 处检测，以干扰素色谱峰计算的理论板数应不低于 1000。按面积归一化法计算，干扰素主峰面积应不低于总面积的 95.0%。

3.1.5　分子量

依法测定（通则 0541 第五法）。用还原型 SDS-聚丙烯酰胺凝胶电泳法，分离胶的胶浓度为 15%，加样量应不低于 1.0μg，制品的分子质量应为 19.4kD±1.9kD。

3.1.6　外源性 DNA 残留量

每 1 支/瓶应不高于 10ng（通则 3407）。

3.1.7　鼠 IgG 残留量

如采用单克隆抗体亲和色谱法纯化，应进行本项检定。每 1 次人用剂量鼠 IgG 残留量应不高于 100ng（通则 3416）。

3.1.8　宿主菌蛋白质残留量

应不高于蛋白质总量的 0.10%（通则 3412）。

3.1.9　残余抗生素活性

依法测定（通则 3408），不应有残余氨苄西林或其他抗生素活性。

3.1.10　细菌内毒素

依法检查（通则 1143），每 30 万 IU 应小于 10EU。

3.1.11　等电点

供试品的主区带应为 4.0～6.5，且供试品的电泳图谱应与对照品的图谱一致（通则 0541 第六法）。

3.1.12　紫外光谱

用水或 0.9% 氯化钠溶液将供试品稀释至 100～500μg/ml，在光路 1cm、波长 230～360nm 下进行扫描，最大吸收峰波长应为 278nm±3nm（通则 0401）。

3.1.13　肽图

依法测定（通则 3405），应与对照品图形一致。

3.1.14　N 端氨基酸序列

至少每年测定 1 次。用氨基酸序列分析仪测定，N 端序列应为：

(Met)-Cys-Asp-Leu-Pro-Glu-Thr-His-Ser-Leu-Asp-Asn-Arg-Arg-Thr-Leu。

3.2　半成品检定

3.2.1　细菌内毒素

依法检查（通则 1143），每 30 万 IU 应小于 10EU。

3.2.2　无菌

依法检查（通则 1101），应符合规定。

3.3　成品检定

3.3.1　鉴别试验

按免疫印迹法（通则 3401）或免疫斑点法（通则 3402）测定，应为阳性。

3.3.2　检查

3.3.2.1　外观

应为澄明液体。

3.3.2.2　可见异物

依法检查（通则 0904），应符合规定。

3.3.2.3　不溶性微粒

依法检查（通则 0903 第一法），将供试品合并，合并后总体积应不少于 10ml，静置脱气泡时间应不少于 30 分钟，每次取样应不少于 2ml，所有操作过程中应避免气泡的产生。应符合规定。

3.3.2.4　装量

依法检查（通则 0102），应不低于标示量。

3.3.2.5　pH 值

应为 6.5～7.5（通则 0631）。

3.3.2.6　渗透压摩尔浓度

依法测定（通则 0632），应符合批准的要求。

3.3.2.7　残余抗生素活性

依法测定（通则 3408），不应有残余氨苄西林或其他抗生素活性。

3.3.2.8　无菌

依法检查（通则 1101），应符合规定。

3.3.2.9　细菌内毒素

依法检查（通则 1143），每 1 支/瓶应小于 10EU。

3.3.2.10　异常毒性

依法检查（通则 1141 小鼠试验法），应符合规定。

3.3.3　生物学活性

应为标示量的 80%～150%（通则 3523）。

4　保存、运输及有效期

于 2～8℃避光保存和运输。自生产之日起，按批准的有效期执行。

5　使用说明

应符合生物制品分包装及贮运管理（通则 0239）规定和批准的内容。

人干扰素 α1b 滴眼液

Ren Ganraosu α1b Diyanye

Human Interferon α1b Eye Drops

分子式　$C_{851}H_{1344}O_{261}N_{234}S_{11}$

分子量　19381.90

分子式　（含 Met）$C_{856}H_{1353}O_{262}N_{235}S_{12}$

分子量　19513.10

本品系由高效表达人干扰素 α1b 基因的大肠埃希菌，经发酵、分离和高度纯化后获得的人干扰素 α1b 制成。含适宜稳定剂。

1　基本要求

生产和检定用设施、原材料及辅料、水、器具、动物等应符合“凡例”的有关要求。

2　制造

2.1　工程菌菌种

2.1.1　名称及来源

人干扰素 α1b 工程菌株系由带有人干扰素 α1b 基因的重组质粒转化的大肠埃希菌菌株。

2.1.2　种子批的建立

应符合生物制品生产检定用菌毒种管理及质量控制（通则 0233）的规定。

2.1.3　菌种检定

主种子批和工作种子批的菌种应进行以下各项全面检定。

2.1.3.1　划种 LB 琼脂平板

应呈典型大肠埃希菌集落形态，无其他杂菌生长。

2.1.3.2　染色镜检

应为典型的革兰阴性杆菌。

2.1.3.3　对抗生素的抗性

应与原始菌种相符。

2.1.3.4　电镜检查（工作种子批可免做）

应为典型大肠埃希菌形态，无支原体、病毒样颗粒及其他微生物污染。

2.1.3.5　生化反应

应符合大肠埃希菌生化反应特性。

2.1.3.6　干扰素表达量

在摇床中培养，应不低于原始菌种的表达量。

2.1.3.7　表达的干扰素型别

应用抗 α1b 型干扰素血清做中和试验，证明型别无误。

2.1.3.8　质粒检查

该质粒的酶切图谱应与原始重组质粒的图谱一致。

2.1.3.9　目的基因核苷酸序列检查（工作种子批可免做）

目的基因核苷酸序列应与批准的序列一致。

2.2　原液

2.2.1　种子液制备

将检定合格的工作种子批菌种接种于适宜培养基（可含适量抗生素）中培养。

2.2.2　发酵用培养基

采用适宜的不含抗生素的培养基。

2.2.3　种子液接种及发酵培养

2.2.3.1　在灭菌培养基中接种适量种子液。

2.2.3.2　在适宜的温度下进行发酵，应根据经批准的发酵工艺进行，并确定相应的发酵条件，如温度、pH 值、溶解氧、补料、发酵时间等。发酵液应定期进行质粒丢失率检查（通则 3406）。

2.2.4　发酵液处理

用适宜的方法收集、处理菌体。

2.2.5　纯化

采用经批准的工艺进行纯化，使其达到 3.1 项要求，可加入适宜稳定剂，除菌过滤后即为人干扰素 α1b 原液。如需存放，应规定温度和时间。

2.2.6　原液检定

按 3.1 项进行。

2.3　半成品

2.3.1　配制与除菌

按经批准的配方配制稀释液。配制后应立即用于稀释。

将原液用稀释液稀释至所需浓度，除菌过滤后即为半成品，保存于 2～8℃。

2.3.2　半成品检定

按 3.2 项进行。

2.4　成品

2.4.1　分批

应符合生物制品分包装及贮运管理（通则 0239）规定。

2.4.2　分装

应符合生物制品分包装及贮运管理（通则 0239）及眼用制剂（通则 0105）有关规定。

2.4.3　规格

同批准的规格。

2.4.4　包装

应符合生物制品分包装及贮运管理（通则 0239）及眼用制剂（通则 0105）有关规定。

3　检定

3.1　原液检定

3.1.1　生物学活性

依法测定（通则 3523）。

3.1.2　蛋白质含量

依法测定（通则 0731 第二法）。

3.1.3　比活性

计算生物学活性与蛋白质含量的比值，每 1mg 蛋白质应不低于 8.0×10^6IU。

3.1.4　纯度

依法测定（通则 0541 第五法）。用非还原型 SDS-聚丙烯酰胺凝胶电泳法，分离胶的胶浓度为 15%，加样量应不低于 10μg（考马斯亮蓝 R250 染色法）或 5μg（银染法）。经扫描仪扫描，纯度应不低于 80.0%，50kD 以上的杂蛋白应不高于 10%。

3.1.5　分子量

依法测定（通则 0541 第五法）。用还原型 SDS-聚丙烯酰胺凝胶电泳法，分离胶的胶浓度为 15%，加样量应不低于 1.0μg，制品的分子质量应为 19.4kD±1.9kD。

3.1.6　鼠 IgG 残留量

如采用单克隆抗体亲和色谱法纯化，应进行本项检定。每 1 次人用剂量鼠 IgG 残留量应不高于 100ng（通则 3416）。

3.2　半成品检定

3.2.1　生物学活性

应为标示量的 80%～150%（通则 3523）。

3.2.2　无菌

依法检查（通则 1101），应符合规定。

3.3　成品检定

3.3.1　鉴别试验

按免疫印迹法（通则 3401）或免疫斑点法（通则 3402）测定，应为阳性。

3.3.2　检查

3.3.2.1　外观

应为无色或淡黄色液体。

3.3.2.2　可见异物

依法检查（通则 0904），应符合规定。

3.3.2.3　装量

依法检查（通则 0105），应符合规定。

3.3.2.4　pH 值

应为 6.5～7.5（通则 0631）。

3.3.2.5　渗透压摩尔浓度

依法测定（通则 0632），应符合批准的要求。

3.3.2.6　无菌

依法检查（通则 1101），应符合规定。

3.3.3　生物学活性

应为标示量的 80%～150%（通则 3523）。

4　保存、运输及有效期

于 2～8℃避光保存和运输。自生产之日起，按批准的有效期执行。

5　使用说明

应符合生物制品分包装及贮运管理（通则 0239）规定和批准的内容。

注射用人干扰素 α2a

Zhusheyong Ren Ganraosu α2a

Human Interferon α2a for Injection

CDLPQTHSLG SRRTLMLLAQ MRKISLFSCL KDRHDFGFPQ 40
EEFGNQFQKA ETIPVLHEMI QQIFNLFSTK DSSAAWDETL 80
LDKFYTELYQ QLNDLEACVI QGVGVTETPL MKEDSILAVR 120
KYFQRITLYL KEKKYSPCAW EVVRAEIMRS FSLSTNLQES 160
LRSKE 165

分子式　$C_{860}H_{1349}O_{255}N_{227}S_{9}$

分子量　19236.87

分子式　（含 Met）$C_{865}H_{1358}O_{256}N_{228}S_{10}$

分子量　19368.06

本品系由高效表达人干扰素 α2a 基因的大肠埃希菌或酿酒酵母，经发酵、分离和高度纯化后获得的人干扰素 α2a 冻干制成。含适宜稳定剂，不含抑菌剂和抗生素。

1　基本要求

生产和检定用设施、原材料及辅料、水、器具、动物等应符合“凡例”的有关要求。

2　制造

2.1　工程菌菌种

2.1.1　名称及来源

人干扰素 α2a 工程菌株系由带有人干扰素 α2a 基因的重组质粒转化的大肠埃希菌或酿酒酵母菌株。

2.1.2　种子批的建立

应符合生物制品生产检定用菌毒种管理及质量控制（通则 0233）的规定。

2.1.3　菌种检定

主种子批和工作种子批的菌种应进行以下各项全面检定。

2.1.3.1　划种 LB 琼脂平板

应呈典型大肠埃希菌集落形态，无其他杂菌生长。

2.1.3.2　染色镜检

应分别为典型的革兰阴性杆菌或酿酒酵母菌形态。

2.1.3.3　对抗生素的抗性

采用大肠埃希菌为载体的，其菌种应与原始菌种相符。

2.1.3.4　电镜检查（工作种子批可免做）

采用大肠埃希菌为载体的，其菌种应为典型大肠埃希菌形态，无支原体、病毒样颗粒及其他微生物污染。

2.1.3.5　生化反应

采用大肠埃希菌为载体的，其菌种应符合大肠埃希菌生化反应特性。

2.1.3.6　干扰素表达量

在摇床中培养，应不低于原始菌种的表达量。

2.1.3.7　表达的干扰素型别

应用抗 α2a 型干扰素血清做中和试验，证明型别无误。

2.1.3.8　质粒检查

采用大肠埃希菌为载体的，其菌种中转化质粒的酶切图谱应与原始重组质粒的图谱一致。

2.1.3.9　目的基因核苷酸序列检查（工作种子批可免做）

采用大肠埃希菌为载体的，其菌种的目的基因核苷酸序列应与批准的序列一致。

2.1.3.10　干扰素基因稳定性检查

采用酿酒酵母为载体的，将菌种涂于 SD 琼脂平板，挑选至少 50 个克隆，用 PCR 检测干扰素基因，阳性率应不低于 95%。

2.2　原液

2.2.1　种子液制备

将检定合格的工作种子批菌种接种于适宜培养基（大肠埃希菌培养基可含适量抗生素）中培养。

2.2.2　发酵用培养基

采用适宜的不含抗生素的培养基。

2.2.3　种子液接种及发酵培养

2.2.3.1　在灭菌培养基中接种适量种子液。

2.2.3.2　在适宜的温度下进行发酵，应根据经批准的发酵工艺进行，并确定相应的发酵条件，如温度、pH 值、溶解氧、补料、发酵时间等。发酵液应定期进行质粒丢失率检查（通则 3406）。

2.2.4　发酵液处理

用适宜的方法收集、处理菌体。

2.2.5　初步纯化

采用经批准的纯化工艺进行初步纯化，使其纯度达到规定的要求。

2.2.6　高度纯化

经初步纯化后，采用经批准的纯化工艺进行高度纯化，使其达到 3.1 项要求，可加入适宜稳定剂，除菌过滤后即为人干扰素 α2a 原液。如需存放，应规定温度和时间。

2.2.7　原液检定

按 3.1 项进行。

2.3　半成品

2.3.1　配制与除菌

按经批准的配方配制稀释液。配制后应立即用于稀释。

将原液用稀释液稀释至所需浓度，除菌过滤后即为半成品，保存于 2～8℃。

2.3.2　半成品检定

按 3.2 项进行。

2.4　成品

2.4.1　分批

应符合生物制品分包装及贮运管理（通则 0239）规定。

2.4.2　分装及冻干

应符合生物制品分包装及贮运管理（通则 0239）及注射剂（通则 0102）有关规定。

2.4.3　规格

同批准的规格。

2.4.4　包装

应符合生物制品分包装及贮运管理（通则 0239）及注射剂（通则 0102）有关规定。

3　检定

3.1　原液检定

3.1.1　生物学活性

依法测定（通则 3523）。

3.1.2　蛋白质含量

依法测定（通则 0731 第二法）。

3.1.3　比活性

计算生物学活性与蛋白质含量的比值，每 1mg 蛋白质应不低于 1.0×10^{8}IU。

3.1.4　纯度

3.1.4.1　电泳法

依法测定（通则 0541 第五法）。用非还原型 SDS-聚丙烯酰胺凝胶电泳法，分离胶的胶浓度为 15%，加样量应不低于 10μg（考马斯亮蓝 R250 染色法）或 5μg（银染法）。经扫描仪扫描，纯度应不低于 95.0%。

3.1.4.2　高效液相色谱法

依法测定（通则 0512）。色谱柱以适合分离分子质量为 5～60kD 蛋白质的色谱用凝胶为填充剂；流动相为 0.1mol/L 磷酸盐-0.1mol/L 氯化钠缓冲液，pH 7.0；上样量应不低于 20μg，在波长 280nm 处检测，以干扰素色谱峰计算的理论板数应不低于 1000。按面积归一化法计算，干扰素主峰面积应不低于总面积的 95.0%。

3.1.5　相关蛋白

依法测定（通则 0512）。色谱柱采用十八烷基硅烷键合硅胶为填充剂（如：C_{18} 柱，4.6mm×250mm，5μm 或其他适宜的色谱柱），柱温为室温；以 0.2%三氟乙酸-30%乙腈的水溶液为流动相 A，以 0.2%三氟乙酸-80%乙腈的水溶液为流动相 B；流速为每分钟 1.0ml；在波长 210nm 处检测；按下表进行梯度洗脱。

时间（分钟）	流动相 A（%）	流动相 B（%）
0	72	28
1	72	28
5	67	33
20	63	37
30	57	43
40	40	60
42	40	60
50	72	28
60	72	28

用水将供试品稀释至每 1ml 中约含 1.0mg，作为供试品溶液；取供试品溶液和过氧化氢溶液混合，使过氧化氢终浓度为 0.005%（*m/m*），室温放置 1 小时或 1 小时以上，使干扰素约 5%发生氧化，再向每毫升该溶液中加入 L-甲硫氨酸 12.5mg，作为对照溶液（2～8℃放置不超过 24 小时）。取供试品溶液和对照溶液各 50μl 注入液相色谱仪。

对照溶液及供试品溶液图谱中，干扰素主峰的保留时间约为 20 分钟。对照溶液图谱中，氧化型峰相对于主峰的保留时间约为 0.9，氧化型峰与主峰的分离度应不小于 1.0。

按面积归一化法只计算相对于主峰保留时间为 0.7～1.4 的相关蛋白峰面积，单个相关蛋白峰面积应不大于总面积的 3.0%，所有相关蛋白峰面积应不大于总面积的 5.0%。

3.1.6　分子量

依法测定（通则 0541 第五法）。用还原型 SDS-聚丙烯酰胺凝胶电泳法，分离胶的胶浓度为 15%，加样量应不低于 1.0μg，制品的分子质量应为 19.2kD±1.9kD。

3.1.7　外源性 DNA 残留量

每 1 支/瓶应不高于 10ng（通则 3407）。

3.1.8　鼠 IgG 残留量

如采用单克隆抗体亲和色谱法纯化，应进行本项检定。每 1 次人用剂量鼠 IgG 残留量应不高于 100ng（通则 3416）。

3.1.9　宿主菌蛋白质残留量

采用大肠埃希菌表达的制品应不高于蛋白质总量的 0.10%（通则 3412）。采用酵母菌表达的制品应不高于蛋白质总量的 0.050%（通则 3414）。

3.1.10　残余抗生素活性

依法测定（通则 3408），采用大肠埃希菌表达的制品不应有残余氨苄西林或其他抗生素活性。

3.1.11　细菌内毒素

依法检查（通则 1143），每 300 万 IU 应小于 10EU。

3.1.12　等电点

采用大肠埃希菌表达的制品主区带应为 5.5～6.8，采用酵母菌表达的制品主区带应为 5.7～6.7。供试品的电泳图谱应与对照品的图谱一致（通则 0541 第六法）。

3.1.13　紫外光谱

用水或 0.9%氯化钠溶液将供试品稀释至 100～500μg/ml，在光路 1cm、波长 230～360nm 下进行扫描，最大吸收峰波长应为 278nm±3nm（通则 0401）。

3.1.14　肽图

依法测定（通则 3405），应与对照品图形一致。

3.1.15　N 端氨基酸序列

至少每年测定 1 次。用氨基酸序列分析仪测定，N 端序列应为：

(Met)-Cys-Asp-Leu-Pro-Gln-Thr-His-Ser-Leu-Gly-Ser-Arg-Arg-Thr-Leu。

3.2　半成品检定

3.2.1　细菌内毒素

依法检查（通则1143），每300万IU应小于10EU。

3.2.2　无菌

依法检查（通则1101），应符合规定。

3.3　成品检定

除水分测定、不溶性微粒、装置差异检查外，应按标示量加入灭菌注射用水，复溶后进行其余各项检定。

3.3.1　鉴别试验

按免疫印迹法（通则3401）或免疫斑点法（通则3402）测定，应为阳性。

3.3.2　检查

3.3.2.1　外观

应为白色或微黄色薄壳状疏松体。按标示量加入灭菌注射用水后应迅速复溶为澄明液体。

3.3.2.2　可见异物

依法检查（通则0904），应符合规定。

3.3.2.3　不溶性微粒

依法检查（通则0903第一法），取供试品，分别加入与稀释剂标示量等量的微粒检查用水使溶解并合并，合并后总体积应不少于10ml，静置脱气泡时间应不少于30分钟，每次取样应不少于2ml，所有操作过程中应避免气泡的产生。应符合规定。

3.3.2.4　装量差异

依法检查（通则0102），应符合规定。

3.3.2.5　水分

不得过3.0%（通则0832）。

3.3.2.6　pH值

应为6.5～7.5（通则0631）。

3.3.2.7　渗透压摩尔浓度

依法测定（通则0632），应符合批准的要求。

3.3.2.8　残余抗生素活性

依法测定（通则3408），采用大肠埃希菌表达的制品不应有残余氨苄西林或其他抗生素活性。

3.3.2.9　无菌

依法检查（通则1101），应符合规定。

3.3.2.10　细菌内毒素

依法检查（通则1143），每1支/瓶应小于10EU。

3.3.2.11　异常毒性

依法检查（通则1141小鼠试验法），应符合规定。

3.3.3　生物学活性

应为标示量的80%～150%（通则3523）。

4　稀释剂

稀释剂应为灭菌注射用水，稀释剂的生产应符合批准的要求。

灭菌注射用水应符合本版药典（二部）的相关要求。

5　保存、运输及有效期

于2～8℃避光保存和运输。自生产之日起，按批准的有效期执行。

6　使用说明

应符合生物制品分包装及贮运管理（通则0239）规定和批准的内容。

人干扰素 α2a 注射液

Ren Ganraosu α2a Zhusheye

Human Interferon α2a Injection

CDLPQTHSLG SRRTLMLLAQ MRKISLFSCL KDRHDFGFPQ 40
EEFGNQFQKA ETIPVLHEMI QQIFNLFSTK DSSAAWDETL 80
LDKFYTELYQ QLNDLEACVI QGVGVTETPL MKEDSILAVR 120
KYFQRITLYL KEKKYSPCAW EVVRAEIMRS FSLSTNLQES 160
LRSKE 165

分子式　$C_{860}H_{1349}O_{255}N_{227}S_{9}$

分子量　19236.87

分子式　(含 Met) $C_{865}H_{1358}O_{256}N_{228}S_{10}$

分子量　19368.06

本品系由高效表达人干扰素 α2a 基因的大肠埃希菌，经发酵、分离和高度纯化后获得的人干扰素 α2a 制成。含适宜稳定剂，不含抗生素。

1　基本要求

生产和检定用设施、原材料及辅料、水、器具、动物等应符合“凡例”的有关要求。

2　制造

2.1　工程菌菌种

2.1.1　名称及来源

人干扰素 α2a 工程菌株系由带有人干扰素 α2a 基因的重组质粒转化的大肠埃希菌菌株。

2.1.2　种子批的建立

应符合生物制品生产检定用菌毒种管理及质量控制(通则 0233)的规定。

2.1.3　菌种检定

主种子批和工作种子批的菌种应进行以下各项全面检定。

2.1.3.1　划种 LB 琼脂平板

应呈典型大肠埃希菌集落形态，无其他杂菌生长。

2.1.3.2　染色镜检

应为典型的革兰阴性杆菌。

2.1.3.3　对抗生素的抗性

应与原始菌种相符。

2.1.3.4　电镜检查（工作种子批可免做）

应为典型大肠埃希菌形态，无支原体、病毒样颗粒及其他微生物污染。

2.1.3.5　生化反应

应符合大肠埃希菌生化反应特性。

2.1.3.6　干扰素表达量

在摇床中培养，应不低于原始菌种的表达量。

2.1.3.7　表达的干扰素型别

应用抗 α2a 型干扰素血清做中和试验，证明型别无误。

2.1.3.8　质粒检查

该质粒的酶切图谱应与原始重组质粒的图谱一致。

2.1.3.9　目的基因核苷酸序列检查（工作种子批可免做）

目的基因核苷酸序列应与批准的序列一致。

2.2　原液

2.2.1　种子液制备

将检定合格的工作种子批菌种接种于适宜培养基(可含适量抗生素）中培养。

2.2.2　发酵用培养基

采用适宜的不含抗生素的培养基。

2.2.3　种子液接种及发酵培养

2.2.3.1　在灭菌培养基中接种适量种子液。

2.2.3.2　在适宜的温度下进行发酵，应根据经批准的发酵工艺进行，并确定相应的发酵条件，如温度、pH 值、溶解氧、补料、发酵时间等。发酵液应定期进行质粒丢失率检查（通则 3406)。

2.2.4　发酵液处理

用适宜的方法收集、处理菌体。

2.2.5　初步纯化

采用经批准的纯化工艺进行初步纯化，使其纯度达到规定的要求。

2.2.6　高度纯化

经初步纯化后，采用经批准的纯化工艺进行高度纯化，使其达到 3.1 项要求，可加入适宜稳定剂，除菌过滤后即为人干扰素 α2a 原液。如需存放，应规定温度和时间。

2.2.7　原液检定

按 3.1 项进行。

2.3　半成品

2.3.1　配制与除菌

按经批准的配方配制稀释液。配制后应立即用于稀释。

将原液用稀释液稀释至所需浓度，除菌过滤后即为半成品，保存于 2～8℃。

2.3.2　半成品检定

按 3.2 项进行。

2.4　成品

2.4.1　分批

应符合生物制品分包装及贮运管理（通则 0239）规定。

2.4.2　分装

应符合生物制品分包装及贮运管理（通则 0239）及注射剂（通则 0102）有关规定。

2.4.3　规格

同批准的规格。

2.4.4　包装

应符合生物制品分包装及贮运管理（通则 0239）及注射剂（通则 0102）有关规定。

3　检定

3.1　原液检定

3.1.1　生物学活性

依法测定（通则 3523）。

3.1.2　蛋白质含量

依法测定（通则 0731 第二法）。

3.1.3　比活性

计算生物学活性与蛋白质含量的比值，每 1mg 蛋白质应不低于 1.0×10^8IU。

3.1.4　纯度

3.1.4.1　电泳法

依法测定（通则 0541 第五法）。用非还原型 SDS-聚丙烯酰胺凝胶电泳法，分离胶的胶浓度为 15%，加样量应不低于 10μg（考马斯亮蓝 R250 染色法）或 5μg（银染法）。经扫描仪扫描，纯度应不低于 95.0%。

3.1.4.2　高效液相色谱法

依法测定（通则 0512）。色谱柱以适合分离分子质量为 5～60kD 蛋白质的色谱用凝胶为填充剂；流动相为 0.1mol/L 磷酸盐-0.1mol/L 氯化钠缓冲液，pH 7.0；上样量应不低于 20μg，在波长 280nm 处检测，以干扰素色谱峰计算的理论板数应不低于 1000。按面积归一化法计算，干扰素主峰面积应不低于总面积的 95.0%。

3.1.5　相关蛋白

依法测定（通则 0512），色谱柱采用十八烷基硅烷键合硅胶为填充剂（如：C_{18} 柱，4.6mm×250mm，5μm 或其他适宜的色谱柱），柱温为室温；以 0.2%三氟乙酸-30%乙腈的水溶液为流动相 A，以 0.2%三氟乙酸-80%乙腈的水溶液为流动相 B；流速为每分钟 1.0ml；在波长 210nm 处检测；按下表进行梯度洗脱。

时间（分钟）	流动相 A（%）	流动相 B（%）
0	72	28
1	72	28
5	67	33
20	63	37
30	57	43
40	40	60
42	40	60
50	72	28
60	72	28

用水将供试品稀释至每 1ml 中约含 1.0mg，作为供试品溶液；取供试品溶液和过氧化氢溶液混合，使过氧化氢终浓度为 0.005%（*m/m*），室温放置 1 小时或 1 小时以上，使干扰素约 5%发生氧化，再向每毫升该溶液中加入 L-甲硫氨酸 12.5mg，作为对照溶液（2～8℃放置不超过 24 小时）。取供试品溶液和对照溶液各 50μl 注入液相色谱仪。

对照溶液及供试品溶液图谱中，干扰素主峰的保留时间约为 20 分钟。对照溶液图谱中，氧化型峰相对于主峰的保留时间约为 0.9，氧化型峰与主峰的分离度应不小于 1.0。

按面积归一化法只计算相对于主峰保留时间为 0.7～1.4 的相关蛋白峰面积，单个相关蛋白峰面积应不大于总面积的 3.0%，所有相关蛋白峰面积应不大于总面积的 5.0%。

3.1.6　分子量

依法测定（通则 0541 第五法）。用还原型 SDS-聚丙烯酰胺凝胶电泳法，分离胶的胶浓度为 15%，加样量应不低于 1.0μg，制品的分子质量应为 19.2kD±1.9kD。

3.1.7　外源性 DNA 残留量

每 1 支/瓶应不高于 10ng（通则 3407）。

3.1.8　鼠 IgG 残留量

如采用单克隆抗体亲和色谱法纯化，应进行本项检定。每 1 次人用剂量鼠 IgG 残留量应不高于 100ng（通则 3416）。

3.1.9　宿主菌蛋白质残留量

应不高于蛋白质总量的 0.10%（通则 3412）。

3.1.10　残余抗生素活性

依法测定（通则 3408），不应有残余氨苄西林或其他抗生素活性。

3.1.11　细菌内毒素

依法检查（通则 1143），每 300 万 IU 应小于 10EU。

3.1.12　等电点

供试品的主区带应为 5.5～6.8，且供试品的电泳图谱应与对照品的图谱一致（通则 0541 第六法）。

3.1.13　紫外光谱

用水或 0.9%氯化钠溶液将供试品稀释至 100～500μg/ml，在光路 1cm、波长 230～360nm 下进行扫描，最大吸收峰波长应为 278nm±3nm（通则 0401）。

3.1.14　肽图

依法测定（通则 3405），应与对照品图形一致。

3.1.15　N 端氨基酸序列

至少每年测定 1 次。用氨基酸序列分析仪测定，N 端序列应为：

(Met)-Cys-Asp-Leu-Pro-Gln-Thr-His-Ser-Leu-Gly-Ser-Arg-Arg-Thr-Leu。

3.2　半成品检定

3.2.1　细菌内毒素

依法检查（通则 1143），每 300 万 IU 应小于 10EU。

3.2.2　无菌

依法检查（通则 1101），应符合规定。

3.3　成品检定

3.3.1　鉴别试验

按免疫印迹法（通则 3401）或免疫斑点法（通则 3402）测定，应为阳性。

3.3.2　检查

3.3.2.1　外观

应为澄明液体。

3.3.2.2　可见异物

依法检查（通则 0904），应符合规定。

3.3.2.3　不溶性微粒

依法检查（通则 0903 第一法），将供试品合并，合并后总体积应不少于 10ml，静置脱气泡时间应不少于 30 分钟，每次取样应不少于 2ml，所有操作过程中应避免气泡的产生。应符合规定。

3.3.2.4　装量

依法检查（通则 0102），应不低于标示量。

3.3.2.5　pH 值

应为 6.5～7.5（通则 0631）。

3.3.2.6　渗透压摩尔浓度

依法测定（通则 0632），应符合批准的要求。

3.3.2.7　聚山梨酯 80 含量

如制剂中含有聚山梨酯 80，应进行本项检定。其含量应为配制量的 50%～150%（通则 3203）。

3.3.2.8　对羟基苯甲酸甲酯及对羟基苯甲酸丙酯含量

如制剂中含有对羟基苯甲酸甲酯，其含量应为 0.04%～0.10%；如制剂中含有对羟基苯甲酸丙酯，其含量应为 0.004%～0.010%（通则 3116）。

3.3.2.9　残余抗生素活性

依法测定（通则 3408），不应有残余氨苄西林或其他抗生素活性。

3.3.2.10　无菌

依法检查（通则 1101），应符合规定。

3.3.2.11　细菌内毒素

依法检查（通则 1143），每 1 支/瓶应小于 10EU。

3.3.2.12　异常毒性

依法检查（通则 1141 小鼠试验法），应符合规定。

3.3.3　生物学活性

应为标示量的 80%～150%（通则 3523）。

4　保存、运输及有效期

于 2～8℃避光保存和运输。自生产之日起，按批准的有效期执行。

5　使用说明

应符合生物制品分包装及贮运管理（通则 0239）规定和批准的内容。

人干扰素 α2a 栓

Ren Ganraosu α2a Shuan

Human Interferon α2a Vaginal Suppository

```
CDLPQTHSLG  SRRTLMLLAQ  MRKISLFSCL  KDRHDFGFPQ   40
EEFGNQFQKA  ETIPVLHEMI  QQIFNLFSTK  DSSAAWDETL   80
LDKFYTELYQ  QLNDLEACVI  QGVGVTETPL  MKEDSILAVR  120
KYFQRITLYL  KEKKYSPCAW  EVVRAEIMRS  FSLSTNLQES  160
LRSKE                                           165
```

分子式　$C_{860}H_{1349}O_{255}N_{227}S_9$

分子量　19236.87

分子式（含 Met）$C_{865}H_{1358}O_{256}N_{228}S_{10}$

分子量　19368.06

本品系由高效表达人干扰素 α2a 基因的大肠埃希菌，经发酵、分离和高度纯化后获得的人干扰素 α2a，加入栓剂基质中，经成型、挂膜制备而成。

1　基本要求

生产和检定用设施、原材料及辅料、水、器具、动物等应符合“凡例”的有关要求。

2　制造

2.1　工程菌菌种

2.1.1　名称及来源

人干扰素 α2a 工程菌株系由带有人干扰素 α2a 基因的重组质粒转化的大肠埃希菌菌株。

2.1.2　种子批的建立

应符合生物制品生产检定用菌毒种管理及质量控制（通则 0233）的规定。

2.1.3　菌种检定

主种子批和工作种子批的菌种应进行以下各项全面检定。

2.1.3.1　划种 LB 琼脂平板

应呈典型大肠埃希菌集落形态，无其他杂菌生长。

2.1.3.2　染色镜检

应为典型的革兰阴性杆菌。

2.1.3.3　对抗生素的抗性

应与原始菌种相符。

2.1.3.4　电镜检查（工作种子批可免做）

应为典型大肠埃希菌形态，无支原体、病毒样颗粒及其他微生物污染。

2.1.3.5　生化反应

应符合大肠埃希菌生化反应特性。

2.1.3.6　干扰素表达量

在摇床中培养，应不低于原始菌种的表达量。

2.1.3.7　表达的干扰素型别

应用抗 α2a 型干扰素血清做中和试验，证明型别无误。

2.1.3.8　质粒检查

该质粒的酶切图谱应与原始重组质粒的图谱一致。

2.1.3.9　目的基因核苷酸序列检查（工作种子批可免做）

目的基因核苷酸序列应与批准的序列一致。

2.2　原液

2.2.1　种子液制备

将检定合格的工作种子批菌种接种于适宜培养基（可含适量抗生素）中培养。

2.2.2　发酵用培养基

采用适宜的不含抗生素的培养基。

2.2.3　种子液接种及发酵培养

2.2.3.1　在灭菌培养基中接种适量种子液。

2.2.3.2　在适宜的温度下进行发酵，应根据经批准的发酵工艺进行，并确定相应的发酵条件，如温度、pH 值、溶解氧、补料、发酵时间等。发酵液应定期进行质粒丢失率检查（通则 3406）。

2.2.4　发酵液处理

用适宜的方法收集、处理菌体。

2.2.5　初步纯化

采用经批准的纯化工艺进行初步纯化，使其纯度达到规定的要求。

2.2.6　高度纯化

经初步纯化后，采用经批准的纯化工艺进行高度纯化，使其达到 3.1 项要求，可加入适宜稳定剂，除菌过滤后即为人干扰素 α2a 原液。如需存放，应规定温度和时间。

2.2.7　原液检定

按 3.1 项进行。

2.3　栓剂制备

2.3.1　配制

按经批准的配方进行配制。人干扰素 α2a 原液加入基质时温度不得超过 56℃，应混匀。采用的基质应符合栓剂（通则 0107）有关规定。

2.3.2　栓剂成型

按经批准的生产工艺进行。栓剂的外形应符合栓剂（通则 0107）有关规定。

2.4　成品

2.4.1　分批

应符合生物制品分包装及贮运管理（通则 0239）规定。

2.4.2　规格

同批准的规格。

2.4.3　包装

应符合生物制品分包装及贮运管理（通则 0239）及栓剂（通则 0107）有关规定。

3　检定

3.1　原液检定

3.1.1　生物学活性

依法测定（通则 3523）。

3.1.2　蛋白质含量

依法测定（通则 0731 第二法）。

3.1.3　比活性

计算生物学活性与蛋白质含量的比值，每 1mg 蛋白质应不低于 1.0×10^8IU。

3.1.4　纯度

3.1.4.1　电泳法

依法测定（通则 0541 第五法）。用非还原型 SDS-聚丙烯酰胺凝胶电泳法，分离胶的胶浓度为 15%，加样量应不低于 10μg（考马斯亮蓝 R250 染色法）或 5μg（银染法）。经扫描仪扫描，纯度应不低于 95.0%。

3.1.4.2　高效液相色谱法

依法测定（通则 0512）。色谱柱以适合分离分子质量为 5～60kD 蛋白质的色谱用凝胶为填充剂；流动相为 0.1mol/L 磷酸盐-0.1mol/L 氯化钠缓冲液，pH 7.0；上样量应不低于 20μg，在波长 280nm 处检测，以干扰素色谱峰计算的理论板数应不低于 1000。按面积归一化法计算，干扰素主峰面积应不低于总面积的 95.0%。

3.1.5　相关蛋白

依法测定（通则 0512）。色谱柱采用十八烷基硅烷键合硅胶为填充剂（如：C_{18}柱，4.6mm×250mm，5μm 或其他适宜的色谱柱），柱温为室温；以 0.2%三氟乙酸-30%乙腈的水溶液为流动相 A，以 0.2%三氟乙酸-80%乙腈的水溶液为流动相 B；流速为每分钟 1.0ml；在波长 210nm 处检测；按下表进行梯度洗脱。

时间（分钟）	流动相 A（%）	流动相 B（%）
0	72	28
1	72	28
5	67	33
20	63	37
30	57	43
40	40	60
42	40	60
50	72	28
60	72	28

用水将供试品稀释至每 1ml 中约含 1.0mg，作为供试品溶液；取供试品溶液和过氧化氢溶液混合，使过氧化氢终浓度为 0.005%（*m*/*m*），室温放置 1 小时或 1 小时以上，使干扰素约 5%发生氧化，再向每毫升该溶液中加入 L-甲硫氨酸 12.5mg，作为对照溶液（2～8℃放置不超过 24 小时）。取供试品溶液和对照溶液各 50μl 注入液相色谱仪。

对照溶液及供试品溶液图谱中，干扰素主峰的保留时间约为 20 分钟。对照溶液图谱中，氧化型峰相对于主峰的保留时间约为 0.9，氧化型峰与主峰的分离度应不小于 1.0。

按面积归一化法只计算相对于主峰保留时间为 0.7～1.4 的相关蛋白峰面积，单个相关蛋白峰面积应不大于总面积的 3.0%，所有相关蛋白峰面积应不大于总面积的 5.0%。

3.1.6　分子量

依法测定（通则 0541 第五法）。用还原型 SDS-聚丙烯酰胺凝胶电泳法，分离胶的胶浓度为 15%，加样量应不低于 1.0μg，制品的分子质量应为 19.2kD±1.9kD。

3.1.7　外源性 DNA 残留量

每 1 粒应不高于 10ng（通则 3407）。

3.1.8　鼠 IgG 残留量

如采用单克隆抗体亲和色谱法纯化，应进行本项检定。每 1 次人用剂量鼠 IgG 残留量应不高于 100ng（通则 3416）。

3.1.9　宿主菌蛋白质残留量

应不高于蛋白质总量的 0.10%（通则 3412）。

3.1.10　残余抗生素活性

依法测定（通则 3408），不应有残余氨苄西林或其他抗生素活性。

3.1.11　等电点

供试品的主区带应为 5.5～6.8，且供试品的电泳图谱应与对照品的图谱一致（通则 0541 第六法）。

3.1.12　紫外光谱

用水或 0.9%氯化钠溶液将供试品稀释至 100～500μg/ml，在光路 1cm、波长 230～360nm 下进行扫描，最大吸收峰波长应为 278nm±3nm（通则 0401）。

3.1.13　肽图

依法测定（通则 3405），应与对照品图形一致。

3.1.14　N 端氨基酸序列

至少每年测定 1 次。用氨基酸序列分析仪测定，N 端序列应为：

(Met)-Cys-Asp-Leu-Pro-Gln-Thr-His-Ser-Leu-Gly-Ser-Arg-Arg-Thr-Leu。

3.2　成品检定

除外观、重量差异及融变时限检查外，应按经批准的方法预处理供试品后，进行其余各项检定。

3.2.1　鉴别试验

按免疫印迹法（通则 3401）或免疫斑点法（通则 3402）测定，应为阳性。

3.2.2　检查

3.2.2.1　外观

应为白色或黄色栓，外形应完整、均匀、光滑，质硬。

3.2.2.2　重量差异

依法检查（通则 0107），应符合规定。

3.2.2.3　融变时限

依法检查（通则 0922），应符合规定。

3.2.2.4　pH 值

应为 6.5～7.5（通则 0631）。

3.2.2.5　微生物限度

依法检查（通则 1105、通则 1106 与通则 1107），应符合规定。

3.2.3 生物学活性

应为标示量的 80%～150%（通则 3523）。

4 保存、运输及有效期

于 2～8℃避光保存和运输。自生产之日起，按批准的有效期执行。

5 使用说明

应符合生物制品分包装及贮运管理（通则 0239）规定和批准的内容。

注射用人干扰素 α2b

Zhusheyong Ren Ganraosu α2b

Human Interferon α2b for Injection

CDLPQTHSLG SRRTLMLLAQ MRRISLFSCL KDRHDFGFPQ 40
EEFGNQFQKA ETIPVLHEMI QQIFNLFSTK DSSAAWDETL 80
LDKFYTELYQ QLNDLEACVI QGVGVTETPL MKEDSILAVR 120
KYFQRITLYL KEKKYSPCAW EVVRAEIMRS FSLSTNLQES 160
LRSKE 165

分子式　$C_{860}H_{1349}O_{255}N_{229}S_9$

分子量　19264.88

分子式　（含 Met）$C_{865}H_{1358}O_{256}N_{230}S_{10}$

分子量　19396.08

本品系由高效表达人干扰素 α2b 基因的大肠埃希菌、酿酒酵母或腐生型假单胞菌，经发酵、分离和高度纯化后获得的人干扰素 α2b 冻干制成。含适宜稳定剂，不含抑菌剂和抗生素。

1　基本要求

生产和检定用设施、原材料及辅料、水、器具、动物等应符合“凡例”的有关要求。

2　制造

2.1　工程菌菌种

2.1.1　名称及来源

人干扰素 α2b 工程菌株系由带有人干扰素 α2b 基因的重组质粒转化的大肠埃希菌、酿酒酵母或腐生型假单胞菌菌株。

2.1.2　种子批的建立

应符合生物制品生产检定用菌毒种管理及质量控制（通则 0233）的规定。

2.1.3　菌种检定

主种子批和工作种子批的菌种应进行以下各项全面检定。

2.1.3.1　划种琼脂平板

应分别呈典型大肠埃希菌、酿酒酵母集落或腐生型假单胞菌集落形态，无其他杂菌生长。

2.1.3.2　染色镜检

采用大肠埃希菌为载体的，其菌株应为典型的革兰阴性杆菌；采用酿酒酵母为载体的，其菌株应为典型的酵母菌形态；采用腐生型假单胞菌为载体的，其菌株应呈棒状，可运动，有荚膜，无芽孢，涂片染色后应呈典型的革兰阴性。

2.1.3.3　对抗生素的抗性

采用大肠埃希菌或腐生型假单胞菌为载体的，其抗生素抗性应与原始菌种相符。

2.1.3.4　电镜检查（工作种子批可免做）

采用大肠埃希菌为载体的，其菌种应为典型大肠埃希菌形态；采用腐生型假单胞菌为载体的，其菌种应为腐生型假单胞菌形态，无支原体、病毒样颗粒及其他微生物污染。

2.1.3.5　生化反应

采用大肠埃希菌为载体的，其菌种应符合大肠埃希菌生化反应特性；采用腐生型假单胞菌为载体的，其菌种的生化反应须不液化明胶，不水解淀粉和聚 β-羟基丁酸酯（通则 3605），不能利用反硝化作用进行厌氧呼吸，能够合成荧光色素。

2.1.3.6　干扰素表达量

在摇床中培养，应不低于原始菌种的表达量。

2.1.3.7　表达的干扰素型别

应用抗 α2b 型干扰素血清做中和试验，证明型别无误。

2.1.3.8　质粒检查

采用大肠埃希菌或腐生型假单胞菌为载体的，其菌种中转化质粒的酶切图谱应分别与原始重组质粒的图谱一致。

2.1.3.9　目的基因核苷酸序列检查（工作种子批可免做）

采用大肠埃希菌或腐生型假单胞菌为载体的，其菌种的目的基因核苷酸序列应与批准的序列一致。

2.1.3.10　干扰素基因稳定性检查

采用酿酒酵母为载体的，将菌种涂 SD 琼脂平板，挑选至少 50 个克隆，用 PCR 检测干扰素基因，阳性率应不低于 95%。

2.2　原液

2.2.1　种子液制备

将检定合格的工作种子批菌种接种于适宜的培养基（大肠埃希菌培养基和腐生型假单胞菌培养基可含适量抗生素）中培养。

2.2.2　发酵用培养基

采用适宜的不含抗生素的培养基。

2.2.3　种子液接种及发酵培养

2.2.3.1　在灭菌培养基中接种适量种子液。

2.2.3.2　在适宜的温度下进行发酵，应根据经批准的发酵工艺进行，并确定相应的发酵条件，如温度、pH 值、溶解氧、补料、发酵时间等。发酵液应定期进行质粒丢失率检查（通则 3406）。

2.2.4　发酵液处理

用适宜的方法收集、处理菌体。收集到的菌体可在 −20℃以下保存，保存时间应不超过 1 年。

2.2.5　初步纯化

采用经批准的纯化工艺进行初步纯化，使其纯度达到规定的要求。

2.2.6　高度纯化

经初步纯化后，采用经批准的纯化工艺进行高度纯化，使其达到 3.1 项要求，根据产品具体情况，可加入适宜稳定剂，除菌过滤后即为人干扰素 α2b 原液。如需存放，应规定温度和时间。

2.2.7　原液检定

按 3.1 项进行。

2.3　半成品

2.3.1　配制与除菌

按经批准的配方配制稀释液。配制后应立即用于稀释。

将原液用稀释液稀释至所需浓度，除菌过滤后即为半成品，保存于 2～8℃。

2.3.2　半成品检定

按 3.2 项进行。

2.4　成品

2.4.1　分批

应符合生物制品分包装及贮运管理（通则 0239）规定。

2.4.2　分装及冻干

应符合生物制品分包装及贮运管理（通则 0239）及注射剂（通则 0102）有关规定。

2.4.3　规格

同批准的规格。

2.4.4　包装

应符合生物制品分包装及贮运管理（通则 0239）及注射剂（通则 0102）有关规定。

3　检定

3.1　原液检定

3.1.1　生物学活性

依法测定（通则 3523）。

3.1.2　蛋白质含量

依法测定（通则 0731 第二法）。

3.1.3　比活性

计算生物学活性与蛋白质含量的比值，每 1mg 蛋白质应不低于 1.0×10^{8}IU。

3.1.4　纯度

3.1.4.1　电泳法

依法测定（通则 0541 第五法）。用非还原型 SDS-聚丙烯酰胺凝胶电泳法，分离胶的胶浓度为 15%，加样量应不低于 10μg（考马斯亮蓝 R250 染色法）或 5μg（银染法）。经扫描仪扫描，纯度应不低于 95.0%。

3.1.4.2　高效液相色谱法

依法测定（通则 0512）。色谱柱以适合分离分子质量为5～60kD 蛋白质的色谱用凝胶为填充剂；流动相为 0.1mol/L 磷酸盐-0.1mol/L 氯化钠缓冲液，pH 7.0；上样量应不低于 20μg，在波长 280nm 处检测，以干扰素色谱峰计算的理论板数应不低于 1000。按面积归一化法计算，干扰素主峰面积应不低于总面积的 95.0%。

3.1.5　相关蛋白

依法测定（通则 0512）。色谱柱采用十八烷基硅烷键合硅胶为填充剂（如：C_{18}柱，4.6mm×250mm，5μm 或其他适宜的色谱柱），柱温为室温；以 0.2%三氟乙酸-30%乙腈的水溶液为流动相 A，以 0.2%三氟乙酸-80%乙腈的水溶液为流动相 B；流速为每分钟 1.0ml；在波长 210nm 处检测；按下表进行梯度洗脱。

时间（分钟）	流动相 A（%）	流动相 B（%）
0	72	28
1	72	28
5	67	33
20	63	37
30	57	43
40	40	60
42	40	60
50	72	28
60	72	28

用水将供试品稀释至每 1ml 中约含 1.0mg，作为供试品溶液；取供试品溶液和过氧化氢溶液混合，使过氧化氢终浓度为 0.005%（*m*/*m*），室温放置 1 小时或1 小时以上，使干扰素约 5%发生氧化，再向每毫升该溶液中加入 L-甲硫氨酸 12.5mg，作为对照溶液（2～8℃放置不超过 24 小时）。取供试品溶液和对照溶液各 50μl 注入液相色谱仪。

对照溶液及供试品溶液图谱中，干扰素主峰的保留时间约为 20 分钟。对照溶液图谱中，氧化型峰相对于主峰的保留时间约为 0.9，氧化型峰与主峰的分离度应不小于 1.0。

按面积归一化法只计算相对于主峰保留时间为 0.7～1.4 的相关蛋白峰面积，单个相关蛋白峰面积应不大于总面积的 3.0%，所有相关蛋白峰面积应不大于总面积的 5.0%。

3.1.6　分子量

依法测定（通则 0541 第五法）。用还原型 SDS-聚丙烯酰胺凝胶电泳法，分离胶的胶浓度为 15%，加样量应不低于 1.0μg，制品的分子质量应为 19.2kD±1.9kD。

3.1.7　外源性 DNA 残留量

每 1 支/瓶应不高于 10ng（通则 3407）。

3.1.8　鼠 IgG 残留量

如采用单克隆抗体亲和色谱法纯化，应进行本项检定。每 1 次人用剂量鼠 IgG 残留量应不高于 100ng（通则 3416）。

3.1.9　宿主菌蛋白质残留量

采用大肠埃希菌表达的制品应不高于蛋白质总量的 0.10%（通则 3412）。采用酿酒酵母表达的制品应不高于蛋白质总量的 0.050%（通则 3414）。采用腐生型假单胞菌表达的制品应不高于蛋白质总量的 0.02%（通则 3413）。

3.1.10　残余抗生素活性

依法测定（通则 3408），采用大肠埃希菌或腐生型假单胞菌表达的制品，不应有残余氨苄西林或其他抗生素活性。

3.1.11　细菌内毒素

依法检查（通则 1143），每 300 万 IU 应小于 10EU。

3.1.12　等电点

采用大肠埃希菌表达的制品主区带应为 4.0～6.7；采用酿酒酵母或腐生型假单胞菌表达的制品，主区带应为 5.7～6.7。供试品的电泳图谱应与对照品的图谱一致（通则 0541 第六法）。

3.1.13　紫外光谱

用水或 0.9%氯化钠溶液将供试品稀释至 100～500μg/ml，在光路 1cm、波长 230～360nm 下进行扫描，最大吸收峰波长应为 278nm±3nm（通则 0401）。

3.1.14　肽图

依法测定（通则 3405），应与对照品图形一致。

3.1.15　N 端氨基酸序列

至少每年测定 1 次。用氨基酸序列分析仪测定，N 端序列应为：

(Met)-Cys-Asp-Leu-Pro-Gln-Thr-His-Ser-Leu-Gly-Ser-Arg-Arg-Thr-Leu。

3.2　半成品检定

3.2.1　细菌内毒素

依法检查（通则 1143），每 300 万 IU 应小于 10EU。

3.2.2　无菌

依法检查（通则 1101），应符合规定。

3.3　成品检定

除水分测定、不溶性微粒、装量差异检查外，应按标示量加入灭菌注射用水，复溶后进行其余各项检定。

3.3.1　鉴别试验

按免疫印迹法（通则 3401）或免疫斑点法（通则 3402）测定，应为阳性。

3.3.2　检查

3.3.2.1　外观

应为白色或微黄色薄壳状疏松体。按标示量加入灭菌注射用水后应迅速复溶为澄明液体。

3.3.2.2　可见异物

依法检查（通则 0904），应符合规定。

3.3.2.3　不溶性微粒

依法检查（通则 0903 第一法），取供试品，分别加入与稀释剂标示量等量的微粒检查用水使溶解并合并，合并后总体积应不少于 10ml，静置脱气泡时间应不少于 30 分钟，每次取样应不少于 2ml，所有操作过程中应避免气泡的产生。应符合规定。

3.3.2.4　装量差异

依法检查（通则 0102），应符合规定。

3.3.2.5　水分

不得过 3.0%（通则 0832）。如含葡萄糖，则水分不得过 4.0%。

3.3.2.6　pH 值

应为 6.5～7.5（通则 0631）。

3.3.2.7　渗透压摩尔浓度

依法测定（通则 0632），应符合批准的要求。

3.3.2.8　残余抗生素活性

依法测定（通则 3408），采用大肠埃希菌或腐生型假单胞菌表达的制品，不应有残余氨苄西林或其他抗生素活性。

3.3.2.9　无菌

依法检查（通则 1101），应符合规定。

3.3.2.10　细菌内毒素

依法检查（通则 1143），每 1 支/瓶应小于 10EU。

3.3.2.11　异常毒性

依法检查（通则 1141 小鼠试验法），应符合要求。

3.3.3　生物学活性

应为标示量的 80%～150%（通则 3523）。

4　稀释剂

稀释剂应为灭菌注射用水，稀释剂的生产应符合批准的要求。

灭菌注射用水应符合本版药典（二部）的相关要求。

5　保存、运输及有效期

于 2～8℃避光保存和运输。自生产之日起，按批准的有效期执行。

6　使用说明

应符合生物制品分包装及贮运管理（通则 0239）规定和批准的内容。

人干扰素 α2b 注射液

Ren Ganraosu α2b Zhusheye

Human Interferon α2b Injection

CDLPQTHSLG SRRTLMLLAQ MRRISLFSCL KDRHDFGFPQ 40
EEFGNQFQKA ETIPVLHEMI QQIFNLFSTK DSSAAWDETL 80
LDKFYTELYQ QLNDLEACVI QGVGVTETPL MKEDSILAVR 120
KYFQRITLYL KEKKYSPCAW EVVRAEIMRS FSLSTNLQES 160
LRSKE 165

分子式　$C_{860}H_{1349}O_{255}N_{229}S_{9}$

分子量　19264.88

分子式　（含 Met）$C_{865}H_{1358}O_{256}N_{230}S_{10}$

分子量　19396.08

本品系由高效表达人干扰素 α2b 基因的大肠埃希菌或腐生型假单胞菌，经发酵、分离和高度纯化后获得的人干扰素 α2b 制成。含适宜稳定剂，不含抑菌剂和抗生素。

1　基本要求

生产和检定用设施、原材料及辅料、水、器具、动物等应符合“凡例”的有关要求。

2　制造

2.1　工程菌菌种

2.1.1　名称及来源

人干扰素 α2b 工程菌株系由带有人干扰素 α2b 基因的重组质粒转化的大肠埃希菌或腐生型假单胞菌菌株。

2.1.2　种子批的建立

应符合生物制品生产检定用菌毒种管理及质量控制（通则 0233）的规定。

2.1.3　菌种检定

主种子批和工作种子批的菌种应进行以下各项全面检定。

2.1.3.1　划种 LB 琼脂平板

应呈典型大肠埃希菌或腐生型假单胞菌集落形态，无其他杂菌生长。

2.1.3.2　染色镜检

采用大肠埃希菌为载体的，其菌株应为典型的革兰阴性杆菌；采用腐生型假单胞菌为载体的，其菌株应呈棒状，可运动，有荚膜，无芽孢，涂片染色后应呈典型的革兰阴性。

2.1.3.3　对抗生素的抗性

应与原始菌种相符。

2.1.3.4　电镜检查（工作种子批可免做）

采用大肠埃希菌为载体的，其菌种应为典型大肠埃希菌形态；采用腐生型假单胞菌为载体的，其菌种应为腐生型假单胞菌形态，无支原体、病毒样颗粒及其他微生物污染。

2.1.3.5　生化反应

采用大肠埃希菌为载体的，其菌种应符合大肠埃希菌生化反应特性；采用腐生型假单胞菌为载体的，其菌种的生化反应须不液化明胶，不水解淀粉和聚β-羟基丁酸酯（通则 3605），不能利用反硝化作用进行厌氧呼吸，能够合成荧光色素。

2.1.3.6　干扰素表达量

在摇床中培养，应不低于原始菌种的表达量。

2.1.3.7　表达的干扰素型别

应用抗 α2b 型干扰素血清做中和试验，证明型别无误。

2.1.3.8　质粒检查

该质粒的酶切图谱应与原始重组质粒的图谱一致。

2.1.3.9　目的基因核苷酸序列检查（工作种子批可免做）

目的基因核苷酸序列应与批准的序列一致。

2.2　原液

2.2.1　种子液制备

将检定合格的工作种子批菌种接种于适宜的培养基（可含适量抗生素）中培养。

2.2.2　发酵用培养基

采用适宜的不含抗生素的培养基。

2.2.3　种子液接种及发酵培养

2.2.3.1　在灭菌培养基中接种适量种子液。

2.2.3.2　在适宜的温度下进行发酵，应根据经批准的发酵工艺进行，并确定相应的发酵条件，如温度、pH 值、溶解氧、补料、发酵时间等。发酵液应定期进行质粒丢失率检查（通则 3406）。

2.2.4　发酵液处理

用适宜的方法收集、处理菌体。收集到的菌体可在 −20℃以下保存，保存时间应不超过 1 年。

2.2.5　初步纯化

采用经批准的纯化工艺进行初步纯化，使其纯度达到规定的要求。

2.2.6　高度纯化

经初步纯化后，采用经批准的纯化工艺进行高度纯化，使其达到 3.1 项要求，根据产品具体情况，可加入适宜稳定剂，除菌过滤后即为人干扰素 α2b 原液。如需存放，应规定温度和时间。

2.2.7　原液检定

按 3.1 项进行。

2.3　半成品

2.3.1　配制与除菌

按经批准的配方配制稀释液。配制后应立即用于稀释。

将原液用稀释液稀释至所需浓度，除菌过滤后即为半成品，保存于 2～8℃。

2.3.2　半成品检定

按 3.2 项进行。

2.4　成品

2.4.1　分批

应符合生物制品分包装及贮运管理（通则 0239）规定。

2.4.2 分装

应符合生物制品分包装及贮运管理（通则 0239）及注射剂（通则 0102）有关规定。

2.4.3 规格

同批准的规格。

2.4.4 包装

应符合生物制品分包装及贮运管理（通则 0239）及注射剂（通则 0102）有关规定。

3 检定

3.1 原液检定

3.1.1 生物学活性

依法测定（通则 3523）。

3.1.2 蛋白质含量

依法测定（通则 0731 第二法）。

3.1.3 比活性

计算生物学活性与蛋白质含量的比值，每 1mg 蛋白质应不低于 1.0×10^8IU。

3.1.4 纯度

3.1.4.1 电泳法

依法测定（通则 0541 第五法）。用非还原型 SDS-聚丙烯酰胺凝胶电泳法，分离胶的胶浓度为 15%，加样量应不低于 10μg（考马斯亮蓝 R250 染色法）或 5μg（银染法）。经扫描仪扫描，纯度应不低于 95.0%。

3.1.4.2 高效液相色谱法

依法测定（通则 0512）。色谱柱以适合分离分子质量为 5～60kD 蛋白质的色谱用凝胶为填充剂；流动相为 0.1mol/L 磷酸盐-0.1mol/L 氯化钠缓冲液，pH 7.0；上样量应不低于 20μg，在波长 280nm 处检测，以干扰素色谱峰计算的理论板数应不低于 1000。按面积归一化法计算，干扰素主峰面积应不低于总面积的 95.0%。

3.1.5 相关蛋白

依法测定（通则 0512）。色谱柱采用十八烷基硅烷键合硅胶为填充剂（如：C_{18}柱，4.6mm×250mm，5μm 或其他适宜的色谱柱），柱温为室温；以 0.2%三氟乙酸-30%乙腈的水溶液为流动相 A，以 0.2%三氟乙酸-80%乙腈的水溶液为流动相 B；流速为每分钟 1.0ml；在波长 210nm 处检测；按下表进行梯度洗脱。

时间（分钟）	流动相 A（%）	流动相 B（%）
0	72	28
1	72	28
5	67	33
20	63	37
30	57	43
40	40	60
42	40	60
50	72	28
60	72	28

用水将供试品稀释至每 1ml 中约含 1.0mg，作为供试品溶液；取供试品溶液和过氧化氢溶液混合，使过氧化氢终浓度为 0.005%（*m/m*），室温放置 1 小时或 1 小时以上，使干扰素约 5%发生氧化，再向每毫升该溶液中加入 L-甲硫氨酸 12.5mg，作为对照溶液（2～8℃放置不超过 24 小时）。取供试品溶液和对照溶液各 50μl 注入液相色谱仪。

对照溶液及供试品溶液图谱中，干扰素主峰的保留时间约为 20 分钟。对照溶液图谱中，氧化型峰相对于主峰的保留时间约为 0.9，氧化型峰与主峰的分离度应不小于 1.0。

按面积归一化法只计算相对于主峰保留时间为 0.7～1.4 的相关蛋白峰面积，单个相关蛋白峰面积应不大于总面积的 3.0%，所有相关蛋白峰面积应不大于总面积的 5.0%。

3.1.6 分子量

依法测定（通则 0541 第五法）。用还原型 SDS-聚丙烯酰胺凝胶电泳法，分离胶的胶浓度为 15%，加样量应不低于 1.0μg，制品的分子质量应为 19.2kD±1.9kD。

3.1.7 外源性 DNA 残留量

每 1 支/瓶应不高于 10ng（通则 3407）。

3.1.8 鼠 IgG 残留量

如采用单克隆抗体亲和色谱法纯化，应进行本项检定。每 1 次人用剂量鼠 IgG 残留量应不高于 100ng（通则 3416）。

3.1.9 宿主菌蛋白质残留量

采用大肠埃希菌表达的制品应不高于蛋白质总量的 0.10%（通则 3412）。采用腐生型假单胞菌表达的制品应不高于蛋白质总量的 0.02%（通则 3413）。

3.1.10 残余抗生素活性

依法测定（通则 3408），不应有残余氨苄西林或其他抗生素活性。

3.1.11 细菌内毒素

依法检查（通则 1143），每 300 万 IU 应小于 10EU。

3.1.12 等电点

采用大肠埃希菌表达的制品主区带应为 4.0～6.7，采用腐生型假单胞菌表达的制品主区带应为 5.7～6.7。供试品的电泳图谱应与对照品的图谱一致（通则 0541 第六法）。

3.1.13 紫外光谱

用水或 0.9%氯化钠溶液将供试品稀释至 100～500μg/ml，在光路 1cm、波长 230～360nm 下进行扫描，最大吸收峰波长应为 278nm±3nm（通则 0401）。

3.1.14 肽图

依法测定（通则 3405），应与对照品图形一致。

3.1.15 N 端氨基酸序列

至少每年测定 1 次。用氨基酸序列分析仪测定，N 端序列应为：

(Met)-Cys-Asp-Leu-Pro-Gln-Thr-His-Ser-Leu-Gly-Ser-Arg-Arg-Thr-Leu。

3.2 半成品检定

3.2.1　细菌内毒素

依法检查（通则 1143），每 300 万 IU 应小于 10EU。

3.2.2　无菌

依法检查（通则 1101），应符合规定。

3.3　成品检定

3.3.1　鉴别试验

按免疫印迹法（通则 3401）或免疫斑点法（通则 3402）测定，应为阳性。

3.3.2　检查

3.3.2.1　外观

应为澄明液体。

3.3.2.2　可见异物

依法检查（通则 0904），应符合规定。

3.3.2.3　不溶性微粒

依法检查（通则 0903 第一法），将供试品合并，合并后总体积应不少于 10ml，静置脱气泡时间应不少于 30 分钟，每次取样应不少于 2ml，所有操作过程中应避免气泡的产生。应符合规定。

3.3.2.4　装量

依法检查（通则 0102），应不低于标示量。

3.3.2.5　pH 值

应为 6.5～7.5 或应符合批准的要求（通则 0631）。

3.3.2.6　渗透压摩尔浓度

依法测定（通则 0632），应符合批准的要求。

3.3.2.7　残余抗生素活性

依法测定（通则 3408），不应有残余氨苄西林或其他抗生素活性。

3.3.2.8　无菌

依法检查（通则 1101），应符合规定。

3.3.2.9　细菌内毒素

依法检查（通则 1143），每 1 支/瓶应小于 10EU。

3.3.2.10　异常毒性

依法检查（通则 1141 小鼠试验法），应符合规定。

3.3.3　生物学活性

应为标示量的 80%～150%（通则 3523）。

4　保存、运输及有效期

于 2～8℃避光保存和运输。自生产之日起，按批准的有效期执行。

5　使用说明

应符合生物制品分包装及贮运管理（通则 0239）规定和批准的内容。

人干扰素 α2b 滴眼液

Ren Ganraosu α2b Diyanye

Human Interferon α2b Eye Drops

```
CDLPQTHSLG SRRTLMLLAQ MRRISLFSCL KDRHDFGFPQ  40
EEFGNQFQKA ETIPVLHEMI QQIFNLFSIK DSSAAWDETL  80
LDKFYTELYQ QLNDLEACVI QGVGVTETPL MKEDSILAVR 120
KYFQRITLYL KEKKYSPCAW EVVRAEIMRS FSLSTNLQES 160
LRSKE                                       165
```

分子式　$C_{860}H_{1349}O_{255}N_{229}S_{9}$

分子量　19264.88

分子式　（含 Met）$C_{865}H_{1358}O_{256}N_{230}S_{10}$

分子量　19396.08

本品系由高效表达人干扰素 α2b 基因的大肠埃希菌，经发酵、分离和高度纯化后获得的人干扰素 α2b 制成。含适宜稳定剂。

1　基本要求

生产和检定用设施、原材料及辅料、水、器具、动物等应符合“凡例”的有关要求。

2　制造

2.1　工程菌菌种

2.1.1　名称及来源

人干扰素 α2b 工程菌株系由带有人干扰素 α2b 基因的重组质粒转化的大肠埃希菌菌株。

2.1.2　种子批的建立

应符合生物制品生产检定用菌毒种管理及质量控制（通则 0233）的规定。

2.1.3　菌种检定

主种子批和工作种子批的菌种应进行以下各项全面检定。

2.1.3.1　划种 LB 琼脂平板

应呈典型大肠埃希菌集落形态，无其他杂菌生长。

2.1.3.2　染色镜检

应为典型的革兰阴性杆菌。

2.1.3.3　对抗生素的抗性

应与原始菌种相符。

2.1.3.4　电镜检查（工作种子批可免做）

应为典型大肠埃希菌形态，无支原体、病毒样颗粒及其他微生物污染。

2.1.3.5　生化反应

应符合大肠埃希菌生化反应特性。

2.1.3.6　干扰素表达量

在摇床中培养，应不低于原始菌种的表达量。

2.1.3.7　表达的干扰素型别

应用抗 α2b 型干扰素血清做中和试验，证明型别无误。

2.1.3.8　质粒检查

该质粒的酶切图谱应与原始重组质粒的图谱一致。

2.1.3.9　目的基因核苷酸序列检查（工作种子批可免做）

目的基因核苷酸序列应与批准的序列一致。

2.2　原液

2.2.1　种子液制备

将检定合格的工作种子批菌种接种于适宜的培养基（可含适量抗生素）中培养。

2.2.2　发酵用培养基

采用适宜的不含抗生素的培养基。

2.2.3　种子液接种及发酵培养

2.2.3.1　在灭菌培养基中接种适量种子液。

2.2.3.2　在适宜的温度下进行发酵，应采用经批准的发酵工艺，并确定相应的发酵条件，如温度、pH 值、溶解氧、补料、发酵时间等。发酵液应定期进行质粒丢失率检查（通则 3406）。

2.2.4　发酵液处理

用适宜的方法收集、处理菌体。

2.2.5　初步纯化

采用经批准的纯化工艺进行初步纯化，使其纯度达到规定的要求。

2.2.6　高度纯化

经初步纯化后，采用经批准的纯化工艺进行高度纯化，使其达到 3.1 项要求，加入适宜稳定剂，除菌过滤后即为人干扰素 α2b 原液。如需存放，应规定温度和时间。

2.2.7　原液检定

按 3.1 项进行。

2.3　半成品

2.3.1　配制与除菌

按经批准的配方配制稀释液，配制后应立即用于稀释。

将原液用稀释液稀释至所需浓度，除菌过滤后即为半成品，保存于 2～8℃。

2.3.2　半成品检定

按 3.2 项进行。

2.4　成品

2.4.1　分批

应符合生物制品分包装及贮运管理（通则 0239）规定。

2.4.2　分装

应符合生物制品分包装及贮运管理（通则 0239）及眼用制剂（通则 0105）有关规定。

2.4.3　规格

同批准的规格。

2.4.4　包装

应符合生物制品分包装及贮运管理（通则 0239）及眼用制剂（通则 0105）有关规定。

3　检定

3.1　原液检定

3.1.1　生物学活性

依法测定（通则 3523）。

3.1.2　蛋白质含量

依法测定（通则 0731 第二法）。

3.1.3　比活性

计算生物学活性与蛋白质含量的比值，每 1mg 蛋白质应不低于 1.0×10^{8} IU。

3.1.4　纯度

3.1.4.1　电泳法

依法测定（通则 0541 第五法）。用非还原型 SDS-聚丙烯酰胺凝胶电泳法，分离胶的胶浓度为 15%，加样量应不低于 10μg（考马斯亮蓝 R250 染色法）或 5μg（银染法）。经扫描仪扫描，纯度应不低于 95.0%。

3.1.4.2　高效液相色谱法

依法测定（通则 0512）。色谱柱以适合分离分子质量为 5～60kD 蛋白质的色谱用凝胶为填充剂；流动相为 0.1mol/L 磷酸盐-0.1mol/L 氯化钠缓冲液，pH 7.0；上样量应不低于 20μg，在波长 280nm 处检测。以干扰素色谱峰计算的理论板数应不低于 1000。按面积归一化法计算，干扰素主峰面积应不低于总面积的 95.0%。

3.1.5　相关蛋白

依法测定（通则 0512）。色谱柱采用十八烷基硅烷键合硅胶为填充剂（如：C_{18} 柱，4.6mm×250mm，5μm 或其他适宜的色谱柱），柱温为室温；以 0.2%三氟乙酸-30%乙腈的水溶液为流动相 A，以 0.2%三氟乙酸-80%乙腈的水溶液为流动相 B；流速为每分钟 1.0ml；在波长 210nm 处检测；按下表进行梯度洗脱。

时间（分钟）	流动相 A（%）	流动相 B（%）
0	72	28
1	72	28
5	67	33
20	63	37
30	57	43
40	40	60
42	40	60
50	72	28
60	72	28

用水将供试品稀释至每 1ml 中约含 1.0mg，作为供试品溶液；取供试品溶液和过氧化氢溶液混合，使过氧化氢终浓度为 0.005%（*m*/*m*），室温放置 1 小时或 1 小时以上，使干扰素约 5%发生氧化，再向每毫升该溶液中加入 L-甲硫氨酸 12.5mg，作为对照溶液（2～8℃放置不超过 24 小时）。取供试品溶液和对照溶液各 50μl 注入液相色谱仪。

对照溶液及供试品溶液图谱中，干扰素主峰的保留时间约为 20 分钟。对照溶液图谱中，氧化型峰相对于主峰的保留时间约为 0.9，氧化型峰与主峰的分离度应不小于 1.0。

按面积归一化法只计算相对于主峰保留时间为 0.7～1.4 的相关蛋白峰面积，单个相关蛋白峰面积应不大于总面积的 3.0%，所有相关蛋白峰面积应不大于总面积的 5.0%。

3.1.6　分子量

依法测定（通则 0541 第五法）。用还原型 SDS-聚丙烯酰胺凝胶电泳法，分离胶的胶浓度为 15%，加样量应不低于 1.0μg，制品的分子质量应为 19.2kD±1.9kD。

3.1.7　外源性 DNA 残留量

每 1 支/瓶应不高于 10ng（通则 3407）。

3.1.8　鼠 IgG 残留量

如采用单克隆抗体亲和色谱法纯化，应进行本项检定。每 1 次人用剂量鼠 IgG 残留量应不高于 100ng（通则 3416）。

3.1.9　宿主菌蛋白质残留量

应不高于蛋白质总量的 0.10%（通则 3412）。

3.1.10　残余抗生素活性

依法测定（通则 3408），不应有残余氨苄西林或其他抗生素活性。

3.1.11　等电点

供试品的主区带应为 4.0～6.7，且供试品的电泳图谱应与对照品的图谱一致（通则 0541 第六法）。

3.1.12　紫外光谱

用水或 0.9%氯化钠溶液将供试品稀释至 100～500μg/ml，在光路 1cm、波长 230～360nm 下进行扫描，最大吸收峰波长应为 278nm±3nm（通则 0401）。

3.1.13　肽图

依法测定（通则 3405），应与对照品图形一致。

3.1.14　N 端氨基酸序列

至少每年测定 1 次。用氨基酸序列分析仪测定，N 端序列应为：

(Met)-Cys-Asp-Leu-Pro-Gln-Thr-His-Ser-Leu-Gly-Ser-Arg-Arg-Thr-Leu。

3.2　半成品检定

3.2.1　生物学活性

应为标示量的 80%～150%（通则 3523）。

3.2.2　无菌

依法检查（通则 1101），应符合规定。

3.3　成品检定

3.3.1　鉴别试验

按免疫印迹法（通则 3401）或免疫斑点法（通则 3402）测定，应为阳性。

3.3.2　检查

3.3.2.1　外观

应为无色或微黄色澄明液体。

3.3.2.2　可见异物

依法检查（通则 0904），应符合规定。

3.3.2.3　装量

依法检查（通则 0942），应符合规定。

3.3.2.4　pH 值

应为 6.5～7.5（通则 0631）。

3.3.2.5　渗透压摩尔浓度

依法测定（通则 0632），应符合批准的要求。

3.3.2.6　无菌

依法检查（通则 1101），应符合规定。

3.3.3　生物学活性

应为标示量的 80%～150%（通则 3523）。

4　保存、运输及有效期

于 2～8℃避光保存和运输。自生产之日起，按批准的有效期执行。

5　使用说明

应符合生物制品分包装及贮运管理（通则 0239）规定和批准的内容。

人干扰素 α2b 栓

Ren Ganraosu α2b Shuan

Human Interferon α2b
Vaginal Suppository

```
CDLPQTHSLG SRRTLMLLAQ MRRISLFSCL KDRHDFGFPQ  40
EEFGNQFQKA ETIPVLHEMI QQIFNLFSTK DSSAAWDETL  80
LDKFYTELYQ QLNDLEACVI QGVGVTETPL MKEDSILAVR 120
KYFQRITLYL KEKKYSPCAW EVVRAEIMRS FSLSTNLQES 160
LRSKE                                      165
```

分子式　$C_{860}H_{1349}O_{255}N_{229}S_{9}$

分子量　19264.88

分子式　（含 Met）$C_{865}H_{1358}O_{256}N_{230}S_{10}$

分子量　19396.08

本品系由高效表达人干扰素 α2b 基因的大肠埃希菌，经发酵、分离和纯化后获得的人干扰素 α2b，加入栓剂基质中，经成型、挂膜制成。

1　基本要求

生产和检定用设施、原材料及辅料、水、器具、动物等应符合“凡例”的有关要求。

2　制造

2.1　工程菌菌种

2.1.1　名称及来源

人干扰素 α2b 工程菌株系由带有人干扰素 α2b 基因的重组质粒转化的大肠埃希菌菌株。

2.1.2　种子批的建立

应符合生物制品生产检定用菌毒种管理及质量控制（通则 0233）的规定。

2.1.3　菌种检定

主种子批和工作种子批的菌种应进行以下各项全面检定。

2.1.3.1　划种 LB 琼脂平板

应呈典型大肠埃希菌集落形态，无其他杂菌生长。

2.1.3.2　染色镜检

应为典型的革兰阴性杆菌。

2.1.3.3　对抗生素的抗性

应与原始菌种相符。

2.1.3.4　电镜检查（工作种子批可免做）

应为典型大肠埃希菌形态，无支原体、病毒样颗粒及其他微生物污染。

2.1.3.5　生化反应

应符合大肠埃希菌生化反应特性。

2.1.3.6　干扰素表达量

在摇床中培养，应不低于原始菌种的表达量。

2.1.3.7　表达的干扰素型别

应用抗 α2b 型干扰素血清做中和试验，证明型别无误。

2.1.3.8　质粒检查

该质粒的酶切图谱应与原始重组质粒的图谱一致。

2.1.3.9　目的基因核苷酸序列检查（工作种子批可免做）

目的基因核苷酸序列应与批准的序列一致。

2.2　原液

2.2.1　种子液制备

将检定合格的工作种子批菌种接种于适宜的培养基（可含适量抗生素）中培养。

2.2.2　发酵用培养基

采用适宜的不含抗生素的培养基。

2.2.3　种子液接种及发酵培养

2.2.3.1　在灭菌培养基中接种适量种子液。

2.2.3.2　在适宜温度下进行发酵，应采用经批准的发酵工艺，并确定相应的发酵条件，如温度、pH 值、溶解氧、补料、发酵时间等。发酵液应定期进行质粒丢失率检查（通则 3406）。

2.2.4　发酵液处理

用适宜的方法收集、处理菌体。

2.2.5　初步纯化

采用经批准的纯化工艺进行初步纯化，使其纯度达到规定的要求。

2.2.6　高度纯化

经初步纯化后，采用经批准的纯化工艺进行高度纯化，使其达到 3.1 项要求，加入适宜稳定剂，除菌过滤后即为人干扰素 α2b 原液。如需存放，应规定温度和时间。

2.2.7　原液检定

按 3.1 项进行。

2.3　栓剂制备

2.3.1　配制

按经批准的配方进行配制。将人干扰素 α2b 原液与基质分别平衡至 37℃，混合均匀。采用的基质应符合栓剂（通则 0107）有关规定。

2.3.2　栓剂成型

按经批准的生产工艺进行。栓剂的外形应符合栓剂（通则 0107）有关规定。

2.4　成品

2.4.1　分批

应符合生物制品分包装及贮运管理（通则 0239）规定。

2.4.2　规格

同批准的规格。

2.4.3　包装

应符合生物制品分包装及贮运管理（通则 0239）及栓剂（通则 0107）有关规定。

3　检定

3.1　原液检定

3.1.1　生物学活性

依法测定（通则 3523）。

3.1.2　蛋白质含量

依法测定（通则 0731 第二法）。

3.1.3　比活性

计算生物学活性与蛋白质含量的比值，每 1mg 蛋白质应不低于 1.0×10^8 IU。

3.1.4　纯度

3.1.4.1　电泳法

依法测定（通则 0541 第五法）。用非还原型 SDS-聚丙烯酰胺凝胶电泳法，分离胶的胶浓度为 15%，加样量应不低于 10μg（考马斯亮蓝 R250 染色法）或 5μg（银染法）。经扫描仪扫描，纯度应不低于 95.0%。

3.1.4.2　高效液相色谱法

依法测定（通则 0512）。色谱柱以适合分离分子质量为 5～60kD 蛋白质的色谱用凝胶为填充剂；流动相为 0.1mol/L 磷酸盐-0.1mol/L 氯化钠缓冲液，pH 7.0；上样量应不低于 20μg，在波长 280nm 处检测。以干扰素色谱峰计算的理论板数应不低于 1000。按面积归一化法计算，干扰素主峰面积应不低于总面积的 95.0%。

3.1.5　相关蛋白

依法测定（通则 0512）。色谱柱采用十八烷基硅烷键合硅胶为填充剂（如：C_{18} 柱，4.6mm×250mm，5μm 或其他适宜的色谱柱），柱温为室温；以 0.2%三氟乙酸-30%乙腈的水溶液为流动相 A，以 0.2%三氟乙酸-80%乙腈的水溶液为流动相 B；流速为每分钟 1.0ml；在波长 210nm 处检测；按下表进行梯度洗脱。

时间（分钟）	流动相 A（%）	流动相 B（%）
0	72	28
1	72	28
5	67	33
20	63	37
30	57	43
40	40	60
42	40	60
50	72	28
60	72	28

用水将供试品稀释至每 1ml 中约含 1.0mg，作为供试品溶液；取供试品溶液和过氧化氢溶液混合，使过氧化氢终浓度为 0.005%（*m/m*），室温放置 1 小时或 1 小时以上，使干扰素约 5%发生氧化，再向每毫升该溶液中加入 L-甲硫氨酸 12.5mg，作为对照溶液（2～8℃放置不超过 24 小时）。取供试品溶液和对照溶液各 50μl 注入液相色谱仪。

对照溶液及供试品溶液图谱中，干扰素主峰的保留时间约为 20 分钟。对照溶液图谱中，氧化型峰相对于主峰的保留时间约为 0.9，氧化型峰与主峰的分离度应不小于 1.0。

按面积归一化法只计算相对于主峰保留时间为 0.7～1.4 的相关蛋白峰面积，单个相关蛋白峰面积应不大于总面积的 3.0%，所有相关蛋白峰面积应不大于总面积的 5.0%。

3.1.6　分子量

依法测定（通则 0541 第五法）。用还原型 SDS-聚丙烯酰胺凝胶电泳法，分离胶的胶浓度为 15%，加样量应不低于 1.0μg，制品的分子质量应为 19.2kD±1.9kD。

3.1.7　外源性 DNA 残留量

每 1 粒应不高于 10ng（通则 3407）。

3.1.8　鼠 IgG 残留量

如采用单克隆抗体亲和色谱法纯化，应进行本项检定。每 1 次人用剂量鼠 IgG 残留量应不高于 100ng（通则 3416）。

3.1.9　宿主菌蛋白质残留量

应不高于蛋白质总量的 0.10%（通则 3412）。

3.1.10　残余抗生素活性

依法测定（通则 3408），不应有残余氨苄西林或其他抗生素活性。

3.1.11　等电点

供试品的主区带应为 4.0～6.7，且供试品的电泳图谱应与对照品的图谱一致（通则 0541 第六法）。

3.1.12　紫外光谱

用水或 0.9%氯化钠溶液将供试品稀释至 100～500μg/ml，在光路 1cm、波长 230～360nm 下进行扫描，最大吸收峰波长应为 278nm±3nm（通则 0401）。

3.1.13　肽图

依法测定（通则 3405），应与对照品图形一致。

3.1.14　N 端氨基酸序列

至少每年测定 1 次。用氨基酸序列分析仪测定，N 端序列应为：

(Met)-Cys-Asp-Leu-Pro-Gln-Thr-His-Ser-Leu-Gly-Ser-Arg-Arg-Thr-Leu。

3.2　成品检定

除外观、重量差异及融变时限检查外，应按经批准的方法预处理供试品后，进行其余各项检定。

3.2.1　鉴别试验

按免疫印迹法（通则 3401）或免疫斑点法（通则 3402）测定，应为阳性。

3.2.2　检查

3.2.2.1　外观

应为乳白色或淡黄色栓，外形应完整、均匀、光滑，质硬。

3.2.2.2　重量差异

依法检查（通则 0107），应符合规定。

3.2.2.3　融变时限

依法检查（通则 0922），应符合规定。

3.2.2.4　pH 值

应为 6.5～7.5（通则 0631）。

3.2.2.5　微生物限度

依法检查（通则 1105、通则 1106 与通则 1107），应符合规定。

3.2.3　生物学活性

应为标示量的 80%～150%（通则 3523）。

4　保存、运输及有效期

于 2～8℃避光保存和运输。自生产之日起，按批准的有效期执行。

5　使用说明

应符合生物制品分包装及贮运管理（通则 0239）规定和批准的内容。

人干扰素 α2b 乳膏

Ren Ganraosu α2b Rugao

Human Interferon α2b Cream

CDLPQTHSLG SRRTLMLLAQ MRRISLFSCL KDRHDFGFPQ 40
EEFGNQFQKA ETIPVLHEMI QQIFNLFSTK DSSAAWDETL 80
LDKFYTELYQ QLNDLEACVI QGVGVTETPL MKEDSILAVR 120
KYFQRITLYL KEKKYSPCAW EVVRAEIMRS FSLSTNLQES 160
LRSKE 165

分子式　$C_{860}H_{1349}O_{255}N_{229}S_9$

分子量　19264.88

分子式　（含 Met）$C_{865}H_{1358}O_{256}N_{230}S_{10}$

分子量　19396.08

本品系由高效表达人干扰素 α2b 基因的大肠埃希菌，经发酵、分离和高度纯化后获得的人干扰素 α2b，加入乳膏基质制成。含适宜稳定剂、抑菌剂。

1　基本要求

生产和检定用设施、原材料及辅料、水、器具、动物等应符合“凡例”的有关要求。

2　制造

2.1　工程菌菌种

2.1.1　名称及来源

人干扰素 α2b 工程菌株系由带有人干扰素 α2b 基因的重组质粒转化的大肠埃希菌菌株。

2.1.2　种子批的建立

应符合生物制品生产检定用菌毒种管理及质量控制（通则 0233）的规定。

2.1.3　菌种检定

主种子批和工作种子批的菌种应进行以下各项全面检定。

2.1.3.1　划种 LB 琼脂平板

应呈典型大肠埃希菌集落形态，无其他杂菌生长。

2.1.3.2　染色镜检

应为典型的革兰阴性杆菌。

2.1.3.3　对抗生素的抗性

应与原始菌种相符。

2.1.3.4　电镜检查（工作种子批可免做）

应为典型大肠埃希菌形态，无支原体、病毒样颗粒及其他微生物污染。

2.1.3.5　生化反应

应符合大肠埃希菌生化反应特性。

2.1.3.6　干扰素表达量

在摇床中培养，应不低于原始菌种的表达量。

2.1.3.7　表达的干扰素型别

应用抗 α2b 型干扰素血清做中和试验，证明型别无误。

2.1.3.8　质粒检查

该质粒的酶切图谱应与原始重组质粒的图谱一致。

2.1.3.9　目的基因核苷酸序列检查（工作种子批可免做）

目的基因核苷酸序列应与批准的序列一致。

2.2　原液

2.2.1　种子液制备

将检定合格的工作种子批菌种接种于适宜的培养基（可含适量抗生素）中培养。

2.2.2　发酵用培养基

采用适宜的不含抗生素的培养基。

2.2.3　种子液接种及发酵培养

2.2.3.1　在灭菌培养基中接种适量种子液。

2.2.3.2　在适宜的温度下进行发酵，应采用经批准的发酵工艺，并确定相应的发酵条件，如温度、pH 值、溶解氧、补料、发酵时间等。发酵液应定期进行质粒丢失率检查（通则 3406）。

2.2.4　发酵液处理

用适宜的方法收集、处理菌体。

2.2.5　初步纯化

采用经批准的纯化工艺进行初步纯化，使其纯度达到规定的要求。

2.2.6　高度纯化

经初步纯化后，采用经批准的纯化工艺进行高度纯化，使其达到 3.1 项要求，可加入适宜稳定剂，除菌过滤后即为人干扰素 α2b 原液。如需存放，应规定温度和时间。

2.2.7　原液检定

按 3.1 项进行。

2.3　半成品

采用的基质应符合乳膏剂基质要求（通则 0109）。

2.3.1　配制

按经批准的配方进行配制。

2.3.2　乳膏制备

按经批准的工艺进行。

2.4　成品

2.4.1　分批

应符合生物制品分包装及贮运管理（通则 0239）规定。

2.4.2　分装

应符合生物制品分包装及贮运管理（通则 0239）及乳膏剂（通则 0109）有关规定。

2.4.3　规格

同批准的规格。

2.4.4　包装

应符合生物制品分包装及贮运管理（通则 0239）及乳膏剂（通则 0109）有关规定。

3　检定

3.1　原液检定

3.1.1　生物学活性

依法测定（通则 3523）。

3.1.2　蛋白质含量

依法测定（通则 0731 第二法）。

3.1.3　比活性

计算生物学活性与蛋白质含量的比值，每1mg蛋白质应不低于1.0×10^8IU。

3.1.4　纯度

3.1.4.1　电泳法

依法测定（通则0541第五法）。用非还原型SDS-聚丙烯酰胺凝胶电泳法，分离胶的胶浓度为15%，加样量应不低于10μg（考马斯亮蓝R250染色法）或5μg（银染法）。经扫描仪扫描，纯度应不低于95.0%。

3.1.4.2　高效液相色谱法

依法测定（通则0512）。色谱柱以适合分离分子质量为5～60kD蛋白质的色谱用凝胶为填充剂；流动相为0.1mol/L磷酸盐-0.1mol/L氯化钠缓冲液，pH 7.0；上样量应不低于20μg，在波长280nm处检测。以干扰素色谱峰计算的理论板数应不低于1000。按面积归一化法计算，干扰素主峰面积应不低于总面积的95.0%。

3.1.5　相关蛋白

依法测定（通则0512）。色谱柱采用十八烷基硅烷键合硅胶为填充剂（如：C_{18}柱，4.6mm×250mm，5μm或其他适宜的色谱柱），柱温为室温；以0.2%三氟乙酸-30%乙腈的水溶液为流动相A，以0.2%三氟乙酸-80%乙腈的水溶液为流动相B；流速为每分钟1.0ml；在波长210nm处检测；按下表进行梯度洗脱。

时间（分钟）	流动相A（%）	流动相B（%）
0	72	28
1	72	28
5	67	33
20	63	37
30	57	43
40	40	60
42	40	60
50	72	28
60	72	28

用水将供试品稀释至每1ml中约含1.0mg，作为供试品溶液；取供试品溶液和过氧化氢溶液混合，使过氧化氢终浓度为0.005%（*m/m*），室温放置1小时或1小时以上，使干扰素约5%发生氧化，再向每毫升该溶液中加入L-甲硫氨酸12.5mg，作为对照溶液（2～8℃放置不超过24小时）。取供试品溶液和对照溶液各50μl注入液相色谱仪。

对照溶液及供试品溶液图谱中，干扰素主峰的保留时间约为20分钟。对照溶液图谱中，氧化型峰相对于主峰的保留时间约为0.9，氧化型峰与主峰的分离度应不小于1.0。

按面积归一化法只计算相对于主峰保留时间为0.7～1.4的相关蛋白峰面积，单个相关蛋白峰面积应不大于总面积的3.0%，所有相关蛋白峰面积应不大于总面积的5.0%。

3.1.6　分子量

依法测定（通则0541第五法）。用还原型SDS-聚丙烯酰胺凝胶电泳法，分离胶的胶浓度为15%，加样量应不低于1.0μg，制品的分子质量应为19.2kD±1.9kD。

3.1.7　外源性DNA残留量

每1支/瓶应不高于10ng（通则3407）。

3.1.8　鼠IgG残留量

如采用单克隆抗体亲和色谱法纯化，应进行本项检定。每1次人用剂量鼠IgG残留量应不高于100ng（通则3416）。

3.1.9　宿主菌蛋白质残留量

应不高于蛋白质总量的0.10%（通则3412）。

3.1.10　残余抗生素活性

依法测定（通则3408），不应有残余氨苄西林或其他抗生素活性。

3.1.11　等电点

供试品的主区带应为4.0～6.7，且供试品的电泳图谱应与对照品的图谱一致（通则0541第六法）。

3.1.12　紫外光谱

用水或0.9%氯化钠溶液将供试品稀释至100～500μg/ml，在光路1cm、波长230～360nm下进行扫描，最大吸收峰波长应为278nm±3nm（通则0401）。

3.1.13　肽图

依法测定（通则3405），应与对照品图形一致。

3.1.14　N端氨基酸序列

至少每年测定1次。用氨基酸序列分析仪测定，N端序列应为：

(Met)-Cys-Asp-Leu-Pro-Gln-Thr-His-Ser-Leu-Gly-Ser-Arg-Arg-Thr-Leu。

3.2　成品检定

除外观、装量检查外，应按经批准的方法预处理供试品后，进行其余各项检定。

3.2.1　鉴别试验

按免疫印迹法（通则3401）或免疫斑点法（通则3402）测定，应为阳性。

3.2.2　检查

3.2.2.1　外观

本品应为白色乳膏剂，外观细腻、均匀，无油-水相分离现象。

3.2.2.2　装量

依法检查（通则0109），应符合规定。

3.2.2.3　微生物限度

依法检查（通则1105、通则1106与通则1107），应符合规定。

3.2.3　生物学活性

应按经批准的方法预处理供试品，应为标示量的80%～150%（通则3523）。

4　保存、运输及有效期

于0～20℃避光保存和运输。自生产之日起，按批准的有效期执行。

5　使用说明

应符合生物制品分包装及贮运管理（通则0239）规定和批准的内容。

人干扰素 α2b 凝胶

Ren Ganraosu α2b Ningjiao

Human Interferon α2b Gel

CDLPQTHSLG SRRTLMLLAQ MRRISLFSCL KDRHDFGFPQ 40
EEFGNQFQKA ETIPVLHEMI QQIFNLFSTK DSSAAWDETL 80
LDKFYTELYQ QLNDLEACVI QGVGVTETPL MKEDSILAVR 120
KYFQRITLYL KEKKYSPCAW EVVRAEIMRS FSLSTNLQES 160
LRSKE 165

分子式　$C_{860}H_{1349}O_{255}N_{229}S_{9}$

分子量　19264.88

分子式　（含 Met）$C_{865}H_{1358}O_{256}N_{230}S_{10}$

分子量　19396.08

本品系由高效表达人干扰素 α2b 基因的大肠埃希菌，经发酵、分离和高度纯化后获得的人干扰素 α2b，加入凝胶基质制成。含适宜稳定剂、抑菌剂，不含抗生素。

1　基本要求

生产和检定用设施、原材料及辅料、水、器具、动物等应符合"凡例"的有关要求。

2　制造

2.1　工程菌菌种

2.1.1　名称及来源

人干扰素 α2b 工程菌株系由带有人干扰素 α2b 基因的重组质粒转化的大肠埃希菌菌株。

2.1.2　种子批的建立

应符合生物制品生产检定用菌毒种管理及质量控制（通则 0233）的规定。

2.1.3　菌种检定

主种子批和工作种子批的菌种应进行以下各项全面检定。

2.1.3.1　划种 LB 琼脂平板

应呈典型大肠埃希菌集落形态，无其他杂菌生长。

2.1.3.2　染色镜检

应为典型的革兰阴性杆菌。

2.1.3.3　对抗生素的抗性

应与原始菌种相符。

2.1.3.4　电镜检查（工作种子批可免做）

应为典型大肠埃希菌形态，无支原体、病毒样颗粒及其他微生物污染。

2.1.3.5　生化反应

应符合大肠埃希菌生化反应特性。

2.1.3.6　干扰素表达量

在摇床中培养，应不低于原始菌种的表达量。

2.1.3.7　表达的干扰素型别

应用抗 α2b 型干扰素血清做中和试验，证明型别无误。

2.1.3.8　质粒检查

该质粒的酶切图谱应与原始重组质粒的图谱一致。

2.1.3.9　目的基因核苷酸序列检查（工作种子批可免做）

目的基因核苷酸序列应与批准的序列一致。

2.2　原液

2.2.1　种子液制备

将检定合格的工作种子批菌种接种于适宜的培养基（可含适量抗生素）中培养。

2.2.2　发酵用培养基

采用适宜的不含抗生素的培养基。

2.2.3　种子液接种及发酵培养

2.2.3.1　在灭菌培养基中接种适量种子液。

2.2.3.2　在适宜的温度下进行发酵，应采用经批准的发酵工艺，并确定相应的发酵条件，如温度、pH 值、溶解氧、补料、发酵时间等。发酵液应定期进行质粒丢失率检查（通则 3406）。

2.2.4　发酵液处理

用适宜的方法收集、处理菌体。

2.2.5　初步纯化

采用经批准的纯化工艺进行初步纯化，使其纯度达到规定的要求。

2.2.6　高度纯化

经初步纯化后，采用经批准的纯化工艺进行高度纯化，使其达到 3.1 项要求，可加入适宜稳定剂，除菌过滤后即为人干扰素 α2b 原液。如需存放，应规定温度和时间。

2.2.7　原液检定

按 3.1 项进行。

2.3　半成品

采用的基质应符合凝胶剂基质要求（通则 0114）。

2.3.1　配制

按经批准的配方进行配制。

2.3.2　凝胶制备

按经批准的工艺进行。凝胶剂应均匀、细腻，在常温时保持胶状，不干涸或液化。

2.4　成品

2.4.1　分批

应符合生物制品分包装及贮运管理（通则 0239）规定。

2.4.2　分装

应符合生物制品分包装及贮运管理（通则 0239）及凝胶剂（通则 0114）有关规定。

2.4.3　规格

同批准的规格。

2.4.4　包装

应符合生物制品分包装及贮运管理（通则 0239）及凝胶剂（通则 0114）有关规定。

3　检定

3.1　原液检定

3.1.1　生物学活性

依法测定（通则 3523）。

3.1.2　蛋白质含量

依法测定（通则 0731 第二法）。

3.1.3　比活性

计算生物学活性与蛋白质含量的比值，每 1mg 蛋白质应不低于 1.0×10^{8}IU。

3.1.4　纯度

3.1.4.1　电泳法

依法测定（通则 0541 第五法）。用非还原型 SDS-聚丙烯酰胺凝胶电泳法，分离胶的胶浓度为 15%，加样量应不低于 10μg（考马斯亮蓝 R250 染色法）或 5μg（银染法）。经扫描仪扫描，纯度应不低于 95.0%。

3.1.4.2　高效液相色谱法

依法测定（通则 0512）。色谱柱以适合分离分子质量为 5～60kD 蛋白质的色谱用凝胶为填充剂；流动相为 0.1mol/L 磷酸盐-0.1mol/L 氯化钠缓冲液，pH 7.0；上样量应不低于 20μg，在波长 280nm 处检测。以干扰素色谱峰计算的理论板数应不低于 1000。按面积归一化法计算，干扰素主峰面积应不低于总面积的 95.0%。

3.1.5　相关蛋白

依法测定（通则 0512）。色谱柱采用十八烷基硅烷键合硅胶为填充剂（如：C_{18}柱，4.6mm×250mm，5μm 或其他适宜的色谱柱），柱温为室温；以 0.2%三氟乙酸-30%乙腈的水溶液为流动相 A，以 0.2%三氟乙酸-80%乙腈的水溶液为流动相 B；流速为每分钟 1.0ml；在波长 210nm 处检测；按下表进行梯度洗脱。

时间（分钟）	流动相 A（%）	流动相 B（%）
0	72	28
1	72	28
5	67	33
20	63	37
30	57	43
40	40	60
42	40	60
50	72	28
60	72	28

用水将供试品稀释至每 1ml 中约含 1.0mg，作为供试品溶液；取供试品溶液和过氧化氢溶液混合，使过氧化氢终浓度为 0.005%（*m*/*m*），室温放置 1 小时或1 小时以上，使干扰素约 5%发生氧化，再向每毫升该溶液中加入 L-甲硫氨酸 12.5mg，作为对照溶液（2～8℃放置不超过 24 小时）。取供试品溶液和对照溶液各 50μl 注入液相色谱仪。

对照溶液及供试品溶液图谱中，干扰素主峰的保留时间约为 20 分钟。对照溶液图谱中，氧化型峰相对于主峰的保留时间约为 0.9，氧化型峰与主峰的分离度应不小于 1.0。

按面积归一化法只计算相对于主峰保留时间为 0.7～1.4 的相关蛋白峰面积，单个相关蛋白峰面积应不大于总面积的 3.0%，所有相关蛋白峰面积应不大于总面积的 5.0%。

3.1.6　分子量

依法测定（通则 0541 第五法）。用还原型 SDS-聚丙烯酰胺凝胶电泳法，分离胶的胶浓度为 15%，加样量应不低于 1.0μg，制品的分子质量应为 19.2kD±1.9kD。

3.1.7　外源性 DNA 残留量

每 1 支/瓶应不高于 10ng（通则 3407）。

3.1.8　宿主菌蛋白质残留量

应不高于蛋白质总量的 0.10%（通则 3412）。

3.1.9　残余抗生素活性

依法测定（通则 3408），不应有残余氨苄西林或其他抗生素活性。

3.1.10　等电点

供试品的主区带应为 4.0～6.7，且供试品的电泳图谱应与对照品的图谱一致（通则 0541 第六法）。

3.1.11　紫外光谱

用水或 0.9%氯化钠溶液将供试品稀释至 100～500μg/ml，在光路 1cm、波长 230～360nm 下进行扫描，最大吸收峰波长应为 278nm±3nm（通则 0401）。

3.1.12　肽图

依法测定（通则 3405），应与对照品图形一致。

3.1.13　N 端氨基酸序列

至少每年测定 1 次。用氨基酸序列分析仪测定，N 端序列应为：

(Met)-Cys-Asp-Leu-Pro-Gln-Thr-His-Ser-Leu-Gly-Ser-Arg-Arg-Thr-Leu。

3.2　成品检定

除外观、装量检查外，应按经批准的方法预处理供试品后，进行其余各项检定。

3.2.1　鉴别试验

按免疫印迹法（通则 3401）或免疫斑点法（通则 3402）测定，应为阳性。

3.2.2　检查

3.2.2.1　外观

应为透明水凝胶剂。

3.2.2.2　装量

依法检查（通则 0114），应符合规定。

3.2.2.3　pH 值

应为 5.0～7.5（通则 0631）。

3.2.2.4　微生物限度

依法检查（通则 1105、通则 1106 与通则 1107），应符合规定。

3.2.3　生物学活性

应为标示量的 80%～150%（通则 3523）。

4　保存、运输及有效期

于 0～20℃避光保存和运输。自生产之日起，按批准的有效期执行。

5　使用说明

应符合生物制品分包装及贮运管理（通则 0239）规定和批准的内容。

人干扰素 α2b 喷雾剂

Ren Ganraosu α2b Penwuji

Human Interferon α2b Spray

CDLPQTHSLG SRRTLMLLAQ MRRISLFSCL KDRHDFGFPQ 40
EEFGNQFQKA ETIPVLHEMI QQIFNLFSTK DSSAAWDETL 80
LDKFYTELYQ QLNDLEACVI QGVGVTETPL MKEDSILAVR 120
KYFQRITLYL KEKKYSPCAW EVVRAEIMRS FSLSTNLQES 160
LRSKE 165

分子式　$C_{860}H_{1349}O_{255}N_{229}S_9$

分子量　19264.88

分子式　（含 Met）$C_{865}H_{1358}O_{256}N_{230}S_{10}$

分子量　19396.08

本品系由高效表达人干扰素 α2b 基因的腐生型假单胞菌，经发酵、分离和高度纯化后获得的人干扰素 α2b 制成。含适宜稳定剂、抑菌剂。

1　基本要求

生产和检定用设施、原材料及辅料、水、器具、动物等应符合“凡例”的有关要求。

2　制造

2.1　工程菌菌种

2.1.1　名称及来源

人干扰素 α2b 工程菌株系由带有人干扰素 α2b 基因的重组质粒转化的腐生型假单胞菌菌株。

2.1.2　种子批的建立

应符合生物制品生产检定用菌毒种管理及质量控制（通则 0233）的规定。

2.1.3　菌种检定

主种子批和工作种子批的菌种应进行以下各项全面检定。

2.1.3.1　划种 LB 琼脂平板

应呈典型腐生型假单胞菌集落形态，无其他杂菌生长。

2.1.3.2　染色镜检

应呈棒状，可运动，有荚膜，无芽孢。涂片染色后应呈典型的革兰阴性。

2.1.3.3　对抗生素的抗性

应与原始菌种相符。

2.1.3.4　电镜检查（工作种子批可免做）

应为典型腐生型假单胞菌形态，无支原体、病毒样颗粒及其他微生物污染。

2.1.3.5　生化反应

不液化明胶，不水解淀粉和聚 β-羟基丁酸酯（通则 3605），不能利用反硝化作用进行厌氧呼吸，能够合成荧光色素。

2.1.3.6　干扰素表达量

在摇床中培养，应不低于原始菌种的表达量。

2.1.3.7　表达的干扰素型别

应用抗 α2b 型干扰素血清做中和试验，证明型别无误。

2.1.3.8　质粒检查

该质粒的酶切图谱应与原始重组质粒的图谱一致。

2.1.3.9　目的基因核苷酸序列检查（工作种子批可免做）

目的基因核苷酸序列应与批准的序列一致。

2.2　原液

2.2.1　种子液制备

将检定合格的工作种子批菌种接种于适宜的培养基（可含适量抗生素）中培养。

2.2.2　发酵用培养基

采用适宜的不含抗生素的培养基。

2.2.3　种子液接种及发酵培养

2.2.3.1　在灭菌培养基中接种适量种子液。

2.2.3.2　在适宜的温度下进行发酵，应根据批准的发酵工艺进行，并确定相应的发酵条件，如温度、pH 值、溶解氧、补料、发酵时间等。发酵液应定期进行质粒丢失率检查（通则 3406）。

2.2.4　发酵液处理

用高速离心法收集、处理菌体。收集到的菌体可在 −20℃以下保存，保存时间应不超过 1 年。

2.2.5　初步纯化

采用经批准的纯化工艺进行初步纯化，使其纯度达到规定的要求。

2.2.6　高度纯化

经初步纯化后，采用经批准的纯化工艺进行高度纯化，使其达到 3.1 项要求，除菌过滤后即为人干扰素 α2b 原液。如需存放，应规定温度和时间。

2.2.7　原液检定

按 3.1 项进行。

2.3　半成品

2.3.1　配制

按经批准的配方配制稀释液，按经批准的工艺进行稀释液的灭菌。冷却后应立即用于稀释。

将原液用稀释液稀释至所需浓度，即为半成品，于 2～10℃保存。

2.3.2　半成品检定

按 3.2 项进行。

2.4　成品

2.4.1　分批

应符合生物制品分包装及贮运管理（通则 0239）规定。

2.4.2　分装

应符合生物制品分包装及贮运管理（通则 0239）及喷雾剂（通则 0112）有关规定。

2.4.3　规格

同批准的规格。

2.4.4　包装

应符合生物制品分包装及贮运管理（通则 0239）及喷雾剂（通则 0112）有关规定。

3　检定

3.1　原液检定

3.1.1　生物学活性

依法测定（通则 3523）。

3.1.2　蛋白质含量

依法测定（通则 0731 第二法）。

3.1.3　比活性

计算生物学活性与蛋白质含量的比值，每 1mg 蛋白质应不低于 1.0×10^8 IU。

3.1.4　纯度

3.1.4.1　电泳法

依法测定（通则 0541 第五法）。用非还原型 SDS-聚丙烯酰胺凝胶电泳法，分离胶的胶浓度为 15%，加样量应不低于 10μg（考马斯亮蓝 R250 染色法）或 5μg（银染法）。经扫描仪扫描，纯度应不低于 95.0%。

3.1.4.2　高效液相色谱法

依法测定（通则 0512）。色谱柱以适合分离分子质量为 5～60kD 蛋白质的色谱用凝胶为填充剂；流动相为 0.1mol/L 磷酸盐-0.1mol/L 氯化钠缓冲液，pH 7.0；上样量应不低于 20μg，在波长 280nm 处检测。以干扰素色谱峰计算的理论板数应不低于 1000。按面积归一化法计算，干扰素主峰面积应不低于总面积的 95.0%。

3.1.5　相关蛋白

依法测定（通则 0512）。色谱柱采用十八烷基硅烷键合硅胶为填充剂（如：C_{18} 柱，4.6mm×250mm，5μm 或其他适宜的色谱柱），柱温为室温；以 0.2%三氟乙酸-30%乙腈的水溶液为流动相 A，以 0.2%三氟乙酸-80%乙腈的水溶液为流动相 B；流速为每分钟 1.0ml；在波长 210nm 处检测；按下表进行梯度洗脱。

时间（分钟）	流动相 A（%）	流动相 B（%）
0	72	28
1	72	28
5	67	33
20	63	37
30	57	43
40	40	60
42	40	60
50	72	28
60	72	28

用水将供试品稀释至每 1ml 中约含 1.0mg，作为供试品溶液；取供试品溶液和过氧化氢溶液混合，使过氧化氢终浓度为 0.005%（*m/m*），室温放置 1 小时或 1 小时以上，使干扰素约 5%发生氧化，再向每毫升该溶液中加入 L-甲硫氨酸 12.5mg，作为对照溶液（2～8℃放置不超过 24 小时）。取供试品溶液和对照溶液各 50μl 注入液相色谱仪。

对照溶液及供试品溶液图谱中，干扰素主峰的保留时间约为 20 分钟。对照溶液图谱中，氧化型峰相对于主峰的保留时间约为 0.9，氧化型峰与主峰的分离度应不小于 1.0。

按面积归一化法只计算相对于主峰保留时间为 0.7～1.4 的相关蛋白峰面积，单个相关蛋白峰面积应不大于总面积的 3.0%，所有相关蛋白峰面积应不大于总面积的 5.0%。

3.1.6　分子量

依法测定（通则 0541 第五法）。用还原型 SDS-聚丙烯酰胺凝胶电泳法，分离胶的胶浓度为 15%，加样量应不低于 1.0μg，制品的分子质量应为 19.2kD±1.9kD。

3.1.7　外源性 DNA 残留量

每 1 支/瓶应不高于 10ng（通则 3407）。

3.1.8　宿主菌蛋白质残留量

应不高于蛋白质总量的 0.10%（通则 3413）。

3.1.9　残余抗生素活性

依法测定（通则 3408），不应有残余氨苄西林或其他抗生素活性。

3.1.10　等电点

供试品的主区带应为 5.7～6.7，且供试品的电泳图谱应与对照品的图谱一致（通则 0541 第六法）。

3.1.11　紫外光谱

用水或 0.9%氯化钠溶液将供试品稀释至 100～500μg/ml，在光路 1cm、波长 230～360nm 下进行扫描，最大吸收峰波长应为 278nm±3nm（通则 0401）。

3.1.12　肽图

依法测定（通则 3405），应与对照品图形一致。

3.1.13　N 端氨基酸序列

至少每年测定 1 次。用氨基酸序列分析仪测定，N 端序列应为：

Cys-Asp-Leu-Pro-Gln-Thr-His-Ser-Leu-Gly-Ser-Arg-Arg-Thr-Leu。

3.2　半成品检定

无菌

依法检查（通则 1101），应符合规定。

3.3　成品检定

3.3.1　鉴别试验

按免疫印迹法（通则 3401）或免疫斑点法（通则 3402）测定，应为阳性。

3.3.2　检查

3.3.2.1　外观

应为无色或微黄色、略带黏稠的液体。

3.3.2.2　装量

依法检查（通则 0112），应符合规定。

3.3.2.3　pH 值

应为 5.0～7.5（通则 0631）。

3.3.2.4　每瓶总喷次

依法测定（通则 0112），应符合规定。

3.3.2.5　每喷喷量

依法测定（通则 0112），应符合规定。

3.3.2.6　无菌

依法检查（通则 1101），应符合规定。

3.3.3　生物学活性

应为标示量的 80%～150%（通则 3523）。

4　保存、运输及有效期

于 2～10℃避光保存和运输。自生产之日起，按批准的有效期执行。

5　使用说明

应符合生物制品分包装及贮运管理（通则 0239）规定和批准的内容。

人干扰素 α2b 软膏

Ren Ganraosu α2b Ruangao

Human Interferon α2b Ointments

CDLPQTHSLG	SRRTLMLLAQ	MRRISLFSCL	KDRHDFGFPQ	40
EEFGNQFQKA	ETIPVLHEMI	QQIFNLFSTK	DSSAAWDETL	80
LDKFYTELYQ	QLNDLEACVI	QGVGVTETPL	MKEDSILAVR	120
KYFQRITLYL	KEKKYSPCAW	EVVRAEIMRS	FSLSTNLQES	160
LRSKE				165

分子式　$C_{860}H_{1349}O_{255}N_{229}S_{9}$

分子量　19264.88

分子式　（含 Met）$C_{865}H_{1358}O_{256}N_{230}S_{10}$

分子量　19396.08

本品系由高效表达人干扰素 α2b 基因的腐生型假单胞菌，经发酵、分离和高度纯化后获得的人干扰素 α2b，加入软膏基质制成。

1　基本要求

生产和检定用设施、原材料及辅料、水、器具、动物等应符合“凡例”的有关要求。

2　制造

2.1　工程菌菌种

2.1.1　名称及来源

人干扰素 α2b 工程菌株系由带有人干扰素 α2b 基因的重组质粒转化的腐生型假单胞菌菌株。

2.1.2　种子批的建立

应符合生物制品生产检定用菌毒种管理及质量控制（通则 0233）的规定。

2.1.3　菌种检定

主种子批和工作种子批的菌种应进行以下各项全面检定。

2.1.3.1　划种 LB 琼脂平板

应呈典型腐生型假单胞菌集落形态，无其他杂菌生长。

2.1.3.2　染色镜检

应呈棒状，可运动，有荚膜，无芽孢。涂片染色后应呈典型的革兰阴性。

2.1.3.3　对抗生素的抗性

应与原始菌种相符。

2.1.3.4　电镜检查（工作种子批可免做）

应为典型腐生型假单胞菌形态，无支原体、病毒样颗粒及其他微生物污染。

2.1.3.5　生化反应

不液化明胶，不水解淀粉和聚 β-羟基丁酸酯（通则 3605），不能利用反硝化作用进行厌氧呼吸，能够合成荧光色素。

2.1.3.6　干扰素表达量

在摇床中培养，应不低于原始菌种的表达量。

2.1.3.7　表达的干扰素型别

应用抗 α2b 型干扰素血清做中和试验，证明型别无误。

2.1.3.8　质粒检查

该质粒的酶切图谱应与原始重组质粒的图谱一致。

2.1.3.9　目的基因核苷酸序列检查（工作种子批可免做）

目的基因核苷酸序列应与批准的序列一致。

2.2　原液

2.2.1　种子液制备

将检定合格的工作种子批菌种接种于适宜的培养基（可含适量抗生素）中培养。

2.2.2　发酵用培养基

采用适宜的不含抗生素的培养基。

2.2.3　种子液接种及发酵培养

2.2.3.1　在灭菌培养基中接种适量种子液。

2.2.3.2　在适宜的温度下进行发酵，应根据经批准的发酵工艺进行，并确定相应的发酵条件，如温度、pH 值、溶解氧、补料、发酵时间等。发酵液应定期进行质粒丢失率检查（通则 3406）。

2.2.4　发酵液处理

用高速离心法收集、处理菌体。收集到的菌体可在 −20℃以下保存，保存时间应不超过 1 年。

2.2.5　初步纯化

采用经批准的纯化工艺进行初步纯化，使其纯度达到规定的要求。

2.2.6　高度纯化

经初步纯化后，采用经批准的纯化工艺进行高度纯化，使其达到 3.1 项要求，除菌过滤后即为人干扰素 α2b 原液。如需存放，应规定温度和时间。

2.2.7　原液检定

按 3.1 项进行。

2.3　软膏剂制备

采用的基质应符合软膏剂基质要求（通则 0109）。

2.3.1　配制

按经批准的配方进行配制。

2.3.2　软膏制备

按经批准的工艺进行。软膏质地应均匀、细腻，涂展性良好，排除气泡。

2.4　成品

2.4.1　分批

应符合生物制品分包装及贮运管理（通则 0239）规定。

2.4.2　规格

同批准的规格。

2.4.3　包装

应符合生物制品分包装及贮运管理（通则 0239）及软膏剂（通则 0109）有关规定。

3　检定

3.1　原液检定

3.1.1　生物学活性

依法测定（通则 3523）。

3.1.2　蛋白质含量

依法测定（通则 0731 第二法）。

3.1.3　比活性

计算生物学活性与蛋白质含量的比值，每 1mg 蛋白质应不低于 1.0×10^8 IU。

3.1.4　纯度

3.1.4.1　电泳法

依法测定（通则 0541 第五法）。用非还原型 SDS-聚丙烯酰胺凝胶电泳法，分离胶的胶浓度为 15%，加样量应不低于 10μg（考马斯亮蓝 R250 染色法）或 5μg（银染法）。经扫描仪扫描，纯度应不低于 95.0%。

3.1.4.2　高效液相色谱法

依法测定（通则 0512）。色谱柱以适合分离分子质量为 5～60kD 蛋白质的色谱用凝胶为填充剂；流动相为 0.1mol/L 磷酸盐-0.1mol/L 氯化钠缓冲液，pH 7.0；上样量应不低于 20μg，在波长 280nm 处检测。以干扰素色谱峰计算的理论板数应不低于 1000。按面积归一化法计算，干扰素主峰面积应不低于总面积的 95.0%。

3.1.5　相关蛋白

依法测定（通则 0512）。色谱柱采用十八烷基硅烷键合硅胶为填充剂（如：C_{18} 柱，4.6mm×250mm，5μm 或其他适宜的色谱柱），柱温为室温；以 0.2%三氟乙酸-30%乙腈的水溶液为流动相 A，以 0.2%三氟乙酸-80%乙腈的水溶液为流动相 B；流速为每分钟 1.0ml；在波长 210nm 处检测；按下表进行梯度洗脱。

时间（分钟）	流动相 A（%）	流动相 B（%）
0	72	28
1	72	28
5	67	33
20	63	37
30	57	43
40	40	60
42	40	60
50	72	28
60	72	28

用水将供试品稀释至每 1ml 中约含 1.0mg，作为供试品溶液；取供试品溶液和过氧化氢溶液混合，使过氧化氢终浓度为 0.005%（*m/m*），室温放置 1 小时或 1 小时以上，使干扰素约 5%发生氧化，再向每毫升该溶液中加入 L-甲硫氨酸 12.5mg，作为对照溶液（2～8℃放置不超过 24 小时）。取供试品溶液和对照溶液各 50μl 注入液相色谱仪。

对照溶液及供试品溶液图谱中，干扰素主峰的保留时间约为 20 分钟。对照溶液图谱中，氧化型峰相对于主峰的保留时间约为 0.9，氧化型峰与主峰的分离度应不小于 1.0。

按面积归一化法只计算相对于主峰保留时间为 0.7～1.4 的相关蛋白峰面积，单个相关蛋白峰面积应不大于总面积的 3.0%，所有相关蛋白峰面积应不大于总面积的 5.0%。

3.1.6　分子量

依法测定（通则 0541 第五法）。用还原型 SDS-聚丙烯酰胺凝胶电泳法，分离胶的胶浓度为 15%，加样量应不低于 1.0μg，制品的分子质量应为 19.2kD±1.9kD。

3.1.7　外源性 DNA 残留量

每 1 支/瓶应不高于 10ng（通则 3407）。

3.1.8　宿主菌蛋白质残留量

应不高于蛋白质总量的 0.02%（通则 3413）。

3.1.9　残余抗生素活性

依法测定（通则 3408），不应有残余氨苄西林或其他抗生素活性。

3.1.10　等电点

供试品的主区带应为 5.7～6.7，且供试品的电泳图谱应与对照品的图谱一致（通则 0541 第六法）。

3.1.11　紫外光谱

用水或 0.9%氯化钠溶液将供试品稀释至 100～500μg/ml，在光路 1cm、波长 230～360nm 下进行扫描，最大吸收峰波长应为 278nm±3nm（通则 0401）。

3.1.12　肽图

依法测定（通则 3405），应与对照品图形一致。

3.1.13　N 端氨基酸序列

至少每年测定 1 次。用氨基酸序列分析仪测定，N 端序列应为：

Cys-Asp-Leu-Pro-Gln-Thr-His-Ser-Leu-Gly-Ser-Arg-Arg-Thr-Leu。

3.2　成品检定

除外观、装量检查外，应按经批准的方法预处理供试品后，进行其余各项检定。

3.2.1　鉴别试验

按免疫印迹法（通则 3401）或免疫斑点法（通则 3402）测定，应为阳性。

3.2.2　检查

3.2.2.1　外观

应为无色半透明膏体。

3.2.2.2　装量

依法检查（通则 0109），应符合规定。

3.2.2.3　pH 值

应为 5.0～6.5（通则 0631）。

3.2.2.4　微生物限度

依法检查（通则 1105、通则 1106 与通则 1107），应符合规定。

3.2.3　生物学活性

应为标示量的 80%～150%（通则 3523）。

4　保存、运输及有效期

于 2～8℃避光保存及运输。自生产之日起，按批准的有效期执行。

5　使用说明

应符合生物制品分包装及贮运管理（通则 0239）规定和批准的内容。

人干扰素 α2b 阴道泡腾片

Ren Ganraosu α2b Yindao Paotengpian

Human Interferon α2b
Vaginal Effervescent Tablets

```
(M)CDLPQTHSLG SRRTLMLLAQ MRRISLFSCL KDRHDFGFPQ  40
EEFGNQFQKA ETIPVLHEMI QQIFNLFSTK DSSAAWDETL  80
LDKFYTELYQ QLNDLEACVI QGVGVTETPL MKEDSILAVR 120
KYFQRITLYL KEKKYSPCAW EVVRAEIMRS FSLSTNLQES 160
LRSKE                                      165
```

分子式　$C_{860}H_{1349}O_{255}N_{229}S_9$

分子量　19264.88

分子式　（含 Met）$C_{865}H_{1358}O_{256}N_{230}S_{10}$

分子量　19396.08

本品系由含有可高效表达人干扰素 α2b 基因的大肠埃希菌，经发酵、分离和高度纯化后获得的人干扰素 α2b，加入泡腾片辅料，压片制成。

1　基本要求

生产和检定用设施、原材料及辅料、水、器具、动物等应符合“凡例”的有关要求。

2　制造

2.1　工程菌菌种

2.1.1　名称及来源

人干扰素 α2b 工程菌株系由带有人干扰素 a2b 基因的重组质粒转化的大肠埃希菌菌株。

2.1.2　种子批的建立

应符合生物制品生产检定用菌毒种管理及质量控制（通则 0233）的规定。

2.1.3　菌种检定

主种子批和工作种子批的菌种应进行以下各项全面检定。

2.1.3.1　划种 LB 琼脂平板

应呈典型大肠埃希菌集落形态，无其他杂菌生长。

2.1.3.2　染色镜检

应为典型的革兰阴性杆菌。

2.1.3.3　对抗生素的抗性

应与原始菌种相符。

2.1.3.4　电镜检查（工作种子批可免做）

应为典型大肠埃希菌形态，无支原体、病毒样颗粒及其他微生物污染。

2.1.3.5　生化反应

应符合大肠埃希菌生化反应特性。

2.1.3.6　干扰素表达量

在摇床中培养，应不低于原始菌种的表达量。

2.1.3.7　表达的干扰素型别

应用抗 α2b 型干扰素血清做中和试验，证明型别无误。

2.1.3.8　质粒检查

该质粒的酶切图谱应与原始重组质粒的图谱一致。

2.1.3.9　目的基因核苷酸序列检查（工作种子批可免做）

目的基因核苷酸序列应与批准的序列一致。

2.2　原液

2.2.1　种子液制备

将检定合格的工作种子批菌种接种于适宜的培养基（可含适量抗生素）中培养。

2.2.2　发酵用培养基

采用适宜的不含抗生素的培养基。

2.2.3　种子液接种及发酵培养

2.2.3.1　在灭菌培养基中接种适量种子液。

2.2.3.2　在适宜的温度下进行发酵，应根据经批准的发酵工艺，并确定相应的发酵条件，如温度、pH 值、溶解氧、补料、发酵时间等。发酵液应定期进行质粒丢失率检查（通则 3406）。

2.2.4　发酵液处理

用适宜的方法收集、处理菌体。

2.2.5　初步纯化

采用经批准的纯化工艺进行初步纯化，使其纯度达到规定的要求。

2.2.6　高度纯化

经初步纯化后，采用经批准的纯化工艺进行高度纯化，使其达到 3.1 项要求，加入适宜稳定剂，过滤后即为人干扰素 α2b 原液。如需存放，应规定温度和时间。

2.2.7　原液检定

按 3.1 项进行。

2.3　半成品

2.3.1　配制

按经批准的配方进行配制。

2.3.2　泡腾片制备

按经批准的工艺进行。

2.4　成品

2.4.1　分批

应符合生物制品分包装及贮运管理（通则 0239）规定。

2.4.2　规格

同批准的规格。

2.4.3　包装

应符合生物制品分包装及贮运管理（通则 0239）及片剂（通则 0101）有关规定。

3　检定

3.1　原液检定

3.1.1　生物学活性

依法测定（通则 3523 第一法）。

3.1.2　蛋白质含量

依法测定（通则 0731 第二法）。

3.1.3　比活性

计算生物学活性与蛋白质含量的比值，每1mg蛋白质应不低于1.0×10^8IU。

3.1.4　纯度

3.1.4.1　电泳法

依法测定（通则0541第五法）。用非还原型SDS-聚丙烯酰胺凝胶电泳法，分离胶的胶浓度为15%，加样量应不低于10μg（考马斯亮蓝R250染色法）或5μg（银染法）。经扫描仪扫描，纯度应不低于95.0%。

3.1.4.2　高效液相色谱法

依法测定（通则0512）。色谱柱以适合分离分子质量为5～60kD蛋白质的色谱用凝胶为填充剂；以pH 7.0的0.1mol/L磷酸盐-0.1mol/L氯化钠缓冲液（取磷酸氢二钠21.90g、磷酸二氢钠5.38g与氯化钠5.84g，加水800ml溶解后，用1mol/L氢氧化钠溶液或1mol/L盐酸溶液调节pH值至7.0，用水稀释至1000ml）为流动相；上样量应不低于20μg，在波长280nm处检测。以干扰素色谱峰计算的理论板数应不低于1000。按面积归一化法计算，干扰素主峰面积应不低于总面积的95.0%。

3.1.5　相关蛋白

依法测定（通则0512）。色谱柱采用十八烷基硅烷键合硅胶为填充剂（如：C_{18}柱，4.6mm×250mm，5μm或其他适宜的色谱柱），柱温为室温；以0.2%三氟乙酸-30%乙腈的水溶液为流动相A，以0.2%三氟乙酸-80%乙腈的水溶液为流动相B；流速为每分钟1.0ml；在波长210nm处检测；按下表进行梯度洗脱。

时间（分钟）	流动相A（%）	流动相B（%）
0	72	28
1	72	28
5	67	33
20	63	37
30	57	43
40	40	60
42	40	60
50	72	28
60	72	28

用水将供试品稀释至每1ml中约含1.0mg，作为供试品溶液；取供试品溶液和过氧化氢溶液混合，使过氧化氢终浓度为0.005%（*m/m*），室温放置1小时或1小时以上，使干扰素约5%发生氧化，再向每毫升该溶液中加入L-甲硫氨酸12.5mg，作为对照溶液（2～8℃放置不超过24小时）。取供试品溶液和对照溶液各50μl注入液相色谱仪。

对照溶液及供试品溶液图谱中，干扰素主峰的保留时间约为20分钟。对照溶液图谱中，氧化型峰相对于主峰的保留时间约为0.9，氧化型峰与主峰的分离度应不小于1.0。

按面积归一化法只计算相对于主峰保留时间为0.7～1.4的相关蛋白峰面积，单个相关蛋白峰面积应不大于总面积的3.0%，所有相关蛋白峰面积应不大于总面积的5.0%。

3.1.6　分子量

依法测定（通则0541第五法）。用还原型SDS-聚丙烯酰胺凝胶电泳法，分离胶的胶浓度为15%，加样量应不低于1.0μg，制品的分子质量应为19.2kD±1.9kD。

3.1.7　外源性DNA残留量

每片应不高于10ng（通则3407）。

3.1.8　鼠IgG残留量

如采用单克隆抗体亲和色谱法纯化，应进行本项检定。每1次人用剂量鼠IgG残留量应不高于100ng（通则3416）。

3.1.9　宿主菌蛋白质残留量

应不高于蛋白质总量的0.10%（通则3412）。

3.1.10　残余抗生素活性

依法测定（通则3408），不应有残余氨苄西林或其他抗生素活性。

3.1.11　等电点

主区带应为4.0～6.7，且供试品的等电点图谱应与对照品的一致（通则0541第六法）。

3.1.12　紫外光谱

用水或0.9%氯化钠溶液将供试品稀释至100～500μg/ml，在光路1cm、波长230～360nm下进行扫描，最大吸收峰波长应为278nm±3nm（通则0401）。

3.1.13　肽图

依法测定（通则3405），应与对照品图形一致。

3.1.14　N端氨基酸序列

至少每年测定1次。用氨基酸序列分析仪或其他适宜的方法测定，N端序列应为：

(Met)-Cys-Asp-Leu-Pro-Gln-Thr-His-Ser-Leu-Gly-Ser-Arg-Arg-Thr-Leu。

3.2　成品检定

3.2.1　鉴别试验

应按经批准的方法预处理供试品后，按免疫印迹法（通则3401）或免疫斑点法（通则3402）测定，应为阳性。

3.2.2　检查

3.2.2.1　外观

应为白色或类白色椭圆形片，外观完整光洁，色泽均匀。

3.2.2.2　脆碎度

依法检查（通则0923），应符合规定。

3.2.2.3　重量差异

依法检查（通则0101），应符合规定。

3.2.2.4　崩解时限

依法检查（通则0921），应符合规定。

3.2.2.5　融变时限

依法检查（通则0922），应符合规定。

3.2.2.6　pH值

应按经批准的方法预处理供试品，应为4.7～5.7（通则0631）。

3.2.2.7　干燥失重

取本品，用研钵研细，在50℃干燥至恒重，减失重量不得过5.0%（通则0831）。

3.2.2.8　发泡量

依法检查（通则0101），应符合规定。

3.2.2.9　微生物限度

依法检查（通则1105与通则1106），每1g供试品中需氧菌总数不得过10^2CFU，不得检出霉菌、酵母菌，不得检出金黄色葡萄球菌、铜绿假单胞菌、白色念珠菌。

3.2.3　生物学活性

应按经批准的方法预处理供试品，应为标示量的80%～150%（通则3523第一法）。

4　保存、运输及有效期

于2～8℃避光保存和运输。自生产之日起，按批准的有效期执行。

5　使用说明

应符合生物制品分包装及贮运管理（通则0239）规定和批准的内容。

注射用人干扰素 γ

Zhusheyong Ren Ganraosu γ

Human Interferon γ for Injection

MQDPYVKEAE NLKKYFNAGH SDVADNGTLF LGILKNWKEE 40
SDRKIMQSQI VSFYFKLFKN FKDDQSIQKS VETIKEDMNV 80
KFFNSNKKKR DDFEKLTNYS VTDLNVQRKA IHELIQVMAE 120
LSPAAKTGKR KRSQMLFRGR RASQ 144

分子式　$C_{751}H_{1196}O_{222}N_{212}S_5$

分子量　16907.14

分子式　（无 Met）$C_{746}H_{1187}O_{221}N_{211}S_4$

分子量　16775.95

本品系由高效表达人干扰素 γ 基因的大肠埃希菌，经发酵、分离和高度纯化后获得的人干扰素 γ 冻干制成。含适宜稳定剂，不含抑菌剂和抗生素。

1　基本要求

生产和检定用设施、原材料及辅料、水、器具、动物等应符合“凡例”的有关要求。

2　制造

2.1　工程菌菌种

2.1.1　名称及来源

人干扰素 γ 工程菌株系由带有人干扰素 γ 基因的重组质粒转化的大肠埃希菌菌株。

2.1.2　种子批的建立

应符合生物制品生产检定用菌毒种管理及质量控制（通则 0233）的规定。

2.1.3　菌种检定

主种子批和工作种子批的菌种应进行以下各项全面检定。

2.1.3.1　划种 LB 琼脂平板

应呈典型大肠埃希菌集落形态，无其他杂菌生长。

2.1.3.2　染色镜检

应为典型的革兰阴性杆菌。

2.1.3.3　对抗生素的抗性

应与原始菌种相符。

2.1.3.4　电镜检查（工作种子批可免做）

应为典型大肠埃希菌形态，无支原体、病毒样颗粒及其他微生物污染。

2.1.3.5　生化反应

应符合大肠埃希菌生化反应特性。

2.1.3.6　干扰素表达量

在摇床中培养，应不低于原始菌种的表达量。

2.1.3.7　表达的干扰素型别

应用抗 γ 型干扰素血清做中和试验，证明型别无误。

2.1.3.8　质粒检查

该质粒的酶切图谱应与原始重组质粒的图谱一致。

2.1.3.9　目的基因核苷酸序列检查（工作种子批可免做）

目的基因核苷酸序列应与批准的序列一致。

2.2　原液

2.2.1　种子液制备

将检定合格的工作种子批菌种接种于适宜的培养基（可含适量抗生素）中培养。

2.2.2　发酵用培养基

采用适宜的不含抗生素的培养基。

2.2.3　种子液接种及发酵培养

2.2.3.1　在灭菌培养基中接种适量种子液。

2.2.3.2　在适宜的温度下进行发酵，应根据经批准的发酵工艺进行，并确定相应的发酵条件，如温度、pH 值、溶解氧、补料、发酵时间等。发酵液应定期进行质粒丢失率检查（通则 3406）。

2.2.4　发酵液处理

用适宜的方法收集、处理菌体。

2.2.5　初步纯化

采用经批准的纯化工艺进行初步纯化，使其纯度达到规定的要求。

2.2.6　高度纯化

经初步纯化后，采用经批准的纯化工艺进行高度纯化，使其达到 3.1 项要求，可加入适宜稳定剂，除菌过滤后即为人干扰素 γ 原液。如需存放，应规定温度和时间。

2.2.7　原液检定

按 3.1 项进行。

2.3　半成品

2.3.1　配制与除菌

按经批准的配方配制稀释液。配制后应立即用于稀释。

将原液用稀释液稀释至所需浓度，除菌过滤后即为半成品，保存于 2～8℃。

2.3.2　半成品检定

按 3.2 项进行。

2.4　成品

2.4.1　分批

应符合生物制品分包装及贮运管理（通则 0239）规定。

2.4.2　分装及冻干

应符合生物制品分包装及贮运管理（通则 0239）及注射剂（通则 0102）有关规定。

2.4.3　规格

同批准的规格。

2.4.4　包装

应符合生物制品分包装及贮运管理（通则 0239）及注射剂（通则 0102）有关规定。

3　检定

3.1　原液检定

3.1.1　生物学活性

依法测定（通则 3523）。

3.1.2　蛋白质含量

依法测定（通则 0731 第二法）。

3.1.3　比活性

计算生物学活性与蛋白质含量的比值，每 1mg 蛋白质应不低于 1.5×10^{7} IU。

3.1.4　纯度

3.1.4.1　电泳法

依法测定（通则 0541 第五法）。用非还原型 SDS-聚丙烯酰胺凝胶电泳法，分离胶的胶浓度为 15%，加样量应不低于 10μg（考马斯亮蓝 R250 染色法）或 5μg（银染法）。经扫描仪扫描，纯度应不低于 95.0%（包括单体和二聚体）。

3.1.4.2　高效液相色谱法

依法测定（通则 0512）。色谱柱以适合分离分子质量为 5～60kD 蛋白质的色谱用凝胶为填充剂；流动相为 0.1mol/L 磷酸盐-0.1mol/L 氯化钠缓冲液，pH 7.0；上样量应不低于 20μg，在波长 280nm 处检测。以干扰素色谱峰计算的理论板数应不低于 1000。按面积归一化法计算，干扰素主峰（包括单体和二聚体）面积应不低于总面积的 95.0%。

3.1.5　分子量

依法测定（通则 0541 第五法）。用还原型 SDS-聚丙烯酰胺凝胶电泳法，分离胶的胶浓度为 15%，加样量应不低于 1.0μg，制品的分子质量应为 16.8kD±1.7kD。

3.1.6　外源性 DNA 残留量

每 1 支/瓶应不高于 10ng（通则 3407）。

3.1.7　宿主菌蛋白质残留量

应不高于蛋白质总量的 0.10%（通则 3412）。

3.1.8　残余抗生素活性

依法测定（通则 3408），不应有残余氨苄西林或其他抗生素活性。

3.1.9　细菌内毒素

依法检查（通则 1143），每 100 万 IU 应小于 10EU。

3.1.10　等电点

供试品的主区带应为 8.1～9.1，且供试品的电泳图谱应与对照品的图谱一致（通则 0541 第六法）。

3.1.11　紫外光谱

用水或 0.9%氯化钠溶液将供试品稀释至 100～500μg/ml，在光路 1cm、波长 230～360nm 下进行扫描，最大吸收峰波长应为 280nm±3nm（通则 0401）。

3.1.12　肽图

依法测定（通则 3405），应与对照品图形一致。

3.1.13　N 端氨基酸序列

至少每年测定 1 次。用氨基酸序列分析仪测定，N 端序列应为：

(Met)-Gln-Asp-Pro-Tyr-Val-Lys-Glu-Ala-Glu-Asn-Leu-Lys-Lys-Tyr-Phe。

3.2　半成品检定

3.2.1　细菌内毒素

依法检查（通则 1143），每 100 万 IU 应小于 10EU。

3.2.2　无菌

依法检查（通则 1101），应符合规定。

3.3　成品检定

除水分测定、不溶性微粒、装量差异检查外，应按标示量加入灭菌注射用水，复溶后进行其余各项检定。

3.3.1　鉴别试验

按免疫印迹法（通则 3401）或免疫斑点法（通则 3402）测定，应为阳性。

3.3.2　检查

3.3.2.1　外观

应为白色薄壳状疏松体，按标示量加入灭菌注射用水后应迅速复溶为澄明液体。

3.3.2.2　可见异物

依法检查（通则 0904），应符合规定。

3.3.2.3　不溶性微粒

依法检查（通则 0903 第一法），取供试品，分别加入与稀释剂标示量等量的微粒检查用水使溶解并合并，合并后总体积应不少于 10ml，静置脱气泡时间应不少于 30 分钟，每次取样应不少于 2ml，所有操作过程中应避免气泡的产生。应符合规定。

3.3.2.4　装量差异

依法检查（通则 0102），应符合规定。

3.3.2.5　水分

不得过 3.0%（通则 0832）。

3.3.2.6　pH 值

应为 6.5～7.5（通则 0631）。

3.3.2.7　渗透压摩尔浓度

依法测定（通则 0632），应符合批准的要求。

3.3.2.8　残余抗生素活性

依法测定（通则 3408），不应有残余氨苄西林或其他抗生素活性。

3.3.2.9　无菌

依法检查（通则 1101），应符合规定。

3.3.2.10　细菌内毒素

依法检查（通则 1143），每 1 支/瓶应小于 10EU。

3.3.2.11　异常毒性

依法检查（通则 1141 小鼠试验法），应符合规定。

3.3.3　生物学活性

应为标示量的 80%～150%（通则 3523）。

4　稀释剂

稀释剂应为灭菌注射用水，稀释剂的生产应符合批准的要求。

灭菌注射用水应符合本版药典（二部）的相关要求。

5　保存、运输及有效期

于 2～8℃避光保存和运输。自生产之日起，按批准的有效期执行。

6　使用说明

应符合生物制品分包装及贮运管理（通则 0239）规定和批准的内容。

注射用人白介素-2

Zhusheyong Ren Baijiesu-2

Human Interleukin-2 for Injection

MAPTSSSTKK TQLQLEHLLL DLQMILNGIN NYKNPKLTRM 40
LTFKFYMPKK ATELKHLQCL EEELKPLEEV LNLAQSKNFH 80
LRPRDLISNI NVIVLELKGS ETTFMCEYAD ETATIVEFLN 120
RWITFCQSII STLT 134

分子式　$C_{698}H_{1127}O_{204}N_{179}S_8$

分子量　15547.01

分子式　（无 Met）$C_{693}H_{1118}O_{203}N_{178}S_7$

分子量　15415.82

本品系由高效表达人白细胞介素-2（简称人白介素-2）基因的大肠埃希菌，经发酵、分离和高度纯化后获得的人白介素-2 冻干制成。含适宜稳定剂，不含抑菌剂和抗生素。

1　基本要求

生产和检定用设施、原材料及辅料、水、器具、动物等应符合“凡例”的有关要求。

2　制造

2.1　工程菌菌种

2.1.1　名称及来源

人白介素-2 工程菌株系由带有人白介素-2 基因的重组质粒转化的大肠埃希菌菌株。

2.1.2　种子批的建立

应符合生物制品生产检定用菌毒种管理及质量控制（通则 0233）的规定。

2.1.3　菌种检定

主种子批和工作种子批的菌种应进行以下各项全面检定。

2.1.3.1　划种 LB 琼脂平板

应呈典型大肠埃希菌集落形态，无其他杂菌生长。

2.1.3.2　染色镜检

应为典型的革兰阴性杆菌。

2.1.3.3　对抗生素的抗性

应与原始菌种相符。

2.1.3.4　电镜检查（工作种子批可免做）

应为典型大肠埃希菌形态，无支原体、病毒样颗粒及其他微生物污染。

2.1.3.5　生化反应

应符合大肠埃希菌生化反应特性。

2.1.3.6　人白介素-2 表达量

在摇床中培养，应不低于原始菌种的表达量。

2.1.3.7　质粒检查

该质粒的酶切图谱应与原始重组质粒的图谱一致。

2.1.3.8　目的基因核苷酸序列检查（工作种子批可免做）

目的基因核苷酸序列应与批准的序列一致。

2.2　原液

2.2.1　种子液制备

将检定合格的工作种子批菌种接种于适宜的培养基（可含适量抗生素）中培养。

2.2.2　发酵用培养基

采用适宜的不含抗生素的培养基。

2.2.3　种子液接种及发酵培养

2.2.3.1　在灭菌培养基中接种适量种子液。

2.2.3.2　在适宜的温度下进行发酵，应根据经批准的发酵工艺进行，并确定相应的发酵条件，如温度、pH 值、溶解氧、补料、发酵时间等。发酵液应定期进行质粒丢失率检查（通则 3406）。

2.2.4　发酵液处理

用适宜的方法收集、处理菌体。

2.2.5　初步纯化

采用经批准的纯化工艺进行初步纯化，使其纯度达到规定的要求。

2.2.6　高度纯化

经初步纯化后，采用经批准的纯化工艺进行高度纯化，使其达到 3.1 项要求，加入适宜稳定剂，除菌过滤后即为人白介素-2 原液。如需存放，应规定温度和时间。

2.2.7　原液检定

按 3.1 项进行。

2.3　半成品

2.3.1　配制与除菌

按经批准的配方配制稀释液。配制后应立即用于稀释。

将原液用稀释液稀释至所需浓度，除菌过滤后即为半成品，保存于 2～8℃。

2.3.2　半成品检定

按 3.2 项进行。

2.4　成品

2.4.1　分批

应符合生物制品分包装及贮运管理（通则 0239）规定。

2.4.2　分装及冻干

应符合生物制品分包装及贮运管理（通则 0239）及注射剂（通则 0102）有关规定。

2.4.3　规格

同批准的规格。

2.4.4　包装

应符合生物制品分包装及贮运管理（通则 0239）及注射剂（通则 0102）有关规定。

3　检定

3.1　原液检定

3.1.1　生物学活性

依法测定（通则 3524）。

3.1.2　蛋白质含量

依法测定（通则 0731 第二法）。

3.1.3　比活性

计算生物学活性与蛋白质含量的比值，每 1mg 蛋白质应不低于 1.0×10^7IU。

3.1.4　纯度

3.1.4.1　电泳法

依法测定（通则 0541 第五法）。用非还原型 SDS-聚丙烯酰胺凝胶电泳法，分离胶的胶浓度为 15%，加样量应不低于 10μg（考马斯亮蓝 R250 染色法）或 5μg（银染法）。经扫描仪扫描，纯度应不低于 95.0%。

3.1.4.2　高效液相色谱法

依法测定（通则 0512）。色谱柱以适合分离分子质量为 5～60kD 蛋白质的色谱用凝胶为填充剂；流动相为 0.1mol/L 磷酸盐-0.1mol/L 氯化钠缓冲液，pH 7.0（含适宜的表面活性剂）；上样量应不低于 20μg，在波长 280nm 处检测。以人白介素-2 色谱峰计算的理论板数应不低于 1500。按面积归一化法计算，人白介素-2 主峰面积应不低于总面积的 95.0%。

3.1.5　分子量

依法测定（通则 0541 第五法）。用还原型 SDS-聚丙烯酰胺凝胶电泳法，分离胶的胶浓度为 15%，加样量应不低于 1.0μg，制品的分子质量应为 15.5kD±1.6kD。

3.1.6　外源性 DNA 残留量

每 1 支/瓶应不高于 10ng（通则 3407）。

3.1.7　宿主菌蛋白质残留量

应不高于蛋白质总量的 0.10%（通则 3412）。

3.1.8　残余抗生素活性

依法测定（通则 3408），不应有残余氨苄西林或其他抗生素活性。如制品中含有 SDS，应将 SDS 浓度至少稀释至 0.01%再进行测定。

3.1.9　细菌内毒素

依法检查（通则 1143），每 100 万 IU 应小于 10EU。如制品中含有 SDS，应将 SDS 浓度至少稀释至 0.0025%再进行测定。

3.1.10　等电点

供试品的主区带应为 6.5～7.5，且供试品的电泳图谱应与对照品的图谱一致（通则 0541 第六法）。

3.1.11　紫外光谱

用水或 0.9%氯化钠溶液将供试品稀释至 100～500μg/ml，在光路 1cm、波长 230～360nm 下进行扫描，最大吸收峰波长应为 277nm±3nm（通则 0401）。

3.1.12　肽图

依法测定（通则 3405），应与对照品图形一致。

3.1.13　N 端氨基酸序列

至少每年测定 1 次。用氨基酸序列分析仪测定，N 端序列应为：

(Met)-Ala-Pro-Thr-Ser-Ser-Ser-Thr-Lys-Lys-Thr-Gln-Leu-Gln-Leu-Glu。

3.2　半成品检定

3.2.1　细菌内毒素

依法检查（通则 1143），每 100 万 IU 应小于 10EU。如制品中含有 SDS，应将 SDS 浓度至少稀释至 0.0025%再进行测定。

3.2.2　无菌

依法检查（通则 1101），应符合规定。

3.3　成品检定

除水分测定、装量差异检查外，应按标示量加入灭菌注射用水，复溶后进行其余各项检定。

3.3.1　鉴别试验

按免疫印迹法（通则 3401）或免疫斑点法（通则 3402）测定，应为阳性。

3.3.2　检查

3.3.2.1　外观

应为白色或微黄色疏松体，按标示量加入灭菌注射用水后应迅速复溶为澄明液体。

3.3.2.2　可见异物

依法检查（通则 0904），应符合规定。

3.3.2.3　装量差异

依法检查（通则 0102），应符合规定。

3.3.2.4　水分

不得过 3.0%（通则 0832）。

3.3.2.5　pH 值

应为 6.5～7.5（通则 0631）。如制品中不含 SDS，应为 3.5～7.0。

3.3.2.6　渗透压摩尔浓度

依法测定（通则 0632），应符合批准的要求。

3.3.2.7　乙腈残留量

如工艺中采用乙腈，则照气相色谱法（通则 0521）进行。色谱柱采用石英毛细管柱，柱温 45℃，气化室温度 150℃，检测器温度 300℃，载气为氮气，流速为每分钟 4.0ml，用水稀释乙腈标准溶液使其浓度为 0.0004%，分别吸取 1.0ml 上述标准溶液及供试品溶液顶空进样 400μl，通过比较标准溶液和供试品溶液的峰面积判定供试品溶液乙腈含量。乙腈残留量应不高于 0.0004%。

3.3.2.8　残余抗生素活性

依法测定（通则 3408），不应有残余氨苄西林或其他抗生素活性。如制品中含有 SDS，应将 SDS 浓度至少稀释至 0.01%再进行测定。

3.3.2.9　无菌

依法检查（通则 1101），应符合规定。

3.3.2.10　细菌内毒素

依法检查（通则 1143），每 1 支/瓶应小于 10EU。如制品中含有 SDS，应将 SDS 浓度至少稀释至 0.0025%再进行测定。

3.3.2.11　异常毒性

依法检查（通则 1141 小鼠试验法），应符合规定。

3.3.3　生物学活性

应为标示量的 80%～150%（通则 3524）。

4　稀释剂

稀释剂应为灭菌注射用水，稀释剂的生产应符合批准的要求。

灭菌注射用水应符合本版药典（二部）的相关要求。

5　保存、运输及有效期

于 2～8℃避光保存和运输。自生产之日起，按批准的有效期执行。

6　使用说明

应符合生物制品分包装及贮运管理（通则 0239）规定和批准的内容。

人白介素-2 注射液

Ren Baijiesu-2 Zhusheye

Human Interleukin-2 Injection

MAPTSSSTKK TQLQLEHLLL DLQMILNGIN NYKNPKLTRM 40
LTFKFYMPKK ATELKHLQCL EEELKPLEEV LNLAQSKNFH 80
LRPRDLISNI NVIVLELKGS ETTFMCEYAD ETATIVEFLN 120
RWITFCQSII STLT 134

分子式　$C_{698}H_{1127}O_{204}N_{179}S_8$

分子量　15547.01

分子式　（无 Met）$C_{693}H_{1118}O_{203}N_{178}S_7$

分子量　15415.82

本品系由高效表达人白细胞介素-2（简称人白介素-2）基因的大肠埃希菌，经发酵、分离和高度纯化后获得的人白介素-2 制成。含适宜稳定剂，不含抑菌剂和抗生素。

1　基本要求

生产和检定用设施、原材料及辅料、水、器具、动物等应符合“凡例”的有关要求。

2　制造

2.1　工程菌菌种

2.1.1　名称及来源

人白介素-2 工程菌株系由带有人白介素-2 基因的重组质粒转化的大肠埃希菌菌株。

2.1.2　种子批的建立

应符合生物制品生产检定用菌毒种管理及质量控制（通则 0233）的规定。

2.1.3　菌种检定

主种子批与工作种子批的菌种应进行以下各项全面检定。

2.1.3.1　划种 LB 琼脂平板

应呈典型大肠埃希菌集落形态，无其他杂菌生长。

2.1.3.2　染色镜检

应为典型的革兰阴性杆菌。

2.1.3.3　对抗生素的抗性

应与原始菌种相符。

2.1.3.4　电镜检查（工作种子批可以免做）

应为典型大肠埃希菌形态，无支原体、病毒样颗粒及其他微生物污染。

2.1.3.5　生化反应

应符合大肠埃希菌生化反应特性。

2.1.3.6　人白介素-2 表达量

在摇床中培养，应不低于原始菌种的表达量。

2.1.3.7　质粒检查

该质粒的酶切图谱应与原始重组质粒的图谱一致。

2.1.3.8　目的基因核苷酸序列检查（工作种子批可免做）

目的基因核苷酸序列应与批准的序列一致。

2.2　原液

2.2.1　种子液制备

将检定合格的工作种子批菌种接种于适宜的培养基（可含适量抗生素）中培养。

2.2.2　发酵用培养基

采用适宜的不含抗生素的培养基。

2.2.3　种子液接种及发酵培养

2.2.3.1　在灭菌培养基中接种适量种子液。

2.2.3.2　在适宜的温度下进行发酵，应根据经批准的发酵工艺进行，并确定相应的发酵条件，如温度、pH 值、溶解氧、补料、发酵时间等。发酵液应定期进行质粒丢失率检查（通则 3406）。

2.2.4　发酵液处理

用适宜的方法收集、处理菌体。

2.2.5　初步纯化

采用经批准的纯化工艺进行初步纯化，使其纯度达到规定的要求。

2.2.6　高度纯化

经初步纯化后，采用经批准的纯化工艺进行高度纯化，使其达到 3.1 项要求，加入适宜稳定剂，除菌过滤后即为人白介素-2 原液。如需存放，应规定温度和时间。

2.2.7　原液检定

按 3.1 项进行。

2.3　半成品

2.3.1　配制与除菌

按经批准的配方配制稀释液。配制后应立即用于稀释。

将原液用稀释液稀释至所需浓度，除菌过滤后即为半成品，保存于 2～8℃。

2.3.2　半成品检定

按 3.2 项进行。

2.4　成品

2.4.1　分批

应符合生物制品分包装及贮运管理（通则 0239）规定。

2.4.2　分装

应符合生物制品分包装及贮运管理（通则 0239）及注射剂（通则 0102）有关规定。

2.4.3　规格

同批准的规格。

2.4.4　包装

应符合生物制品分包装及贮运管理（通则 0239）及注射剂（通则 0102）有关规定。

3　检定

3.1　原液检定

3.1.1　生物学活性

依法测定（通则 3524）。

3.1.2　蛋白质含量

依法测定（通则 0731 第二法）。

3.1.3　比活性

计算生物学活性与蛋白质含量的比值，每 1mg 蛋白质应不低于 1.0×10^7IU。

3.1.4　纯度

3.1.4.1　电泳法

依法测定（通则 0541 第五法）。用非还原型 SDS-聚丙烯酰胺凝胶电泳法，分离胶的胶浓度为 15%，加样量应不低于 10μg（考马斯亮蓝 R250 染色法）或 5μg（银染法）。经扫描仪扫描，纯度应不低于 95.0%。

3.1.4.2　高效液相色谱法

依法测定（通则 0512）。色谱柱以适合分离分子质量为 5～60kD 蛋白质的色谱用凝胶为填充剂；流动相为 0.1mol/L 磷酸盐-0.1mol/L 氯化钠缓冲液，pH 7.0（含适宜的表面活性剂）；上样量应不低于 20μg，在波长 280nm 处检测。以人白介素-2 色谱峰计算的理论板数应不低于 1500。按面积归一化法计算，人白介素-2 主峰面积应不低于总面积的 95.0%。

3.1.5　分子量

依法测定（通则 0541 第五法）。用还原型 SDS-聚丙烯酰胺凝胶电泳法，分离胶的胶浓度为 15%，加样量应不低于 1.0μg，制品的分子质量应为 15.5kD±1.6kD。

3.1.6　外源性 DNA 残留量

每 1 支/瓶应不高于 10ng（通则 3407）。

3.1.7　宿主菌蛋白质残留量

应不高于蛋白质总量的 0.10%（通则 3412）。

3.1.8　残余抗生素活性

依法测定（通则 3408），不应有残余氨苄西林或其他抗生素活性。如制品中含有 SDS，应将 SDS 浓度至少稀释至 0.01%再进行测定。

3.1.9　细菌内毒素

依法检查（通则 1143），每 100 万 IU 应小于 10EU。如制品中含有 SDS，应将 SDS 浓度至少稀释至 0.0025%再进行测定。

3.1.10　等电点

供试品的主区带应为 6.5～7.5，且供试品的电泳图谱应与对照品的图谱一致（通则 0541 第六法）。

3.1.11　紫外光谱

用水或 0.9%氯化钠溶液将供试品稀释至 100～500μg/ml，在光路 1cm、波长 230～360nm 下进行扫描，最大吸收峰波长应为 277nm±3nm（通则 0401）。

3.1.12　肽图

依法测定（通则 3405），应与对照品图形一致。

3.1.13　N 端氨基酸序列

至少每年测定 1 次。用氨基酸序列分析仪测定，N 端序列应为：

(Met)-Ala-Pro-Thr-Ser-Ser-Ser-Thr-Lys-Lys-Thr-Gln-Leu-Gln-Leu-Glu。

3.2　半成品检定

3.2.1　细菌内毒素

依法检查（通则 1143），每 100 万 IU 应小于 10EU。如制品中含有 SDS，应将 SDS 浓度至少稀释至 0.0025%再进行测定。

3.2.2　无菌

依法检查（通则 1101），应符合规定。

3.3　成品检定

3.3.1　鉴别试验

按免疫印迹法（通则 3401）或免疫斑点法（通则 3402）测定，应为阳性。

3.3.2　检查

3.3.2.1　外观

应为无色或微黄色澄明液体。

3.3.2.2　可见异物

依法检查（通则 0904），应符合规定。

3.3.2.3　装量

依法检查（通则 0102），应不低于标示量。

3.3.2.4　pH 值

应为 3.5～4.5（通则 0631）。

3.3.2.5　渗透压摩尔浓度

依法测定（通则 0632），应符合批准的要求。

3.3.2.6　乙腈残留量

如工艺中采用乙腈，则照气相色谱法（通则 0521）进行。色谱柱采用石英毛细管柱，柱温 45℃，气化室温度 150℃，检测器温度 300℃，载气为氮气，流速为每分钟 4.0ml，用水稀释乙腈标准溶液使其浓度为 0.0004%，分别吸取 1.0ml 上述标准溶液及供试品溶液顶空进样 400μl，通过比较标准溶液和供试品溶液的峰面积判定供试品溶液乙腈含量。乙腈含量不高于 0.0004%。

3.3.2.7　残余抗生素活性

依法测定（通则 3408），不应有残余氨苄西林或其他抗生素活性。如制品中含有 SDS，应将 SDS 浓度至少稀释至 0.01%再进行测定。

3.3.2.8　无菌

依法检查（通则 1101），应符合规定。

3.3.2.9　细菌内毒素

依法检查（通则 1143），每 1 支/瓶应小于 10EU。如制品中含有 SDS，应将 SDS 浓度至少稀释至 0.0025%再进行测定。

3.3.2.10　异常毒性

依法检查（通则 1141 小鼠试验法），应符合规定。

3.3.3　生物学活性

应为标示量的 80%～150%（通则 3524）。

4　保存、运输及有效期

于 2～8℃避光保存和运输。自生产之日起，按批准的有效期执行。

5　使用说明

应符合生物制品分包装及贮运管理（通则 0239）规定和批准的内容。

注射用人白介素-2（Ⅰ）

Zhusheyong Ren Baijiesu-2（Ⅰ）

Human Interleukin-2（Ⅰ）for Injection

MAPTSSSTKK TQLQLEHLLL DLQMILNGIN NYKNPKLTRM 40
LTFKFYMPKK ATELKHLQCL EEELKPLEEV LNLAQSKNFH 80
LRPRDLISNI NVIVLELKGS ETTFMCEYAD ETATIVEFLN 120
RWITFSQSII STLT 134

分子式　$C_{698}H_{1127}O_{205}N_{179}S_7$

分子量　15530.95

分子式　（无 Met）$C_{693}H_{1118}O_{204}N_{178}S_6$

分子量　15399.75

本品系由高效表达人白细胞介素-2（Ⅰ）［简称人白介素-2（Ⅰ）］基因的大肠埃希菌，经发酵、分离和高度纯化后获得的人白介素-2（Ⅰ）冻干制成。含适宜稳定剂，不含抑菌剂和抗生素。

1　基本要求

生产和检定用设施、原材料及辅料、水、器具、动物等应符合"凡例"的有关要求。

2　制造

2.1　工程菌菌种

2.1.1　名称及来源

人白介素-2（Ⅰ）工程菌株系由带有人白介素-2（Ⅰ）基因的重组质粒转化的大肠埃希菌菌株，其中人白介素-2基因序列中原 125 位编码半胱氨酸的序列被突变为编码丝氨酸的序列。

2.1.2　种子批的建立

应符合生物制品生产检定用菌毒种管理及质量控制（通则 0233）的规定。

2.1.3　菌种检定

主种子批和工作种子批的菌种应进行以下各项全面检定。

2.1.3.1　划种 LB 琼脂平板

应呈典型大肠埃希菌集落形态，无其他杂菌生长。

2.1.3.2　染色镜检

应为典型的革兰阴性杆菌。

2.1.3.3　对抗生素的抗性

应与原始菌种相符。

2.1.3.4　电镜检查（工作种子批可免做）

应为典型大肠埃希菌形态，无支原体、病毒样颗粒及其他微生物污染。

2.1.3.5　生化反应

应符合大肠埃希菌生化反应特性。

2.1.3.6　人白介素-2 表达量

在摇床中培养，应不低于原始菌种的表达量。

2.1.3.7　质粒检查

该质粒的酶切图谱应与原始重组质粒的图谱一致。

2.1.3.8　目的基因核苷酸序列检查（工作种子批可免做）

目的基因核苷酸序列应与批准的序列一致。

2.2　原液

2.2.1　种子液制备

将检定合格的工作种子批菌种接种于适宜的培养基（可含适量抗生素）中培养。

2.2.2　发酵用培养基

采用适宜的不含抗生素的培养基。

2.2.3　种子液接种及发酵培养

2.2.3.1　在灭菌培养基中接种适量种子液。

2.2.3.2　在适宜的温度下进行发酵，应根据经批准的发酵工艺进行，并确定相应的发酵条件，如温度、pH 值、溶解氧、补料、发酵时间等。发酵液应定期进行质粒丢失率检查（通则 3406）。

2.2.4　发酵液处理

用适宜的方法收集、处理菌体。

2.2.5　初步纯化

采用经批准的纯化工艺进行初步纯化，使其纯度达到规定的要求。

2.2.6　高度纯化

经初步纯化后，采用经批准的纯化工艺进行高度纯化，使其达到 3.1 项要求，加入适宜稳定剂，除菌过滤后即为人白介素-2（Ⅰ）原液。如需存放，应规定温度和时间。

2.2.7　原液检定

按 3.1 项进行。

2.3　半成品

2.3.1　配制与除菌

按经批准的配方配制稀释液，配制后应立即用于稀释。

将原液用稀释液稀释至所需浓度，除菌过滤后即为半成品，保存于 2～8℃。

2.3.2　半成品检定

按 3.2 项进行。

2.4　成品

2.4.1　分批

应符合生物制品分包装及贮运管理（通则 0239）规定。

2.4.2　分装及冻干

应符合生物制品分包装及贮运管理（通则 0239）及注射剂（通则 0102）有关规定。

2.4.3　规格

同批准的规格。

2.4.4　包装

应符合生物制品分包装及贮运管理（通则 0239）及注射剂（通则 0102）有关规定。

3　检定

3.1　原液检定

3.1.1　生物学活性

依法测定（通则 3524）。

3.1.2 蛋白质含量

依法测定（通则 0731 第二法）。

3.1.3 比活性

计算生物学活性与蛋白质含量的比值，每 1mg 蛋白质应不低于 1.0×10^7IU。

3.1.4 纯度

3.1.4.1 电泳法

依法测定（通则 0541 第五法）。用非还原型 SDS-聚丙烯酰胺凝胶电泳法，分离胶的胶浓度为 15%，加样量应不低于 10μg（考马斯亮蓝 R250 染色法）或 5μg（银染法）。经扫描仪扫描，纯度应不低于 95.0%。

3.1.4.2 高效液相色谱法

依法测定（通则 0512）。色谱柱以适合分离分子质量为 5～60kD 蛋白质的色谱用凝胶为填充剂；流动相为 0.1mol/L 磷酸盐-0.1mol/L 氯化钠缓冲液，pH 7.0（含适宜的表面活性剂）；上样量应不低于 20μg，在波长 280nm 处检测。以人白介素-2 色谱峰计算的理论板数应不低于 1500。按面积归一化法计算，人白介素-2 主峰面积应不低于总面积的 95.0%。

3.1.5 分子量

依法测定（通则 0541 第五法）。用还原型 SDS-聚丙烯酰胺凝胶电泳法，分离胶的胶浓度为 15%，加样量应不低于 1.0μg，制品的分子质量应为 15.5kD±1.6kD。

3.1.6 外源性 DNA 残留量

每 1 支/瓶应不高于 10ng（通则 3407）。

3.1.7 宿主菌蛋白质残留量

应不高于蛋白质总量的 0.10%（通则 3412）。

3.1.8 残余抗生素活性

依法测定（通则 3408），不应有残余氨苄西林或其他抗生素活性。如制品中含有 SDS，应将 SDS 浓度至少稀释至 0.01%再进行测定。

3.1.9 细菌内毒素

依法检查（通则 1143），每 300 万 IU 应小于 10EU。如制品中含有 SDS，应将 SDS 浓度至少稀释至 0.0025%再进行测定。

3.1.10 等电点

供试品的主区带应为 6.5～7.5，且供试品的电泳图谱应与对照品的图谱一致（通则 0541 第六法）。

3.1.11 紫外光谱

用水或 0.9%氯化钠溶液将供试品稀释至 100～500μg/ml，在光路 1cm、波长 230～360nm 下进行扫描，最大吸收峰波长应为 277nm±3nm（通则 0401）。

3.1.12 肽图

依法测定（通则 3405），应与对照品图形一致。

3.1.13 N 端氨基酸序列

至少每年测定 1 次。用氨基酸序列分析仪测定，N 端序列为：

(Met)-Ala-Pro-Thr-Ser-Ser-Ser-Thr-Lys-Lys-Thr-Gln-Leu-Gln-Leu-Glu。

3.2 半成品检定

3.2.1 细菌内毒素

依法检查（通则 1143），每 300 万 IU 应小于 10EU。如制品中含有 SDS，应将 SDS 浓度至少稀释至 0.0025%再进行测定。

3.2.2 无菌

依法检查（通则 1101），应符合规定。

3.3 成品检定

除水分、装量差异检查外，应按标示量加入灭菌注射用水，复溶后进行其余各项检定。

3.3.1 鉴别试验

按免疫印迹法（通则 3401）或免疫斑点法（通则 3402）测定，应为阳性。

3.3.2 检查

3.3.2.1 外观

应为白色或微黄色疏松体，按标示量加入灭菌注射用水后应迅速复溶为澄明液体。

3.3.2.2 可见异物

依法检查（通则 0904），应符合规定。

3.3.2.3 装量差异

依法检查（通则 0102），应符合规定。

3.3.2.4 水分

不得过 3.0%（通则 0832）。

3.3.2.5 pH 值

应为 6.5～7.5（通则 0631）。如制品中不含 SDS，则应为 3.5～7.0。

3.3.2.6 渗透压摩尔浓度

依法测定（通则 0632），应符合批准的要求。

3.3.2.7 乙腈残留量

如工艺中采用乙腈，则照气相色谱法（通则 0521）进行。色谱柱采用石英毛细管柱，柱温 45℃，气化室温度 150℃，检测器温度 300℃，载气为氮气，流速为每分钟 4.0ml。用水稀释乙腈标准溶液，使其浓度为 0.0004%，分别吸取 1.0ml 上述标准溶液及供试品溶液顶空进样 400μl，通过比较标准溶液和供试品溶液的峰面积，判定供试品溶液乙腈含量。乙腈残留量应不高于 0.0004%。

3.3.2.8 残余抗生素活性

依法测定（通则 3408），不应有残余氨苄西林或其他抗生素活性。如制品中含有 SDS，应将 SDS 浓度至少稀释至 0.01%再进行测定。

3.3.2.9 无菌

依法检查（通则 1101），应符合规定。

3.3.2.10 细菌内毒素

依法检查（通则 1143），每 1 支/瓶应小于 10EU。如制品中含有 SDS，应将 SDS 浓度稀释至 0.0025%再进行测定。

3.3.2.11 异常毒性

依法检查（通则 1141 小鼠试验法），应符合规定。

3.3.3　生物学活性

应为标示量的 80%～150%（通则 3524）。

4　稀释剂

稀释剂应为灭菌注射用水，稀释剂的生产应符合批准的要求。

灭菌注射用水应符合本版药典（二部）的相关要求。

5　保存、运输及有效期

于 2～8℃避光保存和运输。自生产之日起，按批准的有效期执行。

6　使用说明

应符合生物制品分包装及贮运管理（通则 0239）规定和批准的内容。

注射用人白介素-11

Zhusheyong Ren Baijiesu-11

Human Interleukin-11 for Injection

GPPPGPPRVS PDPRAELDST VLLTRSLLAD TRQLAAQLRD 40
KFPADGDHNL DSLPTLAMSA GALGALQLPG VLTRLRADLL 80
SYLRHVQWLR RAGGSSLKTL EPELGTLQAR LDRLLRRLQL 120
LMSRLALPQP PPDPPAPPLA PPSSAWGGIR AAHAILGGLH 160
LTLDWAVRGL LLLKTRL 177

分子式　$C_{854}H_{1411}O_{235}N_{253}S_2$

分子量　19047.03

分子式　（含 MP）$C_{864}H_{1427}O_{237}N_{255}S_3$

分子量　19275.34

本品系由高效表达人白细胞介素-11（简称人白介素-11）基因的大肠埃希菌或甲醇酵母，经发酵、分离和高度纯化后获得的人白介素-11 冻干制成。含适宜稳定剂，不含抑菌剂和抗生素。

1　基本要求

生产和检定用设施、原材料及辅料、水、器具、动物等应符合“凡例”的有关要求。

2　制造

2.1　工程菌菌种

2.1.1　名称及来源

人白介素-11 工程菌株系由带有人白介素-11 基因的重组质粒转化的大肠埃希菌或甲醇酵母菌株。

2.1.2　种子批的建立

种子批的建立应符合生物制品生产检定用菌毒种管理及质量控制（通则 0233）的规定，各级种子批的传代应符合批准的要求。

2.1.3　菌种检定

主种子批和工作种子批的菌种应进行以下各项全面检定。

2.1.3.1　划种平板

采用大肠埃希菌为载体的，其菌种划种 LB 琼脂平板，应呈典型大肠埃希菌集落形态；采用甲醇酵母为载体的，其菌种划种 YPD 平板，应呈典型甲醇酵母集落形态。须无其他杂菌生长。

2.1.3.2　染色镜检

采用大肠埃希菌为载体的，其菌种应为典型的革兰阴性杆菌。

2.1.3.3　His^+ 表型检查

甲醇酵母菌种应呈 His^+ 表型，与原始菌种相符。

2.1.3.4　对抗生素的抗性

采用大肠埃希菌为载体的，其对抗生素的抗性应与原始菌种相符。

2.1.3.5　电镜检查（工作种子批可免做）

应分别为典型大肠埃希菌或甲醇酵母形态，无支原体、病毒样颗粒及其他微生物污染。

2.1.3.6　生化反应

采用大肠埃希菌为载体的，其菌种应符合大肠埃希菌生化反应特性。

2.1.3.7　人白介素-11 表达量

在摇床中培养，应不低于原始菌种的表达量。

2.1.3.8　质粒检查

采用大肠埃希菌为载体的，其菌种中转化质粒的酶切图谱应与原始重组质粒的图谱一致。

2.1.3.9　目的基因核苷酸序列检查（工作种子批可免做）

采用大肠埃希菌为载体的，其菌种中目的基因核苷酸序列应与批准的序列一致。

2.1.3.10　人白介素-11 基因稳定性检查

采用甲醇酵母为载体的，菌种涂 YPD 平板，挑选至少 50 个克隆，用聚合酶链反应检测人白介素-11 基因，阳性率应不低于 95%。

2.1.3.11　表达物鉴定

采用甲醇酵母为载体的，菌种采用免疫印迹法检测，应与人白介素-11 对照品一致。

2.2　原液

2.2.1　种子液制备

将检定合格的工作种子批菌种接种于适宜的培养基（大肠埃希菌培养基可含适量抗生素）中培养。

2.2.2　发酵用培养基

采用适宜的不含抗生素的培养基。

2.2.3　种子液接种及发酵培养

2.2.3.1　在灭菌培养基中接种适量种子液。

2.2.3.2　在适宜的温度下进行发酵，应根据经批准的发酵工艺进行，并确定相应的发酵条件，如温度、pH 值、溶解氧、补料、发酵时间等。发酵液应定期进行质粒丢失率检查（通则 3406）。

2.2.4　发酵液处理

采用大肠埃希菌为载体的，用适宜的方法收集、处理菌体；采用甲醇酵母为载体的，用适宜的方法收集、发酵上清液。

2.2.5　初步纯化

采用经批准的纯化工艺进行初步纯化，使其纯度达到规定的要求。

2.2.6　高度纯化

经初步纯化后，采用经批准的纯化工艺进行高度纯化，使其达到 3.1 项要求，加入适宜稳定剂，除菌过滤后即为人白介素-11 原液。如需存放，应规定保存温度和时间。

2.2.7　原液检定

按 3.1 项进行。

2.3　半成品

2.3.1　配制与除菌

按经批准的配方配制稀释液，配制后应立即用于稀释。将原液用稀释液稀释至所需浓度，除菌过滤后即为半成品，保存于 2～8℃。

2.3.2　半成品检定

按 3.2 项进行。

2.4　成品

2.4.1　分批

应符合生物制品分包装及贮运管理（通则 0239）规定。

2.4.2　分装及冻干

应符合生物制品分包装及贮运管理（通则 0239）及注射剂（通则 0102）有关规定。

2.4.3　规格

同批准的规格。

2.4.4　包装

应符合生物制品分包装及贮运管理（通则 0239）及注射剂（通则 0102）有关规定。

3　检定

3.1　原液检定

3.1.1　生物学活性

依法测定（通则 3532）。

3.1.2　蛋白质含量

采用蛋白质含量测定法（通则 0731 第二法）或高效液相色谱法（通则 0512）测定。

采用高效液相色谱法，色谱柱采用十八烷基硅烷键合硅胶为填充剂，柱温 30℃±5℃，供试品保存温度为 2～8℃；以 0.1%三氟乙酸的水溶液为流动相 A，以 0.1%三氟乙酸的乙腈溶液为流动相 B；流速为每分钟 1.0ml；检测波长 214nm；按下表进行梯度洗脱。

时间（分钟）	流动相 A（%）	流动相 B（%）
0	100	0
2	70	30
40	30	70
42	70	30
50	100	0

测定法　取标准品和供试品，用流动相 A 复溶或稀释至相同蛋白浓度，将供试品与标准品以相同体积分别注入液相色谱仪（进样体积不小于 10μl，进样量 4～6μg），按上表进行梯度洗脱。标准品溶液、供试品溶液均进样 3 次，记录色谱图并计算峰面积。按外标法以峰面积计算供试品中人白介素-11 的含量。

3.1.3　比活性

计算生物学活性与蛋白质含量的比值。采用大肠埃希菌表达的产物，每 1mg 蛋白质应不低于 8.0×10^{6}U；采用甲醇酵母表达的产物，每 1mg 蛋白质应不低于 7.0×10^{6}U。

3.1.4　纯度

3.1.4.1　电泳法

依法测定（通则 0541 第五法）。取供试品溶液（不进行水浴加热处理），用非还原型 SDS-聚丙烯酰胺凝胶电泳法，分离胶的胶浓度为 15%，加样量应不低于 10μg（考马斯亮蓝 R250 染色法）。经扫描仪扫描，纯度应不低于 95.0%。

3.1.4.2　高效液相色谱法（反相色谱法）

（1）方法一（采用大肠埃希菌表达的制品）

依法测定（通则 0512）。色谱柱采用十八烷基硅烷键合硅胶为填充剂；配制流动相 A（三氟乙酸-水溶液：量取 1.0ml 三氟乙酸加水至 1000ml，充分混匀）、流动相 B（三氟乙酸-乙腈溶液：量取 1.0ml 三氟乙酸加入 100ml 水，再加入色谱纯乙腈至 1000ml，充分混匀），在室温条件下，进行梯度洗脱（55%～80%流动相 B，0～40 分钟）。上样量约为 20μg，检测波长为 214nm，理论板数按人白介素-11 峰计算不低于 1500。按面积归一化法计算，人白介素-11 主峰面积应不低于总面积的 95.0%。

时间（分钟）	流动相 A（%）	流动相 B（%）
0	45	55
40	20	80
45	0	100
50	0	100
52	45	55
60	45	55

（2）方法二（采用甲醇酵母表达的制品）

依法测定（通则 0512）。色谱柱采用十八烷基硅烷键合硅胶为填充剂；配制流动相 A（三氟乙酸-水溶液：量取 1.0ml 三氟乙酸加水至 1000ml，充分混匀）、流动相 B（三氟乙酸-乙腈溶液：量取 1.0ml 三氟乙酸加入色谱纯乙腈至 1000ml，充分混匀），在室温条件下，进行梯度洗脱（0～30%流动相 B，0～2 分钟；30%～70%流动相 B，2～40 分钟）。上样量约为 20μg，检测波长为 214nm，理论板数按人白介素-11 峰计算不低于 1500。按面积归一化法计算，人白介素-11 主峰面积应不低于总面积的 95.0%。

时间（分钟）	流动相 A（%）	流动相 B（%）
0	100	0
2	70	30
40	30	70
42	70	30

3.1.4.3　高效液相色谱法（分子排阻色谱法）

采用大肠埃希菌的制品依法测定（通则 0512）。色谱柱以适合分离分子质量为 5～150kD 蛋白质的色谱用凝胶为填充剂；流动相为 0.1mol/L 磷酸盐-0.1mol/L 氯化钠缓冲液，pH 7.0；上样量应不低于 20μg，检测波长为 280nm。理论板数按人白介素-11 峰计算不低于 1500。按面积归一化法计算，人白介素-11 主峰面积应不低于总面积的 95.0%。

3.1.5　分子量

依法测定（通则 0541 第五法）。取供试品溶液（不进行水浴加热处理），用还原型 SDS-聚丙烯酰胺凝胶电泳法，分离胶的胶浓度为15%，加样量应不低于1.0μg，制品的表观分子量应与对照品的一致，经对照品分子量校正，制品的分子质量应为19.0kD±1.9kD。

3.1.6　外源性DNA残留量

每1支/瓶应不高于10ng（通则3407）。

3.1.7　宿主菌蛋白质残留量

应不高于蛋白质总量的0.05%（通则3412、通则3414）。

3.1.8　残余抗生素活性

依法测定（通则3408），采用大肠埃希菌表达的制品不应有残余氨苄西林或其他抗生素活性。

3.1.9　细菌内毒素

依法检查（通则1143），每1支/瓶应小于10EU。

3.1.10　羟胺残留量

如制品工艺中采用羟胺，则照羟胺残留量测定法（通则3209）进行。每1.0mg蛋白质应小于100nmol。

3.1.11　等电点

依法测定（通则0541第六法），供试品的电泳图谱应与对照品的图谱一致。

3.1.12　紫外光谱

用水或0.9%氯化钠溶液将供试品稀释至0.1～0.7mg/ml，在光路1cm、波长230～360nm下进行扫描，最大吸收峰波长应为280nm±3nm（通则0401）。

3.1.13　肽图

依法测定（通则3405），肽图图谱应与对照品图形一致。

3.1.14　N端氨基酸序列

至少每年测定1次。用氨基酸序列分析仪测定，N端序列应为：

(Met-Pro)-Gly-Pro-Pro-Pro-Gly-Pro-Pro-Arg-Val-Ser-Pro-Asp-Pro-Arg-Ala。

3.2　半成品检定

3.2.1　细菌内毒素

依法检查（通则1143），每1支/瓶应小于10EU。

3.2.2　无菌

依法检查（通则1101），应符合规定。

3.3　成品检定

除水分测定、装量差异检查外，应按标示量加入灭菌注射用水，复溶后进行其余各项检定。

3.3.1　鉴别试验

按免疫印迹法（通则3401）或免疫斑点法（通则3402）测定，应为阳性。

3.3.2　检查

3.3.2.1　外观

应为白色至微黄色疏松体。

3.3.2.2　溶液的澄清度

取本品，按标示量加入灭菌注射用水，复溶后溶液应澄清。如显浑浊，应与1号浊度标准液（通则0902）比较，不得更浓。

3.3.2.3　可见异物

依法检查（通则0904），除允许有少量细小蛋白质絮状物或蛋白质颗粒外，其余应符合规定。

3.3.2.4　装量差异

依法检查（通则0102），应符合规定。

3.3.2.5　水分

不得过3.0%（通则0832第一法）。

3.3.2.6　pH值

应为6.5～7.5（通则0631）。

3.3.2.7　渗透压摩尔浓度

依法测定（通则0632），应符合批准的要求。

3.3.2.8　甘氨酸含量

如制品中加甘氨酸，则依法测定（通则0512），应符合批准的要求。

3.3.2.9　甲醇残留量

如工艺中使用甲醇，则依法测定（通则0521）。色谱柱采用石英毛细管柱，柱温40℃，进样口温度200℃，检测器温度250℃，顶空瓶平衡温度为85℃，平衡时间为30分钟，载气为氮气，流速为每分钟4.0ml。用水稀释甲醇标准溶液使其浓度为0.003%，分别吸取5.0ml上述标准溶液和供试品溶液顶空进样相同体积，通过比较标准品溶液和供试品溶液的峰面积判定供试品溶液甲醇含量。甲醇残留量应不高于0.003%。

3.3.2.10　残余抗生素活性

依法测定（通则3408），采用大肠埃希菌表达的制品不应有残余氨苄西林或其他抗生素活性。

3.3.2.11　无菌

依法检查（通则1101），应符合规定。

3.3.2.12　细菌内毒素

依法检查（通则1143），每1支/瓶应小于10EU。

3.3.2.13　异常毒性

依法检查（通则1141小鼠试验法），应符合规定。

3.3.3　蛋白质含量

按3.1.2项进行，应为标示量的80%～120%。

3.3.4　生物学活性

应为标示量的80%～150%（通则3532）。

4　稀释剂

稀释剂应为灭菌注射用水，稀释剂的生产应符合批准的要求。

灭菌注射用水应符合本版药典（二部）的相关要求。

5　保存、运输及有效期

于2～8℃避光保存和运输。自生产之日起，按批准的有效期执行。

6　使用说明

应符合生物制品分包装及贮运管理（通则0239）规定和批准的内容。

人粒细胞刺激因子注射液

Ren Lixibao Cijiyinzi Zhusheye

Human Granulocyte Colony-stimulating Factor Injection

MTPLGPASSL PQSFLLKCLE QVRKIQGDGA ALQEKLCATY 40
KLCHPEELVL LGHSLGIPWA PLSSCPSQAL QLAGCLSQLH 80
SGLFLYQGLL QALEGISPEL GPTLDTLQLD VADFATTIWQ 120
QMEELGMAPA LQPTQGAMPA FASAFQRRAG GVLVASHLQS 160
FLEVSYRVLR HLAQP 175

分子式　$C_{845}H_{1339}O_{243}N_{223}S_9$

分子量　18798.61

分子式　（无 Met）$C_{840}H_{1330}O_{242}N_{222}S_8$

分子量　18667.41

本品系由高效表达人粒细胞集落刺激因子（简称人粒细胞刺激因子）基因的大肠埃希菌，经发酵、分离和高度纯化后获得的人粒细胞刺激因子制成。含适宜稳定剂，不含抑菌剂和抗生素。

1　基本要求

生产和检定用设施、原材料及辅料、水、器具、动物等应符合“凡例”的有关要求。

2　制造

2.1　工程菌菌种

2.1.1　名称及来源

人粒细胞刺激因子工程菌株系由带有人粒细胞刺激因子基因的重组质粒转化的大肠埃希菌菌株。

2.1.2　种子批的建立

应符合生物制品生产检定用菌毒种管理及质量控制（通则 0233）的规定。

2.1.3　菌种检定

主种子批和工作种子批的菌种应进行以下各项全面检定。

2.1.3.1　划种 LB 琼脂平板

应呈典型大肠埃希菌集落形态，无其他杂菌生长。

2.1.3.2　染色镜检

应为典型的革兰阴性杆菌。

2.1.3.3　对抗生素的抗性

应与原始菌种相符。

2.1.3.4　电镜检查（工作种子批可免做）

应为典型大肠埃希菌形态，无支原体、病毒样颗粒及其他微生物污染。

2.1.3.5　生化反应

应符合大肠埃希菌生化反应特性。

2.1.3.6　人粒细胞刺激因子表达量

在摇床中培养，应不低于原始菌种的表达量。

2.1.3.7　质粒检查

该质粒的酶切图谱应与原始重组质粒的图谱一致。

2.1.3.8　目的基因核苷酸序列检查（工作种子批可免做）

目的基因核苷酸序列应与批准的序列一致。

2.2　原液

2.2.1　种子液制备

将检定合格的工作种子批菌种接种于适宜的培养基（可含适量抗生素）中培养。

2.2.2　发酵用培养基

采用适宜的不含抗生素的培养基。

2.2.3　种子液接种及发酵培养

2.2.3.1　在灭菌培养基中接种适量种子液。

2.2.3.2　在适宜的温度下进行发酵，应根据经批准的发酵工艺进行，并确定相应的发酵条件，如温度、pH 值、溶解氧、补料、发酵时间等。发酵液应定期进行质粒丢失率检查（通则 3406）。

2.2.4　发酵液处理

用适宜的方法收集、处理菌体。

2.2.5　初步纯化

采用经批准的纯化工艺进行初步纯化，使其纯度达到规定的要求。

2.2.6　高度纯化

经初步纯化后，采用经批准的纯化工艺进行高度纯化，使其达到 3.1 项要求，加入适宜稳定剂，除菌过滤后即为人粒细胞刺激因子原液。如需存放，应规定温度和时间。

2.2.7　原液检定

按 3.1 项进行。

2.3　半成品

2.3.1　配制与除菌

按经批准的配方配制稀释液。配制后应立即用于稀释。

将原液用稀释液稀释至所需浓度，除菌过滤后即为半成品，保存于 2～8℃。

2.3.2　半成品检定

按 3.2 项进行。

2.4　成品

2.4.1　分批

应符合生物制品分包装及贮运管理（通则 0239）规定。

2.4.2　分装

应符合生物制品分包装及贮运管理（通则 0239）与注射剂（通则 0102）有关规定。

2.4.3　规格

同批准的规格。

2.4.4　包装

应符合生物制品分包装及贮运管理（通则 0239）与注射剂（通则 0102）有关规定。

3　检定

3.1　原液检定

3.1.1　生物学活性

依法测定（通则 3525）。

3.1.2　蛋白质含量

依法测定（通则 3124）。

3.1.3　比活性

计算生物学活性与蛋白质含量的比值，每 1mg 蛋白质应不低于 6.0×10^7IU。

3.1.4　纯度

3.1.4.1　电泳法

依法测定（通则 0541 第五法）。用非还原型 SDS-聚丙烯酰胺凝胶电泳法，分离胶的胶浓度为 15%，加样量应不低于 10μg（考马斯亮蓝 R250 染色法）或 5μg（银染法）。经扫描仪扫描，纯度应不低于 95.0%。

3.1.4.2　高效液相色谱法

依法测定（通则 0512）。色谱柱采用十八烷基硅烷键合硅胶为填充剂；以 A（三氟乙酸-水溶液：量取 1.0ml 三氟乙酸加水至 1000ml，充分混匀）、B（三氟乙酸-乙腈溶液：量取 1.0ml 三氟乙酸加入色谱纯乙腈至 1000ml，充分混匀）为流动相，进行梯度洗脱（0～70%流动相 B）。上样量应不低于 10μg，在波长 214nm 处检测，以人粒细胞刺激因子色谱峰计算的理论板数应不低于 1500。按面积归一化法计算，人粒细胞刺激因子主峰面积应不低于总面积的 95.0%。

3.1.5　相关蛋白

依法测定（通则 0512）。色谱柱采用四烷基硅烷键合硅胶为填充剂（如：C_4 柱，4.6mm×150mm，5μm 或其他适宜的色谱柱），柱温 60℃；以 0.1%三氟乙酸的水溶液为流动相 A，以 0.1%三氟乙酸-90%乙腈的水溶液为流动相 B；流速为每分钟 0.8ml；在波长 215nm 处检测；按下表进行梯度洗脱。

时间（分钟）	流动相 A（%）	流动相 B（%）
0	60	40
30	20	80
35	20	80
45	60	40
55	60	40

用水将供试品稀释至每 1ml 中约含 0.5mg，作为供试品溶液；用水将对照品稀释至每 1ml 中约含 0.5mg，作为对照品溶液 A；取 250μl 对照品溶液 A，加入 2.5μl 的 0.45%（*m*/*m*）过氧化氢溶液，混匀后于 23～27℃放置 30 分钟，再加入 1.9mg L-甲硫氨酸，作为对照品溶液 B；取 250μl 对照品溶液 A，加入 0.25mg 的二硫苏糖醇，混匀后于 33～37℃温浴 60 分钟，作为对照品溶液 C。取供试品溶液和对照品溶液 A、B、C 各 50μl 注入液相色谱仪。

供试品溶液及对照品溶液 A、B、C 图谱中，人粒细胞刺激因子主峰的保留时间约为 23 分钟。对照品溶液 B 图谱中，氧化Ⅰ型峰相对于主峰的保留时间约为 0.84，氧化Ⅱ型峰相对于主峰的保留时间约为 0.98，主峰的对称因子不得过 1.8，H_p/H_v 不小于 2.0（H_p 指氧化Ⅱ型峰在基线以上的峰高，H_v 指氧化Ⅱ型峰与主峰之间最低点的高度）。对照品溶液 C 图谱中，还原型峰相对于主峰的保留时间约为 1.04，与主峰的分离度应不低于 1.5，主峰的对称因子不得过 1.8。

按面积归一化法计算，单个相关蛋白峰面积应不大于总面积的 1.0%，所有相关蛋白峰面积应不大于总面积的 2.0%。

3.1.6　分子量

依法测定（通则 0541 第五法）。用还原型 SDS-聚丙烯酰胺凝胶电泳法，分离胶的胶浓度为 15%，加样量应不低于 1.0μg，制品的分子质量应为 18.8kD±1.9kD。

3.1.7　外源性 DNA 残留量

每 1 支/瓶应不高于 10ng（通则 3407）。

3.1.8　宿主菌蛋白质残留量

应不高于蛋白质总量的 0.10%（通则 3412）。

3.1.9　残余抗生素活性

依法测定（通则 3408）。不应有残余氨苄西林或其他抗生素活性。

3.1.10　细菌内毒素

依法检查（通则 1143），每 300μg 蛋白质应小于 10EU。

3.1.11　等电点

供试品的主区带应为 5.8～6.6，且供试品的电泳图谱应与对照品的图谱一致（通则 0541 第六法）。

3.1.12　紫外光谱

用水或 0.9%氯化钠溶液将供试品稀释至 100～500μg/ml，在光路 1cm、波长 230～360nm 下进行扫描，最大吸收峰波长应为 278nm±3nm（通则 0401）。

3.1.13　肽图

依法测定（通则 3405），应与对照品图形一致。

3.1.14　N 端氨基酸序列

至少每年测定 1 次。用氨基酸序列分析仪测定，N 端序列应为：

(Met)-Thr-Pro-Leu-Gly-Pro-Ala-Ser-Ser-Leu-Pro-Gln-Ser-Phe-Leu-Leu。

3.2　半成品检定

3.2.1　细菌内毒素

依法检查（通则 1143），每 300μg 蛋白质应小于 10EU。

3.2.2　无菌

依法检查（通则 1101），应符合规定。

3.3　成品检定

3.3.1　鉴别试验

按免疫印迹法（通则 3401）或免疫斑点法（通则 3402）测定，应为阳性。

3.3.2　检查

3.3.2.1　外观

应为澄明液体。

3.3.2.2　可见异物

依法检查（通则 0904），应符合规定。

3.3.2.3　装量

依法检查（通则 0102），应不低于标示量。

3.3.2.4　pH 值

应为 3.5～4.5（通则 0631）。

3.3.2.5　渗透压摩尔浓度

依法测定（通则 0632），应符合批准的要求。

3.3.2.6　残余抗生素活性

依法测定（通则 3408）。不应有残余氨苄西林或其他抗生素活性。

3.3.2.7　无菌

依法检查（通则 1101），应符合规定。

3.3.2.8　细菌内毒素

依法检查（通则 1143），每 1 支/瓶应小于 10EU。

3.3.2.9　异常毒性

依法检查（通则 1141 小鼠试验法），应符合规定。

3.3.3　人粒细胞刺激因子含量

依法测定（通则 3124），应为标示量的 90%～130%。

3.3.4　生物学活性

应为标示量的 80%～150%（通则 3525）。

4　保存、运输及有效期

于 2～8℃避光保存和运输。自生产之日起，按批准的有效期执行。

5　使用说明

应符合生物制品分包装及贮运管理（通则 0239）规定和批准的内容。

注射用人粒细胞巨噬细胞刺激因子

Zhusheyong Ren Lixibao

Jushixibao Cijiyinzi

Human Granulocyte/Macrophage

Colony-stimulating Factor for Injection

MAPARSPSPS TQPWEHVNAI QEARRLLNLS RDTAAEMNET 40
VEVISEMFDL QEPTCLQTRL ELYKQGLRGS LTKLKGPLTM 80
MASHYKQHCP PTPETSCATQ IITFESFKEN LKDFLLVIPF 120
DCWEPVQE 128

分子式　$C_{644}H_{1012}O_{197}N_{172}S_{9}$

分子量　14604.55

分子式　（无 Met）$C_{639}H_{1003}O_{196}N_{171}S_{8}$

分子量　14473.35

本品系由高效表达人粒细胞巨噬细胞集落刺激因子（简称人粒细胞巨噬细胞刺激因子）基因的大肠埃希菌，经发酵、分离和高度纯化后获得的人粒细胞巨噬细胞刺激因子冻干制成。含适宜稳定剂，不含抑菌剂和抗生素。

1　基本要求

生产和检定用设施、原材料及辅料、水、器具、动物等应符合“凡例”的有关要求。

2　制造

2.1　工程菌菌种

2.1.1　名称及来源

人粒细胞巨噬细胞刺激因子工程菌株系由带有人粒细胞巨噬细胞刺激因子基因的重组质粒转化的大肠埃希菌菌株。

2.1.2　种子批的建立

应符合生物制品生产检定用菌毒种管理及质量控制（通则 0233）的规定。

2.1.3　菌种检定

主种子批和工作种子批的菌种应进行以下各项全面检定。

2.1.3.1　划种 LB 琼脂平板

应呈典型大肠埃希菌集落形态，无其他杂菌生长。

2.1.3.2　染色镜检

应为典型的革兰阴性杆菌。

2.1.3.3　对抗生素的抗性

应与原始菌种相符。

2.1.3.4　电镜检查（工作种子批可免做）

应为典型大肠埃希菌形态，无支原体、病毒样颗粒及其他微生物污染。

2.1.3.5　生化反应

应符合大肠埃希菌生化反应特性。

2.1.3.6　人粒细胞巨噬细胞刺激因子表达量

在摇床中培养，应不低于原始菌种的表达量。

2.1.3.7　质粒检查

该质粒的酶切图谱应与原始重组质粒的图谱一致。

2.1.3.8　目的基因核苷酸序列检查（工作种子批可免做）

目的基因核苷酸序列应与批准的序列一致。

2.2　原液

2.2.1　种子液制备

将检定合格的工作种子批菌种接种于适宜的培养基（可含适量抗生素）中培养。

2.2.2　发酵用培养基

采用适宜的不含抗生素的培养基。

2.2.3　种子液接种及发酵培养

2.2.3.1　在灭菌培养基中接种适量种子液。

2.2.3.2　在适宜的温度下进行发酵，应根据经批准的发酵工艺进行，并确定相应的发酵条件，如温度、pH 值、溶解氧、补料、发酵时间等。发酵液应定期进行质粒丢失率检查（通则 3406）。

2.2.4　发酵液处理

用适宜的方法收集、处理菌体。

2.2.5　初步纯化

采用经批准的纯化工艺进行初步纯化，使其纯度达到规定的要求。

2.2.6　高度纯化

经初步纯化后，采用经批准的纯化工艺进行高度纯化，使其达到 3.1 项要求，加入适宜稳定剂，除菌过滤后即为人粒细胞巨噬细胞刺激因子原液。如需存放，应规定温度和时间。

2.2.7　原液检定

按 3.1 项进行。

2.3　半成品

2.3.1　配制与除菌

按经批准的配方配制稀释液。配制后应立即用于稀释。

将原液用稀释液稀释至所需浓度，除菌过滤后即为半成品，保存于 2～8℃。

2.3.2　半成品检定

按 3.2 项进行。

2.4　成品

2.4.1　分批

应符合生物制品分包装及贮运管理（通则 0239）规定。

2.4.2　分装及冻干

应符合生物制品分包装及贮运管理（通则 0239）与注射剂（通则 0102）有关规定。

2.4.3　规格

同批准的规格。

2.4.4　包装

应符合生物制品分包装及贮运管理（通则 0239）与注射剂（通则 0102）有关规定。

3　检定

3.1　原液检定

3.1.1　生物学活性

依法测定（通则 3526）。

3.1.2　蛋白质含量

依法测定（通则 0731 第二法）。

3.1.3　比活性

计算生物学活性与蛋白质含量的比值，每 1mg 蛋白质应不低于 1.0×10^{7} IU。

3.1.4　纯度

3.1.4.1　电泳法

依法测定（通则 0541 第五法）。用非还原型 SDS-聚丙烯酰胺凝胶电泳法，分离胶的胶浓度为 15%，加样量应不低于 10μg（考马斯亮蓝 R250 染色法）或 5μg（银染法）。经扫描仪扫描，纯度应不低于 95.0%。

3.1.4.2　高效液相色谱法

依法测定（通则 0512）。色谱柱以适合分离分子质量为 5～60kD 蛋白质的色谱用凝胶为填充剂；流动相为 0.1mol/L 磷酸盐-0.1mol/L 氯化钠缓冲液，pH 7.0；上样量应不低于 20μg，在波长 280nm 处检测。以人粒细胞巨噬细胞刺激因子色谱峰计算的理论板数应不低于 1500。按面积归一化法计算，人粒细胞巨噬细胞刺激因子主峰面积应不低于总面积的 95.0%。

3.1.5　相关蛋白

依法测定（通则 0512）。色谱柱采用四烷基硅烷键合硅胶为填充剂（如：C_4 柱，4.6mm×150mm，5μm 或其他适宜的色谱柱），柱温为室温；以 0.1%三氟乙酸的水溶液为流动相 A，以 0.1%三氟乙酸-90%乙腈的水溶液为流动相 B；流速为每分钟 1.2ml；在波长 214nm 处检测；按下表进行梯度洗脱。

时间（分钟）	流动相 A（%）	流动相 B（%）
0	64	36
30	44	56
35	0	100
45	0	100
50	64	36
60	64	36

用稀释液（pH 7.0 的磷酸盐缓冲液）将供试品稀释至每 1ml 中约含 0.5mg，作为供试品溶液；用稀释液将对照品稀释至每 1ml 中约含 0.5mg，作为对照品溶液 A；取对照品溶液 A 与每 1ml 中约含 0.125mg 的人或牛血清白蛋白溶液（溶剂为稀释液），按体积比 1∶4 混匀作为对照品溶液 B。取供试品溶液与对照品溶液 A、B 各 100μl 注入液相色谱仪。

供试品溶液与对照品溶液 A、B 图谱中，人粒细胞巨噬细胞刺激因子主峰的保留时间应一致，约为 20 分钟。对照品溶液 B 图谱中，主峰与人或牛血清白蛋白峰的分离度应不小于 2，重复进样（不少于 4 次）所得主峰峰面积的相对标准偏差（RSD）应不大于 1.5%。

按面积归一化法只计算保留时间为 5～30 分钟的相关蛋白峰面积，单个相关蛋白峰面积应不大于总面积的 1.5%，所有相关蛋白峰面积应不大于总面积的 4.0%。

3.1.6　分子量

依法测定（通则 0541 第五法）。用还原型 SDS-聚丙烯酰胺凝胶电泳法，分离胶的胶浓度为 15%，加样量应不低于 1.0μg，制品的分子质量应为 14.5kD±1.4kD。

3.1.7　外源性 DNA 残留量

每 1 支/瓶应不高于 10ng（通则 3407）。

3.1.8　宿主菌蛋白质残留量

应不高于蛋白质总量的 0.10%（通则 3412）。

3.1.9　残余抗生素活性

依法测定（通则 3408），不应有残余氨苄西林或其他抗生素活性。

3.1.10　细菌内毒素

依法检查（通则 1143），每 300μg 蛋白质应小于 10EU。

3.1.11　等电点

供试品的主区带应为 4.7～5.7，且供试品的电泳图谱应与对照品的图谱一致（通则 0541 第六法）。

3.1.12　紫外光谱

用水或 0.9%氯化钠溶液将供试品稀释至 100～500μg/ml，在光路 1cm、波长 230～360nm 下进行扫描，最大吸收峰波长应为 279nm±3nm（通则 0401）。

3.1.13　肽图

依法测定（通则 3405），应与对照品图形一致。

3.1.14　N 端氨基酸序列

至少每年测定 1 次。用氨基酸序列分析仪测定，N 端序列应为：

(Met)-Ala-Pro-Ala-Arg-Ser-Pro-Ser-Pro-Ser-Thr-Gln-Pro-Trp-Glu-His。

3.2　半成品检定

3.2.1　细菌内毒素

依法检查（通则 1143），每 300μg 蛋白质应小于 10EU。

3.2.2　无菌

依法检查（通则 1101），应符合规定。

3.3　成品检定

除水分测定、装量差异检查外，应按标示量加入灭菌注射用水，复溶后进行其余各项检定。

3.3.1　鉴别试验

按免疫印迹法（通则 3401）或免疫斑点法（通则 3402）测定，应为阳性。

3.3.2 检查

3.3.2.1 外观

应为白色疏松体，按标示量加入灭菌注射用水后应迅速复溶为澄明液体。

3.3.2.2 可见异物

依法检查（通则 0904），应符合规定。

3.3.2.3 装量差异

依法检查（通则 0102），应符合规定。

3.3.2.4 水分

不得过 3.0%（通则 0832）。

3.3.2.5 pH 值

应为 6.5～7.5（通则 0631）。

3.3.2.6 渗透压摩尔浓度

依法测定（通则 0632），应符合批准的要求。

3.3.2.7 残余抗生素活性

依法测定（通则 3408），不应有残余氨苄西林或其他抗生素活性。

3.3.2.8 无菌

依法检查（通则 1101），应符合规定。

3.3.2.9 细菌内毒素

依法检查（通则 1143），每 1 支/瓶应小于 10EU。

3.3.2.10 异常毒性

依法检查（通则 1141 小鼠试验法），应符合要求。

3.3.3 生物学活性

应为标示量的 80%～150%（通则 3526）。

4 稀释剂

稀释剂应为灭菌注射用水，稀释剂的生产应符合批准的要求。

灭菌注射用水应符合本版药典（二部）的相关要求。

5 保存、运输及有效期

于 2～8℃避光保存和运输。自生产之日起，按批准的有效期执行。

6 使用说明

应符合生物制品分包装及贮运管理（通则 0239）规定和批准的内容。

外用人粒细胞巨噬细胞刺激因子凝胶

Waiyong Ren Lixibao
Jushixibao Cijiyinzi Ningjiao

Human Granulocyte/Macrophage Colony-stimulating Factor Gel for External Use

MAPARSPSPS TQPWEHVNAI QEARRLLNLS RDTAAEMNET 40
VEVISEMFDL QEPTCLQTRL ELYKQGLRGS LTKLKGPLTM 80
MASHYKQHCP PTPETSCATQ IITFESFKEN LKDFLLVIPF 120
DCWEPVQE 128

分子式　$C_{639}H_{1003}O_{196}N_{171}S_8$

分子量　14473.35

本品系由高效表达人粒细胞巨噬细胞集落刺激因子（简称人粒细胞巨噬细胞刺激因子）基因的大肠埃希菌，经发酵、分离和高度纯化后获得的人粒细胞巨噬细胞刺激因子，加入凝胶基质制成。含适宜稳定剂、抑菌剂，不含抗生素。

1　基本要求

生产和检定用设施、原材料及辅料、水、器具、动物等应符合“凡例”的有关要求。

2　制造

2.1　工程菌菌种

2.1.1　名称及来源

人粒细胞巨噬细胞刺激因子工程菌株系具有表达人粒细胞巨噬细胞刺激因子基因的大肠埃希菌菌株。人粒细胞巨噬细胞刺激因子 cDNA 由人工合成。

2.1.2　种子批的建立、传代及保存

应符合生物制品生产检定用菌毒种管理及质量控制（通则 0233）的规定。

2.1.3　菌种检定

主种子批和工作种子批的菌种应进行以下各项全面检定。

2.1.3.1　划种 LB 琼脂平板

应呈典型大肠埃希菌集落形态，无其他杂菌生长。

2.1.3.2　染色镜检

应为典型的革兰阴性杆菌。

2.1.3.3　对抗生素的抗性

应与原始菌种相符。

2.1.3.4　电镜检查（工作种子批可免做）

应为典型大肠埃希菌形态，无支原体、病毒样颗粒及其他微生物污染。

2.1.3.5　生化反应

应符合大肠埃希菌生化反应特性。

2.1.3.6　人粒细胞巨噬细胞刺激因子表达量

在摇床中培养，应不低于原始菌种的表达量。

2.1.3.7　质粒检查

该质粒的酶切图谱应与原始重组质粒的图谱一致。

2.1.3.8　目的基因核苷酸序列检查（工作种子批可免做）

目的基因核苷酸序列应与批准的序列一致。

2.2　原液

2.2.1　种子液制备

将检定合格的工作种子批菌种接种于适宜的培养基（含适量四环素）中培养。

2.2.2　发酵用培养基

采用适宜的不含抗生素的培养基。

2.2.3　种子液接种及发酵培养

2.2.3.1　在灭菌培养基中接种适量种子液。

2.2.3.2　在适宜的温度下进行发酵，应根据经批准的发酵工艺进行，并确定相应的发酵条件，如温度、pH 值、溶解氧、补料、发酵时间等。发酵液应定期进行质粒丢失率检查（通则 3406）。

2.2.4　发酵液处理

用适宜的方法收集、处理菌体。

2.2.5　初步纯化

采用经批准的纯化工艺进行初步纯化，使其纯度达到规定的要求。

2.2.6　高度纯化

经初步纯化后，采用经批准的纯化工艺进行高度纯化，使其达到 3.1 项要求，加入适宜稳定剂，过滤后即为人粒细胞巨噬细胞刺激因子原液。如需存放，应规定温度和时间。

2.2.7　原液检定

按 3.1 项进行。

2.3　半成品

采用的基质应符合凝胶剂基质要求（通则 0114）。

2.3.1　配制

应按经批准的配方进行。

2.3.2　凝胶制备

应按经批准的工艺进行。凝胶应均匀、细腻，在常温时保持胶状，不干涸或液化。

2.3.3　半成品检定

按 3.2 项进行。

2.4　成品

2.4.1　分批

应符合生物制品分包装及贮运管理（通则 0239）规定。

2.4.2　分装

应符合生物制品分包装及贮运管理（通则 0239）与凝胶剂（通则 0114）有关规定。

2.4.3　规格

同批准的规格。

2.4.4　包装

应符合生物制品分包装及贮运管理（通则 0239）与凝胶剂（通则 0114）有关规定。

3　检定

3.1　原液检定

3.1.1　生物学活性

依法测定（通则 3526）。取胎牛血清（FBS）100ml、1mol/L 羟乙基哌嗪乙硫磺酸（HEPES）10ml、10^4 IU/ml 青链霉素溶液 10ml，加入 RPMI 1640 培养液 880ml 中，摇匀，2～8℃保存，作为基础培养液；取基础培养液加 1%谷氨酰胺、人粒细胞巨噬细胞刺激因子至终浓度为每 1ml 含 5ng，作为完全培养液；以二甲基亚砜为裂解液；在 96 孔细胞培养板中，每孔分别留 100μl 标准品溶液/供试品溶液；向加有标准品溶液和供试品溶液的 96 孔细胞培养板中加入每 1ml 含（1.8～2.0）×10^5 个细胞的悬液，培养 40～52 小时；每孔加入 MTT 溶液后培养 4～5 小时。

3.1.2　蛋白质含量

依法测定（通则 0731 第二法）。

3.1.3　比活性

计算生物学活性与蛋白质含量的比值，每 1mg 蛋白质应为（1.0～1.6）×10^7 IU。

3.1.4　纯度

3.1.4.1　电泳法

依法测定（通则 0541 第五法）。用非还原型 SDS-聚丙烯酰胺凝胶电泳法，分离胶的胶浓度为 15%，加样量应不低于 10μg（考马斯亮蓝 R250 染色法）或 5μg（银染法）。经扫描仪扫描，纯度应不低于 95.0%。

3.1.4.2　高效液相色谱法

取本品，加流动相稀释制成每 1ml 中含 1mg 的溶液作为供试品溶液。照高效液相色谱法（通则 0512）试验，用适合分离分子质量为 5～60kD 蛋白质的色谱用凝胶为填充剂；以 0.1mol/L 磷酸盐-0.1mol/L 氯化钠缓冲液（取磷酸氢二钠 10.3g、磷酸二氢钠 3.36g 与氯化钠 2.92g，加水 1000ml 使溶解，调节 pH 值至 7.0）为流动相；检测波长为 280nm。精密量取供试品溶液 50μl，注入液相色谱仪，记录色谱图。以人粒细胞巨噬细胞刺激因子色谱峰计算的理论板数应不低于 1500。按面积归一化法计算，人粒细胞巨噬细胞刺激因子主峰面积应不低于总面积的 95.0%。

3.1.5　相关蛋白

依法测定（通则 0512）。色谱柱采用四烷基硅烷键合硅胶为填充剂（如：C_4 柱，4.6mm×150mm，5μm 或其他适宜的色谱柱），柱温为室温；以 0.1%三氟乙酸的水溶液为流动相 A，以 0.1%三氟乙酸-90%乙腈的水溶液为流动相 B；流速为每分钟 1.2ml；在波长 214nm 处检测；按下表进行梯度洗脱。

时间（分钟）	流动相 A（%）	流动相 B（%）
0	64	36
30	44	56
35	0	100
45	0	100
50	64	36
60	64	36

用稀释液（pH 7.0 的磷酸盐缓冲液）将供试品稀释至每 1ml 中约含 0.5mg，作为供试品溶液；用稀释液将对照品稀释至每 1ml 中约含 0.5mg，作为对照品溶液 A；取对照品溶液 A 与每 1ml 中约含 0.125mg 的人或牛血清白蛋白溶液（溶剂为稀释液），按体积比 1∶4 混匀作为对照品溶液 B。取供试品溶液与对照品溶液 A、B 各 100μl 注入液相色谱仪。

供试品溶液与对照品溶液 A、B 图谱中，人粒细胞巨噬细胞刺激因子主峰的保留时间应一致，约为 20 分钟。对照品溶液 B 图谱中，主峰与人或牛血清白蛋白峰的分离度应不小于 2，重复进样（不少于 4 次）所得主峰峰面积的 RSD 应不大于 1.5%。

按面积归一化法只计算保留时间为 5～30 分钟的相关蛋白峰面积，单个相关蛋白峰面积应大不于总面积的 1.5%，所有相关蛋白峰面积应不大于总面积的 4.0%。

3.1.6　分子量

依法测定（通则 0541 第五法）。用还原型 SDS-聚丙烯酰胺凝胶电泳法，分离胶的胶浓度为 15%，加样量应不低于 1.0μg，制品的分子质量应为 14.5kD±1.4kD。

3.1.7　外源性 DNA 残留量

每 1 次人用剂量应不高于 10ng（通则 3407）。

3.1.8　宿主菌蛋白质残留量

应不高于蛋白质总量的 0.10%（通则 3412）。

3.1.9　残余抗生素活性

依法测定（通则 3408），不应有残余四环素活性。

3.1.10　等电点

供试品的主区带应为 4.7～5.7，且供试品的电泳图谱应与对照品的图谱一致（通则 0541 第六法）。

3.1.11　紫外光谱

取本品适量，加水或 0.9%氯化钠溶液稀释至每 1ml 含 100～500μg 的溶液，在光路 1cm、波长 230～360nm 下进行扫描，最大吸收峰波长应为 279nm±3nm（通则 0401）。

3.1.12　肽图

依法测定（通则 3405），应与对照品图形一致。

3.1.13　N 端氨基酸序列

至少每年测定 1 次。用氨基酸序列分析仪或其他适宜的方法测定，N 端序列应为：

Ala-Pro-Ala-Arg-Ser-Pro-Ser-Pro-Ser-Thr-Gln-Pro-Trp-Glu-His。

3.2　半成品检定

无菌

依法检查（通则1101），应符合规定。

3.3　成品检定

3.3.1　鉴别试验

按免疫印迹法（通则3401）或免疫斑点法（通则3402）测定，应为阳性。

3.3.2　检查

3.3.2.1　外观

应为微黄色透明凝胶。

3.3.2.2　装量

依法检查（通则0114），应符合规定。

3.3.2.3　均匀性

取样品3支，分别称取0.5g置离心管中，每分钟10 000转离心30分钟，应无分层及沉淀。

3.3.2.4　pH值

取本品1.0g，加水20ml，搅拌均匀，依法测定（通则0631），pH值应为6.0～7.5。

3.3.2.5　对羟基苯甲酸甲酯含量

取本品适量，加流动相溶解并稀释制成每1ml中含对羟基苯甲酸甲酯1μg的溶液，作为供试品溶液。照高效液相色谱法（通则0512）测定，用十八烷基硅烷键合硅胶为填充剂；以甲醇-1%冰醋酸（60：40）为流动相；检测波长为254nm。取供试品溶液20μl，注入液相色谱仪，记录色谱图；另取对羟基苯甲酸甲酯对照品适量，同法测定。按外标法以峰面积计算，对羟基苯甲酸甲酯含量应为0.105%～0.195%。

3.3.2.6　聚山梨酯80含量

称取凝胶0.05g于离心管中，依法测定（通则3203），含量应为0.07%～0.13%。

3.3.2.7　无菌

依法检查（通则1101），应符合规定。

3.3.3　生物学活性

按3.1.1项进行。供试品生物学活性应为标示量的80%～150%。

4　保存、运输及有效期

于2～8℃避光密闭贮藏和运输。自生产之日起，按批准的有效期执行。

5　使用说明

应符合生物制品分包装及贮运管理（通则0239）规定和批准的内容。

牛碱性成纤维细胞生长因子外用溶液

Niu Jianxing Chengxianweixibao
Shengzhangyinzi Waiyongrongye

Bovine Basic Fibroblast
Growth Factor Liquid for External Use

MITNSSSVPG DPLESMAAGS ITTLPALPED GGSGAFPPGH 40
FKDPKRLYCK NGGFFLRIHP DGRVDGVREK SDPHIKLQLQ 80
AEERGVVSIK GVCANRYLAM KEDGRLLASK CVTDECFFFE 120
RLESNNYNTY RSRKYSSWYV ALKRTGQYKL GPKTGPGQKA 160
ILFLPMSAKS 170

分子式　$C_{833}H_{1312}O_{244}N_{234}S_8$

分子量　18765.27

本品系由高效表达牛碱性成纤维细胞生长因子基因的大肠埃希菌，经发酵、分离和高度纯化后获得的牛碱性成纤维细胞生长因子制成。含适宜稳定剂，不含抑菌剂和抗生素。

1　基本要求

生产和检定用设施、原材料及辅料、水、器具、动物等应符合“凡例”的有关要求。

2　制造

2.1　工程菌菌种

2.1.1　名称及来源

牛碱性成纤维细胞生长因子工程菌株系由带有牛碱性成纤维细胞生长因子基因的重组质粒转化的大肠埃希菌菌株。

2.1.2　种子批的建立

应符合生物制品生产检定用菌毒种管理及质量控制（通则 0233）的规定。

2.1.3　菌种检定

主种子批和工作种子批的菌种应进行以下各项全面检定。

2.1.3.1　划种 LB 琼脂平板

应呈典型大肠埃希菌集落形态，无其他杂菌生长。

2.1.3.2　染色镜检

应为典型的革兰阴性杆菌。

2.1.3.3　对抗生素的抗性

应与原始菌种相符。

2.1.3.4　电镜检查（工作种子批可免做）

应为典型大肠埃希菌形态，无支原体、病毒样颗粒及其他微生物污染。

2.1.3.5　生化反应

应符合大肠埃希菌生化反应特性。

2.1.3.6　牛碱性成纤维细胞生长因子表达量

在摇床中培养，应不低于原始菌种的表达量。

2.1.3.7　质粒检查

该质粒的酶切图谱应与原始重组质粒的图谱一致。

2.1.3.8　目的基因核苷酸序列检查（工作种子批可免做）

目的基因核苷酸序列应与批准的序列一致。

2.2　原液

2.2.1　种子液制备

将检定合格的工作种子批菌种接种于适宜的培养基（可含适量抗生素）中培养。

2.2.2　发酵用培养基

采用适宜的不含抗生素的培养基。

2.2.3　种子液接种及发酵培养

2.2.3.1　在灭菌培养基中接种适量种子液。

2.2.3.2　在适宜的温度下进行发酵，应根据经批准的发酵工艺进行，并确定相应的发酵条件，如温度、pH 值、溶解氧、补料、发酵时间等。发酵液应定期进行质粒丢失率检查（通则 3406）。

2.2.4　发酵液处理

用适宜的方法收集、处理菌体。

2.2.5　纯化

采用经批准的纯化工艺进行初步纯化和高度纯化，使其达到 3.1 项要求，加入稳定剂，除菌过滤后即为牛碱性成纤维细胞生长因子原液。如需存放，应规定温度和时间。

2.2.6　原液检定

按 3.1 项进行。

2.3　半成品

2.3.1　配制与除菌

按经批准的配方配制稀释液。配制后应立即用于稀释。

将原液用稀释液稀释至所需浓度，除菌过滤后即为半成品，保存于 2～8℃。

2.3.2　半成品检定

按 3.2 项进行。

2.4　成品

2.4.1　分批

应符合生物制品分包装及贮运管理（通则 0239）规定。

2.4.2　分装

应符合生物制品分包装及贮运管理（通则 0239）规定。

2.4.3　规格

同批准的规格。

2.4.4　包装

应符合生物制品分包装及贮运管理（通则 0239）规定。

3　检定

3.1　原液检定

3.1.1　生物学活性

依法测定（通则 3527）。

3.1.2　蛋白质含量

依法测定（通则 0731 第二法）。

3.1.3　比活性

计算生物学活性与蛋白质含量的比值，每1mg蛋白质应不低于1.7×10^{5}IU。

3.1.4　纯度

3.1.4.1　电泳法

依法测定（通则0541第五法）。用非还原型SDS-聚丙烯酰胺凝胶电泳法，分离胶的胶浓度为15%，加样量应不低于10μg（考马斯亮蓝R250染色法）或5μg（银染法）。经扫描仪扫描，纯度应不低于95.0%。

3.1.4.2　高效液相色谱法

依法测定（通则0512）。色谱柱采用十八烷基硅烷键合硅胶为填充剂；以A（三氟乙酸-水溶液：量取1.0ml三氟乙酸加水至1000ml，充分混匀）、B（三氟乙酸-乙腈溶液：取1.0ml三氟乙酸加入色谱纯乙腈至1000ml，充分混匀）为流动相，在室温条件下，进行梯度洗脱（0～70%流动相B）。上样量应不低于10μg，在波长280nm处检测。以牛碱性成纤维细胞生长因子色谱峰计算的理论板数应不低于2000。按面积归一化法计算，牛碱性成纤维细胞生长因子主峰面积应不低于总面积的95.0%。

3.1.5　分子量

依法测定（通则0541第五法）。用还原型SDS-聚丙烯酰胺凝胶电泳法，分离胶的胶浓度为15%，加样量应不低于1.0μg，供试品2条蛋白质电泳区带的分子质量应分别为17.5kD±1.8kD和22.0kD±2.2kD。

3.1.6　外源性DNA残留量

每1支/瓶应不高于10ng（通则3407）。

3.1.7　等电点

供试品的主区带应为9.0～10.0，且供试品的电泳图谱应与对照品的图谱一致（通则0541第六法）。

3.1.8　紫外光谱

用水或0.9%氯化钠溶液将供试品稀释至100～500μg/ml，在光路1cm、波长230～360nm下进行扫描，最大吸收峰波长应为277nm±3nm（通则0401）。

3.1.9　肽图

依法测定（通则3405），应与对照品图形一致。

3.2　半成品检定

3.2.1　生物学活性

依法测定（通则3527），应符合规定。

3.2.2　无菌

依法检查（通则1101），应符合规定。

3.3　成品检定

3.3.1　鉴别试验

按免疫印迹法（通则3401）或免疫斑点法（通则3402）测定，应为阳性。

3.3.2　检查

3.3.2.1　外观

应为无色澄明液体，不得含有肉眼可见的不溶物。

3.3.2.2　装量

依法检查（通则0118），应符合规定。

3.3.2.3　pH值

应为6.5～7.5（通则0631）。

3.3.2.4　无菌

依法检查（通则1101），应符合规定。

3.3.3　生物学活性

应为标示量的70%～200%（通则3527）。

4　保存、运输及有效期

于2～8℃避光保存和运输。自生产之日起，按批准的有效期执行。

5　使用说明

应符合生物制品分包装及贮运管理（通则0239）规定和批准的内容。

外用牛碱性成纤维细胞生长因子

Waiyong Niu Jianxing
Chengxianweixibao Shengzhangyinzi

Bovine Basic Fibroblast
Growth Factor for External Use

MITNSSSVPG DPLESMAAGS ITTLPALPED GGSGAFPPGH 40
FKDPKRLYCK NGGFFLRIHP DGRVDGVREK SDPHIKLQLQ 80
AEERGVVSIK GVCANRYLAM KEDGRLLASK CVTDECFFFE 120
RLESNNYNTY RSRKYSSWYV ALKRTGQYKL GPKTGPGQKA 160
ILFLPMSAKS 170

分子式　$C_{833}H_{1312}O_{244}N_{234}S_8$

分子量　18765.27

本品系由高效表达牛碱性成纤维细胞生长因子基因的大肠埃希菌，经发酵、分离和高度纯化后获得的牛碱性成纤维细胞生长因子冻干制成。含适宜稳定剂，不含抑菌剂和抗生素。

1　基本要求

生产和检定用设施、原材料及辅料、水、器具、动物等应符合“凡例”的有关要求。

2　制造

2.1　工程菌菌种

2.1.1　名称及来源

牛碱性成纤维细胞生长因子工程菌株系由带有牛碱性成纤维细胞生长因子基因的重组质粒转化的大肠埃希菌菌株。

2.1.2　种子批的建立

应符合生物制品生产检定用菌毒种管理及质量控制（通则 0233）的规定。

2.1.3　菌种检定

主种子批和工作种子批的菌种应进行以下各项全面检定。

2.1.3.1　划种 LB 琼脂平板

应呈典型大肠埃希菌集落形态，无其他杂菌生长。

2.1.3.2　染色镜检

应为典型的革兰阴性杆菌。

2.1.3.3　对抗生素的抗性

应与原始菌种相符。

2.1.3.4　电镜检查（工作种子批可免做）

应为典型大肠埃希菌形态，无支原体、病毒样颗粒及其他微生物污染。

2.1.3.5　生化反应

应符合大肠埃希菌生化反应特性。

2.1.3.6　牛碱性成纤维细胞生长因子表达量

在摇床中培养，应不低于原始菌种的表达量。

2.1.3.7　质粒检查

该质粒的酶切图谱应与原始重组质粒的图谱一致。

2.1.3.8　目的基因核苷酸序列检查（工作种子批可免做）

目的基因核苷酸序列应与批准的序列一致。

2.2　原液

2.2.1　种子液制备

将检定合格的工作种子批菌种接种于适宜的培养基（可含适量抗生素）中培养。

2.2.2　发酵用培养基

采用适宜的不含抗生素的培养基。

2.2.3　种子液接种及发酵培养

2.2.3.1　在灭菌培养基中接种适量种子液。

2.2.3.2　在适宜的温度下进行发酵，应根据经批准的发酵工艺进行，并确定相应的发酵条件，如温度、pH值、溶解氧、补料、发酵时间等。发酵液应定期进行质粒丢失率检查（通则 3406）。

2.2.4　发酵液处理

用适宜的方法收集、处理菌体。

2.2.5　纯化

采用经批准的纯化工艺进行初步纯化和高度纯化，使其达到 3.1 项要求，加入稳定剂，除菌过滤后即为牛碱性成纤维细胞生长因子原液。如需存放，应规定温度和时间。

2.2.6　原液检定

按 3.1 项进行。

2.3　半成品

2.3.1　配制与除菌

按经批准的配方配制稀释液。配制后应立即用于稀释。

将原液用稀释液稀释至所需浓度，除菌过滤后即为半成品，保存于 2～8℃。

2.3.2　半成品检定

按 3.2 项进行。

2.4　成品

2.4.1　分批

应符合生物制品分包装及贮运管理（通则 0239）规定。

2.4.2　分装及冻干

应符合生物制品分包装及贮运管理（通则 0239）规定。

2.4.3　规格

同批准的规格。

2.4.4　包装

应符合生物制品分包装及贮运管理（通则 0239）规定。

3　检定

3.1　原液检定

3.1.1　生物学活性

依法测定（通则 3527）。

3.1.2　蛋白质含量

依法测定（通则 0731 第二法）。

3.1.3　比活性

计算生物学活性与蛋白质含量的比值，每 1mg 蛋白质应不低于 1.7×10^5 IU。

3.1.4　纯度

3.1.4.1　电泳法

依法测定（通则0541第五法）。用非还原型SDS-聚丙烯酰胺凝胶电泳法，分离胶的胶浓度为15%，加样量应不低于10μg（考马斯亮蓝R250染色法）或5μg（银染法）。经扫描仪扫描，纯度应不低于95.0%。

3.1.4.2　高效液相色谱法

依法测定（通则0512）。色谱柱采用十八烷基硅烷键合硅胶为填充剂；以A（三氟乙酸-水溶液：量取1.0ml三氟乙酸加水至1000ml，充分混匀）、B（三氟乙酸-乙腈溶液：量取1.0ml三氟乙酸加入色谱纯乙腈至1000ml，充分混匀）为流动相，在室温条件下，进行梯度洗脱（0～70%流动相B）。上样量应不低于10μg，在波长280nm处检测。以牛碱性成纤维细胞生长因子色谱峰计算的理论板数应不低于2000。按面积归一化法计算，牛碱性成纤维细胞生长因子主峰面积应不低于总面积的95.0%。

3.1.5　分子量

依法测定（通则0541第五法）。用还原型SDS-聚丙烯酰胺凝胶电泳法，分离胶的胶浓度为15%，加样量应不低于1.0μg，供试品2条蛋白质电泳区带的分子质量应分别为17.5kD±1.8kD和22.0kD±2.2kD。

3.1.6　外源性DNA残留量

每1支/瓶应不高于10ng（通则3407）。

3.1.7　等电点

供试品的主区带应为9.0～10.0，且供试品的电泳图谱应与对照品的图谱一致（通则0541第六法）。

3.1.8　紫外光谱

用水或0.9%氯化钠溶液将供试品稀释至100～500μg/ml，在光路1cm、波长230～360nm下进行扫描，最大吸收峰波长应为277nm±3nm（通则0401）。

3.1.9　肽图

依法测定（通则3405），应与对照品图形一致。

3.2　半成品检定

3.2.1　生物学活性

依法测定（通则3527），应符合规定。

3.2.2　无菌

依法检查（通则1101），应符合规定。

3.3　成品检定

除复溶时间、水分测定和装量差异检查外，应按标示量加入灭菌注射用水，复溶后进行其余各项检定。

3.3.1　鉴别试验

按免疫印迹法（通则3401）或免疫斑点法（通则3402）测定，应为阳性。

3.3.2　检查

3.3.2.1　外观

应为白色或微黄色疏松体，按标示量加入灭菌注射用水，复溶后应为澄明液体，不得含有肉眼可见的不溶物。

3.3.2.2　复溶时间

按标示量加入灭菌注射用水后轻轻摇匀，应在10分钟内溶解为澄明液体。

3.3.2.3　装量差异

照通则0102中装量差异项检查，应符合规定。

3.3.2.4　水分

不得过3.0%（通则0832）。

3.3.2.5　pH值

应为6.5～7.5（通则0631）。

3.3.2.6　无菌

依法检查（通则1101），应符合规定。

3.3.3　生物学活性

应为标示量的70%～200%（通则3527）。

4　稀释剂

稀释剂应为灭菌注射用水，稀释剂的生产应符合批准的要求。

灭菌注射用水应符合本版药典（二部）的相关要求。

5　保存、运输及有效期

于2～8℃避光保存和运输。自生产之日起，按批准的有效期执行。

6　使用说明

应符合生物制品分包装及贮运管理（通则0239）规定和批准的内容。

牛碱性成纤维细胞生长因子凝胶

Niu Jianxing Chengxianweixibao Shengzhangyinzi Ningjiao

Bovine Basic Fibroblast Growth Factor Gel

MITNSSSVPG DPLESMAAGS ITTLPALPED GGSGAFPPGH 40
FKDPKRLYCK NGGFFLRIHP DGRVDGVREK SDPHIKLQLQ 80
AEERGVVSIK GVCANRYLAM KEDGRLLASK CVTDECFFFE 120
RLESNNYNTY RSRKYSSWYV ALKRTGQYKL GPKTGPGQKA 160
ILFLPMSAKS 170

分子式　$C_{833}H_{1312}O_{244}N_{234}S_8$

分子量　18765.27

本品系由高效表达牛碱性成纤维细胞生长因子基因的大肠埃希菌，经发酵、分离和高度纯化后获得的牛碱性成纤维细胞生长因子，加入凝胶基质制成。含适宜稳定剂、抑菌剂，不含抗生素。

1　基本要求

生产和检定用设施、原材料及辅料、水、器具、动物等应符合“凡例”的有关要求。

2　制造

2.1　工程菌菌种

2.1.1　名称及来源

牛碱性成纤维细胞生长因子工程菌株系由带有牛碱性成纤维细胞生长因子基因的重组质粒转化的大肠埃希菌菌株。

2.1.2　种子批的建立

应符合生物制品生产检定用菌毒种管理及质量控制（通则 0233）的规定。

2.1.3　菌种检定

主种子批和工作种子批的菌种应进行以下各项全面检定。

2.1.3.1　划种 LB 琼脂平板

应呈典型大肠埃希菌集落形态，无其他杂菌生长。

2.1.3.2　染色镜检

应为典型的革兰阴性杆菌。

2.1.3.3　对抗生素的抗性

应与原始菌种相符。

2.1.3.4　电镜检查（工作种子批可免做）

应为典型大肠埃希菌形态，无支原体、病毒样颗粒及其他微生物污染。

2.1.3.5　生化反应

应符合大肠埃希菌生化反应特性。

2.1.3.6　牛碱性成纤维细胞生长因子表达量

在摇床中培养，应不低于原始菌种的表达量。

2.1.3.7　质粒检查

该质粒的酶切图谱应与原始重组质粒的图谱一致。

2.1.3.8　目的基因核苷酸序列检查（工作种子批可免做）

目的基因核苷酸序列应与批准的序列一致。

2.2　原液

2.2.1　种子液制备

将检定合格的工作种子批菌种接种于适宜的培养基（可含适量抗生素）中培养。

2.2.2　发酵用培养基

采用适宜的不含抗生素的培养基。

2.2.3　种子液接种及发酵培养

2.2.3.1　在灭菌培养基中接种适量种子液。

2.2.3.2　在适宜温度下进行发酵，应根据经批准的发酵工艺进行，并确定相应的发酵条件，如温度、pH 值、溶解氧、补料、发酵时间等。发酵液应定期进行质粒丢失率检查（通则 3406）。

2.2.4　发酵液处理

用适宜的方法收集、处理菌体。

2.2.5　纯化

采用经批准的纯化工艺进行纯化，使其达到 3.1 项要求，加入稳定剂，除菌过滤后即为牛碱性成纤维细胞生长因子原液。如需存放，应规定温度和时间。

2.2.6　原液检定

按 3.1 项进行。

2.3　半成品

采用的基质应符合凝胶剂基质要求（通则 0114）。

2.3.1　配制

应按经批准的配方进行。

2.3.2　凝胶制备

应按经批准的工艺进行。凝胶应均匀、细腻，在常温时保持胶状，不干涸或液化。

2.3.3　半成品检定

按 3.2 项进行。

2.4　成品

2.4.1　分批

应符合生物制品分包装及贮运管理（通则 0239）规定。

2.4.2　分装

应符合生物制品分包装及贮运管理（通则 0239）与凝胶剂（通则 0114）有关规定。

2.4.3　规格

同批准的规格。

2.4.4　包装

应符合生物制品分包装及贮运管理（通则 0239）与凝胶剂（通则 0114）有关规定。

3　检定

3.1　原液检定

3.1.1　生物学活性

依法测定（通则 3527）。

3.1.2　蛋白质含量

依法测定（通则 0731 第二法）。

3.1.3　比活性

计算生物学活性与蛋白质含量的比值，每 1mg 蛋白质应不低于 1.7×10^5 IU。

3.1.4　纯度

3.1.4.1　电泳法

依法测定（通则 0541 第五法）。用非还原型 SDS-聚丙烯酰胺凝胶电泳法，分离胶的胶浓度为 15.0%，加样量应不低于 10μg（考马斯亮蓝 R250 染色法）或 5μg（银染法）。经扫描仪扫描，纯度应不低于 95.0%。

3.1.4.2　高效液相色谱法

依法测定（通则 0512）。色谱柱采用十八烷基硅烷键合硅胶为填充剂；以 A（三氟乙酸-水溶液：量取 1.0ml 三氟乙酸加水至 1000ml，充分混匀）、B（三氟乙酸-乙腈溶液：量取 1.0ml 三氟乙酸加入色谱纯乙腈至 1000ml，充分混匀）为流动相，在室温条件下，进行梯度洗脱（0～70%流动相 B）。上样量应不低于 10μg，在波长 280nm 处检测。以牛碱性成纤维细胞生长因子色谱峰计算的理论板数应不低于 2000。按面积归一化法计算，牛碱性成纤维细胞生长因子主峰面积应不低于总面积的 95.0%。

3.1.5　分子量

依法测定（通则 0541 第五法）。用还原型 SDS-聚丙烯酰胺凝胶电泳法，分离胶的胶浓度为 15%，加样量应不低于 1.0μg，供试品 2 条蛋白质电泳区带的分子质量应分别为 17.5kD±1.8kD 和 22.0kD±2.2kD。

3.1.6　外源性 DNA 残留量

每 1 支/瓶应不高于 10ng（通则 3407）。

3.1.7　等电点

供试品的主区带应为 9.0～10.0，且供试品的电泳图谱应与对照品的图谱一致（通则 0541 第六法）。

3.1.8　紫外光谱

用水或 0.9%氯化钠溶液将供试品稀释至 100～500μg/ml，在光路 1cm、波长 230～360nm 下进行扫描，最大吸收峰波长应为 277nm±3nm（通则 0401）。

3.1.9　肽图

依法测定（通则 3405），应与对照品图形一致。

3.2　半成品检定

3.2.1　生物学活性

应按经批准的方法预处理供试品，依法测定（通则 3527），应符合规定。

3.2.2　无菌

应按经批准的方法预处理供试品，依法检查（通则 1101），应符合规定。

3.3　成品检定

除外观、装量检查外，应按经批准的方法预处理供试品后，进行其余各项检定。

3.3.1　鉴别试验

按免疫印迹法（通则 3401）或免疫斑点法（通则 3402）测定，应为阳性。

3.3.2　检查

3.3.2.1　外观

应为无色透明凝胶。

3.3.2.2　装量

依法检查（通则 0114），应符合规定。

3.3.2.3　pH 值

应为 6.5～7.5（通则 0631）。

3.3.2.4　无菌

依法检查（通则 1101），应符合规定。

3.3.3　生物学活性

应为标示量的 70%～200%（通则 3527）。

4　保存、运输及有效期

于 2～8℃避光保存和运输。自生产之日起，按批准的有效期执行。

5　使用说明

应符合生物制品分包装及贮运管理（通则 0239）规定和批准的内容。

牛碱性成纤维细胞生长因子滴眼液

Niu Jianxing Chengxianweixibao Shengzhangyinzi Diyanye

Bovine Basic Fibroblast Growth Factor Eye Drops

MITNSSSVPG DPLESMAAGS ITTLPALPED GGSGAFPPGH 40
FKDPKRLYCK NGGFFLRIHP DGRVDGVREK SDPHIKLQLQ 80
AEERGVVSIK GVCANRYLAM KEDGRLLASK CVTDECFFFE 120
RLESNNYNTY RSRKYSSWYV ALKRTGQYKL GPKTGPGQKA 160
ILFLPMSAKS 170

分子式　$C_{833}H_{1312}O_{244}N_{234}S_{8}$

分子量　18765.27

本品系由含有高效表达牛碱性成纤维细胞生长因子基因的大肠埃希菌，经发酵、分离和高度纯化后制成。含适宜稳定剂和抑菌剂，不含抗生素。

同品种用于眼内注射、眼内插入、外科手术和急救时，均不得添加抑菌剂或抗氧剂或不适当的缓冲剂，且应包装于无菌容器内供一次性使用。

1　基本要求

生产和检定用设施、原材料及辅料、水、器具、动物等应符合“凡例”的有关要求。

2　制造

2.1　工程菌菌种

2.1.1　名称及来源

牛碱性成纤维细胞生长因子工程菌株系由带有牛碱性成纤维细胞生长因子基因的重组质粒转化的大肠埃希菌菌株。

2.1.2　种子批的建立

应符合生物制品生产检定用菌毒种管理及质量控制（通则 0233）的规定。

2.1.3　菌种检定

主种子批和工作种子批的菌种应进行以下各项全面检定。

2.1.3.1　划种 LB 琼脂平板

应呈典型大肠埃希菌集落形态，无其他杂菌生长。

2.1.3.2　染色镜检

应为典型的革兰阴性杆菌。

2.1.3.3　对抗生素的抗性

应与原始菌种相符。

2.1.3.4　电镜检查（工作种子批可免做）

应为典型大肠埃希菌形态，无支原体、病毒样颗粒及其他微生物污染。

2.1.3.5　生化反应

应符合大肠埃希菌生化反应特性。

2.1.3.6　牛碱性成纤维细胞生长因子表达量

在摇床中培养，应不低于原始菌种的表达量。

2.1.3.7　质粒检查

该质粒的酶切图谱应与原始重组质粒的图谱一致。

2.1.3.8　核苷酸序列检测

牛碱性成纤维细胞生长因子基因核苷酸序列应与理论值一致。

2.2　原液

2.2.1　种子液制备

将检定合格的工作种子批菌种接种于适宜的培养基（可含适量抗生素）中培养，供发酵罐接种用。

2.2.2　发酵用培养基

采用适宜的不含任何抗生素的培养基。

2.2.3　种子液接种及发酵培养

2.2.3.1　在灭菌培养基中接种适量种子液。

2.2.3.2　在适宜的温度下进行发酵，应根据经批准的发酵工艺进行，并确定相应的发酵条件，如温度、pH 值、溶解氧、补料、发酵时间等。发酵液应定期进行质粒丢失率检查（通则 3406）。

2.2.4　发酵液处理

用适宜的方法收集、处理菌体。

2.2.5　纯化

采用经批准的纯化工艺进行初步纯化和高度纯化，使其达到 3.1 项要求，加入稳定剂，除菌过滤后即为牛碱性成纤维细胞生长因子原液。如需存放，应规定温度和时间。

2.2.6　原液检定

按 3.1 项进行。

2.3　半成品

2.3.1　配制与除菌

按经批准的配方配制稀释液。配制后应立即用于稀释。

将原液用稀释液稀释至所需浓度，除菌过滤后即为半成品，保存于 2～8℃。

2.3.2　半成品检定

按 3.2 项进行。

2.4　成品

2.4.1　分批

应符合生物制品分包装及贮运管理（通则 0239）规定。

2.4.2　分装

应符合生物制品分包装及贮运管理（通则 0239）规定。

2.4.3　规格

同批准的规格。

2.4.4　包装

应符合生物制品分包装及贮运管理（通则 0239）规定。

3　检定

3.1　原液检定

3.1.1　生物学活性

依法测定（通则 3527）。

3.1.2　蛋白质含量

依法测定（通则 0731 第二法）。

3.1.3　比活性

计算生物学活性与蛋白质含量的比值，每 1mg 蛋白质应不低于 1.7×10^5 IU。

3.1.4　纯度

3.1.4.1　电泳法

依法测定（通则 0541 第五法）。用非还原型 SDS-聚丙烯酰胺凝胶电泳法，分离胶的胶浓度为 15%，加样量应不低于 10μg（考马斯亮蓝 R250 染色法）或 5μg（银染法）。经扫描仪扫描，纯度应不低于 95.0%。

3.1.4.2　高效液相色谱法

依法测定（通则 0512）。色谱柱采用十八烷基硅烷键合硅胶为填充剂；以 A（三氟乙酸-水溶液：取 1.0ml 三氟乙酸加水至 1000ml，充分混匀）、B（三氟乙酸-乙腈溶液：取 1.0ml 三氟乙酸加入色谱纯乙腈至 1000ml，充分混匀）为流动相，在室温条件下，进行梯度洗脱（0～70%流动相 B）。上样量应不低于 10μg，于波长 280nm 处检测。以牛碱性成纤维细胞生长因子色谱峰计算的理论板数应不低于 2000。按面积归一化法计算，牛碱性成纤维细胞生长因子主峰面积应不低于总面积的 95.0%。

3.1.5　分子量

依法测定（通则 0541 第五法）。用还原型 SDS-聚丙烯酰胺凝胶电泳法，分离胶的胶浓度为 15.0%，加样量应不低于 1.0μg，供试品 2 条蛋白质电泳区带的分子质量应分别为 17.50kD±1.75kD 和 22.0kD±2.2kD。

3.1.6　外源性 DNA 残留量

每 1 支/瓶应不高于 10ng（通则 3407）。

3.1.7　等电点

主区带应为 9.0～10.0（通则 0541 第六法）。

3.1.8　紫外光谱

最大吸收峰波长应为 277nm±3nm（通则 0401）。

3.1.9　肽图

至少每半年测定 1 次。依法测定（通则 3405），应与对照品图形一致。

3.2　半成品检定

3.2.1　生物学活性

依法测定（通则 3527），应符合规定。

3.2.2　无菌

依法检查（通则 1101），应符合规定。

3.3　成品检定

3.3.1　鉴别试验

按免疫印迹法（通则 3401）或免疫斑点法（通则 3402）测定，应为阳性。

3.3.2　检查

3.3.2.1　外观

应为无色澄明液体。

3.3.2.2　可见异物

依法检查（通则 0904），应符合规定。

3.3.2.3　装量

依法检查（通则 0942），应符合规定。

3.3.2.4　pH 值

应为 6.5～7.5（通则 0631）。

3.3.2.5　无菌

依法检查（通则 1101），应符合规定。

3.3.3　生物学活性

应为标示量的 70%～200%（通则 3527）。

4　保存、运输及有效期

于 2～8℃避光保存和运输。自分装之日起，按批准的有效期执行。

5　使用说明

应符合生物制品分包装及贮运管理（通则 0239）规定和批准的内容。

外用人表皮生长因子

Waiyong Ren Biaopi Shengzhangyinzi

Human Epidermal Growth Factor for External Use

NSDSECPLSH DGYCLHDGVC MYIEALDKYA CNCVVGYIGE 40

RCQYRDLKWW ELR 53

分子式　$C_{270}H_{395}O_{83}N_{73}S_7$

分子量　6215.92

本品系由高效表达人表皮生长因子基因的大肠埃希菌，经发酵、分离和高度纯化后获得的人表皮生长因子冻干制成。含适宜稳定剂，不含抑菌剂和抗生素。

1　基本要求

生产和检定用设施、原材料及辅料、水、器具、动物等应符合“凡例”的有关要求。

2　制造

2.1　工程菌菌种

2.1.1　名称及来源

人表皮生长因子工程菌株系由带有人工合成人表皮生长因子基因的重组质粒转化的大肠埃希菌菌株。

2.1.2　种子批的建立

应符合生物制品生产检定用菌毒种管理及质量控制（通则 0233）的规定。

2.1.3　菌种检定

主种子批和工作种子批的菌种应进行以下各项全面检定。

2.1.3.1　划种 LB 琼脂平板

应呈典型大肠埃希菌集落形态，无其他杂菌生长。

2.1.3.2　染色镜检

应为典型的革兰阴性杆菌。

2.1.3.3　对抗生素的抗性

应与原始菌种相符。

2.1.3.4　电镜检查（工作种子批可免做）

应为典型大肠埃希菌形态，无支原体、病毒样颗粒及其他微生物污染。

2.1.3.5　生化反应

应符合大肠埃希菌生化反应特性。

2.1.3.6　人表皮生长因子表达量

在摇床中培养，应不低于原始菌种的表达量。

2.1.3.7　质粒检查

该质粒的酶切图谱应与原始重组质粒的图谱一致。

2.1.3.8　目的基因核苷酸序列检查（工作种子批可免做）

目的基因核苷酸序列应与批准的序列一致。

2.2　原液

2.2.1　种子液制备

将检定合格的工作种子批菌种接种于适宜的培养基（可含适量抗生素）中培养。

2.2.2　发酵用培养基

采用适宜的不含抗生素的培养基。

2.2.3　种子液接种及发酵培养

2.2.3.1　在灭菌培养基中接种适量种子液。

2.2.3.2　在适宜的温度下进行发酵，应根据经批准的发酵工艺进行，并确定相应的发酵条件，如温度、pH 值、溶解氧、补料、发酵时间等。发酵液应定期进行质粒丢失率检查（通则 3406）。

2.2.4　发酵液处理

用适宜的方法收集、处理菌体。

2.2.5　纯化

采用经批准的纯化工艺进行初步纯化和高度纯化，除菌过滤，使其达到 3.1 项要求，加入稳定剂，除菌过滤后即为人表皮生长因子原液。如需存放，应规定温度和时间。

2.2.6　原液检定

按 3.1 项进行。

2.3　半成品

2.3.1　配制与除菌

按经批准的配方配制稀释液。配制后应立即用于稀释。将原液用稀释液稀释至所需浓度，除菌过滤后即为半成品，保存于 2～8℃。

2.3.2　半成品检定

按 3.2 项进行。

2.4　成品

2.4.1　分批

应符合生物制品分包装及贮运管理（通则 0239）规定。

2.4.2　分装及冻干

应符合生物制品分包装及贮运管理（通则 0239）规定。

2.4.3　规格

同批准的规格。

2.4.4　包装

应符合生物制品分包装及贮运管理（通则 0239）规定。

3　检定

3.1　原液检定

3.1.1　生物学活性

依法测定（通则 3528 第一法）。

3.1.2　蛋白质含量

依法测定（通则 0731 第二法）。

3.1.3　比活性

计算生物学活性与蛋白质含量的比值，每 1mg 蛋白质应不低于 5.0×10^5IU。

3.1.4　纯度

3.1.4.1　电泳法

依法测定（通则 0541 第五法）。用非还原型 SDS-聚丙烯酰胺凝胶电泳法，分离胶的胶浓度为 17.5%，加样量应不低于 10μg（考马斯亮蓝 R250 染色法）或 5μg（银染法）。经扫描仪扫描，纯度应不低于 95.0%。

3.1.4.2　高效液相色谱法

依法测定（通则 0512）。色谱柱采用十八烷基硅烷键合硅胶为填充剂；以 A（三氟乙酸-水溶液：量取 1.0ml 三氟乙酸加水至 1000ml，充分混匀）、B（三氟乙酸-乙腈溶液：量取 1.0ml 三氟乙酸加入色谱纯乙腈至 1000ml，充分混匀）为流动相，在室温条件下，进行梯度洗脱（0～70%流动相 B），上样量应不低于 10μg，在波长 280nm 处检测。以人表皮生长因子色谱峰计算的理论板数应不低于 500。按面积归一化法计算，人表皮生长因子主峰面积应不低于总面积的 95.0%。

3.1.5　分子量

依法测定（通则 0541 第五法）。用还原型 SDS-聚丙烯酰胺凝胶电泳法，分离胶的胶浓度为 17.5%，加样量应不低于 1.0μg。供试品的分子质量用人表皮生长因子对照品校正后应为 6.0kD±0.6kD。

3.1.6　外源性 DNA 残留量

每 1 支/瓶应不高于 10ng（通则 3407）。

3.1.7　等电点

供试品的主区带应为 4.0～5.0，且供试品的电泳图谱应与对照品的图谱一致（通则 0541 第六法）。

3.1.8　紫外光谱

用水或 0.9%氯化钠溶液将供试品稀释至 100～500μg/ml，在光路 1cm、波长 230～360nm 下进行扫描，最大吸收峰波长应为 275nm±3nm（通则 0401）。

3.1.9　肽图

依法测定（通则 3405），应与对照品图形一致。

3.1.10　N 端氨基酸序列

至少每年测定 1 次。用氨基酸序列分析仪测定，N 端序列应为：

(Met)-Asn-Ser-Asp-Ser-Glu-Cys-Pro-Leu-Ser-His-Asp-Gly-Tyr-Cys-Leu。

3.1.11　鉴别试验

按免疫印迹法（通则 3401）或免疫斑点法（通则 3402）测定，应为阳性。

3.1.12　残余抗生素活性

依法测定（通则 3408），不应有残余氨苄西林或其他抗生素活性。

3.2　半成品检定

无菌

依法检查（通则 1101），应符合规定。

3.3　成品检定

除水分测定、装量差异检查外，应按标示量加入灭菌注射用水，复溶后进行其余各项检定。

3.3.1　鉴别试验

按免疫印迹法（通则 3401）或免疫斑点法（通则 3402）测定，应为阳性。

3.3.2　检查

3.3.2.1　外观

应为白色或微黄色疏松体，按标示量加入灭菌注射用水，复溶后应为澄明液体，不得含有肉眼可见的不溶物。

3.3.2.2　装量差异

照通则 0102 中装量差异项检查，应符合规定。

3.3.2.3　水分

不得过 3.0%（通则 0832）。

3.3.2.4　pH 值

应为 6.5～7.5（通则 0631）。

3.3.2.5　无菌

依法检查（通则 1101），应符合规定。

3.3.3　生物学活性

应为标示量的 70%～200%（通则 3528 第一法）。

4　稀释剂

稀释剂为无菌氯化钠溶液。稀释剂的生产应符合批准的要求。

4.1　外观

应为无色澄清溶液。

4.2　鉴别

显钠盐与氯化物的鉴别（1）的反应（通则 0301）。

4.3　检查

4.3.1　pH 值

应为 4.5～7.0（通则 0631）。

4.3.2　重金属

取本品 50ml，蒸发至约 20ml，放冷，加醋酸盐缓冲液（pH 3.5）2ml 与水适量使成 25ml，依法检查（通则 0821 第一法），含重金属不得过千万分之三。

4.3.3　装量

依法检查（通则 0942），应符合规定。

4.3.4　无菌

依法检查（通则 1101），应符合规定。

4.4　氯化钠含量

精密量取本品 10ml，加水 40ml、2%糊精溶液 5ml、2.5%硼砂溶液 2ml 与荧光黄指示液 5～8 滴，用硝酸银滴定液（0.1mol/L）滴定。每 1ml 硝酸银滴定液（0.1mol/L）相当于 5.844mg 的 NaCl。

氯化钠含量应在 0.85%～0.95%（g/ml）范围内。

5　保存、运输及有效期

于 2～8℃避光保存和运输。自生产之日起，按批准的有效期执行。

6　使用说明

应符合生物制品分包装及贮运管理（通则 0239）规定和批准的内容。

人表皮生长因子（ARI 加长型）外用溶液

Ren Biaopi Shengzhangyinzi（ARI Jiachangxing）Waiyongrongye

Human Epidermal Growth Factor（ARI Extended Type）for External Use，Liquid

ARINSDSECP LSHDGYCLHD GVCMYIEALD KYACNCVVGY 40

IGERCQYRDL KWWELR 56

分子式　$C_{285}H_{423}O_{86}N_{79}S_7$

分子量　6556.34

本品系由高效表达人表皮生长因子（ARI 加长型）基因的大肠埃希菌，经发酵、分离和高度纯化后获得的人表皮生长因子（ARI 加长型）制成。含适宜稳定剂，不含抑菌剂和抗生素。

1　基本要求

生产和检定用设施、原材料及辅料、水、器具、动物等应符合“凡例”的有关要求。

2　制造

2.1　工程菌菌种

2.1.1　名称及来源

人表皮生长因子（ARI 加长型）工程菌株系由带有人工合成人表皮生长因子（ARI 加长型）基因（较天然人表皮生长因子 5′端多 3 个氨基酸“Ala-Arg-Ile”编码序列）的重组质粒转化的大肠埃希菌菌株。

2.1.2　种子批的建立

应符合生物制品生产检定用菌毒种管理及质量控制（通则 0233）的规定。

2.1.3　菌种检定

主种子批和工作种子批的菌种应进行以下各项全面检定。

2.1.3.1　划种 LB 琼脂平板

应呈典型大肠埃希菌集落形态，无其他杂菌生长。

2.1.3.2　染色镜检

应为典型的革兰阴性杆菌。

2.1.3.3　对抗生素的抗性

应与原始菌种相符。

2.1.3.4　电镜检查（工作种子批可免做）

应为典型大肠埃希菌形态，无支原体、病毒样颗粒及其他微生物污染。

2.1.3.5　生化反应

应符合大肠埃希菌生化反应特性。

2.1.3.6　人表皮生长因子（ARI 加长型）表达量

在摇床中培养，应不低于原始菌种的表达量。

2.1.3.7　质粒检查

该质粒的酶切图谱应与原始重组质粒的图谱一致。

2.1.3.8　目的基因核苷酸序列检查（工作种子批可免做）

目的基因核苷酸序列应与批准的序列一致。

2.2　原液

2.2.1　种子液制备

将检定合格的工作种子批菌种接种于适宜的培养基（可含适宜抗生素）中培养。

2.2.2　发酵用培养基

采用适宜的不含抗生素的培养基。

2.2.3　种子液接种及发酵培养

2.2.3.1　在灭菌培养基中接种适量种子液。

2.2.3.2　在适宜的温度下进行发酵，应根据经批准的发酵工艺进行，并确定相应的发酵条件，如温度、pH 值、溶解氧、补料、发酵时间等。发酵液应定期进行质粒丢失率检查（通则 3406）。

2.2.4　发酵液处理

用适宜的方法收集、处理菌体。收集的菌体可在 −20℃以下冻存，并规定贮存期。

2.2.5　纯化

采用经批准的纯化工艺进行纯化，使其达到 3.1 项要求，加入稳定剂，除菌过滤后即为人表皮生长因子（ARI 加长型）原液。如需存放，应规定温度和时间。

2.2.6　原液检定

按 3.1 项进行。

2.3　半成品

2.3.1　配制与除菌

按经批准的配方配制稀释液。配制后应立即用于稀释。

将原液用稀释液稀释至所需浓度，除菌过滤后即为半成品，保存于 2～8℃。

2.3.2　半成品检定

按 3.2 项进行。

2.4　成品

2.4.1　分批

应符合生物制品分包装及贮运管理（通则 0239）规定。

2.4.2　分装

应符合生物制品分包装及贮运管理（通则 0239）规定。

2.4.3　规格

同批准的规格。

2.4.4　包装

应符合生物制品分包装及贮运管理（通则 0239）规定。

3　检定

3.1　原液检定

3.1.1　生物学活性

依法测定（通则 3528 第一法）。

3.1.2　蛋白质含量

依法测定（通则 0731 第二法）。

3.1.3　比活性

计算生物学活性与蛋白质含量的比值，每 1mg 蛋白质应不低于 5.0×10^5IU。

3.1.4　纯度

3.1.4.1　电泳法

依法测定（通则 0541 第五法）。用非还原型 SDS-聚丙烯酰胺凝胶电泳法，分离胶的胶浓度为 17.5%，加样量应不低于 10μg（考马斯亮蓝 R250 染色法）或 5μg（银染法）。经扫描仪扫描，纯度应不低于 95.0%。

3.1.4.2　高效液相色谱法

依法测定（通则 0512）。色谱柱采用十八烷基硅烷键合硅胶为填充剂；以 A（三氟乙酸-水溶液：量取 1.0ml 三氟乙酸加水至 1000ml，充分混匀）、B（三氟乙酸-乙腈溶液：量取 1.0ml 三氟乙酸加入色谱纯乙腈至 1000ml，充分混匀）为流动相，在室温条件下，进行梯度洗脱（0～70%流动相 B）。上样量应不低于 10μg，在波长 280nm 处检测。以人表皮生长因子（ARI 加长型）色谱峰计算的理论板数应不低于 500。按面积归一化法计算，人表皮生长因子（ARI 加长型）主峰面积应不低于总面积的 95.0%。

3.1.5　分子量

依法测定（通则 0541 第五法）。用还原型 SDS-聚丙烯酰胺凝胶电泳法，分离胶的胶浓度为 17.5%，加样量应不低于 1.0μg。供试品的分子质量用人表皮生长因子（ARI 加长型）对照品校正后应为 6.2kD±0.6kD。

3.1.6　外源性 DNA 残留量

每 1 支/瓶应不高于 10ng（通则 3407）。

3.1.7　等电点

供试品的主区带应为 4.1～5.1，且供试品的电泳图谱应与对照品的图谱一致（通则 0541 第六法）。

3.1.8　紫外光谱

用水或 0.9%氯化钠溶液将供试品稀释至 100～500μg/ml，在光路 1cm、波长 230～360nm 下进行扫描，最大吸收峰波长应为 276nm±3nm（通则 0401）。

3.1.9　肽图

依法测定（通则 3405），应与对照品图形一致。

3.1.10　N 端氨基酸序列

至少每年测定 1 次。用氨基酸序列分析仪测定，N 端序列应为：

Ala-Arg-Ile-Asn-Ser-Asp-Ser-Glu-Cys-Pro-Leu-Ser-His-Asp-Gly。

3.1.11　鉴别试验

按免疫印迹法（通则 3401）或免疫斑点法（通则 3402）测定，应为阳性。

3.1.12　残余抗生素活性

依法测定（通则 3408），不应有残余氨苄西林或其他抗生素活性。

3.2　半成品检定

无菌

依法检查（通则 1101），应符合规定。

3.3　成品检定

3.3.1　鉴别试验

按免疫印迹法（通则 3401）或免疫斑点法（通则 3402）测定，应为阳性。

3.3.2　检查

3.3.2.1　外观

应为无色、无臭澄明液体，不得含有肉眼可见的不溶物。

3.3.2.2　装量

依法检查（通则 0118），应符合规定。

3.3.2.3　pH 值

应为 6.5～7.5（通则 0631）。

3.3.2.4　无菌

依法检查（通则 1101），应符合规定。

3.3.3　生物学活性

应为标示量的 70%～200%（通则 3528 第一法）。

4　保存、运输及有效期

于 2～8℃避光保存和运输。自生产之日起，按批准的有效期执行。

5　使用说明

应符合生物制品分包装及贮运管理（通则 0239）规定和批准的内容。

人表皮生长因子（LR 截短型）凝胶

Ren Biaopi Shengzhangyinzi（LR Jieduanxing）Ningjiao

Human Epidermal Growth Factor（LR Shortened Type）Gel

NSDSECPLSH DGYCLHDGVC MYIEALDKYA CNCVVGYIGE 40
RCQYRDLKWW E 51

分子式　$C_{258}H_{372}O_{81}N_{68}S_7$

分子量　5946.58

本品系由高效表达人表皮生长因子基因的毕赤酵母，经发酵、分离和高度纯化后获得的人表皮生长因子（LR 截短型），加入凝胶基质制成。含适宜稳定剂、抑菌剂，不含抗生素。

1　基本要求

生产和检定用设施、原材料及辅料、水、器具、动物等应符合“凡例”的有关要求。

2　制造

2.1　工程菌菌种

2.1.1　名称及来源

人表皮生长因子（LR 截短型）工程菌株系由带有人工合成的人表皮生长因子基因的重组质粒转化的毕赤酵母菌株。

2.1.2　种子批的建立

应符合生物制品生产检定用菌毒种管理及质量控制（通则 0233）的规定。

2.1.3　菌种检定

主种子批和工作种子批的菌种应进行以下各项全面检定。

2.1.3.1　划种 BMG1 琼脂平板

应呈典型酵母菌菌落形态，无其他杂菌生长。

2.1.3.2　染色镜检

呈典型的酵母菌形态，应形状规则，用亚甲蓝染色，无死亡细胞。

2.1.3.3　筛选标志检查

应符合该基因表型特征。

2.1.3.4　人表皮生长因子（LR 截短型）表达量

在摇床中培养，应不低于原始菌种的表达量。

2.1.3.5　人表皮生长因子基因稳定性检查

涂 BMG1 琼脂平板，挑选至少 50 个克隆，用 PCR 检测人表皮生长因子基因，阳性率应不低于 95%。

2.2　原液

2.2.1　种子液制备

将检定合格的工作种子批菌种接种于适宜的培养基中培养。

2.2.2　发酵用培养基

采用适宜的不含抗生素的培养基。

2.2.3　种子液接种及发酵培养

2.2.3.1　在灭菌培养基中接种适量种子液。

2.2.3.2　在适宜温度下进行发酵，应根据经批准的发酵工艺进行，并确定相应的发酵条件，如温度、pH 值、溶解氧、补料、发酵时间等。

2.2.4　发酵液处理

用适宜的方法收集、处理上清液。

2.2.5　纯化

采用经批准的纯化工艺进行纯化，使其达到 3.1 项要求，除菌过滤后即为人表皮生长因子（LR 截短型）原液。如需存放，应规定温度和时间。

2.2.6　原液检定

按 3.1 项进行。

2.3　半成品

采用的基质应符合凝胶剂基质要求（通则 0114）。

2.3.1　配制

按经批准的配方进行配制。

2.3.2　凝胶制备

按经批准的工艺进行。凝胶应均匀、细腻，在常温时保持胶状，不干涸或液化。

2.3.3　半成品检定

按 3.2 项进行。

2.4　成品

2.4.1　分批

符合生物制品分包装及贮运管理（通则 0239）规定。

2.4.2　分装

符合生物制品分包装及贮运管理（通则 0239）与凝胶剂（通则 0114）有关规定。

2.4.3　规格

同批准的规格。

2.4.4　包装

应符合生物制品分包装及贮运管理（通则 0239）与凝胶剂（通则 0114）有关规定。

3　检定

3.1　原液检定

3.1.1　生物学活性

依法测定（通则 3528 第一法）。

3.1.2　蛋白质含量

依法测定（通则 0731 第二法）。

3.1.3　比活性

计算生物学活性与蛋白质含量的比值，每 1mg 蛋白质应不低于 5.0×10^{5}IU。

3.1.4　纯度

3.1.4.1　电泳法

依法测定（通则 0541 第五法）。用非还原型 SDS-聚丙烯酰胺凝胶电泳法，分离胶的胶浓度为 15%，加样量应不低于 10μg（考马斯亮蓝 R250 染色法）或 5μg（银染法）。经扫描仪扫描，纯度应不低于 95.0%。

3.1.4.2　高效液相色谱法

依法测定（通则 0512）。色谱柱采用丁基硅烷键合硅胶为填充剂；以 A（三氟乙酸-水溶液：量取 0.5ml 三氟乙酸加水至 1000ml，充分混匀）、B（三氟乙酸-乙腈溶液：量取 0.5ml 三氟乙酸加入色谱纯乙腈至 1000ml，充分混匀）为流动相，在室温条件下，进行梯度洗脱（22%～37%流动相 B），上样量应不低于 5μg，在波长 280nm 处检测。以人表皮生长因子（LR 截短型）色谱峰计算的理论板数应不低于 500。按面积归一化法计算，人表皮生长因子（LR 截短型）主峰面积应不低于总面积的 95.0%。

3.1.5　分子量

依法测定（通则 0541 第五法）。用还原型 SDS-聚丙烯酰胺凝胶电泳法，分离胶的胶浓度为 15%，加样量应不低于 1.0μg，供试品的分子质量应为 5.9kD±0.6kD。

3.1.6　外源性 DNA 残留量

每 1 支/瓶应不高于 10ng（通则 3407）。

3.1.7　宿主菌蛋白质残留量

应不高于蛋白质总量的 0.1%（通则 3414）。

3.1.8　甲醇含量

应不高于 0.002%（通则 0521）。

3.1.9　等电点

供试品的主区带应为 4.0～5.0，且供试品的电泳图谱应与对照品的图谱一致（通则 0541 第六法）。

3.1.10　紫外光谱

用水或 0.9% 氯化钠溶液将供试品稀释至 100～500μg/ml，在光路 1cm、波长 230～360nm 下进行扫描，最大吸收峰波长应为 277nm±3nm（通则 0401）。

3.1.11　肽图

依法测定（通则 3405），应与对照品图形一致。

3.1.12　N 端氨基酸序列

至少每年测定 1 次。用氨基酸序列分析仪测定，N 端序列应为：

Asn-Ser-Asp-Ser-Glu-Cys-Pro-Leu-Ser-His-Asp-Gly-Tyr-Cys-Leu。

3.1.13　鉴别试验

按免疫印迹法（通则 3401）或免疫斑点法（通则 3402）测定，应为阳性。

3.2　半成品检定

3.2.1　生物学活性

应按经批准的方法预处理供试品，依法测定（通则 3528 第一法），应符合要求。

3.2.2　无菌

应按经批准的方法预处理供试品，依法检查（通则 1101），应符合规定。

3.3　成品检定

除外观、装量检查外，应按经批准的方法预处理供试品后，进行其余各项检定。

3.3.1　鉴别试验

按免疫印迹法（通则 3401）或免疫斑点法（通则 3402）测定，应为阳性。

3.3.2　检查

3.3.2.1　外观

应为无色透明凝胶，无颗粒，不析水。

3.3.2.2　装量

依法检查（通则 0114），应符合规定。

3.3.2.3　pH 值

应为 6.5～8.0（通则 0631）。

3.3.2.4　无菌

依法检查（通则 1101），应符合规定。

3.3.3　生物学活性

应为标示量的 70%～200%（通则 3528 第一法）。

4　保存、运输及有效期

于 4～25℃避光保存和运输。自生产之日起，按批准的有效期执行。

5　使用说明

应符合生物制品分包装及贮运管理（通则 0239）规定和批准的内容。

人表皮生长因子（LR 截短型）滴眼液

Ren Biaopi Shengzhangyinzi（LR Jieduanxing）Diyanye

Human Epidermal Growth Factor（LR Shortened Type）Eye Drops

NSDSECPLSH DGYCLHDGVC MYIEALDKYA CNCVVGYIGE 40

RCQYRDLKWW E 51

分子式　$C_{258}H_{372}O_{81}N_{68}S_7$

分子量　5946.58

本品系由高效表达人表皮生长因子基因的酵母，经发酵、分离和高度纯化后制成。含适宜稳定剂，不含抑菌剂和抗生素。

用于眼内注射、眼内插入、外科手术和急救时，均不得添加抑菌剂或抗氧剂或不适当的缓冲剂，且应包装于无菌容器内供一次性使用。

1　基本要求

生产和检定用设施、原料及辅料、水、器具、动物等应符合“凡例”的有关要求。

2　制造

2.1　工程菌菌种

2.1.1　名称及来源

人表皮生长因子（LR 截短型）工程菌株，系由带有人工合成的人表皮生长因子基因的 DNA 片段整合到酵母菌染色体基因组中构建而成。

2.1.2　种子批的建立

应符合生物制品生产检定用菌毒种管理及质量控制（通则 0233）的规定。

2.1.3　菌种检定

主种子批和工作种子批的菌种应进行以下各项全面检定。

2.1.3.1　划种 BMG1 琼脂平板

应呈典型酵母菌菌落形态，无其他杂菌生长。

2.1.3.2　染色镜检

在光学显微镜下观察，应形状规则，用次甲蓝染色，无死亡细胞。

2.1.3.3　筛选标志检查

应符合该基因表型特征。

2.1.3.4　人表皮生长因子（LR 截短型）表达量

在摇床中培养，应不低于原始菌种的表达量。

2.1.3.5　人表皮生长因子基因稳定性检查

涂 BMG1 琼脂平板，挑选至少 50 个克隆，用 PCR 检测人表皮生长因子基因，阳性率应不低于 95%。

2.2　原液

2.2.1　种子液制备

将检定合格的工作种子批菌种接种于适宜的培养基中培养，供发酵罐接种用。

2.2.2　发酵用培养基

采用适宜的不含任何抗生素的培养基。

2.2.3　种子液接种及发酵培养

2.2.3.1　在灭菌培养基中接种适量种子液。

2.2.3.2　在适宜温度下进行发酵，应采用经批准的发酵工艺，并确定相应的发酵条件，如温度、pH 值、溶解氧、补料、发酵时间等。

2.2.4　发酵液处理

用适宜的方法收集上清液。

2.2.5　纯化

采用经批准的纯化工艺进行纯化，使其达到 3.1 项要求，除菌过滤后即为人表皮生长因子（LR 截短型）原液。如需存放，应规定温度和时间。

2.2.6　原液检定

按 3.1 项进行。

2.3　半成品

2.3.1　配制与除菌

按经批准的配方配制稀释液，配制后应立即用于稀释。

原液用稀释液稀释至所需浓度，除菌过滤后即为半成品，应立即分装或保存于 2～8℃。

2.3.2　半成品检定

按 3.2 项进行。

2.4　成品

2.4.1　分批

应符合生物制品分包装及贮运管理（通则 0239）规定。

2.4.2　分装

应符合生物制品分包装及贮运管理（通则 0239）规定。

2.4.3　规格

同批准的规格。

2.4.4　包装

应符合生物制品分包装及贮运管理（通则 0239）与眼用制剂（通则 0105）的有关规定。

3　检定

3.1　原液检定

3.1.1　生物学活性

依法测定（通则 3528 第一法）。

3.1.2　蛋白质含量

依法测定（通则 0731 第二法）。

3.1.3　比活性

计算生物学活性与蛋白质含量的比值，每 1mg 蛋白质应不低于 5.0×10^5IU。

3.1.4　纯度

3.1.4.1　电泳法

依法测定（通则 0541 第五法）。用非还原型 SDS-聚丙烯酰胺凝胶电泳法，分离胶的胶浓度为 15%，加样量应不低于 10μg（考马斯亮蓝 R250 染色法）或 5μg（银染法）。经扫描仪扫描，纯度应不低于 95.0%。

3.1.4.2　高效液相色谱法

依法测定（通则 0512）。色谱柱采用丁基硅烷键合硅胶为填充剂；以 A（三氟乙酸-水溶液：取 0.5ml 三氟乙酸加水至 1000ml，充分混匀）、B（三氟乙酸-乙腈溶液：取 0.5ml 三氟乙酸加入色谱纯乙腈至 1000ml，充分混匀）为流动相，在室温条件下，进行梯度洗脱（22%～37%流动相 B）；上样量应不低于 5μg，在波长 280nm 处检测。以人表皮生长因子（LR 截短型）色谱峰计算理论板数，应不低于 500；按面积归一化法计算，人表皮生长因子（LR 截短型）主峰面积应不低于总面积的 95.0%。

3.1.5　分子量

依法测定（通则 0541 第五法）。用还原型 SDS-聚丙烯酰胺凝胶电泳法，分离胶的胶浓度为 15.0%，加样量应不低于 1.0μg，供试品的分子质量应为 5.90kD±0.59kD。

3.1.6　外源性 DNA 残留量

每 100μg 蛋白质应不高于 10ng（通则 3407）。

3.1.7　宿主菌蛋白质残留量

应不高于总蛋白质的 0.1%（通则 3414）。

3.1.8　甲醇含量

甲醇含量应不高于 0.002%（通则 0521）。

3.1.9　等电点

主区带应为 4.0～5.0（通则 0541 第六法）。

3.1.10　紫外光谱

最大吸收波长应为 277nm±3nm（通则 0401）。

3.1.11　肽图

至少每半年测定 1 次。依法测定（通则 3405），应与对照品图形一致。

3.1.12　N 端氨基酸序列

至少每年测定 1 次。用氨基酸序列分析仪测定，N 端序列应为：

Asn-Ser-Asp-Ser-Glu-Cys-Pro-Leu-Ser-His-Asp-Gly-Tyr-Cys-Leu。

3.1.13　鉴别试验

按免疫印迹法（通则 3401）或免疫斑点法（通则 3402）测定，应为阳性。

3.2　半成品检定

无菌

依法检查（通则 1101），应符合规定。

3.3　成品检定

3.3.1　鉴别试验

按免疫印迹法（通则 3401）或免疫斑点法（通则 3402）测定，应为阳性。

3.3.2　检查

3.3.2.1　外观

应为无色澄明液体。

3.3.2.2　可见异物

依法检查（通则 0904），应符合规定。

3.3.2.3　装量

依法检查（通则 0942），应符合规定。

3.3.2.4　pH 值

应为 6.9～7.3（通则 0631）。

3.3.2.5　渗透压摩尔浓度

依法测定（通则 0632），应符合批准的要求。

3.3.2.6　无菌

依法检查（通则 1101），应符合规定。

3.3.3　生物学活性

应为标示量的 70%～200%（通则 3528 第一法）。

4　保存、运输及有效期

于 4～25℃避光保存和运输。自分装之日起，按批准的有效期执行。

5　使用说明

应符合生物制品分包装及贮运管理（通则 0239）规定和批准的内容。

尼妥珠单抗注射液

Nituozhu Dankang Zhusheye

Nimotuzumab Injection

本品系由含有高效表达抗人表皮生长因子受体单克隆抗体基因的小鼠骨髓瘤（NS0）细胞，经细胞培养、分离和高度纯化后获得的重组人表皮生长因子受体单克隆抗体制成。不含抑菌剂和抗生素。

1　基本要求

生产和检定用设施、原材料及辅料、水、器具、动物等应符合“凡例”的有关要求。

2　制造

2.1　工程细胞

2.1.1　名称及来源

尼妥珠单抗的工程细胞系由编码抗人表皮生长因子受体单克隆抗体基因的质粒转入 NS0 宿主细胞构建而成。

2.1.2　细胞库建立、传代及保存

由原始细胞库的细胞经无血清培养液驯化，细胞传代、扩增后冻存于液氮中，作为主细胞库；从主细胞库的细胞传代、扩增后冻存于液氮中，作为工作细胞库。各级细胞库细胞传代应不超过批准的代次，细胞库检定合格后方可用于生产。

2.1.3　主细胞库及工作细胞库的检定

应符合生物制品生产用动物细胞基质制备及质量控制（通则 0234）规定。

2.1.3.1　支原体检查

依法检查（通则 3301），应符合规定。

2.1.3.2　抗体表达量测定

细胞库的抗体表达量应不低于 5μg/ml。

2.2　原液

2.2.1　细胞的复苏与扩增

从工作细胞库来源的细胞复苏后，进行传代、扩增，供转瓶或细胞培养罐接种用。

2.2.2　生产用细胞培养液

生产用细胞培养液应不含任何血清与抗生素。

2.2.3　细胞培养

采用经批准工艺进行细胞培养，收集含目的产物的培养液，即“收获液”。细胞培养全过程应严格按照无菌操作。

2.2.4　分离纯化

收获液按经批准的工艺进行纯化和病毒灭活，制得高纯度的尼妥珠单抗，即为尼妥珠单抗原液。除菌过滤后保存于适宜温度，并规定其有效期。

2.2.5　原液检定

按 3.1 项进行。

2.3　半成品

2.3.1　配制与除菌

按批准的工艺将原液用缓冲液稀释，除菌过滤后即为半成品。

2.3.2　半成品检定

按 3.2 项进行。

2.4　成品

2.4.1　分批

应符合生物制品分包装及贮运管理（通则 0239）规定。

2.4.2　分装

应符合生物制品分包装及贮运管理（通则 0239）与注射剂（通则 0102）有关规定。

2.4.3　规格

同批准的规格。

2.4.4　包装

应符合生物制品分包装及贮运管理（通则 0239）与注射剂（通则 0102）有关规定。

3　检定

3.1　原液检定

3.1.1　鉴别试验

3.1.1.1　等电点

依法测定（通则 0541 第六法），应符合规定。

3.1.1.2　肽图

依法测定（通则 3405）。供试品经变性、还原和烷基化，按 1∶50（mg/mg）加入测序级胰蛋白酶（酶切缓冲液：50mmol/L 三羟甲基氨基甲烷，1mmol/L 氯化钙，1mol/L 尿素，pH 8.1），37℃±0.5℃保温 16 小时，加入 0.1%三氟乙酸终止酶切。上样前每分钟 16 000 转离心 15 分钟，取上清液作为供试品溶液。色谱柱以四烷基硅烷键合硅胶为填充剂（如：Vydac C_4 柱，4.6mm×250mm，5μm 或其他适宜的色谱柱），柱温为 35℃±0.5℃；流速为每分钟 0.8ml；检测波长为 214nm，取供试品溶液 20μl 注入液相色谱仪；按下表进行梯度洗脱（表中流动相 A 为 0.1%三氟乙酸，流动相 B 为 0.1%三氟乙酸-90%乙腈水溶液）。对照品同法操作。

时间（分钟）	流动相 A（%）	流动相 B（%）
0	100	0
3	100	0
30	73	27
76	50	50
78	0	100
85	0	100
88	100	0
120	100	0

供试品溶液的肽图谱应与尼妥珠单抗对照品溶液的

肽图谱一致。

3.1.1.3　N 端氨基酸序列

至少每年测定 1 次。用氨基酸序列分析仪或质谱法测定，N 端序列应为：

轻链：Asp-Ile-Gln-Met-Thr-Gln-Ser-Pro-Ser-Ser-Leu-Ser-Ala-Ser-Val。

重链：（p）Gln-Val-Gln-Leu-Gln-Gln-Ser-Gly-Ala-Glu-Val-Lys-Lys-Pro-Gly。

3.1.2　pH 值

应为 6.5～7.5（通则 0631）。

3.1.3　纯度和杂质

3.1.3.1　高效液相色谱法

（1）分子排阻色谱法

依法测定（通则 0512）。色谱柱以适合分离分子量为 10～500kD 蛋白质的色谱用凝胶为填充剂（如：TSK-3000SW 凝胶色谱柱或其他适宜的色谱柱）；流动相为 0.1mol/L 磷酸氢二钠-0.1mol/L 氯化钠-0.01％叠氮钠缓冲液，pH 6.7；检测波长为 280nm。用流动相将供试品稀释至每 1ml 中约含 4mg，作为供试品溶液，取供试品溶液 25μl 注入液相色谱仪。按面积归一化法计算，尼妥珠单抗单体含量应不低于 95.0％。

（2）弱阳离子色谱法

依法测定（通则 0512）。色谱柱为弱阳离子交换柱（如：ProPac WCX-10，4mm×250mm，10μm 或其他适宜的色谱柱）；以 A（精密量取 200mmol/L 磷酸氢二钠 61.0ml、200mmol/L 磷酸二氢钠 39.0ml，加水至 2000ml，充分混匀）、B（精密量取 200mmol/L 磷酸氢二钠 61.0ml、200mmol/L 磷酸二氢钠 39.0ml、1mol/L 氯化钠 1000ml，加水 900ml，充分混匀）为流动相，检测波长为 280nm。用流动相 A 将供试品和对照品分别稀释至每 1ml 中约含 0.5mg，作为供试品溶液和对照品溶液。取供试品溶液和对照品溶液各 60μl，分别注入液相色谱仪，按下表进行梯度洗脱。

时间（分钟）	流动相 A（％）	流动相 B（％）
0	100	0
5	100	0
6	98	2
50	92	8
51	25	75
60	25	75
60.1	100	0
90	100	0

供试品图谱应与对照品的图谱一致。

3.1.3.2　毛细管凝胶电泳法（CE-SDS）

（1）CE-SDS 还原电泳

依法测定（通则 3127），尼妥珠单抗重链和轻链含量应不低于 90.0％，非糖基化重链不得高于 5.0％。

（2）CE-SDS 非还原电泳

依法测定（通则 3127），尼妥珠单抗单体不得低于 92.0％。

3.1.3.3　蛋白质 A 残留量

取本品，依法检查（通则 3429）。用经验证的酶联免疫吸附法测定，蛋白质 A 残留量应不高于蛋白质总量的 0.001％。

3.1.3.4　外源性 DNA 残留量

每 1 支/瓶应不高于 100pg（通则 3407）。

3.1.3.5　宿主细胞蛋白质残留量

取本品，依法检查（通则 3429）。用经验证的酶联免疫吸附法测定，应不高于蛋白质总量的 0.01％。

3.1.4　相对结合活性

依法测定（通则 3531 第二法），相对结合活性应为标准品的 80％～150％。

3.1.5　蛋白质含量

依法测定（通则 0401）。用磷酸盐缓冲液（称取磷酸二氢钠 0.45g、磷酸氢二钠 1.8g、氯化钠 8.6g、聚山梨酯 80 0.2g，加水适量使溶解成 1000ml）将供试品稀释至每 1ml 中约含 0.5mg，作为供试品溶液，以磷酸盐缓冲液作为空白，测定供试品溶液在波长 280nm 处吸光度，以吸收系数（$E_{1cm}^{1\%}$）为 14.04 计算供试品溶液的蛋白质含量，再乘以稀释倍数即得。应不低于 4.8mg/ml。

3.1.6　细菌内毒素

依法检查（通则 1143），每 1mg 蛋白质中含内毒素的量应小于 1EU。

3.2　半成品检定

3.2.1　pH 值

应为 6.5～7.5（通则 0631）。

3.2.2　蛋白质含量

照 3.1.5 项下方法测定，应为 4.6～5.5mg/ml。

3.2.3　无菌

依法检查（通则 1101），应符合规定。

3.2.4　细菌内毒素

依法检查（通则 1143），每 1mg 蛋白质中含内毒素的量应小于 1EU。

3.3　成品检定

3.3.1　鉴别试验

3.3.1.1　等电点

依法测定（通则 0541 第六法）。供试品的电泳图谱应与对照品的图谱一致。

3.3.1.2　相对结合活性

依法测定（通则 3531 第二法），应不低于标准品的 60％。

3.3.2　检查

3.3.2.1　外观

应为无色澄明液体，可带轻微乳光。

3.3.2.2　澄清度

取本品，溶液应澄清。如显浑浊，与 2 号浊度标准液

（通则 0902）比较，不得更浓。

3.3.2.3 可见异物

依法检查（通则 0904），应符合规定。

3.3.2.4 不溶性微粒

依法检查（通则 0903），应符合规定。

3.3.2.5 装量

依法测定（通则 0102），应不低于标示量。

3.3.2.6 pH 值

应为 6.5～7.5（通则 0631）。

3.3.2.7 渗透压摩尔浓度

依法检查（通则 0632），应为 240～360mOsmol/kg。

3.3.3 纯度和杂质

3.3.3.1 高效液相色谱法

照 3.1.3.1 项进行。

3.3.3.2 毛细管凝胶电泳法（CE-SDS）

照 3.1.3.2 项进行。

3.3.3.3 聚山梨酯 80 含量

依法检查（通则 0512），应为 0.1～0.3mg/ml。

3.3.4 效价

3.3.4.1 生物学活性

依法测定（通则 3531 第一法），应为标准品的 50%～200%。

3.3.4.2 相对结合活性

依法测定（通则 3531 第二法），应为标准品的 60%～140%。

3.3.5 蛋白质含量

照 3.1.5 项下方法测定，应为 4.6～5.5mg/ml。

3.3.6 无菌

依法检查（通则 1101），应符合规定。

3.3.7 细菌内毒素

依法检查（通则 1143），每 1mg 蛋白质中含内毒素的量应小于 1EU。

3.3.8 异常毒性

依法检查（通则 1141），应符合规定。

4 保存、运输及有效期

于 2～8℃避光保存和运输。自生产之日起，按批准的有效期执行。

5 使用说明

应符合生物制品分包装及贮运管理（通则 0239）规定和批准的内容。

康柏西普眼用注射液

Kangboxipu Yanyong Zhusheye

Conbercept Ophthalmic Injection

GRPFVEMYSE	IPEIIHMTEG	RELVIPCRVT	SPNITVTLKK	40
FPLDTLIPDG	KRIIWDSRKG	FIISNATYKE	IGLLTCEATV	80
NGHLYKTNYL	THRQTNTIID	VVLSPSHGIE	LSVGEKLVLN	120
CTARTELNVG	IDFNWEYPSS	KHQHKKLVNR	DLKTQSGSEM	160
KKFLSTLTID	GVTRSDQGLY	TCAASSGLMT	KKNSTFVRVH	200
EKPFVAFGSG	MESLVEATVG	ERVRIPAKYL	GYPPPEIKWY	240
KNGIPLESNH	TIKAGHVLTI	MEVSERDTGN	YTVILTNPIS	280
KEKQSHVVSL	VVYVPPGPGD	KTHTCPLCPA	PELLGGPSVF	320
LFPPKPKDTL	MISRTPEVTC	VVVDVSHEDP	EVKFNWYVDG	360
VEVHNAKTKP	REEQYNSTYR	VVSVLTVLHQ	DWLNGKEYKC	400
KVSNKALPAP	IEKTISKAKG	QPREPQVYTL	PPSRDELTKN	440
QVSLTCLVKG	FYPSDIAVEW	ESNGQPENNY	KATPPVLDSD	480
GSFFLYSKLT	VDKSRWQQGN	VFSCSVMHEA	LHNHYTQKSL	520
SLSPGK				526

二硫键

链内　27-76　121-182　340-400　446-504

27′-76′　121′-182′　340′-400′　446′-504′

链间　305-305′　308-308′

N-糖基化位点　33，65，120，193，249，270，376

分子式　$C_{5276}H_{8298}N_{1410}O_{1566}S_{36}$（不含糖基部分）

分子量　117692.88（不含糖基部分）

本品系由可高效表达人血管内皮生长因子受体-抗体融合蛋白基因的中国仓鼠卵巢（CHO）细胞，经细胞培养、蛋白收获并纯化后获得的重组人血管内皮生长因子受体-抗体融合蛋白制成。不含抑菌剂和抗生素。

1　基本要求

生产和检定用设施、原材料及辅料、水、器具、动物等应符合“凡例”的有关要求。

2　制造

2.1　工程细胞

2.1.1　名称及来源

康柏西普工程细胞由含有人血管内皮生长因子受体-抗体融合蛋白基因的质粒转染中国仓鼠卵巢（CHO）细胞构建而成。

2.1.2　细胞库建立、传代及保存

原始细胞传代、扩增后保存于液氮或－130℃以下，作为主细胞库。从主细胞库的细胞传代、扩增后保存于液氮或－130℃以下，作为工作细胞库。各级细胞库细胞传代应不超过批准的代次，细胞库检定合格后方可用于生产。

2.1.3　主细胞库及工作细胞库的检定

应符合生物制品生产用动物细胞基质制备及质量控制（通则 0234）规定。

2.1.3.1　细胞鉴别

应用同工酶分析、生物化学、免疫学、细胞学和遗传标记物等任一方法进行鉴别，应为典型 CHO 细胞。

2.1.3.2　内、外源因子检查

细菌和真菌、分枝杆菌、支原体、病毒因子检查应符合规定。

2.1.3.3　目的蛋白表达量测定

表达量应符合批准要求。

2.1.3.4　目的基因核苷酸序列检查（工作细胞库可免做）

目的基因核苷酸序列应与批准的序列一致。

2.2　原液

2.2.1　细胞的复苏与扩增

从工作细胞库来源的细胞复苏后，进行传代、扩增，供生物反应器接种用。

2.2.2　生产用细胞培养液

生产用细胞培养液应不含任何血清和抗生素。

2.2.3　细胞培养

采用经批准工艺进行细胞培养，收集含目的产物的培养液，即“收获液”。细胞培养全过程应严格按照无菌操作。

2.2.4　分离纯化

收获液采用经批准的工艺进行纯化和病毒清除，制得高纯度的康柏西普。除菌过滤后即为康柏西普原液，保存于适宜温度，并规定其有效期。

2.2.5　原液检定

按 3.1 项进行。

2.3　半成品

2.3.1　配制与除菌

按批准的工艺将原液用缓冲液稀释，除菌过滤后即为半成品。

2.3.2　半成品检定

按 3.2 项进行。

2.4　成品

2.4.1　分批

应符合生物制品分包装及贮运管理（通则 0239）有关规定。

2.4.2　分装

应符合生物制品分包装及贮运管理（通则 0239）、注射剂（通则 0102）与眼用制剂（通则 0105）规定。

2.4.3　规格

同批准的规格。

2.4.4　包装

应符合生物制品分包装及贮运管理（通则 0239）、注射剂（通则 0102）与眼用制剂（通则 0105）规定。

2.4.5　成品检定

按 3.3 项进行。

3　检定

3.1　原液检定

3.1.1　鉴别试验

3.1.1.1　肽图

依法检查（通则 3405 第一法）。取供试品适量（约相当于 0.2mg 蛋白质），加入表面活性剂、1mol/L 二硫苏糖醇（DTT）溶液和 50mmol/L 碳酸氢铵溶液，煮沸 10 分钟变性还原，冷却后加入 1mol/L 碘乙酰胺（IAA）溶液，室温避光封闭 45 分钟。用 50mmol/L 碳酸氢铵超滤换液，按照 1∶25（mg/mg）加入测序级胰蛋白酶，37℃±1℃酶切 16～20 小时，加入 10%三氟乙酸终止，12 000g 离心 5 分钟（2～8℃），取上清液作为供试品溶液。以十八烷基硅烷键合硅胶为填充剂的色谱柱（2.1mm×150mm，1.8μm 或其他适宜的色谱柱），柱温 60℃；流速为每分钟 0.2ml；检测波长 214nm；取适宜体积注入超高效液相色谱仪，按下表进行梯度洗脱（表中流动相 A 为 0.1%三氟乙酸水溶液，流动相 B 为 0.085%三氟乙酸-乙腈溶液）。对照品同法操作。

时间（分钟）	流动相 A（%）	流动相 B（%）
0	98	2
5	94	6
65	64	36
70	40	60
78	20	80
80	98	2
95	98	2

供试品肽图谱应与康柏西普对照品肽图谱一致。

3.1.1.2　N 端氨基酸序列

至少每年测定 1 次。用氨基酸序列分析仪或质谱法测定，N 端序列应为：

Gly-Arg-Pro-Phe-Val-Glu-Met-Tyr-Ser-Glu-Ile-Pro-Glu-Ile-Ile。

3.1.1.3　分子量

依法检查（通则 0541 第五法）。使用还原型 SDS-聚丙烯酰胺凝胶电泳法，分离胶的胶浓度为 10%，加样量 2μg。分子质量应为 67.0～81.8kD。

3.1.1.4　电荷异质性

用还原固定 pH 梯度-等电聚焦法测定。取供试品适量（相当于 0.18～0.25mg 蛋白质）加入 8mol/L 尿素-100mmol/L Tris-HCl（pH 8.0）溶液、1mol/L 二硫苏糖醇（DTT）溶液，37℃还原 3 小时，冷却后加入 0.5mol/L 碘乙酰胺（IAA）溶液，室温避光封闭 1 小时。用 8mol/L 尿素超滤换液，之后加入溶胀液混匀后，加入电泳槽，取固定 pH 梯度胶条浸入其中，水化 5 小时。对照品同法操作。按下表程序进行等电聚焦。

等电聚焦电压（V）	时长（小时）
30	6
500	1
1000	1
8000	4

供试品电荷异质性应与对照品基本一致。

3.1.2　纯度和杂质

3.1.2.1　电泳法

依法检查（通则 0541 第五法）。使用还原型 SDS-聚丙烯酰胺凝胶电泳法，分离胶的胶浓度为 10%，加样量 4μg。主峰面积百分比应不低于 96.0%。

3.1.2.2　高效液相色谱法

依法检查（通则 0514）。采用亲水改性硅胶为填充剂的分子排阻色谱柱（7.8mm×300mm，5μm 或其他适宜的色谱柱），流动相为 20mmol/L 磷酸氢二钠-150mmol/L 氯化钠-200mmol/L 精氨酸缓冲液，pH 7.2±0.1，流速为每分钟 0.5ml，检测波长 280nm，上样量为 50～200μg。按面积归一化法计算纯度，康柏西普主峰面积应不低于总面积的 98.0%。

3.1.2.3　宿主细胞 DNA 残留量

依法检查（通则 3407 第三法）。每 1mg 康柏西普应不高于 30pg。

3.1.2.4　宿主细胞蛋白质残留量

依法检查（通则 3429），用经验证的酶联免疫吸附法测定，每 1mg 康柏西普应不高于 30ng。

3.1.2.5　蛋白质 A 残留量

依法检查（通则 3429），用经验证的酶联免疫吸附法测定，每 1mg 康柏西普应不高于 20ng。

3.1.3　效价

3.1.3.1　生物学活性

依法检查（通则 3535），应为标准品的 60%～140%。

3.1.3.2　相对结合活性

依法检查（通则 3535），应为标准品的 60%～140%。

3.1.4　蛋白质含量

依法检查（通则 0731 第六法）。用吸收系数法测定，以供试品缓冲液作为空白，测定供试品溶液在波长 280nm 处吸光度。按下列公式计算供试品蛋白质含量，蛋白质含量应不低于 10.0mg/ml。

$$蛋白质含量(mg/ml)=\frac{A_{280}\times n}{E\times L}$$

式中　A_{280} 为供试品溶液在波长 280nm 处吸光度；

n 为稀释倍数；

E 为康柏西普蛋白的吸收系数，即 1.175ml/(mg · cm)；

L 为光程（cm）。

3.1.5　糖谱

依法检查（通则 0512），离子交换色谱法。取供试品适量（相当于 0.8～1.0mg 蛋白质），加水超滤换液，肽 N 糖苷酶 F（PNGase F）37℃±1℃孵育，固相萃取后真空离心干燥；处理后样品加入 2-氨基苯甲酰胺（2-AB）标记液，65℃±1℃反应 3.0～3.5 小时，固相萃取后真空离心干燥，加水复溶作为供试品溶液。色谱柱为阴离子交换柱（2.1mm×250mm，5μm 或其他适宜的色谱柱）；柱温为室温；流速为每分钟 0.2ml；荧光激发波长为

330nm，荧光发射波长为 420nm；取适宜体积供试品溶液注入超高效液相色谱仪，按下表进行梯度洗脱（表中流动相 A 为 20％乙腈水溶液，流动相 B 为 200mmol/L 甲酸铵-20％乙腈水溶液）。按照面积归一化法计算各 N-糖型比例。

时间（分钟）	流动相 A（％）	流动相 B（％）
0	100	0
5	100	0
35	0	100
40	0	100
41	100	0
60	100	0

按下列公式计算供试品 Z 值，Z 值应为 0.80～1.50。

$$Z\text{值}=\sum_{i=1}^{4}(i\times\text{含 } i \text{ 个唾液酸的峰面积比例})$$

式中：

$$\text{含 } i \text{ 个唾液酸的峰面积比例}=\frac{\text{含 } i \text{ 个唾液酸峰面积}}{\sum_{n=0}^{4}(\text{含 } n \text{ 个唾液酸峰面积})}$$

3.1.6　唾液酸含量

依法检查（通则 0512），反相色谱法。取供试品适量（相当于 1.1～1.3mg 蛋白质），加水超滤换液后，加入 5mol/L 乙酸溶液混匀。在唾液酸对照品系列稀释液中加入 5mol/L 乙酸溶液混匀。上述溶液置 80℃±2℃加热 2.0～2.5 小时，加入 4,5-亚甲二氧基-1,2-邻苯二胺（DMB）标记液于 50℃±1℃反应 3.0～3.5 小时，加水稀释标记后得供试品溶液和对照品溶液。以十八烷基硅烷键合硅胶为填充剂的色谱柱（2.1mm×150mm，1.8μm 或其他适宜的色谱柱）；柱温 35℃；流速为每分钟 0.2ml；荧光检测器，激发波长为 373nm，发射波长为 448nm；取适宜体积供试品和对照品溶液注入超高效液相色谱仪；按下表进行等度洗脱（表中流动相 A 为 0.1％甲酸-水溶液，流动相 B 为 0.1％甲酸-乙腈溶液）。

时间（分钟）	流动相 A（％）	流动相 B（％）
0	92	8
16	92	8
20	0	100
20.01	92	8
35	92	8

绘制唾液酸对照品标准曲线，计算供试品唾液酸含量。每 1mol 康柏西普的唾液酸含量应为 8.0～18.0mol。

3.1.7　细菌内毒素

依法检查（通则 1143），应小于 0.4EU/ml。

3.2　半成品检定

3.2.1　细菌内毒素

依法检查（通则 1143），应小于 0.4EU/ml。

3.2.2　无菌

依法检查（通则 1101 薄膜过滤法），应符合规定。

3.3　成品检定

3.3.1　鉴别试验

3.3.1.1　分子结构域

依法检查（通则 3402）。取标准品和供试品各 1μg 分别点样于三块膜上，然后分别加入标记抗 KDR 抗体、抗 Flt-1 抗体、抗 IgG-Fc 抗体进行特异性结合，显色。应与标准品一致。

3.3.1.2　电荷异质性

按照 3.1.1.4 项进行，电荷异质性应与对照品基本一致。

3.3.2　纯度

按照 3.1.2.2 项进行，纯度应不低于 95.0％。

3.3.3　效价

3.3.3.1　生物学活性

依法检查（通则 3535），应为标准品的 60％～140％。

3.3.3.2　相对结合活性

依法检查（通则 3535），应为标准品的 60％～140％。

3.3.4　蛋白质含量

按照 3.1.4 项进行，应为 9.0～11.0mg/ml。

3.3.5　检查

3.3.5.1　外观

应为无色的澄明液体。

3.3.5.2　可见异物

依法检查（通则 0904 第一法），应符合规定。

3.3.5.3　不溶性微粒

依法检查（通则 0903 第一法）。以下测试均应在层流条件和适宜的微粒分析仪中进行，测试过程应注意不得引入外来微粒，同时应避免气泡对测试结果的干扰。取微粒检查用水依法至少测定 6 次，每次进样体积设为 1ml，弃第一次测定数据。后续每次测定均应满足：10μm 及以上的不溶性微粒应不得过 1 粒，不得检出≥25μm 的不溶性微粒。取供试品混匀，采用经确认的方法脱气，依法至少测定 4 次，每次进样体积不少于 1ml，弃第一次测定数据，取后续测定数据的平均值作为测定结果。每 1ml 供试品中，含 10μm 及 10μm 以上的微粒数不得过 50 粒，含 25μm 及 25μm 以上的微粒数不得过 5 粒，含 50μm 及 50μm 以上的微粒数不得过 2 粒。

3.3.5.4　装量

依法检查（通则 0102），用称重法测定，应不少于标示量。

3.3.5.5　pH 值

依法检查（通则 0631），应为 7.4～8.0。

3.3.5.6　渗透压摩尔浓度

依法检查（通则 0632），应为 240～360mOsmol/kg。

3.3.6　聚山梨酯 20 含量

若工艺中添加聚山梨酯 20，使用比色法测定。取适当稀释后的供试品溶液 200μl 加入 5ml 乙醇-氯化钠饱和溶液混匀，离心取上清液，用气体吹扫法干燥后加 1ml 水复溶。取 1mg/ml 聚山梨酯 20 对照品溶液 0、25μl、50μl、75μl、100μl、150μl、200μl 各加入 1ml 水中，混匀。上述溶液各加入 2ml 二氯甲烷和 3ml 硫氰铵钴溶液，弃上层溶液，照紫外-可见分光光度法（通则 0401），在波长 620nm 处测定下层溶液吸光度值。用二氯甲烷作为空白对照。以上述聚山梨酯 20 对照品溶液系列浓度对其相应的吸光度值作直线回归，相关系数应不低于 0.98，将供试品吸光度值代入直线回归方程，求得供试品聚山梨酯 20 含量。聚山梨酯 20 含量应为 250～750μg/ml。

3.3.7　精氨酸含量

若工艺中添加精氨酸，依法检查（通则 0512）。取适当稀释后的供试品溶液 200μl 加入 800μl 甲醇，10 000g 离心 15 分钟，取上清液与邻苯二甲醛溶液进行衍生反应。精氨酸对照品系列稀释溶液同法操作。以十八烷基硅烷键合硅胶为填充剂的色谱柱（4.6mm×150mm，3.5μm 或其他适宜的色谱柱）；柱温 40℃；流速为每分钟 1ml；检测波长为 338nm；按下表梯度洗脱（表中流动相 A 为 pH 7.8 的 40mmol/L NaH_2PO_4 水溶液，流动相 B 为甲醇-乙腈-水为 45：45：10 的溶液）。

时间（分钟）	流动相 A（%）	流动相 B（%）
0	90	10
1	90	10
10	40	60
10.01	0	100
14	0	100
14.01	90	10
15	90	10

绘制精氨酸对照品标准曲线，计算供试品精氨酸含量。精氨酸含量应为 80～120mmol/L。

3.3.8　无菌

依法检查（通则 1101 薄膜过滤法），应符合规定。

3.3.9　细菌内毒素

依法检查（通则 1143），应小于 0.4EU/ml。

3.3.10　异常毒性

依法检查（通则 1141 小鼠试验法），应符合规定。

4　保存、运输及有效期

于 2～8°C 避光保存和运输。自生产之日起，按批准的有效期执行。

5　使用说明

应符合生物制品分包装及贮运管理（通则 0239）规定和批准的内容。

注射用曲妥珠单抗

Zhusheyong Qutuozhu Dankang

Trastuzumab for Injection

重链

EVQLVESGGG LVQPGGSLRL SCAASGFNIK DTYIHWVRQA 40
PGKGLEWVAR IYPTNGYTRY ADSVKGRFTI SADTSKNTAY 80
LQMNSLRAED TAVYYCSRWG GDGFYAMDYW GQGTLVTVSS 120
ASTKGPSVFP LAPSSKSTSG GTAALGCLVK DYFPEPVTVS 160
WNSGALTSGV HTFPAVLQSS GLYSLSSVVT VPSSSLGTQT 200
YICNVNHKPS NTKVDKKVEP KSCDKTHTCP PCPAPELLGG 240
PSVFLFPPKP KDTLMISRTP EVTCVVVDVS HEDPEVKFNW 280
YVDGVEVHNA KTKPREEQYN STYRVVSVLT VLHQDWLNGK 320
EYKCKVSNKA LPAPIEKTIS KAKGQPREPQ VYTLPPSREE 360
MTKNQVSLTC LVKGFYPSDI AVEWESNGQP ENNYKTTPPV 400
LDSDGSFFLY SKLTVDKSRW QQGNVFSCSV MHEALHNHYT 440
QKSLSLSPGK 450

轻链

DIQMTQSPSS LSASVGDRVT ITCRASQDVN TAVAWYQQKP 40
GKAPKLLIYS ASFLYSGVPS RFSGSRSGTD FTLTISSLQP 80
EDFATYYCQQ HYTTPPTFGQ GTKVEIKRTV AAPSVFIFPP 120
SDEQLKSGTA SVVCLLNNFY PREAKVQWKV DNALQSGNSQ 160
ESVTEQDSKD STYSLSSTLT LSKADYEKHK VYACEVTHQG 200
LSSPVTKSFN RGEC 214

二硫键

重链链内　22-96　147-203　264-324　370-428
　　　　　22″-96″　147″-203″　264″-324″　370″-428″

轻链链内　23′-88′　134′-194′
　　　　　23‴-88‴　134‴-194‴

重轻链间　223-214′　223″-214‴

重链链间　229-229″　232-232″

N-糖基化位点　300，300″

分子式　$C_{6460}H_{9972}N_{1724}O_{2014}S_{44}$（不含糖基部分）

分子量　145421.50（不含糖基部分）

本品系由含有可高效表达曲妥珠单抗基因的中国仓鼠卵巢（CHO）细胞，经细胞培养、分离和高度纯化后获得的曲妥珠单抗无菌冻干品。不含抑菌剂和抗生素。

1　基本要求

生产和检定用设施、原材料及辅料、水、器具、动物等应符合“凡例”的有关要求。

2　制造

2.1　工程细胞

2.1.1　名称及来源

曲妥珠单抗工程细胞株系由含抗人类表皮生长因子受体2人源化单克隆抗体基因的质粒转染中国仓鼠卵巢（CHO）细胞构建而成。

2.1.2　细胞库建立、传代及保存

原始细胞传代、扩增后保存于液氮或－130℃以下，作为主细胞库。从主细胞库经细胞传代、扩增后保存于液氮或－130℃以下，作为工作细胞库。各级细胞库细胞传代不超过批准的代次，细胞库检定合格后方可用于生产。

2.1.3　主细胞库及工作细胞库的检定

应符合生物制品生产用动物细胞基质制备及质量控制（通则0234）规定。

2.2　原液

2.2.1　细胞的复苏与扩增

从工作细胞库来源的细胞复苏后，进行传代、扩增，供生物反应器接种用。

2.2.2　生产用细胞培养液

生产用细胞培养液应不含任何血清和抗生素。

2.2.3　细胞培养

采用经批准工艺进行细胞培养，收集含目的产物的培养液，即“收获液”，细胞培养全过程应严格按照无菌操作。

2.2.4　分离纯化

收获液采用经批准的工艺进行纯化、病毒清除并调整至目标浓度，过滤，即为曲妥珠单抗原液。如需存放，应规定保存温度和时间。

2.2.5　原液检定

按3.1项进行。

2.3　成品

2.3.1　分批

应符合生物制品分包装及贮运管理（通则0239）项下有关规定。

2.3.2　分装

应符合生物制品分包装及贮运管理（通则0239）与注射剂（通则0102）项下有关规定。

2.3.3　规格

同批准的规格。

2.3.4　包装

应符合生物制品分包装及贮运管理（通则0239）与注射剂（通则0102）项下有关规定。

2.3.5　成品检定

按3.2项进行。

3　检定

各项目中涉及到曲妥珠单抗质量均按曲妥珠单抗蛋白质部分计。

3.1　原液检定

3.1.1　鉴别

3.1.1.1　肽图　照肽图检查法（通则3405）测定。

试液　（1）三羟甲基氨基甲烷缓冲液（Tris缓冲液）　取三羟甲基氨基甲烷12.1g，加水使溶解并稀释至90ml，用盐酸调pH至8.0，用水稀释至100ml，摇匀。

（2）二硫苏糖醇溶液　取二硫苏糖醇15.4g，加水使溶解并稀释至100ml，摇匀。

（3）盐酸胍溶液　取盐酸胍7.64g，加水使溶解并稀释至10ml，摇匀。

(4) 碘乙酰胺溶液　取碘乙酰胺1.85g，加水使溶解并稀释至10ml，摇匀。

(5) 酶解缓冲液　取氯化钙0.147g，加水90ml使溶解，加Tris缓冲液5ml，用水稀释至100ml，摇匀。

(6) 胞内蛋白酶溶液　取胞内蛋白酶1支，加水溶解并稀释制成每1ml约含0.5mg的溶液。

供试品溶液　取本品0.4mg，加盐酸胍溶液80μl和Tris缓冲液6μl，涡旋混匀，加二硫苏糖醇溶液2.5μl，涡旋混匀，置60℃ 30分钟，加碘乙酰胺溶液5μl，涡旋混匀，避光孵育40分钟。取上述溶液50μl，加酶解缓冲液350μl，加胞内蛋白酶溶液8μl，置37℃ 2.5～4.5小时后，加三氟乙酸2μl终止反应，13 000g离心10分钟，取上清液。

对照品溶液　取曲妥珠单抗对照品0.4mg，照供试品溶液同法制备。

色谱条件　以十八烷基硅烷键合硅胶为填充剂的色谱柱（2.1mm×150mm，1.7μm或等效色谱柱），柱温为45℃；以0.02%三氟乙酸溶液为流动相A，以0.016%三氟乙酸乙腈溶液为流动相B，按下表进行梯度洗脱，流速为每分钟0.4ml；检测波长为214nm；进样体积10μl。

时间（分钟）	流动相A（%）	流动相B（%）
0	99	1
2	99	1
35	83.5	16.5
65	76	24
82	62	38
83	30	70
84	10	90
90	10	90
92	99	1
110	99	1

测定法　精密量取对照品溶液和供试品溶液，分别注入液相色谱仪，记录色谱图。

结果判定　供试品溶液的肽图谱应与对照品溶液的肽图谱一致。

3.1.1.2　等电点

任选以下一种方法测定。

方法一　照单抗电荷变异体测定法（通则3129第一法）测定。

试液　预混液　按下表比例配制。

试剂	体积（μl）
两性电解质（pH 3～10）	1
两性电解质（pH 8～10.5）	7
PI marker 7.65/8.18	1
PI marker 9.77/10.10	1
1%甲基纤维素溶液	70
水	80

供试品溶液　取本品适量，用水稀释制成每1ml中约含曲妥珠单抗1mg的溶液，取40μl，加预混液160μl，混匀。

对照品溶液　取曲妥珠单抗对照品，照供试品溶液同法制备。

系统适用性溶液、空白溶液、系统适用性要求　见通则3129第一法项下。

测定法　取系统适用性溶液、空白溶液、对照品溶液、供试品溶液，依序进样，顺序为系统适用性溶液（至少进样2针）、空白溶液（进样1针）、对照品溶液（进样1针）、供试品溶液、系统适用性溶液（至少进样1针），1000V或1500V预聚焦1分钟，3000V聚焦8分钟，样品室温度为4～10℃，毛细管温度为18～25℃。

方法二　照单抗电荷变异体测定法（通则3129第二法）测定。

结果判定　供试品溶液主峰等电点与对照品溶液主峰等电点差异应不大于0.2。

3.1.2　检查

3.1.2.1　pH值

应为5.4～6.6（通则0631）。

3.1.2.2　澄清度与颜色

取本品，溶液应澄清无色；如显浑浊，与2号浊度标准液（通则0902）比较，不得更浓；如显色，与黄色2号标准比色液（通则0901第一法）比较，不得更深。

3.1.2.3　纯度与杂质

(1) 分子排阻色谱法

照分子排阻色谱法（通则0514）测定。

供试品溶液　取本品适量，用流动相稀释制成每1ml中约含曲妥珠单抗10mg的溶液。

对照品溶液　取曲妥珠单抗对照品，用流动相稀释制成每1ml中约含曲妥珠单抗10mg的溶液。

色谱条件　用适合分离分子质量为10 000～500 000Da蛋白质的亲水改性硅胶为填充剂（7.8mm×300mm，5μm或等效色谱柱）；以磷酸盐缓冲液（取磷酸二氢钾4.76g、磷酸氢二钾2.61g和氯化钾18.64g，加水使溶解，调pH至6.2，用水稀释至1000ml）为流动相；流速为每分钟0.5ml；检测波长为280nm；进样体积20μl。

系统适用性要求　对照品溶液色谱图中，按曲妥珠单抗峰计算理论板数不低于2000，拖尾因子应不大于1.8；主峰与相邻聚体峰的分离度应不小于1.5，主峰百分含量的相对标准偏差应不大于2.0%（$n\geqslant3$），主峰保留时间的相对标准偏差应不大于2.0%（$n\geqslant3$）。

测定法　精密量取对照品溶液和供试品溶液，注入液相色谱仪，记录色谱图至曲妥珠单抗峰保留时间的2倍。按面积归一化法计算曲妥珠单抗含量和聚体含量。

限度　曲妥珠单抗含量不得小于98.0%，聚体含量不得大于2.0%。

(2) 离子交换色谱法

取本品，按批准的方法测定，应符合批准的要求。

(3) 非还原毛细管电泳法

取本品，依法检查（通则 3127 第一法）。曲妥珠单抗峰的修正峰面积不得小于总修正峰面积的 92.0%。

(4) 还原毛细管电泳法

取本品，依法检查（通则 3127 第一法）。曲妥珠单抗轻链与重链的修正峰面积之和不得小于总修正峰面积的 95.0%，非糖基化重链的修正峰面积不得大于总修正峰面积的 2.0%。

3.1.2.4　N 糖谱

取本品，依法检查（通则 3130 第一法），应符合批准的要求。

3.1.2.5　宿主细胞 DNA 残留量

取本品，依法检查（通则 3407 第三法），应符合批准的要求。

3.1.2.6　宿主细胞蛋白质残留量

取本品，依法检查（通则 3429）。用经验证的酶联免疫吸附法测定，应符合批准的要求。

3.1.2.7　蛋白质 A 残留量

取本品，依法检查（通则 3429）。用经验证的酶联免疫吸附法测定，应符合批准的要求。

3.1.2.8　细菌内毒素

取本品，依法检查（通则 1143）。每 1ml 中含内毒素的量应小于 2.0EU。

3.1.2.9　微生物限度

取本品，依法检查（通则 1105）。每 10ml 供试品中需氧菌总数不得过 1CFU，霉菌和酵母菌总数不得过 1CFU。

3.1.3　生物学活性

取本品，依法测定（通则 3538），应为标准品的 75%～130%。

3.1.4　含量测定

照蛋白质含量测定法（通则 0731 第六法）测定。

供试品溶液　精密量取本品适量，采用称重法用空白溶液（按照配方配制但不含曲妥珠单抗的溶液）稀释至每 1ml 中约含曲妥珠单抗 0.5mg 的溶液，平行制备三份。

系统适用性要求　供试品溶液三份测定结果的相对标准偏差应不大于 3.0%。供试品溶液在 320nm 波长处的吸光度应不大于 0.01AU。

测定法　取供试品溶液，以空白溶液作为空白，测定 280nm 和 320nm 波长处吸光度，按下列公式计算供试品蛋白质含量：

$$蛋白质含量\ (mg/ml) = \frac{A_{280} - A_{320}}{E \times L} \times \frac{(W_S + W_B)\ /\rho_{溶液}}{W_S/\rho_S}$$

式中　A_{280}、A_{320} 分别为供试品溶液在 280nm 和 320nm 处吸光度；

E 为批准的曲妥珠单抗吸收系数；

L 为光程（cm）；

W_S 为未稀释供试品的质量（g）；

W_B 为稀释溶液的质量（g）；

$\rho_{溶液}$ 为供试品溶液的密度；

ρ_S 为未稀释供试品的密度。

限度　应符合批准的要求。

3.2　成品检定

除复溶时间、水分和装量差异检查外，应按说明书标示量加水复溶后进行其余各项检定。

3.2.1　外观

本品为白色至淡黄色冻干疏松块状物。

3.2.2　鉴别

等电点

取本品，照 3.1.1.2 项下进行，供试品溶液主峰等电点与对照品溶液主峰等电点差异应不大于 0.2。

3.2.3　检查

3.2.3.1　复溶时间

取本品 5 瓶，每瓶按说明书标示量加入灭菌注射用水，均应于 3 分钟内完全溶解。

3.2.3.2　酸碱度

应为 5.4～6.6（通则 0631）。

3.2.3.3　溶液的澄清度与颜色

应澄清无色。如显浑浊，与 2 号浊度标准液（通则 0902）比较，不得更浓；如显色，与黄色 2 号标准比色液（通则 0901 第一法）比较，不得更深。

3.2.3.4　水分

取本品，照水分测定法（通则 0832 第一法 1）测定，含水分不得过 3.0%。

3.2.3.5　渗透压摩尔浓度

取本品，依法检查（通则 0632），应为 45～75mOsmol/kg。

3.2.3.6　装量差异

取本品，依法检查（通则 0102），应符合规定。

3.2.3.7　可见异物

取本品，依法检查（通则 0904），应符合规定。

3.2.3.8　不溶性微粒

取本品，依法检查（通则 0903 第一法），应符合规定。

3.2.3.9　纯度

(1) 分子排阻色谱法

取本品，照 3.1.2.3 项下的方法检查，按面积归一化法计算。曲妥珠单抗含量不得小于 95.0%，聚体含量不得大于 2.0%。

(2) 离子交换色谱法

取本品，按批准的方法测定，应符合批准的要求。

(3) 非还原毛细管电泳法

取本品，依法检查（通则 3127）。曲妥珠单抗峰的修正峰面积不得小于修正总峰面积的 90.0%。

(4) 还原毛细管电泳法

取本品，依法检查（通则 3127）。曲妥珠单抗轻链与重链的修正峰面积之和不得小于总修正峰面积的95.0%，非糖基化重链的修正峰面积不得大于总修正峰面积的2.0%。

3.2.3.10 聚山梨酯20含量

若工艺中添加聚山梨酯20，照高效液相色谱法（通则0512）测定。

供试品溶液 取复溶后溶液。

对照品溶液 取聚山梨酯20对照品约2.5g，精密称定，置100ml量瓶中，加水溶解并稀释至刻度，作为对照品贮备液。精密量取对照品贮备液适量，用水分别定量稀释制成每1ml中约含聚山梨酯20 0.05mg、0.10mg、0.20mg、0.40mg和0.50mg的溶液。

系统适用性溶液 每1ml中约含聚山梨酯20 0.20mg的对照品溶液。

空白溶液 水。

试验条件 采用反应线圈（如Knitted Reaction Coil，5m×0.50mm ID；或REACTION COIL-750μl或其他适宜反应线圈）；以*N*-苯基-1-萘胺标记溶液（取氯化钠8.8g、三羟甲基氨基甲烷6.1g，加水800ml使溶解，用盐酸调节pH值至8.0，加乙腈50ml，用水稀释至1000ml，混匀，0.22μm滤膜滤过，加10mmol/L *N*-苯基-1-萘胺溶液0.5ml和3%聚氧乙烯十二烷醚溶液0.5ml，混匀，室温避光保存）为流动相；流速为每分钟1.5ml；柱温为35℃；荧光检测器检测，激发波长为350nm、发射波长为420nm；进样体积10μl。

系统适用性要求 以对照品溶液中聚山梨酯20浓度与其对应的峰面积计算直线回归方程，决定系数R^2应不小于0.98；系统适用性溶液的回收率（测定值/理论值×100%）应在90%～110%之间，所有系统适用性溶液测定值的相对标准偏差应不大于10%；空白溶液在聚山梨酯20出峰位置应无干扰峰。

测定法 精密量取空白溶液、系统适用性溶液、对照品溶液和供试品溶液，依序注入液相色谱仪，顺序为空白溶液（进样1针）、系统适用性溶液（进样5针）、对照品溶液、系统适用性溶液（进样1针）、供试品溶液、系统适用性溶液（进样1针），记录色谱图。以对照品溶液中聚山梨酯20浓度与其对应的峰面积计算线性回归方程，由线性回归方程计算聚山梨酯20含量。

限度 每1ml中含聚山梨酯20应为0.05～0.15mg。

3.2.3.11 无菌

取本品，依法检查（通则1101薄膜过滤法），应符合规定。

3.2.3.12 细菌内毒素

取本品，依法检查（通则1143），每瓶中含内毒素的量应小于5EU（规格：60mg）、12EU（规格：150mg）、36EU（规格：440mg）。

3.2.3.13 异常毒性

取本品，依法检查（通则1141小鼠试验法），应符合规定。

3.3.4 生物学活性

取本品，依法测定（通则3538），应为标准品的75%～130%。

3.3.5 含量测定

照蛋白质含量测定法（通则0731第六法）测定。

供试品溶液 取本品3瓶，每瓶按说明书标示量加水溶解并全量转移至100ml量瓶中，用空白溶液（按照配方配制但不含曲妥珠单抗的溶液）稀释至刻度。精密量取适量，采用称重法用空白溶液稀释至每1ml中约含曲妥珠单抗0.5mg的溶液，平行制备三份。

系统适用性要求与测定法 见原液检定蛋白质含量项下。

限度 每瓶中蛋白质含量分别应为55～75mg（规格：60mg）、132～180mg（规格：150mg）、405～475mg（规格：440mg）。

4 保存、运输及有效期

于2～8℃避光保存和运输。自生产之日起，按批准的有效期执行。

5 使用说明

应符合生物制品分包装及贮运管理（通则0239）规定和批准的内容。

注射用英夫利西单抗

Zhusheyong Yingfulixi Dankang

Infliximab for Injection

重链

EVKLEESGGG LVQPGGSMKL SCVASGFIFS NHWMNWVRQS 40
PEKGLEWVAE IRSKSINSAT HYAESVKGRF TISRDDSKSA 80
VYLQMTDLRT EDTGVYYCSR NYYGSTYDYW GQGTTLTVSS 120
ASTKGPSVFP LAPSSKSTSG GTAALGCLVK DYFPEPVTVS 160
WNSGALTSGV HTFPAVLQSS GLYSLSSVVT VPSSSLGTQT 200
YICNVNHKPS NTKVDKKVEP KSCDKTHTCP PCPAPELLGG 240
PSVFLFPPKP KDTLMISRTP EVTCVVVDVS HEDPEVKFNW 280
YVDGVEVHNA KTKPREEQYN STYRVVSVLT VLHQDWLNGK 320
EYKCKVSNKA LPAPIEKTIS KAKGQPREPQ VYTLPPSRDE 360
LTKNQVSLTC LVKGFYPSDI AVEWESNGQP ENNYKTTPPV 400
LDSDGSFFLY SKLTVDKSRW QQGNVFSCSV MHEALHNHYT 440
QKSLSLSPGK 450

轻链

DILLTQSPAI LSVSPGERVS FSCRASQFVG SSIHWYQQRT 40
NGSPRLLIKY ASESMSGIPS RFSGSGSGTD FTLSINTVES 80
EDIADYYCQQ SHSWPFTFGS GTNLEVKRTV AAPSVFIFPP 120
SDEQLKSGTA SVVCLLNNFY PREAKVQWKV DNALQSGNSQ 160
ESVTEQDSKD STYSLSSTLT LSKADYEKHK VYACEVTHQG 200
LSSPVTKSFN RGEC 214

二硫键

重链链内　22-98　147-203　264-324　370-428
　　　　　22″-98″　147″-203″　264″-324″　370″-428″
轻链链内　23′-88′　134′-194′
　　　　　23‴-88‴　134‴-194‴
重轻链间　223-214′　223″-214‴
重链链间　229-229″　232-232″

N-糖基化位点　300，300″

分子式　$C_{6462}H_{9964}N_{1728}O_{2038}S_{44}$（不含糖基部分）

分子量　145877.47（不含糖基部分）

本品系由含有可高效表达英夫利西单抗基因的中国仓鼠卵巢（CHO）细胞或小鼠骨髓瘤 Sp2/0 细胞，经细胞培养、分离和高度纯化后获得的英夫利西单抗无菌冻干品。不含抑菌剂和抗生素。

1　基本要求

生产和检定用设施、原材料及辅料、水、器具、动物等应符合“凡例”的有关要求。

2　制造

2.1　工程细胞

2.1.1　名称及来源

英夫利西单抗工程细胞株系由编码英夫利西单抗重链的质粒和编码轻链的质粒共转染至宿主细胞构建而成。

2.1.2　细胞库建立、传代及保存

由细胞种子传代、扩增后冻存于液氮或气相液氮中，作为主细胞库。从主细胞库的细胞传代、扩增后保存于液氮或气相液氮中，作为工作细胞库。各级细胞库细胞传代应不超过批准的代次。细胞库检定合格后方可用于生产。

2.1.3　主细胞库及工作细胞库的检定

应符合生物制品生产用动物细胞基质制备及质量控制（通则 0234）规定。

2.2　原液

2.2.1　细胞的复苏与扩增

从工作细胞库来源的细胞复苏后，进行传代、扩增，供生物反应器接种用。

2.2.2　生产用细胞培养液

生产用细胞培养液应不含任何抗生素。

2.2.3　细胞培养

采用经批准的工艺进行细胞培养，收集含目的产物的培养液，即“收获液”。

2.2.4　分离纯化

采用经批准的工艺对收获液进行纯化、病毒清除并调整至目标浓度，过滤，即为英夫利西单抗原液。如需存放，应规定保存温度和时间。

2.2.5　原液检定

按 3.1 项进行。

2.3　成品

2.3.1　分批

应符合生物制品分包装及贮运管理（通则 0239）项下有关规定。

2.3.2　分装

应符合生物制品分包装及贮运管理（通则 0239）与注射剂（通则 0102）项下有关规定。

2.3.3　规格

同批准的规格。

2.3.4　包装

应符合生物制品分包装及贮运管理（通则 0239）与注射剂（通则 0102）项下有关规定。

2.3.5　成品检定

按 3.2 项进行。

3　检定

各项目中涉及到英夫利西单抗的质量，均按英夫利西单抗蛋白质部分计。

3.1　原液检定

3.1.1　鉴别

3.1.1.1　肽图　照肽图检查法（通则 3405）测定。

试剂　(1) 变性溶液　取盐酸胍 7.64g 和三羟甲基氨基甲烷（Tris）0.121g，加水 8ml 使溶解，加浓盐酸 64.2μl，用氨水或浓盐酸调 pH 至 7.6，加水至 10ml，摇匀。

(2) 二硫苏糖醇溶液　取二硫苏糖醇 77mg，加水 1ml 使溶解，摇匀。

(3) 碘乙酰胺溶液　取碘乙酰胺 95mg，加水 1ml 使溶解，摇匀。

(4) 酶解缓冲液　取 Tris 0.121g，加水 8ml 使溶解，加浓盐酸 64.2μl，用氨水或浓盐酸调 pH 至 7.6，加水至 10ml，摇匀。

(5) 赖氨酸内切酶溶液　取赖氨酸内切酶冻干粉 1 支（相当于含赖氨酸内切酶 20μg），加酶解缓冲液 200μl 使溶解。

(6) 三氟乙酸溶液　取三氟乙酸 100μl 与水 900μl，混匀。

供试品溶液　取供试品（浓度不小于 5mg/ml）适量（约相当于英夫利西单抗 0.05mg），加变性溶液 40μl 和二硫苏糖醇溶液 2μl，37℃孵育 30 分钟，放冷，加碘乙酰胺溶液 5μl，避光放置 30 分钟，加二硫苏糖醇溶液 3μl，向反应液中加酶解缓冲液 180μl 和赖氨酸内切酶溶液 25μl，37℃孵育 4 小时，加三氟乙酸溶液 2.6μl 终止反应，10 000g 离心 5 分钟，取上清液。

对照品溶液　取英夫利西单抗对照品适量（约相当于英夫利西单抗 0.05mg），照供试品溶液同法制备。

空白溶液　取同体积的水，照供试品溶液同法制备。

色谱条件　以耐酸的十八烷基硅烷键合硅胶为填充剂的色谱柱（2.1mm×150mm，1.7μm，300Å 或等效色谱柱），柱温为 40℃；以 0.1%三氟乙酸溶液为流动相 A，含 0.1%三氟乙酸的 50%乙腈溶液为流动相 B，乙腈为流动相 C，按下表梯度洗脱；样品室温度为 2～8℃；检测波长为 214nm；进样体积 40μl。

时间 (min)	流速 (ml/min)	流动相 A (%)	流动相 B (%)	流动相 C (%)
0	0.2	96	4	0
4	0.2	96	4	0
105	0.2	10	90	0
110	0.3	20	0	80
125	0.2	96	4	0

系统适用性要求　空白溶液色谱图中应无干扰峰。对照品溶液色谱图中，参照英夫利西单抗参考肽图（图 1），应能识别出 H 峰和 L 峰。

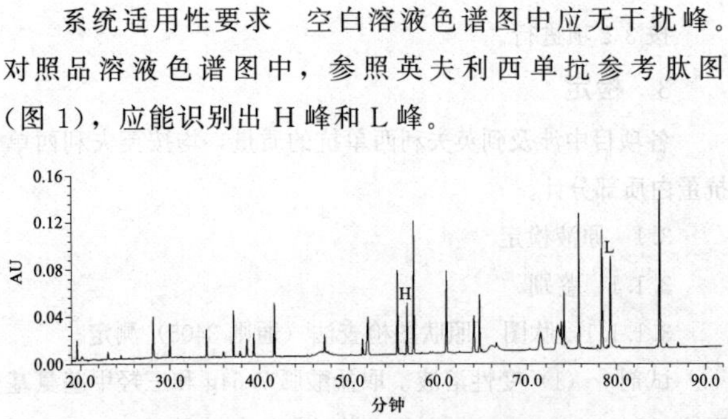

图 1　英夫利西单抗参考肽图

测定法　精密量取空白溶液、对照品溶液和供试品溶液，分别注入液相色谱仪，记录色谱图。

结果判定　供试品溶液的肽图应与对照品溶液的肽图一致。

3.1.1.2　等电点

照单抗电荷变异体测定法（通则 3129 第一法）测定，供试品溶液主峰等电点与对照品溶液主峰等电点的差异应不大于 0.2。

3.1.2　检查

3.1.2.1　pH 值

应为 6.9～7.5（通则 0631）。

3.1.2.2　纯度与杂质

(1) 分子排阻色谱法

照分子排阻色谱法（通则 0514）测定。

供试品溶液　取供试品适量，用流动相稀释制成每 1ml 中约含英夫利西单抗 3.0mg 的溶液。

空白溶液　取同体积水，照供试品溶液同法配制。

色谱条件　用适合分离分子质量为 10 000～500 000Da 蛋白质的亲水改性硅胶为填充剂（7.8mm×300mm，5μm），柱温为 25℃；以磷酸盐缓冲液（取磷酸氢二钠 21.8g、磷酸二氢钠 6.1g 和氯化钠 5.8g，加水 900ml 使溶解，调 pH 至 6.8，用水稀释至 1000ml）为流动相，流速为每分钟 1.0ml；检测波长为 280nm；进样体积 10μl。

系统适用性要求　空白溶液色谱图中在目标峰保留时间处应无干扰峰。供试品溶液色谱图中，理论板数按英夫利西单抗峰计算应不低于 2000，英夫利西单抗峰与聚体峰之间的分离度应不小于 1.5。

测定法　取空白溶液和供试品溶液，注入液相色谱仪，记录供试品溶液色谱图至主成分峰保留时间的 2 倍。按面积归一化法计算英夫利西单抗含量。

限度　不得小于 98.0%。

(2) 电荷变异体

可选择下列一种方法进行。

方法一　阳离子交换色谱法

照高效液相色谱法（通则 0512）试验。

供试品溶液　取供试品适量，用水稀释制成每 1ml 中约含英夫利西单抗 1.0mg 的溶液，取 1ml，加 1mg/ml 羧肽酶 B 溶液 15μl，混匀，37℃孵育 30 分钟。

对照品溶液　取英夫利西单抗对照品，照供试品溶液同法配制。

空白溶液　照制剂配方配制不含英夫利西单抗的溶液。取适量，照供试品溶液同法配制。

色谱条件　以磺酸基为固定相的阳离子交换色谱柱（4mm×250mm，10μm），柱温为 25℃；以磷酸盐缓冲液（取磷酸二氢钠 1.56g，加水 900ml 使溶解，调 pH 至 6.9，用水稀释至 1000ml）为流动相 A，磷酸盐缓冲液（取磷酸二氢钠 1.56g 和氯化钠 5.84g，加水 900ml 使溶解，调 pH 至 6.9，用水稀释至 1000ml）为流动相 B，按下表梯度洗脱，流速为每分钟 0.6ml；检测波长为 214nm；进样体积 50μl。

时间（分钟）	流动相 A（%）	流动相 B（%）
0	90	10
5	90	10
37	44	56
38	0	100
43	0	100
44	90	10
50	90	10

系统适用性要求　空白溶液色谱图中无干扰峰。对照品溶液色谱图中主成分峰相对百分含量的相对标准偏差（$n \geqslant 3$）应不大于 2.0%。

测定法　取空白溶液、对照品溶液和供试品溶液，分别注入液相色谱仪，记录色谱图，保留时间小于英夫利西单抗主峰的峰视为酸性组分峰，保留时间大于英夫利西单抗主峰的峰视为碱性组分峰。按面积归一化法分别计算英夫利西单抗主峰、酸性组分和碱性组分的含量。

限度　英夫利西单抗主峰不得小于 60%，酸性组分不得大于 35%，碱性组分不得大于 10%。

方法二　全柱成像毛细管等电聚焦电泳法

照单抗电荷变异体测定法（通则 3129 第一法）测定。

供试品溶液　取本品适量，用水稀释制成每 1ml 中约含英夫利西单抗 10.0mg 的溶液，取 200μl，加 5mg/ml 羧肽酶 B 溶液 20μl，25℃孵育 30 分钟。

系统适用性溶液　见通则 3129 第一法项下。

对照品溶液　取英夫利西单抗对照品，照供试品溶液同法配制。

空白溶液　取制剂缓冲液或水，照供试品溶液同法操作。

系统适用性要求　见通则 3129 第一法项下。

测定法　分别取空白溶液、系统适用性溶液、对照品溶液和供试品溶液，1500V 预聚焦 1 分钟，3000V 聚焦 8 分钟，样品盘温度为 4℃。

限度　英夫利西单抗主峰应为 58%～80%，酸性组分应为 18%～40%，碱性组分不得大于 5%。

（3）非还原毛细管电泳法

取本品，依法检查（通则 3127 第一法）。英夫利西单抗峰的修正峰面积不得小于总修正峰面积的 90.0%。

（4）还原毛细管电泳法

取本品，依法检查（通则 3127 第一法）。英夫利西单抗轻链与重链的修正峰面积之和不得小于总修正峰面积的 96.0%，非糖基化重链的修正峰面积不得大于总修正峰面积的 4.0%。

3.1.2.3　N 糖谱

取本品，依法检查（通则 3130 第一法）。应符合批准的要求。

3.1.2.4　宿主细胞 DNA 残留量

取本品，依法检查（通则 3407 第三法）。应符合批准的要求。

3.1.2.5　宿主细胞蛋白质残留量

取本品，依法检查（通则 3429）。用经验证的酶联免疫吸附法测定，应符合批准的要求。

3.1.2.6　蛋白质 A 残留量

取本品，依法检查（通则 3429）。用经验证的酶联免疫吸附法测定，应符合批准的要求。

3.1.2.7　细菌内毒素

取本品，依法检查（通则 1143）。应符合批准的要求。

3.1.2.8　微生物限度

取本品，依法检查（通则 1105）。应符合批准的要求。

3.1.3　生物学活性

取本品，依法测定（通则 3539，可选其中一种方法进行），生物学活性应为标准品的 80%～120%。

3.1.4　含量测定

照紫外-可见分光光度法（通则 0401）测定。

供试品溶液　精密量取供试品适量，用适宜的稀释液稀释制成每 1ml 中约含英夫利西单抗 0.4mg 的溶液或其他适宜浓度溶液（吸光度范围在 0.3～0.7AU）。

测定法　以稀释液为空白，测定供试品溶液在波长 280nm 处的吸光度。按下式计算供试品中英夫利西单抗含量（以蛋白质计）。

$$蛋白质含量(mg/ml)=\frac{A_{280}\times n}{E\times L}$$

式中　A_{280} 为供试品溶液在波长 280nm 处吸光度；

n 为稀释倍数；

E 为英夫利西单抗的吸收系数，1.4ml/(mg·cm)；

L 为光程（cm）。

限度　应符合批准的要求。

3.2　成品检定

除外观、复溶时间、水分和装量差异外，应照已批准注册标准加入灭菌注射用水，复溶后进行其余各项检定。

3.2.1　外观

本品为白色疏松体。

3.2.2　鉴别

等电点

取本品，照 3.1.1.2 项下进行，供试品溶液主峰等电点与对照品溶液主峰等电点的差异应不大于 0.2。

3.2.3　检查

3.2.3.1　复溶时间

取本品 3 瓶，每瓶加水 10ml，均应于 2 分钟内溶解。

3.2.3.2　酸碱度

应为 6.9～7.5（通则 0631）。

3.2.3.3　溶液的澄清度

取本品，依法检查（通则 0902），应符合批准的要求。

3.2.3.4　颜色

取本品，依法检查（通则 0901 第一法），应不深于黄色标准比色液 3 号。

3.2.3.5　水分

取本品，照水分测定法（通则 0832 第一法）测定，含水分不得过 3.0%。

3.2.3.6　渗透压摩尔浓度

取本品，依法检查（通则 0632），应符合批准的要求。

3.2.3.7　装量差异

取本品，依法检查（通则 0102），应符合规定。

3.2.3.8　可见异物

取本品，依法检查（通则 0904），应符合规定。

3.2.3.9　不溶性微粒

取本品，依法检查（通则 0903 第一法），应符合规定。

3.2.3.10　纯度与杂质

（1）分子排阻色谱法

取本品，照 3.1.2.2（1）试验。

限度　英夫利西单抗含量不得小于 98.0%。

（2）电荷变异体

取本品，照 3.1.2.2（2）试验。可选择下列一种方法进行。

方法一　阳离子交换色谱法

限度　英夫利西单抗主峰不得小于 60%，酸性组分不得大于 35%，碱性组分不得大于 10%。

方法二　全柱成像毛细管等电聚焦电泳法

限度　英夫利西单抗主峰应为 58%～80%，酸性组分应为 18%～40%，碱性组分不得大于 5%。

（3）非还原毛细管电泳法

取本品，照 3.1.2.2（3）项试验。英夫利西单抗峰的修正峰面积不得小于总修正峰面积的 90.0%。

（4）还原毛细管电泳法

取本品，照 3.1.2.2（4）项进行。英夫利西单抗轻链与重链的修正峰面积之和不得小于总修正峰面积的 96.0%，非糖基化重链的修正峰面积不得大于总修正峰面积的 4.0%。

3.2.3.11　聚山梨酯 80 含量

取本品，依法检查（通则 3203），聚山梨酯 80 对照品系列浓度为 0.02、0.05、0.10、0.20、0.30mg/ml。应符合批准的要求。

3.2.3.12　细菌内毒素

取本品，依法检查（通则 1143），应符合批准的要求。

3.2.3.13　无菌

取本品，依法检查（通则 1101 薄膜过滤法），应符合规定。

3.2.3.14　异常毒性

取本品，依法检查（通则 1141 小鼠试验法），应符合规定。

3.2.4　生物学活性

取本品，照 3.1.3 项进行，生物学活性应为标准品的 80%～120%。

3.2.5　含量测定

照 3.1.4 项下方法测定英夫利西单抗含量。

供试品溶液　取本品 1 瓶，用适宜的稀释液稀释制成每 1ml 中约含英夫利西单抗 0.4mg 的溶液，或其他适宜浓度溶液（吸光度范围在 0.3～0.7AU）。

限度　应为标示量的 90%～110%。

4　保存、运输及有效期

于 2～8℃避光保存和运输。自生产之日起，按批准的有效期执行。

5　使用说明

应符合生物制品分包装及贮运管理（通则 0239）规定和批准的内容。

阿达木单抗注射液

Adamu Dankang Zhusheye

Adalimumab Injection

重链

EVQLVESGGG LVQPGRSLRL SCAASGFTFD DYAMHWVRQA 40
PGKGLEWVSA ITWNSGHIDY ADSVEGRFTI SRDNAKNSLY 80
LQMNSLRAED TAVYYCAKVS YLSTASSLDY WGQGTLVTVS 120
SASTKGPSVF PLAPSSKSTS GGTAALGCLV KDYFPEPVTV 160
SWNSGALTSG VHTFPAVLQS SGLYSLSSVV TVPSSSLGTQ 200
TYICNVNHKP SNTKVDKKVE PKSCDKTHTC PPCPAPELLG 240
GPSVFLFPPK PKDTLMISRT PEVTCVVVDV SHEDPEVKFN 280
WYVDGVEVHN AKTKPREEQY NSTYRVVSVL TVLHQDWLNG 320
KEYKCKVSNK ALPAPIEKTI SKAKGQPREP QVYTLPPSRD 360
ELTKNQVSLT CLVKGFYPSD IAVEWESNGQ PENNYKTTPP 400
VLDSDGSFFL YSKLTVDKSR WQQGNVFSCS VMHEALHNHY 440
TQKSLSLSPG K 451

轻链

DIQMTQSPSS LSASVGDRVT ITCRASQGIR NYLAWYQQKP 40
GKAPKLLIYA ASTLQSGVPS RFSGSGSGTD FTLTISSLQP 80
EDVATYYCQR YNRAPYTFGQ GTKVEIKRTV AAPSVFIFPP 120
SDEQLKSGTA SVVCLLNNFY PREAKVQWKV DNALQSGNSQ 160
ESVTEQDSKD STYSLSSTLT LSKADYEKHK VYACEVTHQG 200
LSSPVTKSFN RGEC 214

二硫键

重链链内　22-96　148-204　265-325　371-429

22″-96″　148″-204″　265″-325″　371″-429″

轻链链内　23′-88′　134′-194′

23‴-88‴　134‴-194‴

重轻链间　214-224′　214″-224‴

重链链间　230-230″　233-233″

N-糖基化位点　301，301″

分子式　$C_{6448}H_{9996}N_{1732}O_{2020}S_{42}$（不含糖基部分）

分子量　145445.48（不含糖基部分）

本品系由含有可高效表达阿达木单抗基因的中国仓鼠卵巢（CHO）细胞，经细胞培养、分离和纯化后获得的阿达木单抗的无菌溶液。不含抑菌剂和抗生素。

1　基本要求

生产和检定用设施、原材料及辅料、水、器具、动物等应符合“凡例”的有关要求。

2　制造

2.1　工程细胞

2.1.1　名称及来源

阿达木单抗工程细胞株系由含抗人肿瘤坏死因子 α（TNF-α）全人源单克隆抗体基因的质粒转染中国仓鼠卵巢（CHO）细胞构建而成。

2.1.2　细胞库建立、传代及保存

原始细胞传代、扩增后冻存于液氮或－130℃以下，作为主细胞库；从主细胞库经细胞传代、扩增后保存于液氮或－130℃以下，作为工作细胞库。各级细胞库细胞传代应不超过批准的代次。细胞库检定合格后方可用于生产。

2.1.3　主细胞库及工作细胞库的检定

应符合生物制品生产用动物细胞基质制备及质量控制（通则 0234）规定。

2.2　原液

2.2.1　细胞的复苏与扩增

从工作细胞库来源的细胞复苏后，进行传代、扩增，供生物反应器接种用。

2.2.2　生产用细胞培养液

生产用细胞培养液应不含任何血清和抗生素。

2.2.3　细胞培养

采用经批准工艺进行细胞培养，收集含目的产物的培养液，即为“收获液”。细胞培养全过程应严格按照无菌操作。

2.2.4　分离纯化

采用经批准的工艺对收获液进行纯化、病毒清除并调整至目标浓度，过滤后即为阿达木单抗原液。如需存放，应规定保存温度和时间。

2.2.5　原液检定

按 3.1 项进行。

2.3　成品

2.3.1　分批

应符合生物制品分包装及贮运管理（通则 0239）项下规定。

2.3.2　分装

应符合生物制品分包装及贮运管理（通则 0239）与注射剂（通则 0102）项下有关规定。

2.3.3　规格

同批准的规格。

2.3.4　包装

应符合生物制品分包装及贮运管理（通则 0239）与注射剂（通则 0102）有关规定。

2.3.5　成品检定

按 3.2 项进行。

3　检定

各项目中涉及到阿达木单抗的质量，均按阿达木单抗蛋白质部分计。

3.1　原液检定

3.1.1　鉴别

3.1.1.2 和 3.1.1.3 任选一法。

3.1.1.1　肽图

照肽图检查法（通则 3405）测定。

试剂　(1) 变性溶液　取盐酸胍 7.64g，加水适量使溶解并稀释至 10ml，摇匀。取二硫苏糖醇 1.50g，加水使溶解并稀释至 10ml，摇匀。取盐酸胍溶液 1ml、二硫苏糖醇溶液 10μl 和三羟甲基氨基甲烷缓冲液（pH 8.0）50μl，混匀。

（2）碘乙酰胺溶液　取碘乙酰胺 1.80g，加水使溶解并稀释至 10ml。

（3）赖氨酸内切酶溶液（Lys-C 酶溶液）　取 Lys-C 酶 1 支，自上而下缓慢加 50mmol/L 醋酸溶液 40μl 到瓶底，振摇使溶解并制成每 1ml 含 Lys-C 酶 0.5mg 的溶液，或根据 Lys-C 酶说明书进行操作。

供试品溶液　取供试品适量（约相当于阿达木单抗 0.8mg），置离心管中，真空离心浓缩仪 37℃干燥至内容物为透明状，加变性溶液 40μl，涡旋混匀，37℃水浴 1 小时，放冷，加碘乙酰胺溶液 1μl，涡旋混匀，避光放置30 分钟，加三羟甲基氨基甲烷缓冲液（pH 8.0）760μl，混匀。取上述溶液 100μl，加 Lys-C 酶溶液 5μl，混匀，37℃水浴 4 小时，加甲酸 3μl 终止反应，离心，取上清液。

对照品溶液　取阿达木单抗对照品适量（约相当于阿达木单抗 0.8mg），照供试品溶液同法制备。

空白溶液　照制剂配方配制不含阿达木单抗的溶液，取适量，照供试品溶液同法制备。

色谱条件　用耐酸的十八烷基硅烷键合硅胶为填充剂的色谱柱（2.1mm×150mm，1.7μm），柱温 60℃；以含 0.1% 甲酸和 0.02%三氟乙酸的水溶液为流动相 A，含 0.08%甲酸和 0.02%三氟乙酸的乙腈溶液为流动相 B，按下表进行梯度洗脱，流速为每分钟 0.3ml；检测波长 214nm；进样体积 10μl。

时间（分钟）	流动相 A（%）	流动相 B（%）
0.00	98.00	2.00
5.00	98.00	2.00
120.00	65.00	35.00
120.10	0.00	100.00
128.00	0.00	100.00
128.10	98.00	2.00
135.00	98.00	2.00

测定法　精密量取空白溶液、对照品溶液和供试品溶液，分别注入液相色谱仪，记录色谱图。

结果判定　供试品溶液的肽图谱应与对照品溶液的肽图谱一致。

3.1.1.2　等电点

照单抗电荷变异体测定法（通则 3129），任选一法测定。

结果判定　供试品溶液图谱应与对照品溶液图谱一致，供试品溶液主峰等电点与对照品溶液主峰等电点的差异应不大于 0.2。

3.1.1.3　阳离子交换色谱法

3.1.2.3（2）项下记录的色谱图中，供试品溶液图谱应与对照品溶液图谱一致，两图中赖氨酸变异体 Lys0 峰保留时间的比值应为 0.9～1.1。

3.1.2　检查

3.1.2.1　pH 值

依法检查（通则 0631），应符合批准的要求。

3.1.2.2　渗透压摩尔浓度

依法检查（通则 0632），应符合批准的要求。

3.1.2.3　纯度与杂质

（1）分子排阻色谱法

取供试品，照单抗分子大小变异体测定法（通则 3127 第二法）测定。

限度　阿达木单抗含量应不低于 98.0%。

（2）阳离子交换色谱法

照高效液相色谱法（通则 0512）测定。

试剂　稀释剂　流动相 A-流动相 B（94：6）的混合溶液。

供试品溶液　取供试品适量，用稀释剂稀释制成每 1ml 约含阿达木单抗 1.0mg 的溶液。

对照品溶液　取阿达木单抗对照品适量，用稀释剂稀释制成每 1ml 约含阿达木单抗 1.0mg 的溶液。

空白溶液　照制剂配方配制不含阿达木单抗的溶液，取适量，照供试品溶液同法制备。

色谱条件　以羧酸基为固定相的阳离子交换色谱柱（4mm×250mm，10μm）；以 0.01mol/L 磷酸氢二钠溶液（pH 7.5）为流动相 A，以含 0.01mol/L 磷酸氢二钠和 0.5mol/L 氯化钠的溶液（pH 5.5）为流动相 B，按下表进行梯度洗脱，流速为每分钟 1.0ml；检测波长 280nm；进样体积 100μl。

时间（分钟）	流动相 A（%）	流动相 B（%）
0	94	6
20	84	16
22	0	100
28	0	100
30	94	6
45	94	6

系统适用性要求　空白溶液应无干扰峰。对照品溶液色谱图中，理论板数按 Lys0 峰计应不小于 2000，Lys0 与 Lys1 峰的分离度不小于 1.5，Lys0 峰、Lys1 峰、Lys2 峰均视为赖氨酸变异体峰，其峰面积之和的 RSD（$n \geqslant 6$）应不大于 2.0%。

测定法　精密量取空白溶液、对照品溶液和供试品溶液，分别注入液相色谱仪，记录色谱图，保留时间小于 Lys0 峰的峰视为酸性组分峰。按面积归一化法计算赖氨酸变异体含量和酸性组分含量。

限度　赖氨酸变异体含量应不低于 80.0%，酸性组分含量应不得过 20.0%。

（3）非还原毛细管凝胶电泳法

取供试品，照单抗分子大小变异体测定法（通则3127第一法）检查，对照品溶液按照供试品溶液同法制备。

限度　供试品溶液图谱应与对照品溶液图谱一致，阿达木单抗峰的修正峰面积不得小于总修正峰面积的90.0%。

(4) 还原毛细管凝胶电泳法

取本品，照单抗分子大小变异体测定法（通则3127第一法）检查。

限度　阿达木单抗轻链与重链的修正峰面积之和不得小于总修正峰面积的95.0%。

3.1.2.4　N糖谱

取本品，依法检查（通则3130第一法），应符合批准的要求。

3.1.2.5　宿主细胞DNA残留量

取本品，依法检查（通则3407第三法），应符合批准的要求。

3.1.2.6　宿主细胞蛋白质残留量

取本品，依法检查（通则3429）。用经验证的酶联免疫吸附法测定，应符合批准的要求。

3.1.2.7　蛋白质A残留量

如适用，依法检查（通则3429）。用经验证的酶联免疫吸附法测定，应符合批准的要求。

3.1.2.8　细菌内毒素

取本品，依法检查（通则1143）。每1mg阿达木单抗含内毒素的量应不高于0.2EU。

3.1.2.9　微生物限度

取本品，依法检查（通则1105）。每10ml供试品中需氧菌总数不得过1CFU，霉菌和酵母菌总数不得过1CFU。

3.1.3　生物学活性

取本品，依法测定（通则3540）。供试品生物学活性应为标准品的80%～125%。

3.1.4　含量测定

照蛋白质含量测定法（通则0731第六法）测定。

供试品溶液　取供试品，用适宜稀释液稀释制成每1ml中约含阿达木单抗0.4mg的溶液或其他适宜浓度溶液（吸光度范围在0.3～0.7AU）。

测定法　以稀释液作为空白，测定供试品溶液在波长280nm和320nm处吸光度，按下式计算供试品中阿达木单抗蛋白质含量。

$$蛋白质含量(mg/ml)=\frac{(A_{280}-A_{320})\times n}{E\times L}$$

式中　A_{280}和A_{320}为供试品溶液在波长280nm和320nm处的吸光度；

n为稀释倍数；

E为阿达木单抗的吸收系数，1.39ml/(mg·cm)；

L为光程（cm）。

限度　应符合批准的要求。

3.2　成品检定

3.2.1　外观

应为无色或微黄色澄明液体。

3.2.2　鉴别

3.2.2.1　等电点

照单抗电荷变异体测定法（通则3129），任选一法测定。

结果判定　供试品溶液图谱应与对照品溶液图谱一致，供试品溶液主峰等电点与对照品溶液主峰等电点的差异应不大于0.2。

3.2.2.2　阳离子交换色谱法

在3.2.3.7 (2) 项下记录的色谱图中，供试品溶液应与对照品溶液一致，两图中赖氨酸变异体Lys0峰保留时间的比值应为0.9～1.1。

3.2.3　检查

3.2.3.1　pH值

取本品，依法检查（通则0631），应符合批准的要求。

3.2.3.2　澄清度

取本品，依法检查（通则0902），可略带乳光，应不高于4号浊度标准液。

3.2.3.3　渗透压摩尔浓度

取本品，依法检查（通则0632），应符合批准的要求。

3.2.3.4　可见异物

取本品，依法检查（通则0904第一法），应符合规定。

3.2.3.5　不溶性微粒检查

取本品，依法检查（通则0903第一法），应符合规定。

3.2.3.6　装量

取本品，依法检查（通则0102），应不低于标示量。

3.2.3.7　纯度与杂质

(1) 分子排阻色谱法

照单抗分子大小变异体测定法（通则3127第二法）测定。

限度　阿达木单抗含量应不低于98.0%。

(2) 阳离子交换色谱法

取本品，照3.1.2.3 (2) 项下试验。

限度　赖氨酸变异体含量应不低于75.0%，酸性组分含量应不大于25.0%。

(3) 非还原毛细管凝胶电泳法

取供试品，照单抗分子大小变异体测定法（通则3127第一法）检查，对照品溶液按照供试品溶液同法制备。

限度　供试品图谱应与对照品图谱一致，阿达木单抗峰的修正峰面积不得小于总修正峰面积的90.0%。

(4) 还原毛细管凝胶电泳法

取本品，照单抗分子大小变异体测定法（通则3127第一法）检查。

限度　阿达木单抗轻链与重链的修正峰面积之和不得小于总修正峰面积的95.0%。

3.2.3.8　聚山梨酯80含量

如工艺中添加聚山梨酯80，照聚山梨酯80测定法（通则3203第二法）测定。

聚山梨酯80对照品浓度为0.05mg/ml、0.5mg/ml、0.8mg/ml、1.2mg/ml、1.5mg/ml；以浓度为0.8mg/ml的聚山梨酯80对照品溶液为系统适用性溶液。若样品中聚山梨酯80含量不在标准曲线范围内，则根据需要用不含聚山梨酯80的缓冲液进行稀释或调整标准曲线范围。

限度　应符合批准的要求。

3.2.3.9　细菌内毒素

取本品，依法检查（通则1143）。每1mg阿达木单抗含内毒素的量应不高于0.2EU。

3.2.3.10　无菌

取本品，依法检查（通则1101薄膜过滤法），应符合规定。

3.2.3.11　异常毒性

取本品，依法检查（通则1141小鼠试验法），应符合规定。

3.2.4　生物学活性

取本品，依法测定（通则3540）。供试品生物学活性应为标准品的80%～125%。

3.2.5　含量测定

照3.1.4项下方法测定。

供试品溶液　取本品5支，用适宜的稀释液稀释制成每1ml中约含阿达木单抗0.4mg的溶液或其他适宜浓度溶液（吸光度范围在0.3～0.7AU）。

限度　每支含阿达木单抗应为标示量的90%～110%。

4　保存、运输及有效期

于2～8℃避光保存和运输。自生产之日起，按批准的有效期执行。

5　使用说明

应符合生物制品分包装及贮运管理（通则0239）规定和批准的内容。

贝伐珠单抗注射液

Beifazhu Dankang Zhusheye

Bevacizumab Injection

重链

EVQLVESGGG LVQPGGSLRL SCAASGYTFT NYGMNWVRQA 40
PGKGLEWVGW INTYTGEPTY AADFKRRFTF SLDTSKSTAY 80
LQMNSLRAED TAVYYCAKYP HYYGSSHWYF DVWGQGTLVT 120
VSSASTKGPS VFPLAPSSKS TSGGTAALGC LVKDYFPEPV 160
TVSWNSGALT SGVHTFPAVL QSSGLYSLSS VVTVPSSSLG 200
TQTYICNVNH KPSNTKVDKK VEPKSCDKTH TCPPCPAPEL 240
LGGPSVFLFP PKPKDTLMIS RTPEVTCVVV DVSHEDPEVK 280
FNWYVDGVEV HNAKTKPREE QYNSTYRVVS VLTVLHQDWL 320
NGKEYKCKVS NKALPAPIEK TISKAKGQPR EPQVYTLPPS 360
REEMTKNQVS LTCLVKGFYP SDIAVEWESN GQPENNYKTT 400
PPVLDSDGSF FLYSKLTVDK SRWQQGNVFS CSVMHEALHN 440
HYTQKSLSLS PGK 453

轻链

DIQMTQSPSS LSASVGDRVT ITCSASQDIS NYLNWYQQKP 40
GKAPKVLIYF TSSLHSGVPS RFSGSGSGTD FTLTISSLQP 80
EDFATYYCQQ YSTVPWTFGQ GTKVEIKRTV AAPSVFIFPP 120
SDEQLKSGTA SVVCLLNNFY PREAKVQWKV DNALQSGNSQ 160
ESVTEQDSKD STYSLSSTLT LSKADYEKHK VYACEVTHQG 200
LSSPVTKSFN RGEC 214

二硫键

重链链内 22-96 150-206 267-327 373-431
22″-96″ 150″-206″ 267″-327″ 373″-431″

轻链链内 23′-88′ 134′-194′
23‴-88‴ 134‴-194‴

重轻链间 226-214′ 226″-214‴

重链链间 232-232″ 235-235″

N-糖基化位点 303，303″

分子式 $C_{6538}H_{9994}N_{1716}O_{2029}S_{44}$（不含糖基部分）

分子量 146564.49（不含糖基部分）

本品系由含有可高效表达贝伐珠单抗基因的中国仓鼠卵巢（CHO）细胞，经细胞培养、分离和高度纯化后获得的贝伐珠单抗的无菌溶液。不含抑菌剂和抗生素。

1 基本要求

生产和检定用设施、原材料及辅料、水、器具、动物等应符合“凡例”的有关要求。

2 制造

2.1 工程细胞

2.1.1 名称及来源

贝伐珠单抗工程细胞株系由含抗血管内皮生长因子人源化单克隆抗体基因的质粒转染中国仓鼠卵巢（CHO）细胞构建而成。

2.1.2 细胞库建立、传代及保存

原始细胞传代、扩增后保存于液氮或−130℃以下，作为主细胞库。从主细胞库经细胞传代、扩增后保存于液氮或−130℃以下，作为工作细胞库。各级细胞库细胞传代不得超过批准的代次，细胞库检定合格后方可用于生产。

2.1.3 主细胞库及工作细胞库的检定

应符合生物制品生产用动物细胞基质制备及质量控制（通则 0234）规定。

2.2 原液

2.2.1 细胞的复苏与扩增

从工作细胞库来源的细胞复苏后，进行传代、扩增，供生物反应器接种用。

2.2.2 生产用细胞培养液

生产用细胞培养液不得含任何血清和抗生素。

2.2.3 细胞培养

采用经批准工艺进行细胞培养，收集含目的产物的培养液，即“收获液”。细胞培养全过程应严格按照无菌操作。

2.2.4 分离纯化

收获液采用经批准的工艺进行纯化、病毒清除并调整至目标浓度，过滤，即为贝伐珠单抗原液。如需存放，应规定保存温度和时间。

2.2.5 原液检定

按 3.1 项进行。

2.3 成品

2.3.1 分批

应符合生物制品分包装及贮运管理（通则 0239）项下有关规定。

2.3.2 分装

应符合生物制品分包装及贮运管理（通则 0239）与注射剂（通则 0102）项下有关规定。

2.3.3 规格

同批准的规格。

2.3.4 包装

应符合生物制品分包装及贮运管理（通则 0239）与注射剂（通则 0102）项下有关规定。

2.3.5 成品检定

按 3.2 项进行。

3 检定

各项目中如涉及到贝伐珠单抗的质量，均以贝伐珠单抗蛋白质部分计。

3.1 原液检定

3.1.1 鉴别

3.1.1.1 肽图 照肽图检查法（通则 3405）测定。

试液 (1) 变性溶液 取盐酸胍 7.64g，加水适量使溶解并稀释至 10ml，摇匀。取二硫苏糖醇 1.50g，加水使溶解并稀释至 10ml，摇匀。取盐酸胍溶液 1ml、二硫苏糖醇溶液 10μl 和三羟甲基氨基甲烷缓冲液（pH 8.0）

50μl，混匀。

（2）碘乙酰胺溶液　取碘乙酰胺 1.80g，加水使溶解并稀释至 10ml。

（3）赖氨酸内切酶溶液（Lys-C 酶溶液）　取 Lys-C 酶 1 支（约相当于 200 单位），自上而下缓慢加 50mmol/L 醋酸溶液 40μl 至容器底部，振摇使溶解。

供试品溶液　取本品适量（约相当于贝伐珠单抗 0.8mg），置离心机中，37℃减压离心浓缩至内容物为透明状，加变性溶液 40μl，涡旋使蛋白质溶解。37℃水浴 1 小时后短暂离心，放冷，加碘乙酰胺溶液 1μl，混匀后再次短暂离心，避光放置 30 分钟，加三羟甲基氨基甲烷缓冲液（pH 8.0）760μl，混匀。取上述溶液 100μl，加赖氨酸内切酶溶液 5μl，混匀，37℃水浴 4 小时。加甲酸 3μl 终止反应，16 200*g* 离心 5 分钟，取上清液。

对照品溶液　取贝伐珠单抗对照品适量（约相当于贝伐珠单抗 0.8mg），照供试品溶液同法制备。

色谱条件　以耐酸的十八烷基硅烷键合硅胶为填充剂的色谱柱（2.1mm×150mm，1.7μm），柱温为 60℃；以含 0.1%甲酸的 0.02%三氟乙酸水溶液为流动相 A，含 0.08%甲酸的 0.02%三氟乙酸乙腈溶液为流动相 B，按下表进行梯度洗脱，流速为每分钟 0.3ml；检测波长为 214nm；样品盘温度为 6℃；进样体积 10μl。

时间（分钟）	流动相 A（%）	流动相 B（%）
0	98	2
5	98	2
120	65	35
120.1	0	100
128	0	100
128.1	98	2
135	98	2

测定法　取对照品溶液和供试品溶液，分别注入液相色谱仪，记录色谱图。

结果判定　供试品溶液的肽图谱应与对照品溶液的肽图谱一致。

3.1.1.2　等电点

照单抗电荷变异体测定法（通则 3129 第一法）测定。

系统适用性溶液、空白溶液、系统适用性要求见通则 3129 第一法项下。

结果判定　供试品溶液图谱应与对照品溶液图谱一致，供试品溶液主峰等电点和对照品溶液主峰等电点差异不得大于 0.2。

3.1.2　检查

3.1.2.1　颜色

取本品，按照批准的方法测定，应符合批准的要求。

3.1.2.2　澄清度

取本品，依法检查（通则 0902），与 3 号浊度标准液比较，不得更浓。

3.1.2.3　pH 值

取本品，依法检查（通则 0631），应符合批准的要求。

3.1.2.4　渗透压摩尔浓度

取本品，依法检查（通则 0632），应符合批准的要求。

3.1.2.5　纯度与杂质

（1）分子排阻色谱法

照高效液相色谱法（通则 0512）测定。

供试品溶液 1　取供试品，30℃孵育 24 小时。当供试品浓度高于 25mg/ml，用空白溶液稀释制成每 1ml 约含贝伐珠单抗 25mg 的溶液。

供试品溶液 2　取供试品，用流动相将供试品稀释至每 1ml 约含贝伐珠单抗 0.5mg 的溶液，30℃孵育 24 小时。

对照品溶液　取贝伐珠单抗对照品，分别按供试品溶液 1 和供试品溶液 2 同法制备。

空白溶液　按照配方配制不含贝伐珠单抗的溶液，分别照供试品溶液 1 和供试品溶液 2 同法制备。

色谱条件　以适合分离分子质量为 10～500kD 蛋白质的亲水改性硅胶为填充剂的色谱柱（7.8mm×300mm，5μm），柱温为 23℃；流动相为含 0.25mol/L 氯化钾的 0.20mol/L 磷酸钾缓冲液（pH 6.2）；流速为每分钟 0.5ml；检测波长为 280nm；样品盘温度为 30℃。

系统适用性要求　空白溶液图谱应无目标峰干扰。对照品溶液色谱图中，贝伐珠单抗峰的保留时间约为 17.0 分钟，主峰相邻的相对保留时间为 0.65～0.85 的峰视为聚体峰，两峰之间的分离度不得低于 1.5。前 5 针和末次对照品主峰保留时间的 RSD 不得高于 3.0%，主峰面积的 RSD 不得高于 3.0%。

测定法　分别取供试品溶液 1 10μl 和供试品溶液 2 100μl，注入液相色谱仪，记录色谱图至贝伐珠单抗峰保留时间的 2 倍。按面积归一化法计算贝伐珠单抗和聚体的含量。

限度　供试品溶液 2 中贝伐珠单抗含量不得低于 95%，供试品溶液 1 中聚体含量不得高于 10%。

（2）离子交换色谱法

照高效液相色谱法（通则 0512）测定。

供试品溶液　取供试品，用流动相 A 稀释制成每 1ml 约含贝伐珠单抗 1mg 的溶液，取 1ml，加 1mg/ml 羧肽酶 B 溶液 10μl，混匀，37℃水浴 20 分钟。

对照品溶液　取贝伐珠单抗对照品，照供试品溶液项下同法制备。

空白溶液　按照制剂配方配制但不含贝伐珠单抗的溶液，照供试品溶液同法制备。

色谱条件　以羧酸基为固定相的弱阳离子交换色谱柱（4mm×250mm，10μm），柱温为 40℃；以 20mmol/L *N*-氨基甲酰甲基乙磺酸（ACES）溶液（pH 6.50±0.05）

为流动相 A，含 0.200mol/L 氯化钠的 20mmol/L ACES 溶液（pH 6.50±0.05）为流动相 B，按下表进行梯度洗脱，流速为每分钟 0.5ml；检测波长为 280nm；样品盘温度为 5℃；进样体积 50μl。

时间（分钟）	流动相 A（%）	流动相 B（%）
0	70	30
25	57	43
53	0	100
60	0	100
62	70	30
90	70	30

系统适用性要求　空白溶液图谱应无目标峰。对照品溶液色谱图与贝伐珠单抗离子交换色谱参考谱图（图 1）基本一致，贝伐珠单抗峰的保留时间约为 14～35 分钟，前 5 针和末次对照品溶液主峰保留时间的 RSD 不得高于 3.0%，主峰面积的 RSD 不得高于 3.0%。

测定法　取供试品溶液，分别注入液相色谱仪，记录色谱图。按面积归一化法分别计算贝伐珠单抗主峰、酸性组分和碱性组分的含量。

限度　贝伐珠单抗主峰不得小于 53.0%，酸性组分含量不得过 37.0%，碱性组分含量不得过 15.0%。

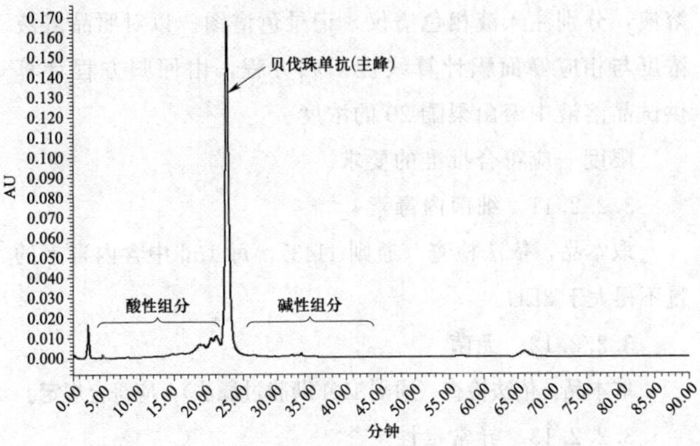

图 1　贝伐珠单抗离子交换色谱参考谱图

（3）毛细管凝胶电泳法

取供试品，照单抗分子大小变异体测定法（通则 3127 第一法）测定。

还原电泳限度　贝伐珠单抗重链、非糖基化重链和轻链的修正峰面积不得小于总修正峰面积的 95.0%。

非还原电泳限度　贝伐珠单抗修正峰面积不得小于总修正峰面积的 92.0%，片段修正峰面积不得高于总修正峰面积的 8.0%。

3.1.2.6　聚糖分布

取本品，照 N 糖谱测定法（通则 3130 第一法）测定贝伐珠单抗高甘露糖型含量。

限度　不得大于 5.0%。

3.1.2.7　宿主细胞蛋白质残留量

取本品，依法检查（通则 3429）。用经验证的酶联免疫吸附法测定，每 1mg 贝伐珠单抗中宿主细胞蛋白质残留量不得高于 50ng。

3.1.2.8　蛋白质 A 残留量

取本品，依法检查（通则 3429）。用经验证的酶联免疫吸附法测定，每 1mg 贝伐珠单抗蛋白质 A 残留量不得高于 50ng。

3.1.2.9　宿主细胞 DNA 残留量

取本品，依法检查（通则 3407 第三法）。每 1mg 贝伐珠单抗中宿主细胞 DNA 残留量不得过 10pg。

3.1.2.10　细菌内毒素

取本品，依法检查（通则 1143）。每 1ml 中含内毒素的量不得大于 2EU。

3.1.2.11　微生物限度

取本品，依法检查（通则 1105）。每 10ml 供试品中需氧菌总数不得过 1CFU，霉菌和酵母菌总数不得过 1CFU。

3.1.3　生物学活性

取本品，依法测定（通则 3541，任选一种方法进行）。供试品生物学活性应为标准品的 70%～130%。

3.1.4　含量测定

照蛋白质含量测定法（通则 0731 第六法）测定。

供试品缓冲液　按照制剂配方配制但不含贝伐珠单抗的溶液。

供试品溶液　取供试品，精密量取适量，用供试品缓冲液稀释制成每 1ml 约含贝伐珠单抗 0.5mg 的溶液。

测定法　取供试品溶液，以供试品缓冲液作为空白，在 240～500nm 绘制紫外光谱，确定最大吸收波长，测定供试品溶液在最大吸收波长和 320nm 波长处的吸光度，按下式计算供试品中贝伐珠单抗蛋白质含量。

$$蛋白质含量(mg/ml)=\frac{(A_{max}-A_{320})\times n}{E\times L}$$

式中　A_{max} 为最大吸收波长处的吸光度；

A_{320} 为供试品溶液在 320nm 波长处的吸光度；

n 为稀释倍数；

E 为批准的贝伐珠单抗吸收系数；

L 为光程（cm）。

限度　应符合批准的要求。

3.2　成品检定

3.2.1　鉴别

3.2.1.1　肽图

取本品，按 3.1.1.1 项测定。供试品溶液肽图谱应与对照品溶液肽图谱一致。

3.2.1.2　等电点

取本品，照 3.1.1.2 项测定。供试品溶液图谱应与对照品溶液一致，供试品溶液主峰和对照品主峰溶液的等电点差异不得大于 0.2。

3.2.2 检查

3.2.2.1 颜色

取本品，按照批准的方法测定，应符合批准的要求。

3.2.2.2 澄清度

取本品，依法检查（通则 0902），与 3 号浊度标准液比较，不得更浓。

3.2.2.3 pH 值

取本品，依法检查（通则 0631），应符合批准的要求。

3.2.2.4 渗透压摩尔浓度

取本品，依法检查（通则 0632），应符合批准的要求。

3.2.2.5 装量

取本品，依法检查（通则 0102），不得低于标示量。

3.2.2.6 不溶性微粒

取本品，依法检查（通则 0903），应符合规定。

3.2.2.7 可见异物

取本品，依法检查（通则 0904），应符合规定。

3.2.2.8 纯度与杂质

(1) 分子排阻色谱法

取本品，照 3.1.2.5 (1) 项下方法检查。

限度　供试品溶液 2 中贝伐珠单抗含量不得低于 93%，供试品溶液 1 中聚体含量不得高于 12%。

(2) 离子交换色谱法

取本品，照 3.1.2.5 (2) 项下方法测定。

限度　贝伐珠单抗主峰不得小于 45.0%，酸性组分不得过 42.0%，碱性组分不得过 18.0%。

(3) 毛细管凝胶电泳法

照单抗分子大小变异体测定法（通则 3127 第一法）测定。

还原电泳限度　贝伐珠单抗重链、非糖基化重链和轻链的修正峰面积不得小于总修正峰面积的 94.0%。

非还原电泳限度　贝伐珠单抗修正峰面积不得小于总修正峰面积的 90.0%，片段修正峰面积不得高于总修正峰面积的 10.0%。

3.2.2.9 聚山梨酯 80 含量

如处方中有聚山梨酯 80，依法检查（通则 3203 第二法），应符合批准的要求。

3.2.2.10 聚山梨酯 20 含量

如处方中有聚山梨酯 20，按下法检查。

试液　(1) 苯基萘胺溶液　取 *N*-苯基-1-萘胺 0.11g，置 50ml 量瓶中，加乙腈适量使溶解并定容至刻度，摇匀。

(2) 聚氧乙烯 (35) 十二烷基醚溶液　取 30% 聚氧乙烯 (35) 十二烷基醚溶液 1.0ml，置 10ml 量瓶中，用水稀释至刻度，摇匀。

(3) 三羟甲基氨基甲烷混合溶液　取氯化钠 8.75g 和三羟甲基氨基甲烷 6.05g，加水 800ml，搅拌使溶解，用盐酸调节 pH 至 8.0，加乙腈 50ml，加水至 1000ml，摇匀，滤过，加苯基萘胺溶液和聚氧乙烯 (35) 十二烷基醚溶液各 0.5ml，摇匀。

供试品溶液　取供试品，必要时定量稀释至聚山梨酯 20 含量为 0.05～0.50mg/ml 的浓度。

对照品溶液　临用新制。精密称取聚山梨酯 20 对照品约 0.25g，用水溶解并定容至 100ml，摇匀，作为对照品贮备液。精密量取对照品贮备液适量，用水定量稀释制成每 1ml 中分别约含聚山梨酯 20 0.05mg、0.10mg、0.20mg、0.40mg 和 0.50mg 的溶液，摇匀。

系统适用性溶液　每 1ml 约含聚山梨酯 20 0.20mg 的对照品溶液。

试验条件　采用反应线圈（如 Knitted Reaction Coil, 5m×0.50mm ID；或 REACTION COIL-750μl 或其他适宜反应线圈）；流动相为三羟甲基氨基甲烷混合溶液，流速为每分钟 1.5ml；荧光检测器，激发波长 350nm、发射波长 420nm，增益值 5；采集时间 2.5 分钟，压力上限 100bar，柱温 35℃；样品盘温度 2～8℃；进样体积 10μl。

系统适用性要求　系统适用性溶液图谱中，聚山梨酯 20 峰面积的相对标准偏差（$n \geqslant 5$）应不大于 10.0%；线性回归方程的相关系数不小于 0.996；系统适用性溶液中聚山梨酯 20 的回收率（聚山梨酯 20 浓度的测定值与理论值的比值）应在 90%～110% 之间。

测定法　取系统适用性溶液、对照品溶液和供试品溶液，分别注入液相色谱仪，记录色谱图。以对照品溶液浓度与相应峰面积计算线性回归方程，由回归方程计算供试品溶液中聚山梨酯 20 的浓度。

限度　应符合批准的要求。

3.2.2.11 细菌内毒素

取本品，依法检查（通则 1143），每 1ml 中含内毒素的量不得大于 2EU。

3.2.2.12 无菌

取本品，依法检查（通则 1101 薄膜过滤法），应符合规定。

3.2.2.13 异常毒性

取本品，依法检查（通则 1141 小鼠试验法），应符合规定。

3.2.3 生物学活性

取本品，依法测定（通则 3541，选其中一种方法试验），供试品生物学活性应为标准品的 70%～130%。

3.2.4 含量测定

取本品，照 3.1.4 项下方法测定。本品含贝伐珠单抗应为标示量的 90%～110%。

4 保存、运输及有效期

于 2～8℃ 避光保存和运输。自生产之日起，按批准的有效期执行。

5 使用说明

应符合生物制品分包装及贮运管理（通则 0239）规定和批准的内容。

利妥昔单抗注射液

Lituoxi Dankang Zhusheye

Rituximab Injection

重链

QVQLQQPGAE LVKPGASVKM SCKASGYTFT SYNMHWVKQT 40
PGRGLEWIGA IYPGNGDTSY NQKFKGKATL TADKSSSTAY 80
MQLSSLTSED SAVYYCARST YYGGDWYFNV WGAGTTVTVS 120
AASTKGPSVF PLAPSSKSTS GGTAALGCLV KDYFPEPVTV 160
SWNSGALTSG VHTFPAVLQS SGLYSLSSVV TVPSSSLGTQ 200
TYICNVNHKP SNTKVDKKAE PKSCDKTHTC PPCPAPELLG 240
GPSVFLFPPK PKDTLMISRT PEVTCVVVDV SHEDPEVKFN 280
WYVDGVEVHN AKTKPREEQY NSTYRVVSVL TVLHQDWLNG 320
KEYKCKVSNK ALPAPIEKTI SKAKGQPREP QVYTLPPSRD 360
ELTKNQVSLT CLVKGFYPSD IAVEWESNGQ PENNYKTTPP 400
VLDSDGSFFL YSKLTVDKSR WQQGNVFSCS VMHEALHNHY 440
TQKSLSLSPG K 451

轻链

QIVLSQSPAI LSASPGEKVT MTCRASSSVS YIHWFQQKPG 40
SSPKPWIYAT SNLASGVPVR FSGSGSGTSY SLTISRVEAE 80
DAATYYCQQW TSNPPTFGGG TKLEIKRTVA APSVFIFPPS 120
DEQLKSGTAS VVCLLNNFYP REAKVQWKVD NALQSGNSQE 160
SVTEQDSKDS TYSLSSTLTL SKADYEKHKV YACEVTHQGL 200
SSPVTKSFNR GEC 213

二硫键

重链链内　22-96　148-204　265-325　371-429
　　　　　22″-96″　148″-204″　265″-325″　371″-429″

轻链链内　23′-87′　133′-193′
　　　　　23‴-87‴　133‴-193‴

重轻链间　224-213′　224″-213‴

重链链间　230-230″　233-233″

N-糖基化位点　301，301″

分子式　$C_{6426}H_{9900}N_{1700}O_{2008}S_{44}$（不含糖基部分）

分子量　144508.41（不含糖基部分）

本品系由高效表达利妥昔单抗基因的中国仓鼠卵巢（CHO）细胞，经细胞培养和分离纯化后获得的利妥昔单抗制成的无菌溶液。不含抑菌剂和抗生素。

1　基本要求

生产和检定用设施、原材料及辅料、水、器具、动物等应符合“凡例”的有关要求。

2　制造

2.1　工程细胞

2.1.1　名称及来源

利妥昔单抗工程细胞株系由含抗 CD20 人/鼠嵌合单克隆抗体基因的质粒转染中国仓鼠卵巢（CHO）细胞构建而成。

2.1.2　细胞库建立、传代及保存

原始细胞传代、扩增后保存于液氮中，作为主细胞库；从主细胞库的细胞传代、扩增后保存于液氮中，作为工作细胞库。各级细胞库细胞传代应不超过批准的代次。细胞库检定合格后方可用于生产。

2.1.3　主细胞库及工作细胞库的检定

应符合生物制品生产用动物细胞基质制备及质量控制（通则 0234）规定。

2.2　原液

2.2.1　细胞的复苏与扩增

从工作细胞库来源的细胞复苏后，进行传代、扩增，供生物反应器接种用。

2.2.2　生产用细胞培养液

生产用细胞培养液应不含血清和抗生素。

2.2.3　细胞培养

采用经批准的工艺进行培养细胞，收集含有目的产物的培养液，即“收获液”。细胞培养全过程应严格按照无菌操作。

2.2.4　分离纯化

收获液采用经批准的工艺进行纯化、病毒清除并调整至目标浓度，过滤，即为利妥昔单抗原液。如需存放，应规定保存温度和时间。

2.2.5　原液检定

按 3.1 项进行。

2.3　成品

2.3.1　分批

应符合生物制品分包装及贮运管理（通则 0239）项下有关规定。

2.3.2　分装

应符合生物制品分包装及贮运管理（通则 0239）与注射剂（通则 0102）项下有关规定。

2.3.3　规格

同批准的规格。

2.3.4　包装

应符合生物制品分包装及贮运管理（通则 0239）与注射剂（通则 0102）项下有关规定。

2.3.5　成品检定

按 3.2 项进行。

3　检定

各项目中如涉及到利妥昔单抗的质量，均按利妥昔单抗蛋白质部分计。

3.1　原液检定

3.1.1　鉴别

3.1.1.1　肽图　照肽图检查法（通则 3405）测定。

试剂　（1）三羟甲基氨基甲烷缓冲液（Tris 缓冲液）取三羟甲基氨基甲烷 12.1g，加水使溶解并稀释至 90ml，用盐酸调 pH 至 8.0，用水稀释至 100ml，摇匀。

（2）二硫苏糖醇溶液　取二硫苏糖醇 15.4g，加水使溶解并稀释至 100ml，摇匀。

（3）盐酸胍溶液　取 7.64g 盐酸胍，加水至 10ml，摇匀。

（4）变性溶液　取盐酸胍溶液 1ml，加 Tris 缓冲液 50μl 和二硫苏糖醇溶液 10μl，混匀。

（5）碘乙酰胺溶液　取碘乙酰胺 1.85g，加水使溶解并稀释至 10ml，摇匀。

（6）赖氨酸内切酶溶液（Lys-C 酶溶液）　取 Lys-C 酶 1 支，自上而下缓慢加 50mmol/L 醋酸溶液 40μl 至瓶底，混匀，制成每 1ml 含 Lys-C 酶 0.5mg 的溶液；或按 Lys-C 酶说明书操作。

供试品溶液　取本品适量（相当于约含利妥昔单抗 0.8mg），置 1.5ml 离心管中，37℃真空离心浓缩至内容物为透明状，加变性溶液 40μl，涡旋约 2 分钟使蛋白质溶解，37℃水浴 1 小时后短暂离心，加碘乙酰胺溶液 1μl，混匀后再次短暂离心，室温避光放置 30 分钟。加 Tris 缓冲液 760μl，涡旋 30 秒混匀。取上述溶液 100μl，加 Lys-C 酶溶液 5μl，混匀，37℃水浴 4 小时，加甲酸 3μl 终止反应，10 000g 离心 5 分钟，取上清液。

对照品溶液　取利妥昔单抗对照品约 0.8mg，照供试品溶液同法制备。

空白溶液　照制剂配方配制不含利妥昔单抗的溶液，取适量，照供试品溶液同法制备。

色谱条件　用耐酸的十八烷基硅烷键合硅胶为填充剂的色谱柱（2.1mm×150mm，1.7μm），柱温 60℃；以含 0.1%甲酸-0.02%三氟乙酸的水溶液为流动相 A，含 0.08%甲酸-0.02%三氟乙酸的乙腈溶液为流动相 B，按下表进行梯度洗脱，流速每分钟 0.3ml；检测波长 214nm；样品盘温度为 6℃；进样体积 10μl。

时间（分钟）	流动相 A（%）	流动相 B（%）
0	98	2
5	98	2
120	65	35
120.1	0	100
128	0	100
128.1	98	2
135	98	2

测定法　精密量取空白溶液、对照品溶液和供试品溶液，分别注入液相色谱仪，记录色谱图。

结果判定　供试品溶液的肽图谱应与对照品溶液的肽图谱一致。

3.1.1.2　等电点

照单抗电荷变异体测定法（通则 3129）任选一法测定。

结果判定　供试品溶液图谱应与对照品溶液图谱一致，供试品溶液主峰等电点与对照品溶液主峰等电点差异应不大于 0.2。

3.1.2　检查

3.1.2.1　pH 值

取本品，依法检查（通则 0631），应符合批准的要求。

3.1.2.2　渗透压摩尔浓度

取本品，依法检查（通则 0632），应符合批准的要求。

3.1.2.3　纯度与杂质

（1）分子排阻色谱法

照单抗分子大小变异体测定法（通则 3127 第二法）测定。

对照品溶液　取利妥昔单抗对照品，加流动相使溶解并稀释成每 1ml 约含 10mg 的溶液。

限度　利妥昔单抗含量应不低于 95.0%，聚体含量应不大于 5.0%。

（2）离子交换色谱法

照高效液相色谱法（通则 0512）测定。

供试品溶液　取供试品，用流动相 A 稀释制成每 1ml 约含利妥昔单抗 1mg 的溶液，取 1ml，加 1mg/ml 羧肽酶 B 溶液 10μl，混匀，37℃水浴 30 分钟。

对照品溶液　取利妥昔单抗对照品，照供试品溶液同法制备。

空白溶液　照制剂配方配制不含利妥昔单抗的溶液，取适量，照供试品溶液同法制备。

色谱条件　以羧酸基为固定相的弱阳离子交换柱（4mm×250mm，10μm），柱温为 30℃；以 20mmol/L 吗啉乙磺酸（MES）溶液（用氢氧化钠溶液调 pH 至 6.5）为流动相 A，含 150mmol/L 氯化钠的 20mmol/L MES 溶液（用氢氧化钠溶液调 pH 至 6.5）为流动相 B，按下表进行梯度洗脱，流速为每分钟 1ml；检测波长为 280nm；样品盘温度为 4℃；进样体积 50μl。

时间（分钟）	流动相 A（%）	流动相 B（%）
0	65	35
20	20	80
21	0	100
23	0	100
24	65	35
30	65	35

系统适用性要求　空白溶液色谱图在目标峰位置应无干扰峰；对照品溶液色谱图中，理论板数按利妥昔单抗主峰计应不低于 7000，利妥昔单抗主峰面积的相对标准偏差（n≥5）应不大于 3.0%。

测定法　精密量取空白溶液、对照品溶液和供试品溶液，分别注入液相色谱仪，记录色谱图，利妥昔单抗峰前的色谱峰视为酸性组分峰。按面积归一化法计算利妥昔单抗和酸性组分含量。

限度　利妥昔单抗主峰含量应不低于 55.0%，酸性组分含量应不大于 32.0%。

（3）非还原毛细管电泳法

取本品，照单抗分子大小变异体测定法（通则 3127 第一法）检查。

限度　利妥昔单抗峰的修正峰面积应不小于总修正峰面积的 90.0%。

(4) 还原毛细管电泳法

取本品，照单抗分子大小变异体测定法（通则 3127 第一法）检查。

限度　利妥昔单抗的重链（HC）和轻链（LC）的修正峰面积之和应不小于总修正峰面积的 95.0%，非糖基化重链的修正峰面积应不大于总修正峰面积的 2.0%。

3.1.2.4　N 糖谱

取本品，依法检查（通则 3130 第一法），对照品溶液照供试品溶液同法制备，应符合批准的要求。

3.1.2.5　聚山梨酯 80 含量

取本品，依法检查（通则 3203 第二法），应符合批准的要求。

3.1.2.6　宿主细胞蛋白质残留量

取本品，依法检查（通则 3429），用经验证的酶联免疫吸附法测定。每 1mg 利妥昔单抗中宿主细胞蛋白质残留量应不高于 100ng。

3.1.2.7　蛋白质 A 残留量

取本品，依法检查（通则 3429），用经验证的酶联免疫吸附法测定。每 1mg 利妥昔单抗中蛋白质 A 残留量应不高于 100ng。

3.1.2.8　外源性 DNA 残留量

取本品，依法检查（通则 3407 第三法）。每 1mg 利妥昔单抗中外源性 DNA 残留量应不高于 10pg。

3.1.2.9　细菌内毒素

取本品，依法检查（通则 1143）。每 1ml 含内毒素的量应不大于 1.0EU。

3.1.2.10　微生物限度

取本品，依法检查（通则 1105）。每 10ml 供试品中需氧菌总数不得过 1CFU，霉菌和酵母菌总数不得过 1CFU。

3.1.3　生物学活性

取本品，依法测定（通则 3542），应为标准品的 80%～120%。

3.1.4　含量测定

照蛋白质含量测定法（通则 0731 第六法）测定。

空白溶液　照制剂配方配制不含利妥昔单抗的溶液。

供试品溶液　取本品，精密量取适量，用空白溶液定量稀释制成每 1ml 约含利妥昔单抗 0.5 mg 的溶液。

测定法　取供试品溶液，以空白溶液作为空白，在 230～500nm 测定紫外光谱，确定最大吸收波长，测定供试品溶液在最大吸收波长和 320nm 波长处的吸光度。按下式计算供试品中利妥昔单抗蛋白质含量。

$$蛋白质含量(mg/ml)=\frac{(A_{max}-A_{320})\times n}{E\times L}$$

式中　A_{max} 为最大吸光度；

A_{320} 为供试品溶液在波长 320nm 处的吸光度；

n 为稀释倍数；

E 为批准的利妥昔单抗吸收系数；

L 为光程（cm）。

限度　应符合批准的要求。

3.2　成品检定

3.2.1　外观

应为无色至淡黄色的澄清液体。

3.2.2　鉴别

3.2.2.1　肽图

取本品，照 3.1.1.1 项测定。供试品溶液的肽图谱应与对照品溶液的肽图谱一致。

3.2.2.2　等电点

照单抗电荷变异体测定法（通则 3129），任选一法测定。供试品溶液图谱应与对照品溶液图谱一致，供试品溶液主峰等电点与对照品溶液主峰等电点差异应不大于 0.2。

3.2.3　检查

3.2.3.1　pH 值

取本品，依法检查（通则 0631），应符合批准的要求。

3.2.3.2　渗透压摩尔浓度

取本品，依法检查（通则 0632），应符合批准的要求。

3.2.3.3　装量

取本品，依法检查（通则 0102），应符合规定。

3.2.3.4　不溶性微粒

取本品，依法检查（通则 0903 第一法），应符合规定。

3.2.3.5　可见异物

取本品，依法检查（通则 0904），应符合规定。

3.2.3.6　纯度与杂质

(1) 分子排阻色谱法

照 3.1.2.3 (1) 项下检查。

限度　利妥昔单抗含量应不低于 95.0%，聚体含量应不大于 5.0%。

(2) 离子交换色谱法

取本品，照 3.1.2.3 (2) 项下方法检查。

限度　利妥昔单抗主峰含量应不低于 55.0%，酸性组分含量应不大于 32.0%。

(3) 非还原毛细管电泳法

取供试品，照单抗分子大小变异体测定法（通则 3127 第一法）检查。

限度　利妥昔单抗主峰的修正峰面积应不小于总修正峰面积的 90.0%。

(4) 还原毛细管电泳法

取供试品，照单抗分子大小变异体测定法（通则 3127 第一法）检查。

限度　利妥昔单抗的重链（HC）和轻链（LC）的修正峰面积之和应不小于总修正峰面积的 95.0%，非糖基化重链的修正峰面积应不大于总修正峰面积的 2.0%。

3.2.3.7　聚山梨酯 80 含量

取本品，依法检查（通则 3203 第二法），应符合批准的要求。

3.2.3.8　细菌内毒素

取本品，依法检查（通则1143），每1ml含内毒素的量应不高于1.0EU。

3.2.3.9　无菌

取本品，依法检查（通则1101薄膜过滤法），应符合规定。

3.2.3.10　异常毒性

取本品，依法检查（通则1141小鼠试验法），应符合规定。

3.2.4　生物学活性

取本品，依法测定（通则3542），应为标准品的80%～120%。

3.2.5　含量测定

取本品，照3.1.4项下的方法测定并计算利妥昔单抗含量。

限度　应为标示量的92%～108%。

4　保存、运输及有效期

于2～8℃避光保存和运输。自生产之日起，按批准的有效期执行。

5　使用说明

应符合生物制品分包装及贮运管理（通则0239）规定和批准的内容。

人胰岛素

Ren Yidaosu

Human Insulin

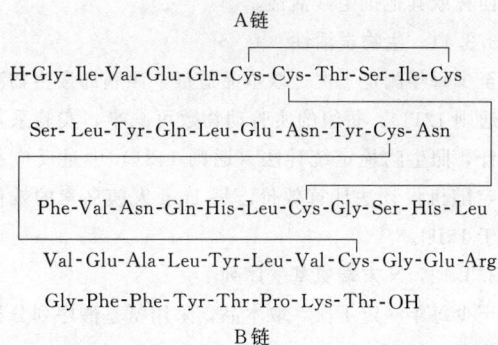

A链

H-Gly-Ile-Val-Glu-Gln-Cys-Cys-Thr-Ser-Ile-Cys

Ser-Leu-Tyr-Gln-Leu-Glu-Asn-Tyr-Cys-Asn

Phe-Val-Asn-Gln-His-Leu-Cys-Gly-Ser-His-Leu

Val-Glu-Ala-Leu-Tyr-Leu-Val-Cys-Gly-Glu-Arg

Gly-Phe-Phe-Tyr-Thr-Pro-Lys-Thr-OH

B链

分子式　$C_{257}H_{383}N_{65}O_{77}S_6$

分子量　5807.69

本品系由含有可高效表达人胰岛素基因的工程化细胞，经发酵、分离、高度纯化、结晶和干燥制成的原料药。人胰岛素为51个氨基酸残基组成的蛋白质。按干燥品计算，含人胰岛素（包括 A_{21}脱氨人胰岛素）应为95.0%～105.0%。

每1IU人胰岛素相当于0.0347mg。

1　基本要求

生产和检定用设施、原材料及辅料、水、器具等应符合“凡例”的有关要求。

2　制造

2.1　工程菌

工程菌菌种名称、来源及种子批检定应符合批准的要求。

2.2　原料

2.2.1　种子液制备

将检定合格的工作种子批细胞接种于适宜的培养基（可含适量抗生素）中培养。

2.2.2　发酵用培养基

采用适宜的不含抗生素的培养基。

2.2.3　种子液接种及发酵培养

2.2.3.1　在灭菌培养基中接种适量种子液。

2.2.3.2　应根据经批准的工艺进行发酵，并确定相应的发酵条件，如温度、pH值、溶解氧、补料、发酵时间等。如系大肠埃希菌表达，发酵液应定期进行质粒丢失率检查（通则3406）。

2.2.4　发酵液处理

用适宜的方法收集、处理细胞。

2.2.5　初步纯化及高度纯化

采用经批准的纯化工艺进行初步纯化和高度纯化，使其纯度达到规定的要求。

2.2.6　过滤、结晶及干燥

经初步纯化和高度纯化后，采用经批准的结晶工艺及干燥工艺对纯化收集物进行过滤、结晶和干燥，干燥品即为人胰岛素原料药。

2.2.7　分批

应符合生物制品分包装及贮运管理（通则0239）规定。

2.2.8　包装

应符合生物制品分包装及贮运管理（通则0239）规定和批准的内容。

3　检定

3.1　性状

本品为白色或类白色粉末。

3.2　鉴别

3.2.1　在含量测定项下记录的色谱图中，供试品溶液主峰的保留时间应与对照品溶液主峰的保留时间一致。

3.2.2　取本品适量，用0.1%三氟乙酸溶液制成每1ml中含10mg的溶液，取20μl，加0.2mol/L三羟甲基氨基甲烷-盐酸缓冲液（pH 7.3）20μl、0.1% V_8酶溶液20μl与水140μl，混匀，置37℃水浴中2小时后，加磷酸3μl，作为供试品溶液；另取人胰岛素对照品适量，同法制备，作为对照品溶液。照含量测定项下的色谱条件，以0.2mol/L硫酸盐缓冲液（pH 2.3）-乙腈（90∶10）为流动相A、乙腈-水（50∶50）为流动相B，按下表进行梯度洗脱。取对照品溶液和供试品溶液各25μl，分别注入液相色谱仪，记录色谱图，片段Ⅱ与片段Ⅲ两峰之间的分离度应不小于3.4，片段Ⅱ峰与片段Ⅲ峰的拖尾因子均应不大于1.5。供试品溶液的肽图谱应与对照品溶液的肽图谱一致。

时间（分钟）	流动相A（%）	流动相B（%）
0	90	10
5	80	20
45	40	60
50	40	60

3.3　检查

3.3.1　有关物质

取本品适量，用0.01mol/L盐酸溶液溶解并稀释制成每1ml中含3.5mg的溶液，作为供试品溶液。照含量测定项下的方法，以0.2mol/L硫酸盐缓冲液（pH 2.3）-乙腈（82∶18）为流动相A、乙腈-水（50∶50）为流动相B，按下表进行梯度洗脱。调节流动相比例使人胰岛素峰的保留时间约为25分钟，系统适用性试验应符合含量测定项下的规定。取供试品溶液20μl注入液相色谱仪，记录色谱图，按面积归一化法计算，A_{21}脱氨人胰岛素不得过1.5%；其他杂质峰面积之和不得过2.0%。

时间（分钟）	流动相 A（%）	流动相 B（%）
0	78	22
36	78	22
61	33	67
67	33	67

3.3.2　高分子蛋白质

取本品适量，用 0.01mol/L 盐酸溶液溶解并稀释制成每 1ml 中约含 4mg 的溶液，作为供试品溶液。照分子排阻色谱法（通则 0514）测定。以亲水改性硅胶为填充剂（5～10μm）；以冰醋酸-乙腈-0.1%精氨酸溶液（15：20：65）为流动相，流速为每分钟 0.5ml，检测波长为 276nm。取人胰岛素单体-二聚体对照品，用 0.01mol/L 盐酸溶液溶解并稀释制成每 1ml 中含 4mg 的溶液；取 100μl 注入液相色谱仪，人胰岛素单体峰与二聚体峰的分离度应符合要求。取供试品溶液 100μl，注入液相色谱仪，记录色谱图，保留时间大于人胰岛素峰的其他峰忽略不计；按面积归一化法计算，保留时间小于人胰岛素峰的所有峰面积之和不得大于 1.0%。

3.3.3　锌

精密称取本品适量，加 0.01mol/L 盐酸溶液溶解并定量稀释制成每 1ml 中约含 0.1mg 的溶液。另精密量取锌单元素标准溶液（每 1ml 中含锌 1000μg）适量，用 0.01mol/L 盐酸溶液分别定量稀释成每 1ml 含锌 0.2μg、0.4μg、0.6μg、0.8μg 及 1.0μg 的锌标准溶液，照原子吸收分光光度法（通则 0406 第一法），在 213.9nm 的波长处分别测定吸光度。按干燥品计，含锌量不得大于 1.0%。

3.3.4　干燥失重

取本品 0.20g，在 105℃干燥至恒重，依法检查（通则 0831），减失重量不得过 10.0%。

3.3.5　炽灼残渣

取本品 0.20g，依法检查（通则 0841），遗留残渣不得过 2.0%。

3.3.6　微生物限度

取本品 0.30g，照非无菌产品微生物限度检查：微生物计数法（通则 1105），每 1g 供试品中需氧菌总数不得过 300CFU。

3.3.7　细菌内毒素

取本品，依法检查（通则 1143），每 1mg 人胰岛素中含内毒素的量应小于 10EU。

3.3.8　宿主蛋白质残留量

取本品适量，依法检查（通则 3412 或通则 3414），或采用经验证并批准的适宜方法检查，每 1mg 人胰岛素中宿主蛋白质残留量不得过 10ng。

3.3.9　宿主 DNA 残留量

取本品适量，依法检查（通则 3407），或采用经验证并批准的适宜方法检查，每 1.5mg 人胰岛素中宿主 DNA 残留量不得过 10ng。

3.3.10　抗生素残留量

如生产（例如种子液制备）中使用抗生素，应依法检查（通则 3408），或采用经批准的方法检查，不应有残余氨苄西林或其他抗生素活性。

3.3.11　生物学活性

至少每年测定 1 次。取本品适量，照胰岛素生物测定法（通则 1211），每组的实验动物数可减半，实验采用随机设计，照生物检定统计法（通则 1431）中量反应平行线测定随机设计法计算效价，每 1mg 人胰岛素的效价不得少于 15IU。

3.3.12　N 末端氨基酸序列

至少每年测定 1 次。取本品，采用氨基酸序列分析仪或其他适宜的方法测定。

A 链 N 末端 15 个氨基酸序列：

Gly-Ile-Val-Glu-Gln-Cys-Cys-Thr-Ser-Ile-Cys-Ser-Leu-Tyr-Gln；

B 链 N 末端 15 个氨基酸序列：

Phe-Val-Asn-Gln-His-Leu-Cys-Gly-Ser-His-Leu-Val-Glu-Ala-Leu。

3.3.13　单链前体

工艺中如有单链前体，应采用经批准的方法及限度进行控制。

3.4　含量测定

照高效液相色谱法（通则 0512）测定。

色谱条件与系统适用性试验　用十八烷基硅烷键合硅胶为填充剂（5～10μm），0.2mol/L 硫酸盐缓冲液（取无水硫酸钠 28.4g，加水溶解后，加磷酸 2.7ml、水 800ml，用乙醇胺调节 pH 值至 2.3，加水至 1000ml）-乙腈（74：26，或适宜比例）为流动相；流速为每分钟 1.0ml；柱温 40℃；检测波长为 214nm。取系统适用性试验用溶液（取人胰岛素对照品，用 0.01mol/L 盐酸溶液制成每 1ml 中含 1mg 的溶液，室温放置至少 24 小时）20μl，注入液相色谱仪，人胰岛素峰和 A_{21} 脱氨人胰岛素峰（与人胰岛素峰的相对保留时间约为 1.3）的分离度不小于 1.8、拖尾因子不大于 1.8。

测定法　取本品适量，精密称定，用 0.01mol/L 盐酸溶液溶解并定量稀释至每 1ml 中约含 0.35mg（约 10IU）的溶液（临用新制）。精密量取 20μl 注入液相色谱仪，记录色谱图；另取人胰岛素对照品适量，同法测定。按外标法以人胰岛素峰与 A_{21} 脱氨人胰岛素峰面积之和计算，即得。

4　保存、运输及有效期

避光，密闭，在－15℃及以下保存和运输。自生产之日起，按批准的有效期执行。

人胰岛素注射液

Ren Yidaosu Zhusheye

Human Insulin Injection

本品系由人胰岛素原料药与适量的抑菌剂、渗透压调节剂等配制而成。

1　基本要求

生产和检定用设施、原材料及辅料、水、器具等应符合“凡例”的有关要求。

2　制造

2.1　原料

应符合“人胰岛素”2.1～2.2 项下的规定。

2.2　半成品

2.2.1　配制与除菌

按照经批准的配方进行稀释、配制，除菌过滤后即为半成品，保存于适宜的温度。

2.2.2　半成品检定

按 3.1 项进行。

2.3　成品

2.3.1　分批

应符合生物制品分包装及贮运管理（通则 0239）规定。

2.3.2　分装

应符合生物制品分包装及贮运管理（通则 0239）与注射剂（通则 0102）有关规定。

2.3.3　规格

同批准的规格。

2.3.4　包装

应符合生物制品分包装及贮运管理（通则 0239）与注射剂（通则 0102）有关规定。

3　检定

3.1　半成品检定

如需对原液进行稀释或加入其他辅料配制半成品，应确定半成品的质量控制要求，按如下检项或经批准的检项进行。

3.1.1　无菌

按薄膜过滤法处理，依法检查（通则 1101），应符合规定。

3.1.2　细菌内毒素

依法检查（通则 1143），每 100IU 人胰岛素中含内毒素的量应小于 80EU。

3.2　成品检定

3.2.1　性状

本品为无色澄明液体。

3.2.2　鉴别

3.2.2.1　取本品，照“人胰岛素”3.2.1 项进行。

3.2.2.2　在苯酚或间甲酚检查项下记录的色谱图中，供试品溶液中苯酚峰或间甲酚峰的保留时间应与对照溶液中苯酚峰或间甲酚峰的保留时间一致。

3.2.3　检查

3.2.3.1　pH 值

应为 6.9～7.8（通则 0631）。

3.2.3.2　有关物质

取本品，每 1ml 中加 9.6mol/L 盐酸溶液 3μl，作为供试品溶液；取供试品溶液适量（约相当于人胰岛素 70μg），照“人胰岛素”3.3.1 项下的色谱条件与系统适用性试验，除去苯酚峰或间甲酚峰，按面积归一化法计算，A_{21}脱氨人胰岛素不得过 2.0%，其他有关物质总和不得过 6.0%。

3.2.3.3　高分子蛋白质

取本品，每 1ml 加 9.6mol/L 盐酸溶液 3μl，作为供试品溶液；取供试品溶液 100μl，照“人胰岛素”3.3.2 项下的方法检查，除去保留时间大于人胰岛素峰的其他峰，按面积归一化法计算，规格为“3ml：300IU”的产品，保留时间小于人胰岛素峰的所有峰面积之和不得大于 1.7%；规格为“10ml：400IU”的产品，保留时间小于人胰岛素峰的所有峰面积之和不得大于 2.0%。

3.2.3.4　锌

取本品适量，用 0.01mol/L 盐酸溶液稀释制成每 1ml 含锌 0.4～0.8μg 的溶液作为供试品溶液，照“人胰岛素”3.3.3 项下的方法检查，每 100IU 中含锌量应为 10～40μg。

3.2.3.5　苯酚或间甲酚

取苯酚或间甲酚（纯度≥99.5%），精密称定，用 0.01mol/L 盐酸溶液定量稀释制成每 1ml 中约含苯酚或间甲酚 0.25mg 的溶液，作为苯酚或间甲酚对照溶液；精密量取本品适量，用 0.01mol/L 盐酸溶液定量稀释成每 1ml 中约含苯酚或间甲酚 0.25mg 的溶液，作为供试品溶液。照“人胰岛素”含量测定项下方法检查，检测波长为 270nm。取人胰岛素对照品适量，用苯酚对照溶液或间甲酚对照溶液制成每 1ml 中含人胰岛素 1mg 的溶液，取 20μl 注入液相色谱仪，苯酚峰或间甲酚峰与人胰岛素峰的分离度应符合要求。精密量取苯酚对照溶液或间甲酚对照溶液及供试品溶液各 20μl，分别注入液相色谱仪，记录色谱图，按外标法以峰面积计算，苯酚或间甲酚含量应为处方量的 90.0%～110.0%。

3.2.3.6　无菌

取本品，经薄膜过滤法处理，依法检查（通则 1101），应符合规定。

3.2.3.7　细菌内毒素

取本品，依法检查（通则 1143），每 100IU 人胰岛素中含内毒素的量应小于 80EU。

3.2.3.8　不溶性微粒

取本品，依法检查（通则 0903），每个供试品容器中含 10μm 及 10μm 以上的微粒不得过 6000 粒，含 25μm 及 25μm 以上的微粒不得过 600 粒。

3.2.3.9　装量

取本品，依法检查（通则0102），每支（瓶）的装量均不得少于其标示量。

3.2.3.10　可见异物

取本品，依法检查（通则0904），应符合规定。

3.2.4　含量测定

精密量取本品适量，加0.01mol/L盐酸溶液定量稀释制成每1ml中含0.35mg（约10IU）的溶液（临用新配），照“人胰岛素”3.4项进行，含人胰岛素应为标示量的95.0%～105.0%。

4　保存、运输及有效期

于2～8℃避光保存及运输，避免冰冻。自生产之日起，按批准的有效期执行。

5　使用说明

应符合生物制品分包装及贮运管理（通则0239）规定和批准的内容。

精蛋白人胰岛素注射液

Jingdanbai Ren Yidaosu Zhusheye

Isophane Protamine Human Insulin Injection

本品系由人胰岛素原料药与适量的硫酸鱼精蛋白、抑菌剂、渗透压调节剂等配制而成。

1　基本要求

生产和检定用设施、原材料及辅料、水、器具等应符合“凡例”的有关要求。

2　制造

2.1　原料

应符合“人胰岛素”2.1～2.2 项下的规定。

2.2　半成品

2.2.1　配制与除菌

按照经批准的配方进行稀释、配制，除菌过滤后即为半成品，保存于适宜的温度。

2.2.2　半成品检定

按 3.1 项进行。

2.3　成品

2.3.1　分批

应符合生物制品分包装及贮运管理（通则 0239）规定。

2.3.2　分装

应符合生物制品分包装及贮运管理（通则 0239）与注射剂（通则 0102）有关规定。

2.3.3　规格

同批准的规格。

2.3.4　包装

应符合生物制品分包装及贮运管理（通则 0239）与注射剂（通则 0102）有关规定。

3　检定

3.1　半成品检定

如需对原液进行稀释或加入其他辅料配制半成品，应确定半成品的质量控制要求，按如下检项或经批准的检项进行。

3.1.1　无菌

按薄膜过滤法处理，依法检查（通则 1101），应符合规定。

3.1.2　细菌内毒素

依法检查（通则 1143），每 100IU 人胰岛素中含内毒素的量应小于 80EU。

3.2　成品检定

3.2.1　性状

本品为白色或类白色的混悬液，振荡后应能均匀分散。在显微镜下观察，晶体呈棒状，且绝大多数晶体不得小于 1μm 并不得大于 60μm，无聚合体存在。

3.2.2　鉴别

3.2.2.1　取本品，每 1ml 中加 9.6mol/L 盐酸溶液 3μl 使其完全澄清，照“人胰岛素”3.2.1 项进行。

3.2.2.2　在苯酚和间甲酚检查项下记录的色谱图中，供试品溶液中苯酚峰或间甲酚峰的保留时间应与对照溶液中苯酚峰或间甲酚峰的保留时间一致。

3.2.3　检查

3.2.3.1　pH 值

应为 6.9～7.8（通则 0631）。

3.2.3.2　有关物质

取本品，每 1ml 中加 9.6mol/L 盐酸溶液 3μl 使其完全澄清，作为供试品溶液；取供试品溶液适量（约相当于人胰岛素 70μg），照“人胰岛素”3.3.1 项下的色谱条件与系统适用性试验，除去苯酚峰或间甲酚峰与鱼精蛋白峰，按面积归一化法计算，A_{21} 脱氨人胰岛素不得过 2.0%，其他有关物质总量不得过 6.0%。

3.2.3.3　高分子蛋白质

取本品，每 1ml 加 9.6mol/L 盐酸溶液 3μl 使其完全澄清，作为供试品溶液；取供试品溶液 100μl，照“人胰岛素”3.3.2 项试验。除去保留时间大于人胰岛素峰的其他峰，按面积归一化法计算，保留时间小于人胰岛素峰的所有峰面积之和不得大于 3.0%。

3.2.3.4　锌

取本品适量，每 1ml 中加 9.6mol/L 盐酸溶液 3μl 使其完全澄清。精密量取适量，用 0.01mol/L 盐酸溶液稀释制成每 1ml 含锌 0.4～0.8μg 的溶液作为供试品溶液，照“人胰岛素”3.3.3 项试验。每 100IU 中含锌量应为 10～40μg。

3.2.3.5　上清液中的人胰岛素

取本品 10ml，1500*g* 离心 10 分钟，取上清液，每 1ml 加 9.6mol/L 盐酸溶液 3μl，作为供试品溶液；另精密称取人胰岛素对照品适量，用 0.01mol/L 盐酸溶液定量稀释制成每 1ml 中约含 50μg 的溶液，作为对照品溶液。照“人胰岛素”3.4 项试验。上清液中含人胰岛素的量不得过 1IU/ml。

3.2.3.6　苯酚和间甲酚

取苯酚和间甲酚（纯度≥99.5%），精密称定，用 0.01mol/L 盐酸溶液定量稀释制成每 1ml 中各约含苯酚 0.06mg 与间甲酚 0.15mg 的溶液，作为苯酚和间甲酚混合对照溶液；取本品，每 1ml 中加 9.6mol/L 盐酸溶液 3μl 使其完全澄清，精密量取适量，用 0.01mol/L 盐酸溶液定量稀释成每 1ml 约含苯酚 0.06mg、间甲酚 0.15mg 的溶液，作为供试品溶液。照“人胰岛素”3.4 项下的色谱条件，检测波长为 270nm。取人胰岛素对照品适量，用苯酚和间甲酚混合对照溶液溶解并稀释制成每 1ml 中含人胰岛素 1mg 的溶液，取 20μl 注入液相色谱仪，苯酚峰、间甲酚峰与人胰岛素峰的分离度应符合要求。精密量取苯酚和间甲酚混合对照溶液与供试品溶液各 20μl，分别注入液相色谱仪，记录色谱图，按外标法以峰面积计算，苯酚和间甲酚含量应为处方量的 90.0%～110.0%。

3.2.3.7　无菌

取本品，加 1%抗坏血酸无菌水溶液 100ml（或其他经验证的溶剂），振摇使溶液澄清后，按薄膜过滤法进行，依法检查（通则 1101），应符合规定。

3.2.3.8　细菌内毒素

取本品，依法检查（通则 1143），每 100IU 人胰岛素中含内毒素的量应小于 80 EU。

3.2.3.9　装量

取本品，依法检查（通则 0102），每支（瓶）的装量均不得少于其标示量。

3.2.3.10　可见异物

取本品，依法检查（通则 0904），应符合规定。

3.2.4　含量测定

临用新制。取本品，每 1ml 中加 9.6mol/L 盐酸溶液 3μl，使其完全澄清，精密量取适量，加 0.01mol/L 盐酸溶液稀释制成每 1ml 含 0.35mg（约 10IU）的溶液，照“人胰岛素”3.4 项试验。含人胰岛素应为标示量的 95.0%～105.0%。

4　保存、运输及有效期

于 2～8℃避光保存及运输，避免冰冻。自生产之日起，按批准的有效期执行。

5　使用说明

应符合生物制品分包装及贮运管理（通则 0239）规定和批准的内容。

精蛋白人胰岛素混合注射液（30R）

Jingdanbai Ren Yidaosu Hunhe Zhusheye（30R）

Mixed Protamine Human Insulin Injection（30R）

本品为人胰岛素与精蛋白人胰岛素在灌装前混合而成的预混型制剂。其中人胰岛素占30%，精蛋白人胰岛素占70%。

1　基本要求

生产和检定用设施、原材料及辅料、水、器具等应符合“凡例”的有关要求。

2　制造

2.1　原料

应符合“人胰岛素”2.1～2.2项下的规定。

2.2　半成品

2.2.1　配制与除菌

按照经批准的配方进行稀释、配制，除菌过滤后即为半成品，保存于适宜的温度。

2.2.2　半成品检定

按3.1项进行。

2.3　成品

2.3.1　分批

应符合生物制品分包装及贮运管理（通则0239）规定。

2.3.2　分装

应符合生物制品分包装及贮运管理（通则0239）与注射剂（通则0102）有关规定。

2.3.3　规格

同批准的规格。

2.3.4　包装

应符合生物制品分包装及贮运管理（通则0239）与注射剂（通则0102）有关规定。

3　检定

3.1　半成品检定

如需对原液进行稀释或加入其他辅料配制半成品，应确定半成品的质量控制要求，按如下检项或经批准的检项进行。

3.1.1　无菌

按薄膜过滤法进行，依法检查（通则1101），应符合规定。

3.1.2　细菌内毒素

依法检查（通则1143），每100IU人胰岛素中含内毒素的量应小于80EU。

3.2　成品检定

3.2.1　性状

本品为白色或类白色的混悬液，振荡后应能均匀分散。在显微镜下观察，晶体呈棒状，且绝大多数晶体不得小于1μm并不得大于60μm，无聚合体存在。

3.2.2　鉴别

3.2.2.1　取本品，每1ml中加9.6mol/L盐酸溶液3μl使其完全澄清，照“人胰岛素”项下的鉴别3.2.1项试验，显相同的结果。

3.2.2.2　在苯酚和间甲酚检查项下记录的色谱图中，供试品溶液中苯酚峰及间甲酚峰的保留时间应与对照溶液中苯酚峰及间甲酚峰的保留时间一致。

3.2.3　检查

3.2.3.1　pH值

应为6.9～7.8（通则0631）。

3.2.3.2　有关物质

取本品，每1ml加9.6mol/L盐酸溶液3μl使其完全澄清，混匀后作为供试品溶液；取供试品溶液适量（约相当于人胰岛素2IU），照“人胰岛素”3.3.1项下色谱条件试验。除去苯酚峰、间甲酚峰及鱼精蛋白峰，按面积归一化法计算，A_{21}脱氨人胰岛素不得过2.0%，其他杂质之和不得过6.0%。

3.2.3.3　高分子蛋白质

取本品，每1ml加9.6mol/L盐酸溶液3μl使其完全澄清，混匀后作为供试品溶液；取供试品溶液100μl，照“人胰岛素”3.3.2项下方法试验，除去保留时间大于人胰岛素峰的其他峰，按面积归一化法计算，保留时间小于人胰岛素峰的所有峰面积之和不得过3.0%。

3.2.3.4　锌

取本品适量，每1ml加9.6mol/L盐酸溶液3μl使其完全澄清。精密量取适量，用0.01mol/L盐酸溶液定量稀释制成每1ml含锌0.4～0.8μg的溶液作为供试品溶液，照“人胰岛素”3.3.3项下的方法试验。每100IU中含锌量应为10～40μg。

3.2.3.5　可溶性人胰岛素

采用经批准的方法，并符合下列要求。

方法一　精密量取本品与0.1mol/L三羟甲基氨基甲烷缓冲液（取三羟甲基氨基甲烷12.14g，加水溶解并稀释至900ml，用6mol/L盐酸溶液调节pH值至8.2，并用水稀释至1000ml）等体积混合，振摇，室温（25℃）放置1小时，用0.2μm滤膜滤过，取滤液，每1ml用9.6mol/L盐酸溶液3μl使澄清后作为可溶性人胰岛素供试品溶液；另取本品，每1ml加9.6mol/L盐酸溶液3μl，待溶液澄清后，用0.01mol/L盐酸溶液稀释至浓度与可溶性人胰岛素供试品溶液相当的人胰岛素量作为总人胰岛素供试品溶液。照含量测定项下的方法测定，可溶性人胰岛素含量应为人胰岛素总量的25.0%～35.0%。

方法二　取本品5ml，加入1mol/L氢氧化钠溶液20μl，用0.05mol/L氢氧化钠溶液或盐酸溶液调节pH值至8.35±0.02，以“μl”记录加入的氢氧化钠溶液或盐酸溶液的量（计入总稀释体积），放置1小时，以1500*g*离心 10 分钟，取上清液，再以 1500g 离心 10 分钟，再取上清液。每 1ml 加 9.6mol/L 的盐酸溶液 3μl，混匀，作为可溶性人胰岛素供试品溶液，整个实验过程保持温度在室温。另取本品，每 1ml 加 9.6mol/L 盐酸溶液 3μl 混匀，待溶液澄清后，用 0.01mol/L 盐酸溶液稀释到浓度与可溶性人胰岛素供试品溶液相当的人胰岛素量作为总人胰岛素供试品溶液。照含量测定项下的方法测定，可溶性人胰岛素含量应为人胰岛素总量的 25.0%～35.0%。

3.2.3.6 苯酚和间甲酚

取苯酚和间甲酚（纯度≥99.5%）适量，精密称定，用 0.01mol/L 盐酸溶液定量稀释制成每 1ml 中各约含苯酚 0.06mg 与间甲酚 0.15mg 的溶液，作为苯酚和间甲酚混合对照溶液；取本品，每 1ml 中加 9.6mol/L 盐酸溶液 3μl 使其完全澄清，精密量取适量，用 0.01mol/L 盐酸溶液定量稀释制成每 1ml 约含苯酚 0.06mg、间甲酚 0.15mg 的溶液，作为供试品溶液。照“人胰岛素”3.4 项下的色谱条件，检测波长为 270nm。取人胰岛素对照品适量，用苯酚和间甲酚混合对照溶液制成每 1ml 含人胰岛素 1mg 的溶液，取 20μl 注入液相色谱仪，苯酚峰、间甲酚峰与人胰岛素峰的分离度应符合要求。精密量取苯酚和间甲酚混合对照溶液及供试品溶液各 20μl，分别注入液相色谱仪，记录色谱图，按外标法以峰面积计算，苯酚和间甲酚含量应为处方量的 90.0%～110.0%。

如产品采用单一抑菌剂，对照溶液及供试品溶液应按经验证并批准的方法配制。

3.2.3.7 无菌

取本品，加 1%抗坏血酸无菌水溶液 100ml（或其他经验证的溶剂），待溶液澄清后，按薄膜过滤法进行，依法检查（通则 1101），应符合规定。

3.2.3.8 细菌内毒素

取本品，依法检查（通则 1143），每 100IU 人胰岛素中含内毒素的量应小于 80EU。

3.2.3.9 装量

取本品，依法检查（通则 0102），每支（瓶）的装量均不得少于其标示量。

3.2.3.10 可见异物

取本品，依法检查（通则 0904），应符合规定。

3.2.4 含量测定

取本品，每 1ml 中加 9.6mol/L 盐酸溶液 3μl，使其完全澄清，精密量取适量，加 0.01mol/L 盐酸溶液制成每 1ml 含 0.35mg（约 10IU）的溶液（临用新制），照“人胰岛素”3.4 项试验。含人胰岛素应为标示量的 95.0%～105.0%。

4 保存、运输及有效期

于 2～8℃避光保存及运输，避免冰冻。自生产之日起，按批准的有效期执行。

5 使用说明

应符合生物制品分包装及贮运管理（通则 0239）规定和批准的内容。

精蛋白人胰岛素混合注射液（50R）

Jingdanbai Ren Yidaosu Hunhe Zhusheye（50R）

Mixed Protamine Human Insulin Injection（50R）

本品为人胰岛素与精蛋白人胰岛素在灌装前混合而成的预混型制剂。其中人胰岛素占50%，精蛋白人胰岛素占50%。

1　基本要求

生产和检定用设施、原材料及辅料、水、器具等应符合“凡例”的有关要求。

2　制造

2.1　原料

应符合“人胰岛素”2.1～2.2项下的规定。

2.2　半成品

2.2.1　配制与除菌

按照经批准的配方进行稀释、配制，除菌过滤后即为半成品，保存于适宜的温度。

2.2.2　半成品检定

按3.1项进行。

2.3　成品

2.3.1　分批

应符合生物制品分包装及贮运管理（通则0239）规定。

2.3.2　分装

应符合生物制品分包装及贮运管理（通则0239）与注射剂（通则0102）有关规定。

2.3.3　规格

同批准的规格。

2.3.4　包装

应符合生物制品分包装及贮运管理（通则0239）与注射剂（通则0102）有关规定。

3　检定

3.1　半成品检定

如需对原液进行稀释或加入其他辅料配制半成品，应确定半成品的质量控制要求，按如下检项或经批准的检项进行。

3.1.1　无菌

按薄膜过滤法处理，依法检查（通则1101），应符合规定。

3.1.2　细菌内毒素

依法检查（通则1143），每100IU人胰岛素中含内毒素的量应小于80EU。

3.2　成品检定

3.2.1　性状

本品为白色或类白色的混悬液，振荡后应能均匀分散。在显微镜下观察，晶体呈棒状，且绝大多数晶体不得小于1μm并不得大于60μm，无聚合体存在。

3.2.2　鉴别

3.2.2.1　取本品，每1ml中加9.6mol/L盐酸溶液3μl使其完全澄清，照“人胰岛素”3.2.1项试验，显相同的结果。

3.2.2.2　在苯酚和间甲酚检查项下记录的色谱图中，供试品溶液中苯酚峰及间甲酚峰的保留时间应与对照溶液中苯酚峰及间甲酚峰的保留时间一致。

3.2.3　检查

3.2.3.1　pH值

应为6.9～7.8（通则0631）。

3.2.3.2　有关物质

取本品，每1ml加9.6mol/L盐酸溶液3μl混匀使澄清后作为供试品溶液；取供试品溶液适量（约相当于人胰岛素2IU），照“人胰岛素”3.3.1项下色谱条件试验。除去苯酚峰、间甲酚峰及鱼精蛋白峰，按面积归一化法计算，A_{21}脱氨人胰岛素不得过2.0%，其他杂质之和不得过6.0%。

3.2.3.3　高分子蛋白质

取本品，每1ml加9.6mol/L盐酸溶液3μl，混匀使澄清后作为供试品溶液；取供试品溶液100μl，照“人胰岛素”3.3.2项下方法检查，除去保留时间大于人胰岛素峰的其他峰，按面积归一化法计算，保留时间小于人胰岛素峰的所有峰面积之和不得过3.0%。

3.2.3.4　锌

取本品适量，每1ml加9.6mol/L盐酸溶液3μl使其完全澄清。精密量取适量，用0.01mol/L盐酸溶液定量稀释制成每1ml含锌0.4～0.8μg的溶液作为供试品溶液，照“人胰岛素”3.3.3项下的方法试验。每100IU中含锌量应为10～40μg。

3.2.3.5　可溶性人胰岛素

采用经批准的方法，并符合下列要求。

方法一　精密量取本品与0.1mol/L三羟甲基氨基甲烷缓冲液（取三羟甲基氨基甲烷12.14g，加水溶解并稀释至900ml，用6mol/L盐酸溶液调节pH值至8.2，并用水稀释至1000ml）等体积混合，振摇，室温（25℃）放置1小时，用0.2μm滤膜滤过，取滤液，每1ml用9.6mol/L盐酸溶液3μl使澄清后作为可溶性人胰岛素供试品溶液；另取本品，每1ml加9.6mol/L盐酸溶液3μl，待溶液澄清后，用0.01mol/L盐酸溶液稀释至浓度与可溶性人胰岛素供试品溶液相当的人胰岛素量作为总人胰岛素供试品溶液。照含量测定项下的方法测定，可溶性人胰岛素含量应为人胰岛素总量的45.0%～55.0%。

方法二　取本品5ml，加入1mol/L氢氧化钠溶液20μl，用0.05mol/L氢氧化钠溶液或盐酸溶液调节pH值至8.35±0.02，以“μl”记录加入的氢氧化钠溶液或盐酸溶液的量（计入总稀释体积），放置1小时，以1500*g*离心10分钟，取上清液，再以1500*g*离心10分钟，再取上清液。每1ml加9.6mol/L的盐酸溶液3μl，混匀，作为可溶性人胰岛素供试品溶液，整个实验过程保持温度在室温。另取本品，每1ml加9.6mol/L盐酸溶液3μl混匀，待溶液澄清后，用0.01mol/L盐酸溶液稀释到浓度与可溶性人胰岛素供试品溶液相当的人胰岛素量作为总人胰岛素供试品溶液。照含量测定项下的方法测定，可溶性人胰岛素含量应为人胰岛素总量的45.0%～55.0%。

3.2.3.6　苯酚和间甲酚

取苯酚和间甲酚（纯度≥99.5%）适量，精密称定，用0.01mol/L盐酸溶液定量稀释制成每1ml中各约含苯酚0.06mg与间甲酚0.15mg的溶液，作为苯酚和间甲酚混合对照溶液；取本品，每1ml中加9.6mol/L盐酸溶液3μl使其完全澄清，精密量取适量，用0.01mol/L盐酸溶液定量稀释制成每1ml约含苯酚0.06mg、间甲酚0.15mg的溶液，作为供试品溶液。照“人胰岛素”含量测定项下的色谱条件，检测波长为270nm。取人胰岛素对照品适量，用苯酚和间甲酚混合对照溶液制成每1ml含人胰岛素1mg的溶液，取20μl注入液相色谱仪，苯酚峰、间甲酚峰与人胰岛素峰的分离度应符合要求。精密量取苯酚和间甲酚混合对照溶液及供试品溶液各20μl，分别注入液相色谱仪，记录色谱图，按外标法以峰面积计算，苯酚和间甲酚含量应为处方量的90.0%～110.0%。

如产品采用单一抑菌剂，对照溶液及供试品溶液应按经验证并批准的方法配制。

3.2.3.7　无菌

取本品，加1%抗坏血酸无菌水溶液100ml（或其他经验证的溶剂），待溶液澄清后，按薄膜过滤法进行，依法检查（通则1101），应符合规定。

3.2.3.8　细菌内毒素

取本品，依法检查（通则1143），每100IU人胰岛素中含内毒素的量应小于80EU。

3.2.3.9　装量

取本品，依法检查（通则0102），每支（瓶）的装量均不得少于其标示量。

3.2.3.10　可见异物

取本品，依法检查（通则0904），应符合规定。

3.2.4　含量测定

取本品，每1ml中加9.6mol/L盐酸溶液3μl，使其完全澄清，精密量取适量，加0.01mol/L盐酸溶液制成每1ml含0.35mg（约10IU）的溶液（临用新制），照“人胰岛素”3.4项试验，含人胰岛素应为标示量的95.0%～105.0%。

4　保存、运输及有效期

于2～8℃避光保存及运输，避免冰冻。自生产之日起，按批准的有效期执行。

5　使用说明

应符合生物制品分包装及贮运管理（通则0239）规定和批准的内容。

甘精胰岛素

Ganjing Yidaosu

Insulin Glargine

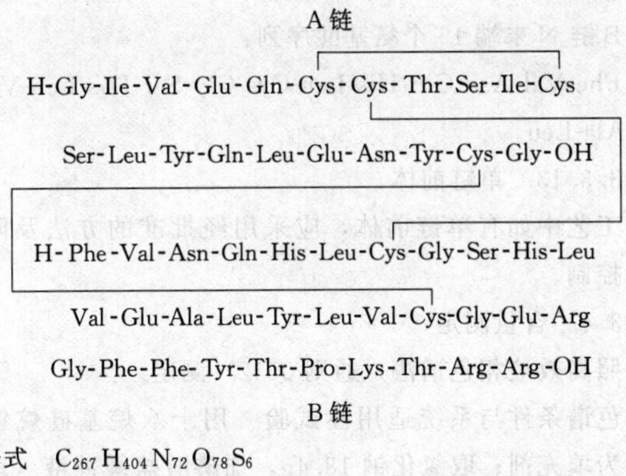

分子式　$C_{267}H_{404}N_{72}O_{78}S_6$

分子量　6062.89

本品系由含有可高效表达甘精胰岛素基因的工程化细胞，经发酵、分离、高度纯化、结晶和干燥制成的原料药。甘精胰岛素为 21^A-甘氨酸-30^Ba-L-精氨酸-30^Bb-L-精氨酸-人胰岛素，在结构上与人胰岛素相比在 A 链的 21 位置由甘氨酸代替门冬酰胺；在 B 链的 C 末端增加了 2 个额外氨基酸，即精氨酸（B_{31}）和精氨酸（B_{32}）。按干燥品计，含甘精胰岛素应为 95.0%～105.0%。

每 1IU 甘精胰岛素相当于 0.0364mg。

1　基本要求

生产和检定用设施、原材料及辅料、水、器具等应符合“凡例”的有关要求。

2　制造

2.1　工程细胞

工程菌菌种名称、来源及种子批检定应符合批准的要求。

2.2　原料

2.2.1　种子液制备

将检定合格的工作种子批细胞接种于适宜的培养基（可含适量抗生素）中培养。

2.2.2　发酵用培养基

采用适宜的不含抗生素的培养基。

2.2.3　种子液接种及发酵培养

2.2.3.1　在灭菌培养基中接种适量种子液。

2.2.3.2　在适宜的温度下进行发酵，应根据经批准的发酵工艺进行，并确定相应的发酵条件，如温度、pH 值、溶解氧、补料、发酵时间等。如系大肠埃希菌表达，发酵液应定期进行质粒丢失率检查（通则 3406）。

2.2.4　发酵液处理

用适宜的方法收集、处理细胞。

2.2.5　初步纯化及高度纯化

采用经批准的纯化工艺进行初步纯化和高度纯化，使其纯度达到规定的要求。

2.2.6　过滤、结晶及干燥

经初步纯化和高度纯化后，采用经批准的结晶工艺及干燥工艺对纯化收集物进行结晶和干燥，干燥品即为甘精胰岛素原料药。

2.2.7　分批

应符合生物制品分包装及贮运管理（通则 0239）规定。

2.2.8　包装

应符合生物制品分包装及贮运管理（通则 0239）规定和批准的内容。

3　检定

3.1　性状

本品为白色或类白色粉末。

3.2　鉴别

3.2.1　在含量测定项下记录的色谱图中，供试品溶液主峰的保留时间应与对照品溶液主峰的保留时间一致。

3.2.2　取本品适量，用 0.01mol/L 盐酸溶液制成每 1ml 中含 10mg 的溶液，取 20μl，加 0.4mol/L 三羟甲基氨基甲烷-盐酸缓冲液（pH 9.0）98μl、V_8 酶溶液（5U/μl）4μl 与水 78μl，混匀，置 37℃ 水浴中 1 小时后，加 85% 磷酸 3μl 终止反应，作为供试品溶液；另取甘精胰岛素对照品适量，同法制备，作为对照品溶液。照高效液相色谱法（通则 0512）测定，用十八烷基硅烷键合硅胶为填充剂（3.5μm）；以 0.2mol/L 硫酸盐缓冲液（取无水硫酸钠 28.4g，加水溶解后，加磷酸 2.7ml、水 800ml，用乙醇胺调节 pH 值至 2.3，加水至 1000ml）-乙腈（90∶10）为流动相 A、乙腈-水（50∶50）为流动相 B，按下表进行梯度洗脱；流速为每分钟 1ml；柱温 40℃；检测波长为 214nm。

时间（分钟）	流动相 A（%）	流动相 B（%）
0	90	10
5	80	20
45	40	60
50	40	60

取对照品溶液和供试品溶液各 20μl，分别注入液相色谱仪，记录色谱图。片段Ⅱ与片段Ⅲ两峰之间的分离度不小于 3.4，片段Ⅱ峰与片段Ⅲ峰的拖尾因子均不得过 1.5。供试品溶液的肽图谱应与对照品溶液的肽图谱一致。

3.3　检查

3.3.1　有关物质

照 3.4 项进行，记录色谱图，按面积归一化法计算。最大有关物质不得过 0.4%，总有关物质不得过 1.0%。

3.3.2　高分子蛋白质

取本品适量，用 0.01mol/L 盐酸溶液制成每 1ml 中约含 2.0mg 的溶液，作为供试品溶液。照分子排阻色谱法（通则 0514）测定。以亲水改性硅胶为填充剂（5～10μm）；以冰醋酸-乙腈-水（200∶300∶400，混匀后，用

25%氨水调节pH值至3.0，加水至1000ml）为流动相，流速为每分钟0.5ml，检测波长为276nm。甘精胰岛素峰的保留时间应在16～25分钟。取甘精胰岛素适量，100℃加热1.5～3小时，用0.01mol/L盐酸溶液制成每1ml中约含2mg的溶液，取100μl注入液相色谱仪，高分子蛋白质峰高与甘精胰岛素峰和高分子蛋白质峰之间的谷高之比应不小于2.0。取供试品溶液100μl，注入液相色谱仪，记录色谱图，扣除保留时间大于甘精胰岛素峰的其他峰，按面积归一化法计算，保留时间小于甘精胰岛素峰的所有峰面积之和不得大于0.3%。

3.3.3　锌

精密称取本品适量，加0.01mol/L盐酸溶液制成每1ml中含锌0.4～0.8μg的溶液，摇匀。另精密量取锌单元素标准溶液适量，用0.01mol/L盐酸溶液分别稀释成每1ml中锌含量为0.2μg、0.4μg、0.6μg、0.8μg和1.0μg的锌标准溶液。照原子吸收分光光度法（通则0406第一法），在213.9nm的波长处测定吸光度。按干燥品计，含锌量不得大于0.80%。

3.3.4　干燥失重

取本品0.20g，105℃干燥至恒重，依法检查（通则0831），减失重量不得过8.0%。

3.3.5　炽灼残渣

取本品0.20g，依法检查（通则0841），遗留残渣不得过2.0%。

3.3.6　微生物限度

取本品0.30g，依法检查（通则1105），每1g供试品中需氧菌总数不得过300CFU。

3.3.7　细菌内毒素

取本品，依法检查（通则1143），每1mg甘精胰岛素中含内毒素的量应小于10EU。

3.3.8　宿主蛋白质残留量

取本品适量，依法检查（通则3412或通则3414），或采用经验证并批准的适宜方法检查，每1mg甘精胰岛素中宿主蛋白质残留量不得过10ng。

3.3.9　宿主DNA残留量

取本品适量，依法检查（通则3407），或采用经批准的方法检查，每1.5mg甘精胰岛素中宿主DNA残留量不得过10ng。

3.3.10　抗生素残留量

如种子液制备及后续生产使用了抗生素，依法检查（通则3408），或采用经批准的方法检查，不应有残余氨苄西林或其他抗生素活性。

3.3.11　生物学活性

至少每年测定1次。取本品适量，依法检查（通则1211），每组的实验动物数可减半，实验采用随机设计，照生物检定统计法（通则1431）中量反应平行线测定随机设计法计算效价，每1mg甘精胰岛素的效价不得少于15IU。

3.3.12　N末端氨基酸序列

至少每年测定1次。取本品，用氨基酸序列分析仪或其他适宜的方法测定。

A链N末端15个氨基酸序列：

Gly-Ile-Val-Glu-Gln-Cys-Cys-Thr-Ser-Ile-Cys-Ser-Leu-Tyr-Gln；

B链N末端15个氨基酸序列：

Phe-Val-Asn-Gln-His-Leu-Cys-Gly-Ser-His-Leu-Val-Glu-Ala-Leu。

3.3.13　单链前体

工艺中如有单链前体，应采用经批准的方法及限度进行控制。

3.4　含量测定

照高效液相色谱法（通则0512）测定。

色谱条件与系统适用性试验　用十八烷基硅烷键合硅胶为填充剂；取氯化钠18.4g，加磷酸盐缓冲液（取无水磷酸二氢钠20.7g，加水800ml溶解，再用85%磷酸调节pH值至2.5，加水至1000ml）250ml溶解，加乙腈250ml，混匀后，用水定容至1000ml，0.45μm滤膜过滤，作为流动相A；另取氯化钠3.2g，加上述磷酸盐缓冲液250ml溶解，加乙腈650ml，混匀后，用水定容至1000ml，0.45μm滤膜过滤，作为流动相B；流速为每分钟1.0ml，柱温35℃，检测波长为214nm。按下表进行梯度洗脱。

时间（分钟）	流动相A（%）	流动相B（%）
0	96	4
20	83	17
30	63	37
40	96	4

取甘精胰岛素注射液适量，用0.01mol/L氢氧化钠溶液调节pH值至5.0，30℃放置2～3周，使3^B-琥珀酰亚胺-甘精胰岛素（与主峰相对保留时间为0.97～0.98）含量为0.5%～1.5%，作为系统适用性溶液。取20μl注入液相色谱仪，记录色谱图，3^B-琥珀酰亚胺-甘精胰岛素峰高与甘精胰岛素峰和3^B-琥珀酰亚胺-甘精胰岛素峰之间的谷高之比应大于2.0，甘精胰岛素峰的拖尾因子应不大于1.8。

测定法　取本品适量，精密称定，加0.01mol/L盐酸溶液溶解并定量稀释制成每1ml中约含0.4mg的溶液，作为供试品溶液，精密量取20μl注入液相色谱仪，记录色谱图；另取甘精胰岛素对照品适量，同法测定。按外标法以峰面积计算，即得。

4　保存、运输及有效期

避光，密闭，在－15℃及以下保存和运输。自生产之日起，按批准的有效期执行。

甘精胰岛素注射液

Ganjing Yidaosu Zhusheye

Insulin Glargine Injection

本品系由甘精胰岛素原料药与适量的抑菌剂、渗透压调节剂配制而成。

1　基本要求

生产和检定用设施、原材料及辅料、水、器具等应符合“凡例”的有关要求。

2　制造

2.1　原料

应符合“甘精胰岛素”2.1～2.2 项下的规定。

2.2　半成品

2.2.1　配制与除菌

按照经批准的配方配制制剂溶液，除菌过滤后即为半成品，保存于适宜的温度。

2.2.2　半成品检定

按 3.1 项进行。

2.3　成品

2.3.1　分批

应符合生物制品分包装及贮运管理（通则 0239）规定。

2.3.2　分装

应符合生物制品分包装及贮运管理（通则 0239）与注射剂（通则 0102）有关规定。

2.3.3　规格

同批准的规格。

2.3.4　包装

应符合生物制品分包装及贮运管理（通则 0239）与注射剂（通则 0102）有关规定。

3　检定

3.1　半成品检定

如需对原液进行稀释或加入其他辅料配制半成品，应确定半成品的质量控制要求，按如下检项或经批准的检项进行。

3.1.1　无菌

按薄膜过滤法处理，依法检查（通则 1101），应符合规定。

3.1.2　细菌内毒素

依法检查（通则 1143），每 1ml 中含内毒素的量应小于 80EU。

3.2　成品检定

3.2.1　性状

应为无色或几乎无色的澄明液体。

3.2.2　鉴别

3.2.2.1　含量测定项下记录的色谱图中，供试品溶液主峰的保留时间应与对照品溶液主峰的保留时间一致。

3.2.2.2　在间甲酚检查项下记录的色谱图中，供试品溶液间甲酚峰的保留时间应与对照溶液间甲酚峰的保留时间一致。

3.2.3　检查

3.2.3.1　pH 值

取本品，依法检查（通则 0631），pH 值应为 3.5～4.5。

3.2.3.2　溶液的澄清度

取本品，溶液应澄清，如显浑浊，与 1 号浊度标准液（通则 0902）比较，不得更浓。

3.2.3.3　有关物质

照含量测定项下的方法，记录色谱图，除去间甲酚峰和溶剂峰，按面积归一化法计算，最大有关物质不得过 1.0%，有关物质总和不得过 3.0%。

3.2.3.4　高分子蛋白质

取本品 50μl 注入液相色谱仪，照“甘精胰岛素”3.3.2 项下方法检查，除去保留时间大于甘精胰岛素峰的其他峰，按面积归一化法计算，保留时间小于甘精胰岛素峰的所有峰面积之和不得大于 0.3%。

3.2.3.5　锌

取本品适量，用 0.01mol/L 盐酸溶液制成每 1ml 中含锌 0.4～0.8μg 的溶液作为供试品溶液，照“甘精胰岛素”3.3.3 项下的方法试验，每 100IU 中含锌量应为 20～40μg。

3.2.3.6　间甲酚

取间甲酚（纯度≥99.5%），精密称定，用 0.01mol/L 盐酸溶液定量稀释制成每 1ml 中约含间甲酚 0.27mg 的溶液，作为间甲酚对照溶液；精密量取本品 1.0ml，置 10ml 量瓶中，用 0.01mol/L 盐酸溶液稀释至刻度，作为供试品溶液。照含量测定项下的色谱条件，检测波长为 270nm。精密量取间甲酚对照溶液和供试品溶液各 20μl，分别注入液相色谱仪，记录色谱图，按外标法以峰面积计算。含间甲酚应为处方量的 90.0%～110.0%。

3.2.3.7　无菌

取本品，依法检查（通则 1101），应符合规定。

3.2.3.8　细菌内毒素

取本品，依法检查（通则 1143），每 100IU 中含内毒素的量应小于 80EU。

3.2.3.9　不溶性微粒

取本品，依法检查（通则 0903），含 10μm 及 10μm 以上的微粒不得过 6000 个/容器；含 25μm 及 25μm 以上的微粒不得过 600 个/容器。

3.2.3.10　装量

取本品，依法检查（通则 0102），每支（瓶）的装量均不得少于其标示量。

3.2.3.11　可见异物

取本品，依法检查（通则 0904），应符合规定。

3.2.4　含量测定

临用新制。精密量取本品适量，加 0.01mol/L 盐酸溶液制成每 1ml 中约含 10IU 的溶液，作为供试品溶液。

取供试品溶液 20μl，照“甘精胰岛素”3.4 项下的方法试验，含甘精胰岛素应为标示量的 95.0%～105.0%。

4 保存、运输及有效期

于 2～8℃避光保存及运输，避免冰冻。自生产之日起，按批准的有效期执行。

5 使用说明

应符合生物制品分包装及贮运管理（通则 0239）规定和批准的内容。

赖脯胰岛素

Laipu Yidaosu

Insulin Lispro

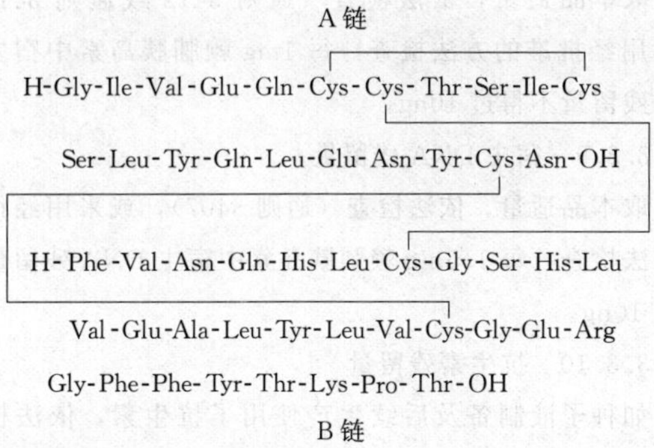

分子式　$C_{257}H_{383}N_{65}O_{77}S_6$

分子量　5807.57

本品系由含有可高效表达赖脯胰岛素基因的工程化细胞，经发酵、分离、高度纯化、结晶和干燥制成的原料药。赖脯胰岛素为 28^B-L-赖氨酸-29^B-L-脯氨酸-人胰岛素，在结构上将人胰岛素 B 链第 28 位脯氨酸和第 29 位赖氨酸互换，形成 Lys（B_{28}）、Pro（B_{29}）。按干燥品计算，每 1mg 含赖脯胰岛素应不低于 27.0 单位。

每 1 单位赖脯胰岛素相当于 0.0347mg。

1　基本要求

生产和检定用设施、原材料及辅料、水、器具等应符合“凡例”的有关要求。

2　制造

2.1　工程细胞

工程菌菌种名称、来源及种子批检定应符合批准的要求。

2.2　原料

2.2.1　种子液制备

将检定合格的工作种子批细胞接种于适宜的培养基（可含适量抗生素）中培养。

2.2.2　发酵用培养基

采用适宜的不含抗生素的培养基。

2.2.3　种子液接种及发酵培养

2.2.3.1　在灭菌培养基中接种适量种子液。

2.2.3.2　在适宜的温度下进行发酵，应根据经批准的发酵工艺进行，并确定相应的发酵条件，如温度、pH 值、溶解氧、补料、发酵时间等。如系大肠埃希菌表达，发酵液应定期进行质粒丢失率检查（通则 3406）。

2.2.4　发酵液处理

用适宜的方法收集、处理细胞。

2.2.5　初步纯化及高度纯化

采用经批准的纯化工艺进行初步纯化和高度纯化，使其纯度达到规定的要求。

2.2.6　过滤、结晶及干燥

经初步纯化和高度纯化后，采用经批准的结晶工艺及干燥工艺对纯化收集物进行除菌过滤、结晶和干燥，干燥品即为赖脯胰岛素原料药。

2.2.7　分批

应符合生物制品分包装及贮运管理（通则 0239）规定。

2.2.8　包装

应符合生物制品分包装及贮运管理（通则 0239）规定和批准的内容。

3　检定

3.1　性状

本品为白色或类白色粉末。

3.2　鉴别

3.2.1　在含量测定项下记录的色谱图中，供试品溶液主峰的保留时间应与对照品溶液主峰的保留时间一致。

3.2.2　取本品适量，用 0.1% 三氟乙酸溶液制成每 1ml 中含 10mg 的溶液，取 20μl，加 0.2mol/L 三羟甲基氨基甲烷-盐酸缓冲液（pH 7.3）98μl、0.1% V_8 酶溶液 4μl 与水 78μl，混匀，置 37℃水浴中 2 小时后，加 85% 磷酸 3μl，作为供试品溶液；另取赖脯胰岛素对照品适量，同法制备，作为对照品溶液。照含量测定项下的方法，以 0.2mol/L 硫酸盐缓冲液（pH 2.3）-乙腈（90：10）为流动相 A，乙腈-水（50：50）为流动相 B，按下表进行梯度洗脱。

时间（分钟）	流动相 A（%）	流动相 B（%）
0	90	10
5	80	20
45	40	60
50	40	60

取对照品溶液和供试品溶液各 25μl，分别注入液相色谱仪，记录色谱图。片段Ⅱ与片段Ⅲ两峰之间的分离度不小于 3.4，片段Ⅱ峰与片段Ⅲ峰的拖尾因子均不得过 1.5。供试品溶液的肽图谱应与对照品溶液的肽图谱一致。

3.3　检查

3.3.1　有关物质

取本品适量，加 0.01mol/L 盐酸溶液溶解并制成每 1ml 中含 3.5mg 的溶液，作为供试品溶液。取供试品溶液适量，室温放置，使 A_{21} 脱酰胺赖脯胰岛素含量为 0.8%～11.0%，作为系统适用性试验溶液。照含量测定项下的色谱条件，以 0.2mol/L 硫酸盐缓冲液（pH 2.3）-乙腈（82：18）为流动相 A，乙腈-水（50：50）为流动相 B，按下表进行梯度洗脱。

时间（分钟）	流动相 A（%）	流动相 B（%）
0	81	19
60	81	19
83	51	49
84	81	19

取系统适用性试验溶液 20μl 注入液相色谱仪，记录色谱图，调节流动相比例使赖脯胰岛素主峰的保留时间约为 41 分钟，A_{21}脱酰胺赖脯胰岛素峰的保留时间在线性梯度开始之前。赖脯胰岛素主峰和A_{21}脱酰胺赖脯胰岛素峰之间的分离度应不小于 2.5，拖尾因子应不大于 2.0。另取供试品溶液 20μl 注入液相色谱仪，记录色谱图，按峰面积归一化法计算，A_{21}脱酰胺赖脯胰岛素峰不得过 1.00%，其他任何单个杂质峰不得过 0.50%，其他杂质峰面积之和（不包括A_{21}脱酰胺赖脯胰岛素）不得大于 2.00%。

3.3.2　高分子蛋白质

取本品适量，加 0.01mol/L 盐酸溶液溶解并制成每 1ml 中约含 4.0mg 的溶液，作为供试品溶液。照分子排阻色谱法（通则 0514）测定。以亲水改性硅胶为填充剂（5～10μm）；以冰醋酸-乙腈-0.1%精氨酸溶液（15：20：65）为流动相，流速为每分钟 0.5ml；检测波长为 276nm。取赖脯胰岛素适量，室温放置 10～20 天，使高分子蛋白质含量不小于 0.4%（或取人胰岛素单体-二聚体对照品适量），用 0.01mol/L 盐酸溶液制成每 1ml 中约含 4mg 的溶液；取 100μl 注入液相色谱仪，赖脯胰岛素单体-二聚体（或人胰岛素单体-二聚体）的分离度应符合要求。取供试品溶液 100μl，注入液相色谱仪，记录色谱图，扣除保留时间大于赖脯胰岛素峰的其他峰，按面积归一化法计算，保留时间小于赖脯胰岛素峰的所有峰面积之和不得大于 0.25%。

3.3.3　锌

精密称取本品适量，加 0.01mol/L 盐酸溶液制成每 1ml 中含锌 0.4～0.8μg 的溶液，摇匀。另精密量取锌单元素标准溶液适量，用 0.01mol/L 盐酸溶液分别稀释成每 1ml 中锌含量为 0.2μg、0.4μg、0.6μg、0.8μg 和 1.0μg 的锌标准溶液。照原子吸收分光光度法（通则 0406 第一法），在 213.9nm 的波长处测定吸光度。按干燥品计，锌含量应为 0.3%～0.6%。

3.3.4　干燥失重

取本品 0.20g，105℃干燥至恒重，依法检查（通则 0831），减失重量不得过 10.0%。

3.3.5　炽灼残渣

取本品 0.20g，依法检查（通则 0841），以干燥品计，遗留残渣不得过 2.5%。

3.3.6　微生物限度

取本品 0.30g，依法检查（通则 1105），每 1g 供试品中需氧菌总数不得过 100CFU。

3.3.7　细菌内毒素

取本品，依法检查（通则 1143），每 1mg 赖脯胰岛素中含内毒素的量应小于 10EU。

3.3.8　宿主蛋白质残留量

取本品适量，依法检查（通则 3412 或通则 3414），或采用经批准的方法检查，每 1mg 赖脯胰岛素中宿主蛋白质残留量不得过 10ng。

3.3.9　宿主 DNA 残留量

取本品适量，依法检查（通则 3407），或采用经批准的方法检查，每 1.5mg 赖脯胰岛素中宿主 DNA 残留量不得过 10ng。

3.3.10　抗生素残留量

如种子液制备及后续生产使用了抗生素，依法检查（通则 3408），或采用经批准的方法检查，不应有残余氨苄西林或其他抗生素活性。

3.3.11　生物学活性

至少每年测定 1 次。取本品适量，依法检查（通则 1211），取血时间 30 分钟，每组的实验动物数可减半，实验采用随机设计，照生物检定统计法（通则 1431）中量反应平行线测定随机设计法计算效价，每 1mg 赖脯胰岛素的效价不得少于 15 单位。

3.3.12　N 末端氨基酸序列

至少每年测定 1 次。取本品，用氨基酸序列分析仪或其他适宜的方法测定。

A 链 N 末端 15 个氨基酸序列：

Gly-Ile-Val-Glu-Gln-Cys-Cys-Thr-Ser-Ile-Cys-Ser-Leu-Tyr-Gln；

B 链 N 末端 15 个氨基酸序列：

Phe-Val-Asn-Gln-His-Leu-Cys-Gly-Ser-His-Leu-Val-Glu-Ala-Leu。

3.3.13　单链前体

工艺中如有单链前体，应采用经验证并批准的方法及限度进行控制。

3.4　含量测定

照高效液相色谱法（通则 0512）测定。

色谱条件与系统适用性试验　用十八烷基硅烷键合硅胶为填充剂（3μm），以 0.2mol/L 硫酸盐缓冲液（取无水硫酸钠 28.4g，加水 800ml，溶解后，用 85%磷酸调节 pH 值至 2.3，加水至 1000ml，过滤）-乙腈（74：26，或其他适宜比例）为流动相；流速为每分钟 1.0ml；柱温 40℃；检测波长为 214nm。取系统适用性试验溶液（取赖脯胰岛素对照品适量，加 0.01mol/L 盐酸溶液溶解并制成每 1ml 中含 1mg 的溶液，室温放置，使A_{21}脱酰胺赖脯胰岛素含量为 0.8%～11.0%）20μl，注入液相色谱仪，调节流动相比例，使赖脯胰岛素主峰保留时间约为 20 分钟，赖脯胰岛素主峰与A_{21}脱酰胺赖脯胰岛素峰之间的分离度应不小于 3.0，主峰拖尾因子应不大于 1.5，主峰峰面积的 RSD（$n \geqslant 3$）不得过 1.1%。

测定法　取本品适量，精密称定，加 0.01mol/L 盐酸溶液溶解并定量稀释制成每 1ml 中约含 20 单位的溶液（临用新制），精密量取 20μl，注入液相色谱仪，记录色谱图；另取赖脯胰岛素对照品适量，同法测定。按外标法以峰面积计算，即得。

4　保存、运输及有效期

避光，密闭，在 −15℃及以下保存和运输。自生产之日起，按批准的有效期执行。

赖脯胰岛素注射液

Laipu Yidaosu Zhusheye

Insulin Lispro Injection

本品系由赖脯胰岛素原料药与适量的抑菌剂、渗透压调节剂配制而成。

1　基本要求

生产和检定用设施、原材料及辅料、水、器具等应符合“凡例”的有关要求。

2　制造

2.1　原料

应符合“赖脯胰岛素”2.1～2.2 项下的规定。

2.2　半成品

2.2.1　配制与除菌

按照经批准的配方进行稀释、配制，除菌过滤后即为半成品，保存于适宜的温度。

2.2.2　半成品检定

按 3.1 项进行。

2.3　成品

2.3.1　分批

应符合生物制品分包装及贮运管理（通则 0239）规定。

2.3.2　分装

应符合生物制品分包装及贮运管理（通则 0239）与注射剂（通则 0102）有关规定。

2.3.3　规格

同批准的规格。

2.3.4　包装

应符合生物制品分包装及贮运管理（通则 0239）与注射剂（通则 0102）有关规定。

3　检定

3.1　半成品检定

如需对原液进行稀释或加入其他辅料配制半成品，应确定半成品的质量控制要求，按如下检项或经批准的检项进行。

3.1.1　无菌

按薄膜过滤法处理，依法检查（通则 1101），应符合规定。

3.1.2　细菌内毒素

依法检查（通则 1143），每 1ml 中含内毒素的量应小于 80EU。

3.2　成品检定

3.2.1　性状

应为无色或几乎无色的澄明液体。

3.2.2　鉴别

3.2.2.1　含量测定项下记录的色谱图中，供试品溶液主峰的保留时间应与对照品溶液主峰的保留时间一致。

3.2.2.2　在间甲酚检查项下记录的色谱图中，供试品溶液间甲酚峰的保留时间应与对照溶液间甲酚峰的保留时间一致。

3.2.3　检查

3.2.3.1　pH 值

取本品，依法检查（通则 0631），pH 值应为 7.0～7.8。

3.2.3.2　有关物质

取本品，每 1ml 中加 9.6mol/L 盐酸溶液 3μl，混匀，作为供试品溶液；取供试品溶液 20μl，照“赖脯胰岛素”3.3.1 项下的方法，记录色谱图，除去间甲酚峰和溶剂峰，按峰面积归一化法计算，A_{21} 脱酰胺赖脯胰岛素峰不得大于 1.50%，其他有关物质峰面积之和不得大于 4.00%。

3.2.3.3　高分子蛋白质

取本品，每 1ml 加 9.6mol/L 盐酸溶液 3μl，混匀，作为供试品溶液；取供试品溶液 100μl，照“赖脯胰岛素”3.3.2 项下的方法检查，除去保留时间大于赖脯胰岛素峰的其他峰，按面积归一化法计算，保留时间小于赖脯胰岛素峰的所有峰面积之和不得大于 1.5%。

3.2.3.4　锌

取本品适量，用 0.01mol/L 盐酸溶液制成每 1ml 中含锌 0.4～0.8μg 的溶液作为供试品溶液，照“赖脯胰岛素”3.3.3 项下的方法检查，每 100 单位中含锌量应为 14～35μg。

3.2.3.5　间甲酚

取间甲酚（纯度≥99.5%），精密称定，用 0.01mol/L 盐酸溶液定量稀释制成每 1ml 中约含间甲酚 0.3mg 的溶液，作为间甲酚对照溶液；精密量取本品适量，用 0.01mol/L 盐酸溶液定量稀释制成每 1ml 约含间甲酚 0.3mg 的溶液，作为供试品溶液。照“赖脯胰岛素”3.4 项下的色谱条件，检测波长为 270nm。取赖脯胰岛素对照品适量，用间甲酚对照溶液制成每 1ml 中含赖脯胰岛素 1mg 的溶液，取 20μl 注入液相色谱仪，间甲酚峰与赖脯胰岛素主峰的分离度应符合要求。精密量取间甲酚对照溶液和供试品溶液各 20μl，分别注入液相色谱仪，记录色谱图，按外标法以峰面积计算。含间甲酚应为处方量的 90.0%～110.0%。

3.2.3.6　无菌

取本品，依法检查（通则 1101），应符合规定。

3.2.3.7　细菌内毒素

取本品，依法检查（通则 1143），每 100 单位中含内毒素的量应小于 80EU。

3.2.3.8　不溶性微粒

取本品，依法检查（通则 0903），含 10μm 及 10μm 以上的微粒不得过 6000 个/容器；含 25μm 及 25μm 以上的微粒不得过 600 个/容器。

3.2.3.9　装量

取本品，依法检查（通则 0102），每支（瓶）的装量均不得少于其标示量。

3.2.3.10　可见异物

取本品，依法检查（通则 0904），应符合规定。

3.2.4　含量测定

精密量取本品适量，加 0.01mol/L 盐酸溶液定量制成每 1ml 中含 10 单位的溶液（临用新制），精密量取 20μl，照“赖脯胰岛素”3.4 项下的方法测定。含赖脯胰岛素应为标示量的 95.0%～105.0%。

4　保存、运输及有效期

于 2～8℃避光保存及运输，避免冰冻。自生产之日起，按批准的有效期执行。

5　使用说明

应符合生物制品分包装及贮运管理（通则 0239）规定和批准的内容。

注射用人生长激素

Zhusheyong Ren Shengzhangjisu

Human Somatropin for Injection

FPTIPLSRLF DNAMLRAHRL HQLAFDTYQE 30
FEEAYIPKEQ KYSFLQNPQT SLCFSESIPT 60
PSNREETQQK SNLELLRISL LLIQSWLEPV 90
QFLRSVFANS LVYGASDSNV YDLLKDLEEG 120
IQTLMGRLED GSPRTGQIFK QTYSKFDTNS 150
HNDDALLKNY GLLYCFRKDM DKVETFLRIV 180
QCRSVEGSCG F 191

分子式 $C_{990}H_{1528}N_{262}O_{300}S_7$

分子量 22125

本品系由含有可高效表达人生长激素基因的工程化细胞，经过发酵和纯化后获得人生长激素，加入适宜稳定剂和（或）保护剂后冻干制成。本品不含抗生素和抑菌剂。每 1mg 人生长激素相当于 3.0IU。

1 基本要求

生产和检定用设施、原材料及辅料、水、器具、动物等应符合“凡例”的有关要求。

2 制造

2.1 工程细胞

人生长激素工程化细胞名称、来源及种子批检定应符合批准的要求。

2.2 原液

2.2.1 种子液制备

将检定合格的工作种子批细胞接种于适宜的培养基（可含适量抗生素）中培养。

2.2.2 发酵用培养基

采用适宜的不含抗生素的培养基。

2.2.3 种子液接种及发酵培养

在灭菌培养基中接种适量种子液。在适宜温度下根据经批准的发酵工艺进行发酵。发酵液应定期进行质粒丢失率检查（通则 3406）。

2.2.4 发酵液处理

用适宜的方法收集并处理菌体。

2.2.5 纯化

采用经批准的工艺进行纯化，得到人生长激素原液。如需保存，应规定保存温度和时间。

2.2.6 原液检定

按 3.1 项进行。

2.3 半成品

2.3.1 配制与除菌

按经批准的配方配制稀释液。将原液用稀释液稀释至所需浓度，过滤后即为半成品，保存于适宜的温度。

2.3.2 半成品检定

按 3.2 项进行。

2.4 成品

2.4.1 分批

应符合生物制品分包装及贮运管理（通则 0239）规定。

2.4.2 分装及冻干

应符合生物制品分包装及贮运管理（通则 0239）与注射剂（通则 0102）有关规定。

2.4.3 规格

同批准的规格。

2.4.4 包装

应符合生物制品分包装及贮运管理（通则 0239）与注射剂（通则 0102）有关规定。

3 检定

3.1 原液检定

3.1.1 外观

应为无色澄清或微浊液体。

3.1.2 鉴别

3.1.2.1 反相色谱法

照高效液相色谱法（通则 0512）测定。

试剂 三羟甲基氨基甲烷缓冲液（Tris 缓冲液） 取三羟甲基氨基甲烷 6.05g，加水溶解并稀释至 900ml，用 1mol/L 盐酸溶液调节 pH 值至 7.5，并用水稀释至 1000ml，摇匀。

对照品溶液 取人生长激素标准品适量，加 Tris 缓冲液使溶解并稀释制成每 1ml 中含人生长激素 2mg 的溶液。

供试品溶液 取人生长激素原液适量，照对照品溶液同法制备。

测定法 取对照品溶液和供试品溶液，按 3.1.3.1 相关蛋白质项下的色谱条件试验，记录色谱图。

结果判定 供试品溶液色谱图中主峰的保留时间应与对照品溶液色谱图中主峰的保留时间一致。

3.1.2.2 凝胶色谱法

在 3.1.4 项下记录的色谱图中，供试品溶液主峰的保留时间应与对照品溶液主峰的保留时间一致。

3.1.2.3 毛细管电泳法

对照品溶液 取人生长激素标准品适量，用水稀释成每 1ml 约含人生长激素 1mg 的溶液。

供试品溶液 取人生长激素原液适量，用水稀释成每 1ml 约含人生长激素 1mg 的溶液，该溶液与对照品溶液等体积混合，摇匀。

电泳条件 同 3.1.3.3 项下电泳条件。

测定法 取供试品溶液，按 3.1.3.3 项下的条件试验，记录电泳图。

结果判定 在供试品溶液电泳图中，人生长激素主峰应为无分裂单一峰。

3.1.2.4　肽图

照高效液相色谱法（通则 0512）测定。

试剂　胰蛋白酶溶液　取经甲苯磺酰苯丙氨酰氯甲酮（TPCK）处理的胰蛋白酶适量，加 3.1.2.1 反相色谱法项下的 Tris 缓冲液溶解并制成每 1ml 约含 2mg 的溶液。

对照品溶液　取人生长激素标准品，加 Tris 缓冲液溶解并制成每 1ml 中约含 2mg 的溶液。取此液 300μl、胰蛋白酶溶液 20μl 与 Tris 缓冲液 300μl，混匀，置 37℃ 4 小时，立即置－20℃终止反应。

供试品溶液　取人生长激素原液适量，必要时用 Tris 缓冲液稀释制成每 1ml 中约含人生长激素 2mg 的溶液，其他同对照品溶液方法制备。

空白溶液　取人生长激素标准品适量，不加胰蛋白酶溶液，其他同对照品溶液方法制备。

色谱条件　用辛基硅烷键合硅胶为填充剂（5～10μm），柱温为 35℃；以 0.1％三氟乙酸溶液为流动相 A，以含 0.1％三氟乙酸的 90％乙腈溶液为流动相 B，按下表进行梯度洗脱，流速为每分钟 1.0ml；检测波长为 214nm；进样体积 100μl。

时间（分钟）	流动相 A（％）	流动相 B（％）
0	100	0
20	80	20
45	75	25
70	50	50
75	20	80

测定法　取空白溶液、对照品溶液和供试品溶液，分别注入液相色谱仪，记录色谱图。

结果判定　忽略空白溶液色谱峰，供试品溶液肽图谱应与对照品溶液肽图谱基本一致。

3.1.2.5　N 末端氨基酸序列

至少每年测定 1 次。采用氨基酸序列分析仪或其他适宜方法测定。N 端序列应为：

F-P-T-I-P-L-S-R-L-F-D-N-A-M-L。

3.1.3　检查

3.1.3.1　相关蛋白质

照高效液相色谱法（通则 0512）测定。

供试品溶液　取人生长激素原液适量，用 3.1.2.1 反相色谱法项下的 Tris 缓冲液稀释并制成每 1ml 中约含人生长激素 2mg 的溶液。

系统适用性溶液　取人生长激素标准品适量，用 Tris 缓冲液溶解并制成每 1ml 中约含人生长激素 2mg 的溶液，过滤除菌，室温放置 24 小时。

色谱条件　用丁基硅烷键合硅胶为填充剂（5～10μm），柱温为 45℃；以 Tris 缓冲液-正丙醇（71：29）为流动相，可调节流动相中正丙醇比例使人生长激素峰保留时间为 30～36 分钟，流速为每分钟 0.5ml；检测波长为 220nm；进样体积 20μl。

系统适用性要求　系统适用性溶液色谱图中，人生长激素峰与脱酰胺人生长激素峰之间的分离度应不小于 1.0，人生长激素峰的拖尾因子应为 0.9～1.8。

测定法　取供试品溶液，注入液相色谱仪，记录色谱图至主成分峰保留时间的 2 倍。按面积归一化法计算相关蛋白质含量。

限度　不得大于 6.0％。

3.1.3.2　高分子蛋白质

供试品溶液、色谱条件与系统适用性要求　见 3.1.4。

测定法　取供试品溶液，注入液相色谱仪，记录色谱图。保留时间小于主成分峰的峰均视为高分子蛋白质峰，按面积归一化法计算高分子蛋白质含量。保留时间大于主成分峰的色谱峰忽略不计。

限度　不得大于 4.0％。

3.1.3.3　电荷变异体

照毛细管电泳法（通则 0542）测定。

对照品溶液　取人生长激素标准品适量，用水稀释成每 1ml 约含人生长激素 1mg 的溶液。

系统适用性溶液　取人生长激素系统适用性对照品适量，加水稀释成每 1ml 约含人生长激素 1mg 的溶液。

灵敏度溶液　取人生长激素标准品适量，加水定量稀释成每 1ml 含人生长激素 20μg 的溶液。

供试品溶液　取人生长激素原液，用水稀释成每 1ml 约含人生长激素 1mg 的溶液。

磷酸盐缓冲液　取磷酸氢二铵 13.2g，加水 1000ml 使溶解，用磷酸调 pH 值至 6.0，过滤。

电泳条件　经预处理［依次用 1mol/L 氢氧化钠溶液（配制后置玻璃瓶中存放 24 小时以上）、水、磷酸盐缓冲液冲洗 20 分钟、10 分钟、20 分钟］的未涂层熔融石英毛细管（有效长度至少 70cm，内径 50μm），毛细管柱温 30℃；样品盘温度 4～8℃；进样前，依次用 0.1mol/L 氢氧化钠溶液（配制后置玻璃瓶中存放 24 小时以上）、水、磷酸盐缓冲液冲洗毛细管 2 分钟、3 分钟、6 分钟；进样时，在压力或真空下进样至少 5 秒，然后进样磷酸盐缓冲液 1 秒。以磷酸盐缓冲液作为电极液，电泳电压为 217V/cm；检测波长 200nm。可根据所用毛细管的长度和仪器种类，调整毛细管预处理程序和进样前冲洗程序；为满足系统适用性要求，进样时间和压力可适当调整。

系统适用性要求　系统适用性溶液图谱应与人生长激素系统适用性对照品说明书中所附图谱相似，参考附图进行峰归属和峰面积积分，脱酰胺组分峰（I4，通常以峰簇形式出现，相对主峰保留时间为 1.02～1.11）与主峰之间应能检出 I3 峰，I3 峰与主峰的分离度应不小于 1.5；灵敏度溶液图谱中，主峰信噪比应不低于 10。

测定法　取对照品溶液、供试品溶液进样，记录电泳图至主成分峰迁移时间的 2 倍。在供试品溶液电泳图中，按校正峰面积（峰面积与迁移时间之比）归一化法计算总电荷变异体含量。

限度　应不得过10.0%。

3.1.3.4　宿主菌DNA残留量

依法测定（通则3407）或采用经验证并批准的其他适宜方法。每1mg人生长激素中含宿主菌DNA残留量不得过1.5ng。

3.1.3.5　宿主菌蛋白质残留量

依法检查（通则3412或通则3414）或采用经验证并批准的其他适宜方法。每1mg人生长激素中宿主菌蛋白质残留量应不得过10ng。

3.1.3.6　残余抗生素活性

如在生产（例如种子液制备）中使用抗生素，应依法检查（通则3408），或按照经验证并批准的方法检查，不应有残余氨苄西林或其他抗生素活性。

3.1.3.7　细菌内毒素

依法检查（通则1143），每1mg人生长激素含内毒素的量应小于5.0EU。

3.1.4　含量测定

照分子排阻色谱法（通则0514）测定。

试剂　(1) 0.063mol/L磷酸盐缓冲液　取无水磷酸氢二钠5.18g和磷酸二氢钠3.65g，加水950ml，调pH值至7.0，加水至1000ml，摇匀。

(2) 0.025mol/L磷酸盐缓冲液　取0.063mol/L磷酸盐缓冲液100ml，用水稀释至250ml，必要时调pH值至7.0。

对照品溶液　取人生长激素标准品适量，加0.025mol/L磷酸盐缓冲液溶解并制成每1ml中约含人生长激素1.0mg的溶液。

供试品溶液　取人生长激素原液适量，加0.025mol/L磷酸盐缓冲液稀释并制成每1ml中约含人生长激素1.0mg的溶液。

系统适用性溶液　取人生长激素单体-二聚体混合物对照品适量，加0.025mol/L磷酸盐缓冲液溶解并制成每1ml中约含1.0mg的溶液。

色谱条件　以适合分离分子质量为5000～60 000Da球状蛋白的亲水改性硅胶为填充剂；以异丙醇-0.063mol/L磷酸盐缓冲液（3∶97）为流动相；流速为每分钟0.6ml；检测波长为214nm；进样体积20μl。

系统适用性要求　系统适用性色谱图中，人生长激素单体峰与二聚体峰之间的分离度应符合要求。

测定法　取供试品溶液和对照品溶液，分别注入液相色谱仪，记录色谱图。按外标法以峰面积计算。

3.1.5　比活性

依法测定（通则3537）供试品相对效价，并按下式计算比活性。每1mg人生长激素的活性不得少于2.0IU。

$$供试品生物学活性\ (IU/ml) = 标准品生物学活性\ (IU/ml) \times 供试品相对效价 \times \frac{D_s}{D_r}$$

式中　D_s为供试品预稀释倍数；D_r为标准品预稀释倍数。

$$供试品比活性\ (IU/mg) = \frac{供试品生物学活性\ (IU/ml)}{供试品的人生长激素含量\ (mg/ml)}$$

3.2　半成品检定

如需对原液进行稀释或加入其他辅料制成半成品，应确定半成品的质量控制要求，应按如下检项或经批准的检项进行。

3.2.1　细菌内毒素

依法检查（通则1143）。每1mg人生长激素含内毒素的量应小于5.0EU。

3.2.2　无菌

依法检查（通则1101薄膜过滤法），应符合规定。

3.3　成品检定

3.3.1　外观

本品为白色粉末。

3.3.2　鉴别

3.3.2.1　反相色谱法

供试品溶液、对照品溶液与色谱条件　见3.3.3.3相关蛋白质项下。

测定法　取本品，按3.3.3.3相关蛋白质项下色谱条件试验。

结果判定　在供试品溶液记录的色谱图中，供试品溶液主峰的保留时间应与对照品溶液主峰的保留时间一致。

3.3.2.2　毛细管电泳法

对照品溶液　取人生长激素标准品适量，用水稀释成每1ml约含人生长激素1mg的溶液。

供试品溶液　取本品适量，用水稀释成每1ml约含人生长激素1mg的溶液，该溶液与对照品溶液等体积混合，摇匀。

电泳条件　同3.1.3.3项下电泳条件。

测定法　取供试品溶液，按3.1.3.3项下的条件试验，记录电泳图。

结果判定　供试品溶液电泳图中，人生长激素峰应为无分裂单一峰。

3.3.3　检查

3.3.3.1　pH值

取本品，每瓶按说明书标示量加适量注射用水或稀释剂溶解，依法测定（通则0631），pH值应为6.5～8.5。

3.3.3.2　溶液的澄清度与颜色

取本品，用水溶解并稀释制成每1ml中约含人生长激素1.6mg的溶液，依法检查（通则0901第一法与通则0902第一法），溶液应澄清无色；如显浑浊，与2号浊度标准液比较，不得更浓。

3.3.3.3　相关蛋白质

取本品，照3.1.3.1项下的方法检查并计算。

限度　不得大于12.0%。

3.3.3.4　高分子蛋白质

取本品，照 3.1.3.2 项下的方法试验并计算。

限度　不得大于 6.0%。

3.3.3.5　电荷变异体

照毛细管电泳法（通则 0542）测定。

对照品溶液、系统适用性溶液、灵敏度溶液、磷酸盐缓冲液　照 3.1.3.3 项下同法配制。

供试品溶液　取本品，用水溶解并稀释成每 1ml 约含人生长激素 1mg 的溶液。

空白溶液　按制剂配方和供试品溶液中终浓度，制备不含人生长激素的辅料溶液。

电泳条件　同 3.1.3.3 项下电泳条件。

系统适用性要求　除满足 3.1.3.3 项下系统适用性要求外，在空白溶液记录的电泳图中，应无干扰峰。

测定法　按 3.1.3.3 项下的条件试验。供试品溶液电泳图中，忽略空白溶液峰，按校正峰面积（峰面积与迁移时间之比）归一化法计算总电荷变异体含量。

限度　应不得大于 11.5%。

3.3.3.6　水分

取本品，照水分测定法（通则 0832 第一法 2 库仑滴定法）或经批准的其他方法，含水分不得过 3.0%。

3.3.3.7　装量差异

依法检查（通则 0102），应符合规定。

3.3.3.8　不溶性微粒

取本品，依法检查（通则 0903），每份容器中含 10μm 及 10μm 以上的微粒数不得过 6000 粒；含 25μm 及 25μm 以上的微粒数不得过 600 粒。

3.3.3.9　可见异物

取本品，每瓶按说明书标示量加适量注射用水或附带溶剂溶解，依法检查（通则 0904 第一法），不得检出金属屑、玻璃屑或最大粒径超过 2mm 纤维和块状物等明显外来的可见异物。

3.3.3.10　无菌

依法检查（通则 1101 薄膜过滤法），应符合规定。

3.3.3.11　细菌内毒素

依法检查（通则 1143），每 1mg 人生长激素含内毒素的量应小于 5.0EU。

3.3.3.12　异常毒性

取本品，加氯化钠注射液或灭菌注射用水制成每 1ml 中含人生长激素 1.6mg 的溶液，依法检查（通则 1141 小鼠试验法），应符合规定。

3.3.4　生物学活性

每年至少测定 1 次。依法测定（通则 3537），应为标准品的 70%～140%。

3.3.5　含量测定

供试品溶液　取本品 5 瓶，分别加 0.025mol/L 磷酸盐缓冲液适量使内容物溶解，5 瓶全量混合，摇匀并定量稀释制成每 1ml 中约含人生长激素 1.0mg 的溶液。

对照品溶液、色谱条件、系统适用性要求与测定法见 3.1.4 项下测定。

限度　含人生长激素应为标示量的 90.0%～110.0%。

4　稀释剂

如产品有专用稀释剂，应符合批准的生产工艺及质量标准要求。

5　保存、运输及有效期

于 2～8℃避光、密闭保存和运输。自生产之日起，按批准的有效期执行。

6　使用说明

应符合生物制品分包装及贮运管理（通则 0239）规定和批准的内容。

人生长激素注射液

Ren Shengzhangjisu Zhusheye

Human Somatropin Injection

FPTIPLSRLF	DNAMLRAHRL	HQLAFDTYQE	30
FEEAYIPKEQ	KYSFLQNPQT	SLCFSESIPT	60
PSNREETQQK	SNLELLRISL	LLIQSWLEPV	90
QFLRSVFANS	LVYGASDSNV	YDLLKDLEEG	120
IQTLMGRLED	GSPRTGQIFK	QTYSKFDTNS	150
HNDDALLKNY	GLLYCFRKDM	DKVETFLRIV	180
QCRSVEGSCG	F		191

分子式 $C_{990}H_{1528}N_{262}O_{300}S_7$

分子量 22125

本品系由含有可高效表达人生长激素基因的工程化细胞，经过发酵和纯化后获得的人生长激素，加入适宜稳定剂和（或）保护剂制成的无菌液体制剂，本品可含抑菌剂，不含抗生素。每 1mg 人生长激素相当于 3.0IU。

1 基本要求

生产和检定用设施、原材料及辅料、水、器具、动物等应符合"凡例"的有关要求。

2 制造

2.1 工程细胞

人生长激素工程化细胞名称、来源及种子批检定应符合批准的要求。

2.2 原液

2.2.1 种子液制备

将检定合格的工作种子批细胞接种于适宜的培养基（可含适量抗生素）中培养。

2.2.2 发酵用培养基

采用适宜的不含抗生素的培养基。

2.2.3 种子液接种及发酵培养

在灭菌培养基中接种适量种子液。在适宜的温度下根据经批准的发酵工艺进行发酵。发酵液应定期进行质粒丢失率检查（通则 3406）。

2.2.4 发酵液处理

用适宜的方法收集、处理菌体。

2.2.5 纯化

采用经批准的工艺进行纯化，得到人生长激素原液。如需存放，应规定温度和时间。

2.2.6 原液检定

按 3.1 项进行。

2.3 半成品

2.3.1 配制与除菌

按经批准的配方配制稀释液。将原液用稀释液稀释至所需浓度，过滤后即为半成品，保存于适宜的温度。

2.3.2 半成品检定

按 3.2 项进行。

2.4 成品

2.4.1 分批

应符合生物制品分包装及贮运管理（通则 0239）规定。

2.4.2 分装

应符合生物制品分包装及贮运管理（通则 0239）与注射剂（通则 0102）有关规定。

2.4.3 规格

同批准的规格。

2.4.4 包装

应符合生物制品分包装及贮运管理（通则 0239）与注射剂（通则 0102）有关规定。

3 检定

3.1 原液检定

3.1.1 外观

应为无色澄清或微浊液体。

3.1.2 鉴别

3.1.2.1 反相色谱法

照高效液相色谱法（通则 0512）测定。

试剂 三羟甲基氨基甲烷缓冲液（Tris 缓冲液） 取三羟甲基氨基甲烷 6.05g，加水溶解并稀释至 900ml，用 1mol/L 盐酸溶液调节 pH 值至 7.5，并用水稀释至 1000ml，摇匀。

对照品溶液 取人生长激素标准品适量，加 Tris 缓冲液并制成每 1ml 中含人生长激素 2mg 的溶液。

供试品溶液 取人生长激素原液适量，照对照品溶液同法制备。

测定法 取对照品溶液和供试品溶液，按 3.1.3.1 相关蛋白质项下的色谱条件试验，记录色谱图。

结果判定 供试品溶液色谱图中主峰的保留时间应与对照品溶液色谱图中主峰的保留时间一致。

3.1.2.2 凝胶色谱法

在 3.1.4 项下记录的色谱图中，供试品溶液主峰的保留时间应与对照品溶液主峰的保留时间一致。

3.1.2.3 毛细管电泳法

对照品溶液 取人生长激素标准品适量，用水稀释成每 1ml 约含人生长激素 1mg 的溶液。

供试品溶液 取人生长激素原液适量，用水稀释成每 1ml 约含人生长激素 1mg 的溶液，该溶液与对照品溶液等体积混合，摇匀。

电泳条件 同 3.1.3.3 项下电泳条件。

测定法 取供试品溶液，按 3.1.3.3 项下的条件试验，记录电泳图。

结果判定　在供试品溶液电泳图中，人生长激素主峰应为无分裂单一峰。

3.1.2.4　肽图

照高效液相色谱法（通则 0512）测定。

试剂　胰蛋白酶溶液　取经甲苯磺酰苯丙氨酰氯甲酮（TPCK）处理的胰蛋白酶适量，加 3.1.2.1 反相色谱法项下的 Tris 缓冲液溶解并制成每 1ml 约含 2mg 的溶液。

对照品溶液　取人生长激素标准品，加 Tris 缓冲液溶解并制成每 1ml 中约含 2mg 的溶液。取此液 300μl、胰蛋白酶溶液 20μl 与 Tris 缓冲液 300μl，混匀，置 37℃ 4 小时，立即置 −20℃ 终止反应。

供试品溶液　取人生长激素原液适量，必要时用 Tris 缓冲液稀释至每 1ml 中约含人生长激素 2mg 的溶液，其他同对照品溶液方法制备。

空白溶液　取人生长激素标准品适量，不加胰蛋白酶溶液，其他同对照品溶液方法制备。

色谱条件　用辛基硅烷键合硅胶为填充剂（5～10μm），柱温为 35℃；以 0.1%三氟乙酸溶液为流动相 A，以含 0.1%三氟乙酸的 90%乙腈溶液为流动相 B，按下表进行梯度洗脱，流速为每分钟 1.0ml；检测波长为 214nm；进样体积 100μl。

时间（分钟）	流动相 A（%）	流动相 B（%）
0	100	0
20	80	20
45	75	25
70	50	50
75	20	80

测定法　取空白溶液、对照品溶液和供试品溶液，分别注入液相色谱仪，记录色谱图。

结果判定　忽略空白溶液色谱峰，供试品溶液肽图谱应与对照品溶液肽图谱一致。

3.1.2.5　N 末端氨基酸序列

至少每年测定 1 次。采用氨基酸序列分析仪或其他适宜的方法测定，N 端序列应为：F-P-T-I-P-L-S-R-L-F-D-N-A-M-L。

3.1.3　检查

3.1.3.1　相关蛋白质

照高效液相色谱法（通则 0512）测定。

供试品溶液　取人生长激素原液适量，用 3.1.2.1 反相色谱法项下的 Tris 缓冲液稀释并制成每 1ml 中约含人生长激素 2mg 的溶液。

系统适用性溶液　取人生长激素标准品适量，用 Tris 缓冲液溶解并制成每 1ml 中约含人生长激素 2mg 的溶液，过滤除菌，室温放置 24 小时。

色谱条件　用丁基硅烷键合硅胶为填充剂（5～10μm），柱温为 45℃；以 Tris 缓冲液-正丙醇（71∶29）为流动相，可调节流动相中正丙醇比例使人生长激素峰保留时间为 30～36 分钟，流速为每分钟 0.5ml；检测波长为 220nm；进样体积 20μl。

系统适用性要求　系统适用性溶液色谱图中，人生长激素峰与脱酰胺人生长激素峰之间的分离度应不小于 1.0，人生长激素峰的拖尾因子应为 0.9～1.8。

测定法　取供试品溶液，注入液相色谱仪，记录色谱图至主成分峰保留时间的 2 倍。按面积归一化法计算相关蛋白质含量。

限度　不得大于 6.0%。

3.1.3.2　高分子蛋白质

供试品溶液、色谱条件与系统适用性要求　见 3.1.4。

测定法　取供试品溶液，注入液相色谱仪，记录色谱图。保留时间小于主成分峰的峰均视为高分子蛋白质峰，按面积归一化法计算高分子蛋白质含量。保留时间大于主成分峰的色谱峰忽略不计。

限度　不得大于 4.0%。

3.1.3.3　电荷变异体

照毛细管电泳法（通则 0542）测定。

对照品溶液　取人生长激素标准品适量，用水稀释成每 1ml 约含人生长激素 1mg 的溶液。

系统适用性溶液　取人生长激素系统适用性对照品适量，用水稀释成每 1ml 约含人生长激素 1mg 的溶液。

灵敏度溶液　取人生长激素标准品适量，加水定量稀释成每 1ml 含人生长激素 20μg 的溶液。

供试品溶液　取人生长激素原液，用水稀释成每 1ml 约含人生长激素 1mg 的溶液。

磷酸盐缓冲液　取磷酸氢二铵 13.2g，加水 1000ml 使溶解，用磷酸调 pH 值至 6.0，过滤。

电泳条件　经预处理［依次用 1mol/L 氢氧化钠溶液（配制后置玻璃瓶中存放 24 小时以上）、水、磷酸盐缓冲液冲洗 20 分钟、10 分钟、20 分钟］的未涂层熔融石英毛细管（有效长度至少 70cm，内径 50μm），毛细管柱温 30℃；样品盘温度 4～8℃；进样前，依次用 0.1mol/L 氢氧化钠溶液（配制后置玻璃瓶中存放 24 小时以上）、水、磷酸盐缓冲液冲洗毛细管 2 分钟、3 分钟、6 分钟；进样时，在压力或真空下进样至少 5 秒，然后进样磷酸盐缓冲液 1 秒。以磷酸盐缓冲液作为电极液，电泳电压为 217V/cm；检测波长 200nm。可根据所用毛细管的长度和仪器种类，调整毛细管预处理程序和进样前冲洗程序；为满足系统适用性要求，进样时间和压力可适当调整。

系统适用性要求　系统适用性溶液图谱应与人生长激素系统适用性对照品说明书中所附图谱相似，参考附图进行峰归属和峰面积积分，脱酰胺组分峰（I4,

通常以峰簇形式出现，相对主峰保留时间为 1.02～1.11）与主峰之间应能检出 I3 峰，I3 峰与主峰的分离度应不小于 1.5；灵敏度溶液图谱中，主峰信噪比应不低于 10。

测定法　取对照品溶液、供试品溶液进样，记录电泳图至主成分峰迁移时间的 2 倍。在供试品溶液电泳图中，按校正峰面积（峰面积与迁移时间之比）归一化法计算总电荷变异体含量。

限度　应不得过 10.0%。

3.1.3.4　宿主菌 DNA 残留量

依法测定（通则 3407）或采用经验证并批准的其他适宜方法，每 1mg 人生长激素中含宿主菌 DNA 残留量不得过 1.5ng。

3.1.3.5　宿主菌蛋白质残留量

依法检查（通则 3412 或通则 3414）或采用经验证并批准的其他适宜方法，每 1mg 人生长激素中宿主菌蛋白质残留量应不得过 10ng。

3.1.3.6　残余抗生素活性

如在生产（例如种子液制备）中使用抗生素，应依法检查（通则 3408），或按照经验证并批准的方法检查，不应有残余氨苄西林或其他抗生素活性。

3.1.3.7　细菌内毒素

依法检查（通则 1143），每 1mg 人生长激素含内毒素的量应小于 5.0EU。

3.1.4　含量测定

照分子排阻色谱法（通则 0514）测定。

试剂　(1) 0.063mol/L 磷酸盐缓冲液　取无水磷酸氢二钠 5.18g、磷酸二氢钠 3.65g，加水 950ml，调 pH 值至 7.0，用水制成 1000ml，摇匀。

(2) 0.025mol/L 磷酸盐缓冲液　取 0.063mol/L 磷酸盐缓冲液 100ml，用水稀释至 250ml，必要时调 pH 值至 7.0。

对照品溶液　取人生长激素标准品适量，加 0.025mol/L 磷酸盐缓冲液溶解并制成每 1ml 中约含人生长激素 1.0mg 的溶液。

供试品溶液　取人生长激素原液适量，加 0.025mol/L 磷酸盐缓冲液稀释并制成每 1ml 中约含人生长激素 1.0mg 的溶液。

系统适用性溶液　取人生长激素单体-二聚体混合物对照品适量，加 0.025mol/L 磷酸盐缓冲液溶解并制成每 1ml 中约含 1.0mg 的溶液。

色谱条件　以适合分离分子质量为 5000-60 000Da 球状蛋白的亲水改性硅胶为填充剂；以异丙醇-0.063mol/L 磷酸盐缓冲液（3∶97）为流动相；流速为每分钟 0.6ml；检测波长为 214nm；进样体积 20μl。

系统适用性要求　系统适用性色谱图中，人生长激素单体峰与二聚体峰之间的分离度应符合要求。

测定法　取供试品溶液和对照品溶液，分别注入液相色谱仪，记录色谱图。按外标法以峰面积计算。

3.1.5　比活性

依法测定（通则 3537）供试品相对效价，并按下式计算比活性。每 1mg 人生长激素的活性不得少于 2.0IU。

$$供试品生物学活性（IU/ml）=标准品生物学活性（IU/ml）\times 供试品相对效价\times\frac{D_s}{D_r}$$

式中　D_s 为供试品预稀释倍数；D_r 为标准品预稀释倍数。

$$供试品比活性(IU/mg)=\frac{供试品生物学活性(IU/ml)}{供试品的人生长激素含量(mg/ml)}$$

3.2　半成品检定

如需对原液进行稀释或加入其他辅料制成半成品，应确定半成品的质量控制要求，应按如下检项或经批准的检项进行。

3.2.1　细菌内毒素

依法检查（通则 1143），每 1mg 人生长激素含内毒素的量应小于 5.0EU。

3.2.2　无菌

依法检查（通则 1101 薄膜过滤法），应符合规定。

3.3　成品检定

3.3.1　外观

本品为无色澄清或微浊液体。

3.3.2　鉴别

3.3.2.1　反相色谱法

供试品溶液、对照品溶液与色谱条件　见 3.3.3.3 相关蛋白质项下。

测定法　取本品，按 3.3.3.3 相关蛋白质项下色谱条件试验。

结果判定　在供试品溶液记录的色谱图中，供试品溶液主峰的保留时间应与对照品溶液主峰的保留时间一致。

3.3.2.2　毛细管电泳法

对照品溶液　取人生长激素标准品适量，用水稀释成每 1ml 约含人生长激素 1mg 的溶液。

供试品溶液　取本品适量，用水稀释成每 1ml 约含人生长激素 1mg 的溶液，该溶液与对照品溶液等体积混合，摇匀。

电泳条件　同 3.1.3.3 项下电泳条件。

测定法　取供试品溶液，按 3.1.3.3 项下的条件试验，记录电泳图。

结果判定　供试品溶液电泳图中，人生长激素峰应为无分裂单一峰。

3.3.3　检查

3.3.3.1　pH 值

取本品，依法测定（通则 0631），pH 值应为 5.5～6.5。

3.3.3.2 溶液的澄清度与颜色

取本品，用水制成每 1ml 中约含人生长激素 1.6mg 的溶液（规格低于该浓度的成品可不经稀释直接作为供试品溶液），依法检查（通则 0901 第一法与通则 0902 第一法），溶液应澄清无色；如显浑浊，与 2 号浊度标准液比较，不得更浓。

3.3.3.3 相关蛋白质

照高效液相色谱法（通则 0512）测定。

对照品溶液 取人生长激素标准品适量，加水制成每 1ml 中含人生长激素 1.6mg 的溶液。

供试品溶液 取本品，用 0.025mol/L 磷酸盐缓冲液稀释成每 1ml 中含人生长激素 1.6mg 的溶液；规格低于该浓度的成品可不经稀释直接作为供试品溶液。

系统适用性溶液 取 30%过氧化氢溶液 5μl，加水稀释至 100ml，作为溶剂。另取人生长激素标准品适量，用溶剂制成每 1ml 中含人生长激素 1.6mg 的溶液，放置 1～7 天，以得到适量的甲硫氨酸氧化形式。

空白溶液 照成品处方制备不含人生长激素的辅料溶液，稀释方式同供试品溶液。

对照品溶液、供试品溶液、系统适用性溶液、空白溶液均于 2～8℃保存，24 小时内使用。

色谱条件 采用末端封尾的十八烷基硅烷键合硅胶填充的色谱柱（4.0mm×250mm、7μm、孔径 100nm），柱温为 45℃；取硫酸铵 82.6g 和磷酸二氢钠（$NaH_2PO_4 \cdot H_2O$）34.5g，加水 2950ml 溶解后再加入高氯酸 25.0ml 和乙腈 2000ml，混匀后加水稀释至 5000ml，作为流动相 A；乙腈-水（4∶1）为流动相 B，按下表进行梯度洗脱；流速为每分钟 1.0ml；检测波长为 215nm；进样体积 20μl。

时间（分钟）	流动相 A（%）	流动相 B（%）
0	77	23
60	72	28
61	77	23

系统适用性要求 调节流动相比例，使系统适用性色谱图中人生长激素峰保留时间约为 40 分钟；在系统适用性色谱图中，［$MetO^{14}$］人生长激素与人生长激素峰的相对保留时间约为 0.9。［$MetO^{14}$］人生长激素峰的峰高与该峰和人生长激素峰之间的峰谷高之比应不低于 2.0。在空白溶液色谱图中应无干扰峰。

测定法 取供试品溶液，注入液相色谱仪，记录色谱图。在供试品溶液记录的色谱图中，扣除空白溶液相对应的峰，除主峰外的其他峰均视为相关蛋白峰，按面积归一化法计算相关蛋白质含量。

限度 不得大于 10.0%。

3.3.3.4 电荷变异体

照毛细管电泳法（通则 0542）测定。

对照品溶液、系统适用性溶液、灵敏度溶液、磷酸盐缓冲液 照 3.1.3.3 项下同法配制。

供试品溶液 取本品，用水溶解并稀释成每 1ml 约含人生长激素 1mg 的溶液。

空白溶液 按制剂处方和供试品溶液中终浓度，制备不含人生长激素的辅料溶液。

电泳条件 同 3.1.3.3 项下电泳条件。

系统适用性要求 除满足 3.1.3.3 项下系统适用性要求外，在空白溶液记录的电泳图中，应无干扰峰。

测定法 按 3.1.3.3 项下的条件试验。供试品溶液电泳图中，忽略空白溶液峰，按校正峰面积（峰面积与迁移时间之比）归一化法计算总电荷变异体含量。

限度 不得过 25.0%。

3.3.3.5 高分子蛋白质

取本品，照 3.1.3.2 项下的方法试验并计算。

限度 不得大于 4.0%。

3.3.3.6 装量

依法检查（通则 0102），应不低于标示量。

3.3.3.7 可见异物

依法检查（通则 0904 第一法），应不得检出金属屑、玻璃屑或最大粒径超过 2mm 纤维和块状物等明显外来的可见异物。

3.3.3.8 不溶性微粒

依法检查（通则 0903），每份容器中含 10μm 及 10μm 以上的微粒数不得过 6000 粒；含 25μm 及 25μm 以上的微粒数不得过 600 粒。

3.3.3.9 渗透压摩尔浓度

依法测定（通则 0632），应符合经验证并批准的标准。

3.3.3.10 无菌

依法检查（通则 1101 薄膜过滤法），应符合规定。

3.3.3.11 细菌内毒素

依法检查（通则 1143），每 1mg 人生长激素含内毒素的量应小于 5.0EU。

3.3.3.12 异常毒性

取本品，加氯化钠注射液或灭菌注射用水制成每 1ml 中约含人生长激素 1.6mg 的溶液（规格低于该浓度的成品可不经稀释直接作为供试品溶液），依法检查（通则 1141 小鼠试验法），应符合规定。

3.3.3.13 抑菌剂

如在成品生产过程中使用防腐剂，应按照经验证并批准的方法检查，并符合规定。

3.3.4 生物学活性

每年至少测定 1 次。依法测定（通则 3537），应为标准品的 70%～140%。

3.3.5 含量测定

供试品溶液 取本品，加 0.025mol/L 磷酸盐缓冲液制成每 1ml 中约含人生长激素 1.0mg 的溶液。

对照品溶液、色谱条件、系统适用性要求与测定法见 3.1.4 项。

限度　含人生长激素应为标示量的 90.0%～110.0%。

4　保存、运输及有效期

于 2～8℃避光、密闭保存和运输。

5　使用说明

应符合生物制品分包装及贮运管理（通则 0239）规定和批准的内容。

金培生长激素注射液

JinPei Shengzhangjisu Zhusheye

Givopegsomatropin Solution Injection

FPTIPLSRLF DNAMLRAHRL HQLAFDTYQE FEEAYIPKEQ 40
KYSFLQNPQT SLCFSESIPT PSNREETQQK SNLELLRISL 80
LLIQSWLEPV QFLRSVFANS LVYGASDSNV YDLLKDLEEG 120
IQTLMGRLED GSPRTGQIFK QTYSKFDTNS HNDDALLKNY 160
GLLYCFRKDM DKVETFLRIV QCRSVEGSCG F 191

二硫键位置　53-165　182-189

可能的修饰位点　F1、K38、K140、K145、K158

金培生长激素结构示意图

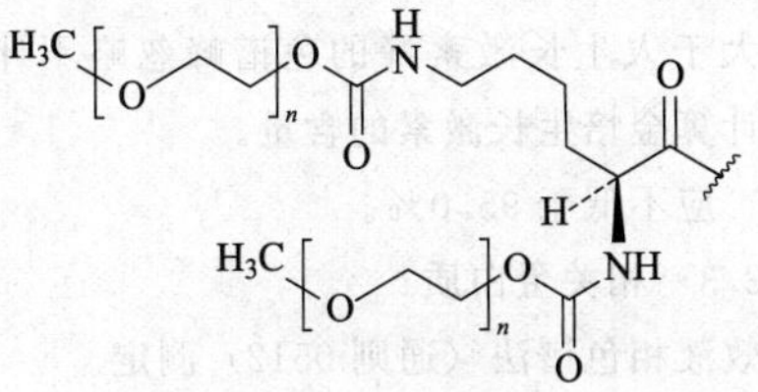

$405<n<496$

本品系由大肠埃希菌表达、制备的人生长激素与甲氧基聚乙二醇衍生物（40kD）进行偶联反应并经分离纯化获得的聚乙二醇单位点修饰人生长激素，即金培生长激素，制成的无菌溶液，可含有适宜的稳定剂、渗透压调节剂和抑菌剂等。不含抗生素。

1　基本要求

生产和检定用设施、原材料及辅料、水、器具、动物等应符合“凡例”的有关要求。

2　制造

2.1　生产用主要原材料及辅料

2.1.1　人生长激素

人生长激素应符合注射用人生长激素 2.1～2.2 项下的规定。

2.1.2　甲氧基聚乙二醇衍生物

甲氧基聚乙二醇衍生物应符合批准的要求。

2.2　原液

2.2.1　偶联

采用经批准的工艺进行偶联，偶联效率应达到规定的要求。

2.2.2　纯化

采用经批准的工艺进行纯化并过滤，即为金培生长激素原液。如需存放，应规定温度和时间。

2.2.3　原液检定

按 3.1 项进行。

2.3　半成品

2.3.1　配制与除菌

按经批准的处方配制稀释液。配制后应立即用于稀释。将原液用稀释液稀释至所需浓度并过滤，即为半成品，可保存于适宜的温度。

2.3.2　半成品检定

按 3.2 项进行。

2.4　成品

2.4.1　分批

应符合生物制品分包装及贮运管理（通则 0239）规定。

2.4.2　分装

应符合生物制品分包装及贮运管理（通则 0239）与注射剂（通则 0102）有关规定。

2.4.3　规格

同批准的规格。

2.4.4　包装

应符合生物制品分包装及贮运管理（通则 0239）与注射剂（通则 0102）有关规定。

3　检定

各项目中涉及到金培生长激素的质量，均按人生长激素计。

3.1　原液检定

3.1.1　鉴别

3.1.1.1　紫外光谱

取本品，用水稀释制成每 1ml 中约含金培生长激素 0.5mg 的溶液，照紫外-可见分光光度法（通则 0401）在 230～360nm 波长范围内测定，在 277nm 的波长处有最大吸收。

3.1.1.2　等电点

照电泳法（通则 0541 第六法 方法 2）试验。

供试品溶液　取本品适量，用水稀释制成每 1ml 中约含金培生长激素 1mg 的溶液，取 90μl，加两性电解质 10μl 和甲基红试液 2μl，混匀。

对照品溶液　取金培生长激素标准品 90μl（约相当于含金培生长激素 90μg），加两性电解质 10μl 和甲基红试液 2μl，混匀。

测定法　取供试品溶液和对照品溶液各 10μl、适宜的等电点标准品 5μl，加至上样孔，依法测定，记录电泳图。

结果判定　供试品主区带等电点应为 4.7～5.7；供试品溶液的电泳图谱应与对照品溶液的电泳图谱一致。

3.1.1.3　肽图

照高效液相色谱法（通则 0512）试验。

试剂　（1）胰蛋白酶溶液　取经甲苯磺酰苯丙氨酰氯甲酮（TPCK）处理的胰蛋白酶适量，用 1mol/L 醋酸钠缓冲液（pH 5.0）制成每 1ml 中含胰蛋白酶 1mg 的溶液。

（2）三羟甲基氨基甲烷（Tris）缓冲液　取三羟甲基氨基甲烷 12.11g 和氯化钙 0.29g，加水 400ml 使溶解，用 5mol/L 醋酸溶液调节 pH 值至 8.5，加水至 500ml，混匀。

对照品溶液　取金培生长激素标准品 150μl（约相当于含金培生长激素 150μg），加等体积的 Tris 缓冲液和胰蛋白酶溶液 10μl，混匀，置 37℃ 4 小时，加冰醋酸 60μl，混匀。

供试品溶液　取本品，用水稀释成每 1ml 中约含金培生长激素 1mg 的溶液，取 150μl，照对照品溶液同法制备。

色谱条件　以耐酸的十八烷基硅烷键合硅胶为填充剂的色谱柱（4.6mm×250mm，5μm），柱温为 40℃；以 0.1%三氟醋酸水溶液为流动相 A，0.1%三氟醋酸乙腈溶液为流动相 B，按下表进行梯度洗脱，流速为每分钟 1.0ml；检测波长为 214nm；进样体积 100μl。

时间（分钟）	流动相 A（%）	流动相 B（%）
0	99	1
25	80	20
80	70	30
140	20	80
141	99	1
160	99	1

系统适用性要求　对照品溶液色谱图中，特征肽段出峰顺序依次为 P1、P2、P3、P4、P5、P6；与肽段 P4 峰保留时间（约为 62 分钟）相比，P1、P2、P3、P5 和 P6 的相对保留时间分别约为 0.36、0.41、0.42、1.26 和 1.59；P1 峰与 P2 峰之间的分离度应不小于 9.0，P2 峰与 P3 峰之间的分离度应不小于 2.0。

结果判定　供试品溶液的肽图谱应与对照品溶液的肽图谱一致（图 1）。

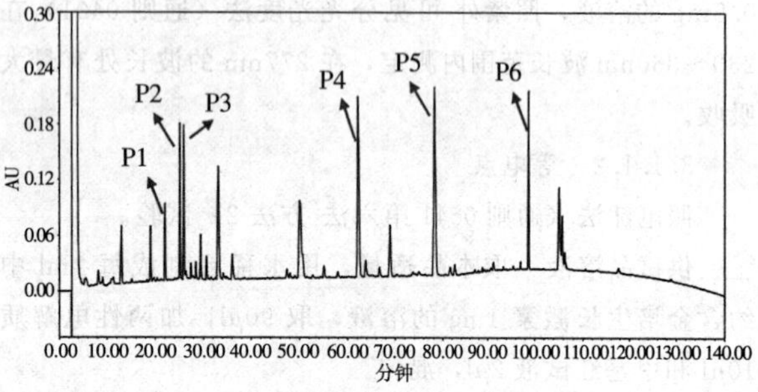

图 1　对照品溶液参考肽图谱

3.1.1.4　分子量

取本品适量，经脱盐处理，采用基质辅助激光解析飞行时间质谱仪或其他适宜质谱仪，照质谱法（通则 0431）测定金培生长激素分子量，应为 5.58×10^4～6.82×10^4。

3.1.2　检查

3.1.2.1　电泳法纯度

照电泳法（通则 0541 第五法）试验。

供试品溶液　取本品适量，加水稀释制成每 1ml 中含金培生长激素 0.2mg 的溶液，取适量，与还原型供试品缓冲液（4×）按 3∶1 体积比混匀，水浴加热 5 分钟。

分子量标准品溶液　取适宜的分子量标准品，加水适量使溶解。

对照品溶液　取金培生长激素标准品适量，分别加水稀释制成每 1ml 中含金培生长激素 0.2mg、0.05mg、0.004mg 的溶液，分别取上述各浓度溶液与还原型供试品缓冲液（4×）按 3∶1 体积比混匀，水浴加热 5 分钟。

灵敏度溶液　每 1ml 含金培生长激素 0.004mg 的对照品溶液。

电泳条件　分离胶浓度为 7%，浓缩胶浓度为 4.5%。

系统适用性要求　分子量标准品溶液和对照品溶液所得电泳图谱分别应符合通则 0541 第五法 4.2.1（1）和 4.3.1 中的要求；灵敏度溶液主带应能显色。

测定法　分别取分子量标准品溶液 10μl、对照品溶液、灵敏度溶液和供试品溶液各 20μl 上样，电泳，考马斯亮蓝染色，凝胶成像仪扫描，获得电泳图谱。按面积归一化法计算供试品中金培生长激素含量。

限度　应不低于 95.0%。

3.1.2.2　液相色谱法纯度

供试品溶液、色谱条件与系统适用性要求　见 3.1.4。

测定法　在 3.1.4 项下记录的供试品溶液色谱图中，保留时间大于人生长激素峰的色谱峰忽略不计，按面积归一化法计算金培生长激素的含量。

限度　应不低于 95.0%。

3.1.2.3　相关蛋白质

照高效液相色谱法（通则 0512）测定。

供试品溶液　取本品，用水稀释制成每 1ml 中约含金培生长激素 1mg 的溶液。

对照品溶液　取金培生长激素标准品，用水稀释制成每 1ml 中约含金培生长激素 1mg 的溶液，取适量，与 0.1mol/L 碳酸氢氨缓冲液（用氨水调 pH 值至 9.0）按 5∶1（V/V）混匀。

系统适用性溶液　取对照品溶液适量，50℃水浴 5 小时，0.45μm 滤膜过滤。

峰定位溶液 1　取人生长激素标准品适量，用水制成每 1ml 中约含人生长激素 0.1mg 的溶液。

峰定位溶液 2　取多聚乙二醇化人生长激素对照品适量，用水制成每 1ml 中约含 0.5mg 的溶液。

色谱条件　以耐碱的十八烷基硅烷键合硅胶为填充剂的色谱柱（4.6mm×250mm，5μm，300Å），柱温 50℃；以 0.05mol/L 三羟甲基氨基甲烷溶液（用盐酸调 pH 值至 9.5）为流动相 A，正丙醇为流动相 B，按下表进行梯度洗脱，流速为每分钟 0.5ml；检测波长为 220nm；进样体积 20μl。

时间（分钟）	流动相 A（%）	流动相 B（%）
0	80	20
20	77	23
45	75	25
50	65	35
51	80	20
80	80	20

系统适用性要求　系统适用性溶液和对照品溶液色谱图中，金培生长激素峰和脱酰胺组分峰均可能显示为 2～3 个未达到基线分离的色谱峰，在主峰前且与主峰相邻的色谱峰视为脱酰胺组分峰，系统适用性溶液图谱（图 2）中此峰簇面积明显大于对照品溶液图谱中相应峰簇面积；

系统适用性溶液色谱图中脱酰胺组分峰簇最右侧峰高与该峰和金培生长激素峰之间的谷高之比应不小于 2.0。

测定法　取峰定位溶液 1、峰定位溶液 2 和供试品溶液，注入液相色谱仪，记录色谱图。供试品溶液色谱图中，除多聚乙二醇化人生长激素峰、金培生长激素峰和人生长激素峰外，其他峰均视为相关蛋白峰，按面积归一化法计算相关蛋白质含量。

限度　不得过 6.0%。

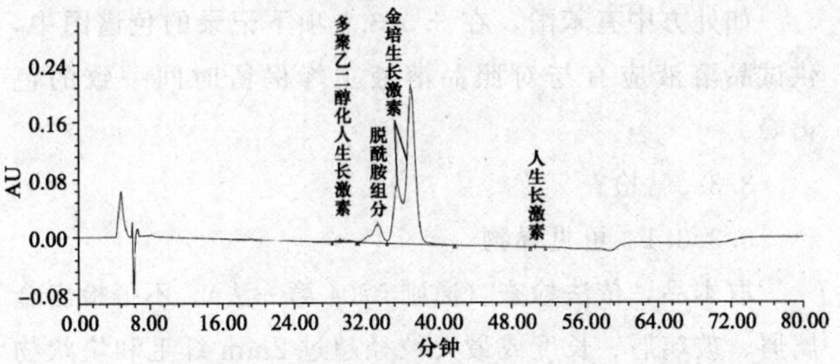

图 2　系统适用性溶液参考图谱

3.1.2.4　游离聚乙二醇

照高效液相色谱法（通则 0512）测定。

供试品溶液　精密量取本品适量，加水定量稀释制成每 1ml 中含金培生长激素 6.0mg 的溶液。

对照品溶液　精密称定聚乙二醇对照品适量，加水溶解并定量稀释制成每 1ml 中约含聚乙二醇 0.15mg 的溶液。

系统适用性溶液　取金培生长激素原液适量，用水制成每 1ml 中含金培生长激素 12.0mg 的溶液，取聚乙二醇对照品适量，加水溶解并制成每 1ml 中含 0.9mg 的溶液，取上述两种溶液等体积混合。

色谱条件　以耐酸的十八烷基硅烷键合硅胶为填充剂的色谱柱（3.9mm×150mm，5μm）；以 0.05%三氟醋酸水溶液为流动相 A，0.05%三氟醋酸乙腈溶液为流动相 B，按下表进行梯度洗脱，流速为每分钟 1.0ml；蒸发光散射检测器，根据仪器型号设置适宜参数；进样体积 10μl。

时间（分钟）	流动相 A（%）	流动相 B（%）
0	70	30
5	50	50
8	50	50
20	35	65
21	70	30
25	70	30

系统适用性要求　系统适用性溶液色谱图中，金培生长激素峰与聚乙二醇峰之间的分离度应不小于 1.0。

测定法　分别取系统适用性溶液、对照品溶液和供试品溶液，注入液相色谱仪，记录色谱图。

限度　供试品溶液的游离聚乙二醇峰面积不得大于对照品溶液的主峰面积（2.5%）。

3.1.2.5　平均修饰率

按下列公式计算平均修饰率：

$$平均修饰率=\frac{(M_{金培生长激素}-M_{生长激素})}{M_{聚乙二醇}\times N}\times 100\%$$

式中　$M_{金培生长激素}$为 3.1.1.4 项下测定得到的分子量；

$M_{聚乙二醇}$为聚乙二醇分子量，以 40 000 计；

$M_{生长激素}$为生长激素分子量，以 22 000 计；

N 为理论修饰位点个数，10。

限度　平均修饰率应为 8%～12%。

3.1.2.6　位点异构体

照高效液相色谱法（通则 0512）试验。

流动相 A　取 0.2mol/L 醋酸钠溶液 70ml 与 0.2mol/L 醋酸溶液 30ml 加水至 1700ml，用 0.2mol/L 醋酸钠溶液或 0.2mol/L 醋酸溶液调 pH 值至 4.90±0.02，再加入甲醇和乙腈各 150ml。

流动相 B　取 0.2mol/L 醋酸钠溶液 70ml、0.2mol/L 醋酸溶液 30ml 和 70.20g 氯化钠，加水溶解并稀释至 1700ml，用 0.2mol/L 醋酸钠溶液或 0.2mol/L 醋酸溶液调 pH 值至 4.90±0.02，再加入甲醇和乙腈各 150ml。

供试品溶液　取本品，用水稀释制成每 1ml 中约含金培生长激素 1mg 的溶液。

峰定位溶液　取金培生长激素 N 端 Phe 修饰（P1）、140 位 Lys 修饰（P2）、145 位 Lys 修饰（P3）、158 位 Lys 修饰（P4）、38 位 Lys 修饰（P5）位点异构体对照品适量，分别用水超滤离心脱盐并稀释制成每 1ml 约含 0.2mg 的溶液。

系统适用性溶液　取金培生长激素标准品适量，用水超滤离心脱盐并稀释制成每 1ml 约含金培生长激素 1mg 的溶液。

色谱条件　以丙烷磺酸基键合聚甲基丙烯酸基质或聚苯乙烯二乙烯基苯为填充剂的阳离子交换色谱柱（7.5mm×75mm，10μm，1000Å 或等效色谱柱），柱温为 25℃；按下表梯度洗脱，流速为每分钟 0.4ml；检测波长为 214nm；进样体积 10μl。

时间（分钟）	流动相 A（%）	流动相 B（%）
0	98	2
60	80	20
61	98	2
80	98	2

系统适用性要求　系统适用性溶液色谱图中，分别与峰定位溶液色谱图中主峰保留时间一致的峰视为位点异构体峰，各位点异构体峰之间的分离度均应不小于 0.6。

测定法　取各峰定位溶液、系统适用性溶液和供试品溶液，注入液相色谱仪，记录色谱图。按面积归一化法计算各位点异构体的含量。

限度　P1 含量应为 43.6%～55.0%，P2 含量应为 14.3%～25.7%，P3 含量应为 6.8%～11.6%，P4 含量应为 6.6%～11.2%，P5 含量应为 9.1%～16.3%，P2 至 P5 含量之和应为 45.0%～56.4%。

3.1.2.7　高分子蛋白质

在 3.1.2.2 项下记录的供试品溶液色谱图中，保留时间小于主峰的所有峰均视为高分子蛋白质峰，按面积归一化法计算高分子蛋白质含量，保留时间大于人生长激素峰的色谱峰忽略不计。

限度　不得过 4.0%。

3.1.2.8　人生长激素

在 3.1.2.2 项下记录的供试品溶液色谱图中，保留时间大于人生长激素峰的色谱峰忽略不计，按面积归一化法计算人生长激素含量。

限度　不得过 1.0%。

3.1.2.9　细菌内毒素

依法检查（通则 1143 凝胶限度法）。每 1mg 金培生长激素中含内毒素的量应小于 5EU。

3.1.3　生物学活性

取本品，分别把本品与金培生长激素标准品用工作培养液稀释制成每 1ml 中约含金培生长激素 1000ng 的溶液，作为系列稀释的起始浓度，依法测定（通则 3537）供试品的生物学活性。

限度　应为标准品的 70%～140%。

3.1.4　含量测定

照分子排阻色谱法（通则 0514）测定。

试剂　磷酸盐缓冲液　取无水磷酸氢二钠 4.11g，二水合磷酸二氢钠 3.27g，加水 950ml 使溶解，加三乙胺 5ml，用磷酸调 pH 值至 7.0，用水稀释至 1000ml，摇匀。

对照品溶液　取金培生长激素标准品。

供试品溶液　精密量取本品适量，用磷酸盐缓冲液定量稀释制成每 1ml 中约含 1.0mg 的溶液。

系统适用性溶液　取金培生长激素标准品和人生长激素标准品，分别用水制成每 1ml 中约含 1.0mg 的溶液，等体积混合。

色谱条件　以适合分离分子量 10 000～500 000 球状蛋白的亲水改性硅胶为填充剂的色谱柱（7.8mm × 300mm，5μm）；以磷酸盐缓冲液为流动相，流速为每分钟 0.6ml；检测波长为 214nm；进样体积 20μl。

系统适用性要求　系统适用性溶液色谱图中，金培生长激素峰与人生长激素峰之间的分离度应不小于 1.5；高分子蛋白质峰高与其和金培生长激素峰之间谷高之比应不小于 1.7。

测定法　分别取系统适用性溶液、对照品溶液和供试品溶液，注入液相色谱仪，记录色谱图。按外标法以峰面积计算金培生长激素含量。

限度　每 1ml 中含金培生长激素应不低于 18.0mg。

3.2　半成品检定

3.2.1　细菌内毒素

依法检查（通则 1143 凝胶限度法）。每 1mg 金培生长激素中含内毒素的量应小于 5EU。

3.2.2　无菌

依法检查（通则 1101 薄膜过滤法），应符合规定。

3.3　成品检定

3.3.1　外观

应为无色、澄明液体。

3.3.2　鉴别

3.3.2.1　蛋白质

取本品，使用辣根过氧化物酶（HRP）标记的第二抗体，依法测定（通则 3401），应为阳性。

3.3.2.2　苯酚

如处方中有苯酚，在 3.3.3.9 项下记录的色谱图中，供试品溶液应有与对照品溶液主峰保留时间一致的色谱峰。

3.3.3　检查

3.3.3.1　可见异物

取本品，依法检查（通则 0904 第一法）。不得检出金属屑、玻璃屑、长度或最大粒径超过 2mm 纤毛和块状物等明显外来的可见异物。

3.3.3.2　装量

取本品，依法检查（通则 0102），应符合规定。

3.3.3.3　pH 值

取本品，依法测定（通则 0631），应为 5.5～6.5。

3.3.3.4　渗透压摩尔浓度

取本品，依法测定（通则 0632），应符合批准的要求。

3.3.3.5　相关蛋白质

取本品，照 3.1.2.3 项下方法测定。供试品溶液色谱图中，苯酚峰忽略不计，除多聚乙二醇化人生长激素峰、金培生长激素峰和人生长激素峰外，其他峰均视为相关蛋白质峰，按面积归一化法计算相关蛋白质含量。

限度　不得过 13.0%。

3.3.3.6　游离聚乙二醇

取本品，照 3.1.2.4 项下方法测定。

限度　供试品溶液的游离聚乙二醇峰面积不得大于对照品溶液的主峰面积（2.5%）。

3.3.3.7　高分子蛋白质

取本品，照 3.1.2.2 项下方法测定。供试品溶液色谱图中，保留时间大于人生长激素峰的色谱峰忽略不计，保留时间小于主峰的所有峰均视为高分子蛋白质峰，按面积归一化法计算高分子蛋白质含量。

限度　不得过 5.0%。

3.3.3.8　人生长激素

在 3.3.3.7 项下记录的供试品溶液色谱图中，保留时间大于人生长激素峰的色谱峰忽略不计，按面积归一化法计算人生长激素含量。

限度　不得过 1.0%。

3.3.3.9　苯酚

如处方中有苯酚，照高效液相色谱法（通则 0512）试验。

磷酸盐缓冲液　取无水磷酸氢二钠 1.0g，二水合磷酸二氢钠 7.0g，加水溶解并稀释成 1000ml 溶液，混匀。

对照品溶液　精密称取苯酚对照品适量，加磷酸盐缓冲液使溶解并定量稀释制成每 1ml 中约含苯酚 0.2mg 的溶液。

供试品溶液　取本品，精密量取适量，用磷酸盐缓冲液定量稀释制成每 1ml 中约含苯酚 0.2mg 的溶液。

系统适用性溶液　取苯酚适量，加磷酸盐缓冲液溶解并制成每 1ml 中约含 0.4mg 的溶液；取金培生长激素对照品，用磷酸盐缓冲液稀释制成每 1ml 中约含金培生长激素 1.0mg 的溶液；取上述两种溶液等体积混合。

色谱条件　用丁基硅烷键合硅胶为填充剂的色谱柱（4.6mm×250mm，5μm），柱温为 40℃；以磷酸盐缓冲液-乙腈（9∶1）为流动相 A，乙腈为流动相 B，按下表梯度洗脱，流速为每分钟 1.0ml；检测波长为 270nm；进样体积 20μl。

时间（分钟）	流动相 A（%）	流动相 B（%）
0	90	10
15	40	60
20	40	60
21	90	10
30	90	10

系统适用性要求　苯酚峰与金培生长激素主峰之间的分离度应不小于 3.0。

测定法　分别取对照品溶液和供试品溶液，注入液相色谱仪，记录色谱图。按外标法以峰面积计算苯酚含量。

限度　本品每 1ml 中含苯酚应为 2.0～2.7mg。

3.3.3.10　泊洛沙姆 188

如处方中有泊洛沙姆 188，照高效液相色谱法（通则 0512）试验。

试剂　磷酸盐缓冲液　取无水磷酸二氢钠 4.79g，加水使溶解并稀释至 2000ml；取无水磷酸氢二钠 1.42g，加水使溶解并稀释至 500ml；以向前者加入后者的方式调 pH 值至 5.7。

供试品溶液　取本品。

对照品溶液　精密称取泊洛沙姆 188 对照品适量，加水使溶解并定量稀释制成每 1ml 中分别约含 0.5mg、1.0mg、1.5mg、2.0mg、2.5mg 和 3.0mg 的溶液。

系统适用性溶液　分别取金培生长激素原液和泊洛沙姆 188 适量，用水稀释制成每 1ml 中约含金培生长激素 9.0mg 和泊洛沙姆 188 1.0mg 的溶液。

色谱条件　以亲水改性硅胶为填充剂的分子排阻色谱柱（7.8mm×300mm，5μm），柱温 30℃；以磷酸盐缓冲液为流动相，流速为每分钟 1.0ml；示差折光检测器，检测温度 30℃；进样体积 10μl。

系统适用性要求　金培生长激素峰与泊洛沙姆 188 峰之间的分离度应不小于 2.5；对照品溶液线性回归方程的决定系数 R^2 应不低于 0.998。

测定法　分别精密量取对照品溶液、系统适用性溶液和供试品溶液，注入液相色谱仪，记录色谱图至 30 分钟。以对照品溶液浓度对其相应的峰面积计算线性回归方程，由回归方程计算泊洛沙姆 188 的含量。

限度　应为处方量的 80.0%～120.0%。

3.3.3.11　细菌内毒素

依法检查（通则 1143 凝胶限度法）。每 1mg 金培生长激素中含内毒素的量应小于 5EU。

3.3.3.12　无菌

依法检查（通则 1101 薄膜过滤法），应符合规定。

3.3.3.13　异常毒性

依法检查（通则 1141 小鼠试验法），腹腔注射给药，应符合规定。

3.3.4　生物学活性

取本品与金培生长激素标准品，用工作培养液稀释制成每 1ml 中约含金培生长激素 1000ng 的溶液，作为系列稀释的起始浓度，依法测定（通则 3537）本品生物学活性。

限度　应为标准品的 70%～140%。

3.3.5　含量测定

取本品，按 3.1.4 项下方法测定。

限度　含金培生长激素应为标示量的 90.0%～110.0%。

4　保存、运输及有效期

于 2～8℃ 避光、密闭保存和运输，谨防冻结。自生产之日起有效期 24 个月。

5　使用说明

应符合生物制品分包装及贮运管理（通则 0239）规定和批准的内容。

6　曾用名

聚乙二醇重组人生长激素注射液。

注射用人促卵泡激素

Zhusheyong Ren Culuanpaojisu

Human Follitropin for Injection

α-亚基

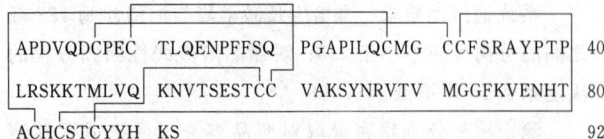

APDVQDCPEC　TLQENPFFSQ　PGAPILQCMG　CCFSRAYPTP　40
LRSKKTMLVQ　KNVTSESTCC　VAKSYNRVTV　MGGFKVENHT　80
ACHCSTCYYH　KS　92

β-亚基*

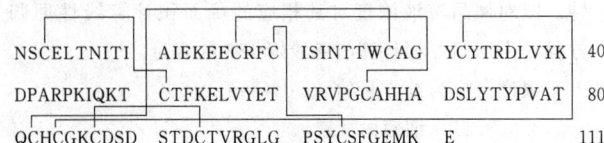

NSCELTNITI　AIEKEECRFC　ISINTTWCAG　YCYTRDLVYK　40
DPARPKIQKT　CTFKELVYET　VRVPGCAHHA　DSLYTYPVAT　80
QCHCGKCDSD　STDCTVRGLG　PSYCSFGEMK　E　111

糖基化位点　Asn-52，Asn-78，Asn-7*，Asn-24*

分子量　30000～40000

本品系由含有可高效表达人促卵泡激素基因的工程化细胞，经过细胞培养、分离和高度纯化后获得的人促卵泡激素，加适宜稳定剂制成的无菌冻干品，不含抑菌剂和抗生素。

1　基本要求

生产和检定用设施、原材料及辅料、水、器具、动物等应符合"凡例"的有关要求。

2　制造

2.1　工程细胞

2.1.1　名称及来源

人促卵泡激素工程细胞系由含有人促卵泡激素基因的重组质粒转染中国仓鼠卵巢（CHO）细胞构建而成。

2.1.2　细胞库建立、传代及保存

由原始细胞库的细胞传代，扩增后冻存于液氮/气相液氮中，作为主细胞库；从主细胞库的细胞传代，扩增后冻存于液氮/气相液氮中，作为工作细胞库。各级细胞库细胞传代应不超过批准的代次。细胞冻存于液氮/气相液氮中，检定合格后方可用于生产。

2.1.3　主细胞库及工作细胞库的检定

应符合生物制品生产用动物细胞基质制备及质量控制（通则 0234）规定。

2.1.3.1　外源因子检查

细菌和真菌、支原体、病毒检查均应为阴性。

2.1.3.2　细胞鉴别试验

应用同工酶分析、生物化学、免疫学、细胞学和遗传标志物等任一方法进行鉴别，应为典型 CHO 细胞。

2.1.3.3　人促卵泡激素表达量

应符合批准的要求。

2.1.3.4　目的基因核苷酸序列检查（工作种子批可免做）

目的基因核苷酸序列应与批准的序列相符。

2.2　原液

2.2.1　细胞的复苏与扩增

从工作细胞库来源的细胞复苏后，于不含动物源成分的培养液中进行传代、扩增，供摇瓶或细胞培养罐接种用。

2.2.2　生产用细胞培养液

生产用细胞培养液应不含动物源成分和抗生素。

2.2.3　细胞培养

细胞培养全过程应严格按照无菌操作。细胞培养时间应符合批准的要求。

2.2.4　分离纯化

收集的培养液采用经批准的方法进行纯化，多步色谱纯化后制得高纯度的人促卵泡激素，过滤后即为人促卵泡激素原液。如需存放，应规定保存温度和时间。

2.2.5　原液检定

照 3.1 项进行。

2.3　半成品

2.3.1　配制与除菌

按经批准的配方配制稀释液，配制后应立即用于稀释。将原液用稀释液稀释至所需浓度，过滤后即为半成品，保存于适宜的温度。

2.3.2　半成品检定

照 3.2 项进行。

2.4　成品

2.4.1　分批

应符合生物制品分包装及贮运管理（通则 0239）规定。

2.4.2　分装与冻干

应符合生物制品分包装及贮运管理（通则 0239）与注射剂（通则 0102）项下有关规定。

2.4.3　规格

同批准的规格。

2.4.4　包装

应符合生物制品分包装及贮运管理（通则 0239）与注射剂（通则 0102）项下有关规定。

3　检定

各项目中如涉及人促卵泡激素质量，均以人促卵泡激素蛋白质部分计。

3.1　原液检定

3.1.1　外观

应为无色澄明或微浊液体。

3.1.2　鉴别

对于 3.1.2.1 项和 3.1.2.2 项，可选择其中一种方法进行。

3.1.2.1　电泳法

照电泳法（通则 0541 第六法方法 2）试验或使用经

批准的方法。

对照品溶液　取人促卵泡激素对照品适量，用水稀释制成每 1ml 约含人促卵泡激素 5mg 的溶液。取 90μl，加 pH 3～6 的两性电解质溶液 10μl 和甲基红溶液 2μl，混匀。

供试品溶液　取供试品适量，用水稀释制成每 1ml 约含人促卵泡激素 5mg 的溶液。取 90μl，加 pH 3～6 的两性电解质溶液 10μl 和甲基红溶液 2μl，混匀。

系统适用性要求　对照品溶液电泳图谱中，对照品等电点在 3.5～5.5 之间的条带信号之和占总信号不低于 70%，等电点在 4.25～5.20 之间的条带信号之和占总信号不低于 50%。

测定法　精密量取供试品溶液和对照品溶液适量（10～20μl），分别加至上样孔，依法测定，记录电泳图。

结果判定　供试品溶液电泳图谱中主要条带的位置应与对照品溶液电泳图谱中主要条带的位置一致。

3.1.2.2　毛细管电泳法

照毛细管电泳法（通则 0542）试验。

试剂　预混溶液　取两性电解质溶液 20μl、40mmol/L 亚氨基二乙酸溶液 100μl、等电点为 3.21 和 7.05 的标志物各 2.5μl 和 1%甲基纤维素溶液 175μl，摇匀。

对照品溶液　取人促卵泡激素对照品适量（相当于约含人促卵泡激素 0.4mg），用超滤或其他适宜方法将其缓冲体系置换为水，并制成每 1ml 约含人促卵泡激素 8mg 的浓缩液。取浓缩液适量，加水稀释 20 倍，按蛋白质含量测定法［通则 0731 第六法测定法（1）吸收系数法］测定该溶液的蛋白质浓度，吸收系数 $E_{1cm}^{1mg/ml}$ 以 1.0 计。取浓缩液适量（相当于约含人促卵泡激素 160μg），加预混溶液 60μl，用水稀释至 100μl，在低温下以不小于 10 000*g* 离心 5 分钟，取上清液 90μl，相同条件下再次离心，取上清液。

供试品溶液　取本品适量，照对照品溶液同法制备。

空白溶液　以相同体积的水替代浓缩液，除蛋白浓度测定外，照对照品溶液同法制备。

电泳条件　氟碳涂层全柱成像石英毛细管柱（内径 100μm）；以含 80mmol/L 磷酸的 0.1%甲基纤维素溶液为阳极电极液，以含 100mmol/L 氢氧化钠的 0.1%甲基纤维素溶液为阴极电极液，1500V 预电泳 1 分钟，3000V 电泳 6 分钟；检测波长 280nm。

系统适用性要求　空白溶液电泳图谱中应有两个等电点标志物峰，且两峰之间应无干扰峰。对照品溶液电泳图谱中，以各等电点标志物的等电点值对其峰尖垂直投射于横坐标上的像素值进行线性回归，将各峰簇同法所得像素值代入回归方程，计算各峰簇的等电点；两个标志物峰之间应有 10～12 个峰簇，等电点在 4.2～5.5 之间的各峰谷的谷高与相邻较低峰簇的峰高之比均应不得过 0.5；以两个标志物峰之间所有峰与峰簇面积之和为总峰面积，等电点在 3.5～5.5 之间各峰簇的面积和与总峰面积之比应不低于 70%；等电点在 4.2～5.2 之间各峰簇的面积和与总峰面积之比应不低于 50%。

测定法　取空白溶液、对照品溶液和供试品溶液，按所选设备默认参数先后进样，记录电泳图谱。对照品溶液电泳图谱中，以各等电点标志物的等电点值对其峰尖垂直投射于横坐标上的像素值进行线性回归，将各峰簇同法所得像素值代入回归方程，计算各峰簇的等电点。供试品溶液电泳图谱和对照品溶液电泳图谱同法积分。

结果判定　供试品溶液主要峰簇的图谱应与对照品溶液主要峰簇的图谱一致。

3.1.2.3　凝胶色谱法

在 3.1.5 项下记录的色谱图中，供试品溶液主峰的保留时间应与对照品溶液主峰的保留时间一致。

3.1.2.4　肽图

照高效液相色谱法（通则 0512）试验或采用经批准的方法。

试剂　（1）胰蛋白酶溶液　取经甲苯磺酰苯丙氨酰氯甲酮（TPCK）处理的胰蛋白酶适量，以 0.1mmol/L 盐酸溶液制成每 1ml 含 1mg 的溶液。

（2）变性缓冲液　取尿素 480.5g，加水 500ml 和盐酸 1ml 使溶解，加三羟甲基氨基甲烷 43.6g 和 0.05g/ml 乙二胺四乙酸二钠溶液 24ml，摇匀，用盐酸溶液调节 pH 值至 8.6，加水稀释至 1000ml，摇匀。

（3）碘乙酸溶液　临用新制。取碘乙酸 186mg，加 1mol/L 氢氧化钠溶液使溶解并稀释至 1ml。

（4）二硫苏糖醇溶液　取二硫苏糖醇 1.54g，加水溶解并稀释至 10ml，摇匀。

（5）碳酸氢铵溶液　取 1.58g 碳酸氢铵，加水溶解并稀释至 1000ml，调节 pH 值至 8.0。

（6）糖苷酶 F 溶液　取糖苷酶 F 适量，按说明书配制成适宜浓度的溶液。

对照品溶液　取人促卵泡激素对照品适量，用超滤浓缩（选取截留分子量为 3000 或 10 000 的超滤管）或其他适宜方法将其缓冲体系置换为变性缓冲液并制成每 1ml 约含人促卵泡激素 1mg 的溶液。取此溶液适量，于 65℃加热 10 分钟，按 1：100（*V*/*V*）加入二硫苏糖醇溶液，于 37℃反应 1 小时后，按 1：40（*V*/*V*）加入碘乙酸溶液，避光放置 30 分钟，按 1：20（*V*/*V*）加二硫苏糖醇溶液。采用超滤浓缩或其他适宜方法将上述缓冲体系置换为碳酸氢铵溶液，并制成每 1ml 约含人促卵泡激素 1mg 的溶液。取此溶液适量，加糖苷酶 F 溶液适量，于 37℃反应 16 小时，即为糖苷酶酶切溶液。取此溶液适量，按 1：40（mg/mg）加胰蛋白酶溶液，于 37℃反应 16 小时，立即置－20℃终止反应。上述变性、还原、烷基化及酶切步骤也可采用经批准的方法。

供试品溶液　取人促卵泡激素原液适量，照对照品溶液同法制备。

空白溶液　取不加胰蛋白酶溶液的供试品溶液，照对照品溶液同法制备。

色谱条件　以耐酸的十八烷基硅烷键合硅胶为填充剂的色谱柱，柱温为40℃；以含0.1%三氟乙酸的5%乙腈溶液为流动相A，以含0.1%三氟乙酸的90%乙腈溶液为流动相B，按下表进行梯度洗脱，流速为每分钟1ml；检测波长为214nm。进样体积50μl。

时间（分钟）	流动相A（%）	流动相B（%）
0	98	2
3	98	2
43	78	22
60	65	35
70	20	80
71	0	100
85	0	100
86	98	2
100	98	2

测定法　取空白溶液、对照品溶液和供试品溶液，分别注入液相色谱仪，记录色谱图。

结果判定　供试品溶液肽图谱应与对照品溶液肽图谱一致。

3.1.2.5　糖谱

照高效液相色谱法（通则0512）试验或采用经批准的方法。

试剂　（1）磷酸盐缓冲液　取二水合磷酸氢二钠8.9g，加水900ml使溶解，用磷酸调pH值至7.5，用水稀释至1000ml，摇匀。

（2）十二烷基硫酸钠溶液　取十二烷基硫酸钠适量，加水使溶解并稀释制成每1ml含10mg的溶液。

（3）2-巯基乙醇溶液　取2-巯基乙醇适量，用水制成1%（*V/V*）的溶液。

（4）辛苯基聚乙二醇溶液　取辛苯基聚乙二醇适量，用水制成10%（*V/V*）的溶液。

（5）糖苷酶F溶液　取糖苷酶F（如Proyzme规格为2.5U/ml的产品或同等产品）。

供试品溶液　取人促卵泡激素原液适量（相当于约含人促卵泡激素0.5mg），用超滤浓缩（选取截留分子量为3000或10 000的超滤管）或其他适宜方法将其缓冲体系置换为磷酸盐缓冲液并制成每1ml约含人促卵泡激素8.3mg的溶液。取此溶液60μl，加十二烷基硫酸钠溶液6μl和2-巯基乙醇溶液35μl，混匀后于37℃温育15分钟，加辛苯基聚乙二醇溶液7.5μl和糖苷酶F溶液25mU，混匀后于37℃反应24小时，作为切糖后样品溶液。采用适宜的经验证的方法去除蛋白质组分。如采用冷乙醇沉淀法，以下为示例方法：向上述切糖后样品溶液中加入在－20℃预冷45分钟的无水乙醇600μl，混匀后于－20℃沉淀蛋白15分钟，在4℃以10 600*g*的离心力离心5分钟。转移上清液至试管中，放置约15分钟至乙醇挥干后加入1ml水，继续挥发直至剩余体积为500～800μl，冻干或离心干燥。采用经优化与验证的2-氨基苯甲酰胺衍生化试剂盒，按照相应操作步骤有效标记冻干样品中的寡糖，然后采取经验证的萃取小柱回收标志物作为供试品溶液；或以冷乙腈去除过量荧光试剂后冻干或离心干燥标志物，以1ml水或一定体积经验证的含水有机相复溶标志物，作为供试品溶液。上述变性、还原、烷基化及酶切步骤也可采用经批准的其他方法。

对照品溶液　取人促卵泡激素对照品适量，照供试品溶液同法制备。

色谱条件　用以二乙氨基乙基（DEAE）为键合相的聚合物基质阴离子交换树脂为填充剂的色谱柱（7.5mm×75mm，10μm），柱温30℃；以乙腈为流动相A，以0.5mol/L醋酸-醋酸铵缓冲液（pH值为4.5）为流动相B，水为流动相C，按下表进行梯度洗脱，流速为每分钟0.4ml；荧光检测器的激发波长为330nm，发射波长为420nm。进样体积50μl。

时间（分钟）	流动相A（%）	流动相B（%）	流动相C（%）
0	20	0	80
5	20	0	80
21	20	4	76
61	20	25	55
62	20	50	30
71	20	50	30
72	20	0	80
117	20	0	80

系统适用性要求　对照品溶液色谱图中，按出峰顺序依次为中性糖、单唾液酸、双唾液酸、三唾液酸、四唾液酸各峰簇，按面积归一化法计算上述各组分含量并计算*Z*值，应符合规定。

测定法　精密量取对照品溶液和供试品溶液，注入液相色谱仪，记录色谱图，按面积归一化法计算中性糖、单唾液酸、双唾液酸、三唾液酸、四唾液酸的含量，按下式计算*Z*值。

$$Z=(A_0\times 0)+(A_1\times 1)+(A_2\times 2)+(A_3\times 3)+(A_4\times 4)$$

式中　A_0、A_1、A_2、A_3、A_4分别为中性糖、单唾液酸、双唾液酸、三唾液酸、四唾液酸的含量。

限度　*Z*值应符合批准的要求。

3.1.2.6　N端氨基酸序列

至少每年测定1次。采用经验证的方法分离α与β两个亚基，以氨基酸序列分析仪或其他适宜的方法进行测定，N端序列应为：

α亚基：Ala-Pro-Asp-Val-Gln-Asp-Cys-Pro-Glu-Cys-Thr-Leu-Gln-Glu-Asn。

β亚基序列一（β亚基完整序列）：Asn-Ser-Cys-Glu-Leu-Thr-X-Ile-Thr-Ile-Ala-Ile-Glu-Lys-Glu；β亚基序列二（β亚基N端缺失2个氨基酸的序列）：Cys-Glu-Leu-Thr-X-Ile-Thr-Ile-Ala-Ile-Glu-Lys-Glu-Glu-Cys；其中X代表被修饰的氨基酸。

3.1.3　检查

3.1.3.1　聚合体

照电泳法（通则0541第五法）试验。

供试品溶液　取本品，用水制成每1ml约含人促卵泡激素0.2mg的溶液，取此溶液适量，加等量非还原供试品缓冲液（通则0541第五法），混匀。

对照溶液　精密量取供试品溶液适量，用非还原供试品缓冲液定量稀释并制成人促卵泡激素浓度为供试品溶液浓度1.5%的溶液。

测定法　采用非还原型SDS-聚丙烯酰胺凝胶电泳法试验，分离胶胶浓度为12.5%，供试品溶液及对照溶液加样量均不低于1.0μg，银染法显色。

结果判定　供试品溶液中聚合体条带显色应不深于对照溶液中主条带的颜色（1.5%）。

3.1.3.2　解离亚基

照电泳法（通则0541第五法）试验。

供试品溶液　取本品，用水制成每1ml约含人促卵泡激素0.2mg的溶液，取此溶液适量，加等量非还原供试品缓冲液，混匀。

对照溶液　精密量取供试品溶液适量，用非还原供试品缓冲液定量稀释并制成人促卵泡激素浓度为供试品溶液浓度4%的溶液，100℃加热5分钟，放冷。

测定法　采用非还原型SDS-聚丙烯酰胺凝胶电泳法进行试验，分离胶胶浓度为12.5%，供试品溶液及对照溶液加样量均不低于1.0μg，银染法显色。

结果判定　供试品溶液中解离亚基条带显色应不深于对照溶液中解离亚基条带的颜色（4%）。

3.1.3.3　总氧化亚基

照高效液相色谱法（通则0512）试验。

供试品溶液　取本品适量，加水定量稀释制成每1ml中约含人促卵泡激素0.1mg的溶液。

系统适用性溶液　取人促卵泡激素对照品适量，加水溶解并制成每1ml中含0.5mg的溶液。取此溶液100μl，加入1.2%过氧化氢溶液5μl，于37℃反应30～40分钟后，加入25mg/ml的甲硫氨酸水溶液50μl终止反应，作为系统适用性溶液。

对照品溶液　取人促卵泡激素对照品适量，加水定量稀释制成每1ml中约含人促卵泡激素0.1mg的溶液。

色谱条件　以丁基硅烷键合硅胶为填充剂的色谱柱（4.6mm×250mm，5μm，如Vydac 214TP/214AP色谱柱或其他相当色谱柱），柱温为30℃；以磷酸盐缓冲液（取磷酸二氢钾27.2g，加水900ml使溶解，用85%磷酸调节pH值至2.5，加水至1000ml，摇匀）为流动相A，以乙腈-水（80：20）为流动相B，按下表进行梯度洗脱，可适当调整流动相B的初始浓度，使β亚基的保留时间为10～12分钟，流速为每分钟1.0ml；检测波长为210nm。

时间（分钟）	流动相A（%）	流动相B（%）
0	82	18
10	74	26
25	60	40
26	20	80
56	20	80
56.1	82	18
75	82	18

系统适用性要求　对照品溶液色谱图中，β亚基与α亚基先后出峰，理论板数按β亚基峰计算应不小于1000；在系统适用性溶液色谱图中，β亚基峰与α亚基峰之间的峰簇为α亚基氧化峰，β亚基峰之前与之相邻的峰簇为β亚基氧化峰，α亚基峰与α亚基氧化峰之间的分离度应符合要求，β亚基氧化峰的峰高与β亚基峰之间峰谷高之比应不小于1.3。

测定法　精密量取对照品溶液和供试品溶液各100μl、系统适用性溶液30μl，分别注入液相色谱仪，记录色谱图。供试品溶液色谱图中，仅对溶剂峰与α亚基峰（含）之间的色谱峰进行积分，按面积归一化法计算总氧化亚基含量。

限度　应不得过5.0%。

3.1.3.4　β亚基N端缺失比

至少每年测定1次。照高效液相色谱法（通则0512）试验。

试剂　（1）变性缓冲液　取尿素480.5g，加水500ml和盐酸1ml使溶解，加三羟甲基氨基甲烷43.6g和0.05g/ml乙二胺四乙酸二钠溶液24ml，摇匀，用盐酸调节pH值至8.6，加水稀释至1000ml，摇匀。

（2）二硫苏糖醇溶液　取二硫苏糖醇15.4g，加水溶解并稀释至100ml，摇匀。

（3）碳酸氢铵溶液　取碳酸氢铵1.58g，加水溶解并稀释至1000ml，调节pH值至8.0。

供试品溶液　取本品适量，用超滤浓缩或其他适宜方法将其缓冲体系置换为变性缓冲液并制成每1ml约含人促卵泡激素1mg的溶液。取此溶液适量，于65℃加热10分钟，冷却后按1：100（V/V）加入二硫苏糖醇溶液，于37℃反应1小时，按1：40（V/V）加入1mol/L碘乙酸溶液，避光放置30分钟，按1：20（V/V）加入二硫苏糖醇溶液。采用超滤浓缩或其他适宜方法将上述样品的缓冲体系置换为碳酸氢铵溶液并制成每1ml约含人促卵泡激素1mg的溶液。取此溶液，加糖苷酶F适量，于37℃反应16小时，放冷。

对照品溶液　取人促卵泡激素对照品，照供试品溶液同法制备。

空白溶液　取变性缓冲液适量，自第一次加入二硫苏糖醇溶液开始，照供试品溶液同法制备。

色谱条件　以耐酸的十八烷基硅烷键合硅胶为填充剂的色谱柱（4.6mm×250mm，3.5μm，如 Waters XBridge Peptide BEH C_{18}或等效色谱柱），柱温为60℃；以0.1%三氟乙酸水溶液为流动相 A，以含0.1%三氟乙酸的乙腈溶液为流动相 B，按下表进行梯度洗脱，流速为每分钟0.8ml；检测波长为214nm。进样体积50μl。

时间（分钟）	流动相 A（%）	流动相 B（%）
0	71	29
3	71	29
23	69	31
25	66	34
50	64	36
52	20	80
62	20	80
63	71	29

系统适用性要求　对照品溶液色谱图中保留时间25～50分钟内有两个相邻主峰，第1个峰为N端缺失了2个氨基酸残基的β亚基峰（缺失β亚基峰），第2个峰为N端完整的β亚基峰（完整β亚基峰），两峰之间的分离度应不低于1.0；空白溶液色谱图中上述两峰所在时间段内应无干扰峰。

测定法　精密量取空白溶液、对照品溶液与供试品溶液，分别注入液相色谱仪，记录色谱图。供试品溶液色谱图中仅对缺失β亚基与完整β亚基峰面积进行积分，计算缺失β亚基峰面积与完整β亚基峰面积的比值，即为β亚基N端缺失比。

限度　应符合批准的要求。

3.1.3.5　宿主细胞 DNA 残留量

依法测定（通则3407）或采用经验证并批准的其他适宜方法，每1mg人促卵泡激素含宿主DNA不得过3ng。

3.1.3.6　宿主细胞蛋白质残留量

依法测定（通则3412、通则3413或通则3414）或采用经验证并批准的其他适宜方法，每1mg人促卵泡激素含宿主细胞蛋白质残留量不得过100ng。

3.1.3.7　细菌内毒素

依法检查（通则1143凝胶限度法），每1μg人促卵泡激素含内毒素的量应小于0.01EU。

3.1.4　生物学活性

3.1.4.1　体内生物学活性

取人促卵泡激素标准品，依法测定（通则1216第一法）。

3.1.4.2　体外生物学活性

取人促卵泡激素标准品，依法测定（通则3536）。

3.1.4.3　比活性

计算体内生物学活性与3.1.5项下蛋白质含量测定结果的比值。每1mg人促卵泡激素的效价应为10 500～16 500IU。

3.1.5　含量测定

照高效液相色谱法（通则0512）测定。

供试品溶液　取人促卵泡激素原液适量，用水制成每1ml约含人促卵泡激素0.1mg的溶液。

对照品溶液　取人促卵泡激素对照品适量，加水溶解并定量稀释制成每1ml约含人促卵泡激素0.1mg的溶液。

色谱条件　以适合分离分子质量为5000～15 000Da球状蛋白质的亲水改性硅胶为填充剂；以磷酸盐缓冲液（取85%磷酸6.74ml，加水800ml，加无水硫酸钠14.2g，用50%氢氧化钠溶液调节pH值至6.7，加水至1000ml，摇匀）为流动相，流速为每分钟1.0ml；检测波长214nm；进样体积20μl。

系统适用性要求　对照品溶液色谱图中，理论板数按人促卵泡激素峰计算应不小于1000。

测定法　取对照品溶液和供试品溶液，分别注入液相色谱仪，记录色谱图。按外标法以峰面积计算人促卵泡激素含量。

限度　应为0.65～1.35mg/ml。

3.2　半成品检定

如需对原液进行稀释或加入其他辅料制成半成品，应确定半成品的质量控制要求，包括检定项目和可接受的标准，按如下检项或批准的检项进行。

3.2.1　细菌内毒素

依法检查（通则1143），每1μg人促卵泡激素含内毒素的量应小于0.25EU。

3.2.2　无菌

依法检查（通则1101薄膜过滤法），应符合规定。

3.3　成品检定

3.3.1　外观

本品应为白色疏松体。每瓶加水1ml，复溶后应为无色澄清液体。

3.3.2　鉴别试验

3.3.2.1　免疫斑点法

照免疫斑点法（通则3402）测定，应为阳性。

3.3.2.2　凝胶色谱法

3.3.5项下记录的色谱图中，供试品溶液主峰的保留时间应与对照品溶液主峰的保留时间一致。

3.3.3　检查

3.3.3.1　复溶时间

取本品5瓶，每瓶加水1ml，复溶时间均不得过60秒。

3.3.3.2　水分

不得过3.0%（通则0832第一法）。

3.3.3.3　酸碱度

取本品，每瓶加水1ml使溶解，合并后依法检查（通则0631），pH值应为6.5～7.5。

3.3.3.4　渗透压摩尔浓度

取本品，每瓶加水1ml使溶解，合并后依法检查（通则0632），应为95～155mOsmol/kg。

3.3.3.5　聚合体

照电泳法（通则0541第五法）试验。

供试品溶液　取本品，每瓶加水60μl使溶解，按4∶1（*V*/*V*）加入非还原供试品缓冲液（4×），摇匀。

对照溶液　精密量取供试品溶液适量，用非还原供试品缓冲液（4×）定量稀释并制成人促卵泡激素浓度为供试品溶液浓度2%的溶液。

测定法　取供试品溶液及对照品溶液适量，照3.1.3.1项方法或使用经批准的方法测定。

结果判定　供试品溶液中聚合体条带显色应不深于对照品溶液中主条带的颜色（2%）。

3.3.3.6　解离亚基

照电泳法（通则0541第五法）试验。

供试品溶液　取本品，每瓶加水60μl使溶解，按4∶1（*V*/*V*）加入非还原供试品缓冲液（4×），摇匀。

对照溶液　精密量取供试品溶液，用非还原供试品缓冲液（4×）定量稀释并制成人促卵泡激素浓度为供试品溶液浓度7.5%的溶液，100℃加热5分钟，放冷。

测定法　精密量取供试品溶液及对照溶液适量，照3.1.3.2项下第一法或使用经批准的方法测定。

结果判定　供试品溶液中解离亚基条带显色应不深于对照溶液中解离亚基条带的颜色（7.5%）。

3.3.3.7　总氧化亚基

照高效液相色谱法（通则0512）试验。

供试品溶液　取本品，每瓶加水110μl使内容物溶解，全量混匀并制成每1ml中约含人促卵泡激素50μg的溶液。

系统适用性溶液　取人促卵泡激素对照品适量，加水溶解并制成每1ml中约含人促卵泡激素0.5mg的溶液。取此溶液100μl，加1.2%过氧化氢溶液5μl，于37℃反应30～40分钟后，加25mg/ml甲硫氨酸溶液50μl终止反应。

对照品溶液　取人促卵泡激素对照品适量，加水溶解并定量稀释制成每1ml中约含人促卵泡激素0.1mg的溶液。

空白溶液　以水为空白溶液。

色谱条件与系统适用性要求　进样体积除外，其他同3.1.3.3项下。

测定法　精密量取空白溶液200μl、对照品溶液100μl、系统适用性溶液30μl和供试品溶液200μl，分别注入液相色谱仪，记录色谱图。供试品溶液色谱图中，扣除空白溶液中的色谱峰后，仅对α亚基峰及其之前的色谱峰进行积分。按面积归一化法计算总氧化亚基含量。

限度　不得过10.0%。

3.3.3.8　可见异物

取本品，每瓶按说明书标示量加注射用水或附带稀释剂使溶解，依法检查（通则0904第一法），不得检出金属屑、玻璃屑、长度或最大粒径超过2mm纤毛和块状物等明显外来可见异物。

3.3.3.9　不溶性微粒

取本品，依法（通则0903）检查，每份容器中含10μm及10μm以上的微粒数不得过6000粒，含25μm及25μm以上的微粒数不得过600粒。

3.3.3.10　装量差异

取本品，依法检查（通则0102），应符合规定。

3.3.3.11　无菌

取本品，依法检查（通则1101薄膜过滤法），应符合规定。

3.3.3.12　细菌内毒素

取本品，依法检查（通则1143），每1μg人促卵泡激素中含内毒素的量应小于0.6EU。

3.3.3.13　异常毒性

取本品，依法检查（通则1141小鼠试验法），按腹腔注射给药，应符合规定。

3.3.4　体内生物学活性

取本品，依法测定（通则1216），应为标示量的80%～135%。

3.3.5　含量测定

照高效液相色谱法（通则0512）试验。

试剂　（1）泊洛沙姆188溶液　取泊洛沙姆188 10mg，加水100ml使溶解。

（2）F68溶液　取F68 10mg，加水100ml使溶解。

供试品溶液　取本品，每瓶加泊洛沙姆188溶液250μl或F68溶液200μl使溶解，合并并混匀。上述溶剂加入量如低于500μl，计算溶液浓度时应考虑溶解后溶液的增容效应。

对照品溶液　取人促卵泡激素对照品适量，用泊洛沙姆188溶液250μl或F68溶液200μl稀释制成每1ml约含人促卵泡激素30μg的溶液。上述溶剂加入量如低于500μl，计算溶液浓度时应考虑溶解后溶液的增容效应。

色谱条件　进样体积100μl；其他同3.1.5项下。

系统适用性要求　对照品溶液色谱图中，理论板数按人促卵泡激素峰计算应不小于1000。

测定法　取泊洛沙姆188溶液或F68溶液、对照品溶液和供试品溶液，分别注入液相色谱仪，记录供试品溶液色谱图至泊洛沙姆188或F68出峰。按外标法以峰面积计算供试品中人促卵泡激素含量。

限度　应为标示量的98.2%～120.0%。

4　稀释剂

本品如附有稀释剂，则应符合批准的生产工艺及质量标准要求。

5　保存、运输及有效期

按批准的条件保存和运输。自生产之日起，按批准的有效期执行。

6　使用说明

应符合生物制品分包装及贮运管理（通则0239）规定和批准的内容。

注射用鼠神经生长因子

Zhusheyong Shu Shenjing Shengzhangyinzi

Mouse Nerve Growth Factor for Injection

本品系由健康小鼠颌下腺提取的生物活性蛋白质，经分离、纯化后加入适宜稳定剂后冻干制成。不含抑菌剂。

1　基本要求

生产和检定用设施、原材料及辅料、水、器具、动物等应符合“凡例”的有关要求。

2　制造

2.1　小鼠颌下腺来源及采集

2.1.1　采用体重为 20g 以上 60～90 日龄健康雄性小鼠，小鼠应符合相关要求（通则 3601）。

2.1.2　采用适宜方法处死小鼠，经局部消毒处理后摘取颌下腺，剔除其他组织后备用。如需存放应冻存于 -20℃以下，并规定保存时间。

2.2　原液

2.2.1　提取

采用适宜的方法将小鼠颌下腺破碎匀浆，离心取上清。

2.2.2　纯化

采用经批准的方法进行纯化、病毒去除或灭活后即为鼠神经生长因子原液。

2.2.3　原液检定

按 3.1 项进行。

2.3　半成品

2.3.1　配制

按成品规格配制，并加入适宜稳定剂。

2.3.2　半成品检定

按 3.2 项进行。

2.4　成品

2.4.1　分批

应符合生物制品分包装及贮运管理（通则 0239）规定。

2.4.2　分装及冻干

应符合生物制品分包装及贮运管理（通则 0239）及注射剂（通则 0102）有关规定。

2.4.3　规格

同批准的规格。

2.4.4　包装

应符合生物制品分包装及贮运管理（通则 0239）及注射剂（通则 0102）有关规定。

2.5　病毒去除和灭活

生产过程中应采用经批准的方法去除和灭活病毒。如用灭活剂（如有机溶剂、去污剂）灭活病毒，则应规定对人安全的灭活剂残留量限值。

3　检定

3.1　原液检定

3.1.1　生物学活性

依法测定（通则 3530）。

3.1.2　蛋白质含量

依法测定（通则 0731 第二法），应不低于 0.1mg/ml。

3.1.3　比活性

为生物学活性与蛋白质含量之比。每 1mg 蛋白质应不低于 4.0×10^5U。

3.1.4　纯度

3.1.4.1　电泳法

依法测定（通则 0541 第五法）。用非还原型 SDS-聚丙烯酰胺凝胶电泳法，分离胶胶浓度为 15%，加样量应不低于 10μg（考马斯亮蓝 R250 染色法）。经扫描仪扫描，纯度应不低于 98.0%。

3.1.4.2　高效液相色谱法

依法测定（通则 0512）。色谱柱以适合分离分子质量为5～60kD 蛋白质的色谱用凝胶为填充剂；流动相为 0.25mol/L 磷酸盐缓冲液（含 0.15mol/L 磷酸氢二钠溶液和 0.1mol/L 磷酸二氢钠溶液）-乙腈（85∶15）；上样量应不低于 20μg，在波长 280nm 处检测，以鼠神经生长因子色谱峰计算的理论板数应不低于 1000。按面积归一化法计算，鼠神经生长因子主峰面积应不低于总面积的 95.0%。

3.1.5　分子量

依法测定（通则 0541 第五法）。用还原型 SDS-聚丙烯酰胺凝胶电泳法，分离胶胶浓度为 15%，加样量应不低于 1.0μg，供试品的分子质量应为 11.0～15.0kD。

3.1.6　等电点

供试品的主区带应为 8.4～9.4，且供试品的电泳图谱应与对照品的图谱一致（通则 0541 第六法）。

3.1.7　紫外光谱

用水或 0.9% 氯化钠溶液将供试品稀释至 100～500μg/ml，在光路 1cm、波长 230～360nm 下进行扫描，最大吸收峰波长应为 280nm±3nm（通则 0401）。

3.1.8　细菌内毒素检查

依法检查（通则 1143），每 1 支应小于 10EU。

3.1.9　磷酸三丁酯残留量

如工艺中采用磷酸三丁酯，则每 1ml 中磷酸三丁酯应不大于 10μg（通则 3205）。

3.1.10　聚山梨酯 80 残留量

如工艺中采用聚山梨酯 80，则每 1ml 中聚山梨酯 80 应不大于 100μg（通则 3203）。

3.1.11　鼠源性病毒检查

依法检查（通则 3303），至少每半年 1 次，应无任何特定的鼠源性病毒。

3.2　半成品检定

3.2.1　细菌内毒素

依法检查（通则 1143），每 1 瓶应小于 10EU。

3.2.2　无菌

依法检查（通则 1101），应符合规定。

3.3　成品检定

除水分测定、pH 值、装量差异检查、不溶性微粒检查、生物学活性、含量测定外，应按标示量加入注射用水，复溶后进行其余各项检定。

3.3.1　鉴别试验

按免疫印迹法（通则 3401）或免疫斑点法（通则 3402）测定，应为阳性。

3.3.2　检查

3.3.2.1　外观

应为白色或类白色的疏松体或粉末，按标示量加入灭菌注射用水后迅速复溶为无色澄明液体。

3.3.2.2　可见异物

依法检查（通则 0904），应符合规定。

3.3.2.3　不溶性微粒

依法检查（通则 0903），应符合规定。

3.3.2.4　装量差异

依法检查（通则 0102），应符合规定。

3.3.2.5　水分

应不高于 3.0%（通则 0832 第一法）。

3.3.2.6　pH 值

应为 6.0～7.4（通则 0631）。

3.3.2.7　渗透压摩尔浓度

依法测定（通则 0632），应符合批准的要求。

3.3.2.8　辛酸钠含量

如制品中加入辛酸钠，则每 1 瓶中辛酸钠应不大于 0.1mmol（通则 3111）。

3.3.2.9　无菌

依法检查（通则 1101），应符合规定。

3.3.2.10　细菌内毒素

依法检查（通则 1143），每 1 瓶应小于 10EU。

3.3.2.11　异常毒性

依法检查（通则 1141 小鼠试验法），应符合规定。

3.3.2.12　外源病毒污染检查

采用动物病毒敏感细胞（如 BHK_{21}），每瓶（$25cm^2$）培养细胞中加入供试品 1ml，37℃培养 7 天为一代，连续盲传 3 代，细胞应生长良好，不应出现病毒感染引起的病变，判为合格。

3.3.3　生物学活性

依法测定，应不低于标示量的 80%（通则 3530）。

3.3.4　含量测定

采用 ELISA 或 HPLC 法，应为标示量的 80%～120%。

酶联免疫吸附法按试剂盒说明书进行。

采用高效液相色谱法（通则 0512）。

色谱条件：以适合分离分子质量为 5～60kD 蛋白质的色谱用凝胶为填充剂；以 0.25mol/L 磷酸盐缓冲液（含 0.15mol/L 磷酸氢二钠溶液和 0.1mol/L 磷酸二氢钠溶液）-乙腈（85∶15）为流动相；检测波长为 214nm。供试品溶液中鼠神经生长因子与人血白蛋白的分离度应符合要求。

测定法：取供试品和标准品适量，用流动相分别稀释制成每 1ml 中含鼠神经生长因子 50μg 的溶液，精密量取 20μl 注入液相色谱仪，记录 30 分钟。标准品溶液、供试品溶液均进样 3 次，记录色谱图并计算峰面积。按外标法以峰面积计算供试品中鼠神经生长因子的含量。

4　保存、运输及有效期

于 2～8℃避光保存和运输。自生产之日起，按批准的有效期执行。

5　使用说明

应符合生物制品分包装及贮运管理（通则 0239）规定和批准的内容。

注射用A型肉毒毒素

Zhusheyong A Xing Roudu Dusu

Botulinum Toxin Type A for Injection

本品系用A型肉毒结晶毒素经稀释，加入稳定剂后冻干制成。

1　基本要求

生产和检定用设施、原材料及辅料、水、器具、动物等应符合“凡例”的有关要求。

2　制造

2.1　菌种

生产用菌种应符合生物制品生产检定用菌毒种管理及质量控制（通则0233）的有关规定。

2.1.1　名称及来源

生产用菌种为产毒高的A型肉毒梭菌Hall株或其他A型肉毒梭菌。

2.1.2　种子批的建立

应符合生物制品生产检定用菌毒种管理及质量控制（通则0233）的有关规定。

2.1.3　种子批的传代

主种子批应不超过5代，工作种子批应不超过10代。

2.1.4　种子批菌种的检定

2.1.4.1　形态、培养特性及生化特性

检定菌种可采用明胶琼脂半固体培养基、血琼脂平板培养基、卵黄琼脂平板培养基。

菌种应具有典型的形态特征和培养特性及生化特性，应产生不低于$1.0\times10^5 LD_{50}/ml$的A型肉毒毒素。

2.1.4.2　基因稳定性试验

每批工作种子应进行A型肉毒神经毒素基因稳定性试验。菌种神经毒素基因核苷酸序列与基因库中登录号为AF488749的A型肉毒梭菌Hall株的神经毒素基因区核苷酸序列同源性应不低于99.0%。

2.1.5　种子批的保存

主种子批和工作种子批均应冻干保存于8℃以下，工作种子批也可接种于适宜培养基，8℃以下保存。

2.2　毒素原液

2.2.1　生产用种子

启开工作种子批菌种复苏后，在适宜培养基上扩增培养，制备生产用种子。

2.2.2　产毒培养基

采用含胰酶消化酪蛋白、酵母透析液（或酵母浸出粉）、葡萄糖培养基，或经批准的其他适宜培养基。

2.2.3　接种和培养

生产用种子接种产毒培养基后，在适宜温度培养一定时间。每瓶取样镜检，应无杂菌，经除菌过滤，即为原制毒素，其毒力应不低于$1.0\times10^5 LD_{50}/ml$。

2.2.4　结晶毒素

2.2.4.1　纯化及结晶

原制毒素可经等电点沉淀、核糖核酸酶处理、离子交换色谱、硫酸铵浓缩和透析及自然结晶等程序，或用经批准的其他适宜方法进行纯化。纯化毒素经自然结晶后即为结晶毒素。

2.2.4.2　保存

于2～8℃避光保存。

2.2.4.3　结晶毒素检定

按3.1项进行。

2.2.5　透析

用PB溶解结晶毒素，经透析去除硫酸铵，除菌过滤后即为原液。

2.2.6　原液检定

按3.2项进行。

2.3　半成品

2.3.1　配制

用0.9%氯化钠溶液或其他适宜稀释液将已知毒力的毒素溶液稀释至适当浓度，加入适宜稳定剂，使每1ml毒素溶液的毒力在规定范围内。

2.3.2　半成品检定

按3.3项进行。

2.4　成品

2.4.1　分批

应符合生物制品分包装及贮运管理（通则0239）规定。

2.4.2　分装及冻干

应符合生物制品分包装及贮运管理（通则0239）及注射剂（通则0102）有关规定。在冻干过程中制品温度应不高于35℃，真空或充氮封口。

2.4.3　规格

每瓶含A型肉毒毒素50U、100U。

2.4.4　包装

应符合生物制品分包装及贮运管理（通则0239）及注射剂（通则0102）有关规定。

3　检定

3.1　结晶毒素检定

3.1.1　结晶毒素在普通光学显微镜高倍镜下观察，应呈均一的针状或棒状结晶。

3.1.2　毒力测定

可选择下列一种方法进行。毒力应不低于$1.0\times10^6 LD_{50}/ml$。

3.1.2.1　本品溶解透析后做适当倍数稀释，按Broff法测定毒力，计算出本品的毒力。即取26～30日龄SPF级昆明小鼠5只，每只尾静脉注射0.1ml本品（或稀释的供试品），求其平均死亡时间（以分钟计），从毒素剂量与死亡时间的标准曲线中求得毒素的毒力。

3.1.2.2　按常规方法稀释本品，各稀释度腹腔注射

26～30 日龄 SPF 级昆明小鼠 4 只，每只注射 0.5ml，根据动物 4 天内死亡情况，用统计学方法（Reed-Muench 法）计算本品的毒力。

3.1.3　纯度测定

3.1.3.1　根据波长 280nm 处吸光度计算的蛋白质浓度及 3.1.2 项测定的毒力，求出结晶毒素的纯度，每 1mg 蛋白质纯度应在 $1.0\times10^{7}LD_{50}$ 以上。

3.1.3.2　波长 260nm 处吸光度与波长 280nm 处吸光度之比（A_{260}/A_{280}）应不高于 0.6。

3.1.4　特异性检查

取注射用水 1ml，溶解 A、B、C、D、E、F 型与混合型冻干肉毒诊断血清，分别于各血清管中加 1ml 含 $100LD_{50}$ 左右的本品。另取 2 支试管，各加 1ml 0.9%氯化钠溶液，再分别加入上述同浓度的本品溶液，其中 1 支煮沸 20 分钟作为毒素阴性对照，另 1 支与混有毒素的诊断血清管同时置 37℃结合 45 分钟，作为毒素阳性对照。各组分别腹腔注射26～30 日龄 SPF 级昆明小鼠 2～3 只，每只注射 0.5ml，观察 4 日内小鼠死亡情况，A 型肉毒毒素判定标准：A 型、混合型和阴性对照组小鼠存活，其他型（B、C、D、E、F 型）和毒素对照组小鼠死亡，则毒素为 A 型肉毒毒素。

3.1.5　蛋白质图谱

按 SDS-PAGE 法（通则 0541）检查结晶毒素的蛋白组成，在非还原和还原条件下电泳，电泳图谱应与参考品一致。

3.2　原液检定

按 3.1.2～3.1.4 项进行。

3.3　半成品检定

无菌检查

依法检查（通则 1101），应符合规定。

3.4　成品检定

除水分测定、装量差异检查外，每瓶加入 2.5ml 氯化钠注射液，复溶后进行以下检定。

3.4.1　鉴别试验

按 3.1.4 项进行，应符合规定。

3.4.2　物理检查

3.4.2.1　外观检查

应为白色疏松体，复溶后轻轻摇动，应呈无色或淡黄色澄明液体。

3.4.2.2　装量差异

依法检查（通则 0102），应符合规定。

3.4.2.3　可见异物

依法检查（通则 0904），应符合规定。

3.4.2.4　渗透压摩尔浓度

依法测定（通则 0632），应符合批准的要求。

3.4.3　化学检定

3.4.3.1　水分

应不高于 3.0%（通则 0832）。

3.4.3.2　pH 值

复溶后 pH 值应在稀释剂 pH 值的±0.5 范围内（通则 0631）。

3.4.4　效价测定

相对效价应为标示量的 80%～120%（通则 3533）。

3.4.5　无菌检查

依法检查（通则 1101），应符合规定。

3.4.6　细菌内毒素检查

依法检查（通则 1143），应不高于 3.5EU/瓶。

4　稀释剂

稀释剂为氯化钠注射液，稀释剂的生产应符合批准的要求。

氯化钠注射液应符合本版药典（二部）的相关规定。

5　保存、运输及有效期

于 2～8℃避光保存和运输。自生产之日起，有效期为 36 个月。

6　使用说明

应符合生物制品分包装及贮运管理（通则 0239）规定和批准的内容。

治疗用卡介苗

Zhiliaoyong Kajiemiao

BCG for Therapeutic Use

本品系采用与预防结核病用卡介苗相同的菌种、生产工艺，将高浓度卡介菌经冷冻干燥制成的免疫治疗制剂。

1　基本要求

生产、检定用设施、原材料及辅料、水、器具、动物等应符合“凡例”的有关要求。

卡介苗生产车间必须与其他生物制品生产车间及实验室分开。所需设备及器具均须单独设置并专用。卡介苗制造、包装及保存过程均须避光。

从事卡介苗制造的工作人员及经常进入卡介苗制造室的人员，必须身体健康，经 X 射线检查无结核病，且每年经 X 射线检查 1～2 次，可疑者应暂离卡介苗的制造。

2　制造

2.1　菌种

生产用菌种应符合生物制品生产检定用菌毒种管理及质量控制（通则 0233）规定。

2.1.1　名称及来源

采用卡介菌 D_2PB302 菌株。严禁使用通过动物传代的菌种制造卡介苗。

2.1.2　种子批的建立

应符合生物制品生产检定用菌毒种管理及质量控制（通则 0233）规定。

2.1.3　种子批的传代

工作种子批启开至菌体收集传代应不超过 12 代。

2.1.4　种子批的检定

2.1.4.1　鉴别试验

（1）培养特性

卡介菌在苏通培养基上生长良好，培养温度在 37～39℃之间。抗酸染色应为阳性。在苏通马铃薯培养基上培养的卡介菌应是干皱成团略呈浅黄色。在鸡蛋培养基上有突起的皱型和扩散型两类菌落，且带浅黄色。在苏通培养基上卡介菌应浮于表面，为多皱、微带黄色的菌膜。

（2）多重 PCR 法

采用多重 PCR 法检测卡介菌基因组特异性的缺失区 RD1，应无 RD1 序列存在，供试品 PCR 扩增产物大小应与参考品一致。

多重 PCR 鉴别试验：采用 ET1（5′-AAGCGGTTGCCGCCGACCGACC-3′）、ET2（5′-CTGGCTATATTCCTGGGCCCGG-3′）、ET3（5′-GAGGCGATCTGGCGGTTTGGGG-3′）三条引物，分别以灭菌水稀释至终浓度为 10μmol/L。DNA 分子量标记物（DNA ladder）为 50bp。

取适宜浓度的供试品 1ml 移入 1.5ml EP 管中，12 000r/min 离心 5 分钟，弃上清，留 40～50μl 液体重悬供试品沉淀物，沸水浴 10 分钟，8000r/min 离心 5 分钟，取上清作为多重 PCR 检测模板。

取供试品 PCR 检测模板 5μl，加至 45μl 反应试剂中[10 倍 PCR 缓冲液（pH 8.3 100mmol/L Tris-HCl，500mmol/L KCl，15mmol/L $MgCl_2$）5μl、dNTP 混合物 2μl、5U/μl *Taq* DNA 聚合酶 0.3μl、引物 ET1 2μl、引物 ET2 4μl、引物 ET3 2μl，灭菌水 29.7μl）]，共 50μl 反应体系。检测参考品同法操作。每个供试品平行做 2 管。

反应体系于 94℃预变性 10 分钟，然后 94℃变性 1 分钟、64℃退火 1 分钟、72℃延伸 30 秒，循环 30 次后，72℃再延伸 7 分钟。取 PCR 产物 10μl 加 6 倍加样缓冲液［配方为：① 吸取 2ml EDTA（500mmol/L pH 8.0）加入约 40ml 双蒸水；② 称量 250mg 溴酚蓝；③ 量取加入 50ml 丙三醇；④ 定容至 100ml，4℃保存］2μl 混匀后上样于 3%的琼脂糖凝胶泳道，50bp DNA ladder 直接上样 6μl。于 100mA 电泳 50 分钟。以 50bp DNA ladder 为分子量标记，观察供试品与参考品 PCR 扩增片段分子量大小。

2.1.4.2　纯菌检查

按通则 1101 的方法进行，生长物做涂片镜检，不得有杂菌。

2.1.4.3　毒力试验

用结核菌素纯蛋白衍生物皮肤试验（皮内注射 0.2ml，含 10IU）阴性、体重 300～400g 的同性豚鼠 4 只，各腹腔注射 1ml 菌液（5mg/ml），每周称体重，观察 5 周动物体重不应减轻；同时解剖检查，大网膜上可出现脓疱，肠系膜淋巴结及脾可能肿大，肝及其他脏器应无肉眼可见的病变。

2.1.4.4　无有毒分枝杆菌试验

用结核菌素纯蛋白衍生物皮肤试验（皮内注射 0.2ml，含 10IU）阴性、体重 300～400g 的同性豚鼠 6 只，于股内侧皮下各注射 1ml 菌液（10mg/ml），注射前称体重，注射后每周观察 1 次注射部位及局部淋巴结的变化，每 2 周称体重 1 次，豚鼠体重不应降低。6 周时解剖 3 只豚鼠，满 3 个月时解剖另 3 只，检查各脏器应无肉眼可见的结核病变。若有可疑病灶时，应做涂片和组织切片检查，并将部分病灶磨碎，加少量 0.9%氯化钠溶液混匀后，由皮下注射 2 只豚鼠，若证实系结核病变，该菌种即应废弃。当试验未满 3 个月时，豚鼠死亡则应解剖检查，若有可疑病灶，即按上述方法进行，若证实系结核病变，该菌种即应废弃。若证实属非特异性死亡，且豚鼠死亡 1 只以上时应复试。

2.1.5　种子批的保存

种子批应冻干保存于 8℃以下。

2.2　原液

2.2.1　生产用种子

启开工作种子批菌种，在 L-J 培养基、苏通马铃薯培养基、液体苏通培养基上每传 1 次为 1 代。在马铃薯培养基培养的菌种置冰箱 2～8℃保存，不得超过 2 个月。

2.2.2　生产用培养基

工作种子批首次复苏可用 L-J 培养基，生产用培养基为苏通马铃薯培养基、液体苏通培养基或批准的其他培养基。

2.2.3　接种与培养

挑取生长良好的菌膜，移种于改良苏通综合培养基或经批准的其他培养基的表面，置 37～39℃静止培养。

2.2.4　收获和合并

培养结束后，应逐瓶检查，若有污染、湿膜、浑浊等情况应废弃。收集菌膜压干，移入盛有不锈钢珠瓶内，钢珠与菌体的比例应根据研磨机转速控制在一适宜的范围，并尽可能在低温下研磨。加入适量无致敏原稳定剂稀释，制成原液。

2.2.5　原液检定

按 3.1 项进行。

2.3　半成品

2.3.1　配制

用稳定剂将原液浓度调整至适宜浓度，即为半成品。

2.3.2　半成品检定

按 3.2 项进行。

2.4　成品

2.4.1　分批

应符合生物制品分包装及贮运管理（通则 0239）规定。

2.4.2　分装与冻干

应符合生物制品分包装及贮运管理（通则 0239）规定。分装过程中应使半成品混合均匀，分装后应立即冻干，冻干后应立即封口。

2.4.3　规格

每瓶含卡介菌 60mg，每 1mg 卡介菌含活菌数应不低于 1.0×10^6 CFU。

2.4.4　包装

应符合生物制品分包装及贮运管理（通则 0239）规定。

3　检定

3.1　原液检定

3.1.1　纯菌检查

按通则 1101 的方法进行，生长物做涂片镜检，不得有杂菌。

3.1.2　浓度测定

以分光光度法测定浓度，应为标示量的±20％。

3.2　半成品检定

3.2.1　纯菌检查

按通则 1101 的方法进行，生长物做涂片镜检，不得有杂菌。

3.2.2　浓度测定

以分光光度法测定浓度，应为标示量的±20％。

3.3　成品检定

除装量差异、水分测定、活菌数测定、热稳定性试验、毒性试验、无有毒分枝杆菌试验和抑瘤试验外，按每瓶加入 1ml 注射用水，复溶后进行其余各项检定。

3.3.1　鉴别试验

3.3.1.1　抗酸染色法

抗酸染色涂片检查，细菌形态与特性应符合卡介菌特征。

3.3.1.2　多重 PCR 法

按 2.1.4.1 项进行，采用多重 PCR 法检测卡介菌基因组特异的缺失区 RD1，应无 RD1 序列存在，供试品扩增产物大小应与检测参考品一致。

3.3.2　物理检查

3.3.2.1　外观

应为白色或淡黄色疏松体或粉末状，按标示量加入注射用水，应在 3 分钟内复溶呈均匀悬液。

3.3.2.2　装量差异

依法检查（通则 0102），应符合规定。

3.3.3　水分

应不高于 3.0％（通则 0832）。

3.3.4　纯菌检查

按 3.1.1 项进行。

3.3.5　活菌数测定

每亚批疫苗均应做活菌数测定。活菌数应不低于 1.0×10^6 CFU/mg。本试验可与热稳定性试验同时进行。

3.3.6　热稳定性试验

取每亚批疫苗于 37℃放置 28 天测定活菌数，并与 2～8℃保存的同批疫苗进行比较，计算活菌率；放置 37℃的本品活菌数应不低于置 2～8℃本品的 25％，且不低于 2.5×10^5 CFU/mg。

3.3.7　毒性试验

用 18～20g 昆明小白鼠 5 只，每只腹腔注射 0.5ml 菌液（30mg），观察 1 周，到期称总体重，不得较试验前减轻或死亡。

3.3.8　无有毒分枝杆菌试验

用结核菌素纯蛋白衍生物皮肤试验（皮内注射 0.2ml，含 10IU）阴性、体重 300～400g 的同性健康豚鼠 6 只，每只皮下注射 1ml 供试品（10mg/ml），注射前称体重，每 2 周称体重一次，观察 6 周，动物体重不应减轻；同时解剖检查每只动物，若肝、脾、肺等脏器无结核病变，即为合格。若动物死亡或有可疑病灶时，应按 2.1.4.4 项进行。

3.3.9　抑瘤试验（H22 实体瘤）

以 H22 肿瘤细胞悬液和供试品悬液同体积混合配制试验组用样品，皮下移植到雌性 BALB/c 小鼠（6～8 周）体内，对照组仅移植 H22 肿瘤细胞悬液。移植 3 周后测定实体肿瘤的重量，计算肿瘤生长抑制率（％）[（对照组实体肿瘤的重量－试验组实体肿瘤的重量)/对照组实体肿瘤的重量×100]。肿瘤生长抑制率应不低于 75%，并且试验组与对照组的肿瘤重量差异有显著意义。

3.3.10　浓度测定

以分光光度法测定浓度，应为标示量的±20%。

4　稀释剂

稀释剂为 0.9%氯化钠溶液。应符合本版药典（二部）的相关规定。

5　保存、运输及有效期

于 2～8℃避光保存和运输。自生产之日起，按批准的有效期执行。

6　使用说明

应符合生物制品分包装及贮运管理（通则 0239）规定和批准的内容。

品 种 正 文

第三部分

结核菌素纯蛋白衍生物

Jiehejunsu Chundanbai Yanshengwu

Purified Protein Derivative of Tuberculin

（TB-PPD）

本品系用结核分枝杆菌经培养、杀菌、过滤除去菌体后纯化制成的纯蛋白衍生物，用于结核病的临床诊断、卡介苗接种对象的选择及卡介苗接种后机体免疫反应的监测。

1 基本要求

生产和检定用设施、原材料及辅料、水、器具、动物等应符合“凡例”的有关要求。

结核菌素纯蛋白衍生物（TB-PPD）生产车间必须符合国家生物安全防护等级的要求，必须与其他生物制品生产车间及实验室分开。原液生产全部过程，包括结核分枝杆菌的灭活，应在完全隔离的区域内进行，所需设备及器具均须单独设置并专用。直接用于生产的金属或玻璃等器具，应经过严格清洗及灭菌处理。从事 TB-PPD 生产的工作人员必须身体健康，经 X 射线检查无结核病，且每年经 X 射线检查 1～2 次，可疑者应暂离该制品的制造。

2 制造

2.1 菌种

生产用菌种应符合生物制品生产检定用菌毒种管理及质量控制（通则 0233）的有关规定。

2.1.1 名称及来源

采用人型结核分枝杆菌 CMCC 93009（H37Rv）菌株。

2.1.2 种子批的建立

应符合生物制品生产检定用菌毒种管理及质量控制（通则 0233）的有关规定。

2.1.3 种子批的传代

自工作种子批启开至菌体收集，传代应不超过 12 代。

2.1.4 种子批的检定

2.1.4.1 染色镜检

应为短粗杆菌，微弯曲两端圆，抗酸染色阳性。

2.1.4.2 生化反应

硝酸盐还原反应、尿素酶反应应为阳性，耐热触酶、聚山梨酯 80 水解应为阴性（通则 3605）。

2.1.5 种子批的保存

冻干菌种保存于 8℃以下，液体菌种保存于－70℃以下。

2.2 原液

2.2.1 生产用种子

取工作种子批菌种于 L-J 培养基、苏通马铃薯培养基或改良苏通综合培养基或其他适宜培养基中传代培养，作为生产用种子。

2.2.2 培养基

工作种子批菌种首次复苏可用 L-J 培养基，生产用培养基采用苏通马铃薯培养基、改良苏通综合培养基或经批准的其他培养基。

2.2.3 接种和培养

启开菌种后接种于苏通马铃薯培养基，置 37℃培养 2～3周，可在苏通马铃薯培养基上再传 1 代或直接挑取生长良好的菌膜，移种于改良苏通综合培养基或其他适宜培养基的表面，于 37℃静置培养 1～2 周，挑取发育良好的菌膜移种于改良苏通综合培养基或其他培养基的表面，于 37℃静置培养 8～10 周。凡在培养期间或培养终止时，有菌膜下沉、发育异常或污染杂菌者，应废弃。

2.2.4 收获及杀菌

培养终止，将培养物于 121℃、30 分钟杀菌后，过滤除去菌膜及菌体。如滤液需保存，应加入 3.0g/L 苯酚或其他适宜的抑菌剂，于 2～8℃保存，保存期不超过 30 天。

2.2.5 纯化

收集滤液进行纯化。用三氯乙酸和饱和硫酸铵法分别沉淀蛋白质，或采用经批准的方法纯化，除菌过滤后即为原液。

2.2.6 合并与分装及冻干

2.2.6.1 合并

同批分次纯化的原液可以合并，但不得超过 5 次。

2.2.6.2 分装及冻干

原液检定合格后，可根据蛋白质含量将原液稀释至规定浓度，定量分装，分装后立即冻干。

2.2.7 原液检定

按 3.1 项进行。

2.2.8 保存及有效期

原液应于 2～8℃保存。液体原液自效价测定合格之日起，有效期为 5 年；原液冻干品自效价测定合格之日起，每隔 5 年应按 3.1 项进行检定，合格后可继续使用。

2.3 半成品

2.3.1 配制

经检定合格的原液，用 0.01mol/L PBS（pH 7.2～7.4，含 0.0005％聚山梨酯 80 及 3.0g/L 苯酚）稀释至 20IU/ml 或 50IU/ml。

2.3.2 半成品检定

按 3.2 项进行。

2.4 成品

2.4.1 分批

应符合生物制品分包装及贮运管理（通则 0239）规定。

2.4.2 分装

应符合生物制品分包装及贮运管理（通则 0239）规定。

2.4.3 规格

每瓶 1ml、2ml。每 1 次人用剂量为 0.1ml，含 TB-PPD 5IU、2IU。

2.4.4 包装

应符合生物制品分包装及贮运管理（通则 0239）规定。

3 检定

3.1 原液检定

3.1.1 外观

原液冻干品应为白色疏松体。液体原液及冻干品复溶后应呈棕黄色澄明液体，无不溶物或杂质。

3.1.2 复溶时间

冻干品按标示量加入注射用水后，应于 3 分钟内完全溶解。

3.1.3 水分

冻干品水分应不高于 3.0%（通则 0832）。

3.1.4 纯度

3.1.4.1 蛋白质含量

依法测定（通则 0731 第二法）。

3.1.4.2 多糖与核酸含量

每 1mg 蛋白质含多糖与核酸总量应不高于 0.1mg。

（1）多糖含量测定　以 0.9% 氯化钠溶液稀释无水葡萄糖标准品，制备 0～100μg/ml 葡萄糖标准品溶液。将硫酸 225ml 加入 75ml 0.9% 氯化钠溶液中，另称取蒽酮 0.6g 加入 10ml 乙醇中，将上述溶液混合，配制成蒽酮混合液。分别精确量取 1.0ml 不同浓度葡萄糖标准品溶液以及本品，加入 4.0ml 蒽酮混合液，混匀，置沸水浴 20 分钟后在波长 620nm 处测定吸光度，以葡萄糖标准品溶液浓度对应其吸光度，用 Minitab 或其他统计学方法求回归方程，代入本品吸光度，计算多糖含量。

（2）核酸含量测定　取供试品适量，加水稀释蛋白质浓度至 0.5mg/ml，即为供试品溶液。取供试品溶液 2.0ml 加入供试品管，共 3 管，每管加入 1.0ml 100% 饱和度硫酸铵溶液。充分混匀后，室温静置 30 分钟，以 1840～1850g 离心 30 分钟，取上清液，照紫外-可见分光光度法（通则 0401），在波长 260nm 处测定吸光度；同时以 2.0ml 水替代供试品溶液，同法操作，即为空白对照。按 $E_{1cm}^{1\%}=200$ 计算核酸含量，每 1mg 蛋白质中的核酸含量按下式计算：

每 1mg 蛋白质中核酸含量（μg）＝

$$\frac{A_{260}\text{均值}\times 50\mu g/ml\times \text{反应体系体积（ml）}}{\text{蛋白质溶液加样体积（ml）}}\times\frac{1mg}{\text{蛋白质溶液浓度（mg/ml）}}$$

3.1.5 效价测定

3.1.5.1 动物法

将标准品及本品分别稀释 3 个不同稀释度，至少取 4 只已经结核分枝杆菌致敏的体重为 400～600g 的白色雌性豚鼠，去毛后于背部脊柱两侧相对部位，分别皮内注射上述稀释度本品各 0.1ml 或 0.2ml，于注射后 24 小时、48 小时观察局部硬结的纵径与横径（可根据 48 小时的反应结果判定）。计算每个稀释度注射后 2 天的硬结反应总和或平均面积，并求其比值，每个稀释度本品与相应浓度标准品的比值应为 0.8～1.2。如不符合上述要求，可调整稀释度后再测定效价，直至符合要求。

3.1.5.2 稀释度选择

稀释度的选择应能使本品注射后 24 小时所产生的局部硬结反应直径为 8～25mm；本品和标准品的硬结反应直径大小应相似，且本品和标准品的 3 个稀释度的剂量对数反应曲线应基本平行。如本品效价与标准品效价不一致，可用同样方法复试 1 次，并算出相当于标准品的效价，进行调整，调整后再重新抽样测定效价，直至符合要求。

3.1.6 无菌检查

依法检查（通则 1101），应符合规定。

3.1.7 无分枝杆菌试验

量取 1.0ml 本品，分别接种于 10 支罗氏鸡蛋培养基，于 37℃培养 4 周，应无分枝杆菌生长。

3.1.8 致敏效应试验

试验组与对照组分别选用体重 300～400g 未做过任何试验的豚鼠各 3 只，试验组每只豚鼠皮内注射 0.1ml 含 500IU 本品，共 3 次，每次间隔 5 天。在第 3 次注射后 15 天，试验组与对照组每只豚鼠各皮内注射 0.1ml 含 500IU 本品，连续观察 3 天，两组动物反应无明显区别。

3.2 半成品检定

3.2.1 无菌检查

依法检查（通则 1101），应符合规定。

3.2.2 聚山梨酯 80 含量

量取供试品 6.0ml 于离心管中，准确加入二氯甲烷 2.0ml、硫氰钴胺溶液 2.0ml，加塞，混匀，室温静置 1.5 小时，每 15 分钟振荡 1 次，测定前静置半小时，弃上层液，照紫外-可见分光光度法（通则 0401），在波长 620nm 处测定吸光度值。用二氯甲烷作空白对照。

离心管中预先加入 0.01mol/L 含苯酚的 PBS 20ml，精密量取聚山梨酯 80 对照品溶液（取聚山梨酯 80 约 100mg，精密称定，加水定容至 100ml 容量瓶）0、40μl、80μl、120μl、160μl、200μl、240μl，加入离心管中混匀，再以 6.0ml/管进行分装，每个浓度做两管，每管准确加入二氯甲烷 2.0ml、硫氰钴胺溶液 2.0ml 加塞，混匀，自“室温静置 1.5 小时”起，同法操作。

以聚山梨酯 80 对照品溶液浓度（μg/ml）对其相应的吸光度值作直线回归，相关系数应不低于 0.98，将供试品吸光度值代入直线回归方程，求得供试品聚山梨酯 80 含量（μg/ml），应为配制量的 80%～120%。

3.3 成品检定

3.3.1 鉴别试验

取经结核分枝杆菌致敏的豚鼠至少 4 只，皮内注射 0.2ml 本品，24 小时后豚鼠的平均硬结反应直径（纵、横直径相加除以 2）均应不小于 5mm。

3.3.2　物理检查

3.3.2.1　外观

应为无色澄明液体，无不溶物或异物。

3.3.2.2　装量

依法检查（通则 0102），应不低于标示量。

3.3.3　化学检定

3.3.3.1　pH 值

应为 6.8～7.4（通则 0631）。

3.3.3.2　苯酚含量

应不高于 3.0g/L（通则 3113）。

3.3.4　效价测定

取经致敏的体重为 400～600g 豚鼠，皮内注射 0.2ml 标准品与本品，至少各 4 只，注射后 24 小时、48 小时各观察结果 1 次（可根据 48 小时的反应结果判定），计算本品和 TB-PPD 标准品的平均硬结反应直径，计算累计值，并求其比值，应为 0.8～1.2。

3.3.5　无菌检查

依法检查（通则 1101），应符合规定。

3.3.6　异常毒性检查

依法检查（通则 1141），应符合规定。

4　保存、运输及有效期

于 2～8℃避光保存和运输。自生产之日起，有效期为 12 个月。

5　使用说明

应符合生物制品分包装及贮运管理（通则 0239）规定和批准的内容。

卡介菌纯蛋白衍生物

Kajiejun Chundanbai Yanshengwu

Purified Protein Derivative of BCG

（BCG-PPD）

本品系用卡介菌经培养、杀菌、过滤除去菌体后纯化制成的纯蛋白衍生物，用于结核病的临床诊断、卡介苗接种对象的选择及卡介苗接种后机体免疫反应的监测。

1　基本要求

生产和检定用设施、原材料及辅料、水、器具、动物等应符合“凡例”的有关要求。

卡介菌纯蛋白衍生物（BCG-PPD）生产车间必须与其他非卡介菌生物制品生产车间及实验室分开。原液生产全部过程，包括卡介菌的灭活，应在完全隔离的区域内进行，所需设备及器具均须单独设置并专用。直接用于生产的金属或玻璃等器具，应经过严格清洗及灭菌处理。从事 BCG-PPD 生产的工作人员必须身体健康，经 X 射线检查无结核病，且每年经 X 射线检查 1～2 次，可疑者应暂离该制品的制造。

2　制造

2.1　菌种

生产用菌种应符合生物制品生产检定用菌毒种管理及质量控制（通则 0233）的有关规定。

2.1.1　名称及来源

采用卡介菌 D_2PB 302 菌株。

2.1.2　种子批的建立

应符合生物制品生产检定用菌毒种管理及质量控制（通则 0233）的有关规定。

2.1.3　种子批的传代

自工作种子批启开至菌体收集，传代应不超过 12 代。

2.1.4　种子批的检定

2.1.4.1　染色镜检

应为短粗杆菌，微弯曲两端圆，抗酸染色阳性。

2.1.4.2　培养特性

于 37～39℃培养时，在苏通马铃薯培养基发育成干皱成团略呈浅黄色的菌苔。在牛胆汁马铃薯琼脂培养基为浅灰色黏膏状菌苔。在苏通培养基卡介菌应浮于表面，为多皱、微黄色的菌膜。

2.1.4.3　毒力试验

用 TB-PPD 皮肤试验（皮内注射 0.2ml，含 10IU）阴性的、体重 300～400g 的同性豚鼠 4 只，各腹腔注射 1ml 菌液（5mg/ml），每周称体重，4～5 周后解剖检查，大网膜上可出现脓疱，肠系膜淋巴结可能肿大，肝及其他脏器应无肉眼可见的结核病变。

2.1.4.4　无有毒分枝杆菌试验

用 TB-PPD 皮肤试验（皮内注射 0.2ml，含 10IU）阴性的、体重为 300～400g 的同性豚鼠 6 只，于股内侧皮下各注射 1ml 菌液（10mg/ml），注射前称体重，注射后每周观察 1 次注射部位及局部淋巴结的变化，每 2 周称体重 1 次，豚鼠体重不应降低。6 周时解剖 3 只豚鼠，满 3 个月时解剖另 3 只，检查各脏器应无肉眼可见的结核病变。若有可疑病灶时，应做涂片和组织切片检查，并将部分病灶磨碎，加少量 0.9%氯化钠溶液混匀后，皮下注射 2 只豚鼠，若证实系结核病变，该菌种即应废弃。当试验未满 3 个月时，豚鼠死亡则应解剖检查，若有可疑病灶，即按上述方法进行；若证实系结核病变，该菌种即应废弃。若证实属非特异性死亡，且豚鼠死亡 1 只以上时应复试。

2.1.5　种子批的保存

冻干菌种保存于 8℃以下，液体菌种保存于－70℃以下。

2.2　原液

2.2.1　生产用种子

启开工作种子批菌种，在 L-J 培养基、苏通马铃薯培养基、胆汁马铃薯培养基或液体苏通培养基每传 1 次为 1 代。在马铃薯培养基培养的菌种置冰箱保存，不得超过 2 个月。

2.2.2　培养基

工作种子批菌种首次复苏可用 L-J 培养基，生产用培养基采用苏通马铃薯培养基、改良苏通综合培养基或经批准的其他培养基。

2.2.3　接种和培养

挑取发育良好的菌膜移种于改良苏通综合培养基或其他培养基的表面，于 37～39℃静置培养 8～10 周。凡在培养期间或培养终止时，有菌膜下沉、发育异常或污染杂菌者，应废弃。

2.2.4　收获及杀菌

培养终止，将培养物于 121℃、30 分钟杀菌，过滤除去菌膜及菌体。如滤液需保存，应加入 3.0g/L 苯酚或其他适宜的抑菌剂，于 4～8℃保存，保存期不超过 30 天。

2.2.5　纯化

收集滤液进行纯化。用三氯乙酸和饱和硫酸铵法分别沉淀蛋白质，或采用经批准的方法纯化，除菌过滤后即为原液。

2.2.6　合并与分装及冻干

2.2.6.1　合并

同批分次纯化的原液可以合并，但不得超过 5 次。

2.2.6.2　分装及冻干

原液检定合格后，可根据蛋白质含量，将原液稀释至规定浓度，定量分装，分装后立即冻干。

2.2.7　原液检定

按 3.1 项进行。

2.2.8　保存及有效期

原液应于 2～8℃保存。液体原液自效价测定合格之日起，有效期为 5 年；原液冻干品自效价测定合格之日起，每隔 5 年应按 3.1 项进行检定，合格后可继续使用。

2.3 半成品

2.3.1 配制

经检定合格的原液，用 0.01mol/L PBS（pH 7.2～7.4，含 0.0005％聚山梨酯 80 及 3.0g/L 苯酚）稀释至 50IU/ml。

2.3.2 半成品检定

按 3.2 项进行。

2.4 成品

2.4.1 分批

应符合生物制品分包装及贮运管理（通则 0239）规定。

2.4.2 分装

应符合生物制品分包装及贮运管理（通则 0239）规定。

2.4.3 规格

每瓶 1ml、2ml。每 1 次人用剂量为 0.1ml，含 BCG-PPD 5IU。

2.4.4 包装

应符合生物制品分包装及贮运管理（通则 0239）规定。

3 检定

3.1 原液检定

3.1.1 外观

原液冻干品应为白色疏松体。液体原液及冻干品复溶后应呈棕黄色澄明液体，无不溶物或杂质。

3.1.2 复溶时间

冻干品按标示量加入注射用水后，应于 3 分钟内完全溶解。

3.1.3 水分

冻干品水分应不高于 3.0％（通则 0832）。

3.1.4 纯度

3.1.4.1 蛋白质含量

依法测定（通则 0731 第二法）。

3.1.4.2 多糖与核酸含量

每 1mg 蛋白质含多糖与核酸总量应不高于 0.1mg。

（1）多糖含量测定　以 0.9％氯化钠溶液稀释无水葡萄糖标准品，制备 0～100μg/ml 葡萄糖标准品溶液。取硫酸 225ml 加入 75ml 0.9％氯化钠溶液中，另称取蒽酮 0.6g 加入 10ml 乙醇中，将上述溶液混合，配制成蒽酮混合液。分别精确量取 1.0ml 不同浓度葡萄糖标准品溶液及本品，加入 4.0ml 蒽酮混合液，混匀，置沸水浴 20 分钟后在波长 620nm 处测定吸光度，以葡萄糖标准品溶液浓度对应其吸光度，用 Minitab 或其他统计学方法求回归方程，代入本品吸光度，计算多糖含量。

（2）核酸含量测定　取供试品适量，加水稀释蛋白质浓度至 0.5mg/ml，即为供试品溶液。取供试品溶液 2.0ml 加入供试品管中，共 3 管，每管加入 1.0ml 100％饱和度硫酸铵溶液。充分混匀后，室温静置 30 分钟，以 1840～1850g 离心 30 分钟，取上清液，照紫外-可见分光光度法（通则 0401），在波长 260nm 处测定吸光度；同时以 2.0ml 水替代供试品溶液，同法操作，即为空白对照。按 $E_{1cm}^{1\%}=200$ 计算核酸含量，每 1mg 蛋白质中的核酸含量按下式计算：

$$每\ 1mg\ 蛋白质中核酸含量（\mu g）=\frac{A_{260}均值\times 50\mu g/ml\times 反应体系体积（ml）}{蛋白质溶液加样体积（ml）}\times\frac{1mg}{蛋白质溶液浓度（mg/ml）}$$

3.1.5 效价测定

3.1.5.1 动物法

将标准品及本品分别稀释 3 个不同的适宜稀释度，至少取 4 只已经卡介菌致敏的、体重为 400～600g 的白色雌性豚鼠，去毛后于背部脊柱两侧相对部位，分别皮内注射上述稀释度本品各 0.1ml 或 0.2ml，于注射后 24 小时、48 小时各观察局部硬结的纵径与横径（可根据 48 小时的反应结果判定），计算每个稀释度 2 天的硬结反应总和或平均面积，并求其比值，每个稀释度本品与相应浓度标准品的比值应为 0.8～1.2，如不符合上述要求，可调整稀释度后再测定效价，直至符合要求。

3.1.5.2 稀释度选择

稀释度的选择应能使本品注射后 24 小时所产生的局部硬结反应直径为 8～25mm；本品和标准品的反应直径大小应相似，且本品和标准品的 3 个稀释度的剂量对数反应曲线应基本平行。若本品效价与标准品效价不一致，可用同样方法复试 1 次，并算出相当于标准品的效价，进行调整，调整后再重新抽样测定效价，直至符合要求。

3.1.6 无菌检查

依法检查（通则 1101），应符合规定。

3.1.7 无分枝杆菌试验

量取 1.0ml 本品，分别接种于 10 支罗氏鸡蛋培养基，于 37℃培养 4 周，应无分枝杆菌生长。

3.1.8 致敏效应试验

试验组与对照组分别选用体重 300～400g 未做过任何试验的豚鼠各 3 只，试验组每只豚鼠皮内注射 0.1ml 含 500IU 的本品，共 3 次，每次间隔 5 天。在第 3 次注射后 15 天，试验组与对照组豚鼠各皮内注射 0.1ml 含 500IU 的本品，连续观察 3 天，两组动物反应应无明显区别。

3.2 半成品检定

3.2.1 无菌检查

依法检查（通则 1101），应符合规定。

3.2.2 聚山梨酯 80 含量

量取供试品 6.0ml 于离心管中，准确加入二氯甲烷 2.0ml、硫氰钴胺溶液 2.0ml，加塞，混匀，室温静置 1.5 小时，每 15 分钟振荡 1 次，测定前静置半小时，弃上层液，照紫外-可见分光光度法（通则 0401），在波长

620nm 处测定吸光度值。用二氯甲烷做空白对照。

离心管中预先加入 0.01mol/L 含苯酚的 PBS 20ml，精密量取聚山梨酯 80 对照品溶液（取聚山梨酯 80 约 100mg，精密称定，加水定容至 100ml 容量瓶）0、40μl、80μl、120μl、160μl、200μl、240μl，加入离心管中混匀，再以 6.0ml/管进行分装，每个浓度做两管，每管准确加入二氯甲烷 2.0ml、硫氰钴胺溶液 2.0ml，加塞，混匀，自“室温静置 1.5 小时”起，同法操作。

以聚山梨酯 80 对照品溶液浓度（μg/ml）对其相应的吸光度值做直线回归，相关系数应不低于 0.98，将供试品吸光度值代入直线回归方程，求得供试品聚山梨酯 80 含量（μg/ml），应为配制量的 80%～120%。

3.3 成品检定

3.3.1 鉴别试验

取经卡介菌致敏的豚鼠至少 4 只，皮内注射 0.2ml 本品，24 小时后豚鼠的平均硬结反应直径（纵、横直径相加除以 2）均应不小于 5mm。

3.3.2 物理检查

3.3.2.1 外观

应为无色澄明液体，无不溶物或异物。

3.3.2.2 装量

依法检查（通则 0102），应不低于标示量。

3.3.3 化学检定

3.3.3.1 pH 值

应为 6.8～7.4（通则 0631）。

3.3.3.2 苯酚含量

应不高于 3.0g/L（通则 3113）。

3.3.4 效价测定

取经卡介菌致敏的、体重为 400～600g 豚鼠，皮内注射 0.2ml 标准品与本品，至少各 4 只，注射后 24 小时、48 小时各观察结果 1 次（可根据 48 小时的反应结果判定），计算本品和 BCG-PPD 标准品的平均硬结反应直径，计算累计值，并求其比值，应为 0.8～1.2。

3.3.5 无菌检查

依法检查（通则 1101），应符合规定。

3.3.6 异常毒性检查

依法检查（通则 1141），应符合规定。

4 保存、运输及有效期

于 2～8℃避光保存和运输。自生产之日起，有效期为 12 个月。

5 使用说明

应符合生物制品分包装及贮运管理（通则 0239）规定和批准的内容。

锡克试验毒素

Xike Shiyan Dusu

Schick Test Toxin

本品系用纯化白喉毒素经稀释制成，用于测定人体对白喉的敏感性。

1 基本要求

生产和检定用设施、原材料及辅料、水、器具、动物等应符合“凡例”的有关要求。

2 制造

2.1 菌种

生产用菌种应符合生物制品生产检定用菌毒种管理及质量控制（通则 0233）的有关规定。

2.1.1 名称及来源

采用白喉杆菌 PW8 株（CMCC 38007）或由 PW8 株筛选的产毒高、免疫力强的菌种，或其他经批准的菌种。

2.1.2 种子批的建立

应符合生物制品生产检定用菌毒种管理及质量控制（通则 0233）的有关规定。

2.1.3 种子批的传代

主种子批自启开后传代应不超过 5 代。

2.1.4 种子批的检定

2.1.4.1 培养特性

在吕氏琼脂培养基上生长的菌落应呈灰白色、圆形凸起、表面光滑、边缘整齐；在亚碲酸钾琼脂培养基上生长的菌落应呈灰黑色、具金属光泽；在血琼脂培养基上生长的菌落应呈灰白色、不透明、不产生 α 溶血素。

2.1.4.2 染色镜检

革兰染色阳性，具异染颗粒；菌体呈一端或两端膨大、杆状，菌体排列呈栅栏状、X 状或 Y 状。

2.1.4.3 生化反应

发酵葡萄糖、麦芽糖、半乳糖，均产酸不产气；不发酵蔗糖、甘露醇、乳糖（通则 3605）。

2.1.4.4 特异性中和反应

接种于 Elek's 琼脂培养基上，可见明显白色沉淀线。

2.1.5 种子批的保存

种子批应冻干保存于 8℃以下。

2.2 原液

2.2.1 生产用种子

工作种子批检定合格后方可用于生产。由工作种子批传代至适宜的培养基，然后传代至产毒培养基种子管 2～3 代，再传代至产毒培养基培养制成。

2.2.2 培养基

采用胰酶牛肉消化液培养基或经批准的其他适宜培养基，但不得采用含马肉或其他马体组织的培养基。

2.2.3 接种和培养

将生产用种子接种于产毒培养基，经适宜温度、时间培养后，澄清、除菌，即得毒素，其效价应不低于 150Lf/ml。制备过程应避免杂菌污染，经镜检发现已污染者应废弃。

2.2.4 精制

2.2.4.1 毒素可采用硫酸铵盐析、活性炭吸附法或经批准的其他方法纯化。用于纯化的毒素可多批混合，但不得超过 5 批。

2.2.4.2 毒素纯化后应经除菌过滤。用同一菌种、培养基处方和纯化方法制造的毒素，在同一容器内混合均匀后除菌过滤，即为一批原液。原液应经 2～8℃保存适当时间，使其毒力稳定后，方可用于半成品配制。

2.2.5 原液检定

按 3.1 项进行。

2.3 半成品

2.3.1 配制

将原液测毒后稀释至 0.2MLD/ml。稀释液可采用甘油-明胶-硼酸盐缓冲液，或经批准的其他无致敏性的适宜缓冲液。

2.3.2 半成品检定

按 3.2 项进行。

2.4 成品

2.4.1 分批

应符合生物制品分包装及贮运管理（通则 0239）规定。

2.4.2 分装

应符合生物制品分包装及贮运管理（通则 0239）规定。

2.4.3 规格

每瓶 1ml，含白喉毒素 0.2MLD。

2.4.4 包装

应符合生物制品分包装及贮运管理（通则 0239）规定。

3 检定

3.1 原液检定

3.1.1 纯度

每 1mg 蛋白氮应不低于 2000Lf（通则 3506）。

3.1.2 毒力测定

应为 25～50MLD/Lf。

3.2 半成品检定

3.2.1 外观检查

应为无色或淡乳白色澄明液体，无沉淀或其他异物。

3.2.2 pH 值

应为 7.2～8.2（通则 0631）。

3.2.3　效力测定

3.2.3.1　MLD 测定

选用体重为 240～270g 的豚鼠 4 只，每只于腹部皮下注射本品 5ml，至少应有 3 只在注射后 72～96 小时死亡，另 1 只可在 72 小时内或 96 小时后死亡。即本品含纯化白喉毒素约 0.2MLD/ml。

3.2.3.2　结合力测定

将白喉抗毒素标准品稀释至 1/75IU/ml 及 1/125IU/ml，加等量本品，置室温或 37℃中和 30 分钟后，皮内注射 2 只体重为 2～3kg 的家兔各 0.2ml，72 小时判定结果。注射含 1/1250IU 白喉抗毒素中和液的部位应呈 10mm×10mm 或稍强的红肿反应，含 1/750IU 白喉抗毒素中和液的注射部位应无反应。

3.2.4　稳定性试验

本品于 37℃放置 24 小时，其效力应符合 3.2.3 项规定。

3.2.5　无菌检查

依法检查（通则 1101），应符合规定。

3.3　成品检定

3.3.1　鉴别试验

按 3.2.3.2 项进行，应符合规定。

3.3.2　物理检查

3.3.2.1　外观

应为无色或淡乳白色澄明液体，无沉淀或其他异物。

3.3.2.2　装量

依法检查（通则 0102），应不低于标示量。

3.3.3　pH 值

应为 7.2～8.2（通则 0631）。

3.3.4　效力测定

按 3.2.3 项进行，应符合规定。

3.3.5　无菌检查

依法检查（通则 1101），应符合规定。

4　保存、运输及有效期

于 2～8℃避光保存和运输。自生产之日起，有效期为 24 个月。

5　使用说明

应符合生物制品分包装及贮运管理（通则 0239）规定和批准的内容。

品 种 正 文

第四部分

乙型肝炎病毒表面抗原诊断试剂盒（酶联免疫法）

Yixing Ganyan Bingdu Biaomian Kangyuan Zhenduan Shijihe (Meilianmianyifa)

Diagnostic Kit for Hepatitis B Virus Surface Antigen (ELISA)

本品系用乙型肝炎病毒表面抗体（抗-HBs）包被的微孔板和酶标记抗-HBs 及其他试剂制成，应用双抗体夹心酶联免疫法原理检测人血清或血浆中的乙型肝炎病毒表面抗原（HBsAg）。

1 基本要求

生产和检定用设施、原材料及辅料、水、器具、动物等应符合“凡例”的有关要求。

2 制造

2.1 专用原材料

2.1.1 抗-HBs

可使用 HBsAg 多克隆抗体或单克隆抗体，抗体的活性、纯度应符合要求。

2.1.2 辣根过氧化物酶（或其他适宜标记的酶）

辣根过氧化物酶的 RZ 值应不低于 3.0，其他标记用酶应符合相应的要求。

2.1.3 阳性对照用血清或血浆

HBsAg 检测为阳性的人血清或血浆。

2.1.4 阴性对照用血清或血浆

HBsAg 检测为阴性的人血清或血浆。

2.1.5 微孔板

CV（%）应不高于 10%。

2.2 制备程序

2.2.1 包被抗体的纯化

采用盐析法、离子交换色谱法纯化，亦可采用其他适宜的纯化方法。抗体纯度用 SDS-聚丙烯酰胺凝胶电泳法或其他方法测定，纯化后抗体的活性、纯度应符合要求，于低温下保存。

2.2.2 酶标记抗体的制备

抗体纯化及鉴定方法同 2.2.1 项，采用常规过碘酸钠-乙二醇法或其他适宜方法进行辣根过氧化物酶或其他酶标记，酶标记抗体的活性、纯度应符合要求，加入适当保护剂后于低温下保存。

2.2.3 包被抗体浓度和酶标记抗体浓度的选定

采用方阵滴定法选择最佳包被抗体浓度和酶标记抗体的工作浓度。

2.2.4 包被抗体板的制备

采用最佳包被浓度的抗体包被微孔板孔，经封闭、干燥和密封等处理后，于 2～8℃保存。对包被板须抽样检定，应符合 3.1.1～3.1.4 项和 3.1.7 项要求。

2.2.5 阳性对照

选用 HBsAg 为阳性的人血清或血浆制备，经 60℃、1 小时处理后，除菌过滤，于 2～8℃保存；也可采用重组蛋白抗原配制。

2.2.6 阴性对照

选用 HBsAg 为阴性的 5 份以上人血清或血浆混合制备，经 60℃、1 小时处理后，除菌过滤，于 2～8℃保存。

2.2.7 反应时间的设置

检测过程中加入检测样本后反应时间应不低于 60 分钟，加入酶结合物后反应时间应不低于 30 分钟，加入显色液后显色时间应不低于 30 分钟。

2.3 半成品检定

按 3.1 项进行。

2.4 成品

2.4.1 分批

应符合生物制品分包装及贮运管理（通则 0239）规定。

2.4.2 分装与冻干

应符合生物制品分包装及贮运管理（通则 0239）规定，分装或冻干后保存于 2～8℃。

2.4.3 规格

应为经批准的规格。

2.4.4 包装

应符合生物制品分包装及贮运管理（通则 0239）规定。

3 检定

3.1 半成品检定

3.1.1 阴性参考品符合率

采用国家参考品进行检定，阴性参考品符合率（－/－）应为 20/20；或采用经国家参考品标化的参考品进行检定，应符合要求。

3.1.2 阳性参考品符合率

采用国家参考品进行检定，阳性参考品符合率（＋/＋）应为 3/3；或采用经国家参考品标化的参考品进行检定，应符合要求。

3.1.3 最低检出量

采用国家参考品进行检定，adr 亚型最低检出量应≤0.1IU/ml，adw 亚型最低检出量应≤0.1IU/ml，ay 亚型最低检出量应≤0.2IU/ml；或采用经国家参考品标化的参考品进行检定，应符合要求。

3.1.4 精密性

用国家参考品或经国家参考品标化的参考品进行检定，CV（%）应不高于 15%（$n=10$）。

3.1.5 微生物限度检查

依法检查（通则 1105 与通则 1106）含有蛋白成分的液体组分，半成品加抑菌剂分装后，对留样进行微生物限度检查，需氧菌总数应不高于 10^2CFU/ml，霉菌和酵母菌总数应不高于 10^1CFU/ml。

3.1.6 水分

冻干组分水分应不高于 3.0%（通则 0832）。

3.1.7　稳定性试验

试剂各组分于37℃放置至少3天（有效期为6个月），应符合3.1.1～3.1.4项要求。

3.2　成品检定

3.2.1　物理检查

3.2.1.1　外观

液体组分应澄清透明；冻干组分应呈白色或棕色疏松体。

3.2.1.2　溶解时间

冻干组分应在3分钟内溶解。

3.2.2　阴性参考品符合率

按3.1.1项进行。

3.2.3　阳性参考品符合率

按3.1.2项进行。

3.2.4　最低检出量

按3.1.3项进行。

3.2.5　精密性

按3.1.4项进行。

3.2.6　稳定性试验

出厂前进行，方法按3.1.7项进行。

4　保存及有效期

于2～8℃避光保存。自包装之日起，按批准的有效期执行。

5　使用说明

应符合生物制品分包装及贮运管理（通则0239）规定和批准的内容。

丙型肝炎病毒抗体诊断试剂盒（酶联免疫法）

Bingxing Ganyan Bingdu Kangti Zhenduan Shijihe（Meilianmianyifa）

Diagnostic Kit for Antibody to Hepatitis C Virus（ELISA）

本品系用丙型肝炎病毒（HCV）抗原包被的微孔板和酶标记抗人 IgG 或生物素化 HCV 抗原及其他试剂制成，应用间接酶联免疫法或双抗原夹心酶联免疫法原理检测人血清或血浆样品中的 HCV 抗体。

1　基本要求

生产和检定用设施、原材料及辅料、水、器具、动物等应符合“凡例”的有关要求。

2　制造

2.1　专用原材料

2.1.1　HCV 抗原

选用重组蛋白抗原或人工合成肽抗原，应包括结构区和非结构区。抗原的分子量、活性、纯度应符合要求。

2.1.2　抗人 IgG

可使用抗人 IgG 单克隆抗体或多克隆抗体。抗体的纯度、活性应符合要求。

2.1.3　辣根过氧化物酶（或其他适宜标记的酶）

辣根过氧化物酶的 RZ 值应不低于 3.0，其他标记用酶应符合相应的要求。

2.1.4　阳性对照用血清或血浆

HCV 抗体检测为阳性的人血清或血浆。

2.1.5　阴性对照用血清或血浆

HCV 抗体检测为阴性的人血清或血浆。

2.1.6　微孔板

CV（%）应不高于 10%。

2.2　制备程序

2.2.1　包被抗原的纯化

采用适宜的方法纯化抗原，纯化后抗原的分子量、纯度、活性应符合要求。纯化后的抗原于低温下保存。

2.2.2　抗人 IgG 的纯化

采用适宜的方法纯化抗体，纯化后抗体的纯度、活性应符合要求。纯化后的抗体于低温下保存。

2.2.3　酶标记抗体的制备

抗体纯化及检定方法同 2.2.2 项，采用常规过碘酸钠-乙二醇或其他适宜方法进行辣根过氧化物酶或其他酶标记，生物素标记的 HCV 抗原可采用 *N*-羟基丁二酰亚胺酯（BNHS）活化生物素法或其他适宜的方法制备。酶标记抗体应符合 3.1.1～3.1.4 项和 3.1.7 项要求，加入适当的保护剂后于低温下保存。

2.2.4　包被抗原浓度和酶标记抗体浓度的选定

采用方阵滴定法选择最佳包被抗原浓度和酶标记抗体的工作浓度。

2.2.5　包被抗原板的制备

采用最佳包被浓度的抗原包被微孔板孔，经封闭、干燥和密封等处理后，于 2～8℃保存。对包被抗原板须抽样进行检定，应符合 3.1.1～3.1.4 项和 3.1.7 项要求。

2.2.6　阳性对照

选用 HCV 抗体检测为阳性的 5 份以上人血清或血浆混合制备，经 60℃、1 小时处理，除菌过滤，于 2～8℃保存。

2.2.7　阴性对照

选用 HCV 抗体检测为阴性的 5 份以上人血清或血浆混合制备，经 60℃、1 小时处理，除菌过滤，于 2～8℃保存。

2.2.8　反应时间的设置

检测过程中加入检测样本后反应时间应不低于 60 分钟，加入酶结合物后反应时间应不低于 30 分钟，加入显色液后显色时间应不低于 30 分钟。

2.3　半成品检定

按 3.1 项进行。

2.4　成品

2.4.1　分批

应符合生物制品分包装及贮运管理（通则 0239）规定。

2.4.2　分装与冻干

应符合生物制品分包装及贮运管理（通则 0239），分装或冻干后保存于 2～8℃。

2.4.3　规格

应为经批准的规格。

2.4.4　包装

应符合生物制品分包装及贮运管理（通则 0239）规定。

3　检定

3.1　半成品检定

3.1.1　阴性参考品符合率

采用国家参考品进行检定，阴性参考品符合率（－/－）应≥29/30；或采用经国家参考品标化的参考品进行检定，应符合要求。

3.1.2　阳性参考品符合率

采用国家参考品进行检定，阳性参考品符合率（＋/＋）应≥29/30；或采用经国家参考品标化的参考品进行检定，应符合要求。

3.1.3　最低检出限

采用国家参考品进行检定，阳性反应不得少于 2 份（≥2/4）；或采用经国家参考品标化的参考品进行检定，应符合要求。

3.1.4　精密性

用国家参考品或经国家参考品标化的参考品进行检

定，CV（%）应不大于 15%（n=10）。

3.1.5 微生物限度检查

依法检查（通则 1105 与通则 1106）含有蛋白成分的液体组分，半成品加抑菌剂分装后，对留样进行微生物限度检查，需氧菌总数应不高于 10^2CFU/ml，霉菌和酵母菌总数应不高于 10^1CFU/ml。

3.1.6 水分

冻干组分水分应不高于 3.0%（通则 0832）。

3.1.7 稳定性试验

试剂各组分于 37℃放置至少 3 天（有效期为 6 个月），应符合 3.1.1～3.1.4 项要求。

3.2 成品检定

3.2.1 物理检查

3.2.1.1 外观

液体组分应澄清；冻干组分应呈白色或棕色疏松体。

3.2.1.2 溶解时间

冻干组分应在 3 分钟内溶解。

3.2.2 阴性参考品符合率

按 3.1.1 项进行。

3.2.3 阳性参考品符合率

按 3.1.2 项进行。

3.2.4 最低检出限

按 3.1.3 项进行。

3.2.5 精密性

按 3.1.4 项进行。

3.2.6 稳定性试验

出厂前进行，方法按 3.1.7 项进行。

4 保存及有效期

于 2～8℃避光保存。自包装之日起，按批准的有效期执行。

5 使用说明

应符合生物制品分包装及贮运管理（通则 0239）规定和批准的内容。

人类免疫缺陷病毒抗体诊断试剂盒（酶联免疫法）

Renlei Mianyi Quexian Bingdu Kangti Zhenduan Shijihe (Meilianmianyifa)

Diagnostic Kit for Antibody to Human Immunodeficiency Virus (ELISA)

本品系用人类免疫缺陷病毒 1 型和 2 型（HIV-1/HIV-2）抗原包被的微孔板和 HIV-1/HIV-2 抗原酶标记物及其他试剂制成，应用双抗原夹心酶联免疫法原理检测人血清或血浆中的 HIV-1 和 HIV-2 抗体。

1　基本要求

生产和检定用设施、原材料及辅料、水、器具、动物等应符合“凡例”的有关要求。

2　制造

2.1　专用原材料

2.1.1　HIV 抗原

选用合成肽、重组蛋白或病毒裂解的纯化抗原，包被和标记用抗原应含有 HIV-1/HIV-2 主要抗原组分。抗原的纯度、分子量、效价等应符合相应的标准。

2.1.2　辣根过氧化物酶（或其他适宜标记的酶）

辣根过氧化物酶的 RZ 值应不低于 3.0，其他标记用酶应符合相应的要求。

2.1.3　阳性对照用血清或血浆

HIV-1 抗体阳性对照应为 HIV-1 抗体阳性的人血清或血浆，HIV-2 抗体阳性对照可用经相应抗原免疫后 HIV-2 抗体阳性的动物血清或血浆。

2.1.4　阴性对照用血清或血浆

HIV 抗体检测为阴性的人血清或血浆。

2.1.5　微孔板

CV（%）应不高于 10%。

2.2　制备程序

2.2.1　HIV 抗原的纯化

采用适宜的方法纯化抗原，抗原纯度用非还原型 SDS-聚丙烯酰胺凝胶电泳法或其他方法进行测定。纯化后抗原的分子量、活性、纯度应符合要求，于低温下保存。

2.2.2　酶标记抗原的制备

采用常规过碘酸钠-乙二醇法或其他适宜方法对纯化的 HIV 抗原进行标记。酶标记抗原的活性、纯度应符合要求，加入适当保护剂后于低温下保存。

2.2.3　包被抗原浓度和酶标记抗原浓度的选定

采用方阵滴定法或其他方法选择最佳包被抗原浓度和酶标记抗原的工作浓度。

2.2.4　包被抗原板的制备

采用最佳包被浓度的抗原包被微孔板孔，经封闭、干燥和密封处理后，于 2～8℃保存。对包被板须抽样检定，应符合 3.1.1～3.1.4 项和 3.1.7 项要求。

2.2.5　阳性对照

选用 HIV 抗体为阳性的人血清或血浆制备，或经相应抗原免疫后 HIV-2 抗体阳性的动物血清或血浆制备，经 60℃、1 小时处理后，除菌过滤，于 2～8℃保存。

2.2.6　阴性对照

选用 HIV 抗体检测为阴性的 5 份以上人血清或血浆混合制备，经 60℃、1 小时处理后，除菌过滤，于 2～8℃保存。

2.2.7　反应时间的设置

检测过程中加入检测样本后反应时间应不低于 60 分钟，加入酶结合物后反应时间应不低于 30 分钟，加入显色液后显色时间应不低于 30 分钟。

2.3　半成品检定

按 3.1 项进行。

2.4　成品

2.4.1　分批

应符合生物制品分包装及贮运管理（通则 0239）规定。

2.4.2　分装与冻干

应符合生物制品分包装及贮运管理（通则 0239）规定，分装或冻干后保存于 2～8℃。

2.4.3　规格

应为经批准的规格。

2.4.4　包装

应符合生物制品分包装及贮运管理（通则 0239）规定。

3　检定

3.1　半成品检定

3.1.1　阴性参考品符合率

采用国家参考品进行检定，阴性参考品符合率（－/－）应≥18/20；或采用经国家参考品标化的参考品进行检定，应符合要求。

3.1.2　阳性参考品符合率

采用国家参考品进行检定，不得出现假阴性，HIV-1 抗体阳性参考品符合率（＋/＋）应为 18/18，HIV-2 抗体阳性参考品符合率（＋/＋）应为 2/2；或采用经国家参考品标化的参考品进行检定，应符合要求。

3.1.3　最低检出限

采用国家参考品进行检定，阳性反应不得少于 3 份（≥3/6）；或采用经国家参考品标化的参考品进行检定，应符合要求。

3.1.4　精密性

用国家参考品或经国家参考品标化的参考品进行检定，CV（%）应不高于 15%（n＝10）。

3.1.5　微生物限度检查

依法检查（通则 1105 与通则 1106）含有蛋白成分的液体组分，半成品加抑菌剂分装后，对留样进行微生物限度检查，需氧菌总数应不高于 10^2CFU/ml，霉菌和酵母

菌总数应不高于 10^1 CFU/ml。

3.1.6 水分

冻干组分水分应不高于 3.0%（通则 0832）。

3.1.7 稳定性试验

试剂各组分于 37℃放置至少 6 天（有效期为 1 年），应符合 3.1.1～3.1.4 项要求。

3.2 成品检定

3.2.1 物理检查

3.2.1.1 外观

液体组分应澄清透明，无沉淀物或絮状物；冻干组分应呈白色或棕色疏松体。

3.2.1.2 溶解时间

冻干组分应在 3 分钟内溶解。

3.2.2 阴性参考品符合率

按 3.1.1 项进行。

3.2.3 阳性参考品符合率

按 3.1.2 项进行。

3.2.4 最低检出限

按 3.1.3 项进行。

3.2.5 精密性

按 3.1.4 项进行。

3.2.6 稳定性试验

出厂前进行，方法按 3.1.7 项进行。

4 保存及有效期

于 2～8℃避光保存。自包装之日起，按批准的有效期执行。

5 使用说明

应符合生物制品分包装及贮运管理（通则 0239）规定和批准的内容。

人类免疫缺陷病毒抗原抗体诊断试剂盒（酶联免疫法）

Renlei Mianyi Quexian Bingdu Kangyuan Kangti Zhenduan Shijihe (Meilianmianyifa)

Diagnostic Kit for Antigen and Antibody of Human Immunodeficiency Virus (ELISA)

本品系由人类免疫缺陷病毒 1 型和 2 型（HIV-1/HIV-2）抗原及 HIV-1 p24 抗体包被的微孔板、HIV-1/HIV-2 抗原的酶标记物、HIV-1 p24 抗体的标记物（生物素标记的 HIV-1 p24 抗体和酶标记的亲和素，或酶标记的 HIV-1 p24 抗体）及其他试剂制成，采用双抗原夹心和双抗体夹心酶联免疫法原理检测人血清或血浆中的 HIV-1 和 HIV-2 抗体和 HIV-1 p24 抗原。

1　基本要求

生产和检定用设施、原料及辅料、水、器具、动物等应符合“凡例”的有关要求。

2　制造

2.1　专用原材料

2.1.1　HIV-1/HIV-2 抗原

选用合成肽、重组蛋白或病毒裂解的纯化抗原，包被和标记用抗原应含有 HIV-1/HIV-2 主要抗原组分。抗原的纯度和分子量、效价等应符合要求。

2.1.2　HIV-1 p24 抗体

选用纯化的 HIV-1 p24 单克隆抗体或多克隆抗体，抗体的活性、纯度应符合要求。

2.1.3　标记用原材料

2.1.3.1　辣根过氧化物酶（或其他适宜标记的酶）：辣根过氧化物酶的 RZ 值应不低于 3.0，其他标记用酶应符合要求。

2.1.3.2　亲和素

可选用亲和素、亲和素类似物、亲和素变异体或重组的亲和素等，纯度、分子量和活性应符合要求。

2.1.3.3　生物素

可选用生物素、生物素类似物或重组的生物素，纯度、分子量和活性应符合要求。

2.1.4　阳性对照用血清或血浆

HIV-1 抗体阳性对照应为 HIV-1 抗体阳性的人血清或血浆；HIV-2 抗体阳性对照可用经相应抗原免疫后 HIV-2 抗体阳性的动物血清或血浆；HIV-1 p24 抗原阳性对照应为 HIV-1 p24 抗原阳性的人血清或血浆，也可采用重组 HIV-1 p24 抗原制备。

2.1.5　阴性对照用血清或血浆

HIV-1/HIV-2 抗体、HIV-1 p24 抗原均为阴性的人血清或血浆。

2.1.6　微孔板

CV（%）应不高于 10%。

2.2　制备程序

2.2.1　HIV-1/HIV-2 抗原的纯化

采用适宜的方法纯化抗原，用非还原型 SDS-聚丙酰胺凝胶电泳法或其他方法测定抗原纯度。纯化后抗原的分子量、活性、纯度应符合要求，于低温下保存。

2.2.2　HIV-1 p24 抗体的纯化

采用适宜的方法纯化 HIV-1 p24 抗体。用非还原型 SDS-聚丙酰胺凝胶电泳法或其他方法测定抗体纯度。纯化后抗体的分子量、活性、纯度应符合要求，于低温下保存。

2.2.3　标记物的制备

标记物包括酶标记的 HIV-1/HIV-2 抗原、酶标记的亲和素以及生物素标记的 HIV-1 p24 抗体，或酶标记的 HIV-1 p24 抗体。酶标记的 HIV-1/HIV-2 抗原、酶标记的亲和素和酶标记的 HIV-1 p24 抗体可采用常规过碘酸钠-乙二醇法和（或）其他适宜的方法制备。生物素标记的 HIV-1 p24 抗体可采用 *N*-羟基丁二酰亚胺酯（BNHS）活化生物素法或其他适宜的方法制备。标记物的活性应符合要求，加入适当保护剂后于低温下保存。

2.2.4　包被物浓度和标记物浓度的选定

采用方阵滴定法或其他适宜的方法选择最佳包被物浓度和标记物的工作浓度。

2.2.5　包被板的制备

采用最佳包被浓度的 HIV-1/HIV-2 抗原和 HIV-1 p24 抗体包被微孔板，经封闭、干燥和密封处理后，于 2～8℃保存。对包被板须抽样检定，应符合 3.1.1 项、3.1.2 项和 3.1.5 项的要求。

2.2.6　阳性对照

选用 HIV 抗体阳性的人血清或血浆，或经相应抗原免疫后 HIV-2 抗体阳性的动物血清或血浆，以及 HIV-1 p24 抗原阳性的人血清或血浆（也可采用重组 HIV-1 p24 抗原）制备而成，经 60℃ 1 小时处理后，除菌过滤，于 2～8℃保存。

2.2.7　阴性对照

选用 5 份以上 HIV-1/HIV-2 抗体以及 HIV-1 p24 抗原均为阴性的人血清或血浆混合制备而成，经 60℃ 1 小时处理后，除菌过滤，于 2～8℃保存。

2.2.8　反应时间的设置

检测过程中加入待测样品后反应时间应不低于 60 分钟，加入酶结合物后反应时间应不低于 30 分钟，加入显色剂后显色时间不低于 30 分钟。

2.3　半成品检定

按 3.1 项进行。

2.4　成品

2.4.1　分批

应符合生物制品分包装及贮运管理（通则 0239）的规定。

2.4.2　分装与冻干

应符合生物制品分包装及贮运管理（通则0239）的规定，分装或冻干后保存于2～8℃。

2.4.3　规格

应为经批准的规格。

2.4.4　包装

应符合生物制品分包装及贮运管理（通则0239）的规定。

3　检定

3.1　半成品检定

3.1.1　HIV-1/HIV-2抗体检测

3.1.1.1　阴性参考品符合率

采用国家参考品进行检定，阴性参考品符合率（－/－）应≥18/20；或采用经国家参考品标化的参考品进行检定，应符合要求。

3.1.1.2　阳性参考品符合率

采用国家参考品进行检定，HIV-1抗体阳性参考品符合率（＋/＋）应为18/18，HIV-2抗体阳性参考品符合率（＋/＋）应为2/2；或采用经国家参考品标化的参考品进行检定，应符合要求。

3.1.1.3　最低检出限

采用国家参考品进行检定，阳性反应不得少于3份（≥3/6）且稀释基质为阴性反应；或采用经国家参考品标化的参考品进行检定，应符合要求。

3.1.1.4　精密性

采用国家参考品或经国家参考品标化的参考品进行检定，CV（%）应不高于15%（$n=10$）。

3.1.2　HIV-1 p24抗原检测

3.1.2.1　阴性参考品符合率

采用国家参考品进行检定，阴性参考品符合率（－/－）应为20/20；或采用经国家参考品标化的参考品进行检定，应符合要求。

3.1.2.2　阳性参考品符合率

采用国家参考品进行检定，阳性参考品符合率（＋/＋）应为10/10；或采用经国家参考品标化的参考品进行检定，应符合要求。

3.1.2.3　最低检出量

最低检出量不得高于2.5IU/ml且稀释基质为阴性反应。

3.1.2.4　精密性

采用国家参考品或经国家参考品标化的参考品进行检定，CV（%）应不高于15%（$n=10$）。

3.1.3　微生物限度检查

依法检查（通则1105与通则1106）含有蛋白成分的液体组分，半成品加抑菌剂分装后，对留样进行微生物限度检查，需氧菌总数应不高于10^2CFU/ml，霉菌和酵母菌总数应不高于10^1CFU/ml。

3.1.4　水分

冻干组分水分应不高于3.0%（通则0832）。

3.1.5　稳定性试验

试剂各组分于37℃放置6天（有效期为1年），应符合3.1.1和3.1.2项要求。

3.2　成品检定

3.2.1　物理检查

3.2.1.1　外观

液体组分应澄清透明，无沉淀物或絮状物；冻干组分应呈白色或棕色疏松体。

3.2.1.2　溶解时间

冻干组分应在3分钟内溶解。

3.2.2　HIV-1/HIV-2抗体检测

按3.1.1项进行。

3.2.3　HIV-1 p24抗原检测

按3.1.2项进行。

3.2.4　稳定性试验

出厂前进行，按3.1.5项进行。

4　保存及有效期

于2～8℃避光保存，自包装之日起，按批准的有效期执行。

5　使用说明

应符合生物制品分包装及贮运管理（通则0239）的规定和批准的内容。

乙型肝炎病毒、丙型肝炎病毒、人类免疫缺陷病毒 1 型核酸检测试剂盒

Yixing Ganyan Bingdu, Bingxing Ganyan Bingdu, Renlei Mianyi Quexian Bingdu 1 Xing Hesuan Jiance Shijihe

Nucleic Acid Testing Kit for HBV DNA, HCV RNA and HIV-1 RNA

本品系由核酸提取试剂、乙型肝炎病毒（HBV）/丙型肝炎病毒（HCV）/人类免疫缺陷病毒 1 型（HIV-1）的核酸检测试剂、阴性对照、阳性对照及其他试剂制成，采用核酸扩增和检测技术［如实时荧光-PCR 法、转录介导的扩增（TMA）-化学发光法等］检测人血清或血浆中的 HBV DNA、HCV RNA 和 HIV-1 RNA。

1　基本要求

生产和检定用设施、原料及辅料、水、器具等应符合“凡例”的有关要求；生产与检定严格区分在不同的环境区域。

2　制造

2.1　专用原材料

2.1.1　引物

包括扩增 HBV DNA、HCV RNA 和 HIV-1 RNA 及内标的引物。引物合成后经 HPLC、聚丙烯酰胺凝胶电泳或其他适宜的方法纯化。引物的序列应与批准的一致，纯度应符合批准的要求，并符合功能性试验的要求。

2.1.2　探针

包括检测 HBV DNA、HCV RNA 和 HIV-1 RNA 及内标的探针。探针合成后经 HPLC、聚丙烯酰胺凝胶电泳或其他适宜的方法纯化，在相应的末端标记适宜的基团（如荧光基团、荧光淬灭基团、吖啶酯或其他基团），再经 HPLC、聚丙烯酰胺凝胶电泳或其他适宜的方法纯化。探针的序列应与批准的一致。纯度应符合批准的要求，并符合功能性试验的要求。

2.1.3　扩增用酶

根据核酸扩增和检测方法，可选用不同的酶或酶的组合，如使用以下的酶，应符合规定。

2.1.3.1　逆转录酶

应具有逆转录酶活性，cDNA 合成试验应合格。应建立核酸酶的质量标准并符合要求。符合功能性试验的要求。于－15℃以下或其他适宜的条件保存。

2.1.3.2　DNA 聚合酶

应具有 DNA 聚合酶活性和热稳定性，94℃保温 1 小时后仍保持 50%活性，或采用其他适宜的方法评价热稳定性。应建立核酸酶的质量标准并符合要求。符合功能性试验的要求。于－15℃以下或其他适宜的条件保存。

2.1.3.3　具有逆转录酶活性的 DNA 聚合酶

应具有逆转录酶活性，cDNA 合成试验应合格；应具有 DNA 酶活性和热稳定性，94℃保温 1 小时后仍保持 50%活性，或采用其他适宜的方法评价热稳定性。应建立核酸酶的质量标准并符合要求。符合功能性试验的要求。于－15℃以下或其他适宜的条件保存。

2.1.3.4　T7 RNA 聚合酶

应具有 T7 RNA 聚合酶活性，符合功能性试验的要求。于－15℃以下或其他适宜的条件保存。

2.1.3.5　尿嘧啶核糖核酸糖基化酶（UNG 酶或 UDG 酶）

具有尿嘧啶糖基化酶活性；1U UNG 在 37℃处理 5 分钟，应完全降解 10^3 拷贝及以下含 dUTP 的模板，不产生扩增产物；或 1U UNG 在 37°C 处理含 dUTP 的 DNA 模板 60 分钟后产生 1nmol 尿嘧啶；或采用其他适宜的方法评价酶的活性。应建立核酸酶的质量标准并符合要求。符合功能性试验要求。于－15℃以下或其他适宜的条件保存。

2.1.4　脱氧三磷酸核苷 dNTPs 或三磷酸核苷 NTPs

脱氧三磷酸核苷包括：dATP、dGTP、dCTP、dTTP 或 dUTP；三磷酸核苷包括 ATP、GTP、CTP 和 UTP。纯度应大于 95%并符合功能性试验要求。于－15℃以下或其他适宜的条件保存。

2.1.5　内标

内标用于监控核酸提取、扩增和检测的全过程，可为 DNA 和（或）RNA 假病毒，或蛋白质包裹的 DNA 和（或）RNA，或按批准的要求执行。

2.1.6　阳性对照

HBV DNA、HCV RNA 和 HIV-1 RNA 检测为阳性的人血清或血浆；或者含相应扩增区域的假病毒颗粒混合混匀后稀释于 HBV DNA、HCV RNA 和 HIV-1 RNA 检测均为阴性的人血清或血浆制备而成。于－15℃以下或其他适宜的条件保存。

2.1.7　阴性对照

HBV DNA、HCV RNA 和 HIV-1 RNA 检测均为阴性的人血清或血浆。于－15℃以下或其他适宜的条件保存。

2.1.8　磁珠

如生产工艺中使用磁珠，磁珠应具有高效的核酸吸附功能并符合功能性试验的要求。于 2～8℃或其他适宜的条件保存。

2.2　制备程序

2.2.1　核酸提取试剂的制备

一般包括裂解缓冲液的制备、磁珠的制备、洗涤缓冲液的制备、洗脱液的制备和（或）标本缓冲液的制备等。于 2～8℃或其他适宜的条件保存。

2.2.2　核酸检测试剂的制备

核酸检测试剂一般包括扩增用酶、dNTPs/NTPs、引物、探针、扩增缓冲液、RNA 保护剂、UNG/UDG 酶等，将不同的组分按照一定的比例配制而成，于－15℃以

下或其他适宜的条件保存。

2.2.3　阳性对照

将 HBV DNA、HCV RNA 和 HIV-1 RNA 为阳性的人血清或血浆混合混匀，或者将含相应扩增区域的假病毒颗粒混合混匀后稀释于 HBV DNA、HCV RNA 和 HIV-1 RNA 检测均为阴性的人血清或血浆制备而成，于－15℃以下或其他适宜的条件保存。

2.2.4　阴性对照

由 HBV DNA、HCV RNA 和 HIV-1 RNA 检测均为阴性的人血清或血浆混合混匀制备而成，于－15℃以下或其他适宜的条件保存。

2.2.5　内标溶液的制备

将 DNA 和（或）RNA 假病毒［或蛋白质包裹的 DNA 和（或）RNA］，稀释于特定的缓冲液制备而成，于－15℃以下或其他适宜的条件保存。

2.3　半成品检定

按 3.1 项进行。

2.4　成品

2.4.1　分批

应符合生物制品分包装及贮运管理（通则 0239）的规定。

2.4.2　分装与冻干

应符合生物制品分包装及贮运管理（通则 0239）的规定，分装或冻干后保存于 2～8℃或其他适宜的条件。

2.4.3　规格

应为经批准的规格。

2.4.4　包装

应符合生物制品分包装及贮运管理（通则 0239）的规定。

3　检定

半成品检定和成品检定中，检测程序包括混样检测、拆分检测和鉴别检测三种程序。

混样检测：将一定数量的血清或血浆样品等体积混合为一个样品池进行检测，样品池中含有的样品数量即为混样系数。混样检测程序是指使用 HBV DNA、HCV RNA 和 HIV-1 RNA 均为阴性的人血清或血浆对国家参考品或经国家参考品（或国际标准品）标化的参考品进行稀释（稀释倍数为混样系数）后检测，检测的最低检出量，是指混样前参考品所含相应病原体的核酸含量。

拆分检测：对混样检测为阳性的样品池中所包含有的每一份样品分别进行检测。拆分检测程序是将国家参考品或经国家参考品（或国际标准品）标化的参考品直接取样进行检测，样品处理体积一般与混样检测时对样品池的处理体积相同。

鉴别检测：对拆分检测为阳性的样品再分别进行 HBV DNA、HCV RNA 和 HIV-1 RNA 检测，以判定该份样品中，哪种或哪几种病毒核酸为阳性。鉴别检测程序是将国家参考品或经国家参考品（或国际标准品）标化的参考品直接取样进行检测，样品处理体积一般与混样检测时对样品池的处理体积相同。

3.1　半成品检定

应选择混样检测和拆分检测两种检测程序中至少一种进行检定；对于具备鉴别检测功能的试剂，还须同时选择鉴别检测程序进行检定。

3.1.1　HBV DNA 检测

3.1.1.1　阴性参考品符合率

应用不同的检测程序，采用国家参考品进行检定，阴性参考品符合率（－/－）应为 8/8；或采用经国家参考品标化的参考品进行检定，应符合要求。

3.1.1.2　阳性参考品符合率

应用不同的检测程序，采用国家参考品进行检定，阳性参考品符合率（＋/＋）应为 9/9；或采用经国家参考品标化的参考品进行检定，应符合要求。

3.1.1.3　最低检出量

采用国家参考品或经国家参考品（或国际标准品）标化的参考品进行检定，应用拆分检测和（或）鉴别检测程序，HBV DNA 的最低检出量应不高于 15IU/ml；应用混样检测程序，HBV DNA 的最低检出量应不高于 $15\times n$ IU/ml（其中 n＝混样系数）。

3.1.2　HCV RNA 检测

3.1.2.1　阴性参考品符合率

应用不同的检测程序，采用国家参考品进行检定，阴性参考品符合率（－/－）应为 10/10；或采用经国家参考品标化的参考品进行检定，应符合要求。

3.1.2.2　阳性参考品符合率

应用不同的检测程序，采用国家参考品进行检定，阳性参考品符合率（＋/＋）应为 10/10；或采用经国家参考品标化的参考品进行检定，应符合要求。

3.1.2.3　最低检出量

采用国家参考品或经国家参考品（或国际标准品）标化的参考品进行检定，应用拆分检测和（或）鉴别检测程序，HCV RNA 的最低检出量应不高于 50IU/ml；应用混样检测程序，HCV RNA 的最低检出量应不高于 $50\times n$ IU/ml（其中 n＝混样系数）。

3.1.3　HIV-1 RNA 检测

3.1.3.1　阴性参考品符合率

应用不同的检测程序，采用国家参考品进行检定，阴性参考品符合率（－/－）应为 8/8；或采用经国家参考品标化的参考品进行检定，应符合要求。

3.1.3.2　阳性参考品符合率

应用不同的检测程序，采用国家参考品进行检定，阳性参考品符合率（＋/＋）应为 8/8；或采用经国家参考品标化的参考品进行检定，应符合要求。

3.1.3.3　最低检出量

采用国家参考品或经国家参考品（或国际标准品）标化的参考品进行检定，应用拆分检测和（或）鉴别检测程序，HIV-1 RNA 的最低检出量应不高于 50IU/ml；应用混样检测程序，HIV-1 RNA 的最低检出量应不高于 50×n IU/ml（其中 n＝混样系数）。

3.2　成品检定

3.2.1　外观

外包装完好无破损、文字符号标识清晰无误，试剂盒内各组分齐全。

3.2.2　HBV DNA 检测

按 3.1.1 项进行。

3.2.3　HCV RNA 检测

按 3.1.2 项进行。

3.2.4　HIV-1 RNA 检测

按 3.1.3 项进行。

4　保存及有效期

核酸提取试剂置于 2～8℃或其他适宜的条件保存，核酸扩增检测试剂置于－15℃以下或其他适宜的条件保存；自包装之日起，按批准的有效期执行。

5　使用说明

应符合生物制品分包装及贮运管理（通则 0239）规定和批准的内容。

梅毒螺旋体抗体诊断试剂盒（酶联免疫法）

Meiduluoxuanti Kangti Zhenduan Shijihe (Meilianmianyifa)

Diagnostic Kit for Antibody to Treponema Pallidum（ELISA）

本品系用梅毒螺旋体抗原包被的微孔板和酶标记抗原及其他试剂制成，应用双抗原夹心酶联免疫法原理检测人血清或血浆中的梅毒螺旋体抗体。

1 基本要求

生产和检定用设施、原材料及辅料、水、器具、动物等应符合“凡例”的有关要求。

2 制造

2.1 专用原材料

2.1.1 梅毒螺旋体抗原

选用重组蛋白抗原，抗原的分子量、活性、纯度应符合要求。

2.1.2 辣根过氧化物酶（或其他适于标记的酶）

辣根过氧化物酶的 RZ 值应不低于 3.0，其他标记用酶应符合相应的要求。

2.1.3 阳性对照用血清或血浆

梅毒螺旋体抗体检测为阳性的人血清或血浆。

2.1.4 阴性对照用血清或血浆

梅毒螺旋体抗体检测为阴性的人血清或血浆。

2.1.5 微孔板

CV（%）应不高于 10%。

2.2 制备程序

2.2.1 抗原的纯化

采用适宜的方法纯化抗原。纯化后抗原的分子量、纯度和活性应符合要求。纯化后的抗原于低温下保存。

2.2.2 酶标记物的制备

采用常规过碘酸钠-乙二醇或其他适宜方法对纯化抗原进行辣根过氧化物酶或其他酶标记，酶标记抗原的活性应符合要求，加入适当的保护剂后于低温下保存。

2.2.3 包被抗原浓度和酶标记物浓度的选定

采用方阵滴定法选择最佳包被抗原浓度和酶标记抗原的工作浓度。

2.2.4 包被抗原板的制备

采用最佳包被浓度的抗原包被微孔板孔，经封闭、干燥和密封等处理后，保存于 2～8℃。对包被抗原板须抽样进行检定，应符合 3.1.1～3.1.4 项和 3.1.7 项要求。

2.2.5 阳性对照

选用梅毒螺旋体抗体检测为阳性的 5 份以上人血清或血浆混合制备，经 60℃、1 小时处理，除菌过滤，于 2～8℃保存。

2.2.6 阴性对照

选用梅毒螺旋体抗体检测为阴性的 5 份以上人血清或血浆混合制备，经 60℃、1 小时处理，除菌过滤，于 2～8℃保存。

2.2.7 反应时间的设置

检测过程中加入检测样本后反应时间应不低于 60 分钟，加入酶结合物后反应时间应不低于 30 分钟，加入显色液后显色时间应不低于 30 分钟。

2.3 半成品检定

按 3.1 项进行。

2.4 成品

2.4.1 分批

应符合生物制品分包装及贮运管理（通则 0239）规定。

2.4.2 分装与冻干

应符合生物制品分包装及贮运管理（通则 0239），分装或冻干后保存于 2～8℃。

2.4.3 规格

应为经批准的规格。

2.4.4 包装

应符合生物制品分包装及贮运管理（通则 0239）规定。

3 检定

3.1 半成品检定

3.1.1 阴性参考品符合率

采用国家参考品进行检定，阴性参考品符合率（－/－）应为 20/20；或采用经国家参考品标化的参考品进行检定，应符合要求。

3.1.2 阳性参考品符合率

采用国家参考品进行检定，阳性参考品符合率（＋/＋）应为 10/10；或采用经国家参考品标化的参考品进行检定，应符合要求。

3.1.3 最低检出限

采用国家参考品进行检定，阳性反应不得少于 2 份（≥2/4）；或采用经国家参考品标化的参考品进行检定，应符合要求。

3.1.4 精密性

用国家参考品或经国家参考品标化的参考品进行检定，CV（%）应不大于 15%（$n=10$）。

3.1.5 微生物限度检查

依法检查（通则 1105 与通则 1106）含有蛋白成分的液体组分，半成品加抑菌剂分装后，对留样进行微生物限度检查，需氧菌总数应不高于 10^2CFU/ml，霉菌和酵母菌总数应不高于 10^1CFU/ml。

3.1.6 水分

冻干组分水分应不高于 3.0%（通则 0832）。

3.1.7 稳定性试验

试剂各组分于 37℃ 放置至少 3 天（有效期为 6 个月），应符合 3.1.1～3.1.4 项要求。

3.2 成品检定

3.2.1 物理检查

3.2.1.1 外观

液体组分应澄清；冻干组分应呈白色或棕色疏松体。

3.2.1.2 溶解时间

冻干组分应在 3 分钟内溶解。

3.2.2 阴性参考品符合率

按 3.1.1 项进行。

3.2.3 阳性参考品符合率

按 3.1.2 项进行。

3.2.4 最低检出限

按 3.1.3 项进行。

3.2.5 精密性

按 3.1.4 项进行。

3.2.6 稳定性试验

出厂前进行，方法按 3.1.7 项进行。

4 保存及有效期

于 2～8℃避光保存。自包装之日起，按批准的有效期执行。

5 使用说明

应符合生物制品分包装及贮运管理（通则 0239）规定和批准的内容。

抗A抗B血型定型试剂（单克隆抗体）

Kang A Kang B Xuexing Dingxing Shiji
(Dankelongkangti)

Anti-A and Anti-B Blood Grouping Reagents
(Monoclonal Antibody)

本品系用A血型单克隆抗体或B血型单克隆抗体配制而成，用于鉴定人ABO血型。

1　基本要求

生产和检定用设施、原材料及辅料、水、器具、动物等应符合"凡例"的有关要求。

2　制造

2.1　专用原材料

2.1.1　杂交瘤细胞

杂交瘤细胞库的建立及检定应符合生物制品生产用动物细胞基质制备及质量控制（通则0234）规定。

杂交瘤细胞建株，需经几次克隆筛选，以100%克隆孔上清液相应抗体阳性的作为原始细胞株。原始细胞株经传代，稳定分泌特异性抗体的杂交瘤细胞株为主细胞。

工作细胞库经血凝效价测定合格后方能用于生产。

2.1.2　染色剂

抗A血型试剂可选用亚甲蓝等蓝色染料，抗B血型试剂可选用吖啶黄等黄色染料。

2.1.3　抑菌剂

可选用叠氮钠、硫柳汞钠盐等。

2.1.4　稳定剂

可选用蛋白质、葡萄糖、盐类等，不得使用凝聚胺、聚乙二醇等促凝剂用于配制稳定剂。

2.2　制备程序

2.2.1　杂交瘤细胞培养物上清液的制备

抗A血型或抗B血型杂交瘤细胞经培养传代，取培养物上清液，检测血凝效价合格后扩大培养即得。

2.2.2　小鼠杂交瘤腹水的制备

2.2.2.1　小鼠腹腔预处理

健康BALB/c小鼠腹腔用石蜡油预处理。

2.2.2.2　接种

检测杂交瘤细胞培养物上清液，其抗体血凝效价合格后，用0.9%氯化钠溶液或不完全培养液重新悬浮细胞，接种于数天前用石蜡油处理过的小鼠腹腔内。

2.2.2.3　腹水的收集

接种后数周，处死小鼠，收集腹水，离心去沉淀，以适当方法去除纤维蛋白原，加入适宜的抑菌剂，−30℃及以下保存。

2.3　半成品

2.3.1　配制

合并杂交瘤细胞培养物上清液，可加入少量腹水混合，加入染色剂，使抗A血型定型试剂呈蓝色，抗B血型定型试剂呈黄色，除菌过滤。

2.3.2　半成品检定

按3.1项进行。

2.4　成品

2.4.1　分批

应符合生物制品分包装及贮运管理（通则0239）规定。

2.4.2　分装与冻干

应符合生物制品分包装及贮运管理（通则0239）规定。

2.4.3　规格

应为经批准的规格。

2.4.4　包装

应符合生物制品分包装及贮运管理（通则0239）规定。

3　检定

3.1　半成品检定

3.1.1　效价测定

取抗A血型试剂、抗B血型试剂及国家参考品，2倍系列稀释至适宜的稀释度，分别加入相应的2% A_1、A_2、A_2B、B血型红细胞悬液，同时设红细胞悬液对照，置18～25℃反应15分钟，以每分钟1000转离心1分钟后肉眼观察结果。红细胞悬液对照应不产生凝集，抗A血型试剂对A_1、A_2、A_2B血型红细胞的凝集效价和抗B血型试剂对B血型红细胞的凝集效价均不得低于国家参考品的同步测定结果。

3.1.2　特异性

取抗A血型试剂、抗B血型试剂，分别加入2% A_1、A_2B、B、O血型红细胞悬液，同时设红细胞悬液对照，置18～25℃反应15分钟，以每分钟1000转离心1分钟后肉眼观察结果。红细胞悬液对照应不产生凝集；抗A血型试剂应与A_1、A_2B血型红细胞产生凝集，与B、O血型红细胞不产生凝集；抗B血型试剂应与B血型红细胞产生凝集，与A_1、O血型红细胞不产生凝集，且均不应出现溶血和其他不易分辨的现象。

3.1.3　冷凝集素和不规则抗体测定

取3例A型（测抗B血型试剂用）、3例B型（测抗A血型试剂用）、10例O型红细胞，每一例红细胞分别用0.9%氯化钠溶液配制成2%红细胞悬液、用20%牛血清白蛋白0.9%氯化钠溶液配制成5%红细胞悬液。2%红细胞悬液与相应血型试剂分别于4℃、18～25℃、37℃进行测试；5%红细胞悬液与相应血型试剂分别于18～25℃、37℃进行测试。2小时后肉眼观察结果，所有测试结果均不得产生凝集反应或溶血现象。

3.1.4　无菌检查

半成品分装后留样做无菌检查，采用直接接种法（通则1101），应符合规定。

3.1.5　稳定性试验

37℃至少放置7天（有效期为1年）或14天（有效期为2年）后，应符合3.1.1～3.1.4项要求。

3.2　成品检定

3.2.1　物理检查

外观

抗 A 血型试剂应为透明或微带乳光的蓝色液体，抗 B 血型试剂应为透明或微带乳光的黄色液体，且均不应有摇不散的沉淀或异物。

3.2.2　效价测定

按 3.1.1 项进行。

3.2.3　特异性

按 3.1.2 项进行。

3.2.4　冷凝集素和不规则抗体测定

按 3.1.3 项进行。

3.2.5　亲和力

将抗 A、抗 B 血型试剂分别与 10%红细胞悬液于瓷板或玻片上混匀，抗 A 血型试剂与 A_1、A_2、A_2B 血型红细胞出现凝集的时间应分别不长于 15 秒、30 秒、45 秒；抗 B 血型试剂与 B 血型红细胞出现凝集的时间应不长于 15 秒，且在 3 分钟内凝集块应达到 $1mm^2$ 以上。

3.2.6　稳定性试验

出厂前进行，37℃至少放置 7 天（有效期为 1 年）或 14 天（有效期为 2 年）后，应符合 3.2.1～3.2.5 项要求。

4　保存及有效期

于 2～8℃避光保存。自包装之日起，按批准的有效期执行。

5　使用说明

应符合生物制品分包装及贮运管理（通则 0239）规定和批准的内容。

通则和指导原则

通则和指导原则目次

化学残留物测定法 …………………… 577

微生物检查法 …………………… 594

生物测定法 …………………… 628

制剂通则

0101 片剂

片剂系指原料药物或与适宜的辅料制成的圆形或异形的片状固体制剂。

中药还有浸膏片、半浸膏片和全粉末片等。浸膏片系指将处方中全部饮片提取制得的浸膏或与适宜辅料制成的片剂。半浸膏片系指将处方中部分饮片细粉与其余药料制得的稠膏或与适宜辅料混合制成的片剂。全粉末片系指将处方中全部饮片粉碎成细粉加适宜辅料制成的片剂。

片剂以口服普通片为主，另有含片、舌下片、口腔贴片、咀嚼片、分散片、可溶片、泡腾片、阴道片、阴道泡腾片、缓释片、控释片、肠溶片与口崩片等。

含片 系指含于口腔中缓慢溶化产生局部或全身作用的片剂。

含片中的原料药物一般是易溶性的，主要起局部消炎、杀菌、收敛、止痛或局部麻醉等作用。

舌下片 系指置于舌下能迅速溶化，药物经舌下黏膜吸收发挥全身作用的片剂。

舌下片中的原料药物应易于直接吸收，主要适用于急症的治疗。

口腔贴片 系指粘贴于口腔，经黏膜吸收后起局部或全身作用的片剂。

口腔贴片应进行溶出度或释放度(通则 0931)检查。

咀嚼片 系指于口腔中咀嚼后吞服的片剂。

咀嚼片一般应选择甘露醇、山梨醇、蔗糖等水溶性辅料作填充剂和黏合剂。咀嚼片的硬度应适宜咀嚼。

分散片 系指在水中能迅速崩解并均匀分散的片剂。

分散片中的原料药物应是难溶性的。分散片可加水分散后口服，也可将分散片含于口中吮服或吞服。

分散片应进行溶出度(通则 0931)和分散均匀性检查。

可溶片 系指临用前能溶解于水的非包衣片或薄膜包衣片剂。

可溶片应溶解于水中，溶液可呈轻微乳光。可供口服、外用、含漱用等。

泡腾片 系指含有碳酸盐或碳酸氢盐和有机酸，遇水可产生气体而呈泡腾状的片剂。泡腾片不得直接吞服。

泡腾片中的原料药物应是易溶性的，加水产生气泡后应能溶解。有机酸一般用枸橼酸、酒石酸、富马酸等。

阴道片与阴道泡腾片 系指置于阴道内使用的片剂。阴道片和阴道泡腾片的形状应易置于阴道内，可借助器具将其送入阴道。阴道片在阴道内应易溶化、溶散或融化、崩解并释放药物，主要起局部消炎杀菌作用，也可给予性激素类药物。具有局部刺激性的药物，不得制成阴道片。

阴道片应进行融变时限(通则 0922)检查。阴道泡腾片应进行发泡量检查。

缓释片 系指在规定的释放介质中缓慢地非恒速释放药物的片剂。缓释片应符合缓释制剂的有关要求(指导原则 9013)并应进行释放度(通则 0931)检查。除说明书标注可掰开服用外，一般应整片吞服。

控释片 系指在规定的释放介质中缓慢地恒速释放药物的片剂。控释片应符合控释制剂的有关要求(指导原则 9013)并应进行释放度(通则 0931)检查。除说明书标注可掰开服用外，一般应整片吞服。

肠溶片 系指用肠溶性包衣材料进行包衣的片剂。

为防止原料药物在胃内分解失效、对胃的刺激或控制原料药物在肠道内定位释放，可对片剂包肠溶衣；为治疗结肠部位疾病等，可对片剂包结肠定位肠溶衣。除说明书标注可掰开服用外，一般不得掰开服用。

肠溶片除另有规定外，应符合迟释制剂(指导原则 9013)的有关要求，并进行释放度(通则 0931)检查。

口崩片 系指在口腔内不需要用水即能迅速崩解或溶解的片剂。采用冷冻干燥法制备的也可称为口服冻干片。

一般适合于小剂量原料药物，常用于吞咽困难或不配合服药的患者。可采用直接压片和冷冻干燥法制备。

口崩片应在口腔内迅速崩解或溶解、口感良好、容易吞咽，对口腔黏膜无刺激性。

除冷冻干燥法制备的口崩片外，口崩片应进行崩解时限(通则 0921)检查。对于难溶性原料药物制成的口崩片，还应进行溶出度(通则 0931)检查。对于经肠溶材料包衣的颗粒制成的口崩片，还应进行释放度(通则 0931)检查。

采用冷冻干燥法制备的口崩片可不进行脆碎度检查。

片剂在生产与贮藏期间应符合下列规定。

一、原料药物与辅料应混合均匀。含药量小或含毒、剧药的片剂，应根据原料药物的性质采用适宜方法使其分散均匀。

二、凡属挥发性或对光、热不稳定的原料药物，在制片过程中应采取遮光、避热等适宜方法，以避免成分损失或失效。

三、压片前的物料、颗粒或半成品应控制水分，以适应制片工艺的需要，防止片剂在贮存期间发霉、变质。

四、片剂通常采用湿法制粒压片、干法制粒压片和粉末直接压片。干法制粒压片和粉末直接压片可避免引入水分，适合对湿热不稳定的药物的片剂制备。

五、根据依从性需要，片剂中可加入矫味剂、芳香剂和着色剂等，一般指含片、口腔贴片、咀嚼片、分散片、泡腾片、口崩片等。

六、为增加稳定性、掩盖原料药物不良臭味、改善片剂外观等，可对制成的药片包糖衣或薄膜衣。对一些遇胃液易破坏、刺激胃黏膜或需要在肠道内释放的口服药片，可包肠溶衣。必要时，薄膜包衣片剂应检查残留溶剂。

七、片剂外观应完整光洁，色泽均匀，有适宜的硬度和耐磨性，以免包装、运输过程中发生磨损或破碎，除另有规定外，非包衣片应符合片剂脆碎度检查法（通则 0923）的要求。

八、片剂的微生物限度应符合要求。

九、根据原料药物和制剂的特性，除来源于动、植物多组分且难以建立测定方法的片剂外，溶出度、释放度、含量均匀度等应符合要求。

十、片剂应注意贮存环境中温度、湿度以及光照的影响，除另有规定外，片剂应密封贮存。生物制品原液、半成品和成品的生产及质量控制应符合相关品种要求。

除另有规定外，片剂应进行以下相应检查。

【重量差异】照下述方法检查，应符合规定。

检查法　取供试品 20 片，精密称定总重量，求得平均片重后，再分别精密称定每片的重量，每片重量与平均片重比较（凡无含量测定的片剂或有标示片重的中药片剂，每片重量应与标示片重比较），按表中的规定，超出重量差异限度的不得多于 2 片，并不得有 1 片超出限度 1 倍。

平均片重或标示片重	重量差异限度
0.30g 以下	±7.5%
0.30g 及 0.30g 以上	±5%

糖衣片的片芯应检查重量差异并符合规定，包糖衣后不再检查重量差异。薄膜衣片应在包薄膜衣后检查重量差异并符合规定。

凡规定检查含量均匀度的片剂，一般不再进行重量差异检查。

【崩解时限】除另有规定外，照崩解时限检查法（通则 0921）检查，应符合规定。

阴道片照融变时限检查法（通则 0922）检查，应符合规定。

咀嚼片不进行崩解时限检查。

凡规定检查溶出度、释放度的片剂，一般不再进行崩解时限检查。

【发泡量】阴道泡腾片照下述方法检查，应符合规定。

检查法　取 25ml 具塞刻度试管（内径 1.5cm，若片剂直径较大，可改为内径 2.0cm）10 支，按表中规定加水一定量，置 37℃±1℃水浴中 5 分钟，各管中分别投入供试品 1 片，20 分钟内观察最大发泡量的体积，平均发泡体积不得少于 6ml，且少于 4ml 的不得超过 2 片。

平均片重	加水量
1.5g 及 1.5g 以下	2.0ml
1.5g 以上	4.0ml

【分散均匀性】分散片照下述方法检查，应符合规定。

检查法　照崩解时限检查法（通则 0921）检查，不锈钢丝网的筛孔内径为 710μm，水温为 15～25℃；取供试品 6 片，应在 3 分钟内全部崩解并通过筛网，如有少量不能通过筛网，但已软化成轻质上漂且无硬心者，符合要求。

【微生物限度】以动物、植物、矿物来源的非单体成分制成的片剂，生物制品片剂，以及黏膜或皮肤炎症或腔道等局部用片剂（如口腔贴片、外用可溶片、阴道片、阴道泡腾片等），照非无菌产品微生物限度检查：微生物计数法（通则 1105）和控制菌检查法（通则 1106）及非无菌药品微生物限度标准（通则 1107）检查，应符合规定。规定检查杂菌的生物制品片剂，可不进行微生物限度检查。

0102　注射剂

注射剂系指原料药物或与适宜的辅料制成的供注入体内的无菌制剂。

注射剂可分为注射液、注射用无菌粉末与注射用浓溶液等。

注射液　系指原料药物或与适宜的辅料制成的供注入体内的无菌液体制剂，包括溶液型、乳状液型和混悬型等注射液。可用于皮下注射、皮内注射、肌内注射、静脉注射、静脉滴注、鞘内注射或椎管内注射等。其中，供静脉滴注用的大容量注射液（除另有规定外，一般不小于 100ml，生物制品一般不小于 50ml）也可称为输液。中药注射剂一般不宜制成混悬型注射液。

乳状液型注射液不得用于椎管内注射。混悬型注射液不得用于静脉注射或椎管内注射。

注射用无菌粉末　系指原料药物或与适宜辅料制成的无菌粉末或无菌块状物，临用前可用适宜的注射用溶剂配制后注射，也可用静脉输液配制后静脉滴注。以冷冻干燥法制备的注射用无菌粉末也可称为注射用冻干制剂。注射用无菌粉末配制成注射液后应符合注射剂的要求。

注射用浓溶液　系指原料药物与适宜辅料制成的供临用前稀释后注射的无菌浓溶液。注射用浓溶液稀释后应符合注射剂的要求。

注射剂在生产与贮藏期间应符合下列规定。

一、注射剂所用的原辅料应从来源及生产工艺等环节进行严格控制并应符合注射用的质量要求。除另有规定外，制备中药注射剂的饮片等原料药物应严格按各品种项下规定的方法提取、纯化，制成半成品、成品，并应进行相应的质量控制。生物制品原液、半成品和成品的生产及质量控制应符合相关品种要求。

二、注射剂所用溶剂应安全无害，并与其他药用成分兼容性良好，不得影响活性成分的疗效和质量。一般分为水性溶剂和非水性溶剂。

(1)水性溶剂最常用的为注射用水，也可用0.9%氯化钠溶液或其他适宜的水溶液。

(2)非水性溶剂常用植物油，主要为供注射用的大豆油，其他还有乙醇、丙二醇和聚乙二醇等。供注射用的非水性溶剂，应严格限制其用量，并应符合质量标准。

三、配制注射剂时，可根据需要加入适宜的附加剂，如渗透压调节剂、pH 调节剂、增溶剂、助溶剂、抗氧剂、抑菌剂、乳化剂、助悬剂等。附加剂的选择应考虑到对药物疗效和安全性的影响，使用浓度不得引起毒性或明显的刺激，且避免对检验产生干扰。常用的抗氧剂有亚硫酸钠、亚硫酸氢钠和焦亚硫酸钠等，一般浓度为0.1%～0.2%。多剂量包装的注射液可加适宜的抑菌剂，抑菌剂的用量应能抑制注射液中微生物的生长。注射剂在确定处方时，应评估和考察加入抑菌剂的必要性、抑菌剂类型和加入量，若加入抑菌剂，该处方的抑菌效力应符合抑菌效力检查法(通则 1121)的规定。静脉给药与脑池内、硬膜外、椎管内用的注射液均不得加抑菌剂。常用的抑菌剂为0.5%苯酚、0.3%甲酚、0.5%三氯叔丁醇等。

四、注射液一般是由原料药和适宜辅料经配制、过滤、灌封、灭菌等工艺步骤制备而成。难溶性药物可采用增溶、乳化或粉碎等工艺制备成溶液型、乳状液型或混悬型注射液；注射用无菌粉末一般采用无菌分装或冷冻干燥法制得；注射用浓溶液的制备方法与溶液型注射液类似。在注射剂的生产过程中应尽可能缩短配制时间，防止微生物与热原的污染及原料药物变质。输液的配制过程更应严格控制。制备混悬型注射液和乳状液型注射液的过程中，要采取必要的措施，保证粒子大小符合质量标准的要求。注射用无菌粉末应按无菌操作制备。必要时注射剂应进行相应的安全性检查，如异常毒性、过敏反应、溶血与凝聚、降压物质等，均应符合要求。

五、注射剂标示装量不大于50ml时，可参考下表适当增加装量。大于50ml时，需根据各品种特性评估并确定增加量。除另有规定外，多剂量包装的注射剂，每一容器的装量一般不得超过10次注射量，增加的装量应能保证每次注射用量。

标示装量(ml)	增加量(ml)	
	易流动液	黏稠液
0.5	0.10	0.12
1	0.10	0.15
2	0.15	0.25
5	0.30	0.50
10	0.50	0.70
20	0.60	0.90
50	1.0	1.5

注射剂灌装后应尽快熔封或严封。接触空气易变质的原料药物，在灌装过程中应排除容器内的空气，可填充二氧化碳或氮等气体。

对温度敏感的原料药物在灌封过程中应控制温度、时间等，灌封完成后应及时将注射剂置于规定的温度下贮存。

制备注射用冻干制剂时，分装后应及时冷冻干燥。冻干后残留水分应符合相关品种的要求。

生物制品的分装和冻干，还应符合生物制品分包装及贮运管理(通则 0239)的要求。

六、注射剂熔封或严封后，一般应根据原料药物性质选用适宜的方法进行灭菌，必须保证制成品无菌。注射剂应采用适宜方法进行容器检漏。

七、溶液型注射液应澄清；除另有规定外，混悬型注射液中原料药物粒径应控制在15μm以下，含15～20μm(间有个别20～50μm)者不应超过10%，若有可见沉淀，振摇时应容易分散均匀。乳状液型注射液不得有相分离现象；静脉用乳状液型注射液中90%的乳滴粒径应在1μm以下，除另有规定外，不得有大于5μm的乳滴。除另有规定外，输液应尽可能与血液等渗。

八、注射剂常用容器有玻璃安瓿、玻璃瓶、塑料安瓿、塑料瓶(袋)、预装式注射器等。容器的密封性须用适宜的方法确证。除另有规定外，容器应符合有关注射用玻璃容器和塑料容器的国家标准规定。容器用胶塞特别是多剂量包装注射液用的胶塞要有足够的弹性和稳定性，其质量应符合有关国家标准规定。除另有规定外，容器应足够透明，以便内容物的检视。

九、除另有规定外，注射剂应避光贮存。生物制品原液、半成品和成品的生产及质量控制应符合相关品种要求。

十、注射剂的标签或说明书中应标明其中所用辅料的名称，如有抑菌剂还应标明抑菌剂的种类及浓度；注射用无菌粉末应标明配制溶液所用的溶剂种类，必要时还应标注溶剂量。

除另有规定外，注射剂应进行以下相应检查。

【装量】注射液和注射用浓溶液照下述方法检查，应符合规定。

检查法　单剂量供试品：标示装量小于等于 3ml 者，取供试品 5 支(瓶)；大于 3ml 至小于 10ml 者，取供试品 3 支(瓶)；大于等于 10ml 者，取供试品 1 支(瓶)。开启时注意避免损失，将内容物分别用干燥注射器(体积不大于供试品体积的 3 倍)及 21G 注射针头(不短于 2.5cm)抽尽，排尽气泡，然后缓慢连续地注入经标化的量入式量筒内(使待测体积至少占量筒额定体积的 40%，不排出针头中的液体)，在室温下检视。测定油溶液和黏稠溶液时，必要时可先加温，充分振摇，再用干燥注射器及注射针头抽尽后，同前法操作，如加温，应放冷至 20～25℃，检视。大于等于 10ml 者，也可开启后直接缓慢倾出供试品至量入式量筒中检视。每支(瓶)的装量均不得少于其标示装量。

多剂量供试品：取供试品 1 支(瓶)，按标示的剂量数和每剂的装量，分别用注射器及注射针头抽出，按上述步骤测定单次剂量，每剂均不得低于标示剂量。

大容量供试品：取供试品 1 支(瓶)，开启时注意避免损失，将内容物转移至经标化的干燥量入式量筒中(使待测体积至少占量筒额定体积的 40%)。装量应不得少于其标示装量。

预装式注射器和弹筒式装置的供试品：除另有规定外，标示装量小于等于 3ml 者，取供试品 5 支(瓶)；大于 3ml 至小于 10ml 者，取供试品 3 支(瓶)；大于等于 10ml 至小于等于 50ml 者，取供试品 1 支(瓶)。供试品与所配注射器、针头或活塞装配后，将供试品缓慢连续注入干燥容器(不排出针头中的液体)，按单剂量供试品要求进行装量检查，每支(瓶)的装量均不得少于其标示装量。

也可采用重量除以密度计算装量：准确量取供试品，精密称定，求出每 1ml 供试品的重量(即供试品的密度)。测定乳状液和混悬液的密度时应先摇匀。用干燥注射器及注射针头抽出(大于等于 10ml 者可直接缓慢倾出供试品内容物，至已知重量的烧杯中)，精密称定内容物重量，再除以供试品密度，得出相应的装量。

【装量差异】除另有规定外，注射用无菌粉末照下述方法检查，应符合规定。

检查法　取供试品 5 支(瓶)，除去标签、铝盖，容器外壁用乙醇擦净，干燥，开启时注意避免玻璃屑等异物落入容器中，分别迅速精密称定；容器为玻璃瓶的注射用无菌粉末，首先小心开启内塞，使容器内外气压平衡，盖紧后精密称定。然后倾出内容物，容器用水或乙醇洗净，在适宜条件下干燥后，再分别精密称定每一容器的重量，求出每支(瓶)的装量与平均装量。每支(瓶)装量与平均装量相比较(如有标示装量，则与标示装量相比较)，应符合下列规定，如有 1 支(瓶)不符合规定，应另取 10 支(瓶)复试，应符合规定。

标示装量或平均装量	装量差异限度
0.05g 及 0.05g 以下	±15%
0.05g 以上至 0.15g	±10%
0.15g 以上至 0.50g	±7%
0.50g 以上	±5%

凡规定检查含量均匀度的注射用无菌粉末，一般不再进行装量差异检查。

【渗透压摩尔浓度】除另有规定外，静脉输液及椎管注射用注射液按各品种项下的规定，照渗透压摩尔浓度测定法(通则 0632)测定，应符合规定。

【可见异物】除另有规定外，照可见异物检查法(通则 0904)检查，应符合规定。

【不溶性微粒】除另有规定外，用于静脉注射、静脉滴注、鞘内注射、椎管内注射的溶液型注射液、注射用无菌粉末及注射用浓溶液照不溶性微粒检查法(通则 0903)检查，均应符合规定。

【中药注射剂有关物质】按各品种项下规定，照注射剂有关物质检查法(通则 2400)检查，应符合有关规定。

【重金属及有害元素残留量】除另有规定外，中药注射剂照铅、镉、砷、汞、铜测定法(通则 2321)测定，按各品种项下每日最大使用量计算，铅不得超过 12μg，镉不得超过 3μg，砷不得超过 6μg，汞不得超过 2μg，铜不得超过 150μg。

【无菌】照无菌检查法(通则 1101)检查，应符合规定。

【细菌内毒素】或**【热原】**除另有规定外，静脉用注射剂按各品种项下的规定，照细菌内毒素检查法(通则 1143)或热原检查法(通则 1142)检查，应符合规定。

0103　胶囊剂

胶囊剂系指原料药物或与适宜辅料充填于空心胶囊或密封于软质囊材中制成的固体制剂。

胶囊剂可分为硬胶囊和软胶囊。根据释放特性不同还有缓释胶囊、控释胶囊、肠溶胶囊等。

硬胶囊(通称为胶囊)　系指采用适宜的制剂技术，将原料药物或加适宜辅料制成的均匀粉末、颗粒、小片、小丸、半固体或液体等，充填于空心胶囊中的胶囊剂。

软胶囊　系指将一定量的液体原料药物直接密封，或将固体原料药物溶解或分散在适宜的辅料中制备成溶液、混悬液、乳状液或半固体，密封于软质囊材中的胶囊剂。可用滴制法或压制法制备。软质囊材一般是由胶囊用明胶、甘油或其他适宜的药用辅料单独或混合制成。

缓释胶囊　系指在规定的释放介质中缓慢地非恒速释放药物的胶囊剂。缓释胶囊应符合缓释制剂(指导原则 9013)的有关要求，并应进行释放度(通则 0931)检查。

控释胶囊　系指在规定的释放介质中缓慢地恒速释放药物的胶囊剂。控释胶囊应符合控释制剂(指导原则9013)的有关要求，并应进行释放度(通则0931)检查。

肠溶胶囊　系指用肠溶材料包衣的颗粒或小丸充填于胶囊而制成的硬胶囊，或用适宜的肠溶材料制备而得的硬胶囊或软胶囊。肠溶胶囊不溶于胃液，但能在肠液中崩解而释放活性成分。除另有规定外，肠溶胶囊应符合迟释制剂(指导原则9013)的有关要求，并进行释放度(通则0931)检查。

胶囊剂在生产与贮藏期间应符合下列有关规定。

一、胶囊剂的内容物不论是原料药物还是辅料，均不应造成囊壳的变质。

二、小剂量原料药物应用适宜的稀释剂稀释，并混合均匀。

三、硬胶囊可根据下列制剂技术制备不同形式内容物充填于空心胶囊中。

(1)将原料药物加适宜的辅料如稀释剂、助流剂、崩解剂等制成均匀的粉末、颗粒或小片。

(2)将普通小丸、速释小丸、缓释小丸、控释小丸或肠溶小丸单独填充或混合填充，必要时加入适量空白小丸作填充剂。

(3)将原料药物粉末直接填充。

(4)将原料药物制成包合物、固体分散体、微囊或微球。

(5)溶液、混悬液、乳状液等也可采用特制灌囊机填充于空心胶囊中，必要时密封。

四、胶囊剂应整洁，不得有黏结、变形、渗漏或囊壳破裂等现象，并应无异臭。

五、胶囊剂的微生物限度应符合要求。

六、根据原料药物和制剂的特性，除来源于动、植物多组分且难以建立测定方法的胶囊剂外，溶出度、释放度、含量均匀度等应符合要求。必要时，内容物包衣的胶囊剂应检查残留溶剂。

七、除另有规定外，胶囊剂应密封贮存，其存放环境温度不高于30℃，湿度应适宜，防止受潮、发霉、变质。生物制品原液、半成品和成品的生产及质量控制应符合相关品种要求。

除另有规定外，胶囊剂应进行以下相应检查。

【水分】中药硬胶囊剂应进行水分检查。

取供试品内容物，照水分测定法(通则0832)测定。除另有规定外，不得过9.0%。

硬胶囊内容物为液体或半固体者不检查水分。

【装量差异】照下述方法检查，应符合规定。

检查法　除另有规定外，取供试品20粒(中药取10粒)，分别精密称定重量，倾出内容物(不得损失囊壳)，硬胶囊囊壳用小刷或其他适宜的用具拭净；软胶囊或内容物为半固体或液体的硬胶囊囊壳用乙醚等易挥发性溶剂洗净，置通风处使溶剂挥尽，再分别精密称定囊壳重量，求出每粒内容物的装量与平均装量。每粒装量与平均装量相比较(有标示装量的胶囊剂，每粒装量应与标示装量比较)，超出装量差异限度的不得多于2粒，并不得有1粒超出限度1倍。

平均装量或标示装量	装量差异限度
0.30g以下	±10%
0.30g及0.30g以上	±7.5%(中药±10%)

凡规定检查含量均匀度的胶囊剂，一般不再进行装量差异的检查。

【崩解时限】除另有规定外，照崩解时限检查法(通则0921)检查，均应符合规定。

凡规定检查溶出度或释放度的胶囊剂，一般不再进行崩解时限的检查。

【微生物限度】以动物、植物、矿物质来源的非单体成分制成的胶囊剂，生物制品胶囊剂，照非无菌产品微生物限度检查：微生物计数法(通则1105)和控制菌检查法(通则1106)及非无菌药品微生物限度标准(通则1107)检查，应符合规定。规定检查杂菌的生物制品胶囊剂，可不进行微生物限度检查。

0104　颗粒剂

颗粒剂系指原料药物与适宜的辅料混合制成具有一定粒度的干燥颗粒状制剂。

颗粒剂可分为可溶颗粒(通称为颗粒)、混悬颗粒、泡腾颗粒、肠溶颗粒，根据释放特性不同还有缓释颗粒等。

混悬颗粒　系指难溶性原料药物与适宜辅料混合制成的颗粒剂。临用前加水或其他适宜的液体振摇即可分散成混悬液。除另有规定外，混悬颗粒剂应进行溶出度(通则0931)检查。

泡腾颗粒　系指含有碳酸盐或碳酸氢钠和有机酸，遇水可放出大量气体而呈泡腾状的颗粒剂。

泡腾颗粒中的原料药物应是易溶性的，加水产生气泡后应能溶解。有机酸一般用枸橼酸、酒石酸等。泡腾颗粒一般不得直接吞服。

肠溶颗粒　系指采用肠溶材料包裹颗粒或其他适宜方法制成的颗粒剂。肠溶颗粒耐胃酸而在肠液中释放活性成分或控制药物在肠道内定位释放，可防止药物在胃内分解失效，避免对胃的刺激。肠溶颗粒应进行释放度(通则0931)检查。肠溶颗粒不得咀嚼。

缓释颗粒　系指在规定的释放介质中缓慢地非恒速释放药物的颗粒剂。

缓释颗粒应符合缓释制剂(指导原则9013)的有关要求，并应进行释放度(通则0931)检查。缓释颗粒不得咀嚼。

颗粒剂在生产与贮藏期间应符合下列规定。

一、原料药物与辅料应均匀混合。含药量小或含毒、剧药物的颗粒剂，应根据原料药物的性质采用适宜方法使其分散均匀。

二、除另有规定外，中药饮片应按各品种项下规定的方法进行提取、纯化、浓缩成规定的清膏，采用适宜的方法干燥并制成细粉，加适量辅料或饮片细粉，混匀并制成颗粒；也可将清膏加适量辅料或饮片细粉，混匀并制成颗粒。

三、凡属挥发性原料药物或遇热不稳定的药物在制备过程应注意控制适宜的温度条件，凡遇光不稳定的原料药物应遮光操作。

四、颗粒剂通常采用干法制粒、湿法制粒等方法制备。干法制粒可避免引入水分，尤其适合对湿热不稳定药物的颗粒剂的制备。

五、根据需要颗粒剂可加入适宜的辅料，如稀释剂、黏合剂、分散剂、着色剂以及矫味剂等。

六、除另有规定外，挥发油应均匀喷入干燥颗粒中，密闭至规定时间或用包合等技术处理后加入。

七、为了防潮、掩盖原料药物的不良气味，也可对颗粒进行包衣。必要时，包衣颗粒应检查残留溶剂。

八、颗粒剂应干燥，颗粒均匀，色泽一致，无吸潮、软化、结块、潮解等现象。

九、颗粒剂的微生物限度应符合要求。

十、根据原料药物和制剂的特性，除来源于动、植物多组分且难以建立测定方法的颗粒剂外，溶出度、释放度、含量均匀度等应符合要求。

十一、除另有规定外，颗粒剂应密封，置干燥处贮存，防止受潮。生物制品原液、半成品和成品的生产及质量控制应符合相关品种要求。

除另有规定外，颗粒剂应进行以下相应检查。

【粒度】除另有规定外，照粒度和粒度分布测定法(通则0982第二法双筛分法)测定，不能通过一号筛与能通过五号筛的总和不得超过15%。

【水分】中药颗粒剂照水分测定法(通则0832)测定，除另有规定外，水分不得超过8.0%。

【干燥失重】除另有规定外，化学药品和生物制品颗粒剂照干燥失重测定法(通则0831)测定，于105℃干燥(含糖颗粒应在80℃减压干燥)至恒重，减失重量不得超过2.0%。

【溶化性】除另有规定外，颗粒剂照下述方法检查，溶化性应符合规定。含中药原粉的颗粒剂不进行溶化性检查。

可溶颗粒检查法　取供试品10g(中药单剂量包装取1袋)，加热水200ml，搅拌5分钟，立即观察，可溶颗粒应全部溶化或轻微浑浊。

泡腾颗粒检查法　取供试品3袋，将内容物分别转移至盛有200ml水的烧杯中，水温为15～25℃，应迅速产生气体而呈泡腾状，5分钟内颗粒均应完全分散或溶解在水中。

颗粒剂按上述方法检查，均不得有异物，中药颗粒还不得有焦屑。

混悬颗粒以及已规定检查溶出度或释放度的颗粒剂可不进行溶化性检查。

【装量差异】单剂量包装的颗粒剂按下述方法检查，应符合规定。

检查法　取供试品10袋(瓶)，除去包装，分别精密称定每袋(瓶)内容物的重量，求出每袋(瓶)内容物的装量与平均装量。每袋(瓶)装量与平均装量相比较[凡无含量测定的颗粒剂或有标示装量的颗粒剂，每袋(瓶)装量应与标示装量比较]，超出装量差异限度的颗粒剂不得多于2袋(瓶)，并不得有1袋(瓶)超出装量差异限度1倍。

平均装量或标示装量	装量差异限度
1.0g及1.0g以下	±10%
1.0g以上至1.5g	±8%
1.5g以上至6.0g	±7%
6.0g以上	±5%

凡规定检查含量均匀度的颗粒剂，一般不再进行装量差异检查。

【装量】多剂量包装的颗粒剂，照最低装量检查法(通则0942)检查，应符合规定。

【微生物限度】以动物、植物、矿物质来源的非单体成分制成的颗粒剂，生物制品颗粒剂，照非无菌产品微生物限度检查：微生物计数法(通则1105)和控制菌检查法(通则1106)及非无菌药品微生物限度标准(通则1107)检查，应符合规定。规定检查杂菌的生物制品颗粒剂，可不进行微生物限度检查。

0105　眼用制剂

眼用制剂系指直接用于眼部发挥治疗作用的无菌制剂。

眼用制剂可分为眼用液体制剂(滴眼剂、洗眼剂、眼内注射溶液等)、眼用半固体制剂(眼膏剂、眼用乳膏剂、眼用凝胶剂等)、眼用固体制剂(眼膜剂、眼丸剂、眼内插入剂等)。眼用液体制剂也可以固态形式包装，另备溶剂，在临用前配成溶液或混悬液。

滴眼剂　系指由原料药物与适宜辅料制成的供滴入眼内的无菌液体制剂。可分为溶液、混悬液或乳状液。

洗眼剂　系指由原料药物制成的无菌澄明水溶液，供冲洗眼部异物或分泌液、中和外来化学物质的眼用液体制剂。

眼内注射溶液　系指由原料药物与适宜辅料制成的无菌液体，供眼周围组织(包括球结膜下、筋膜下及球后)或眼内注射(包括前房注射、前房冲洗、玻璃体内注射、玻璃体内灌注等)的无菌眼用液体制剂。

眼膏剂　系指由原料药物与适宜基质均匀混合，制成溶液型或混悬型膏状的无菌眼用半固体制剂。

眼用乳膏剂　系指由原料药物与适宜基质均匀混合，制成乳膏状的无菌眼用半固体制剂。

眼用凝胶剂　系指原料药物与适宜辅料制成的凝胶状无菌眼用半固体制剂。

眼膜剂　系指原料药物与高分子聚合物制成的无菌药膜，可置于结膜囊内缓慢释放药物的眼用固体制剂。

眼丸剂　系指原料药物与适宜辅料制成的球形、类球形的无菌眼用固体制剂。

眼内插入剂　系指原料药物与适宜辅料制成的适当大小和形状，供插入结膜囊、泪小管等部位内缓慢释放药物的无菌眼用固体制剂。

眼用制剂在生产和贮藏期间应符合下列规定。

一、眼用制剂一般可用溶解、乳化、分散等方法制备。

二、滴眼剂中可加入调节渗透压、pH 值、黏度以及增加原料药物溶解度和制剂稳定的辅料，所用辅料不应降低药效或产生局部刺激。

三、除另有规定外，滴眼剂应与泪液等渗。混悬型滴眼剂的沉降物不应结块或聚集，经振摇应易再分散，并应检查沉降体积比。除另有规定外，每个容器的装量应不超过 10ml。

四、洗眼剂属用量较大的眼用制剂，应尽可能与泪液等渗并具有相近的 pH 值。除另有规定外，每个容器的装量应不超过 200ml。

五、多剂量眼用制剂一般可加适当抑菌剂，应尽量选用安全风险小的抑菌剂，产品标签或说明书应标明抑菌剂种类和标示量。眼用制剂在确定处方时，应评估和考察加入抑菌剂的必要性、抑菌剂类型和加入量，若加入抑菌剂，该处方的抑菌效力应符合抑菌效力检查法(通则 1121)的规定。

六、眼用半固体制剂的基质应过滤并灭菌，不溶性原料药物应预先制成极细粉。眼膏剂、眼用乳膏剂、眼用凝胶剂应均匀、细腻、无刺激性，并易涂布于眼部，便于原料药物分散和吸收。除另有规定外，每个容器的装量应不超过 5g。

七、眼内注射溶液、眼内插入剂、供外科手术用和急救用的眼用制剂，均不得加抑菌剂或抗氧剂或不适当的附加剂，且应采用一次性使用包装。

八、包装容器应无菌、不易破裂，其透明度一般应不影响可见异物检查。

九、除另有规定外，眼用制剂还应符合相应剂型通则项下有关规定，如眼用凝胶剂还应符合凝胶剂的规定。

十、除另有规定外，眼用制剂应遮光密封贮存。

十一、眼用制剂在启用后最多可使用 4 周。

除另有规定外，眼用制剂应进行以下相应检查。

【可见异物】除另有规定外，滴眼剂照可见异物检查法(通则 0904)中滴眼剂项下的方法检查，应符合规定；眼内注射溶液照可见异物检查法(通则 0904)中注射液项下的方法检查，应符合规定。

【粒度】除另有规定外，含饮片原粉的眼用制剂和混悬型眼用制剂照下述方法检查，粒度应符合规定。

检查法　取液体型供试品强烈振摇，立即量取适量(或相当于主药 10μg)置于载玻片上，共涂 3 片；或取 3 个容器的半固体型供试品，将内容物全部挤于适宜的容器中，搅拌均匀，取适量(或相当于主药 10μg)置于载玻片上，涂成薄层，薄层面积相当于盖玻片面积，共涂 3 片；照粒度和粒度分布测定法(通则 0982 第一法)测定，每个涂片中大于 50μm 的粒子不得过 2 个(含饮片原粉的除外)，且不得检出大于 90μm 的粒子。

【沉降体积比】混悬型滴眼剂(含饮片细粉的滴眼剂除外)照下述方法检查，沉降体积比应不低于 0.90。

检查法　除另有规定外，用具塞量筒量取供试品 50ml，密塞，用力振摇 1 分钟，记下混悬物的开始高度 H_0，静置 3 小时，记下混悬物的最终高度 H，按下式计算：

$$沉降体积比 = H/H_0$$

【金属性异物】除另有规定外，眼用半固体制剂照下述方法检查，应符合规定。

检查法　取供试品 10 个，分别将全部内容物置于底部平整光滑、无可见异物和气泡、直径为 6cm 的平底培养皿中，加盖，除另有规定外，在 85℃保温 2 小时，使供试品摊布均匀，室温放冷至凝固后，倒置于适宜的显微镜台上，用聚光灯从上方以 45°角的入射光照射皿底，放大 30 倍，检视不小于 50μm 且具有光泽的金属性异物数。10 个容器中每个含金属性异物超过 8 粒者，不得过 1 个，且其总数不得过 50 粒；如不符合上述规定，应另取 20 个复试；初、复试结果合并计算，30 个中每个容器中含金属性异物超过 8 粒者，不得过 3 个，且其总数不得过 150 粒。

【装量差异】除另有规定外，单剂量包装的眼用固体制剂或半固体制剂照下述方法检查，应符合规定。

检查法　取供试品 20 个，分别称定内容物重量，计算平均装量，每个装量与平均装量相比较(有标示装量的应与标示装量相比较)超过平均装量±10%者，不得过 2 个，并不得有超过平均装量±20%者。

凡规定检查含量均匀度的眼用制剂，一般不再进行装量差异检查。

【装量】除另有规定外，单剂量包装的眼用液体制剂照下述方法检查，应符合规定。

检查法　取供试品 10 个，将内容物分别倒入经标化的量入式量筒(或适宜容器)内，检视，每个装量与标示装量相比较，均不得少于其标示装量。

多剂量包装的眼用制剂，照最低装量检查法(通则 0942)检查，应符合规定。

【渗透压摩尔浓度】除另有规定外，水溶液型滴眼剂、洗眼剂和眼内注射溶液按各品种项下的规定，照渗透压摩尔浓度测定法(通则 0632)测定，应符合规定。

【无菌】除另有规定外，照无菌检查法(通则 1101)检查，应符合规定。

0106 鼻用制剂

鼻用制剂系指直接用于鼻腔，发挥局部或全身治疗作用的制剂。鼻用制剂应尽可能无刺激性，并不可影响鼻黏膜和鼻纤毛的功能。

鼻用制剂可分为鼻用液体制剂(滴鼻剂、洗鼻剂、喷雾剂等)、鼻用半固体制剂(鼻用软膏剂、鼻用乳膏剂、鼻用凝胶剂等)、鼻用固体制剂(鼻用散剂、鼻用粉雾剂和鼻用棒剂等)。鼻用液体制剂也可以固态形式包装，配套专用溶剂，在临用前配成溶液或混悬液。

滴鼻剂　系指由原料药物与适宜辅料制成的澄明溶液、混悬液或乳状液，供滴入鼻腔用的鼻用液体制剂。

洗鼻剂　系指由原料药物制成符合生理 pH 值范围的等渗水溶液，用于清洗鼻腔的鼻用液体制剂，用于伤口或手术前使用者应无菌。

鼻用气雾剂　系指由原料药物和附加剂与适宜抛射剂共同装封于耐压容器中，内容物经雾状喷出后，经鼻吸入沉积于鼻腔的制剂。

鼻用喷雾剂　系指由原料药物与适宜辅料制成的澄明溶液、混悬液或乳状液，供喷雾器雾化的鼻用液体制剂。

鼻用软膏剂　系指由原料药物与适宜基质均匀混合，制成溶液型或混悬型膏状的鼻用半固体制剂。

鼻用乳膏剂　系指由原料药物与适宜基质均匀混合，制成乳膏状的鼻用半固体制剂。

鼻用凝胶剂　系指由原料药物与适宜辅料制成凝胶状的鼻用半固体制剂。

鼻用散剂　系指由原料药物与适宜辅料制成的粉末，用适当的工具吹入鼻腔的鼻用固体制剂。

鼻用粉雾剂　系指由原料药物与适宜辅料制成的粉末，用适当的给药装置喷入鼻腔的鼻用固体制剂。

鼻用棒剂　系指由原料药物与适宜基质制成棒状或类棒状，供插入鼻腔用的鼻用固体制剂。

鼻用制剂在生产与贮藏期间应符合下列规定。

一、鼻用制剂可根据主要原料药物的性质和剂型要求选用适宜的辅料。通常含有调节黏度、控制 pH 值、增加原料药物溶解、提高制剂稳定性或能够赋形的辅料，多剂量水性介质鼻用制剂在确定处方时，应评估和考察加入抑菌剂的必要性、抑菌剂种类和加入量，若加入抑菌剂，该处方的抑菌效力应符合抑菌效力检查法(通则 1121)的规定，制剂本身如有足够的抑菌性能，可不加抑菌剂。

二、鼻用制剂多剂量包装容器应配有完整和适宜的给药装置。容器应无毒并洁净，且应与原料药物或辅料具有良好的相容性。容器的瓶壁要均匀且有一定的厚度，除另有规定外，装量应不超过 10ml 或 5g。

三、鼻用溶液应澄清，不得有沉淀和异物；鼻用混悬液若出现沉淀物，经振摇应易分散；鼻用乳状液若出现油相与水相分层，经振摇应易恢复成乳状液；鼻用半固体制剂应柔软细腻，易涂布。

四、鼻用粉雾剂中原料药物与适宜辅料的粉末粒径一般应为 30～150μm；鼻用气雾剂和鼻用喷雾剂喷出后的雾滴粒子绝大多数应大于 10μm。

五、鼻用制剂应无刺激性，对鼻黏膜及其纤毛不应产生毒副作用。如为水性介质的鼻用制剂应调节 pH 值与渗透压。

六、除另有规定外，鼻用制剂还应符合相应制剂通则项下有关规定。

七、除另有规定外，鼻用制剂应密闭贮存。

八、除鼻用气雾剂、鼻用喷雾剂和鼻用粉雾剂外，多剂量包装的鼻用制剂在开启后使用期一般不超过 4 周。

九、鼻用制剂若为无菌制剂，应在标签或说明书中标明；如有抑菌剂还应标明抑菌剂的种类及浓度。

十、定量鼻用气雾剂、混悬型和乳液型定量鼻用喷雾剂及多剂量贮库型鼻用粉雾剂说明书应标明：(1)总喷(揿)次、(2)每喷(揿)主药含量及递送剂量、(3)临床最小推荐剂量的喷(揿)次。

十一、定量鼻用气雾剂、定量鼻用喷雾剂应进行喷雾模式和喷雾形态研究。

除另有规定外，鼻用制剂应进行以下相应检查。

【沉降体积比】混悬型滴鼻剂照下述方法检查，沉降体积比应不低于 0.90。

检查法　除另有规定外，用具塞量筒量取供试品 50ml，密塞，用力振摇 1 分钟，记下混悬物的开始高度 H_0，静置 3 小时，记下混悬物的最终高度 H，按下式计算：

$$沉降体积比 = H/H_0$$

【递送剂量均一性】定量鼻用气雾剂、混悬型和乳液型定量鼻用喷雾剂及多剂量贮库型鼻用粉雾剂照下述方法测定，应符合规定。

瓶内递送剂量均一性测定法　取供试品 1 瓶，振摇 5 秒，按产品说明书规定，弃去若干喷次。等待 2 秒后，正置供试品，按压装置，垂直(或接近垂直)喷射 1 喷至收集装置中，重复上述过程收集产品说明书中的临床最小推荐剂量。采用各品种项下规定溶剂收集装置中的药液。分别测定标示总喷次前(初始 3 个剂量)、中($n/2$ 喷起 4 个剂量，n 为标示总喷次)、后(最后 3 个剂量)，共 10 个递送剂量。用各品种项下规定的分析方法，测定收集液中的药量。

结果判定　符合下述条件之一者，可判为符合规定。

(1)10 个测定结果中，若至少 9 个测定值在平均值的 75%～125%之间，且全部测定值在平均值的 65%～135%之间。

(2)10 个测定结果中，若 2～3 个测定值超出 75%～125%，应另取 2 瓶供试品测定，30 个测定结果中，超出 75%～125%的测定值不多于 3 个，且全部在 65%～135%之间。

除另有规定外，平均值应在递送剂量标示量的 80%～120%。

瓶间递送剂量均一性测定法　取供试品 1 瓶，采用上述测定法收集产品说明书中的临床最小推荐剂量，重复测定 10 瓶供试品。其中 3 瓶测定说明书规定的初始剂量、4 瓶测定中间($n/2$)剂量、3 瓶测定最后剂量。

结果判定　符合下述条件之一者，可判为符合规定。

(1)10 个测定结果中，若至少 9 个测定值在平均值的 75%～125%之间，且全部测定值在平均值的 65%～135%之间。

(2)10 个测定结果中，若 2～3 个测定值超出 75%～125%，应另取 20 瓶供试品测定，30 个测定结果中，超出 75%～125%的测定值不多于 3 个，且全部在 65%～135%之间。

除另有规定外，平均值应在递送剂量标示量的 80%～120%。

除另有规定外，单剂量包装的鼻用气雾剂、单剂量包装的鼻用喷雾剂、单剂量包装的鼻用粉雾剂应取 1 个剂量进行检测。

对于含多个活性成分的鼻用制剂，各活性成分均应进行递送剂量均一性测定。

【装量差异】除另有规定外，单剂量包装的鼻用固体制剂或半固体制剂照下述方法检查，应符合规定。

检查法　取供试品 20 个，分别称定内容物重量，计算平均装量，每个装量与平均装量相比较(有标示装量的应与标示装量相比较)，超过平均装量±10%者，不得过 2 个，并不得有超过平均装量±20%者。

凡规定检查含量均匀度的鼻用制剂，一般不再进行装量差异检查。

【装量】除另有规定外，单剂量包装的鼻用液体制剂照下述方法检查，应符合规定。

检查法　取供试品 10 个，将内容物分别倒入经标化的量入式量筒内，在室温下检视，每个装量与标示装量相比较，均不得少于其标示装量。

凡规定检查递送剂量均一性的单剂量包装的鼻用喷雾剂，一般不再进行装量检查。

多剂量包装的鼻用制剂，照最低装量检查法(通则 0942)检查，应符合规定。

【无菌】除另有规定外，用于手术、创伤或临床必须无菌的鼻用制剂，照无菌检查法(通则 1101)检查，应符合规定。

【微生物限度】除另有规定外，照非无菌产品微生物限度检查：微生物计数法(通则 1105)和控制菌检查法(通则 1106)及非无菌药品微生物限度标准(通则 1107)检查，应符合规定。

0107　栓剂

栓剂系指原料药物与适宜基质等制成供腔道给药的固体制剂。

栓剂因施用腔道的不同，分为直肠栓、阴道栓和尿道栓。直肠栓为鱼雷形、圆锥形或圆柱形等；阴道栓为鸭嘴形、球形或卵形等；尿道栓一般为棒状。阴道栓可分为普通栓和膨胀栓。

阴道膨胀栓　系指含药基质中插入具有吸水膨胀功能的内芯后制成的栓剂；膨胀内芯系以脱脂棉或粘胶纤维等经加工、灭菌制成。

栓剂在生产与贮藏期间应符合下列有关规定。

一、栓剂一般采用搓捏法、冷压法和热熔法制备。搓捏法适宜于脂肪型基质小量制备；冷压法适宜于大量生产脂肪性基质栓剂；热熔法适宜于脂肪性基质和水溶性基质栓剂的制备。

二、栓剂常用基质为半合成脂肪酸甘油酯、可可豆脂、聚氧乙烯硬脂酸酯、聚氧乙烯山梨聚糖脂肪酸酯、氢化植物油、甘油明胶、泊洛沙姆、聚乙二醇类或其他适宜物质。根据需要可加入表面活性剂、稀释剂、润滑剂和抑菌剂等。常用水溶性或与水能混溶的基质制备阴道栓。栓剂在确定处方时，应评估和考察加入抑菌剂的必要性、抑菌剂类型和加入量，若加入抑菌剂，该处方的抑菌效力应符合抑菌效力检查法(通则 1121)的规定。

三、制备栓剂用的固体原料药物，除另有规定外，应预先用适宜方法制成细粉或最细粉。可根据施用腔道和使用需要，制成各种适宜的形状。

四、栓剂中的原料药物与基质应混合均匀，其外形应完整光滑，放入腔道后应无刺激性，应能融化、软化或溶化，并与分泌液混合，逐渐释放出药物，产生局部或全身作用；并应有适宜的硬度，以免在包装或贮存时变形。

五、栓剂所用内包装材料应无毒性，并不得与原料药物或基质发生理化作用。

六、阴道膨胀栓内芯应符合有关规定，以保证其安全性。

七、除另有规定外，应在 30℃以下密闭贮存和运输，防止因受热、受潮而变形、发霉、变质。生物制品原液、半成品和成品的生产及质量控制应符合相关品种要求。

除另有规定外，栓剂应进行以下相应检查。

【重量差异】 照下述方法检查，应符合规定。

检查法 取供试品 10 粒，精密称定总重量，求得平均粒重后，再分别精密称定每粒的重量。每粒重量与平均粒重相比较(有标示粒重的中药栓剂，每粒重量应与标示粒重比较)，按表中的规定，超出重量差异限度的不得多于 1 粒，并不得超出限度 1 倍。

平均粒重或标示粒重	重量差异限度
1.0g 及 1.0g 以下	±10%
1.0g 以上至 3.0g	±7.5%
3.0g 以上	±5%

凡规定检查含量均匀度的栓剂，一般不再进行重量差异检查。

【融变时限】 除另有规定外，照融变时限检查法(通则 0922)检查，应符合规定。

【膨胀值】 阴道膨胀栓应检查膨胀值，并符合规定。

检查法 取本品 3 粒，用游标卡尺测其尾部棉条直径，滚动约 90°再测一次，每粒测两次，求出每粒测定的 2 次平均值(R_i)；将上述 3 粒栓用于融变时限测定结束后，立即取出剩余棉条，待水断滴，均轻置于玻璃板上，用游标卡尺测定每个棉条的两端以及中间三个部位，滚动约 90°后再测定三个部位，每个棉条共获得六个数据，求出测定的 6 次平均值(r_i)，计算每粒的膨胀值(P_i)，3 粒栓的膨胀值均应大于 1.5。

$$P_i=\frac{r_i}{R_i}$$

【微生物限度】 除另有规定外，照非无菌产品微生物限度检查：微生物计数法(通则 1105)和控制菌检查法(通则 1106)及非无菌药品微生物限度标准(通则 1107)检查，应符合规定。

0108　丸剂

丸剂系指原料药物与适宜的辅料制成的球形或类球形固体制剂。

丸剂包括蜜丸、水蜜丸、水丸、糊丸、蜡丸、浓缩丸、滴丸和糖丸等。

蜜丸 系指饮片细粉以炼蜜为黏合剂制成的丸剂。其中每丸重量在 0.5g(含 0.5g)以上的称大蜜丸，每丸重量在 0.5g 以下的称小蜜丸。

水蜜丸 系指饮片细粉以炼蜜和水为黏合剂制成的丸剂。

水丸 系指饮片细粉以水(或根据制法用黄酒、醋、稀药汁、糖液、含 5%以下炼蜜的水溶液等)为黏合剂制成的丸剂。

糊丸 系指饮片细粉以米粉、米糊或面糊等为黏合剂制成的丸剂。

蜡丸 系指饮片细粉以蜂蜡为黏合剂制成的丸剂。

浓缩丸 系指饮片或部分饮片提取浓缩后，与适宜的辅料或其余饮片细粉，以水、炼蜜或炼蜜和水等为黏合剂制成的丸剂。根据所用黏合剂的不同，分为浓缩水丸、浓缩蜜丸和浓缩水蜜丸等。

滴丸 系指原料药物与适宜的基质加热熔融混匀，滴入不相混溶、互不作用的冷凝介质中制成的球形或类球形制剂。

糖丸 系指以适宜大小的糖粒或基丸为核心，用糖粉和其他辅料的混合物作为撒粉材料，将原料药物包裹而制成的丸剂。

丸剂在生产与贮藏期间应符合下列有关规定。

一、除另有规定外，供制丸剂用的药粉应为细粉或最细粉。

二、炼蜜按炼蜜程度分为嫩蜜、中蜜和老蜜，制备时可根据品种、气候等具体情况选用。蜜丸应细腻滋润，软硬适中。

三、滴丸基质包括水溶性基质和非水溶性基质，常用的有聚乙二醇类(如聚乙二醇 6000、聚乙二醇 4000 等)、泊洛沙姆、硬脂酸聚烃氧(40)酯、明胶、硬脂酸、单硬脂酸甘油酯、氢化植物油等。

四、丸剂通常采用泛制法、塑制法和滴制法等方法制备。

五、浓缩丸所用饮片提取物应按制法规定，采用一定的方法提取浓缩制成。

六、蜡丸制备时，将蜂蜡加热熔化，待冷却至适宜温度后按比例加入药粉，混合均匀。

七、水蜜丸、水丸、浓缩水蜜丸和浓缩水丸一般应在 80℃以下干燥；含挥发性成分或淀粉较多的丸剂(包括糊丸)应在 60℃以下干燥；不宜加热干燥的应采用其他适宜的方法干燥。

八、滴丸冷凝介质必须安全无害，且与原料药物不发生作用。常用的冷凝介质有液状石蜡、植物油、甲基硅油和水等。

九、糖丸在包装前应在适宜条件下干燥，并按丸重大小要求用适宜筛号的药筛处理。

十、根据原料药物的性质、使用与贮藏的要求，凡需包衣和打光的丸剂，应使用各品种制法项下规定的包衣材料进行包衣和打光。

十一、除另有规定外，丸剂外观应圆整，大小、色泽应均匀，无粘连现象。蜡丸表面应光滑无裂纹，丸内不得有蜡点和颗粒。滴丸表面应无冷凝介质黏附。

十二、根据原料药物的性质与使用、贮藏的要求，供口服的滴丸可包糖衣或薄膜衣。必要时，薄膜衣包衣滴丸应检查残留溶剂。

十三、丸剂的微生物限度应符合要求。

十四、根据原料药物和制剂的特性，除来源于动、植物多组分且难以建立测定方法的丸剂外，溶出度、释放度、含量均匀度等应符合要求。

十五、除另有规定外，丸剂应密封贮存，防止受潮、发霉、虫蛀、变质。

除另有规定外，丸剂应进行以下相应检查。

【水分】 照水分测定法（通则 0832）测定。除另有规定外，蜜丸和浓缩蜜丸中所含水分不得过 15.0%；水蜜丸和浓缩水蜜丸不得过 12.0%；水丸、糊丸、浓缩水丸不得过 9.0%。

蜡丸不检查水分。

【重量差异】（1）丸剂照下述方法检查，应符合规定。

检查法　以 10 丸为 1 份（丸重 1.5g 及 1.5g 以上的以 1 丸为 1 份），取供试品 10 份，分别称定重量，再与每份标示重量（每丸标示量×称取丸数）相比较（无标示重量的丸剂，与平均重量比较），按下表规定，超出重量差异限度的不得多于 2 份，并不得有 1 份超出限度 1 倍。

标示重量或平均重量	重量差异限度
0.05g 及 0.05g 以下	±12%
0.05g 以上至 0.1g	±11%
0.1g 以上至 0.3g	±10%
0.3g 以上至 1.5g	±9%
1.5g 以上至 3g	±8%
3g 以上至 6g	±7%
6g 以上至 9g	±6%
9g 以上	±5%

（2）滴丸照下述方法检查，应符合规定。

检查法　取供试品 20 丸，精密称定总重量，求得平均丸重后，再分别精密称定每丸的重量。每丸重量与标示丸重相比较（无标示丸重的，与平均丸重比较），按下表中的规定，超出重量差异限度的不得多于 2 丸，并不得有 1 丸超出限度 1 倍。

标示丸重或平均丸重	重量差异限度
0.03g 及 0.03g 以下	±15%
0.03g 以上至 0.1g	±12%
0.1g 以上至 0.3g	±10%
0.3g 以上	±7.5%

（3）糖丸照下述方法检查，应符合规定。

检查法　取供试品 20 丸，精密称定总重量，求得平均丸重后，再分别精密称定每丸的重量。每丸重量与标示丸重相比较（无标示丸重的，与平均丸重比较），按下表中的规定，超出重量差异限度的不得多于 2 丸，并不得有 1 丸超出限度 1 倍。

标示丸重或平均丸重	重量差异限度
0.03g 及 0.03g 以下	±15%
0.03g 以上至 0.3g	±10%
0.3g 以上	±7.5%

包糖衣丸剂应检查丸芯的重量差异并符合规定，包糖衣后不再检查重量差异，其他包衣丸剂应在包衣后检查重量差异并符合规定；凡进行装量差异检查的单剂量包装丸剂及进行含量均匀度检查的丸剂，一般不再进行重量差异检查。

【装量差异】 除糖丸外，单剂量包装的丸剂，照下述方法检查应符合规定。

检查法　取供试品 10 袋（瓶），分别称定每袋（瓶）内容物的重量，每袋（瓶）装量与标示装量相比较，按下表规定，超出装量差异限度的不得多于 2 袋（瓶），并不得有 1 袋（瓶）超出限度 1 倍。

标示装量	装量差异限度
0.5g 及 0.5g 以下	±12%
0.5g 以上至 1g	±11%
1g 以上至 2g	±10%
2g 以上至 3g	±8%
3g 以上至 6g	±6%
6g 以上至 9g	±5%
9g 以上	±4%

【装量】 装量以重量标示的多剂量包装丸剂，照最低装量检查法（通则 0942）检查，应符合规定。

以丸数标示的多剂量包装丸剂，不检查装量。

【溶散时限】 除另有规定外，取供试品 6 丸，选择适当孔径筛网的吊篮（丸剂直径在 2.5mm 以下的用孔径约 0.42mm 的筛网；在 2.5～3.5mm 之间的用孔径约 1.0mm 的筛网；在 3.5mm 以上的用孔径约 2.0mm 的筛网），照崩解时限检查法（通则 0921）片剂项下的方法加挡板进行检查。除另有规定外，小蜜丸、水蜜丸和水丸应在 1 小时内全部溶散；浓缩水丸、浓缩蜜丸、浓缩水蜜丸和糊丸应在 2 小时内全部溶散。滴丸不加挡板检查，应在 30 分钟内全部溶散，包衣滴丸应在 1 小时内全部溶散。操作过程中如供试品黏附挡板妨碍检查时，应另取供试品 6 丸，以不加挡板进行检查。上述检查，应在规定时间内全部通过筛网。如有细小颗粒状物未通过筛网，但已软化且无硬芯者可按符合规定论。

蜡丸照崩解时限检查法（通则 0921）片剂项下的肠溶衣片检查法检查，应符合规定。

大蜜丸及研碎、嚼碎后或用开水、黄酒等分散后服用的丸剂不检查溶散时限。

【微生物限度】 以动物、植物、矿物质来源的非单体成分制成的丸剂，生物制品丸剂，照非无菌产品微生物限度检查：微生物计数法（通则 1105）和控制菌检查法（通则 1106）及非无菌药品微生物限度标准（通则 1107）检查，应符合规定。生物制品规定检查杂菌的，可不进行微生物限度检查。

0109 软膏剂 乳膏剂

软膏剂 系指原料药物溶解或分散于油脂性或水溶性基质中制成的均匀半固体外用制剂。

根据原料药物在基质中的溶解或分散状态，分为溶液型软膏剂和混悬型软膏剂。溶液型软膏剂为原料药物溶解（或共熔）于基质或基质组分中制成的软膏剂；混悬型软膏剂为原料药物细粉均匀分散于基质中制成的软膏剂。

乳膏剂 系指原料药物溶解或分散于乳状液型基质中制成的均匀半固体外用制剂。

乳膏剂由于基质不同，可分为水包油型乳膏剂和油包水型乳膏剂。

软膏剂、乳膏剂在生产与贮藏期间应符合下列有关规定。

一、软膏剂、乳膏剂选用的基质应考虑剂型特点、原料药物的性质，以及产品的疗效、稳定性和安全性。基质也可由不同类型基质混合组成。软膏剂、乳膏剂根据需要可加入保湿剂、抑菌剂、增稠剂、抗氧剂、pH 调节剂和透皮促进剂等。

二、软膏剂基质可分为油脂性基质和水溶性基质。油脂性基质常用的有凡士林、石蜡、液状石蜡、硅油、蜂蜡、硬脂酸、羊毛脂等；水溶性基质主要有聚乙二醇、丙二醇等。

三、乳膏剂基质由油、水和乳化剂组成。乳化剂分为水包油型和油包水型。水包油型乳化剂有钠皂、三乙醇胺皂类、脂肪醇硫酸（酯）钠类、聚山梨酯类和聚氧乙烯醚类等；油包水型乳化剂有钙皂、羊毛脂、单硬脂酸甘油酯、脂肪醇和脂肪酸山梨坦类等。根据实际应用需要，水包油型和油包水型乳化剂可组合使用。

四、软膏剂、乳膏剂在确定处方时，应评估和考察加入抑菌剂的必要性、抑菌剂类型和加入量，若加入抑菌剂，该处方的抑菌效力应符合抑菌效力检查法（通则 1121）的规定。

五、软膏剂、乳膏剂基质应均匀、细腻，涂于皮肤或黏膜上应无刺激性。混悬型软膏剂中不溶性原料药物，应预先用适宜的方法将不溶性原料药物制成细粉，确保粒度符合规定。

六、软膏剂、乳膏剂应具有适当的黏稠度，应易涂布于皮肤或黏膜上，不融化，黏稠度随季节变化应很小。

七、软膏剂、乳膏剂应无酸败、异臭、变色、变硬等变质现象。乳膏剂不得有油水分离和胀气现象。

八、除另有规定外，软膏剂应避光密封贮存。乳膏剂应避光密封置 25℃以下贮存，不得冷冻。

九、软膏剂、乳膏剂在制剂确定处方时，一般应评估和检查流变学、体外释放、管内均匀度、pH 等；当药物呈溶解状态时，不应有结晶析出；当药物呈混悬状态时，一般应检查晶型变化。

十、软膏剂、乳膏剂所用内包装材料，不应与原料药物或基质发生物理化学反应，无菌产品的内包装材料应无菌。

十一、软膏剂、乳膏剂用于烧伤治疗如为非无菌制剂的，应在标签上标明“非无菌制剂”；产品说明书中应注明“本品为非无菌制剂”，同时在适应症下应明确“用于程度较轻的烧伤（Ⅰ°或浅Ⅱ°）”；注意事项下规定“应遵医嘱使用”。

除另有规定外，软膏剂、乳膏剂应进行以下相应检查。

【粒度】 除另有规定外，混悬型软膏剂、含饮片细粉的软膏剂照下述方法检查，应符合规定。

检查法 取供试品适量，置于载玻片上涂成薄层，薄层面积相当于盖玻片面积，共涂 3 片，照粒度和粒度分布测定法（通则 0982 第一法）测定，均不得检出大于 180μm 的粒子。

【装量】 照最低装量检查法（通则 0942）检查，应符合规定。

【无菌】 用于烧伤［除程度较轻的烧伤（Ⅰ度或浅Ⅱ度）外］、严重创伤或临床必须无菌的软膏剂和乳膏剂，照无菌检查法（通则 1101）检查，应符合规定。

【微生物限度】 除另有规定外，照非无菌产品微生物限度检查：微生物计数法（通则 1105）和控制菌检查法（通则 1106）及非无菌药品微生物限度标准（通则 1107）检查，应符合规定。

0112 喷雾剂

喷雾剂系指原料药物或与适宜辅料填充于特制的装置中，使用时借助手动泵的压力、高压气体、超声振动或其他方法将内容物呈雾状物释出，直接喷至腔道黏膜或皮肤等的制剂。

喷雾剂按内容物组成分为溶液型、乳状液型或混悬型。按用药途径可分为吸入喷雾剂、鼻用喷雾剂及用于皮肤、黏膜的喷雾剂。按给药定量与否，喷雾剂还可分为定量喷雾剂和非定量喷雾剂。

喷雾剂在生产与贮藏期间应符合下列有关规定。

一、喷雾剂应在相关品种要求的环境配制，如一定的洁净度、灭菌条件和低温环境等。

二、根据需要可加入溶剂、助溶剂、抗氧剂、抑菌剂、表面活性剂等附加剂。喷雾剂在确定处方时，应评估和考察加入抑菌剂的必要性、抑菌剂类型和加入量，若加入抑菌剂，该处方的抑菌效力应符合抑菌效力检查法(通则 1121)的规定。所加附加剂对皮肤或黏膜应无刺激性。

三、喷雾剂装置中各组成部件均应采用无毒、无刺激性、性质稳定、与原料药物不起作用的材料制备。

四、溶液型喷雾剂的药液应澄清；乳状液型喷雾剂的液滴在液体介质中应分散均匀；混悬型喷雾剂应将原料药物细粉和附加剂充分混匀，制成稳定的混悬液。吸入喷雾剂的有关规定见吸入制剂(通则 0111)项下。

五、除另有规定外，喷雾剂应避光密封贮存。

喷雾剂用于烧伤治疗如为非无菌制剂的，应在标签上标明“非无菌制剂”；产品说明书中应注明“本品为非无菌制剂”，同时在适应症下应明确“用于程度较轻的烧伤（Ⅰ度或浅Ⅱ度）”；注意事项下规定“应遵医嘱使用”。

除另有规定外，喷雾剂应进行以下相应检查。

鼻用喷雾剂除符合喷雾剂项下要求外，还应符合鼻用制剂(通则 0106)相关项下要求。

【每瓶总喷次】多剂量定量喷雾剂照下述方法检查，应符合规定。

检查法　取供试品 4 瓶，除去帽盖，充分振摇，按产品说明书操作，释放内容物至收集容器内，按压喷雾泵(注意每次喷射间隔 5 秒并缓缓振摇)，直至喷尽为止，分别记录喷射次数，每瓶总喷次均不得少于其标示总喷次。

【每喷喷量】除另有规定外，定量喷雾剂照下述方法检查，应符合规定。

检查法　取供试品 1 瓶，按产品说明书规定，弃去若干喷次，擦净，精密称定，喷射 1 次，擦净，再精密称定。前后两次重量之差为 1 个喷量。分别测定标示喷次前(初始 3 个喷量)、中($n/2$ 喷起 4 个喷量，n 为标示总喷次)、后(最后 3 个喷量)，共 10 个喷量。计算上述 10 个喷量的平均值。再重复测试 3 瓶。除另有规定外，均应为标示喷量的 80%～120%。

凡规定测定每喷主药含量或递送剂量均一性的喷雾剂，不再进行每喷喷量的测定。

【每喷主药含量】除另有规定外，定量喷雾剂照下述方法检查，每喷主药含量应符合规定。

检查法　取供试品 1 瓶，按产品说明书规定，弃去若干喷次，用溶剂洗净喷口，充分干燥后，喷射 10 次或 20 次(注意喷射每次间隔 5 秒并缓缓振摇)，收集于一定量的吸收溶剂中，转移至适宜量瓶中并稀释至刻度，摇匀，测定。所得结果除以 10 或 20，即为平均每喷主药含量，每喷主药含量应为标示含量的 80%～120%。

凡规定测定递送剂量均一性的喷雾剂，一般不再进行每喷主药含量的测定。

【递送剂量均一性】除另有规定外，混悬型和乳状液型定量鼻用喷雾剂应检查递送剂量均一性，照吸入制剂(通则 0111)或鼻用制剂(通则 0106)相关项下方法检查，应符合规定。

【装量差异】除另有规定外，单剂量喷雾剂照下述方法检查，应符合规定。

检查法　除另有规定外，取供试品 20 个，照各品种项下规定的方法，求出每个内容物的装量与平均装量。每个的装量与平均装量相比较，超出装量差异限度的不得多于 2 个，并不得有 1 个超出限度 1 倍。

平均装量	装量差异限度
0.30g 以下	±10%
0.30g 及 0.30g 以上	±7.5%

凡规定检查递送剂量均一性的单剂量喷雾剂，一般不再进行装量差异的检查。

【装量】非定量喷雾剂照最低装量检查法(通则 0942)检查，应符合规定。

【无菌】除另有规定外，用于烧伤［除程度较轻的烧伤（Ⅰ度或浅Ⅱ度)外］、严重创伤或临床必需无菌的喷雾剂，照无菌检查法(通则 1101)检查，应符合规定。

【微生物限度】除另有规定外，照非无菌产品微生物限度检查：微生物计数法(通则 1105)和控制菌检查法(通则 1106)及非无菌药品微生物限度标准(通则 1107)检查，应符合规定。

0114　凝胶剂

凝胶剂系指原料药物与能形成凝胶的辅料制成的具凝胶特性的稠厚液体或半固体制剂。除另有规定外，凝胶剂限局部用于皮肤及体腔，如鼻腔、阴道和直肠等。

乳状液型凝胶剂又称为乳胶剂。由高分子基质如西黄蓍胶制成的凝胶剂也可称为胶浆剂。小分子无机原料药物如氢氧化铝凝胶剂是由分散的药物小粒子以网状结构存在于液体中，属两相分散系统，也称混悬型凝胶剂。混悬型凝胶剂可有触变性，静止时形成半固体而搅拌或振摇时成为液体。

凝胶剂基质属单相分散系统，有水性与油性之分。水性凝胶基质一般由水、甘油或丙二醇与纤维素衍生物、卡波姆和海藻酸盐、西黄蓍胶、明胶、淀粉等构成；油性凝胶基质由液状石蜡与聚乙烯或脂肪油与胶体硅或铝皂、锌皂等构成。

凝胶剂在生产与贮藏期间应符合下列有关规定。

一、混悬型凝胶剂中胶粒应分散均匀，不应下沉、结块。

二、凝胶剂应均匀、细腻，在常温时保持胶状，不干涸或液化。

三、凝胶剂根据需要可加入保湿剂、抑菌剂、抗氧剂、乳化剂、增稠剂和透皮促进剂等。凝胶剂在确定处方时，应评估和考察加入抑菌剂的必要性、抑菌剂类型和加入量，若加入抑菌剂，该处方的抑菌效力应符合抑菌效力检查法(通则 1121)的规定。

四、凝胶剂一般应检查 pH 值。

五、除另有规定外，凝胶剂应避光、密闭贮存，并应防冻。

六、凝胶剂用于烧伤治疗如为非无菌制剂的，应在标签上标明“非无菌制剂”；产品说明书中应注明“本品为非无菌制剂”，同时在适应症下应明确“用于程度较轻的烧伤（Ⅰ度或浅Ⅱ度）”；注意事项下规定“应遵医嘱使用”。

除另有规定外，凝胶剂应进行以下相应检查。

【粒度】除另有规定外，混悬型凝胶剂照下述方法检查，应符合规定。

检查法 取供试品适量，置于载玻片上，涂成薄层，薄层面积相当于盖玻片面积，共涂 3 片，照粒度和粒度分布测定法(通则 0982 第一法)测定，均不得检出大于 180μm 的粒子。

【装量】照最低装量检查法(通则 0942)检查，应符合规定。

【无菌】除另有规定外，用于烧伤［除程度较轻的烧伤(Ⅰ度或浅Ⅱ度)外］、严重创伤或临床必须无菌的凝胶剂，照无菌检查法(通则 1101)检查，应符合规定。

【微生物限度】除另有规定外，照非无菌产品微生物限度检查：微生物计数法(通则 1105)和控制菌检查法(通则 1106)及非无菌药品微生物限度标准(通则 1107)检查，应符合规定。

0115 散剂

散剂系指原料药物或与适宜的辅料经粉碎、均匀混合制成的干燥粉末状制剂。

散剂可分为口服散剂和局部用散剂。

口服散剂一般溶于或分散于水、稀释液或者其他液体中服用，也可直接用水送服。

局部用散剂可供皮肤、口腔、咽喉、腔道等处应用；专供治疗、预防和润滑皮肤的散剂也可称为撒布剂或撒粉。

散剂在生产与贮藏期间应符合下列有关规定。

一、供制散剂的原料药物均应粉碎。除另有规定外，口服用散剂为细粉，儿科用和局部用散剂应为最细粉。

二、散剂中可含或不含辅料。口服散剂需要时亦可加矫味剂、芳香剂、着色剂等。

三、为防止胃酸对生物制品散剂中活性成分的破坏，散剂稀释剂中可调配中和胃酸的成分。

四、散剂应干燥、疏松、混合均匀、色泽一致。制备含有毒性药、贵重药或药物剂量小的散剂时，应采用配研法混匀并过筛。

五、散剂可单剂量包(分)装，多剂量包装者应附分剂量的用具。含有毒性药的口服散剂应单剂量包装。

六、除另有规定外，散剂应密闭贮存，含挥发性原料药物或易吸潮原料药物的散剂应密封贮存。生物制品应采用防潮材料包装。

七、散剂用于烧伤治疗如为非无菌制剂的，应在标签上标明“非无菌制剂”；产品说明书中应注明“本品为非无菌制剂”，同时在适应症下应明确“用于程度较轻的烧伤（Ⅰ度或浅Ⅱ度）”；注意事项下规定“应遵医嘱使用”。

除另有规定外，散剂应进行以下相应检查。

【粒度】除另有规定外，化学药局部用散剂和用于烧伤或严重创伤的中药局部用散剂及儿科用散剂，照下述方法检查，应符合规定。

检查法 除另有规定外，取供试品 10g，精密称定，照粒度和粒度分布测定法单筛分法(通则 0982 第二法)测定。化学药散剂通过七号筛（中药通过六号筛）的粉末重量，不得少于 95%。

【外观均匀度】取供试品适量，置光滑纸上，平铺约 5cm²，将其表面压平，在明亮处观察，应色泽均匀，无花纹与色斑。

【水分】中药散剂照水分测定法(通则 0832)测定，除另有规定外，不得过 9.0%。

【干燥失重】化学药和生物制品散剂，除另有规定外，取供试品，照干燥失重测定法(通则 0831)测定，在 105℃ 干燥至恒重，减失重量不得过 2.0%。

【装量差异】单剂量包装的散剂，照下述方法检查，应符合规定。

检查法 除另有规定外，取供试品 10 袋(瓶)，分别精密称定每袋(瓶)内容物的重量，求出内容物的装量与平均装量。每袋(瓶)装量与平均装量相比较［凡有标示装量的散剂，每袋(瓶)装量应与标示装量相比较］，按表中的规定，超出装量差异限度的散剂不得多于 2 袋(瓶)，并不得有 1 袋(瓶)超出装量差异限度的 1 倍。

平均装量或标示装量	装量差异限度（中药、化学药）	装量差异限度（生物制品）
0.1g 及 0.1g 以下	±15%	±15%
0.1g 以上至 0.5g	±10%	±10%
0.5g 以上至 1.5g	±8%	±7.5%
1.5g 以上至 6.0g	±7%	±5%
6.0g 以上	±5%	±3%

凡规定检查含量均匀度的化学药和生物制品散剂，一般不再进行装量差异的检查。

【装量】除另有规定外，多剂量包装的散剂，照最低装量检查法(通则0942)检查，应符合规定。

【无菌】除另有规定外，用于烧伤［除程度较轻的烧伤（Ⅰ度或浅Ⅱ度）外］、严重创伤或临床必须无菌的局部用散剂，照无菌检查法(通则1101)检查，应符合规定。

【微生物限度】除另有规定外，照非无菌产品微生物限度检查：微生物计数法(通则1105)和控制菌检查法(通则1106)及非无菌药品微生物限度标准(通则1107)检查，应符合规定。凡规定进行杂菌检查的生物制品散剂，可不进行微生物限度检查。

0118　涂剂

涂剂系指含原料药物的水性或油性溶液、乳状液、混悬液，供临用前用消毒纱布或棉球等柔软物料蘸取涂于皮肤或口腔与喉部黏膜的液体制剂。也可为临用前用无菌溶剂制成溶液的无菌冻干制剂，供创伤面涂抹治疗用。

涂剂在生产与贮藏期间应符合下列有关规定。

一、涂剂大多为消毒或消炎药物的甘油溶液，也可用乙醇、植物油等作溶剂。以油为溶剂的应无酸败等变质现象，并应检查折光率。

如所用原料药物为生物制品原液，则其原液、半成品和成品的生产及质量控制应符合相关品种项下的要求。

二、如制剂中药物以混悬状态存在，在生产过程中应采取适当的措施，确保药物粒径符合要求。

三、涂剂在贮存时，乳状液若出现油相与水相分离，经振摇后应能重新形成乳状液；混悬液若出现沉淀物，经振摇应易分散，并具足够稳定性，以确保给药剂量的准确。如有需要，应在标签上注明使用前摇匀。易变质的涂剂应在临用前配制。

四、涂剂应稳定，根据需要可加入抑菌剂或抗氧剂。如有抑菌剂，应在标签上标明抑菌剂的名称。涂剂在确定处方时，应评估和考察加入抑菌剂的必要性、抑菌剂类型和加入量，若加入抑菌剂，该处方的抑菌效力应符合抑菌效力检查法(通则1121)的规定。

五、为了避免溶剂蒸发，可采用非渗透性容器或包装。

六、除另有规定外，应避光、密闭贮存。对热敏感的品种，应在2～8℃保存和运输。

七、除另有规定外，涂剂在启用后最多可使用4周。

八、涂剂用于烧伤治疗如为非无菌制剂的，应在标签上标明“非无菌制剂”；产品说明书中应注明“本品为非无菌制剂”，同时在适应症下应明确“用于程度较轻的烧伤（Ⅰ度或浅Ⅱ度）”；注意事项下规定“应遵医嘱使用”。

除另有规定外，涂剂应进行以下相应检查。

【装量】除另有规定外，照最低装量检查法(通则0942)检查，应符合规定。

【无菌】除另有规定外，用于烧伤［除程度较轻的烧伤（Ⅰ度或浅Ⅱ度）外］、严重创伤或临床必须无菌的涂剂，照无菌检查法(通则1101)检查，应符合规定。

【微生物限度】除另有规定外，照非无菌产品微生物限度检查：微生物计数法(通则1105)和控制菌检查法(通则1106)及非无菌药品微生物限度标准(通则1107)检查，应符合规定。

生物制品通则

0231　生物制品通用名称命名原则

药品通用名称是通过一个唯一的、全球通用的、为公众所属的名称，也即非专利名称，对一种药用物质或活性成分的识别。生物制品通用名称是对生物制品识别的标志，是生物制品标准化、规范化的主要内容之一，也是生物制品质量标准的重要组成部分。规范生物制品通用名称是为了保证临床使用和流通过程中对生物制品的准确识别，通过提供产品与公共质量标准的关键连接，保证产品质量。

本命名原则涉及的生物制品为《中国药典》三部所规定的品种范围。

一、总则

1. 生物制品通用名称应避免使用可能给患者以暗示的相关药理学、解剖学、生理学、病理学或治疗作用的生物制品名称。不能使用单独的字母或者数字代号名称。

2. 生物制品通用名称不采用生物制品的商品名称（包括外文名称和中文名称），生物制品通用名称（包括INN）及其专用的词干的英文及中文译名也均不得作为商品名称或用以组成商品名称，用于商标注册。

3. 对于沿用已久的生物制品通用名称，如必须改动，可列出其曾用名作为过渡。

4. 同时存在多种来源（重组、化学合成或天然提取）的同一品种，对重组来源的采用适宜方式予以区分，如增加“重组”标示。

二、世界卫生组织国际非专利名称

治疗性重组蛋白（多肽）类、基因治疗和细胞治疗类生物制品，原则上应采用世界卫生组织（World Health Organization，WHO）国际非专利名称（International Nonproprietary Name，INN），其通用名称命名应符合以下原则。

1. 基本原则

（1）采用 INN 命名的生物制品，其通用名称应符合 INN 命名原则，中文通用名称原则上应与其英文 INN 相对应，可采用音译、意译或音意合译的方式，并结合具体剂型进行命名，如冻干制品在 INN 前加“注射用”，液体制品在 INN 后加“注射液”。

（2）生物制品中文 INN 应在读音和拼写方面具有唯一性，不应和常用的名称相混淆。名称应能体现分类（结构和功能），并简洁、悦耳、易于发音，并便于拼写、识别和记忆。

（3）生物制品中文 INN 应尽可能保留所含相关英文词干（包括中间词干和后缀）的音译、意译或音意合译含义，属于同一药理作用的相关物质的生物制品名称应显示这种关系，并通过使用一个共同的后缀/词干来表示；英文 INN 的前缀一般为随机的音节，其主要作用是使通用名称悦耳、易于发音和便于区分，在中文 INN 中一般采用音译，可根据具体情况采用简短的汉字音节表示，以区分同一大类/亚类下的各具体品种，同时为以后可能新增的同类别生物制品中文 INN 预留足够的空间。

2. 具体原则

（1）非糖基化化合物（蛋白质/多肽）

用后缀识别一组蛋白质或多肽，通过一个随机的前缀来显示氨基酸链的不同，如水蛭素类似物的后缀为芦定（英文 INN：-irudin）；或用一个单词来识别一组蛋白质或多肽，通过名称中的第二个单词来显示氨基酸链的不同，如甘精胰岛素（英文 INN：Insulin Glargine）。

（2）糖基化化合物（蛋白质/多肽）

用后缀识别类别，通过一个随机的前缀来显示氨基酸链的不同；对于糖基化不同的同类化合物，应采用适当的方式予以区分，如以希腊字母（英文用全拼，中文用缩写。希腊字母应按希腊字母顺序使用）作为第二个单词显示糖基化形式的不同。重组凝血因子类，如氨基酸序列不同于天然凝血因子，也用一个随机的前缀区分，如凝血素 α（英文 INN：Octocog alfa）、贝罗凝血素 α（英文 INN：Beroctocog alfa）、莫罗凝血素 α（英文 INN：Moroctocog alfa）；活化的凝血因子应在通用名称后用括号标注“活化”，如依他凝血素 α（活化）［英文 INN：Eptacog alfa（activated）］。

（3）单克隆抗体类

由后缀-mab 识别所有包含结合明确靶点的免疫球蛋白可变区的制品，加上靶点（分子、细胞、器官）/来源词干及前缀组成，如利妥昔单抗（英文 INN：Rituximab）。

偶联另一个蛋白质或化学物质（如螯合剂）的单抗的中文 INN 由偶联药物的中文 INN 加单抗中文 INN 组成，其中偶联药物的中文 INN 应基于简短的原则采用音译、意译或音意合译方式命名，并尽可能系统反映结合药物的类别，如莫奥妥珠单抗（英文 INN：Oportuzumab Monatox）、恩美拉瑞妥昔单抗（英文 INN：Laprituximab Emtansine）；放射性核素标记的单抗，将放射性核素列在 INN 的首位，如[^{90}Y]替利妥珠单抗（英文 INN：Yttrium [^{90}Y] Clivatuzumab Tetraxetan）。

（4）融合蛋白

由受体分子后缀（西普：-cept）加靶点词干和前缀组成，如阿巴西普（英文 INN：Abatacept）、舒阿韦西普（英文 INN：Alvircept Sudotox）。

（5）聚乙二醇化蛋白（细胞因子类、单抗、酶、激素等）

用前缀“培”（peg-）表示聚乙二醇化蛋白，如培干扰素 α-2b（英文 INN：Peginterferon alfa-2b）；如一个单词名称过长，可采用双词通用名称，第一个词代表蛋白质，第二个词代表聚乙二醇（Pegol），如培阿赛珠单抗（英文 INN：Alacizumab Pegol）；不同聚乙二醇化的同一蛋白质，通过在“培”（peg-或 pegol）的前面增加前缀予以区分，如米培干扰素 α-2b（英文 INN：Mipeginterferon alfa-2b）。无论采用单词或双词，其中文 INN 均将“培”列在药物名称前。

（6）基因治疗产品

英文 INN 采用双词命名法：词 1 为基因组件，由前缀＋词干（识别所用基因）＋基因（-gene）后缀组成；词 2 为载体组件，由前缀＋词干（病毒类型）＋载体后缀（非复制型病毒载体-vec，复制型病毒载体-repvec，质粒载体-plasmid）。非质粒裸 DNA 制品只含词 1。

中文 INN 以后缀“基”（-gene）作为药学类别的区分，其他词干均不再用中文汉字表述而以音译为主，以减少中文名称字数，一般不超过 5 个汉字。

（7）细胞治疗产品

英文 INN 由前缀＋词干 1（基因操作方式）＋词干 2（细胞类型）＋细胞后缀（-cel）组成。中文 INN 以后缀“赛”（-cel）作为药学类别的区分，原则上采用音译为主的方式。

三、INN 中尚无分类的生物制品名称

INN 中尚无分类的生物制品，如疫苗、人血浆分离的血液制品及诊断试剂等，仍以疾病、微生物、特定组成成分或材料等命名。具体规定如下。

1. 疫苗

疫苗的名称由疾病、微生物或微生物特定组分的名称加“疫苗”组成，根据具体情况，增加剂型、用途（人

用，治疗用）、细胞基质（原代/传代细胞）、对微生物或其组分的特定描述（如减毒/灭活、全病毒/裂解、多价/*n*价、联合/结合等）。

（1）采用不同细胞基质制备的同种疫苗在通用名称后加注括号标注细胞类型以示区分，如人用狂犬病疫苗（人二倍体细胞）、人用狂犬病疫苗（Vero细胞）。

（2）同一种疫苗存在液体和冻干两种剂型时，冻干制品需在名称前加"冻干"二字，如冻干甲型肝炎减毒活疫苗。

（3）特定接种途径的疫苗应注明疫苗接种途径，如皮内注射用卡介苗、皮上划痕用鼠疫活疫苗等。

（4）同时存在用于预防人、畜共患疾病的疫苗，应对人用疫苗标明"人用"，以与兽用疫苗区别，如人用狂犬病疫苗。

（5）特定人群使用的疫苗，可在疫苗名称后用括号注明适用人群，如吸附白喉疫苗（成人及青少年用）。

（6）含两种以上不同抗原成分的制品，应于疫苗前加"联合"，如吸附无细胞百白破联合疫苗、麻疹腮腺炎联合减毒活疫苗；结合载体蛋白的疫苗应加"结合"，如b型流感嗜血杆菌结合疫苗、A群C群脑膜炎球菌多糖结合疫苗，必要时应在疫苗名称后用括号注明所用载体蛋白；含同一微生物多个群或型别抗原的疫苗，应标明"多价或*n*价"或"群"，如双价肾综合征出血热灭活疫苗、23价肺炎球菌多糖疫苗、ACYW135群脑膜炎球菌多糖疫苗。

（7）同时存在预防和治疗两种作用的同种疫苗，治疗用疫苗应在品名前加"治疗用"，如治疗用布氏菌疫苗。

（8）疫苗名称中一般不采用人名，除个别制品按照国内外沿用已久的惯例，如皮内注射用卡介苗、锡克试验毒素。

2. 血液制品

来自人血浆分离的血液制品，其通用名称由有效成分化学名称（白蛋白/免疫球蛋白/凝血因子Ⅷ/纤维蛋白原等）加剂型（注射液/注射用）和来源（人）组成，如人血白蛋白（注射液）；存在不同给药途径的同类制品应在名称中注明给药途径以示区分，如静注人免疫球蛋白。重组凝血因子类参照INN命名原则进行命名。

动物免疫血清制品的通用名称由有效成分化学名称（抗……血清、……抗毒素等）加疾病或毒素名称组成，冻干制剂加"冻干……"，如抗狂犬病血清、冻干破伤风抗毒素。

动物来源的免疫球蛋白制品，其通用名称由有效成分化学名称（抗……免疫球蛋白或片段）加抗原成分或疾病名称及动物来源组成，冻干制剂加"冻干……"，如抗人T细胞猪免疫球蛋白、马破伤风免疫球蛋白［$F(ab')_2$］。

3. 微生态制品

由多种细菌组成的微生态制剂，可取其1～2个细菌名称命名，如双歧杆菌、嗜酸乳杆菌、肠球菌三联活菌胶囊缩改为双歧杆菌三联活菌胶囊。

4. 诊断制品

（1）体内诊断制品名称，由微生物或微生物特定组分的名称组成，一般不加"诊断用"字样，如结核菌素纯蛋白衍生物、锡克试验毒素；变应原制品，由变应原名称加使用部位/方式和"试剂盒"三部分组成，如螨变应原皮肤点刺试剂盒。

（2）体外诊断制品名称，由微生物/微生物抗原成分或检测的特定组分加"诊断试剂盒"以及以括号标注的检测方法3个部分组成，如乙型肝炎病毒表面抗原诊断试剂盒（酶联免疫法）。

0232　生物制品生产用原材料及辅料质量控制

生物制品是采用生物技术制备而成的具有活性的药品，其生产工艺复杂且易受多种因素影响；生产过程中使用的各种材料来源复杂，可能引入外源因子或毒性化学材料；制品组成成分复杂且一般不能进行终端灭菌，制品的质量控制仅靠成品检定难以保证其安全性和有效性。因此，对生物制品生产用原材料和辅料进行严格的质量控制，是降低制品中外源因子或有毒杂质污染风险，保证生物制品安全有效的必要措施。

本通则是对生物制品生产企业在生物制品生产过程中使用的原材料和辅料质量控制的通用性要求。

一、生物制品生产用原材料

生物制品生产用原材料系指生物制品生产过程中使用的所有生物原材料和化学原材料。本通则所述原材料不包括用于生物制品生产的起始原材料（如细胞基质、菌毒种、生产用人血浆和动物免疫血清等）。

1. 分类

按照来源可将生物制品生产用原材料分为两大类：一类为生物原材料，主要包括来源于微生物，人和动物细胞、组织、体液成分，以及采用重组技术或生物合成技术生产的生物原材料等；另一类为化学原材料，包括无机和有机化学材料。

2. 风险等级分级及用于生产的质量控制要求

根据原材料的来源、生产以及对生物制品潜在的毒性和外源因子污染风险等将生物制品生产用原材料按风险级别从低到高分为以下四级，不同风险等级生物制品生产用原材料至少应进行的质量控制要求见表1。

表 1　不同风险等级生物制品生产用原材料的质量控制要求

原材料等级	上市许可证明（如药品注册批件、生产许可证）	供应商通过药品 GMP 符合性检查	供应商出厂检验报告	国家批签发合格证	按照国家药品标准或生物制品生产企业内控质量标准全检	关键项目检测（如鉴别、微生物限度、细菌内毒素、异常毒性检查等）	外源因子检查	进一步加工、纯化	来源证明	符合原产国和中国相关动物源性疾病的安全性要求，包括 TSE	供应商审计
第 1 级	√	√	√	如有应提供	—	√	—	—	—	—	√
第 2 级	√	√	√	—	抽检（批）	√	—	—	—	—	√
第 3 级	—	—	√	—	√	—	—	如需要	—	—	√
第 4 级	—	—	√	—	√	—	动物原材料应检测	如需要	动物原材料应提供	动物原材料应提供	√

注："√"为对每批原材料使用前的质控要求；"—"为不要求项目。

对于不同风险级别原材料的质量控制，应充分考虑来源于动物（或人）的生物原材料可能带来的外源因子污染的安全性风险。生产过程中应避免使用毒性较大的化学原材料，有机溶剂的使用应符合残留溶剂（通则 0861）的相关要求。

第 1 级为较低风险的原材料。这类原材料为已获得上市许可的生物制品或药品无菌制剂，如人血白蛋白、各种氨基酸、抗生素注射剂等。

第 2 级为低风险的原材料。这类原材料为已有国家药品标准、取得国家药品批准文号并按照中国现行《药品生产质量管理规范》生产的用于生物制品培养基成分以及提取、纯化、灭活等过程的化学原料药和药用级非动物来源的蛋白水解酶等。

第 3 级为中等风险的原材料。这类原材料非药用，包括生物制品生产用培养基成分、非动物来源蛋白水解酶、用于靶向纯化的单克隆抗体，以及用于生物制品提取、纯化、灭活的化学试剂等。这类生物制品原材料的质量控制要求应高于前两个等级的原材料，为使其符合生产用原材料的要求，使用时可能需进一步加工、纯化处理或增加病毒灭活和（或）去除步骤等。

第 4 级为高风险的原材料。这类原材料主要包括已知具有生物作用机制的毒性化学物质，如甲氨蝶呤、霍乱毒素、金黄色葡萄球菌孔道溶血素、金黄色葡萄球菌肠毒素 A 和 B 以及中毒性休克综合征毒素，以及大部分成分复杂的动物源性组织和体液，如用于细胞培养的培养基中的成分牛血清、用于细胞消化或蛋白质水解的动物来源的酶以及用于选择或去除免疫靶向性成分的腹水来源的抗体或蛋白质。这类原材料用于生物制品生产前，应进行严格的全面质量检定，或需要采取进一步的处理措施，包括：（1）改进原材料的生产工艺；（2）对原材料进行处理，以灭活或去除外源因子、致病物质或特定的污染物（如动物病毒、朊蛋白等）。

对于高风险等级的原材料，应在产品研发的早期评价使用这些原材料的必要性，并寻找其他替代物或替代来源。

3. 残留物的去除及限度要求

生产用原材料在生物制品中的残留物可能因其直接的毒性反应、外源因子污染或有害的免疫应答，引发受者产生不良反应或影响产品效力。生产过程中应尽可能采用经去除和（或）灭活外源因子的生物原材料，或采取相应措施对这些原材料中可能存在的外源因子、致病物质或与该材料相关的特定污染物予以去除和（或）灭活，去除和（或）灭活工艺应进行验证。应通过验证结果评价生产工艺对已知毒性原材料去除的一致性，或采用批放行检测，以证实所去除的毒性原材料已达到安全水平，残留有机溶剂应符合残留溶剂（通则 0861）的相关要求。

二、生物制品生产用辅料

生物制品生产用辅料系指生物制品配方中所使用的辅助材料，如佐剂、稳定剂、赋形剂等。生物制品生产用辅料的使用应经国家药品监督管理部门批准，并符合国家相关技术要求和管理规范。

1. 生物制品生产用常用辅料及分类

根据用途，生物制品生产用常用辅料包括以下几类。

佐剂：是与一种疫苗抗原结合以增强［如加强、加快、延长和（或）可能的定向］其特异性免疫反应和疫苗临床效果的一种或多种成分混合的物质。

稳定剂或保护剂：用于稳定或保护生物制品有效成分、防止其降解或失去活性的物质。

抑菌剂：用于抑制微生物生长、防止微生物污染的物质。

赋形剂：用于冻干制品中使药品成型、起支架作用的物质。

助溶剂：用于增加药品溶解性的物质。

矫味剂：用于改善口服药品口感的物质。

稀释剂、缓冲剂：用于溶解、稀释制品，调整制品酸碱度的溶剂，如注射用水、氯化钠注射液、磷酸盐缓冲生理氯化钠溶液（PBS）等。

2. 风险等级分级及用于生产的质量控制要求

根据辅料的来源、生产以及对生物制品潜在的毒性和安全性的影响等，将辅料按风险等级从低到高分为四级，不同风险等级生物制品生产用辅料至少应进行的质量控制要求见表2。

表2　不同风险等级生物制品生产用辅料的质量控制要求

辅料等级	上市许可证明（如药品或辅料注册批件，生产许可证）	供应商通过药品GMP符合性检查	辅料注册或备案证明	供应商出厂检验报告	国家批签发合格证	按照国家药品标准或生物制品生产企业内控质量标准全检	关键项目检测（如鉴别、微生物限度、细菌内毒素、异常毒性检查等）	外源因子检查	进一步加工、纯化	来源证明	符合原产国和中国相关动物源性疾病的安全性要求，包括TSE	供应商审计
第1级	√	√	—	√	如有应提供	—	√	—	—	—	—	√
第2级	√	√	—	√	—	抽检（批）	—	—	—	—	—	√
第3级	—	—	如为注册管理或备案的辅料，应提供	√	—	√	—	—	如需要	—	—	√
第4级	—	非注射用的原料药用作注射剂的辅料，应提供	注册管理或备案的非注射用的药用辅料用作注射剂的辅料，应提供	√	—	√	—	如为动物来源应检测	如需要	如为动物来源应提供	如为动物来源应提供	√

注："√"为对每批辅料使用前的质控要求；"—"为不要求项目。

生物制品生产企业用于生物制品注射剂生产的药用辅料，其全检的质量标准中除理化、含量/活性等项目外，应包括常规的安全性检查，如微生物限度或无菌检查、热原和（或）细菌内毒素检查、异常毒性检查等。

第1级为较低风险的辅料。这类辅料是已获得上市许可的生物制品或药品无菌制剂，如人血白蛋白、肝素钠和氯化钠注射液等。

第2级为低风险的辅料。这类辅料为已有国家药品标准、取得国家药品批准文号并按照中国现行《药品生产质量管理规范》生产的化学原料药，如各种无机和有机化学原料药。

第3级为中等风险的辅料。这类辅料是按照《药用辅料生产质量管理规范》规范生产，取得国家药用辅料批准文号，或按照国家备案管理的非动物源性药用辅料。如用作稀释剂、缓冲剂配制的各种化学材料，用作保护剂/稳定剂的各种糖类，用作抑菌剂的硫柳汞及软膏基质的单、双硬脂酸甘油酯等。其质量控制要求应高于前两个等级的材料。

第4级为高风险的辅料。这类辅料包括除上述1～3级以外的其他辅料，如用作疫苗赋形剂的动物来源的明胶等。非化学原料药或非药用辅料用作生物制品辅料、非注射用的化学原料药或药用辅料用作生物制品注射剂辅料时，应按风险等级第4级的辅料进行质量控制。这类辅料用于生物制品生产前，应进行严格的全面质量检定，必要时应采取进一步的处理措施，包括：(1) 改进辅料的生产工艺；(2) 对辅料进行处理，提高辅料纯度，灭活和（或）去除外源因子、致病物质或特定污染物（如动物病毒、朊蛋白等）。

同时存在几种风险等级的同一种辅料，应根据生物制品产品特性和生产工艺特性选用风险等级低的辅料。

对于高风险等级的辅料，应在产品研发的早期评价使用这些辅料的必要性，并寻找其他替代物或替代来源。

3. 辅料限度的控制

应根据生物制品制剂工艺和产品的安全性、有效性研究结果，以发挥有效作用的最小加量确定制剂配方中辅料的加量。具有明确功能且可采用适宜方法进行性能测试的辅料，还应结合辅料性能测试结果综合考虑配方中辅料的加量，如抑菌剂抑菌效力检查、疫苗佐剂抗原吸附效果检测等。

具有毒副作用或特定功能的辅料以及其他需要在生物制品中控制含量的辅料，应在成品检定或适宜的中间产物阶段设定辅料含量检查项并规定限度要求。

0233　生物制品生产检定用菌毒种管理及质量控制

一、总则

1. 本通则所称之菌毒种，系指直接用于制造和检定生物制品的细菌、真菌、支原体、放线菌、衣原体、立克次体或病毒等，包括各种经过基因工程修饰的菌毒种，以下简称菌毒种。菌毒种以中国《人间传染的病原微生物目录》为基础，结合生物制品生产和检定用菌毒种的特殊性分类。

2. 生产和检定用菌毒种，来源途径应合法，并经国家药品监督管理部门批准。

3. 生物制品生产用菌毒种应采用种子批系统，并应尽量减少传代次数，以降低发生遗传变异的风险。原始种子应验明其历史、来源（包括重组工程菌毒种的构建过程）和生物学特性。从原始种子传代和扩增后保存的为主种子批。从主种子批传代和扩增后保存的为工作种子批，工作种子批用于生产产品。工作种子批的生物学特性应与原始种子一致，每批主种子批和工作种子批均应按各论要求保管、检定和使用。由主种子批或工作种子批移出使用的菌毒种无论开瓶与否，均不得再返回贮存。生产过程中应规定各级种子批允许传代的代次，并经国家药品监督管理部门批准。

4. 菌毒种的传代及检定实验室应符合国家生物安全的相关规定。

5. 各生产单位对本单位的菌毒种施行统一管理。

6. 治疗性产品可参照相关要求执行。

二、菌毒种登记程序

1. 由国家菌毒种保藏机构统一编号的菌毒种，使用单位不得更改及仿冒。

2. 保管菌毒种应有严格的登记制度，建立详细的总账及分类账和档案。收到菌毒种后应立即进行编号登记，详细记录菌毒种的学名、株名、历史、来源、特性、用途、批号、传代冻干冻存日期和数量。在保管过程中，凡传代、冻干冻存及分发，记录均应清晰，可追溯，并定期核对库存数量。

3. 收到菌毒种后一般应及时进行检定。用培养基保存的菌种应立即检定。

三、生物制品生产检定用菌毒种生物安全分类（见本通则附录）

以《人间传染的病原微生物目录》为基础，根据病原微生物的传染性、感染后对个体或者群体的危害程度，将生物制品生产检定用菌毒种分为四类。

1. 第一类病原微生物，是指能够引起人类或者动物非常严重疾病的微生物，以及中国尚未发现或者已经宣布消灭的微生物。

2. 第二类病原微生物，是指能够引起人类或者动物严重疾病，比较容易直接或者间接在人与人、动物与人、动物与动物间传播的微生物。

3. 第三类病原微生物，是指能够引起人类或者动物疾病，但一般情况下对人、动物或者环境不构成严重危害，传播风险有限，实验室感染后很少引起严重疾病，并且具备有效治疗和预防措施的微生物。

4. 第四类病原微生物，是指在通常情况下不会引起人类或者动物疾病的微生物。

四、菌毒种的检定

1. 生产用菌毒种应进行生物学特性、生化特性、血清学试验和分子遗传特性等的检定。生产用菌毒种的检定应符合各论要求。建立生产用菌毒种种子批全基因序列的背景资料，生产用菌毒种主种子批应进行全基因序列测定。应对生产用菌毒种已知的主要抗原表位的遗传稳定性进行检测，并证明在规定的使用代次内其遗传性状是稳定的。减毒活疫苗所含病毒或细菌的遗传性状应与主种子批一致。

细菌性疫苗生产用菌种主种子批检定

生产用菌种的种、属、型分类鉴定，包括形态、生长代谢特性和遗传特性。活菌制剂还应进行抗生素敏感性测定。细菌性疫苗生产用菌种主种子批检定一般应包括培养特性、革兰等染色方法镜检、生化反应、血清学试验、毒力试验、免疫效价测定、培养物纯度、活菌数测定、16S rRNA 序列测定、全基因序列测定等项目。

病毒性疫苗生产用毒种主种子批检定

一般应包括鉴别试验、病毒滴度、外源污染因子检查（无菌、分枝杆菌、支原体、外源病毒因子检查），主要功能基因和遗传标志物测定，免疫原性检查，动物神经毒力试验，动物组织致病力或感染试验，全基因序列测定等项目。

重组工程菌生产用菌种主种子批检定

一般应包括培养特性、菌落形态大小、革兰等染色方法镜检、对抗生素的抗性、生化反应、培养物纯度、全基因序列测定、目的产物表达量、透射电镜检查、目的基因序列测定、外源基因与宿主基因的检定、外源基因整合于宿主染色体的检定、外源基因拷贝数检定、整合基因稳定性试验、目标产物的鉴别、质粒的酶切图谱等项目。

重组工程毒种生产用主种子批检定

一般应包括全基因序列测定，目的基因序列测定，病毒滴度检测，目的蛋白表达量，细菌、真菌、分枝杆菌、支原体、内外源病毒因子检查等项目。

2. 检定用菌毒种是生物制品质量控制的关键因素之一，应确保其生物学特性稳定，并且适用于检定要求。

五、菌毒种的保存

1. 菌毒种经检定后，应根据其特性，选用冻干、液氮、≤－60℃冻存或其他适当方法及时保存。

2. 不能冻干、液氮、≤－60℃冻存的菌毒种，应根据其特性，置适宜环境至少保存 2 份或保存于两种培养基。

3. 保存的菌毒种传代、冻干、液氮、≤－60℃冻存均应填写专用记录。

4. 保存的菌毒种应贴有牢固的标签，标明菌毒种编号、名称、代次、批号和制备日期等内容。

5. 非生产用菌毒种应与生产用菌毒种严格分开存放。工作种子批与主种子批应分别存放。每批种子批应有备份，并应在不同地方保存。

六、菌毒种的销毁

无保存价值的菌毒种可以销毁。销毁一、二类菌毒种的原始种子、主种子批和工作种子批时，须经本单位批准，并按国家卫生行政主管部门或省、自治区、直辖市卫生行政主管部门的生物安全要求处理。销毁三、四类菌毒种须经单位批准。销毁后应在账上注销，作出专项记录，写明销毁原因、方式和日期。

七、菌毒种的索取、分发与运输

应符合中国《病原微生物实验室生物安全管理条例》等国家相关管理规定。

附录　常用生物制品生产检定用菌毒种生物安全分类

1. 细菌活疫苗生产用菌种

疫苗品种	生产用菌种	分类
皮内注射用卡介苗	卡介菌 BCG D_2 PB 302 菌株	四类
皮上划痕用鼠疫活疫苗	鼠疫耶尔森菌弱毒 EV 菌株（鼠疫杆菌弱毒 EV 菌株）	四类
皮上划痕人用布氏菌活疫苗	牛型布鲁氏菌 104M 菌株（布氏杆菌牛型 104M 菌株）	四类
皮上划痕人用炭疽活疫苗	炭疽芽孢杆菌 A16R 菌株（炭疽杆菌 A16R 菌株）	三类

2. 微生态活菌制品生产用菌种

生产用菌种	分类	生产用菌种	分类
青春型双歧杆菌	四类	屎肠球菌 R-026	四类
长型双歧杆菌	四类	凝结芽孢杆菌 TBC 169	四类
嗜热链球菌	四类	枯草芽孢杆菌 BS-3，R-179	四类
婴儿型双歧杆菌	四类	酪酸梭状芽孢杆菌 CGMCC 0313-1，RH-2	四类
保加利亚乳杆菌	四类	地衣芽孢杆菌 CMCC 63516	四类
嗜酸乳杆菌	四类	蜡样芽孢杆菌 CGMCC 04060.4，CMCC 63305	四类
粪肠球菌 CGMCC 04060.3，YIT 0072 株	四类		

3. 细菌灭活疫苗、纯化疫苗及治疗用细菌制品生产用菌种

疫苗品种	生产用菌种	分类
伤寒疫苗	伤寒菌	三类
伤寒甲型副伤寒联合疫苗	伤寒菌，甲型副伤寒菌	三类
伤寒甲型乙型副伤寒联合疫苗	伤寒菌，甲型、乙型副伤寒菌	三类
伤寒 Vi 多糖疫苗	伤寒菌	三类
霍乱疫苗	霍乱弧菌 O1 群，EL-Tor 型菌	三类
A 群脑膜炎球菌多糖（结合）疫苗及其相关联合疫苗	A、C、Y、W135 群脑膜炎奈瑟氏球菌（A、C、Y、W135 群脑膜炎球菌）	三类
23 价肺炎球菌多糖疫苗	肺炎链球菌（肺炎球菌）	三类
吸附百日咳疫苗及其相关联合疫苗	百日咳鲍特氏菌（百日咳杆菌），破伤风梭菌（破伤风杆菌），白喉棒杆菌（白喉杆菌）	三类
钩端螺旋体疫苗	钩端螺旋体	三类
b 型流感嗜血杆菌结合疫苗	b 型流感嗜血杆菌	三类
注射用母牛分枝杆菌	母牛分枝杆菌	三类
短棒杆菌注射液	短棒杆菌	三类
注射用 A 群链球菌	A 群链球菌	三类

续表

疫苗品种	生产用菌种	分类
注射用红色诺卡氏菌细胞壁骨架	红色诺卡氏菌（红色诺卡菌）	三类
铜绿假单胞菌注射液	铜绿假单胞菌	三类
卡介菌多糖核酸注射液	卡介菌 BCG D_2 PB 302 菌株	四类
肉毒抗毒素	肉毒梭菌（肉毒杆菌）	三类
肉毒毒素	肉毒梭菌（肉毒杆菌）	三类

4. 体内诊断制品生产用菌种

制品品种	生产用菌种	分类
结核菌素纯蛋白衍生物	结核分枝杆菌（结核杆菌）	二类
锡克试验毒素	白喉棒杆菌 PW8 菌株（白喉杆菌 PW8 菌株）	三类
布氏菌纯蛋白衍生物	猪型布鲁氏菌Ⅰ型（S2）菌株［猪布氏杆菌Ⅰ型（S2）菌株］	四类
卡介菌纯蛋白衍生物	卡介菌 BCG D_2 PB 302 菌株	四类

5. 病毒活疫苗生产用毒种

疫苗品种	生产用毒种	分类
麻疹减毒活疫苗	沪-191，长-47 减毒株	四类
风疹减毒活疫苗	BRDⅡ减毒株，松叶减毒株	四类
腮腺炎减毒活疫苗	S_{79}，Wm_{84}减毒株	四类
水痘减毒活疫苗	Oka 株	四类
乙型脑炎减毒活疫苗	SA 14-14-2 减毒株	四类
甲型肝炎减毒活疫苗	H_2，L-A-1 减毒株	四类
脊髓灰质炎减毒活疫苗	Sabin 减毒株，中$Ⅲ_2$株	三类
口服轮状病毒疫苗	LLR 弱毒株	四类
黄热疫苗	17D 减毒株	三类
天花疫苗	天坛减毒株	三类

6. 病毒灭活疫苗生产用毒种

疫苗品种	生产用毒种	分类
Sabin 株脊髓灰质炎灭活疫苗（Vero 细胞）	Sabin 减毒株	三类
乙型脑炎灭活疫苗	P_3 实验室传代株	三类
双价肾综合征出血热灭活疫苗	啮齿类动物分离株（未证明减毒）	二类
人用狂犬病疫苗	狂犬病病毒（固定毒）	三类
甲型肝炎灭活疫苗	减毒株	三类
流感全病毒灭活疫苗	鸡胚适应株	三类
流感病毒裂解疫苗	鸡胚适应株	三类
蜱传脑炎病毒（森林脑炎）灭活疫苗	森张株（未证明减毒）	二类

7. 重组产品：重组产品生产用工程菌株的生物安全按第四类管理。

8. 其他产品：基因治疗等以病毒为载体的生物技术制品参考相应病毒分类进行管理。

9. 生物制品检定用菌毒种

检定用菌毒种	分类
百日咳鲍特氏菌 18323（百日咳杆菌 18323）	三类
鼠疫耶尔森菌（鼠疫杆菌）	二类
炭疽芽孢杆菌（炭疽杆菌）	二类
羊型布鲁氏菌（羊布氏菌）	二类
结核分枝杆菌强毒株	二类
结核分枝杆菌减毒株（H37Ra）	三类
草分枝杆菌 CMCC 95024	四类
乙型脑炎病毒 P3 株/SA14 株	二类
森林脑炎病毒森张株	二类
出血热病毒 76-118 株和 UR 株	二类
狂犬病病毒 CVS-11 株	三类
脊髓灰质炎病毒	二类
短小芽孢杆菌 CMCC 63202	四类
藤黄微球菌 CMCC 28001	四类
啤酒酵母菌	四类
缺陷假单胞菌	四类
金黄色葡萄球菌 CMCC 26003	三类
铜绿假单胞菌 CMCC 10104	三类
枯草芽孢杆菌 CMCC 63501	四类
生孢梭菌 CMCC 64941	四类
白色念珠菌 CMCC 98001	三类
黑曲霉 CMCC 98003	四类
大肠埃希菌 CMCC 44102/44103	三类
乙型副伤寒沙门菌 CMCC 50094	三类
肺炎支原体	三类
口腔支原体	三类
嗜热脂肪芽孢杆菌	四类
肺炎克雷伯菌 CMCC 46117	三类
支气管炎鲍特菌 CMCC 58403	三类
黏质沙雷菌	三类
蜡样芽孢杆菌 CMCC 63301	三类

0234 生物制品生产用动物细胞基质制备及质量控制

本通则适用于人用生物制品生产用动物细胞基质，包括具有细胞库体系的细胞及原代细胞。细胞基质系指可用于生物制品生产的所有动物或人源的连续传代细胞系、二倍体细胞株及原代细胞。

一、对生产用细胞基质总的要求

用于生物制品生产的细胞系/株均须通过全面检定，须具有如下相应资料，并经国家药品监督管理部门批准。

（一）细胞系/株历史资料

1. 细胞系/株来源资料

应具有细胞系/株来源的相关资料，如细胞系/株制备机构的名称，细胞系/株来源的种属、年龄、性别和健康状况的资料。这些资料最好从细胞来源实验室获得，也可引用正式发表文献。

人源细胞系/株须具有细胞系/株的组织或器官来源、种族及地域来源、年龄、性别、健康状况及病原体检测结果的相关资料。

动物来源的细胞系/株须具有动物种属、种系、饲养条件、组织或器官来源、地域来源、年龄、性别、供体的一般健康状况及病原体检测结果的相关资料。

如采用已建株的细胞系/株，应具有细胞来源的证明资料。应从能够提供初始细胞历史及其溯源性书面证明材料的机构获得，且应提供该细胞在该机构的详细传代记录，包括培养过程中使用的所有生物原材料的详细信息，如种类、来源、批号、生产日期及有效期、制备或使用方法、质量标准及检测结果等。如某些信息无法获得，除可提供充分的相关检测数据支持外，不可使用该细胞进行生产。

2. 细胞系/株培养历史的资料

应具有细胞分离方法、细胞体外培养过程及细胞系/株建立过程的相关资料，包括所使用的物理、化学或生物学手段、外源插入序列、筛选细胞所进行的任何遗传操作或筛选方法、在动物体内传代过程以及细胞生长特征、培养液成分等；同时还应具有细胞鉴别、内源及外源因子检查结果的相关资料。

应提供细胞传代历史过程中所用的细胞培养液的详细成分并应具有溯源性，如使用人或动物源性成分，如血清、胰蛋白酶、乳蛋白水解物或其他生物学活性的物质，应具有这些成分的来源、批号、制备方法、质量控制、检测结果和质量保证的相关资料。

（二）细胞培养操作要求

细胞取材、建库及制备全过程应具有可溯源性及操作的一致性，并对各个环节的风险进行充分的评估。

1. 细胞来源供体

所有类型细胞的供体应无传染性疾病或未知病原体的疾病。神经系统来源的细胞不得用于疫苗生产。

2. 原材料的选择

与细胞培养相关的所有材料，特别是人源或动物源性材料，应按照本版药典的相关要求进行风险评估，选择与生产相适应的原材料，必要时进行检测。所有生物源性材料均应无细菌、真菌、分枝杆菌、支原体及病毒等外源因子污染。细胞培养过程中所用的牛血清及胰蛋白酶应符合本版药典的相关要求。

细胞培养液中不得含有人血清。如果使用人血白蛋白，应使用获得国家药品监督管理部门批准的人用药品。

细胞制备过程中不得使用青霉素或其他 β-内酰胺（β-Lactam）类抗生素。配制各种溶液的化学药品应符合本版药典（二部）或其他相关国家标准的要求。

3. 细胞培养体系

应控制对细胞生长有重大影响的、关键的已知可变因素，包括规定细胞培养液及其添加成分的化学组成及纯度；所有培养用试剂应有制备记录并经检定合格后使用；应规定细胞培养的理化参数（如 pH 值、温度、湿度、气体组成等）的变化范围并进行监测，以保证细胞培养条件的稳定性。

4. 细胞收获及传代

应结合生产工艺的特性，尽可能减少对细胞的操作。细胞收获及传代应采用可重复的方式，以保证收获时细胞的汇合率、孵育时间、温度、离心速度、离心时间以及传代后活细胞接种密度具有一致性。

传代细胞需根据细胞系的特点选择体外细胞龄计算方式。

二倍体细胞的细胞龄通常以群体倍增水平计算，也可以每个培养容器细胞群体细胞数为基础，每增加 1 倍作为 1 世代粗略估算，即 1 瓶细胞传 2 瓶（1∶2 分种率），再长满瓶为 1 世代；1 瓶细胞传 4 瓶（1∶4 分种率）为 2 世代；1 瓶细胞传 8 瓶（1∶8 分种率）则为 3 世代。根据细胞稳定性研究数据确定生产用细胞龄。

连续传代细胞系的细胞龄可以群体倍增水平计算，也可以按照固定的方式传代，如固定比率进行传代，每传 1 次视为 1 代，或按固定培养天数计算。

5. 细胞系建立

细胞系建立过程中进行了对细胞特性有重要影响的操作，如导致细胞具有了成瘤性，或经细胞克隆及遗传修饰等操作的细胞，应被视为一个新的（或不同的）细胞系，应在原细胞名称后增加后缀或编号重新命名，并重新建立主细胞库。

在细胞克隆过程中，应选择单个细胞用于扩增，详细记录克隆过程，并根据整合的重组 DNA 的稳定性、细胞基因组及表型的稳定性、生长速率、目的产物表达水平和完整性及稳定性，筛选具有分泌目的蛋白最佳特性的候选克隆，用于建立细胞种子。

6. 细胞冻存

应在大多数细胞处于对数生长期时进行细胞冻存。应采用符合细胞培养物的最佳冻存方法；每一次冻存时均应采用相同的降温过程，并记录冻存过程。

每一个细胞库冻存时，应将同一次扩增的处于相同倍增水平的细胞培养物合并，混匀后分装。每支冻存管中的细胞数应足以保证细胞复苏后可获得有代表性的培养物。

对于一个新的细胞库，除早代培养物在组织采集时或重组细胞筛选及保持细胞遗传稳定性时可能需要使用抗生素外，细胞建库培养时不应使用抗生素。

7. 人员

生产人员应定期检查身体，已知患有传染性疾病的人员不能进行细胞培养的操作。在生产区内不得进行非生产制品用细胞或微生物的操作；在同一工作日进行细胞培养前，不得操作动物或有感染性的微生物。

（三）细胞库

细胞库的建立可为生物制品的生产提供检定合格、质量相同、能持续稳定传代的细胞。

细胞建库应在符合中国现行《药品生产质量管理规范》的条件下制备。

1. 细胞库的建立

生产用细胞库通常为二级库，包括主细胞库（MCB）和工作细胞库（WCB）。如有细胞种子，也应纳入管理。

（1）细胞种子（Cell seed）

由一个原始细胞群体发展成传代稳定的细胞群体，或经过克隆培养而形成的均一细胞群体，通过检定证明适用于生物制品生产。在特定条件下，将一定数量、成分均一的细胞悬液，定量均匀分装于一定数量的安瓿或适宜的细胞冻存管，于液氮或－130℃以下冻存，即为细胞种子，供建立主细胞库用。

对于引进细胞，生产者获得细胞后，冻存少量细胞，经过验证可用于生物制品生产，此细胞可作为细胞种子，供建立主细胞库用。

（2）主细胞库（MCB）

取细胞种子通过规定的方式进行传代、增殖后，在特定倍增水平或传代水平同次均匀地混合成一批，定量分装于一定数量的安瓿或适宜的细胞冻存管，保存于液氮或－130℃以下，即可作为主细胞库，用于工作细胞库的制备，生产企业的主细胞库应限定代次并检定合格。

（3）工作细胞库（WCB）

工作细胞库的细胞由 MCB 细胞传代扩增制成。由 MCB 的细胞经传代增殖，达到一定代次水平的细胞，合并后制成一批均质细胞悬液，定量分装于一定数量的安瓿或适宜的细胞冻存管中，保存于液氮或－130℃以下，即为工作细胞库。生产企业的工作细胞库必须限定代次。冻存时细胞的传代水平须确保细胞复苏后传代增殖的细胞数量能满足生产一批或一个亚批制品。复苏后细胞的传代水平应不超过批准用于生产的最高限定代次。所制备的 WCB 必须经检定合格［见本通则“一、（四）细胞检定”中有关规定］后，方可用于生产。

2. 细胞库的管理

主细胞库和工作细胞库应分别存放，即每一个库应在至少 2 个不同的地点或区域存放，可选择在生产设施内和（或）与生产设施有一定距离的地点。当存放地点较远时，应使用有质量保障的容器运输，并监测运输温度。应监测并维护细胞库冻存容器，以保证细胞库贮存在一个高度稳定的环境中。

非生产用细胞应与生产用细胞严格分开存放。

每种细胞库均应分别建立台账，详细记录放置位置、容器编号、分装及冻存数量、取用情况等。细胞库中的每支细胞均应可追溯其细胞系/株名、代次、批号、编号、冻存日期等信息。

为保证细胞冻存后仍具有良好的活率，冻存后应取一定量的可代表冻存全过程的冻存管复苏细胞，复苏细胞的活率一般应不低于 80%。若复苏细胞活率低于 80%，应进行充分评估并有验证数据支持。细胞冻存后，可通过定期复苏细胞及复苏细胞的活力数据确认细胞在冻存及贮存条件下的稳定性。

（四）细胞检定

细胞检定主要包括以下几个方面：细胞鉴别、外源因子和内源因子的检查、成瘤性/致瘤性检查等。必要时还须进行细胞生长特性、细胞染色体检查，细胞均一性及稳定性检查。这些检测内容对于 MCB 细胞、WCB 细胞、生产终末细胞（EOPC）或生产限定代次细胞均适用。

应对细胞来源、培养及建库过程进行风险评估，并制定检定策略。通常应至少对 MCB 细胞及 EOPC 细胞或生产限定代次细胞进行一次全面检定，WCB 细胞进行部分检定。如对 MCB 细胞不能进行全面检定，可对首个 WCB 细胞进行全面检定，后续建立的 WCB 细胞可通过评估后进行部分检定。当生产工艺发生变更时，需经评估，必要时应重新对 EOPC 细胞或生产限定代次细胞进行检测。细胞检定的基本要求见表 1。

表 1　细胞检定项目的要求

检测项目		MCB	WCB	EOPC[a]/生产限定代次细胞
细胞鉴别		+	+	+
细菌、真菌检查		+	+	+
分枝杆菌检查		(+)[b]	(+)[b]	(+)[b]
支原体检查		+	+	+
螺原体检查		(+)	(+)	(+)
内、外源病毒污染检查	体外不同细胞接种培养法	+	+	+
	动物和鸡胚体内接种法	(+)[c]	−	(+)[c]
	逆转录病毒检查	+	−	+
	种属特异性病毒检查	(+)	−	−

续表

检测项目		MCB	WCB	EOPC[a]/生产限定代次细胞
内、外源病毒污染检查	牛源性病毒检查	(+)	(+)	(+)
	猪源性病毒检查	(+)	(+)	(+)
	其他特定病毒检查	(+)	(+)	(+)
成瘤性检查[d]		(+)	(+)	(+)
致瘤性检查[d]		(+)	(+)	—
稳定性		(+)	(+)	—

注："+"为必检项目，"—"为非强制检定项目。(+) 表示需要根据细胞特性、传代历史、培养过程等情况评估后进行的检定项目。

a. EOPC，是指达到或超过生产末期时收获的细胞，尽可能取按生产规模制备的生产末期细胞。b. 对分枝杆菌易感的细胞进行该项检查。c. 根据风险评估结果确定是否进行体内试验，如在建库或细胞培养过程中存在外源因子引入的风险，可进行体内试验或用经验证的 NGS 法替代。d. 从 MCB 或 WCB 复苏细胞，扩增至或超过生产用细胞龄限制代次作为待检样本。

1. 细胞鉴别试验

MCB 细胞、WCB 细胞和生产终末细胞或生产限定代次细胞应进行鉴别试验，以确认所用细胞正确，且无其他细胞的交叉污染。重组细胞系的专属特性的鉴别，还应通过检测目的蛋白基因或目的蛋白进行鉴别试验。细胞鉴别试验方法有多种，包括细胞形态、生物化学法（如同工酶试验)、免疫学检测（如组织相容性抗原、种特异性免疫血清)、细胞遗传学检测（如染色体核型、标记染色体检测)、遗传标志检测［如 DNA 指纹图谱，包括短串联重复序列（STR)、限制片段长度多态性（RFLP-PCR）和内含子多态性（EPIC-PCR）法等］以及其他方法（如杂交法、PCR 法、报告基因法等)。应至少选择上述一种或几种方法对细胞进行种属、细胞株及专属特性的鉴别。种属鉴别可依法检查（通则 3430)。

2. 细菌、真菌检查

分别取混合细胞培养上清液和冻存细胞管样品，依法检查（通则 1101)，应符合规定。对于 MCB 及 WCB 培养物，至少取混合细胞培养上清液 10ml，尽可能采用薄膜过滤法检测。对于冻存管细胞，至少取冻存管细胞总支数的 1%或至少 2 支冻存细胞管（取量大者)，可采用直接接种法检测。

3. 分枝杆菌检查

取至少 10^7 个活细胞用基础培养基制备细胞裂解物进行分枝杆菌检查。

取细胞裂解物接种于适宜的固体培养基（如罗氏培养基或 Middlebrook 7H10 培养基)，每个培养基接种 1ml 并做 3 个重复，并同时以不高于 100CFU 的草分枝杆菌菌液作为阳性对照。将接种后的培养基置于 37℃培养 56 天，阳性对照应有菌生长，接种供试品的培养基未见分枝杆菌生长，则判为合格。

也可采用经过验证的分枝杆菌核酸检测法替代培养法。

4. 支原体/螺原体检查

取细胞培养上清液或细胞悬液样品，依法进行支原体检查（通则 3301)，应符合规定。

如为昆虫细胞，或细胞培养过程中使用了植物源性材料，应进行螺原体检查，所用方法如培养法或核酸法应能检测中间原体属和虫原体属。

5. 细胞内、外源病毒因子检查

应注意检查细胞系/株中是否有来源物种中潜在的可传染的病毒，以及由于使用的原材料或操作带入的外源性病毒。细胞进行病毒检查的种类及方法，须对细胞的种属来源、组织来源、细胞特性、建株及传代历史、培养方法和过程等进行风险评估后确定。如 MCB 进行了全面检定，WCB 需检测的外源病毒种类可主要考虑从 MCB 到 WCB 传代过程中可能引入的病毒，而仅存在于 MCB 建库前的病毒可不再重复检测。

(1) 体外培养法检测病毒因子

用细胞培养上清制备活细胞或细胞裂解物作为待测样本，分别接种至少下列三种指示细胞，包括猴源细胞、人二倍体细胞和同种属来源的细胞。对于昆虫细胞，还应至少增加两种敏感的指示细胞进行检测，一种为对虫媒病毒易感的蚊子细胞，也可使用 BHK-21 细胞。另一种为对多种昆虫病毒易感的细胞，如果蝇胚胎来源细胞。细胞裂解物应采用细胞悬液或用培养细胞后的上清重悬细胞样本制备。待测样本检测前，可于−60℃或以下保存。

每种指示细胞至少接种 1×10^7 个活细胞或相当于 1×10^7 个活细胞的裂解物。接种细胞后应至少培养 28 天，期间可至少传代一次，但传代时间距观察期末不得少于 7 天。可将细胞培养物裂解后再接种于新鲜制备的指示细胞，或直接传代。观察细胞病变，并在观察期末取细胞培养物进行血吸附试验；取细胞培养上清液进行红细胞凝集试验。如只能使用悬浮或半悬浮细胞（如昆虫细胞）作为指示细胞时，可仅进行红细胞凝集试验。

分别用 0.2%～0.5% 豚鼠红细胞、鸡红细胞悬液或混合红细胞悬液进行血吸附试验和红细胞凝集试验。将红细胞悬液加入细胞培养容器，一半置于 2～8℃孵育 30 分钟，一半置于 20～25℃孵育 30 分钟，分别进行镜检，观察红细胞吸附情况。取细胞上清液从原倍起进行倍比稀释后，加入混合红细胞，先置 2～8℃孵育 30 分钟，然后置于 20～25℃孵育 30 分钟，分别观察红细胞凝集情况。新鲜红细胞在 2～8℃保存不得超过 7 天，且溶液中不应含有钙、镁离子。

接种的每种指示细胞不得出现细胞病变，血吸附试验及红细胞凝集试验均应为阴性。试验应设立病毒阳性对照，包括可观察细胞病变的病毒阳性对照、血吸附阳性对照及血凝阳性对照。如待检细胞裂解物对指示细胞有干扰，则应排除干扰因素。

（2）动物体内接种法检测外源病毒因子

根据细胞的传代历史、生产工艺及检测策略进行风险评估，确定是否进行动物体内接种法检测。如进行动物体内接种法检测，应至少接种乳鼠、成年小鼠和鸡胚，如有必要，可增加豚鼠或家兔体内接种。用待检细胞培养上清液制备活细胞（或适宜时采用相当量的细胞裂解物），接种动物体内进行外源病毒因子检测。按表 2 所列方法进行试验和观察。接种后 24 小时内动物死亡超过 20%，试验无效。

表 2 动物体内接种法检测外源病毒因子

动物组	要求	数量	接种途径	细胞浓度（个活细胞/毫升）	接种细胞液量（毫升/只）	观察天数
乳鼠	24 小时内	至少 20 只（2 窝）	脑内 腹腔	$>1\times10^7$	0.01 0.1	28 天
成年小鼠	15～20g	至少 10 只	脑内 腹腔	$>1\times10^7$	0.03 0.5	21 天
鸡胚①	9～11 日龄	10 枚	尿囊腔①	$>5\times10^6$	0.2	3～4 天
鸡胚	5～7 日龄	10 枚	卵黄囊	$>2\times10^6$	0.5	5 天
豚鼠	350～500g	5 只	腹腔	$>4\times10^5$	5.0	至少 42 天，观察期末解剖所有动物
家兔	1.5～2.5kg	5 只	皮下 皮内②	$>2\times10^5$	9.0 0.1×10	至少 21 天

注：① 经尿囊腔接种的鸡胚，在观察期末，应用豚鼠、鸡红细胞悬液或混合红细胞悬液进行直接红细胞凝集试验。

② 每只家兔于皮内注射 10 处，每处 0.1ml。

观察期内，如被接种动物出现异常或疾病应进行原因分析，观察期内死亡的动物应进行大体解剖观察及组织学检查，以确定死亡原因。如动物显示有病毒感染，则应采用培养法或分子生物学方法对病毒进行鉴定。如观察期内超过 20% 的动物出现死亡，且可明确判定为因动物撕咬所致，试验判定为无效，应重试。

观察期末时，符合下列条件判为合格。

① 乳鼠和成年小鼠接种组 至少应有 80% 接种动物健存，且小鼠未显示有可传播性因子或其他病毒感染。

② 鸡胚接种组 卵黄囊接种的鸡胚至少应有 80% 存活，且未显示有病毒感染；尿囊腔接种的鸡胚至少应有 80% 存活，且尿囊液红细胞凝集试验为阴性。

③ 豚鼠接种组 至少应有 80% 接种动物健存，且动物未显示有可传播性因子或其他病毒感染。

④ 家兔接种组 至少应有 80% 接种动物健存，且动物未显示有可传播性因子或其他病毒感染（包括接种部分损伤）。

（3）逆转录病毒检测

可采用下列方法对待检细胞进行逆转录病毒的检测。

① 逆转录酶活性测定 采用敏感的方法，如产物增强的逆转录酶活性测定法（PERT 或 PBRT 法）（本通则附录 1 或其他适宜的方法，但灵敏度不得低于现行方法），但由于细胞中某些成分也具有逆转录酶活性，因此，逆转录酶阳性的细胞，应进一步确认是否存在感染性逆转录病毒。除已知产生逆转录病毒的细胞外，均应进行逆转录酶活性测定。

② 透射电镜检查法 采用超薄切片法对至少 200 个细胞进行透射电镜检查。

③ PCR 法或其他特异性体外法 根据细胞的种属特异性，在逆转录酶活性结果不明确或不能采用逆转录酶活性测定时，可采用种属特异性的逆转录病毒检测法，如逆转录病毒 PCR 法、免疫荧光法、ELISA 法等，逆转录病毒的定量 PCR 法还可用于逆转录病毒颗粒的定量。

④ 感染性试验 将待检细胞感染逆转录病毒敏感细胞，培养后检测。根据待检细胞的种属来源，须使用不同的或多种敏感细胞进行逆转录病毒感染性试验。如 Mus dunni 细胞用于鼠逆转录病毒的检测，SC-1 细胞用于亲嗜性逆转录病毒的检测，人源细胞系用于昆虫逆转录病毒的检测等。终点检测方法可选择 PERT 试验、S^+L^- 试验或 XC 空斑试验等。

上述方法具有不同的检测特性，逆转录酶活性提示可能有逆转录病毒存在，透射电镜检查及特异性 PCR 法可证明是否有病毒性颗粒存在并进行定量，感染性试验可证明是否有感染性的逆转录病毒颗粒存在，因此应采用不同的方法联合检测。若细胞逆转录酶活性检测为阳性，则需进行透射电镜检查或 PCR 法及感染性试验，以确证是否存在逆转录病毒颗粒及是否具有感染性。可产生感染性逆转录病毒颗粒，且下游工艺不能证明病毒被清除的细胞基质不得用于生产。

已知产生逆转录病毒的细胞，如啮齿类动物来源的细胞、昆虫细胞及禽源性细胞，可不进行逆转录酶活性检测，但应进行逆转录病毒颗粒的类型、数量及感染性的检查。

对于已有丰富先验知识的细胞系，如 CHO、NS0、Sp2/0、Vero 等，不需要进行化学诱导试验。对于新的细胞基质，采用化学诱导试验有助于评估细胞中是否存在未知的可被诱导的内源性逆转录病毒。对潜在的 DNA 病毒（如人源细胞中的疱疹病毒）和 RNA 病毒（如昆虫细胞中的诺达病毒），基于风险评估结果，也可使用化学诱导试验进行检测。

对于特定啮齿类细胞（如 CHO、BHK-21、NS0 和 Sp2/0）或昆虫细胞，还应确定其收获液中病毒颗粒的量及其是否具有感染性，并应在生产工艺中增加病毒去除和（或）灭活工艺。仅有高度纯化且可证明终产品中逆转录病毒被清除至低于现行检测方法的检测限以下时，方可使用这类细胞。

（4）种属特异性外源病毒因子的检测

应根据细胞系/株种属来源、组织来源及供体健康状况等确定检测病毒的种类。若在 MCB 或 WCB 中未检测到种属特异性病毒，后续过程中如无引入风险，不再进行重复检测。

鼠源的细胞系，可采用小鼠、大鼠和仓鼠抗体产生试验（MAP、RAP 及 HAP）或经验证的分子生物学方法检测其种属特异性病毒。

人源的细胞系/株，应考虑检测如人肝炎病毒（HAV、HBV、HCV）、人逆转录病毒（HIV-1/2、HTLV-1/2）、人细小病毒 B19、人乳头瘤病毒、人多瘤病毒、人腺病毒、人 EB 病毒、人巨细胞病毒（HCMV）和人疱疹病毒-6/7/8 等。

猴源细胞系/株应考虑检测猴多瘤病毒（如 SV40）、猴泡沫病毒（SFV）、猴免疫缺陷病毒（SIV）、猴逆转录病毒（SRV）、猴 T 细胞嗜淋巴病毒（STLV）等。

昆虫细胞系，应考虑检测已报告污染的特定病毒（如诺达病毒），或可能持续存在于昆虫细胞系中并已知对人类具有传染性的病毒。

这类病毒的检测可采用适当的体外检测技术，如分子检测技术，但所用方法应具有足够的灵敏度，以保证制品的安全。

（5）牛源性病毒检测

若在生产者建库之前，细胞基质在建立或传代历史中使用了牛源性材料，如牛血清或牛胰蛋白酶，则所建立的 MCB/WCB 和（或）EOPC（或生产限定代次细胞）至少应按照通则 3604 的要求检测一次牛源性病毒。取待检细胞用培养上清液制备成至少相当于 10^7 个活细胞/毫升的裂解物，进行检测。如果在后续生产过程中不再使用牛血清，且 MCB/WCB 和（或）EOPC（或生产限定代次细胞）检测显示无牛源性病毒污染，则后续工艺中可不再重复进行此项检测。

（6）猪源性病毒的检测

如果在生产者建细胞库之前，细胞基质在建立或传代历史中使用了猪源性材料，如猪胰蛋白酶，则所建立的 MCB/WCB 和（或）EOPC（或生产限定代次细胞）至少应检测一次与胰蛋白酶来源动物相关的外源性病毒，如猪细小病毒和猪圆环病毒等。如在后续生产过程中不再使用胰蛋白酶，且 MCB/WCB 和（或）EOPC（或生产限定代次细胞）检测结果显示无相关动物源性病毒污染，则后续工艺中可不再重复进行此项检测。如使用重组胰蛋白酶，应根据胰蛋白酶生产工艺可能引入的外源性病毒评估需要检测的病毒种类及方法。

（7）其他特定病毒的检测

根据细胞的特性、传代历史或生产工艺等确定检测病毒的种类。有些细胞对某些特定病毒易感，如 CHO 细胞可污染鼠细小病毒，采用上述检测方法无法检出，因此需要采用特定的方法检测，如特定感染试验或分子生物学方法等。

（8）分子生物学方法

分子生物学方法包括核酸扩增（NAT）法和二代测序（NGS）法。NAT 法，如 PCR 法，可用于特定的病毒检测。NGS 法适用于广谱和特定的病毒检测。基于风险评估结果，广谱的 NGS 法可用于替代体内法，也可用于补充或替代体外法（如缺少病毒易感细胞或样品对检测存在干扰或毒性）。

应使用合适的参考物质对 NGS 法进行方法验证或确认。病毒标准物质应由不同特性的病毒组成，包括不同物理特性（大小，有/无包膜）、不同化学特性（低、中和高抗性）及不同基因组特性（DNA 或 RNA，双链或单链，线性或环状）。NGS 的验证或确认应支持其预期用途，当作为替代方法时，包括方法验证及样本适用性确认。当作为补充方法时，包括方法的确认和样本适用性确认。方法验证参数至少应包括专属性、病毒检测范围及灵敏度，并预先设定可接受标准。

对 NGS 阳性结果应进一步确认检测到的核酸是否与感染性病毒相关。

6. 成瘤性检查

成瘤性检查是确定细胞基质在动物体内是否能够形成肿瘤，是对细胞特性的鉴定。

新建细胞系/株及新型细胞基质应进行成瘤性检查。

某些传代细胞系已证明在一定代次内不具有成瘤性，而超过一定代次则具有成瘤性，如 Vero 细胞，因此必须进行成瘤性检查。

用于疫苗生产的细胞系/株应进行成瘤性检查，但当未经遗传修饰的二倍体细胞被证明无成瘤性后，可不作为常规检查要求。

已证明具有成瘤性的传代细胞，如 BHK-21、CHO、HEK293、C127、NS0 细胞等，或细胞类型属成瘤性细胞，如杂交瘤细胞，用于生产治疗性制品时可不再做成瘤性检查。

昆虫细胞或禽源细胞进行体内成瘤性检查时，需评估方法的适用性，如细胞生长温度是否与哺乳动物物种的体温相适应。

成瘤性检查的方法见本通则附录 2。具有成瘤性的新建细胞或新型细胞基质，需采用定量的方法进一步分析细胞成瘤性的大小，并计算该细胞的半数致瘤量（TPD_{50}），并根据生产工艺及制品的特性，评估成瘤性的风险。

体内法是成瘤性评价的标准，但对于某些细胞，也可采用软琼脂克隆形成试验或器官培养试验等体外法检测细胞的成瘤性，特别是对于低代次、在动物体内无成瘤性的传代细胞系。体外法的结果可作为细胞成瘤性评价的参考。

7. 致瘤性检查

致瘤性检查是保证细胞基质中不存在可使细胞永生化或诱导肿瘤形成的因子。细胞基质致瘤性可能与细胞 DNA（或其他细胞成分）或细胞基质中含有致瘤性因子相关。来源于肿瘤的细胞或因未知机制形成肿瘤表型的细胞，含有致瘤性物质的理论风险性相对较高。

已建株的二倍体细胞，如 MRC-5、2BS、KMB_{17}、WI-38 及 FRhL-2 新建主细胞库不要求进行致瘤性检查。

已建株的或有充分应用经验的连续传代细胞，如 CHO、NS0、Sp2/0、低代次的 Vero 细胞不要求进行致瘤性检查。

新型细胞基质，特别是成瘤性为阳性的细胞，用于疫苗生产时，需进行致瘤性检查。

可采用待测细胞裂解物和（或）细胞 DNA 按照本通则附录 3 的方法进行致瘤性检查。如根据细胞基质的表型或来源疑似有致瘤性病毒，建议用细胞基质裂解物接种动物进行致瘤性检查；若细胞基质具有成瘤性表型，建议用细胞 DNA 接种动物进行致瘤性检查。

对致瘤性检查中出现进行性结节的细胞，应开展进一步的研究，鉴别致瘤性因子或致瘤性活性，并确定细胞的可适用性。

8. 稳定性

细胞稳定性通常包括生产稳定性和贮存稳定性。在生产稳定性上，应评估 MCB/WCB 与 EOPC（或生产限定代次细胞）之间产品的产量和特性的一致性。对于重组细胞，还应评估 MCB/WCB 与 EOPC（或生产限定代次细胞）之间插入基因的序列、插入位点（如适用）、目的蛋白序列及翻译后修饰的一致性。对于二倍体细胞，从 MCB/WCB 至 EOPC（或生产限定代次细胞）还应确保细胞的二倍性。在贮存稳定性上，可通过生产中细胞复苏时的活力数据来评估。若长时间未生产，也可按照一定的时间间隔对贮存细胞的活力进行测定来评估。

（五）生产用细胞培养

生产用原材料的选择和细胞操作环境应符合本通则“一、（二）细胞培养操作要求”及“一、（三）1. 细胞库的建立”中有关规定。

从冻存的 WCB 或 MCB 中取出一支或多支冻存细胞，混合后培养，传至一定代次后供生产用。其代次不得超过该细胞批准用于生产的最高限定代次。生产用细胞的最高限定代次应根据研究结果确定，但不得超过国际认可的最高限定代次。从 WCB 或 MCB 取出的细胞经增殖后获得的细胞不得再回冻保存用于生产。

病毒类制品生产对照细胞是指取与生产同一批次的细胞，按一定比例留取细胞样品，不接种目标病毒，与接种目标病毒的细胞采用相同的生产条件，平行培养至规定的时间。如生产中设置对照细胞，在生产末期，应取对照细胞，按本通则“一、（四）1. 细胞鉴别试验，2. 细菌、真菌检查，4. 支原体/螺原体检查”以及外源病毒因子检查法（通则 3302）检查，应符合规定。

二、新建人二倍体细胞株的要求

新建的人二倍体细胞必须具有以下资料：建立细胞株所用胎儿的胎龄和性别、终止妊娠的原因、所用胎儿父母的年龄、职业及健康良好的证明（医师出具的健康状态良好、无潜在性传染病和遗传性疾病等证明），以及胎儿父系及母系三代应无明显遗传缺陷疾病史的书面资料。

人二倍体细胞株应在传代过程的早期，选择适当世代水平（2～8 世代）增殖出大量细胞，定量分装后，置液氮中或−130℃下冻存，供建立细胞种子之用，待全部检定合格后，即可正式定为细胞种子，供制备 MCB 用。

1. 染色体检查及判定标准

新建人二倍体细胞株及其细胞库必须进行染色体检查。对于已建株的人二倍体细胞株，如 WI-38、MRC-5、2BS、KMB_{17} 等，在建立 MCB 时可不必进行细胞染色体检查，但如对细胞进行了遗传修饰，则须按新建细胞株进行染色体检查。

（1）染色体检查

新细胞建株过程中，每 8～12 世代应做一次染色体检查，在 1 株细胞整个生命期内的连续培养过程中，应至少有 4 次染色体检查结果。每次染色体检查，应从同一世代的不同培养瓶中取细胞，混合后进行再培养，制备染色体标本片。染色体标本片应长期保存或保存电子图像数据，以备复查。应至少随机取 200 个分裂中期细胞，精细计数染色体数目，进行超二倍体、亚二倍体和多倍体检查以及染色单体、染色体断裂（包括缺失、插入、倒位、易位）、双着丝粒、多着丝粒、环状染色体、染色体交换等结构异常检查。随机选取至少 50 个分裂中期细胞，进行 G 分带或 Q 分带核型分析，并精细检查染色体缺失、插入、倒位、易位等结构异常，并记录。精细计数中如发现除亚二倍体以外的染色体异常分裂中期细胞，也应进行核型分析做精细检查。

（2）判定标准

对 200 个及以上中期细胞标本异常率进行检查，合格的上限（可信限 90% Poison 法）见表 3。

表 3　人二倍体细胞染色体分析标准

染色体分析项目	染色体异常细胞数上限		
	1000（检查细胞数）	500（检查细胞数）	200（检查细胞数）
染色单体和染色体断裂	47	26	13
结构异常	17	10	5
超二倍体	8	5	3
亚二倍体①	180	90	36
多倍体②	30	17	9

注：① 亚二倍体如超过上限，可能因制片过程人为丢失染色体，应选同批号标本重新计数。

② 一个分裂中期细胞内超过 53 条染色体，即为一个多倍体。

2. 无菌检查

每 8～12 世代细胞培养物，应进行无菌检查，依法检查（通则 1101），应符合规定。

3. 支原体检查

每 8～12 世代细胞培养物，应进行支原体检查，依法检查（通则 3301），应符合规定。

4. 病毒检查

二倍体细胞株传代过程中，至少对 2 个不同世代水平进行病毒包涵体及特定人源病毒检测［见本通则“一、（四）5.（4）种属特异性外源病毒因子的检测”］，结果应均为阴性。

5. 成瘤性检查

每 8～12 世代应做一次成瘤性检查［见本通则“一、（四）6. 成瘤性检查”］，结果应无成瘤性。

三、原代细胞的要求

原代细胞应来源于健康的动物脏器组织或胚胎，包括猴肾、地鼠肾、沙鼠肾、家兔肾、犬肾等动物脏器或动物的胚胎和其他组织，以及鸡胚和鹌鹑胚等正常组织，以适当的消化液消化、分散组织细胞进行培养，原代细胞不能建立细胞库，只能限于原始培养的细胞或传代少数几代内（一般不超过 5 代）使用，无法事先确定细胞代次。因此，只能严格规范管理和操作措施，以保证以原代细胞为基质所生产的制品质量。

（一）动物组织来源和其他材料

1. 动物组织来源

应符合“凡例”的有关要求。对各种动物都应有明确的健康状况和洁净级别要求。

2. 生产用猴

多采用非洲绿猴、恒河猴等，中国以恒河猴为主。应为笼养或小群混养的正常健康猴。动物用于制备细胞前，应有 6 周以上的检疫期，检疫期中出现病猴或混入新猴，应重新检疫。从外面新引入猴群应做结核菌素试验及猴疱疹Ⅰ型病毒（B 病毒）的检查。

胎猴肾可用于生产，对其母猴应进行检疫。

（二）原代细胞培养物的检查

用于细胞制备的动物剖检应正常，取留的器官组织亦应正常，如有异常，不能用于制备细胞。

1. 细胞培养原材料检查及细胞培养操作

按本通则“一、（二）细胞培养操作要求”项进行。

2. 细胞培养物的检查

（1）细胞形态检查

细胞在接种病毒或用于生产前，其培养物均应进行外观检查和镜检，应无任何可疑、异常和病变，否则不得用于生产。

（2）细菌、真菌检查

依法检查（通则 1101），应符合规定。

（3）支原体检查

依法检查（通则 3301），应符合规定。

（4）特定病毒检查

应对原代细胞进行种属特异性病毒检查，如原代猴肾细胞培养应检查 SV40 病毒、猴免疫缺陷病毒和 B 病毒；应采用 Vero 或原代绿猴肾细胞、兔肾细胞检查。地鼠肾原代细胞应采用 BHK-21 细胞培养检查。观察细胞形态，如有可疑应在同种细胞上盲传一代继续观察。

（5）对照细胞外源病毒因子检查

依法检查（通则 3302），应符合规定。

附录 1　逆转录酶活性检查法

本法系以噬菌体 MS2 RNA 为模板，经反转录后再采用实时荧光定量 PCR 法检测特异性扩增信号，从而测定供试品中的逆转录酶活性。

试剂

（1）供试品稀释液（A 液）　每 1L A 液含三羟甲基氨基甲烷-盐酸（Tris-HCl，pH 7.5）25mmol，氯化钾 50mmol，二硫苏糖醇（DTT）5mmol，乙二胺四乙酸二钠（EDTA-2Na）0.25mmol，TritonX-100 25ml，甘油 500ml。配制时，最后添加 DTT，混合后分装，−20℃保存，备用。

（2）供试品保存液（B 液）　每 1L A 液中含 1mg 亮抑蛋白酶肽、0.7mg 抑胃肽及 1mg 抑蛋白酶肽。

（3）引物及探针序列

上游引物：5′-AACATGCTCGAGGGCCTTA-3′

反转录及下游引物：5′-GCCTTAGCAGTGCCCT-

GTCT-3′

探针：5′-（FAM）-CCCGTGGGATGCTCCTACAT-GTCA-（TAMRA）-3′

（4）模板　噬菌体 MS2RNA

（5）反转录缓冲液　每 1L 反转录缓冲液含 Tris-HCl（pH8.3）50mmol，氯化钾 40mmol，氯化镁 6mmol，DTT 2mmol，脱氧核糖核苷酸 200μmol，下游引物 0.8×10^{-3} mmol。

（6）扩增缓冲液　可采用市售荧光定量 PCR 混合液（Mix），每 30μl 反应体系中，加入上、下游引物各 2×10^{-8} mmol，探针 6×10^{-9} mmol，核糖核酸酶 A 10μg。若 Mix 中不含有 *Taq* DNA 聚合酶，可加入 2U 的 *Taq* DNA 聚合酶。

供试品、阳性对照及灵敏度对照的制备

（1）取供试品 200μl，每分钟 5000 转离心 5 分钟，取上清液 100μl，加入 B 液 100μl 和焦碳酸二乙酯（DEPC）处理的 5%Triton X-100 2μl，混匀后，置冰浴 15 分钟后，置－60℃及以下保存备用。

（2）阳性对照　用 Sp2/0 细胞培养上清液作阳性对照，同（1）处理后，按单次使用量分装，－70℃保存备用。

（3）标准曲线及灵敏度对照制备

取 0.5μl 莫洛尼氏鼠白血病病毒逆转录酶（M-MLVRT）（200U/μl）加至 99.5μl A 液中，上下吹打 10 次并涡旋混匀，即将 M-MLVRT 稀释为 10^{12} pU/μl（1U/μl）。以此样本为初始样本，取 5μl 至 45μl A 液中，上下吹打 10 次并涡旋混匀，如此方法进行 10 倍系列稀释至 10^{3} pU/μl，每次稀释时均采用新吸头吸取样本。

取 10^{4}～10^{9} pU/μl 稀释度的 M-MLVRT 作标准曲线各点。10^{4} pU/μl 稀释度样本作为灵敏度对照。置冰浴备用。

检查法

（1）反转录

将已处理的供试品及阳性对照用 A 液做 10 倍稀释。

反转录反应管中加入反转录缓冲液 19.7μl，800ng/μl MS2RNA 0.3μl，混匀后，标记，70℃放置 10 分钟，置冰浴。

在相应的反转录反应管中分别加入 5μl 已稀释的标准曲线样品、供试品、阳性对照及灵敏度对照，以 A 液作阴性对照。反转录反应体系为 25μl。37℃反应 4 小时。

（2）实时荧光 PCR 扩增

取反转录产物 5μl 加至实时荧光 PCR 扩增缓冲液 25μl 中，反应总体系为 30μl。混匀后，按下列条件进行扩增：37℃7 分钟，预变性 95℃5 分钟，然后 95℃20 秒，57℃60 秒，72℃10 秒，进行 50 个循环，在 57℃时采集信号，最后 72℃延伸 2 分钟。

结果判定

（1）实验方法灵敏度认可标准

灵敏度分析：分别检测 10^{4} pU/μl、10^{3} pU/μl 对照品各 10 个重复。至少 10^{4} pU/μl 的对照品应全部检出（10/10），实验方法的灵敏度为合格。

（2）试验有效性

标准曲线 R 应不低于 0.960，阳性对照应为阳性，Ct 值应≤28；灵敏度对照应为阳性，Ct 值应≤38；视为试验有效。

（3）待测样本结果判定

①如果待测样本无 Ct 值结果，或 Ct 值≥40，且无明显的扩增曲线，则判定待测样本中逆转录酶活性为阴性。

②如果待测样本的 Ct 值＜40，且有明显的扩增曲线，则按照下式计算样本中逆转录酶活性单位：

$$待测样本中逆转录酶活性单位（pU/ml）= A\times D\times 1000$$

式中　A 为测定值，pU/μl；

D 为样本稀释倍数，$D=20$。

注意事项

（1）如供试品为培养细胞，则将细胞传代后，培养 3～4 天长成单层，取上清液检测，取供试品前不得换液。

（2）试验中所有试剂及吸头均需灭菌。与 RNA 操作有关的试剂及材料均需经过 DEPC 处理。

（3）标准品稀释时，用新吸头吸取上一个稀释度样本加至下一个稀释管中，反复吹吸 10 次，并涡旋混合均匀，然后换新吸头进行下一个稀释。

（4）与样本相关的操作建议使用带滤心吸头，并注意实验分区。

（5）定期对各区进行消毒，PCR 产物及其加供试品吸头应及时进行有效处理。

附录 2　成瘤性检查法

成瘤性是指待检细胞接种动物后，接种细胞在动物体内形成（肿）瘤的过程，成瘤性检查的目的是确定细胞基质接种动物后形成（肿）瘤的能力。

待检细胞制备

从 MCB 或 WCB 复苏细胞，扩增至或超过生产用细胞龄限制代次 3～10 代以上，收获细胞并悬于无血清液体中（如 PBS），制备成浓度为每 1ml 含 5×10^{7} 个活细胞的待检细胞悬液，细胞活力应不低于 90%，用于成瘤性检测。

阳性对照细胞

用 Hela 或 Hela S3 细胞或其他已知成瘤性为阳性的细胞，扩增至所需细胞量，用与待检细胞相同的液体悬浮细胞，并制备成浓度为每 1ml 含 5×10^{6} 个活细胞的悬液，细胞活力应不低于 90%，作为阳性对照细胞。

阴性对照细胞

如需要，可用人二倍体细胞作为阴性对照，扩增至所需细胞量，用与待检细胞相同的液体悬浮细胞，制备成浓度为每 1ml 含 5×10^{7} 个活细胞的待检细胞悬液，细胞活力应不低于 90%，作为阴性对照细胞。

动物

下述两种动物可任选其一：

① 裸鼠 4～7 周龄，尽量用雌鼠，每组至少 10 只。如使用新生裸鼠，则为 3～5 日龄。

② 新生小鼠 3～5 日龄，体重 8～10g 小鼠，每组 10 只，在出生后第 0 天、第 2 天、第 7 天和第 14 天，分别用 0.1ml 抗胸腺血清（ATS）或球蛋白处理后用于试验。

动物接种

待检细胞组每只裸鼠皮下或肌内注射待检细胞 0.2ml（即每只裸鼠接种 10^7 个活细胞）；阳性对照组每只注射阳性对照细胞 0.2ml，含 10^6 个活细胞。皮下接种时细胞应接种于裸鼠背部区域，肌肉接种时细胞应接种于裸鼠大腿部位。对于弱成瘤性表型的细胞或新建细胞，最好再使用新生裸鼠进行成瘤性试验，每只接种 0.1ml，含 10^7 个活细胞。

观察

应定期观察及触摸所有动物在注射部位是否有结节形成，至少观察 16 周（至少 4 个月），前 3～6 周，每周观察 2 次，之后每周观察一次，并记录结果。

结果分析及判定

① 如注射部位有结节形成，应对结节进行双向测量，并记录每周的测量结果以判定结节是否为进行性、稳定还是消退。

② 阳性对照组应至少有 9 只动物有进行性肿瘤生长时，试验才视为有效。

③ 对出现的结节开始消退的动物，应在观察期末处死。不能形成进行性结节的细胞，不视为具有成瘤性。

细胞在动物体内没有形成进行性结节，但结节在观察期内始终存留，且具有瘤的组织病理学形态时，则需考虑是否需要开展进一步的检测，如延长观察时间或采用新生裸鼠或其他动物模型分析细胞是否具有成瘤性。

④ 在观察期末，处死所有动物，包括对照组动物，肉眼及显微观察注射部位及其他部位（如心、肺、肝、脾、肾、脑及局部淋巴结）是否有接种细胞增生。将这些组织用 3.7%～4.0%甲醛溶液固定、切片，并用苏木精和伊红染色后进行组织病理学检查，判定接种细胞是否形成肿瘤或有转移瘤。如果有转移瘤形成，则需进一步分析转移瘤的性质及与原发瘤的相关性，并深入分析转移瘤形成的原因。

⑤ 如待检细胞接种组 10 只动物中至少有 2 只在注射部位或转移部位形成瘤，并且组织病理学及基因型分析显示形成瘤的细胞性质与接种的细胞一致时，则可判定为待检细胞具有成瘤性。

⑥ 如待检细胞接种组 10 只动物中仅有 1 只形成瘤且满足⑤的条件，则待测细胞可能具有成瘤性，需要做进一步的分析。

附录 3　致瘤性检查法

致瘤性是指将待检细胞的细胞成分接种动物后，诱导动物本身细胞形成肿瘤的特性，可参照下列方法进行检查。

接种动物及数量

采用新生（出生 3 日龄内）裸鼠、新生仓鼠及新生大鼠进行致瘤性检查，动物接种数量应多于成瘤性检查用量。

待检细胞

来源于 MCB 或 WCB 的细胞扩增至或超过生产用体外细胞龄至少 3～10 个细胞倍增水平，用于致瘤性检查。

对照

细胞裂解物阳性对照尚不明确，DNA 阳性对照可采用含有致瘤性基因的在动物体内可引起致瘤的 DNA 质粒。设置阴性对照可监测接种动物的自发肿瘤发生频率。设置阴性对照可根据具体情况而定，可采用 PBS 作为阴性对照。

供试品制备及接种

（1）细胞裂解物

采用对病毒破坏最小且能最大释放病毒的方法制备细胞裂解物，如可采用 3 次冻融及低速离心法，将样本悬浮于 PBS 中，取含 10^7 个细胞的裂解物 50～100μl 于肩胛骨处皮下接种新生裸鼠、新生仓鼠及新生大鼠。接种前应确认样本中无活细胞存在，以免影响结果的有效性。

（2）细胞 DNA

提取细胞基质全细胞 DNA 悬浮于 PBS 中，可适度进行超声波等剪切处理，取 50～100μl 含不低于 100μg 的 DNA 样本分别于肩胛骨处皮下接种新生裸鼠、新生仓鼠及新生大鼠。阳性对照组应将阳性对照质粒与待测细胞 DNA 混合后接种，以确认待测样本无抑制效应。

结果观察、分析

（1）每周观察并触摸接种部位是否有结节形成，应至少观察 4 个月。

（2）观察期内如有 1 个或多个结节出现，则应每周双向测量结节大小并记录结果，以确定结节是进行性生长、保持稳定还是随时间而消退。有进行性结节生长的动物，当结节达到直径约 2cm 或其他相关规定的大小时应处死。

（3）观察期末，所有动物均应处死，肉眼及显微观察接种部位或其他部位是否有瘤形成。任何疑似瘤均应采用适宜浓度甲醛溶液固定后进行组织学检查。如可行，建立细胞系并冻存后，以备进行后续的分子技术分析。

（4）显微检查肝、心、肺、脾及局部淋巴结是否存在转移性损伤。如有肿瘤形成，则要分析与接种部位原发瘤的相关性；如组织学检查显示与原发瘤不同，则要考虑可能有自发瘤形成，这种情况需跟踪结果。

结果判定

（1）观察期末，如接种部位或其他远端部位未观察到进行性生长肿瘤，可判定细胞为无致瘤性。

（2）在致瘤性检查中形成的所有肿瘤均应检查其基因组 DNA，分析是否有细胞基质物种来源的 DNA 及接种动物来源的 DNA，致瘤性试验中形成的肿瘤应为接种动物宿主 DNA。保存所有的肿瘤样本，以备必要时开展深入研究。

（3）对致瘤性检查中出现进行性结节的细胞基质，应考虑开展进一步的研究，鉴别致瘤性因子或致瘤性活性，并确定细胞的可适用性。

0235 生物制品检定用动物细胞质量控制

本通则适用于人用生物制品检定用动物细胞。检定用细胞是指用于生物制品检定的细胞，包括原代细胞、连续传代细胞或二倍体细胞，以及经特定基因修饰过的细胞。检定用细胞的质量对检定结果的判定具有重要的影响，为保证检定结果的有效性、可靠性及真实性，检定用细胞应符合下列要求。

一、细胞资料

1. 检定用细胞应具有明确来源的证明资料。特定基因修饰的细胞，应详细记录构建及建系过程。

2. 如使用传代细胞系/株，应建立细胞库体系，即主细胞库和工作细胞库，如细胞使用量较少，可建立单一主细胞库。应根据制品特性，在保证检测结果可靠性的基础上，通过验证确定该细胞允许使用的细胞限定代次，在此基础上规定检定用细胞的使用代次范围。检定时从工作细胞库复苏细胞后，不能再回冻保存。

3. 应详细记录检定用细胞建库的过程，包括细胞培养所用原材料的来源、批号，细胞生长液的配制方法、使用浓度等，以及细胞的传代及冻存过程，并建立细胞冻存及使用台账。

二、细胞检定

应至少进行第 1～3 项检定，根据检定用细胞用途的不同，还应进行以下其他相关项目的检定。

1. 细胞鉴别试验

按生物制品生产用动物细胞基质制备及质量控制（通则 0234）中“一、（四）1. 细胞鉴别试验”进行，或其他适宜的方法，以确认细胞正确，并且无其他细胞的交叉污染。对于基因修饰的细胞，应采用适宜的方法对基因修饰特征进行鉴别。

2. 细菌、真菌检查

依法检查（通则 1101），应符合要求。

3. 支原体检测

依法检查（通则 3301），应符合要求。

4. 外源病毒因子检查

采用通则 0234 中“一、（四）5.（1）体外培养法检测病毒因子”项检查，应无外源病毒污染。

5. 其他检查

（1）成瘤性检查

用于成瘤性检查的阳性对照细胞，应采用通则 0234 中“一、（四）6. 成瘤性检查”项进行检查，应具有成瘤性。

（2）病毒敏感性检查

用于检测活疫苗制品病毒滴度的细胞，应进行此项检查，证明所用细胞具有足够的相应病毒敏感性。

（3）细胞功能检查

用于生物学活性、效力或效价测定的细胞，应进行此项检查，证明所用细胞能够有效评价待检样品质量。

（4）稳定性检查

经特定基因修饰的细胞，应进行稳定性检查，证明基因修饰特性在使用代次内稳定。

0236 血液制品生产用人血浆

血液制品生产用人血浆系以单采血浆术采集的供生产血浆蛋白制品用的健康人血浆。

一、献血浆者的选择

为确保血液制品生产用人血浆的质量，献血浆者的确定应通过询问健康状况、体格检查和血液检验，由有经验的或经过专门培训的医师作出能否献血浆的决定，并对之负责。体检和血液检验结果符合要求者方可献血浆。

（一）献血浆者体格检查和血液检验

应符合国家卫生行政管理部门的相关要求。

（二）不能献血浆和暂不能献血浆情况

应符合国家卫生行政管理部门的相关要求。

（三）献血浆者接受免疫接种后采集血浆的规定

除特异性免疫血浆制备时的免疫接种外，其他免疫接种情况应符合国家卫生行政管理部门的相关要求。

二、血浆的采集

血浆采集应采用单采血浆术程序，并采用单采血浆机从献血浆者的血液中分离并收集血浆成分。对单采血浆站的要求以及血浆采集器材和血浆采集频度、限量均应符合国家卫生行政管理部门的相关要求。

三、血浆检验

（一）单人份血浆

1. 外观

血浆应为淡黄色、黄色或淡绿色，无溶血、无乳糜、无可见异物。冻结后应成型、平整、坚硬。

2. 蛋白质含量

采用双缩脲法（通则 0731 第三法）或折射仪法测定，

应不低于50g/L。

3. 丙氨酸氨基转移酶（ALT）

采用速率法应不高于50单位。

4. 乙型肝炎病毒

用经批准的酶联免疫试剂盒检测HBsAg，应为阴性。

5. 梅毒螺旋体

用经批准的酶联免疫试剂盒检测，应为阴性。

6. 人类免疫缺陷病毒

用经批准的酶联免疫试剂盒检测HIV-1和HIV-2抗体，应为阴性。

7. 丙型肝炎病毒

用经批准的酶联免疫试剂盒检测HCV抗体，应为阴性。

（二）小样混合血浆

用经批准的病毒核酸检测试剂，按试剂盒规定数量进行小样混合后检测乙型肝炎病毒、丙型肝炎病毒、人类免疫缺陷病毒核酸（通则3306），应为阴性。

（三）合并血浆

按照生产规模将单人份血浆混合后进行血液制品各组分提取前，应于每个合并容器中取样，并进行以下项目的检测，检测方法及试剂应具有适宜的灵敏度和特异性。

1. 乙型肝炎病毒

用经批准的酶联免疫试剂盒检测，HBsAg应为阴性，用于生产乙型肝炎人免疫球蛋白制品的合并血浆免做此项检测；用经批准的病毒核酸检测试剂检测病毒核酸（通则3306），应为阴性。

2. 人类免疫缺陷病毒

用经批准的酶联免疫试剂盒检测，HIV-1和HIV-2抗体应为阴性；用经批准的病毒核酸检测试剂检测病毒核酸（通则3306），应为阴性。

3. 丙型肝炎病毒

用经批准的酶联免疫试剂盒检测，HCV抗体应为阴性；用经批准的病毒核酸检测试剂检测病毒核酸（通则3306），应为阴性。

4. 乙型肝炎病毒表面抗体

用经批准的试剂盒检测，应不低于0.05IU/ml。

5. 如用于生产特异性人免疫球蛋白制品，需进行相应抗体检测，标准应符合各论要求。

四、血浆包装及标签

1. 血浆袋的质量应符合现行国家标准的相关要求。血浆袋应完好无破损，标本管内血浆与血浆袋内血浆应完全一致。

2. 血浆袋标签应包括献血浆者姓名、卡号、血型、血浆编号、采血浆日期、血浆重量及单采血浆站名称。

五、血浆贮存

1. 除另有规定外，血浆采集后，应在6小时内快速冻结，置－20℃或－20℃以下保存。用于分离人凝血因子Ⅷ的血浆，保存期自血浆采集之日起应不超过1年；用于分离其他血液制品的血浆，保存期自血浆采集之日起应不超过3年。

2. 如果在低温贮存中发生温度升高，但未超过－5℃，时间未超过72小时，且血浆仍处于冰冻状态，仍可用于分离白蛋白和免疫球蛋白。

六、血浆运输

1. 冰冻血浆应于－15℃以下运输。

2. 如果在运输过程中发生温度升高的意外事故，按本通则“五、血浆贮存”规定处理。

七、特异性免疫血浆制备及其献血浆者免疫要求

（一）血浆

1. 采用经批准的疫苗或免疫原进行主动免疫，其抗体水平已达到要求的献血浆者血浆。

2. 经自然感染愈后获得免疫，其抗体水平已达到要求的献血浆者血浆。

3. 除另有规定外，单个献血浆者血浆及多个献血浆者的合并血浆，其抗体效价应分别制定明确的合格标准。

4. 以上献血浆者血浆的采集及质量要求应符合本通则“一、献血浆者的选择”至“六、血浆运输”规定。

（二）献血浆者

1. 献血浆者的健康标准应符合本通则“一、献血浆者的选择”规定。

2. 对接受免疫的献血浆者，事先应详细告知有关注意事项，如可能发生的局部或全身性免疫注射反应等，并取得献血浆者的同意和合作，或签订合同。

（三）献血浆者免疫

1. 免疫用疫苗或其他免疫原须经批准，免疫程序应尽可能采用最少剂量免疫原及注射针次。

2. 如需要对同一献血浆者同步进行1种以上免疫原的接种，应事先证明免疫接种的安全性。

3. 对献血浆者的免疫程序可以不同于疫苗的常规免疫程序，但采用的特定免疫程序需证明其安全性，并经批准。

4. 在任何一次免疫接种之后，应在现场观察献血浆者至少30分钟，确定是否有异常反应，以防意外。

5. 用人红细胞免疫献血浆者，必须有特殊规定和要求，并经批准。

0237　国家生物标准物质研制

一、国家生物标准物质的定义

国家生物标准物质，系指生物制品国家标准中用于生物制品效价、活性或含量测定或其特性鉴别、检查的标准物质。

二、国家生物标准物质的种类

国家生物标准物质分为两类。

1. 国家生物标准品，系指用国际生物标准品标定的，或由中国自行研制的（尚无国际生物标准品者）、用于某一制品效价、活性或含量测定或其特性鉴别、检查的标准物质，其含量以质量单位（g，mg 或 μg）表示，生物学活性或效价以国际单位（IU）、特定活性单位（AU）或单位（U）表示。

2. 国家生物参考品，系指用于微生物（或其产物）的定性鉴定或疾病诊断的生物试剂、生物材料或特异性抗血清；或指用于定量检测某些制品的生物效价的标准物质，如用于麻疹活疫苗滴度或类毒素絮状单位测定的参考品，其效价以特定活性单位（AU）或单位（U）表示，不以国际单位（IU）表示。

三、国家生物标准物质的研制

国家生物标准物质由国家药品检定机构负责研制。国家生物标准物质制备用实验室、洁净室应符合中国现行《药品生产质量管理规范》或相关实验室操作规范要求。国家生物标准物质研制过程中应重点关注以下几个方面：

1. 原材料选择

用于制备国家生物标准物质的原材料应尽可能与供试品同质，不应含有干扰使用的物质，应有足够的稳定性、均匀性和高度的特异性，并有足够的数量，同时还需关注其生物安全性。

2. 分装容器选择

分装容器所使用的材料应保证标准物质的质量和稳定性，如与标准物质有良好的相容性，对标准物质无吸附或吸附很低等，建议选择与标准物质特性相宜的包装材料。冻干标准物质宜采用安瓿分装后熔封，以有利于其稳定性。

3. 标准物质的配制、分装、冻干和熔封

根据各种标准物质的要求对原材料进行配制和稀释。如需加保护剂或赋形剂等，此类物质应对标准物质的活性、稳定性和试验操作过程无影响，并且其本身在干燥时不挥发。

经一般质量检定合格后方可分装，应选择适宜的分装设备与分装条件；对需冻干保存的标准物质必须精确分装，精确度应在±1% 以内，并应在分装后立即进行冻干和熔封。冻干品的水分含量应不高于 3.0%。

标准物质的分装、冻干和熔封过程，应保证对各容器间标准物质效价的一致性和稳定性不产生影响。

4. 检测项目

应根据标准物质的特性和使用目的设置检测项目，一般包括外观、分装精度、水分、无菌、生物活性/效价、含量等，并根据需要增加其他必要的检测项目。经检测合格方可作为候选标准品进行协作标定。

5. 标定

（1）协作标定　一般需至少三家经认可的实验室协作标定。参加单位应采用统一的实验方案，至少需取得五次独立的有效结果，标定结果须经统计学处理。实验方案由国家药品检定机构根据标准物质的理化与生物学特性及用途设计。方案应重点关注量值传递的连续性，应采用 WHO 标准品或上批标准品（如无 WHO 标准品时）标定候选标准物质，同时应设置判断检测有效的指标并注明统计学处理方法，还宜设置互换性样品以研究候选标准品的互换性。

（2）定值　国家药品检定机构收集各协作单位的标定结果，采用适宜的统计模型进行分析并定值。标定值应包括不确定度（Measurement Uncertainty，MU），可以 95% 可信限表示，MU 应具有方法特异性。新建非溯源 WHO 标准品的标准物质不计算 MU。

6. 稳定性研究和监测

应开展基于生命周期的系统稳定性研究，包括实时稳定性、加速稳定性和复溶或冻融稳定性研究，同时还应根据标准物质的特性进行监测，以保证国家生物标准物质特性量值的准确性。

开展实时稳定性研究时，可设置基线样品，如采用液氮气相（−150℃）保存，按照先密后疏的原则设计方案。

加速稳定性研究一般分别于 4℃、25℃、37℃、45℃ 或 56℃ 等温度放置不同时间，进行生物学活性或含量测定。

稳定性监测的分析方法选择取决于标准物质的性质和预期用途，应从用户收集标准物质检测产生的数据。

四、国家生物标准物质的标签与说明书

国家生物标准物质的标签一般包括标准物质名称、编号、批号、装量、用途、储存条件和研制单位等信息。

除提供标签所标明的信息外，国家生物标准物质的说明书还应提供有关标准物质的组成、来源、性状、特性值、使用方法、贮藏条件、稳定性等信息，必要时应提供对照图谱或相关参考文献等。

五、国家生物标准物质的贮存与供应

国家生物标准物质的贮存条件根据其理化及生物学特性确定。国家生物标准物质应贮存于适宜的温度、湿度等条件下，其保存条件需定期检查并记录。

国家生物标准物质的研制单位应建立有效措施以保障国家生物标准物质的供应。国家生物标准物质系提供给各生产单位标定其工作标准品或直接用于检验，使用单位可直接向国家药品检定机构提出采购申请。

六、国家生物标准物质的使用和保管

国家生物标准物质供执行国家药品标准使用。国家生物标准物质所赋量值只在规定的用途内使用有效。如果作为其他目的的使用，其适用性由使用者自行确认。

国家生物标准物质须由专人保管和发放。

七、名词解释

1. 标准物质的互换性　系指该标准物质适合作为不同基质样品检测用标准物质的程度。

2. 基线样品　系指贮存温度低于标准物质的贮存温度、能更好保持样品的生物学或免疫学活性、稳定性研究中用于比对研究的样品。

0238　生物制品病毒安全性控制

生物制品的生产通常以微生物或人/动物源的细胞、组织和体液等为起始原材料，其制备过程或制剂中可能添加人或动物来源的原材料或辅料，这些起始原材料、原材料或辅料潜在的病毒污染是影响产品安全性的关键因素。

本通则是对生物制品病毒安全性控制的基本要求，旨在控制生物制品的病毒安全性风险，保证产品质量。本通则适用于本版药典生物制品定义范围的相关产品。涉及与传染性海绵状脑病（TSE）等相关的传染因子，还应符合国家其他相关法规要求。

一、病毒安全性控制的一般原则

（一）风险评估

生物制品理论上都存在病毒污染的潜在风险，但不同类型的生物制品在来源、潜在污染病毒的特性、生产工艺及临床应用的给药方式和适用人群等方面的不同，导致其病毒安全性风险大小存在差异。因此，生物制品的病毒安全性控制要求，应建立在风险评估的基础上结合产品特点综合考虑。

（二）全过程控制

生物制品病毒安全性控制应体现在生物制品质量控制的全过程。其基本要素包括对生产过程使用的相关物料（起始原材料、原材料和辅料）的来源控制、病毒污染筛查或处理，生产工艺对病毒的清除作用，以及对产品（包括中间产物和成品）病毒污染的检测。

（三）全生命周期管理

生产工艺变更对病毒清除的影响应加以评估，根据影响程度，对病毒清除步骤进行必要的确认或再验证。必要时还应通过上市后监测追溯产品病毒安全性，保证生物制品全生命周期的病毒安全性控制。

（四）不同类别生物制品病毒安全性控制要点

1. 人血液制品

人血液制品起始原材料为健康人血浆，存在经血传播病毒的安全性风险，人血液制品的病毒安全性控制应包含生物制品病毒安全性控制的所有要素，重点应考虑人血浆来源的病毒风险控制和生产工艺过程的病毒清除能力，必要时应实施对上市产品病毒安全性的追溯。

2. 动物体液/组织来源制品

动物体液/组织来源制品的病毒污染最大风险来源于起始原材料。重点应考虑起始原材料的动物病毒特别是人畜共患病毒的风险控制，以及生产工艺过程的病毒清除能力，必要时应对产品进行病毒污染的检测。

3. 疫苗

疫苗制品的病毒安全性控制以对起始原材料、原材料和辅料的病毒污染来源控制为主，主要包括病毒污染的检测和筛查。采用非重组技术生产的灭活疫苗，其生产工艺中针对目标病毒的灭活处理和验证应按具体品种的相关要求执行；采用重组技术生产的疫苗还应符合重组治疗性生物制品的相关要求。

4. 重组治疗性生物制品

重组治疗性生物制品的病毒安全性控制应在风险评估的基础上，重点考虑对工程细胞基质、工程菌、原材料和辅料的病毒污染来源进行控制。采用动物细胞表达的重组治疗性生物制品还应重点考虑生产工艺过程的病毒清除能力。

5. 基因治疗产品

基因治疗产品的病毒安全性控制应在风险评估的基础上，重点考虑对细胞基质、菌毒种、原材料和辅料的病毒污染来源进行控制。采用病毒为载体的基因治疗产品，还应建立与病毒载体特性及生产工艺特点相适应的病毒风险评估和控制要求，如对非复制型病毒载体生产工艺应关注产生复制型病毒的风险和控制，复制型病毒载体生产应关注产生野生型病毒的风险和控制，生产过程中使用辅助病毒的，应评估和验证生产工艺对辅助病毒的清除能力。如可行，应评估病毒载体纯化工艺对相应病毒的清除能力。

二、病毒安全性控制的具体要求

（一）来源控制

1. 起始原材料

生物制品的起始原材料主要包括生产用细胞基质、菌毒种、血液制品生产用原料血浆和动物体液/组织，应分别符合生物制品生产用动物细胞基质制备及质量控制（通则 0234），生物制品检定用动物细胞质量控制（通则 0235），生物制品生产检定用菌毒种管理及质量控制（通则 0233），血液制品生产用人血浆（通则 0236），人用马免疫血清制品总论及生物制品生产及检定用实验动物质量控制（通则 3601）的相关要求。

人血液制品生产用原料血浆病毒安全性控制，应重点考虑供血浆者的筛查、单份血浆和合并血浆的病毒检测。

源自动物组织或体液的生物制品，如动物来源的免疫血清、体液或器官等，应控制动物的来源并实施检疫/检疫期管理，不得使用来自疫区的动物，保持动物的清洁卫生，发现存在健康隐患的动物，应及时处理或予以淘汰。

2. 原材料及辅料

应符合生物制品生产用原材料及辅料质量控制（通则 0232）的相关要求。应尽可能选择无病毒安全性风险或低风险的原材料和辅料用于生物制品生产，如选择采用重组技术生产的生物材料替代动物源性生物材料，或采用化学材料替代生物材料。

（二）生产过程控制

1. 产品生产工艺

生物制品生产过程包含的理化工艺步骤可能具有一定的病毒清除作用，通过工艺开发和验证可证明生产工艺对于潜在病毒污染的整体清除作用。由于产品制备工艺通常会在工艺参数允许的范围内变化，可能导致其病毒清除作用难以控制在恒定水平，因此，应明确影响病毒清除效果的关键工艺参数及控制范围，并在此基础上建立充分的产品制备工艺过程的控制策略。当产品制备工艺不足以达到有效清除病毒、控制产品病毒安全性的目的时，应增加特定的病毒清除工艺步骤。

2. 特定病毒清除工艺步骤

特定病毒清除工艺步骤是在生物制品生产过程中为去除/灭活潜在污染病毒而加入的，这些步骤可能不是产品制备或纯化所必需的。

根据潜在污染病毒的特性，结合产品特性和生产工艺、病毒清除工艺的作用机制和清除能力的综合评估，选择适宜的病毒清除工艺（包括作用机制的选择，以及单一或组合工艺步骤的选择等）。病毒去除/灭活工艺效果应经过验证并符合相关要求。

对于特定的病毒清除工艺步骤，应明确影响病毒清除效果的关键工艺参数以及相应参数设定范围对病毒清除效果的影响。某些特定的病毒清除工艺步骤可能会对生物制品活性成分产生影响，如活性成分的降解/聚合或结构改变等，因此应根据病毒清除工艺对产品质量的影响情况进行综合评估，选择适宜的病毒清除方法，明确病毒清除工艺步骤涉及的中间产物的关键参数，如蛋白质浓度、pH 值等，并评估病毒清除步骤对产品关键质量属性的影响。

（三）产品病毒污染的检测

1. 病毒污染检测设置的原则

病毒污染检测结果的准确性和可靠性与污染来源、污染病毒的特性、生产工艺步骤等密切相关，某些情况下因未加工粗品（未经任何纯化工艺步骤处理的初加工合并物，如扩增或发酵产物，或经过一次或多次回收/分离提取后集中起来的生物材料，如混合血浆、混合的抗血清等）可能具有细胞毒性作用，或污染病毒随着生产过程中的某阶段中间产物的部分加工处理而失去活性，从而影响病毒检测结果，因此，应综合上述因素确定对生产过程中最适阶段的中间产物或成品进行取样和检测，以及应检测病毒的种类、频率和方法。

通常，检出外源病毒污染的中间产物不能用于进一步加工制备，成品不能放行，同时应查找并确认污染来源，采取适当的防控措施。

2. 病毒污染检测方法的选择

应结合品种特点和具体生产情况的综合分析，设计并选择适宜的方法对潜在污染病毒进行检测，如细胞培养法、核酸扩增技术等。为提高病毒检出率，应尽可能采用先进的技术和方法用于病毒污染的检测。病毒检测阴性不能完全证明无病毒污染存在，应排除因取样量不足、病毒含量低于检测方法的灵敏度，或检测方法不适用等导致病毒检测结果阴性的情况。

（四）病毒清除工艺验证

病毒清除工艺验证（采用指示病毒以评价生产工艺过程病毒去除/灭活能力的验证）的目的是证明实际生产过程对病毒去除/灭活的有效性，并对病毒的整体降低水平作出定量评估。

病毒清除工艺验证通常是在非生产现场的特定实验室进行，在缩小规模的情况下，通过将一定量的指示病毒（在病毒去除/灭活工艺验证研究中使用的用于显示工艺处理效果的感染性活病毒）加入起始原材料或生产过程某阶段的中间产物中，模拟实际生产工艺参数及控制条件下的处理过程，然后取样测定经处理后产品中的残留指示病毒，以证明经过该特定工艺处理后指示病毒的去除或灭活已达到相关规定的要求。

1. 一般要求

（1）指示病毒的选择

应尽可能选择对人类没有致病力、与潜在污染病毒相似且易于体外培养、适合具体产品特性及工艺特点、对验证工艺具有耐受性的病毒作为指示病毒，指示病毒可分为“相关”病毒（用于生产过程中评价病毒去除情况的病毒，可以是已鉴定过的病毒或是与已知病毒种类相同的病毒，或是生产过程中使用的任何易污染细胞培养物或污染其他生产用材料、试剂的病毒）、特异“模型”病毒［与已知病毒或可疑病毒密切相关（同种或同属）的病毒，并与所观察到的或可疑病毒具有类似理化特性的病毒］和非特异“模型”病毒（用来为生产工艺去除病毒能力定性的病毒，其目的是对生产过程去除/灭活病毒的总体能力进行定性，即确定纯化工艺的能力）三类，应优先选择与潜在污染病毒密切相关的病毒，如相关病毒不能获取或不适于体外培养（如不能离体培养到足够高的滴度），可采用特异“模型”病毒代替；评价病毒清除的总能力时，应选择具有不同特性的非特异性“模型”病毒，包括 DNA/RNA、有/无包膜、颗粒大小，尤其对物理/化学处理明显耐受的病毒等。此外，还应考虑指示病毒的实验毒株与自然毒株及其他毒株之间可能存在的差异，在其他特性相同的前提下应优先选择抵抗力强的毒株（病毒清除工艺验证常用指示病毒示例及相关属性见表 1）。

（2）常用特定病毒清除工艺

病毒清除工艺的清除能力可能具有病毒种属特异性。因此需要在风险评估的基础上，结合可能污染病毒及产品的特性进行综合考量，选择合适的特定病毒清除工艺。常用的特定病毒清除工艺包括巴氏消毒法、干热法、有机溶剂/去污剂（S/D）处理法、膜过滤法、低 pH 孵育法、色谱法等。

（3）验证方案的设计

① 病毒清除验证研究是在缩小规模的体系中进行，其每个因素应尽可能反映实际生产过程中的情况，并阐明其合理性。例如色谱工艺步骤的柱床高度、线性流速、流速/柱床体积比、缓冲液、填料类型、pH 值、温度、蛋白质浓度、盐浓度及目标产品都应代表规模生产水平，洗脱曲线应具有类似性。此外，由于色谱柱对病毒的清除能力可能会随着色谱柱重复使用而发生变化，因此，应评估多次使用后病毒清除的稳定性。对于其他工艺步骤，应使用类似的理念。验证工艺和实际生产情况的差异是难以避免的，应分析这种差异对验证结果的影响。

② 如生产工艺中包含两步或两步以上病毒清除工艺步骤，应分别进行病毒清除效果验证，以确定单个生产工艺步骤的清除作用和多个生产工艺步骤的综合清除作用。

③ 应明确病毒清除的机制，并依据病毒特性选择适宜机制的病毒清除工艺。用于病毒清除验证的指示病毒的初始滴度应尽可能高，使指示病毒以较小的体积加入待测产品中，以避免加入病毒引起稀释效应或者改变产品的性质。在灭活工艺中，通过病毒灭活动力学（包括病毒灭活速率和灭活曲线）研究结果的评估，可获得确切的病毒灭活效应。

④ 验证样品的各成分含量和理化特性应与规模生产的产品尽可能一致，在此基础上评估影响病毒清除效果的工艺参数变化范围，以及清除工艺的稳定性。确定对清除效果影响最大的条件/最差条件进行验证。

（4）验证影响因素的考虑

① 验证用指示病毒的制备　制备验证所用病毒应避免病毒聚集，高滴度病毒易出现聚集，可能影响工艺对病毒的去除和（或）灭活效果，从而使验证结果与实际生产情况不符，导致对实际病毒清除工艺效果的误判。

② 取样过程　验证过程中每步取出的样品应尽快并尽可能直接进行病毒测定。如果样品必须做进一步处理（如超离心、透析或保存、除去抑制剂或毒性物质等），或不同时间取出的样品要放置一定时间等待同一时间点进行测定，这种情况下应进行平行对照分析，以确定样品在进行病毒滴度检测前经历的上述处理过程不会使病毒失去感染性，从而影响病毒滴度的检测结果。

③ 干扰因素　应评估缓冲液和产品自身对指示病毒的毒性作用或对病毒滴度检测方法的干扰作用，必要时采取适当措施，减少对病毒清除工艺效果的评估产生影响。

2. 用于病毒清除研究的检测方法

应尽可能选择灵敏度高的病毒检测方法，以确保对灭活效果的准确判定。用于病毒清除研究的检测方法应经评估，评估包括灵敏度、特异性、重复性、缓冲液/基质对病毒感染力的干扰、可能影响选用指示病毒对细胞感染能力的产品及缓冲液的细胞毒性分析等。

常用病毒检测方法可采用病毒含量或滴度检查（包括蚀斑形成试验和细胞病变法）或定量病毒核酸检测相关技术。

3. 病毒清除效果的评估

通常采用指示病毒的清除下降因子评估病毒清除效果。此外，由于病毒灭活过程通常不是简单的一级反应，一般是起始反应速率快，其后变慢，在不同的时间点取样检测病毒感染性并建立病毒灭活动力曲线可更好地显示病毒灭活的效果。

病毒清除验证是通过跟踪检测指示病毒感染性/病毒量的变化进行评估的，应选择能够准确反映指示病毒信息的关键点进行病毒清除验证的设计、实施及分析，从而达到可靠地评估清除步骤去除/灭活病毒能力的目的。

（1）病毒清除下降因子的评估

病毒清除下降因子（指经过生产工艺步骤处理后，指示病毒感染量被去除/灭活的程度）用生产过程病毒清除步骤前后的病毒量（滴度）减少比例的常用对数来表示。整个生产工艺的总病毒清除下降因子一般为单一清除步骤的病毒清除下降因子之和。制品的整体工艺病毒清除下降因子通常应远大于最终产品的单次使用量的起始原材料中存在的假定病毒量。

（2）病毒清除下降因子的计算

病毒清除下降因子可以通过以下公式计算。

$$R=\log_{10}\frac{V_1\times T_1}{V_2\times T_2}$$

式中　R 为病毒清除下降因子；

V_1 为起始样品体积；

T_1 为起始样品的病毒滴度；

V_2 为最终样品体积；

T_2 为最终样品的病毒滴度。

在计算病毒清除下降因子时，以指示病毒与样品按一定比例混匀后零点取样测得的基础滴度为起始样品的病毒滴度；如上述情况不适用，则按加标病毒溶液的病毒滴度为起始病毒滴度进行计算。

（3）评估结果的说明

病毒清除下降因子≥4 $\log_{10}$，表示该步骤去除/灭活病毒有效；如因检测方法导致病毒清除下降因子＜4 $\log_{10}$ 时，应盲传三代，如无病毒检出，可认定是有效的病毒清除方法。一般情况下，病毒清除下降因子≤1 $\log_{10}$ 的，不应作为病毒清除步骤。

需要强调的是，病毒清除下降因子对数减少值不能作为病毒清除步骤有效性的唯一或绝对指标。对病毒清除工艺有效性的评估，应综合考虑相关因素，如指示病毒的适合性、病毒清除研究的设计、有效步骤或整体工艺病毒清除下降因子、灭活速率、清除工艺的影响因素、病毒检测方法的灵敏度等。

4. 统计分析

病毒清除研究中，应采用适宜的统计处理方法进行分析，特别是有关病毒含量的正确估算，以支持得出的结论。

（五）生产工艺变更对病毒清除的影响

生产工艺变更可能影响前期已确认的病毒安全性评价结果，应评估这种变化对病毒清除的直接和间接影响，根据影响程度，对病毒清除步骤进行必要的确认或再验证。

三、上市产品的病毒安全性追踪

产品上市后的追踪观察，是确认生物制品病毒安全性的直接证明。应定期对产品潜在病毒的污染进行回顾性追溯，采用适宜方法监测针对产品的可能污染的病毒，实现上市后产品病毒安全的可追溯。随着新的检测技术的应用以及上市产品使用范围进一步扩大，如发现新的病毒，应及时进行分析和评估，并制定新的产品病毒安全性控制策略。

表 1　病毒清除工艺验证常用指示病毒示例及相关属性

病毒	科	属	天然宿主	基因组	包膜	大小（nm）	形状	耐受性
水疱性口炎病毒	弹状病毒	水疱病毒	马、牛	RNA	有	70×150	子弹状	低
副流感病毒	副黏病毒	副黏病毒	多种	RNA	有	100～200^{+}	多球形	低
人类免疫缺陷病毒	逆转录病毒	慢病毒	人	RNA	有	80～100	球形	低
小鼠白血病病毒（MuLV）	逆转录病毒	C 型 RNA 肿瘤病毒	小鼠	RNA	有	80～110	球形	低
辛德毕斯病毒	披盖病毒	甲病毒	人	RNA	有	60～70	球形	低
牛病毒性腹泻病毒（BVDV）	黄病毒	瘟病毒	牛	RNA	有	50～70	多球形	低
伪狂犬病病毒	疱疹病毒	水痘病毒	猪	DNA	有	120～200	球形	中
脊髓灰质炎病毒Ⅰ型 Sabin 株	小 RNA 病毒	肠道病毒	人	RNA	无	25～30	二十面体	中
脑心肌炎病毒（EMCV）	小 RNA 病毒	心肌病毒	小鼠	RNA	无	25～30	二十面体	中
呼肠孤病毒 3 型	呼肠孤病毒	正呼肠孤病毒	多种	RNA	无	60～80	球形	中
甲型肝炎病毒	小 RNA 病毒	肝炎病毒	人	RNA	无	25～30	二十面体	高
猿猴空泡病毒 40（SV40）	乳多空病毒	多瘤病毒	猴	DNA	无	40～50	二十面体	很高
细小病毒：犬、猪	细小病毒	细小病毒	犬、猪	DNA	无	18～24	二十面体	很高

注：有些病毒可能会对从事研究的人员造成健康损害，对此应加以重视；以上只是一些病毒的举例，并不强制使用。

耐受性：指清除工艺研究中，对物理化学处理具有的耐受能力。耐受性与特定的处理有关，只有在了解病毒生物学特性和清除工艺性质的情况下才能使用。实际情况会随着处理情况而变化。

0239　生物制品分包装及贮运管理

本通则是对生物制品生产过程中分批、分装与冻干、包装、贮藏与运输的通用要求。除另有规定外，均应符合本通则要求。

一、分批

批号系用以区分和识别产品批的标志，以避免发生混淆和差错。生物制品的批号应由质量管理部门审定。

（一）批号和亚批号编制的原则

1. 批号的一般编码顺序为“年　月　年流水号”。年号应写公历年号 4 位数或末尾 2 位数，月份写 2 位数。年流水号可按生产企业所生产某制品批数编 2 位或 3 位数。某些制品还可加英文字母或中文，以表示某特定含义。

2. 亚批号的编码顺序为“批号-数字序号”。如某制品批号为 200801001，其亚批号应表示为 200801001-1，200801001-2，……

3. 同一批号的制品，应来源一致、质量均一，按规定要求抽样检验后，能对整批制品作出评定。

（二）批、亚批及批号确定的原则

1. 成品批号一般在半成品配制前确定，半成品配制日期即为生产日期；如无半成品阶段，成品批号在分装前确定，分装日期即为生产日期。非同次配制、混合、稀释、过滤、分装的半成品不得作为一批。

2. 制品的批及亚批编制应使整个工艺过程清晰并可追溯，以最大限度保证每批制品被加工处理的过程是一致的，并且是均质的。

3. 单一批号的亚批编制应仅限于以下允许制定亚批

的一种情况。

（1）半成品配制后，在分装至终容器之前，如需分装至中间容器，应按中间容器划分为不同批或亚批。

（2）半成品配制后，如采用不同滤器过滤，应按滤器划分为不同批或亚批。

（3）半成品配制后直接分装至终容器时，如采用不同分装机进行分装，应按分装机划分为不同批或亚批。

（4）半成品配制后经同一台分装机分装至终容器，采用不同灭菌或灭活设备进行灭菌或灭活操作、不同冻干机进行冻干，应划分为不同亚批；同一亚批制品分装、冻干后，如存在进一步的工艺处理步骤（例如，血液制品分装或冻干后采用热处理进行病毒灭活），应基于该工艺对制品质量的影响，对每个处理单元的制品设置相应的检测项目。

4. 同一制品的批号不得重复；同一制品不同规格不应采用同一批号。

二、分装与冻干

本节内容仅适用于生物制品的注射剂。

涉及储存的待分装、冻干（全称冷冻干燥）的半成品，通常须经质量管理部门确认或批准后，方可进行分装或分装冻干。

（一）分装、冻干用容器及用具

1. 用于分装、冻干制品的最终容器，其质量标准应符合国家药品包装用材料和容器管理的相关要求。应依据制品特性、包材相容性等选择适合的内包材。

2. 分装容器及用具的清洁、灭菌处理工艺应经验证并确保达到清洁、灭菌效果。

3. 接触不同制品的分装容器与用具应分别清洗。抗血清类制品、血液制品、卡介苗、结核菌素等分装容器与用具必须专用。

（二）分装、冻干车间及设施

1. 分装、冻干车间及设施应符合中国现行《药品生产质量管理规范》的要求。

2. 分装、冻干设备的规格和相关技术参数应满足生产工艺的要求，设备表面便于清洁消毒，与制品直接接触部件便于拆卸、清洁、灭菌和再利用。

3. 不同品种及规格制品交替使用同一分装间和分装、冻干设施时应进行共线使用的风险评估；在一种制品分装后，必须进行有效的清洁和消毒，清洁效果应定期验证。

（三）分装要求

1. 分装设备、除菌过滤系统和无菌分装工艺应经验证；除菌过滤系统至少在每次使用后应进行完整性测试。

2. 分装前应加强核对，防止错批或混批。分装规格或制品颜色相同而品名不同的制品不得在同室同时分装。

3. 分装过程应严格按照无菌操作的要求进行，应进行全过程的微生物和悬浮粒子动态监测并符合要求。

4. 除另有规定外，制品应尽量采用原容器直接分装。同一容器的制品，应根据验证结果，规定灌装时限。

5. 液体制品分装后应立即密封，冻干制品分装后应立即进入冻干工艺过程。除另有规定外，应采取减压法或其他适宜的方法进行容器密闭性检查。用减压法时，应避免将安瓿泡入液体中。经熔封的制品应逐瓶进行容器密封性检查，其他包装容器的密封性应进行抽样检查。

6. 活疫苗及其他对温度敏感的制品，在分装过程中制品的温度应根据相关验证试验和稳定性考察结果确定，最高不得超过25℃，活细胞制品的分装和贮存温度应根据制品相关研究结果确定。

7. 混悬状制品或含有吸附剂的制品，在分装过程中应保持混合均匀。

8. 制品实际分装量

（1）瓶装液体制品的实际装量应多于标签标示量，应根据所选用最终容器的尺寸，以及待分装制品溶液黏度的不同，适度补加装量，以保证每瓶的抽出量不低于标签上所标示的数量。如，分装100ml者可补加4.0ml；分装50ml者可补加1.0ml；分装20ml者可补加0.60ml；分装10ml者可补加0.50ml；分装5ml者可补加0.30ml；分装2ml者可补加0.15ml；分装1ml者可补加0.10ml；分装0.5ml者可补加0.10ml。

（2）预装式注射器制品的实际装量应不低于标示量。

（四）冻干要求

1. 应根据制品的不同特性研究确定冻干工艺。冻干设备及工艺应按实际冻干批量进行验证。冻干过程应有自动监测记录。冻干全过程应严格无菌操作。

2. 真空封口者应在成品检定中测定真空度。充氮封口应充足氮量。

（五）分装、冻干标识和记录

1. 分装、冻干后之制品应有标识，标识应完整、明确，可追溯。

2. 分装记录应包括分装器具和过滤系统的灭菌处理记录及过滤系统的完整性测试结果等。

（六）抽样和检定

1. 成品应每批抽样进行全检，如分亚批，应根据亚批编制的情况确定各亚批需分别进行检测的项目。

2. 抽样应具有代表性，应在分装过程的前、中、后阶段或从冻干柜不同板层进行抽样；分装过程中如发生可能影响制品质量的偏差时，抽样还应包括对发生上述偏差的适当阶段抽取的样品。

3. 根据实际生产情况，成品检定部分项目可在贴签或包装前抽样进行检定。

三、包装

生物制品包装涉及的说明书及标签管理应符合国家药品监督管理部门的相关规定。

（一）包装车间要求

1. 包装车间的设施及包装材料应符合中国现行《药品生产质量管理规范》要求。包装车间应干净整洁，环境温度应不高于 25℃。如制品贮存温度与包装环境温度不一致，应通过验证确定包装时限。

2. 同一车间有数条包装生产线同时进行包装时，各包装线之间应有隔离设施，避免混淆。每条包装线均应标明正在包装的制品名称及批号。

（二）灯视检查

制品在包装前应按照各论中的要求进行外观检查，制品灯视检查（以下简称灯检）应符合以下要求。

(1) 人工灯检

①灯检应采用日光灯（光照度应为 1000～4000lx），其背景和光照度按制品的性状调整；

②灯检人员的视力应每半年检查一次，视力应在 4.9 或 4.9 以上，矫正视力应在 5.0 或 5.0 以上，无色盲；

③凡制品颜色或澄明度异常、有异物或有摇不散的凝块、有结晶析出、封口不严、有黑头或裂纹等应全部剔除，有专门规定者应按相关各论执行。

(2) 全自动灯检

应对相关设备进行验证，并对比评估全自动灯检和人工灯检的检测效能（如 Knapp-Kushner 测试），设备使用前应进行校准和检查。

（三）标签和说明书

1. 包装标签和说明书的体例、规范和编写印制应符合《中华人民共和国药品管理法》及国家药品监督管理部门的有关规定。

2. 说明书应与国家药品监督管理部门核准的内容一致。

3. 包装标签的文字表述应以说明书为依据，不得超出说明书内容，不得加入无关的文字和图案。

4. 应在说明书中载明必要的风险提示，以警示临床使用，如本品为皮内注射，严禁皮下或肌内注射（如皮内注射用卡介苗）；人血液制品应注明病毒安全性风险提示，供临床使用时权衡利弊。

5. 生产过程使用抗生素、甲醛、裂解剂等原材料时，应在说明书中注明对所用原材料过敏者不得使用的相关警示语。

（四）包装步骤与要求

1. 包装前，应按质量管理部门发出的包装通知单所载明的相关内容（如品名、批号、有效期等）准备瓶签或印字戳。瓶签上的字迹应清楚。

2. 包装过程中应仔细核对相关信息，防止错误和混淆。在包装过程中，如发现制品的外观异常、容器破漏或有异物者应剔除。

3. 瓶签应与容器贴实，不易脱落，瓶签内容不得用粘贴或剪贴的方式进行修改或补充。直接印字的制品字迹应清楚。

4. 不同制品或同一制品不同规格，其瓶签应采用不同颜色或式样，以便于识别。

5. 每个最小包装盒内均应附有说明书。

6. 外包装箱标签应包括批号和有效期，字迹清楚，不易脱落和模糊。

7. 制品包装全部完成后，应及时清场并填写清场记录，同时应对包装材料和制品数量进行物料平衡计算；完成包装的成品应及时交送成品库。

四、贮藏与运输

生物制品贮藏和运输管理应符合国家对药品流通和运输的相关要求。

本通则适用于生物制品成品的贮藏和运输管理。中间品、原液、半成品的贮藏和运输管理应符合本版药典各论或批准的要求。

（一）贮藏管理要求

1. 制品的贮藏条件（包括温度、湿度，是否需避光）应经验证，并符合相关各论或批准的要求。

2. 应配备专用的冷藏设备或设施用于制品贮藏，并符合中国现行《药品生产质量管理规范》的要求。

(1) 仓储区的设计和建造应合理。仓储区应当有足够的空间，确保有序贮藏成品。

(2) 仓储区的贮存条件应符合制品规定的条件（如温度、湿度，避光）和安全要求，应配备用于冷藏设备或设施的温度监控系统。

(3) 应对冷库，储运温度、湿度监测系统以及冷藏运输的设施或设备进行使用前验证、使用期间的定期验证及停用时间超过规定时限的验证。

(4) 应对贮存、运输设施设备进行定期检查、清洁和维护，并建立记录和档案。

3. 应建立制品出入库记录，应建立成品销售、出库复核、退回、运输、不合格制品处理等相关记录，记录应真实、完整、准确、有效和可追溯。

（二）冷链运输管理要求

1. 生物制品中所含活性成分对温度敏感，运输方式应经过验证。

2. 除另有规定外，应采用冷链运输。疫苗冷链运输应符合国家相关规定。

3. 采用冷链运输时，应对冷链运输设施或设备进行验证，并定期进行再验证；应由专人负责对冷链运输设施设备进行定期检查、清洁和维护，并建立记录和档案。

4. 制品的运输温度应符合各论或批准的温度要求，温度范围的确定应依据制品的稳定性试验的验证结果。

5. 生物制品运输过程中可能存在难以避免的短暂脱冷链时间，应依据脱冷链时间和温度对制品质量影响的相关研究，确定可允许的脱冷链时间和可接受的温度限度。

光学分析法

0401　紫外-可见分光光度法

紫外-可见分光光度法是在 190～800nm 波长范围内测定物质的吸光度，用于鉴别、杂质检查和定量测定的方法。当光穿过被测物质溶液时，物质对光的吸收程度随光的波长不同而变化。因此，通过测定物质在不同波长处的吸光度，并绘制其吸光度与波长的关系图即得被测物质的吸收光谱。从吸收光谱中，可以确定最大吸收波长 λ_{max} 和最小吸收波长 λ_{min}。物质的吸收光谱具有与其结构相关的特征性。因此，可以通过特定波长范围内样品的光谱与对照光谱或对照品光谱的比较，或通过确定最大吸收波长，或通过测量两个特定波长处的吸光度比值而鉴别物质。用于定量时，在最大吸收波长处测量一定浓度样品溶液的吸光度，并与一定浓度的对照品溶液的吸光度进行比较或采用吸收系数法求算出样品溶液的浓度。

仪器的校正和检定

1. 波长　由于环境因素对机械部分的影响，仪器的波长经常会略有变动，因此除应定期对所用的仪器进行全面校正检定外，还应于测定前校正测定波长。常用汞灯中的较强谱线 237.83nm，253.65nm，275.28nm，296.73nm，313.16nm，334.15nm，365.02nm，404.66nm，435.83nm，546.07nm 与 576.96nm；或用仪器中氘灯的 486.02nm 与 656.10nm 谱线进行校正；钬玻璃在波长 279.4nm，287.5nm，333.7nm，360.9nm，418.5nm，460.0nm，484.5nm，536.2nm 与 637.5nm 处有尖锐吸收峰，也可作波长校正用，但因来源不同或随着时间的推移会有微小的变化，使用时应注意；近年来，常使用高氯酸钬溶液校正双光束仪器，以 10%高氯酸溶液为溶剂，配制含氧化钬（Ho_2O_3）4%的溶液，该溶液的吸收峰波长为 241.13nm，278.10nm，287.18nm，333.44nm，345.47nm，361.31nm，416.28nm，451.30nm，485.29nm，536.64nm 和 640.52nm。

仪器波长的允许误差为：紫外光区±1nm，500nm 附近±2nm。

2. 吸光度的准确度　可用重铬酸钾的硫酸溶液检定。取在 120℃干燥至恒重的基准重铬酸钾约 60mg，精密称定，用 0.005mol/L 硫酸溶液溶解并稀释至 1000ml，在规定的波长处测定并计算其吸收系数，并与规定的吸收系数比较，应符合表中的规定。

波长/nm	235(最小)	257(最大)	313(最小)	350(最大)
吸收系数($E_{1cm}^{1\%}$)的规定值	124.5	144.0	48.6	106.6
吸收系数($E_{1cm}^{1\%}$)的许可范围	123.0～126.0	142.8～146.2	47.0～50.3	105.5～108.5

3. 杂散光的检查　可按下表所列的试剂和浓度，配制成水溶液，置 1cm 石英吸收池中，在规定的波长处测定透光率，应符合表中的规定。

试剂	浓度/%(g/ml)	测定用波长/nm	透光率/%
碘化钠	1.00	220	＜0.8
亚硝酸钠	5.00	340	＜0.8

对溶剂的要求

含有杂原子的有机溶剂，通常均具有很强的末端吸收。因此，当作溶剂使用时，它们的使用范围均不能小于截止使用波长。例如甲醇、乙醇的截止使用波长为 205nm。另外，当溶剂不纯时，也可能增加干扰吸收。因此，在测定供试品前，应先检查所用的溶剂在供试品所用的波长附近是否符合要求，即将溶剂置 1cm 石英吸收池中，以空气为空白（即空白光路中不置任何物质）测定其吸光度。溶剂和吸收池的吸光度，在 220～240nm 范围内不得超过 0.40，在 241～250nm 范围内不得超过 0.20，在 251～300nm 范围内不得超过 0.10，在 300nm 以上时不得超过 0.05。

测定法

测定时，除另有规定外，应以配制供试品溶液的同批溶剂为空白对照，采用 1cm 的石英吸收池，在规定的吸收峰波长±2nm 以内测试几个点的吸光度，或由仪器在规定波长附近自动扫描测定，以核对供试品的吸收峰波长位置是否正确。除另有规定外，吸收峰波长应在该品种项下规定的波长±2nm 以内，并以吸光度最大的波长作为测定波长。一般供试品溶液的吸光度读数，以在 0.3～0.7 之间为宜。仪器的狭缝波带宽度宜小于供试品吸收带的半高宽度的1/10，否则测得的吸光度会偏低；狭缝宽度的选择，应以减小狭缝宽度时供试品的吸光度不再增大为准。由于吸收池和溶剂本身可能有空白吸收，因此测定供试品的吸光度后应减去空白读数，或由仪器自动扣除空白读数后再计算含量。

当溶液的pH值对测定结果有影响时，应将供试品溶液的pH值和对照品溶液的pH值调成一致。

1. 鉴别和检查　分别按各品种项下规定的方法进行。

2. 含量测定　一般有以下几种方法。

(1)对照品比较法　按各品种项下的方法，分别配制供试品溶液和对照品溶液，对照品溶液中所含被测成分的量应为供试品溶液中被测成分规定量的100%±10%，所用溶剂也应完全一致，在规定的波长处测定供试品溶液和对照品溶液的吸光度后，按下式计算供试品中被测溶液的浓度：

$$c_X=(A_X/A_R)c_R$$

式中　c_X 为供试品溶液的浓度；

A_X 为供试品溶液的吸光度；

c_R 为对照品溶液的浓度；

A_R 为对照品溶液的吸光度。

(2)吸收系数法　按各品种项下的方法配制供试品溶液，在规定的波长处测定其吸光度，再以该品种在规定条件下的吸收系数计算含量。用本法测定时，吸收系数通常应大于100，并注意仪器的校正和检定。

(3)计算分光光度法　计算分光光度法有多种，使用时应按各品种项下规定的方法进行。当在吸收曲线的陡然上升或下降的部位测定吸光度时，波长的微小变化可能对测定结果造成显著影响，故对照品和供试品的测试条件应尽可能一致。计算分光光度法一般不宜用作含量测定。

(4)比色法　供试品本身在紫外-可见光区没有强吸收，或在紫外光区虽有吸收但为了避免干扰或提高灵敏度，可加入适当的显色剂，使反应产物的最大吸收移至可见光区，这种测定方法称为比色法。

用比色法测定时，由于影响显色的因素较多，应取供试品与对照品或标准品同时操作。除另有规定外，比色法所用的空白系指用同体积的溶剂代替对照品或供试品溶液，然后依次加入等量的相应试剂，并用同样方法处理。在规定的波长处测定对照品和供试品溶液的吸光度后，按上述(1)法计算供试品浓度。

如采用标准曲线法定量时，应取数份梯度量的对照品溶液，用溶剂补充至同一体积，显色后测定各份溶液的吸光度，然后以吸光度与相应的浓度绘制标准曲线，再根据供试品的吸光度在标准曲线上查得其相应的浓度，并求出其含量。

0405　荧光分光光度法

某些物质受紫外光或可见光照射激发后能发射出比激发光波长更长的荧光。物质的激发光谱和荧光发射光谱，可用于该物质的定性分析。当激发光强度、波长、所用溶剂和温度等条件固定时，物质在一定浓度范围内，其发射光强度与溶液中该物质的浓度成正比关系，可以用于该物质的含量测定。荧光分光光度法的灵敏度一般较紫外-可见分光光度法高，但浓度太高的溶液会发生“自猝灭”现象，而且在液面附近溶液会吸收激发光，使发射光强度下降，导致发射光强度与浓度不成正比，故荧光分光光度法应在低浓度溶液中进行。

测定法

所用的仪器为荧光计或荧光分光光度计，按各品种项下的规定，选定激发光波长和发射光波长，并制备对照品溶液和供试品溶液。

通常荧光分光光度法是在一定条件下，测定对照品溶液荧光强度与其浓度的线性关系。当线性关系良好时，可在每次测定前，用一定浓度的对照品溶液校正仪器的灵敏度；然后在相同的条件下，分别读取对照品溶液及其试剂空白的荧光强度与供试品溶液及其试剂空白的荧光强度，用下式计算供试品浓度。

$$c_X=\frac{R_X-R_{Xb}}{R_r-R_{rb}}\times c_r$$

式中　c_X 为供试品溶液的浓度；

c_r 为对照品溶液的浓度；

R_X 为供试品溶液的荧光强度；

R_{Xb} 为供试品溶液试剂空白的荧光强度；

R_r 为对照品溶液的荧光强度；

R_{rb} 为对照品溶液试剂空白的荧光强度。

因荧光分光光度法中的浓度与荧光强度的线性范围较窄，故$(R_X-R_{Xb})/(R_r-R_{rb})$应控制在0.5～2之间为宜，如若超过，应在调节溶液浓度后再进行测定。

当浓度与荧光强度的关系明显偏离线性范围时，应改用标准曲线法进行含量测定。

对易被光分解或弛豫时间较长的品种，为使仪器灵敏度量值准确，避免因激发光多次照射而影响荧光强度，可选择一种激发光和发射光波长与供试品近似而对光稳定的物质配成适当浓度的溶液，作为基准溶液。例如蓝色荧光可用硫酸奎宁的稀硫酸溶液，黄绿色荧光可用荧光素钠水溶液，红色荧光可用罗丹明B水溶液等。在测定供试品溶液时选择适当的基准溶液代替对照品溶液校正仪器的灵敏度。

【附注】荧光分光光度法因灵敏度高，故应注意以下干扰因素。

(1)溶剂不纯会带入较大误差，应先做空白检查，必要时，应用玻璃磨口蒸馏器蒸馏后再用。

(2)溶液中的悬浮物对光有散射作用，必要时，应用垂熔玻璃滤器滤过或用离心法除去。

(3)所用的玻璃仪器与测定池等也必须保持高度洁净。

(4)温度对荧光强度有较大的影响，测定时应控制温度一致。

(5)溶液中的溶氧有降低荧光作用，必要时可在测定前通入惰性气体除氧。

(6)测定时需注意溶液的 pH 值和试剂的纯度等对荧光强度的影响。

0406　原子吸收分光光度法

原子吸收分光光度法的测量对象是呈原子状态的金属元素和部分非金属元素，是基于测量蒸气中原子对特征电磁辐射的吸收强度进行定量分析的一种仪器分析方法。原子吸收分光光度法遵循朗伯-比尔定律，一般通过比较对照品溶液和供试品溶液的吸光度，计算供试品中待测元素的含量。

仪器的一般要求

所用仪器为原子吸收分光光度计，它由光源、原子化器、单色器、背景校正系统、自动进样系统和检测系统等组成。

1. 光源　常用待测元素作为阴极的空心阴极灯。

2. 原子化器　主要有四种类型：火焰原子化器、石墨炉原子化器、氢化物发生原子化器和冷蒸气发生原子化器。

(1)火焰原子化器　由雾化器及燃烧灯头等主要部件组成。其功能是将供试品溶液雾化成气溶胶后，再与燃气混合，进入燃烧灯头产生的火焰中，以干燥、蒸发、离解供试品，使待测元素形成基态原子。燃烧火焰由不同种类的气体混合物产生，常用乙炔-空气火焰。改变燃气和助燃气的种类及比例可控制火焰的温度，以获得较好的火焰稳定性和测定灵敏度。

(2)石墨炉原子化器　由电热石墨炉及电源等部件组成。其功能是将供试品溶液干燥、灰化，再经高温原子化使待测元素形成基态原子。一般以石墨作为发热体，炉中通入保护气，以防氧化并能输送试样蒸气。

(3)氢化物发生原子化器　由氢化物发生器和原子吸收池组成，可用于砷、锗、铅、镉、硒、锡、锑等元素的测定。其功能是将待测元素在酸性介质中还原成低沸点、易受热分解的氢化物，再由载气导入由石英管、加热器等组成的原子吸收池，在吸收池中氢化物被加热分解，并形成基态原子。

(4)冷蒸气发生原子化器　由汞蒸气发生器和原子吸收池组成，专门用于汞的测定。其功能是将供试品溶液中的汞离子还原成汞蒸气，再由载气导入石英原子吸收池进行测定。

3. 单色器　其功能是从光源发射的电磁辐射中分离出所需要的电磁辐射，仪器光路应能保证有良好的光谱分辨率和在相当窄的光谱带(0.2nm)下正常工作的能力，波长范围一般为 190.0～900.0nm。

4. 背景校正系统　背景干扰是原子吸收测定中的常见现象。背景吸收通常来源于样品中的共存组分及其在原子化过程中形成的次生分子或原子的热发射、光吸收和光散射等。这些干扰在仪器设计时应设法予以克服。常用的背景校正法有以下四种：连续光源(在紫外区通常用氘灯)、塞曼效应、自吸效应、非吸收线等。

在原子吸收分光光度分析中，必须注意背景以及其他原因等对测定的干扰。仪器某些工作条件(如波长、狭缝、原子化条件等)的变化可影响灵敏度、稳定程度和干扰情况。在火焰法原子吸收测定中可采用选择适宜的测定谱线和狭缝、改变火焰温度、加入络合剂或释放剂、采用标准加入法等方法消除干扰；在石墨炉原子吸收测定中可采用选择适宜的背景校正系统、加入适宜的基体改进剂等方法消除干扰。具体方法应按各品种项下的规定选用。

5. 检测系统　由检测器、信号处理器和指示记录器组成，应具有较高的灵敏度和较好的稳定性，并能及时跟踪吸收信号的急速变化。

测定法

第一法(标准曲线法)　在仪器推荐的浓度范围内，除另有规定外，制备含待测元素不同浓度的对照品溶液至少 5 份，浓度依次递增，并分别加入各品种项下制备供试品溶液的相应试剂，同时以相应试剂制备空白对照溶液。将仪器按规定启动后，依次测定空白对照溶液和各浓度对照品溶液的吸光度，记录读数。以每一浓度 3 次吸光度读数的平均值为纵坐标、相应浓度为横坐标，绘制标准曲线。按各品种项下的规定制备供试品溶液，使待测元素的估计浓度在标准曲线浓度范围内，测定吸光度，取 3 次读数的平均值，从标准曲线上查得相应的浓度，计算被测元素含量。绘制标准曲线时，一般采用线性回归，也可采用非线性拟合方法回归。

第二法(标准加入法)　取同体积按各品种项下规定制备的供试品溶液 4 份，分别置 4 个同体积的量瓶中，除(1)号量瓶外，其他量瓶分别精密加入不同浓度的待测元素对照品溶液，分别用去离子水稀释至刻度，制成从零开始递增的一系列溶液。按上述标准曲线法自“将仪器按规定启动后”操作，测定吸光度，记录读数；将吸光度读数与相应的待测元素加入量作图，延长此直线至与含量轴的延长线相交，此交点与原点间的距离即相当于供试品溶液取用量中待测元素的含量，如图 1，再以此计算供试品中待测元素的含量。

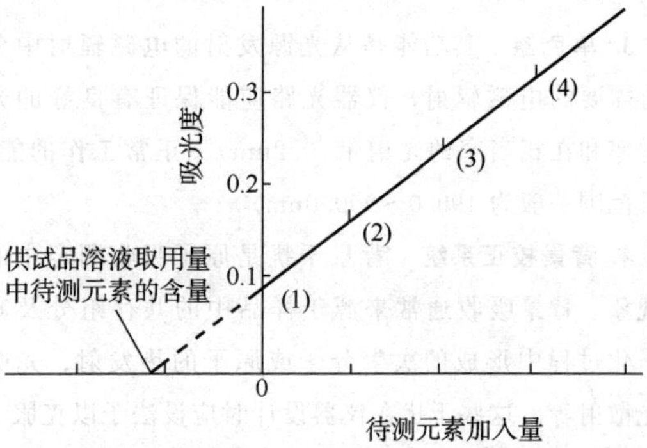

图 1　标准加入法测定图示

当用于杂质限量检查时，取供试品，按各品种项下的规定，制备供试品溶液；另取等量的供试品，加入限度量的待测元素溶液，制成对照品溶液。照上述标准曲线法操作，设对照品溶液的读数为 a，供试品溶液的读数为 b，b 值应小于$(a-b)$。

0407　火焰光度法

火焰光度法是以火焰作为激发光源，供试品溶液用喷雾装置以气溶胶形式引入火焰光源中，靠火焰光的热能将待测元素原子化并激发其发射特征光谱，通过光电检测系统测量出待测元素特征谱线的辐射光强度，从而进行元素分析的方法，属于原子发射光谱法的范畴，主要用于碱金属及碱土金属的测定。通常通过比较对照品溶液和供试品溶液的发光强度，求得供试品中待测元素的含量。

仪器的一般要求

所用仪器为火焰光度计，由燃烧系统、单色器和检测系统等部件组成。

燃烧系统由喷雾装置、燃烧灯、燃料气体和助燃气体的供应等部分组成。燃烧火焰通常是用空气作助燃气，用煤气或液化石油气等作燃料气组成的火焰，即空气-煤气或空气-液化石油气火焰。

仪器某些工作条件(如火焰类型、火焰状态、空气压缩机供应压力等)的变化可影响灵敏度、稳定程度和干扰情况，应按各品种项下的规定选用。

测定法

火焰光度法用于含量测定和杂质限量检查时，分别照原子吸收分光光度法(通则 0406)中第一法、第二法进行测定与计算。

0412　电感耦合等离子体质谱法

本法是以等离子体为离子源的一种质谱型元素分析方法。主要用于进行多种元素的同时测定，并可与其他色谱分离技术联用，进行元素形态及其价态分析。

样品由载气(氩气)引入雾化系统进行雾化后，以气溶胶形式进入等离子体中心区，在高温和惰性气氛中被去溶剂化、汽化解离和电离，转化成带正电荷的正离子，经离子采集系统进入质量分析器，质量分析器根据质荷比进行分离，根据元素质谱峰强度测定样品中相应元素的含量。

本法灵敏度高，适用于各类药品从痕量到微量的元素分析，尤其是痕量重金属元素的测定。

1. 仪器的一般要求

电感耦合等离子体质谱仪由样品引入系统、电感耦合等离子体(ICP)离子源、接口、离子透镜系统、质量分析器、检测器等构成，其他支持系统有真空系统、冷却系统、气体控制系统、计算机控制及数据处理系统等。

样品引入系统　按样品的状态不同分为液体、气体或固体进样，通常采用液体进样方式。样品引入系统主要由样品导入和雾化两个部分组成。样品导入部分一般为蠕动泵，也可使用自提升雾化器。要求蠕动泵转速稳定，泵管弹性良好，使样品溶液匀速泵入，废液顺畅排出。雾化部分包括雾化器和雾化室。样品以泵入方式或自提升方式进入雾化器后，在载气作用下形成小雾滴并进入雾化室，大雾滴碰到雾化室壁后被排除，只有小雾滴可进入等离子体离子源。要求雾化器雾化效率高，雾化稳定性好，记忆效应小，耐腐蚀；雾化室应保持稳定的低温环境，并应经常清洗。常用的溶液型雾化器有同心雾化器、交叉型雾化器等；常见的雾化室有双通路型和旋流型。实际应用中应根据样品基质、待测元素、灵敏度等因素选择合适的雾化器和雾化室。

电感耦合等离子体离子源　电感耦合等离子体的“点燃”，需具备持续稳定的高纯氩气流(纯度应不小于99.99%)、炬管、感应圈、高频发生器、冷却系统等条件。样品气溶胶被引入等离子体离子源，在 6000～10 000K 的高温下，发生去溶剂、蒸发、解离、原子化、电离等过程，转化成带正电荷的正离子。测定条件如射频功率，气体流量，炬管位置，蠕动泵流速等工作参数可以根据供试品的具体情况进行优化，使灵敏度最佳，干扰最小。

接口系统　接口系统的功能是将等离子体中的样品离子有效地传输到质谱仪。其关键部件是采样锥和截取锥，平时应经常清洗，并注意确保锥孔不损坏，否则将影响仪器的检测性能。

离子透镜系统　位于截取锥后面高真空区的离子透镜系统的作用是将来自截取锥的离子聚焦到质量过滤器，并阻止中性原子进入和减少来自 ICP 的光子通过量。离子透镜参数的设置应适当，要注意兼顾低、中、高质量的离子都具有高灵敏度。

质量分析器　质量分析器通常为四极杆质量分析器，可以实现质谱扫描功能。四极杆的作用是基于在四根电极之间的空间产生一随时间变化的特殊电场，只有给定 m/z 的离子才能获得稳定的路径而通过极棒，从另一端射出。其他离子则将被过分偏转，与极棒碰撞，并在极棒上被中和而丢失，从而实现质量选择。测定中应设置适当的四极杆质量分析器参数，优化质谱分辨率和响应并校准质量轴。

检测器　通常使用的检测器是双通道模式的电子倍增器，四极杆系统将离子按质荷比分离后引入检测器，检测器将离子转换成电子脉冲，由积分线路计数。双模式检测器采用脉冲计数和模拟两种模式，可同时测定同一样品中的低浓度和高浓度元素。检测低含量信号时，检测器使用脉冲模式，直接记录撞击到检测器的总离子数量；当离子浓度较大时，检测器则自动切换到模拟模式进行检测，以保护检测器，延长使用寿命。测定中应注意设置适当的检测器参数，以优化灵敏度，对双模式检测信号(脉冲和模拟)进行归一化校准。

其他支持系统　真空系统由机械泵和分子涡轮泵组成，用于维持质谱分析器工作所需的真空度，真空度应达到仪器使用要求值。冷却系统包括排风系统和循环水系统，其功能是排出仪器内部的热量，循环水温度和排风口温度应控制在仪器要求范围内。气体控制系统运行应稳定，氩气的纯度应不小于 99.99%。

2. 干扰和校正

电感耦合等离子体质谱法测定中的干扰大致可分为两类：一类是质谱型干扰，主要包括同质异位素、多原子离子、双电荷离子等；另一类是非质谱型干扰，主要包括物理干扰、基体效应、记忆效应等。

干扰的消除和校正方法有优化仪器参数、内标校正、干扰方程校正、碰撞反应池技术、稀释校正、标准加入法等。

3. 供试品溶液的制备

供试品消解的常用试剂一般是酸类，包括硝酸、盐酸、高氯酸、硫酸、氢氟酸，以及一定比例的混合酸[如硝酸：盐酸(4：1)等]，也可使用少量过氧化氢；其中硝酸引起的干扰最小，是供试品制备的首选酸。试剂的纯度应为优级纯以上。所用水应为去离子水(电阻率应不小于 18MΩ·cm)。

供试品溶液制备时应同时制备空白溶液，标准溶液的介质和酸度应与供试品溶液保持一致。

固体样品　除另有规定外，称取样品适量(0.1～3g)，结合实验室条件以及样品基质类型选用合适的消解方法。消解方法有敞口容器消解法、密闭容器消解法和微波消解法。微波消解法所需试剂少，消解效率高，利于降低试剂空白值、减少样品制备过程中的污染或待测元素的挥发损失。样品消解后根据待测元素含量定容至适当体积后即可进行质谱测定。

液体样品　根据样品的基质、有机物含量和待测元素含量等情况，可选用直接分析、稀释或浓缩后分析、消化处理后分析等不同的测定方式。

4. 测定法

对待测元素，目标同位素的选择一般需根据待测样品中基体元素可能出现的干扰情况，选取干扰少，丰度较高的同位素进行测定；有些同位素需采用干扰方程校正；对于干扰不确定的情况亦可选择多个同位素测定，以便比较。常用测定方法如下。

(1)标准曲线法　在选定的分析条件下，测定不同浓度的系列标准溶液(标准溶液的介质和酸度应与供试品溶液一致)，以待测元素的响应值为纵坐标，浓度为横坐标，绘制标准曲线，计算回归方程，相关系数应不低于 0.99。在同样的分析条件下，进行空白试验，根据仪器说明书要求扣除空白。

附　内标校正的标准曲线法

在每个样品(包括标准溶液、供试品溶液和试剂空白)中添加相同浓度的内标(ISTD)元素，以标准溶液待测元素分析峰响应值与内标元素参比峰响应值的比值为纵坐标，浓度为横坐标，绘制标准曲线，计算回归方程。利用供试品中待测元素分析峰响应值和内标元素参比峰响应值的比值，扣除试剂空白后，从标准曲线或回归方程中查得相应的浓度，计算样品中各待测元素的含量。使用内标可有效地校正响应信号的波动，内标校正的标准曲线法为最常用的测定法。

选择内标时应考虑如下因素：待测样品中不含有该元素；与待测元素质量数接近；电离能与待测元素电离能相近；元素的化学特性。内标的加入可以在每个样品和标准溶液中分别加入，也可通过蠕动泵在线加入。

(2)标准加入法　取同体积的供试品溶液 4 份，分别置 4 个同体积的量瓶中，除第 1 个量瓶外，在其他 3 个量瓶中分别精密加入不同浓度的待测元素标准溶液，分别稀释至刻度，摇匀，制成系列待测溶液。在选定的分析条件下分别测定，以分析峰的响应值为纵坐标，待测元素加入量为横坐标，绘制标准曲线，相关系数应不低于 0.99，将标准曲线延长交于横坐标，交点与原点间的距离即相当于供试品取用量中待测元素的量，再以此计算供试品中待测元素的含量。

5. 检测限与定量限

在最佳实验条件下，测定不少于 7 份的空白溶液，以连续测定空白溶液响应值的 3 倍标准偏差(3SD)所对应的待测元素浓度作为检测限；以连续测定空白溶液响应值的 10 倍标准偏差(10SD)所对应的待测元素浓度作为定量限。

6. 高效液相色谱-电感耦合等离子体质谱联用法

本法以高效液相色谱(HPLC)作为分离工具分离元素的不同形态，以电感耦合等离子体质谱(ICP-MS)作为检测器，在线检测元素不同形态和价态的一种方法。可用于砷、汞、硒、锑、铅、锡、铬、溴、碘等元素的形态和价态分析。

供试品中不同形态及其价态元素通过高效液相色谱进行分离，随流动相引入电感耦合等离子体质谱系统进行检测，根据保留时间的差别确定元素形态和价态分析次序；电感耦合等离子体质谱检测待测元素各形态的信号变化，根据色谱图的保留时间确定样品中是否含有某种元素形态和价态（定性分析），以色谱峰面积或峰高确定样品中相应元素形态和价态的含量（定量分析）。

（1）仪器的一般要求

仪器除电感耦合等离子体质谱仪外，还包括高效液相色谱仪、接口系统及数据处理系统。高效液相色谱仪应通过适当的接口与电感耦合等离子体质谱仪连接，仪器软件应具有可同时控制两者参数设置和进样分析的功能。

高效液相色谱系统　应包括高压输液泵系统、进样系统、色谱柱等，如果需要也可配备柱温箱和紫外检测器；相应部件应定期检定并符合有关规定。

目前用于元素形态分析的高效液相色谱类型根据分离原理可分为：离子交换色谱、反相离子对色谱、分配色谱、排阻色谱和手性色谱等，根据所测元素形态化合物的性质，选择适当的色谱柱和流动相进行分离。

常用的色谱柱为离子交换色谱柱和反相键合相色谱柱，其流动相多用甲醇、乙腈、水和无机盐的缓冲溶液，常用两元或四元梯度泵将有机调节剂与水相混合作为流动相。对高电离能元素（砷、硒、溴、碘、汞等）而言，等离子体中心通道若存在一定量的碳，可改善等离子体环境，提高元素灵敏度，特别是对低质量数元素影响，如需可在流动相中适当加入一定比例的有机调节剂，其比例视待测元素以及有机调节剂碳链长短优化条件而定。当流动相采用高比例的有机调节剂（如超过 20%甲醇或 10%乙腈）时，需要电感耦合等离子体质谱仪配备专用的有机进样系统，如加配有机加氧通道、采用铂锥，使用有机炬管（内径为 1.5mm 或 1.0mm）及有机排废液系统等。

高效液相色谱使用的流动相必须与电感耦合等离子体质谱仪的工作条件匹配，并根据实际情况对电感耦合等离子体质谱仪工作条件进行优化；流动相流速一般为每分钟0.1～1ml，流速过大（超过每分钟 1.5ml）需考虑使用柱后分流，流速过小（小于每分钟 0.1ml）需考虑在样品溶液通道加入补偿液或采用特制微量雾化器以保证雾化正常。

接口系统　通常用聚四氟乙烯管（内径为 0.12～0.18mm）将经高效液相色谱仪分离后的样品溶液在线引入电感耦合等离子体质谱仪的雾化器。为防止色谱峰变宽，两者之间所用连接管线应尽可能短，管线与雾化器之间的接头应尽量紧密，以减少传输管线的死体积。

应采用雾化效率高、死体积小的雾化器，现多采用具有自提升功能的雾化器如 Micromist、PFA 等同心雾化器。雾化器的进样管线一端接入雾化器，另一端直接与色谱柱出口相连。如色谱柱后需连接色谱检测器，另一端则应与色谱检测器的出口端相连。

对某些含高盐和高有机溶剂的流动相，可对电感耦合等离子体质谱仪进样系统进行改进并采用小柱径高效液相色谱柱技术；超声雾化器、氢化物发生法、直接注入雾化器、微型同心雾化器、热喷雾雾化器、电热蒸发和液压式高压雾化器等样品导入装置也是形态分析重要的联用接口技术。

电感耦合等离子体质谱系统　与高效液相色谱联用时，分析前应对电感耦合等离子体质谱系统所有条件进行优化以保证检测灵敏度和精密度。

当流动相含有高含量无机盐或有机相时，大量无机盐或有机碳会在采样锥和截取锥的锥口沉积，可能堵塞锥口或通过锥口沉积在离子透镜上，甚至进入真空系统，导致仪器基线漂移和灵敏度下降；另外流动相中的高盐或高比例有机溶剂使电感耦合等离子体的负载增大，射频功率大量消耗于流动相基体的分解，造成用于分析元素的能量大量减少，使难电离的元素灵敏度极大降低，此时需要优化仪器工作条件，应尽量在流动相基体条件下进行仪器调谐的最佳化；必要时需要更换流动相。

当流动相中有机相不可避免时，若有机相超过一定比例，除需要更换有机炬管并设置合理分析参数外，还需改用有机加氧通道和铂锥。出于安全考虑，加氧一般不采用高纯氧，而是加入一定比例氧气和氩气的混合气（如 1∶4 或 1∶1）。

当需要梯度洗脱时，流动相的变化导致进入电感耦合等离子体的基体变化，可能会产生不同的基体效应；为保证电感耦合等离子体质谱仪在各梯度条件下均具有最佳灵敏度与抗基质能力，应针对各时间段内进入的流动相分别采用最佳化的调谐条件，在一定范围内并在灵敏度允许的条件下也可通过柱后补偿的方法进行改善。

待测元素质量数的采集点数应选择每个质量数采集一点的方式，积分时间的设置需兼顾信号强度和色谱峰点数（色谱峰点数与色谱峰底宽度成正比，与积分时间成反比），色谱峰点数应保证每峰不少于 15 点。

数据处理系统　应操作方便，对不同基体样品溶液，能将仪器调谐至最佳条件并保持稳定；并具同步观测元素色谱峰与质谱峰等功能。

传统上电感耦合等离子体质谱仪只输出元素强度计数，而高效液相色谱仪要求有保留时间和峰面积积分等功能，为使二者统一，高效液相色谱-电感耦合等离子体质谱联用时，必须具有同步控制、实时峰形显示及监控色谱分离情况等功能。且数据处理系统需满足能同步分析色谱信号（如紫外）与电感耦合等离子体质谱信号，进行有效的定性、定量分析，如谱图叠加、积分、工作曲线等功能。

(2)系统适用性试验

系统适用性试验主要是考察分析系统和设定的参数是否合适，测试项目和方法与高效液相色谱法相同，可参照高效液相色谱法（通则 0512）对各项参数进行规定，如重复性、分离度、拖尾因子、灵敏度等。由于电感耦合等离子体质谱仪检测器自身特点，本方法的重复性误差应不大于 10.0%。

(3)干扰和校正

试验中应充分考虑流动相及样品前处理过程中引入的干扰，应采用必要的手段来消除干扰。一般不建议使用干扰校正方程法，因为该法需采集待测元素同位素之外与干扰校正有关的其他同位素，从而使获得每个数据点的总时间变长；普通样品的干扰可通过优化色谱条件(如 pH、流动相种类及浓度等)使干扰离子与待测离子形态保留时间错开来避免，如不能避免则可考虑采用碰撞反应池模式；如来自流动相的干扰使得仪器基线变高，影响检出灵敏度，建议考虑更换流动相体系。

当流动相含盐时，电感耦合等离子体质谱仪长时间运行后易产生信号漂移，应以质控样品或对照品溶液回校进行监测，或采用内标法予以校正。

(4)样品前处理

元素形态分析由于基质复杂，某些元素形态的含量较低，需对样品进行分离和富集等前处理步骤。原则上所采用的前处理方法必须满足将待分析元素形态“原样地”从样品中与基质分离，而不应引起样品中的待分析元素形态发生变化。

所用试剂均应为优级纯或更高纯度级别，所用器皿均应经 10%～20%硝酸溶液浸泡过夜，再用去离子水洗净并晾干后使用。应同时制备试剂空白，对照品溶液的介质应与供试品溶液保持一致，且无明显的溶剂效应。

除常规的前处理方法(萃取、浸取、离子交换、超滤、离心及共沉淀等)外，元素形态分析常采用酶水解法、超声辅助萃取、微波辅助萃取、固相萃取、加速溶剂萃取等方法。

(5)测定法

选择待测元素目标同位素，应尽量避免流动相和样品基质中可能出现的干扰情况，使干扰离子与待测元素形态保留时间分开，当优化高效液相色谱条件不能将干扰离子分开时，应尽量选择干扰少、丰度较高的同位素进行测定，并进行必要的干扰消除或校正(若使用干扰校正方程，需注意各质量数上设置的采集时间之和应保证色谱峰数据点大于 15 点)。元素形态测定方法一般采用标准曲线法，分为外标法和内标法；也可采用标准加入法。

外标法　在选定的分析条件下，测定不少于四个不同浓度的待测元素不同形态的系列标准溶液(标准溶液的介质尽量与供试品溶液一致)，以色谱峰面积(或峰高)为纵坐标，浓度为横坐标，绘制标准曲线，计算回归方程，相关系数应不低于 0.99。测定供试品溶液，从标准曲线或回归方程中查得相应的浓度，计算样品中各待测元素形态的含量。

在同样的分析条件下进行空白试验，计算时应按照仪器说明书要求扣除空白。

内标法　内标法可有效地校正响应信号的波动，减少或消除供试品溶液的基质效应。元素形态分析的内标法可根据实际情况分别选用以下 3 种方式。

A. 加入法　即在供试品或供试品溶液中加入内标物质，该内标物质应含有待测元素，但与待测元素的形态不同。选择该方法，除内标物质性质应稳定外，还需确认样品中不含与内标元素形态相同的元素，且内标元素形态能与待测元素形态完全分离并且提取效率一致。

B. 在线内标实时校正　可采取两种方式：一种是在流动相中加入内标物质；另一种是通过蠕动泵在线加入内标溶液。在线内标实时校正对于每个数据采集点都会有一个内标的信号，校正采用点对点校正，即根据每个数据采集点的待测元素计数值与内标计数值的校正值绘制色谱峰，因此仪器的数据处理软件需具有相应的功能。

在线内标实时校正可防止信号漂移带来的准确性问题。内标物质选择时应注意选择与待测元素质量数和电离能相近的元素，且待测样品中不含该元素。

C. 阀切换方式　在难以找到合适内标物质时，可使用柱后阀切换技术在每个样品进样后待测元素出峰前增加一个内标溶液的进样，使每个样品的数据可有一个内标信号来校正。

内标法以标准溶液待测元素与内标元素的峰面积(或峰高)或点对点校正后的色谱峰面积(或峰高)比值为纵坐标，浓度为横坐标，绘制标准曲线，计算回归方程，相关系数应不低于 0.99。测定供试品中待测元素与内标元素的峰面积(或峰高)或点对点校正后的色谱峰面积(或峰高)比值，从标准曲线或回归方程中查得相应的浓度，计算样品中各待测元素形态的含量。

在同样的分析条件下进行空白试验，计算时应按照仪器说明书要求扣除空白。

标准加入法　标准加入法可有效消除基质效应，由于所有测定样品都具有几乎相同的基体，使结果更加准确可靠。标准加入法加入各元素形态的量应接近或稍大于样品中预计量，在此区间选择不少于三个浓度点进行标准曲线的绘制，因此该方法需预先知道被测元素的大致含量，且待测元素在加入浓度范围内需呈线性。标准加入法的具体操作可参见“4. 测定法”中标准加入法项下。

0431　质谱法

质谱法是先将物质离子化，再按质荷比（m/z）将离子分离，通过测量离子的质荷比和谱峰响应强度而实现分析目标的一种方法。质量是物质的固有特征之一，不同的物质有不同的质量谱，利用物质的上述性质，可进行定性分析。利用物质的质谱峰响应强度与其物质量之间的相关性，可进行定量分析。根据样品中的待测成分可分为无机质谱、有机质谱和同位素质谱。

质谱法主要用于中药、化学药和生物药的研发、生产和上市后质量监测与评价。在真菌毒素（通则 2351 和指导原则 9305）、农药残留（通则 2341）、药品杂质（指导原则 9102）、金属元素（通则 2321、通则 2322、通则 3208、指导原则 9304）、色素（指导原则 9303）、药物（通则 3405、指导原则 9015）及其代谢物、内源性核酸和蛋白质等微量或复杂成分分析中应用广泛。质谱法还可用于细菌、真菌分类与鉴定、分子成像分析等。

质谱仪主要由进样系统、离子源、质量分析器、检测器、真空系统、控制和数据处理系统组成（图 1）。真空系统由机械泵、扩散泵或涡轮分子泵、阀件等组成。离子源产生的正离子或负离子，经加速进入质量分析器分离，再由检测器检测。控制和数据处理系统用于控制仪器，记录、处理并储存数据，当配有标准谱库或数据库软件时，可将测得的质谱图谱或数据与标准图谱或数据比对，获得样品中待测成分可能的组成和结构信息。

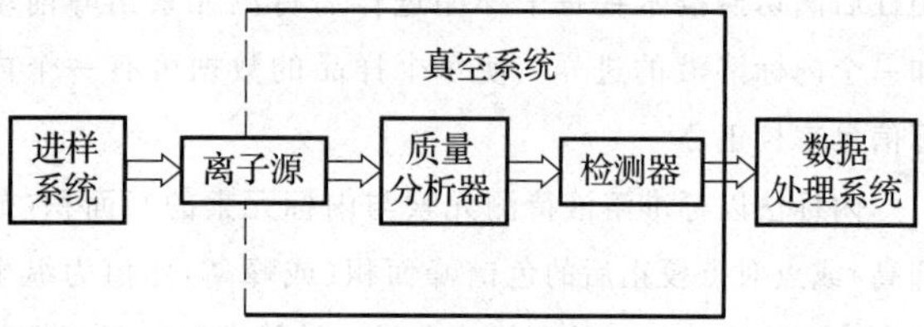

图 1　质谱仪的主要组成

一、进样系统

进样方式可分为直接进样和联用进样，选用的进样方式取决于样品的性质、纯度及离子化方式。多种分离技术或其他技术已实现与质谱的联用，经分离后或经其他技术处理的待测成分，通过适宜的接口引入质谱仪分析。样品引入应不影响质谱仪的真空度。

1. 直接进样

室温常压下，气态或液态样品中的中性分子通过可控漏孔系统进入离子源。吸附于固体或溶解于液体的挥发性待测成分，可采用顶空分析法提取或富集，经程序升温解吸附后，再由毛细管引入质谱仪。

挥发性固体样品可置于进样杆顶端，在接近离子源的高真空状态下加热、气化。采用解吸离子化技术，可使热不稳定、难挥发的样品在气化的同时实现离子化。

2. 联用进样

（1）气相色谱-质谱联用（GC-MS）

当使用毛细管气相色谱柱及高容量质谱真空泵时，可直接将色谱流出物引入质谱仪。

（2）液相色谱-质谱联用（LC-MS）

采用特定的离子源，如电喷雾离子源、大气压化学离子源等使待测成分从色谱流出物中分离并形成适于质谱分析的离子。为减少污染，避免化学噪声和电离抑制，流动相中的缓冲盐或添加剂应具有挥发性，并尽量减少用量。

（3）超临界流体色谱-质谱联用（SFC-MS）

采用电喷雾离子源或大气压化学离子源等。色谱流出物通过色谱柱和离子源之间的加热限流器转变为气态后，引入质谱仪。

（4）毛细管电泳-质谱联用（CE-MS）

电喷雾离子源是最常用的接口。采用不同的毛细管电泳操作模式与质谱联用时，应注意毛细管电泳的低流速特点，并使用挥发性缓冲液。

（5）薄层色谱-质谱联用（TLC-MS）

采用基质辅助激光解吸离子源等接口，将薄层板中的待测成分经提取或解吸附并离子化后引入质谱仪。

（6）热重分析-质谱联用（TGA-MS）

电子轰击离子源是最常用的接口。将热分析过程中逸出的气体或高温分解产生的气体离子化后引入质谱仪。

（7）微流控芯片-质谱联用（Microfluidics-MS）

电喷雾离子源和基质辅助激光解吸离子源是最常用的接口。将流出物离子化后引入质谱仪。

（8）质谱成像（MS Imaging）

将样品或处理后的样品置于样品台，光学确认表面形态并选择目标成像区域，采用基质辅助激光解吸离子源或解吸电喷雾离子源等接口，通过待测成分的质荷比对应的响应强度及其坐标位置构建质谱图像。

二、离子源

根据待测成分的性质及拟获取的信息类型，选用适宜的离子源。电子轰击离子源、电喷雾离子源和基质辅助激光解吸离子源等是最常用的离子源。

1. 电子轰击离子源（EI）

离子源内的气态待测成分分子，在能量（通常是 70eV）大于其电离能的电子轰击下离子化。质谱图中往往含有待测成分的分子离子及其碎片离子。适用于热稳定、易挥发待测成分的离子化，是气相色谱-质谱联用最常用的离子源。

2. 化学离子源（CI）

离子源内的甲烷、异丁烷或氨气等试剂气分子在高能电子轰击下离子化，经离子-分子反应产生稳定的试剂气离子，再将待测成分离子化。可产生待测成分（M）的$(M+H)^+$ $(M-H)^-$或待测成分与试剂气分子产生的加合离子。与电子轰击离子源相比，化学离子源获得的碎片离子较少，适用于热稳定、易挥发待测成分的离子化。

3. 快原子轰击（FAB）或快离子轰击离子源（LSIMS）

氩气等高能中性原子或高能铯离子，将置于金属表面、分散于甘油等惰性黏稠基质中的待测成分离子化，产生$(M+H)^+$ $(M-H)^-$或待测成分与基质分子的加合离子。适用于样品中极性、热不稳定待测成分的分子质量测定及结构表征，广泛应用于分子质量高达10 000u的肽、抗生素、核苷酸、脂质、有机金属化合物及表面活性剂的分析。

当用于液相色谱-质谱联用时，需在流动相中添加1%～10%的甘油等惰性黏稠基质，并采用1～10μl/min的低流速。

4. 基质辅助激光解吸离子源（MALDI）

将溶于适宜基质中的样品涂布于金属靶上，经高强度紫外或红外脉冲激光照射后，实现待测成分的离子化。可用于分子质量在100 000u以上的生物大分子分析，适宜与飞行时间质量分析器结合使用。

5. 电喷雾离子源（ESI）

离子化在大气压下进行。待测成分的溶液或色谱流出物通过毛细管进入离子源，在气体辅助雾化及高压电场作用下形成微小液滴去溶剂化后，气态离子再经逐级减压，传送到具有高真空度的质量分析器中。可在1μl/min～1ml/min流速下进行，适用于极性化合物和生物大分子的离子化，是液相色谱-质谱联用、毛细管电泳-质谱联用的常用离子源。

6. 大气压化学离子源（APCI）

原理与化学离子源相同，但离子化在大气压下进行。待测成分的溶液或色谱流出物在高温及氮气流的作用下雾化成气态，经带有高压的放电电极离子化，试剂气离子与待测成分分子发生离子-分子反应，形成单电荷离子。常用于分析有一定挥发性的中等极性与弱极性化合物，是液相色谱-质谱联用的重要离子化技术之一。通常在较高流速下进行，有时可高达2ml/min。

7. 大气压光离子源（APPI）

利用光子将气相中的分子离子化，主要用于非极性化合物的离子化，是电喷雾离子源、大气压化学离子源的一种补充。大气压光离子源对试验条件敏感，掺杂剂、溶剂及缓冲溶液的组成等均会对测定的选择性、灵敏度产生显著影响。

8. 电感耦合等离子体电离源（ICP）

利用高温等离子体将待测成分的原子或分子离子化为带电离子。主要用于元素分析。

三、质量分析器

质量范围、质量准确度和分辨率是质量分析器的主要性能指标。质量范围指质量分析器能够测定的质荷比下限和质荷比上限之间的范围。质量准确度是指测量质荷比与理论质荷比之间的偏差。分辨率是质量分析器对相邻两个质谱峰的区分能力。高分辨质谱仪通常指其质量分析器的分辨率大于10^4。四极杆质量分析器、离子阱质量分析器、飞行时间质量分析器和傅里叶变换质量分析器等是最常用的质量分析器。

1. 扇形磁场质量分析器（Magnetic sector mass analyzer）

离子源中产生的离子经加速电压（V）加速，聚焦进入扇形磁场（磁场强度B）。在磁场的作用下，不同质荷比的离子发生偏转，按各自的曲率半径（r）运动：

$$m/z=B^2r^2/2V$$

改变磁场强度，可使不同质荷比的离子具有相同的运动曲率半径（r），进而通过狭缝出口，到达检测器。

扇形磁场分析器可检测分子质量高达15 000u的单电荷离子。当与静电场质量分析器结合、构成双聚焦扇形磁场质量分析器时，分辨率可达10^5。

2. 四极杆质量分析器（Q）

由四个平行排列的金属杆状电极组成。直流电压（DC）和射频电压（RF）作用于电极上，形成了高频振荡电场（四极场）。在特定的直流电压和射频电压条件下，一定质荷比的离子可稳定穿过四极场，到达检测器。改变直流电压和射频电压，但保持其比值恒定，可实现质谱扫描。

四极杆质量分析器可检测的单电荷分子质量上限通常是4000u，分辨率约为10^3。

3. 离子阱质量分析器（IT）

可分为三维离子阱质量分析器（3D ion trap）及线性离子阱质量分析器（LIT）。

三维离子阱质量分析器由一对环形电极和两个呈双曲面形的端盖电极组成。端盖电极接地，在环形电极上施加射频电压（RF），形成三维四极场。逐渐增大射频电压的最高值，质荷比从小到大的离子逐次进入不稳定区，由端盖极上的小孔射出。挥发性待测成分的离子化和质量分析可以在同一四极场内完成。通过设定时间序列，单个四极离子阱可以实现多级质谱（MS^n）的功能。

线性离子阱质量分析器结构上与四极杆质量分析器等同，但操作模式与三维离子阱质量分析器相似。线性离子阱质量分析器具有更好的离子储存效率和储存容量，可改善离子喷射效率并获得更快的扫描速度和较高的检测灵敏度。

离子阱质量分析器与四极杆质量分析器具有相近的质量范围上限及分辨率。

4. 飞行时间质量分析器(TOF)

具有相同动能、不同质量的离子，因飞行速度不同而实现分离。当飞行距离一定时，离子飞行需要的时间与质荷比的平方根成正比，质量小的离子先到达检测器。为明确起始飞行时间并测定飞行时间，以不连续的组将离子引入质量分析器。离子组可由基质辅助激光解吸离子化等脉冲式离子化产生，也可通过门控系统将连续产生的离子流在给定时间引入飞行管。

飞行时间分析器的单电荷质量分析上限约 15 000u、离子传输效率高、谱图获取速度快、质量分辨率大于 10^4。

5. 傅里叶变换质量分析器(FTMS)

主要有傅里叶变换离子回旋共振质量分析器(FTICR)和傅里叶变换静电场轨道阱质量分析器(Fourier transform orbitrap mass analyzer)。

傅里叶变换离子回旋共振质量分析器是在高真空($\sim10^{-7}$Pa)状态下，离子在超导磁场中作回旋运动，运行轨道随着共振交变电场而改变。当交变电场频率和离子回旋频率相同时，离子被稳定加速，轨道半径越来越大，动能不断增加。关闭交变电场，轨道上的离子在电极上产生交变的镜像电流。利用计算机进行傅里叶变换，将镜像电流信号转换为频谱信号，获得质谱。单电荷质量范围上限大于 10 000u，分辨率高达 10^6，可进行多级质谱(MS^n)分析。

傅里叶变换静电场轨道阱质量分析器形如纺锤体，由纺锤体中心内电极和左右两个外纺锤半电极组成。当中心电极逐渐施加直流高压后，阱内产生特殊几何结构的静电场。当离子进入静电场轨道阱后，受到中心电场的引力，以及垂直方向的离心力和水平方向的推力，沿中心内电极做水平和垂直方向的振荡。外电极检测离子振荡产生的感应电势，通过傅里叶变换将其转换为质谱信号。单电荷质量范围上限可达 10 000u，分辨率高达 10^5。

6. 同位素质谱(IMS)

带电离子在高压电场力的作用下获得能量，经聚焦后成一束截面为矩形的离子束，定向射入一个固定的磁场，不同质荷比的同位素离子经磁分离器后实现分离。利用离子流的强度与不同质荷比离子的数量相关性，测定同位素之间的比值，对于只有同位素之间比值差异的化合物，可进行定量测定。

7. 串联质谱(Tandem MS)

串联质谱是时间上或空间上两级以上质量分析器的结合，测定第一级质量分析器中的前体离子(precursor ion)与第二级质量分析器中的产物离子(product ion)之间的质量关系。多级质谱实验常以 MS^n 表示。

(1)四极杆串联质谱

三重四极杆串联质谱(QqQ)由三组四极杆串联。第一级四极杆质量分析器(Q1)用于选择前体离子，第二级四极杆质量分析器(Q2)用于碎裂 Q1 选择的前体离子，第三级四极杆质量分析器(Q3)用于产物离子分析。主要用于定量分析，也可进行定性分析。

四极杆离子阱串联质谱(Q-IT)将四极杆质量分析器的扫描速度与离子阱质量分析器多级质谱功能相结合，获得一级和多级质谱，是定性和定量分析的常用技术。

四极杆质量分析器还可与飞行时间质量分析器或静电场轨道阱质量分析器串联。将四极杆质量分析器的扫描速度与飞行时间质量分析器或静电场轨道阱质量分析器的高分辨率和高质量准确度相结合，获得离子的准确分子量、元素组成，以及高分辨碎片离子质谱，用于待测成分的组成和结构分析。

(2)离子阱串联质谱

线性离子阱质量分析器可与飞行时间质量分析器或傅里叶变换质量分析器串联。将离子阱质量分析器的多级质谱功能与飞行时间质量分析器或傅里叶变换质量分析器的高分辨率和高质量准确度相结合，获得离子的准确分子量、元素组成，以及高分辨多级碎片离子质谱，用于待测成分的组成和结构分析。

(3)离子淌度串联质谱

离子淌度(Ion mobility)是一种将离子按照电荷、质量和形状分离的技术。离子淌度可与各种质谱仪和串联质谱仪联用，在质谱分析前对待测成分进行预分离，提高待测成分与干扰物的分离程度，提升检测的分辨率和灵敏度。

四、检测器

检测器由离子收集器、放大器构成。常用的离子收集器是法拉第圆筒，其精确度较高；电子倍增器、光电倍增管为常用的放大器，其灵敏度较高。

五、离子碎裂

离子碎片的质谱信息对于待测成分的定性和定量分析十分重要。不同的离子碎裂技术通过增加前体离子的内能，断裂化学键产生系列碎片离子或中性碎片分子，改善前体离子的碎裂效率，进而增加碎片离子的数量。常用的离子碎裂技术有碰撞诱导解离、电子活化解离、电子轰击解离、化学离子化解离等。

1. 碰撞诱导解离(CID)

传输进入碰撞室的前体离子与氮、氩或氦等惰性气体分子发生碰撞，诱导前体离子发生裂解反应产生碎片离子。因为碰撞能量不同，碰撞诱导解离分为低能碰撞诱导解离与高能碰撞诱导解离。一般地，碰撞能量低于 100eV 称为低能碰撞。高能碰撞诱导解离(HCD)的能量可达数千 eV，可产生更丰富的碎片离子。

2. 电子捕获解离(ECD)和电子转移解离(ETD)

电子捕获解离是将自由电子引入带正电荷的气相分

子，诱导前体离子化学碎裂，产生碎片离子。电子转移解离是将自由基阴离子引入带正电荷的气相分子，以诱导前体离子化学碎裂，产生碎片离子。ECD 和 ETD 主要用于碎裂蛋白质和多肽，生成 c-和 z-型离子，因裂解能量较低，能保留更多待测成分的结构信息，用于解析蛋白质序列和表征蛋白质翻译后修饰。

3. 电子活化解离(EAD)

进入碎裂室的离子捕获从垂直方向发射来的不同能量的电子，形成处于高能激发态的带电荷的自由基离子，化学键碎裂，形成碎片离子。可保留更多待测成分的结构信息，有助于表征多肽和蛋白质不稳定的翻译后修饰、药物代谢位点和多肽二硫键等。

六、数据采集方式

1. 全扫描

全扫描(Full scan)是获得一级质谱的数据采集模式。通过对设定 m/z 范围内的全部离子进行扫描并记录质谱图，获得待测成分的准分子离子和分子量信息。

2. 数据非依赖扫描

数据非依赖扫描(DIA)是获得二级质谱的数据采集模式。不预先挑选前体离子，将设定的 m/z 范围内的离子进行碎裂获得二级质谱，理论上能够获取所有前体离子的二级质谱。

3. 数据依赖扫描

数据依赖扫描(DDA)是获得二级质谱的数据采集模式。选择满足一定条件的前体离子触发二级碎裂。常见的前体离子选择原则包括丰度、电荷、动态排除、质量亏损和背景扣除等。这种预先筛选前体离子的扫描模式能够排除非目标离子的干扰。

(1)产物离子扫描(product-ion scan)

在第一级质量分析器中选择某 m/z 的离子作为前体离子，测定该离子在第二级质量分析器中、一定 m/z 范围内的所有碎片离子的质荷比与相对强度，获得该前体离子的碎片信息。

(2)前体离子扫描(precursor-ion scan)

在第二级质量分析器中选择某 m/z 的产物离子，测定在第一级质量分析器中、一定 m/z 范围内所有能产生该碎片离子的前体离子。

(3)中性丢失扫描(neutral-loss scan)

以恒定的质量差异，在一定的 m/z 范围内同时测定第一级、第二级质量分析器中的所有前体离子和产物离子，以发现能产生特定中性碎片丢失的待测成分或同系物。

(4)选择离子监测(SIM)

选择能够表征待测成分的一个离子进行检测。

(5)选择反应监测(SRM)

选择第一级质量分析器中某前体离子 $(m/z)_1$，测定该离子在第二级质量分析器中的特定产物离子 $(m/z)_2$ 的强度，以定量分析复杂混合物中的低浓度待测成分。

(6)多反应监测(MRM)

是指同时检测两对及以上的前体离子-产物离子。

(7)平行反应监测(PRM)

是在第一级质量分析器中选择特定 m/z 的前体离子，第二级质谱分析器在宽的 m/z 范围内扫描，获得前体离子全部的产物离子信息，可准确定量每个产物离子。在定量分析特别是蛋白质定量分析中应用广泛，通常在高分辨质谱仪中应用。

七、仪器确证

质谱仪和色谱-质谱联用仪的确证可分为安装确证(IQ)、运行确证(OQ)和性能确证(PQ)。安装确证是确认相关硬件和软件已安装在适宜地点并能够正常开机运行。运行确证一般通过有代表性的关键仪器参数的运行，证明仪器运行指标符合要求。性能确证是通过标准物质或标准样品的分析，证明仪器的整体性能符合用户分析要求。

用于定性分析时，仪器的质量准确度是性能确证的重要指标。用于定量分析时，性能确证主要关注准确度、精密度和灵敏度。对已知标准的单电荷离子，误差应小于±0.50u。为了实现对建立的测量标准的良好控制，应根据使用的仪器和方法，制定相应的精密度判定标准。在全面考察质谱仪器的性能时，应根据使用的仪器和用途，选择适宜的方法、判定标准和时间间隔。

八、方法验证与确认

在方法验证中，应根据测量的质量属性，确定验证的性能参数，通常包括方法的专属性(亦称特异性)/选择性、基质效应、准确度、精密度、范围(包括校正曲线和范围低限)、耐用性等。为实现仪器在整个生命周期内的性能稳定性和可靠性，建议对所选质谱法的输出结果进行持续监测，确保分析结果的准确与可靠。

开展方法确认时，应根据用途对方法的专属性、准确度、精密度和定量限进行评价。

九、测定法

在进行样品分析前，应对测定用质谱仪进行质量校正。

1. 定性分析

质谱法可用于药物、复杂代谢物和蛋白质等的分子量测定和结构鉴定。色谱-质谱联用法还广泛用于鉴定复杂基质中的药物及其代谢物、表征药物的杂质谱等研究。

(1)系统适用性

定性分析时，应考虑分辨率、质量范围和质量准确度，并根据分析方法的具体应用，对下列性能指标进行考察。

分辨率：质谱仪的单位质量分辨率应作为系统适用

性试验参数。仪器性能确证程序对分辨率的要求能满足一般定性分析要求。

质量准确度：对于待测成分的单电荷离子，与对照品相比，±0.50u的质量准确度能满足一般定性分析要求。当需更高的质量准确度时，可另行规定判定标准。

(2)数据采集和分析

以质荷比为横坐标，以离子的相对丰度为纵坐标，测定待测成分的质谱。高分辨质谱仪可以测定待测成分的精确分子质量。

在相同的仪器及分析条件下，直接进样或联用进样，分别测定并比较待测样品和对照品的质谱数据。使用高分辨质谱、比对二级质谱信息或色谱保留时间，均可有效提高定性分析的准确性。质谱定性分析还可与核磁共振等其他分析技术相结合，更可靠地对药物、杂质或外源性污染物、极性大分子化合物等进行鉴别。复杂样品中待测成分的鉴定，应采用色谱-质谱联用仪或串联质谱仪。

质谱中不同质荷比离子的存在及其响应强度反映了待测成分的结构特征，结合串联质谱分析结果，可推测或确证待测成分的分子结构。当采用电子轰击离子源时，可通过比对待测成分的质谱图与标准谱库谱图的一致性，快速鉴定待测成分。对于未知待测成分的结构解析，通常需要综合应用多种质谱技术并考虑样品的来源和特点等信息，必要时还应结合元素分析、核磁共振、红外光谱、紫外光谱、X射线衍射等技术测定的结果综合判断。

2. 定量分析

质谱法及色谱-质谱联用法可定量分析药物微量杂质、农药残留、外源性污染物、色素等，还可用于药物代谢动力学、临床药物浓度检测、疾病生物标志物检测等研究。

(1)系统适用性

与定性分析不同，除分辨率和质量准确度外，定量分析还应在方法中列出拟监测的离子(如质量范围、单个离子或MS/MS离子对)，即离子选择。

应根据分析方法的具体应用，对下列性能指标进行考察。

分辨率：质谱仪的单位质量分辨率的要求能满足一般定量分析要求。当要求的分辨率大于单位质量时，可另行规定判定标准。

质量准确度：质谱仪的质量准确度能满足一般定量分析要求。当需更高的质量准确度，可另行规定判定标准。

精密度：与分析方法验证的重复性相比，系统适用性试验对精密度的要求更为严格。

线性：与分析方法验证的要求一致。

准确度：除满足分析方法验证的一般要求外，为保证分析质量，可将质量控制样品纳入分析批。通常情况下，质量控制样品中待测成分的浓度已知，样品制备方法应与待测样品相同。通过使用质量控制样品，可考察分析方法随时间变化的准确性。在准确度考察中应规定质量控制样品的数量或分析顺序。

定量限：当用于微量或痕量成分分析时，系统适用性试验应包括对定量限的评价，可用信噪比法或其他适宜的方法进行。

(2)数据采集和分析

采用选择离子监测、选择反应监测或多反应监测，外标法或内标法定量。内标化合物可以是待测成分的结构类似物或其稳定同位素(如^{2}H,^{13}C,^{15}N)标记物。质谱定量分析一般需要使用每种待测成分的对照品。通过比较待测样品与采用适宜方法制备、浓度适宜的对照品中的待测成分的峰面积等质谱响应参数，实现定量分析。

为实现对待测成分和内标物色谱峰面积的准确积分，采集速率、扫描范围或监测质量等采集参数的设置，必须保证在峰宽范围内提供足够数量的采集点数。采集点数与方法性能要求、色谱条件、质谱仪类型、监测的待测成分和内标物的数量有关。例如采用四极杆质谱仪进行单个待测成分的检测时，在整个分析过程中质谱仪在SIM或SRM模式下交替采集待测成分和内标物色谱峰的数据。目前四极杆质谱仪每个采样点的停留时间可达100ms或更短，每个色谱峰上至少应有8个采集点数，以保证积分和定量准确。

定量分析宜采用标准曲线法。通过测定相同体积的系列标准溶液在特征m/z离子处的响应值，获得标准曲线及回归方程。按规定制备待测样品溶液，测定其在特征m/z离子处的响应值，代入标准曲线或回归方程计算，得到待测成分的浓度。定量分析复杂基质中药物及其代谢物、内源性代谢物和蛋白质时，通常采用内标校正的标准曲线法。内标校正的标准曲线法是将等量的内标加入系列标准溶液中，测定待测成分与内标物在各自特征m/z离子处的响应值，以响应值的比值为纵坐标，待测成分浓度或者待测成分浓度与内标物浓度的比值为横坐标绘制标准曲线，计算回归方程。使用稳定同位素标记物作为内标时，可获得更好的分析精密度和准确度。

色谱法

0501　纸色谱法

纸色谱法系以纸为载体，以纸上所含水分或其他物质为固定相，用展开剂进行展开的分配色谱法。供试品经展开后，可用比移值(R_f)表示其各组成成分的位置(比移值=原点中心至斑点中心的距离/原点中心至展开剂前沿的距离)。由于影响比移值的因素较多，因而一般采用在相同实验条件下与对照标准物质对比以确定其异同。用作药品鉴别时，供试品在色谱图中所显主斑点的位置与颜色(或荧光)，应与对照标准物质在色谱图中所显主斑点相同；用作药品纯度检查时，取一定量的供试品，经展开后，按各品种项下的规定，检视其所显杂质斑点的个数和呈色深度(或荧光强度)；进行药品含量测定时，将待测色谱斑点剪下经洗脱后，再用适宜的方法测定。

1. 仪器与材料

(1)展开容器　通常为圆形或长方形玻璃缸，缸上具有磨口玻璃盖，应能密闭。用于下行法时，盖上有孔，可插入分液漏斗，用以加入展开剂。在近顶端有一用支架架起的玻璃槽作为展开剂的容器，槽内有一玻棒，用以压住色谱滤纸。槽的两侧各支一玻棒，用以支持色谱滤纸使其自然下垂；用于上行法时，在盖上的孔中加塞，塞中插入玻璃悬钩，以便将点样后的色谱滤纸挂在钩上，并除去溶剂槽和支架。

(2)点样器　常用具支架的微量注射器(平口)或定量毛细管(无毛刺)，应能使点样位置正确、集中。

(3)色谱滤纸　应质地均匀平整，具有一定机械强度，不含影响展开效果的杂质；也不应与所用显色剂起作用，以免影响分离和鉴别效果，必要时可进行处理后再用。用于下行法时，取色谱滤纸按纤维长丝方向切成适当大小的纸条，离纸条上端适当的距离(使色谱滤纸上端能足够浸入溶剂槽内的展开剂中，并使点样基线能在溶剂槽侧的玻璃支持棒下数厘米处)用铅笔划一点样基线，必要时，可在色谱滤纸下端切成锯齿形便于展开剂向下移动；用于上行法时，色谱滤纸长约 25cm，宽度则按需要而定，必要时可将色谱滤纸卷成筒形。点样基线距底边约 2.5cm。

2. 操作方法

(1)下行法　将供试品溶解于适宜的溶剂中制成一定浓度的溶液。用微量注射器或定量毛细管吸取溶液，点于点样基线上，一次点样量不超过 10μl。点样量过大时，溶液宜分次点加，每次点加后，待其自然干燥、低温烘干或经温热气流吹干，样点直径为 2～4mm，点间距离为 1.5～2.0cm，样点通常应为圆形。

将点样后的色谱滤纸的点样端放在溶剂槽内并用玻棒压住，使色谱滤纸通过槽侧玻璃支持棒自然下垂，点样基线在压纸棒下数厘米处。展开前，展开缸内用各品种项下规定的溶剂的蒸气使之饱和，一般可在展开缸底部放一装有规定溶剂的平皿，或将被规定溶剂润湿的滤纸条附着在展开缸内壁上，放置一定时间，待溶剂挥发使缸内充满饱和蒸气。然后小心添加展开剂至溶剂槽内，使色谱滤纸的上端浸没在槽内的展开剂中。展开剂即经毛细作用沿色谱滤纸移动进行展开，展开过程中避免色谱滤纸受强光照射，展开至规定的距离后，取出色谱滤纸，标明展开剂前沿位置，待展开剂挥散后，按规定方法检测色谱斑点。

(2)上行法　点样方法同下行法。展开缸内加入展开剂适量，放置待展开剂蒸气饱和后，再下降悬钩，使色谱滤纸浸入展开剂约 1cm，展开剂即经毛细作用沿色谱滤纸上升，除另有规定外，一般展开至约 15cm 后，取出晾干，按规定方法检视。

展开可以单向展开，即向一个方向进行；也可进行双向展开，即先向一个方向展开，取出，待展开剂完全挥发后，将滤纸转动 90°，再用原展开剂或另一种展开剂进行展开；亦可多次展开和连续展开等。

0511　柱色谱法

1. 吸附柱色谱

色谱柱为内径均匀、下端(带或不带活塞)缩口的硬质玻璃管，端口或活塞上部铺垫适量棉花或玻璃纤维，管内装入吸附剂。吸附剂的颗粒应尽可能大小均匀，以保证良好的分离效果。除另有规定外，通常采用直径为 0.07～0.15mm 的颗粒。色谱柱的大小，吸附剂的品种和用量，以及洗脱时的流速，均按各品种项下的规定。

(1)吸附剂的填装　①干法　将吸附剂一次加入色谱柱，振动管壁使其均匀下沉，然后沿管壁缓缓加入洗脱剂；若色谱柱本身不带活塞，可在色谱柱下端出口处连接活塞，加入适量的洗脱剂，旋开活塞使洗脱剂缓缓滴出，然后自管顶缓缓加入吸附剂，使其均匀地润湿下沉，在管内形成松紧适度的吸附层。操作过程中应保持有充分的洗脱剂留在吸附层的上面。

②湿法　将吸附剂与洗脱剂混合，搅拌除去空气泡，徐徐倾入色谱柱中，然后加入洗脱剂将附着在管壁的吸附剂洗下，使色谱柱面平整。待填装吸附剂所用洗脱剂从色谱柱自然流下，至液面和柱表面相平时，即加供试品溶液。

(2)供试品的加入　除另有规定外，将供试品溶于开始洗脱时使用的洗脱剂中，再沿管壁缓缓加入，注意勿使吸附剂翻起。或将供试品溶于适当的溶剂中，与少量吸附剂混匀，再使溶剂挥发去尽使呈松散状，加在已制备好的色谱柱上面。如供试品在常用溶剂中不溶，可将供试品与适量的吸附剂在乳钵中研磨混匀后加入。

(3)洗脱　除另有规定外，通常按洗脱剂洗脱能力大小递增变换洗脱剂的品种和比例，分部收集流出液，至流出液中所含成分显著减少或不再含有时，再改变洗脱剂的品种和比例。操作过程中应保持有充分的洗脱剂留在吸附层的上面。

2. 分配柱色谱

方法与吸附柱色谱基本一致。装柱前，先将固定液溶于适当溶剂中，加入适宜载体，混合均匀，待溶剂完全挥干后分次移入色谱柱中并用带有平面的玻棒压紧；供试品可溶于固定液，混以少量载体，加在预制好的色谱柱上端。

洗脱剂需先加固定液混合使之饱和，以避免洗脱过程中固定液的流失。

0512　高效液相色谱法

高效液相色谱法系采用高压输液泵将规定的流动相泵入装有填充剂的色谱柱，对供试品进行分离测定的色谱方法。注入的供试品溶液，由流动相带入色谱柱内，供试品溶液中各组分在柱内被分离，并进入检测器而被检测，由数据处理系统记录和处理色谱信号。

1. 对仪器的一般要求和色谱条件

高效液相色谱仪由高压输液泵、进样器、柱温箱(色谱柱)、检测器和数据处理系统组成。色谱柱内径一般为2.1～4.6mm，填充剂粒径约为2～10μm。超高效液相色谱仪是耐超高压、小进样量、低死体积、高灵敏度检测的高效液相色谱仪。

(1)色谱柱

反相色谱柱：以键合非极性基团的载体为填充剂填充而成的色谱柱。常见的载体有硅胶、聚合物复合硅胶和聚合物等；常用的填充剂有十八烷基硅烷键合硅胶、辛基硅烷键合硅胶和苯基硅烷键合硅胶等。

正相色谱柱：用硅胶或键合极性基团的硅胶填充而成的色谱柱。常见的填充剂有硅胶、氨基键合硅胶和氰基键合硅胶等。氨基键合硅胶和氰基键合硅胶也可用作反相色谱。

离子交换色谱柱：用离子交换填充剂填充而成的色谱柱。有阳离子交换色谱柱和阴离子交换色谱柱。

手性分离色谱柱：用手性填充剂填充而成的色谱柱。

色谱柱的内径与长度，填充剂的形状、粒径与粒径分布、孔径、表面积、键合基团的表面覆盖度、载体表面基团残留量，填充的致密与均匀程度等均影响色谱柱的性能，应根据被分离物质的性质来选择合适的色谱柱。

温度会影响分离效果，品种正文中未指明色谱柱温度时系指室温，应注意室温变化的影响。为改善分离效果可通过适当调整柱温箱温度来控制柱温。

残余硅羟基未封闭的硅胶色谱柱，流动相pH值一般应在2～8之间。烷基硅烷带有立体侧链保护或残余硅羟基已封闭的硅胶、聚合物复合硅胶或聚合物色谱柱可耐受更宽pH值范围的流动相，可采用pH值小于2或大于8的流动相。

(2)检测器　最常用的检测器为紫外-可见分光检测器，包括二极管阵列检测器。其他常见的检测器有荧光检测器、蒸发光散射检测器、电雾式检测器、示差折光检测器、电化学检测器和质谱检测器等。

紫外-可见分光检测器、荧光检测器、电化学检测器为选择性检测器，其响应值不仅与被测物质的质量有关，还与其结构有关；蒸发光散射检测器、电雾式检测器和示差折光检测器为通用检测器，对所有物质均有响应；结构相似的物质在蒸发光散射检测器和电雾式检测器的响应值几乎仅与被测物质的质量有关。

紫外-可见分光检测器、荧光检测器、电化学检测器和示差折光检测器的响应值与被测物质的质量在一定范围内呈线性关系；蒸发光散射检测器的响应值与被测物质的质量通常呈指数关系，一般需经对数转换；电雾式检测器的响应值与被测物质的质量通常呈非线性关系，一般需经对数转换或用二次函数计算，但在较小质量范围内可基本呈线性。

不同的检测器，对流动相的要求不同。紫外-可见分光检测器所用流动相应符合紫外-可见分光光度法(通则0401)项下对溶剂的要求；采用低波长检测时，还应考虑有机溶剂的截止使用波长。蒸发光散射检测器、电雾式检测器和质谱检测器不得使用含非挥发性成分的流动相。

(3)流动相　反相色谱的流动相常用甲醇-水系统或乙腈-水系统，用紫外末端波长检测时，宜选用乙腈-水系统。流动相中如需使用缓冲溶液，应尽可能使用低浓度缓冲盐。用十八烷基硅烷键合硅胶色谱柱时，流动相中有机溶剂一般应不低于5%，否则易导致柱效下降和色谱系统不稳定。

正相色谱的流动相常用两种或两种以上的有机溶剂，如二氯甲烷和正己烷等。

流动相泵入液相色谱仪的方式(又称洗脱方式)可分为两种：一种是等度洗脱，另一种是梯度洗脱。用梯度洗脱分离时，梯度洗脱程序，包括运行时间和流动相在不同时间的成分比例，通常以表格的形式在品种项下规定。

(4)色谱参数调整　品种正文项下规定的色谱条件(参数)，除填充剂种类、流动相组分、检测器类型不得改变外，其余如色谱柱内径与长度、填充剂粒径、流动相流速、流动相组分比例、柱温、进样量、检测器灵敏度等，均可适当调整。

若需使用小粒径(约 2μm)填充剂和小内径(约 2.1mm)色谱柱或表面多孔填充剂以提高分离度或缩短分析时间，输液泵的性能、进样体积、检测池体积和系统的死体积等必须与之匹配。

色谱参数允许调整范围见表 1。

表 1　色谱参数允许调整范围

参数变量	参数调整
固定相	不得改变固定相的理化性质，如填充剂材质、表面修饰及键合相均需保持一致
填料粒径(dp)，柱长(L)	改变色谱柱填充剂粒径和柱长后，L/dp 值应保持不变或在原规定值的－25%～＋50%范围内
从全多孔填料到表面多孔填料	在满足等度或梯度洗脱要求[如为等度洗脱，当理论板数(n)在原色谱柱的－25% ～ ＋50%范围内；如为梯度洗脱，当所有色谱峰$(t_R/W_{h/2})^2$值在原色谱柱的－25% ～＋ 50%范围内]时可以调整，且可使用 L 和 dp 的其他组合。前提是应满足系统适用性要求，且已知成分的选择性和出峰顺序不变
柱内径(dc)	在填料粒径和/或柱长没有变化的情况下，可以调整柱内径。为避免柱内径减小可能引起的柱外谱带展宽，应减小仪器连接死体积、进样量或检测池的体积，适当增加采集速率
流速	等度洗脱时，在柱尺寸未改变时，允许流速调整±50%。当柱内径和粒径改变时，按下式计算并调整流速： $F_2=F_1\times[(dc_2^2\times dp_1)/(dc_1^2\times dp_2)]$。柱尺寸的变化作上述调整后，允许流速额外变化±50% 梯度洗脱时，当柱内径和粒径改变时，按下式计算并调整流速： $F_2=F_1\times[(dc_2^2\times dp_1)/(dc_1^2\times dp_2)]$
进样体积	$V_{inj2}=V_{inj1}\times(L_2\times dc_2^2)/(L_1\times dc_1^2)$。即便色谱柱尺寸没有调整，也可调整进样体积以满足系统适用性的要求，上述体积调整公式可能不适用于表面多孔(SPP)柱替代全多孔(TPP)柱

续表

参数变量	参数调整
等度洗脱流动相比例	占比小的流动相组分比例可在相对值±30%进行调整，但任何组分比例的变化不能超过绝对值±10%。占比小的流动相组分是指小于或等于$(100/n)$%比例的组分，n 为流动相中含有的组分数
梯度洗脱程序和流动相比例	满足以下条件的情况下，可对流动相的比例和梯度洗脱程序进行适当调整：(1)满足系统适用性要求；(2)出峰顺序不变，分离度和灵敏度满足要求；(3)流动相的组成和梯度洗脱程序应使第一个峰被充分保留，最后一个峰被完全洗脱。各梯度段梯度时间的调整详见后文
柱温	等度洗脱：除另有规定外，在原规定温度的±10℃范围内调整 梯度洗脱：除另有规定外，在原规定温度的±5℃范围内调整
流动相缓冲液盐浓度	在原规定值±10%范围内调整
pH 值	除另有规定外，流动相中水相 pH 值在原规定值±0.2pH 范围内调整
检测波长	不允许改变

注：F_1为调整前原规定流速；F_2为调整后流速；dc_1为调整前原规定色谱柱的内径；dc_2为调整后色谱柱的内径；dp_1为调整前原规定色谱柱的粒径；dp_2为调整后色谱柱的粒径；V_{inj1}为调整前原规定进样体积；V_{inj2}为调整后进样体积；L_1为调整前原规定色谱柱柱长；L_2为调整后色谱柱柱长；t_R为峰保留时间；$W_{h/2}$为峰半高峰宽。

可通过相关软件计算上表中流速、进样体积和梯度洗脱程序的调整范围，并根据色谱峰分离情况进行微调。

调整后，系统适用性应符合要求，且色谱峰出峰顺序不变。通常，较小的填充剂粒径需增加线速度，较大的填充剂粒径需降低线速度，在按上表调整流速时，要注意仪器的压力限值。若减小进样体积，应保证检测限和峰面积的重复性；若增加进样体积，应使分离度和线性关系仍满足要求。

对于梯度洗脱，柱尺寸(柱长和柱内径)改变导致柱体积改变，会影响控制选择性的梯度洗脱体积。可通过调整梯度洗脱体积使其与柱体积成比例。由于梯度洗脱体积是梯度时间(t_G)和流速(F)的乘积，因此需要对每个梯度段的梯度时间进行调整，以保持梯度洗脱体积与柱体积的比值恒定。由原来的梯度时间(t_{G1})、流速、柱长和柱内径，按下式计算新的梯度时间(t_{G2})。

$$t_{G2}=t_{G1}\times(F_1/F_2)\times[(L_2\times dc_2^2)/(L_1\times dc_1^2)]$$

梯度洗脱条件的调整可分步进行：(1)根据 L/dp 调整柱长和粒径；(2)根据粒径大小和柱内径的变化调整流速；(3)根据柱长、柱内径和流速的变化，调整每个梯度段的梯度时间。

调整梯度洗脱色谱参数时应比调整等度洗脱色谱参数时更加谨慎，因为此调整可能会使某些峰位置变化，造成峰识别错误，或者与其他峰重叠。如梯度微调后仍不能满足系统适用性要求，通常应考虑滞留体积的缘故或更换色谱柱。

滞留体积（dwell volume，用 D 或 V_D 表示），也称为梯度延迟体积，是指从流动相混合点至柱入口之间的体积。梯度洗脱时，所采用设备的配置可显著地影响方法所述的分离度、保留时间和相对保留时间。如果发生这种情况，可归因于过大的滞留体积。因此，应考虑方法开发时的系统与实际使用系统之间滞留体积的差异，在开始梯度程序前增加一个等度平衡阶段，通过调整等度阶段时间来调整梯度时间点，以与所使用的分析设备相适应。如在品种项下给出了方法开发时所用的滞留体积，则原梯度表中所述的时间点（t，min）可用按下式计算的调整后时间点（t_c，min）代替：

$$t_c=t-\frac{(D-D_0)}{F}$$

式中　D 为实际使用的分析设备的滞留体积，ml；

D_0 为方法开发时分析设备的滞留体积，ml；

F 为流速，ml/min。

如验证证明分析方法应用时不需等度平衡，则可省略这一等度阶段。

应评价色谱参数调整对分离和检测效果的影响，必要时对调整色谱参数后的方法进行确认。多个参数的调整将对系统性能产生累积影响，需要作适当的风险评估。

对于组分或基质特别复杂的体系，如中药分析方法，进行其色谱参数调整时应特别谨慎。

若调整超出表中规定的范围或品种项下规定的范围，被认为是对方法的修改，需要进行充分的方法学验证。

当对调整色谱条件后的测定结果产生异议时，应以品种项下规定的色谱条件的测定结果为准。

在品种项下一般不宜指定或推荐色谱柱的品牌，但可规定色谱柱的填充剂（固定相）种类（如键合相，是否改性、封端等）、粒径、孔径，色谱柱的柱长和/或柱内径；当耐用性试验证明必须使用特定牌号的色谱柱方能满足分离要求时，可在该品种正文项下注明。

(5)溶液制备　为减少溶剂峰和色谱峰的畸变，制备供试品溶液和参比物质溶液可用流动相（或梯度起始比例流动相组成）作为溶剂；为提高供试品中待测成分与参比物质的保留时间和峰面积响应的一致性，制备供试品溶液和参比物质溶液的溶剂组成尽可能保持一致。如供试品和/或参比物质在流动相中的溶解性不够，可先用流动相组成中具溶解能力的某一溶剂或其他适宜溶剂制备供试品或/和参比物质贮备液，再将贮备液用流动相（或梯度起始比例流动相组成）或其他适宜溶剂稀释到测试的浓度。

在测试序列中，应取制备溶液的溶剂和/或稀释剂进样以确认其是否对待测物质峰有干扰。

对于含量测定，单点对照法定量用供试品溶液与对照品溶液浓度应相同或相近，确保在分析方法线性范围内，并有足够的精密度。

对于限度检测，如有关物质检测，除另有规定外，供试品溶液浓度应保证能准确检测限度最低的杂质，对照溶液或对照品溶液浓度应与所关注的限度浓度相当。

2. 系统适用性试验

色谱系统的适用性试验参数通常包括但不限于理论板数、分离度或峰谷比、灵敏度、拖尾因子和重复性等。

按各品种正文项下要求，对色谱系统进行适用性试验，必要时，可对色谱系统进行适当调整，以符合要求。

(1)色谱柱的理论板数(n)　用于评价色谱柱的效能。由于不同物质在同一色谱柱上的色谱行为不同，采用理论板数作为衡量色谱柱效能的指标时，应指明测定物质，一般为待测物质或内标物质的理论板数。

在规定的色谱条件下，注入供试品溶液或各品种项下规定的内标物质溶液，记录色谱图，量出供试品主成分色谱峰或内标物质色谱峰的保留时间 t_R 和峰宽（W）或半高峰宽（$W_{h/2}$），按 $n=16\ (t_R/W)^2$ 或 $n=5.54\ (t_R/W_{h/2})^2$ 计算色谱柱的理论板数。t_R、W、$W_{h/2}$ 可用时间或长度计（下同），但应取相同计量单位。

(2)分离度(R_S)　用于评价待测物质与被分离物质之间的分离程度，是衡量色谱系统分离效能的关键指标。可以通过测定待测物质与已知杂质的分离度，也可以通过测定待测物质与某一指标性成分（内标物质或其他难分离物质）的分离度，或将供试品或对照品用适当的方法降解，通过测定待测物质与某一降解产物的分离度，对色谱系统分离效能进行评价与调整。

无论是定性分析还是定量测定，均要求待测物质与内标物质或特定的杂质及其他杂质色谱峰之间有较好的分离度。除另有规定外，待测物质色谱峰与相邻色谱峰之间的分离度应不小于 1.5。分离度的计算公式为：

$$R_S=\frac{1.18\times(t_{R_2}-t_{R_1})}{(W_{h/2,1}+W_{h/2,2})}\quad 或\quad R_S=\frac{2\times(t_{R_2}-t_{R_1})}{W_1+W_2}$$

式中　t_{R_2} 为相邻两色谱峰中后一峰的保留时间；

t_{R_1} 为相邻两色谱峰中前一峰的保留时间；

W_1、W_2 及 $W_{h/2,1}$、$W_{h/2,2}$ 分别为此相邻两色谱峰的峰宽及半高峰宽，见图 1。

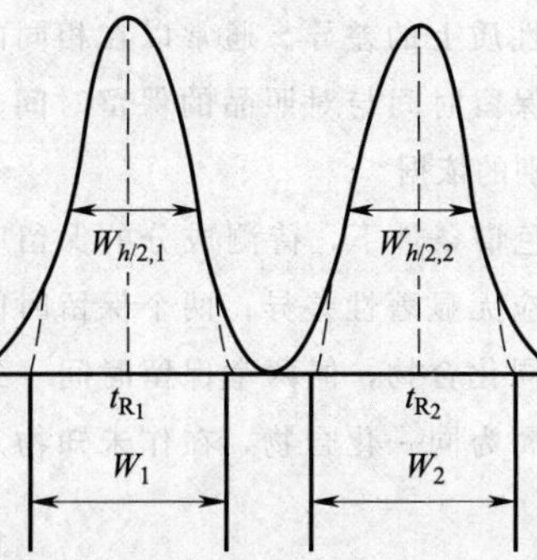

图 1　峰宽与半高峰宽计算示意图

当对测定结果有异议时，色谱柱的理论板数(n)和分离度(R_S)应以半高峰宽($W_{h/2}$)的计算结果为准。

(3)峰谷比　若待测物质峰与相邻峰之间未达到基线分离，峰谷比(p/v)可作为系统适用性试验参数。图 2 为部分分离的两个色谱峰的示意图，峰谷比计算公式为：

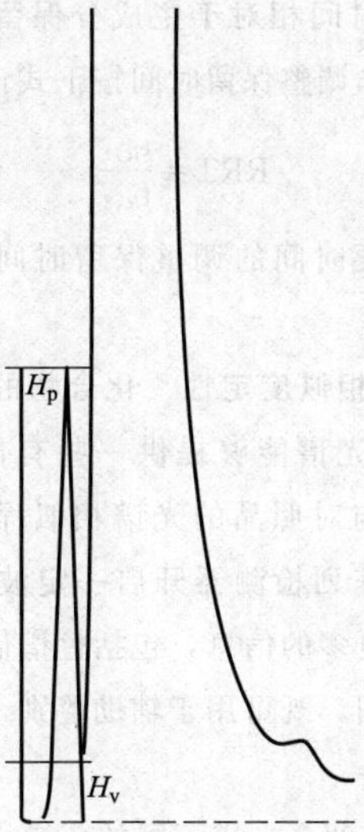

图 2　峰谷比值计算示意图

$$p/v=\frac{H_p}{H_v}$$

式中　H_p为小峰平行外推基线的高度；

H_v为小峰和大峰间曲线最低点平行外推基线的高度。

根据对相邻峰互相干扰程度的评价和测量准确度的要求，确定峰谷比可接受值，并在品种项下规定。

(4)灵敏度　信噪比(S/N)用于定义系统的灵敏度，按下式计算：

$$S/N=\frac{2H}{h}$$

在使用规定的参比溶液获得的色谱图中，H 为从目标峰最大值到基线信号的峰高，基线外延距离至少为目标峰半高峰宽的 5 倍，见图 3 中 a 所示色谱图；h 为使用空白溶液在参比溶液目标峰至少 5 倍半高峰宽范围内观察到的噪声幅度，见图 3 中 b 所示色谱图，如可能，这一范围应平均分布在目标峰的两侧。

通常，定量限的信噪比应不小于 10，检测限的信噪比应不小于 3。系统适用性试验中可以设置灵敏度试验溶液来评价色谱系统检测低含量成分的能力。

(5)拖尾因子(T)　用于评价色谱峰的对称性。拖尾因子计算公式为：

$$T=\frac{W_{0.05h}}{2d_1}$$

式中　$W_{0.05h}$为 5%峰高处的峰宽；

d_1为峰顶在 5%峰高处横坐标平行线的投影点至峰前沿与此平行线交点的距离，见图 4。

除另有规定外，在检查和含量测定项下，以峰面积作定量参数时，T 值应在 0.8～1.8 之间；以峰高作定量参数时，T 值应在 0.95～1.05 之间。

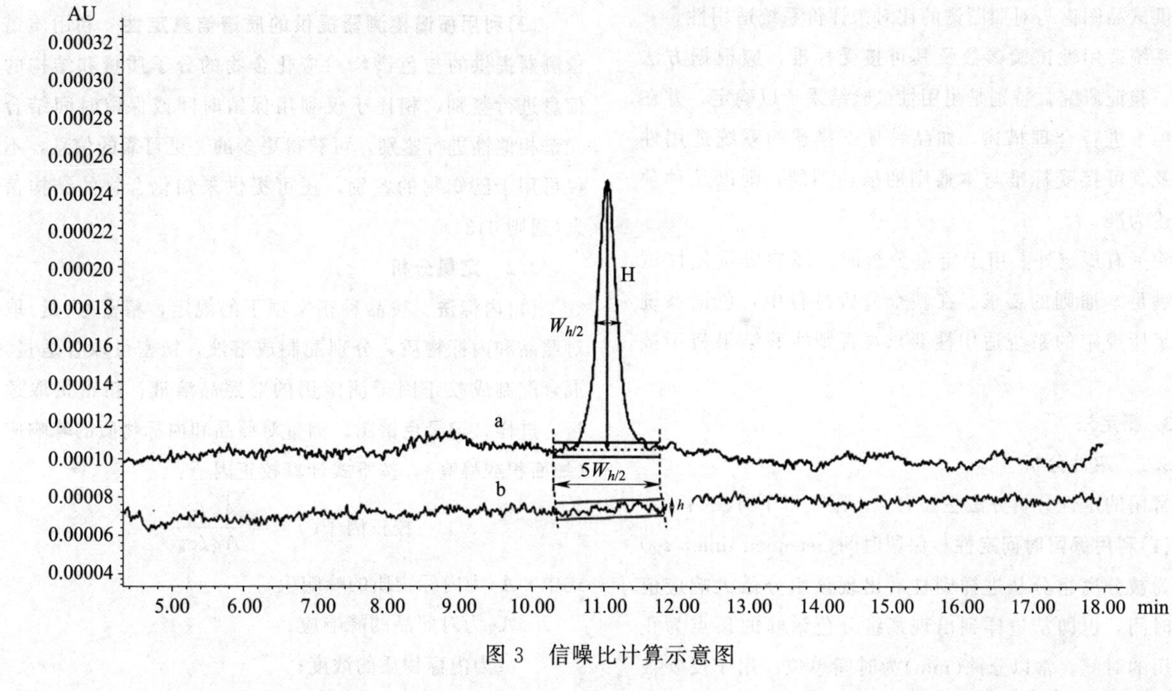

图 3　信噪比计算示意图

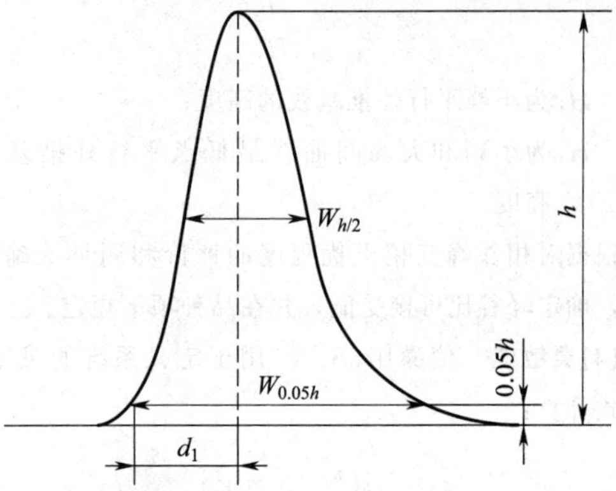

图 4　拖尾因子计算示意图

以峰面积作定量参数时，一般的峰拖尾或前伸不会影响峰面积积分，但严重拖尾会影响基线和色谱峰起止的判断和峰面积积分的准确性，此时应在品种正文项下对拖尾因子予以规定。

(6)重复性　用于评价色谱系统连续进样时响应值的重复性能。除另有规定外，通常取各品种项下的对照品溶液或其他溶液，重复进样 5 次，其峰响应测量值(或内标比值或其校正因子)的相对标准偏差应不大于 2.0%，如品种项下规定相对标准偏差大于 2.0%，则以重复进样 6 次的数据计算。以满足检测所需的精密度要求为前提，视进样溶液的浓度和/或体积、色谱峰响应和分析方法所能达到的精度水平等，对相对标准偏差的要求可适当放宽或收紧，并在品种项下予以规定。

(7)其他参数　保留时间和相对保留时间常用于评价系统适用性，如在品种项下列出但未明确为系统适用性要求，则仅作为一种参考。实验得到的相对保留时间与品种项下规定值间的差异应为多少，尚无适用的可接受标准。

对于复杂体系，如适用，可在品种项下附对照图谱，通过供试品图谱与对照图谱的比对来评价系统适用性。

系统适用性试验参数及其可接受标准，应根据方法开发、验证研究，特别是耐用性试验结果予以确定，并在品种项下进行合理描述。如品种项下描述的系统适用性试验及其可接受标准与本通则的描述不同，则以品种项下描述为准。

除另有规定外，用于定量分析时，峰响应重复性试验应满足本通则的要求。在整个分析过程中，色谱系统应满足所规定的系统适用性要求，否则实验结果将不被接受。

3. 测定法

3.1　定性分析

常用的定性分析方法主要有但不限于以下方法。

(1)利用保留时间定性　保留时间(retention time，t_R)定义为被分离组分从进样到柱后出现该组分最大响应值时的时间，也即从进样到出现某组分色谱峰的顶点为止所经历的时间，常以分钟(min)为时间单位，用于反映被分离的组分在性质上的差异。通常以在相同的色谱条件下待测成分的保留时间与对照品的保留时间是否一致作为待测成分鉴别的依据。

在相同的色谱条件下，待测成分的保留时间与对照品的保留时间应无显著性差异；两个保留时间不同的色谱峰归属于不同化合物，但两个保留时间一致的色谱峰有时未必可归属为同一化合物，在作未知物定性分析时应特别注意。

若改变流动相组成或更换色谱柱的种类，待测成分的保留时间仍与对照品的保留时间一致，可进一步证实待测成分与对照品为同一化合物。

当待测成分(保留时间$t_{R,1}$)无对照品时，可将样品中的另一成分或在样品中加入另一成分作为参比物(保留时间$t_{R,2}$)，采用相对保留时间(RRT)作为定性(或定位)的方法。在品种项下，除另有规定外，相对保留时间通常是指待测成分保留时间相对于主成分保留时间的比值，以未扣除死时间的非调整保留时间按下式计算。

$$\mathrm{RRT}=\frac{t_{R,1}}{t_{R,2}}$$

若需以扣除死时间的调整保留时间计算，应在品种项下予以注明。

(2)利用光谱相似度定性　化合物的全波长扫描所得的紫外-可见吸收光谱能够提供一些有价值的定性信息。待测成分的光谱与对照品的光谱相似程度可用于辅助定性分析。二极管阵列检测器开启一定波长范围的扫描功能时，可以获得更多的信息，包括色谱信号、时间、波长的三维色谱光谱图，既可用于辅助鉴别，还可用于峰纯度分析。

同样应注意，两个光谱不同的色谱峰表征了不同化合物，但两个光谱相似的色谱峰未必可归属为同一化合物。

(3)利用质谱检测器提供的质谱信息定性　利用质谱检测器提供的与色谱峰对应化合物的分子质量和结构的信息进行鉴别，相比于仅利用保留时间或保留时间结合光谱相似性进行鉴别，可获得更多的、更可靠的信息，不仅可用于已知物的鉴别，还可提供未知化合物的结构信息(通则 0431)。

3.2　定量分析

(1)内标法　按品种正文项下的规定，精密称(量)取对照品和内标物质，分别配制成溶液，精密量取各适量，混合配制成校正因子测定用的对照品溶液；精密量取适量，进样，记录色谱图。测量对照品和内标物质的峰响应(峰面积或峰高)，按下式计算校正因子：

$$校正因子(f)=\frac{A_S/c_S}{A_R/c_R}$$

式中　A_S为内标物质的峰响应；

A_R为对照品的峰响应；

c_S为内标物质的浓度；

c_R为对照品的浓度。

再精密量取该品种项下含有内标物质的供试品溶液适量，进样，记录色谱图，测量供试品中待测成分和内标物质的峰响应，按下式计算含量：

$$含量(c_X)=f\times\frac{A_X}{A'_S/c'_S}$$

式中　A_X为供试品的峰响应；

c_X为供试品的浓度；

A'_S为内标物质的峰响应；

c'_S为内标物质的浓度；

f为内标法校正因子。

采用内标法，可避免因样品前处理和进样体积误差对测定结果的影响。

(2)外标法　按各品种项下的规定，精密称(量)取对照品和供试品，配制成溶液，精密量取各适量，进样，记录色谱图，测量对照品溶液和供试品溶液中待测物质的峰响应(峰面积或峰高)，按下式计算含量：

$$含量(c_X)=c_R\times\frac{A_X}{A_R}$$

式中各符号意义同上。

(3)加校正因子的对照法　测定杂质含量时，可采用加校正因子的对照法，其中取供试品溶液稀释作为对照溶液并加校正因子的方法通常被称为加校正因子的主成分自身对照法。这里定义的校正因子是指单位质量参比物质(包括内标)的色谱响应与单位质量待测物的色谱响应的比值，即用参比物质的色谱响应校正待测物质的色谱响应。需作校正计算的杂质，通常以主成分为参比，也可以供试品中存在的已知杂质或加入的另一成分为参比。

在建立方法时，按各品种项下的规定，精密称(量)取待测物对照品和参比物质对照品各适量，配制待测杂质校正因子的溶液，进样，记录色谱图，按下式计算待测杂质的校正因子。

$$校正因子=\frac{c_A/A_A}{c_B/A_B}=\frac{A_B/c_B}{A_A/c_A}$$

式中　c_A为待测物的浓度；

A_A为待测物的色谱峰响应；

c_B为参比物质的浓度；

A_B为参比物质的色谱峰响应。

也可精密称(量)取参比物质对照品和杂质对照品各适量，分别配制成不同浓度的溶液，精密量取各适量，进样，记录色谱图，绘制参比物质浓度和杂质浓度对其峰面积的回归曲线，以参比物质回归直线斜率与杂质回归直线斜率的比计算校正因子。

校正因子可直接载入各品种项下，用于校正杂质的实测峰面积，采用相对于参比物质的保留时间定位，其数值一并载入各品种项下。

以主成分作为参比物质测定杂质含量时，按各品种项下规定的杂质限度，将供试品溶液稀释成与杂质限度相当的溶液，作为对照溶液(或取主成分对照品配制成与杂质限度相当的溶液，作为对照品溶液)，精密量取适量，进样，记录色谱图。除另有规定外，通常含量低于0.5%的杂质，峰面积测量值的相对标准偏差(RSD)应小于10%；含量在0.5%～2%的杂质，峰面积测量值的RSD应小于5%；含量大于2%的杂质，峰面积测量值的RSD应小于2%。再精密量取供试品溶液适量，进样。除另有规定外，供试品溶液的色谱图记录时间，应为主成分色谱峰保留时间的2倍，测量供试品溶液色谱图上各杂质的峰面积，分别乘以相应的校正因子后与对照(或对照品)溶液主成分的峰面积比较，计算各杂质含量。

加校正因子的对照法不仅可用于杂质测定，也用于多组分中某些组分的含量测定。

(4)不加校正因子的对照法　测定杂质含量时，若无法获得待测杂质的校正因子，或校正因子对赋值准确性的影响可以忽略，也可采用不加校正因子的对照法，其中取供试品溶液稀释作为对照溶液但不加校正因子的方法通常被称为不加校正因子的主成分自身对照法。同上述(3)法选择参比物质，配制对照(或对照品)溶液、进样和计算峰面积的相对标准偏差后，再精密量取供试品溶液适量，进样。除另有规定外，供试品溶液的色谱图记录时间应为主成分色谱峰保留时间的2倍，测量供试品溶液色谱图上各杂质的峰面积并与对照(或对照品)溶液主成分的峰面积比较，依法计算杂质含量。

(5)面积归一化法　按各品种项下的规定，配制供试品溶液，取一定量进样，记录色谱图。测量各色谱峰面积和色谱图上除溶剂峰、试剂峰、样品基质带入峰以外的总色谱峰面积，计算各色谱峰面积占总峰面积的百分率。峰面积归一化法一般不宜用于微量杂质的检查。

(6)校正曲线法　对于复杂药物体系中的成分和/或待测成分量在较大范围变化的含量测定，可采用校正曲线法。校正曲线法可分为外标法和内标法。

①外标校正曲线法：精密称取对照品(或工作对照品)适量，或精密量取对照品储备液适量，配制成不同浓度的系列溶液，精密量取系列溶液各适量，进样，记录色谱图，测量峰响应，用峰响应(或经转换)对浓度绘制校正曲线，通过最小二乘法计算出回归曲线方程。在相同的色谱条件下，再精密量取供试品溶液适量，进样，记录色谱图，测量供试品溶液中待测成分的峰响应，由待测成分的峰响应(或经转换)和回归曲线方程确定供试品溶液中待测成分的量。

②内标校正曲线法：精密称取对照品(或工作对照品)适量，或精密量取对照品储备液适量，与精密量取的内标溶液混合，配制成含等量内标物的不同浓度待测成分的

系列溶液，精密量取系列溶液各适量，进样，记录色谱图，测量待测成分和内标物的峰响应比值，用峰响应比值(或经转换)对待测成分浓度绘制校正曲线，通过最小二乘法计算出回归曲线方程。在相同的色谱条件下，再精密量取加有与对照品系列溶液相同量内标物的供试品溶液，进样，记录色谱图，测量供试品溶液中待测成分和内标物的色谱峰响应比值，由待测成分的峰响应比值(或经转换)和回归曲线方程确定供试品溶液中待测成分的量。

如适用，也可使用其他方法如标准加入法、内插法等，并在品种正文项下注明。

4. 多维液相色谱

多维液相色谱又称为色谱/色谱联用技术，是采用匹配的接口将不同分离性能或特点的色谱连接起来，第一级色谱中未分离或需分离富集的组分由接口转移到第二级色谱中，第二级色谱仍未分离或需分离富集的组分，也可以继续通过接口转移到第三级色谱中。理论上，可以通过接口将任意级色谱串联或并联起来，直至混合物样品中所有难分离、需富集的组分都得到分离或富集。但实际上，一般只要选用两级合适的色谱联用就可以满足对绝大多数难分离混合物样品的分离或富集要求。因此，一般的色谱/色谱联用都是二级，即二维液相色谱。

在二维色谱的术语中，1D 和 2D 分别指一维和二维；而^{1}D 和^{2}D 则分别代表第一维和第二维。

二维液相色谱可以分为差异显著的两种主要类型：中心切割式二维色谱(heart-cutting mode two-dimensional chromatography)和全二维色谱(comprehensive two-dimensional chromatography)。中心切割式二维色谱是通过接口将前一级色谱中某一(些)组分传递到后一级色谱中继续分离，一般用 LC-LC(也可用 LC+LC)表示；全二维色谱是通过接口将前一级色谱中的全部组分连续地传递到后一级色谱中进行分离，一般用 LC×LC 表示。此外，这两种类型下还有若干子类，包括多中心切割 2D-LC(mLC-LC)和选择性全二维色谱(sLC×LC)。

LC-LC 或 LC×LC 两种二维色谱可以是相同的分离模式和类型，也可以是不同的分离模式和类型。接口技术是实现二维色谱分离的关键之一，原则上，只要有匹配的接口，任何模式和类型的色谱都可以联用。

同一维色谱，二维色谱也可以与质谱、红外和核磁共振等联用。

0513　离子色谱法

离子色谱法系采用高压输液泵系统将规定的洗脱液泵入装有离子交换色谱固定相的色谱柱，对可解离物质进行分离测定的色谱方法。在洗脱液的驱动下，注入的供试品经色谱柱进入检测器，由数据处理系统记录并处理色谱信号。为提高检测的灵敏度，可在进入检测器前，先行经过抑制器或衍生系统。

离子色谱法常用于无机阴离子、无机阳离子、有机酸、糖醇类、氨基糖类、氨基酸、蛋白质、糖蛋白等物质的定性和定量分析。其分离机制主要为离子交换，即在离子交换色谱固定相上的离子与洗脱液中具有相同电荷的溶质离子之间的可逆交换；其他分离机制还有离子对、离子排斥等。

1. 对仪器的一般要求

离子色谱仪的主要组成如图 1 所示。所有与供试品接触的管道、器件均应使用聚醚醚酮(PEEK)等惰性材料。当仪器部件与洗脱液和供试品溶液具有良好相容性时，也可使用普通高效液相色谱仪。应定期进行仪器确证并符合有关规定。

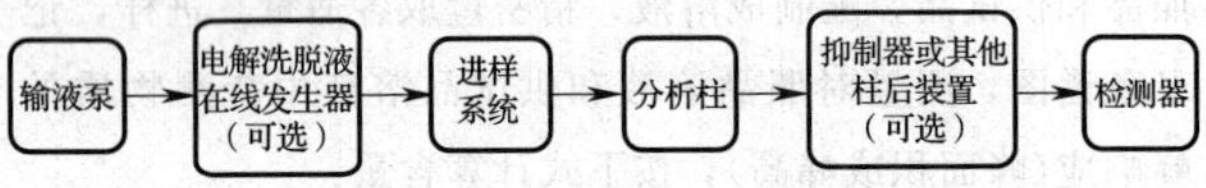

图 1　离子色谱仪主要组成

(1)色谱柱　离子色谱法所用色谱柱固定相可分为有机聚合物载体和无机载体两类。离子色谱对复杂样品的分离主要依赖于色谱柱中的固定相。

有机聚合物载体固定相最为常用，其载体一般为苯乙烯-二乙烯基苯共聚物、乙基乙烯基苯-二乙烯基苯共聚物、聚甲基丙烯酸酯或聚乙烯醇聚合物等有机聚合物。这类载体的表面化学键合了烷基季铵、烷醇季铵等阴离子交换功能基或磺酸、羧酸、羧酸-膦酸和羧酸-膦酸冠醚等阳离子交换功能基，可分别用于阴离子或阳离子的交换分离。有机聚合物载体固定相在较宽的酸碱范围(pH 0～14)内具有较高的稳定性，且有一定的有机溶剂耐受性。

无机载体固定相主要以硅胶为载体。在硅胶表面化学键合季铵等阴离子交换功能基或磺酸、羧酸等阳离子交换功能基，可分别用于阴离子或阳离子的交换分离。硅胶载体固定相机械稳定性好，在有机溶剂中不会溶胀或收缩。

(2)洗脱液　分离阴离子采用稀碱溶液、碳酸盐缓冲液等作为洗脱液；分离阳离子采用稀酸溶液作为洗脱液。通过调节洗脱液 pH 值或离子强度，可提高或降低洗脱液对待测成分的洗脱能力；为改善色谱峰峰形及提高洗脱液的洗脱能力，可在洗脱液内加入不超过 20% 的甲醇、乙腈等有机改性剂。但应关注有机溶剂的加入会降低洗脱液的极性与介电常数，可能导致电导检测灵敏度降低。制备洗脱液的水应经过纯化处理，电阻率不小于 18MΩ·cm。洗脱液需经脱气处理。常采用在线脱气方法，如配合氮气等惰性气体保护、脱气及超声、减压过滤、冷冻的方式进行离线脱气，效果会更好。离线脱气时应注意避免洗脱液污染。当使用如氢氧化钾等强碱性溶液作为洗脱液时，洗脱液容易吸

收空气中的 CO_2 易导致基线不稳或重现性差等问题。电解洗脱液在线发生器可在线、自动生成洗脱液，有效避免洗脱液污染，提高方法的重现性。

(3)检测器　电导检测器、安培检测器、紫外检测器、质谱检测器是离子色谱常用的检测器。

电导检测器　利用离子化合物溶液具有导电性，且其电导率与离子的性质和浓度具有相关性而进行检测，用于测定大多数无机阴离子、无机阳离子(如 NH_4^+、K^+、Na^+ 等)和部分极性有机物(如有机胺、羧酸等)。离子色谱法中常采用抑制型电导检测器，即在进入检测器之前使用抑制器将具有较高电导率的洗脱液中和成低电导率的水或其他较低电导率的溶液，从而显著降低背景噪音，提高电导检测的灵敏度。

安培检测器　包括工作电极、对电极和参比电极，是利用电活性物质在工作电极表面发生氧化或还原反应，测量反应时产生电流变化的检测技术。其主要优点是灵敏度高、选择性好、响应范围宽，可以用于电导率响应不灵敏或者紫外响应较弱的有机物和无机物的检测，主要包括直流安培检测、积分安培检测和脉冲安培检测三种模式。

直流安培检测是在电极间施加稳定的电压使待测成分在电极表面发生氧化或还原反应产生电流信号，可用于测定碘离子(I^-)、硫氰酸根离子(SCN^-)、氰根离子(CN^-)和各种酚类化合物等。积分安培检测和脉冲安培检测是在工作电极上施加一个周期性变化的电压，在检测电压下待测成分发生电化学反应产生电流信号，而后续变化的电压用于电极表面的清洁，避免钝化，可用于糖类、氨基酸类、硫醇类等易污染工作电极表面，导致信号不稳定和响应降低的化合物的检测。

通过施加电压可有效清洁工作电极表面，但当背景电流增大且灵敏度降低时，需机械打磨工作电极并擦拭对电极，以去除沉积物。清洁电极时，应避免产生凹坑或划痕。清洁完毕待安培池稳定后，再启动检测器。

在碱性条件下(pH≥12)，安培检测器对氨基糖苷类等待测化合物的响应较好。可通过在柱后加入氢氧化钠溶液，使洗脱液的碱性达到要求。洗脱液和柱后注入的氢氧化钠溶液在与安培检测器连接的管线中混合，应综合考虑使溶液混合均匀和管线引起的峰展宽，确定管线的长度。为避免基线干扰，氢氧化钠溶液使用前应脱气，其与洗脱液混合后要稳定、恒速地注入安培检测器。

紫外检测器　适用于在高浓度氯离子等存在下痕量的溴离子(Br^-)、亚硝酸根离子(NO_2^-)、硝酸根离子(NO_3^-)以及其他具有强紫外吸收成分的测定。柱后衍生-紫外检测法常用于分离分析过渡金属离子和镧系金属离子等。

质谱检测器　通常用于未知离子的定性及低浓度离子的定量检测。在离子色谱与质谱检测器联用时，一般使用抑制器对洗脱液进行脱盐处理，并使用电导检测器对脱盐效果进行监测。必要时，在洗脱液注入质谱前，可使用三通连接头加入有机溶剂，提高质谱响应。

其他　原子吸收光谱、原子发射光谱(包括电感耦合等离子体原子发射光谱)、电感耦合等离子体质谱也可作为离子色谱的检测器。

2. 样品处理

通过多种前处理技术可减少和去除对色谱系统有污染的物质、降低基体浓度、浓缩和富集待测成分，使样品符合离子色谱进样要求。

对于基质简单的澄清水溶液，一般通过稀释并经适宜孔径的(≤0.45μm)滤膜过滤后直接进样分析。对于基质复杂的样品，可通过阀切换在线基体消除、微波消解、紫外光降解、固相萃取、燃烧法等方法去除干扰物后进样分析。

3. 系统适用性试验

照高效液相色谱法(通则 0512)项下相应的规定。

4. 测定法

(1)内标法

(2)外标法

(3)面积归一化法

(4)标准曲线法

上述测定法的具体内容均同高效液相色谱法(通则 0512)项下相应的规定，其中以外标法最为常用。

0514　分子排阻色谱法

分子排阻色谱法(SEC)是根据待测组分的分子大小进行分离的一种液相色谱技术。分子排阻色谱又称为凝胶色谱，分为适合于分离水溶性成分的凝胶过滤色谱(GFC)和适合于分离脂溶性成分的凝胶渗透色谱(GPC)，二者所采用的固定相、流动相和分离技术不同，但分离原理均为凝胶色谱柱的分子筛机制。色谱柱多以硅胶、聚合物和多糖等基质为填充剂，这些填充剂表面分布着不同孔径尺寸的孔，供试品溶液进入色谱柱后，不同组分按其分子大小进入或不进入相应的孔内，大于所有孔径的分子不能进入填充剂颗粒的任何孔内，在色谱过程中不被保留，最早随流动相洗脱至柱外，表现为保留时间最短；小于所有孔径的分子能自由进入填充剂颗粒的所有孔径内，在色谱柱中滞留时间最长，表现为保留时间最长；其余分子则按分子大小进入不同的孔径内，分子越小，进入孔的数量越多，滞留时间越长；反之，分子越大，滞留时间越短，从而使分子按其大小被依次洗脱。

1. 一般要求

(1)仪器

分子排阻色谱法所需的仪器由输液泵、进样器、柱温箱(色谱柱)、检测器和数据处理系统等组成。输液泵一般分常压、中压和高压泵。进样器和柱温箱同高效液相色谱法(通则 0512)。常用检测器有紫外-可见分光检测器、示差折光检测器、蒸发光散射检测器与静态光散射检测器等。

(2)色谱柱和流动相

在药物分析中，尤其是分子量或分子量分布测定中，通常采用高效分子排阻色谱法(HPSEC)。应选择充填与供试品分子大小相适应的填充剂的色谱柱。流动相可分为水相和有机相，水相通常为水溶液、含盐溶液或水与少量有机溶剂的互混溶液，溶液的 pH 值不宜超出填充剂的耐受力，一般 pH 值在 2～8 范围。有机相通常为四氢呋喃和 N,N-二甲基甲酰胺等。流速不宜过快，使用 7.8mm 内径的色谱柱通常流速为 0.5～1.0ml/min。对于 4.6mm 或 2.1mm 等内径的色谱柱，需要根据色谱柱横截面积同比例降低流速。

2. 系统适用性试验

分子排阻色谱法的系统适用性试验中色谱柱的理论板数(n)、分离度、重复性、拖尾因子的评价方法，在一般情况下，同高效液相色谱法(通则 0512)。在高分子杂质检查时，若某些药物分子的单体与其二聚体不能达到基线分离，可以用峰谷比 p/v 来表示分离程度：

$$p/v=\frac{\text{二聚体的峰高}}{\text{单体与二聚体之间的谷高}}$$

除另有规定外，峰谷比应大于 2.0。

3. 测定法

(1)分子量测定法

一般适用于蛋白质和多肽的分子量测定。按各品种项下规定的方法，选用与供试品分子大小相适宜的色谱柱和适宜分子量范围的标准物质。除另有规定外，标准物质与供试品均需使用二硫苏糖醇(DTT)和十二烷基硫酸钠(SDS)处理，以打开分子内和分子间的二硫键，并使分子的构型与构象趋于一致，经处理的蛋白质和多肽分子通常以线性形式分离，以标准物质分子量的对数值对相应的保留时间制得标准曲线的线性回归方程，供试品以保留时间由标准曲线回归方程计算其分子量或亚基的分子量。

(2)分子量与分子量分布测定法

生物大分子聚合物如多糖、多聚核苷酸和胶原蛋白等具有分子大小不均一的特点，故分子量与分子量分布是控制该类产品的关键指标。在测定分子量与分子量分布时，选用与供试品分子结构与性质相同或相似的标准物质十分重要。

按各品种项下规定的方法，除另有规定外，同样采用分子量标准物质和适宜的 GPC 软件，以标准物质峰分子量(M_p)的对数值对相应的保留时间(t_R)拟合标准曲线并按下列公式计算出供试品的分子量与分子量分布。

$$M_n=\sum RI_i/\sum(RI_i/M_i)$$

$$M_w=\sum(RI_iM_i)/\sum RI_i$$

$$D=M_w/M_n$$

式中 M_n 为数均分子量；

M_w 为重均分子量；

D 为分布系数；

RI_i 为供试品在保留时间 i 时的峰高；

M_i 为供试品在保留时间 i 时的分子量。

(3)高分子杂质测定法

高分子杂质系指供试品中含有分子量大于药物分子的杂质，通常是药物在生产或贮存过程中产生的高分子聚合物或在生产过程中未除尽的可能产生过敏反应的高分子物质。

按各品种项下规定的色谱条件进行分离。

定量方法

①主成分自身对照法　同高效液相色谱法(通则 0512)项下规定。一般用于高分子杂质含量较低的品种。

②面积归一化法　同高效液相色谱法(通则 0512)项下规定。

③限量法　除另有规定外，应不得检出保留时间小于标准物质保留时间的组分，一般用于混合物中高分子物质的控制。

④自身对照外标法　一般用于葡聚糖凝胶(Sephadex) G-10 色谱系统中 β-内酰胺抗生素中高分子杂质的检查。在该分离系统中，除部分寡聚物外，β-内酰胺抗生素中高分子杂质在色谱过程中均不保留，即所有的高分子杂质表现为单一的色谱峰，以供试品自身为对照品，按外标法计算供试品中高分子杂质的相对百分含量。

(4)分子排阻色谱-静态光散射(SEC-SLS)测定法

利用分子排阻色谱法，将供试品中分子从大到小依次分离，进入与其他检测器如示差检测器联用的静态光散射检测器，激光器激发的光源照射含有经分离待测成分的溶液，其散射光强度[表示为瑞利比 $R(\theta)$]与待测成分的分子量、浓度相关。

瑞利比计算公式如下所示：

$$\frac{K^*\times c}{R(\theta)}=\frac{1}{M_w\times P(\theta)}+2A_2\times c$$

$R(\theta)$ 为瑞利比，代表净散射光信号(溶质散射信号值)。

K^* 为光对比参数，$K^*=K\times(dn/dc)^2$，其中 K 是一个常数，等于$\frac{4\pi^2n_0^2}{\lambda_0^4N_A}$，$n_0$ 为溶剂折射率，N_A 为阿伏伽德罗常数，λ_0 为入射波长；dn/dc 为折射率增量，描述折射率随分析物浓度的变化，可以通过测定已知溶剂中各种浓度样品的折射率来获得，以折射率 n 与浓度 c 做线性回归，拟合的曲线斜率即为 dn/dc。

c 为供试品溶液浓度，mg/ml。

$P(\theta)$为形状因子，等于 $1+(16\pi^2/3\lambda^2)(r_g^2)\sin^2(\theta/2)$。当角度 θ 较小时，由于 $\sin^2(\theta/2)$趋近于 0，因此 $P(\theta)\approx 1$；λ 为相对散射波长，等于 λ_0/n；r_g 为均方根半径，相当于球形粒子半径，表示分子大小。

A_2 为第二维里系数；描述非理想溶液中分子之间的相互作用。在理想的系统/溶液中，$A_2=0$(即分子间没有相互作用)，并且散射光的强度将随浓度线性增加。在稀溶液中分子间的相互作用变得更少，当浓度(c)趋近于 0 时，可以合理地假设 $A_2=0$。

M_w 为分析物/溶质的重均摩尔质量(分子量)。

静态光散射器可分为小(又称低)角度激光散射检测器和多角度激光散射检测器。在几种典型实验情况下，瑞利比计算公式转换为表 1 中的计算方程。①小角度在稀溶液测量散射，提供样品分子量的信息；②小角度测量系列浓度散射，提供分子量和溶液非理想性信息；③多角度在稀溶液测量散射，提供分子量和分子大小信息；④多角度测量系列浓度散射，提供分子量、分子大小和溶液非理想性信息。一般来说，为同时获得 M_w、A_2 和 r_g 的值，需要在至少三个不同角度上测量，通常角度越多，测量的结果越准确。

表 1　几种典型实验的计算方程表

	稀溶液	系列浓度
小角度光散射(LALS)	$\frac{K^*\times c}{R(\theta)}=\frac{1}{M_w}$ 输出:仅 M_w	$\frac{K^*\times c}{R(\theta)}=\frac{1}{M_w}+2A_2c$ 输出:M_w 和 A_2
多角度光散射(MALS)	$\frac{K^*\times c}{R(\theta)}=\frac{1}{M_w}\left(1+\frac{q^2r_g^2}{3}\right)$ 输出:M_w 和 r_g^2	$\frac{K^*\times c}{R(\theta)}=\frac{1}{M_w}\left(1+\frac{q^2r_g^2}{3}\right)+2A_2c$ 输出:M_w、r_g^2 和 A_2

使用静态光散射检测器测定分子量时，使用纯溶剂(如甲苯)或经过校准的分子量对照品来获取“绝对”散射强度和瑞利散射关系系数。水相系统常使用牛血清白蛋白或葡聚糖，有机相系统常使用窄分布聚苯乙烯或其他经过光散射方法标定的分子量对照品确认系统的准确性，以测得分子量与对照品标示分子量比较的偏差值 S 考察系统准确性，S 通常应不大于 5%。

操作步骤

按各品种项下规定的方法,除另有规定外，取供试品以适宜的溶剂配制供试品溶液，用与供试品分子大小范围相适宜的色谱柱分离后，用品种项下规定的静态光散射检测器检测，根据所采集到的光散射信号和由示差折光检测器提供的对应折射率增量(dn/dc)，按表 1 中的计算方程，或通过齐姆(Zimm)作图法或直接使用光散射专用软件计算分子量和分子量分布。

【附注】葡聚糖凝胶 G-10 的处理方法

色谱柱的填装　装柱前先将适量的葡聚糖凝胶 G-10 用水浸泡 48 小时，使之充分溶胀，搅拌除去气泡，徐徐倾入玻璃或其他适宜材质的柱中，一次性装填完毕，以免分层，然后用水将附着于玻璃管壁的色谱柱填料洗下，使色谱柱面平整，新填装的色谱柱要先用水连续冲洗 4～6 小时，以排出柱中的气泡。

供试品的加入　进样可以采用自动进样阀,也可以直接将供试品加在柱床表面(此时，先将柱床表面的流动相吸干或渗干，立即将供试品溶液沿着色谱柱管壁转圈缓缓加入，注意勿使填充剂翻起，待之随着重力的作用渗入固定相后，再沿着色谱柱管壁转圈缓缓加入 3～5ml 流动相，以洗下残留在管壁的供试品溶液)。

0521　气相色谱法

气相色谱法系采用气体为流动相(载气)流经装有填充剂的色谱柱进行分离测定的色谱方法。物质或其衍生物气化后，被载气带入色谱柱进行分离，各组分先后进入检测器，用数据处理系统记录色谱信号。

1. 仪器的一般要求

所用的仪器为气相色谱仪，由载气源、进样部分、色谱柱、柱温箱、检测器和数据处理系统等组成。进样部分、色谱柱和检测器的温度均应根据分析要求适当设定。

(1)载气源　气相色谱法的流动相为气体，称为载气，氦、氮和氢可用作载气，可由高压气瓶或高纯度气体发生器提供，经过适当的减压装置，以一定的流速经过进样系统和色谱柱；根据供试品的性质和检测器种类选择载气，除另有规定外，常用载气为氮气。

(2)进样部分　进样方式一般可采用溶液进样或顶空进样。

溶液进样采用微量注射器、微量进样阀或有分流装置的气化室进样；采用溶液进样时，进样口温度应高于柱温30～50℃；进样量一般不超过数微升；柱径越细，进样量应越少，采用毛细管柱时，一般应分流以免过载。

顶空进样适用于固体和液体供试品中挥发性组分的分离和测定。将固态或液态的供试品制成供试液后，置于密闭小瓶中，在恒温控制的加热室中加热至供试品中挥发性组分在液态和气态达到平衡后，由进样器自动吸取一定体积的顶空气注入色谱柱中。

(3)色谱柱　色谱柱为填充柱或毛细管柱。填充柱的材质为不锈钢或玻璃，内径 2～4mm，柱长 2～4m，内装吸附剂、高分子多孔小球或涂渍固定液的载体，常见粒径为 0.125～0.15mm、0.15～0.18mm 或 0.18～0.25mm。常用载体为经酸洗并硅烷化处理的硅藻土或高分子多孔小球，常用固定液有甲基聚硅氧烷、聚乙二醇等。毛细管柱的材质为玻璃或石英，内壁或载体经涂渍或交联固定液，内径一般为 0.25mm、0.32mm 或 0.53mm，柱长5～

60m，固定液膜厚 0.1～5.0μm，常用的固定液有甲基聚硅氧烷、不同比例组成的苯基甲基聚硅氧烷、聚乙二醇等。

新填充柱和毛细管柱在使用前需老化处理，以除去残留溶剂以及易流失的物质，色谱柱如长期未用，使用前应老化处理，使基线稳定。

(4)柱温箱　由于柱温箱温度的波动会影响色谱分析结果的重现性，因此柱温箱控温精度应在±1℃，且温度波动小于每小时 0.1℃。温度控制系统分为恒温和程序升温两种。

(5)检测器　适合气相色谱法的检测器有火焰离子化检测器(FID)、热导检测器(TCD)、氮磷检测器(NPD)、火焰光度检测器(FPD)、电子捕获检测器(ECD)、质谱检测器(MS)等。火焰离子化检测器对碳氢化合物响应良好，适合检测大多数的药物；氮磷检测器对含氮、磷元素的化合物灵敏度高；火焰光度检测器对含磷、硫元素的化合物灵敏度高；电子捕获检测器适于含卤素的化合物；质谱检测器还能给出供试品某个成分相应的结构信息，可用于结构确证。除另有规定外，一般用火焰离子化检测器，用氢气作为燃气，空气作为助燃气。在使用火焰离子化检测器时，检测器温度一般应高于柱温，且不得低于 150℃，以免水汽凝结，通常为 250～350℃。

(6)数据处理系统　可分为记录仪、积分仪以及计算机工作站等。一般色谱图约于 30 分钟内记录完毕。

(7)色谱参数调整　品种正文项下规定的色谱条件(参数)，除检测器类型、填充剂种类、固定液种类或特殊指定的色谱柱材料不得改变外，其余如色谱柱内径、长度、载体牌号、粒度、固定液涂布厚度、载气流速、柱温、进样量、检测器的灵敏度等，均可适当调整。

色谱参数允许调整范围见表 1。

表 1　色谱参数允许调整范围

色谱条件	参数变量	调整范围
固定相	颗粒大小（填充柱）	最大减少 50%；不允许增加
固定液	液膜厚度（毛细管柱）	−50%～+100%
色谱柱尺寸	柱长	−70%～+100%
	内径	±50%
色谱柱柱温	等温	±10%
	程序升温（升温速度和保持时间）	±20%
流速	载气流速	±50%
进样量	进样量和分流比	可适当调整

调整后，系统适用性应符合要求，且色谱峰出峰顺序不变。在满足系统适用性要求的前提下，可适当调整进样量和分流比。若减小进样量或增大分流比，应保证检测限和峰面积的重复性满足要求；增大进样量或减小分流比，则应保证分离度和线性关系仍满足要求。应评价色谱参数调整对分离和检测的影响，必要时对调整色谱参数后的方法进行确认。若调整超出表中规定的范围或品种项下规定的范围，则认为是对方法的修改，需要进行充分的方法学验证。

调整程序升温色谱参数时应较调整等温色谱参数时更加谨慎，因为此调整可能会使某些峰发生位置变化，造成峰识别错误，或者与其他峰重叠，影响分离检测。

当对调整色谱条件后的测定结果产生异议时，应以品种项下规定的色谱条件的测定结果为准。

在品种项下一般不宜指定或推荐色谱柱的品牌，但可规定色谱柱的固定液种类、粒径、液膜厚度、色谱柱的柱长或柱内径等；当耐用性试验表明必须使用特定品牌的色谱柱方能满足分离要求时，可在该品种正文项下注明。

2. 系统适用性试验

除另有规定外，应照高效液相色谱法(通则 0512)项下的规定。

3. 测定法

(1)内标法

(2)外标法

(3)面积归一化法

上述(1)～(3)法的具体内容均同高效液相色谱法(通则 0512)项下相应的规定。

(4)标准溶液加入法　精密称(量)取待测成分对照品适量，配制成适当浓度的对照品溶液，精密量取适量，加入到供试品溶液中，按外标法或内标法测定加入对照品溶液后待测成分的总量，再扣除加入对照品的量，即得供试品溶液中待测成分的量。

也可按下述公式进行计算，加入对照品溶液前后待测成分的校正因子应相同，即：

$$\frac{A_{is}}{A_X}=\frac{c_X+\Delta c_X}{c_X}$$

则待测成分的浓度 c_X 可通过如下公式进行计算：

$$c_X=\frac{\Delta c_X}{(A_{is}/A_X)-1}$$

式中　c_X 为供试品溶液中成分 X 的浓度；

A_X 为供试品溶液中成分 X 的色谱峰面积；

Δc_X 为加入对照品后成分 X 增加的浓度；

A_{is} 为加入对照品后成分 X 的色谱峰面积。

由于气相色谱法的进样量一般仅数微升，为减小进样误差，尤其当采用手工进样时，留针时间和室温等对进样量也有影响，故以采用内标法定量为宜；当采用自动进样器时，由于进样重复性的提高，在保证分析误差的前提下，也可采用外标法定量。当采用顶空进样时，由于供试品和对照品处于不完全相同的基质中，故可采用标准溶液加入法，以消除基质效应的影响；当标准溶液加入法与其他定量方法结果不一致时，应以标准溶液加入法结果为准。

0541　电泳法

电泳是指溶解或悬浮于电解液中的带电荷的蛋白质、胶体、大分子或其他粒子，在电流作用下向其自身所带电荷相反的电极方向迁移。电泳法是指利用溶液中带有不同量电荷的阳离子或阴离子，在外加电场中使供试品组分以不同的迁移速度向对应的电极移动，实现分离并通过适宜的检测方法记录或计算，达到测定目的的分析方法。电泳法一般可分为两大类：一类为自由溶液电泳或移动界面电泳，另一类为区带电泳。

移动界面电泳是指不含支持物的电泳，溶质在自由溶液中泳动，故也称自由溶液电泳，适用于高分子的检测。区带电泳是指含有支持介质的电泳，带电荷的供试品（如蛋白质、核苷酸等大分子或其他粒子）在惰性支持介质（如纸、醋酸纤维素、琼脂糖凝胶、聚丙烯酰胺凝胶等）中，在电场的作用下，向其极性相反的电极方向按各自的速度进行泳动，使组分分离成狭窄的区带。区带电泳法可选用不同的支持介质，并用适宜的检测方法记录供试品组分电泳区带图谱，以计算其含量（%）。除另有规定外，各不同支持介质的区带电泳法，照下述方法操作。采用全自动电泳仪操作时，参考仪器使用说明书进行；采用预制胶的电泳时，参考各电泳仪标准操作规程进行；结果判断采用自动扫描仪或凝胶成像仪时，参考仪器使用说明书进行。

第一法　纸电泳法

纸电泳法以色谱滤纸作为支持介质。介质孔径大，没有分子筛效应，主要凭借被分离物中各组分所带电荷量的差异进行分离，适用于检测核苷酸等性质相似的物质。

1. 仪器装置

包括电泳室及直流电源两部分。

常用的水平式电泳室装置如图1，包括两个电泳槽A和一个可以密封的玻璃（或相应材料）盖B；两侧的电泳槽均用有机玻璃（或相应材料）板C分成两部分；外格装有铂电极（直径0.5～0.8cm）D；里格为可放滤纸E的有机玻璃电泳槽架F，此架可从槽中取出；两侧电泳槽A内的铂电极D经隔离导线穿过槽壁与电泳仪外接电源相连。

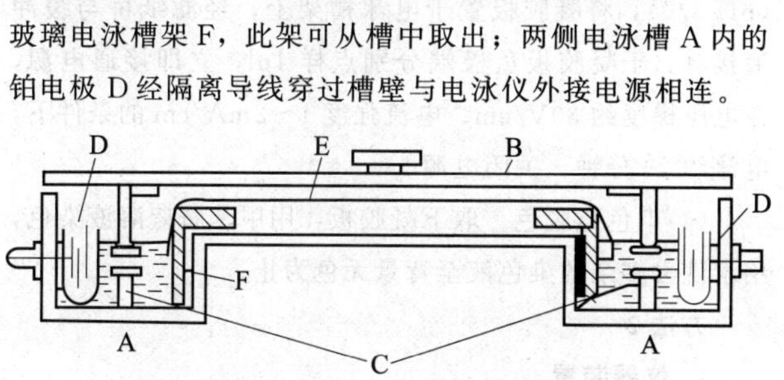

图1　水平式电泳室装置

电源为具有稳压器的直流电源，常压电泳一般在100～500V，高压电泳一般在500～10 000V。

2. 测定法

（1）电泳缓冲液　枸橼酸盐缓冲液（pH 3.0）：取枸橼酸（$C_6H_8O_7 \cdot H_2O$）39.04g与枸橼酸钠（$C_6H_5Na_3O_7 \cdot 2H_2O$）4.12g，加水4000ml，使溶解。

（2）滤纸　取色谱滤纸置1mol/L甲酸溶液中浸泡不少于12小时，取出，用水漂洗至洗液的pH值不低于4，置60℃烘箱烘干，备用。可裁成长27cm、宽18cm的滤纸，或根据电泳室的大小裁剪，并在距底边5～8cm处划一起始线，每隔2.5～3cm做一点样记号。

（3）点样　有湿点法和干点法。

湿点法是将裁好的滤纸全部浸入枸橼酸盐缓冲液（pH 3.0）中，湿润后，取出，用滤纸吸干多余的缓冲液，置电泳槽架上，使起始线靠近负极端。将滤纸两端浸入缓冲液中，然后用微量注射器精密点加供试品溶液，每点10μl，共3点，并留2个空白位置。

干点法是将供试品溶液点于滤纸上，吹干，再点，反复数次，直至点完规定量的供试品溶液。然后，将电泳缓冲液用喷雾器喷湿滤纸，点样处最后喷湿。本法适用于浓度低的供试品溶液。

（4）电泳　于电泳槽中加入适量电泳缓冲液，浸没铂电极，接通电泳仪稳压电源，电压梯度调整为18～20V/cm，电泳约1小时45分钟，取出，立即吹干，置紫外光灯（254nm）下检视，用铅笔划出紫色斑点的位置。

（5）含量测定　剪下供试品斑点以及与斑点位置面积相近的空白滤纸，剪成细条，分别置试管中。各精密加入0.01mol/L盐酸溶液5ml，摇匀，放置1小时，用3号垂熔玻璃漏斗滤过，也可用自然沉降或离心法倾取上清液。按各品种项下的规定测定滤液或上清液的吸光度，并计算含量。

第二法　醋酸纤维素薄膜电泳法

醋酸纤维素薄膜电泳法以醋酸纤维素薄膜作为支持介质。介质孔径大，没有分子筛效应，主要凭借被分离物中各组分所带电荷量的差异进行分离，适用于血清蛋白、免疫球蛋白、脂蛋白、糖蛋白、类固醇激素及同工酶等的检测。

1. 仪器装置

电泳室及直流电源同纸电泳法。

2. 试剂

（1）巴比妥缓冲液（pH 8.6）　取巴比妥2.76g、巴比妥钠15.45g，加水溶解使成1000ml。

（2）染色液　常用的有以下几种，可根据需要，按各品种项下要求使用。

①氨基黑染色液　取0.5g的氨基黑10B，溶于甲醇50ml、冰醋酸10ml及水40ml的混合液中。

②丽春红染色液　取丽春红9.04g、三氯醋酸6g，用

水溶解并稀释至 100ml。

③含有醋酸的丽春红染色液　取丽春红 0.1g，醋酸 5ml，用水制成 100ml 的溶液。4℃保存。

④含有三氯醋酸和 5-磺基水杨酸的丽春红染色液　取丽春红 2g，三氯醋酸 30g，5-磺基水杨酸 30g，用水溶解并稀释至 100ml。

(3)脱色液　取乙醇 45ml、冰醋酸 5ml 及水 50ml，混匀。

(4)透明液　取冰醋酸 25ml，加无水乙醇 75ml，混匀。

3. 测定法

(1)醋酸纤维素薄膜　取醋酸纤维素薄膜，裁成 2cm×8cm 的膜条，将无光泽面向下，浸入巴比妥缓冲液(pH 8.6)中，待完全浸透，取出夹于滤纸中，轻轻吸去多余的缓冲液后，将膜条无光泽面向上，置电泳槽架上，经滤纸桥浸入巴比妥缓冲液(pH 8.6)中。

(2)点样与电泳　于膜条上距负极端 2cm 处，条状滴加蛋白质含量约 5%的供试品溶液 2～3μl，一般应在 10～12V/cm稳压或 0.4～0.6mA/cm［总电流量＝电流量(mA/cm)×每条膜的宽度(cm)×膜条数］稳流条件下电泳至区带距离4～5cm 为宜(执行《中国药典》三部的生物制品一般采用稳流条件)。

人血白蛋白与免疫球蛋白类样品，在测定时取新鲜人血清作对照，电泳时间以白蛋白与免疫球蛋白之间的电泳展开距离约 2cm 为宜。

(3)染色　电泳完毕，将膜条取下浸于氨基黑或丽春红染色液中，2～3 分钟后，用脱色液浸洗数次，直至脱去底色为止。

(4)透明　将洗净并完全干燥后的膜条浸于透明液中，一般浸泡 10～15 分钟。待全部浸透后，取出平铺于洁净的玻璃板上，干后即成透明薄膜，可用于相对含量、纯度测定和作标本长期保存。

(5)含量测定　未经透明处理的醋酸纤维素薄膜电泳图可按各品种项下规定的方法测定，一般采用洗脱法或扫描法，测定各蛋白质组分的相对含量(%)。

洗脱法　将洗净的膜条用滤纸吸干，剪下供试品溶液各电泳图谱的电泳区带，分别浸于 1.6%的氢氧化钠溶液中，振摇数次，至洗脱完全。照紫外-可见分光光度法(通则0401)，在各品种项下规定的检测波长处测定洗脱液的吸光度。同时剪取与供试品膜条相应的无蛋白质部位，同法操作作为空白对照。先计算吸光度总和，再计算各蛋白质组分所占比率(%)。

扫描法　将干燥的醋酸纤维素薄膜用薄层色谱扫描仪采用反射(未透明薄膜)或透射(已透明薄膜)方式在记录器上自动绘出各蛋白质组分曲线图。横坐标为膜条的长度，纵坐标为吸光度，计算各蛋白质组分的含量(%)。亦可用计算机处理积分计算。

人血白蛋白与免疫球蛋白类样品，以人血清作为对照，按峰面积计算各蛋白质组分的含量(%)。

第三法　琼脂糖凝胶电泳法

琼脂糖凝胶电泳法以琼脂糖作为支持介质。琼脂糖是由琼脂分离制备的链状多糖。其结构单元是 D-半乳糖和 3，6-脱水-L-半乳糖。许多琼脂糖链互相盘绕形成绳状琼脂糖束，构成大网孔型的凝胶。这种网络结构具有分子筛作用，使带电颗粒的分离不仅依赖净电荷的性质和数量，还可凭借分子大小进一步分离，从而提高了分辨能力。本法适用于免疫复合物、核酸与蛋白等的分离、鉴定与纯化。

DNA 分子在琼脂糖凝胶中泳动时有电荷效应和分子筛效应。DNA 分子在高于等电点的 pH 溶液中带负电荷，在电场中向正极移动。由于糖-磷酸骨架在结构上的重复性质，相同数量的双链 DNA 几乎具有等量的净电荷，因此，它们能以同样的速率向正极方向移动。在一定浓度的琼脂糖凝胶介质中，DNA 分子的电泳迁移率与其分子量的常用对数成反比。分子构型也对迁移率有影响，如共价闭环 DNA＞直线 DNA＞开环双链 DNA。适用于检测DNA，PCR 反应中的电泳检测，方法见各品种项下。

方法 1

1. 仪器装置

电泳室及直流电源同第一法纸电泳法。

2. 试剂

(1)醋酸-锂盐缓冲液(pH 3.0)　取冰醋酸 50ml，加水 800ml 混合后，加氢氧化锂固体适量使溶解，调节 pH 值至 3.0，再加水至 1000ml。

(2)甲苯胺蓝溶液　取甲苯胺蓝 0.1g，加水 100ml 使溶解。

3. 测定法

(1)制胶　取琼脂糖约 0.2g，加水 10ml，置水浴中加热使溶胀完全。加温热的醋酸-锂盐缓冲液(pH 3.0) 10ml，混匀，趁热将胶液涂布于大小适宜(2.5cm×7.5cm 或 4cm×9cm)的水平玻璃板上，涂层厚度约 3mm，静置，待凝胶结成无气泡的均匀薄层，即得。

(2)对照品溶液及供试品溶液的制备　照各品种项下规定配制。

(3)点样与电泳　在电泳槽内加入醋酸-锂盐缓冲液(pH 3.0)，将凝胶板置于电泳槽架上，经滤纸桥与缓冲液接触。于凝胶板负极端分别点样 1μl，立即接通电源，在电压梯度约 30V/cm、电流强度 1～2mA/cm 的条件下，电泳约 20 分钟，关闭电源。

(4)染色与脱色　取下凝胶板，用甲苯胺蓝溶液染色，用水洗去多余的染色液至背景无色为止。

方法 2

1. 仪器装置

电泳室及直流电源同第一法纸电泳法。

2. 试剂

(1)巴比妥缓冲液(pH 8.6)　取巴比妥 4.14g、巴比妥钠 23.18g，加水适量，加热使之溶解，放冷至室温，再加叠氮钠 0.15g，溶解后，加水稀释至 1500ml。

(2)1.5%琼脂糖溶液　称取琼脂糖 1.5g，加水 50ml 和巴比妥缓冲液(pH 8.6)50ml，加热使完全溶胀。

(3)0.5%氨基黑溶液　称取氨基黑 10B 0.5g，溶于甲醇 50ml、冰醋酸 10ml 及水 40ml 的混合液中。

(4)脱色液　量取乙醇 45ml、冰醋酸 5ml 及水 50ml，混匀。

(5)溴酚蓝指示液　称取溴酚蓝 50mg，加水使之溶解，并稀释至 100ml。

3. 测定法

(1)制胶　取上述 1.5%琼脂糖溶液，趁热将胶液涂布于大小适宜的水平玻璃板上，涂层厚度约 3mm，静置，待凝胶凝固成无气泡的均匀薄层，即得。

(2)对照品和供试品溶液

对照品　正常人血清或其他适宜的对照品。

供试品溶液的制备　用生理氯化钠溶液将供试品稀释成蛋白质浓度为 1%～2%的溶液。

(3)点样与电泳　在电泳槽内加入巴比妥缓冲液(pH 8.6)；于琼脂糖凝胶板负极端的 1/3 处打孔，孔径 2～3mm，置于电泳槽架上，经 3 层滤纸搭桥与巴比妥缓冲液(pH 8.6)接触。测定孔加适量供试品溶液和 1 滴溴酚蓝指示液，对照孔加适量对照品及 1 滴溴酚蓝指示液。100V 恒压条件下电泳 2 小时(指示剂迁移到前沿)，关闭电源。

(4)染色与脱色　取下凝胶板，用 0.5%氨基黑溶液染色，再用脱色液脱色至背景无色。

第四法　聚丙烯酰胺凝胶电泳法

聚丙烯酰胺凝胶电泳法以聚丙烯酰胺凝胶作为支持介质。聚丙烯酰胺凝胶是由丙烯酰胺单体和少量的交联剂甲叉双丙烯酰胺，在催化剂作用下聚合交联而成的三维网状结构的凝胶。单体的浓度或单体与交联剂比例的不同，其凝胶孔径就不同。使用聚丙烯酰胺凝胶作为支持介质进行电泳，生物大分子保持天然状态，其迁移速率不仅取决于电荷密度，还取决于分子大小和形状，可以用来研究生物大分子的特性，如电荷、分子量、等电点等。根据仪器装置的不同分为水平平板电泳、垂直平板电泳和盘状电泳。根据制胶方式的不同又可分为连续电泳和不连续电泳。

1. 仪器装置

通常由稳流电泳仪和圆盘电泳槽或平板电泳槽组成。其电泳室有上、下两槽，每个槽中都有固定的铂电极，铂电极经隔离电线接于电泳仪稳流档上。使用垂直平板电泳槽的测定法参见第五法 SDS-聚丙烯酰胺凝胶电泳法，使用圆盘电泳槽方法如下。

2. 试剂

(1)溶液 A　取三羟甲基氨基甲烷 36.6g、四甲基乙二胺 0.23ml，加 1mol/L 盐酸溶液 48ml，再加水溶解并稀释至 100ml，置棕色瓶内，在冰箱中保存。

(2)溶液 B　取丙烯酰胺 30.0g、次甲基双丙烯酰胺 0.74g，加水溶解并稀释至 100ml，滤过，置棕色瓶内，在冰箱中保存。

(3)电极缓冲液(pH 8.3)　取三羟甲基氨基甲烷 6g、甘氨酸 28.8g，加水溶解并稀释至 1000ml，置冰箱中保存，用前稀释 10 倍。

(4)溴酚蓝指示液　取溴酚蓝 0.1g，加 0.05mol/L 氢氧化钠溶液 3.0ml 与 90%乙醇 5ml，微热使溶解，加 20%乙醇制成 250ml。

(5)染色液　取 0.25%(g/ml)考马斯亮蓝 G250 溶液 2.5ml，加 12.5%(g/ml)三氯醋酸溶液至 10ml。

(6)稀染色液　取上述染色液 2ml，加 12.5%(g/ml)三氯醋酸溶液至 10ml。

(7)脱色液　7%醋酸溶液。

3. 测定法

(1)制胶　取溶液 A 2ml，溶液 B 5.4ml，加脲 2.9g 使溶解。再加水 4ml，混匀，抽气赶去溶液中气泡，加 0.56%过硫酸铵溶液 2ml，混匀制成胶液。立即用装有长针头的注射器或细滴管将胶液沿管壁加至底端有橡皮塞的小玻璃管(10cm×0.5cm)中，使胶层高度达 6～7cm，然后徐徐滴加水少量，使覆盖胶面。管底气泡必须赶走，静置约 30 分钟，待出现明显界面时即聚合完毕，吸去水层。

(2)对照品/分子量标准品溶液及供试品溶液的制备　照各品种项下的规定。

(3)电泳　将已制好的凝胶玻璃管装入圆盘电泳槽内，每管加供试品或对照品/标准品溶液 50～100μl。为防止扩散可加甘油或 40%蔗糖溶液 1～2 滴及 0.04%溴酚蓝指示液1滴，也可直接在上槽缓冲液中加 0.04%溴酚蓝指示液数滴，玻璃管的上部用电极缓冲液充满，上端接负极，下端接正极。调节起始电流使每管为 1mA，数分钟后，加大电流使每管为 2～3mA。当溴酚蓝指示液移至距玻璃管底部 1cm 处，关闭电源。

(4)染色和脱色　电泳完毕，用装有长针头并吸满水的注射器，自胶管底部沿胶管壁将水压入，胶条即从管内滑出。将胶条浸入稀染色液 10～12 小时或用染色液浸泡 10～30 分钟，用水漂洗干净，再用脱色液脱色至无蛋白区带凝胶的底色透明为止。

4. 结果判断

将胶条置灯下观察，根据供试品与对照品/标准品的色带位置和色泽深浅程度进行判断。

(1)相对迁移率　供试品和对照品/标准品的电泳区带有时可用相对迁移率(R'_m)进行比较。其计算式如下：

$$相对迁移率(R'_m)=\frac{进胶端到供试品或对照品/标准品区带的距离}{进胶端到溴酚蓝区带的距离}$$

(2)扫描　将清晰的胶条置双波长薄层扫描仪或凝胶电泳扫描仪中扫描并积分，由各组分的峰面积计算含量(%)。

第五法　SDS-聚丙烯酰胺凝胶电泳法(SDS-PAGE 法)

SDS-PAGE 法是一种变性的聚丙烯酰胺凝胶电泳方法。本法分离蛋白质的原理是根据大多数蛋白质都能与阴离子表面活性剂十二烷基硫酸钠(SDS)按重量比结合成复合物，使蛋白质分子所带的负电荷远远超过天然蛋白质分子的净电荷，消除了不同蛋白质分子的电荷效应，使蛋白质按分子大小分离。

本法用于蛋白质的定性鉴别、纯度和杂质控制以及定量测定。

1　仪器装置

恒压或恒流电源、垂直板电泳槽和制胶模具。

2　试剂

(1)水。

(2)分离胶缓冲液(4×，A 液)　取三羟甲基氨基甲烷 18.15g，加适量水溶解，用盐酸调节 pH 值至 8.8，加水稀释至 100ml，得 1.5mol/L 三羟甲基氨基甲烷缓冲液。

(3)30%丙烯酰胺溶液(B 液)　取丙烯酰胺 58.0g 与 N,N'-亚甲基双丙烯酰胺 2.0g，加温水使溶解并稀释至 200ml，滤纸过滤(避光保存)。

(4)10%SDS 溶液(C 液)　取十二烷基硫酸钠 10g，加水使溶解并稀释至 100ml，摇匀。

(5)四甲基乙二胺溶液(TEMED，D 液)　商品化试剂。

(6)10%过硫酸铵溶液(E 液)　临用新制。取过硫酸铵 10g，加水溶解并稀释至 100ml。分装于−20℃可贮存 2 周。

(7)浓缩胶缓冲液(4×，F 液)　取三羟甲基氨基甲烷 6.05g，加水适量使溶解，用盐酸调节 pH 值至 6.8，加水稀释至 100ml，摇匀，得 0.5mol/L 三羟甲基氨基甲烷缓冲液。

(8)电极缓冲液(10×)　取三羟甲基氨基甲烷 30g、甘氨酸 144g 与十二烷基硫酸钠 10g，加水溶解并稀释至约 800ml，用盐酸调节 pH 值至 8.1～8.8，加水稀释至 1000ml，摇匀。

(9)非还原型供试品缓冲液(4×)　取三羟甲基氨基甲烷 3.03g、溴酚蓝 80mg 与十二烷基硫酸钠 8.0g，取甘油 40ml，加水溶解并稀释至 80ml，用盐酸调节 pH 值至 6.8，加水稀释至 100ml，摇匀。

(10)还原型供试品缓冲液(4×)　取三羟甲基氨基甲烷 3.03g、溴酚蓝 80mg 与十二烷基硫酸钠 8.0g，取甘油 40ml，加水溶解并稀释至约 80ml，加 β-巯基乙醇 20ml，用盐酸调节 pH 值至 6.8，加水稀释至 100ml(或取三羟甲基氨基甲烷 3.03g、溴酚蓝 80mg 与十二烷基硫酸钠 8.0g，取甘油 40ml，加水溶解并稀释至 80ml，用盐酸调节 pH 值至 6.8，加水稀释至 100ml。在使用前，加二硫苏糖醇至 100mmol/L)。

(11)考马斯亮蓝染色用溶液

固定液　取三氯醋酸 5g，加水 200ml 使溶解，加甲醇 200ml，再加水至 500ml，摇匀。

染色液　取考马斯亮蓝 R250 1g，加甲醇(或乙醇) 200ml 使溶解，加冰醋酸 50ml 与水 250ml，摇匀。

脱色液　取甲醇(或乙醇)200ml、冰醋酸 100ml 与水 700ml，摇匀。

保存液　取冰醋酸 75ml，加水至 1000ml，摇匀。

(12)银染用溶液

1)银染 A 法

固定液　取无水乙醇 500ml、冰醋酸 100ml 与水 400ml，摇匀。

脱色液　取无水乙醇 300ml，加水 700ml，摇匀。

增敏液　取无水硫代硫酸钠 0.1g，加水使溶解并稀释至 250ml。

银染液　取硝酸银 0.5g，加水溶解，加甲醛 250μl，用水稀释至 250ml。

显色液　临用新制。取无水碳酸钠 7.0g，加适量水溶解，加增敏液 2ml 与甲醛 250μl，用水稀释至 250ml。

终止液　取冰醋酸 25ml 与水 475ml，摇匀。

2)银染 B 法

固定液　取甲醇 250ml 与 37%甲醛溶液 0.27ml，用水稀释至 500ml。

硝酸银溶液　临用新制。取硝酸银 0.8g，加水至 4.0ml，将此溶液滴加到 0.1mol/L 氢氧化钠溶液 20ml 与 25%氨溶液 1.5ml 的混合液中，摇匀，用水稀释至 100ml，摇匀。避光保存。

显色液　取 2%枸橼酸溶液 2.5ml 与 37%甲醛溶液 0.27ml，用水稀释至 500ml，摇匀。

终止液　取冰醋酸 10ml，用水稀释至 1000ml，摇匀。

(13)分子量标准品　所选用的标准品的分子量范围须将待测样品的分子量包括在其中。

3　测定法

3.1　凝胶制备

(1)分离胶制备　根据不同分子量的需要，按表 1 制成分离胶溶液，灌入模具内至一定高度，加水封顶，放置至聚合(室温不同，聚合时间不同)。

表 1　分离胶溶液制备　　单位：ml

溶液成分	各分离胶体积中应加入溶液成分体积				
	5	10	20	25	50
7.5%丙烯酰胺					
水	2.3	4.6	9.3	11.5	23.2
30%丙烯酰胺溶液	1.25	2.7	5.3	6.7	13.3
分离胶缓冲液	1.25	2.5	5.0	6.3	12.5
10%SDS 溶液	0.05	0.1	0.2	0.25	0.5
10%过硫酸铵溶液	0.05	0.1	0.2	0.25	0.5
TEMED 溶液*	0.003	0.006	0.012	0.015	0.03

续表

溶液成分	各分离胶体积中应加入溶液成分体积				
	5	10	20	25	50
10%丙烯酰胺					
水	1.9	4.0	7.9	9.9	19.8
30%丙烯酰胺溶液	1.7	3.3	6.7	8.3	16.7
分离胶缓冲液	1.3	2.5	5.0	6.3	12.5
10%SDS 溶液	0.05	0.1	0.2	0.25	0.5
10%过硫酸铵溶液	0.05	0.1	0.2	0.25	0.5
TEMED 溶液*	0.002	0.004	0.008	0.01	0.02
12%丙烯酰胺					
水	1.6	3.3	6.6	8.2	16.5
30%丙烯酰胺溶液	2.0	4.0	8.0	10.0	20.0
分离胶缓冲液	1.3	2.5	5.0	6.3	12.5
10%SDS 溶液	0.05	0.1	0.2	0.25	0.5
10%过硫酸铵溶液	0.05	0.1	0.2	0.25	0.5
TEMED 溶液*	0.002	0.004	0.008	0.01	0.02
12.5%丙烯酰胺					
水	1.5	3.1	6.3	7.8	15.7
30%丙烯酰胺溶液	2.1	4.2	8.3	10.4	20.8
分离胶缓冲液	1.3	2.5	5.0	6.3	12.5
10%SDS 溶液	0.05	0.1	0.2	0.25	0.5
10%过硫酸铵溶液	0.05	0.1	0.2	0.25	0.5
TEMED 溶液*	0.002	0.004	0.008	0.01	0.02
15%丙烯酰胺					
水	1.1	2.3	4.6	5.7	11.5
30%丙烯酰胺溶液	2.5	5.0	10.0	12.5	25.0
分离胶缓冲液	1.3	2.5	5.0	6.3	12.5
10%SDS 溶液	0.05	0.1	0.2	0.25	0.5
10%过硫酸铵溶液	0.05	0.1	0.2	0.25	0.5
TEMED 溶液*	0.002	0.004	0.008	0.01	0.02

注：根据不同品种需求，如需配制不同比例或不同体积的分离胶，可参考此表进行适当调整。

*根据商品化试剂浓度、操作便利性需求，可调整浓度及加入体积。

(2)浓缩胶制备　待分离胶溶液聚合后，用滤纸吸去上面的水层，再灌入按表2配制的浓缩胶溶液，插入样品梳，注意避免气泡出现。

表2　浓缩胶溶液制备　　单位：ml

溶液成分	各浓缩胶体积中应加入溶液成分体积	
	5	10
水	2.9	5.8
30%丙烯酰胺溶液	0.75	1.5
浓缩胶缓冲液	1.25	2.5
10%SDS 溶液	0.05	0.1
10%过硫酸铵溶液	0.05	0.1
TEMED 溶液*	0.005	0.01

注：*根据商品化试剂浓度、操作便利性需求，可调整浓度及加入体积。

3.2　供试品溶液制备　除各论另有规定外，供试品溶液制备如下。

(1)非还原供试品溶液制备　按各论要求制备供试品溶液，将供试品溶液与非还原型供试品缓冲液按3∶1体积比混匀，置水浴或100℃块状加热器中加热5分钟，放冷至室温。

(2)还原供试品溶液制备　按各论要求制备供试品溶液，将供试品溶液与还原型供试品缓冲液按3∶1体积比混匀，置水浴或100℃块状加热器中加热5分钟，放冷至室温。

3.3　对照品/标准品溶液制备　取对照品/标准品，照“3.2　供试品溶液制备”项下同法操作。

3.4　电泳　除各论中另有规定外，按照如下步骤操作。

(1)上样　待浓缩胶溶液聚合后，小心拔出样品梳，将电极缓冲液注满电泳槽。进行纯度和杂质检查时，在加样孔中加入供试品溶液与对照品/标准品溶液，样品上样量不低于1μg(银染法)或10μg(考马斯亮蓝染色法)。进行鉴别和分子量测定试验时，可根据产品特性酌情降低上样量。

(2)电泳

恒压电泳　初始电压为80V，进入分离胶时调至150～200V，当溴酚蓝迁移胶底处，停止电泳。

恒流电泳　以恒流10mA条件下开始电泳，至供试品溶液进入分离胶后将电流调至20mA，直至电泳结束。

3.5　固定与染色

(1)考马斯亮蓝染色法　取出电泳凝胶，置固定液中60分钟，取出胶片，置适量考马斯亮蓝染色液中1～2小时，弃去染色液，置适量脱色液中，根据需要可多次更换脱色液，脱色至凝胶背景透明，保存在保存液中。

(2)银染法　除另有规定外，银染法一般不用于定量试验。

银染A法　将电泳后的分离胶置水中漂洗数秒，弃去水，置固定液中30分钟以上。取出，用脱色液漂洗2次，每次约15分钟；弃去脱色液，置水中约20分钟；取出凝胶，置增敏液中约3分钟；用水浸洗3次，每次约20秒；将浸洗后的凝胶置银染液中约20分钟；取出凝胶，用水浸洗3次，每次约20秒；弃去水，将凝胶置显色液中显色至蛋白质条带清晰；迅速弃去显色液并置水中漂洗5～10秒；迅速弃去水，置终止液中10分钟；取出凝胶，保存于水中。

银染B法　胶片浸在固定液中至少2小时，弃去固定液，用水浸洗至少1小时；胶片置1%戊二醛溶液中15分钟，用水洗2次，每次15分钟；胶片置硝酸银溶液中于暗处浸泡15分钟，用水洗3次，每次15分钟；胶片置显色液中至蛋白质条带清晰，置终止液中。

4　结果判定

凝胶显色处理完毕后，对其进行拍照或扫描，通常用商品化的带有数据分析软件的凝胶扫描系统进行拍照和分析，得到相对迁移率值或以其他形式如分子量等体现的相对迁移率。每条谱带距分离胶顶部的距离为迁移距离，将每条蛋白质谱带的迁移距离除以染料前沿的迁移距离，即为蛋白质的相对迁移率，计算公式如下：

$$相对迁移率(R_m)=\frac{蛋白质迁移距离}{溴酚蓝迁移距离}$$

然后根据需要进行以下结果分析。如有必要，可采用适宜方法，将凝胶进行干胶处理后保存。

4.1　鉴别试验

供试品主成分的相对迁移率应与对照品的相对迁移率一致，相对迁移率的相对偏差不得过5%。

4.2　分子量测定

采用本通则进行蛋白质分子量测定，通常适用于能够在SDS-PAGE体系内具有良好谱带行为的球形蛋白质。对于难以形成均一带型或系统适用性不能符合本通则要求的复杂蛋白质如复杂糖蛋白、PEG修饰蛋白等，如需在各论中进行分子量测定，建议采取其他更准确的测定方法。

4.2.1　系统适用性要求　除另有规定外，应符合以下要求。

(1)用于绘制标准曲线的分子量标准品，其电泳图谱应包括不少于5个条带，并应符合说明书提供的谱带图示，在泳道中从上至下的分布范围与其标准蛋白分子量相一致。待测样品的分子量应包含在分子量标准梯度范围内。

(2)以分子量标准品中各蛋白质分子量的对数为纵坐标，以其相对迁移率为横坐标，计算线性回归方程，所得标准曲线决定系数(R^2)应不小于0.95。

4.2.2　分子量测定：将供试品蛋白质相对迁移率代入线性回归方程计算，求得供试品分子量。

4.3　纯度和杂质分析

除另有规定外，应符合以下要求。

4.3.1　系统适用性要求

(1)每次试验应随行适宜的分子量标准品，其分离情况应符合4.2.1的要求。

(2)灵敏度　应配制灵敏度溶液随行分析以避免过度脱色等影响，在本方法推荐的进样量条件下，应保证相当于供试品溶液浓度1%含量的条带能显色。

(3)在各论中规定杂质限度法检查的情况下，应通过稀释供试品溶液，制备与该杂质浓度相对应的对照溶液。例如，当限度为5%时，对照溶液应为供试品溶液的1∶20稀释度。

(4)线性　按照特定品种分析范围要求，将供试品溶液稀释成从标准规定限度至100%供试品溶液浓度的3～5个浓度梯度，以各条带扫描光密度值为纵坐标，以其浓度为横坐标，计算线性回归方程，决定系数(R^2)不得小于0.95。

4.3.2　纯度和杂质分析

(1)杂质限度分析　供试液电泳图中除主谱带外的任何谱带显色强度均不得超过对照溶液的主谱带。

(2)纯度分析　经凝胶成像仪扫描，按面积归一化法计算结果。

注意事项

(1)供试品适用范围　SDS-PAGE分析通常需要根据具体情况优化和证明对特定目标蛋白质和/或目标杂质以及样品基质的适用性。在开发和优化方法时以及随后的结果判定中，应考虑蛋白质的特性如分子大小、氨基酸序列和共价修饰。

1)本法适用于对分子量范围为14 000～100 000Da的单体蛋白质的分析。对于超出该分子量范围的蛋白质，可在本方法应用范围内，通过采用相关技术手段(如梯度凝胶、特定缓冲系统)实现分析目的。如采用三(羟甲基)甲基甘氨酸(Tricine)-SDS凝胶，以Tricine作为电泳运行缓冲液中的拖尾离子，用于分离10 000Da以下至15 000Da的小分子量蛋白质和多肽。

2)SDS-PAGE用于经修饰的蛋白质或多肽(如糖基化、聚乙二醇化等)分析时，由于SDS不以类似于多肽的方式与碳水化合物基团结合，导致染色强度可能存在差异。此外，所测得的表观分子量可能与其真实分子量存在差异。再者，此类修饰可能引入异质性，导致染色蛋白质条带拖尾或变形。

3)采用非还原条件SDS-PAGE，保留了蛋白质的寡聚形式，与还原条件下SDS与蛋白质结合方式不同，标准蛋白质和待测蛋白质的泳动速率可能不成比例，因而非还原电泳通常不用于分子量的测定，主要用于纯度和杂质的测定。

(2)梯度浓度凝胶电泳　对于某些特定品种的分析，为达到更好的分离效果或分离更宽分子量范围的蛋白质，需要采用梯度浓度的分离胶。表3给出了梯度凝胶参考应用范围。经充分验证，可采用自制梯度凝胶或商品化预制梯度凝胶产品。

表3　梯度凝胶参考应用范围

丙烯酰胺(%)	蛋白质分子质量范围(kD)
5～15	20～250
5～20	10～200
10～20	10～150
8～20	8～150

(3)染色方法的选择　本法常用染色方法为考马斯亮蓝染色法和银染法。采用考马斯染色法检测的蛋白质浓度通常约为1～10μg蛋白/谱带，银染色法通常可以检测到含10～100ng的谱带。考马斯染色法通常比银染色法具有更好的线性，但其响应值和范围取决于蛋白质特性和染色时间。依据具体品种特性，经充分验证后，也可采用其他染色法和商品化试剂盒，如荧光染料染色法等。

(4)系统适用性要求　在新方法开发和验证过程中，应根据产品特性和分析项目需求，进行系统适用性试验，各论中应设置合理的系统适用性要求。

(5)商品化预制凝胶和预配制试剂　可使用商品化市售产品，代替本方法中所述的凝胶和试剂，前提是市售凝胶和试剂能够提供相当的结果，并且符合各论中规定的系统适用性要求。

第六法　等电聚焦电泳法

等电聚焦(isoelectric focusing，IEF)电泳法是两性电解质在电泳场中形成一个pH梯度，由于蛋白质为两性化合物，其所带的电荷与介质的pH值有关，带电的蛋白质在电泳中向极性相反的方向迁移，当到达其等电点(此处的pH值使相应的蛋白质不再带电荷)时，电流达到最小，不再移动，从而达到检测蛋白质和多肽类供试品等电点的电泳方法。

本法用于蛋白质的定性鉴别、等电点测定、限度检查以及定量测定。

方法1：垂直板电泳法

除各论中另有规定外，按以下方法测定。

1　仪器装置

恒压或恒流电源、带有冷却装置的垂直板电泳槽和制胶模具。

2　试剂

(1)水。

(2)A液　取丙烯酰胺29.1g与亚甲基双丙烯酰胺0.9g，加水适量使溶解并稀释至100ml，双层滤纸滤过，避光保存。

(3)B液　10%过硫酸铵溶液，临用新制或分装于-20℃可贮存2周。

(4)供试品缓冲液(4×)　取甘油8ml与40%两性电解质(pH 3～10)溶液4ml，加水至20ml，加0.1%甲基红溶液20μl，摇匀。

(5)等电点标准品　商品化试剂，所选用的等电点标准品的等电点(pI)范围一般应涵盖供试品的等电点。

(6)固定液　取三氯醋酸34.5g与磺基水杨酸10.4g，加水溶解并稀释至300ml。

(7)脱色液(平衡液)　取95%乙醇500ml与冰醋酸160ml，加水稀释至2000ml，摇匀。

(8)染色液　取考马斯亮蓝G250(或R250)0.35g，加脱色液300ml，在60～70℃水浴中加热使溶解。

(9)保存液　取甘油30ml与脱色液300ml，摇匀。

(10)正极液(0.01mol/L磷酸溶液)　取磷酸1.0ml，加水至1800ml，摇匀。

(11)负极液(0.01mol/L氢氧化钠溶液)　取氢氧化钠0.40g，加水溶解并稀释至1000ml，摇匀。

3　测定法

(1)制胶　装好垂直平板电泳槽，压水，于玻璃板和玻璃纸之间加入60%甘油1ml。取水12ml、甘油2ml、A液4.0ml与两性电解质(pH 3～10)溶液(或其他两性电解质)1.0ml，摇匀，脱气，再加B液72μl与四甲基乙二胺3μl，混匀后注入槽内聚合，插入样品梳，注意避免气泡出现。

(2)供试品溶液　将供试品对水透析(或用其他方法)脱盐后，与供试品缓冲液按3∶1体积比混匀。供试品溶液最终浓度应不低于0.5mg/ml。或按照各品种项下的方法制备。

(3)对照品溶液　如需使用对照品溶液，取主成分对照品，照供试品溶液同法制备。

(4)电泳　待胶溶液聚合后小心拔出样品梳，将电极缓冲液注满电泳槽前后槽，样品孔每孔加供试品溶液20μl，接通冷却循环水，于10℃、250V(约10mA)条件下电泳30分钟。每孔分别加供试品溶液与标准品溶液各20μl，于10℃、500V(约10mA)，上限电压2000V条件下，电泳约3.5小时。

(5)固定与染色　电泳结束后，即将凝胶置固定液中固定20分钟以上；取出，置平衡液中20～30分钟；再置染色液中40～60分钟，然后用脱色液浸洗至背景无色，取出置保存液中30分钟；亦可做成干胶保存。

4　结果判定

凝胶显色处理完毕后，对其进行拍照或扫描，通常采用商品化的带有数据分析软件的凝胶扫描系统。下述各项要求可基于数据分析软件给出结果进行判定。

4.1　鉴别

供试品主成分迁移距离应与对照品一致，迁移距离相对偏差应不得过5%；或供试品等电点谱带分布情况与对照品相似。

4.2　等电点测定

4.2.1　系统适用性要求　除另有规定外，应符合以下要求。

等电点标准品条带应符合说明书提供谱带图示，在泳道中的分布范围应与其标准品蛋白质等电点相一致。每条带距凝胶正极端的距离为迁移距离，以各标准品的等电点(pI)对其相应的迁移距离计算线性回归方程，决定系数(R^2)应不小于0.95。

4.2.2　等电点测定　将供试品的迁移距离代入线性回归方程，求出供试品的等电点。

4.3　纯度和有关物质检查

4.3.1　系统适用性试验要求　除另有规定外，应符合以下要求。

(1)每次试验应随行适宜的等电点蛋白质标准品，其分离情况应符合4.2.1的要求。

(2)进行纯度分析时应进行灵敏度考察。除另有规定外，在各论要求的进样量条件下，相当于供试品溶液浓度1%的灵敏度溶液条带应显色。

(3)除另有规定外，在进行有关物质限度检查的情况下，应通过稀释供试品溶液，制备与该有关物质限量浓度相对应的对照溶液。例如，当限度为5%时，对照溶液应为供试品溶液的5%。

4.3.2　结果分析

(1)有关物质限度检查　除主谱带外，供试品溶液电泳图中任何谱带显色强度均不得超过对照溶液的主谱带。

(2)纯度检查　经凝胶成像仪或其他相似仪器扫描，按面积归一化法计算结果。

方法2：水平板电泳法

除各论中另有规定外，按以下方法测定。

1　仪器装置

恒压或恒流电源、带有冷却装置的水平电泳槽和制胶模具。

2　试剂

(1)水。

(2)A 液　取丙烯酰胺 5.0g 与亚甲基双丙烯酰胺 0.15g，加水适量溶解并稀释至 50ml，双层滤纸滤过，避光保存。

(3) B 液　10%过硫酸铵溶液，临用新制或分装于 −20℃可贮存 2 周。

(4) 50%甘油　取甘油 50g，加水至 100ml，摇匀。

(5) 等电点标准品　商品化试剂，所选用的等电点标准品的等电点(pI)范围一般应涵盖供试品的等电点。

(6) 甲基红试液　取甲基红 5mg，加 0.05mol/L 氢氧化钠 10ml 溶解，混匀。

(7)固定液　20%三氯醋酸溶液。

(8)染色贮备液　取考马斯亮蓝 G250(或 R250)1.0g，加水 20ml 与磷酸 20g，加热搅拌使考马斯亮蓝 G250(或 R250)溶解，滤过，加 31.25%硫酸铵溶液 400ml，加水至 1L，摇匀。用前应充分摇匀。

(9)工作染色液　临用新制。取 60ml 染色贮备液与甲醇(或乙醇)30ml，摇匀。

(10)正极液　取磷酸 1.6ml，加水至 50ml，摇匀，即得 0.5mol/L 磷酸溶液。

(11)负极液(1.0mol/L 或 0.2mol/L 氢氧化钠溶液)　取氢氧化钠 2.0g，加水溶解并稀释至 50ml，摇匀，即得 1.0mol/L 氢氧化钠溶液。取氢氧化钠 0.40g，加水溶解并稀释至 50ml，摇匀，即得 0.2mol/L 氢氧化钠溶液。

3　测定法

(1)制胶

5%凝胶：取 A 液 2.5ml、pH 3～10 的两性电解质(或各论项下规定的其他 pH 范围两性电解质)0.35ml、水 1.25ml 与 50%甘油 0.5ml，摇匀，抽气 5～10 分钟，加 B 液 25μl 与四甲基乙二胺 6μl，摇匀后缓慢注入水平模具内，放置使聚合。如果不聚合，可增加四甲基乙二胺适量，使胶在 30～60 分钟内聚合。

7.5%凝胶：取 A 液 7.5ml、pH 3～10 的两性电解质(或各论项下规定的其他 pH 范围两性电解质)0.7ml、水 0.8ml 与 50%甘油 1.0ml，摇匀，抽气 5～10 分钟，加 B 液 50μl 与四甲基乙二胺 12μl，摇匀后缓慢注入水平模具内，放置使聚合。如果不聚合，可增加四甲基乙二胺适量，使胶在30～60 分钟内聚合。

注：根据制胶模具大小以及品种各论项下需求，可按比例调整各溶液体积。

(2)预电泳　将已聚合的聚丙烯酰胺凝胶放到冷却板上，其间涂以水、液状石蜡等适宜液体以避免气泡的产生。用正极液与负极液分别润湿正极与负极电极条，然后分别放于阳极与阴极上，将电极对准电极条中心，加盖，在恒压法下进行测定，在起始电压 200V 下预电泳至电流不再有显著变化。

(3)供试品溶液制备　按各论项下的样品前处理方法操作，使蛋白质或多肽浓度在 0.5～5mg/ml。然后在每 10～20μl 供试品溶液中加入甲基红试液 1μl，加入 10%的两性电解质，摇匀。

注：如待测样品所含盐浓度较高，则应将其对水透析(或用其他方法)脱盐，必要时采用适当方法进行浓缩。

(4)对照品溶液制备　如需使用对照品溶液，取主成分对照品，照供试品溶液同法制备。

(5)电泳　将加样滤纸条以一定间隔置于凝胶上，加入供试品、对照品及等电点标准溶液 10～20μl。选择恒压方式进行电泳，起始电压为 200V。电泳 0.5～1 小时待甲基红迁出加样条后，调高电压至 400V，电泳至电流不再变化，再适度调节至所需电压继续电泳，待电流不再变化时停止电泳。预制凝胶的预电泳及电泳，按照各等电聚焦电泳仪标准操作规程进行。

(6)固定与染色　电泳完毕后，取出胶片，置固定液中 20 分钟以上，取出胶片，置染色液中染色至待测条带清晰(通常需要 30 分钟～1 小时)，把胶片转入水中，漂洗后取出晾干，亦可做成干胶永久保存。

4　结果判定

同垂直板电泳法。

注意事项

采用本法时，需从以下几个方面考虑方法的适用性。

(1)等电聚焦分离特性　等电聚焦电泳中相邻两个条带间的分离效率通过确定最小 pI 差异(ΔpI)来评价：

$$\Delta pI = 3\times\sqrt{\frac{D(dpH/dx)}{E(-d\mu/dpH)}}$$

式中　D 为蛋白质的扩散系数；

$\frac{dpH}{dx}$为 pH 梯度；

E 为电场的强度，V/cm；

$-\frac{d\mu}{dpH}$为在接近 pI 的区域，溶质迁移率随 pH 变化而变化。

对于某个给定的蛋白质分子，D 和$-\frac{d\mu}{dpH}$是常数，不会改变，因此可以降低 pH 梯度范围以及提高电场强度来改善分离效果。例如，如果某个蛋白 pI 值在 pH 5 左右，则使用 pH 2.5～6.0 的范围比使用 pH 3～10 的范围更能够提升其与等电点相近蛋白之间的分离效果。

在使用载体两性电解质制备的 IEF 凝胶上，蛋白质谱带之间分离度可满足一般需求。使用固定化 pH 梯度可进一步提高分离度。使用载体两性电解质制备的凝胶通常能够分离 pI 差异约 0.02pH 单位的蛋白质，而固定 pH 梯度可以分离 pI 差异约 0.001pH 单位的蛋白质。

(2)系统分离验证　建议在方法开发过程中进行此验证，无需列入常规检验的操作程序。本验证可包括以下要求。

1)该体系能够形成具有预期特征的稳定pH梯度，可采用已知等电点的预染pH标准蛋白进行评价。

2)将预染色蛋白(如血红蛋白)或其他指示剂在凝胶表面的不同位置点样，开始聚焦分析，当电泳达到稳态后，所有点样泳道应产生相似的谱带。例如，可尝试在凝胶中间和靠近两端选择3个位置点样观察。

3)将待测样品电泳图谱与其对照品图谱相比，应匹配。

4)满足各论中规定的任何其他验证标准。

(3)系统适用性要求　在新方法开发和验证过程中，应根据产品特性和分析项目需求，进行系统适用性试验，各论中应设置合理的系统适用性要求。

(4)商品化预制凝胶和预配制试剂　可使用商品化产品代替本通则中所述的凝胶和试剂，前提是商品化凝胶和试剂能够提供相当的结果，并且符合各论中规定的系统适用性要求。

(5)其他

1)样品中含有盐可能会产生问题，宜于去离子水或2%两性电解质中制备样品，必要时使用透析或凝胶过滤。

2)为保护蛋白质免受极端pH环境的影响，点样位置不应过于靠近电极区域。

3)等电聚焦期间产生大量热量，应采取必要的冷却装置，并将凝胶冷却温度设置至4℃。

0542　毛细管电泳法

毛细管电泳法是以毛细管为分离通道，高压直流电场为驱动力，根据供试品中各成分的淌度，即单位电场强度下的迁移速度和/或分配行为的差异而实现分离的一种物理分析方法。

一、原理

供试品中各成分的迁移速度由在电场(E)作用下成分的电泳淌度和毛细管中缓冲溶液的电渗淌度的综合影响决定。成分电泳淌度(μ_{ep})取决于成分和缓冲液的性质，包括成分的电荷、分子大小和形状，缓冲液的类型、离子强度、pH值、黏度和添加剂。假设成分为球形，可用下式表示电泳速度(v_{ep})。

$$v_{ep}=\mu_{ep}E=\left(\frac{q}{6\pi\eta r}\right)\left(\frac{V}{L}\right)$$

式中　q 为成分的有效电荷；

η 为电解质溶液的黏度；

r 为成分的斯托克斯半径；

V 为施加的电压；

L 为毛细管的总长。

充满缓冲溶液的毛细管在外加电场的作用下，毛细管内会产生溶液流，称为电渗流。电渗流速度与电渗淌度(μ_{eo})成正比关系，而电渗淌度取决于毛细管内壁电荷密度和缓冲液的性质。用下式计算电渗流的速度(v_{eo})。

$$v_{eo}=\mu_{eo}E=\left(\frac{\varepsilon\zeta}{\eta}\right)\left(\frac{V}{L}\right)$$

式中　ε 为缓冲液的介电常数；

ζ 为毛细管管壁的zeta电位；

其他参数同前式定义。

可用下式表示成分的速度(v)。

$$v=v_{ep}+v_{eo}$$

成分的电泳迁移和电渗迁移可能是同一方向，也可能是相反的方向，这取决于成分所带电荷。在通常的毛细管电泳中，阴离子迁移的方向与电渗流的方向相反，其迁移速度小于电渗流速度。阳离子迁移的方向与电渗流的方向相同，其迁移速度大于电渗流速度。在电渗淌度大于成分电泳淌度的情况下，可以在一次运行中同时分离阳离子和阴离子。用下式表示成分从进样点迁移到检测器，即毛细管有效长度(l)所需的时间(t)。

$$t=\frac{l}{v_{ep}+v_{eo}}=\frac{l\times L}{V(\mu_{ep}+\mu_{eo})}$$

式中所有参数已在前面定义。

通常，当pH>3时，未涂层的熔融石英毛细管内壁离子化硅羟基带负电荷，因此，所产生的电渗流从阳极流向阴极。为获得成分迁移速度较好的重现性，在每次运行时必须保持电渗流恒定。对于某些应用，有时候需要通过修饰毛细管内壁或者改变缓冲液的浓度、组成和/或pH值来减弱或者抑制电渗流。

在供试品引入毛细管后，供试品中的离子按照各自的淌度以独立区带的方式移动。多种情况可能引起区带展宽，即每一个供试品区带变宽。在理想条件下，导致供试品区带展宽的唯一因素是成分在轴向方向的扩散。在这个理想条件下，用下式计算理论板数。

$$n=\frac{(\mu_{ep}+\mu_{eo})V\times l}{2DL}$$

式中　D 为成分在缓冲液中的分子扩散系数。

实际上，其他因素如散热、供试品在毛细管内壁的吸附、供试品和缓冲液电导率的不匹配、进样时毛细管插入的长度、检测池大小和储液池不在同一个水平，都会导致区带的显著展宽。用下式可计算两个区带之间的分离情况，以分离度R_S表示。

$$R_S=\frac{\sqrt{n}(\mu_{epb}-\mu_{epa})}{4(\overline{\mu}_{ep}+\mu_{eo})}$$

式中　μ_{epa}和μ_{epb}为两个待测物的电泳淌度；

$\overline{\mu}_{ep}$为两个待测物的平均电泳淌度：

$$\overline{\mu}_{ep}=\frac{1}{2}(\mu_{epb}+\mu_{epa})$$

二、对仪器的一般要求

在品种正文项下一般需对毛细管、缓冲液、前处理方法、供试品溶液和迁移等条件作出具体规定。电解质溶液需要过滤以除去颗粒，还需要除气以避免气泡在毛细管中干扰检测或者在分别运行时阻断毛细管内的电流接触。为达到良好的重复性，对于每一个分析方法都应建立严格执行的冲洗程序。

毛细管电泳仪的主要部件及其性能要求如下。

1. 毛细管　用毛细管，内径50μm和75μm两种使用较多(毛细管电色谱有时用内径更大些的毛细管)。细内径分离效果好，且焦耳热小，允许施加较高电压；但若采用柱上检测，因光程较短，其灵敏度低于粗内径毛细管，毛细管长度称为总长度，根据分离度的要求，可选用20～100cm长度；进样端至检测窗口间的长度称为有效长度。毛细管通常盘放在管架上控制在一定温度下操作，以控制焦耳热，操作缓冲液的黏度和电导率，对测定的重复性很重要。推荐使用恒温系统来保持毛细管内的温度恒定，以获得良好的分离重复性。当仪器不含恒温系统时，应需充分验证系统的分离重复性。

2. 直流高压电源　采用0～30kV(或相近)可调节直流电源，可供应约300μA电流，具有稳压和稳流两种方式可供选择。

3. 电极和电极槽　在两个电极槽中放入操作缓冲液，分别插入毛细管的进口端与出口端以及铂电极；铂电极连接至直流高压电源，正负极可切换。多种型号的仪器将试样瓶同时用做电极槽。

4. 冲洗进样系统　每次进样之前毛细管需用不同的溶液冲洗，选用自动冲洗进样仪器较为方便。进样方法有压力(加压)进样、负压(减压)进样、虹吸进样和电动(电迁移)进样等。采用电动进样时，样品中的每一组分的进样量和各自的淌度相关，可能造成进样差异。

5. 检测系统　紫外-可见分光检测器、激光诱导荧光检测器、电化学检测器、质谱检测器、核磁共振检测器、化学发光检测器、LED检测器、共振瑞利散射光谱检测器等。其中以紫外-可见分光检测器应用最广，包括单波长、程序波长和二极管阵列检测器。对无光吸收(或荧光)的溶质，可选用适当的紫外或荧光衍生试剂与被检测样品进行柱前、柱上或柱后化学反应，实现溶质的分离与检测。还可采用间接测定法，即在操作缓冲液中加入对光有吸收(或荧光)的添加剂，在溶质到达检测窗口时出现反方向的峰。

6. 数据处理系统　与一般色谱数据处理系统基本相同。

三、分离模式

当以毛细管空管为分离载体时毛细管电泳有以下几种模式。

1. 毛细管区带电泳(CZE)

(1)原理　在毛细管区带电泳里，供试品中的组分分离是在只含缓冲液而没有其他抗对流介质的毛细管内进行。供试品中的每一组分按照各自不同的速度，形成不连续的区带而得到分离。每一区带的速度取决于成分的淌度和缓冲液的电渗流(见原理)。对于易吸附于熔融硅胶表面的物质可使用涂层的毛细管以增加分离效率。

毛细管区带电泳适合分析$M_w<2000$的小分子物质和$2000<M_w<100\,000$的大分子物质。毛细管区带电泳可以达到较高的分离效率，即使分子荷质比差别很小也可以进行分离。该分离模式也可在缓冲液中加入手性选择剂进行手性物质的分离。

(2)分离条件优化　分离条件的优化是一个复杂的过程。多个分离参数都对分离有重要影响。但需要考虑的最主要参数是仪器和电解质溶液。

(3)仪器参数

电压　焦耳热曲线可以用来优化分离电压和柱温。分离时间与施加的电压成反比。但随着电压的增加会产生过多的热量。这些热量会提高毛细管内缓冲液的温度和黏度，从而使区带展宽并降低分离度。

极性　一般阳极在入口，阴极在出口。电渗流流向阴极。如果电极的极性相反，电渗流方向会与出口方向相反，只有电泳淌度大于电渗流的成分才能从出口流出。

温度　温度主要对缓冲液的黏度和电导有影响，进而影响迁移速度。有些情况下，毛细管温度的增加可能导致蛋白质变性，进而改变它们的迁移时间并降低分离效率。

毛细管　毛细管的长度和内径可以影响分析时间、分离效率和进样量。在一定的电压下，增加毛细管总长或者有效长度都会降低电场，从而增加迁移时间。对于给定的缓冲液和电场，热量的散发(样品区带的增宽)主要和毛细管的内径有关。内径对检出限有影响，检测限与进样量与检测系统有关。

样品在毛细管内壁的吸附会限制分离的效率，因此，建立分离方法时应考虑采取措施以避免吸附作用，对含蛋白的溶液特别重要。对于部分蛋白质，已有一些方法避免其在管壁的吸附。这些方法(使用极端的pH值和正电荷的添加剂)只需改变缓冲液来阻止蛋白质吸附。其他方法还包括用聚合物对毛细管内壁涂层，来阻止蛋白和管壁的接触。上述应用的毛细管，包括中性亲水、阳离子和阴离子聚合物涂层的毛细管，都已经商品化。

(4)电解质溶液参数

缓冲液的类型和浓度　用于毛细管电泳的缓冲液应该具备一定的pH选择范围和低的迁移率，以抑制电流的产生。

为了减小区带变形，应使缓冲液和成分的迁移率匹配。样品溶剂的种类对样品在柱内的聚集是很重要的，这可以提高分离效率和检出限。在给定pH值条件下，增加缓冲液浓度会降低电渗流和成分速度。

缓冲液的pH　缓冲液的pH会影响分析物和添加剂表面的电荷，改变电渗流进而影响分离。对于蛋白质和多肽的分离，pH从等电点之上变化为等电点之下时，会改变成分的净电荷，从负变正。缓冲液 pH 的增大往往增加电渗流。

有机溶剂　有机改性剂，如甲醇、乙腈以及其他试剂，添加到水性溶液里可增加成分的溶解性或可能会影响样品组分的离子化程度。这些有机溶剂的添加通常会降低电渗流。

手性分离添加剂　为了分离光学异构体，也可添加手性选择剂到分离缓冲液中。最常用的手性选择剂有环糊精、冠醚、某些聚多糖以及一些蛋白质。手性的识别是由于手性选择剂和每个异构体作用力的不同而实现的，因此手性选择的分离度很大程度上依赖于手性选择剂。使用不同大小的环糊精（α-、β-，或者 γ-环糊精），修饰中性基团（甲基、乙基和羟基）的环糊精或离子化基团（氨甲基、羧甲基和磺丁基醚）的环糊精有助于分离。当使用修饰的环糊精时，必须考虑到批与批之间的差异，因为它会影响到选择性。手性分离的分离度也受手性选择剂的浓度、缓冲液的组成和 pH 值、分离温度等影响。有机添加剂，如甲醇和尿素，也会影响分离的分辨率。

2. 毛细管凝胶电泳（CGE）　在毛细管凝胶电泳中，分离是在填充了具有分子筛作用的凝胶的毛细管内进行。按照分子大小的不同将具有相似荷质比的分子分开。与大分子相比，小分子更加容易穿越凝胶网络，因此迁移速度更快。不同的生物大分子（如蛋白质和 DNA 片段），通常拥有相似的荷质比，因此可以通过毛细管凝胶电泳根据分子质量的不同将其分离。

凝胶的特性　毛细管电泳中常用的两种凝胶：永久凝胶涂层和动态凝胶涂层。永久凝胶涂层在毛细管中通过单体的聚合反应制备，例如交联的聚丙烯酰胺凝胶。这种凝胶通常键合在毛细管的内壁上，不破坏毛细管是不能去除凝胶的。在还原条件下的蛋白分析，分离缓冲液里常常包含有十二烷基硫酸钠，样品放在十二烷基硫酸钠和 2-巯基乙醇（或二硫苏糖醇）的混合液中加热变性。在非还原条件下（如一个完整抗体的分析），2-巯基乙醇和二硫苏糖醇是不能使用的。在使用交联凝胶进行分离时，一般通过改变缓冲液（见毛细管区带电泳）和控制凝胶的孔隙度来优化分离。对于交联的聚丙烯酰胺凝胶，通过改变丙烯酰胺的浓度或者交联剂的百分比来控制孔隙率。通常来说，孔隙率的降低会导致成分迁移率的降低。因为这种凝胶刚性大，所以只能使用电动方式进样。

动态凝胶涂层是亲水的聚合物（如线性聚丙烯酰胺凝胶、纤维素、葡聚糖等）。这些聚合物溶解于水性的分离缓冲液中就可以作为分子筛使用。它们要比交联的聚合物更容易制备。在容器中配制好，然后在压力的作用下进入涂层的没有电渗流的毛细管内。在每次进样前，替换新的凝胶可以提高重复性。使用高分子量的聚合物（聚合物浓度一定）或者使用低浓度的聚合物（分子量一定）可以提高动态涂层凝胶的孔隙率。孔隙率的降低会导致同一缓冲液中成分迁移率的降低。因为这些聚合物的溶解使缓冲液的黏度比较低，所以可以使用流体动力学进样或电动进样。

3. 毛细管等电聚焦电泳（CIEF）

（1）原理　在毛细管等电聚焦电泳中，分离缓冲液中添加了具有很宽等电点范围的两性电解质（如多氨基羧酸），这种缓冲液会产生一个 pH 梯度，分子只要带上电荷就会在电场作用下发生迁移。毛细管等电聚焦电泳有三个基本的操作步骤：进样、聚焦和移动。

（2）进样　毛细管等电聚焦电泳有两种进样方式。

一步进样　样品和两性电解质混合在一起，然后通过压力或者真空注入毛细管内。

顺序进样　按照以下顺序进样：前沿缓冲液、两性电解质、样品和两性电解质的混合物、单独的两性电解质，最后是末端缓冲液。样品的体积必须非常小，以免改变 pH 梯度。

（3）聚焦　施加电压后，由于所带电荷的不同，两性电解质向正极或者负极移动，形成 pH 梯度。阳极 pH 值低，阴极 pH 值高。在这一步中，要分离的组分进行迁移，直到到达各自的等电点。在等电点，电流变得非常小。

（4）移动　如果需要移动才能检测，则可使用下列三个可用的方法之一进行。

方法 1　如果电渗流足够小且不影响组分的聚焦，可以利用电渗流的作用在聚焦过程中完成移动。

方法 2　聚焦后使用正压来完成移动。

方法 3　聚焦后，根据想要移动的方向，在阴极或者阳极储液池中加些盐来改变毛细管中的 pH 值，从而完成移动。只要 pH 改变，蛋白质和两性电解质就会向着加了盐的储液池的方向移动，然后通过检测器。

能够达到的分离程度用 ΔpI 表示，并且和 pH 梯度（$\mathrm{dpH}/\mathrm{d}x$）、不同等电点的两性电解质的数量、分子扩散系数（D）、电场强度（E）和电泳淌度随 pH 值（$-\mathrm{d}\mu/\mathrm{dpH}$）的改变相关。并按下式计算分离程度。

$$\Delta \mathrm{pI}=3\sqrt{\frac{D(\mathrm{dpH}/\mathrm{d}x)}{E(-\mathrm{d}\mu/\mathrm{dpH})}}$$

（5）优化　在分离中需要考虑的几个主要参数如下。

电压　聚焦电压在 300～1000V/cm。

毛细管　根据移动的方法（见上）来选择，电渗流必须要减小或者抑制。涂层的毛细管可以减小电渗流。

溶液　pH 值比大多数酸性两性电解质的等电点低的溶液放在阳极缓冲液储液池内；pH 值比大多数碱性两性电解质的等电点高的溶液放在阴极缓冲液储液池中。经常把磷酸溶液放在阳极，氢氧化钠溶液在阴极。

把聚合物（如甲基纤维素）添加到两性电解质溶液中可以提高黏度从而抑制对流（若存在）和电渗流。商用的两性电解质包含很多种的 pH 范围。宽 pH 范围的溶液用于测定等电点，而窄 pH 范围的溶液用于提高精度。可采用系列标准的蛋白质标记的等电点对迁移时间进行校正。在聚焦过程中，蛋白质可能会在等电点处沉淀，必要时，可使用缓冲液添加剂，如甘油、表面活性剂、尿素或者两性缓冲液。应当注意的是根据使用的浓度不同，尿素可能使蛋白质变性。

4. 胶束电动毛细管色谱(MEKC)

(1)原理　胶束电动色谱的电解质溶液中包含了超过临界胶束浓度(cmc)的表面活性剂。成分分子按照分配系数在缓冲液和胶束所形成的伪固定相之间进行分配。这一技术可以认为是电泳和色谱的结合。可以用来分离中性和带电的成分，而保持毛细管电泳的效率、速度和仪器适用性。在MEKC中，最常用的表面活性剂是阴离子表面活性剂十二烷基硫酸钠。也会使用其他表面活性剂，例如阳离子表面活性剂十六烷基三甲基铵盐。

分离机理如下：中性和碱性条件下的pH值会产生很强的电渗流，使液体移向阴极。如果使用十二烷基硫酸钠作为表面活性剂，阴离子胶束的电泳迁移朝向为相反方向的阳极。因此，相对于电渗流的速度，胶束迁移总速度是减少了。对于中性的成分，因为它可以在胶束和水性溶液中分配而且不带电荷，所以分析物的迁移速度仅取决于它在胶束和水性溶液之间的分配系数。在电泳谱图里，不带电荷的成分的峰总是处于电渗流峰和胶束峰之间。电渗流峰和胶束峰之间的迁移时间称为分离窗口。对于带电成分，它的迁移速度既取决于它在胶束和水性溶液之间的分配系数也取决于在没有胶束时它的电泳淌度。

因为在MEKC中，中性和弱离子成分分离的机理本质上是色谱分离，成分的迁移和分离度可以用成分的容量因子(k')来表示，也称为质量分配系数(D_m)，系指胶束中的成分分子数与流动相中的成分分子数之比。对于中性化合物，k'由下式计算。

$$k'=\frac{t_r-t_0}{t_0(1-t_r/t_{mc})}=K\left(\frac{V_S}{V_M}\right)$$

式中　t_r为成分的迁移时间；

t_0为不保留成分的迁移时间，可以通过一个不进入胶束的电渗流标记物(如甲醇)来测定；

t_{mc}为胶束的迁移时间，可以通过一个能够始终跟随胶束迁移的胶束标记物(如苏丹红Ⅲ)来测定；

K为成分的分配系数；

V_S为胶束相的体积；

V_M为流动相的体积。

两个相邻成分的分离度(R_S)由下式表示：

$$R_S=\frac{\sqrt{n}}{4}\times\frac{\alpha-1}{\alpha}\times\frac{k_b'}{k_b'+1}\times\frac{1-\left(\frac{t_0}{t_{mc}}\right)}{1+k_a'\times\left(\frac{t_0}{t_{mc}}\right)}$$

式中　n为任意一种成分的理论板数；

α为选择性因子；

k_a'和k_b'分别为两个成分的保留因子($k_b'>k_a'$)。

带电成分的k'和R_S公式可以通过类似的方法推导，但是不完全相同。

(2)优化　使用MEKC方法来提高分离最主要考虑的参数是仪器参数和电解质溶液的参数。

(3)仪器参数

电压　分离时间和电压成反比。但是，电流的增加会产生过多的热量，从而在毛细管的横截面造成温度和黏度的梯度。在高电导率的缓冲液(如含有胶束)中，热效应特别明显。散热差会导致区带的变宽并降低分离度。

温度　毛细管内温度的变化可以影响成分在胶束和缓冲液中的分配系数、临界胶束浓度和缓冲液的黏度。这些因素都会导致成分迁移时间的变化。使用良好的冷却系统可以使成分迁移时间的重复性更好。

毛细管　与毛细管区带电泳相同，毛细管的长度和内径都会对分离时间和分离效率产生影响。增加毛细管的总长和有效长度都会降低电场(电压不变)，延长迁移时间和提高分离效率。在固定的电场和缓冲液中，内径控制着散热。散热不好会导致样品区带的变宽。

(4)电解质溶液的参数

表面活性剂类型和浓度　作为色谱中的固定相，表面活性剂的类型会改变分离选择性从而影响分离度。一个中性化合物的$\log K'$随着表面活性剂浓度增高而线性增高。当K'达到下式数值时：

$$\sqrt{t_{mc}/t_0}$$

MEKC的分离度最大。改变流动相中表面活性剂的浓度会影响分离度。

缓冲液pH值　pH值并不会影响非离子化成分的分配系数，但是它可以改变未涂层毛细管中的电渗流。缓冲液pH的降低会降低电渗流，来提高中性成分的分离度，但是会导致分析时间的延长。

有机溶剂　为了提高疏水性物质的MEKC分离，可以将有机改性剂(甲醇、丙醇和乙腈等)添加到电解质溶液中，这些改性剂通常会减小迁移的时间和降低分离的选择性。有机改性剂的添加会影响临界胶束浓度，因此在胶束化过程受到抑制之前一定浓度的表面活性剂只能使用一定百分比的有机改性剂，否则会导致胶束消失，从而使MEKC的分配机制失效。不过高浓度有机溶剂导致胶束解离并不意味着一定不能进行分离。因为在有些情况下，离子表面活性剂单体和中性成分之间的疏水作用可以生成疏溶剂复合物，这些复合物可以通过电泳分离。

手性分离的添加剂　对于使用MEKC来分离对映体，胶束体系中需要包含手性的选择剂，要么和表面活性剂共价键合，要么加到电解质溶液中。带有手性识别基团的胶束，这些基团包括盐类、*N*-十二酰基-L-氨基酸、胆汁盐等。也可以使用手性识别剂，例如把环糊精加入含非手性胶束的电解质溶液中。

其他添加剂　可以把化学试剂加入缓冲液中来改变选择性。添加多种类型的环糊精到缓冲液中可以降低疏水成分与胶束之间的作用，增加这种成分的选择性。添加剂还可以吸附在胶束上，来改变成分-胶束之间的作用，从而提高在 MEKC 中的分离选择性。这些添加剂可能包括其他一些表面活性剂(离子和非离子型)，这会提高胶束的混合，或使金属阳离子溶解于胶束中以及与成分形成复合体。

5. 毛细管等速电泳(CITP)　采用前导电解质和尾随电解质，在毛细管中充入前导电解质后，进样，电极槽中换用尾随电解质进行电泳分析，带不同电荷的组分迁移至各个狭窄的区带，然后依次通过检测器。

6. 亲和毛细管电泳(ACE)　在缓冲液或管内加入亲和作用试剂，实现物质的分离。如将蛋白质(抗原或抗体)预先固定在毛细管柱内，利用抗原-抗体的特异性识别反应，毛细管电泳的高效快速分离能力、激光诱导荧光检测器的高灵敏度，来分离检测样品混合物中能与固定化蛋白质特异结合的组分。

7. 毛细管电色谱(CEC)　将细粒径固定相填充到毛细管中或在毛细管内壁涂覆固定相，或以聚合物原位交联聚合的形式在毛细管内制备聚合物整体柱，以电渗流驱动操作缓冲液(有时再加辅助压力)进行分离。分析方式根据填料不同，可分为正相、反相及离子交换等模式。

除以上常用的单根毛细管电泳外，还有利用一根以上的毛细管进行分离的毛细管阵列电泳以及芯片毛细管电泳。

8. 毛细管阵列电泳(CAE)　通常毛细管电泳一次分析只能分析一个样品，要高通量地分析样品就需要多根毛细管阵列，这就是毛细管阵列电泳。毛细管阵列电泳仪主要采用激光诱导荧光检测，分为扫描式检测和成像式检测两种方式，主要应用于 DNA 的序列分析。

9. 芯片式毛细管电泳(Chip CE)　芯片毛细管电泳技术是将常规的毛细管电泳操作转移到芯片上进行，利用玻璃、石英或各种聚合物材料加工出微米级通道，通常以高压直流电场为驱动力，对样品进行进样、分离及检测。芯片式毛细管电泳与常规毛细管电泳的分离原理相同，还具备分离时间短、分离效率高、系统体积小且易实现不同操作单元的集成等优势，在分离生物大分子样品方面具有一定的优势。

以上分离模式中，1 和 4 使用较多。6 和 7 分离机理以色谱为主，对荷电成分则兼有电泳作用。

操作缓冲液中加入各种添加剂可获得多种分离效果。如加入环糊精、衍生化环糊精、冠醚、血清蛋白、多糖、胆酸盐、离子液体或某些抗生素等，可拆分手性化合物；加入有机溶剂可改善某些组分的分离效果，且可在非水溶液中进行分析。

四、定量

为弥补每次运行时迁移时间漂移引起的信号响应偏差，峰面积必须除以相应的迁移时间得到校正的面积以减小误差。校正面积也会弥补样品中不同迁移时间的成分在信号响应上的差异。当使用内标时，要使待测组分峰不与内标峰重叠。定量测定以采用内标法为宜。用加压或减压法进样时，供试品溶液黏度会影响进样体积，应注意保持试样溶液和对照溶液黏度一致；用电动法进样时，被测组分因电歧视现象和溶液离子强度会影响待测组分的迁移量，也要注意其影响。

计算　根据测定数据计算供试品中一种或多种组分的含量。如供试品中一种或多种成分的百分含量是由各自的校正峰面积占所有峰的总校正峰面积的百分比计算，如归一化法，溶剂和辅料峰应除外。建议使用自动积分系统，如积分仪或数据采集和处理系统。

五、系统适用性试验

为保证在方法转移、方法确认和日常检验中使用的分析方法始终具有良好性能，品种项下的毛细管电泳分析方法应设置系统适用性试验。可选择设置的系统适用性试验参数如重复性、毛细管理论板数(n)、分离度(R_S)、拖尾因子(T)和灵敏度等，及其可接受标准，如适合可参照高效液相色谱法(通则 0512)。由于毛细管电泳方法的耐用性受更多分析条件(参数)的影响，通常还需增设其他系统适用性试验，例如，胶束电动色谱法可设保留因子(k')等系统适用性试验等。尤其要特别关注进样精密度和不同荷电成分迁移速度的差异对分析精密度的影响，必要时，增设相应的系统适用性试验及其可接受标准。

六、基本操作

(1)按照仪器操作手册开机，预热、输入各项参数，如毛细管温度、操作电压、检测波长和冲洗程序等。操作缓冲液需过滤和脱气。冲洗液、缓冲液等放置于进样小瓶中，依次放入进样器。

(2)毛细管的处理对测定结果有较大影响。未涂层新毛细管要用较浓碱液在较高温度(例如用 1mol/L 氢氧化钠溶液在 60℃)冲洗，使毛细管内壁生成硅羟基，再依次用 0.1mol/L 氢氧化钠溶液、水和操作缓冲液各冲洗数分钟。两次进样中间可仅用缓冲液冲洗，但若发现分离性能改变，则开始须用 0. 1mol/L 氢氧化钠溶液冲洗，甚至要用浓氢氧化钠溶液升温冲洗。凝胶毛细管、涂层毛细管、填充毛细管的冲洗则应按照所附说明书操作。冲洗时将盛冲洗液的进样小瓶依次置于进样器，设定序列和时间进行。

(3)操作缓冲液的种类、pH 值和浓度，以及添加剂[用以增加成分的溶解度和/或控制成分的解离度，手性拆分等]的选定对测定结果的影响也很大，应照各品种项下的规定配制，根据初试的结果调整、优化。

(4)将装有供试品溶液的进样小瓶置于进样器中，设定操作参数，如进样压力(电动进样电压)、进样时间、正极端或负极端进样、操作电压或电流、检测器参数等，开始进样。根据初试的电泳谱图调整仪器参数和操作缓冲液，以获得优化结果，应采用优化条件正式测试。

(5)序列完毕后用水冲洗毛细管，注意将毛细管两端浸入水中保存，如果长久不用应将毛细管用氮气吹干，最后关机，或根据毛细管供应商的要求进行日常维护保养。

物理检查法

0601 相对密度测定法

密度系指在规定的温度下，单位体积内所含物质的质量，即质量与体积的比值；相对密度系指在相同的温度、压力条件下，某物质的密度与水的密度之比。除另有规定外，温度为 20℃。

纯物质的相对密度在特定的条件下为不变的常数。但如物质的纯度不够，则其相对密度的测定值会随着纯度的变化而改变。因此，测定药品的相对密度，可用以检查药品的纯杂程度。

液体药品的相对密度，一般用比重瓶(图 1)测定；易挥发液体的相对密度，可用韦氏比重秤(图 2)测定。液体药品的相对密度也可采用振荡型密度计法测定。

用比重瓶测定时的环境(指比重瓶和天平的放置环境)温度应略低于 20℃或各品种项下规定的温度。

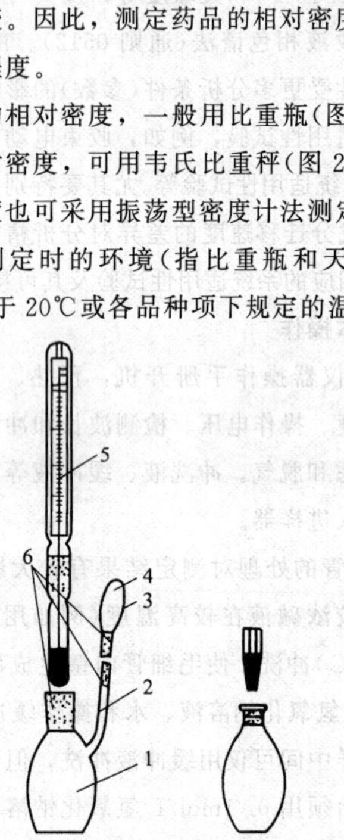

图 1 比重瓶

1. 比重瓶主体 2. 侧管 3. 侧孔
4. 罩 5. 温度计 6. 玻璃磨口

1. 比重瓶法

(1)取洁净、干燥并精密称定重量的比重瓶(图 1a)，装满供试品(温度应低于 20℃或各品种项下规定的温度)后，装上温度计(瓶中应无气泡)，置 20℃(或各品种项下规定的温度)的水浴中放置若干分钟，使内容物的温度达到 20℃(或各品种项下规定的温度)，用滤纸除去溢出侧管的液体，立即盖上罩。然后将比重瓶自水浴中取出，再用滤纸将比重瓶的外面擦净，精密称定，减去比重瓶的重量，求得供试品的重量后，将供试品倾去，洗净比重瓶，装满新沸过的冷水，再照上法测得同一温度时水的重量，按下式计算，即得。

$$供试品的相对密度 = \frac{供试品重量}{水重量}$$

(2)取洁净、干燥并精密称定重量的比重瓶(图 1b)，装满供试品(温度应低于 20℃或各品种项下规定的温度)后，插入中心有毛细孔的瓶塞，用滤纸将从塞孔溢出的液体擦干，置 20℃(或各品种项下规定的温度)恒温水浴中，放置若干分钟。随着供试液温度的上升，过多的液体将不断从塞孔溢出，随时用滤纸将瓶塞顶端擦干，待液体不再由塞孔溢出，迅即将比重瓶自水浴中取出，照上述(1)法，自“再用滤纸将比重瓶的外面擦净”起，依法测定，即得。

2. 韦氏比重秤法

取 20℃时相对密度为 1 的韦氏比重秤(图 2)，用新沸过的冷水将所附玻璃圆筒装至八分满，置 20℃(或各品种项下规定的温度)的水浴中，搅动玻璃圆筒内的水，调节温度至 20℃(或各品种项下规定的温度)，将悬于秤端的玻璃锤浸入圆筒内的水中，秤臂右端悬挂游码于 1.0000 处，调节秤臂左端平衡用的螺旋使平衡，然后将玻璃圆筒内的水倾去，拭干，装入供试液至相同的高度，并用同法调节温度后，再把拭干的玻璃锤浸入供试液中，调节秤臂上游码的数量与位置使平衡，读取数值，即得供试品的相对密度。

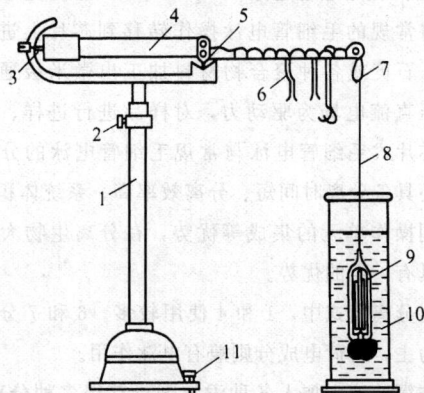

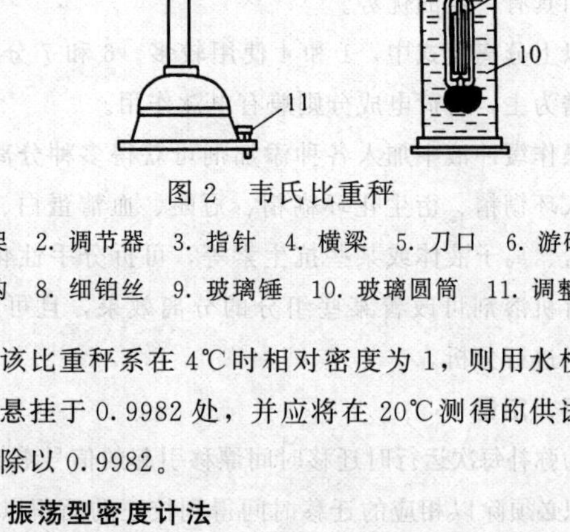

图 2 韦氏比重秤

1. 支架 2. 调节器 3. 指针 4. 横梁 5. 刀口 6. 游码
7. 小钩 8. 细铂丝 9. 玻璃锤 10. 玻璃圆筒 11. 调整螺丝

如该比重秤系在 4℃时相对密度为 1，则用水校准时游码应悬挂于 0.9982 处，并应将在 20℃测得的供试品相对密度除以 0.9982。

3. 振荡型密度计法

振荡型密度计主要由 U 型振荡管(一般为玻璃材质，用于放置样品)、电磁激发系统(使振荡管产生振荡)、频率计数器（用于测定振荡周期）和控温系统组成。

通过测定 U 型振荡管中液体样品的振荡周期（或频率）可以测得样品的密度。振荡频率（T）与密度（ρ）、测量管常数（c）、振荡管的质量（M）和体积（V）之间存在下述关系：

$$T^2=\frac{M+\rho\times V}{c}\times 4\pi^2$$

如果将 $c/(4\pi^2\times V)$ 定义为常数 A，M/V 定义为常数 B，则上述公式可简化如下：

$$\rho=A\times T^2-B$$

常数 A 和 B 可以通过往振荡管中加入两种已知密度的物质进行测定，常用的物质为脱气水（如新沸过的冷水）和空气。分别往样品管中加入干燥空气和脱气水（如新沸过的冷水），记录测得的空气的振动周期 T_a 和水的振动周期 T_w，由下式计算出空气的密度值 d_a：

$$d_a=0.001\ 293\times\frac{273.15}{t}\times\frac{p}{101.3}$$

式中　d_a 为测试温度下的空气密度，g/ml；

t 为测试温度，K；

p 为大气压，kPa。

从表 1 中查出测得温度下水的密度值 d_w，照下述公式可分别计算出常数 A 和常数 B：

$$A=\frac{T_w^2-T_a^2}{d_w-d_a}$$

$$B=T_a^2-A\times d_a$$

式中　T_w 为试样管内为水时观测的振荡周期，s；

T_a 为试样管内为空气时观测的振荡周期，s；

d_w 为测试温度下水的密度，g/ml；

d_a 为测试温度下空气的密度，g/ml。

如果使用其他校准液体，则使用相应的振荡周期 T 值和 d 值。

如果仪器具有从常数 A 和 B 以及样品测得的振荡周期计算密度的功能，则常数 A 和 B 无需计算，按照仪器生产商的操作说明直接读取供试品的密度值。

物质的相对密度可根据下式计算：

$$相对密度=\rho/0.9982$$

式中　ρ 为被测物质在 20℃时的密度；

0.9982 为水在 20℃时的密度。

对仪器的一般要求　用于相对密度测定的仪器的读数精度应不低于±0.001g/ml，并应定期采用已知密度的两种物质（如空气和水）在 20℃（或各品种正文项下规定的温度）下对仪器常数进行校准。建议每次测量前用脱气水（如新沸过的冷水）对仪器的读数准确性进行确认，可根据仪器的精度设定偏差限度，例如精确到±0.0001g/ml 的仪器，水的测定值应在 0.9982g/ml±0.0001g/ml 的范围内，如超过该范围，应对仪器重新进行校准。

测定法　照仪器操作手册所述方法，取供试品，在与仪器校准时相同的条件下进行测定。测量时应确保振荡管中没有气泡形成，同时还应保证样品实际温度和测量温度一致。如必要，测定前可将供试品温度预先调节至约 20℃（或各品种正文项下规定的温度），这样可降低在 U 型振荡管中产生气泡的风险，同时可缩短测定时间。

黏度是影响测量准确度的另一个重要因素。在进行高黏度样品的测定时，可选用具有黏度补偿功能的数字式密度计进行测定，或者选取与供试品密度和黏度相近的密度对照物质（密度在供试品的±5%、黏度在供试品的±50%的范围内）重新校准仪器。

表 1　不同温度下水的密度值

温度（℃）	密度（g/ml）	温度（℃）	密度（g/ml）	温度（℃）	密度（g/ml）
0.0	0.999 840	21.0	0.997 991	40.0	0.992 212
3.0	0.999 964	22.0	0.997 769	45.0	0.990 208
4.0	0.999 972	23.0	0.997 537	50.0	0.988 030
5.0	0.999 964	24.0	0.997 295	55.0	0.985 688
10.0	0.999 699	25.0	0.997 043	60.0	0.983 191
15.0	0.999 099	26.0	0.996 782	65.0	0.980 546
15.56	0.999 012	27.0	0.996 511	70.0	0.977 759
16.0	0.998 943	28.0	0.996 231	75.0	0.974 837
17.0	0.998 774	29.0	0.995 943	80.0	0.971 785
18.0	0.998 595	30.0	0.995 645	85.0	0.968 606
19.0	0.998 404	35.0	0.994 029	90.0	0.965 305
20.0	0.998 203	37.78	0.993 042	100	0.958 345

0631　pH 值测定法

pH 值是水溶液中氢离子活度的方便表示方法。pH 值定义为水溶液中氢离子活度（a_{H^+}）的负对数，即 pH＝$-\lg a_{H^+}$，但氢离子活度却难以由实验准确测定。为实用方便，溶液的 pH 值规定为由下式测定：

$$pH=pH_S-\frac{E-E_S}{k}$$

式中　E 为含有待测溶液（pH）的原电池电动势，V；

E_S 为含有标准缓冲液（pH_S）的原电池电动势，V；

k 为与温度（t，℃）有关的常数；

$k=0.059\ 16+0.000\ 198(t-25)$。

由于待测物的电离常数、介质的介电常数和液接界电位等诸多因素均可影响 pH 值的准确测量，所以实验测得的数值只是溶液的近似 pH 值，它不能作为溶液氢离子活度的严格表征。尽管如此，只要待测溶液与标准缓冲液的组成足够接近，由上式测得的 pH 值与溶液的真实 pH 值还是颇为接近的。

溶液的 pH 值使用 pH 计（酸度计）测定。水溶液的 pH 值通常以玻璃电极为指示电极、饱和甘汞电极或银-氯化银电极为参比电极进行测定。pH 计（酸度计）应定期进行计量检定，并符合国家有关规定。测定前，应采用下列标准缓冲液校正仪器，也可用国家标准物质管理部门发放的标示 pH 值准确至 0.01pH 单位的各种标准缓冲液校正仪器。

1. 仪器校正用的标准缓冲液

(1)草酸盐标准缓冲液　精密称取在54℃±3℃干燥 4～5 小时的草酸三氢钾 12.71g，加水使溶解并稀释至 1000ml。

(2)邻苯二甲酸盐标准缓冲液　精密称取在 115℃±5℃干燥 2～3 小时的邻苯二甲酸氢钾 10.21g，加水使溶解并稀释至 1000ml。

(3)磷酸盐标准缓冲液　精密称取在 115℃±5℃干燥 2～3 小时的无水磷酸氢二钠 3.55g 与磷酸二氢钾 3.40g，加水使溶解并稀释至 1000ml。

(4)硼砂标准缓冲液　精密称取硼砂 3.81g(注意避免风化)，加水使溶解并稀释至 1000ml，置聚乙烯塑料瓶中，密塞，避免空气中二氧化碳进入。

(5)氢氧化钙标准缓冲液　于 25℃，用无二氧化碳的水和过量氢氧化钙经充分振摇制成饱和溶液，取上清液使用。因本缓冲液是 25℃时的氢氧化钙饱和溶液，所以临用前需核对溶液的温度是否在 25℃，否则需调温至 25℃再经溶解平衡后，方可取上清液使用。存放时应防止空气中二氧化碳进入。一旦出现浑浊，应弃去重配。

上述标准缓冲溶液必须用 pH 值基准试剂配制。不同温度时各种标准缓冲液的 pH 值如下表。

温度(℃)	草酸盐标准缓冲液	邻苯二甲酸盐标准缓冲液	磷酸盐标准缓冲液	硼砂标准缓冲液	氢氧化钙标准缓冲液(25℃饱和溶液)
0	1.67	4.01	6.98	9.46	13.43
5	1.67	4.00	6.95	9.40	13.21
10	1.67	4.00	6.92	9.33	13.00
15	1.67	4.00	6.90	9.27	12.81
20	1.68	4.00	6.88	9.22	12.63
25	1.68	4.01	6.86	9.18	12.45
30	1.68	4.01	6.85	9.14	12.30
35	1.69	4.02	6.84	9.10	12.14
40	1.69	4.04	6.84	9.06	11.98
45	1.70	4.05	6.83	9.04	11.84
50	1.71	4.06	6.83	9.01	11.71
55	1.72	4.08	6.83	8.99	11.57
60	1.72	4.09	6.84	8.96	11.45

2. 注意事项

测定 pH 值时，应严格按仪器的使用说明书操作，并注意下列事项。

(1)测定前，按各品种项下的规定，选择三种或两种合适的标准缓冲液对仪器进行校正，使供试品溶液的 pH 值处于它们之间。

(2)先采用两种标准缓冲液对仪器进行自动校正，使斜率为 90%～105%，漂移值在±30mV 或±0.5pH 单位之内，再用 pH 值介于两种校正缓冲液之间且尽量与供试品接近的第三种标准缓冲液验证，至仪器示值与验证缓冲液的规定数值相差不大于±0.05pH 单位；或者，选择两种 pH 值约相差 3 个 pH 单位的标准缓冲溶液，先取与供试品溶液 pH 值较接近的第一种标准缓冲液对仪器进行校正(定位)，使仪器示值与表列数值一致。再用第二种标准缓冲液核对仪器示值，与表列数值相差应不大于±0.02pH 单位。若大于此差值，则应小心调节斜率，使示值与第二种标准缓冲液的表列数值相符。重复上述定位与斜率调节操作，至仪器示值与标准缓冲液的规定数值相差不大于±0.02pH 单位。否则，需检查仪器或更换电极后，再行校正至符合要求。

(3)每次更换标准缓冲液或供试品溶液前，应用纯化水充分洗涤电极，再用所换的标准缓冲液或供试品溶液洗涤，或者用纯化水充分洗涤电极后将水吸尽。

(4)在测定高 pH 值的供试品和标准缓冲液时，应注意碱误差的问题，必要时选用适当的玻璃电极测定。

(5)如果供试品溶液的 pH 值超出上述标准缓冲液的 pH 范围，选择 pH 值接近供试品的三种或两种标准缓冲液进行校正。

(6)对低离子强度溶液，pH 值测定时，除另有规定外，可适当增加电极与供试品溶液的接触时间，或加适宜的离子强度调节剂，如饱和氯化钾溶液。

(7)配制标准缓冲液与溶解供试品的水，应是新沸过并放冷的纯化水。

(8)标准缓冲液一般可保存 2～3 个月，但发现有浑浊、发霉或沉淀等现象时，不能继续使用。

在只需测量大致 pH 值的情况下，也可采用指示剂法或试纸法。

0632　渗透压摩尔浓度测定法

生物膜，例如人体的细胞膜或毛细血管壁，一般具有半透膜的性质，溶剂通过半透膜由低浓度向高浓度溶液扩散的现象称为渗透，阻止渗透所需要施加的压力，称为渗透压。在涉及溶质的扩散或通过生物膜的液体转运各种生物过程中，渗透压都起着极其重要的作用。因此，在制备注射剂、眼用液体制剂等药物制剂时，必须关注其渗透压。处方中添加了渗透压调节剂的制剂，均应控制其渗透压摩尔浓度。

静脉输液、营养液、电解质或渗透利尿药(如甘露醇注射液)等制剂，应在药品说明书上标明其渗透压摩尔浓度，以便临床医生根据实际需要对所用制剂进行适当的处置(如稀释)。正常人体血液的渗透压摩尔浓度范围为 285～310mOsmol/kg，0.9%氯化钠溶液或 5%葡萄糖溶液的渗透压摩尔浓度与人体血液相当。溶液的渗透压，依赖于溶液中溶质粒子的数量，是溶液的依数性之一，通常以渗透压摩尔浓度(Osmolality)来表示，它反映的是溶液中各种溶质对溶液渗透压贡献的总和。

渗透压摩尔浓度的单位，通常以每千克溶剂中溶质的毫渗透压摩尔来表示，可按下列公式计算毫渗透压摩尔浓度(mOsmol/kg)：

$$毫渗透压摩尔浓度(\mathrm{mOsmol/kg})=\frac{每千克溶剂中溶解的溶质克数}{分子量}\times n\times 1000$$

式中，n 为一个溶质分子溶解或解离时形成的粒子数。在理想溶液中，例如葡萄糖 $n=1$，氯化钠或硫酸镁 $n=2$，氯化钙 $n=3$，枸橼酸钠 $n=4$。

在生理范围及很稀的溶液中，其渗透压摩尔浓度与理想状态下的计算值偏差较小；随着溶液浓度增加，与计算值比较，实际渗透压摩尔浓度下降。例如 0.9%氯化钠注射液，按上式计算，毫渗透压摩尔浓度是 2×1000×9/58.4=308mOsmol/kg，而实际上在此浓度时氯化钠溶液的 n 稍小于 2，其实际测得值是 286mOsmol/kg；这是由于在此浓度条件下，一个氯化钠分子解离所形成的两个离子会发生某种程度的缔合，使有效离子数减少的缘故。复杂混合物(如水解蛋白注射液)的理论渗透压摩尔浓度不容易计算，因此通常采用实际测定值表示。

1. 渗透压摩尔浓度的测定

通常采用测量溶液的冰点下降来间接测定其渗透压摩尔浓度。在理想的稀溶液中，冰点下降符合 $\Delta T_f=K_f\cdot m$ 的关系，式中，ΔT_f 为冰点下降，K_f 为冰点下降常数(当水为溶剂时为 1.86)，m 为重量摩尔浓度。而渗透压符合 $P_o=K_o\cdot m$ 的关系，式中，P_o 为渗透压，K_o 为渗透压常数，m 为溶液的重量摩尔浓度。由于两式中的浓度等同，故可以用冰点下降法测定溶液的渗透压摩尔浓度。

仪器　采用冰点下降的原理设计的渗透压摩尔浓度测定仪通常由制冷系统、用来测定电流或电位差的热敏探头和振荡器(或金属探针)组成。测定时将探头浸入供试溶液中心，并降至仪器的冷却槽中。启动制冷系统，当供试溶液的温度降至凝固点以下时，仪器采用振荡器(或金属探针)诱导溶液结冰，自动记录冰点下降的温度。仪器显示的测定值可以是冰点下降的温度，也可以是渗透压摩尔浓度。

渗透压摩尔浓度测定仪校正用标准溶液的制备　取基准氯化钠试剂，于 500～650℃干燥 40～50 分钟，置干燥器(硅胶)中放冷至室温。根据需要，按表 1 中所列数据精密称取适量，溶于 1kg 水中，摇匀，即得。

表 1　渗透压摩尔浓度测定仪校正用标准溶液

每 1kg 水中氯化钠的重量（g）	毫渗透压摩尔浓度（mOsmol/kg）	冰点下降温度 ΔT（℃）
3.087	100	0.186
6.260	200	0.372
9.463	300	0.558
12.684	400	0.744
15.916	500	0.930
19.147	600	1.116
22.380	700	1.302

供试品溶液　除另有规定外，供试品应结合临床用法，直接测定或按各品种项下规定的具体溶解或稀释方法制备供试品溶液，并使其摩尔浓度处于表中测定范围内。例如注射用无菌粉末，可采用药品标签或说明书中的规定溶剂溶解并稀释后测定。需特别注意的是，供试品溶液经稀释后，粒子间的相互作用与原溶液有所不同，一般不能简单地将稀释后的测定值乘以稀释倍数来计算原溶液的渗透压摩尔浓度。

测定法　按仪器说明书操作，首先取适量新沸放冷的水调节仪器零点，然后由表 1 中选择两种标准溶液(供试品溶液的渗透压摩尔浓度应介于两者之间)校正仪器，再测定供试品溶液的渗透压摩尔浓度或冰点下降值。

2. 渗透压摩尔浓度比的测定

供试品溶液与 0.9%(g/ml)氯化钠标准溶液的渗透压摩尔浓度比率称为渗透压摩尔浓度比。用渗透压摩尔浓度测定仪分别测定供试品溶液与 0.9%(g/ml)氯化钠标准溶液的渗透压摩尔浓度 O_T 与 O_S，方法同渗透压摩尔浓度测定法，并用下列公式计算渗透压摩尔浓度比：

$$渗透压摩尔浓度比=\frac{O_T}{O_S}$$

渗透压摩尔浓度比的测定用标准溶液的制备　取基准氯化钠试剂，于 500～650℃干燥 40～50 分钟，置干燥器(硅胶)中放冷至室温。取 0.900g，精密称定，加水溶解并稀释至 100ml，摇匀，即得。

0681　制药用水电导率测定法

本法是用于检查制药用水的电导率进而控制水中电解质总量的一种测定方法。

电导率是表征物体导电能力的物理量，其值为物体电阻率的倒数，单位是 S/cm(Siemens)或 μS/cm。

水的电导率是水中离子（电解质）导电能力的一种量度。水的电导率与水的 pH 值和温度有关。在不同的 pH 值和温度下，水分子会发生不同程度的电离而产生氢离子与氢氧根离子，所以纯水的导电能力尽管很弱，但也具有可测定的电导率。当空气中的二氧化碳等气体溶于水并与水相互作用后，便可形成相应的离子，从而使水的电导率增高。通常，这些离子及其产生的电导率被认为是水固有的。水的电导率会受到其他外来离子的影响，当水中含有这些外来离子时，会使水的电导率增高。因此，水的电导率与水的纯度密切相关，水的纯度越高，电导率越小，反之亦然。

仪器和操作参数

测定水的电导率必须使用精密的并经校正的电导率仪，电导率仪的电导池包括两个平行电极，这两个电极通常有保护设计，也可以使用其他形式的电导池。根据仪器设计功能和使用程度，应对电导率仪定期进行校正，电导池常数可使用电导标准溶液直接校正，或间接进行仪器比对，电导池常数必须在仪器规定数值的±2%范围内。进行仪器校正时，电导率仪的每个量程都需要进行单独校正。仪器最小分辨率应达到 0.1μS/cm，仪器精度应达到±0.1μS/cm。

温度对样品的电导率测定值有较大影响，电导率仪可根据测定样品的温度自动补偿测定值并显示补偿后读数。水的电导率采用温度修正的计算方法所得数值误差较大，因此本法采用非温度补偿模式，温度测量的精确度应在±2℃以内。

测定法

1. 纯化水

可使用在线或离线电导率仪，记录测定温度。在表 1 中，测定温度对应的电导率值即为限度值。如测定温度未在表 1 中列出，则应采用线性内插法计算得到限度值。如测定的电导率值不大于限度值，则判为符合规定；如测定的电导率值大于限度值，则判为不符合规定。

表 1　不同温度下水的电导率限度值(纯化水)

温度(℃)	电导率(μS/cm)	温度(℃)	电导率(μS/cm)
0	2.4	60	8.1
10	3.6	70	9.1
20	4.3	75	9.7
25	5.1	80	9.7
30	5.4	90	9.7
40	6.5	100	10.2
50	7.1		

内插法的计算公式为：

$$\kappa=\left(\frac{T-T_0}{T_1-T_0}\right)\times(\kappa_1-\kappa_0)+\kappa_0$$

式中　κ 为测定温度下的电导率限度值；

κ_1 为表 1 中高于测定温度的最接近温度对应的电导率限度值；

κ_0 为表 1 中低于测定温度的最接近温度对应的电导率限度值；

T 为测定温度；

T_1 为表 1 中高于测定温度的最接近温度；

T_0 为表 1 中低于测定温度的最接近温度。

2. 注射用水

(1)可使用在线或离线电导率仪。在表 2 中，不大于测定温度的最接近温度值，对应的电导率值即为限度值。如测定的电导率值不大于限度值，则判为符合规定；如测定的电导率值大于限度值，则继续按(2)进行下一步测定。

表 2　不同温度下水的电导率限度值(注射用水)

温度(℃)	电导率(μS/cm)	温度(℃)	电导率(μS/cm)
0	0.6	55	2.1
5	0.8	60	2.2
10	0.9	65	2.4
15	1.0	70	2.5
20	1.1	75	2.7
25	1.3	80	2.7
30	1.4	85	2.7
35	1.5	90	2.7
40	1.7	95	2.9
45	1.8	100	3.1
50	1.9		

(2)取足够量的水样(不少于 100ml)，置适当容器中，搅拌，调节温度至 25℃±1℃，剧烈搅拌，每隔 5 分钟测定电导率，当电导率值的变化小于 0.1μS/cm 时，记录电导率值。如测定的电导率不大于 2.1μS/cm，则判为符合规定；如测定的电导率大于 2.1μS/cm，继续按(3)进行下一步测定。

(3)应在上一步测定后 5 分钟内进行，调节温度至 25℃±1℃，在同一水样中加入饱和氯化钾溶液(每 100ml 水样中加入 0.3ml)，测定 pH 值，精确至 0.1pH 单位(通则 0631)，在表 3 中找到对应的电导率限度，并与(2)中测得的电导率值比较。如(2)中测得的电导率值不大于该限度值，则判为符合规定；如(2)中测得的电导率值超出该限度值或 pH 值不在 5.0～7.0 范围内，则判为不符合规定。

表 3　不同 pH 值水的电导率限度值

pH 值	电导率(μS/cm)	pH 值	电导率(μS/cm)
5.0	4.7	6.1	2.4
5.1	4.1	6.2	2.5
5.2	3.6	6.3	2.4
5.3	3.3	6.4	2.3
5.4	3.0	6.5	2.2
5.5	2.8	6.6	2.1
5.6	2.6	6.7	2.6
5.7	2.5	6.8	3.1
5.8	2.4	6.9	3.8
5.9	2.4	7.0	4.6
6.0	2.4		

3. 灭菌注射用水

调节温度至 25℃±1℃，使用离线电导率仪进行测定。标示装量为 10ml 或 10ml 以下时，电导率限度为 25μS/cm；标示装量为 10ml 以上时，电导率限度为 5μS/cm。测定的电导率值不大于限度值，则判为符合规定；如测定的电导率值大于限度值，则判为不符合规定。

0682　制药用水中总有机碳测定法

本法用于检查制药用水中有机碳总量，用以间接控制水中的有机物含量。总有机碳检查也被用于制水系统的流程控制，如监控净化和输水等单元操作的效能。

制药用水中的有机物质一般来自水源、供水系统(包括净化、贮存和输送系统)以及水系统中菌膜的生长。

通常采用蔗糖作为易氧化的有机物、1,4-对苯醌作为难氧化的有机物，按规定制备各自的标准溶液，在总有机碳测定仪上分别测定相应的响应值，以考察所采用技术的氧化能力和仪器的系统适用性。

对仪器的一般要求　有多种方法可用于测定总有机碳。对这些技术，只要符合下列条件均可用于水的总有机碳测定。

(1)总有机碳测定技术应能区分无机碳(溶于水中的二氧化碳和碳酸氢盐分解所产生的二氧化碳)与有机碳(有机物被氧化产生的二氧化碳)，并能排除无机碳对有机碳测定的干扰。

(2)应满足系统适用性试验的要求。

(3)应具有足够的检测灵敏度(最低检出限为每升含碳等于或小于 0.05mg/L)。

采用经校正过的仪器对水系统进行在线监测或离线实验室测定。在线监测可方便地对水的质量进行实时测定并对水系统进行实时流程控制；离线测定时应避免被采样、采样容器以及未受控的环境因素(如有机物的蒸气)等污染。由于水的生产是批量进行或连续操作的，所以在选择采用离线测定还是在线测定时，应由水生产的条件和具体情况决定。

总有机碳检查用水　应采用每升含总有机碳低于 0.10mg，电导率低于 1.0μS/cm(25℃)的高纯水。所用总有机碳检查用水与制备对照品溶液及系统适用性试验溶液用水应是同一容器所盛之水。

对照品溶液的制备　蔗糖对照品溶液　除另有规定外，取经 105℃干燥至恒重的蔗糖对照品适量，精密称定，加总有机碳检查用水溶解并稀释制成每升中约含 1.20mg 的溶液(每升含碳 0.50mg)。

1,4-对苯醌对照品溶液　除另有规定外，取 1,4-对苯醌对照品适量，精密称定，加总有机碳检查用水溶解并稀释制成每升中含 0.75mg 的溶液(每升含碳 0.50mg)。

供试溶液　离线测定　由于水样的采集及输送到测试装置的过程中，水样很可能遭到污染，而有机物的污染和二氧化碳的吸收都会影响测定结果的真实性。所以，测定的各个环节都应十分谨慎。采样时应使用密闭容器，采样后容器顶空应尽量小，并应及时测试。所使用的玻璃器皿必须严格清洗有机残留物，并用总有机碳检查用水做最后淋洗。

在线测定　将总有机碳在线检测装置与制水系统连接妥当。取水及测定系统都须进行充分的清洗。

系统适用性试验　取总有机碳检查用水、蔗糖对照品溶液和 1,4-对苯醌对照品溶液分别进样，依次记录仪器总有机碳响应值。按下式计算，以百分数表示的响应效率应为85%～115%。

$$\frac{r_{ss}-r_w}{r_s-r_w}\times 100$$

式中　r_w 为总有机碳检查用水的空白响应值；

r_s 为蔗糖对照品溶液的响应值；

r_{ss}为 1,4-对苯醌对照品溶液的响应值。

测定法　取供试制药用水适量，按仪器规定方法测定。记录仪器的响应值 r_U，除另有规定外，供试制药用水的响应值应不大于 r_s-r_w(0.50mg/L)。

此方法可同时用于预先经校正并通过系统适用性试验的在线或离线仪器操作。这种由在线或离线测定的水的质量与水样在水系统中的采集位置密切相关。应注意水样的采集位置必须能真实反映制药用水的质量。

0901　溶液颜色检查法

本法系将药物溶液的颜色与规定的标准比色液比较，或在规定的波长处测定其吸光度。

品种项下规定的"无色"系指供试品溶液的颜色相同于水或所用无色溶剂，"几乎无色"系指供试品溶液的颜色不深于相应色调 0.5 号标准比色液。

第一法

除另有规定外，取各品种项下规定量的供试品，加水溶解，置于 25ml 的纳氏比色管中，加水稀释至 10ml。另取规定色调和色号的标准比色液 10ml，置于另一 25ml 纳氏比色管中，两管同置白色背景上，自上向下透视，或同置白色背景前，平视观察，供试品管呈现的颜色与对照管比较，不得更深。如供试品管呈现的颜色与对照管的颜色深浅非常接近或色调不完全一致，使目视观察无法辨别两者的深浅时，应改用第三法(色差计法)测定，并将其测定结果作为判定依据。

比色用重铬酸钾液　精密称取在 120℃干燥至恒重的基准重铬酸钾 0.4000g，置 500ml 量瓶中，加适量水溶解并稀释至刻度，摇匀，即得。每 1ml 溶液中含 0.800mg 的 $K_2Cr_2O_7$。

比色用硫酸铜液　取硫酸铜约 32.5g，加适量的盐酸溶液(1→40)使溶解成 500ml，精密量取 10ml，置碘量瓶中，加水 50ml、醋酸 4ml 与碘化钾 2g，用硫代硫酸钠滴定液(0.1mol/L)滴定，临近终点时，加淀粉指示液 2ml，继续滴定至蓝色消失。每 1ml 硫代硫酸钠滴定液(0.1mol/L)相当于 24.97mg 的 $CuSO_4\cdot 5H_2O$。根据上述测定结果，在剩余的原溶液中加适量的盐酸溶液(1→40)，使每 1ml 溶液中含 62.4mg 的 $CuSO_4 \cdot 5H_2O$，即得。

比色用氯化钴液 取氯化钴约 32.5g，加适量的盐酸溶液(1→40)使溶解成 500ml，精密量取 2ml，置锥形瓶中，加水 200ml，摇匀，加氨试液至溶液由浅红色转变至绿色后，加醋酸-醋酸钠缓冲液(pH 6.0)10ml，加热至 60℃，再加二甲酚橙指示液 5 滴，用乙二胺四醋酸二钠滴定液(0.05mol/L)滴定至溶液显黄色。每 1ml 乙二胺四醋酸二钠滴定液(0.05mol/L)相当于 11.90mg 的 $CoCl_2 \cdot 6H_2O$。根据上述测定结果，在剩余的原溶液中加适量的盐酸溶液(1→40)，使每 1ml 溶液中含 59.5mg 的 $CoCl_2 \cdot 6H_2O$，即得。

各种色调标准贮备液的制备 按表 1 精密量取比色用氯化钴液、比色用重铬酸钾液、比色用硫酸铜液与水，混合摇匀，即得。

表 1 各种色调标准贮备液的配制

色调	比色用氯化钴液(ml)	比色用重铬酸钾液(ml)	比色用硫酸铜液(ml)	水(ml)
绿黄色	0	27.0	15.0	58.0
黄绿色	1.2	22.8	7.2	68.8
黄色	4.0	23.3	0	72.7
橙黄色	10.6	19.0	4.0	66.4
橙红色	12.0	20.0	0	68.0
棕红色	22.5	12.5	20.0	45.0

各种色调色号标准比色液的制备 按表 2 精密量取各色调标准贮备液与水，混合摇匀，即得。

表 2 各种色调色号标准比色液的配制表

色号	0.5	1	2	3	4	5	6	7	8	9	10
贮备液(ml)	0.25	0.5	1.0	1.5	2.0	2.5	3.0	4.5	6.0	7.5	10.0
加水量(ml)	9.75	9.5	9.0	8.5	8.0	7.5	7.0	5.5	4.0	2.5	0

第二法

除另有规定外，取各品种项下规定量的供试品，加水溶解并使成 10ml，必要时滤过，滤液照紫外-可见分光光度法(通则 0401)于规定波长处测定，吸光度不得超过规定值。

第三法(色差计法)

本法是使用具备透射测量功能的测色色差计直接测定溶液的透射三刺激值，对其颜色进行定量表述和分析的方法。当目视比色法较难判定供试品与标准比色液之间的差异时，应采用本法进行测定与判断。

供试品溶液与标准比色液之间的颜色差异，可以通过分别比较它们与水之间的色差值来测定，也可以通过直接比较它们之间的色差值来测定。

现代颜色视觉理论认为，在人眼视网膜上有三种感色的锥体细胞，分别对红、绿、蓝三种颜色敏感。颜色视觉过程可分为两个阶段：第一阶段，视网膜上三种独立的锥体感色物质，有选择地吸收光谱不同波长的辐射，同时每一物质又可单独产生白和黑的反应，即在强光作用下产生白的反应，无外界刺激时产生黑的反应；第二阶段，在神经兴奋由锥体感受器向视觉中枢的传导过程中，这三种反应又重新组合，最后形成三对对立性的神经反应，即红或绿、黄或蓝、白或黑的反应。最终在大脑皮层的视觉中枢产生各种颜色感觉。

自然界中的每种颜色都可以用选定的、能刺激人眼中三种锥体细胞的红、绿、蓝三原色，按适当比例混合而成。由此引入一个新的概念——三刺激值，即在给定的三色系统中与待测色达到色匹配所需要的三个原刺激量，分别以 X、Y、Z 表示。通过对众多具有正常色觉的人体(称为标准观察者，即标准眼)进行广泛的颜色比较试验，测定了每一种可见波长(400～760nm)的光引起每种锥体刺激的相对数量的色匹配函数，这些色匹配函数分别用 $\bar{x}(\lambda)$、$\bar{y}(\lambda)$、$\bar{z}(\lambda)$ 来表示。把这些色匹配函数组合起来，描绘成曲线，就叫作 CIE 色度标准观察者的光谱三刺激值曲线(图 1)。

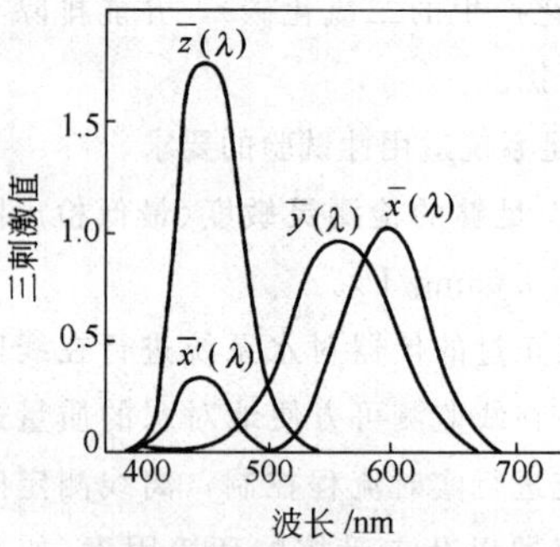

图 1 CIE 1931 色度标准观察者的光谱三刺激值曲线

色匹配函数和三刺激值间的关系以下列方程表示：

$$X = K\int S(\lambda)P(\lambda)\bar{x}(\lambda)\Delta d(\lambda)$$

$$Y = K\int S(\lambda)P(\lambda)\bar{y}(\lambda)\Delta d(\lambda)$$

$$Z = K\int S(\lambda)P(\lambda)\bar{z}(\lambda)\Delta d(\lambda)$$

式中 K 为归化系数；

$S(\lambda)$为光源的相对光谱功率分布；

$P(\lambda)$为物体色的光谱反射比或透射比；

$\bar{x}(\lambda)$、$\bar{y}(\lambda)$、$\bar{z}(\lambda)$为标准观察者的色匹配函数；

$\Delta d(\lambda)$为波长间隔，一般采用 10nm 或 5nm。

当某种颜色的三刺激值确定之后，则可用其计算出该颜色在一个理想的三维颜色空间中的坐标，由此推导出许多组的颜色方程(称为表色系统)来定义这一空间。如 CIE 1931-*XYZ* 色度系统、CIE 1964 色度系统、CIE 1976$L^*a^*b^*$色空间(CIE *Lab* 均匀色空间)、Hunter 表色系统等。

为便于理解和比对，人们通常采用 CIE *Lab* 颜色空间来表示颜色及色差。该色空间由直角坐标 $L^*a^*b^*$ 构成。在三维色坐标系的任一点都代表一种颜色，其与参比点之间的几何距离代表两种颜色之间的差异（图 2，图 3）。相等的距离代表相同的色差值。用仪器法对一个供试品与标准比色液的颜色进行比较时，需比较的参数是供试品和标准比色液颜色分别与空白对照的颜色在均匀色空间中的差值。

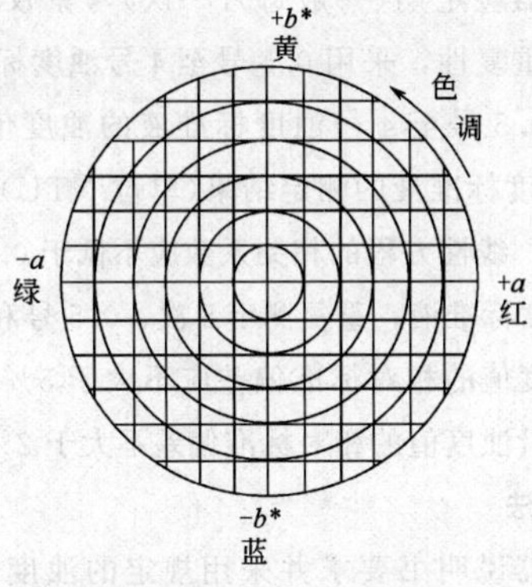

图 2　$L^*a^*b^*$ 色品图

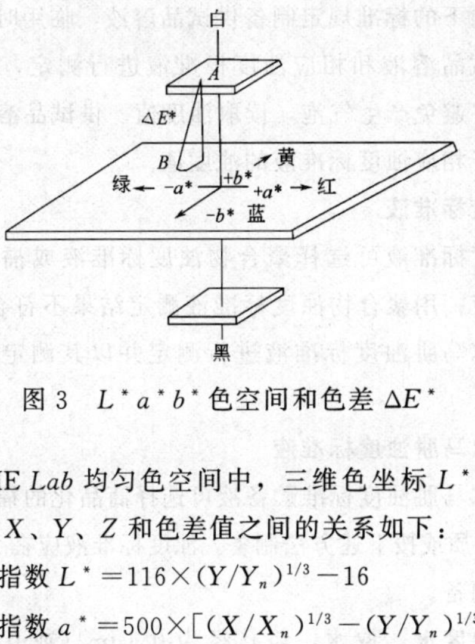

图 3　$L^*a^*b^*$ 色空间和色差 ΔE^*

在 CIE *Lab* 均匀色空间中，三维色坐标 $L^*a^*b^*$ 与三刺激值 X、Y、Z 和色差值之间的关系如下：

明度指数 $L^*=116\times(Y/Y_n)^{1/3}-16$

色品指数 $a^*=500\times[(X/X_n)^{1/3}-(Y/Y_n)^{1/3}]$

色品指数 $b^*=200\times[(Y/Y_n)^{1/3}-(Z/Z_n)^{1/3}]$

色差 $\Delta E^*=\sqrt{(\Delta L^*)^2+(\Delta a^*)^2+(\Delta b^*)^2}$

以上公式仅适用于 X/X_n、Y/Y_n、$Z/Z_n>0.008\,856$ 时。

式中　X、Y、Z 为待测样品的三刺激值；

X_n、Y_n、Z_n 为三刺激值；

ΔE^* 为供试品色与标准比色液色的色差；

ΔL^* 为供试品色与标准比色液色的明度指数之差，其中 ΔL^* 为"正数"表示供试品比标准比色液颜色亮；

Δa^*、Δb^* 为供试品色与标准比色液色的色品指数之差，其中 Δa^*、Δb^* 为"正数"表示供试品比标准比色液颜色更深。

色差计的工作原理简单地说即是模拟人眼的视觉系统，利用仪器内部的模拟积分光学系统，把光谱光度数据的三刺激值进行积分而得到颜色的数学表达式，从而计算出 L^*、a^*、b^* 值及对比色的色差。在仪器使用的标准光源与日常观察样品所使用光源光谱功率分布一致（比如昼光），其光电响应接收条件与标准观察者的色觉特性一致的条件下，用仪器方法测定颜色，不但能够精确、定量地测定颜色和色差，而且比目测法客观，且不随时间、地点、人员变化而发生变化。

1　对仪器的一般要求

使用具备透射测量功能的测色色差计进行颜色测定，照明观察条件为 0/0（垂直照明/垂直接收）条件；D65 光源照明，10° 视场条件下，可直接测出三刺激值 X、Y、Z，并能直接计算给出 L^*、a^*、b^* 和 ΔE^*。

因溶液的颜色随着被测定的溶液液层厚度而变，所以除另有规定外，测量透射色时，应使用 1cm 厚度液槽。由于浑浊液体、黏性液体或带荧光的液体会影响透射，故不适宜采用色差计法测定。

为保证测量的可靠性，应定期对仪器进行全面的检定。在每次测量时，按仪器要求，需用水对仪器进行校准，并规定在 D65 为光源，10° 视场条件下，水的三刺激值分别为：

$$X=94.81;\ Y=100.00;\ Z=107.32$$

2　测定法

除另有规定外，使用第三法测定时，应首先使用 2.2 标准值法。如供试品测定结果高于标准色差值的 98%，需使用 2.1 标准比色液法进行测定并以其测定结果进行判定。

2.1　标准比色液法　除另有规定外，用水对仪器进行校准，取按品种项下规定的方法分别制得的供试品溶液和标准比色液，置仪器上进行测定，供试品溶液与水的色差值 ΔE^* 应不超过标准比色液与水的色差值 ΔE^*。

如品种项下规定的色调有两种，当供试品溶液的实际色调介于两种规定色调之间，应将测得的供试品溶液与水的色差值（ΔE^*）与两种色调标准比色液与水的色差值的平均值比较，不得更深，即[$\Delta E^*\leqslant(\Delta E^*_{s1}+\Delta E^*_{s2})/2$]。

2.2　标准值法　除另有规定外，用水对仪器进行校准，取按各品种项下规定的方法制得的供试品溶液，置仪器上进行测定，供试品溶液与水的色差值 ΔE^* 应不超过标准色差值 ΔE^*（表 3）。

表 3　标准比色液标准色差值表（ΔE^*）

色号 \ 色调	橙红色	黄色	棕红色	绿黄色	橙黄色	黄绿色
0.5	0.70	0.79	0.58	0.91	0.64	0.76
1	1.41	1.58	1.17	1.83	1.31	1.54
2	2.82	3.17	2.35	3.65	2.59	3.07
3	4.17	4.73	3.49	5.46	3.88	4.60
4	5.58	6.28	4.65	7.20	5.16	6.11
5	6.99	7.79	5.78	8.93	6.44	7.64
6	8.38	9.31	6.88	10.70	7.68	9.06
7	12.43	13.78	10.16	15.75	11.37	13.37
8	16.34	18.09	13.27	20.64	15.00	17.53
9	20.21	22.29	16.33	25.28	18.54	21.57
10	26.48	28.98	21.06	32.61	24.15	27.99

如品种项下规定的色调有两种，当供试品溶液的实际色调介于两种规定色调之间，应将测得的供试品溶液与水的色差值（ΔE^*）与两种色调标准比色液的标准色差值的平均值比较，不得更深，即[$\Delta E^* \leqslant (\Delta E^*_{s1} + \Delta E^*_{s2})/2$]。

0902 澄清度检查法

澄清度检查法系将药品溶液与规定的浊度标准液相比较，用以检查溶液的澄清程度。

品种项下规定的“澄清”，系指供试品溶液的澄清度与所用溶剂相同，或不超过 0.5 号浊度标准液的浊度。“几乎澄清”，系指供试品溶液的浊度介于 0.5 号至 1 号浊度标准液的浊度之间。

第一法(目视法)

除另有规定外，按各品种项下规定的浓度要求，在室温条件下将用零浊度水稀释至一定浓度的供试品溶液与等量的浊度标准液分别置于配对的比浊用玻璃管(内径 15～16mm，平底，具塞，以无色、透明、中性硬质玻璃制成)中，在浊度标准液制备 5 分钟后，在暗室内垂直同置于伞棚灯下，照度为 1000lx，从水平方向观察比较。除另有规定外，供试品溶解后应立即检视。

第一法无法准确判定两者的澄清度差异时，改用第二法进行测定并以其测定结果进行判定。

第二法(浊度仪法)

供试品溶液的浊度可采用浊度仪测定。溶液中不同大小、不同特性的微粒物质包括有色物质均可使入射光产生散射，通过测定透射光或散射光的强度，可以检查供试品溶液的浊度。仪器测定模式通常有三种类型，透射光式、散射光式和透射光-散射光比较测量模式(比率浊度模式)。除另有规定外，本法采用散射光式。

1. 仪器的一般要求

采用散射光式浊度仪时，光源峰值波长约为 860nm；测量范围应包含 0.01～100NTU。在 0～9.99NTU 范围内分辨率应为 0.01NTU；在 10～100NTU 范围内分辨率应为 0.1NTU。

2. 适用范围及检测原理

本法采用散射光式浊度仪，适用于低、中浊度无色供试品溶液的浊度测定(浊度值为 100NTU 以下的供试品)。因为高浊度的供试品会造成多次散射现象，使散射光强度迅速下降，导致散射光强度不能正确反映供试品的浊度值。

采用散射光式浊度仪测定时，入射光和测定的散射光呈 90°夹角，入射光强度和散射光强度关系式如下：

$$I = K'TI_0$$

式中 I 为散射光强度，cd；

I_0 为入射光强度，cd；

K' 为散射系数；

T 为供试品溶液的浊度值，NTU(NTU 是基于福尔马肼浊度标准液测定的散射浊度单位)。

在入射光强度 I_0 不变的情况下，散射光强度 I 与浊度值成正比，因此，可以将浊度测量转化为散射光强度的测量。

3. 系统的适用性试验

所用仪器应定期(一般每月一次)考察仪器对浓度响应的线性和重复性，采用 0.5 号至 4 号浊度标准液进行浊度值测定，0.5 号至 4 号浊度标准液的浊度值范围为 0～40NTU。浊度标准液的测定结果(单位 NTU)与浓度间应呈线性关系，线性方程的相关系数应不低于 0.999；取 0.5 号至 4 号浊度标准液，重复测定 5 次，0.5 号和 1 号浊度标准液测量浊度值的相对标准偏差应不大于 5%，2～4 号浊度标准液测量浊度值的相对标准偏差不大于 2%。

4. 测定法

按照仪器说明书要求并采用规定的浊度标准液进行仪器校正。溶液样品直接取样测定；原料药或其他剂型按照各论项下的标准规定制备供试品溶液，临用时制备。分别取供试品溶液和相应浊度标准液进行测定，测定前应摇匀，并避免产生气泡，读取浊度值。供试品溶液浊度值不得大于相应浊度标准液的浊度值。

浊度标准液

浊度标准液可选择聚合物浊度标准液或福尔马肼浊度标准液；用聚合物浊度标准液测定结果不符合规定时，改用福尔马肼浊度标准液进行测定并以其测定结果进行判定。

福尔马肼浊度标准液

福尔马肼浊度标准贮备液可选择商品化的福尔马肼浊度标准物质或按下述方法制备。浊度标准液应在 20℃±2℃条件下制备。

零浊度水　取水，经孔径为 0.1μm（或 0.2μm）微孔滤膜过滤 2 次以上或经纯水仪处理后，即得。

硫酸肼溶液　称取硫酸肼 1.000g，置 100ml 量瓶中，加零浊度水适量使溶解，并用零浊度水稀释至刻度，摇匀，放置 4～6 小时。

福尔马肼浊度标准贮备液　称取乌洛托品 2.50g，置 100ml 量瓶中，加零浊度水 25.0ml 使溶解，加入硫酸肼溶液 25.0ml，摇匀，于 25℃±1℃避光静置 24 小时，即得。该溶液置冷处避光保存，可在 2 个月内使用，用前摇匀。

浊度标准原液的制备　取浊度标准贮备液 15.0ml，置 1000ml 量瓶中，加零浊度水稀释至刻度，摇匀，该溶液应在 48 小时内使用，用前摇匀。浊度标准原液浊度值为 60NTU。

浊度标准液的制备　按下表取规定量的浊度标准原液，分别置 100ml 量瓶中，加零浊度水稀释至刻度，摇匀，即得。浊度标准液应临用时制备，使用前充分摇匀。

级号	0.5	1	2	3	4
浊度标准原液（ml）	2.50	5.0	10.0	30.0	50.0

聚合物浊度标准液

浊度标准原液的制备　取浊度值为 60NTU 的聚合物浊度标准液作为浊度标准原液；或取浊度值约为 100NTU 的聚合物浊度标准液适量，置 100ml 量瓶中，用零浊度水稀释至刻度，摇匀，即得。经测定，浊度标准原液浊度值应在 57～63NTU 范围内。

浊度标准液的制备　取浊度标准原液，按上表同法配制，即得。0.5 号浊度标准液配制后 48 小时内使用（在 2～8℃保存时 1 个月内使用），其他标准液 1 个月内使用，使用前充分摇匀。

0903　不溶性微粒检查法

注射剂中的不溶性微粒是指溶液中除气泡以外非故意引入、可移动的不溶性粒子。本法用于检查注射剂和供注射用无菌原料药中不溶性微粒的大小和数量。检查不溶性微粒的制剂类型在注射剂（通则 0102）不溶性微粒项和品种标准项下规定。

本法包括光阻法和显微计数法。

并非所有注射剂都可以采用光阻法或显微计数法检查不溶性微粒。光阻法不适用于黏度过高或易析出结晶的制剂，也不适用于进入传感器时容易产生气泡的注射剂。对于黏度过高，且采用两种方法都无法直接测定的注射液，可用适宜的溶剂稀释后测定。当光阻法检查结果不符合规定或供试品不适于用光阻法测定时，应采用显微计数法进行测定，并以显微计数法的测定结果作为判定依据。

测定前应制定统计学上合理的取样计划，样品的取样数量必须足够，以提供统计学上的评估。

试验环境及检测　试验操作环境应不得引入外来微粒，测定前的操作应在洁净工作台进行。玻璃仪器和其他所需的用品均应洁净、无微粒。本法所用微粒检查用水（或其他适宜溶剂）应无颗粒，必要时经不大于 1.0μm 的微孔滤膜滤过。

微粒检查用水（或其他适宜溶剂）应符合下列要求：用于光阻法，取 5 份检查，每份 5ml，25ml 中含 10μm 及 10μm 以上的不溶性微粒数应在 25 粒以下，含 25μm 及 25μm 以上的不溶性微粒数应在 5 粒以下。用于显微计数法，取 50ml 检查，含 10μm 及 10μm 以上的不溶性微粒数应在 20 粒以下，含 25μm 及 25μm 以上的不溶性微粒数应在 5 粒以下。否则表明微粒检查用水（或其他适宜溶剂）、玻璃仪器或试验环境不适于进行微粒检查，应重新处理，检测符合规定后方可进行供试品检查。

第一法（光阻法）

测定原理　当液体中的微粒通过一窄细检测通道时，与液体流向垂直的入射光，由于被微粒阻挡而减弱，因此由传感器输出的信号降低，这种信号变化与微粒的截面积大小相关。

对仪器的一般要求　仪器通常包括取样器、传感器和数据处理器三部分。

测量粒径范围为 2～100μm，检测微粒浓度为每 1ml 0～10 000 个。

仪器的校准　所用仪器应定期校准，至少每年校准一次。

（1）取样体积　待仪器稳定后，取多于取样体积的微粒检查用水置于取样杯中，称定重量，通过取样器由取样杯中量取一定体积的微粒检查用水后，再次称定重量。以两次称定的重量之差计算取样体积。连续测定 3 次，每次测得体积与量取体积的示值之差应在±5%以内。测得体积的平均值与量取体积的示值之差应在±3%以内。也可采用其他适宜的方法校准，结果应符合上述规定。

（2）微粒计数　取相对标准偏差不大于 5%，平均粒径为 10μm 的标准粒子，制成每 1ml 中含 1000～1500 微粒数的悬浮液，静置 2 分钟脱气泡，开启搅拌器，缓慢搅拌使其均匀（避免产生气泡），依法测定 3 次，记录 5μm 通道的累计计数，弃第一次测定数据，后两次测定数据的平均值与已知粒子数之差应在±20%以内。

（3）传感器分辨率　取相对标准偏差不大于 5%，平均粒径为 10μm 的标准粒子（均值粒径的标准差应不大于 1μm），制成每 1ml 中含 1000～1500 微粒数的悬浮液，静置 2 分钟脱气泡，开启搅拌器，缓慢搅拌使其均匀（避免产生气泡），依法测定 8μm、10μm 和 12μm 三个通道的粒子数，计算 8μm 与 10μm 两个通道的差值计数和 10μm 与 12μm 两个通道的差值计数，上述两个差值计数与 10μm 通道的累计计数之比都不得小于 68%。若测定结果不符合规定，应重新调试仪器后再次进行校准，符合规定后方可使用。

检查法

（1）标示装量为 25ml 或 25ml 以上的注射液或注射用浓溶液　除另有规定外，取供试品至少 4 个，分别按下法检查：用水将容器外壁洗净，小心翻转 20 次，使溶液混合均匀，立即小心开启容器，先用部分供试品溶液冲洗开启口和取样杯，再将供试品溶液倒入取样杯中，静置 2 分钟或适当时间脱气泡，将取样杯置取样器上（或将供试品容器直接置取样器上）。开启搅拌，使溶液混匀（避免产生气泡），每个供试品依法测定至少 3 次，每次取样应不少于 5ml，记录数据，弃第一次测定数据，取后续测定数据的平均值作为测定结果。

（2）标示装量为 25ml 以下的注射液或注射用浓溶液　除另有规定外，取供试品至少 4 个，使总体积不少于 25ml，分别按下法测定：用水将容器外壁洗净，小心翻转 20 次，使溶液混合均匀，静置 2 分钟或适当时间脱气泡，小心开启容器，直接将供试品容器置于取样器上，开启搅拌或以手缓缓转动，使溶液混匀(避免产生气泡)，由仪器直接抽取适量溶液(以不吸入气泡为限)，测定并记录数据，弃第一次测定数据，取后续测定数据的平均值作为测定结果。

也可采用适宜的方法，在洁净工作台上用水将容器外壁洗净，小心合并至少 10 个供试品的内容物，使总体积不少于 25ml(或用微粒检查用水、其他适宜溶剂稀释至 25ml)，置于取样杯中，静置 2 分钟或适当时间脱气泡，置于取样器上。开启搅拌，使溶液混匀(避免产生气泡)，依法测定至少 4 次，每次取样应不少于 5ml。弃第一次测定数据，取后续测定数据的平均值作为测定结果，根据取样体积与每个容器的标示装量体积，计算每个容器所含的微粒数。

(1)或(2)项下的注射用浓溶液如黏度太大，不便直接测定时，可经适当稀释，依法测定。

(3)注射用无菌粉末　除另有规定外，取供试品至少 4 个，分别按下法测定：用水将容器外壁洗净，小心开启瓶盖，精密加入适量微粒检查用水(或其他适宜溶剂)，使总体积不少于 25ml，小心盖上瓶盖，缓缓振摇使内容物溶解，静置 2 分钟或适当时间脱气泡，小心开启容器，直接将供试品容器置于取样器上，开启搅拌或以手缓缓转动，使溶液混匀(避免产生气泡)，由仪器直接抽取适量溶液(以不吸入气泡为限)，测定并记录数据；弃第一次测定数据，取后续测定数据的平均值作为测定结果。

也可采用适宜的方法，取至少 10 个供试品，在洁净工作台上用水将容器外壁洗净，小心开启瓶盖，分别精密加入适量微粒检查用水(或其他适宜溶剂)，缓缓振摇使内容物溶解，小心合并容器中的溶液(使总体积不少于 25ml)，置于取样杯中，静置 2 分钟或适当时间脱气泡，置于取样器上。开启搅拌，使溶液混匀(避免产生气泡)，依法测定至少4 次，每次取样应不少于 5ml，弃第一次测定数据，取后续测定数据的平均值作为测定结果。

(4)供注射用无菌原料药　按各品种项下规定，取供试品适量(相当于单个制剂的最大规格量)4 份，分别置取样杯或适宜的容器中，照上述(3)法，自“精密加入适量微粒检查用水(或其他适宜溶剂)，缓缓振摇使内容物溶解”起，依法操作，测定并记录数据，弃第一次测定数据，取后续测定数据的平均值作为测定结果。

结果判定

(1)标示装量为 100ml 或 100ml 以上的注射液　除另有规定外，每 1ml 中含 10μm 及 10μm 以上的微粒数不得过 25 粒，含 25μm 及 25μm 以上的微粒数不得过 3 粒。

(2)标示装量为 100ml 以下的注射液、注射用无菌粉末、注射用浓溶液及供注射用无菌原料药　除另有规定外，每个供试品容器(份)中含 10μm 及 10μm 以上的微粒数不得过 6000 粒，含 25μm 及 25μm 以上的微粒数不得过 600 粒。

第二法(显微计数法)

对仪器的一般要求　仪器通常包括洁净工作台、显微镜、微孔滤膜及其滤器、平皿等。

洁净工作台　高效空气过滤器孔径为 0.45μm，气流方向由里向外。

显微镜　双筒大视野显微镜，目镜内附标定的测微尺(图 1，每格 5～10μm)。坐标轴前后、左右移动范围均应大于 30mm，显微镜装置内附有光线投射角度、光强度均可调节的照明装置。检测时放大 100 倍。

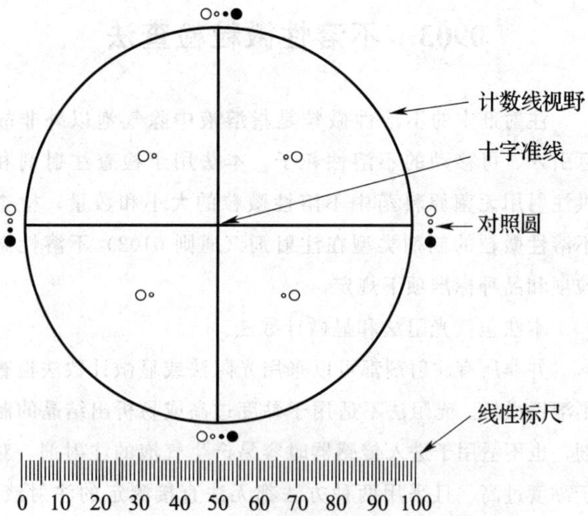

图 1　目镜测微尺镜片图

(提供放大 100 倍时直径为 10μm 和 25μm 的透明和黑色圆圈作为粒度的标准尺度)

微孔滤膜　孔径 0.45μm、直径 25mm 或 13mm，一面印有间隔 3mm 的格栅；膜上如有 10μm 及 10μm 以上的不溶性微粒，应在 5 粒以下，并不得有 25μm 及 25μm 以上的微粒，必要时，可用微粒检查用水冲洗使符合要求。

检查前的准备　在洁净工作台上将滤器用微粒检查用水(或其他适宜溶剂)冲洗至洁净，用平头无齿镊子夹取微孔滤膜，用微粒检查用水(或其他适宜溶剂)冲洗后，置滤器托架上；固定滤器，倒置，反复用微粒检查用水(或其他适宜溶剂)冲洗滤器内壁，控干后安装在抽滤瓶上，备用。

检查法

(1)标示装量为 25ml 或 25ml 以上的注射液或注射用浓溶液　除另有规定外，取供试品至少 3 个，分别按下法检查：用水将容器外壁洗净，在洁净工作台上小心翻转 20 次，使溶液混合均匀，立即小心开启容器，用适宜的方法抽取或量取供试品溶液 25ml，沿滤器内壁缓缓注入经预处理的滤器(滤膜直径 25mm)中。静置 1 分钟，缓缓抽滤至滤膜近干，再用微粒检查用水 25ml，沿滤器内壁缓缓注入，洗涤并抽滤至滤膜近干，然后用平头镊子将滤膜移置平皿上(必要时，可涂抹极薄层的甘油使滤膜平整)，微启盖子使滤膜适当干燥后，将平皿闭合，置显微镜载物台上。调好入射光，放大 100 倍进行显微测量，调节显微镜至滤膜格栅清晰，移动坐标轴，分别计数有效滤过面积上最长粒径大于 10μm 和 25μm 的微粒数。计算供试品测定结果的平均值。

(2)标示装量为 25ml 以下的注射液或注射用浓溶液　除另有规定外，取供试品至少 3 个，分别用水将容器外壁洗净，在洁净工作台上小心翻转 20 次，使混合均匀，立即小心开启容器，用适宜的方法直接抽取每个容器中的全部溶液，沿滤器内壁缓缓注入经预处理的滤器(滤膜直径 13mm)中，照上述(1)法，自“静置 1 分钟”起，同法检查。

(3)注射用无菌粉末及供注射用无菌原料药　除另有规定外，照光阻法中检查法的(3)或(4)制备供试品溶液，照上述(1)同法检查。

结果判定

(1)标示装量为 100ml 或 100ml 以上的注射液　除另有规定外，每 1ml 中含 10μm 及 10μm 以上的微粒数不得过 12 粒，含 25μm 及 25μm 以上的微粒数不得过 2 粒。

(2)标示装量为 100ml 以下的注射液、注射用无菌粉末、注射用浓溶液及供注射用无菌原料药　除另有规定外，每个供试品容器(份)中含 10μm 及 10μm 以上的微粒数不得过 3000 粒，含 25μm 及 25μm 以上的微粒数不得过 300 粒。

3903　生物制品眼内注射剂不溶性微粒检查法

本法系用于检查生物制品眼内注射剂中的不溶性微粒的大小及数量。本法仅适用于注射部位为玻璃体内、前房内、视网膜下、脉络膜下、角膜内、巩膜内、脉络膜上腔等眼内组织的注射剂。

本法包括光阻法和显微镜法。当光阻法测定结果不符合规定或供试品不适于光阻法测定时，应采用显微计数法进行测定，并以显微计数法的测定结果作为判定依据。

本法所涉及对仪器的一般要求及仪器校准、试验环境及检测的方法同不溶性微粒检查法(通则 0903) 相关内容。对于微粒检查用水(或其他适宜溶剂)的要求，在原规定基础上，增加了“不得含有 50μm 及 50μm 以上的微粒”的规定。

第一法　光阻法

(1)眼内注射液　在洁净工作台小心合并至少 4 个供试品的内容物至适宜体积，混匀，静置 2 分钟或适当时间脱气泡，置于取样器上，不加搅拌或转动，依法至少测定 4 次，每次进样体积不少于 1ml，弃第一次测定数据，取后续 3 次测定数据的平均值作为测定结果。

(2)眼内注射用无菌粉末　取供试品至少 4 个，用水将容器外壁洗净，小心开启瓶盖，精密加入适量微粒检查用水(或适宜的溶剂)，小心盖上瓶盖，缓缓振摇使内容物溶解，静止 2 分钟或适当时间脱气泡。参见(1)中操作进行后续测定。

结果判定

每 1ml 供试品中，含 10μm 及 10μm 以上的微粒数不得过 50 粒，含 25μm 及 25μm 以上的微粒数不得过 5 粒，含 50μm 及 50μm 以上的微粒数不得过 2 粒。

第二法　显微计数法

检查方法同不溶性微粒检查法（通则 0903）相关内容。

结果判定

每 1ml 供试品中，含 10μm 及 10μm 以上的微粒数不得过 50 粒，含 25μm 及 25μm 以上的微粒数不得过 5 粒，含 50μm 及 50μm 以上的微粒数不得过 2 粒。

0904　可见异物检查法

可见异物系指存在于注射剂、眼用液体制剂和无菌原料药中，在规定条件下目视可以观测到的不溶性物质，其粒径或长度通常大于 50μm。

注射剂、眼用液体制剂应在符合药品生产质量管理规范(GMP)的条件下生产，产品在出厂前应采用适宜的方法逐一检查并同时剔除不合格产品。临用前，需在自然光下目视检查(避免阳光直射)，如有可见异物，不得使用。

可见异物检查法有灯检法和光散射法。一般常用灯检法，也可采用光散射法。灯检法不适用的品种，如用深色透明容器包装或液体色泽较深(一般深于各标准比色液 7 号)的品种可选用光散射法；混悬型、乳状液型注射液和滴眼液不能使用光散射法。

实验室检测时应避免引入可见异物。当制备注射用无菌粉末和无菌原料药供试品溶液时，或供试品的容器不适于检查(如透明度不够、不规则形状容器等)，需转移至适宜容器中时，均应在 B 级的洁净环境(如层流净化台)中进行。

用于本试验的供试品，必须按规定随机抽样。

第一法(灯检法)

灯检法应在暗室中进行。

检查装置　如图 1 所示。

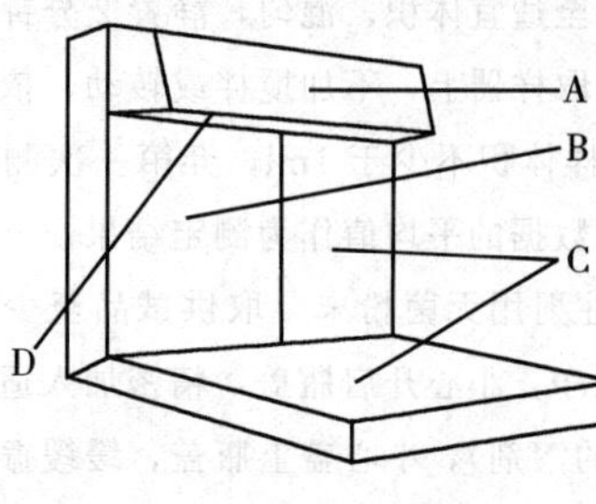

图 1　灯检法示意

A. 带有遮光板的日光灯光源(光照度可在 1000～4000lx 范围内调节)；

B. 不反光的黑色背景；

C. 不反光的白色背景和底部(供检查有色异物)；

D. 反光的白色背景(指遮光板内侧)。

检查人员条件　远距离和近距离视力测验，均应为 4.9 及以上(矫正后视力应为 5.0 及以上)；应无色盲。

检查法

按以下各类供试品的要求，取规定量供试品，除去容器标签，擦净容器外壁，必要时将药液转移至洁净透明的适宜容器内，将供试品置遮光板边缘处，在明视距离(指供试品至人眼的清晰观测距离，通常为 25cm)，手持容器颈部，轻轻旋转和翻转容器(但应避免产生气泡)，使药液中可能存在的可见异物悬浮，分别在黑色和白色背景下目视检查，重复观察，总检查时限为 20 秒。供试品装量每支(瓶)在 10ml 及 10ml 以下的，每次检查可手持 2 支(瓶)。50ml 或 50ml 以上大容量注射液按直、横、倒三步法旋转检视。供试品溶液中有大量气泡产生影响观察时，需静置足够时间至气泡消失后检查。

用无色透明容器包装的无色供试品溶液，检查时被观察供试品所在处的光照度应为 1000～1500lx；用透明塑料容器包装、棕色透明容器包装的供试品或有色供试品溶液，光照度应为 2000～3000lx；混悬型供试品或乳状液，光照度应增加至约 4000lx。

注射液　除另有规定外，取供试品 20 支(瓶)，按上述方法检查。

注射用无菌制剂　除另有规定外，取供试品 5 支(瓶)，用适宜的溶剂和适当的方法使药粉完全溶解后，按上述方法检查。配带有专用溶剂的注射用无菌制剂，应先将专用溶剂按注射液要求检查并符合注射液的规定后，再用其溶解注射用无菌制剂。如经真空处理的供试品，必要时应用适当的方法破其真空，以便于药物溶解。低温冷藏的品种，应先将其放至室温，再进行溶解和检查。

无菌原料药　除另有规定外，按抽样要求称取各品种制剂项下的最大规格量 5 份，分别置洁净透明的适宜容器内，采用适宜的溶剂及适当的方法使药物全部溶解后，按上述方法检查。

注射用无菌制剂及无菌原料药所选用的适宜溶剂应无可见异物。如为水溶性药物，一般使用不溶性微粒检查法(通则 0903)中微粒检查用水进行溶解制备；如使用其他溶剂，则应在各品种正文中明确规定。溶剂量应确保药物溶解完全并便于观察。

注射用无菌制剂及无菌原料药溶解所用的适当方法应与其制剂使用说明书中注明的临床使用前处理的方式相同。除振摇外，如需其他辅助条件，则应在各品种正文中明确规定。

眼用液体制剂　除另有规定外，取供试品 20 支(瓶)，按上述方法检查。临用前配制的眼用液体制剂所带的专用溶剂，应先检查合格后，再用其溶解眼用液体制剂。

结果判定

供试品中不得检出金属屑、玻璃屑、长度超过 2mm 的纤维、最大粒径超过 2mm 的块状物以及静置一定时间后轻轻旋转时肉眼可见的烟雾状微粒沉积物、无法计数的微粒群或摇不散的沉淀，以及在规定时间内较难计数的蛋白质絮状物等明显可见异物。

供试品中如检出点状物、2mm 以下的短纤维和块状物等微细可见异物，生化药品或生物制品若检出半透明的小于约 1mm 的细小蛋白质絮状物或蛋白质颗粒等微细可见异物，除另有规定外，应分别符合表 1、表 2 中的规定。

表 1　生物制品注射液、滴眼剂结果判定

类别	微细可见异物限度	
	初试 20 支(瓶)	初、复试 40 支(瓶)
注射液	装量 50ml 及以下，每支(瓶)中微细可见异物不得超过 3 个 装量 50ml 以上，每支(瓶)中微细可见异物不得超过 5 个	2 支(瓶)以上超出，不符合规定
滴眼剂	如仅有 1 支(瓶)超出，符合规定 如检出 2 支(瓶)超出，复试 如检出 3 支(瓶)及以上超出，不符合规定	3 支(瓶)以上超出，不符合规定

表 2　非生物制品注射液、滴眼剂结果判定

类别		微细可见异物限度	
		初试 20 支(瓶)	初、复试 40 支(瓶)
注射液	静脉用	如 1 支(瓶)检出，复试 如 2 支(瓶)或以上检出，不符合规定	超过 1 支(瓶)检出，不符合规定
	非静脉用	如 1～2 支(瓶)检出，复试 如 2 支(瓶)以上检出，不符合规定	超过 2 支(瓶)检出，不符合规定
滴眼剂		如 1 支(瓶)检出，符合规定 如 2～3 支(瓶)检出，复试 如 3 支(瓶)以上检出，不符合规定	超过 3 支(瓶)检出，不符合规定

既可静脉用也可非静脉用的注射液，以及脑池内、硬膜外、椎管内用的注射液应执行静脉用注射液的标准，混悬液与乳状液仅对明显可见异物进行检查。

注射用无菌制剂　5 支(瓶)检查的供试品中如检出微细可见异物，每支(瓶)中检出微细可见异物的数量应符合表 3 的规定；如有 1 支(瓶)超出下表中规定限度，另取 10 支(瓶)同法复试，均应不超出表 3 中规定限度。

表 3　注射用无菌制剂结果判定

类别		每支(瓶)中微细可见异物限度
生物制品	复溶体积 50ml 及以下	≤3 个
	复溶体积 50ml 以上	≤5 个
非生物制品	冻干	≤3 个
	非冻干	≤5 个

无菌原料药　5 份检查的供试品中如检出微细可见异物，每份供试品中检出微细可见异物的数量应符合相应注射用无菌制剂的规定；如有 1 份超出规定限度，另取 10 份同法复试，均应不超出规定限度。

第二法(光散射法)

检测原理　当一束单色激光照射溶液时，溶液中存在的不溶性物质使入射光发生散射，散射的能量与不溶性物质的大小有关。本方法通过对溶液中不溶性物质引起的光散射能量的测量，并与规定的阈值比较，以检查可见异物。

不溶性物质的光散射能量可通过被采集的图像进行分析。设不溶性物质的光散射能量为 E，经过光电信号转换，即可用摄像机采集到一个锥体高度为 H，直径为 D 的相应立体图像。散射能量 E 为 D 和 H 的一个单调函数，即$E=f(D, H)$。同时，假设不溶性物质的光散射强度为 q，摄像曝光时间为 T，则又有 $E=g(q, T)$。由此可以得出图像中的 D 与 q、T 之间的关系为 $D=w(q, T)$，也为一个单调函数关系。在测定图像中的 D 值后，即可根据函数曲线计算出不溶性物质的光散射能量。

仪器装置　仪器主要由旋瓶装置、激光光源、图像采集器、数据处理系统和终端显示系统组成。

供试品被放置至检测装置后，旋瓶装置使供试品沿垂直中轴线高速旋转一定时间后迅速停止，同时激光光源发出的均匀激光束照射在供试品上；当药液涡流基本消失，瓶内药液因惯性继续旋转，图像采集器在特定角度对旋转药液中悬浮的不溶性物质引起的散射光能量进行连续摄像，采集图像不少于 75 幅；数据处理系统对采集的序列图像进行处理，然后根据预先设定的阈值自动判定超过一定大小的不溶性物质的有无，或在终端显示器上显示图像供人工判定，同时记录检测结果。

仪器校准　仪器应具备自动校准功能，在检测供试品前可采用标准粒子进行校准。

除另有规定外，分别用粒径为 40μm 和 60μm 的标准粒子溶液对仪器进行标定。根据标定结果得到曲线方程并计算出与粒径 50μm 相对应的检测像素值。

当把检测像素参数设定为与粒径 50μm 相对应的数值时，对 60μm 的标准粒子溶液测定 3 次，应均能检出。

检查法

溶液型供试品　除另有规定外，取供试品 20 支(瓶)，除去不透明标签，擦净容器外壁，置仪器检测装置上，从仪器提供的菜单中选择与供试品规格相应的测定参数，并根据供试品瓶体大小对参数进行适当调整后，启动仪器，将供试品检测 3 次并记录检测结果。凡仪器判定有 1 次不合格者，可用灯检法确认。用深色透明容器包装或液体色泽较深等灯检法检查困难的品种不用灯检法确认。

注射用无菌粉末　除另有规定外，取供试品 5 支(瓶)，用适宜的溶剂及适当的方法使药物全部溶解后，按上述方法检查。

无菌原料粉末　除另有规定外，取各品种制剂项下的最大规格量 5 份，分别置洁净透明的适宜玻璃容器内，采用适宜的溶剂及适当的方法使药物全部溶解后，按上述方法检查。

设置检测参数时，一般情况下取样视窗的左右边线和底线应与瓶体重合，上边线与液面的弯月面成切线；旋转时间应能使液面漩涡到底，以能带动固体物质悬浮并消除气泡；旋瓶停止至摄像启动的时间应尽可能短，但应避免液面漩涡以及气泡的干扰，同时保证摄像启动时固体物质仍在转动。

结果判定　同灯检法。

0921　崩解时限检查法

本法用于检查片剂、胶囊剂等口服固体制剂置于液体介质中，在规定条件下的崩解情况。

本法不要求药物制剂或药物活性成分完全溶解。完全崩解系指口服固体制剂在规定条件下全部崩解溶散或成碎粒，除不溶性包衣材料或破碎的胶囊壳外，应全部通过筛网；如有少量不能通过筛网或黏附于挡板下表面，但已软化或轻质上漂且无明显硬心者，符合规定。

除另有规定外，凡规定检查溶出度、释放度或分散均匀性的制剂，不再进行崩解时限检查。

一、仪器装置

采用升降式崩解仪，主要结构包括能升降的金属支架，下端镶有筛网的吊篮，容积为 1000ml 烧杯，烧杯高度为 138～160mm，内径为 97～115mm，和可调节温度在37℃±2℃的控温装置。升降的金属支架上下移动距离为 53～57mm，往返频率为每分钟 29～32 次。对于崩解介质体积的要求，在吊篮上升至最高点时，筛网保持在液面以下，距离液面应不小于 15mm，下降到最低点时，筛网底部距烧杯底部的距离应不小于 25mm，吊篮顶部不可浸没于介质中。上升时间与下降时间应相同，升降转向应平稳，吊篮应不出现相对于垂直轴线水平方向的位移或运动。

(1)吊篮　透明管 6 根，管长 75.0～80.0mm，内径 20.7～23.0mm，壁厚 1.0～2.8mm；透明塑料板 2 块，直径 88～92mm，厚 5.0～8.5mm，板面有 6 个孔，孔径 22～26mm；不锈钢丝筛网 1 张，置于一块塑料板下，直径 88～92mm，筛孔内径 1.8～2.2mm，丝径 0.57～0.66mm。在确保透明管与筛网规格尺寸与上述内容相同的前提下，吊篮装置的设计可略有差异：不锈钢板 1 块，置于上面一块塑料板上，直径 88～92mm，厚 1mm，板面有 6 个孔，孔径 22～26mm；不锈钢轴 1 根，固定在上面一块塑料板与不锈钢板上，长 78～82mm。将上述透明管 6 根垂直置于 2 块塑料板的孔中，并用 3 只螺丝将不锈钢板、塑料板和不锈钢丝筛网固定，以适当的方式将吊篮连接于升降装置中轴方向的连接点上(图 1)。

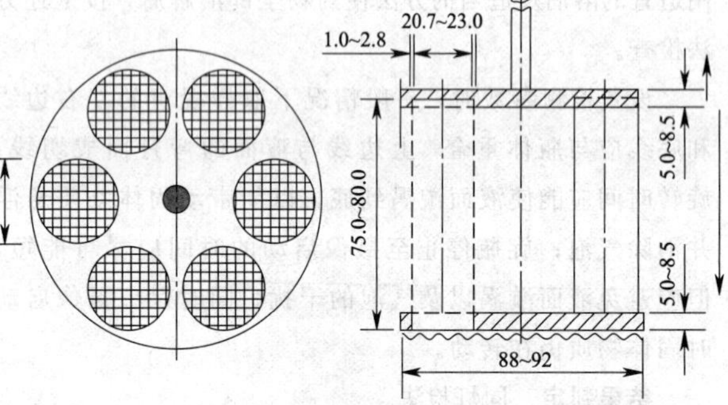

单位：mm

图 1　升降式崩解仪吊篮结构

(2)挡板　仅当品种项下规定时使用。使用自动检查装置时，可照品种项下，在符合本通则规定的密度和尺寸前提下，对挡板进行改装。

挡板为一平整光滑的透明塑料块，相对密度 1.18～1.20，直径 20.55～20.85mm，厚 9.35～9.65mm；挡板共有 5 个相互平行且贯穿挡板的孔，孔径 1.9～2.1mm，中央 1 个孔，其余 4 个孔距中心 5.8～6.2mm，各孔间距相等；挡板侧边有 4 个等距离的梯形槽，几乎垂直于挡板上下两面，梯形等腰，平行的两边分别位于挡板的上下两面。梯形应平行于两个相邻的距中轴 6mm 孔的连线，梯形位于挡板下表面的平行边边长 1.5～1.7mm，刻痕深 1.5～1.8mm，梯形位于挡板上表面的平行边边长 9.2～9.6mm，刻痕深 2.5～2.7mm。挡板表面应平整光滑(图 2)。

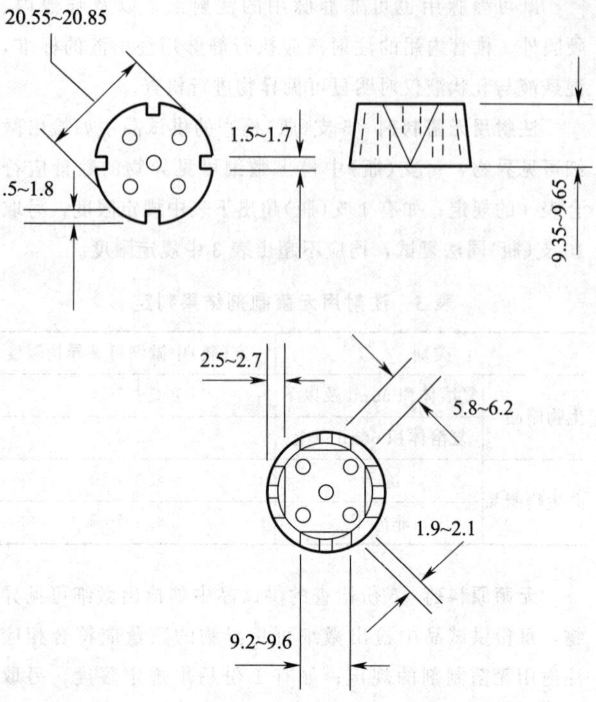

单位：mm

图 2　升降式崩解仪挡板结构

(3)口崩片崩解装置　主要结构为能升降的支架与下端镶有筛网的不锈钢管。升降的支架上下移动距离为 9～11mm，往返频率为每分钟 30 次。崩解篮为不锈钢管，管长 30mm，内径 13.0mm，不锈钢筛网置于不锈钢管底部，筛孔内径 710μm(图 3)。

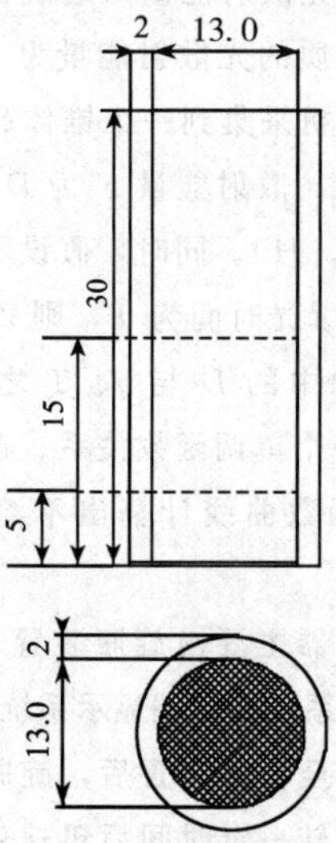

单位：mm

图 3　崩解篮结构

二、检查法与判定法

检查法　除另有规定外，采用通用检查法进行检查。

通用检查法　将吊篮通过上端的不锈钢轴悬挂于支架上，浸入 1000ml 烧杯中，调节吊篮位置使其下降至低点时筛网距烧杯底部 25mm，烧杯内盛有温度为 37℃±2℃的水，调节水位高度使吊篮上升至高点时筛网在水面下 15mm 处，吊篮顶部不可浸没于溶液中。

口崩片检查法　采用口崩片崩解装置，将不锈钢管固定于支架上，浸入 1000ml 杯中，杯内盛有温度为 37℃±2℃ 的水约 900ml，调节水位高度使不锈钢管最低位时，筛网在水面下15mm±1mm，启动仪器。

判定法　品种正文项下未规定判定法时，采用判定法 1；品种正文项下规定判定法时，按其规定的判定法进行判定。

判定法 1　取供试品 6 片(粒、袋、丸)，照品种项下规定的仪器装置与检查法操作，启动崩解仪进行检查，各片(粒、袋、丸)均应在规定时限内完全崩解。如有 1 片(粒、袋、丸)不能完全崩解，应另取 6 片(粒、袋、丸)复试，均应完全崩解。

判定法 2　取供试品 6 片(粒、袋、丸)，照品种项下规定的仪器装置与检查法操作，启动崩解仪进行检查，各片(粒、袋、丸)均应在规定时限内完全崩解。如有 1～2 片(粒、袋、丸)不能完全崩解，应另取 12 片(粒、袋、丸)复试，全部 18 片(粒、袋、丸)中应有不少于 16 片(粒、袋、丸)完全崩解。

(1)片剂

普通片，按上述检查法与判定法检查，15 分钟内应符合规定。

中药浸膏片、半浸膏片和全粉片，按上述检查法与判定法检查，每管加挡板 1 块，启动崩解仪进行检查，全粉片在 30 分钟内应符合规定；浸膏(半浸膏)片在 1 小时内应符合规定。如果供试品黏附挡板，应另取规定数量的片剂，不加挡板按上述检查法与判定法检查，应符合规定。

薄膜衣片，按上述检查法与判定法检查，并可改在盐酸溶液(9→1000)中进行检查，化药薄膜衣片在 30 分钟内应符合规定。中药薄膜衣片，则每管加挡板 1 块，在 1 小时内应符合规定。如果供试品黏附挡板，应另取规定数量的片剂，不加挡板按上述方法检查，应符合规定。

糖衣片，按上述检查法与判定法检查，化药糖衣片在 1 小时内应符合规定。中药糖衣片则每管加挡板 1 块，在 1 小时内应符合规定。如果供试品黏附挡板，应另取规定数量的片剂，不加挡板按上述方法检查，应符合规定。

肠溶片，按上述检查法与判定法检查，先在盐酸溶液(9→1000)中检查 2 小时，每片均不得有裂缝、崩解或软化现象；然后将吊篮取出，用少量水洗涤后，每管加入挡板 1 块，再按上述方法在磷酸盐缓冲液(pH 6.8)中进行检查，1 小时内应符合规定。如果供试品黏附挡板，应另取规定数量的片剂，不加挡板按上述方法检查，应符合规定。

结肠定位肠溶片，除另有规定外，按上述检查法与判定法，照各品种项下规定检查。各片在盐酸溶液(9→1000)及 pH 6.8 以下的磷酸盐缓冲液中均应不得有裂缝、崩解或软化现象，在 pH 7.5～8.0 的磷酸盐缓冲液中 1 小时内应符合规定。

含片，除另有规定外，按上述检查法与判定法检查，在 10 分钟内各片均不应完全崩解或溶化。

舌下片，除另有规定外，按上所述检查法与判定法检查，在 5 分钟内应符合规定。

可溶片，除另有规定外，水温为 20℃±5℃，按上述检查法与判定法检查，在 3 分钟内应符合规定。

泡腾片，取本品，照上述判定法检查，每片分别置于 250ml 烧杯中，内有 200ml 温度为 20℃±5℃的水，即有许多气泡放出。当片剂或碎片周围的气体停止逸出时，片剂应溶解或分散在水中，无聚集的颗粒剩留，应符合规定。除另有规定外，同法检查 6 片，各片均应在 5 分钟内完全崩解。如有 1 片不能完全崩解，应另取 6 片复试，均应符合规定。

口崩片，除另有规定外，按口崩片崩解装置、口崩片检查法与上述判定法检查，每片分别置于崩解篮中进行检查，在 60 秒内应符合规定，如有少量轻质上漂或黏附于不锈钢管内壁或筛网，但无明显硬心者，视为完全崩解。

(2)胶囊剂

硬胶囊或软胶囊，除另有规定外，取供试品 6 粒，按上述检查法与判定法检查，化药胶囊如漂浮于液面，可加挡板，中药胶囊加挡板进行检查。硬胶囊在 30 分钟内应符合规定；软胶囊在 1 小时内应符合规定，以明胶为基质的软胶囊可改在人工胃液中进行检查。

肠溶胶囊，除另有规定外，取供试品 6 粒，按上述检查法与判定法检查，先在盐酸溶液(9→1000)中不加挡板检查 2 小时，每粒的囊壳均不得有裂缝或崩解现象；将吊篮取出，用少量水洗涤后，每管加入挡板，再按上述方法，在人工肠液中进行检查，1 小时内应符合规定。

结肠肠溶胶囊，除另有规定外，取供试品 6 粒，按上述检查法与判定法检查，先在盐酸溶液(9→1000)中不加挡板检查 2 小时，每粒的囊壳均不得有裂缝或崩解现象；取出吊篮，用少量水洗涤后，再按上述方法，在磷酸盐缓冲液(pH 6.8)中不加挡板检查 3 小时，每粒的囊壳均不得有裂缝或崩解现象；将吊篮取出，用少量水洗涤后，每管加入挡板，再按上述检查法与判定法，在磷酸盐缓冲液(pH 7.8)中检查，1 小时内应符合规定。

(3)滴丸剂

按上述检查法与判定法检查，但不锈钢丝网的筛孔内径应为 0.42mm；除另有规定外，在 30 分钟内应符合规定，包衣滴丸在 1 小时内应符合规定。

以明胶为基质的滴丸，可改在人工胃液中进行检查。

【附注】

人工胃液　取稀盐酸 16.4ml，加水约 800ml 与胃蛋白酶 10g，摇匀后，加水稀释成 1000ml，即得。

人工肠液　即磷酸盐缓冲液(含胰酶)(pH 6.8)(通则 8004)。

0922 融变时限检查法

本法系用于检查栓剂、阴道片等固体制剂在规定条件下的融化、软化或溶散情况。

一、栓剂

仪器装置　由透明的套筒与金属架组成(图1a)。

(1)透明套筒　为玻璃或适宜的塑料材料制成，高为60mm，内径为52mm，及适当的壁厚。

(2)金属架　由两片不锈钢的金属圆板及3个金属挂钩焊接而成。每个圆板直径为50mm，具39个孔径为4mm的圆孔(图1b)；两板相距30mm，通过3个等距的挂钩焊接在一起。

检查法　取供试品3粒，在室温放置1小时后，分别放在3个金属架的下层圆板上，装入各自的套筒内，并用挂钩固定。除另有规定外，将上述装置分别垂直浸入盛有不少于4L的37.0℃±0.5℃水的容器中，其上端位置应在水面下90mm处。容器中装一转动器，每隔10分钟在溶液中翻转该装置一次。

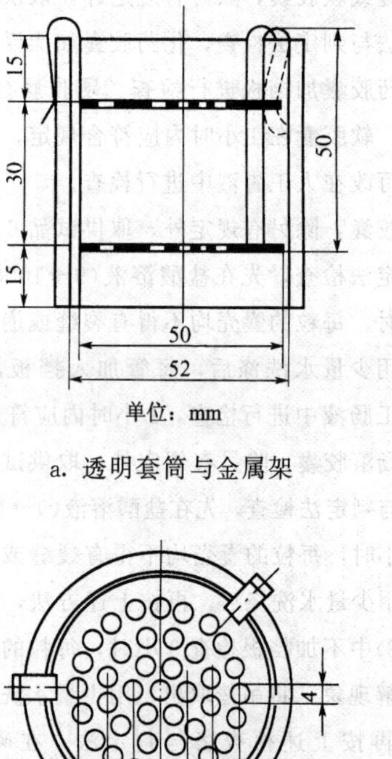

a. 透明套筒与金属架

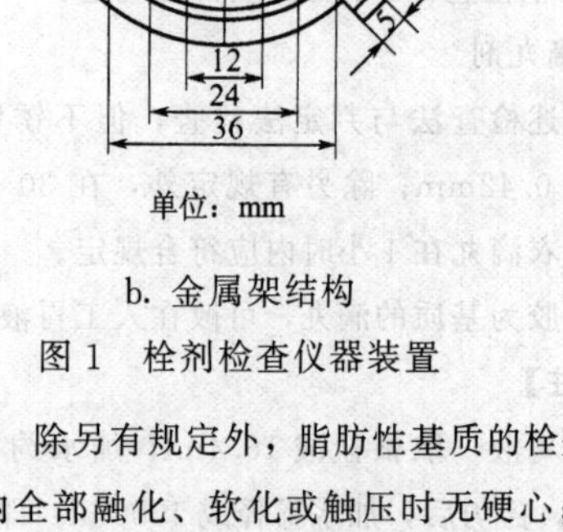

b. 金属架结构

图1　栓剂检查仪器装置

结果判定　除另有规定外，脂肪性基质的栓剂3粒均应在30分钟内全部融化、软化或触压时无硬心；水溶性基质的栓剂3粒均应在60分钟内全部溶解。如有1粒不符合规定，应另取3粒复试，均应符合规定。

二、阴道片

仪器装置　同上述栓剂的检查装置，但应将金属架挂钩的钩端向下，倒置于容器内，如图2所示。

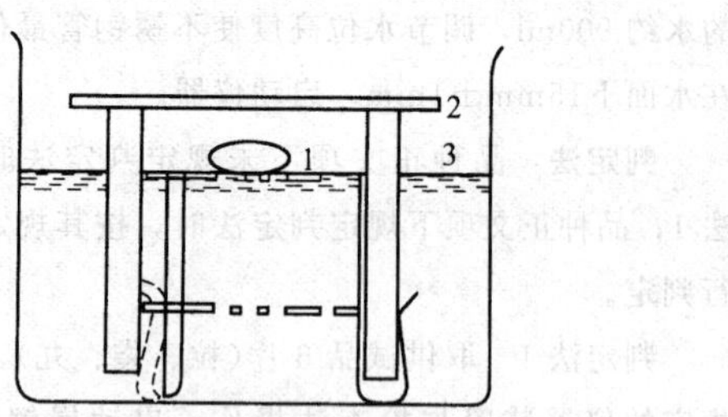

图2　阴道片检查仪器装置

1. 阴道片；2. 玻璃板；3. 水面

检查法　调节水液面至上层金属圆盘的孔恰为均匀的一层水覆盖。取供试品3片，分别置于上面的金属圆盘上，装置上盖一玻璃板，以保证空气潮湿。

结果判定　除另有规定外，阴道片3片，均应在30分钟内全部溶化或崩解溶散并通过开孔金属圆盘，或仅残留无硬心的软性团块。如有1片不符合规定，应另取3片复试，均应符合规定。

0923 片剂脆碎度检查法

本法用于检查非包衣片的脆碎情况，是对压碎强度等物理参数测定的补充。

仪器装置　内径为287.0mm±4.0mm，深度为38.0mm±2.0mm，内壁抛光，一边可打开的透明耐磨塑料圆筒。筒内有一自中心轴套向外壁延伸的弧形隔片，R(内径)为80.5mm±5.0mm，隔片内弧表面与轴套外壁相切，圆筒转动时，片剂产生滚动(图1)。圆筒固定于同轴的水平转轴上，转轴与电动机相连，转速为每分钟25转±1转。每转动一圈，片剂滚动或滑动至筒壁或其他片剂上。

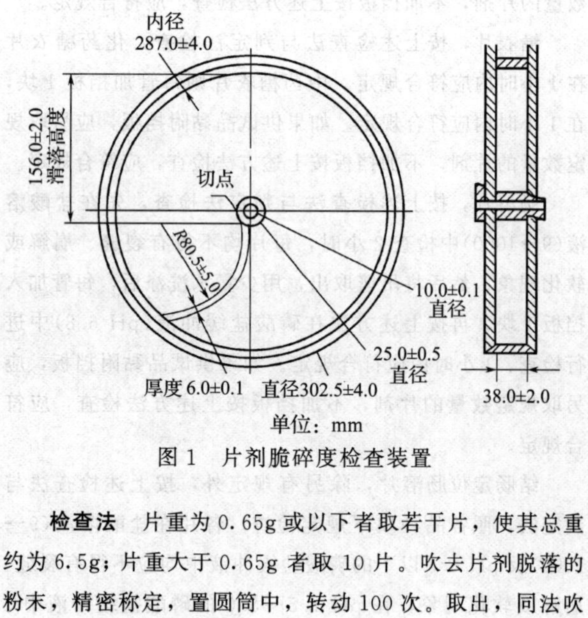

图1　片剂脆碎度检查装置

检查法　片重为0.65g或以下者取若干片，使其总重约为6.5g；片重大于0.65g者取10片。吹去片剂脱落的粉末，精密称定，置圆筒中，转动100次。取出，同法吹去粉末，精密称重，减失重量不得过 1.0%，且不得检出断裂、龟裂或粉碎的片。本实验一般只作 1 次。如仅是减失重量超过 1.0%时，应复测 2 次，3 次测定的平均减失重量不得过 1.0%，并不得检出断裂、龟裂或粉碎的片。

由于形状或大小使片剂在圆筒中形成不规则滚动时，可调节圆筒的底座，使与水平成约 10°的角，实验时片剂不再聚集，能顺利下落。

本法不适用于由于形状或大小在圆筒中形成严重不规则滚动的片剂或特殊工艺生产的片剂。

检查泡腾片和咀嚼片脆碎度，可采用不同判定标准。对易引湿的制剂，检查操作时应注意控制环境湿度，防止引湿。

当圆筒配有双隔片或装置配有一个以上的圆筒时，可一次进行多批供试品实验。

0940　单位剂量均匀性检查法

各论项下规定进行单位剂量均匀性检查(通则 0940)的品种，可不进行含量均匀度检查(通则 0941)或制剂通则项下的重(装)量差异检查；规定进行含量均匀度检查(通则 0941)的按各论执行。各论项下未规定进行单位剂量均匀性检查(通则 0940)或含量均匀度检查(通则 0941)的品种，按照制剂通则项下的要求，进行重(装)量差异检查。

为保证药品单位剂量的均匀性，制剂批次中的每个单位剂量所含主药含量应在标示量两侧的狭窄范围内。单位剂量是指一个单剂量给药包装中药物成分的含量，或一个多剂量给药包装中可独立给药制剂单元中药物成分的含量。单位剂量均匀性检查法不适用于单剂量包装的外用、皮肤用混悬剂、乳剂或凝胶剂。

单位剂量均匀性系指单位剂量之间药物含量的均匀程度。除另有规定外，本通则适用于单位剂量中所含的一种或多种药物成分。

单位剂量均匀性按1.含量均匀度或2.重(装)量差异两项中的一项操作，见表 1。以单位剂量表示的制剂含量均匀度试验，是根据对多个单位剂量中药物活性成分单个含量的测定结果，确定单个含量是否在设定的限度范围内。含量均匀度方法适用于所有需检查单位剂量均匀性的制剂。

重(装)量差异检查法适用于以下剂型：

灌封于单剂容器和软胶囊中的溶液剂；

单剂且不含活性或非活性添加物质的固体制剂，包括粉末、颗粒和无菌固体；

由溶液以冷冻干燥工艺制备并标示制法的单剂包装固体制剂，包括无菌固体，可含有或不含有活性或非活性添加物质；

硬胶囊、非包衣片或薄膜衣片，每个单剂标示量不小于 25mg 或主药含量不小于每个单剂重量 25%者，硬胶囊按内容物重量计；其他主药的每个单剂标示量低于 25mg 或重量小于 25%者，应符合含量均匀度的要求。

不符合上述重(装)量差异检查条件的，需检查剂量均匀性的制剂应进行含量均匀度检查。

表 1　含量均匀度和重(装)量差异检查法的适用范围

剂型	亚剂型	类型	单剂标示量与比例	
			≥25mg 和≥25%	＜25mg 或＜25%
片剂	非包衣		2	1
	包衣	薄膜衣	2	1
		其他	1	1
胶囊剂	硬胶囊		2	1
	软胶囊	悬浮液、乳液或凝胶	1	1
		溶液	2	2
单剂量包装的固体制剂	单组分		2	2
	多组分	溶液在最终容器中冷冻干燥	2	2
		其他	1	1
封装于单剂容器中的溶液剂			2	2
其他			1	1

1. 含量均匀度

取不少于 30 个单位剂量的供试品进行测定。

当含量测定和含量均匀度的测定法不同时，需建立校正因子，用于校正含量均匀度结果。

(1)固体制剂　采用适宜的分析方法分别测定 10 个单剂的药物含量，计算接受值，见表 2。

表 2　参数定义表

参数	定义	条件	值
$\overline{X}$	各单剂含量($x_1, x_2 \cdots x_n$)的均值，以标示量的百分比表示		
$x_1, x_2 \cdots x_n$	单剂的含量，以标示量的百分比表示		
n	样本量(取样个数)		
k	接受常数	如 $n=10$	$k=2.4$
		如 $n=30$	$k=2.0$
S	标准差		$\left[\frac{\sum_{i=1}^{n}(x_i-\overline{X})^2}{n-1}\right]^{\frac{1}{2}}$
RSD	相对标准偏差		$100S/\overline{X}$

续表

参数	定义	条件	值
M(例 1) $T\leqslant$ 101.5%	标准值	如 98.5%≤ $\bar{X}\leqslant$101.5%，则	$M=\bar{X}$ $(AV=kS)$
		如$\bar{X}<$98.5%，则	$M=98.5\%$ $(AV=98.5-\bar{X}+kS)$
		如$\bar{X}>$101.5%，则	$M=101.5\%$ $(AV=\bar{X}-101.5+kS)$
M(例 2) $T>$ 101.5%	标准值	如 98.5%≤ $\bar{X}\leqslant T$，则	$M=\bar{X}$ $(AV=kS)$
		如$\bar{X}<$98.5%，则	$M=98.5\%$ $(AV=98.5-\bar{X}+kS)$
		如$\bar{X}>T$，则	$M=T$ $(AV=\bar{X}-T+kS)$
接受值 (AV)			通式：$\lvert M-\bar{X}\rvert+kS$(根据不同情况分别计算)
$L1$	最大允许接受值		除另有规定外，$L1=15.0$
$L2$	每个单剂与M计算值的最大允许偏差范围	当$L2=25.0$时 低限：每剂结果均不得小于$[1-(L2)\times 0.01]\times M$ 高限：每剂结果均不得大于$[1+(L2)\times 0.01]\times M$	除另有规定外，$L2=25.0$
T	生产的每个单剂的目标含量，以标示量的百分比表示。除另有规定外，T为100.0%，或T为生产时批准的目标剂量		

(2)液体或半固体制剂　采用适宜的分析方法分别测定10个单剂的药物含量。取单个容器，将内容物混匀，按正常使用条件对单个容器中取出的内容物进行含量测定，并将结果表示为单剂含量，计算接受值。

按照下式计算接受值，式中的参数定义见表2。

$$\lvert M-\bar{X}\rvert+kS$$

2. 重(装)量差异

采用适宜的含量测定方法测定批次代表样品的含量，结果为A，表示为标示量的百分含量，可参见表2中接受值的计算。假设每个单位剂量中，单位质量中的药物含量是均匀的。可取不少于30个剂量单位，进行操作。

(1)非包衣片或薄膜衣片　取10片，分别精密称定，根据片重和含量测定结果计算每片中主药的含量，以标示量百分含量表示，计算接受值。

(2)硬胶囊　取10粒，分别精密称定，注意标记胶囊的编号，用适当的方法取出内容物，再分别精密称定空囊壳重量，采用各自总重减去囊壳重量的方法计算每粒内容物的重量。根据每粒装量和含量测定结果计算每粒胶囊中药物成分的含量，计算接受值。

(3)软胶囊　取10粒，分别精密称定得到每一粒总重，注意标记胶囊的编号。选用合适的洁净、干燥的剪刀或锋利的刀片等工具切开胶囊，并用合适的溶剂清洗去除内容物。囊壳室温放置约30分钟，使囊壳上的溶剂挥发，并采取措施避免引湿或失水。精密称定单粒囊壳重量，计算内容物重量。根据单粒胶囊内容物重量和含量测定结果计算每粒胶囊中药物成分的含量，计算接受值。

(4)除片剂和胶囊剂外的其他固体剂型　照硬胶囊项下方法检查，对单位剂量进行测定，计算接受值。

(5)液体制剂　取10个单位容器，在常规用药条件下，分别取出每个包装中可取出的液体并精密称定。如有必要，测定相对密度后，根据质量计算体积。根据从单个容器中取出的液体质量和含量测定结果计算每个容器中的药物含量，计算接受值。

(6)计算接受值　照含量均匀度检查方法计算接受值，除单剂含量按下式由质量折算后的含量代替外，其他同含量均匀度计算方法。

$$x_i=w_i\times\frac{A}{\overline{W}}$$

式中　x_1，x_2……x_n为单剂的计算含量值；

w_1，w_2……w_n为单剂的重量；

A为采用合适的含量测定方法测得的含量；

$\overline{W}$为单剂重量(w_1，w_2……w_n)的均值。

限度

除另有规定外，按下述标准进行判定，应符合规定。

固体、半固体和液体制剂：10个单剂的接受值≤$L1$，供试品的单位剂量均匀性符合规定。当接受值>$L1$，应取另20个单剂，计算30个单剂的接受值。当接受值≤$L1$，单剂含量均不小于$[1-(L2)\times 0.01]\times M$，且不大于$[1+(L2)\times 0.01]\times M$，符合规定。除另有规定外，$L1$为15.0，$L2$为25.0。

0941　含量均匀度检查法

本法用于检查单剂量的固体、半固体和非均相液体制剂含量符合标示量的程度。

除另有规定外，片剂、硬胶囊剂、颗粒剂或散剂等，每一个单剂标示量小于 25mg 或主药含量小于每一个单剂重量 25%者；药物与药物间或药物与辅料间采用混粉工艺制成的注射用无菌粉末；内充非均相液体的软胶囊；单剂量包装的口服混悬液、透皮贴剂和栓剂等品种项下规定含量均匀度应符合要求的制剂，均应检查含量均匀度。复方制剂仅检查符合上述条件的组分，多种维生素或微量元素一般不检查含量均匀度。

凡检查含量均匀度的制剂，一般不再检查重(装)量差异；当全部主成分均进行含量均匀度检查时，复方制剂一般不再检查重(装)量差异。

除另有规定外，取供试品 10 个，照各品种项下规定的方法，分别测定每一个单剂以标示量为 100 的相对含量 x_i，求其均值 $\overline{X}$ 和标准差 S $\left[S=\sqrt{\dfrac{\sum\limits_{i=1}^{n}(x_i-\overline{X})^2}{n-1}}\right]$ 以及标示量与均值之差的绝对值 A（$A=|100-\overline{X}|$）。

若 $A+2.2S\leqslant L$，则供试品的含量均匀度符合规定；

若 $A+S>L$，则不符合规定；

若 $A+2.2S>L$，且 $A+S\leqslant L$，则应另取供试品 20 个复试。

根据初、复试结果，计算 30 个单剂的均值 $\overline{X}$、标准差 S 和标示量与均值之差的绝对值 A。再按下述公式计算并判定。

当 $A\leqslant 0.25L$ 时，若 $A^2+S^2\leqslant 0.25L^2$，则供试品的含量均匀度符合规定；若 $A^2+S^2>0.25L^2$ 则不符合规定。

当 $A>0.25L$ 时，若 $A+1.7S\leqslant L$，则供试品的含量均匀度符合规定；若 $A+1.7S>L$，则不符合规定。

上述公式中 L 为规定值。除另有规定外，$L=15.0$；单剂量包装的口服混悬液、内充非均相溶液的软胶囊、胶囊型或泡囊型粉雾剂、单剂量包装的眼用、耳用、鼻用混悬剂、固体或半固体制剂 $L=20.0$；透皮贴剂、栓剂 $L=25.0$。

如该品种项下规定含量均匀度的限度为±20%或其他数值时，$L=20.0$ 或其他相应的数值。

当各品种正文项下含量限度规定的上下限的平均值（T）大于 100.0(%)时，若 $\overline{X}<100.0$，则 $A=100-\overline{X}$；若 $100.0\leqslant\overline{X}\leqslant T$，则 $A=0$；若 $\overline{X}>T$，则 $A=\overline{X}-T$。同上法计算，判定结果，即得。当 $T<100.0$(%)时，应在各品种正文中规定 A 的计算方法。

当含量测定与含量均匀度检查所用检测方法不同时，而且含量均匀度未能从响应值求出每一个单剂含量情况下，可取供试品 10 个，照该品种含量均匀度项下规定的方法，分别测定，得仪器测定的响应值 Y_i(可为吸光度、峰面积等)，求其均值 $\overline{Y}$。另由含量测定法测得以标示量为 100 的含量 X_A，由 X_A 除以响应值的均值 $\overline{Y}$，得比例系数 K（$K=X_A/\overline{Y}$）。将上述诸响应值 Y_i 与 K 相乘，求得每一个单剂以标示量为 100 的相对含量(%)x_i（$x_i=KY_i$），同上法求 $\overline{X}$ 和 S 以及 A，计算，判定结果，即得。如需复试，应另取供试品 20 个，按上述方法测定，计算 30 个单剂的均值 $\overline{Y}$、比例系数 K、相对含量(%)x_i、标准差 S 和 A，判定结果，即得。

0942　最低装量检查法

本法适用于口服或外用的固体、半固体、液体和黏稠液体制剂。除制剂通则中规定检查重(装)量差异的制剂和放射性药品外，按下述方法检查，应符合规定。

检查法

重量法　对于标示装量以重量计的制剂，除另有规定外，取供试品 5 个(50g 以上者 3 个)，除去外盖和标签，容器外壁用适宜的方法清洁并干燥，分别精密称定重量，除去内容物，容器用适宜的溶剂洗净并干燥，再分别精密称定空容器的重量，求出每个容器内容物的装量与平均装量，均应符合下表的有关规定。如有 1 个容器装量不符合规定，另取 5 个(50g 以上者 3 个)复试，应全部符合规定。

容量法　对于标示装量以容量计的制剂，除另有规定外，取供试品 5 个(50ml 以上者 3 个)，开启时注意避免损失，将内容物转移至预经标化的干燥量入式量筒中(量具的大小应使待测体积至少占其额定体积的 40%)，黏稠液体倾出后，除另有规定外，将容器倒置 15 分钟，尽量倾净。2ml 及以下者用预经标化的干燥量入式注射器抽尽。读出每个容器内容物的装量，并求其平均装量，均应符合下表的有关规定。如有 1 个容器装量不符合规定，另取 5 个(50ml 以上者 3 个)复试，应全部符合规定。

标示装量	平均装量	每个容器装量
20g (ml) 以下	不少于标示装量	不少于标示装量的 93%
20g (ml) 至 50g (ml)	不少于标示装量	不少于标示装量的 95%
50g (ml) 以上	不少于标示装量	不少于标示装量的 97%

【附注】对于以容量计的小规格标示装量制剂，可改用重量法或按品种项下的规定方法检查。

平均装量与各容器装量(按标示装量计算百分率)，取三位有效数字进行结果判断。

0982　粒度和粒度分布测定法

本法用于测定原料药、辅料和药物制剂粉末或颗粒的粒子大小或粒度分布。其中第一法用于测定粒子大小或限度，第二法用于测定粒子大小、限度或粒度分布，第三法用于测定粒度分布，第四法用于测定乳状液体或混悬液的微米级粒子数量、粒度分布及体积占比。

第一法(显微镜法)

本法中的粒度以显微镜下观察到的长度表示。

目镜测微尺的标定　照显微鉴别法(通则 2001)标定目镜测微尺。

测定法　取供试品，用力摇匀，黏度较大者可按各品种项下的规定加适量甘油溶液(1→2)稀释。照该剂型或各品种项下的规定，量取供试品，置载玻片上，覆以盖玻片，轻压使颗粒分布均匀，注意防止气泡混入，半固体可直接涂在载玻片上。立即在 50～100 倍显微镜下检视盖玻片全部视野，应无凝聚现象，并不得检出该剂型或各品种项下规定的 50μm 及以上的粒子。再在 200～500 倍的显微镜下检视该剂型或各品种项下规定的视野内的总粒数及规定大小的粒数，并计算其所占比例(%)。

第二法(筛分法)

筛分法是通过适宜孔径的药筛，对粉末或颗粒的粒子大小和粒度分布进行评估和分级的方法。一般分为手动筛分法、机械筛分法与空气夹带筛分法。一般情况下，手动筛分法和机械筛分法适用于测定大部分粒径大于 75μm 的供试品；对于粒径较小的供试品，由于其质量较小，在筛分过程中提供的重力不足以克服内聚力和黏附力，使颗粒相互团聚并黏附在筛面上，从而导致预期通过筛面的颗粒被保留，因此，采用空气夹带筛分法更为合适。在经方法验证可行的情况下，筛分法也可用于粒径中位值小于 75μm 的粉末或颗粒。对于只能通过粒度大小进行分类的粉末或颗粒，推荐采用筛分法。

筛分法需要的样品量大(一般至少需要 25g，取决于粉末或颗粒的密度以及药筛的直径)，不适用于易堵塞筛孔的油性或其他黏附性粉末或颗粒。颗粒能否通过筛孔一般取决于颗粒的最大宽度或厚度，而不是颗粒的长度，筛分法是一种二维的尺寸估算方法。

除另有规定外，采用机械筛分法测定粒度分布。当供试品难以达到测定终点(如供试品不容易过筛)，或需要测定的筛分范围小于 75μm 时，应考虑使用其他适宜的测定方法。

应控制环境的湿度，避免供试品在筛分过程中吸收或释放水分。如供试品不易吸收或释放水分，通常可在环境湿度下进行筛分试验，如有特殊要求，应在品种正文中列出。

1. 筛分法的原理

药筛由金属丝编织而成，其筛孔近似于正方形，固定于无底圆筒形容器的底部。根据药筛的孔径，从小到大依次往上堆叠，供试品放置在最上层的药筛中。在规定的搅动条件下试验，准确地测量各药筛上遗留颗粒及粉末的重量，即可计算出每个药筛尺寸范围所对应颗粒及粉末的百分比。

通常，在供试品中至少有 80%的颗粒粒径大于 75μm 的情况下，可采用筛分法测定粒度分布。确定粒度分布所涉及的粒径参数是颗粒可通过的最小方形孔径的边长。

2. 药筛

本方法所用的药筛符合最新版的国际标准化组织标准 ISO 3310-1(试验筛-技术要求和试验)(表 1)。除另有规定外，应使用表 1 所列的药筛。

药筛的选择应覆盖供试品中的全部粒度范围。推荐使用一组筛网开孔面积为$\sqrt{2}$级数的药筛。这一组药筛以最粗的药筛为最上层，以最细的药筛为最下层进行组装。一般使用 μm 或 mm 表示药筛的孔径大小(注：表中提供的筛号仅供转化使用)。药筛通常是由不锈钢丝制成，也可采用(但较少推荐)黄铜或其他合适的惰性金属丝制成。

药筛的校准　药筛的校准应符合最新版的国际标准(ISO 3310-1)或国家标准(GB/T 6003.1)。在使用之前，应仔细检查药筛是否存在严重变形和断裂，尤其是药筛框架与筛面的接合处。可以对药筛进行目视检查，估计筛面的平均开孔尺寸和开孔差异性。在评估 212～850μm 范围的药筛有效孔径时，可采用标准玻璃球。除另有规定外，药筛的校准应在受控的室温和环境相对湿度下进行。

药筛的清洁　一般情况下，只能使用压缩空气或流动的液体清洁药筛。当某些筛孔仍然存在颗粒堵塞时，可采用软刷清除颗粒。

3. 供试品

除另有规定外，使用直径为 200mm 的药筛时，根据供试品的堆密度，称取供试品 25～100g；使用直径为 76mm 药筛时，供试品取样量约为 200mm 药筛的 1/7。可通过称取不同取样量的供试品(如 25g、50g 和 100g)，在同一时间段内采用机械筛分法进行测试，确定其最合适的取样量(注：如果取样量为 25g 和 50g 的测试结果接近，但取样量为 100g 时，通过最细药筛的百分比较低，说明 100g 的取样量过大)。

如果供试品只有 10～25g，可以使用相同筛网孔径但直径较小的药筛，但需重新确认测定终点。在某些情况下，可能需要更少的取样量(例如，少至 5g)进行测试。对于表观颗粒密度低的供试品，或主要以具有高度等径形状的颗粒组成的供试品，为避免筛网堵塞，采用直径为 200mm 的药筛时，取样量应小于 5g。在验证特定筛分方法的可行性时，应注意筛网堵塞的问题。

如果供试品因湿度的变化容易吸收或损失大量的水分，必须在适当的受控环境中进行试验。如果供试品容易产生静电，必须仔细观察以确保产生的静电不会影响测试结果，必要时，可加入 0.5%胶态二氧化硅和/或氧化铝等抗静电剂，减小静电对测定的影响。如果无法消除湿度和静电对测定的影响，应选择其他粒度测定技术。

4. 搅动方法

可采用多种药筛和粉末搅动装置进行筛分测定。在测试过程中，由于作用于单个颗粒上的力的类型和大小不同，不同的搅动方法可能得到不同的筛分结果。筛分法可以使用机械搅动或电磁搅动的方法，产生垂直振动、水平圆周运动、敲击、敲击与水平圆周运动相结合等振动方式；也可采用空气流带动颗粒运动的方法。因为搅动条件的改变会影响终点判定及筛分结果，在某些情况下由于差异显著而造成测定结果异常。当搅动方法和搅动参数可调时，测试结果中应注明搅动方法和搅动参数。

5. 测定终点

测定各药筛上遗留颗粒及粉末的重量，连续两次筛分测定的重量差异不超过5%或重量的差值不超过0.1g（如药筛直径为76mm，则不超过10%），即为测定终点。当药筛上遗留重量小于供试品取样量的5%时，该药筛连续两次的重量差异不超过20%即为测定终点。

测定粒度分布时，如果任一药筛上遗留颗粒及粉末的重量超过供试品取样量的50%，除另有规定外，应重新测试，同时应在该药筛的上层增加一个更大孔径的药筛。

6. 筛分方法

(1)手动筛分法

单筛分法　称取各品种项下规定的供试品，置规定筛号的药筛中(筛下配有密合的接收容器)，筛上加盖。按水平方向旋转振摇至少3分钟，并不时在垂直方向敲击筛盖。取筛下的颗粒及粉末，称定重量，计算其所占比例(%)。

双筛分法　取单剂量包装的5袋(瓶)或多剂量包装的1袋(瓶)，称定重量，置该剂型或品种项下规定的上层(大孔径)药筛中(下层的筛下配有密合的接收容器)，保持水平状态过筛，左右往返，边筛动边敲击筛盖3分钟。取不能通过大孔径筛和能通过小孔径筛的颗粒及粉末，称定重量，计算其所占比例(%)。

(2)机械筛分法

称定每个药筛及接收容器的重量，精确至0.1g。精密称取供试品适量，置最上层最大孔径的药筛中(最下层的筛下配有密合的接收容器)，筛上加盖。设定振动方式和振动频率，振动5分钟。取各药筛与接收容器，称定重量，根据筛分前后的重量差异计算各药筛上和接收容器内颗粒及粉末所占比例(%)。重复上述操作直至连续两次筛分后的结果符合测定终点的要求。完成测定后，计算筛分过程中颗粒及粉末的损失总量，应不超过供试品取样量的5%。

重新取样，重复试验，采用上述各次筛分时间的总和作为单次筛分时间，确认该筛分时间是否符合测定终点的要求。对某种特定样品，如果该终点通过验证，测得的粒度分布在正常的变化范围内，在后续的测定中可以使用单一固定的筛分时间。

如果筛网上遗留的颗粒及粉末不是单一粒子而是聚集体，使用机械筛分法难以获得良好的重现性，应选择其他粒度测定方法。

(3)空气夹带筛分法

包括空气喷射筛分法和声波筛分法。

空气喷射筛分法　每次筛分时仅使用一个药筛。测定粒度分布时，应从孔径最小的药筛开始顺序进行。取供试品适量，置药筛中，筛上加盖。设定压力，喷射5分钟。取药筛，称定重量，根据筛分前后的重量差异计算药筛上颗粒及粉末所占比例(%)。重复上述操作直至连续两次筛分后的结果符合测定终点的要求。相对机械筛分法，本法常使用更细小孔径的药筛。空气喷射筛分法更适用于只需要测定颗粒及粉末比例过大或过小的情况。

声波筛分法　每次筛分时使用一组筛网。供试品是在垂直振荡的空气柱中被提升，并在特定的脉冲频率下将供试品带回药筛并进行筛分。使用声波筛分法时，需要将供试品取样量降低至5g。

对于采用机械筛分法无法获得有意义结果的供试品，可以选择空气喷射筛分法和声波筛分法。

空气喷射筛分法和声波筛分法易受供试品在气流中的分散情况影响。当粒子容易黏聚，尤其是容易产生静电的供试品，如果在筛分范围的下限附近(如小于75μm)进行筛分，供试品难以在气流中得到良好的分散。在上述情况下，测定终点的判定尤为关键，确认药筛上的颗粒及粉末为单一粒子而非聚集体非常重要。

7. 其他

(1)为便于结果计算和分析，筛分法的记录数据通常包括供试品取样量、保留在各药筛上和接收容器中的供试品重量、总筛分时间、筛分方法和筛分的各变量参数。

(2)如果以通过药筛的供试品累计重量来计算粒度分布，选用的药筛范围应包含所有供试品都能通过的筛号。

(3)如果发现保留在任何一个药筛上的供试品是筛分过程中形成的聚集体，筛分结果无效。

第三法

1　光散射法

单色光束照射到颗粒供试品后即发生散射现象。由于散射光的能量分布与颗粒的大小有关，通过测量散射光的能量分布(散射角)，依据米氏散射理论和弗朗霍夫近似理论，即可计算出颗粒的粒度分布。本法的测量范围为0.02～3500μm。所用仪器为激光散射粒度分布仪。

1.1　对仪器的一般要求

散射仪　光源发出的激光强度应稳定，并能够自动扣除电子背景和光学背景等的干扰。

采用粒径分布特征值［$d(0.1)$、$d(0.5)$、$d(0.9)$］已知的“标准粒子”对仪器进行评价。通常用相对标准偏差(RSD)表示“标准粒子”的粒径分布范围，当 RSD 小于 50%(最大粒径与最小粒径的比率约为 10∶1)时，平行测定 5 次，“标准粒子”的$d(0.5)$均值与其特征值的偏差应小于 3%，平行测定的 RSD 不得过 3%；“标准粒子”的$d(0.1)$和$d(0.9)$均值与其特征值的偏差均应小于 5%，平行测定的 RSD 均不得过 5%；对粒径小于 10μm 的“标准粒子”，测定的$d(0.5)$均值与其特征值的偏差应小于 6%，平行测定的 RSD 不得过 6%；$d(0.1)$和$d(0.9)$的均值与其特征值的偏差均应小于 10%，平行测定的 RSD 均不得过 10%。

1.2　测定法

根据供试品的性状和溶解性能，选择湿法测定或干法测定；湿法测定用于测定混悬供试品或不溶于分散介质的供试品，干法测定用于测定水溶性或无合适分散介质的固态供试品。

湿法测定　湿法测定的检测下限通常为 20nm。

根据供试品的特性，选择适宜的分散方法使供试品分散成稳定的混悬液；通常可采用超声、搅拌等物理分散的方法，通过调节超声功率和搅拌速度，必要时可加入适量的化学分散剂或表面活性剂，使分散体系成稳定状态，以保证供试品能够均匀稳定地通过检测窗口，得到准确的测定结果。

只有当分散体系的双电层电位(ζ电位)处于一定范围内，体系才处于稳定状态，因此，在制备供试品的分散体系时，应注意测量体系ζ电位，以保证分散体系的重现性。

湿法测量所需要的供试品量通常应达到检测器遮光度范围的 8%～20%；有的激光粒度仪对遮光度的下限要求可低至 0.2%。

干法测定　干法测定的检测下限通常为 200nm。

通常采用密闭测量法，以减少供试品引湿。选用的干法进样器及样品池需克服偏流效应，根据供试品分散的难易，调节分散器的气流压力，使不同大小的粒子以同样的速度均匀稳定地通过检测窗口，得到准确的测定结果。

对于化学原料药，应采用喷射式分散器。在样品盘中先加入适量的金属小球，再加入供试品，调节振动进样速度、分散气压(通常为 0～0.4MPa)和样品出口狭缝宽度，控制供试品的分散程度和通过检测器的供试品量。

干法测量所需要的供试品量通常应达到检测器遮光度范围的 0.5%～5%。

【附注】(1)仪器光学参数的设置与供试品的粒度分布有关。粒径大于 10μm 的微粒，对系统折光率和吸光度的影响较小；粒径小于 10μm 的微粒，对系统折光率和吸光度的影响较大。在对不同原料和制剂的粒度进行分析时，目前还没有成熟的理论用于指导对仪器光学参数的设置，应根据实验结果比较决定，并采用标准粒子对仪器进行校准。

(2)对有色物质、乳化液和粒径小于 10μm 的物质进行粒度分布测量时，为减少测量误差，应使用米氏理论计算结果，避免使用以弗朗霍夫近似理论为基础的计算公式。

(3)对粒径分布范围较宽的供试品进行测定时，不宜采用分段测量的方法，而应使用涵盖整个测量范围的单一量程检测器，以减少测量误差。

2　动态光散射法

悬浮在液体中的颗粒做布朗运动并受单色激光照射时，颗粒散射光强度的波动与颗粒的扩散系数有关。依据斯托克斯-爱因斯坦方程，通过分析检测到的散射光强度波动可以计算出颗粒的平均流体动力学粒径($\bar{x}_{DLS}$)和粒度分布。平均流体动力学粒径反映粒度分布中值的流体动力学直径。平均粒径可直接测定，无需计算粒度分布，也可以从光强加权分布、体积加权分布或数量加权分布，以及拟合(转换)的密度函数中计算得到。动态光散射的原始信号为光强加权光散射信号，得到光强加权调和平均粒径。可通过对光强加权光散射信号的分析计算得到体积加权或数量加权的粒径结果。

在动态光散射的数据分析中，假设颗粒是均匀和球形的。本法测量范围为 1～2000nm。

2.1　对仪器的一般要求

所用仪器为动态光散射粒度仪。仪器应放置在洁净的环境里，无电磁干扰、无机械震动并避免阳光直接照射。样品池温度波动控制在±0.3℃以内。光源发出的激光强度应稳定，不受测试背景的干扰。

根据动态光散射的原理，仪器测得的粒径并不是由标准粒子计算出的相对值，而是根据原理计算所得到的绝对值，因此无需进行校准。

采用已知平均粒径的标准粒子对仪器进行性能确证。当使用粒度分布较窄、平均粒度约为 100nm 的聚苯乙烯微粒时，应平行取样测定 5 次，标准粒子平均粒径测量值应在标示值的±2%内，平均粒径的相对标准偏差应不大于 2%，多分散指数应小于 0.1。

多分散指数是反映粒径分布宽度的无量纲数值，范围为 0～1 之间，数值越小，代表粒度越均匀，粒度分布越集中。

用于乳状注射液粒度测定时，一般将散射角设置为90°，仪器性能确证时，应取约100nm、250nm和400nm的聚苯乙烯或其他合适微球体的3种标准粒子，每种标准粒子平行取样测定3次，平均粒径的相对标准偏差应不大于15%，平均粒径应在标准粒子说明书规定的范围内。

2.2　测定法

根据供试品的特性，选择适宜的分散方法使供试品分散成稳定的乳状液或混悬液，通常可采用物理分散的方法如超声、搅拌、涡旋等。

应在合适的单位体积粒子数的体系中测量颗粒大小及其分布。单位体积粒子数较多时，多重光散射、颗粒间的相互作用以及其他因素，如粒子的非几何球面均可能影响测量结果，需对样品进行稀释。经稀释后，体系中的颗粒应均匀分散。确定样品单位体积粒子数范围时，需预先系统地稀释样品至测得的颗粒大小及其分布不随单位体积粒子数而改变。稀释应不得影响体系稳定性，当稀释引起体系稳定性的变化时，不得稀释。

取分散均匀、无气泡的稳定乳状液或混悬液，置于仪器样品池至设定温度并平衡，在仪器中输入样品标识、测量时间、测量温度、分散介质的折射率、分散介质的黏度。根据测量温度、分散介质的折射率、分散介质的黏度和仪器的固有参数激光波长和散射角，获得样品的平均粒径和多分散指数。

同一样品至少平行测量3次，记录每一次测试的平均粒径、多分散指数。本法的重复性取决于供试品的特性，所需的重复性取决于测量目的。平均粒径的相对标准偏差通常应小于10%。当测定乳状注射液粒度时，卡方拟合优度参数(χ^2)应保持可接受的低值(视每台仪器的规格而定)。

测量结束时需检查测试的供试品溶液有无明显沉淀产生。如发生沉淀，可能是团聚和快速沉降所致，应重新调整适宜的分散方法或稀释倍数。当无法消除沉淀时，表明该供试品不适用本方法。

用于样品稀释的稀释剂发出的散射信号应不得被仪器检出或检出的信号非常微弱，否则可能会造成散射光强信号异常波动。当记录的计数率或散射光波动信号的波幅出现大幅度波动，且伴随着无规则的强信号，可采用蒸馏或过滤的方法对稀释剂进行纯化。当选择水作为分散剂时，推荐使用新制备的蒸馏水，经0.2μm孔径过滤器过滤并超声脱气。

第四法(光阻法)

单色光束照射到颗粒后由于光阻而产生光消减现象。本法是基于光阻或光消减原理的单粒子光学传感技术。应用单粒子光学传感技术时，当单个粒子通过狭窄的光感区域阻挡了一部分入射光线，引起光强度瞬间降低，此信号的衰减幅度理论上与粒子横截面(假设横截面积小于传感区域的宽度)，即粒子直径的平方成比例。用不同粒径的系列标准粒子与光消减信号建立校正曲线，当样品中颗粒通过光感区产生信号消减，可根据建立的校正曲线计算出颗粒的粒度大小和加权体积。本法测量范围一般为0.5～400μm，使用具有单粒子光学传感技术的仪器时，应关注重合限和最佳流速，重合限为传感器允许的最大微粒浓度(个/ml)。

1. 对仪器的一般要求

采用适宜的已知粒径的标准粒子对仪器进行性能确证。当用于乳状注射液中粒子测量时，将仪器的阈值设置下限为1.8μm，上限为50μm。选取粒径为5μm和10μm两种规格的聚苯乙烯或其他合适的微球体标准粒子，每一种标准粒子检测3次，所测得的标准粒子的平均数均粒径的相对标准偏差应不大于10%，与其标示值的偏差应小于10%。测得的每毫升标准粒子的数目应在标准粒子标示浓度的±10%以内。

应定期对仪器校准，采用0.5～400μm范围内，包含实际使用范围且不少于5种规格的标准粒子建立标准曲线。仪器可配备样品自动稀释功能的模块。

2. 测定法

根据供试品的特性，选择超声、搅拌、涡旋等适宜的物理分散方法，将乳状液或混悬液分散均匀后，直接注入仪器中。

如果仪器配有自动稀释系统，可直接用注射器或聚四氟乙烯管线将高浓度的样品注入仪器中，由仪器自动稀释至适合的浓度再进行检测，用于样品稀释的水应为经0.2μm孔径过滤器过滤的纯化水或注射用水；如果仪器不具备自动稀释功能，需手动稀释(第一次至少稀释10倍)，在预先经0.2μm孔径过滤器过滤并超声脱气的水中加入供试品，缓慢搅拌得到均匀乳状液或混悬液。无论采用自动稀释系统或手动稀释，待测液最终粒子浓度均应低于传感器的重合限。

测定乳状注射液中大于5μm的乳粒加权总体积占油相体积的百分比〔大于5μm乳粒(%)〕时，在优化仪器条件时，需测试不同稀释倍数的样品，找到合适的稀释范围，使得测定的结果稳定一致。将仪器的阈值设置下限为1.8μm，上限为50μm，每个样品测定3次，按下式计算后取平均值。

$$\text{大于}5\mu\text{m乳粒}(\%)=\frac{\text{大于}5\mu\text{m乳粒的加权总体积(ml)}\times\text{稀释因子}\times\text{油相密度(g/ml)}}{\text{取样量(ml)}\times\text{油相标示浓度(g/100ml)}}\times100$$

表 1　药筛汇总表

国际(ISO)标称筛号			中国药典筛号
主要尺寸	补充尺寸		
R20/3	R20	R40/3	
11.20mm	11.20mm	11.20mm	
	10.00mm		
		9.50mm	
	9.00mm		
8.00mm	8.00mm	8.00mm	
	7.10mm		
		6.70mm	
	6.30mm		
5.60mm	5.60mm	5.60mm	
	5.00mm		
		4.75mm	
	4.50mm		
4.00mm	4.00mm	4.00mm	
	3.55mm		
		3.35mm	
	3.15mm		
2.80mm	2.80mm	2.80mm	
	2.50mm		
		2.36mm	
	2.24mm		
2.00mm	2.00mm	2.00mm	一号筛
	1.80mm		
		1.70mm	
	1.60mm		
1.40mm	1.40mm	1.40mm	
	1.25mm		
		1.18mm	
	1.12mm		
1.00mm	1.00mm	1.00mm	
	900μm		
		850μm	二号筛
	800μm		
710μm	710μm	710μm	
	630μm		
		600μm	
	560μm		
500μm	500μm	500μm	
	450μm		
		425μm	
	400μm		
355μm	355μm	355μm	三号筛
	315μm		
		300μm	
	280μm		
250μm	250μm	250μm	四号筛
	224μm		
		212μm	
	200μm		
180μm	180μm	180μm	五号筛
	160μm		
		150μm	六号筛
	140μm		
125μm	125μm	125μm	七号筛
	112μm		
		106μm	
	100μm		
90μm	90μm	90μm	八号筛
	80μm		
		75μm	九号筛
	71μm		
63μm	63μm	63μm	
	56μm		
		53μm	
	50μm		
45μm	45μm	45μm	
	40μm		
		38μm	

含量测定法

0704　氮测定法

本法系依据含氮有机物经硫酸消化后，生成的硫酸铵被氢氧化钠分解释放出氨，后者借水蒸气被蒸馏入硼酸液中生成硼酸铵，最后用强酸滴定，依据强酸消耗量可计算出供试品的氮含量。

第一法(常量法)　取供试品适量(相当于含氮量 25～30mg)，精密称定，供试品如为固体或半固体，可用滤纸称取，并连同滤纸置干燥的 500ml 凯氏烧瓶中；然后依次加入硫酸钾(或无水硫酸钠)10g 和硫酸铜粉末 0.5g，再沿瓶壁缓缓加硫酸 20ml；在凯氏烧瓶口放一小漏斗并使凯氏烧瓶成 45°斜置，用直火缓缓加热，使溶液的温度保持在沸点以下，等泡沸停止，强热至沸腾，待溶液呈澄明的绿色后，除另有规定外，继续加热 30 分钟，放冷；沿瓶壁缓缓加水 250ml，振摇使混合，放冷后，加 40%氢氧化钠溶液 75ml，注意使其沿瓶壁流至瓶底，自成一液层，加锌粒数粒，用氮气球将凯氏烧瓶与冷凝管连接；另取 2%硼酸溶液 50ml，置 500ml 锥形瓶中，加甲基红-溴甲酚绿混合指示液 10 滴；将冷凝管的下端插入硼酸溶液的液面下，轻轻摆动凯氏烧瓶，使溶液混合均匀，加热蒸馏，至接收液的总体积约为 250ml 时，将冷凝管尖端提出液面，使蒸气冲洗约 1 分钟，用水淋洗尖端后停止蒸馏；馏出液用硫酸滴定液(0.05mol/L)滴定至溶液由蓝绿色变为灰紫色，并将滴定的结果用空白试验校正。每 1ml 硫酸滴定液(0.05mol/L)相当于 1.401mg 的 N。

第二法(半微量法)　蒸馏装置见图 1。图 1 中 A 为 1000ml 圆底烧瓶，B 为安全瓶，C 为连有氮气球的蒸馏器，D 为漏斗，E 为直形冷凝管，F 为 100ml 锥形瓶，G、H 为橡皮管夹。

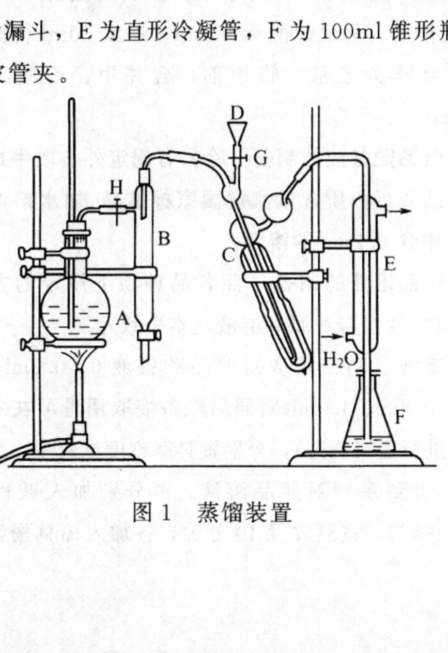

图 1　蒸馏装置

连接蒸馏装置，A 瓶中加水适量与甲基红指示液数滴，加稀硫酸使成酸性，加玻璃珠或沸石数粒，从 D 漏斗加水约 50ml，关闭 G 夹，开放冷凝水，煮沸 A 瓶中的水，当蒸气从冷凝管尖端冷凝而出时，移去火源，关 H 夹，使 C 瓶中的水反抽到 B 瓶，开 G 夹，放出 B 瓶中的水，关 B 瓶及 G 夹，将冷凝管尖端插入约 50ml 水中，使水自冷凝管尖端反抽至 C 瓶，再抽至 B 瓶，如上法操作。将仪器内部洗涤 2～3 次。

取供试品适量(相当于含氮量 1.0～2.0mg)，精密称定，置干燥的 30～50ml 凯氏烧瓶中，加硫酸钾(或无水硫酸钠)0.3g 与 30%硫酸铜溶液 5 滴，再沿瓶壁滴加硫酸 2.0ml；在凯氏烧瓶口放一小漏斗，并使烧瓶成 45°斜置，用小火缓缓加热使溶液的温度保持在沸点以下，等泡沸停止，逐步加大火力，沸腾至溶液呈澄明的绿色后，除另有规定外，继续加热 10 分钟，放冷，加水 2ml。

取 2%硼酸溶液 10ml，置 100ml 锥形瓶中，加甲基红-溴甲酚绿混合指示液 5 滴，将冷凝管尖端插入液面下。然后，将凯氏烧瓶中内容物经由 D 漏斗转入 C 蒸馏瓶中，用水少量淋洗凯氏烧瓶及漏斗数次，再加入 40%氢氧化钠溶液 10ml，用少量水再洗漏斗数次，关 G 夹，加热 A 瓶进行蒸气蒸馏，至硼酸液开始由酒红色变为蓝绿色时起，继续蒸馏约 10 分钟后，将冷凝管尖端提出液面，使蒸气继续冲洗约 1 分钟，用水淋洗尖端后停止蒸馏。

馏出液用硫酸滴定液(0.005mol/L)滴定至溶液由蓝绿色变为灰紫色，并将滴定的结果用空白(空白和供试品所得馏出液的体积应基本相同，70～75ml)试验校正。每 1ml 硫酸滴定液(0.005mol/L)相当于 0.1401mg 的 N。

取用的供试品量在 0.1g 以上时，应适当增加硫酸的用量，使消解作用完全，并相应地增加 40%氢氧化钠溶液的用量。

【附注】(1)蒸馏前应蒸洗蒸馏器 15 分钟以上。

(2)硫酸滴定液(0.005mol/L)的配制　精密量取硫酸滴定液(0.05mol/L)100ml，置于 1000ml 量瓶中，加水稀释至刻度，摇匀。

第三法(定氮仪法)　本法适用于常量及半微量法测定含氮化合物中氮的含量。

半自动定氮仪由消化仪和自动蒸馏仪组成；全自动定氮仪由消化仪、自动蒸馏仪和滴定仪组成。

根据供试品的含氮量参考常量法(第一法)或半微量法(第二法)称取样品置消化管中，依次加入适量硫酸钾、硫酸铜和硫酸，将消化管放入消化仪中，按照仪器说明书的方法开始消解[通常为 150℃，5 分钟(去除水分)；350℃，5 分钟(接近硫酸沸点)；400℃，60～80 分钟]至溶液呈澄明的绿色，再继续消化 10 分钟，取出，冷却。

将配制好的碱液、吸收液和适宜的滴定液分别置自动蒸馏仪相应的瓶中，按照仪器说明书的要求将已冷却的消化管装入正确位置，关上安全门，连接水源，设定好加入试剂的量、时间、清洗条件及其他仪器参数等，如为全自动定氮仪，即开始自动蒸馏和滴定。如为半自动定氮仪，则取馏出液照第一法或第二法滴定，测定氮的含量。

0731　蛋白质含量测定法

组成蛋白质的基本单位是氨基酸，氨基酸通过脱水缩合形成肽链，蛋白质是一条或多条多肽链组成的生物大分子。不同品种应针对自身蛋白质特性选择适宜的测定方法并做相应方法学验证，同时应尽可能选用与待测定品种蛋白质结构相同或相近的蛋白质作对照品。

第一法　凯氏定氮法

本法系依据蛋白质为含氮的有机化合物，当与硫酸和硫酸铜、硫酸钾一同加热消化时使蛋白质分解，分解的氨与硫酸结合生成硫酸铵。然后碱化蒸馏使氨游离，用硼酸液吸收后以硫酸滴定液滴定，根据酸的消耗量算出含氮量，再将含氮量乘以换算系数，即为蛋白质的含量。

本法灵敏度较低，适用于 0.2～2.0mg 氮的测定。氮转化成蛋白质的换算系数因蛋白质中所含氨基酸的结构差异会稍有区别。

供试品溶液的制备　照各品种项下规定的方法制备，生物制品按如下方法操作。

精密量取供试品(如供试品为冻干制剂或固体粉末时，应复溶后量取)适量，用 0.9%氯化钠溶液定量稀释，制成每 1ml 中含氮量约 1mg 的溶液，精密量取 1ml，作为总氮供试品溶液进行测定。非蛋白氮供试品溶液的制备，除另有规定外，照附注项下钨酸沉淀法操作，即得。

测定法　除另有规定外，按测定法(1)操作，生物制品按测定法(2)操作。

(1)本测定法适用于不含无机含氮物质及有机非蛋白质含氮物质的供试品。精密量取各品种项下规定的供试品溶液适量，置凯氏定氮瓶中，照氮测定法(通则 0704 第二法或第三法)测定供试品溶液的含氮量。除另有规定外，氮转换为蛋白质的换算系数为 6.25。

(2)本测定法适用于添加无机含氮物质及有机非蛋白质含氮物质的供试品。除另有规定外，精密量取各品种项下规定的总氮及非蛋白氮供试品溶液适量，分别置凯氏定氮瓶中，照氮测定法(通则 0704 第二法或第三法)测定，以总氮量减去非蛋白氮量即为供试品溶液的含氮量。除另有规定外，氮转换为蛋白质的换算系数为 6.25。

【附注】非蛋白氮供试品溶液制备常用方法

钨酸沉淀法　精密量取供试品(如供试品为冻干制剂或固体粉末时，应复溶后量取)适量(蛋白质含量不高于 0.2g)，置 20ml 量瓶中，加水 10ml，加 10%钨酸钠溶液 2.0ml，0.33mol/L 硫酸溶液 2ml，加水至刻度。或精密量取上述供试品 2ml，加水 14.0ml、10%钨酸钠溶液 2.0ml、0.33mol/L 硫酸溶液 2.0ml，摇匀，静置 30 分钟，滤过，弃去初滤液，取续滤液，即得(可依据蛋白质浓度适当调整 10%钨酸钠溶液及 0.33mol/L 硫酸溶液用量，使钨酸终浓度保持 1%)。

三氯醋酸沉淀法　精密量取供试品(如供试品为冻干制剂或固体粉末时，应复溶后量取)适量(蛋白质含量 6～12mg)，加等体积的 10%三氯醋酸溶液，混匀，静置 30 分钟，滤过，弃去初滤液，取续滤液，即得(可依据蛋白质浓度适当调整 10%三氯醋酸溶液用量，使三氯醋酸终浓度保持 5%)。

第二法　福林酚法(Lowry 法)

本法系依据蛋白质分子中含有的肽键在碱性溶液中与 Cu^{2+} 螯合形成蛋白质-铜复合物，此复合物使酚试剂的磷钼酸还原，产生蓝色化合物，同时在碱性条件下酚试剂易被蛋白质中酪氨酸、色氨酸、半胱氨酸还原呈蓝色反应。在一定范围内其颜色深浅与蛋白质浓度呈正比，以蛋白质对照品溶液作标准曲线，采用比色法测定供试品中蛋白质的含量。

本法灵敏度高，测定范围为 20～250μg。但对本法产生干扰的物质较多，对双缩脲反应产生干扰的离子，同样容易干扰福林酚反应，且影响更大。如还原物质、酚类、枸橼酸、硫酸铵、三羟甲基氨基甲烷缓冲液、甘氨酸、糖类、甘油等均有干扰作用。

除另有规定外，按方法 1 操作；如有干扰物质时，除另有规定外，按方法 2 操作并需经方法学验证。

方法 1：

试剂　碱性铜试液　取氢氧化钠 10g，碳酸钠 50g，加水 400ml 使溶解，作为甲液；取酒石酸钾 0.5g，加水 50ml 使溶解，另取硫酸铜 0.25g，加水 30ml 使溶解，将两液混合作为乙液。临用前，合并甲、乙液，并加水至 500ml。

对照品贮备液的制备　除另有规定外，取牛血清白蛋白对照品或蛋白质含量测定国家标准品，加水溶解并制成每 1ml 中含 0.2mg 的溶液。

供试品溶液的制备　照各品种项下规定的方法制备(蛋白质浓度应与对照品溶液基本一致)。

测定法　精密量取对照品贮备液 0、0.2ml、0.4ml、0.6ml、0.8ml、1.0ml(对照品贮备液取用量可在本法测定范围内进行适当调整)，分别置具塞刻度试管中，各加水至 1.0ml，得到系列对照品溶液。再分别加入碱性铜试液 1.0ml，摇匀，室温放置 10 分钟，各加入福林酚试液［取福林试液中的贮备液(2mol/L 酸浓度)1→16］4.0ml，立即混匀，室温放置 30 分钟，照紫外-可见分光光度法(通则 0401)，在 650nm 的波长处测定吸光度；同时以 0 号管作为空白。以系列对照品溶液的浓度与其相对应的吸光度计算线性回归方程。另精密量取供试品溶液适量，同法测定。从线性回归方程计算供试品溶液中的蛋白质浓度，并乘以稀释倍数，即得。

方法 2：

测定前将脱氧胆酸盐-三氯醋酸加入样品中，通过将蛋白质沉淀来去除干扰物质。这种方法也可用于将稀溶液中的蛋白质浓集。

试剂　试液 A　取 1%氢氧化钠溶液 200ml 与 5%碳酸钠溶液 200ml 混合，加水稀释至 500ml。

试液 B　取 2.98%二水合酒石酸二钠溶液 100ml 与 1.25%硫酸铜溶液 100ml 混合，加水稀释至 250ml，临用新制。

试液 C　取试液 A 与试液 B 按 50∶1 的比例混合，临用新制。

福林酚试液　取福林试液中的贮备液(2mol/L 酸浓度)1→2(所配得的福林酚试液应满足以下要求：取供试品溶液 1ml，加试液 C 5ml 和配好的福林酚试液 0.5ml，所得溶液的 pH 值应为 10.3±0.3。若溶液 pH 值超出范围，应适当调整福林酚试液的稀释倍数)。

去氧胆酸钠试液　取去氧胆酸钠适量，加水制成每 1ml 中含 1.5mg 的溶液。

对照品溶液的制备　除另有规定外，取牛血清白蛋白对照品或蛋白质含量测定国家标准品适量，加水分别制成每 1ml 中含 0mg、0.01mg、0.02mg、0.03mg、0.04mg、0.05mg 的溶液(对照品溶液浓度可在本法测定范围内进行适当调整)。

供试品溶液的制备　照各品种项下规定的方法制备(蛋白质浓度应与对照品溶液基本一致)。

测定法　精密量取各对照品溶液 1.0ml，分别置玻璃试管中，加入去氧胆酸钠试液 0.1ml，涡旋混匀，室温放置 10 分钟，加入 72%三氯醋酸溶液 0.1ml，涡旋混匀，在 3000g 条件下离心 30 分钟，轻轻倒出上清液，用吸管将剩余液体移除。蛋白质沉淀用试液 C 1ml 复溶后，再加入试液 C 5ml，混匀，室温放置 10 分钟，加入福林酚试液 0.5ml，立即混匀，室温放置 30 分钟，照紫外-可见分光光度法(通则 0401)，在 750nm 的波长处测定吸光度；同时以 0 号管作为空白。以对照品溶液浓度与其相对应的吸光度计算线性回归方程。另精密量取供试品溶液 1.0ml，同法测定。从线性回归方程计算供试品溶液中的蛋白质浓度，并乘以稀释倍数，即得。

第三法　双缩脲法

本法系依据蛋白质分子中含有的两个以上肽键在碱性溶液中与 Cu^{2+} 形成紫红色络合物，在一定范围内其颜色深浅与蛋白质浓度呈正比，以蛋白质对照品溶液作标准曲线，采用比色法测定供试品中蛋白质的含量。

本法快速、灵敏度低，测定范围通常可达 1～10mg。本法干扰测定的物质主要有硫酸铵、三羟甲基氨基甲烷缓冲液和某些氨基酸等。

试剂　双缩脲试液　取硫酸铜 1.5g、酒石酸钾钠 6.0g 和碘化钾 5.0g，加水 500ml 使溶解，边搅拌边加入 10%氢氧化钠溶液 300ml，用水稀释至 1000ml，混匀，即得。

对照品贮备液的制备　除另有规定外，取牛血清白蛋白对照品或蛋白质含量测定国家标准品，加水溶解并制成每 1ml 中含 10mg 的溶液。

供试品溶液的制备　照各品种项下规定的方法制备(蛋白质浓度应与对照品溶液基本一致)。

测定法　精密量取对照品贮备液 0ml、0.2ml、0.4ml、0.6ml、0.8ml、1.0ml(对照品贮备液取用量可在本法测定范围内进行适当调整)，分别置具塞刻度试管中，各加水至 1.0ml，得到系列对照品溶液。再分别加入双缩脲试液 4.0ml，立即混匀，室温放置 30 分钟，照紫外-可见分光光度法(通则 0401)，在 540nm 的波长处测定吸光度；同时以 0 号管作为空白。以系列对照品溶液的浓度与其相对应的吸光度计算线性回归方程。另精密量取供试品溶液适量，同法操作。从线性回归方程计算供试品溶液中的蛋白质浓度，并乘以稀释倍数，即得。

第四法　2,2′-联喹啉-4,4′-二羧酸法(BCA 法)

本法系依据蛋白质分子在碱性溶液中将 Cu^{2+} 还原为 Cu^{+}，2,2′-联喹啉-4,4′-二羧酸(BCA)与 Cu^{+} 结合形成紫色复合物，在一定范围内其颜色深浅与蛋白质浓度呈正比，以蛋白质对照品溶液作标准曲线，采用比色法测定供试品中蛋白质的含量。

本法灵敏度较高，测定范围可达 80～400μg。本法测定的供试品中不能有还原剂和铜螯合物，否则干扰测定。

试剂　铜-BCA 试液　取 2,2′-联喹啉-4,4′-二羧酸钠 1g，无水碳酸钠 2g，酒石酸钠 0.16g，氢氧化钠 0.4g 与碳酸氢钠 0.95g，加水使溶解成 100ml，调节 pH 值至 11.25，作为甲液；另取 4%硫酸铜溶液作为乙液。临用前取甲液 100ml，加入乙液 2ml，混匀，即得。

对照品贮备液的制备　除另有规定外，取牛血清白蛋白对照品或蛋白质含量测定国家标准品，加水溶解并制成每 1ml 中含 0.8mg 的溶液。

供试品溶液的制备　照各品种项下规定的方法制备(蛋白质浓度应与对照品溶液基本一致)。

测定法　精密量取对照品贮备液 0、0.1ml、0.2ml、0.3ml、0.4ml、0.5ml(对照品贮备液取用量可在本法测定范围内进行适当调整)，分别置具塞刻度试管中，各加水至 0.5ml，得到系列对照品溶液。再分别加入铜-BCA 试液 10.0ml，立即混匀，置 37℃水浴中保温 30 分钟，放冷，照紫外-可见分光光度法（通则 0401），立即在 562nm 的波长处测定吸光度；同时以 0 号管作为空白。以系列对照品溶液的浓度与其相对应的吸光度计算线性回归方程。另精密量取供试品溶液适量，同法测定。从线性回归方程计算供试品溶液中的蛋白质浓度，并乘以稀释倍数，即得。

第五法　考马斯亮蓝法（Bradford 法）

本法系依据在酸性溶液中考马斯亮蓝 G250 与蛋白质分子中的碱性氨基酸（精氨酸）和芳香族氨基酸结合形成蓝色复合物，在一定范围内其颜色深浅与蛋白质浓度呈正比，以蛋白质对照品溶液作标准曲线，采用比色法测定供试品中蛋白质的含量。

本法灵敏度高，通常可测定 1～200μg 的蛋白质量。本法主要的干扰物质有去污剂、Triton X-100、十二烷基硫酸钠（SDS）等，供试品缓冲液呈强碱性时也会影响显色。

试剂　酸性染色液　取考马斯亮蓝 G250 0.1g，加乙醇 50ml 溶解后，加磷酸 100ml，加水稀释至 1000ml，混匀。滤过，取滤液，即得。本试剂应置棕色瓶内，如有沉淀产生，使用前需经滤过。

对照品贮备液的制备　除另有规定外，取牛血清白蛋白对照品或蛋白质含量测定国家标准品，加水溶解并制成每 1ml 中含 1mg 的溶液。

供试品溶液的制备　照各品种项下规定的方法制备（蛋白质浓度应与对照品溶液基本一致）。

测定法　精密量取对照品贮备液 0ml、0.01ml、0.02ml、0.04ml、0.06ml、0.08ml、0.1ml（对照品贮备液取用量可在本法测定范围内进行适当调整），分别置具塞刻度试管中，各加水至 0.1ml，得到系列对照品溶液。再分别加入酸性染色液 5.0ml，立即混匀，照紫外-可见分光光度法（通则 0401），立即在 595nm 的波长处测定吸光度；同时以 0 号管作为空白。以系列对照品溶液的浓度与其相对应的吸光度计算线性回归方程。另精密量取供试品溶液适量，同法测定，从线性回归方程计算供试品溶液中的蛋白质浓度，并乘以稀释倍数，即得。

【**附注**】本法测定时不可使用可与染色物结合的比色皿（如石英比色皿），建议使用玻璃比色皿或其他适宜材料的比色皿。

第六法　紫外-可见分光光度法

本法系依据蛋白质分子中含有共轭双键的酪氨酸、色氨酸等芳香族氨基酸，其在 280nm 波长处具最大吸光度，在一定范围内其吸光度大小与蛋白质浓度呈正比。

本法操作简便快速，适用于纯化蛋白质的检测，一般供试品浓度为 0.2～2mg/ml。本法准确度较差，干扰物质多。测定法（2）适用于供试品溶液中存在核酸时的蛋白质测定。

对照品溶液与供试品溶液的制备　照各品种项下规定的方法制备。

测定法　（1）取供试品溶液，照紫外-可见分光光度法（通则 0401），在 280nm 的波长处测定吸光度，以吸收系数法或对照品比较法计算供试品中蛋白质的含量。

（2）取供试品溶液，照紫外-可见分光光度法（通则 0401），在 280nm 与 260nm 的波长处测定吸光度，按下式计算供试品中蛋白质的含量。

$$蛋白质浓度(mg/ml)=1.45\times A_{280}-0.74\times A_{260}$$

0831　干燥失重测定法

取供试品，混合均匀（如为较大的结晶，应先迅速捣碎使成 2mm 以下的小粒），取约 1g 或各品种项下规定的重量，置与供试品相同条件下干燥至恒重的扁形称量瓶中，精密称定，除另有规定外，在 105℃ 干燥至恒重。由减失的重量和取样量计算供试品的干燥失重。

供试品干燥时，应平铺在扁形称量瓶中，厚度不可超过 5mm，如为疏松物质，厚度不可超过 10mm。放入烘箱或干燥器进行干燥时，应将瓶盖取下，置称量瓶旁，或将瓶盖半开进行干燥；取出时，须将称量瓶盖好。置烘箱内干燥的供试品，应在干燥后取出置干燥器中放冷，然后称定重量。

供试品如未达规定的干燥温度即融化时，除另有规定外，应先将供试品在低于熔化温度 5～10℃ 的温度下干燥至大部分水分除去后，再按规定条件干燥。生物制品应先将供试品于较低的温度下干燥至大部分水分除去后，再按规定条件干燥。

当用减压干燥器（通常为室温）或恒温减压干燥器（温度应按各品种项下的规定设置。生物制品除另有规定外，温度为 60℃）时，除另有规定外，压力应在 2.67kPa（20mmHg）以下。干燥器中常用的干燥剂为五氧化二磷、无水氯化钙或硅胶；恒温减压干燥器中常用的干燥剂为五氧化二磷。应及时更换干燥剂，使其保持在有效状态。

3101　固体总量测定法

本法系在一定温度下，使供试品的液体成分蒸发，用剩余的固体成分计算供试品的固体总量。

测定法

第一法　105℃ 干烤法

精密量取一定体积供试品于干燥至恒重的适宜玻璃称量瓶中，置干烤箱中于 105℃ 烘至恒重。

第二法　50℃ 干烤法

精密量取一定体积供试品于干燥至恒重的适宜玻璃称量瓶中，置干烤箱中于 50℃ 烘至恒重。

按下式计算：

$$c_X(\%,\ g/ml)=\frac{W}{V}\times 100$$

式中　c_X 为供试品的固体总量，g/ml；

W 为供试品恒重后的重量，g；

V 为供试品的体积，ml。

3102　唾液酸测定法

第一法　间苯二酚显色法

本法系用酸水解方法将结合状态的唾液酸变成游离状态，游离状态的唾液酸与间苯二酚反应生成有色化合物，再用有机酸萃取后，测定唾液酸含量。

唾液酸对照品溶液（200μg/ml）的制备　精密称取唾液酸对照品10.52mg（1μg唾液酸相当于3.24nmol），置10ml量瓶中，加水溶解并稀释至刻度，混匀，即为唾液酸贮备液（1mg/ml），按一次使用量分装，−70℃贮存，有效期1年。仅可冻融1次。4℃保存，使用期为2周。精密量取唾液酸贮备液1ml，置5ml量瓶中，加水至刻度，即为每1ml含200μg的唾液酸对照品溶液，用前配制。

用于脑膜炎球菌多糖疫苗唾液酸含量测定时，同法制备浓度为400μg/ml的唾液酸对照品溶液贮备液（精密称取唾液酸40mg，置100ml量瓶中，用纯化水溶解并定容至刻度，混匀，即得）。精密量取唾液酸贮备液2.0ml，置10ml量瓶中，加水至刻度，即为每1ml含80μg的唾液酸对照品溶液，用前配制。

测定法　取供试品适量，加水稀释至蛋白质浓度为每1ml含0.2～0.4mg，作为供试品溶液。按下表取唾液酸对照品溶液、水及供试品溶液于10ml玻璃试管中，混匀，每管再加入间苯二酚-盐酸溶液（分别量取2%间苯二酚溶液2.5ml、0.1mol/L硫酸铜溶液62.5μl、25%盐酸溶液20ml，加水稀释至25ml，混匀。试验前4小时内配制）1ml，加盖，沸水煮沸30分钟（水浴面高于液面约2cm），取出置冰浴中3分钟（同时振摇）后，每管加乙酸丁酯-丁醇溶液（取4体积乙酸丁酯与1体积丁醇混匀，室温下保存，12小时内使用）2ml，充分混匀，室温放置10分钟，照紫外-可见分光光度法（通则0401），在波长580nm处测定吸光度。

	唾液酸含量（μg）						供试品
	空白	2	4	5	6	8	
唾液酸对照品溶液（μl）		10	20	25	30	40	
水（μl）	100	90	80	75	70	60	
供试品溶液（μl）							100

脑膜炎球菌疫苗唾液酸含量测定：取含唾液酸约40μg/ml的供试品溶液和纯水对照各2ml；另分别取唾液酸对照品（80μg/ml）0.1ml、0.2ml、0.4ml、0.8ml、1.6ml于各管中，补水至2.0ml为标准曲线各点。各管加2ml显色剂（0.1mol/L硫酸铜溶液0.5ml、4%间苯二酚溶液5ml、浓盐酸80ml，补水至100ml混匀。临用现配）摇匀，沸水浴15分钟后冰浴5～10分钟，每管加4ml有机相（正丁醇15ml，加乙酸丁酯定容至100ml），充分摇匀后置室温10分钟。以纯水对照为0点，于585nm测定吸光度，并作直线回归。（可按比例缩小供试品及各试剂体积）

以唾液酸对照品溶液的浓度对其相应的吸光度作直线回归（相关系数应不低于0.99），由直线回归方程计算5μg唾液酸的吸光度值，再按下式计算供试品唾液酸含量。

$$\text{促红素供试品唾液酸含量（mol/mol 蛋白质）}=\frac{A_2\times5\times3.24\times W\times n}{A_1\times P\times100}$$

式中　A_1 为5μg唾液酸的吸光度；

A_2 为供试品的吸光度；

n 为供试品稀释倍数；

P 为供试品蛋白质含量，μg/μl；

W 为1nmol促红素的量，相当于30.6μg。

$$\text{脑膜炎球菌多糖疫苗供试品唾液酸含量（μg/ml）}=A\times n$$

式中　A 为供试品溶液吸光度相对于唾液酸对照品溶液的浓度，μg/ml；

n 为供试品的稀释倍数。

第二法　超高效液相色谱法

本法系通过醋酸水解释放糖蛋白的唾液酸，再对释放的唾液酸进行标记，然后用超高效液相色谱（UPLC）对糖蛋白中的唾液酸进行测定。

照高效液相色谱法（通则0512）测定。

试剂　（1）醋酸溶液　取冰醋酸12g，加水至100ml，混匀。

（2）衍生溶液　避光操作。取水1.5ml、冰醋酸172μl和2-巯基乙醇112μl，混匀，加连二亚硫酸钠4.9mg，使溶解；再加4,5-亚甲二氧基-1,2-苯二胺二盐酸盐（DMB）3.5mg，加水200μl使充分溶解并混匀。

对照品溶液　取*N*-乙酰神经氨酸（Neu5Ac）约10mg，精密称定，置10ml量瓶中，加水溶解并稀释至刻度，作为贮备液（1）；取*N*-羟乙酰神经氨酸（Neu5Gc）约10mg，精密称定，置250ml量瓶中，加水溶解并稀释至刻度，作为贮备液（2）；精密量取贮备液（1）和贮备液（2）各4ml，置250ml量瓶中，用醋酸溶液稀释至刻度，作为混合对照品贮备液。

精密量取混合对照品贮备液0.4ml、0.8ml、2ml、4ml、8ml，分别置10ml量瓶中，用醋酸溶液稀释至刻度。精密量取以上溶液各200μl，置80℃孵育2～2.5小时，放冷。分别精密量取5μl，精密加入衍生溶液20μl，涡旋混匀，50℃避光孵育3小时，精密加水475μl终止反应，作为对照品溶液（1）～（5）。

供试品溶液　取供试品适量，置10kD超滤离心管中，不低于13 500转离心10分钟，弃去下层溶液。10kD超滤离心管中加水300μl，每分钟13 500转离心10分钟，弃去下层溶液，重复操作两次。取截留的上层溶液用适宜方法测定蛋白质含量，用醋酸溶液稀释至适宜浓度（含Neu5Ac约为10～20μmol/L），取200μl置80℃孵育2～

2.5 小时，放冷，精密量取 5μl，加精密量取的衍生溶液 20μl，涡旋混匀，50℃避光孵育 3 小时，精密加水 475μl 终止反应并混匀。

空白溶液 精密量取醋酸溶液 200μl，自供试品溶液项下"置 80℃孵育 2～2.5 小时"起，同法制备。

色谱条件 用十八烷基硅烷键合硅胶色谱柱(2.1mm×100mm，1.7μm，或等效的色谱柱)，柱温为 30℃；以乙腈-甲醇-水(9：7：84)为流动相 A，以乙腈为流动相 B，按下表进行梯度洗脱，流速为每分钟 0.25ml；荧光检测器，激发波长为 373nm，发射波长为 448nm；样品室温度为 2～8℃，进样体积为 5μl。

时间(分钟)	流动相 A(%)	流动相 B(%)
0.0	100	0
8.0	100	0
8.1	40	60
12.0	40	60
12.1	100	0
18.0	100	0

系统适用性要求 空白溶液色谱图中应无干扰峰。

对照品溶液(3)色谱图中 Neu5Ac 峰和 Neu5Gc 峰之间的分离度应不小于 2.0，重复进样 Neu5Ac 和 Neu5Gc 峰面积的相对标准偏差(RSD)均应不大于5%($n=6$)；对照品溶液(1)色谱图中 Neu5Gc 峰的信噪比应不小于 10。

以对照品溶液(1)～(5)中 Neu5Ac 和 Neu5Gc 浓度分别对其对应的峰面积计算线性回归方程，相关系数(r)均应不小于 0.99。

测定法 精密量取空白溶液、对照品溶液(1)～(5)与供试品溶液，依序注入液相色谱仪，顺序为空白溶液(进样 1 针)、对照品溶液(3)(进样6针)、对照品溶液(1)～(5)、供试品溶液(1)、供试品溶液(2)……对照品溶液(3)(各进样 1 针)，记录色谱图。

以对照品溶液(1)～(5)中 Neu5Ac 和 Neu5Gc 的浓度为横坐标，以其对应的峰面积为纵坐标，作线性回归方程。根据测得的供试品溶液峰面积，从线性方程分别计算 Neu5Ac 和 Neu5Gc 的浓度，按下式计算供试品中唾液酸(Neu5Ac 或 Neu5Gc)含量。1mg Neu5Ac 相当于 3.24μmol，1mg Neu5Gc 相当于 3.08μmol。

$$\text{唾液酸含量(mol/mol 蛋白质)}=\frac{A}{P/W}\times n\times 10^{-3}$$

式中 A 为供试品溶液中 Neu5Ac 或 Neu5Gc 的浓度，μmol/L；

P 为供试品溶液中蛋白质含量，mg/ml；

W 为每 1μmol 蛋白质的量，相当于重量，mg；

n 为供试品稀释倍数。

注意事项 (1)荧光检测器的增益可进行调节，以获得合适的信号响应强度。

(2)可采用优级纯试剂制备衍生溶液以避免产生干扰。该溶液可在－20℃条件暗处保存一年。衍生溶液也可采用经验证的商品化试剂盒。

(3)Neu5Ac 和 Neu5Gc 均在 0.04～40μmol/L 浓度范围内，分别与其相应的峰面积呈良好线性。在线性范围内，可根据供试品中 Neu5Ac 和 Neu5Gc 的含量制备适宜浓度的对照品溶液(1)～(5)。

(4)如供试品中唾液酸含量较低，加水超滤换液后也可用 4mol/L 醋酸溶液进行稀释以保证供试品溶液中醋酸溶液的终浓度为 2mol/L。

(5)唾液酸除常见的 Neu5Ac 和 Neu5Gc 外，还包括 *O*-乙酰化的唾液酸(Neu5,7Ac$_2$、Neu5Gc,9Ac、Neu5,8Ac$_2$、Neu5,9Ac$_2$、Neu5,x,xAc$_3$)，详见图 1。本法可同时分离检测 7 种唾液酸结构，详见图 2。按面积归一化法，可计算供试品中各唾液酸占总唾液酸(7种唾液酸)的含量。若需要检测去 *O*-乙酰化的 Neu5Ac 和 Neu5Gc 总量(包括 5 位氨基和 4、7、8、9 位的羟基发生取代)，可在唾液酸释放之前进行去 *O*-乙酰化处理(在供试品中加入 10%体积的 1mol/L 氢氧化钠溶液，放置 30 分钟后，再加入 10%体积的 1mol/L 盐酸溶液终止反应)。

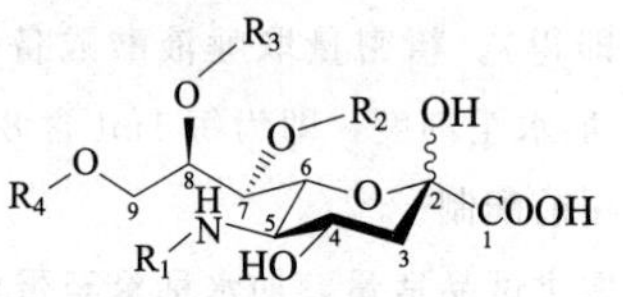

图 1 唾液酸结构图

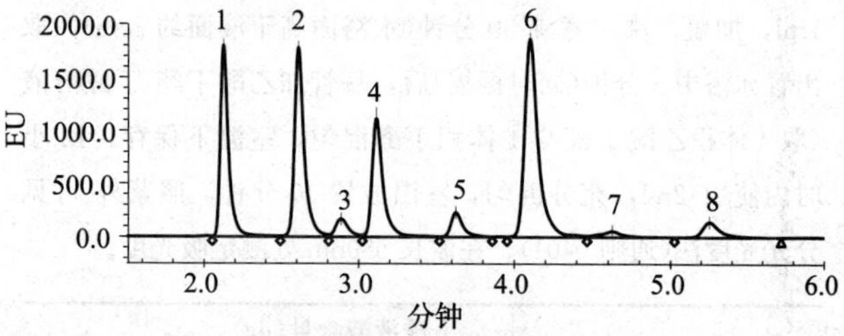

图 2 唾液酸混合对照品(包含 7 种唾液酸结构)液相图谱

1. Neu5Gc 2. Neu5Ac 3. Neu5,7Ac$_2$ 4. Neu5Gc,9Ac 5. Neu5,8Ac 6. Neu5,9Ac$_2$ 7. 溶剂 8. Neu5,x,xAc$_3$

第三法 高效液相色谱法

本法系通过醋酸水解释放糖蛋白的唾液酸，再对释放的唾液酸进行标记，然后用高效液相色谱(HPLC)对糖蛋白中的唾液酸进行测定。

照高效液相色谱法(通则0512)测定。

试剂、对照品溶液、供试品溶液、空白溶液、系统适用性要求、测定法和注意事项见第二法超高效液相色谱法。

色谱条件 用十八烷基硅烷键合硅胶色谱柱(4.6mm×

150mm，3μm，或等效的色谱柱)，柱温为30℃；以乙腈-甲醇-水(9∶7∶84)为流动相A，以乙腈为流动相B，按下表进行梯度洗脱，流速为每分钟0.5ml；荧光检测器，激发波长为373nm，发射波长为448nm；样品室温度为2～8℃，进样体积为25μl。

时间(分钟)	流动相A(%)	流动相B(%)
0.0	100	0
25.0	100	0
25.1	40	60
30.0	40	60
30.1	100	0
35.0	100	0

第四法　离子色谱法

本法系通过醋酸水解释放糖蛋白上的唾液酸，再采用离子交换色谱-脉冲安培检测器(HPAEC-PAD)对糖蛋白中的唾液酸进行测定。

照离子色谱法(通则0513)测定。

试剂　(1)样品缓冲液(20mmol/L醋酸钠溶液)　取无水醋酸钠164mg，加水80ml使溶解，用冰醋酸调节pH值至5.2，用水稀释至100ml，混匀。

(2)醋酸溶液　取冰醋酸12g，加水至100ml，混匀。

对照品溶液　取*N*-乙酰神经氨酸(Neu5Ac)约10mg，精密称定，置10ml量瓶中，加水溶解并稀释至刻度，作为贮备液(1)；取*N*-羟乙酰神经氨酸(Neu5Gc)约10mg，精密称定，置250ml量瓶中，加水溶解并稀释至刻度，作为贮备液(2)；精密量取贮备液(1)和贮备液(2)各4ml，置250ml量瓶中，用水稀释至刻度，作为混合对照品贮备液。

精密量取混合对照品贮备液5μl、10μl、25μl、50μl、100μl，分别置1.5ml离心管中，冷冻离心干燥，精密加入醋酸溶液100μl，置80℃孵育2～2.5小时，放冷，涡旋混匀，冷冻离心干燥，精密加入水300μl复溶，再加入精密量取的样品缓冲液200μl，涡旋混匀，转移至10kD超滤离心管中，在2～8℃条件下，每分钟4000转离心15分钟，取下层溶液，作为对照品溶液(1)～(5)。

供试品溶液　取供试品适量，用醋酸溶液稀释至适宜浓度(含Neu5Ac约为10～20μmol/L)，精密量取100μl，置80℃孵育2～2.5小时，放冷，涡旋混匀，冷冻离心干燥，精密加入水300μl复溶，再加入精密量取的样品缓冲液200μl，涡旋混匀，转移至10kD超滤离心管中，在2～8℃条件下，每分钟4000转离心15分钟，取下层溶液。

空白溶液　精密量取醋酸溶液100μl，自供试品溶液项下"置80℃孵育2～2.5小时"起，同法制备。

色谱条件　用糖分析柱(3mm×150mm，或等效的色谱柱)，保护柱(3mm×30mm，或等效的色谱柱)；柱温为30℃；以0.1mol/L氢氧化钠溶液为流动相A，以含1mol/L醋酸钠和0.1mol/L氢氧化钠的水溶液为流动相B，按下表进行梯度洗脱；流速为每分钟0.5ml；样品室温度为2～8℃；进样体积为25μl。

时间(分钟)	流动相A(%)	流动相B(%)
0	98	2
2	98	2
9.5	82	18
11	82	18
11.5	98	2
17	98	2

检测器为脉冲安培检测器(PAD)，Au工作电极(推荐使用1mm直径)、Ag/AgCl参比电极，四电位检测波形(电位见下表)进行检测。

时间(秒)	电位(V)	积分
0	+0.10	
0.20	+0.10	开始
0.40	+0.10	结束
0.41	−2.00	
0.42	−2.00	
0.43	+0.60	
0.44	−0.10	
0.50	−0.10	

系统适用性要求　空白溶液色谱图中应无干扰峰。

对照品溶液(3)色谱图中Neu5Ac峰和Neu5Gc峰之间的分离度应不小于2.0，重复进样Neu5Ac和Neu5Gc峰面积的相对标准偏差(RSD)均应不大于5%($n=6$)；对照品溶液(1)色谱图中Neu5Gc峰的信噪比应不小于10。

以对照品溶液(1)～(5)中Neu5Ac和Neu5Gc浓度分别与其对应的峰面积计算线性回归方程，相关系数(r)均应不小于0.99。

序列后对照品溶液(3)色谱图中Neu5Ac和Neu5Gc的峰面积，应为序列前对照品溶液(3)重复进样6针平均峰面积的90%～110%。

测定法　精密量取空白溶液、对照品溶液(1)～(5)与供试品溶液，依序注入离子色谱仪，顺序为空白溶液(进样1针)、对照品溶液(3)(进样6针)、对照品溶液(1)～(5)、供试品溶液(1)、供试品溶液(2)……对照品溶液(3)(各进样1针)，记录色谱图。

以对照品溶液(1)～(5)中Neu5Ac和Neu5Gc的浓度为横坐标，以其对应的峰面积为纵坐标，作线性回归方程。根据测得的供试品溶液峰面积，从线性方程分别计算Neu5Ac和Neu5Gc的浓度，再按下式计算供试品中唾液酸(Neu5Ac或Neu5Gc)含量。1mg Neu5Ac相当于3.24μmol，1mg Neu5Gc相当于3.08μmol。

$$唾液酸含量(mol/mol蛋白质)=\frac{A}{P/W}\times n\times 10^{-3}$$

式中　A为供试品溶液中Neu5Ac或Neu5Gc的浓度，μmol/L；

P 为供试品溶液中蛋白质含量，mg/ml；

W 为每 1μmol 蛋白质的量，相当于重量，mg；

n 为供试品稀释倍数。

注意事项　(1)样品中蛋白质的存在可能会降低 PAD 的响应，为保证检测结果的准确性，每进样 10 针供试品溶液后应进样 1 针对照品溶液(3)。

(2)为减小 PAD 响应降低的影响，可使用 3-脱氧-D-甘油-D-半乳壬酮糖（KDN）作为内标。具体操作为：取 0.1mmol/L KDN 溶液作为内标溶液，在对照品溶液(1)～(5)与供试品溶液制备的最后稀释步骤中，分别加内标溶液 15μl。以加内标的直线回归方程分别计算供试品溶液中 Neu5Ac 和 Neu5Gc 的含量。

(3)Neu5Ac 和 Neu5Gc 均在 0.01～10μmol/L 浓度范围内，分别与其相应的峰面积呈良好线性。在线性范围内，可根据供试品中 Neu5Ac 和 Neu5Gc 的含量制备适宜浓度的对照品溶液(1)～(5)。

(4)不同品牌检测器可能存在差异，可对检测器参数(电位电压等) 进行适当调整，以获得合适的信号响应强度。

(5)离子色谱仪品牌不同，色谱柱的品牌/批号不同，对照品溶液的色谱图与参考图谱(图 3)在峰型上可能略有差异。可根据色谱柱说明书对色谱条件进行适当调整。

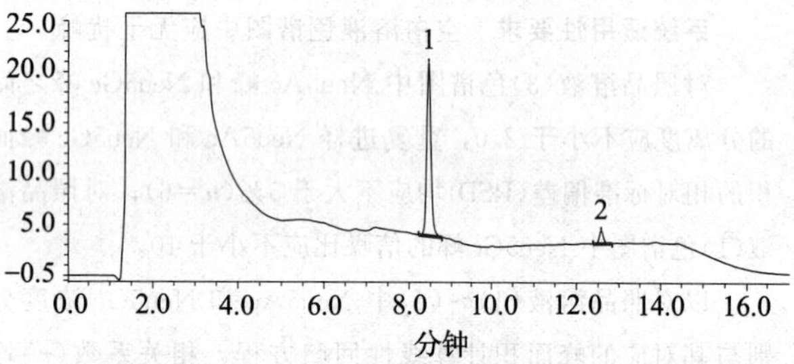

图 3　对照品溶液离子色谱图谱

1. Neu5Ac　2. Neu5Gc

3103　磷测定法

本法系将有机磷转变为无机磷后进行磷含量测定。磷酸根在酸性溶液中与钼酸铵生成磷钼酸铵，遇还原剂即生成蓝色物质(三氧化钼和五氧化钼的混合物)，称之为“钼蓝”，用比色法测定供试品中磷含量。

第一法　精密量取供试品适量(含磷 4～20μg)置试管中，加 4 滴硫酸(约 0.08ml)加热至炭化，再加 2 滴高氯酸(约 0.06ml)消化至无色澄清，消化完全后稍置片刻，立即加水 2ml，加 0.04mol/L 钼酸铵溶液(称取钼酸铵 5g，加水溶解并稀释至 100ml)0.4ml，混匀；加还原剂(称取亚硫酸氢钠 6g、亚硫酸钠 1.2g、1-氨基-2-萘酚-4-磺酸 0.1g，置棕色瓶中，加水至 50ml，1 周内使用)0.2ml，混匀；加水至 6ml，15～20 分钟后，照紫外-可见分光光度法(通则 0401)，在波长 820nm 处测定吸光度。

精密量取标准磷溶液(精密称取干燥至恒重的磷酸二氢钾 439.3mg，置 100ml 量瓶中，加水溶解并稀释至刻度；再精密量取 2ml，置 100ml 量瓶中，加水稀释至刻度，即得每 1ml 含磷 20μg 的标准磷溶液)0.2ml、0.4ml、0.6ml、0.8ml、1.0ml，分别置试管中，各补加水至 1ml，自本法前述“加 4 滴硫酸”起，同法操作，测定各管的吸光度。

以标准磷溶液的系列浓度对其相应的吸光度作直线回归，然后将供试品溶液的吸光度代入直线回归方程，求出其相应体积(ml)。

$$磷含量(\mu g/ml)=\frac{V\times c_R}{V_X}$$

式中　V 为供试品溶液吸光度相对于标准磷溶液的体积，ml；

c_R 为标准磷溶液的浓度，μg/ml；

V_X 为供试品的体积，ml。

【附注】(1)加高氯酸消化时，必要时可加 1～2 滴 30%过氧化氢，但最后必须将过氧化氢除尽。

(2)加高氯酸消化后，如在冷却后加水，须再加热。

(3)测定 A 群脑膜炎球菌多糖疫苗成品磷含量时，至少取 3 支安瓿溶解后混合备用。

第二法　精密量取供试品适量(含磷0.4～4μg)置试管中，分别加入矿化试剂(硫酸与70%高氯酸等体积混合制得)0.15ml，加热消化至无色澄清。冷后加水 1.85ml，加 2.0ml 产色试剂(水、1.5mol/L 硫酸、2.65% 钼酸铵、10%抗坏血酸，按 2∶1∶1∶1 体积比混合配制，临用现配)，混匀后置 37℃水浴 2 小时，照紫外-可见分光光度法(通则0401)，在波长 825nm 处测定吸光度。

精密量取标准磷溶液(精密量取 20μg/ml 磷标准溶液 5ml，置 25ml 量瓶中，加水稀释至刻度，即得每 1ml 含磷 4μg 的标准磷溶液)0、0.1ml、0.2ml、0.4ml、0.6ml、0.8ml、1.0ml，分别置试管中，每管依次加水 1.95ml、1.85ml、1.75ml、1.55ml、1.35ml、1.15ml、0.95ml，每管分别加入矿化试剂 50μl，自本法前述“加 2.0ml 产色试剂”起，同法操作，测定各管的吸光度，以 0 号管作为空白对照。

以标准磷溶液的系列浓度对其相应的吸光度作直线回归，然后将供试品溶液的吸光度代入直线回归方程，求出其磷浓度。

3104　硫酸铵测定法

本法系依据硫酸铵被氢氧化钠分解释放出氨，并被硼酸吸收生成硼酸铵，用酸滴定液滴定。根据酸滴定液的消耗量可计算出供试品中硫酸铵含量。

供试品溶液的制备　除蛋白质方法同蛋白质含量测定法(通则 0731 第一法)。

测定法　精密量取除蛋白质滤液 10ml，置凯氏蒸馏器内，加 4%氢氧化钠溶液 1ml，加少量水，照氮测定法(通则 0704)进行蒸馏、滴定，并将滴定的结果用空白试验校正。

按下式计算：

$$硫酸铵含量(\%)=\frac{(V_1-V_0)\times c\times 14.01\times 4.715\times 2}{1000}\times 100$$

式中　V_1 为供试品消耗硫酸滴定液的体积，ml；

V_0 为空白对照消耗硫酸滴定液的体积，ml；

c 为硫酸滴定液的浓度，mol/L；

4.715 为常数(1g 氮相当于 4.715g 硫酸铵)；

14.01 为氮的相对原子质量。

3105　亚硫酸氢钠测定法

本法系依据亚硫酸氢钠与过量的碘反应，用硫代硫酸钠滴定液滴定多余的碘。根据硫代硫酸钠滴定液的消耗量，可计算出供试品中亚硫酸氢钠的含量。

测定法　精密量取供试品适量(相当于含亚硫酸氢钠量 2.5mg)，置具塞锥形瓶中，精密加入 0.05mol/L 碘溶液(称取碘 13.0g，加碘化钾 36g 与水 50ml 溶解后，加盐酸 3 滴与水适量使成 1000ml，摇匀，用垂熔玻璃滤器滤过)20ml，放置 5 分钟，沿瓶壁加入盐酸溶液(5→10) 2.0ml，摇匀。用硫代硫酸钠滴定液(0.1mol/L)滴定至近终点时，加 0.5%淀粉指示液约 0.5ml，继续滴定至蓝色消失，并将滴定的结果用空白试验校正。

按下式计算：

$$亚硫酸氢钠含量(\%)=\frac{(V_0-V_1)\times c\times 52.03}{V_2\times 1000}\times 100$$

式中　V_0 为空白试验消耗硫代硫酸钠滴定液的体积，ml；

V_1 为供试品消耗硫代硫酸钠滴定液的体积，ml；

V_2 为供试品的体积，ml；

c 为硫代硫酸钠滴定液的浓度，mol/L。

【附注】硫代硫酸钠滴定液(0.1mol/L)的制备及滴定　称取硫代硫酸钠 26g 与无水碳酸钠 0.20g，加新沸过的冷水适量，使溶解成 1000ml，摇匀，放置 1 个月后滤过。

精密称取在 120℃干燥至恒重的基准重铬酸钾 0.15g，置碘瓶中，加水 50ml 使溶解，加碘化钾 2.0g，轻轻振摇使溶解，加稀硫酸(5.7→100)40ml，摇匀，密塞，在暗处放置 10 分钟后，加水 250ml 稀释，用本液滴定至近终点时，加淀粉指示液(称取可溶性淀粉 0.5g，加水 5ml 搅匀后，缓缓倾入 100ml 沸水中，随加随搅拌，继续煮沸 2 分钟，冷却，倾取上层清液。本液应临用配制)3ml，继续滴定至蓝色消失而显亮绿色，并将滴定的结果用空白试验校正。每 1ml 硫代硫酸钠滴定液相当于 4.903mg 的重铬酸钾。根据本液的消耗量与重铬酸钾的取用量，计算出本液的浓度，即得。

3106　氢氧化铝(或磷酸铝)测定法

本法系依据过量的乙二胺四乙酸二钠与铝离子发生反应，再用锌滴定液滴定剩余的乙二胺四乙酸二钠。根据锌滴定液的消耗量，可计算出供试品中氢氧化铝(或磷酸铝)的含量。

测定法　精密量取供试品适量(相当于含铝 1～10mg)，置 250ml 锥形瓶中，加磷酸溶液(6→100)1.5ml，使完全溶解。必要时于水浴中加温(难于溶解时尚可适当增加磷酸量)。精密加入乙二胺四乙酸二钠滴定液(0.05mol/L)10ml、醋酸-醋酸铵缓冲液(pH 4.5)(称取醋酸铵 7.7g，加水 50ml 溶解后，加冰醋酸 6ml 与适量的水稀释至 100ml)10ml，置沸水浴上加热 10 分钟，取出冷却至室温，加二甲酚橙指示液 1ml，用锌滴定液(0.025mol/L)进行滴定，当溶液由亮黄色变为橙色，即为终点，并将滴定的结果用空白试验校正。

按下式计算：

$$氢氧化铝含量(mg/ml)=\frac{(V_0-V_1)\times c\times 78.01}{V_2}$$

$$磷酸铝含量(mg/ml)=\frac{(V_0-V_1)\times c\times 121.95}{V_2}$$

$$铝含量(mg/ml)=\frac{(V_0-V_1)\times c\times 26.98}{V_2}$$

式中　V_0 为空白试验消耗锌滴定液的体积，ml；

V_1 为供试品消耗锌滴定液的体积，ml；

c 为锌滴定液的浓度，mol/L；

V_2 为供试品的体积，ml；

78.01、121.95、26.98 分别为氢氧化铝、磷酸铝、铝的分子量或相对原子质量。

【附注】(1)锌滴定液(0.05mol/L)的制备与滴定　称取硫酸锌 15g(相当于锌约 3.3g)，加稀盐酸(23.4→100) 10ml，适量水溶解并稀释至 1000ml，摇匀。精密量取本液 25ml，加 0.025%甲基红的乙醇溶液 1 滴，滴加氨试液至溶液显微黄色，加水 25ml、氨-氯化铵缓冲液(pH 10.0)10ml 与铬黑 T 指示剂少量，用乙二胺四乙酸二钠滴定液(0.05mol/L)滴定至溶液由紫色变为纯蓝色，并将滴定的结果用空白试验校正。根据乙二胺四乙酸二钠滴定液(0.05mol/L)的消耗量，计算出本液的浓度，即得。

(2)锌滴定液(0.025mol/L)的制备　精密量取锌滴定液(0.05mol/L)100ml，加水准确稀释至 200ml，摇匀，即得。

(3)乙二胺四乙酸二钠滴定液(0.05mol/L)的制备与滴定　称取乙二胺四乙酸二钠 19g，加适量的水溶解并稀释至 1000ml，摇匀。取于约 800℃灼烧至恒重的标准氧化锌 0.12g，精密称定，加稀盐酸(23.4→100)3ml 使溶解，加水 25ml，加 0.025%甲基红的乙醇溶液 1 滴，滴加氨试液至溶液显微黄色，加水 25ml 与氨-氯化铵缓冲液(pH 10.0)10ml，再加铬黑 T 指示剂少量，用本液滴定至溶液由紫色变为纯蓝色，并将滴定的结果用空白试验校正。每 1ml 乙二胺四乙酸二钠滴定液(0.05mol/L)相当于 4.069mg 的氧化锌。根据本液的消耗量与氧化锌的取用量，计算出本液的浓度，即得。

3107 氯化钠测定法

本法系用硝酸破坏供试品中的蛋白质后，再加入过量的硝酸银，使供试品中的氯离子与硝酸银完全反应，生成氯化银沉淀析出，过量的硝酸银用硫氰酸铵滴定液滴定。根据硫氰酸铵滴定液消耗的量，可计算出供试品中氯化钠的含量。

测定法　精密量取供试品 1.0ml，精密加入 0.1mol/L 硝酸银溶液（称取硝酸银 17.0g，加水溶解并稀释至 1000ml）5ml（若蛋白质含量较高者，加 2ml 饱和高锰酸钾溶液），混匀，加 8.0mol/L 硝酸溶液 10ml，加热消化至溶液澄清，冷却，加水 50ml、8%硫酸铁铵指示液 1ml，用硫氰酸铵滴定液（0.05mol/L）滴定至溶液呈淡棕红色，振摇后仍不褪色，即为终点。将滴定的结果用空白试验（可不消化）校正。

按下式计算：

$$\text{氯化钠含量(g/L)}=(V_0-V_X)\times c\times 58.45$$

式中　V_0 为空白试验消耗硫氰酸铵滴定液的体积，ml；

V_X 为供试品消耗硫氰酸铵滴定液的体积，ml；

c 为硫氰酸铵滴定液浓度，mol/L；

58.45 为氯化钠的分子量。

【附注】（1）硫氰酸铵滴定液（0.1mol/L）的制备及滴定　称取硫氰酸铵 8.0g，加水溶解并稀释至 1000ml，摇匀。精密量取硝酸银滴定液（0.1mol/L）25ml，加水 50ml、硝酸 2ml 与 8%硫酸铁铵指示液 2ml，用本液滴定至溶液微显淡棕红色；经剧烈振摇后仍不褪色，即为终点。根据本液的消耗量，计算出本液的浓度。

（2）硫氰酸铵滴定液（0.05mol/L）制备　精密量取硫氰酸铵滴定液（0.1mol/L）100ml，加水准确稀释至 200ml，摇匀。

3108 枸橼酸离子测定法

第一法　比色法

枸橼酸钠对照品溶液的制备　取经减压干燥至恒重的枸橼酸钠（$C_6H_5Na_3O_7\cdot 2H_2O$）0.6g，精密称定，置 100ml 量瓶中，加水溶解并稀释至刻度，摇匀，精密量取 5ml，置 50ml 量瓶中，用 5%三氯乙酸稀释至刻度，摇匀，即得。

供试品溶液的制备　精密量取供试品 0.5ml 与水 4.5ml，加 10%三氯乙酸溶液 5ml，混匀，置 60℃水浴加热 5 分钟，以每分钟 4000 转离心 20 分钟，取上清液备用。

测定法　精密量取供试品溶液 1ml，置 25ml 具塞试管中，精密加吡啶 1.3ml，混匀，再精密加醋酸酐 5.7ml，立即混匀并置 31℃±1℃的水浴中，准确放置 35 分钟后，照紫外-可见分光光度法（通则 0401），在波长 425nm 处测定吸光度。另精密量取枸橼酸钠对照品溶液 0.25ml、0.50ml、0.75ml、1.0ml，分别置于具塞试管中，各精密加 5%三氯乙酸溶液 0.75ml、0.50ml、0.25ml、0（其相对应的枸橼酸离子含量为 0.5mmol/L、1.0mmol/L、1.5mmol/L、2.0mmol/L），自"精密加吡啶 1.3ml"起，同法操作。

以对照品溶液枸橼酸离子浓度对其相应的吸光度作直线回归，求得直线回归方程。计算出供试品溶液中的枸橼酸离子含量（mmol/L），再乘以供试品稀释倍数（20），即为供试品枸橼酸离子含量（mmol/L）。

第二法　高效液相色谱法（一）

照高效液相色谱法（通则 0512）测定。

色谱条件　用苯乙烯-二乙烯基苯共聚物为基质的阳离子交换色谱柱（H^+），粒度 9μm 或 8μm，内径 7.8mm，柱长 300mm；柱温 50℃；流动相为 0.004mol/L 硫酸溶液，流速为每分钟 0.8ml；示差折光检测器。

测定法　精密称取经减压干燥至恒重的枸橼酸钠（$C_6H_5Na_3O_7\cdot 2H_2O$）0.735g，置 100ml 量瓶中，用水溶解并稀释至刻度。精密量取 5.0ml、10.0ml、15.0ml，分别置 25ml 量瓶中，用水稀释至刻度，摇匀，即得相应的 5.0mmol/L、10.0mmol/L、15.0mmol/L 枸橼酸离子对照品溶液。分别精密量取 20μl，注入液相色谱仪，记录色谱图；另精密量取供试品溶液 1ml，置 15ml 离心管中，精密加 1.5%磺基水杨酸溶液 1ml，混匀，室温下以每分钟 2000 转离心 10 分钟，取上清液，同法测定。

以对照品溶液的枸橼酸离子浓度对其相应的峰面积作直线回归，求得直线回归方程。计算出供试品溶液枸橼酸钠含量（mmol/L），再乘以供试品稀释倍数（2），计算出供试品枸橼酸离子含量（mmol/L）。

【附注】（1）根据供试品枸橼酸离子含量，可适当调整枸橼酸离子对照品溶液浓度。

（2）直线回归相关系数应不低于 0.999。

（3）不同厂家的阳离子交换色谱柱（H^+）的流速、流动相、柱温等会有所不同，可根据色谱柱说明书对色谱条件进行适当调整。

第三法　高效液相色谱法（二）

照高效液相色谱法（通则 0512）测定。

色谱条件与系统适用性试验　采用十八烷基硅烷键合硅胶填充色谱柱（4.6mm×250mm，5μm）。流动相为 18.2mmol/L 磷酸盐缓冲液，0.1%异丙醇溶液（pH 2.0～2.5）；柱温 40℃；流速为每分钟 1.0ml；样品池温度为室温；运行时间 50 分钟；紫外检测器检测波长为 210nm。取 5.0mmol/L 枸橼酸离子溶液 20μl，注入色谱柱，记录色谱图，拖尾因子按枸橼酸离子色谱峰测定应为 0.95～1.40。

测定法　精密称取经减压干燥至恒重的枸橼酸钠（$C_6H_5Na_3O_7\cdot 2H_2O$）0.735g，置 100ml 量瓶中，用水溶解并稀释至刻度。精密量取 5.0ml、10.0ml、15.0ml，分别置 25ml 量瓶中，用水稀释至刻度，摇匀，即得相应的 5.0mmol/L、10.0mmol/L、15.0mmol/L 枸橼酸离子对照品溶液。分别精密量取 20μl，注入液相色谱仪，记录色谱图；另精密量取供试品溶液 1ml，置 15ml 离心管中，精密加 1.5%磺基水杨酸 4ml，混匀，室温静置 2 小时以上，以每分钟 3000 转离心 10 分钟，取上清液，同法测定。

以对照品溶液的枸橼酸离子浓度对其相应的峰面积作直线回归，求得直线回归方程。计算供试品溶液枸橼酸离子含量(mmol/L)，再乘以相应的供试品稀释倍数(5)，即为供试品枸橼酸离子含量(mmol/L)。

【附注】(1)根据供试品枸橼酸离子含量，可适当调整枸橼酸离子对照品溶液浓度。

(2)根据供试品蛋白质浓度，可适当调整沉淀剂磺基水杨酸的加入量。

(3)直线回归相关系数应不低于 0.999。

3109　钾离子测定法

本法系用火焰光度法测定供试品中钾离子含量。

测定法　精密量取供试品 2ml，置 50ml 量瓶中，用水稀释至刻度，即为供试品溶液。照火焰光度法(通则 0407)测定，在波长 769nm 处测定供试品溶液的发光强度。另精密称取于 110℃干燥至恒重的氯化钾 56.0mg，置 500ml 量瓶中，用水溶解并稀释至刻度，再精密量取该溶液 1.0ml、2.0ml、3.0ml、4.0ml、5.0ml，分别置 50ml 量瓶中，用水稀释至刻度，制成 0.03mmol/L、0.06mmol/L、0.09mmol/L、0.12mmol/L、0.15mmol/L 的系列标准钾溶液，同法测定。

以系列标准钾溶液的浓度对其相应的发光强度作直线回归，将供试品溶液发光强度代入直线回归方程，求得供试品溶液钾离子浓度(mmol/L)，再乘以供试品稀释倍数(25)，计算出供试品钾离子含量(mmol/L)。

3110　钠离子测定法

本法系用火焰光度法测定供试品中钠离子含量。

测定法　精密量取供试品 0.5ml，置 50ml 量瓶中，用水稀释至刻度，即为供试品溶液。照火焰光度法(通则 0407)测定，在波长 589nm 处测定供试品溶液的发光强度。另精密称取于 110℃干燥至恒重的氯化钠 0.293g，置 100ml 量瓶中，用水稀释至刻度，再精密量取该溶液 0.9ml、1.1ml、1.3ml、1.5ml、1.7ml，分别置 50ml 量瓶中，用水稀释至刻度，制成 0.9mmol/L、1.1mmol/L、1.3mmol/L、1.5mmol/L、1.7mmol/L 的系列标准钠溶液，同法测定。

以系列标准钠溶液的浓度对其相应的发光强度作直线回归，将供试品溶液发光强度代入直线回归方程，求得供试品溶液钠离子浓度(mmol/L)，再乘以供试品稀释倍数(100)，计算出供试品钠离子含量(mmol/L)。

3111　辛酸钠测定法

本法系用气相色谱法测定供试品中辛酸钠含量。

照气相色谱法(通则 0521)测定。

色谱条件与系统适用性试验　用酸改性聚乙二醇(20M)毛细管柱，柱温 160℃，火焰离子化检测器，检测器温度 230℃，气化室温度 230℃，载气(氮气)流速为每分钟 35ml。辛酸峰与庚酸峰的分离度应大于 1.5，辛酸峰的拖尾因子应为 0.95～1.20，辛酸对照品溶液连续进样 5 次，所得辛酸峰与庚酸峰面积之比的相对标准偏差(RSD)应不大于 5%。

内标溶液的制备　取庚酸，加三氯甲烷制成每 1ml 中含 10mg 的溶液，即得。

测定法　取供试品，用水准确稀释成每升含蛋白质 40～50g 的溶液，即为供试品溶液。精密量取供试品溶液 0.5ml，加内标溶液 30μl 与 1.5mol/L 高氯酸溶液 0.2ml，于振荡器上混合 1 分钟，加三氯甲烷 4ml，加盖，于振荡器上剧烈混合 2 分钟，以每分钟 3000 转离心 20 分钟，除去上层水相，小心将三氯甲烷层倾入 10ml 试管中，将三氯甲烷挥发至干，再加三氯甲烷 100μl 溶解残渣，取 0.1μl 注入气相色谱仪。另取辛酸对照品约 0.15g，精密称定，置 10ml 量瓶中，用三氯甲烷溶解并稀释至刻度，即为辛酸对照品溶液。精密量取辛酸对照品溶液 10μl、20μl、30μl、40μl、50μl，各精密加内标溶液 30μl，于振荡器上混合 1 分钟，加三氯甲烷 4ml，将三氯甲烷挥发至干，再各加三氯甲烷 100μl 溶解残渣，同法操作。

以各辛酸对照品溶液峰面积与内标溶液峰面积比对各辛酸对照品溶液辛酸量(μg)作直线回归，求得直线回归方程，计算出供试品溶液辛酸绝对量(A)，再按下式计算供试品辛酸钠含量：

$$\text{辛酸钠含量(mmol/g 蛋白质)}=\frac{A\times n}{144.22\times B\times c\times 1000}$$

式中　A 为供试品溶液辛酸绝对量，μg；

B 为取样量，即为 0.5ml；

n 为供试品稀释倍数；

c 为供试品蛋白质含量，g/ml；

144.22 为辛酸的分子量。

【附注】(1)1mmol 辛酸相当于 1mmol 辛酸钠。

(2)对照品溶液与供试品溶液的溶剂挥发速度应尽量保持一致。

(3)直线回归相关系数应不低于 0.99。

(4)根据不同厂家的仪器及毛细管柱，可适当调整柱温、检测器温度、气化室温度、载气流速、进样体积等。

3112　乙酰色氨酸测定法

本法系用紫外-可见分光光度法(通则 0401 吸收系数

法)测定人血白蛋白供试品中的*N*-乙酰-DL-色氨酸含量。

测定法 用0.9%氯化钠溶液将供试品蛋白质稀释至5%，即为供试品溶液。量取供试品溶液0.1ml，分别加入0.9%氯化钠溶液0.3ml和0.3mol/L高氯酸溶液3.6ml，混匀；另取0.9%氯化钠溶液0.4ml，加0.3mol/L高氯酸溶液3.6ml，混匀，作为空白对照。室温放置10分钟，以每分钟3500转离心20分钟，取上清液在波长280nm处测定吸光度，用空白溶液调零点。按下式计算供试品中的*N*-乙酰-DL-色氨酸含量：

$$供试品\ N\text{-乙酰-DL-色氨酸含量(mmol/g)}=\frac{(A_{280}\times n)/5.25}{P}$$

式中 n 为供试品的稀释系数；

5.25为*N*-乙酰-*DL*-色氨酸的毫摩尔吸收系数；

P 为供试品的蛋白质含量，g/L。

3113 苯酚测定法

本法系依据溴酸盐溶液与盐酸反应产生溴，遇苯酚生成三溴苯酚，过量的溴与碘化钾反应释出碘，析出的碘用硫代硫酸钠滴定液滴定。根据硫代硫酸钠滴定液的消耗量，可计算出供试品中苯酚的含量。

测定法 精密量取供试品1ml，置具塞锥形瓶中，加水50ml，精密加入0.02mol/L溴溶液(称取溴酸钾0.56g，加溴化钾3g，加水溶解并稀释至1000ml)15～25ml(供试品含苯酚量0.3%～0.5%时加25ml，小于0.3%则加15ml)，沿瓶壁加入6mol/L盐酸溶液10ml，摇匀，密塞，在暗处放置30分钟后，加25%碘化钾溶液2ml于具塞锥形瓶颈口，稍启瓶塞，使流下，密塞，摇匀。以少量水洗瓶颈，用硫代硫酸钠滴定液(0.02mol/L)滴定至近终点时，加淀粉指示液约0.5ml，滴定至蓝色消失，并将滴定的结果用空白试验校正。

按下式计算：

$$苯酚含量(\%)=\frac{(V_0-V_1)\times c\times 15.69}{1000}\times 100$$

式中 V_0 为空白试验消耗硫代硫酸钠滴定液的体积，ml；

V_1 为供试品消耗硫代硫酸钠滴定液的体积，ml；

c 为硫代硫酸钠滴定液的浓度，mol/L；

15.69为苯酚分子量的1/6。

【附注】(1)硫代硫酸钠滴定液(0.1mol/L)的制备及标定 称取硫代硫酸钠26g与无水碳酸钠0.20g，加新沸过的冷水适量溶解并稀释至1000ml，摇匀，放置1个月后滤过。取在120℃干燥至恒重的基准重铬酸钾0.15g，精密称定，置碘瓶中，加水50ml溶解，加碘化钾2.0g，轻轻振摇使溶解，加稀硫酸(5.7→100)40ml，摇匀，密塞；在暗处放置10分钟后，加水250ml稀释，用本液滴定至近终点时，加淀粉指示液(称取可溶性淀粉0.5g，加水5ml混悬后缓缓倾入100ml沸水中，随加随搅拌，继续煮沸2分钟，冷却，倾取上层清液。本液应临用配制)3ml，继续滴定至蓝色消失而显亮绿色，并将滴定的结果用空白试验校正。每1ml硫代硫酸钠滴定液(0.1mol/L)相当于4.903mg重铬酸钾。根据本液的消耗量与重铬酸钾的取用量，计算出本液的浓度，即得。

(2)硫代硫酸钠滴定液(0.02mol/L)的制备 精密量取硫代硫酸钠滴定液(0.1mol/L)100ml，加水准确稀释至500ml，摇匀。

(3)可做限度测定。

3114 间甲酚测定法

本法系依据4-氨基安替比林、铁氰化钾在碱性条件下与间甲酚反应生成一种红色物质，用比色法测定供试品中间甲酚含量。

测定法 精密量取一定体积的供试品，置试管中，定量稀释50倍，即为供试品溶液。量取供试品溶液1.0ml，加水5.0ml，混匀，依次加pH 9.8缓冲液(称取无水碳酸钠6.36g、碳酸氢钠3.36g，加水溶解并稀释至800ml，用1mol/L盐酸调节pH值至9.8后，再加水至1000ml)、0.3% 4-氨基安替比林溶液、1.2%铁氰化钾溶液及1mol/L磷酸二氢钾溶液各1.0ml，混匀，于室温避光放置10分钟，照紫外-可见分光光度法(通则0401)，在波长510nm处测定吸光度。

精密量取间甲酚对照品溶液(取间甲酚适量，精密称定，置量瓶中，加水溶解并稀释至每1ml含10μg)1.0ml、2.0ml、3.0ml、4.0ml、5.0ml、6.0ml，分别置试管中，加水补至6.0ml，自本法前述“依次加pH 9.8缓冲液”起，同法操作，测定各管的吸光度。

以间甲酚对照品溶液的系列浓度对其相应的吸光度作直线回归，将供试品溶液的吸光度代入直线回归方程，得供试品的间甲酚含量(mg/ml)。

3115 硫柳汞测定法

第一法 滴定法

本法系依据汞有机化合物经强酸消化成无机汞离子，与双硫腙溶液形成橙黄色化合物。根据双硫腙滴定液的消耗量，可计算出供试品中硫柳汞含量。

试剂 (1)双硫腙滴定液 精密称取双硫腙50mg，置100ml量瓶中，加三氯甲烷溶解并稀释至刻度，摇匀，作为贮备液。

临用前，精密量取贮备液2.5ml，置100ml量瓶中，加四氯化碳稀释至刻度，摇匀，即得双硫腙滴定液，保存于冷暗处。

(2)标准汞溶液 取置于硫酸干燥器中干燥至恒重的氯化高汞约0.135g，精密称定，置100ml量瓶中，加0.5mol/L硫酸溶解并稀释至刻度，摇匀，即为标准汞贮备液。

临用前，精密量取标准汞贮备液适量，置100ml量瓶中，加0.5mol/L硫酸溶液稀释至刻度，摇匀，即为每

1ml 相当于 50μg 汞含量的标准汞溶液。

测定法　(1)消化　精密量取供试品适量(约相当于含汞量 50μg)，置 150ml 圆底磨口烧瓶(附长 40cm 回流管)中，加硫酸 2ml、8.0mol/L 硝酸溶液 0.5ml 混匀后，置电炉上加热回流 15 分钟(或置于 3cm×24cm 试管中，加盖置 85～90℃水浴加热 1 小时)，冷却后加水 40ml，加 20%盐酸羟胺溶液 5ml。

(2)滴定　用水 40ml 将上述消化后溶液分数次冲洗入 125ml 分液漏斗中，用双硫腙滴定液滴定，开始时每次可加入 2ml 左右，以后逐渐减少至每次 0.5ml，最后还可少至 0.2ml。每次加入滴定液后，振摇 10 秒钟，静置分层，弃去四氯化碳层，继续滴定，直至双硫腙滴定液的绿色不变，即为终点。

(3)双硫腙滴定液的标化　精密量取标准汞溶液 1ml，置 125ml 分液漏斗中，加硫酸 2ml、水 80ml 和 20%盐酸羟胺溶液 5ml，自"(2)滴定"中"用双硫腙滴定液滴定"起，同法操作。

按下式计算：

$$硫柳汞含量(\%)=\frac{V_1\times 0.050\times 2.02}{V_2\times V_3\times 1000}\times 100$$

式中　V_1 为供试品消耗双硫腙滴定液的体积，ml；

V_2 为标准汞溶液消耗双硫腙滴定液的体积，ml；

V_3 为供试品的体积，ml；

0.050 为标准汞溶液的浓度，mg/ml；

2.02 为常数(1g 汞相当于 2.02g 硫柳汞)。

【附注】(1)抗毒素及免疫球蛋白供试品用水浴消化法滴定时会出现少量絮状物，但不影响结果。

(2)可做限度测定。

第二法　原子吸收分光光度法

本法系依据有机汞在氧化条件下消化成无机汞离子，在氯化亚锡作用下将汞离子还原为汞原子，采用原子吸收分光光度法测定供试品中汞含量，从而计算出硫柳汞含量。

试剂　(1)20%氯化亚锡溶液　称取氯化亚锡 20g，加盐酸 20ml，微热溶解，冷却至室温后加水稀释至 100ml。临用时现配。

(2)稀硫酸　量取 15ml 硫酸(分析纯)，加水 15ml，混匀。

(3)5%高锰酸钾溶液　称取 5.0g 高锰酸钾(分析纯)，用水溶解并定容至 100ml。煮沸 10 分钟，静置过夜，过滤。

(4)5%过硫酸钾溶液　称取 5g 过硫酸钾，用水溶解并定容至 100ml。临用时现配。

(5)8%盐酸羟胺溶液　称取 8g 盐酸羟胺，用水溶解并定容至 100ml。

标准汞溶液的制备　取标准汞溶液用水精确稀释，配制成 5 个适宜浓度的标准汞溶液。

供试品溶液的制备　取供试品适量，用水稀释至所含汞浓度在标准曲线范围内。

测定法　精密量取适量供试品和标准汞溶液，加稀硫酸 4ml、硝酸 1ml 和 5%高锰酸钾溶液 4ml，混匀，放置 15 分钟后，加入 5%过硫酸钾溶液 2ml，置约 95℃加热 2 小时，冷却至室温后，加 8%盐酸羟胺溶液 2ml，加水至 50ml 后，取适量消化后供试品，并加入相应量的 20%氯化亚锡溶液，照原子吸收分光光度法(通则 0406)，于室温在波长 253.7nm 处测定吸光度，同时用水作空白对照。

结果计算　以标准汞溶液的浓度对其相应的吸光度作直线回归，相关系数不低于 0.99，将供试品溶液的吸光度代入直线回归方程，即可得到供试品溶液汞含量。按下式计算供试品中的硫柳汞含量：

$$Y=\frac{c_{Hg}\times 2.02\times n}{1000}$$

式中　Y 为供试品中的硫柳汞含量，μg/ml；

c_{Hg} 为供试品溶液中的汞含量，ng/ml；

2.02 为常数(1g 汞相当于 2.02g 硫柳汞)；

n 为供试品稀释倍数。

3116　对羟基苯甲酸甲酯、对羟基苯甲酸丙酯含量测定法

本法系用气相色谱法测定供试品中对羟基苯甲酸甲酯及对羟基苯甲酸丙酯含量。

照气相色谱法(通则 0521)测定。

色谱条件与系统适用性试验　用涂布 100%聚二甲基硅氧烷石英毛细管柱，柱温 180℃，气化室温度 250℃；氢离子化火焰检测器，检测器温度 300℃。载气为氮气，流速为每分钟 20ml。进样方式采用分流进样，进样量为 1μl。内标物(对苯二酚)峰与对羟基苯甲酸甲酯及对羟基苯甲酸丙酯峰之间的分离度均应大于 1.5；对羟基苯甲酸甲酯及对羟基苯甲酸丙酯的对照品溶液连续进样 5 次，所得对羟基苯甲酸甲酯及对羟基苯甲酸丙酯峰面积与对苯二酚峰面积之比的相对标准偏差应不大于 5%。

内标溶液的制备　取对苯二酚 50mg，精密称定，用无水乙醇定容至 50ml，制成每 1ml 约含有 1mg 的内标溶液。

对照品溶液的制备　取对羟基苯甲酸甲酯 0.1g、对羟基苯甲酸丙酯 0.01g，精密称定，用无水乙醇定容至 10ml，即得约 1.00%对羟基苯甲酸甲酯的溶液、约 0.10%对羟基苯甲酸丙酯的溶液。

校正因子测定用对照溶液的制备　取对照品溶液 60μl、内标溶液 100μl，加纯化水 840μl，即得含内标物 100μg/ml、对羟基苯甲酸甲酯约 0.06%、对羟基苯甲酸丙酯约 0.006%的校正因子测定用对照溶液。

测定法　取供试品 840μl，加入内标溶液 100μl、无水乙醇 60μl，混匀，取 1μl 注入气相色谱仪；另取 1μl 校正因子测定用对照溶液，同法操作。按内标加校正因子测定法计算对羟基苯甲酸甲酯及对羟基苯甲酸丙酯含量。

3117 *O*-乙酰基测定法

试剂　(1)2mol/L 盐酸羟胺溶液　称取盐酸羟胺13.9g，加水溶解并稀释至100ml，冷处保存。

(2)3.5mol/L 氢氧化钠溶液　称取氢氧化钠14.0g，加水使溶解并稀释至100ml。

(3)4mol/L 盐酸溶液　量取盐酸33.3ml，加水稀释至100ml的溶液。

(4)0.37mol/L 三氯化铁-盐酸溶液　称取三氯化铁($FeCl_3 \cdot 6H_2O$)10.0g，加0.1mol/L 盐酸溶液溶解并稀释至100ml。

(5)碱性羟胺溶液　量取等体积的盐酸羟胺溶液(2mol/L)与氢氧化钠溶液(3.5mol/L)混合。3小时内使用。

对照品溶液的制备　精密称取已干燥至恒重的氯化乙酰胆碱22.7mg(或溴化乙酰胆碱28.3mg)，置50ml量瓶中，加0.001mol/L 醋酸钠溶液(pH 4.5)溶解并稀释至刻度，摇匀。

供试品溶液的制备　取供试品，用水稀释成*O*-乙酰基浓度为0.5～2.5mmol/L的溶液。

测定法　精密量取氯化乙酰胆碱(或溴化乙酰胆碱)对照品溶液0.2ml、0.4ml、0.6ml、0.8ml、1.0ml，分别置试管中，补加水至1ml，加新鲜配制的碱性羟胺溶液2ml，摇匀，于室温放置4分钟，加4mol/L 盐酸溶液1ml，调节pH值至1.2±0.2，摇匀，加0.37mol/L 三氯化铁-盐酸溶液1ml，摇匀，照紫外-可见分光光度法(通则0401)，在波长540nm处测定吸光度。另精密量取上述相应的系列对照品溶液，自“补加水至1ml”起，除加酸与加碱性羟胺的次序颠倒外，同法操作，用作对照品溶液的空白对照。

精密量取供试品溶液1ml置试管中，自本法前述“加新鲜配制的碱性羟胺溶液2ml”起，同法操作；另取供试品溶液1ml，与对照品溶液的空白对照同法操作，用作供试品溶液的空白对照。

将标准管各吸光度分别减去相应空白对照管的吸光度，以标准管中所含对照品溶液的体积对其相应的吸光度作直线回归，将供试品的吸光度减去相应空白对照管的吸光度后代入直线回归方程，计算出每1ml供试品相当于对照品溶液的体积(*V*，ml)。按下式计算供试品中的*O*-乙酰基含量：

供试品中*O*-乙酰基含量(mmol/L)$=V\times 2.5$

式中　2.5为对照品溶液中乙酰胆碱的含量(mmol/L)。

3118 己二酰肼含量测定法

本法系依据在四硼酸钠存在的条件下，己二酰肼(ADH)中的氨基基团能与三硝基苯磺酸(TNBS)发生显色反应，采用紫外-可见分光光度法(通则0401)测定b型流感嗜血杆菌多糖衍生物中己二酰肼的含量。

试剂　(1)己二酰肼对照品贮备液(1mg/ml)　精密称定己二酰肼0.100g，加水定容至100ml，于−20℃保存。

(2)己二酰肼对照品工作液(20μg/ml)　精密量取己二酰肼对照品贮备液0.2ml，加水定容至10ml。

(3)5%四硼酸钠溶液　称取四硼酸钠($Na_2B_4O_7 \cdot 10H_2O$)47.35g，加水定容至500ml，于室温保存。

(4)3% TNBS溶液　配制3%的TNBS溶液，于−20℃保存。

测定法　量取5%四硼酸钠溶液1.0ml，加水1ml，混匀，再加入3% TNBS溶液0.3ml，混匀，于室温放置15分钟，在波长500nm处测定吸光度，作为空白对照。

先将供试品用水稀释至己二酰肼浓度不高于20μg/ml，作为供试品溶液，然后取1.0ml，加入5%四硼酸钠溶液1.0ml，自本法前述“加入3% TNBS溶液0.3ml”起，同法操作。

分别取己二酰肼对照品工作液0.2ml、0.4ml、0.6ml、0.8ml、1.0ml于试管中，每管依次加水0.8ml、0.6ml、0.4ml、0.2ml、0.0ml，加入5%四硼酸钠溶液1.0ml，自本法前述“加入3% TNBS溶液0.3ml”起，同法操作。

结果计算　以己二酰肼对照品工作液的浓度对其相应的吸光度作直线回归，求得直线回归方程，将供试品溶液的吸光度代入直线回归方程，求出供试品溶液的己二酰肼含量，根据稀释倍数计算供试品的己二酰肼含量。

3119 高分子结合物含量测定法

本法系利用高分子结合物、低分子结合物及游离多糖在不同乙醇浓度下，沉淀分离，采用紫外-可见分光光度法(通则0401)测定磷含量，计算高分子结合物的含量。

试剂　(1)5mol/L 氯化钠溶液　精密称定氯化钠29.22g，加水溶解并稀释至100ml，室温保存。

(2) 1.5mol/L 硫酸　于11体积的水中加入1体积98%的硫酸，混匀。

(3) 2.5%钼酸铵　称取钼酸铵2.65g，加水溶解并稀释至100ml。

(4) 10%抗坏血酸　称取抗坏血酸10g，加水溶解并稀释至100ml。

(5) 矿化试剂　硫酸与70%高氯酸等体积混合制得。

(6) 产色试剂　水、1.5mol/L 硫酸、2.5%钼酸铵、10%抗坏血酸，按2∶1∶1∶1体积比混合配制。

(7) 80μg/ml 磷对照品贮备液　精密称定经100℃干燥的磷酸氢二钠0.3665g或磷酸二氢钾0.3509g，加水定容至1000ml。临用时，将贮备液做20倍稀释，即为4μg/ml磷对照品工作液。

(8) 1.0mol/L 氢氧化钠溶液　称取4g氢氧化钠，加水溶解并稀释至100ml。

供试品溶液的制备　(1)分步沉淀　原液用0.9%氯化钠溶液稀释至多糖含量20～28μg/ml或成品疫苗3ml，加入5mol/L氯化钠溶液0.75ml，混匀后加入无水乙醇15ml，于-20℃冰箱放置72～96小时，以每分钟8000转4℃离心90分钟，吸取上清液为供试品溶液2；于沉淀中加入50%乙醇溶液0.5ml，加玻璃珠，混合后室温放置1小时；再加入50%乙醇溶液1.5ml，混合后室温放置2小时，然后以每分钟8000转8℃离心1小时，吸取1.8ml上清液为供试品溶液3；沉淀再加入1.0mol/L氢氧化钠溶液0.5ml，混合后室温放置1小时，加水1.25ml，作为供试品溶液4。

(2)供试品1　取多糖含量20～28μg/ml的原液或成品疫苗1.0ml为供试品1。

(3)供试品溶液的矿化　分别量取1.0ml供试品1、1.5ml供试品溶液2、0.7ml供试品溶液3、0.5ml供试品溶液4各2份；分别加入矿化试剂0.15ml，置150℃干燥1小时，然后升温至180℃干燥30分钟，再升温至250℃干燥1小时。

测定法　量取水1.95ml，加矿化试剂50μl后加2.0ml产色试剂，混匀后置37℃水浴2小时，在波长825nm处测定吸光度，作为空白对照。

于矿化好的供试品溶液中加水1.85ml，加产色试剂2.0ml，混匀后置37℃水浴2小时，在波长825nm处测定吸光度。

分别量取磷对照品工作液0.1ml、0.2ml、0.4ml、0.8ml、1.0ml于试管中，每管依次加水1.85ml、1.75ml、1.55ml、1.15ml、0.95ml；然后每管分别加入矿化试剂50μl后加2.0ml产色试剂，混匀后置37℃水浴2小时，在波长825nm处测定吸光度。

结果计算　以磷对照品工作液的浓度对其相应的吸光度作直线回归，求得直线回归方程。将供试品溶液的吸光度代入直线回归方程，求出磷含量。

供试品磷含量(μg/ml)分别为：

$$P_1=(A_1\times 3)/1.0$$

$$P_2=(A_2\times 18.75)/1.5$$

$$P_3=(A_3\times 2.0)/0.7$$

$$P_4=(A_4\times 2.0)/0.5-(P_3\times 10)/100$$

试验有效性　$80\%\leqslant(P_2+P_3+P_4)/P_1\leqslant 120\%$

供试品高分子结合物含量(%)$=P_4/(P_2+P_3+P_4)\times 100$

供试品游离多糖含量(%)$=[1-P_4/(P_2+P_3+P_4)]\times 100$

式中，P_1、P_2、P_3、P_4为供试品1、供试品溶液2、供试品溶液3、供试品溶液4的磷含量；A_1、A_2、A_3、A_4为供试品1、供试品溶液2、供试品溶液3、供试品溶液4中取样矿化后的磷含量。

3120　人血液制品中糖及糖醇测定法

本法系用高效液相色谱法测定人血液制品中糖及糖醇含量。

照高效液相色谱法(通则0512)测定。

色谱条件与系统适用性试验　用苯乙烯-二乙烯基苯共聚物为基质的阳离子交换色谱柱(H^+)(7.8mm×300mm，9μm或8μm)；柱温50℃(测定蔗糖含量时，柱温为20～30℃)；流动相为0.004mol/L硫酸溶液，流速为每分钟0.8ml；示差折光检测器。取2%麦芽糖1ml和1.5%磺基水杨酸1ml的混合物20μl，注入色谱柱，记录色谱图，麦芽糖与磺基水杨酸两峰间的分离度应大于1.5，拖尾因子按麦芽糖峰计算应为0.95～1.50。

对照品溶液的制备　(1)麦芽糖对照品溶液　分别取经减压干燥至恒重的麦芽糖对照品1.0g、2.0g、3.0g，精密称定，各置100ml量瓶中，分别加水溶解并稀释至刻度，摇匀，即得。

(2)葡萄糖对照品溶液　分别取经减压干燥至恒重的葡萄糖对照品0.5g、1.0g、1.5g，精密称定，各置100ml量瓶中，分别加水溶解并稀释至刻度，摇匀，即得。

(3)山梨醇对照品溶液　分别取经减压干燥至恒重的山梨醇对照品0.5g、1.0g、1.5g，精密称定，各置100ml量瓶中，分别加水溶解并稀释至刻度，摇匀，即得。

(4)蔗糖对照品溶液　分别取经减压干燥至恒重的蔗糖对照品1.0g、2.0g、3.0g，精密称定，各置100ml量瓶中，分别加水溶解并稀释至刻度，摇匀，即得。

供试品溶液的制备　精密量取供试品1ml，加1.5%磺基水杨酸4.0ml，混匀，室温放置至少2小时，以每分钟3000转离心10分钟，取上清液，即得。

测定法　精密量取对照品溶液与供试品溶液，分别注入色谱柱，记录色谱图；进样量为20μl。

以各对照品溶液浓度(g/L)对其相应的峰面积作直线回归，求得直线回归方程，计算出供试品溶液中糖或糖醇含量(A)，再按下列公式计算：

$$供试品糖或糖醇含量(g/L)=A\times n$$

式中　A为供试品溶液中糖或糖醇含量，g/L；

n为供试品稀释倍数。

【附注】(1)根据供试品的糖含量，对照品和供试品的取量可做适当调整。

(2)直线回归相关系数应不低于0.999。

(3)不同厂家的阳离子交换色谱柱(H^+)的流速、流动相、柱温等会有所不同，可根据色谱柱说明书对色谱条件进行适当调整。

3121　人血白蛋白多聚体测定法

本法系用分子排阻色谱法测定人血白蛋白多聚体含量。

照分子排阻色谱法(通则0514)测定。

色谱条件与系统适用性试验　用亲水硅胶高效体积排阻色谱柱(SEC，排阻极限300kD，7.5mm×600mm，10μm)；以含1%异丙醇的pH 7.0、0.2mol/L磷酸盐缓冲液(量取 0.5mol/L 磷酸二氢钠 200ml、0.5mol/L 磷酸氢二钠 420ml、异丙醇 15.5ml 及水 914.5ml，混匀)为流动相；检测波长为 280nm；流速为每分钟 0.6ml。取每 1ml 含蛋白质 12mg 的人血白蛋白溶液 20μl，注入色谱柱，记录色谱图，人血白蛋白单体峰与二聚体峰间的分离度应大于 1.5，拖尾因子按人血白蛋白单体峰计算应为 0.95～1.40。

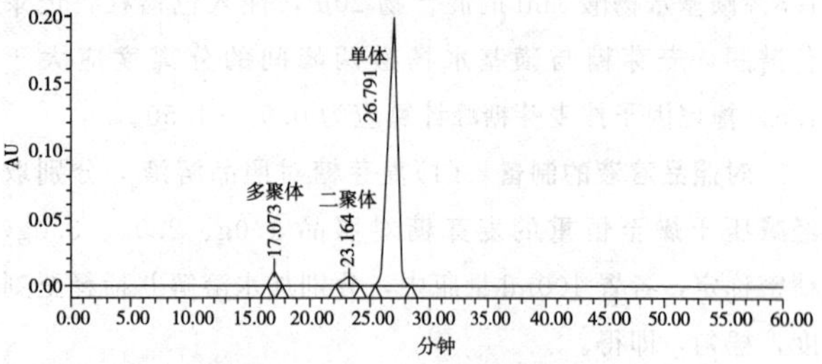

图 1　人血白蛋白标准图谱

测定法　取供试品适量，用流动相稀释成每 1ml 约含蛋白质 12mg 的溶液，取 20μl，注入色谱柱，记录色谱图 60 分钟。按面积归一化法计算，色谱图中未保留(全排阻)峰的含量(%)除以 2，即为人血白蛋白多聚体含量。

3122　人免疫球蛋白类制品 IgG 单体加二聚体测定法

本法系用分子排阻色谱法测定人免疫球蛋白类制品 IgG 单体加二聚体含量。

照分子排阻色谱法(通则 0514)测定。

色谱条件与系统适用性试验　用亲水硅胶高效体积排阻色谱柱(SEC，排阻极限 300kD，7.5mm × 600mm，10μm)；以含 1% 异丙醇的 pH 7.0、0.2mol/L 磷酸盐缓冲液(量取 0.5mol/L 磷酸二氢钠 200ml、0.5mol/L 磷酸氢二钠 420ml、异丙醇 15.5ml 及水 914.5ml，混匀)为流动相；检测波长为 280nm；流速为每分钟 0.6ml。分别取每 1ml 含蛋白质 12mg 的人免疫球蛋白、人血白蛋白溶液各 20μl，分别注入色谱柱，记录色谱图。人免疫球蛋白对照品单体峰与裂解体峰间的分离度应大于 1.5，人血白蛋白对照品单体峰与二聚体峰间的分离度应大于 1.5，拖尾因子按人血白蛋白单体峰计算应为 0.95～1.40。

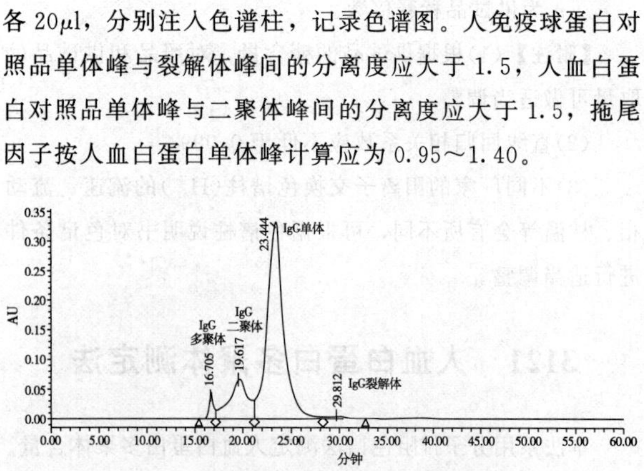

图 1　人免疫球蛋白 IgG 标准图谱

测定法　取供试品适量，用流动相稀释成每 1ml 约含蛋白质 12mg 的溶液，取 20μl，注入色谱柱，记录色谱图 60 分钟。按面积归一化法计算，色谱图中单体峰加二聚体峰的含量，即为 IgG 单体加二聚体含量。图谱各峰的界限为两峰间最低点到基线的垂直线。主峰为 IgG 单体；相对保留时间约 0.85 的峰为二聚体。

3123　人免疫球蛋白中甘氨酸含量测定法

本法系依据过量的 6-氨基喹啉基-*N*-羟基琥珀酰亚胺基氨基甲酸酯(AQC)在一定条件下和氨基酸形成稳定的衍生产物(柱前衍生)，用高效液相色谱法测定衍生产物，根据衍生产物的含量计算人免疫球蛋白中甘氨酸含量。

照高效液相色谱法(通则 0512)测定。

色谱条件与系统适用性试验　用十八烷基硅烷键合硅胶为基质的 C_{18} 反相色谱柱(3.9mm×150mm，4μm)；柱温 37℃；以 140mmol/L 醋酸钠、17mmol/L 三乙胺(pH 5.65)、1μg/ml 乙二胺四乙酸二钠为流动相 A 液，以 100% 乙腈为流动相 B 液，以纯水为流动相 C 液，流速为每分钟 1.0ml，按下表进行梯度洗脱 32 分钟，检测波长为 248nm。甘氨酸与相邻色谱峰之间分离度应大于 1.5；拖尾因子(T)为 0.95～1.40(甘氨酸和 α-氨基丁酸峰)；RSD 应不大于 2.0%(甘氨酸对照品峰面积测量值)。

时间(分钟)	流速(ml/min)	流动相 A(%)	流动相 B(%)	流动相 C(%)	曲线
起始	1.0	100	0	0	
0.5	1.0	99.0	1.0	0	瞬时
18.00	1.0	95.0	5.0	0	线性
19.00	1.0	91.0	9.0	0	线性
22.00	1.0	83.0	17.0	0	线性
25.00	1.0	0	60.0	40.0	瞬时
28.00	1.0	100	0	0	瞬时
32.00	1.0	100	0	0	线性

内标溶液的制备　精密称取 α-氨基丁酸对照品 0.4g，加水定容至 100ml。

对照品溶液的制备　(1)精密称取甘氨酸对照品 2.5g，加水定容至 100ml。

(2)精密量取(1)项溶液 1.0ml，加 1.5% 磺基水杨酸 9.0ml，混匀静置 2 小时以上，以每分钟 3000 转离心 10 分钟，留取上清液备用。

(3)精密量取(2)项上清液 0.4ml、0.8ml、1.0ml、1.2ml、1.6ml，分别置 10ml 量瓶中，用水定容。

(4)精密量取(3)项溶液各 0.1ml，加水 0.4ml 与内标溶液 0.02ml，混匀备用。

(5)精密量取(4)项溶液各 10μl 放入衍生管中，加硼酸缓冲液(pH 8～10) 70μl 涡旋混合，并加入 20μl AQC 衍生剂涡旋混合 15 秒，即为对照品溶液。

供试品溶液的制备　(1)精密量取供试品溶液 1.0ml，

加 1.5%磺基水杨酸 9.0ml，混匀静置 2 小时以上，以每分钟 3000 转离心 10 分钟，留取上清液备用。

(2)精密量取(1)项上清液 1.0ml，置 10ml 量瓶中，用纯水定容。

(3)精密量取(2)项溶液 0.1ml，加 0.4ml 纯水与内标溶液 0.02ml，混匀后，精密量取 10μl 放入衍生管中，加 70μl 硼酸缓冲液涡旋混合，并加入 20μl AQC 衍生剂涡旋混合 15 秒，即为供试品溶液。

测定法　精密量取对照品溶液与供试品溶液，分别注入液相色谱仪，记录色谱图 32 分钟。进样量为 10μl。按内标法计算。

【**附注**】(1)甘氨酸含量测定应采用柱前衍生及内标法，除本法要求外，衍生剂也可选用异硫氰酸苯酯、邻苯二甲醛；内标物也可选用正缬氨酸；C_{18}反相色谱柱的粒度也可选用 5μm 或亚 2μm。根据液相色谱系统、C_{18}反相色谱柱规格、衍生剂及内标物的不同，可以调整相应的色谱条件。

(2)直线回归相关系数应不低于 0.999。

(3)系统适用性中重复性可用其他适宜方法。

(4)本法也适用于血液制品中组氨酸和精氨酸测定，仅对照品改为相应的组氨酸或精氨酸。

(5)根据供试品的甘氨酸含量，对照品和供试品的取量可做适当调整。

3124　人粒细胞刺激因子蛋白质含量测定法

本法采用高效液相色谱法测定供试品中人粒细胞刺激因子蛋白质含量。

照高效液相色谱法(通则 0512)测定。

色谱条件　色谱柱采用十八烷基硅烷键合硅胶为填充剂(4.6mm×250mm，5μm，孔径 30nm)；柱温为 30℃±5℃，供试品保存温度为 2～8℃；以 0.1%三氟乙酸的水溶液为流动相 A 液，以 0.1%三氟乙酸的乙腈溶液为流动相 B 液；流速为每分钟 1ml；检测波长 214nm；按下表进行梯度洗脱。

时间(分钟)	流动相 A(%)	流动相 B(%)
0	60	40
40	20	80
45	0	100
50	60	40
60	60	40

检查法　取 1 支标准品，按说明书复溶。用 20mmol/L 的醋酸-醋酸钠缓冲液(pH 4.0)将标准品及供试品调节至相同蛋白质浓度，将供试品溶液与标准品溶液以相同体积分别注入液相色谱仪(进样体积不小于 10μl，进样量 4～6μg)，按本法上表进行梯度洗脱。标准品溶液、供试品溶液均进样 3 次，记录色谱图并计算峰面积。按下式计算人粒细胞刺激因子蛋白质含量(μg/ml)：

$$供试品蛋白质含量(\mu g/ml)=\frac{C_R\times A_X\times n_X}{A_R\times n_R}$$

式中　C_R 为复溶所得标准品溶液的蛋白质含量，μg/ml；

A_R 为标准品溶液的平均峰面积；

A_X 为供试品溶液的平均峰面积；

n_R 为标准品溶液的稀释倍数；

n_X 为供试品溶液的稀释倍数。

3125　组胺人免疫球蛋白中游离磷酸组胺测定法

本法系依据磷酸组胺与邻苯二甲醛在碱性条件下生成荧光衍生物，以此测定组胺人免疫球蛋白中游离磷酸组胺含量。

磷酸组胺对照品溶液的制备　取磷酸组胺对照品 7mg，精密称定，置 25ml 量瓶中，用 0.1mol/L 盐酸溶液溶解并稀释至刻度，摇匀，作为磷酸组胺贮备液，−20℃贮存备用。试验当天准确量取磷酸组胺贮备液 0.1ml，置 100ml 量瓶中，用 0.1mol/L 盐酸溶液稀释至刻度，即为磷酸组胺对照品溶液。

供试品溶液的制备　量取供试品 0.5ml，加水 1.2ml，混匀，加 25%三氯乙酸溶液 0.3ml，混匀，以每分钟 4000 转离心 10 分钟，取上清液，即为供试品溶液。

测定法　量取供试品溶液 1.6ml 置试管中，加氯化钠 1.5g，再加正丁醇 4.0ml、2.5mol/L 氢氧化钠溶液 0.2ml，立即混匀 5 分钟，静置后，取出正丁醇相 3.6ml 加到已装有 0.1mol/L 盐酸溶液 1.2ml 和正庚烷 2.0ml 的试管内，振荡 5 分钟，弃有机相，量取盐酸相 1.0ml，加入等体积水，再加 0.4mol/L 氢氧化钠溶液 0.5ml，混匀并迅速加入 0.1%邻苯二甲醛-甲醇溶液 0.1ml，立即混匀，置 21～22℃ 10 分钟，加 0.5mol/L 盐酸溶液 0.5ml 终止反应。取终止反应后的溶液 200μl，加入酶标板孔中，用荧光酶标仪，在激发波长 350nm 和发射波长 450nm 处测荧光强度。

准确量取磷酸组胺对照品溶液 1.0ml、0.8ml、0.6ml、0.4ml、0.2ml、0.1ml、0.05ml、0.025ml，分别置试管中，各以 0.1mol/L 盐酸溶液补足至 1.0ml；向各管中加水 0.5ml、25%三氯乙酸溶液 0.1ml，混匀，加氯化钠 1.5g，自本法前述“再加正丁醇 4.0ml”起，同法操作。

以磷酸组胺对照品溶液的浓度对其相应的荧光强度作直线回归，将供试品溶液的荧光强度代入直线回归方程，求出供试品溶液碱基含量(G)，按下式计算：

供试品游离磷酸组胺含量(ng/ml)＝$G\times 2.76\times 2.5$

【**附注**】磷酸组胺分子量为 307.148，对照品溶液浓度按碱基计，碱基与磷酸组胺分子量比为 1∶2.76。式中

“2.5”为供试品稀释倍数。

3126 IgG含量测定法(紫外-可见分光光度法)

本法系依据免疫球蛋白G(IgG)与相应的抗体特异性结合后，在适宜的电解质、温度、pH值条件下，产生凝集反应，形成抗原-抗体复合物。根据供试品的吸光度，求出供试品中IgG的含量。

试剂　(1)缓冲液　称取三羟甲基氨基甲烷(Tris)12.42g、氯化钠9g、聚乙二醇6000 50g、牛血清白蛋白(BSA)1g、叠氮化钠(NaN_3)1g，加水溶解，用1.0mol/L盐酸调节pH值至7.4，加水稀释至1000ml。

(2)抗人IgG血清　按说明书要求将冻干抗人IgG血清复溶，按标示效价取一定量抗人IgG血清，加缓冲液稀释至抗体最终效价为1∶4(例如抗人IgG血清效价为1∶100，量取原液2ml加抗体缓冲液48ml)，充分混匀，0.45μm膜过滤。4℃保存备用。

IgG标准品溶液的制备　用0.9%氯化钠溶液将IgG标准品在每1ml含0.2～6.0mg范围内做适当的系列稀释(通常做5个稀释度)。

供试品溶液的制备　用0.9%氯化钠溶液将供试品稀释成高、中、低3个稀释度，其IgG含量均应在标准曲线范围内。

测定法　取供试品溶液10μl，加入已预热至37℃并经稀释的适宜浓度的抗人IgG血清1ml，混匀，每个稀释度做2管，置37℃水浴中保温1小时，充分混匀，照紫外-可见分光光度法(通则0401)，在波长340nm处分别测定吸光度。

用IgG标准品溶液10μl替代供试品溶液，同法操作。

计算标准品和供试品不同稀释度溶液的吸光度的均值。以标准品溶液的IgG含量的对数值对其相应吸光度的对数值作直线回归，求得直线回归方程，相关系数应不低于0.99；然后将供试品溶液吸光度的对数值代入直线回归方程，求得该对数值的反对数，再乘以稀释倍数，求取每1ml供试品溶液IgG含量，再由供试品各稀释度IgG含量求平均值，即为供试品IgG含量(g/L)。

【附注】(1)全部反应管必须在10分钟内测量完毕。

(2)设置紫外分光光度计狭缝宽度(Slit Width)为2nm。

(3)每次测定可根据供试品IgG含量，适当调整标准品溶液中IgG含量范围。

3127 单抗分子大小变异体测定法

第一法　十二烷基硫酸钠毛细管电泳法(CE-SDS法)

本法系采用十二烷基硫酸钠毛细管电泳(CE-SDS)紫外检测方法，在还原和非还原条件下，依据分子量大小，按毛细管电泳法(通则0542)，定量测定重组单克隆抗体产品的纯度。

毛细管电泳系统　(1)检测器　紫外或二极管阵列检测器。波长：214nm或220nm。

(2)毛细管　非涂层-熔融石英毛细管(内径50μm)，选择合适长度以满足系统适用性要求。

试剂　(1)SDS样品缓冲液　含1% SDS的0.04mol/L磷酸盐溶液(pH 6.5)或等效缓冲液。

(2)SDS凝胶分离缓冲液　含0.2% SDS的缓冲液(pH 8.0)，含有适当的亲水性聚合物作为分子筛或等效缓冲液。

(3)0.1mol/L或其他适宜浓度盐酸溶液。

(4)0.1mol/L或其他适宜浓度氢氧化钠溶液。

(5)2-巯基乙醇。

(6)烷基化溶液　0.8mol/L的碘乙酰胺水溶液，可称取约74mg碘乙酰胺，加入500μl水溶解，新鲜制备，避免光照。

(7)系统适用性对照品溶液　终浓度1mg/ml。

供试品制备　(1)供试品溶液制备　用SDS样品缓冲液将供试品稀释至1mg/ml。样品缓冲液以相同稀释倍数稀释，为空白对照。

(2)非还原供试品溶液制备　取供试品溶液(1mg/ml)95μl，加入0.8mol/L碘乙酰胺水溶液5μl，涡旋混匀。取空白对照95μl，加入0.8mol/L碘乙酰胺水溶液5μl，涡旋混匀，为非还原空白对照。

(3)还原供试品溶液制备　取供试品溶液(1mg/ml)95μl，加入2-巯基乙醇5μl，涡旋混匀。取空白对照95μl，加入2-巯基乙醇5μl，涡旋混匀，为还原空白对照。

将供试品溶液和空白对照在68～72℃孵育，非还原供试品溶液孵育5分钟，还原供试品溶液孵育15分钟。冷却至室温后每分钟6000转离心1分钟。从样品管中分别取出75μl至样品瓶中，立即进行分析。

系统适用性　(1)还原条件的系统适用性要求

电泳图谱：系统适用性对照品溶液的电泳图谱应与提供的典型电泳图谱相一致。

分离度：糖基化重链峰和非糖基化重链峰能够明显地分辨(分离度根据实际测定数据设定)。

系统适用性对照品非糖基化重链占总重链的百分比：以非糖基化重链的修正峰面积占总重链的修正峰面积的百分比计算。系统适用性对照品溶液中非糖基化重链占总重链的百分比应在指定范围内(见该批次对照品说明书)。

迁移时间：两针系统适用性对照品重链迁移时间差不大于1.0分钟。

空白：空白溶液中应无干扰峰。

(2)非还原条件的系统适用性要求

电泳图谱：系统适用性对照品溶液的电泳图谱应与提供的典型电泳图谱相一致。

分离度：IgG主峰与片段峰的分离度根据实际测定数据设定。

系统适用性对照品主峰百分比：以主峰的修正峰面积占总修正峰面积的百分比计算。系统适用性溶液主峰的相对百分含量应在指定范围内(见该批次对照品说明书)。

迁移时间：两针系统适用性对照品主峰的迁移时间差不大于 1.0 分钟。

测定法　毛细管的预处理：0.1mol/L 氢氧化钠溶液在 60psi 压力下冲洗 3 分钟，然后用 0.1mol/L 盐酸溶液在 60psi 压力下冲洗 2 分钟，最后用纯水在 70psi 压力下冲洗 1 分钟，每次运行前应进行。

毛细管的预填充：SDS 凝胶分离缓冲液在 50psi 压力下冲洗 15 分钟，每次运行前应进行。

样品进样：10kV 反相极性电动进样。还原样品进样 30 秒，非还原样品进样 40 秒。

分离：15kV 下运行 40 分钟，反相极性。

样品室温度：18～22℃。

毛细管温度：18～22℃。

进样顺序：空白、系统适用性对照品、样品、系统适用性对照品、空白。

注：根据仪器的不同，可调节毛细管种类和测定法的条件，以满足系统适用性要求。

结果分析　(1)还原条件　按面积归一化法计算，以重链、非糖基化重链和轻链的修正峰面积分别占所有修正峰面积之和的百分比分别计算重链、非糖基化重链和轻链的纯度，三者之和即为产品纯度（图 1）。（注：根据样品功能决定是否包含非糖基化重链纯度）

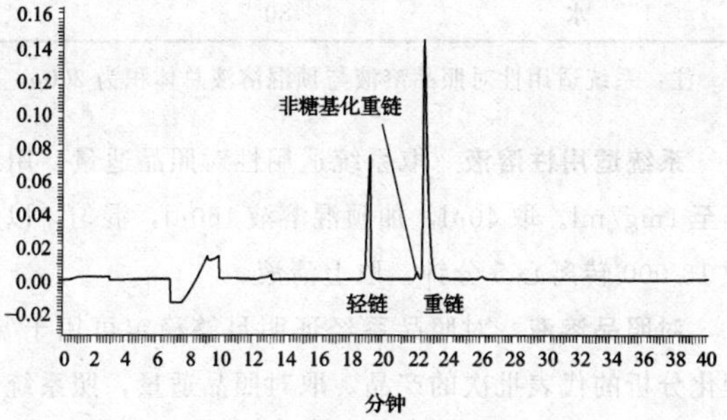

图 1　还原典型图谱

(2)非还原条件　按面积归一化法计算，以 IgG 主峰的修正峰面积占所有修正峰面积之和的百分比计算主峰的纯度（图 2）。

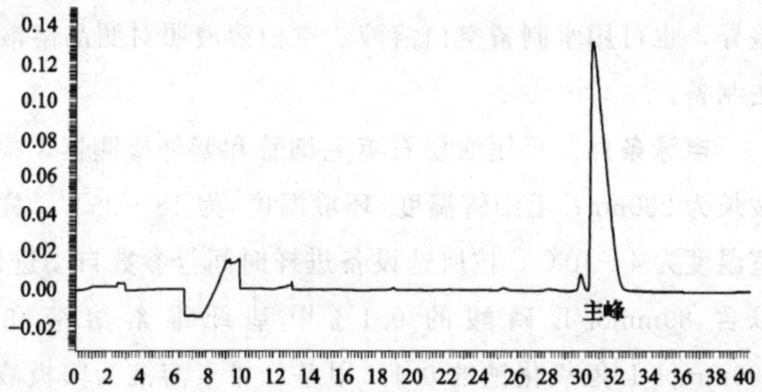

图 2　非还原典型图谱

第二法　分子排阻色谱法(SEC 法)

本法系采用分子排阻色谱法，利用凝胶色谱柱的分子筛机制分离单克隆抗体各分子大小变异体并测定其含量。

试剂　磷酸盐缓冲液　含 0.05mol/L 磷酸钾和 0.25mol/L 氯化钾的磷酸盐水溶液，可称取磷酸二氢钾 4.76g、磷酸氢二钾 2.61g 和氯化钾 18.64g，加水 900ml 使溶解，调 pH 值至 6.2，用水稀释至 1000ml。

空白溶液　按照制剂配方配制，但不含单抗的溶液。若研究表明制剂配方溶液图谱与水的图谱无明显差异，也可用水制备空白溶液。

系统适用性溶液　取系统适用性对照品，加流动相使溶解并稀释成每 1ml 含 10mg 的溶液。

对照品溶液　取供试品对应的单抗对照品，加流动相使溶解并稀释成每 1ml 含 10mg 的溶液。

供试品溶液　取供试品，加流动相使溶解并稀释成每 1ml 含 10mg 的溶液。

色谱条件　以适合分离 10～500kD 蛋白质的亲水改性硅胶为固定相（7.8mm×300mm，5μm，或等效色谱柱），柱温 25℃；以磷酸盐缓冲液为流动相，流速为每分钟 0.5ml；检测器波长 280nm；进样器温度 2～8℃；进样体积 20μl；运行时间 30 分钟。

系统适用性要求　系统适用性溶液图谱应与参考图谱基本一致(图 3、图 4)；空白溶液色谱图中应无干扰峰存在；理论板数按主峰计应不低于 4900，主峰的拖尾因子应不大于 1.4，聚体峰与主峰之间的分离度应不小于 2.0，主峰和片段峰之间的分离度应不小于 1.8。

测定法　取系统适用性溶液、空白溶液、对照品溶液和供试品溶液，注入液相色谱仪，记录色谱图。按面积归一法分别计算聚体、主峰和片段的含量。

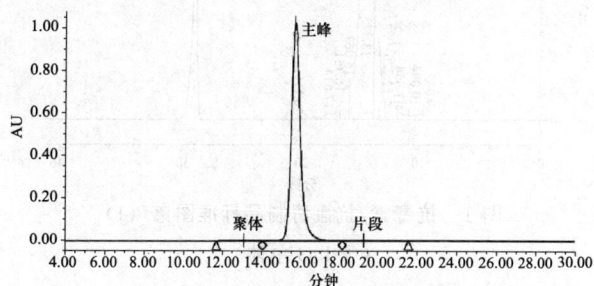

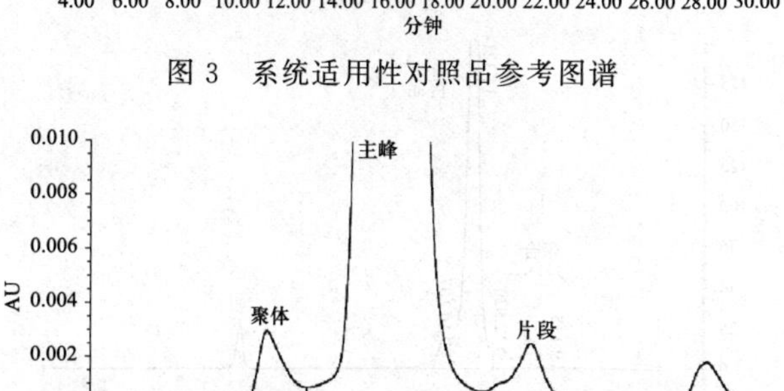

图 3　系统适用性对照品参考图谱

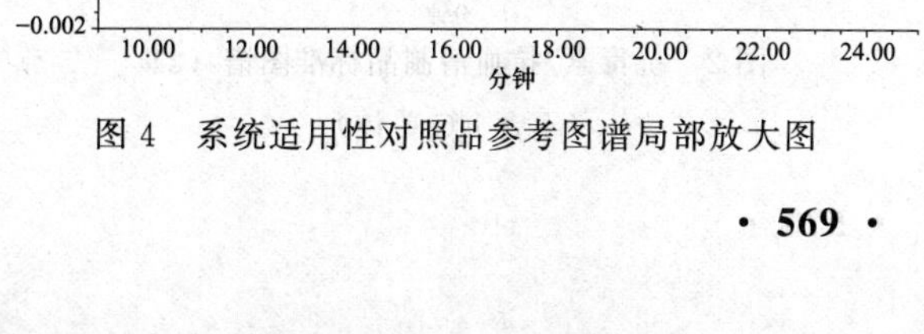

图 4　系统适用性对照品参考图谱局部放大图

3128 抗毒素/抗血清制品分子大小分布测定法

本法系用分子排阻色谱法测定抗毒素/抗血清制品中完整 IgG 和聚合物的相对含量。

照分子排阻色谱法（通则 0514）测定。

色谱条件与系统适用性试验 用亲水硅胶高效体积排阻色谱柱（SEC，排阻极限 500kD，7.8mm×300mm 粒度≤5μm）。以含 1%异丙醇的 pH 7.0、0.2mol/L 磷酸盐缓冲液（量取 0.5mol/L 磷酸二氢钠溶液 200ml、0.5mol/L 磷酸氢二钠溶液 420ml、异丙醇 15.5ml 及水 914.5ml，混匀）为流动相，检测波长为 280nm，流速为每分钟 0.6ml。分别取每 1ml 含蛋白质 12mg 的人免疫球蛋白、人血白蛋白溶液各 20μl，分别注入色谱柱，记录色谱图。人免疫球蛋白单体峰与裂解体峰的分离度应大于 1.5，人血白蛋白单体峰与二聚体峰的分离度应大于 1.5，拖尾因子按人血白蛋白单体峰计算应为 0.95～1.40。

测定法 取供试品适量，用流动相稀释成每 1ml 约含蛋白质 12mg 的溶液，取 20μl，注入色谱柱，记录色谱图 40 分钟（标准图谱见图 1、图 2）。按面积归一化法计算色谱图中 $F(ab')_2$、IgG 单体和聚合物的相对含量。图谱各峰的界限为两峰间最低点到基线的垂直线。主峰为 $F(ab')_2$，相对保留时间约 0.93 的峰为 IgG 单体，相对保留时间约 0.88 及之前的峰均为聚合物。

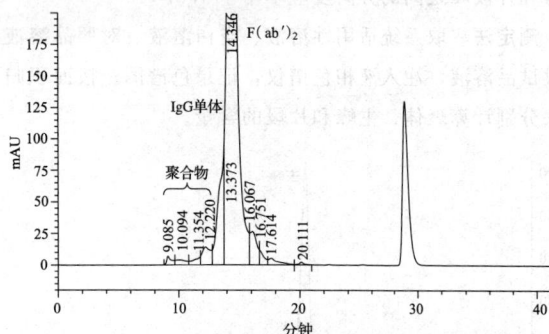

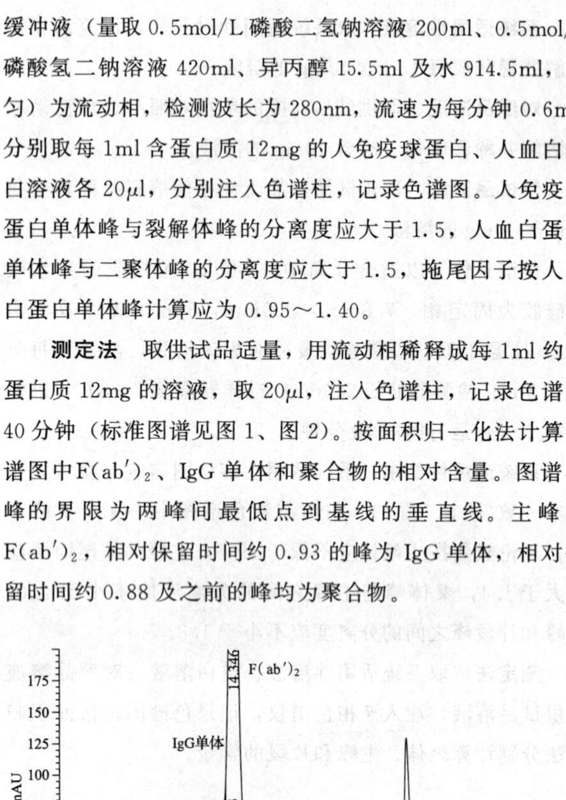

图 1　抗毒素/抗血清制品标准图谱（1）（含 IgG 单体）

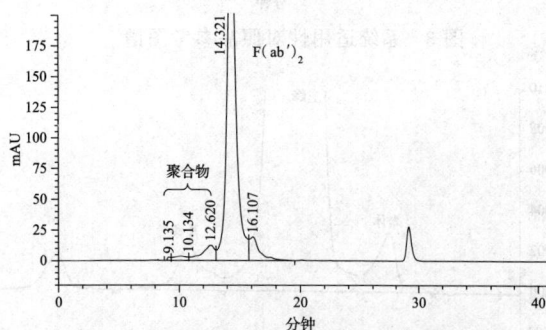

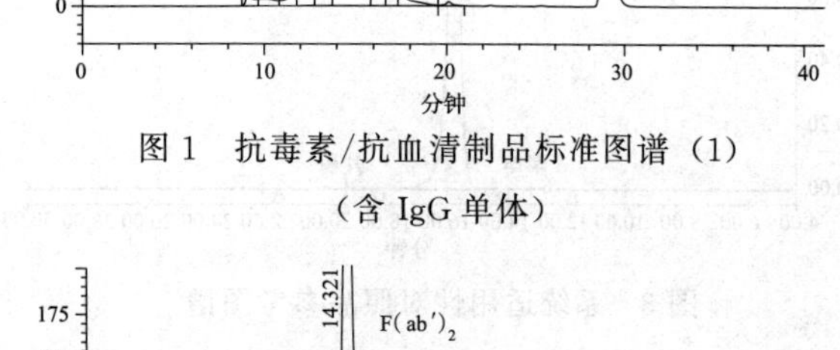

图 2　抗毒素/抗血清制品标准图谱（2）（不含 IgG 单体）

3129 单抗电荷变异体测定法

本法系采用全柱成像毛细管等电聚焦电泳（icIEF）或毛细管等电聚焦电泳（cIEF），依据单抗不同电荷变异体的等电点（pI）特征，按毛细管电泳法（通则0542）将其分离，测定单抗产品各电荷变异体的等电点并计算百分含量。

第一法　全柱成像毛细管等电聚焦电泳法

试剂　(1)水（电阻率不低于 18.2MΩ·cm）。

(2)1%甲基纤维素溶液　取甲基纤维素 10g，加水溶解并稀释至 1000ml，0.22μm 滤膜过滤，2～8℃保存。

(3)0.1%甲基纤维素溶液　取 1%甲基纤维素溶液与水以 1∶9 稀释，2～8℃保存。

(4)两性电解质（pH 3～10）。

(5)等电点标志物（pI Marker）　所选用的等电点标志物的等电点范围一般应涵盖供试品的等电点。

(6)含 80mmol/L 磷酸的 0.1%甲基纤维素溶液。

(7)含 100mmol/L 氢氧化钠的 0.1%甲基纤维素溶液。

(8)预混溶液（可根据比例一次性配制多个供试品使用的预混溶液）。

试剂	体积(μl)	终浓度(%)
两性电解质（pH 3～10）	8	4.0
等电点标志物 1	1	0.5
等电点标志物 2	1	0.5
1%甲基纤维素溶液	70	35.0
水	80	/

注：系统适用性对照品溶液与预混溶液总体积为 200μl。

系统适用性溶液　取系统适用性对照品适量，用水稀释至 1mg/ml。取 40μl，加预混溶液 160μl，混匀，以每分钟 13 000 转离心 5 分钟，取上清液。

对照品溶液　对照品系经证明足够稳定可用于鉴别、理化分析的代表批次的产品。取对照品适量，照系统适用性溶液同法制备。可根据产品特征调整对照品预混溶液体系组分或比例、终浓度等。

供试品溶液　取供试品，照对照品溶液同法制备。

空白溶液　空白溶液系按照制剂配方配制，但不含有单抗的溶液。若研究表明制剂配方成分与水的图谱无显著差异，也可用水制备空白溶液。空白溶液照对照品溶液同法制备。

电泳条件　采用涂层石英毛细管和紫外检测器，检测波长为 280nm；毛细管温度（环境温度）为 18～25℃；样品室温度为 4～10℃；按所选设备进样时间等参数自动进样；以含 80mmol/L 磷酸的 0.1%甲基纤维素溶液和含 100mmol/L 氢氧化钠的 0.1%甲基纤维素溶液为阳极液和阴极液，1kV 或 1.5kV 低电压下预聚焦 1 分钟后，3kV 高电压下聚焦 4.5～15 分钟（系统适用性溶液 1kV 或 1.5kV

低电压下预聚焦1分钟后，3kV高电压下聚焦7.5分钟）。

测定法　取系统适用性溶液、空白溶液、对照品溶液、供试品溶液依序进样：系统适用性溶液至少进样2针、空白溶液进样1针、对照品溶液进样1针，供试品溶液(1)、供试品溶液(2)……系统适用性溶液至少进样1针，记录图谱。

系统适用性要求　系统适用性溶液进样应不少于3针(序列起始至少2针，序列尾至少1针)且主峰pI的标准偏差、主峰百分含量、主峰百分含量的标准偏差及相对标准偏差应在规定范围内(见该批次系统适用性对照品的说明书)。系统适用性溶液的电泳图谱应与参考图谱相似。空白图谱中两个等电点标志物均被检出，且等电点标志物峰之间的供试品积分区域应无干扰积分的倒峰、尖峰等非蛋白峰。

结果计算　(1)等电点　以各等电点标志物的等电点(pI)对其相应的像素值作线性回归，将电荷变异体的像素值代入线性回归方程，求出电荷变异体的等电点。

(2)百分含量　按峰面积归一化法计算，各电荷变异体的峰面积占所有蛋白峰面积之和的百分比即为该批次单抗电荷变异体的百分含量。

注意事项　(1)如供试品的盐浓度较高，需对其进行脱盐前处理。

(2)可根据产品特征调整聚焦电压、聚焦时间、样品室温度等。

(3)由于icIEF分析仪器品牌不同、毛细管品牌或者规格存在差异，系统适用性对照品的电泳图谱与参考图谱峰型相比，可略有差异。

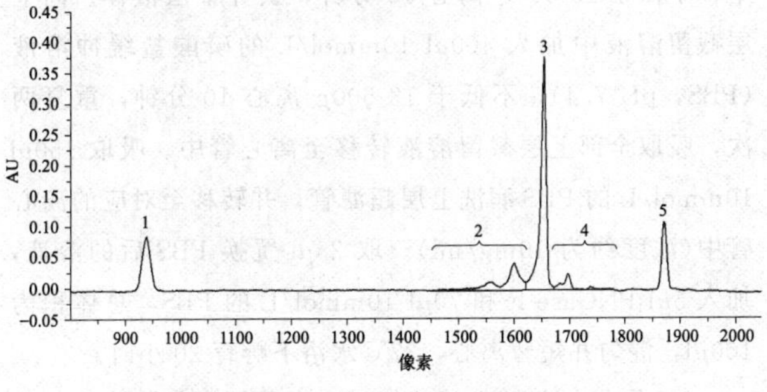

图1　icIEF系统适用性对照品参考图谱

1. 等电点标志物1　2. 酸性峰　3. 主峰　4. 碱性峰　5. 等电点标志物2

第二法　毛细管等电聚焦电泳法

试剂　(1)水(电阻率不低于18.2MΩ·cm)。

(2)等电聚焦电泳用凝胶溶液　含有适当的亲水性聚合物作为分离介质或等效溶液。

(3)两性电解质(pH 3～10)。

(4)等电点标志物(pI Marker)　所选用等电点标志物的等电点范围一般应涵盖供试品的等电点。

(5)含尿素的等电聚焦电泳用凝胶溶液　取尿素1.80g，加等电聚焦电泳用凝胶溶液约7ml，涡旋混匀使溶解，用等电聚焦电泳用凝胶溶液稀释至10ml。

(6)亚氨基二乙酸溶液　取亚氨基二乙酸0.27g，加水10ml溶解，制成200mmol/L亚氨基二乙酸溶液作为阳极稳定剂。

(7)精氨酸溶液　取精氨酸4.36g，加水50ml溶解，制成500mmol/L精氨酸溶液作为阴极稳定剂。

(8)磷酸溶液　取85%磷酸溶液1.35ml，加水稀释至100ml，制成200mmol/L磷酸溶液作为阳极液。

(9)氢氧化钠溶液　取氢氧化钠1.2g，加水100ml溶解，制成300mmol/L氢氧化钠溶液作为阴极液。

(10)醋酸溶液　取冰醋酸1ml，加水稀释至50ml，制成350mmol/L醋酸溶液作为迁移液。

(11)尿素溶液　取尿素10.8g，加水30ml，涡旋混匀使溶解制成4.3mol/L尿素溶液。

(12)预混溶液(可根据比例一次性配制多个供试品使用的预混溶液)。

试剂	体积(μl)	终浓度(%)
两性电解质(pH 3～10)	12	4.8
等电点标志物1	1	0.4
等电点标志物2	1	0.4
含尿素的等电聚焦电泳用凝胶溶液	200	80.0
精氨酸溶液	20	8.0
亚氨基二乙酸溶液	2	0.8
水	4	/

注：系统适用性对照品溶液与预混溶液总体积为250μl。

系统适用性溶液　取系统适用性对照品适量，用水稀释至5mg/ml。取上述溶液10μl，加预混溶液240μl，混匀，以每分钟13 000转离心5分钟，取上清液。

对照品溶液　对照品系经证明足够稳定可用于鉴别、理化分析的代表批次的产品。取对照品适量，照系统适用性溶液同法制备。

供试品溶液　取供试品，照对照品溶液同法制备。

空白溶液　空白溶液系按照制剂配方配制，但不含有单抗的溶液。若研究表明制剂配方成分与水的图谱无明显差异，也可用水制备空白溶液。空白溶液照对照品溶液同法制备。

电泳条件　用涂层-熔融石英毛细管(内径50μm)，切割至总长度30cm，有效长度20cm；毛细管温度为20℃；检测波长为280nm；样品室温度为4～15℃；每次运行前，依次用尿素溶液和水在50psi压力下冲洗毛细管3分钟和2分钟；进样端为正极，25psi压力下进样99秒；以磷酸溶液和氢氧化钠溶液为阳极液和阴极液，正相极性，25kV下聚焦15分钟；以醋酸溶液为迁移液替换阴极液，正相极性，30kV下迁移30分钟；每次运行后，用水在50psi压力下冲洗毛细管2分钟。

测定法　取系统适用性溶液、空白溶液、对照品溶液、供试品溶液依序进样：系统适用性溶液至少进样2针、空白溶液至少进样1针、对照品溶液进样1针，供试品溶液(1)、供试品溶液(2)……系统适用性溶液至少进样1针，记录图谱。

系统适用性要求　系统适用性溶液进样应不少于3针(序列起始至少2针，序列尾至少1针)且主峰pI的标准偏差、主峰百分含量、主峰百分含量的标准偏差及相对标准偏差应在规定范围内(见该批次系统适用性对照品的说明书)。系统适用性溶液的电泳图谱应与参考图谱相似。空白对照图谱中两个等电点标志物均被检出，且等电点标志物峰之间的供试品积分区域应无干扰积分的倒峰、尖峰等非蛋白峰。

结果计算　(1)等电点　以各等电点标志物的等电点(pI)对其相应的迁移时间作线性回归，将电荷变异体的迁移时间代入线性回归方程，求出电荷变异体的等电点。

(2)百分含量　按峰面积归一化法计算，各电荷变异体的峰面积占所有蛋白峰面积之和的百分比即为该批次单抗电荷变异体的百分含量。

注意事项　(1)如供试品的盐浓度过高，需对其进行脱盐前处理。

(2)可根据仪器的不同，调整实验条件(涂层-熔融石英毛细管的总长度和有效长度、进样的压力和时间等)；可根据产品的特征，调整预混溶液体系组分的比例，调整电泳条件(聚焦的时间等)。

(3)由于cIEF分析仪器品牌不同、毛细管品牌或者规格存在差异，系统适用性对照品电泳图谱与参考图谱峰型相比，可略有差异。

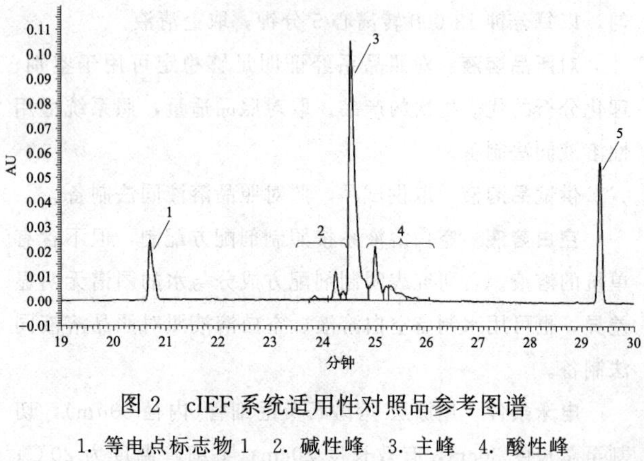

图2　cIEF系统适用性对照品参考图谱

1. 等电点标志物1　2. 碱性峰　3. 主峰　4. 酸性峰　5. 等电点标志物2

3130　N 糖谱测定法

第一法　亲水相互作用色谱法

本法系通过N糖苷酶F(PNGase F)对单抗N糖进行酶切，再对经酶切的N糖进行标记衍生，然后用超高效液相色谱法对单抗N糖谱进行测定。

照高效液相色谱法(通则0512)测定。

试剂　(1)N糖苷酶F(PNGase F)。

(2)2-氨基苯甲酰胺(2-AB)标记溶液　取350μl二甲基亚砜(DMSO)和150μl乙酸，混匀。精密称取25mg 2-AB加入上述溶液中，充分溶解。精密称取30mg氰基硼氢化钠加入上述溶液中，充分溶解(可适当加热)。

(3)系统适用性对照品。

色谱条件　用酰胺基键合硅胶填充色谱柱(2.1mm×150mm，1.7μm，或等效色谱柱)；柱温为60℃；以50mmol/L的甲酸铵溶液(pH 4.5)为流动相A液、乙腈为流动相B液，按下表进行梯度洗脱；荧光检测器检测，激发波长330nm、发射波长420nm；样品盘温度2～8℃；进样体积5μl。

时间(分钟)	流速(ml/min)	流动相A(%)	流动相B(%)
起始	0.50	22.0	78.0
38.5	0.50	44.1	55.9
39.5	0.25	80.0	20.0
44.5	0.25	80.0	20.0
46.5	0.50	22.0	78.0
60.0	0.50	22.0	78.0

系统适用性对照品溶液　(1)N糖的酶切　准备30kD的超滤离心管，加入150μl的水，不低于13 500*g*离心5分钟(舍弃残留有大体积液体的超滤管，并处理新的超滤管)。加入200μl 10mg/ml的系统适用性对照品至超滤管中，不低于13 500*g*离心10分钟，丢弃下层液体。向上层截留溶液中加入400μl 10mmol/L的磷酸盐缓冲溶液(PBS，pH 7.4)，不低于13 500*g*离心10分钟，重复两次，吸取全部上层截留溶液转移至离心管中。吸取150μl 10mmol/L的PBS润洗上层超滤管，并转移至对应的离心管中(浓度约为10mg/ml)。取25μl置换PBS后的溶液，加入5μl PNGase F和70μl 10mmol/L的PBS，总体积为100μl，混匀并短暂离心，37℃水浴下孵育20小时。

(2)蛋白去除和N糖的标记　向酶切完的溶液中加入三倍体积预冷的乙醇，涡旋混匀，−20℃放置1小时，沉淀蛋白。不低于13 500*g*离心10分钟。吸取适量(如360μl)上清液至离心管中离心干燥。待完全干燥后，加入10μl 2-AB标记溶液，涡旋混匀并短暂离心，65℃下孵育2～4小时。

(3)已标记N糖的纯化　采用凝胶过滤或固相萃取，按照说明书进行操作，对标记的N糖进行纯化，以去除游离的2-AB，离心干燥纯化的样品，用100μl 70%乙腈溶液复溶。

供试品溶液　取供试品，照"系统适用性对照品溶液"同法制备。

空白对照溶液　空白对照系按照制剂配方配制，但不含有单抗的溶液。照“系统适用性对照品溶液”同法制备。

测定法　分别量取制备好的系统适用性对照品溶液、供试品溶液和空白对照溶液，注入色谱仪，记录色谱图。

进样顺序：空白对照溶液(进样 1 针)、系统适用性对照品溶液(至少进样 2 针)，供试品溶液 1、供试品溶液 2……系统适用性对照品溶液(至少进样 1 针)。

系统适用性要求　空白对照溶液应无干扰峰存在，系统适用性对照品溶液的色谱图应与参考图谱图 1 相似。

系统适用性对照品溶液色谱图中，G1F(1,6)峰和 G1F(1,3)峰之间的分离度不低于 1.8，G0F 峰面积(%)应在规定范围内(见该批次对照品说明书)，G0F 峰保留时间的 RSD 应不高于 4%($n \geqslant 3$)。

结果分析　按峰面积归一化法计算，各 N 糖型峰面积占所有峰面积之和的百分比即为该 N 糖的相对百分含量。

注意事项　(1)不同品牌 PNGase F 的酶活性单位可能存在差异，可根据 PNGase F 是否能够完全酶切(如 CE-SDS 电泳)，调节加入的酶体积和缓冲液体系与孵育时间。

(2)本方法中描述的 N 糖酶切步骤适用于单抗 Fc 上的 N 糖酶切；对于在 Fab 上存在 N 糖修饰的单抗，可结合免疫球蛋白 G 降解酶 (IdeS) 酶切以及变性、还原等步骤进行处理。

(3)不同品牌荧光检测器的检测波长可能存在差异，可对检测波长进行调整(如激发波长 260nm、发射波长 430nm)。对于检测器增益可进行调节，以获得合适的信号响应强度。

(4)缓冲液置换、蛋白沉淀去除以及 N 糖的纯化等步骤，可采用其他系统进行(如固相萃取、凝胶过滤等)，以达到等效的缓冲液置换、去蛋白沉淀和纯化等目的。根据供试品的蛋白浓度和不同的缓冲液置换方式，可对本法“系统适用性对照品溶液的制备”步骤(1)中需要置换缓冲液的供试品体积/蛋白量进行调节。

(5)高效液相色谱仪品牌不同，色谱柱的品牌/批号不同，系统适用性对照品的色谱图与参考图谱在峰型上可能略有差异。可根据色谱柱说明书对色谱条件进行适当调整。

(6)经评价和验证，可采用市售的试剂盒进行供试品制备。

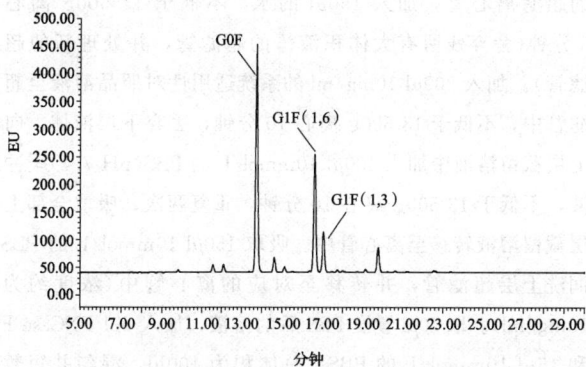

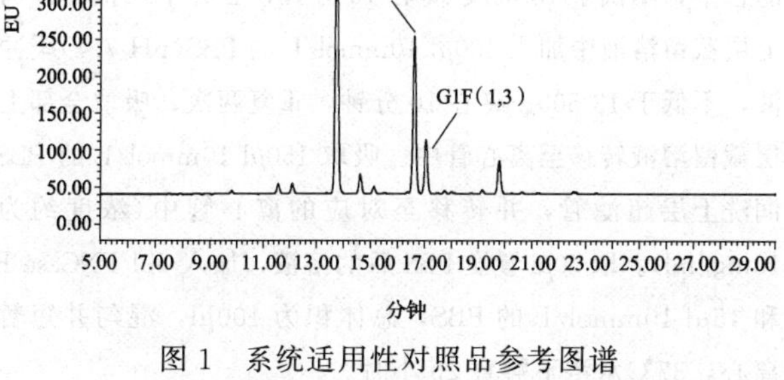

图 1　系统适用性对照品参考图谱

第二法　毛细管电泳法

本法系通过 N 糖苷酶 F(PNGase F)对单抗 N 糖进行酶切，再对经酶切的 N 糖进行标记衍生，然后用毛细管电泳法对单抗 N 糖谱进行测定。

照毛细管电泳法(通则 0542)测定。

毛细管电泳系统　(1)检测器　激光诱导荧光检测器。激发波长为 488nm，发射波长为 520nm。

(2)毛细管　涂层-熔融石英毛细管(内径 50μm)，切割至总长度 60cm，有效长度 50cm。

试剂　(1)N 糖苷酶 F(PNGase F)。

(2)8-氨基芘-1,3,6-三磺酸三钠盐(APTS)标记溶液　精密称取 5mg APTS，加入 100μl 15%的醋酸溶液溶解，避免光照。

(3)1mol/L 氰基硼氢化钠-四氢呋喃(THF)溶液。

(4)系统适用性对照品。

(5)分离缓冲液　含 40mmol/L 6-氨基己酸和 0.2%(*W*/*V*)羟丙基甲基纤维素的水溶液，pH 4.5。

系统适用性对照品溶液　(1)N 糖的酶切　准备 30kD 的超滤离心管，加入 150μl 的水，不低于 13 500*g* 离心 5 分钟(舍弃残留有大体积液体的超滤管，并处理新的超滤管)。加入 200μl 10mg/ml 的系统适用性对照品至超滤管中，不低于 13 500*g* 离心 10 分钟，丢弃下层液体。向上层截留溶液中加入 400μl 10mmol/L 的 PBS(pH 7.4)缓冲液，不低于 13 500*g* 离心 10 分钟，重复两次，吸取全部上层截留溶液转移至离心管中。吸取 150μl 10mmol/L 的 PBS 润洗上层超滤管，并转移至对应的离心管中(浓度约为 10mg/ml)。取 25μl 置换 PBS 后的溶液，加入 5μl PNGase F 和 70μl 10mmol/L 的 PBS，总体积为 100μl，涡旋混匀并短暂离心，37℃水浴下孵育 20 小时。

(2)蛋白去除和 N 糖的标记　向酶切完的溶液中加入三倍体积预冷的乙醇，涡旋混匀，−20℃放置 1 小时，沉淀蛋白。不低于 13 500*g* 离心 10 分钟。吸取适量(如 360μl)上清液至离心管中离心干燥。待完全干燥后，加入 15μl APTS 标记溶液和 5μl 1mol/L 氰基硼氢化钠-THF，混匀并短暂离心，55℃下孵育 4 小时。加入 500μl 水淬灭标记反应并涡旋混匀，取出适量的溶液至样品管中进行分析。

供试品溶液　取供试品，照“系统适用性对照品溶液”同法制备。

空白对照溶液　空白对照系按照制剂配方配制，但不含有单抗的溶液。照“系统适用性对照品溶液”同法制备。

测定法　分离缓冲液在 50psi 压力下冲洗 4 分钟，以 0.2psi 压力进样纯水 5 秒，以 0.5psi 压力进样供试品 10 秒，29kV 下分离 20 分钟(反相极性)。

毛细管温度：20℃。

样品盘温度：20℃。

进样顺序：空白对照溶液(进样 1 针)、系统适用性对照品溶液(至少进样 2 针)，供试品溶液 1、供试品溶液 2……系统适用性对照品溶液(至少进样 1 针)。

系统适用性要求　空白对照应无干扰峰存在，系统适用性对照品的色谱图应与参考图谱图 2 相似。

系统适用性对照品 G1F(1,6)和 G1F(1,3)峰之间的分离度不低于 2.0。系统适用性对照品 G0F 修正峰面积(%)应在规定范围内(见该批次对照品说明书)。系统适用性对照品 G0F 峰保留时间的 RSD 应不高于 4%($n\geqslant3$)。

结果分析　按面积归一化法计算，各 N 糖型修正峰面积占所有修正峰面积之和的百分比即为该 N 糖的相对百分含量。

注意事项　(1)不同品牌 PNGase F 的酶活性单位可能存在差异，可根据 PNGase F 是否能够完全酶切(如 CE-SDS 电泳)，调节加入的酶体积和缓冲液体系与孵育时间。

(2)本方法中描述的 N 糖酶切步骤适用于单抗 Fc 上的 N 糖酶切；对于在 Fab 上存在 N 糖修饰的单抗，可结合免疫球蛋白 G 降解酶 (IdeS) 酶切以及变性、还原等步骤进行处理。

(3)缓冲液置换、蛋白沉淀去除等步骤，可采用其他系统进行(如固相萃取、凝胶过滤等)，以达到等效的缓冲液置换、去蛋白沉淀和纯化等目的。根据供试品的蛋白浓度和不同的缓冲液置换方式，可对本法“系统适用性对照品溶液的制备”步骤(1)中需要置换缓冲液的供试品体积/蛋白量进行调节。

(4)毛细管电泳仪品牌不同，毛细管的品牌/批号不同，系统适用性对照品的色谱图与参考图谱在峰型上可能略有差异。可对电泳条件进行适当调整。

(5)经评价和验证，可采用市售的试剂盒进行供试品制备。

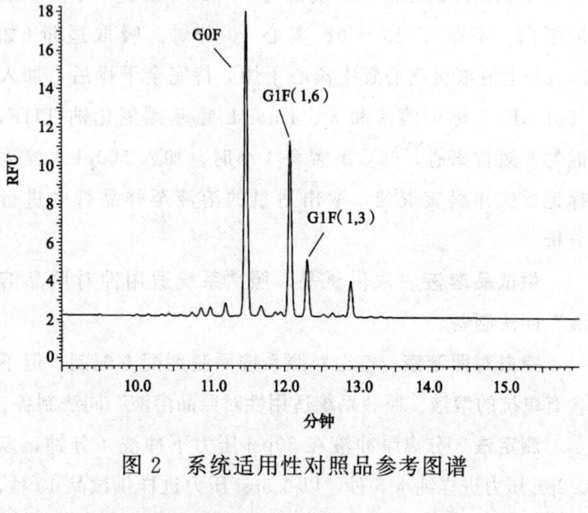

图 2　系统适用性对照品参考图谱

第三法　离子色谱法

本法系通过 N 糖苷酶 F(PNGase F)对单抗 N 糖进行酶切，然后用离子色谱法对单抗 N 糖谱进行测定。

照离子色谱法(通则 0513)测定。

试剂　(1)N 糖苷酶 F(PNGase F)。

(2)系统适用性对照品。

色谱条件　用固定相为键合季铵功能基的乙基乙烯基苯-二乙烯基苯共聚物 (3mm×250mm，5.5μm，或等效色谱柱)；柱温为 30℃，供试品保存温度为 2～8℃；以 50mmol/L 的氢氧化钠(NaOH)溶液为流动相 A 液，以含 50mmol/L NaOH 和 250mmol/L 醋酸钠的水溶液为流动相 B 液，流速为每分钟 0.5ml，按下表进行梯度洗脱。

时间(分钟)	流动相 A(%)	流动相 B(%)
0	100	0
35	100	0
50	95	5
65	60	40
70	60	40
70.1	0	100
80	0	100
80.1	100	0
90	100	0

脉冲安培检测器，Au 工作电极(推荐使用 1mm 直径)、Ag/AgCl 参比电极、钛合金对电极，四电位检测波形(电位见下表)进行检测。

时间(秒)	电位(V)	积分
0.00	+0.10	
0.20	+0.10	开始
0.40	+0.10	结束
0.41	−2.00	
0.42	−2.00	
0.43	+0.60	
0.44	−0.10	
0.50	−0.10	

系统适用性对照品溶液　(1)N 糖的酶切　准备 30kD 的超滤离心管，加入 150μl 的水，不低于 13 500*g* 离心 5 分钟(舍弃残留有大体积液体的超滤管，并处理新的超滤管)。加入 200μl 10mg/ml 的系统适用性对照品溶液至超滤管中，不低于 13 500*g* 离心 10 分钟，丢弃下层液体。向上层截留溶液中加入 400μl 10mmol/L 的 PBS(pH 7.4)缓冲液，不低于 13 500*g* 离心 10 分钟，重复两次，吸取全部上层截留溶液转移至离心管中。吸取 150μl 10mmol/L 的 PBS 润洗上层超滤管，并转移至对应的离心管中(浓度约为 10mg/ml)。取 50μl 置换 PBS 后的溶液，加入 5μl PNGase F 和 45μl 10mmol/L 的 PBS，总体积为 100μl，混匀并短暂离心，37℃水浴下孵育 20 小时。

(2)蛋白去除　向酶切完的溶液中加入三倍体积预冷的乙醇，涡旋混匀，－20℃放置 1 小时，沉淀蛋白。不低于 13 500g 离心 10 分钟。吸取适量(如 360μl)上清液至离心管中离心干燥。待完全干燥后，用 100μl 0.1%三氟乙酸溶液复溶干燥后的系统适用性对照品。

(3)N 糖纯化　采用凝胶过滤或固相萃取，按照说明书进行操作，对 N 糖进行纯化。离心干燥纯化的系统适用性对照品，用 1ml 水复溶。

供试品溶液　取供试品，照“系统适用性对照品溶液”同法制备。

空白对照溶液　空白对照系按照制剂配方配制，但不含有单抗的溶液。照“系统适用性对照品溶液”同法制备。

测定法　分别量取制备好的系统适用性对照品溶液、供试品溶液和空白对照溶液，注入色谱仪，记录色谱图。进样量为 50μl。

进样顺序：空白对照溶液(进样 1 针)、系统适用性对照品溶液(至少进样 2 针)，供试品溶液 1、供试品溶液 2……系统适用性对照品溶液(至少进样 1 针)。

系统适用性要求　空白对照应无干扰峰存在，系统适用性对照品的色谱图应与参考图谱图 3 相似。

系统适用性对照品 G1F(1,6)和 G1F(1,3)峰之间的分离度不低于 1.0。系统适用性对照品 G0F 峰面积(%)应在规定范围内(见该批次对照品说明书)。系统适用性对照品 G0F 峰保留时间的 RSD 应不高于 4%($n\geqslant3$)。

结果分析　按峰面积归一化法计算，各 N 糖型峰面积占所有峰面积之和的百分比即为该 N 糖的相对百分含量。

注意事项　(1)不同品牌 PNGase F 的酶活性单位可能存在差异，可根据 PNGase F 是否能够完全酶切(如CE-SDS 电泳)，调节加入的酶体积和缓冲液体系与孵育时间。

(2)本方法中描述的 N 糖酶切步骤适用于单抗 Fc 上的 N 糖酶切；对于在 Fab 上存在 N 糖修饰的单抗，可结合免疫球蛋白 G 降解酶 (IdeS) 酶切以及变性、还原等步骤进行处理。

(3)不同品牌检测器可能存在差异，可对检测器参数(电位电压等)进行适当调整，以获得合适的信号响应强度。

(4)缓冲液置换、蛋白沉淀去除以及 N 糖的纯化等步骤，可采用其他系统进行(如固相萃取、凝胶过滤等)，以达到等效的缓冲液置换、去蛋白沉淀和纯化等目的。根据供试品的蛋白浓度和不同的缓冲液置换方式，可对本法“系统适用性对照品溶液的制备”步骤(1)中需要置换缓冲液的供试品体积/蛋白量进行调节。

(5)离子色谱仪品牌不同，色谱柱的品牌/批号不同，系统适用性对照品的色谱图与参考图谱在峰型上可能略有差异。可根据色谱柱说明书对色谱条件进行适当调整。

(6)经评价和验证，可采用市售的试剂盒进行供试品制备。

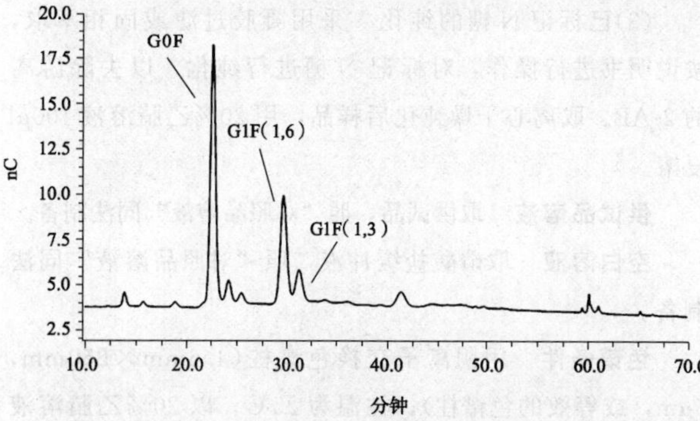

图 3　系统适用性对照品参考图谱

第四法　离子交换色谱法

本法系通过 N 糖苷酶 F(PNGase F)将 N 糖从糖蛋白上释放，再用 2-氨基苯甲酰胺对产生的寡糖进行衍生，然后用离子交换色谱法对 N 糖谱进行测定。

由于唾液酸带负电，带有不同唾液酸修饰程度的 N 糖可以根据唾液酸个数通过离子交换色谱柱实现分离，因此本法适用于含有高唾液酸 N 糖的测定。

照高效液相色谱法(通则0512)测定。

试剂　(1)磷酸盐缓冲液　取磷酸二氢钾 144mg、磷酸氢二钠 421mg 和氯化钠 9g，加水使溶解并稀释至 1000ml，摇匀。

(2)变性缓冲液　取十二烷基硫酸钠 0.5g 和二硫苏糖醇 0.62g，加水使溶解并稀释至 10ml，摇匀。

(3)乙基苯基聚乙二醇(NP-40)溶液　取 NP-40 1ml，用水稀释至 10ml，摇匀。

(4)酶切缓冲液　取磷酸钠 8.2g，加水使溶解并稀释至 100ml，用磷酸调节 pH 值至 7.5，摇匀。

(5)N 糖苷酶 F(PNGase F)。

(6)衍生溶液　取二甲基亚砜 350μl 和乙酸 150μl，混匀，加 2-氨基苯甲酰胺(2-AB)25mg，振摇使溶解，加氰基硼氢化钠 30mg，振摇使溶解(必要时可适当加热)。

对照品溶液　(1)N 糖的酶切　取供试品对应的对照品适量(约相当于蛋白 1000μg)，置超滤管中，13 500g 离心 10 分钟，弃下层液体。向上层截留样品中加磷酸盐缓冲液 400μl，13 500g 离心 10 分钟，重复两次，吸取全部上层截留样品(约 50μl)，置离心管中。取磷酸盐缓冲液 50μl，润洗上层超滤管，洗液合并至离心管中。取合并后的样品 50μl，加变性缓冲液 25μl 和水 175μl，混匀，100℃反应 10 分钟，置冰浴冷却 10 秒，加 NP-40 溶液 50μl、酶切缓冲液 50μl、水 150μl 和 PNGase F 5μl，涡旋混匀，37℃孵育 16～20 小时。

(2)N 糖的标记　向酶切完的样品中加入 3 倍体积－20℃ 预冷的乙醇，涡旋混匀，－20℃放置 1 小时沉淀蛋白，13 500g 离心 10 分钟，吸取上清液置离心管中，置真空离心浓缩仪中离心干燥。待完全干燥后，加衍生溶液 10μl，涡旋混匀，65℃孵育 2～4 小时。

(3)已标记N糖的纯化　采用凝胶过滤或固相萃取，按说明书进行操作，对标记N糖进行纯化，以去除游离的2-AB。取离心干燥纯化后样品，用20%乙腈溶液100μl复溶。

供试品溶液　取供试品，照"对照品溶液"同法制备。

空白溶液　取磷酸盐缓冲液，照"对照品溶液"同法制备。

色谱条件　用阴离子交换色谱柱(4.6mm×250mm，5μm，或等效的色谱柱)；柱温为25℃；以20%乙腈溶液为流动相A，以100mmol/L甲酸铵的20%乙腈溶液(pH 4.5)为流动相B，按下表进行梯度洗脱，流速为每分钟0.60ml；荧光检测器，激发波长为330nm、发射波长为420nm；样品室温度为2～8℃，进样体积5μl。

时间（分钟）	流动相A（%）	流动相B（%）
0	100	0
5	100	0
50	0	100
55	0	100
56	100	0
75	100	0

测定法　精密量取供试品溶液、对照品溶液和空白溶液，分别注入液相色谱仪，依序进样，空白溶液(进样1针)、对照品溶液(至少进样1针)、供试品溶液1、供试品溶液2……对照品溶液(至少进样1针)。记录色谱图。

系统适用性要求　空白溶液色谱图中应无干扰峰存在；对照品溶液色谱图中，不带唾液酸N糖峰与2-AB峰之间的分离度应符合要求，对照品溶液图谱应与相应品种参考图谱相似，Z值应在规定范围内。

结果计算　按下式计算Z值。

$$Z=\sum_{i=0}^{n}(i\times \text{含}\ i\ \text{个唾液酸N糖峰面积比例})$$

式中　含i个唾液酸N糖峰的面积比例＝

$$\frac{\text{含}\ i\ \text{个唾液酸N糖峰面积}}{\sum_{i=0}^{n}(\text{含}\ i\ \text{个唾液酸N糖峰面积})}$$

i为寡糖中唾液酸的个数。

注意事项　(1)不同品牌PNGase F的酶活性单位可能存在差异，可根据PNGase F是否能够完全酶切(如SDS-PAGE电泳)，调节加入的酶量和缓冲液体系与孵育时间。

(2)缓冲液置换、蛋白沉淀去除等步骤，可采用其他经评价和验证的系统进行，以达到等效的缓冲液置换、去蛋白等目的。

(3)不同样品唾液酸含量不同，可根据供试品的实际情况对初始取样量、N糖标记的条件(如反应温度、时间等)进行调节。

(4)不同品牌荧光检测器的检测波长可能存在差异，可对检测波长进行调整(如激发波长260nm、发射波长430nm)。对于检测器增益可进行调节，以获得合适的信号响应强度。

(5)可采用经评价和验证的商品化试剂盒或快速试剂进行供试品制备。

(6)使用结果计算项下公式进行Z值计算时，需预先采用合适的技术手段确认色谱图中各峰所带的唾液酸个数i。

第五法　混合机理色谱法

本法系通过N糖苷酶F(PNGase F)将N糖从糖蛋白上释放，再用2-氨基苯甲酰胺对产生的寡糖进行衍生，然后用阴离子交换和亲水相互作用混合模式的液相色谱法对N糖谱进行测定。

由于唾液酸带负电，带有不同唾液酸修饰程度的N糖可以根据唾液酸个数通过混合模式色谱中的离子交换模式实现分离，含相同唾液酸个数的N糖可以通过混合模式色谱中其他分离机理分出更多的糖型峰，因此本法适用于含有高唾液酸N糖的测定。

照高效液相色谱法(通则0512)测定。

试剂、对照品溶液、供试品溶液、空白溶液、系统适用性要求、测定法、结果计算、注意事项见第四法。

色谱条件　用以阴离子交换和亲水相互作用混合模式填料为固定相的色谱柱(2.1mm×150mm，1.9μm，或等效的色谱柱)，柱温30℃；以100mmol/L甲酸铵溶液(pH 4.5)为流动相A，以70%乙腈溶液为流动相B，按下表进行梯度洗脱，流速为每分钟0.4ml；荧光检测器，激发波长为330nm，发射波长为420nm；样品室温度为2～8℃，进样体积2μl。

时间（分钟）	流动相A（%）	流动相B（%）
0	2	98
6	2	98
18	6	94
23	6	94
30	8	92
35	8	92
52	15	85
55	80	20
62	80	20
65	2	98
70	2	98

化学残留物测定法

0806　氰化物检查法

第一法

仪器装备　照砷盐检查法(通则 0822)项下第一法的仪器装置；但在使用时，导气管 C 中不装醋酸铅棉花，并将旋塞 D 的顶端平面上的溴化汞试纸改用碱性硫酸亚铁试纸(临用前，取滤纸片，加硫酸亚铁试液与氢氧化钠试液各 1 滴，使湿透，即得)。

检查法　除另有规定外，取各品种项下规定量的供试品，置 A 瓶中，加水 10ml 与 10%酒石酸溶液 3ml，迅速将照上法装妥的导气管 C 密塞于 A 瓶上，摇匀，小火加热，微沸 1 分钟。取下碱性硫酸亚铁试纸，加三氯化铁试液与盐酸各 1 滴，15 分钟内不得显绿色或蓝色。

第二法

仪器装置　如图 1 所示。A 为 200ml 具塞锥形瓶；B 为 5ml 的烧杯，其口径大小应能置于 A 瓶中。

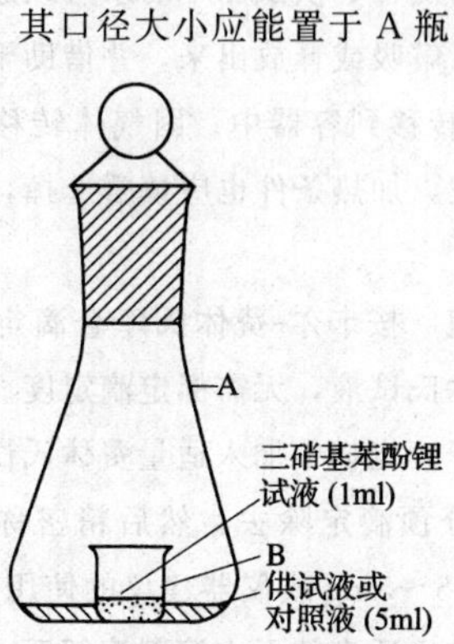

图 1　第二法仪器装置

标准氰化钾溶液的制备　取氰化钾 25mg，精密称定，置 100ml 量瓶中，加水溶解并稀释至刻度，摇匀。临用前，精密量取 5ml，置 250ml 量瓶中，加水稀释至刻度，摇匀，即得(每 1ml 相当于 2μg 的 CN)。

本液须临用前配制。

检查法　除另有规定外，取各品种项下规定量的供试品，置 A 瓶中，加水至 5ml，摇匀，立即将精密加有三硝基苯酚锂试液 1ml 的 B 杯置入 A 瓶中，密塞，在暗处放置过夜；取出 B 杯，精密加水 2ml 于 B 杯中，混匀，照紫外-可见分光光度法(通则 0401)，在 500nm 的波长处测定吸光度，与该品种项下规定的标准氰化钾溶液加水至 5ml 按同法操作所得的吸光度相比较，不得更大。

第三法

原理　在酸性条件下溴化氰与吡啶联苯胺发生显色反应，采用紫外-可见分光光度法测定 Hib 多糖衍生物中溴化氰的含量。

试剂　(1)60%吡啶溶液　量取吡啶 30ml，加水 20ml，摇匀，即得。

(2)2%盐酸溶液　量取盐酸 0.5ml，加水 9.5ml，摇匀，即得。

(3)吡啶联苯胺溶液　取联苯胺 0.5g，精密称定，加 60%吡啶溶液 50ml 使溶解，再加入 2%盐酸溶液 10ml，摇匀，即得。临用前配制。

对照溶液的制备　(1)0.1mg/ml 溴化氰对照贮备液　取溴化氰 10mg，精密称定，加乙腈适量使溶解，加水稀释至 100ml，摇匀，即得。临用前配制。

(2)溴化氰对照工作液(500ng/ml)　精密量取溴化氰对照贮备液 1ml，加水稀释至 200ml，摇匀，即得。

供试品溶液的制备　取多糖衍生物适量，配制成 10mg/ml 的溶液，即得。

测定法　量取吡啶联苯胺溶液 2.0ml，加水 2.0ml，混匀，20℃以下、暗处放置 15 分钟后，照紫外-可见分光光度法(通则 0401)，在波长 520nm 处测定吸光度，作为空白对照。

量取供试品溶液 2.0ml，加吡啶联苯胺溶液 2.0ml，混匀，20℃以下、暗处放置 15 分钟后，照紫外-可见分光光度法(通则 0401)，在波长 520nm 处测定吸光度。

分别量取溴化氰对照工作液 0.1ml、0.2ml、0.4ml、0.6ml、0.8ml、1.0ml 于试管中，每管依次加水 1.9ml、1.8ml、1.6ml、1.4ml、1.2ml、1.0ml，加入吡啶联苯胺溶液 2.0ml，混匀，20℃以下、暗处放置 15 分钟后，在波长 520nm 处测定吸光度。

结果计算　以对照工作液中溴化氰的含量(ng/ml)对其相应的吸光度作线性回归，求得线性回归方程，将供试品溶液的吸光度代入线性回归方程，求得供试品溶液中溴化氰的含量 B(ng/ml)。

$$供试品中溴化氰的含量(ng/mg)=\frac{B}{10}$$

式中　B 为供试品溶液中溴化氰的含量，ng/ml；

10 为供试品溶液中多糖衍生物的含量，mg/ml。

0832　水分测定法

第一法(费休氏法)

1. 容量滴定法

本法是根据碘和二氧化硫在吡啶和甲醇溶液中与水定

量反应的原理来测定水分。所用仪器应干燥，并能避免空气中水分的侵入；测定应在干燥处进行。

费休氏试液的制备与标定

(1)制备　称取碘(置硫酸干燥器内48小时以上)110g，置干燥的具塞锥形瓶(或烧瓶)中，加无水吡啶160ml，注意冷却，振摇至碘全部溶解，加无水甲醇300ml，称定重量，将锥形瓶(或烧瓶)置冰浴中冷却，在避免空气中水分侵入的条件下，通入干燥的二氧化硫至重量增加72g，再加无水甲醇使成1000ml，密塞，摇匀，在暗处放置24小时。

也可以使用稳定的市售费休氏试液。市售的费休氏试液可以是不含吡啶的其他碱化试剂，或不含甲醇的其他伯醇类等制成；也可以是单一的溶液或由两种溶液临用前混合而成。

本试液应遮光，密封，阴凉干燥处保存。临用前应标定滴定度。

(2)标定　精密称取纯化水10～30mg，用水分测定仪直接标定；或精密称取纯化水10～30mg，置干燥的具塞锥形瓶中，除另有规定外，加无水甲醇适量，在避免空气中水分侵入的条件下，用费休氏试液滴定至溶液由浅黄色变为红棕色，或用永停滴定法指示终点；另做空白试验，按下式计算：

$$F=\frac{W}{A-B}$$

式中　F 为每1ml费休氏试液相当于水的重量，mg；

W 为称取纯化水的重量，mg；

A 为滴定所消耗费休氏试液的容积，ml；

B 为空白所消耗费休氏试液的容积，ml。

测定法　精密称取供试品适量(约消耗费休氏试液1～5ml)，除另有规定外，溶剂为无水甲醇，用水分测定仪直接测定。或精密称取供试品适量，置干燥的具塞锥形瓶中，加溶剂适量，在不断振摇(或搅拌)下用费休氏试液滴定至溶液由浅黄色变为红棕色，或用永停滴定法指示终点；另做空白试验，按下式计算：

$$供试品中水分含量(\%)=\frac{(A-B)F}{W}\times100\%$$

式中　A 为供试品所消耗费休氏试液的体积，ml；

B 为空白所消耗费休氏试液的体积，ml；

F 为每1ml费休氏试液相当于水的重量，mg；

W 为供试品的重量，mg。

如供试品吸湿性较强，可称取供试品适量置干燥的容器中，密封(可在干燥的隔离箱中操作)，精密称定，用干燥的注射器注入适量无水甲醇或其他适宜溶剂，精密称定总重量，振摇使供试品溶解，测定该溶液水分。洗净并烘干容器，精密称定其重量。同时测定溶剂的水分。按下式计算：

$$供试品中水分含量(\%)=\frac{(W_1-W_3)c_1-(W_1-W_2)c_2}{W_2-W_3}\times100\%$$

式中　W_1 为供试品、溶剂和容器的重量，g；

W_2 为供试品和容器的重量，g；

W_3 为容器的重量，g；

c_1 为供试品溶液的水分含量，g/g；

c_2 为溶剂的水分含量，g/g。

对热稳定的供试品，亦可将水分测定仪和市售卡氏干燥炉联用测定水分。即将一定量的供试品在干燥炉或样品瓶中加热，并用干燥气体将蒸发出的水分导入水分测定仪中测定。

2. 库仑滴定法

本法仍以卡尔-费休氏(Karl-Fischer)反应为基础，应用永停滴定法测定水分。与容量滴定法相比，库仑滴定法中滴定剂碘不是从滴定管加入，而是由含有碘离子的阳极电解液电解产生。一旦所有的水被滴定完全，阳极电解液中就会出现少量过量的碘，使铂电极极化而停止碘的产生。根据法拉第定律，产生碘的量与通过的电量成正比，因此可以通过测量电量总消耗的方法来测定水分总量。本法主要用于测定含微量水分(0.0001%～0.1%)的供试品，特别适用于测定化学惰性物质如烃类、醇类和酯类中的水分。所用仪器应干燥，并能避免空气中水分的侵入；测定操作应在干燥处进行。

在适当的情况下，供试品中的水可以通过与容器连接的烘箱中的热量解吸或释放出来，并借助干燥的惰性气体(例如纯氮气)转移到容器中。因气体转移造成的误差应考虑并进行校正，加热条件也应慎重选择，防止因供试品分解而产生水。

费休氏试液　按卡尔-费休氏库仑滴定仪的要求配制或使用市售费休氏试液，无需标定滴定度。

测定法　于滴定杯中加入适量费休氏试液，先将试液和系统中的水分预滴定除去，然后精密称取供试品适量(含水量约为0.5～5mg或仪器建议的使用量)，迅速转移至滴定杯中，或经适宜的无水溶剂溶解后，迅速注入至滴定杯中，以永停滴定法指示终点，从仪器显示屏上直接读取供试品中水分的含量，其中每1mg水相当于10.72库仑电量。

第二法(烘干法)

测定法　取供试品2～5g，如果供试品的直径或长度超过3mm，在称取前应快速制成直径或长度不超过3mm的颗粒或碎片平铺于干燥至恒重的扁形称量瓶中，厚度不超过5mm，疏松供试品不超过10mm，精密称定，开启瓶盖在100～105℃干燥5小时，将瓶盖盖好，移置干燥器中，冷却30分钟，精密称定，再在上述温度干燥1小时，放冷，称重，至连续两次称重的差异不超过5mg为止。根据减失的重量，计算供试品中含水量(%)。

本法适用于不含或少含挥发性成分的药品。

第三法(减压干燥法)

减压干燥器　取直径12cm左右的培养皿，加入五氧化二磷干燥剂适量，铺成0.5～1cm的厚度，放入直径30cm的减压干燥器中。

测定法　取供试品2～4g，混合均匀，分别取0.5～1g，置已在供试品同样条件下干燥并称重的称量瓶中，精密称定，打开瓶盖，放入上述减压干燥器中，抽气减压至2.67kPa(20mmHg)以下，并持续抽气半小时，室温放置24小时。在减压干燥器出口连接无水氯化钙干燥管，打开活塞，待内外压一致，关闭活塞，打开干燥器，盖上瓶盖，取出称量瓶迅速精密称定重量，计算供试品中的含水量(%)。

本法适用于含有挥发性成分的贵重药品。中药测定用的供试品，一般先破碎并需通过二号筛。

第四法(甲苯法)

仪器装置　如图1所示。图中A为500ml的短颈圆底烧瓶；B为水分测定管；C为直形冷凝管，外管长40cm。使用前，全部仪器应清洁，并置烘箱中烘干。

测定法　取供试品适量(约相当于含水量1～4ml)，精密称定，置A瓶中，加甲苯约200ml，必要时加入干燥、洁净的无釉小瓷片数片或玻璃珠数粒，连接仪器，自冷凝管顶端加入甲苯至充满B管的狭细部分。将A瓶置电热套中或用其他适宜方法缓缓加热，待甲苯开始沸腾时，调节温度，使每秒馏出2滴。待水分完全馏出，即测定管刻度部分的水量不再增加时，将冷凝管内部先用甲苯冲洗，再用饱蘸甲苯的长刷或其他适宜方法，将管壁上附着的甲苯推下，继续蒸馏5分钟，放冷至室温，拆卸装置，如有水黏附在B管的管壁上，可用蘸甲苯的铜丝推下，放置使水分与甲苯完全分离(可加亚甲蓝粉末少量，使水染成蓝色，以便分离观察)。检读水量，并计算供试品的含水量(%)。

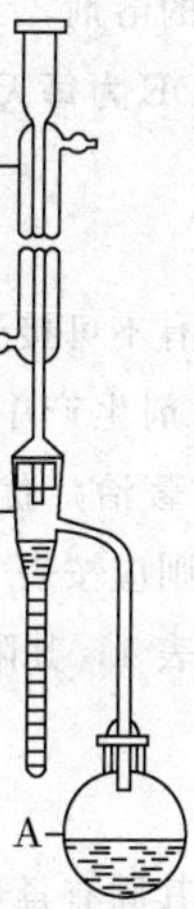

图1　甲苯法仪器装置

【附注】　(1)测定用的甲苯须先加水少量，充分振摇后放置，将水层分离弃去，经蒸馏后使用。

(2)中药测定用的供试品，一般先破碎成直径不超过3mm的颗粒或碎片；直径和长度在3mm以下的可不破碎。

第五法(气相色谱法)

色谱条件与系统适用性试验　用直径为0.18～0.25mm的二乙烯苯-乙基乙烯苯型高分子多孔小球作为载体，或采用极性与之相适应的毛细管柱，柱温为140～150℃，热导检测器检测。注入无水乙醇，照气相色谱法(通则0521)测定，应符合下列要求：

(1)理论板数按水峰计算应大于1000，理论板数按乙醇峰计算应大于150；

(2)水和乙醇两峰的分离度应大于2；

(3)用无水乙醇进样5次，水峰面积的相对标准偏差不得大于3.0%。

对照溶液的制备　取纯化水约0.2g，精密称定，置25ml量瓶中，加无水乙醇至刻度，摇匀，即得。

供试品溶液的制备　取供试品适量(含水量约0.2g)，剪碎或研细，精密称定，置具塞锥形瓶中，精密加入无水乙醇50ml，密塞，混匀，超声处理20分钟，放置12小时，再超声处理20分钟，密塞放置，待澄清后倾取上清液，即得。

测定法　取无水乙醇、对照溶液及供试品溶液各1～5μl，分别注入气相色谱仪，测定，即得。

对照溶液与供试品溶液的配制须用新开启的同一瓶无水乙醇。

用外标法计算供试品中的含水量。计算时应扣除无水乙醇中的含水量，方法如下：

对照溶液中实际加入的水的峰面积＝对照溶液中总水峰面积－K×对照溶液中乙醇峰面积

供试品中水的峰面积＝供试品溶液中总水峰面积－K×供试品溶液中乙醇峰面积

$$K=\frac{\text{无水乙醇中水峰面积}}{\text{无水乙醇中乙醇峰面积}}$$

0841　炽灼残渣检查法

炽灼残渣检查法用于检查供试品经硫酸消解后不易挥发的无机杂质残留量。

本法分为第一法和第二法。制订或修订炽灼残渣检查项，应根据质量研究数据，结合供试品特性和限度控制要求，并在品种项下注明选择第一法或第二法。品种项下未注明的，采用第一法。

第一法　取供试品1.0～2.0g或各品种项下规定的重量，置已炽灼至恒重的坩埚中，精密称定，缓缓炽灼至完全炭化，放冷；除另有规定外，加硫酸0.5～1ml使湿润，低温加热至硫酸蒸气除尽后，在700～800℃炽灼使完全灰化，移置装有硅胶或其他合适干燥剂的干燥器内，放冷，精密称定后，再在700～800℃炽灼至恒重，计算残渣所占百分比，即得。

供试品分子结构中含有碱金属或氟元素时，应使用铂坩埚。

如需将残渣留作重金属检查，则炽灼温度必须控制在500～600℃。

第二法　取二氧化硅、铂、石英或陶瓷等适宜材质的坩埚，在600℃±50℃下炽灼30分钟，移置装有硅胶或其他合适干燥剂的干燥器中，放冷，精密称定。取供试品1～2g或各品种项下规定的量，置已炽灼并放冷的坩埚中，精密称定，用少量硫酸(通常1ml)润湿样品，在尽量低的温度下缓慢加热，直至样品完全炭化，放冷。再用少量硫酸(通常1ml)润湿，缓慢加热至不再有白烟生成。在600℃±50℃炽灼，至样品完全灰化。注意在整个过程中确保没有火焰生成。移置装有硅胶或其他合适干燥剂的干燥器中，放冷，精密称定，计算残渣所占百分比。如果计算结果超过限度，可重复以上硫酸润湿等步骤，炽灼30分钟，直至连续两次炽灼后残渣量的差异小于0.5mg或者算得的残渣百分比在限度内。

0861　残留溶剂

药品中的残留溶剂系指在原料药、辅料或制剂生产过程中使用或产生的，并在实际工艺过程中不能完全除去的有机挥发性化合物。本通则规定了药品中残留溶剂评估与控制的基本原则，以及残留溶剂鉴别、检查与定量测定的方法，用于残留溶剂的测定、评估和控制。

评估与控制

一般原则

选择适当的溶剂可提高产品的收率或决定其晶型、纯度和溶解度等性质，因此，溶剂有时可能是合成工艺的关键因素。由于残留溶剂没有治疗益处，为符合药品的质量标准、生产质量管理规范(GMP)或其他质量要求，应尽可能除去所有残留溶剂。本通则不针对特意用作辅料的溶剂和溶剂化物，但制剂中的这些溶剂也应接受评价，并论证其合理性。

为保护患者的安全，制剂的残留溶剂量不应高于安全性数据可支持的水平。除非在风险-收益评估中能强有力地论证使用这些溶剂的合理性，否则在生产原料药、辅料或制剂时，应避免使用已知会引起不可接受毒性的溶剂(第一类，表1)；应限制使用一些毒性较不严重的溶剂(第二类，表2)，以防止患者出现潜在的不良反应；如实际可行，应尽可能使用低毒性的溶剂(第三类，表3)。

当已知生产或纯化工艺中出现上述溶剂时，应对残留溶剂进行检查，但仅需要检查原料药、辅料或制剂的生产或纯化中使用的或产生的溶剂。生产企业可选择直接检测制剂中的残留溶剂，也可选择检测制剂生产所用的原料药和辅料等各成分中的残留溶剂。根据制剂生产所用的各成分中的残留溶剂水平，累积计算出制剂中的残留溶剂整体水平；如果计算结果等于或低于本通则规定的接受水平，则无需考虑对制剂进行相关残留溶剂检查；如果计算结果高于规定的接受水平，则应对制剂中相关残留溶剂进行检查，以确定制剂工艺是否将相关溶剂的量降至可接受水平；如果制剂生产中使用了某种溶剂，也应对其在制剂中的残留量进行检查。

本通则规定了药品中可接受的残留溶剂限度。这些限度适用于所有剂型和给药途径。在特定情况下，如短期(30天或更短)用药或局部用药时，可接受更高的残留溶剂水平，应根据不同情况论证这些溶剂水平的合理性。

由于不同生产企业或不同工艺所用溶剂种类可能存在差异，无论各品种正文中是否设置残留溶剂检查项，生产企业均应基于本通则的要求，遵循质量风险管理原则，结合生产工艺，对使用或可能产生的残留溶剂，采用本通则推荐的方法或其他经验证、核准的方法进行测定和控制，使残留溶剂量符合本通则规定的限度要求。

基于风险评估的残留溶剂分类

“每日允许暴露量”(Permitted Daily Exposure，PDE)系指药学上可接受的残留溶剂每日摄入量。根据对人类健康的潜在风险评估，将残留溶剂分为以下三类(表1～表3)。

第一类溶剂：应避免的溶剂

已知的人体致癌物，疑似人体强致癌物，以及环境危害物。

第二类溶剂：应限制的溶剂

非遗传毒性动物致癌物质，或可能导致神经毒性或致畸性等不可逆毒性的溶剂，以及可能有其他严重但可逆的毒性的溶剂。

第三类溶剂：低潜在毒性的溶剂

对人体低潜在毒性的溶剂，无须制定基于健康的暴露限度。第三类溶剂的PDE为每天50mg(50mg/d)或以上。

残留溶剂的限度

1. 应避免的溶剂

由于第一类溶剂具有不可接受的毒性或对环境造成危害，原料药、辅料及制剂生产中不应使用该类溶剂。但是，为了生产一种有显著治疗优势的制剂而不得不使用时，除非经过论证，否则应按表1进行控制。1,1,1-三氯乙烷因危害环境而列入表1，其限度1500ppm为基于安全性数据确定。

2. 应限制的溶剂

表2所列溶剂由于其固有毒性，应限制其在制剂中的使用。表2中，溶剂的PDE值修约至0.1mg/d，限度值修约至10ppm。

3. 低潜在毒性的溶剂

第三类溶剂(表3)可视为低毒、对人类健康危害风险较低的溶剂。第三类溶剂不包括在药品中通常可接受的已知对人类健康有危害的溶剂。虽然许多第三类溶剂缺乏长期毒性或致癌性研究，但现有数据表明，这类溶剂在急性或短期研究中毒性较小，遗传毒性研究结果呈阴性。因此，认为每日摄入 50mg(用下述方法 1 计算时，对应于 5000ppm)或更少量时无须论证即可接受。如符合生产能力和 GMP 的实际情况，也可接受更大的残留量。

4. 无足够毒理学数据的溶剂

生产企业在辅料、原料药和制剂生产中还可能会使用表 4 中的溶剂，但尚无足够的毒理学数据，故无 PDE 值。生产企业应论证这些溶剂在制剂中残留量的合理性。

表中所列的溶剂分类及其建议限度来源于 ICH Q3C 残留溶剂指导原则，且将随安全性数据更新和 ICH Q3C 版本更新而变更。

第二类溶剂限度的确定方法

根据 PDE 值，制定第二类溶剂的限度时有两种方法。

方法 1：使用表 2 中列出的浓度限度(ppm)。这些浓度限度是在假定某制剂的日给药量为 10g 时，用以下公式(1)计算而得。

$$浓度(ppm)=\frac{1000\times PDE}{剂量} \quad (1)$$

其中，PDE 的单位为 mg/d，剂量的单位为 g/d。

在所有原料药、辅料或制剂中，这些限度被认为是可接受的。因此，若日摄入总量未知或未定，可采用该方法。若处方中的所有辅料及原料药都符合方法 1 的限度，则这些组分可按任意比例使用。若日摄入总量不超过 10g，则无须进一步计算。若制剂的给药剂量超过 10g/d，则应考虑采用方法 2 确定残留溶剂的允许限度。

方法 2：认为制剂的各种成分不必都符合方法 1 的限度。可用表 2 中注明的 PDE(mg/d)、已知最大日摄入总量和公式(1)来确定制剂中允许的残留溶剂的浓度。

如能证明残留溶剂已减少到实际的最低水平，以方法 2 确定的限度是可以接受的。这些限度在分析精密度、生产能力和生产工艺的合理变更方面应具有可行性，并应反映当前的生产技术水平。

应用方法 2 时可将制剂各成分(包括原辅料等)所含的残留溶剂累加。每日摄入的溶剂总量应低于给定的 PDE 值。

残留溶剂的报告方式

制剂生产企业需要了解原料药和辅料残留溶剂的相关信息，以符合本通则的规定。原料药或辅料供应商可参考以下几种示例为制剂生产企业提供相关信息。供应商可视情况选择以下一种。

(1)仅可能存在第三类溶剂。干燥失重小于 0.5%。

(2)仅可能存在第二类溶剂，如 X、Y……。全部低于方法 1 的限度（这里供应商可将第二类溶剂用 X、Y……来表示)。

(3)可能同时存在第二类溶剂 X、Y……和第三类溶剂。残留的第二类溶剂低于方法 1 的限度，残留的第三类溶剂低于 0.5%。

如果可能存在第一类溶剂，应进行鉴别并定量。

“可能存在”系指生产过程的最后一步和生产过程较前几步使用的、用经验证的工艺始终不能除尽的溶剂。

如果第二类溶剂高于方法 1 的限度或第三类溶剂高于 0.5%，应对其进行鉴别和定量。

测定方法

药品中残留溶剂的鉴别、限度检查和定量测定通常采用色谱技术如气相色谱法。可采用本通则推荐的方法，或选择与药品生产特定情况相适应的经验证的分析方法。当仅有第三类溶剂存在时，也可采用经适当验证的非专属性方法进行检查，如干燥失重检查法。验证时应考虑溶剂挥发性对分析方法的影响。

残留溶剂的方法学验证应遵循分析方法验证指导原则(指导原则 9101)相关要求。

下述推荐的方法照气相色谱法(通则 0521)测定。

色谱柱

1. 毛细管柱

一般情况下，极性相近的同类色谱柱可以互换使用。

(1)非极性色谱柱　固定液为 100%的二甲基聚硅氧烷的毛细管柱。

(2)极性色谱柱　固定液为聚乙二醇（PEG-20M）的毛细管柱。

(3)中极性色谱柱　固定液为35%二苯基-65%甲基聚硅氧烷、50%二苯基-50%二甲基聚硅氧烷、35%二苯基-65%二甲基聚硅氧烷、14%氰丙基苯基-86%二甲基聚硅氧烷、6%氰丙基苯基-94%二甲基聚硅氧烷的毛细管柱等。

(4) 弱极性色谱柱　固定液为5%苯基-95%甲基聚硅氧烷、5%二苯基-95%二甲基聚硅氧烷共聚物的毛细管柱等。

2. 填充柱

以直径为 0.18～0.25mm 的二乙烯苯-乙基乙烯苯型高分子多孔小球或其他适宜的填料作为固定相。

供试品溶液的制备

为使供试品中的残留溶剂得以完全释放，应选择合适的溶剂或通过适当方式使供试品尽可能溶解。如有实验或数据证明其中的残留溶剂已得到最大限度的释放，供试品不能完全溶解也是可以接受的。这种情况可先将供试品粉碎成细粉，但粉碎操作应尽快进行，避免因摩擦生热而使溶剂挥发损失。

精密称(量)取供试品适量，根据供试品和待测溶剂的溶解性能，选择适宜的且不干扰待测溶剂的溶剂，根据残留溶剂的限度要求，制成适当浓度的供试品溶液，以满足定量测定的要求。通常以水为溶剂，对于非水溶性供试品，可采用二甲基甲酰胺、二甲基亚砜或其他适宜的溶剂。

对照品溶液的制备

精密称(量)取待测溶剂适量，采用与制备供试品溶液相同的方法和溶剂制备对照品溶液。用水做溶剂时，如待测溶剂在水中溶解性不好，可先将待测溶剂溶解在 50% 二甲基亚砜或二甲基甲酰胺溶液中，再用水逐步稀释。

一般根据待测残留溶剂的限度要求确定对照品溶液的浓度。

测定法

第一法(毛细管柱顶空进样等温法)

色谱条件　柱温一般为 40～100℃；常以氮气或氦气为载气；顶空瓶平衡温度为 70～85℃，顶空瓶平衡时间通常为 30～60 分钟；进样口温度一般为 200℃，如采用火焰离子化检测器(FID)，温度一般为 250℃。

测定法　取对照品溶液和供试品溶液，分别进样，测定待测峰的峰面积。

第二法(毛细管柱顶空进样程序升温法)

色谱条件　柱温一般先在 40℃维持 8 分钟，再以每分钟 8℃的升温速率升至 120℃，维持 10 分钟；以氮气或氦气为载气；顶空瓶平衡温度为 70～85℃，顶空瓶平衡时间通常为 30～60 分钟；进样口温度一般为 200℃，如采用火焰离子化检测器 (FID)，温度一般为 250℃。

测定法　取对照品溶液和供试品溶液，分别进样，测定待测峰的峰面积。

第三法(溶液直接进样法)

如采用毛细管柱，可参考以下色谱条件。

色谱条件　柱温可采用等温法或程序升温法，条件参考第一法或第二法；以氮气或氦气为载气；进样口温度一般为 200℃，如采用火焰离子化检测器(FID)，温度一般为 250℃；进样量一般不超过数微升。

测定法　取对照品溶液和供试品溶液，分别进样，测定待测峰的峰面积。

系统适用性试验

根据分析方法验证的结果(特别是耐用性考察结果)，可选择设置以下系统适用性试验及其可接受标准。

(1)理论板数：在柱效影响分离效能时，可规定色谱柱应达到的最小理论板数。

(2)分离度：一般情况，待测溶剂色谱峰与相邻色谱峰的分离度应满足分离要求，当分离检测多种残留溶剂且分离度受到挑战时，基于待测峰不受干扰或干扰可忽略不计，可合理规定待测峰与相邻峰的分离度，必要时，可用待测峰与相邻峰的峰谷比来描述分离要求。

(3)对称性：在峰拖尾可能影响待测峰的准确定量或干扰邻近峰测量时，可对色谱峰的对称性提出要求。

(4)灵敏度：可根据残留溶剂的限度浓度或更低的浓度，制备对照品溶液或加标供试品溶液，作为灵敏度试验溶液。通常，定量限的信噪比应不小于 10，且不得高于报告阈值；检测限的信噪比应不小于 3。

(5)重复性：取对照品溶液或加标供试品溶液，重复进样 5～6 次，待测物峰面积(或待测物与内标物峰面积之比)的相对标准偏差(RSD)应满足检测的精密度要求。一般情况下，以外标法测定时，待测物峰面积的 RSD 应不大于 10%；以内标法测定时，待测物与内标物峰面积之比的 RSD 应不得大于 5%。

保留时间和相对保留时间常用于评价系统适用性，如在品种项下列出但未明确为系统适用性要求，它们仅作为一种参考。

在整个分析过程中，色谱系统应满足规定的系统适用性要求，确保实验结果可被接受。

以上推荐的色谱条件包括顶空条件等实验参数，可能因设备和待测溶剂而异，在建立适合于特定供试品中的残留溶剂测定法时，可对推荐的实验参数进一步优化，优化后的实验参数经验证后，在品种的相关控制项目中进行描述。在方法实际应用中，为满足系统适用性要求，可按气相色谱法(通则 0521)色谱参数调整的有关规定对品种项下的色谱条件作适当调整。

残留溶剂的鉴别

对于未知残留溶剂，常用的鉴别方法主要有但不限于：

(1)保留时间

在相同的色谱条件下，待测溶剂峰的保留时间与对照品溶液相应色谱峰的保留时间一致，可用于鉴别待测物中的残留溶剂。两个保留时间不同的色谱峰归属于不同化合物，但两个保留时间一致的色谱峰有时未必可归属为同一化合物，在作未知物定性分析时应特别注意。

采用测定法中第一法或第二法的色谱条件，或其他经验证的方法，在确保检测灵敏度、分离度等参数满足相关技术要求的情况下，选择两种不同极性的色谱柱(如非极性、中极性或极性色谱柱)试验。当待测溶剂峰在不同极性色谱系统中的保留时间均与对照品溶液色谱峰保留时间一致时，可初步鉴别供试品中可能存在的残留溶剂。

(2)利用质谱检测器提供的质谱信息

气相色谱质谱联用仪的质谱检测器能提供与色谱峰对应的残留溶剂分子质量和结构特征等更多、更可靠的信息，不仅可用于已知残留溶剂的鉴别，还可提供未知残留溶剂的结构信息(通则 0431)。

利用质谱信息库检索进行未知化合物结构和定性分析时，通常是将测得的谱图信息简化为少数最有意义的峰，然后再和质谱信息库中的对应谱图相比较。通过质谱信息库检索可对未知残留溶剂结构进行确证，或为需要结构确证的残留溶剂提供充分的证据。

残留溶剂的检查和定量

(1)限度检查　以内标法测定时，供试品溶液所得待测溶剂峰面积与内标峰面积之比不得大于对照品溶液的相应比值。以外标法测定时，供试品溶液所得待测溶剂峰面积不得大于对照品溶液的相应峰面积。

(2)定量测定　按内标法或外标法计算各残留溶剂

的量。

对于第三类溶剂的测定。如果已知供试品中仅存在第三类溶剂，可采用干燥失重测定法（通则 0831）进行测定。但当干燥失重大于0.5%，或供试品中存在其他溶剂时，应采用上述推荐方法或其他经验证的方法对供试品中的第三类溶剂进行鉴别，并根据需要进行限度检查或定量测定。

残留溶剂的分析策略图见图 1。

分析方法建立和使用中的其他考虑

(1)当需要检查的残留溶剂种类不多，且极性差异较小时，可采用等温法。当需要检查的残留溶剂种类较多，且极性差异较大时，可采用程序升温法。

(2)顶空条件的选择

①应根据供试品中残留溶剂的沸点选择顶空平衡温度。对于沸点较高的残留溶剂，通常选择较高的平衡温度；但此时应兼顾供试品的热分解特性，尽量避免供试品产生的挥发性热分解产物对测定的干扰。

顶空平衡温度一般应低于溶解供试品所用溶剂的沸点10℃以下，能满足检测灵敏度即可。过高的平衡温度，可使顶空瓶的气密性变差，导致定量准确性的降低。

②顶空平衡时间一般为 30～60 分钟，以保证供试品溶液的气-液两相有足够的时间达到平衡。不同的测定体系所需的平衡时间不同，需根据实际考察确定合适的平衡时间，既保证供试品溶液达到气-液平衡，又不会因为顶空时间过长导致顶空瓶气密性变差而降低定量准确性。

③对照品溶液与供试品溶液必须使用相同的顶空条件。

(3)对于沸点较高的甲酰胺、2-甲氧基乙醇、2-乙氧基乙醇、乙二醇、*N*-甲基吡咯烷酮、环丁砜、二甲基甲酰胺、二甲基乙酰胺等第二类溶剂，不易通过顶空进样测定获得满足要求的灵敏度，可使用其他经验证的方法进行测定。

(4)含氮的碱性残留溶剂测定　普通气相色谱仪中的不锈钢管路、进样器衬管等对有机胺等含氮碱性化合物具有较强的吸附作用，导致其检出灵敏度降低，应采用惰性的硅钢材料或镍钢材料管路；采用溶液直接进样法测定时，供试品溶液应不呈酸性，以免待测溶剂与酸反应后不易汽化。

通常采用弱极性的色谱柱或其他填料预先经碱处理过的色谱柱分析含氮碱性化合物，如采用胺分析专用柱进行分离，效果更好。

对不宜采用气相色谱法测定的含氮碱性化合物，可采用其他方法如离子色谱法等测定。

(5)含羧酸的酸性残留溶剂测定　含羧酸的酸性残留溶剂如甲酸、醋酸等，采用气相色谱法测定一般响应值低，可通过酯化衍生等样品处理方式提高检测灵敏度，也可采用液相色谱法或其他适宜的方法测定。采用液相色谱法测定时，流动相和供试品溶液应呈酸性。

(6)流速的选择　流速一般与所用的色谱柱内径相适应，可根据系统适用性试验情况选择合适的流速。

(7)检测器的选择　对含卤素的残留溶剂如三氯甲烷等，采用电子捕获检测器(ECD)，易获得较高的灵敏度。

(8)干扰峰的排除　供试品中未知杂质或其挥发性热降解物易对残留溶剂的测定产生干扰。干扰作用包括在测定的色谱系统中未知杂质或其挥发性热降解物与待测物的

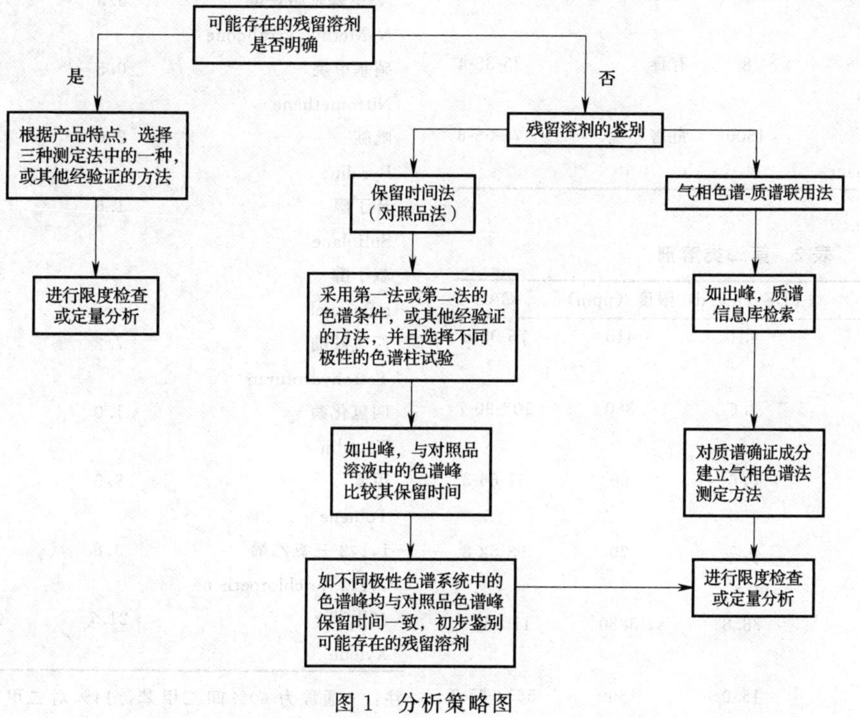

图 1　分析策略图

保留时间相同(共出峰)；或热降解产物与待测物的结构相同(如甲氧基热裂解产生甲醇)。当测定的残留溶剂超出限度，但未能确定供试品中是否有未知杂质或其挥发性热降解物对测定有干扰作用时，应通过试验排除干扰作用的存在。对第一种干扰作用，通常采用2种极性不同的色谱系统对相同的供试品进行测定，比较不同色谱系统的测定结果。如两者结果一致，则可以排除测定中有共出峰的干扰；如果两者结果不一致，则表明测定中有共出峰的干扰。对第二种干扰作用，通常通过测定已知不含该溶剂的对照样品来加以判断。

(9)定量方法的验证　当采用顶空进样时，供试品与对照品处于不完全相同的基质中，故应考虑气液平衡过程中的基质效应(供试品溶液与对照品溶液组成差异对顶空气液平衡的影响)。由于标准加入法可以消除供试品溶液基质与对照品溶液基质不同所引起的基质效应的影响，故通常采用标准加入法验证定量方法的准确性；当标准加入法与其他定量方法的结果不一致时，以标准加入法的结果为准。

(10)不同实验室在测定同一供试品时，可能会采用不同的试验方法，当测定结果处于合格与不合格的边缘时，以内标法或标准加入法的结果为准。

表1　第一类溶剂

溶剂	限度（ppm）	关注点	CAS
苯 Benzene	2	致癌物	71-43-2
四氯化碳 Carbon tetrachloride	4	有毒和危害环境	56-23-5
1,2-二氯乙烷 1,2-Dichloroethane	5	有毒	107-06-2
1,1-二氯乙烯 1,1-Dichloroethene	8	有毒	75-35-4
1,1,1-三氯乙烷 1,1,1-Trichloroethane	1500	危害环境	71-55-6

表2　第二类溶剂

溶剂	PDE（mg/d）	限度（ppm）	CAS
乙腈 Acetonitrile	4.1	410	75-05-8
氯苯 Chlorobenzene	3.6	360	108-90-7
三氯甲烷 Chloroform	0.6	60	67-66-3
异丙基苯 Cumene	0.7	70	98-82-8
环己烷 Cyclohexane	38.8	3880	110-82-7
环戊基甲基醚 Cyclopentyl methyl ether	15.0	1500	5614-37-9

续表

溶剂	PDE（mg/d）	限度（ppm）	CAS
1,2-二氯乙烯 1,2-Dichloroethene	18.7	1870	540-59-0
二氯甲烷 Dichloromethane	6.0	600	75-09-2
1,2-二甲氧基乙烷 1,2-Dimethoxyethane	1.0	100	110-71-4
二甲基乙酰胺 Dimethylacetamide	10.9	1090	127-19-5
二甲基甲酰胺 Dimethylformamide	8.8	880	68-12-2
二氧六环 Dioxane	3.8	380	123-91-1
2-乙氧基乙醇 2-Ethoxyethanol	1.6	160	110-80-5
乙二醇 Ethyleneglycol	6.2	620	107-21-1
甲酰胺 Formamide	2.2	220	75-12-7
正己烷 *n*-Hexane	2.9	290	110-54-3
甲醇 Methanol	30.0	3000	67-56-1
2-甲氧基乙醇 2-Methoxyethanol	0.5	50	109-86-4
甲基丁基酮 Methylbutyl ketone	0.5	50	591-78-6
甲基环己烷 Methylcyclohexane	11.8	1180	108-87-2
甲基异丁基酮 Methylisobutylketone	45	4500	108-10-1
N-甲基吡咯烷酮 *N*-Methylpyrrolidone	5.3	530	872-50-4
硝基甲烷 Nitromethane	0.5	50	75-52-5
吡啶 Pyridine	2.0	200	110-86-1
环丁砜 Sulfolane	1.6	160	126-33-0
叔丁醇 *t*-Butanol	35	3500	75-65-0
四氢呋喃 Tetrahydrofuran	7.2	720	109-99-9
四氢化萘 Tetralin	1.0	100	119-64-2
甲苯 Toluene	8.9	890	108-88-3
1,1,2-三氯乙烯 1,1,2-Trichloroethene	0.8	80	79-01-6
二甲苯* Xylene	21.7	2170	/

注：*通常为60%间二甲苯，14%对二甲苯，9%邻二甲苯和17%乙苯

表 3　第三类溶剂

名称	CAS	名称	CAS
醋酸 Acetic acid	64-19-7	正庚烷 Heptane	142-82-5
丙酮 Acetone	67-64-1	乙酸异丁酯 Isobutyl acetate	110-19-0
甲氧基苯 Anisole	100-66-3	乙酸异丙酯 Isopropyl acetate	108-21-4
正丁醇 *n*-Butanol	71-36-3	乙酸甲酯 Methyl acetate	79-20-9
仲丁醇 2-Butanol	78-92-2	异戊醇 Isoamylol	123-51-3
乙酸丁酯 Butyl acetate	123-86-4	丁酮 Butanone	78-93-3
叔丁基甲基醚 tert-Butylmethyl ether	1634-04-4	异丁醇 Isobutanol	78-83-1
二甲基亚砜 Dimethyl sulfoxide	67-68-5	2-甲基四氢呋喃 2-Methyltetrahydrofuran	96-47-9
乙醇 Ethanol	64-17-5	正戊烷 Pentane	109-66-0
乙酸乙酯 Ethyl acetate	141-78-6	正戊醇 1-Pentanol	71-41-0
乙醚 Ether	60-29-7	正丙醇 1-Propanol	71-23-8
甲酸乙酯 Ethyl formate	109-94-4	异丙醇 Isopropanol	67-63-0
甲酸 Formic acid	64-18-6	乙酸丙酯 Propyl acetate	109-60-4
三乙胺 Triethylamine	121-44-8		

表 4　无足够毒理学数据的溶剂

名称	CAS	名称	CAS
1,1-二乙氧基丙烷 1,1-Diethoxypropane	4744-08-5	甲基异丙基酮 Methylisopropylketone	563-80-4
1,1-二甲氧基甲烷 1,1-Dimethoxymethane	109-87-5	石油醚 Petroleum ether	8032-32-4
2,2-二甲氧基丙烷 2,2-Dimethoxypropane	77-76-9	三氯醋酸 Trichloroacetic acid	76-03-9
异辛烷 Trimethylpentane	540-84-1	三氟醋酸 Trifluoroacetic acid	76-05-1
异丙醚 Isopropyl ether	108-20-3		

0862　元素杂质

存在于药品中的元素杂质有多种来源，生产过程中使用的原料药、辅料、生产设备、水和包装材料等均可能引入元素杂质，贮存过程中包装材料中的元素杂质还可能发生迁移而被引入药品中。这些元素杂质可能是有意添加引入(如原料药或辅料合成过程中有意添加的催化剂残留)，也可能是无意引入(如与生产设备或包装系统相互作用产生的杂质或药品各个组分中存在的杂质)。为了治疗作用而有意添加到药品中的元素不属于元素杂质。

因元素杂质不能为患者提供任何治疗作用，某些元素杂质甚至有一定毒性，所以它们在药品中的量需被控制在可接受的限度范围内。本通则提供评估和控制药品中元素杂质的有关依据和确认元素杂质种类及其限度的方法，为元素杂质测定方法的选择、建立、验证和使用提供指导。

本通则不适用于中药、放射性药物、疫苗、细胞代谢产物、DNA 产品、过敏原提取物、细胞、全血、血细胞成分或包括血浆及血浆衍生产品在内的血液衍生产品和非体循环透析液；也不适用于基于基因(基因治疗)、细胞(细胞治疗)和组织(组织工程)的药品。

本通则规定的限度不直接适用于原料药和辅料。但为使药品中的元素杂质能符合规定，制剂生产企业可以使用原料药或辅料生产企业提供的元素杂质测定数据或者风险评估报告，用于证明最终制剂符合本通则的限度要求。原料药和辅料生产企业选择进行风险评估的元素，可依照表 1 进行。对某些天然来源的原料药和辅料，因其含有自然界与生俱来的元素，必须在风险评估中加以考虑。

1　风险评估中建议考察的元素

考虑元素杂质毒性和出现在药品中的相对可能性，其可以分为三类。根据药品中元素杂质分类、是否是有意添加引入和给药途径，风险评估中建议考察的元素杂质见表 1。

表 1　风险评估中建议考察的元素

元素	分类	有意添加引入(所有给药途径)	无意引入			
			口服	注射	吸入	皮肤给药
镉 Cd	1	是	是	是	是	是
铅 Pb	1	是	是	是	是	是
砷 As	1	是	是	是	是	是
汞 Hg	1	是	是	是	是	是
钴 Co	2A	是	是	是	是	是
钒 V	2A	是	是	是	是	是
镍 Ni	2A	是	是	是	是	是
铊 Tl	2B	是	否	否	否	否
金 Au	2B	是	否	否	否	否
钯 Pd	2B	是	否	否	否	否
铱 Ir	2B	是	否	否	否	否
锇 Os	2B	是	否	否	否	否
铑 Rh	2B	是	否	否	否	否
钌 Ru	2B	是	否	否	否	否
硒 Se	2B	是	否	否	否	否
银 Ag	2B	是	否	否	否	否
铂 Pt	2B	是	否	否	否	否
锂 Li	3	是	否	是	是	否
锑 Sb	3	是	否	是	是	否

续表

元素	分类	有意添加引入（所有给药途径）	无意引入			
			口服	注射	吸入	皮肤给药
钡 Ba	3	是	否	否	是	否
钼 Mo	3	是	否	否	是	否
铜 Cu	3	是	否	是	是	否
锡 Sn	3	是	否	否	是	否
铬 Cr	3	是	否	否	是	否

注：①1类元素是对人体有害元素，在药品生产中禁用或限制使用。

②2类元素通常被认为是给药途径依赖型的人体有害元素。根据它们出现于药品中的相对可能性，进一步分成2A和2B亚类。

③3类元素口服给药途径的毒性相对较低（PDE高，通常＞500μg/d），风险评估中一般不需考虑，但在吸入和注射给药途径时大部分元素PDE小于500μg/d，风险评估中仍需考虑。

④此表来源于ICH Q3D。

2　形态

药品中元素形态是元素在药品中存在的化学形式(包括同位素组成、电子态或氧化态、配合物或分子结构)。元素的不同形态可能具有不同的毒性，应予以关注。当某种元素不同形态的毒性已知时，采用预期出现在药品中的形态的毒性信息来确定PDE。风险评估时如果某种元素杂质是用药品中该元素总量来评估是否符合PDE，一般情况下不要求提供该元素的形态信息，但当发现该元素实际的形态比用于确定表2中PDE的形态(见ICH Q3D附录3)具有更高或更低毒性时，可提供该元素的形态信息以证明使用更低或更高水平PDE的合理性。

3　允许暴露量

口服、注射、吸入和皮肤给药四种给药途径的每日允许暴露量(PDE)见表2。在本通则中，PDE以μg/d为单位，表示药品中某种元素的最大日允许摄入量。

日最大剂量不超过2L的注射剂，可使用日最大剂量由PDE计算允许浓度。说明书规定或临床实践确定日剂量超过2L的药品(如0.9%氯化钠溶液、葡萄糖注射液、全胃肠外营养液、灌洗液等)，可使用2L体积由PDE计算允许浓度。

皮肤给药途径的PDE适用于治疗皮肤擦伤或者其他快速愈合急性损伤的药品，但不适用于治疗表皮的基底细胞层受到实质性破坏的皮肤给药药品。对于需要使药品与真皮接触的适应症(例如，皮肤溃疡、Ⅱ°以上的烧伤、大疱疮、大疱性表皮松解症等)，通常可以在注射给药途径PDE基础上，根据该药品的具体情况进行修正，论证合理的PDE。此外，皮肤给药途径的药品还需考虑元素杂质的致敏性。对于致敏元素Ni和Co，应同时满足PDE及皮肤和透皮给药途径浓度限度(CTCL)，以减少过敏个体引起皮肤反应的可能性。Ni和Co的CTCL均为35μg/g。对于其他元素杂质，引起过敏反应的阈值大约等于皮肤给药途径PDE或者远大于皮肤给药途径PDE时，不需要额外控制。

表2　元素杂质的每日允许暴露量（PDE） 单位：μg/d

元素	分类	口服	注射	吸入	皮肤给药
镉 Cd	1	5	2	3	20
铅 Pb	1	5	5	5	50
砷 As	1	15	15	2	30
汞 Hg	1	30	3	1	30
钴 Co	2A	50	5	3	50
钒 V	2A	100	10	1	100
镍 Ni	2A	200	20	6	200
铊 Tl	2B	8	8	8	8
金 Au	2B	300	300	3	3000
钯 Pd	2B	100	10	1	100
铱 Ir	2B	100	10	1	100
锇 Os	2B	100	10	1	100
铑 Rh	2B	100	10	1	100
钌 Ru	2B	100	10	1	100
硒 Se	2B	150	80	130	800
银 Ag	2B	150	15	7	150
铂 Pt	2B	100	10	1	100
锂 Li	3	550	250	25	2500
锑 Sb	3	1200	90	20	900
钡 Ba	3	1400	700	300	7000
钼 Mo	3	3000	1500	10	15 000
铜 Cu	3	3000	300	30	3000
锡 Sn	3	6000	600	60	6000
铬 Cr	3	11 000	1100	3	11 000

注：此表来源于ICH Q3D，各元素PDE以ICH Q3D最新版为准。

4　限度确认方法

根据不同需求可任意选择以下3种方法进行限度确认。当选择下述方法2或方法3进行限度确认时，均需考虑由包装系统和生产设备引入药品中的元素杂质，如果在风险评估过程中，已确定包装系统和生产设备对药品的元素杂质水平没有影响，则无需考虑；当包装系统和生产设备对药品的元素杂质水平有影响时，需考虑以估计日摄入量的形式从PDE中扣除这些来源的影响后再采用方法2或方法3进行限度确认。

方法1 制剂分析法　测定制剂中每种元素的浓度，根据每日最大剂量计算每种元素杂质的每日摄入总量，再与各元素的PDE比较。

PDE≥测得元素浓度(μg/剂量单位)×每日最大剂量(剂量单位/天)

注：剂量单位指药品每日摄入量的单位，如g、ml等。

除另有规定外，每种元素杂质的每日摄入总量应不得高于该元素的 PDE。

方法 2 组分加和法　分别加和制剂中所有组分(原料药及辅料)所含元素杂质的量(单位 μg/d)：

$$PDE \geqslant \left[\sum_{M=1}^{n}(C_M \times W_M)\right] \times D_D$$

式中　M 为制剂中的某一组分(原料药或辅料)；

C_M为组分中的元素浓度，μg/g；

W_M为每剂量单位中组分的质量，g/剂量单位；

D_D为每日最大剂量单位数，剂量单位/天。

除另有规定外，每种元素杂质加和结果应不得高于 PDE。

方法 3 单组分限度法　原料药和辅料中元素杂质的可接受水平取决于其最终用途。表 3 中提供的数据是以 10g/d 作为最大日剂量计算的原料药和辅料的通用限度。对于日剂量不超过 10g 的药品，如果处方中所有原辅料中的元素杂质含量均不超过表 3 中所示的限度，则这些组分可以任意比例使用，无需进一步计算。这些数据用作通用限度，为制剂企业和原辅料供应商提供参考和帮助。

当制剂的每日最大摄入量明确时，制剂中各组分可以按方法 1 项下公式计算并确认限度，如果各组分每种元素杂质的每日摄入总量均不高于该元素的限度，则所有这些组分都可以在该药品中以任意比例使用。

表 3　日剂量不超过 10g 的药品中单个组分通用的元素杂质限度　　单位：μg/g

元素	分类	口服	注射	吸入	皮肤给药
镉 Cd	1	0.5	0.2	0.3	2
铅 Pb	1	0.5	0.5	0.5	5
砷 As	1	1.5	1.5	0.2	3
汞 Hg	1	3	0.3	0.1	3
钴 Co	2A	5	0.5	0.3	5
钒 V	2A	10	1	0.1	10
镍 Ni	2A	20	2	0.6	20
铊 Tl	2B	0.8	0.8	0.8	0.8
金 Au	2B	30	30	0.3	300
钯 Pd	2B	10	1	0.1	10
铱 Ir	2B	10	1	0.1	10
锇 Os	2B	10	1	0.1	10
铑 Rh	2B	10	1	0.1	10
钌 Ru	2B	10	1	0.1	10
硒 Se	2B	15	8	13	80
银 Ag	2B	15	1.5	0.7	15
铂 Pt	2B	10	1	0.1	10
锂 Li	3	55	25	2.5	250
锑 Sb	3	120	9	2	90
钡 Ba	3	140	70	30	700
钼 Mo	3	300	150	1	1500
铜 Cu	3	300	30	3	300
锡 Sn	3	600	60	6	600
铬 Cr	3	1100	110	0.3	1100

注：此表来源于 ICH Q3D，各元素通用限度以 ICH Q3D 最新版为准。

5　评估

潜在元素杂质的风险评估存在以下两种可能结果：

(1)风险评估过程未发现任何潜在的元素杂质。应记录风险评估结论和支持性信息及数据。

(2)风险评估过程发现一个或多个潜在的元素杂质。对于该过程中发现的任何元素杂质，风险评估均需考察元素杂质的来源多样性，并记录评估结论和支持性信息。

原料药、辅料、包装材料和生产设备供应商提供的关于潜在元素杂质的信息有助于药品生产企业开展元素杂质风险评估。支持该风险评估的数据来源包括但不限于：先验知识、公开发表的文献、相似工艺的数据、供应商信息或数据、制剂组分的检验、制剂的检验等。

影响药品中潜在元素杂质水平的因素也需在风险评估中予以考虑。这些因素包括但不限于：在后续工艺过程中清除元素杂质的有效性、元素的天然丰度(对于无意引入的元素尤为重要)、对于特定来源的元素杂质浓度范围的先验知识、制剂的组成等。

6　控制阈值

元素杂质控制应考察检测到的元素杂质水平相对于其 PDE 的显著性。将药品中元素杂质 PDE(以及 Ni 和 Co 的 CTCL)的 30% 定义为控制阈值，作为元素杂质水平显著性的衡量指标。控制阈值可用于判断药品中的元素杂质是否需要额外的控制。

如果药品中某个元素杂质水平一直低于控制阈值，只要对数据进行适当的评估并表明已对元素杂质进行足够的控制，则不再需要额外的控制。

如果风险评估无法表明某个元素杂质水平一直低于控制阈值，就需要建立控制方法以保证药品中元素杂质水平不超过 PDE。

7　元素杂质的控制

元素杂质的控制是药品整体控制策略的一部分，用以确保元素杂质不超过 PDE。当元素杂质水平超过控制阈值时，需采取额外的手段来确保元素杂质水平不超过 PDE。控制药品中元素杂质能够采用的方法包括但不限于：

(1)调整相关生产工艺，通过特定或非特定的纯化步骤将元素杂质降低至控制阈值以下；

(2)实施工艺过程的中游或上游控制，将药品中元素杂质的浓度限制在控制阈值以下；

(3)建立辅料或物料(如合成中间体)的元素杂质标准限度;

(4)建立原料药的元素杂质标准限度;

(5)建立制剂的元素杂质标准限度;

(6)选择合适的包装材料;

(7)对药品中元素杂质进行定期检测。

有关元素杂质控制的证明性材料包括但不限于：风险评估总结、能支持结论的数据和确定元素杂质限度控制的具体方法。

8　测定方法

任何可以满足质量控制要求的方法均可用于元素杂质的测定。检测方法包括但不限于电感耦合等离子体质谱法(通则 0412)、电感耦合等离子体原子发射光谱法(通则 0411)、原子吸收分光光度法(通则 0406)、X 射线荧光光谱法(通则 0461)、重金属检查法(通则 0821)、硒检查法(通则 0804)、砷盐检查法(通则 0822)等。上述方法通常测定的是不同形态元素的总量，若需区分元素的形态，可采用电感耦合等离子体质谱法与分离技术如液相色谱法联用的方法，或其他适宜的方法进行测定。

各测定方法的具体操作可参考本版药典通用技术要求及相关的指南和标准操作规范。建立的任何一种测定方法，均需经过分析方法验证，以证明分析方法满足预期的质量控制目的。

8.1　供试品制备

液体供试品根据其基质、有机物含量和待测元素含量等情况，可选用直接测定、经稀释或浓缩后测定、消解后测定等不同方式。固体供试品一般需先制备成供试品溶液后方可用于测定，制备方法包括采用如水性溶液、有机溶剂或混合溶液进行溶解、稀释等。某些供试品不能直接制成溶液的，或制成溶液后存在基质干扰等因素影响测定的，或基于测定方法要求需转换形态的，常需经消解后再制成适当的溶液。选择消解方法时，应考虑供试品的性质、待测元素的性质及其含量等因素。消解方法包括密闭容器消解法(常用微波消解法)和敞口容器消解法(包括电热板湿法消解、干法灰化等)，其中微波消解法为最常用的消解方法之一，敞口容器消解法不适合挥发性元素的测定。

采用电感耦合等离子体质谱法、电感耦合等离子体原子发射光谱法或原子吸收分光光度法进行测定时，制备方法的选择可参考图 1。实验用溶剂或稀释剂优先使用水性溶液，最常用的为稀酸溶液，如制成一定浓度的硝酸、盐酸、氢氟酸、高氯酸、硫酸水溶液等。硝酸带来的干扰最小，是首选酸。当使用氢氟酸时须先与仪器厂家确认所用仪器对氢氟酸的耐受性。此外，还可使用稀释的过氧化氢溶液、稀碱溶液、混合的酸或碱、有机溶剂(浓的、稀释的或混合的)等。由于实验过程中使用的任何试剂都可能引入基质效应或产生干扰，推荐使用高纯度的酸、碱、过氧化氢或有机试剂，实验用水必须为去离子水。一般情况下，供试品溶液需是澄清的，若特殊情况需要浊液进样，应经过充分验证。供试品制备时应同时制备空白试剂样品。

采用原子吸收分光光度法进行测定时，基于增强待测易挥发元素的稳定性、提高基体的挥发性、改变化学组成以提高分析物的原子化效率等因素考虑，可在供试品溶液中加入适当浓度的基体改进剂，但需注意基体改进剂可能由于试剂不纯等因素带来新的干扰。常用的基体改进剂有磷酸二氢铵、磷酸氢二铵、硝酸钯、硝酸镁、硝酸铵等。

采用 X 射线荧光光谱法测定时，液体供试品和固体供试品大多数情况下均可直接取样测定，但需注意供试品的均匀性。对于有包衣的制剂等均匀性不佳的供试品，建议粉碎并混合均匀后进行测定，有时可能还需要进一步压片后再进行测定。

取样应均匀并有代表性。供试品制备时应避免污染，包括制备过程(粉碎、分样、溶解、稀释、浓缩、消解等)、实验室环境、试剂(水)质量、器皿等。痕量分析时，实验用器皿可能需要经过一定的预处理以防止离子污染，可采用一定浓度的硝酸或硝酸-盐酸混合液浸泡后用去离子水反复冲洗干净，或用其他方法去除器皿中易溶出的离子。此外，必须注意防止元素杂质在容器表面吸附。

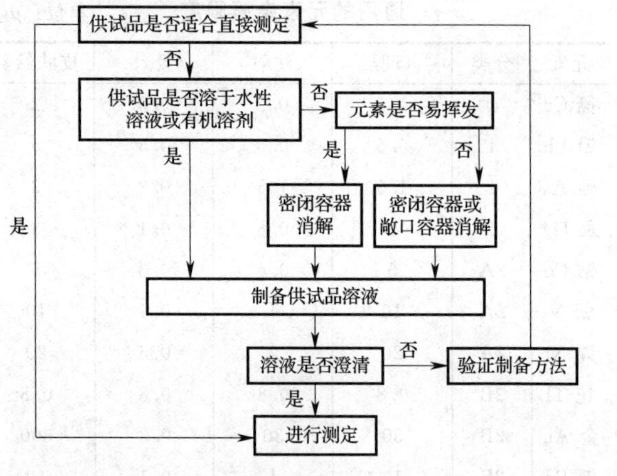

图 1　供试品制备参考决策图

8.2　方法选择

如适用，可选择任一满足预期质量控制目的的方法测定元素杂质，其中电感耦合等离子体质谱法和电感耦合等离子体原子发射光谱法已成为同时测定多种元素杂质、进行元素杂质风险评估的常用方法。由于在灵敏度、专属性、线性范围、多元素同时测定等方面的优势，电感耦合等离子体质谱法通常还是同时测定多种痕量元素杂质的首选方法。

元素杂质控制方法的选择主要取决于对元素杂质的控制要求、待测元素的性质和供试品的基质，可采用定量或限度检查等方法控制药品中的杂质量。定量方法包括外标法、内标法、标准加入法和标准曲线法等。根据方法精密度、准确度、基质干扰等情况，通常采用标准曲线法，也可采用外标法、内标法或标准加入法进行定量。如采用外标法，当系统适用性、准确度或精密度等达不到要求时，可考虑选择内标法或标准加入法，以减小供试品制备和测定时因干扰或损失带来的影响。计算供试品待测元素含量时必须采用适宜方法扣除试剂空白值。

仪器分析参数的选择和设置可参考仪器制造商的说明书或操作指南。必须注意背景干扰、基质效应、记忆效应和其他原因对测定的干扰。

8.3　方法验证

建立的分析方法必须通过方法验证来证明满足其预期的目的。方法验证应遵循分析方法验证指导原则(指导原则9101)，准确度和精密度试验要求以本通则为准。方法验证时，用于评价准确度和精密度的试验样品应采用与待测供试品相同的方式制备、测定。

(1)专属性

专属性系指在可能存在其他元素杂质、基质和其他来源干扰的情况下，采用的分析方法（包括供试品制备方法和测定方法）能够准确测定供试品中待测元素的能力。根据各测定方法的特性进行专属性试验，通常考察的因素包括试剂空白、供试品基质及其他元素干扰等。当基质干扰影响供试品中待测元素准确定量时，应采取有效措施消除干扰或使干扰降至忽略不计，必要时，选择专属性更好的方法。

(2)线性及范围

应在设计的范围内建立线性关系。制备不少于5个不同浓度水平，相关系数应符合相关要求。范围为分析方法能达到精密度、准确度和线性要求时的高低限浓度或量的区间。

(3)准确度

可在供试品中添加元素杂质，采用回收率试验结果来评价准确度，也可将拟用方法的测定结果与另一良好定义并经验证的方法的测定结果比较，来评价准确度。

采用回收率试验验证准确度时，在供试品中添加一定量的元素标准溶液，根据待测元素限度，设计至少高、中、低3个不同的浓度(通常使添加后的待测元素的量在限度值的50%～150%范围内，当供试品中元素杂质含量较低时，可设计更低的浓度点，如报告阈值水平)，每个浓度至少平行制备3份回收率样品，测定并计算回收率。除另有规定外，各元素每个浓度的平均回收率应在70%～150%之间。

(4)精密度

重复性：在供试品中添加一定量的元素标准溶液，使待测元素的量为100%限度值，平行制备6份，或设计不少于3个浓度水平，每个浓度水平至少平行制备3份，测得结果($n \geq 6$或$n \geq 9$)的相对标准偏差应不大于20%。

中间精密度：考察随机变动因素对方法精密度的影响。通过不同日期、不同分析人员、不同仪器进行重复性试验，测定结果的相对标准偏差应不大于25%。

重现性：在方法转移或方法复核时，应考察方法的重现性。

(5)定量限与检测限

可选择信噪比法或基于响应值标准偏差和标准曲线斜率法来评估检测限和定量限，湿化学法也可采用直观法来评估检测限。定量限也可通过满足准确度要求来直接验证，定量限应不得大于报告阈值。

(6)耐用性

作为分析方法开发一部分的耐用性试验，在方法验证时，通常不必重复试验，但应予以完善确认，详见分析方法验证指导原则(指导原则9101)。

耐用性通常可考察供试品溶液的稳定性、供试品制备过程中使用的酸、碱等关键试剂的量或浓度、供试品消解程序、仪器分析参数等关键实验因素。

8.4　系统适用性

根据分析方法开发及其验证结果，特别是耐用性考察结果，如有必要且可能，应设立系统适用性试验及其要求，并在品种项下规定。

方法转移和使用时，系统适用性试验应符合规定。

通常，定量测定时，在供试品溶液分析前后均需测定限度浓度的对照品溶液，对照品溶液复测后各元素响应值应为之前对照品溶液响应值的80%～120%；还应测定质控样品，可配制100%限度的回收率样品作为质控样品，测得的回收率应在70%～150%之间。

限度浓度：依据各元素PDE计算供试品中各元素限度，并根据测定需要配制成供试品溶液后形成的浓度。如口服制剂中镉元素PDE为5μg/d，按10g/d的最大日剂量计算，则该制剂中镉元素的限度为0.5μg/g，若取供试品0.5g用50ml溶剂溶解，则该供试品溶液中隔元素的限度浓度为5ng/ml。

3201　乙醇残留量测定法(康卫皿扩散法)

本法系依据乙醇在饱和碳酸钠溶液中加热逸出，被重铬酸钾-硫酸溶液吸收后呈黄绿色至绿色，用比色法测定血液制品中乙醇残留量。

测定法　在康卫皿(扩散皿)外圈的凸出部位均匀涂抹凡士林，准确量取重铬酸钾-硫酸溶液（称取重铬酸钾3.7g，加水150ml，充分溶解后缓慢加入硫酸280ml，放冷，加水至500ml，摇匀）2.0ml，加入内圈中；量取饱和碳酸钠溶液［称取碳酸钠($Na_2CO_3 \cdot 10H_2O$)适量，加等重量的水，充分摇匀，取上清液］1.5ml和精密量取的供试品溶液 1.5ml，加入外圈中。立即加盖玻璃板(粗糙面向下)密封扩散皿，摇匀，80℃反应 30 分钟后，取内圈溶液，照紫外-可见分光光度法(通则 0401)，在波长 650nm 处测定吸光度(A_1)。精密量取无水乙醇适量，加水制成每 1ml 中含乙醇 0.25mg 的溶液，即为对照品溶液。精密量取对照品溶液 1.5ml 替代供试品溶液，同法操作，测定吸光度(A_2)。A_1 不得大于 A_2。

3202 聚乙二醇残留量测定法

本法系依据聚乙二醇与钡离子和碘离子形成复合物(1∶1)，用比色法测定聚乙二醇含量。

测定法 取供试品适量，用水稀释，使蛋白质浓度不高于 1%，即为供试品溶液。精密量取供试品溶液 1.0ml，加入 0.5mol/L 高氯酸溶液 5.0ml，混匀，室温放置 15 分钟，以每分钟 4000 转离心 10 分钟。取上清液 4ml，加入氯化钡溶液(称取氯化钡 5g，加水溶解至 100ml)1.0ml 和 0.1mol/L 碘溶液(称取碘化钾 2.0g，加少量水溶解，然后加碘 1.3g，再加水至 50ml，摇匀)0.5ml，混匀，室温反应 15 分钟，照紫外-可见分光光度法(通则 0401)，在波长 535nm 处测定吸光度；同时以 1ml 水替代供试品溶液，同法操作，即为空白对照。

另精密称取与供试品中聚乙二醇分子量相同的聚乙二醇对照品适量，加水溶解，并制成每 1ml 含聚乙二醇 100μg 的溶液，即为聚乙二醇对照品贮备液。

取按下表制备的每 1ml 含 10～50μg 的聚乙二醇对照品溶液 1.0ml，加入 0.5mol/L 高氯酸溶液 5.0ml，混匀，自本法前述“室温放置 15 分钟”起，同法操作。

聚乙二醇含量(μg/ml)	10	20	30	40	50
聚乙二醇对照品贮备液(ml)	0.2	0.4	0.6	0.8	1.0
约 1%蛋白质溶液(ml)	0.2	0.2	0.2	0.2	0.2
水(ml)	1.6	1.4	1.2	1.0	0.8

以聚乙二醇对照品溶液的浓度(μg/ml)对其相应的吸光度作直线回归，将供试品溶液吸光度代入直线回归方程，计算出供试品溶液中聚乙二醇含量 F(μg/ml)。

按下式计算：

$$\text{供试品聚乙二醇含量(g/L)} = F \times n \times 10^{-3}$$

式中 F 为供试品溶液中聚乙二醇含量，μg/ml；

n 为供试品稀释倍数。

【附注】(1)整个比色过程应在试剂加入后的 15～45 分钟内完成，否则将要影响结果。

(2)本法的灵敏度随被测聚乙二醇分子量的增加而提高。

(3)约 1%蛋白质溶液系用不含聚乙二醇的蛋白质溶液配制。

3203 聚山梨酯 80 测定法

第一法 比色法

本法系依据聚山梨酯 80 中的聚乙氧基(Polyethoxylated)和铵钴硫氰酸盐反应形成蓝色复合物，可溶于二氯甲烷，用比色法测定聚山梨酯 80 含量。

测定法 量取供试品 1.0ml 于离心管中，加乙醇-氯化钠饱和溶液 5ml，摇匀，以每分钟 3000 转离心 10 分钟，取上清液，再用乙醇-氯化钠饱和溶液 1.0ml 小心冲洗管壁，洗液与上清液合并，以每分钟 3000 转离心 10 分钟，上清液置 55℃水浴中，用空气吹扫法将其浓缩至 0.1～0.5ml，加 1ml 水溶解。准确加入二氯甲烷 2.0ml、硫氰钴铵溶液(称取硝酸钴 6.0g、硫氰酸铵 40.0g，加水溶解并稀释至 200ml)3.0ml，加塞，混匀，室温放置 1.5 小时，每 15 分钟振荡 1 次，测定前静置半小时，弃上层液，照紫外-可见分光光度法(通则 0401)，在波长 620nm 处测定下层二氯甲烷液的吸光度。用二氯甲烷作空白对照。

精密量取聚山梨酯 80 对照品溶液(取聚山梨酯 80 约 100mg，精密称定，加水溶解后置 100ml 量瓶中，加水稀释至刻度)0、10μl、25μl、50μl、75μl、100μl，加入预先加入 1ml 水的离心管中混匀，准确加入二氯甲烷 2.0ml、硫氰钴铵溶液 3.0ml，加塞，混匀，自本法前述“室温放置 1.5 小时”起，同法操作。

以上述聚山梨酯 80 对照品溶液系列浓度(μg/ml)对其相应的吸光度作直线回归，相关系数应不低于 0.98，将供试品溶液吸光度代入直线回归方程，求得供试品溶液中聚山梨酯 80 含量(μg/ml)。

第二法 荧光胶束法

本法系基于高效液相色谱系统和荧光染色法建立，用于测定聚山梨酯 80 的含量。其原理是聚山梨酯 80 在达到临界浓度后可形成具有疏水内核的胶束，(流动相中的)荧光染料苯基萘胺在水溶液中荧光信号较低，在疏水环境(如胶束核心)中荧光信号激增，其荧光强度在一定范围内与聚山梨酯 80 浓度呈线性关系，通过测定荧光强度值（峰面积）可计算供试品溶液中聚山梨酯 80 的浓度。

试液配制

苯基萘胺溶液 取 N-苯基-1-萘胺 0.11g，置 50ml 量瓶中，加乙腈适量使溶解并定容至刻度，摇匀。

聚氧乙烯(35)十二烷基醚溶液 取30%聚氧乙烯(35)十二烷基醚溶液 1.0ml，置 10ml 量瓶，用水稀释至刻度，摇匀。

三羟甲基氨基甲烷混合溶液 取氯化钠 8.75g 和三羟甲基氨基甲烷 6.05g，加水 800ml，搅拌使溶解，用盐酸调节 pH 值至 8.0，加乙腈 50ml，加水至 1L，摇匀，滤过，加苯基萘胺溶液和聚氧乙烯(35)十二烷基醚溶液各0.5ml，摇匀。

供试品溶液　取供试品，必要时定量稀释至适宜浓度。

对照品贮备液　精密称取聚山梨酯80对照品约0.25g，用水溶解并定容至100ml，摇匀。

对照品溶液　临用新制。精密量取对照品贮备液适量，用水分别定量稀释制成每1ml中分别约含聚山梨酯80 0.05mg、0.10mg、0.20mg、0.40mg和0.50mg的溶液，摇匀。

系统适用性溶液　每1ml约含聚山梨酯80 0.20mg的对照品溶液。

试验条件　采用反应线圈(如Knitted Reaction Coil，5m×0.50mm ID；或REACTION COIL-750μl或其他适宜反应线圈)；流动相为三羟甲基氨基甲烷混合溶液，流速1.5ml/min；检测波长激发光350nm、发射光420nm，增益值5；采集时间2.5分钟，压力上限100bar，柱温35℃，样品盘温度2～8℃，进样量10μl。

系统适用性要求　所有系统适用性溶液图谱中聚山梨酯80峰面积的相对标准偏差应不大于10.0%，系统适用性溶液中聚山梨酯80的回收率(聚山梨酯80浓度的测定值与理论值的比值)应在85%～115%之间；线性回归方程的相关系数不小于0.99。

测定法　取系统适用性溶液、对照品溶液和供试品溶液，分别注入液相色谱仪，记录色谱图。以对照品溶液浓度与相应峰面积计算线性回归方程，再根据供试品溶液图谱中聚山梨酯80的峰面积计算供试品溶液中聚山梨酯80的浓度。

注意事项　(1)流动相需临用新制，避光保存；对照品溶液浓度和试验条件可视实际情况调整。

(2)如供试品中的蛋白等组分在聚山梨酯80出峰位置存在明显干扰，可对供试品进行稀释或前处理(参照第一法)后再进行分析。

(3)供试品进样6针后，需进样系统适用性溶液以确定系统适用性。

3204　戊二醛残留量测定法

本法系依据戊二醛与2,4-二硝基苯肼反应生成正戊醛二硝基苯肼，用高效液相色谱法，测定供试品中戊二醛含量。

照高效液相色谱法(通则0512)测定。

色谱条件　用十八烷基硅烷键合硅胶填充剂(SG120，4.6mm×250mm，5μm)；以70%乙腈溶液为流动相；流速为每分钟1.2ml；检测波长为360nm；记录时间为30分钟。

测定法　取戊二醛对照品适量，精密称定，加水溶解并定量稀释成每1ml中约含10μg的溶液；精密量取该溶液0.2ml、0.4ml、0.6ml、0.8ml、1.0ml，分别置试管中，各加水至1.0ml，精密加流动相1ml与2,4-二硝基苯肼溶液(称取2,4-二硝基苯肼2.4g，加30%高氯酸溶液，溶解成100ml)0.1ml，立即于混合器上混匀，用0.45μm膜滤过。另取供试品适量，以每分钟3000转离心10分钟，精密量取上清液1ml，自本段前述“精密加流动相1ml”起，同法操作。分别精密量取对照品溶液与供试品溶液各10μl，注入液相色谱仪，记录色谱图。

以戊二醛对照品溶液的浓度对其相应的峰面积作直线回归，求得直线回归方程，计算出供试品溶液中戊二醛含量(μg/ml)。

【附注】(1)配制戊二醛对照品溶液的戊二醛用量应为0.1g(系经色谱纯度测定后折算其含量为100%)。

(2)直线回归相关系数应不低于0.99。

3205　磷酸三丁酯残留量测定法

本法系用气相色谱法测定供试品中磷酸三丁酯残留量。

照气相色谱法(通则0521)测定。

色谱条件与系统适用性试验　用酸改性聚乙二醇(20M)毛细管柱，柱温140℃，气化室温度190℃，火焰离子化检测器或氮磷检测器，检测器温度210℃，载气(氮气)流速为每分钟60ml，或根据仪器选择检测条件。理论板数按磷酸三丁酯峰计算应不低于5000，磷酸三丁酯峰与磷酸三丙酯峰之间的分离度应不小于1.5，磷酸三丁酯对照品溶液连续进样5次，所得磷酸三丁酯峰与磷酸三丙酯峰面积之比的相对标准偏差(RSD)应不大于5%。

内标溶液　取磷酸三丙酯适量，用正己烷溶解并定量稀释制成每1ml中约含400μg的溶液。

测定法　精密量取供试品3ml，置具塞玻璃离心管中，精密加内标溶液50μl与1.5mol/L高氯酸溶液0.75ml，振荡1分钟；置37℃水浴保温10分钟后，再加正己烷4ml，振荡2分钟；以每分钟2000转离心20分钟，小心吸取上层正己烷，用空气流将其浓缩至约0.2ml(不能加热)，取0.1μl注入气相色谱仪。另取磷酸三丁酯对照品适量，精密称定，加正己烷溶解并定量稀释制成每1ml中约含600μg的溶液；精密量取该溶液10μl、20μl、40μl、60μl、80μl，分别置已精密加水3ml的具塞玻璃离心管中，再向各对照品管精密加内标溶液50μl，自本段前述“振荡1分钟”起，同法操作。以各磷酸三丁酯对照品峰面积与内标峰面积的比值，对磷酸三丁酯对照品溶液浓度作直线回归，求得直线回归方程，计算出供试品中磷酸三丁酯含量(μg/ml)。

【附注】(1)对照品溶液与供试品溶液中溶剂挥发的速

度应尽量保持一致；若离心后，乳化仍未完全破除，可在振荡器上稍微振摇一下，再离心1次。

(2)直线回归相关系数应不低于0.99。

3206 碳二亚胺残留量测定法

本法系依据二甲基巴比妥酸试液与碳二亚胺(EDAC)反应形成紫红色络合物，采用紫外-可见分光光度法(通则0401)测定碳二亚胺的含量。

试剂 (1)二甲基巴比妥酸试液 称取二甲基巴比妥酸1g于16ml吡啶中，并加水至20ml，混匀。临用现配。

(2)醋酸吡啶溶液 将等体积的冰醋酸和吡啶混匀制成，临用现配。

(3)100μmol/L EDAC对照品贮备液 称取0.0192g EDAC，以水溶解并定容至100ml，得1mmol/L溶液，量取1mmol/L溶液1ml于10ml量瓶，加水定容至刻度，即得100μmol/L EDAC对照品贮备液。临用现配。

(4)EDAC对照品工作液 取100μmol/L EDAC对照品贮备液，用水分别稀释至10μmol/L、20μmol/L、40μmol/L、60μmol/L、80μmol/L，即为EDAC对照品工作液。

测定法 取供试品溶液和EDAC对照品工作液各0.2ml，分别加入二甲基巴比妥酸试液1.8ml；另取水0.2ml作为空白对照，同法操作。混匀各管，室温暗处静置30分钟，分别加入醋酸吡啶溶液2.0ml，混匀后在波长599nm处测定吸光度(如试验有干扰，在测吸光度前以每分钟4000转离心5分钟)。

结果计算 以EDAC对照品工作液的浓度对其相应的吸光度作直线回归，求得直线回归方程。将供试品溶液的吸光度代入直线回归方程，求出含量，取其平均值。

按下式计算：

供试品EDAC残留量(μmol/L)＝供试品溶液EDAC的平均浓度×稀释倍数

3207 游离甲醛测定法

第一法 品红亚硫酸比色法

本法系依据品红亚硫酸在酸性溶液中能与甲醛生成紫色复合物，用比色法测定供试品中游离甲醛含量。

对照品溶液 精密量取已标定的甲醛溶液适量，置500ml量瓶中，用水稀释至刻度，摇匀，制成0.05%甲醛对照品贮备液。

临用前，精密量取甲醛对照品贮备液10ml，置100ml量瓶中，加水稀释至刻度，摇匀，作为甲醛对照品溶液。

测定法 精密量取供试品1ml，用水稀释至甲醛含量约为0.005%，即为供试品溶液。精密量取供试品溶液1ml，置50ml具塞试管中，加水4ml，加品红亚硫酸溶液10ml、混合酸溶液(量取水783ml，置烧杯内，缓缓注入盐酸42ml、硫酸175ml，混匀)10ml，摇匀，于25℃放置3小时，照紫外-可见分光光度法(通则0401)，在波长590nm处测定吸光度。

精密量取0.005%甲醛对照品溶液0.5ml、1.0ml、1.5ml、2.0ml，分别置50ml具塞试管中，加水至5ml，自本法前述“加品红亚硫酸溶液10ml”起，同法操作。

以甲醛对照品溶液的浓度对其相应的吸光度作直线回归，将供试品溶液的吸光度代入直线回归方程，计算供试品中的游离甲醛含量。

【附注】(1)品红亚硫酸溶液的制备及二氧化硫含量的标定 称取碱性品红4.5g，于3000ml锥形瓶中，加水1500ml，振摇或加温使品红全部溶解，待冷后，加亚硫酸钠10g，摇匀，静置5～10分钟，再加入3mol/L硫酸溶液40ml，摇匀，以橡皮塞塞紧瓶口，放置过夜，如有颜色，加骨炭5～10g迅速摇匀，以布氏漏斗快速抽滤，即得品红亚硫酸溶液。品红亚硫酸溶液中的SO_2含量可控制在28～48mmol/L(SO_2含量过多可通空气驱除，过少可通入SO_2)。

二氧化硫(SO_2)含量测定 量取品红亚硫酸溶液10ml于锥形瓶内，加水20ml、淀粉指示液5ml，用碘滴定液(0.05mol/L)滴定至呈浅蓝色。按下式计算SO_2的含量：

$$SO_2\text{的含量(mmol/L)}=50\times V\times c$$

式中 V为消耗碘滴定液(0.05mol/L)的体积，ml；

c为碘滴定液的浓度，mol/L。

(2)甲醛溶液的标定 取甲醛溶液约1.5ml，精密称定，置锥形瓶中，加水10ml、过氧化氢溶液25ml与溴麝香草酚蓝指示液2滴，滴加氢氧化钠滴定液(1mol/L)至溶液显蓝色；再精密加入氢氧化钠滴定液(1mol/L)25ml，瓶口置一玻璃小漏斗，置水浴中加热15分钟，不时振摇，冷却，用水洗涤漏斗，加溴麝香草酚蓝指示液2滴，用盐酸滴定液(1mol/L)滴定至溶液显黄色，并将滴定的结果用空白试验校正。每1ml氢氧化钠滴定液(1mol/L)相当于30.03mg的甲醛。

(3)对照品溶液和供试品溶液与品红亚硫酸溶液的显色时间有时不一致，测定时，显色慢者应酌情早加品红亚硫酸溶液。

(4)供试品中如含有酚红，标准管中应予以校正。

第二法 乙酰丙酮比色法

本法系用汉栖反应(Hantzsch Reaction)原理测定微量游离甲醛的含量。甲醛在接近中性的乙酰丙酮、铵盐混合溶液中，生成黄色的产物[3,5-二乙酰基-1,4-二氢二甲基吡啶(DDL)]，该产物在波长412nm处的吸光度与甲醛含量成正比，根据供试品的吸光度，计算供试品的游离甲醛含量。

试剂　乙酰丙酮显色液　称取乙酸铵150g，加入适量水溶解，再加入乙酸3ml、乙酰丙酮2ml，摇匀，定容至1000ml。室温避光贮存，在规定的时间内使用。

标准甲醛溶液　精密量取已标定的甲醛溶液适量，置500ml量瓶中，用水稀释至刻度，摇匀，制成0.05%（*W*/*V*）甲醛标准溶液贮备液。临用前，精密量取贮备液20ml，置100ml量瓶中，加水稀释至刻度，摇匀，即为每1ml含100μg的标准甲醛溶液。

测定法　精密量取一定体积供试品（含游离甲醛约50μg）置试管中，加水至5ml，加乙酰丙酮显色液5ml，摇匀，40℃水浴放置40分钟后取出，降至室温（约10分钟），照紫外-可见分光光度法（通则0401），在波长412nm处测定吸光度（显色后，若发现溶液浑浊，经每分钟3000转离心15分钟后，取上清液测定）。

取标准甲醛溶液分别稀释制成0.25μg/ml、0.5μg/ml、1μg/ml、5μg/ml、25μg/ml、50μg/ml、75μg/ml、100μg/ml标准品溶液，精密量取上述标准品溶液各1ml，自本法前述“加水至5ml”起，同法操作。

准确量取水5ml，自本法前述“加乙酰丙酮显色液5ml”起，同法操作，作为空白对照。

以标准品溶液的甲醛浓度对其吸光度作直线回归，求得直线回归方程；将供试品的吸光度代入直线回归方程，即得供试品的游离甲醛含量。

【附注】对具体品种，应按照定量加标的方法进行准确性、重复性验证，以确定供试品的干扰因素、方法的线性范围及其适用性。

3208　人血白蛋白铝残留量测定法

第一法　原子吸收分光光度法

本法系用原子吸收分光光度法（通则0406）测定人血白蛋白制品中铝的残留量。

测定法　按表1精密量取供试品、100ng/ml标准铝溶液（精密量取100μg/ml标准铝溶液0.1ml，置100ml量瓶中，用0.15mol/L硝酸溶液稀释至刻度），分别制备空白对照溶液、供试品溶液和标准铝加供试品的混合溶液。照原子吸收分光光度法（通则0406）测定，选择铝灯，测定波长为309.3nm，狭缝为0.7nm。按表2设置石墨炉的干燥、灰化、原子化等炉温程序，精密量取空白对照溶液、供试品溶液和标准铝加供试品的混合溶液各30μl，分别注入仪器，读数。

按下式计算：

$$供试品铝含量(\mu g/L)=\frac{20\times(S_0-B)\times 12.5}{S-S_0}$$

式中　B为空白对照溶液读数；

S_0为供试品溶液读数；

S为标准铝加供试品的混合溶液读数；

20为标准铝加供试品的混合溶液中标准铝的含量，μg/L；

12.5为供试品稀释倍数。

表1　空白对照、供试品及混合溶液的制备

	空白对照溶液	供试品溶液	混合溶液
供试品(ml)	—	0.2	0.2
标准铝溶液(ml)(100ng/ml)	—	—	0.5
0.15mol/L HNO_3(ml)	2.5	2.3	1.8

表2　炉温控制程序

程度	步骤	温度(℃)	时间(秒) 爬坡时间＋保持时间
1	预热	80	0＋10
2	干燥	220	120＋5
3	灰化	1200	10＋20
4	原子化	2600	0＋5
5	清除	2650	0＋5

【附注】（1）供试品和标准铝取量可根据仪器性能进行适当调整，使读数在所用仪器可准确读数范围内。

（2）表2列出的炉温控制程序可根据仪器性能做适当调整。

（3）尽量避免使用玻璃容器。

第二法　电感耦合等离子体质谱法

本法系用电感耦合等离子体质谱法测定人血白蛋白制品中铝的残留量。

照电感耦合等离子体质谱法（通则0412）测定。

仪器参数的设置　应根据选用的电感耦合等离子体质谱仪型号的特点，合理设置仪器参数，并通过开启碰撞反应池等手段消除质谱型干扰。一般参考条件：射频功率为1400～1600W，采样深度6～10mm，雾化器/载气流速0.65～1.30L/min，载气补偿气流速0～0.65L/min，蠕动泵转速0.1转/秒，氦气模式，积分时间0.3～1.5秒，重复次数为3次。

试剂　5%（*V*/*V*）硝酸溶液　量取硝酸（65%～68%）25ml，用水稀释至500ml，混匀，即得。

内标溶液　精密量取钪标准品适量，用5%硝酸溶液稀释制成适宜的浓度，使进样浓度为50μg/L。

标准品溶液　精密量取铝标准品适量，用5%硝酸溶液稀释制成1000μg/L的溶液，作为铝标准品贮备液。精密量取铝标准品贮备液适量，用5%硝酸溶液分别稀释制成0、2.5μg/L、5μg/L、10μg/L、20μg/L、40μg/L的溶液。

供试品溶液　精密量取供试品1ml，加5%硝酸溶液9ml，涡旋混匀后静置4小时以上，以每分钟4000转离心30分钟，取上清液用0.45μm滤膜滤过，取续滤液作为供试品溶液。

测定法　分别取标准品溶液、供试品溶液和内标溶液注入电感耦合等离子体质谱仪，记录铝元素及内标元素的响应值。

以标准品溶液铝浓度为横坐标，对其相应铝元素与内标元素响应值的比值为纵坐标作直线回归，求得直线回归方程，直线回归相关系数应不低于 0.999；将测得的供试品溶液铝元素与内标元素响应值的比值代入直线回归方程，计算供试品溶液中铝残留量，再乘以稀释倍数，即为供试品中铝残留量。

【附注】(1)本测定法应避免接触玻璃器皿。

(2)接触的耗材在使用前应用水荡洗。

(3)尽量减少环境中带入铝污染。

(4)应尽量选择低本底的硝酸试剂。

(5)本法为在线添加内标。如采用手动添加内标溶液，应在标准品溶液和供试品溶液的制备过程中同时添加内标溶液，使内标溶液进样浓度为 50μg/L。

3209　羟胺残留量测定法

本法系依据在碱性条件下，羟胺与碘反应生成亚硝酸，然后与对氨基苯磺酸发生重氮化反应，再与 α-萘胺耦联形成有色的偶氮化合物，采用紫外-可见分光光度法(通则 0401)测定羟胺的含量。

试剂　(1)6%乙酸钠溶液　称取无水乙酸钠 6g，加适量水溶解并稀释至 100ml 混匀，即得。

(2)1%对氨基苯磺酸溶液　称取对氨基苯磺酸 0.50g，加适量 25%乙酸溶液溶解后稀释至 50ml，即得。

(3)1.3%碘溶液　称取碘 0.65g；溶于冰醋酸，稀释至 50ml，即得。于通风橱中配制和使用。

(4)0.4mol/L 硫代硫酸钠溶液　称取硫代硫酸钠 3.16g，溶于适量水中，稀释至 50ml，即得。

(5)0.6%α-萘胺溶液　称取 α-萘胺 0.3g，溶于 30%乙酸，稀释至 50ml，即得。于通风橱中配制和使用。

盐酸羟胺对照品溶液　用水将盐酸羟胺对照品定量稀释至每 1ml 含 1000nmol，作为贮备液。精密量取贮备液适量，用水定量稀释至每 1ml 含 150nmol、120nmol、90nmol、60nmol 和 30nmol，作为不同浓度的对照品溶液，用前配制。

测定法　精密量取供试品 0.3ml 置试管内，依次加 6%乙酸钠溶液 1.3ml、1%对氨基苯磺酸溶液 0.2ml 及 1.3%碘液 0.1ml，混匀，放置 10 分钟，加 0.4mol/L 硫代硫酸钠溶液 50μl，混匀脱色，加 0.6%α-萘胺溶液 40μl，混匀，室温放置 60 分钟，经每分钟 10 000 转离心 5 分钟后，取上清液，照紫外-可见分光光度法(通则 0401)，在波长 520nm 处测定吸光度。精密量取不同浓度的对照品溶液各 0.3ml，置试管中，自本段前述“依次加 6%乙酸钠溶液 1.3ml”起，同法操作。精密量取水 0.3ml 置试管中，自本段前述“依次加 6%乙酸钠溶液 1.3ml”起，同法操作，作为空白对照。以对照品溶液的羟胺浓度对相应吸光度作直线回归，求得直线回归方程；将测得的供试品的吸光度代入直线回归方程，即得供试品的残留羟胺浓度(nmol/ml)，再根据供试品的蛋白质含量按下式计算出羟胺残留量(nmol/mg 蛋白质)。

$$\frac{\text{供试品羟胺残留量}}{(\text{nmol/mg 蛋白质})}=\frac{\text{供试品的残留羟胺浓度(nmol/ml)}}{\text{供试品的蛋白质含量(mg/ml)}}$$

微生物检查法

1101　无菌检查法

无菌检查法系用于检查药典要求无菌的药品、医疗器械、原料、辅料及其他品种是否无菌的一种方法。若供试品符合无菌检查法的规定，仅表明了供试品在该检验条件下未发现微生物污染。

无菌检查应在无菌条件下进行，试验环境必须达到无菌检查的要求，检验全过程应严格遵守无菌操作，防止微生物污染，防止污染的措施不得影响供试品中微生物的检出。单向流空气区域、工作台面及受控环境应定期确认。隔离系统应定期按相关的要求进行验证，其内部环境的洁净度须符合无菌检查的要求。日常检验需对试验环境进行监测与控制。

培养基

硫乙醇酸盐流体培养基主要用于厌氧菌的培养，也可用于需氧菌的培养；胰酪大豆胨液体培养基用于真菌和需氧菌的培养。

培养基的制备及培养条件

培养基可按以下处方制备，亦可使用按该处方生产的符合规定的脱水培养基或商品化的预制培养基。配制后应采用验证合格的灭菌程序灭菌。制备好的培养基若不即时使用，应置于无菌密闭容器中，在 2～25℃环境下保存，并在经验证的保存期内使用。

1. 硫乙醇酸盐流体培养基

胰酪胨	15.0g	氯化钠	2.5g
酵母浸出粉	5.0g	新配制的0.1%	
葡萄糖/无水葡萄糖	5.5g/5.0g	刃天青溶液	1.0ml
L-胱氨酸	0.5g	琼脂	0.75g
硫乙醇酸钠	0.5g	水	1000ml
(或硫乙醇酸)	(0.3ml)		

取L-胱氨酸、琼脂、氯化钠、葡萄糖、酵母浸出粉和胰酪胨与水混合，加热溶解，加入硫乙醇酸钠或硫乙醇酸，必要时用1mol/L氢氧化钠溶液调节pH，使灭菌后在25℃的pH值为7.1±0.2。如需过滤，可重新加热上述溶液，但不得煮沸，趁热过滤。加入刃天青溶液，混匀，分装至适宜的容器中，其装量与容器高度的比例应符合培养结束后培养基氧化层(粉红色)不超过培养基深度的1/2。灭菌。在供试品接种前，培养基氧化层的高度不得超过培养基深度的1/3，否则，须经水浴或流通蒸汽加热至粉红色消失(不超过20分钟)，迅速冷却，只限加热一次，并防止被污染。

除另有规定外，硫乙醇酸盐流体培养基置30～35℃培养。对含有汞类防腐剂，且无法采用薄膜过滤法处理的供试品，可选用其他经验证的培养体系进行无菌检查。

2. 胰酪大豆胨液体培养基

胰酪胨	17.0g	氯化钠	5.0g
大豆木瓜蛋白酶水解物	3.0g	磷酸氢二钾	2.5g
葡萄糖/无水葡萄糖	2.5g/2.3g	水	1000ml

取上述成分，混合，微温溶解，冷却至室温，用1mol/L氢氧化钠溶液调节pH使灭菌后在25℃的pH值为7.3±0.2，必要时滤清，分装，灭菌。

胰酪大豆胨液体培养基置20～25℃培养。

3. 中和或灭活用培养基

按上述硫乙醇酸盐流体培养基或胰酪大豆胨液体培养基的处方及制法，在培养基灭菌前或使用前加入适宜的中和剂、灭活剂或表面活性剂，其用量同方法适用性试验。

4. 0.5%葡萄糖肉汤培养基(用于硫酸链霉素等抗生素的无菌检查)

胨	10.0g	氯化钠	5.0g
牛肉浸出粉	3.0g	水	1000ml
葡萄糖	5.0g		

除葡萄糖外，取上述成分混合，微温溶解，调节pH为弱碱性，煮沸，加入葡萄糖溶解后，摇匀，滤清，调节pH使灭菌后在25℃的pH值为7.2±0.2，分装，灭菌。

5. 胰酪大豆胨琼脂培养基

胰酪胨	15.0g	琼脂	15.0g
大豆木瓜蛋白酶水解物	5.0g	水	1000ml
氯化钠	5.0g		

除琼脂外，取上述成分，混合，微温溶解，调节pH使灭菌后在25℃的pH值为7.3±0.2，加入琼脂，加热溶化后，摇匀，分装，灭菌。

6. 沙氏葡萄糖液体培养基

动物组织胃蛋白酶水解物		葡萄糖	20.0g
和胰酪胨等量混合物	10.0g	水	1000ml

除葡萄糖外，取上述成分，混合，微温溶解，调节pH使灭菌后在25℃的pH值为5.6±0.2，加入葡萄糖，摇匀，分装，灭菌。

7. 沙氏葡萄糖琼脂培养基

动物组织胃蛋白酶水解物		琼脂	15.0g
和胰酪胨等量混合物	10.0g	水	1000ml
葡萄糖	40.0g		

除葡萄糖、琼脂外，取上述成分，混合，微温溶解，调节pH使灭菌后在25℃的pH值为5.6±0.2，加入琼脂，加热溶化后，再加入葡萄糖，摇匀，分装，灭菌。

8. 马铃薯葡萄糖琼脂培养基(PDA)

马铃薯(去皮)	200g	琼脂	15.0g
葡萄糖	20.0g	水	1000ml

取马铃薯，切成小块，加水1000ml，煮沸20～30分钟，用6～8层纱布过滤，取滤液补水至1000ml，调节pH使灭菌后在25℃的pH值为5.6±0.2，加入琼脂，加热溶化后，再加入葡萄糖，摇匀，分装，灭菌。

培养基的适用性检查

每批无菌检查用硫乙醇酸盐流体培养基和胰酪大豆胨液体培养基等应符合培养基的无菌性检查及灵敏度检查的要求。本检查可在供试品的无菌检查前或与供试品的无菌检查同时进行。

无菌性检查 每批随机取部分培养基，置各培养基规定的温度培养14天，应无菌生长。

灵敏度检查

菌种 培养基灵敏度检查所用菌株传代次数不得超过5代(从菌种保藏中心获得的标准菌株为第0代)，并采用适宜的菌种保藏技术进行保存和确认，以保证试验菌株的生物学特性。

金黄色葡萄球菌(*Staphylococcus aureus*)〔CMCC(B)26 003〕

铜绿假单胞菌(*Pseudomonas aeruginosa*)〔CMCC(B)10 104〕

枯草芽孢杆菌(*Bacillus subtilis*)〔CMCC(B)63 501〕

生孢梭菌(*Clostridium sporogenes*)〔CMCC(B)64 941〕

白色念珠菌(*Candida albicans*)〔CMCC(F)98 001〕

黑曲霉(*Aspergillus niger*)〔CMCC(F)98 003〕

菌液制备 接种金黄色葡萄球菌、铜绿假单胞菌、枯草芽孢杆菌的新鲜培养物至胰酪大豆胨液体培养基中或胰酪大豆胨琼脂培养基上，接种生孢梭菌的新鲜培养物至硫乙醇酸盐流体培养基中，30～35℃培养18～24小时；接种白色念珠菌的新鲜培养物至沙氏葡萄糖液体培养基中或沙氏葡萄糖琼脂培养基上，20～25℃培养 2～3 天，上述培养物用pH 7.0 无菌氯化钠-蛋白胨缓冲液或 0.9%无菌氯化钠溶液制成适宜浓度菌悬液。接种黑曲霉至沙氏葡萄糖琼脂斜面培养基或马铃薯葡萄糖琼脂培养基上，20～25℃培养 5～7 天或直到获得丰富的孢子，加入适量含 0.05%(g/ml)聚山梨酯 80 的 pH 7.0 无菌氯化钠-蛋白胨缓冲液或含 0.05%(g/ml)聚山梨酯 80 的 0.9%无菌氯化钠溶液等适宜的稀释液，将孢子洗脱，采用适宜的方法吸出孢子悬液至无菌试管内，用含 0.05%(g/ml)聚山梨酯 80 的 pH 7.0 无菌氯化钠-蛋白胨缓冲液或含 0.05%(g/ml)聚山梨酯 80 的 0.9%无菌氯化钠溶液等适宜的稀释液制成适宜浓度的孢子悬液。

菌悬液若在室温下放置，一般应在 2 小时内使用；若保存在 2～8℃可在 24 小时内使用。黑曲霉孢子悬液可保存在 2～8℃，在验证过的贮存期内使用。

培养基接种 取适宜装量的硫乙醇酸盐流体培养基 7 管，分别接种不大于 100cfu 的金黄色葡萄球菌、铜绿假单胞菌、生孢梭菌各 2 管，另 1 管不接种作为空白对照；取适宜装量的胰酪大豆胨液体培养基 7 管，分别接种不大于 100cfu 的枯草芽孢杆菌、白色念珠菌、黑曲霉各 2 管，另 1 管不接种作为空白对照。接种细菌的培养基管培养时间不得超过 3 天，接种真菌的培养基管培养时间不得超过 5 天。

结果判定 空白对照管应无菌生长，若加菌的培养基管均生长良好，判该培养基的灵敏度检查符合规定。

稀释液、冲洗液及其制备方法

稀释液、冲洗液配制后应采用验证合格的灭菌程序灭菌。

1. 0.1%无菌蛋白胨水溶液 取蛋白胨 1.0g，加水 1000ml，微温溶解，必要时滤过使澄清，调节 pH 值至 7.1±0.2，分装，灭菌。

2. pH 7.0 无菌氯化钠-蛋白胨缓冲液 取磷酸二氢钾 3.56g，无水磷酸氢二钠 5.77g，氯化钠 4.30g，蛋白胨 1.00g，加水 1000ml，微温溶解，必要时滤清，分装，灭菌。

根据供试品的特性，可选用其他经验证的适宜溶液作为稀释液或冲洗液(如 0.9%无菌氯化钠溶液)。

如需要，可在上述稀释液或冲洗液的灭菌前或灭菌后加入表面活性剂或中和剂等。

方法适用性试验

进行产品无菌检查时，应进行方法适用性试验，以确认所采用的方法适合于该产品的无菌检查。若检验程序或产品发生变化可能影响检验结果时，应重新进行方法适用性试验。

方法适用性试验按“供试品的无菌检查”的规定及下列要求进行操作。对每一试验菌应逐一进行方法确认。

菌种及菌液制备 菌株及菌液制备同培养基灵敏度检查。对大肠埃希菌敏感的抗生素类产品宜选用大肠埃希菌(*Escherichia coli*)〔CMCC(B)44 102〕代替铜绿假单胞菌，菌液制备同金黄色葡萄球菌。

薄膜过滤法 按供试品的无菌检查要求，取每种培养基规定接种的供试品总量，采用薄膜过滤法过滤，冲洗，在最后一次冲洗液中加入不大于 100cfu 的试验菌，过滤。加培养基至滤筒内，接种金黄色葡萄球菌、铜绿假单胞菌/大肠埃希菌、生孢梭菌的滤筒内加硫乙醇酸盐流体培养基；接种枯草芽孢杆菌、白色念珠菌、黑曲霉的滤筒内加胰酪大豆胨液体培养基。另取一装有同体积培养基的容器，加入等量试验菌，作为对照。置规定温度培养，培养时间不得超过 5 天。

直接接种法 取符合直接接种法培养基用量要求的硫乙醇酸盐流体培养基 6 管，分别接入不大于 100cfu 的金黄色葡萄球菌、铜绿假单胞菌/大肠埃希菌、生孢梭菌各 2 管；取符合直接接种法培养基用量要求的胰酪大豆胨液体培养基 6 管，分别接入不大于 100cfu 的枯草芽孢杆菌、白色念珠菌、黑曲霉各 2 管。其中 1 管按供试品的无菌检查要求，接入每管培养基规定的供试品接种量，另 1 管作为对照，置规定的温度培养，培养时间不得超过 5 天。

结果判断 与对照管比较，如含供试品各容器中的试验菌均生长良好，则说明供试品的该检验量在该检验条件下无抑菌作用或其抑菌作用可忽略不计，照此检查方法和检查条件进行供试品的无菌检查。如含供试品的任一容器中的试验菌生长微弱、缓慢或不生长，则说明供试品的该检验量在该检验条件下有抑菌作用，应采用增加冲洗量、增加培养基用量、使用中和剂或灭活剂、更换滤膜品种等方法，消除供试品的抑菌作用，并重新进行方法适用性试验。

方法适用性试验也可与供试品的无菌检查同时进行。

供试品的无菌检查

无菌检查法包括薄膜过滤法和直接接种法。只要供试品性质允许，应采用薄膜过滤法，包括水溶性液体供试品、醇类和油性供试品，或可在水或油性溶剂中溶解的供试品等。供试品无菌检查所采用的检查方法和检验条件应与方法适用性试验确认的方法相同。

无菌试验过程中，若需使用表面活性剂、灭活剂或溶剂等，应证明其有效性，且对微生物无毒性。

检验数量 是指一次试验所用供试品最小包装容器的数量，成品每亚批均应进行无菌检查。除另有规定外，批出厂产品及生物制品的原料和半成品最少检验数量按表 1 规定；上市产品抽检的最小检验数量按表 2 规定。

检验量 是指供试品每个最小包装接种至每份培养基的最小量。除另有规定外，供试品的最少检验量按表 3 规定。若每支(瓶)供试品的装量按规定足够接种两种培养基，则应分别接种硫乙醇酸盐流体培养基和胰酪大豆胨液体培养基。采用薄膜过滤法时，只要供试品特性允许，应将所有容器内的内容物全部过滤。

阴性对照　供试品无菌检查时，应取相应溶剂和稀释液、冲洗液同法操作，作为阴性对照。阴性对照不得有菌生长。

实验室应基于质量风险管理的要求，根据产品特性、方法适用性试验结果、人员技能与经验、数据可靠性、污染控制措施和实验室质量控制水平等因素，综合评估确定日常检验过程中阳性对照试验的必要性、频次及其他要求。阳性对照试验方法同供试品检查，加菌量不大于 100cfu。阳性对照管培养不得超过 5 天，应生长良好。

供试品处理及接种培养基

操作时，用适宜的方法对供试品容器表面进行彻底消毒，如果供试品容器内有一定的真空度，可用适宜的无菌器材(如带有除菌过滤器的针头)向容器内导入无菌空气，再按无菌操作开启容器取出内容物。

除另有规定外，按下列方法进行供试品处理及接种培养基。

1. 薄膜过滤法

根据供试品及其溶剂的特性选择滤膜材质，应充分考虑供试品的亲水性、疏水性及其他产品特性（如抗生素）的影响。无菌检查用滤膜孔径应不大于 0.45μm。滤膜直径约为 50mm，若使用其他尺寸的滤膜，应对稀释液和冲洗液体积进行调整，并重新验证。使用时，应保证滤膜在过滤前后的完整性及过滤系统的无菌性。为发挥滤膜的最大过滤效率，应注意保持供试品溶液及冲洗液覆盖整个滤膜表面。

水溶性液体供试品　取规定量，直接过滤，或混合至含不少于 100ml 适宜稀释液的无菌容器中，混匀，立即过滤。适用时，水溶性供试液过滤前先将少量的冲洗液过滤，以润湿滤膜。如供试品具有抑菌作用，须用冲洗液冲洗滤膜，冲洗次数一般不得少于 3 次，所用的冲洗量、冲洗方法同方法适用性试验。但即使方法适用性试验证实该方法未能完全消除抑菌性，每张滤膜冲洗一般也不得超过 5 次，每次冲洗量为 100ml。冲洗后，1 份滤器加入硫乙醇酸盐流体培养基，1 份滤器加入胰酪大豆胨液体培养基。所用培养基的体积与方法适用性相同。

水溶性固体和半固体供试品　取规定量，加适宜的稀释液溶解，如使用供试品所附溶剂、注射用水、0.9%无菌氯化钠溶液或 0.1%无菌蛋白胨水溶液，照水溶性液体供试品项下的方法操作。

非水溶性供试品　取规定量，直接过滤；或混合溶于适量含聚山梨酯 80 或其他适宜乳化剂的稀释液中，充分混合，立即过滤。用含 0.1%～1%(g/ml)聚山梨酯 80 的冲洗液冲洗滤膜不得少于 3 次，加入含或不含聚山梨酯 80 的培养基，照水溶性液体供试品项下的方法操作。油类供试品，其滤膜和过滤器在使用前应充分干燥。

可溶于十四烷酸异丙酯的膏剂和黏性油剂供试品　取规定量，混合至适量的无菌十四烷酸异丙酯❶中，剧烈振摇，使供试品充分溶解，如果需要可适当加热，加热温度一般不得超过 40℃，最高不得超过 44℃，趁热迅速过滤。对仍无法过滤的供试品，于含有适量的无菌十四烷酸异丙酯中的供试液中加入不少于 100ml 的适宜稀释液，充分振摇萃取，静置，取下层水相作为供试液过滤。过滤后滤膜冲洗及接种培养基照水溶性液体供试品或非水溶性供试品项下的方法操作。

无菌气雾剂供试品　取规定量，采用专用设备将供试品转移至封闭式薄膜过滤器中。或将各容器置－20℃或其他适宜温度冷冻约 1 小时，取出，迅速消毒供试品开启部位或阀门，正置容器，用无菌钢锥或针样设备以无菌操作迅速在与容器阀门结构相匹配的适宜位置钻一小孔，不同容器钻孔大小和深度应保持基本一致，钻孔后应无明显抛射剂抛出，轻轻转动容器，使抛射剂缓缓释出，释放抛射剂后再无菌开启容器，并将供试液转移至无菌容器中混合，必要时用冲洗液冲洗容器内壁。供试品亦可采用其他适宜的方法取出。照水溶性液体供试品或非水溶性供试品项下的方法操作。

装有药物的注射器供试品　取规定量，将注射器中的内容物(若需要可用稀释液或标签所示的溶剂溶解)直接过滤，或混合至含适宜稀释液的无菌容器中，照水溶性液体供试品或非水溶性供试品项下方法操作。同时应采用适宜的方法对包装中所配带的针头等要求无菌的部件进行无菌检查。

标示通路无菌的医疗器械(输血、输液袋等)供试品　除另有规定外，取规定量，每个最小包装用适量的（通常 50～100ml）冲洗液分别冲洗内壁，收集冲洗液于无菌容器中，照水溶性液体供试品项下方法操作。同时应采用适宜的方法对包装中所配带的针头等要求无菌的部件进行无菌检查。

2. 直接接种法

直接接种法适用于无法用薄膜过滤法进行无菌检查的供试品，即取规定量供试品分别等量接种至硫乙醇酸盐流体培养基和胰酪大豆胨液体培养基中。无菌检查时两种培养基接种的瓶或支数相等。除另有规定外，每个容器中培养基的用量应符合接种的供试品体积不得大于培养基体积的 10%。

❶ 无菌十四烷酸异丙酯的制备　可采用薄膜过滤法过滤除菌，选用孔径为 0.22μm 的适宜滤膜，或其他适宜的灭菌方法。

当需要检测大体积样品时，基于其后续稀释作用而制备的浓缩培养基更为适用。适用时，浓缩培养基可直接加入产品所在容器中。供试品检查时，培养基的用量和高度同方法适用性试验。

非水溶性液体供试品　取规定量，等量接种至各管培养基中。经方法适用性试验确认，可在培养基中添加适宜浓度的乳化剂，如 1%（g/ml）聚山梨酯 80 等。

固体供试品　取规定量，混合，加入适量的聚山梨酯 80 或其他适宜的乳化剂及稀释剂使其乳化，等量接种至各管培养基中，或直接等量接种至含聚山梨酯 80 或其他适宜乳化剂的各管培养基中。

敷料供试品　取规定数量，以无菌操作拆开每个包装，于不同部位剪取约 100mg 或 1cm×3cm 的供试品，等量接种于各管足以浸没供试品的适量培养基中。

肠线、缝合线等供试品　肠线、缝合线及其他一次性使用的医用材料按规定量取最小包装，无菌拆开包装，等量接种于各管足以浸没供试品的适量培养基中。

灭菌医用器械供试品　除另有规定外，取规定量，必要时应将其拆散或切成小碎段，等量接种于各管足以浸没供试品的适量培养基中。

放射性药品　取供试品 1 瓶(支)，等量接种于装量为 7.5ml 的硫乙醇酸盐流体培养基和胰酪大豆胨液体培养基中。每管接种量为 0.2ml。

将上述接种供试品后的培养基容器分别按各培养基规定的温度培养不得少于 14 天。对于含油性物质的培养基，每日轻微振摇，但当硫乙醇酸盐流体培养基用于检测厌氧微生物时，应尽量减少摇晃或混合，以保持厌氧条件。

结果观察与判断

培养期间应定期观察并记录是否有菌生长。如在加入供试品后或在培养过程中，培养基出现浑浊，培养 14 天后，不能从外观上判断有无微生物生长，可取该培养液不少于 1ml 转种至同种新鲜培养基中，将原始培养物和新接种的培养基继续培养不少于 4 天，观察接种的同种新鲜培养基是否再出现浑浊；或取培养液涂片，染色，镜检，判断是否有菌。

若供试品管均澄清，或虽显浑浊但经确证无菌生长，判供试品符合规定；若供试品管中任何一管显浑浊并确证有菌生长，判供试品不符合规定，除非能充分证明试验结果无效，即生长的微生物非供试品所含。只有符合下列至少一个条件时方可认为试验无效。

(1)无菌检查试验所用的设备及环境的微生物监控结果不符合无菌检查法的要求。

(2)回顾无菌试验过程，发现有可能引起微生物污染的因素。

(3)在阴性对照中观察到微生物生长。

(4)供试品管中生长的微生物经鉴定后，确证是因无菌试验中所使用的物品和/或无菌操作技术不当引起的。

试验若经评估确认无效后，应重试。重试时，重新取同量供试品，依法检查，若无菌生长，判供试品符合规定；若有菌生长，判供试品不符合规定。

表 1　批出厂产品及生物制品的原液和半成品最少检验数量

供试品	批产量 N(个)	接种每种培养基的最少检验数量
注射剂		
	≤100	10%或 4 个(取较多者)
	100<N≤500	10 个
	>500	2%或 20 个(取较少者)
		20 个(生物制品)
大体积注射剂(>100ml)		2%或 10 个(取较少者)
		20 个(生物制品)
冻干血液制品		
>5ml	每柜冻干≤200	5 个
	每柜冻干>200	10 个
≤5ml	≤100	5 个
	100<N≤500	10 个
	>500	20 个
眼用及其他非注射产品		
	≤200	5%或 2 个(取较多者)
	>200	10 个
单剂量包装的产品，按注射剂供试品要求确定最小检验数量		
桶装无菌固体原料		
	≤4	每个容器
	4<N≤50	20%或 4 个容器(取较多者)
	>50	2%或 10 个容器(取较多者)
抗生素固体原料药(≥5g)		6 个容器
生物制品原液或半成品		每个容器(每个容器制品的取样量为总量的 0.1%或不少于 10ml，每开瓶一次，应如上法抽验)
体外用诊断制品半成品		每批(抽验量应不少于 3ml)
医疗器械		
	≤100	10%或 4 件(取较多者)
	100<N≤500	10 件
	>500	2%或 20 件(取较少者)

注：1. 若供试品批产量未知，应按该类别的最大批产量确定检验数量。

2. 若供试品每个容器内的装量不够接种两种培养基，那么表中的最少检验数量应增加相应倍数。

表 2　上市产品抽检的最少检验数量

供试品		供试品最少检验数量(瓶或支)
液体制剂		10
固体制剂		10
血液制品	$V<50ml$	6
	$V\geqslant50ml$	2
医疗器械		10

注：1. 若供试品每个容器内的装量不够接种两种培养基，那么表中的最少检验数量应增加相应倍数。

2. 抗生素粉针剂(≥5g)及抗生素原料药(≥5g)的最少检验数量为 6 瓶(或支)。桶装固体原料的最少检验数量为 4 个包装。

表 3　供试品的最少检验量

供试品	供试品装量	每支供试品接入每种培养基的最少量
液体制剂	$V<1$ ml	全量
	1ml$\leqslant V\leqslant$40ml	半量，但不得少于 1ml
	40ml$<V\leqslant$100ml	20ml
	$V>$100ml	10%，但不少于 20ml
抗生素液体制剂		1ml
需混悬或乳化的不溶性制剂、乳膏剂和软膏剂		取每支供试品，总量合计不少于 200mg
固体制剂	$M<$50mg	全量
	50mg$\leqslant M<$300mg	半量，但不得少于 50mg
	300mg$\leqslant M\leqslant$5g	150mg
	$M>$5g	500mg
		半量（生物制品）
生物制品的原液及半成品		半量
医疗器械	外科用敷料棉花及纱布	取 100mg 或 1cm×3cm
	缝合线、一次性医用材料	整个材料①
	带导管的一次性医疗器械(如输液袋)	二分之一内表面积
	其他医疗器械	整个器具①（切碎或拆散开）

注：①如果医疗器械体积过大，培养基用量可在 2000ml 以上，将其完全浸没。

1105　非无菌产品微生物限度检查：微生物计数法

微生物计数法系用于能在有氧条件下生长的嗜温细菌和真菌的计数。

当本法用于检查非无菌制剂及原、辅料等是否符合规定的微生物限度标准时，应按下述规定进行检验，包括样品的取样量和结果的判断等。除另有规定外，本法不适用于活菌制剂的检查。

微生物计数试验环境应符合微生物限度检查的要求。检验全过程必须严格遵守无菌操作，防止微生物污染，防止污染的措施不得影响供试品中微生物的检出。洁净空气区域、工作台面及环境应定期进行监测。

如供试品有抗菌活性，应尽可能去除或中和。供试品检查时，若使用了中和剂或灭活剂，应确认其有效性及对微生物无毒性。

供试液制备时如果使用了表面活性剂，应确认其对微生物无毒性以及与所使用中和剂或灭活剂的相容性。

计数方法

计数方法包括平皿法、薄膜过滤法和最可能数法(Most-Probable-Number Method，MPN 法)。MPN 法用于微生物计数时精确度较差，但对于某些微生物污染量很小的供试品，MPN 法可能是更适合的方法。

供试品检查时，应根据供试品理化特性和微生物限度标准等因素选择计数方法，检测的样品量应能保证所获得的试验结果能够判断供试品是否符合规定。所选方法的适用性须经确认。

计数培养基适用性检查和供试品计数方法适用性试验

供试品微生物计数中所使用的培养基应进行适用性检查。

供试品的微生物计数方法应进行方法适用性试验，以确认所采用的方法适合于该产品的微生物计数。

若检验程序或产品发生变化可能影响检验结果时，计数方法应重新进行适用性试验。

表 1　试验菌液的制备和使用

试验菌株	试验菌液的制备	计数培养基适用性检查		计数方法适用性试验	
		需氧菌总数计数	霉菌和酵母菌总数计数	需氧菌总数计数	霉菌和酵母菌总数计数
金黄色葡萄球菌(*Staphylococcus aureus*)〔CMCC(B)26 003〕	胰酪大豆胨琼脂培养基或胰酪大豆胨液体培养基，培养温度 30～35℃，培养时间 18～24 小时	胰酪大豆胨琼脂培养基和胰酪大豆胨液体培养基，培养温度 30～35℃，培养时间不超过 3 天，接种量不大于 100cfu		胰酪大豆胨琼脂培养基或胰酪大豆胨液体培养基(MPN 法)，培养温度 30～35℃，培养时间不超过 3 天，接种量不大于 100cfu	

续表

试验菌株	试验菌液的制备	计数培养基适用性检查		计数方法适用性试验	
		需氧菌总数计数	霉菌和酵母菌总数计数	需氧菌总数计数	霉菌和酵母菌总数计数
铜绿假单胞菌（*Pseudomonas aeruginosa*）〔CMCC(B)10 104〕	胰酪大豆胨琼脂培养基或胰酪大豆胨液体培养基，培养温度 30～35℃，培养时间 18～24 小时	胰酪大豆胨琼脂培养基和胰酪大豆胨液体培养基，培养温度 30～35℃，培养时间不超过 3 天，接种量不大于 100cfu		胰酪大豆胨琼脂培养基或胰酪大豆胨液体培养基(MPN 法)，培养温度 30～35℃，培养时间不超过 3 天，接种量不大于 100cfu	
枯草芽孢杆菌（*Bacillus subtilis*）〔CMCC(B)63 501〕	胰酪大豆胨琼脂培养基或胰酪大豆胨液体培养基，培养温度 30～35℃，培养时间 18～24 小时	胰酪大豆胨琼脂培养基和胰酪大豆胨液体培养基，培养温度 30～35℃，培养时间不超过 3 天，接种量不大于 100cfu		胰酪大豆胨琼脂培养基或胰酪大豆胨液体培养基(MPN 法)，培养温度 30～35℃，培养时间不超过 3 天，接种量不大于 100cfu	
白色念珠菌（*Candida albicans*）〔CMCC(F)98 001〕	沙氏葡萄糖琼脂培养基或沙氏葡萄糖液体培养基，培养温度 20～25℃，培养时间 2～3 天	胰酪大豆胨琼脂培养基，培养温度 30～35℃，培养时间不超过 5 天，接种量不大于 100cfu	沙氏葡萄糖琼脂培养基，培养温度 20～25℃，培养时间不超过 5 天，接种量不大于 100cfu	胰酪大豆胨琼脂培养基(MPN 法不适用)，培养温度 30～35℃，培养时间不超过 5 天，接种量不大于 100cfu	沙氏葡萄糖琼脂培养基，培养温度 20～25℃，培养时间不超过 5 天，接种量不大于 100cfu
黑曲霉（*Aspergillus niger*）〔CMCC(F)98 003〕	沙氏葡萄糖琼脂培养基或马铃薯葡萄糖琼脂培养基，培养温度 20～25℃，培养时间 5～7 天，或直到获得丰富的孢子	胰酪大豆胨琼脂培养基，培养温度 30～35℃，培养时间不超过 5 天，接种量不大于 100cfu	沙氏葡萄糖琼脂培养基，培养温度 20～25℃，培养时间不超过 5 天，接种量不大于 100cfu	胰酪大豆胨琼脂培养基(MPN 法不适用)，培养温度 30～35℃，培养时间不超过 5 天，接种量不大于 100cfu	沙氏葡萄糖琼脂培养基，培养温度 20～25℃，培养时间不超过 5 天，接种量不大于 100cfu

菌种及菌液制备

菌种 试验用菌株的传代次数不得超过 5 代（从菌种保藏中心获得的标准菌株为第 0 代），并采用适宜的菌种保藏技术进行保存，以保证试验菌株的生物学特性。计数培养基适用性检查和计数方法适用性试验用菌株见表 1。

菌液制备 按表 1 规定程序培养各试验菌株。取各试验菌的新鲜培养物用 pH 7.0 无菌氯化钠-蛋白胨缓冲液、pH 7.2 无菌磷酸盐缓冲液或 0.9%无菌氯化钠溶液制成适宜浓度的菌悬液，其中制备黑曲霉孢子悬液时缓冲液中可加入 0.05%(g/ml)聚山梨酯 80。

菌液制备后若在室温下放置，应在 2 小时内使用；若保存在 2～8℃，可在 24 小时内使用。黑曲霉孢子悬液可保存在 2～8℃，在验证过的贮存期内使用。

阴性对照

为确认试验条件是否符合要求，应进行阴性对照试验，阴性对照试验应无菌生长。如阴性对照有菌生长，应进行调查。

培养基适用性检查

每批微生物计数用的商品化的预制培养基、由脱水培养基或按处方配制的培养基均应符合培养基适用性检查的要求。

按表 1 规定，接种不大于 100cfu 的菌液至胰酪大豆胨液体培养基或胰酪大豆胨琼脂培养基或沙氏葡萄糖琼脂培养基，置表 1 规定条件下培养。同时，用相应的对照培养基替代被检培养基进行上述试验。

被检固体培养基上的菌落平均数与对照培养基上的菌落平均数的比值应在 0.5～2 范围内，且菌落形态大小应与对照培养基上的菌落一致；被检液体培养基与对照培养基比较，试验菌应生长良好。

计数方法适用性试验

1. 供试液制备

根据供试品的理化特性与生物学特性，采取适宜的方法制备供试液。供试液制备若需加温时，应均匀加热，且温度不应超过 45℃。供试液从制备至加入检验用培养基，不得超过 1 小时。

常用的供试液制备方法如下。如果下列供试液制备方法经确认均不适用，应建立其他适宜的方法。

水溶性供试品　取供试品，用 pH 7.0 无菌氯化钠-蛋白胨缓冲液，或 pH 7.2 无菌磷酸盐缓冲液，或胰酪大豆胨液体培养基溶解或稀释制成 1∶10 的供试液。若需要，调节供试液 pH 值至 6～8。必要时，用同一稀释液将供试液进一步稀释。水溶性液体制剂也可用混合的供试品原液作为供试液。

水不溶性非油脂类供试品　取供试品，用 pH 7.0 无菌氯化钠-蛋白胨缓冲液，或 pH 7.2 无菌磷酸盐缓冲液，或胰酪大豆胨液体培养基制备成 1∶10 的供试液。分散力较差的供试品，可在稀释液中加入表面活性剂如 0.1%(g/ml)的聚山梨酯 80，使供试品分散均匀。若需要，调节供试液 pH 值至 6～8。必要时，用同一稀释液将供试液进一步稀释。

油脂类供试品　取供试品，加入无菌十四烷酸异丙酯[1]使溶解，或与最少量并能使供试品乳化的无菌聚山梨酯 80 或其他无抑菌性的无菌表面活性剂充分混匀。表面活性剂的温度一般不超过 40℃(特殊情况下，最多不超过 45℃)，小心混合，若需要可在水浴中进行，然后加入预热的稀释液使成1∶10 供试液，保温，混合，并在最短时间内形成乳状液。必要时，用同一稀释液将供试液进一步稀释。

膜剂供试品　取供试品，剪碎，加 pH 7.0 无菌氯化钠-蛋白胨缓冲液，或 pH 7.2 无菌磷酸盐缓冲液，或胰酪大豆胨液体培养基，浸泡，振摇，制成 1∶10 的供试液。若需要，调节供试液 pH 值至 6～8。必要时，用同一稀释液将供试液进一步稀释。

肠溶及结肠溶制剂供试品　取供试品，加入 pH 6.8 无菌磷酸盐缓冲液(用于肠溶制剂)或 pH 7.6 无菌磷酸盐缓冲液(用于结肠溶制剂)，置温度不超过 45℃水浴中，振摇，使溶解，制成 1∶10 的供试液。必要时，用同一稀释液将供试液进一步稀释。

气雾剂供试品　取供试品，置－20℃或其他适宜温度冷冻约 1 小时，取出，迅速消毒供试品开启部位或阀门。正置容器，用无菌钢锥或针样设备在与阀门结构相匹配的适宜位置钻一小孔，供试品各容器的钻孔大小和深度应尽量保持一致，拔出钢锥时应无明显抛射剂抛出，轻轻转动容器，使抛射剂缓缓释出。亦可采用专用设备释出抛射剂。释放抛射剂后再无菌开启容器，并将供试品转移至无菌容器中，若需要，用冲洗液冲洗容器内壁，混匀，制成供试液。必要时，用同一稀释液将供试液进一步稀释。供试品亦可采用其他适宜的方法取出。然后取样检查。

贴剂、贴膏剂供试品　取供试品，去掉防粘层，将粘贴面朝上放置在无菌玻璃或塑料器皿上，在粘贴面上覆盖一层适宜的无菌多孔材料(如无菌纱布)，避免供试品粘贴在一起。将处理后的供试品放入盛有适宜体积并含有表面活性剂(如聚山梨酯 80 或卵磷脂)稀释液的容器中，振荡至少 30 分钟。必要时，用同一稀释液将供试液进一步稀释。

2. 接种和稀释

按表 1 规定及下列要求进行供试液的接种和稀释，制备微生物回收试验用供试液。所加菌液的体积应不超过供试液体积的 1%。为确认供试品中的微生物能被充分检出，首先应选择最低稀释级的供试液进行计数方法适用性试验。

试验组　取上述制备好的供试液，加入试验菌液，混匀，使每 1ml 供试液或每张滤膜所滤过的供试液中含菌量不大于 100cfu。

供试品对照组　取制备好的供试液，以稀释液代替菌液同试验组操作。

菌液对照组　取不含中和剂及灭活剂的相应稀释液替代供试液，按试验组操作加入试验菌液并进行微生物回收试验。

若因供试品抗菌活性或溶解性较差的原因导致无法选择最低稀释级的供试液进行方法适用性试验时，应采用适宜的方法对供试液进行进一步的处理。如果供试品对微生物生长的抑制作用无法以其他方法消除，供试液可经过中和、稀释或薄膜过滤处理后再加入试验菌悬液进行方法适用性试验。

3. 抗菌活性的去除或灭活

供试液接种后，按下列“微生物回收”规定的方法进行微生物计数。若试验组菌落数减去供试品对照组菌落数的值小于菌液对照组菌落数值的 50%，可采用下述方法消除供试品的抑菌活性。

(1)增加稀释液或培养基体积。

(2)加入适宜的中和剂或灭活剂。

中和剂或灭活剂可用于消除干扰物的抑菌活性，最好在稀释液或培养基灭菌前加入，常见干扰物及可选用的中和剂/灭活剂或灭活方法见表 2。若使用中和剂或灭活剂，试验中应设中和剂或灭活剂对照组，即取相应量含中和剂或灭活剂的稀释液替代供试品同试验组操作，以确认其有效性和对微生物无毒性。中和剂或灭活剂对照组的菌落数与菌液对照组的菌落数的比值应在 0.5～2 范围内。

注：[1]无菌十四烷酸异丙酯的制备　可采用薄膜过滤法过滤除菌，选用孔径为 0.22μm 的适宜滤膜，或其他适宜的灭菌方法。

表 2　常见干扰物及可选用的中和剂/灭活剂或灭活方法

干扰物	可选用的中和剂/灭活剂或灭活方法
戊二醛、汞制剂	亚硫酸氢钠
酚类、乙醇、醛类、吸附物	稀释法
醛类	甘氨酸
季铵化合物、对羟基苯甲酸、双胍类化合物	卵磷脂
季铵化合物、碘、对羟基苯甲酸	聚山梨酯
水银	巯基醋酸盐
水银、汞化物、醛类	硫代硫酸盐
EDTA、喹诺酮类抗生素	镁或钙离子
磺胺类	对氨基苯甲酸
β-内酰胺类抗生素	β-内酰胺酶

(3)采用薄膜过滤法。

(4)上述几种方法的联合使用。

若没有适宜消除供试品抑菌活性的方法，对特定试验菌回收的失败，表明供试品对该试验菌具有较强抗菌活性，同时也表明供试品不易被该类微生物污染。但是，供试品也可能仅对特定试验菌株具有抑制作用，而对其他菌株没有抑制作用。因此，根据供试品须符合的微生物限度标准和菌数报告规则，在不影响检验结果判断的前提下，应采用能使微生物生长的更高稀释级的供试液进行计数方法适用性试验。若方法适用性试验符合要求，应以该稀释级供试液作为最低稀释级的供试液进行供试品检查。

4. 供试品中微生物的回收

表 1 所列的计数方法适用性试验用的各试验菌应逐一进行微生物回收试验。微生物的回收可采用平皿法、薄膜过滤法或 MPN 法。

(1)平皿法　平皿法包括倾注法和涂布法。表 1 中每株试验菌每种培养基至少制备 2 个平皿，以算术平均值作为计数结果。

倾注法　取照上述“供试液的制备”“接种和稀释”和“抗菌活性的去除或灭活”制备的供试液 1ml，置直径 90mm 的无菌平皿中，注入 15～20ml 温度不超过 45℃熔化的胰酪大豆胨琼脂或沙氏葡萄糖琼脂培养基，混匀，凝固，倒置培养。若使用直径较大的平皿，培养基的用量应相应增加。按表 1 规定条件培养、计数。同法测定供试品对照组及菌液对照组菌数。计算各试验组的平均菌落数。

涂布法　取适量（通常为 15～20ml）温度不超过 45℃的胰酪大豆胨琼脂或沙氏葡萄糖琼脂培养基，注入直径 90mm 的无菌平皿，凝固，制成平板，采用适宜的方法(如在层流罩下或培养箱中干燥)使培养基表面干燥。若使用直径较大的平皿，培养基用量也应相应增加。每一平板表面接种上述照“供试液的制备”“接种和稀释”和“抗菌活性的去除或灭活”制备的供试液不少于 0.1ml。按表 1 规定条件培养、计数。同法测定供试品对照组及菌液对照组菌数。计算各试验组的平均菌落数。

(2)薄膜过滤法　薄膜过滤法所采用的滤膜孔径应不大于 0.45μm，直径一般为 50mm，若采用其他直径的滤膜，冲洗量应进行相应的调整。供试品及其溶剂应不影响滤膜材质对微生物的截留。滤器及滤膜使用前应采用适宜的方法灭菌。使用时，应保证滤膜在过滤前后的完整性。水溶性供试液过滤前先将少量的冲洗液过滤以润湿滤膜。油类供试品，其滤膜和滤器在使用前应充分干燥。为发挥滤膜的最大过滤效率，应注意保持供试品溶液及冲洗液覆盖整个滤膜表面。供试液经薄膜过滤后，若需要用冲洗液冲洗滤膜，每张滤膜每次冲洗量一般为 100ml，总冲洗量一般不超过 500ml，最多不得超过 1000ml，以避免滤膜上的微生物受损伤。

取照上述“供试液的制备”“接种和稀释”和“抗菌活性的去除或灭活”制备的供试液适量(一般取相当于 1g、1ml、1 贴或 10cm^2 的供试品，若供试品中所含的菌数较多时，供试液可酌情减量)，加至适量的稀释液中，混匀，过滤。用适量的冲洗液冲洗滤膜。

若测定需氧菌总数，转移滤膜菌面朝上贴于胰酪大豆胨琼脂培养基平板上；若测定霉菌和酵母菌总数，转移滤膜菌面朝上贴于沙氏葡萄糖琼脂培养基平板上。按表 1 规定条件培养、计数。每株试验菌每种培养基至少制备一张滤膜。同法测定供试品对照组及菌液对照组菌数。

(3)MPN 法　MPN 法的精密度和准确度不及薄膜过滤法和平皿法，仅在供试品需氧菌总数没有适宜计数方法的情况下使用，本法不适用于霉菌计数。若使用 MPN 法，按下列步骤进行。

取照上述“供试液的制备”“接种和稀释”和“抗菌活性的去除或灭活”制备的供试液至少 3 个连续稀释级，每一稀释级取 3 份 1ml 分别接种至 3 管装有 9～10ml 胰酪大豆胨液体培养基中，同法测定菌液对照组菌数。必要时可在培养基中加入表面活性剂、中和剂或灭活剂。

接种管置 30～35℃培养不超过 3 天，逐日观察各管微生物生长情况。如果由于供试品的原因使得结果难以判断，可将该管培养物转种至胰酪大豆胨液体培养基或胰酪大豆胨琼脂培养基，在相同条件下培养 1～2 天，观察是否有微生物生长。根据微生物生长的管数从表 3 查被测供试品 1g、1ml 或 10cm^2 中需氧菌总数的最可能数。

表3　微生物最可能数检索表

生长管数			需氧菌总数最可能数	95%置信限	
每管含样品的g、ml或 $10cm^2$ 数			MPN/g、ml或 $10cm^2$	下限	上限
0.1	0.01	0.001			
0	0	0	<3	0	9.4
0	0	1	3	0.1	9.5
0	1	0	3	0.1	10
0	1	1	6.1	1.2	17
0	2	0	6.2	1.2	17
0	3	0	9.4	3.5	35
1	0	0	3.6	0.2	17
1	0	1	7.2	1.2	17
1	0	2	11	4	35
1	1	0	7.4	1.3	20
1	1	1	11	4	35
1	2	0	11	4	35
1	2	1	15	5	38
1	3	0	16	5	38
2	0	0	9.2	1.5	35
2	0	1	14	4	35
2	0	2	20	5	38
2	1	0	15	4	38
2	1	1	20	5	38
2	1	2	27	9	94
2	2	0	21	5	40
2	2	1	28	9	94
2	2	2	35	9	94
2	3	0	29	9	94
2	3	1	36	9	94
3	0	0	23	5	94
3	0	1	38	9	104
3	0	2	64	16	181
3	1	0	43	9	181
3	1	1	75	17	199
3	1	2	120	30	360
3	1	3	160	30	380
3	2	0	93	18	360
3	2	1	150	30	380
3	2	2	210	30	400
3	2	3	290	90	990
3	3	0	240	40	990
3	3	1	460	90	1980
3	3	2	1100	200	4000
3	3	3	>1100		

注：表内所列检验量如改用1g(或ml、$10cm^2$)、0.1g(或ml、$10cm^2$)和0.01g(或ml、$10cm^2$)时，表内数字应相应降低10倍；如改用0.01g(或ml、$10cm^2$)、0.001g(或ml、$10cm^2$)和0.0001g(或ml、$10cm^2$)时，表内数字应相应增加10倍，其余类推。

5. 结果判断

计数方法适用性试验中，采用平皿法或薄膜过滤法时，试验组菌落数减去供试品对照组菌落数的值与菌液对照组菌落数的比值应在0.5～2范围内；采用MPN法时，试验组菌数应在菌液对照组菌数的95%置信限内。若各试验菌的回收试验均符合要求，照所用的供试液制备方法及计数方法进行该供试品的需氧菌总数、霉菌和酵母菌总数计数。

方法适用性确认时，若采用上述方法还存在一株或多株试验菌的回收达不到要求，那么选择回收最接近要求的方法和试验条件进行供试品的检查。

供试品检查

检验量

检验量即一次试验所用的供试品量(g、ml、贴或 cm^2)。

一般应随机抽取不少于2个最小包装的供试品，混合，取规定量供试品进行检验。

除另有规定外，一般供试品的检验量为10g或10ml；膜剂、贴剂和贴膏剂为10贴或 $100cm^2$。检验时，应从不少于2个最小包装单位中抽取供试品，大蜜丸还不得少于4丸，按面积取样的供试品还不得少于4片。

制剂的检验量在满足以下条件可以酌减：若批产量少于200的供试品(如临床研究样品)，检验量可减少至2个单位；批产量少于100的供试品，检验量可减少至1个单位；贵重药品、微量包装药品的检验量可以酌减，检验量减少时需进行合理性评估；气雾剂的检验量应不少于10个包装单位。

原料药的检验量在满足以下条件可以酌减：若单剂量(如每片、每胶囊或每支)产品中活性物质含量小于或等于1mg，或多剂量产品每1g或每1ml中活性物质含量小于1mg时，原料药的检验量应不少于10个剂量单位或10g或10ml产品中所含原料的量。若样品量有限或批产量极小(如小于1000ml或1000g)的活性物质供试品，除另有规定外，其检验量最少为批产量的1%。

供试品的检查

按计数方法适用性试验确认的计数方法进行供试品中需氧菌总数、霉菌和酵母菌总数的测定。

胰酪大豆胨琼脂培养基或胰酪大豆胨液体培养基用于测定需氧菌总数；沙氏葡萄糖琼脂培养基用于测定霉菌和酵母菌总数。

阴性对照试验　以稀释液代替供试液进行阴性对照试验，阴性对照试验应无菌生长。如果阴性对照有菌生长，应进行调查。

1. 平皿法

平皿法包括倾注法和涂布法。除另有规定外，取规定量供试品，按计数方法适用性试验确认的方法进行供试液制备和菌数测定，每稀释级每种培养基至少制备2个平板。

培养和计数　除另有规定外，胰酪大豆胨琼脂培养基平板在30～35℃培养3～5天，沙氏葡萄糖琼脂培养基平板在20～25℃培养5～7天，观察菌落生长情况，点计平板上生长的所有菌落数，计数并报告。菌落蔓延生长成片的平板不宜计数。点计菌落数后，计算各稀释级供试液的平均菌落数，按菌数报告规则报告菌数。若同稀释级两个平板的菌落数平均值不小于15，则两个平板的菌落数不能相差 1 倍或以上。

菌数报告规则　需氧菌总数测定宜选取菌落数小于250cfu 的稀释级、霉菌和酵母菌总数测定宜选取菌落数小于 50cfu 的稀释级，作为菌数报告的依据。取最高的平均菌落数，计算 1g、1ml 或 10cm^2 供试品中所含的菌数，取两位有效数字报告。

如各稀释级的平板均无菌落生长，或仅最低稀释级的平板有菌落生长，但平均菌落数小于 1 时，以＜1 乘以最低稀释倍数的值报告菌数。

2. 薄膜过滤法

除另有规定外，取规定量供试品，按计数方法适用性试验确认的方法进行供试液制备和菌数测定。每稀释级每种培养基至少制备 1 张滤膜。培养条件和计数方法同平皿法。

菌数报告规则　以相当于 1g、1ml、1 贴或 10cm^2 供试品的菌落数报告菌数；若滤膜上无菌落生长，以＜1 报告菌数(每张滤膜过滤 1g、1ml、1 贴或 10cm^2 供试品)，或＜1 乘以最低稀释倍数的值报告菌数。

3. MPN 法

取规定量供试品，按计数方法适用性试验确认的方法进行供试液制备和供试品接种，所有试验管在 30～35℃培养3～5天，如果需要确认是否有微生物生长，按方法适用性试验确定的方法进行。记录每一稀释级微生物生长的管数，从表 3 查每 1g、1ml 或 10cm^2 供试品中需氧菌总数的最可能数。

结果判断

需氧菌总数是指胰酪大豆胨琼脂培养基上生长的总菌落数(包括真菌菌落数)；霉菌和酵母菌总数是指沙氏葡萄糖琼脂培养基上生长的总菌落数(包括细菌菌落数)。若因沙氏葡萄糖琼脂培养基上生长的细菌使霉菌和酵母菌的计数结果不符合微生物限度要求，可使用含抗生素(如氯霉素、庆大霉素)的沙氏葡萄糖琼脂培养基或其他选择性培养基(如玫瑰红钠琼脂培养基)进行霉菌和酵母菌总数测定。使用选择性培养基时，应进行培养基适用性检查。若采用 MPN 法，测定结果为需氧菌总数。

各品种项下规定的微生物限度标准解释如下：

10^1cfu：可接受的最大菌数为 20；

10^2cfu：可接受的最大菌数为 200；

10^3cfu：可接受的最大菌数为 2000；

3×10^3cfu：可接受的最大菌数为 6000；

依此类推。

若供试品的需氧菌总数、霉菌和酵母菌总数的检查结果均符合该品种项下的规定，判供试品符合规定；若其中任何一项不符合该品种项下的规定，判供试品不符合规定。

稀释液、冲洗液及培养基

见非无菌产品微生物限度检查：控制菌检查法(通则 1106)。

1106　非无菌产品微生物限度检查：控制菌检查法

控制菌检查法系用于在规定的试验条件下，检查供试品中是否存在特定的微生物。

当本法用于检查非无菌制剂及原、辅料等是否符合相应的微生物限度标准时，应按下列规定进行检验，包括样品取样量和结果判断等。

供试品检出控制菌或其他不可接受微生物时，报告结果前应进行充分的调查和评估。

供试液制备及实验环境要求同非无菌产品微生物限度检查：微生物计数法(通则 1105)。

如果供试品具有抗菌活性，应尽可能去除或中和。供试品检查时，若使用了中和剂或灭活剂，应确认其有效性及对微生物无毒性。

供试液制备时如果使用了表面活性剂，应确认其对微生物无毒性以及与所使用中和剂或灭活剂的相容性。

培养基适用性检查和控制菌检查方法适用性试验

供试品控制菌检查中所使用的培养基应进行适用性检查。

供试品的控制菌检查方法应进行方法适用性试验，以确认所采用的方法适合于该产品的控制菌检查。

若检验程序或产品发生变化可能影响检验结果时，控制菌检查方法应重新进行适用性试验。

菌种及菌液制备

菌种　试验用菌株的传代次数不得超过 5 代(从菌种保藏中心获得的标准菌株为第 0 代)，并采用适宜的菌种保藏技术进行保存，以保证试验菌株的生物学特性。

金黄色葡萄球菌(*Staphylococcus aureus*)〔CMCC(B)26 003〕

铜绿假单胞菌(*Pseudomonas aeruginosa*)〔CMCC(B)10 104〕

大肠埃希菌(*Escherichia coli*)〔CMCC(B)44 102〕

乙型副伤寒沙门菌(*Salmonella paratyphi* B)〔CMCC(B)50 094〕

白色念珠菌(*Candida albicans*)〔CMCC(F)98 001〕

生孢梭菌(*Clostridium sporogenes*)〔CMCC(B)64 941〕

菌液制备　将金黄色葡萄球菌、铜绿假单胞菌、大肠埃希菌、乙型副伤寒沙门菌分别接种于胰酪大豆胨液体培养基中或胰酪大豆胨琼脂培养基上，30～35℃培养 18～24 小时；将白色念珠菌接种于沙氏葡萄糖琼脂培养基上或沙氏葡萄糖液体培养基中，20～25℃培养 2～3 天；将生孢梭菌接种于梭菌增菌培养基中置厌氧条件下，30～35℃培养 24～48 小时，或接种于硫乙醇酸盐流体培养基中，30～35℃培养18～24小时。上述培养物用 pH 7.0 无菌氯化钠-蛋白胨缓冲液、pH 7.2 无菌磷酸盐缓冲液或 0.9%无菌氯化钠溶液制成适宜浓度的菌悬液。

菌液制备后若在室温下放置，应在 2 小时内使用；若保存在 2～8℃，可在 24 小时内使用。生孢梭菌孢子悬液可替代新鲜的菌悬液，孢子悬液可保存在 2～8℃，在验证过的贮存期内使用。

阴性对照

为确认试验条件是否符合要求，应进行阴性对照试验，阴性对照试验应无菌生长。如阴性对照有菌生长，应进行调查。

培养基适用性检查

每批控制菌检查用的商品化预制培养基、由脱水培养基或按处方配制的培养基均应符合培养基适用性检查的要求。

控制菌检查用培养基的适用性检查项目包括促生长能力、抑制能力及指示特性的检查。各培养基的检查项目及所用菌株见表 1。

液体培养基促生长能力检查　分别接种不大于 100cfu 的试验菌(表 1)于被检培养基和对照培养基中，在相应控制菌检查规定的培养温度及不大于规定的最短培养时间下培养，与对照培养基管比较，被检培养基管试验菌应生长良好。

固体培养基促生长能力检查　用涂布法分别接种不大于 100cfu 的试验菌(表 1)于被检培养基和对照培养基平板上，在相应控制菌检查规定的培养温度及不大于规定的最短培养时间下培养，被检培养基与对照培养基上生长的菌落大小、形态特征应一致。

培养基抑制能力检查　接种不少于 100cfu 的试验菌(表 1)于被检培养基中，在相应控制菌检查规定的培养温度及不小于规定的最长培养时间下培养，试验菌应不得生长。

培养基指示特性检查　用涂布法分别接种不大于 100cfu 的试验菌(表 1)于被检培养基和对照培养基平板上，在相应控制菌检查规定的培养温度及培养时间范围内培养，被检培养基上试验菌生长的菌落大小、形态特征、指示剂反应情况等应与对照培养基一致。

控制菌检查方法适用性试验

供试液制备　按下列"供试品检查"中的规定制备供试液。

试验菌　根据各品种项下微生物限度标准中规定检查的控制菌选择相应试验菌株，确认耐胆盐革兰阴性菌检查方法时，采用大肠埃希菌和铜绿假单胞菌为试验菌。

适用性试验　按控制菌检查法取规定量供试液或供试品及不大于 100cfu 的试验菌接种至规定的培养基中；采用薄膜过滤法时，取规定量供试液，过滤，冲洗，在最后一次冲洗液中加入试验菌，过滤，注入规定的培养基或取出滤膜接种至规定的培养基中。依相应的控制菌检查方法，在规定的温度和最短时间下培养，应能检出所加试验菌相应的反应特征。

表 1　控制菌检查用培养基的促生长能力、抑制能力和指示特性

控制菌检查	培养基	特性	试验菌株
耐胆盐革兰阴性菌	肠道菌增菌液体培养基	促生长能力	大肠埃希菌、铜绿假单胞菌
		抑制能力	金黄色葡萄球菌
	紫红胆盐葡萄糖琼脂培养基	促生长能力＋指示特性	大肠埃希菌、铜绿假单胞菌
大肠埃希菌	麦康凯液体培养基	促生长能力	大肠埃希菌
		抑制能力	金黄色葡萄球菌
	麦康凯琼脂培养基	促生长能力＋指示特性	大肠埃希菌
沙门菌	RV 沙门菌增菌液体培养基	促生长能力	乙型副伤寒沙门菌
		抑制能力	金黄色葡萄球菌
	木糖赖氨酸脱氧胆酸盐琼脂培养基	促生长能力＋指示特性	乙型副伤寒沙门菌
	三糖铁琼脂培养基	指示特性	乙型副伤寒沙门菌
铜绿假单胞菌	溴化十六烷基三甲铵琼脂培养基	促生长能力	铜绿假单胞菌
		抑制能力	大肠埃希菌
金黄色葡萄球菌	甘露醇氯化钠琼脂培养基	促生长能力＋指示特性	金黄色葡萄球菌
		抑制能力	大肠埃希菌
梭菌	梭菌增菌培养基	促生长能力	生孢梭菌
	哥伦比亚琼脂培养基	促生长能力	生孢梭菌
白色念珠菌	沙氏葡萄糖液体培养基	促生长能力	白色念珠菌
	沙氏葡萄糖琼脂培养基	促生长能力＋指示特性	白色念珠菌
	念珠菌显色培养基	促生长能力＋指示特性	白色念珠菌
		抑制能力	大肠埃希菌

结果判断　上述试验若检出试验菌，按此供试液制备法和控制菌检查方法进行供试品检查；若未检出试验菌，应消除供试品的抑菌活性[见非无菌产品微生物限度检查：微生物计数法（通则 1105）中的“抗菌活性的去除或灭活”]，并重新进行方法适用性试验。

如经试验确证供试品对试验菌的抗菌作用无法消除，可认为受抑制的微生物不易存在于该供试品中，选择抑菌成分消除相对彻底的方法进行供试品的检查。

供试品检查

供试品的控制菌检查应按经方法适用性试验确认的方法进行。

阳性对照试验　实验室应基于质量风险管理的要求，根据产品特性、方法适用性试验结果、人员技能与经验、数据可靠性、污染控制措施和实验室质量控制水平等因素，综合评估确定日常检验过程中阳性对照试验的必要性、频次及其他要求。阳性对照试验方法同供试品的控制菌检查，对照菌的加量应不大于 100cfu。阳性对照试验应检出相应的控制菌。

阴性对照试验　以稀释剂代替供试液照相应控制菌检查法检查，阴性对照试验应无菌生长。如果阴性对照有菌生长，应进行调查。

耐胆盐革兰阴性菌(Bile-Tolerant Gram-Negative Bacteria)

供试液制备和预培养　取供试品，用胰酪大豆胨液体培养基作为稀释剂照非无菌产品微生物限度检查：微生物计数法(通则 1105)制成 1∶10 供试液，混匀，在 20～25℃培养，培养时间应使供试品中的细菌充分恢复但不增殖(约 2 小时，不大于 5 小时)。

定性试验

除另有规定外，取相当于 1g 或 1ml 供试品的上述预培养物接种至适宜体积(经方法适用性试验确定)肠道菌增菌液体培养基中，30～35℃培养 24～48 小时后，划线接种于紫红胆盐葡萄糖琼脂培养基平板上，30～35℃培养 18～24 小时。如果平板上无菌落生长，判供试品未检出耐胆盐革兰阴性菌。

定量试验

选择和分离培养　取相当于 0.1g、0.01g 和 0.001g (或 0.1ml、0.01ml 和 0.001ml)供试品的预培养物或其稀释液分别接种至适宜体积(经方法适用性试验确定)肠道菌增菌液体培养基中，30～35℃培养 24～48 小时。上述每一培养物分别划线接种于紫红胆盐葡萄糖琼脂培养基平板上，30～35℃培养 18～24 小时。

结果判断　若紫红胆盐葡萄糖琼脂培养基平板上有菌落生长，则对应培养管为阳性，否则为阴性。根据各培养管检查结果，从表 2 查 1g 或 1ml 供试品中含有耐胆盐革兰阴性菌的可能菌数。

表 2　耐胆盐革兰阴性菌的可能菌数(N)

各供试品量的检查结果			每 1g(或 1ml)供试品中可能的菌数(cfu)
0.1g 或 0.1ml	0.01g 或 0.01ml	0.001g 或 0.001ml	
+	+	+	$N>10^3$
+	+	−	$10^2<N<10^3$
+	−	−	$10<N<10^2$
−	−	−	$N<10$

注：(1)＋代表紫红胆盐葡萄糖琼脂平板上有菌落生长；－代表紫红胆盐葡萄糖琼脂平板上无菌落生长。

(2)若供试品量减少 10 倍(如 0.01g 或 0.01ml，0.001g 或 0.001ml，0.0001g 或 0.0001ml)，则每 1g(或 1ml)供试品中可能的菌数(N)应相应增加 10 倍。

大肠埃希菌(*Escherichia coli*)

供试液制备和增菌培养　取供试品，照非无菌产品微生物限度检查：微生物计数法(通则 1105)制成 1∶10 供试液。取相当于 1g、1ml、1 贴或 10cm² 供试品的供试液，接种至适宜体积(经方法适用性试验确定)的胰酪大豆胨液体培养基中，混匀，30～35℃培养 18～24 小时。

选择和分离培养　取上述培养物 1ml 接种至 100ml 麦康凯液体培养基中，42～44℃培养 24～48 小时。取麦康凯液体培养物划线接种于麦康凯琼脂培养基平板上，30～35℃培养 18～72 小时。

结果判断　若麦康凯琼脂培养基平板上有菌落生长，应进行分离、纯化及适宜的鉴定试验，确证是否为大肠埃希菌；若麦康凯琼脂培养基平板上没有菌落生长，或虽有菌落生长但鉴定结果为阴性，判供试品未检出大肠埃希菌。

沙门菌(*Salmonella*)

供试液制备和增菌培养　取 10g 或 10ml 供试品直接或处理后接种至适宜体积(经方法适用性试验确定)的胰酪大豆胨液体培养基中，混匀，30～35℃培养 18～24 小时。

选择和分离培养　取上述培养物 0.1ml 接种至 10ml RV 沙门菌增菌液体培养基中，30～35℃培养 18～24 小时。取少量 RV 沙门菌增菌液体培养物划线接种于木糖赖氨酸脱氧胆酸盐琼脂培养基平板上，30～35℃培养 18～48 小时。

沙门菌在木糖赖氨酸脱氧胆酸盐琼脂培养基平板上生长良好，菌落为淡红色或无色、透明或半透明、中心有或无黑色。用接种针挑选疑似菌落于三糖铁琼脂培养基高层斜面上进行斜面和高层穿刺接种，培养 18～24 小时，或采用其他适宜方法进一步鉴定。

结果判断　若木糖赖氨酸脱氧胆酸盐琼脂培养基平板上有疑似菌落生长，且三糖铁琼脂培养基的斜面为红色、底层为黄色或黑色，或斜面黄色、底层黄色或黑色，应进一步进行适宜的鉴定试验，确证是否为沙门菌。如果平板上没有菌落生长，或虽有菌落生长但鉴定结果为阴性，或三糖铁琼脂培养基的斜面未见上述形态特征，判供试品未检出沙门菌。

铜绿假单胞菌(*Pseudomonas aeruginosa*)

供试液制备和增菌培养　取供试品，照非无菌产品微生物限度检查：微生物计数法(通则 1105)制成 1∶10 供试液。取相当于 1g、1ml、1 贴或 $10cm^2$ 供试品的供试液，接种至适宜体积(经方法适用性试验确定的)的胰酪大豆胨液体培养基中，混匀，30～35℃培养 18～24 小时。

选择和分离培养　取上述培养物划线接种于溴化十六烷基三甲铵琼脂培养基平板上，30～35℃培养 18～72 小时。

取上述平板上生长的菌落进行氧化酶试验，或采用其他适宜方法进一步鉴定。

氧化酶试验　将洁净滤纸片置于平皿内，用无菌玻棒取上述平板上生长的菌落涂于滤纸片上，滴加新配制的 1%二盐酸 *N*,*N*-二甲基对苯二胺试液，在 30 秒内若培养物呈粉红色并逐渐变为紫红色为氧化酶试验阳性，否则为阴性。

结果判断　若溴化十六烷基三甲铵琼脂培养基平板上有菌落生长，且氧化酶试验阳性，应进一步进行适宜的鉴定试验，确证是否为铜绿假单胞菌。如果平板上没有菌落生长，或虽有菌落生长但鉴定结果为阴性，或氧化酶试验阴性，判供试品未检出铜绿假单胞菌。

金黄色葡萄球菌(*Staphylococcus aureus*)

供试液制备和增菌培养　取供试品，照非无菌产品微生物限度检查：微生物计数法(通则 1105)制成 1∶10 供试液。取相当于 1g、1ml、1 贴或 $10cm^2$ 供试品的供试液，接种至适宜体积(经方法适用性试验确定)的胰酪大豆胨液体培养基中，混匀，30～35℃培养 18～24 小时。

选择和分离培养　取上述培养物划线接种于甘露醇氯化钠琼脂培养基平板上，30～35℃培养 18～72 小时。

结果判断　若甘露醇氯化钠琼脂培养基平板上有外周有黄色环的黄色菌落或白色菌落生长，应进行分离、纯化及适宜的鉴定试验，确证是否为金黄色葡萄球菌；若平板上没有与上述形态特征相符或疑似的菌落生长，或虽有相符或疑似的菌落生长但鉴定结果为阴性，判供试品未检出金黄色葡萄球菌。

梭菌(*Clostridia*)

供试液制备和热处理　取供试品，照非无菌产品微生物限度检查：微生物计数法(通则 1105)制成 1∶10 供试液。取相当于 1g、1ml 或 $10cm^2$ 供试品的供试液 2 份，其中 1 份置 80℃保温 10 分钟后迅速冷却。

增菌、选择和分离培养　将上述 2 份供试液分别接种至适宜体积(经方法适用性试验确定)的梭菌增菌培养基中，置厌氧条件下 30～35℃培养 48 小时。取上述每一培养物少量，分别涂抹接种于哥伦比亚琼脂培养基平板上，置厌氧条件下 30～35℃培养 48～72 小时。

过氧化氢酶试验　取上述平板上生长的菌落，置洁净玻片上，滴加 3%过氧化氢试液，若菌落表面有气泡产生，为过氧化氢酶试验阳性，否则为阴性。

结果判断　若哥伦比亚琼脂培养基平板上有厌氧杆菌生长(有或无芽孢)，且过氧化氢酶反应阴性的，应进一步进行适宜的鉴定试验，确证是否为梭菌；如果哥伦比亚琼脂培养基平板上没有厌氧杆菌生长，或虽有相符或疑似的菌落生长但鉴定结果为阴性，或过氧化氢酶反应阳性，判供试品未检出梭菌。

白色念珠菌(*Candida albicans*)

供试液制备和增菌培养　取供试品，照非无菌产品微生物限度检查：微生物计数法(通则 1105)制成 1∶10 供试液。取相当于 1g、1ml 或 $10cm^2$ 供试品的供试液，接种至适宜体积(经方法适用性试验确定)的沙氏葡萄糖液体培养基中，混匀，30～35℃培养 3～5 天。

选择和分离培养　取上述预培养物划线接种于沙氏葡萄糖琼脂培养基平板上，30～35℃培养 24～48 小时。

白色念珠菌在沙氏葡萄糖琼脂培养基上生长的菌落呈乳白色，偶见淡黄色，表面光滑有浓酵母气味，培养时间稍久则菌落增大，颜色变深、质地变硬或有皱褶。挑取疑似菌落接种至念珠菌显色培养基平板上，培养 24～48 小时(必要时延长至 72 小时)，或采用其他适宜方法进一步鉴定。

结果判断　若沙氏葡萄糖琼脂培养基平板上有疑似菌落生长，且疑似菌在念珠菌显色培养基平板上生长的菌落呈阳性反应，应进一步进行适宜的鉴定试验，确证是否为白色念珠菌；若沙氏葡萄糖琼脂培养基平板上没有菌落生长，或虽有菌落生长但鉴定结果为阴性，或疑似菌在念珠菌显色培养基平板上生长的菌落呈阴性反应，判供试品未检出白色念珠菌。

稀释液

稀释液配制后，应采用验证合格的灭菌程序灭菌。

1. pH 7.0 无菌氯化钠-蛋白胨缓冲液　照无菌检查法(通则 1101)制备。

2. pH 6.8 无菌磷酸盐缓冲液、pH 7.6 无菌磷酸盐缓冲液　照缓冲液(通则 8004)配制后，过滤，分装，灭菌。

3. pH 7.2 无菌磷酸盐缓冲液　取磷酸二氢钾 34.0g，加水 500ml 使溶解，用氢氧化钠溶液调节 pH 值至 7.2±0.2，加水稀释至 1000ml，分装，灭菌，即为储备液，在 2～8℃保存。将水与储备液按 800∶1(ml/ml)混合，灭菌。如需要，可在上述稀释液灭菌前或灭菌后加入表面活性剂或中和剂等。

4. 0.9%无菌氯化钠溶液　取氯化钠 9.0g，加水溶解使成 1000ml，过滤，分装，灭菌。

培养基及其制备方法

培养基可按以下处方制备，也可使用按该处方生产的符合要求的脱水培养基，或其他经过验证的培养基。配制后，应按验证过的灭菌程序灭菌。

1. 胰酪大豆胨液体培养基(TSB)、胰酪大豆胨琼脂培养基(TSA)、沙氏葡萄糖液体培养基(SDB)

照无菌检查法(通则 1101)制备。

2. 沙氏葡萄糖琼脂培养基(SDA)

照无菌检查法(通则 1101)制备。如使用含抗生素的沙氏葡萄糖琼脂培养基，应确认培养基中所加的抗生素量不影响供试品中霉菌和酵母菌的生长。

3. 马铃薯葡萄糖琼脂培养基(PDA)

照无菌检查法(通则 1101)制备。

4. 玫瑰红钠琼脂培养基

胨	5.0g	玫瑰红钠	0.0133g
葡萄糖	10.0g	琼脂	14.0g
磷酸二氢钾	1.0g	水	1000ml
硫酸镁	0.5g		

除葡萄糖、玫瑰红钠外，取上述成分，混合，微温溶解，加入葡萄糖、玫瑰红钠，摇匀，分装，灭菌。

5. 硫乙醇酸盐流体培养基

照无菌检查法(通则 1101)制备。

6. 肠道菌增菌液体培养基

明胶胰酶水解物	10.0g	二水合磷酸氢二钠	8.0g
牛胆盐	20.0g	亮绿	15mg
葡萄糖	5.0g	水	1000ml
磷酸二氢钾	2.0g		

除葡萄糖、亮绿外，取上述成分，混合，微温溶解，调节 pH 使加热后在 25℃的 pH 值为 7.2±0.2，加入葡萄糖、亮绿，加热至 100℃ 30 分钟，立即冷却。

7. 紫红胆盐葡萄糖琼脂培养基

酵母浸出粉	3.0g	中性红	30mg
明胶胰酶水解物	7.0g	结晶紫	2mg
脱氧胆酸钠	1.5g	琼脂	15.0g
葡萄糖	10.0g	水	1000ml
氯化钠	5.0g		

除葡萄糖、中性红、结晶紫、琼脂外，取上述成分，混合，微温溶解，调节 pH 使加热后在 25℃的 pH 值为 7.4±0.2。加入葡萄糖、中性红、结晶紫、琼脂，加热煮沸(不能在高压灭菌器中加热)。

8. 麦康凯液体培养基

明胶胰酶水解物	20.0g	溴甲酚紫	10mg
乳糖	10.0g	水	1000ml
牛胆盐	5.0g		

除乳糖、溴甲酚紫外，取上述成分，混合，微温溶解，调节 pH 使灭菌后在 25℃的 pH 值为 7.3±0.2，加入乳糖、溴甲酚紫，分装，灭菌。

9. 麦康凯琼脂培养基

明胶胰酶水解物	17.0g	中性红	30.0mg
胨	3.0g	结晶紫	1mg
乳糖	10.0g	琼脂	13.5g
脱氧胆酸钠	1.5g	水	1000ml
氯化钠	5.0g		

除乳糖、中性红、结晶紫、琼脂外，取上述成分，混合，微温溶解，调节 pH 使灭菌后在 25℃的 pH 值为 7.1±0.2，加入乳糖、中性红、结晶紫、琼脂，加热煮沸 1 分钟，并不断振摇，分装，灭菌。

10. RV 沙门菌增菌液体培养基

大豆胨	4.5g	六水合氯化镁	29.0g
氯化钠	8.0g	孔雀绿	36mg
磷酸氢二钾	0.4g	水	1000ml
磷酸二氢钾	0.6g		

除孔雀绿外，取上述成分，混合，微温溶解，调节 pH 使灭菌后在 25℃的 pH 值为 5.2±0.2。加入孔雀绿，分装，灭菌，灭菌温度不能超过 115℃。

11. 木糖赖氨酸脱氧胆酸盐琼脂培养基

酵母浸出粉	3.0g	氯化钠	5.0g
L-赖氨酸	5.0g	硫代硫酸钠	6.8g
木糖	3.5g	枸橼酸铁铵	0.8g
乳糖	7.5g	酚红	80mg
蔗糖	7.5g	琼脂	13.5g
脱氧胆酸钠	2.5g	水	1000ml

除三种糖、酚红、琼脂外，取上述成分，混合，微温溶解，调节 pH 使加热后在 25℃的 pH 值为 7.4±0.2，加入三种糖、酚红、琼脂，加热至沸腾，冷至 50℃倾注平皿(不能在高压灭菌器中加热)。

12. 三糖铁琼脂培养基(TSI)

胨	20.0g	硫酸亚铁	0.2g
牛肉浸出粉	5.0g	硫代硫酸钠	0.2g
乳糖	10.0g	0.2%酚磺酞指示液	12.5ml
蔗糖	10.0g		
葡萄糖	1.0g	琼脂	12.0g
氯化钠	5.0g	水	1000ml

除三种糖、0.2%酚磺酞指示液、琼脂外，取上述成分，混合，微温溶解，调节 pH 使灭菌后在 25℃的 pH 值为 7.3±0.1，加入琼脂，加热溶化后，再加入其余各成分，摇匀，分装，灭菌，制成高底层(2~3cm)短斜面。

13. 溴化十六烷基三甲铵琼脂培养基

明胶胰酶水解物	20.0g	溴化十六烷基三甲铵	0.3g
氯化镁	1.4g		
硫酸钾	10.0g	琼脂	13.6g
甘油	10ml	水	1000ml

除琼脂外，取上述成分，混合，微温溶解，调节 pH

使灭菌后在 25℃的 pH 值为 7.2±0.2，加入琼脂，加热煮沸 1 分钟，分装，灭菌。

14. 甘露醇氯化钠琼脂培养基

胰酪胨	5.0g	氯化钠	75.0g
动物组织胃蛋白酶水解物	5.0g	酚红	25mg
		琼脂	15.0g
牛肉浸出粉	1.0g	水	1000ml
D-甘露醇	10.0g		

除 D-甘露醇、酚红、琼脂外，取上述成分，混合，微温溶解，调节 pH 使灭菌后在 25℃的 pH 值为 7.4±0.2，加热并振摇，加入 D-甘露醇、酚红、琼脂，煮沸 1 分钟，分装，灭菌。

15. 梭菌增菌培养基

胨	10.0g	盐酸半胱氨酸	0.5g
牛肉浸出粉	10.0g	醋酸钠	3.0g
酵母浸出粉	3.0g	氯化钠	5.0g
可溶性淀粉	1.0g	琼脂	0.5g
葡萄糖	5.0g	水	1000ml

除葡萄糖外，取上述成分，混合，加热煮沸使溶解，并不断搅拌。如需要，调节 pH 使灭菌后在 25℃的 pH 值为 6.8±0.2。加入葡萄糖，混匀，分装，灭菌。

16. 哥伦比亚琼脂培养基

胰酪胨	10.0g	氯化钠	5.0g
肉胃蛋白酶水解物	5.0g	琼脂	10.0～15.0g
心胰酶水解物	3.0g		（依凝固力）
酵母浸出粉	5.0g	水	1000ml
玉米淀粉	1.0g		

除琼脂外，取上述成分，混合，加热煮沸使溶解，并不断搅拌。如需要，调节 pH 使灭菌后在 25℃的 pH 值为 7.3±0.2，加入琼脂，加热溶化，分装，灭菌。如有必要，灭菌后，冷至 45～50℃加入相当于 20mg 庆大霉素的无菌硫酸庆大霉素，混匀，倾注平皿。

17. 念珠菌显色培养基

胨	10.2g	葡萄糖	20.0g
琼脂	15.0g	氯霉素	0.5g
水	1000ml	色素	2.0g

除琼脂外，取上述成分，混合，微温溶解，调节 pH 使加热后在 25℃的 pH 值为 5.9±0.2。加入琼脂，加热煮沸，不断搅拌至琼脂完全溶解，倾注平皿。

1107　非无菌药品微生物限度标准

药品的微生物污染可能会导致其疗效降低，甚至完全失去治疗活性，并对患者健康产生不利影响。因此，在药品生产、贮存和销售过程中，需严格执行现行药品生产质量管理规范，以保证药品在全生命周期中生物负载处于较低的水平。

非无菌药品的微生物限度标准是基于药品的给药途径和对患者健康潜在的危害以及药品的特殊性而制订的，不同非无菌药品的微生物限度标准见表 1～表 4。

1. 非无菌化学药品制剂、生物制品制剂、不含药材原粉的中药制剂的微生物限度标准见表 1。

表 1　非无菌化学药品制剂、生物制品制剂、不含药材原粉的中药制剂的微生物限度标准

给药途径	需氧菌总数（cfu/g、cfu/ml 或 cfu/10cm²）	霉菌和酵母菌总数（cfu/g、cfu/ml 或 cfu/10cm²）	控制菌
口服给药① 固体制剂 液体及半固体制剂	 10^3 10^2	 10^2 10^1	不得检出大肠埃希菌（1g 或 1ml）；含脏器提取物的制剂还不得检出沙门菌（10g 或 10ml）
口腔黏膜给药制剂 齿龈给药制剂 鼻用制剂	10^2	10^1	不得检出大肠埃希菌、金黄色葡萄球菌、铜绿假单胞菌（1g、1ml 或 10cm²）
耳用制剂 皮肤给药制剂	10^2	10^1	不得检出金黄色葡萄球菌、铜绿假单胞菌（1g、1ml 或 10cm²）
呼吸道吸入给药制剂	10^2	10^1	不得检出大肠埃希菌、金黄色葡萄球菌、铜绿假单胞菌、耐胆盐革兰阴性菌（1g 或 1ml）
阴道、尿道给药制剂	10^2	10^1	不得检出金黄色葡萄球菌、铜绿假单胞菌、白色念珠菌（1g、1ml 或 10cm²）；中药制剂还不得检出梭菌（1g、1ml 或 10cm²）
直肠给药制剂	10^3	10^2	
其他局部给药制剂②	10^2	10^1	不得检出金黄色葡萄球菌、铜绿假单胞菌（1g、1ml 或 10cm²）

注：①化学药品制剂和生物制品制剂若含有未经提取的动植物来源的成分及矿物质，还不得检出沙门菌（10g 或 10ml）。

②特殊品种如透皮贴剂等，可采用贴为单位，限度标准以贴计。

2. 非无菌含药材原粉的中药制剂的微生物限度标准见表 2。

表 2 非无菌含药材原粉的中药制剂的微生物限度标准

给药途径	需氧菌总数（cfu/g、cfu/ml 或 cfu/10cm²）	霉菌和酵母菌总数（cfu/g、cfu/ml 或 cfu/10cm²）	控制菌
固体口服给药制剂			不得检出大肠埃希菌（1g）；不得检出沙门菌（10g）；耐胆盐革兰阴性菌应小于 10^2 cfu（1g）
不含豆豉、神曲等发酵原粉	10^4（丸剂 3×10^4）	10^2	
含豆豉、神曲等发酵原粉	10^5	5×10^2	
液体及半固体口服给药制剂			不得检出大肠埃希菌（1g 或 1ml）；不得检出沙门菌（10g 或 10ml）；耐胆盐革兰阴性菌应小于 10^1 cfu（1g 或 1ml）
不含豆豉、神曲等发酵原粉	5×10^2	10^2	
含豆豉、神曲等发酵原粉	10^3	10^2	
固体局部给药制剂			不得检出金黄色葡萄球菌、铜绿假单胞菌（1g 或 10cm²）；阴道、尿道给药制剂还不得检出白色念珠菌、梭菌（1g 或 10cm²）
用于表皮或黏膜不完整	10^3	10^2	
用于表皮或黏膜完整	10^4	10^2	
液体及半固体局部给药制剂	10^2	10^2	不得检出金黄色葡萄球菌、铜绿假单胞菌（1g 或 1ml）；阴道、尿道给药制剂还不得检出白色念珠菌、梭菌（1g 或 1ml）

3. 非无菌药用原料及辅料的微生物限度标准见表 3。

表 3 非无菌药用原料及辅料的微生物限度标准

	需氧菌总数（cfu/g 或 cfu/ml）	霉菌和酵母菌总数（cfu/g 或 cfu/ml）	控制菌
药用原料及辅料	10^3	10^2	*

注：* 未做统一规定。

4. 中药提取物及中药饮片的微生物限度标准见表 4。

表 4 中药提取物及中药饮片的微生物限度标准

	需氧菌总数（cfu/g 或 cfu/ml）	霉菌和酵母菌总数（cfu/g 或 cfu/ml）	控制菌
中药提取物	10^3	10^2	*
直接口服及泡服饮片	10^5	10^3	不得检出大肠埃希菌（1g 或 1ml）；不得检出沙门菌（10g 或 10ml）；耐胆盐革兰阴性菌应小于 10^4 cfu（1g 或 1ml）

注：* 未做统一规定。

5. 有兼用途径的制剂应符合各给药途径的标准。用于手术、严重烧伤、严重创伤的局部给药制剂应符合无菌检查法规定。

6. 除中药饮片外，非无菌产品的需氧菌总数、霉菌和酵母菌总数照非无菌产品微生物限度检查：微生物计数法（通则 1105）检查；非无菌产品的控制菌照非无菌产品微生物限度检查：控制菌检查法（通则 1106）检查。各品种项下规定的需氧菌总数、霉菌和酵母菌总数标准解释如下：

10^1 cfu：可接受的最大菌数为 20；

10^2 cfu：可接受的最大菌数为 200；

10^3 cfu：可接受的最大菌数为 2000；

3×10^3 cfu：可接受的最大菌数为 6000；

依此类推。

中药饮片的需氧菌总数、霉菌和酵母菌总数及控制菌检查照中药饮片微生物限度检查法（通则 1108）检查；各品种项下规定的需氧菌总数、霉菌和酵母菌总数标准解释如下：

10^1 cfu：可接受的最大菌数为 50；

10^2 cfu：可接受的最大菌数为 500；

10^3 cfu：可接受的最大菌数为 5000；

10^4 cfu：可接受的最大菌数为 50 000；

依此类推。

7. 本限度标准所列的控制菌对于控制某些药品的微生物质量可能并不全面，因此，对于原料、辅料及某些特定的制剂，根据原辅料及其制剂的特性和用途、制剂的生产工艺等因素，可能还需检查其他具有潜在危害的微生物。

8. 除本限度标准所列的控制菌外，若检出其他可能具有潜在危害的微生物，应从以下方面进行评估。

药品的给药途径：给药途径不同，其危害不同；

药品的特性：药品是否会促进微生物生长，是否有足够的抑制微生物生长能力；

药品的使用方法；

用药人群：用药人群不同，如新生儿、婴幼儿及体弱者，风险可能不同；

患者使用免疫抑制剂和甾体类固醇激素等药品的情况；

存在疾病、伤残和器官损伤；等等。

必要时，应由经过微生物学和微生物数据分析等方面专业知识培训的人员进行上述相关因素的风险评估。

9. 评估原辅料微生物质量，应考虑原辅料和相应制剂的生产工艺、现有的检测技术、进行控制的必要性和满足所需质量要求原辅料的可获得性。

1121 抑菌效力检查法

抑菌剂是指抑制微生物生长的化学物质。抑菌效力检查法系用于测定无菌及非无菌制剂的抑菌活性，用于指导药品研发阶段制剂中抑菌剂种类和浓度的确定。

如果药物本身不具有充分的抗菌效力，那么应根据制剂特性(如水分活度，酸碱度或pH值等)添加适宜的抑菌剂，以防止制剂在正常贮藏或使用过程中由于微生物污染和繁殖，使药物变质而对使用者造成危害，尤其是多剂量包装的制剂。

在药品生产过程中，抑菌剂不能用于替代药品生产的GMP管理，不能作为非无菌制剂降低微生物污染的唯一途径，也不能作为控制多剂量包装制剂灭菌前的生物负载的手段。所有抑菌剂都具有一定的毒性，制剂中抑菌剂的量应为最低有效量。同时，为保证用药安全，成品制剂中的抑菌剂有效浓度应低于对人体有害的浓度。

抑菌剂的抑菌效力在贮存过程中有可能因药物的成分或包装容器等因素影响而变化，因此，应验证成品制剂的抑菌效力在效期内不因贮藏条件而降低。

本试验方法和抑菌效力判断标准用于包装未启开的成品制剂。

培养基

培养基的制备

胰酪大豆胨液体培养基、胰酪大豆胨琼脂培养基、沙氏葡萄糖液体培养基、沙氏葡萄糖琼脂培养基照无菌检查法(通则 1101)制备。

培养基的适用性检查

每批抑菌效力测定用的商品化的预制培养基、由脱水培养基或按处方配制的培养基均应符合培养基适用性检查的要求。

菌种　试验所用的菌株传代次数不得超过5代(从菌种保藏中心获得的标准菌株为第0代)，并采用适宜的菌种保藏技术进行保存，以保证试验菌株的生物学特性。培养基适用性检查的菌种及新鲜培养物的制备见表1。

菌液制备　取金黄色葡萄球菌、铜绿假单胞菌、大肠埃希菌、白色念珠菌的新鲜培养物，用pH 7.0无菌氯化钠-蛋白胨缓冲液或0.9%无菌氯化钠溶液制成适宜浓度的菌悬液。取黑曲霉培养物加入适量含0.05%(g/ml)聚山梨酯80的pH 7.0无菌氯化钠-蛋白胨缓冲液或含0.05%(g/ml)聚山梨酯80的0.9%无菌氯化钠溶液，将孢子洗脱。然后，采用适宜方法吸出孢子悬液至无菌试管内，用含0.05%(g/ml)聚山梨酯80的pH 7.0无菌氯化钠-蛋白胨缓冲液或含0.05%(g/ml)聚山梨酯80的0.9%无菌氯化钠溶液制成适宜浓度的孢子悬液。

菌液制备后若在室温下放置，应在2小时内使用；若保存在2～8℃，可在24小时内使用。黑曲霉的孢子悬液可保存在2～8℃，在验证过的贮存期内使用。

适用性检查　分别接种不大于100cfu的金黄色葡萄球菌、铜绿假单胞菌、大肠埃希菌的菌液至胰酪大豆胨琼脂培养基，每株试验菌平行制备2个平板，混匀，凝固，置30～35℃培养不超过3天，计数；分别接种不大于100cfu的白色念珠菌、黑曲霉的菌液至沙氏葡萄糖琼脂培

表1　培养基适用性检查、方法适用性试验、抑菌效力测定用的试验菌及新鲜培养物制备

试验菌株	试验培养基	培养温度	培养时间
金黄色葡萄球菌 (*Staphylococcus aureus*) 〔CMCC(B)26 003〕	胰酪大豆胨琼脂培养基或胰酪大豆胨液体培养基	30～35℃	18～24小时
铜绿假单胞菌 (*Pseudomonas aeruginosa*) 〔CMCC(B)10 104〕	胰酪大豆胨琼脂培养基或胰酪大豆胨液体培养基	30～35℃	18～24小时
大肠埃希菌* (*Escherichia coli*) 〔CMCC(B)44 102〕	胰酪大豆胨琼脂培养基或胰酪大豆胨液体培养基	30～35℃	18～24小时
白色念珠菌 (*Candida albicans*) 〔CMCC(F)98 001〕	沙氏葡萄糖琼脂培养基或沙氏葡萄糖液体培养基	20～25℃	48小时
黑曲霉 (*Aspergillus niger*) 〔CMCC(F)98 003〕	沙氏葡萄糖琼脂培养基	20～25℃	5～7天或直到获得足量的孢子

注：*大肠埃希菌仅用于口服制剂的抑菌效力测定。

养基，每株试验菌平行制备 2 个平板，混匀，凝固，置 20～25℃培养不超过 5 天，计数；同时，用对应的对照培养基替代被检培养基进行上述试验。

结果判定　被检培养基上的菌落平均数与对照培养基上菌落平均数的比值应在 0.5～2 范围内，且菌落形态大小与对照培养基上的菌落一致，判该培养基的适用性检查符合规定。

抑菌效力测定

菌种　抑菌效力测定用菌种见表 1，若需要，制剂中常见的污染微生物也可作为试验菌株，如含高浓度糖的口服制剂还应选用鲁氏酵母为试验菌株。

菌液制备　试验菌培养物制备见表 1，铜绿假单胞菌、金黄色葡萄球菌、大肠埃希菌、白色念珠菌若为琼脂培养物，加入适量的 0.9%无菌氯化钠溶液将琼脂表面的培养物洗脱，并将菌悬液移至无菌试管内，用 0.9%无菌氯化钠溶液稀释并制成每 1ml 含菌数约为 10^8 cfu 的菌悬液；若为液体培养物，离心收集菌体，用 0.9%无菌氯化钠溶液稀释并制成每 1ml 含菌数约为 10^8 cfu 的菌悬液。取黑曲霉培养物加入适量含 0.05%(g/ml)聚山梨酯 80 的 0.9%无菌氯化钠溶液，将孢子洗脱，然后，用适宜方法吸出孢子悬液至无菌试管内，加入适量的含 0.05%(g/ml)聚山梨酯 80 的 0.9%无菌氯化钠溶液制成每 1ml 含孢子数 10^8 cfu 的孢子悬液。测定 1ml 菌悬液中所含的菌数。必要时，试验菌的接种量和接种浓度可通过浊度法评估，再通过平板计数法确认。

菌液制备后若在室温下放置，应在 2 小时内使用；若保存在 2～8℃，可在 24 小时内使用。黑曲霉的孢子悬液可保存在 2～8℃，在 7 天内使用。

供试品接种　抑菌效力可能受试验用容器特征的影响，如容器的材质、形状、体积及封口的方式等。因此，只要供试品每个包装容器的装量足够试验用，同时容器便于按无菌操作技术接入试验菌液、混合及取样等，一般应将试验菌直接接种于供试品原包装容器中进行试验。若因供试品的性状或每个容器装量等因素需将供试品转移至无菌容器时，该容器的材质不得影响供试品的特性(如吸附作用)，特别应注意不得影响供试品的 pH 值，pH 值对抑菌剂的活性影响很大。

取包装完整的供试品至少 4 份，直接接种试验菌，或取适量供试品分别转移至 4 个适宜的无菌容器中，若试验菌株数超过 4 株，应增加相应的供试品份数，每一容器接种一种试验菌，1g 或 1ml 供试品中接菌量为 10^5～10^6 cfu，接种菌液的体积不得超过供试品体积的 1%，充分混合，使供试品中的试验菌均匀分布，然后置 20～25℃避光贮存。

存活菌数测定　根据产品类型，按表 2-1、表 2-2、表 2-3 规定的间隔时间，分别从上述每个容器中取适量供试品，一般为 1ml(g)，测定每份供试品中所含的菌数，测定细菌用胰酪大豆胨琼脂培养基，测定真菌用沙氏葡萄糖琼脂培养基。存活菌数测定方法及方法适用性试验照非无菌产品微生物限度检查：微生物计数法(通则 1105)进行，每株试验菌(包括平皿法和薄膜过滤法)应进行平行测定，以算术平均值作为计数结果。方法适用性试验用菌株见表 1，菌液制备同培养基适用性检查，方法适用性试验试验菌的回收比值应在 0.5～2 范围内。

如果药物的抑菌性较强，无适宜的中和剂或其他消除供试品抑菌活性的方法，采用较高稀释（如 10^{-3} 或 10^{-4}）可满足存活菌数测定方法适用性的要求，采用此方法进行抑菌效力测定时，可以依据对数减少值的可接受标准，接种较高含量的试验菌（如 1g 或 1ml 供试品中接菌量为 10^7～10^8 cfu）。

根据存活菌数测定结果，计算 1ml(g)供试品各试验菌所加的菌数及各间隔时间的菌数，并换算成 lg 值。

结果判断　供试品抑菌效力评价标准见表 2-1、表 2-2、表 2-3，表中的“减少的 lg 值”是指各间隔时间测定的菌数 lg 值与 1ml(g)供试品中接种的菌数 lg 值的相差值。表中“A”是指应达到的抑菌效力标准，特殊情况下，如抑菌剂可能增加不良反应的风险，则至少应达到“B”的抑菌效力标准。

表 2-1　注射剂、眼用制剂、用于子宫和乳腺的制剂抑菌效力判断标准

		减少的 lg 值				
		6h	24h	7d	14d	28d
细菌	A	2	3	—	—	NR
	B	—	1	3	—	NI
真菌	A	—	—	2	—	NI
	B	—	—	—	1	NI

注：NR 试验菌未恢复生长。

NI 未增加，是指对前一个测定时间，试验菌增加的数量不超过 0.5 lg。

表 2-2　耳用制剂、鼻用制剂、皮肤给药制剂、吸入制剂抑菌效力判断标准

		减少的 lg 值			
		2d	7d	14d	28d
细菌	A	2	3	—	NI
	B	—	—	3	NI
真菌	A	—	—	2	NI
	B	—	—	1	NI

注：NI 未增加，是指对前一个测定时间，试验菌增加的数量不超过 0.5 lg。

表 2-3　口服制剂、口腔黏膜制剂、直肠给药制剂的抑菌效力判断标准

	减少的 lg 值	
	14d	28d
细菌	3	NI
真菌	1	NI

注：NI 未增加，是指对前一个测定时间，试验菌增加的数量不超过 0.5 lg。

1141　异常毒性检查法

异常毒性有别于药物本身所具有的毒性特征，是指由生产过程中引入或其他原因所致的毒性。

本法系给予动物一定剂量的供试品溶液，在规定时间内观察动物出现的异常反应或死亡情况，检查供试品中是否污染外源性毒性物质以及是否存在意外的不安全因素。

供试品溶液的制备　按品种项下规定的浓度制成供试品溶液。临用前，供试品溶液应平衡至室温。

试验用动物　应健康合格，在试验前及试验的观察期内，均应按正常饲养条件饲养。做过本试验的动物不得重复使用。

非生物制品试验

除另有规定外，取小鼠 5 只，体重 18～22g，每只小鼠分别静脉给予供试品溶液 0.5ml。应在 4～5 秒内匀速注射完毕。规定缓慢注射的品种可延长至 30 秒。除另有规定外，全部小鼠在给药后 48 小时内不得有死亡；如有死亡时，应另取体重 19～21g 的小鼠 10 只复试，全部小鼠在 48 小时内不得有死亡。

生物制品试验

除另有规定外，异常毒性试验应包括小鼠试验和豚鼠试验。试验中应设同批动物空白对照，观察期内，动物全部健存，且无异常反应，到期时每只动物体重应增加，则判定试验成立。按照规定的给药途径缓慢注入动物体内。

(1)小鼠试验法　除另有规定外，取小鼠 5 只，注射前每只小鼠称体重，应为 18～22g。每只小鼠腹腔注射供试品溶液 0.5ml，观察 7 天。观察期内，小鼠应全部健存，且无异常反应，到期时每只小鼠体重应增加，判定供试品符合规定。如不符合上述要求，应另取体重 19～21g 的小鼠 10 只复试 1 次，判定标准同前。

(2)豚鼠试验法　除另有规定外，取豚鼠 2 只，注射前每只豚鼠称体重，应为 250～350g。每只豚鼠腹腔注射供试品溶液 5.0ml，观察 7 天。观察期内，豚鼠应全部健存，且无异常反应，到期时每只豚鼠体重应增加，判定供试品符合规定。如不符合上述要求，应另取 4 只豚鼠复试 1 次，判定标准同前。

1142　热原检查法

本法系将一定剂量的供试品，静脉注入家兔体内，在规定时间内，观察家兔体温升高的情况，以判定供试品中所含热原的限度是否符合规定。

供试用家兔　应选择普通级或更高等级健康合格的家兔，体重 1.7kg 以上(用于生物制品检查用的家兔体重为 1.7～3.0kg)，雌兔应无孕。预测体温前 7 日即应用同一饲料饲养，在此期间内，体重应不减轻，精神、食欲、排泄等不得有异常现象。未曾用于热原检查的家兔；或供试品判定为符合规定，但组内升温达 0.6℃的家兔；或 3 周内未曾使用的家兔，均应在检查供试品前 7 日内预测体温，进行挑选。挑选试验的条件与检查供试品时相同，仅不注射药液，每隔 30 分钟测量体温 1 次，共测 8 次，8 次体温均在 38.0～39.6℃的范围内，且最高与最低体温相差不超过 0.4℃的家兔，方可供热原检查用。用于热原检查后的家兔，如供试品判定为符合规定，至少应休息 48 小时方可再供热原检查用，其中升温达 0.6℃的家兔应休息 2 周以上，并重新进行体温预测，合格方可供实验用。对用于血液制品、抗毒素和其他同一抗原性供试品检测的家兔可在 5 天内重复使用 1 次。如供试品判定为不符合规定，则组内全部家兔不再使用。

试验前的准备　热原检查前 1～2 日，供试用家兔应尽可能处于同一温度的环境中，实验室和饲养室的温度相差不得大于 3℃，且应控制在 17～25℃，在试验全部过程中，实验室温度变化不得大于 3℃，应防止动物骚动并避免噪声干扰。家兔在试验前至少 1 小时开始停止给食并置于宽松适宜的装置中，直至试验完毕。测量家兔体温应使用精密度为±0.1℃的测温装置。测温探头或肛温计插入肛门的深度和时间各兔应相同，深度一般约 6cm，时间不得少于 1.5 分钟，每隔 30 分钟测量体温 1 次，一般测量 2 次，两次体温之差不得超过 0.2℃，以此两次体温的平均值作为该兔的正常体温。当日使用的家兔，正常体温应在 38.0～39.6℃的范围内，且同组各兔间正常体温之差不得超过 1.0℃。

与供试品接触的试验用器皿应无菌、无热原。去除热原通常采用干热灭菌法(250℃、30 分钟以上)，也可用其他适宜的方法。

检查法　取适用的家兔 3 只，测定其正常体温后 15 分钟以内，自耳静脉缓缓注入规定剂量并温热至约 38℃的供试品溶液，然后每隔 30 分钟按前法测量其体温 1 次，共测 6 次，以 6 次体温中最高的一次减去正常体温，即为该兔体温的升高温度(℃)。如 3 只家兔中有 1 只体温升高 0.6℃或高于 0.6℃，或 3 只家兔体温升高的总和达 1.3℃或高于 1.3℃，应另取 5 只家兔复试，检查方法同上。

结果判断　在初试的 3 只家兔中，体温升高均低于 0.6℃，并且 3 只家兔体温升高总和低于 1.3℃；或在复试的 5 只家兔中，体温升高 0.6℃或高于 0.6℃的家兔不超过 1 只，并且初试、复试合并 8 只家兔的体温升高总和为 3.5℃或低于 3.5℃，均判定供试品的热原检查符合规定。

在初试的 3 只家兔中，体温升高 0.6℃或高于 0.6℃的家兔超过 1 只；或在复试的 5 只家兔中，体温升高 0.6℃或高于 0.6℃的家兔超过 1 只；或在初试、复试合并 8 只家兔的体温升高总和超过 3.5℃，均判定供试品的热原检查不符合规定。

当家兔升温为负值时，均以 0℃计。

1143 细菌内毒素检查法

本法系利用鲎试剂来检测或量化由革兰阴性菌产生的细菌内毒素，以判断供试品中细菌内毒素的限量是否符合规定的一种方法。

细菌内毒素检查可采用凝胶检测技术和光度检测技术，共包括以下六种方法：凝胶限度法(方法1)、凝胶定量法(方法2)、动态浊度法(方法3)、终点浊度法(方法4)、动态显色法(方法5)、终点显色法(方法6)。供试品检测时，可使用其中任何一种方法进行试验。当测定结果有争议时，除另有规定外，以凝胶限度法结果为准。

本试验操作过程应防止内毒素的污染。

细菌内毒素的量用内毒素单位(EU)表示，1EU与1个内毒素国际单位(IU)相当。

细菌内毒素国家标准品系自大肠埃希菌提取精制，并以细菌内毒素国际标准品标定其效价。用于标定、复核、仲裁鲎试剂灵敏度、标定细菌内毒素工作标准品的效价，干扰试验及检查法中编号B和C溶液的制备、凝胶法中鲎试剂灵敏度复核试验、光度测定法中标准曲线可靠性试验。

细菌内毒素工作标准品系以细菌内毒素国家标准品为基准标定其效价，用于干扰试验及检查法中编号B和C溶液的制备、凝胶法中鲎试剂灵敏度复核试验、光度测定法中标准曲线可靠性试验。

细菌内毒素检查用水应符合灭菌注射用水标准，其内毒素含量小于0.015EU/ml(用于凝胶检测技术)或小于0.005EU/ml(用于光度检测技术)，且对内毒素检查试验无干扰作用。

鲎试剂是从鲎的血液变形细胞中提取制备的冻干试剂，可以与细菌内毒素发生凝集反应。除了内毒素，鲎试剂还与某些β-葡聚糖反应，产生假阳性结果。如遇含有β-葡聚糖的样品，可使用去G因子鲎试剂或G因子反应抑制剂来排除鲎试剂与β-葡聚糖的反应。

试验所用的器皿需经处理，以去除可能存在的外源性内毒素。耐热器皿常用干热灭菌法(250℃、至少30分钟)去除，也可采用其他确证不干扰细菌内毒素检查的适宜方法。若使用塑料器具，如微孔板和与微量加样器配套的吸头等，应选用标明无内毒素并且对试验无干扰的器具。

供试品溶液的制备 供试品一般采用溶解和/或稀释等适宜方法制成供试品溶液。必要时，可调节被测溶液(或其稀释液)的pH值，一般供试品溶液和鲎试剂混合后溶液的pH值在6.0～8.0的范围内为宜，可使用适宜的酸、碱溶液或缓冲液调节pH值。酸或碱溶液须用细菌内毒素检查用水在已去除内毒素的容器中配制。所用溶剂、酸碱溶液及缓冲液应未检测出内毒素并且不含干扰因子。

内毒素限值的确定 药品细菌内毒素限值(L)一般按以下公式确定：

$$L=K/M$$

式中 L 为供试品的细菌内毒素限值，一般以EU/ml、EU/mg或EU/U(活性单位)表示；

K 为人每千克体重或每平方米体表面积每小时最大可接受的内毒素剂量，以EU/(kg·h)表示，注射剂$K=5$EU/(kg·h)，放射性药品注射剂$K=2.5$EU/(kg·h)[注1]，鞘内用注射剂$K=0.2$EU/(kg·h)，按体表面积给药时$K=100$EU/(m^2·h)；

M 为人用每千克体重或每平方米体表面积每小时的最大供试品剂量，以ml/(kg·h)、mg/(kg·h)、U/(kg·h)、ml/(m^2·h)等表示，人均体重按60kg计算，注射时间若不足1小时，按1小时计算。

按人用剂量计算限值时，如遇特殊情况，可根据生产和临床用药实际情况做必要调整，但需说明理由。

确定最大有效稀释倍数(MVD) 最大有效稀释倍数是指在试验中供试品溶液被允许达到稀释的最大倍数，在不超过此稀释倍数的浓度下进行内毒素限值的检测。用以下公式来确定MVD：

$$MVD=cL/\lambda$$

式中 L 为供试品的细菌内毒素限值；

c 为供试品溶液的浓度，当L以EU/mg或EU/U表示时，c的单位需为mg/ml或U/ml，当L以EU/ml表示时，则c等于1.0ml/ml。如需计算在MVD时的供试品浓度，即最小有效稀释浓度，可使用公式$c=\lambda/L$；

λ 为在凝胶检测技术中鲎试剂的标示灵敏度(EU/ml)，或是在光度检测技术中所使用的标准曲线上最低的内毒素浓度。

凝胶检测技术(包括方法1和方法2)

凝胶检测技术系通过鲎试剂与内毒素产生凝集反应的原理进行限度检测或定量检测内毒素的方法。

1. 预备试验

为保证凝胶试验的准确性和有效性，按以下步骤开展鲎试剂灵敏度复核试验和供试品的干扰试验。

鲎试剂灵敏度复核试验 在本检查法规定的条件下，使鲎试剂产生凝集的内毒素的最低浓度即为鲎试剂的标示灵敏度，用EU/ml表示。当使用新批号的鲎试剂或试验条件发生了任何可能影响检验结果的改变时，应进行鲎试剂灵敏度复核试验。

根据鲎试剂灵敏度的标示值(λ)，将细菌内毒素国家标准品或细菌内毒素工作标准品用细菌内毒素检查用水溶解，在旋涡混合器上混匀15分钟或参照标准品说明书中要求的混匀时间进行操作，然后制成至少包含2λ、λ、0.5λ和0.25λ 4个浓度的内毒素标准溶液，每稀释一步均应在旋涡混合器上混匀30秒或参照标准品说明书中要求的混匀时间进行操作。取不同浓度的内毒素标准溶液，分别与等体积（如 0.1ml）的鲎试剂溶液混合，每一个内毒素浓度平行做 4 管；另外取 2 管加入等体积的细菌内毒素检查用水作为阴性对照。将试管中溶液轻轻混匀后，封闭管口，垂直放入 37℃±1℃的恒温器中，保温 60 分钟±2 分钟。

将试管从恒温器中轻轻取出，缓缓倒转 180°，若管内形成凝胶，并且凝胶不变形、不从管壁滑脱者为阳性；未形成凝胶或形成的凝胶不坚实、变形并从管壁滑脱者为阴性。保温和拿取试管过程应避免受到振动，造成假阴性结果。

当最低浓度管均为阴性，阴性对照管为阴性，试验方为有效。按下式计算反应终点浓度的几何平均值，即为鲎试剂灵敏度的测定值(λ_c)。

$$\lambda_c = \text{antilg}(\sum X/n)$$

式中　X 为反应终点浓度的对数值(lg)。反应终点浓度是指系列递减的内毒素浓度中最后一个呈阳性结果的浓度；

n 为每个浓度的平行管数。

当 λ_c 在 $0.5\lambda \sim 2\lambda$(包括 0.5λ 和 2λ)时，方可用于细菌内毒素检查，并以标示灵敏度 λ 为该批鲎试剂的灵敏度。

干扰试验　按表 1 制备溶液 A、B、C 和 D，使用的供试品溶液应为未检验出内毒素且不超过最大有效稀释倍数(MVD)的溶液，按鲎试剂灵敏度复核试验项下操作，并计算溶液 C 和溶液 B 的反应终点浓度的几何平均值。

表 1　凝胶检测技术干扰试验溶液的制备

编号	内毒素浓度/被加入内毒素的溶液	稀释用液	稀释倍数	所含内毒素的浓度	平行管数
A	无/供试品溶液	—	—	—	2
B	2λ/供试品溶液	供试品溶液	1	2λ	4
			2	1λ	4
			4	0.5λ	4
			8	0.25λ	4
C	2λ/检查用水	检查用水	1	2λ	2
			2	1λ	2
			4	0.5λ	2
			8	0.25λ	2
D	无/检查用水	—	—	—	2

注：A 为供试品溶液；B 为干扰试验系列；C 为鲎试剂标示灵敏度的对照系列；D 为阴性对照。

只有当溶液 A 和阴性对照溶液 D 的所有平行管都为阴性，并且系列溶液 C 的结果符合鲎试剂灵敏度复核试验要求时，试验方为有效。当系列溶液 B 的结果在 $0.5\lambda \sim 2\lambda$ 之间(包括 0.5λ 和 2λ)时，认为供试品在该浓度下无干扰作用。其他情况则认为供试品在该浓度下存在干扰作用。若供试品溶液在小于 MVD 的稀释倍数下对试验有干扰，应将供试品溶液进行不超过 MVD 的进一步稀释，再重复干扰试验。

可通过对供试品进行更大倍数的稀释或通过其他适宜的方法(如过滤、中和、透析或加热处理等)排除干扰。为确保所选择的处理方法能有效地排除干扰且不会使内毒素失去活性，要使用预先添加了标准内毒素再经过处理的供试品溶液进行干扰试验。

当进行新药的内毒素检查试验前，或无内毒素检查项的品种建立内毒素检查法时，须进行干扰试验。

当鲎试剂、供试品的处方、生产工艺改变或试验环境中发生了任何有可能影响试验结果的变化时，须重新进行干扰试验。

2. 凝胶限度法（方法 1）

步骤　按表 2 制备溶液 A、B、C 和 D。使用稀释倍数不超过 MVD 并且已经排除干扰的供试品溶液来制备溶液 A 和 B。按鲎试剂灵敏度复核试验项下操作。

结果判断　保温 60 分钟±2 分钟后观察结果。若阴性对照溶液 D 的平行管均为阴性，供试品阳性对照溶液 B 的平行管均为阳性，阳性对照溶液 C 的平行管均为阳性，试验有效。

表 2　凝胶限度试验溶液的制备

编号	内毒素浓度/配制内毒素的溶液	平行管数
A	无/供试品溶液	2
B	2λ/供试品溶液	2
C	2λ/检查用水	2
D	无/检查用水	2

注：A 为供试品溶液；B 为供试品阳性对照；C 为阳性对照；D 为阴性对照。

若溶液 A 的两个平行管均为阴性，判定供试品符合规定。若溶液 A 的两个平行管均为阳性，判定供试品不符合规定。若溶液 A 的两个平行管中的一管为阳性，另一管为阴性，需进行复试。复试时溶液 A 需做 4 支平行管，若所有平行管均为阴性，判定供试品符合规定，否则判定供试品不符合规定。

若供试品的稀释倍数小于 MVD 而溶液 A 结果出现不符合规定时，可将供试品稀释至 MVD 重新实验，再对结果进行判断。

3. 凝胶定量法（方法 2）

步骤　本方法系通过确定反应终点浓度来量化供试品中内毒素的含量。按表 3 制备溶液 A、B、C 和 D。按鲎试剂灵敏度复核试验项下操作。

表 3　凝胶定量试验溶液的制备

编号	内毒素浓度/被加入内毒素的溶液	稀释用液	稀释倍数	所含内毒素的浓度	平行管数
A	无/供试品溶液	检查用水	1	—	2
			2	—	2
			4	—	2
			8	—	2
B	2λ/供试品溶液		1	2λ	2

续表

编号	内毒素浓度/被加入内毒素的溶液	稀释用液	稀释倍数	所含内毒素的浓度	平行管数
C	2λ/检查用水	检查用水	1	2λ	2
			2	1λ	2
			4	0.5λ	2
			8	0.25λ	2
D	无/检查用水	—	—	—	2

注：A 为不超过 MVD 并且通过干扰试验的供试品溶液。从通过干扰试验的稀释倍数开始用检查用水稀释如 1 倍、2 倍、4 倍和 8 倍，最后的稀释倍数不得超过 MVD。

B 为含 2λ 浓度标准内毒素的溶液 A（供试品阳性对照）。

C 为鲎试剂标示灵敏度的对照系列。

D 为阴性对照。

计算及结果判断 若阴性对照溶液 D 的平行管均为阴性，供试品阳性对照溶液 B 的平行管均为阳性，系列溶液 C 的反应终点浓度的几何平均值在 0.5λ～2λ，试验有效。

系列溶液 A 中每一系列平行管的终点稀释倍数乘以 λ，为每个系列的反应终点浓度。如果检验的是经稀释的供试品，则将终点浓度乘以供试品进行定量试验的初始稀释倍数，即得到每一系列内毒素浓度 c。

若每一系列内毒素浓度均小于规定的限值，判定供试品符合规定。每一系列内毒素浓度的几何平均值即为供试品溶液的内毒素浓度[按公式 $c_E=\text{antilg}(\sum \lg c/2)$]。若试验中供试品溶液的所有平行管均为阴性，应记为内毒素浓度小于 λ（如果检验的是稀释过的供试品，则记为小于 λ 乘以供试品进行定量试验的初始稀释倍数）。

若任何系列内毒素浓度不小于规定的限值时，则判定供试品不符合规定。当供试品溶液的所有平行管均为阳性，可记为内毒素的浓度大于或等于最大的稀释倍数乘以 λ。

光度检测技术（包括方法 3、4、5、6）

浊度检测法系利用检测鲎试剂与内毒素反应过程中的浊度变化而测定内毒素含量的方法。根据检测原理，可分为动态浊度法（方法 3）和终点浊度法（方法 4）。动态浊度法是检测反应混合物的浊度到达某一预先设定的吸光度或透光率所需要的反应时间，或是检测浊度增加速度的方法。终点浊度法是依据反应混合物中的内毒素浓度和其在孵育终止时的浊度（吸光度或透光率）之间存在的量化关系来测定内毒素含量的方法。

显色检测法系利用检测鲎试剂与内毒素反应过程中产生的凝固酶使特定底物释放出呈色团的多少而测定内毒素含量的方法。根据检测原理，分为动态显色法（方法 5）和终点显色法（方法 6）。动态显色法是检测反应混合物的特定波长吸光度或透光率达到某一预先设定的检测值所需要的反应时间，或检测色度增长速度的方法。终点显色法是依据反应混合物中内毒素浓度和其在孵育终止时释放出的呈色团的量之间存在的量化关系来测定。

光度检测技术需在特定的仪器中进行，温度一般为 37℃±1℃。

供试品和鲎试剂的加样量、供试品和鲎试剂的比例以及保温时间等，参照所用仪器和试剂的有关说明进行。

方法 3、4、5、6 均采用以下步骤进行。

1. 预备试验

为保证浊度和显色检测法的准确性和有效性，应预先进行标准曲线的可靠性试验以及供试品的干扰试验。

标准曲线的可靠性试验 当使用新批号的鲎试剂或试验条件有任何可能会影响检验结果的改变时，需进行标准曲线的可靠性试验。

用标准内毒素制成溶液，制成至少 3 个浓度的稀释液（相邻浓度间稀释倍数不得大于 10），最低浓度不得低于所用鲎试剂的标示检测限。每一稀释步骤的混匀时间同凝胶法，每一浓度至少做 3 支平行管。同时要求做 2 支阴性对照，当阴性对照的吸光度小于或透光率大于标准曲线最低点的检测值或反应时间大于标准曲线最低点的反应时间，将全部数据进行线性回归分析。

根据线性回归分析，标准曲线的相关系数（r）的绝对值应大于或等于 0.980，试验方为有效。否则须重新试验。

干扰试验 选择标准曲线中点或一个靠近中点的内毒素浓度（设为 λ_m），作为供试品干扰试验中添加的内毒素浓度。按表 4 制备溶液 A、B、C 和 D。

按所得线性回归方程分别计算出供试品溶液和含标准内毒素的供试品溶液的内毒素含量 c_t 和 c_s，再按下式计算该试验条件下的回收率（R）。

表 4 光度检测技术干扰试验溶液的制备

编号	内毒素浓度	被加入内毒素的溶液	平行管数
A	无	供试品溶液	至少 2
B	标准曲线的中点（或附近点）的浓度（设为 λ_m）	供试品溶液	至少 2
C	至少 3 个浓度（最低一点设定为 λ）	检查用水	每一浓度至少 2
D	无	检查用水	至少 2

注：A 为稀释倍数不超过 MVD 的供试品溶液。

B 为加入了标准曲线中点或靠近中点的一个已知内毒素浓度的，且与溶液 A 有相同稀释倍数的供试品溶液。

C 为如“标准曲线的可靠性试验”项下描述的，用于制备标准曲线的标准内毒素溶液。

D 为阴性对照。

$$R=(c_s-c_t)/\lambda_m\times100\%$$

当内毒素的回收率在 50%～200%，则认为在此试验条件下供试品溶液不存在干扰作用。

当内毒素的回收率不在指定的范围内，须按“凝胶法干扰试验”中的方法去除干扰因素，并重复干扰试验来验证处理的有效性。

当鲎试剂、供试品的处方、生产工艺改变或试验环境等发生了任何有可能影响试验结果的变化时，须重新进行干扰试验。

2. 检查法

步骤　按光度检测技术中“干扰试验”项下的操作步骤进行检测。

计算　使用系列溶液C生成的标准曲线来计算溶液A的每一个平行管的内毒素浓度。

试验必须符合以下三个条件方为有效：

(1)系列溶液C的结果要符合“标准曲线的可靠性试验”中的要求；

(2)用溶液B中的内毒素浓度减去溶液A中的内毒素浓度后，计算出的内毒素的回收率要在50%～200%的范围内；

(3)阴性对照吸光度小于或透光率大于标准曲线最低点的检测值或反应时间大于标准曲线最低点的反应时间。

结果判断　若供试品溶液所有平行管的平均内毒素浓度乘以稀释倍数后，小于规定的内毒素限值，判定供试品符合规定。若大于或等于规定的内毒素限值，判定供试品不符合规定。

注：1. 当放射性药品的用药途径为鞘内注射时，*K*值按0.2EU/(kg·h)计。

2. 本检查法中，“管”的意思包括其他任何反应容器，如微孔板中的孔。

3301　支原体检查法

主细胞库、工作细胞库、病毒种子批、对照细胞以及临床治疗用细胞进行支原体检查时，应同时进行培养法和指示细胞培养法(DNA染色法)。病毒类疫苗的病毒收获液、原液采用培养法检查支原体；必要时，亦可采用指示细胞培养法筛选培养基。也可采用经国家药品检定机构认可的其他方法。

第一法　培养法

推荐培养基及其处方

(1)支原体液体培养基

①支原体肉汤培养基

猪胃消化液	500ml	氯化钠	2.5g
牛肉浸液(1∶2)	500ml	葡萄糖	5.0g
酵母浸粉	5.0g	酚红	0.02g

pH 7.6±0.2。于121℃灭菌15分钟。

②精氨酸支原体肉汤培养基

猪胃消化液	500ml	葡萄糖	1.0g
牛肉浸液(1∶2)	500ml	L-精氨酸	2.0g
酵母浸粉	5.0g	酚红	0.02g
氯化钠	2.5g		

pH 7.1±0.2。于121℃灭菌15分钟。

(2)支原体半流体培养基　按(1)项处方配制，培养基中不加酚红，加入琼脂2.5～3.0g。

(3)支原体琼脂培养基　按(1)项处方配制，培养基中不加酚红，加入琼脂13.0～15.0g。

除上述推荐培养基外，亦可使用可支持支原体生长的其他培养基，但灵敏度必须符合要求。

培养基灵敏度检查(变色单位试验法)　(1)菌种　肺炎支原体(ATCC 15531株)、口腔支原体(ATCC 23714株)，由国家药品检定机构分发。

(2)操作　将菌种接种于适宜的支原体培养基中，经36℃±1℃培养至培养基变色，盲传两代后，将培养物接种至待检培养基中，做10倍系列稀释，肺炎支原体稀释至10^{-7}～10^{-9}，接种在支原体肉汤培养基内；口腔支原体稀释至10^{-3}～10^{-5}，接种在精氨酸支原体肉汤培养基内。每个稀释度接种3支试管，置36℃±1℃培养7～14天，观察培养基变色结果。

(3)结果判定　以接种后培养基管数的2/3以上呈现变色的最高稀释度为该培养基的灵敏度。

液体培养基的灵敏度：肺炎支原体(ATCC 15531株)应达到10^{-8}，口腔支原体(ATCC 23714株)应达到10^{-4}。

检查法　(1)供试品如在分装后24小时以内进行支原体检查者可贮存于2～8℃；超过24小时应置－20℃以下贮存。

(2)检查支原体采用支原体液体培养基和支原体半流体培养基(或支原体琼脂培养基)。半流体培养基(或琼脂培养基)在使用前应煮沸10～15分钟，冷却至56℃左右，然后加入灭能小牛血清(培养基∶血清为8∶2)，并可酌情加入适量青霉素，充分摇匀。液体培养基除无需煮沸外，使用前亦应同样补加上述成分。

取每支装量为10ml的支原体液体培养基各4支、相应的支原体半流体培养基各2支(已冷却至36℃±1℃)，每支培养基接种供试品0.5～1.0ml，置36℃±1℃培养21天。于接种后的第7天从4支支原体液体培养基中各取2支进行次代培养，每支培养基分别转种至相应的支原体半流体培养基及支原体液体培养基各2支，置36℃±1℃培养21天，每隔3天观察1次。

(3)结果判定　培养结束时，如接种供试品的培养基均无支原体生长，则供试品判为合格。如疑有支原体生长，可取加倍量供试品复试，如无支原体生长，供试品判为合格；如仍有支原体生长，则供试品判为不合格。

【附注】质量检定部门应会同培养基制造部门定期抽检支原体培养基灵敏度。

第二法　指示细胞培养法(DNA染色法)

将供试品接种于指示细胞(无污染的Vero细胞或经国家药品检定机构认可的其他细胞)中培养后，用特异荧光染料染色。如支原体污染供试品，在荧光显微镜下可见附在细胞表面的支原体DNA着色。

试剂　(1)二苯甲酰胺荧光染料(Hoechst 33258)浓缩液　称取二苯甲酰胺荧光染料5mg，加入100ml不含酚红和碳酸氢钠的 Hank's 平衡盐溶液中，在室温用磁力搅拌 30～40 分钟，使完全溶解，－20℃避光保存。

(2)二苯甲酰胺荧光染料工作液　无酚红和碳酸氢钠的 Hank's 溶液 100ml 中加入二苯甲酰胺荧光染料浓缩液 1ml，混匀。

(3)固定液　醋酸-甲醇(1∶3)混合溶液。

(4)封片液　量取 0.1mol/L 枸橼酸溶液 22.2ml、0.2mol/L 磷酸氢二钠溶液 27.8ml、甘油 50.0ml 混匀，调节 pH 值至 5.5。

培养基及指示细胞　(1)DMEM 完全培养基。

(2)DMEM 无抗生素培养基。

(3)指示细胞(已证明无支原体污染的 Vero 细胞或其他传代细胞)　取培养的 Vero 细胞经消化后，制成每 1ml 含 10^5 的细胞悬液，以每孔 0.5ml 接种 6 孔细胞培养板或其他容器，每孔再加无抗生素培养基 3ml，于 5% 二氧化碳孵箱 36℃±1℃ 培养过夜，备用。

供试品处理　(1)细胞培养物　将供试品经无抗生素培养液至少传一代，然后取细胞已长满且 3 天未换液的细胞培养上清液待检。

(2)毒种悬液　如该毒种对指示细胞可形成病变并影响结果判定时，应用对支原体无抑制作用的特异抗血清中和病毒或用不产生细胞病变的另一种指示细胞进行检查。

(3)其他　供试品检查时所选用的指示细胞应为该供试品对其生长无影响的细胞。

测定法　于制备好的指示细胞培养板中加入供试品(细胞培养上清液)2ml(毒种或其他供试品至少 1ml)，置 5% 二氧化碳孵箱 36℃±1℃培养3～5 天。指示细胞培养物至少传代 1 次，末次传代培养用含盖玻片的 6 孔细胞培养板培养 3～5 天后，吸出培养孔中的培养液，加入固定液 5ml，放置 5 分钟，吸出固定液，再加 5ml 固定液固定 10 分钟，再次吸出固定液，使盖玻片在空气中干燥，加二苯甲酰胺荧光染料(或其他 DNA 染料)工作液 5ml，加盖，室温放置 30 分钟，吸出染液，每孔用水 5ml 洗 3 次，吸出水，盖玻片于空气中干燥，取洁净载玻片加封片液 1 滴，分别将盖玻片面向下盖在封片液上制成封片。用荧光显微镜观察。

用无抗生素培养基 2ml 替代供试品，同法操作，作为阴性对照。

用已知阳性的供试品标准菌株 2ml 替代供试品，同法操作，作为阳性对照。

结果判定　(1)阴性对照　仅见指示细胞的细胞核呈现黄绿色荧光。

(2)阳性对照　荧光显微镜下除细胞外，可见大小不等、不规则的荧光着色颗粒。

当阴性及阳性对照结果均成立时，试验有效。

如供试品结果为阴性，则供试品判为合格；如供试品结果为阳性或可疑时，应进行重试；如仍阳性时，供试品判为不合格。

3302　外源病毒因子检查法

病毒类制品在毒种选育和生产过程中，经常使用动物或细胞基质培养，因此，有可能受到外源因子的污染。为了保证制品质量，需要对毒种和对照细胞进行外源病毒因子的检测。

对病毒主种子批或工作种子批，应抽取足够检测试验需要量的供试品进行外源病毒因子检测。根据病毒的特性，有些检测需要在试验前中和病毒。病毒中和时尽可能不稀释，但当中和抗体不能有效中和病毒而需要稀释病毒时，应选择可被中和的最大病毒量，但不得超过生产接种时毒种的稀释倍数。为降低样品中可能存在的外源病毒被中和的可能性，进行病毒中和时，应采用非人源和非猴源(特殊情况除外)的特异性抗体中和本病毒，最好采用单克隆抗体，中和过程不应干扰外源病毒的检测。制备抗血清(或单克隆抗体)所用的免疫原应采用与生产疫苗(或制品)不同种而且无外源因子污染的细胞(或动物)制备。如果病毒曾在禽类组织或细胞中繁殖过，则抗体不能用禽类来制备。若用鸡胚，应来自 SPF 鸡群。

病毒种子批外源因子检查

第一法　动物试验法

(1)小鼠试验法　取 15～20g 小鼠至少 10 只，取病毒种子批或经抗血清中和后的病毒悬液，每只脑内接种 0.03ml，同时腹腔接种 0.5ml，至少观察 21 天。解剖每只在试验 24 小时后死亡或有患病体征的小鼠，直接肉眼观察其病理改变，并将有病变的相应组织制成悬液，通过脑内和腹腔接种另外至少 5 只小鼠，并观察 21 天。接种 24 小时内小鼠死亡超过 20%，试验无效。在观察期内最初接种的小鼠以及每个盲传组的小鼠至少有 80%健存，且小鼠未出现与待测毒种无关的可传播性因子或其他病毒感染，为符合要求。

(2)乳鼠试验法　取出生后 24 小时内的乳鼠至少 20 只，取病毒种子批或经抗血清中和后的病毒悬液，每只脑内接种 0.01ml，同时腹腔接种至少 0.1ml，每天观察，至少观察 28 天。接种 24 小时内乳鼠死亡超过 20%，试验无效。在观察期内最初接种的乳鼠至少有 80%健存，且乳鼠未出现与待测毒种无关的可传播性因子或其他病毒感染，为符合要求。

第二法　细胞培养法

(1)非血吸附病毒检查　取病毒种子批或用抗血清中和后的病毒悬液，分别接种于人源、猴源和与生产用细胞同种细胞。除另有规定外，每种细胞至少接种 10ml 病毒悬液或取 10ml 病毒悬液用抗血清中和后接种。用人二倍体细胞或猴源细胞生产的，还应接种另外一株人二倍体细胞或猴源细胞。根据经验证的细胞培养容器和接种量接种每种细胞。每瓶病毒悬液接种量不少于每瓶培养液总量的 25%。于 36℃±1℃培养，观察 28 天。每种细胞均设置未接种病毒的阴性对照瓶及阳性病毒对照瓶。必要时可更换细胞培养液或传代，但传代时间距观察期末不得少于 7 天。阴性、阳性对照应成立，接种待测病毒样本的每种细胞培养物未见细胞病变，则判为阴性，符合要求。

(2)血吸附病毒检查　于接种后第 28 天，分别取上述接种病毒的每种细胞培养物 2 个细胞培养容器进行血吸附病毒检查。用 0.2%～0.5%鸡、豚鼠红细胞悬液或混合红细胞悬液覆盖于细胞表面，一瓶于 2～8℃放置 30 分钟，另一瓶于 20～25℃ 放置 30 分钟，吸弃多余红细胞后观察红细胞吸附情况。阴性、阳性对照应成立，接种待测病毒样本的细胞应均为阴性。

(3)血凝检查　对于悬浮或半悬浮细胞(比如昆虫细胞)，无法进行血吸附检查，可取细胞培养上清进行血凝集检查。阴性、阳性对照应成立，接种待测病毒样本的细胞培养上清应均为阴性。

第三法　鸡胚检查法

在禽类组织或细胞中繁殖过的病毒种子需用鸡胚检查禽类病毒的污染。

除另有规定外，取 10ml 病毒种子批或 10ml 病毒悬液用抗血清中和后接种，选用 9～11 日龄和 5～7 日龄的两组 SPF 鸡胚，每组至少 10 枚，分别于尿囊腔和卵黄囊接种，每胚 0.5ml。置于 35℃孵育 7 天后，观察鸡胚存活，并取尿囊液用 0.2%～0.5%鸡和豚鼠红细胞悬液或混合红细胞悬液做血细胞凝集试验。接种的每组鸡胚至少 80%存活 7 天，且尿囊液血凝试验为阴性，为符合要求。

生产用对照细胞外源病毒因子检查

第一法　非血吸附病毒检查

(1)细胞直接观察　每批生产用细胞应留取 5%或不少于 500ml 细胞悬液不接种病毒，作为对照细胞加入与疫苗生产相同的细胞维持液，置与疫苗生产相同的条件下培养至少 14 天或至病毒收获时(取时间较长者)，在显微镜下观察是否有细胞病变出现，无细胞病变出现者为阴性，符合要求。在观察期末至少有 80%的对照细胞培养物存活，试验才有效。

(2)细胞培养试验　上述试验观察期末，收取上清液混合后，取适量接种于猴源和人源的细胞培养物，如果疫苗病毒在非猴源或非人源的其他细胞系上生产，还应接种于同种不同批细胞。每种细胞至少接种 5ml 上清混合液，且接种量应不少于每瓶细胞培养液总量的 25%。置与生产相同的培养条件下至少培养 28 天。无细胞病变者为阴性，符合要求。

第二法　血吸附或血凝病毒检查

对上述“细胞直接观察”及“细胞培养试验”的细胞培养物，在观察期末取至少 25%的细胞培养瓶进行血吸附病毒检查(方法同病毒种子批外源因子检查的血吸附病毒检查)。如对照细胞为悬浮或半悬浮细胞(如昆虫细胞)，无法进行血吸附检查，可进行血凝集检查。

3303　鼠源性病毒检查法

第一法　细胞/动物/鸡胚感染试验法

鼠源性单克隆抗体制品具有潜在病毒污染，如出血热病毒、淋巴细胞脉络丛脑膜炎病毒、Ⅲ型呼肠孤病毒、仙台病毒、脱脚病病毒、小鼠腺病毒、小鼠肺炎病毒、逆转录病毒等。其中，前 4 种病毒属Ⅰ组，为能够感染人与灵长类动物的病毒；后 4 种属Ⅱ组，为目前尚无迹象表明感染人的病毒，但能在体外培养的人源、猿源和猴源性细胞中进行复制，对人类具有潜在危险性，这些病毒应作为重点进行检测。

本法用于杂交瘤细胞株及鼠源性单克隆抗体制品的鼠源性病毒检测。通过细胞试验、动物抗体产生试验、鸡胚感染试验等检测活病毒抗原及病毒抗体。

试剂　(1)0.01mol/L pH 7.4 PBS　称取磷酸氢二钠($Na_2HPO_4 \cdot 12H_2O$)2.9g、磷酸二氢钠 0.2g、氯化钠 8.0g、氯化钾 0.2g，加水溶解并稀释至 1000ml。

(2)pH 9.6 包被缓冲液　称取碳酸钠 1.59g、碳酸氢钠 2.93g、叠氮钠 0.20g，加水溶解并稀释至 1000ml。

(3)0.01mol/L pH 7.4 PBS 洗液　称取磷酸氢二钠($Na_2HPO_4 \cdot 12H_2O$)2.9g、磷酸二氢钠 0.295g、氯化钠 8.5g、聚山梨酯 80 5ml，加水溶解并稀释至 1000ml。

(4)底物缓冲液　称取磷酸氢二钠($Na_2HPO_4 \cdot 12H_2O$) 12.9g、枸橼酸 3.26g，加水溶解并稀释至 700ml。

(5)底物溶液　称取邻苯二胺 4mg，溶于底物缓冲液 10ml 中，再加入 30%过氧化氢 4μl。

(6)终止液　1mol/L 硫酸溶液。

供试品的制备　供试品包括杂交瘤细胞株、腹水和单克隆抗体半成品或成品。杂交瘤细胞株应进行细胞试验、动物抗体产生试验和鸡胚感染试验；腹水和单克隆抗体半成品或成品应进行动物抗体产生试验和鸡胚感染试验。

(1)细胞试验用的供试品　取 3 瓶生长良好的杂交瘤细胞，于−40℃反复冻融 3 次后，在无菌条件下合并分装小管，每管 3ml，换上胶塞，−40℃保存。

(2)动物抗体产生试验用的供试品　腹水、单克隆抗体半成品或成品，不需处理，−20℃保存。而杂交瘤细胞按下述步骤进行处理后使用。

取 7 瓶生长良好的杂交瘤细胞，弃去培养液，用 PBS 轻轻将细胞吹打下来，移入小管，再用 PBS 冲洗细胞瓶，以收集残余的细胞，于小管中洗涤，以每分钟 1000 转离心 10 分钟，弃去上清液，用 PBS 重新悬浮细胞；以上步骤重复 2 次。细胞集中后，悬浮于 4ml PBS 中，冻融3 次，超声处理。以每分钟 10 000 转离心 30 分钟，吸取上清液，以每分钟 40 000 转离心 4 小时，弃上清液，将沉淀溶于适量的 PBS 中，即为动物抗体产生试验用抗原，−40℃保存。

检查法　检查方法包括细胞试验、动物抗体产生试验、鸡胚感染试验等。

A. 细胞试验　用已知病毒抗体检查供试品中未知病毒抗原。

(1)细胞培养　根据被检的病毒，选择其敏感的细胞。每种细胞 6 瓶，细胞应生长良好。用 0.01mol/L pH 7.4 PBS 洗涤细胞 2 次。每瓶接种供试品 0.3ml，每批供试品接种 4 瓶，另外 2 瓶为对照。37℃吸附 1 小时，弃去吸附的供试品液体，加入细胞维持液。每天观察细胞形态，并记录结果。接种后每隔 3～4 天换 1 次液。第一代细胞应维持 10～14 天。冻融 3 次后，将对照组 2 瓶、供试品组 4 瓶分别合并。将收获的对照组和供试品组的细胞悬液分别接种同种细胞，接种后，每隔 3～4 天，换 1 次液。

(2)涂片　培养至 10～14 天，吸出维持液，再用 PBS 洗细胞 2 次，每瓶加消化液 0.15ml，使细胞分散、脱壁，吸出细胞悬液，再用 PBS 洗涤 2 次。用适量的 PBS 悬浮细胞，将对照组的正常细胞涂在抗原片的第一行，供试品组的细胞涂在第二行，吹干，丙酮固定，－40℃保存，即为供试品细胞涂片。

(3)间接免疫荧光法检测　制备已知病毒抗原片，将已知特异性阳性血清和阴性血清进行 1：(5～20) 的稀释；应用制备的已知病毒抗原片作为血清对照，检查供试品细胞涂片。将涂有供试品细胞的玻片，加经 PBS 10 倍稀释的已知阳性血清、阴性血清，置湿盒中，37℃放置 30 分钟后，用 PBS 洗涤 3 次，每次浸泡 5 分钟，待干燥后，滴加荧光抗体，37℃保温 30 分钟后，再用 PBS 洗涤 3 次，每次浸泡 5 分钟，再用水洗 1 次，待干燥后，加 50%甘油，用盖玻片封好，镜检。

(4)结果判定　在已知病毒抗原片上，阴性对照血清与正常细胞孔、病毒细胞孔均无荧光，阳性对照血清与正常细胞孔无荧光而与病毒细胞孔有荧光反应；在供试品细胞涂片上，当阴性对照血清与正常细胞孔、供试品细胞孔无荧光，阳性对照血清与正常细胞孔无荧光时，试验成立。阴性对照血清与正常细胞孔和供试品细胞孔有荧光反应或阳性对照血清与正常细胞孔有荧光反应，试验不成立。供试品细胞涂片上，阳性对照血清与供试品细胞孔有荧光，判为阳性。

B. 动物抗体产生试验　(1)供试品抗体的制备　每批供试品按下表参数注射无特定病原体小鼠(BALB/c 或 KM)共 50 只。

动物	动物数（只）		注射途径	注射剂量（ml/只）	备注
	试验组	对照组			
乳鼠	10	—	肌内	0.03	观察 4 周，动物的存活率应不低于 80%
3～4 周龄小鼠	10	10	腹腔	0.03	观察 4 周，动物的存活率应不低于 80%
6～8 周龄小鼠	10	10	肌内和腹腔	0.10＋0.20	10 天后重复注射 1 次，14 天后采血。对照组动物注射 PBS

(2)血清学检查　对经肌内注射和腹腔注射的供试品组和对照组小鼠分别采血，分离血清后用 ELISA 法检测抗体。包被病毒抗原和正常细胞抗原，每孔 0.1ml，置 37℃ 1 小时后，放 4℃过夜，用 ELISA 试剂盒的洗液充分洗涤，拍干。每份供试品分别加入病毒抗原孔和正常细胞抗原孔各 1 个，37℃培养 1 小时，用洗液充分洗涤，拍干。加酶结合物，37℃培养 1 小时，用洗液充分洗涤，拍干。每孔加入底物溶液 0.1ml，37℃培养 10～20 分钟，当阳性对照血清孔出现颜色、阴性对照血清孔无颜色时，每孔加入 1mol/L 硫酸溶液 0.1ml 终止反应，测吸光度。

(3)结果判定　P/N 值不小于 2.0 为阳性；P/N 值小于 2.0 为阴性。

P 为供试品免疫小鼠血清与病毒抗原的吸光度减去供试品免疫小鼠血清与正常细胞抗原的吸光度；

N 为对照组动物血清与病毒抗原的吸光度减去对照组动物血清与正常细胞抗原的吸光度。

C. 鸡胚感染试验　于接种前 24 小时观察鸡胚。活鸡胚具有清晰的血管和鸡胚暗影，较大鸡胚还可看到胚动。死胚血管暗昏模糊，没有胚动。接种前用检卵灯再次检查鸡胚活力，并标出气室和胚胎的位置。按无菌操作要求，以卵黄囊、尿囊腔和绒毛尿囊膜途径接种供试品。接种后，每日观察，培养 5 天。无菌操作收集卵黄囊、绒毛尿囊膜和尿囊液。卵黄囊和绒毛尿囊膜经研磨后，离心，取上清液，与尿囊液分别用豚鼠或鸡红细胞做血凝试验。

取每排 8 孔微量血凝反应板，从第 2 孔至第 8 孔每孔加 0.9%氯化钠溶液 50μl。第 1、2 孔各加经上述处理的供试品 50μl，然后从第 2 孔吸取 50μl 至第 3 孔、第 3 孔吸取 50μl 至第 4 孔……(以此类推)进行倍比稀释，至第 7 孔时丢弃 50μl；第 8 孔为对照孔。第 1 孔至第 8 孔各加 1%豚鼠红细胞悬液 50μl，混匀。做 2 块反应板，分别静置于 4℃和室温，至对照孔呈现明显阴性（－）时判定结果。

结果判定：

＋＋＋＋　红细胞均匀铺于孔底；

＋＋＋　红细胞均匀铺于孔底，但边缘不整齐，有下滑趋向；

＋＋　红细胞于孔底形成小环，但周围有小凝集块；

＋　红细胞于孔底形成小团，边缘可见少许凝集块；

－　红细胞集中在孔底中央，呈一边缘致密的红点。

以凝集反应出现“＋＋”或“＋＋”以上者判为阳性。

第二法　荧光定量 PCR 法

本法将提取的供试品 RNA 逆转录成 cDNA 后，或用提取的供试品 DNA，针对 8 种外源性鼠源性病毒设计特异性引物探针，进行荧光定量 PCR 检测特异性扩增信号，从而测定供试品中外源性鼠源性病毒核酸序列，以检查供试品的外源性鼠源性病毒污染。

试剂　(1)RNA/DNA 提取试剂　RNA/DNA 的提取可使用酚-三氯甲烷法、磁珠法、离心柱法等。提取试剂中应含裂解液、洗涤液、洗脱液等，按试剂说明书要求配制。

(2)逆转录试剂　含逆转录酶、RNA 酶抑制剂、dNTP 混合液、随机引物、逆转录反应缓冲液等，按试剂说明书要求配制。

(3)引物序列、探针序列　见下表。

8 种病毒引物序列及探针序列

病毒	引物、探针序列
淋巴细胞脉络丛脑膜炎病毒	上游引物：5′-CATCTGATGTAAAACCCTGCAACT -3′ 下游引物：5′-TGCGCTTTTATTTGGAAATTCA-3′ 探针：5′-(FAM)-CCTCCTCAACGCCTGTGTCCACTGA -(TAMRA)-3′
出血热病毒	上游引物：5′-GTAGACTCCCTAAAGAGCTACTAT -3′ 下游引物：5′-TTCATGGGCATTGATTTCCC-3′ 探针：5′-(FAM)-CAACGATGGCAACTATGGAGGA -(TAMRA)-3′
脱脚病病毒	上游引物：5′-TGACTCATTCCTGTAATACCACTTCTAATAC-3′ 下游引物：5′-ACTGCTACATTTGCCTCGACAA-3′ 探针：5′-(FAM)-TCCATTCCTAATCATAGTCCCGCGTGTCT-(TAMRA)-3′
仙台病毒	上游引物：5′-GAAAGAGATGGCTACATTGTT-3′ 下游引物：5′-AAACACATAACTCGCGTCT-3′ 探针：5′-(FAM)-AGTCTTGGTGTAATCCAGTCTGCTC-(TAMRA)-3′
小鼠肺炎病毒	上游引物：5′-CAGAGAGGTGGCTTGATTTGCT-3′ 下游引物：5′-TCATTGCAGATCCTGATGAAGTTC -3′ 探针：5′-(FAM)-TTCCAGCCGAGCCTACAAAACATCACTAGA-(TAMRA)-3′
Ⅲ型呼肠孤病毒	上游引物：5′-CCGCTATAACGCCAACGAAT-3′ 下游引物：5′-ACCGCACCCTTCACTGTCA-3′ 探针：5′-(FAM)-ATGCCTTGCTGACGATGTCCCCACTAT-(TAMRA)-3′
小鼠腺病毒	上游引物：5′-ACTTCCATCGTGTAGATTCGC-3′ 下游引物：5′-TTAGAGGGCAGCATTTG-3′ 探针：5′-(FAM)-ACCGGTTAGGCGAGCACAATCCAG-(TAMRA)-3′
小鼠白血病病毒	上游引物：5′-AAGCCCTTCGAACTTTTTGTTG-3′ 下游引物：5′-TGGGTCTAGCTTTTTGGACAGGTA -3′ 探针：5′-(FAM)-ACGCCAAAGGTGTCCTAACGCAAAAAC-(TAMRA)-3′

(4)扩增缓冲液　每 20μl 反应体系中，含有上、下游引物各 5pmol，探针 2.5pmol 及适量荧光定量 PCR 混合液(Mix)。

(5)质粒标准品稀释液　为 DNA 稀释缓冲液或经无 RNA 酶水所稀释。

(6)对照溶液　以失活无感染性的鼠源性病毒为阳性对照。以无 RNA 酶水作为阴性对照。提取核酸和逆转录步骤同“(1)RNA/DNA 提取试剂”，置－70℃保存备用。

(7)质粒标准品溶液及灵敏度对照的制备　选择病毒目的核酸序列，人工合成 DNA，目的序列转入 pMD 19-T 质粒中，作为质粒标准品。测定质粒标准品的 DNA 核酸浓度后，对其进行 10 倍的倍比稀释，从（2×10^9）Copies/μl 稀释至(2×10^0)Copies/μl。

取（2×10^7）～（2×10^3）Copies/μl 质粒标准品溶液作标准曲线各点。(2×10^1) Copies/μl 稀释度作为灵敏度对照。置冰浴备用。

供试品的制备　参照第一法“供试品的制备”(1)和(2)。

供试品用于核酸提取的模板量不少于 0.2ml。

检查法　(1)核酸提取及逆转录　取供试品和阴性、阳性对照，各 3 个重复，按照 DNA/RNA 试剂盒的使用说明书提取 DNA/RNA。

按照逆转录试剂盒的使用说明书将 RNA 逆转录为 cDNA。

(2)荧光定量 PCR 扩增　反应总体积为 20μl。取 DNA 或 cDNA 5μl 加至预先配制好的 15μl 荧光定量 PCR 扩增缓冲液中，使反应总体积为 20μl。各 3 个重复，混匀后，按下列条件进行扩增：50℃ 2 分钟；95℃ 10 分钟；95℃ 15 秒；60℃ 1 分钟……共 40 个循环。在 60℃采集信号。

结果判定　(1)灵敏度检查　分别检测（2×10^1）Copies/μl和（2×10^0）Copies/μl 供试品，各 10 个重复。至少（2×10^1）Copies/μl 灵敏度对照应全部检出(10/10)，则灵敏度检查合格。

(2)试验有效性　标准曲线相关系数（R^2）应不低于 0.990，阳性对照应为阳性，Ct 值应≤32，并呈明显的扩增曲线；灵敏度对照应为阳性，Ct 值应≤35；阴性对照应为阴性，Ct 值＞35，无明显的扩增曲线；则试验有效。

(3)供试品结果判定　如果供试品的 Ct 值≤35，同时拷贝数≥20，且有明显的扩增曲线，则判定供试品外源性鼠源性病毒为阳性。否则为阴性。供试品结果出现阳性时，需使用第一法仲裁。

注意事项　(1)质粒标准品稀释时，用新吸头吸取上一个稀释度样本加至下一个稀释管中，涡旋混匀；然后用新吸头进行下一个稀释。

(2)试验中所有吸头均需无菌，与供试品有关的操作建议使用带滤芯吸头。

(3)注意实验分区，定期对各区进行消毒。

3304　SV40 核酸序列检查法

本法系通过设计 2 对特异引物扩增 SV40 VP1 100bp（2220～2319）和大 T 抗原 C 端 451bp（2619～3070）2 个片段，采用 PCR 检查供试品中是否存在 SV40 核酸序列。

供试品溶液及对照溶液的制备　取供试品 400μl，加 2%蛋白酶 K 溶液 25μl、10% SDS 溶液 50μl、0.05mol/L 本 EDTA 溶液（pH 8.0）10μl，置 56℃培养 1 小时，用等体积的酚-三氯甲烷（1∶1）混合液抽提后，再用等体积的三氯甲烷抽提，加 2 倍体积的乙醇，－20℃放置 16 小时，以每分钟 10 000 转离心 15 分钟，沉淀用 75%乙醇溶液洗涤干燥，加无 DNA 酶和 RNA 酶的水 10μl，使溶解。阳性对照及阴性对照按上述方法与供试品同时处理。

引物

VP1 上游引物：2220 5′-ACA CAG CAA CCA CAG TGG TTC-3′ 2240

VP1 下游引物：2319 5′-GTA AAC AGC CCA CAA ATG TCA AC-3′ 2297

T 抗原 C 端上游引物：3070 5′-GAC CTG TGG CTG AGT TTG CTC A-3′ 3049

T 抗原 C 端下游引物：2619 5′-GCT TTA TTT GTA ACC ATT ATA AG-3′ 2641

检查法　（1）每个待扩增的供试品引物加量为 30×10^{-12}mol，DNA 模板加量为 1μl，总体积 50μl。在 PCR 仪上以 94℃先变性 3 分钟，然后 94℃变性 20 秒、50℃退火 20 秒、72℃延伸 40 秒，共进行 40 个循环；72℃延伸 3 分钟。

（2）扩增产物电泳检查　2%琼脂糖凝胶（每 1ml 含 1μg 溴化乙锭），缓冲液为 1×TAE，在 100V 条件下电泳 40 分钟，检查扩增片段。VP1 扩增片段为 100bp，大 T 抗原 C 端片段为 451bp。

（3）以同样模板重复扩增 VP1 片段，排除污染因素导致的非特异扩增；或将扩增产物及对照从胶上移至 Hybond N 尼龙膜上，与 VP1 探针进行免疫印迹试验，以证明所扩增片段确为 VP1 片段。

（4）以自动测序仪对供试品及阳性对照的大 T 抗原 C 端扩增产物进行序列测定。

结果判定　阳性对照应得到特异产物，阴性对照应无相应片段，则试验成立。

若未能扩增出 VP1 片段，则结果判定为未检出 SV40 核酸序列。

若扩增出 VP1 片段，可重复试验 1 次，未扩增出 VP1 片段者，判定为未检出 SV40 核酸序列。若重试仍能扩增出 VP1 片段，则应扩增大 T 抗原 C 端片段，如扩增出大 T 抗原 C 端片段，应将其扩增产物和阳性对照扩增产物进行测序并比较，核酸序列一致者，判定为检出 SV40 核酸序列；如未扩增出大 T 抗原 C 端片段，则可按上述“检查法”步骤（1）～（3）重复试验 1 次，如仍未扩增出大 T 抗原 C 端片段，则可判定为未检出 SV40 核酸序列。

3305　猴体神经毒力试验

本法用于脊髓灰质炎减毒活疫苗检定。

应使用体重 1.5kg 以上的健康猕猴，猕猴血清经 1∶4 稀释后应证明不含同型别病毒中和抗体。试验用猕猴必须经选择和检疫，并未做过其他试验，其隔离检疫应不少于 6 周，应无结核、B 病毒感染及其他急性传染病，血清中无泡沫病毒。凡有严重化脓灶、赘生物以及明显的肝、肾病理改变者不得用于试验，可采用脊髓注射方法或脑内注射方法。

脊髓法　（1）猕猴的数量　猴体试验必须设立参考品。评价Ⅰ型、Ⅱ型供试品及其参考品最少应各使用 11 只有效猕猴，评价Ⅲ型供试品应至少使用 18 只有效猕猴。猕猴的大小和性别应随机分配到各试验组。同型参考品可用于测试 1 批以上疫苗。

有效猕猴系指脊髓灰质炎病毒引起中枢神经系统特异性神经元损伤的猕猴。

供试品组有效猕猴不足时，允许补足；但参考品组应同时补充相同数量的猕猴。如需补足参考品组有效猕猴，则供试品组也须同时补充相同数量猕猴。如试验需要 2 个工作日，则每一个工作日用供试品和同型参考品接种的猕猴只数应相等。为了保证有效猕猴只数，通常要相应地增加接种猕猴只数。

（2）供试品和参考品的病毒滴度　供试品和参考品的病毒含量应调整到尽可能接近，每只猕猴于腰髓第 1～2 椎间隙注射 0.1ml（病毒含量 6.5～7.5lgCCID$_{50}$/ml），仅用 1 个病毒浓度接种动物。

（3）检查法　全部猕猴应观察 17～22 天。在接种 24 小时后死亡猕猴应做尸体解剖，检查是否系因脊髓灰质炎引起的死亡。因其他原因死亡的猕猴在判定时可以剔除。在观察期内存活的猕猴数不低于 80%时，试验成立。呈濒死状态或严重麻痹的猕猴应处死进行尸检。

每只猕猴取中枢神经系统切片进行组织学检查。切片厚度为 10～15μm，没食子蓝染色检查切片数如下：

①腰膨大 12 个切面；

②颈膨大 10 个切面；

③延髓 2 个切面；

④桥脑和小脑各 1 个切面；

⑤中脑 1 个切面；

⑥大脑皮层左、右侧和丘脑各 1 个切面。

应由同一人员统一采用 4 级计分法判断其病变严重

程度：

1级　仅有细胞浸润(这不足以认为是有效猕猴)；

2级　细胞浸润伴有少量的神经元损害；

3级　细胞浸润伴有广泛的神经元损害；

4级　大量的神经元损害，伴有或无细胞浸润。

切片中有神经元损害，但未见针迹者应视为有效猕猴。切片中有外伤引起的损害，而又无特异的病理改变则不视为有效猕猴。

严重程度的分值由腰髓、颈髓和脑组织切片的整个切片的计分累计而成。每只有效猕猴的病变分值(LS)为：

$$\frac{\frac{\text{腰髓分值总和}}{\text{半个切片数}}+\frac{\text{颈髓分值总和}}{\text{半个切片数}}+\frac{\text{脑分值总和}}{\text{半个切片数}}}{3}$$

再计算每组有效猕猴的平均分值。

参考品组平均病变分值在上限与下限之间时，才能根据 C_1、C_2、C_3 值判定疫苗合格与否。判定标准如下：

供试品组平均病变分值($\overline{X}_{\text{test}}$)与参考品组平均病变分值($\overline{X}_{\text{ref}}$)相比较

合格　$\overline{X}_{\text{test}}-\overline{X}_{\text{ref}}<C_1$

不合格　$\overline{X}_{\text{test}}-\overline{X}_{\text{ref}}>C_2$

重试Ⅰ　$C_1<\overline{X}_{\text{test}}-\overline{X}_{\text{ref}}<C_2$(仅限1次)。

重试Ⅱ　同一次试验中，供试品组平均分值与参考品组平均分值之差小于 C_1 时，而供试品组中如单只猕猴最高分值等于或高于2.5，并大于参考品组单只猕猴最高分值的2倍时，本批供试品应重试。

重试合格

$$[\overline{X}_{(\text{test}_1+\text{test}_2)}-\overline{X}_{(\text{ref}_1+\text{ref}_2)}]/2<C_3$$

重试不合格

$$[\overline{X}_{(\text{test}_1+\text{test}_2)}-\overline{X}_{(\text{ref}_1+\text{ref}_2)}]/2>C_3$$

脑内法　取健康猕猴20只。麻醉后在两侧视丘分别注入0.5ml供试品(应不低于7.0lgCCID$_{50}$/ml)及10^{-1}供试品各10只，观察21天，到期存活动物数应不低于80%，有效猕猴数应不低于16只，试验有效，否则应补足。注射后48小时内死亡或出现非特异性麻痹症状者剔除不计，中途死亡及到期处死动物应做中枢神经系统病理组织学检查，判定标准如下。

(1)合格标准　凡符合下列情况之一者判为合格：

①中枢神经系统无脊髓灰质炎病理组织学改变；

②有2只猕猴发生轻度及其以下病变；

③1只猕猴发生中度及其以下病变。

(2)不合格标准　凡符合下列情况之一者判为不合格：

①1只猕猴有中度病变，同时1只猕猴有轻度以上病变；

②1只猕猴有重度以上病变。

(3)重试标准　数个亚批疫苗供试品合并试验结果不合格者，可以分批重试，并按上述标准判定。

3306　血液制品生产用人血浆病毒核酸检测技术要求

本通则适用于血液制品生产用人血浆的乙型肝炎病毒(HBV-DNA)、丙型肝炎病毒(HCV-RNA)和Ⅰ型人类免疫缺陷病毒(HIV-1-RNA)的核酸检测。人细小病毒B19(Human Parvovirus B19)核酸检测也可参考本技术要求。

本通则系采用核酸检测技术(Nucleic Acid Testing，NAT)直接检测病原体核酸。NAT敏感性高，可检出标本中存在的微量核酸，相对于抗体和抗原酶联免疫检测方法，NAT可以明显缩短病毒检出期限，降低血液传播病毒的风险。目前应用于血液筛查的NAT主要为PCR和转录介导的扩增系统(TMA)方法。

(1)PCR方法　是一种体外模拟自然DNA复制过程的核酸扩增技术，具有高灵敏性、高特异性和快速简单等优势。其基本原理为：PCR是DNA片段或RNA经逆转录成cDNA后的特异性体外扩增过程。反应体系以DNA或cDNA为模板，在DNA聚合酶的催化下，经高温变性、低温退火、适温延伸等3步反应循环进行，使目的DNA得以指数级扩增，其扩增产物可通过多种特异性和敏感性好的方法进行分析。通过技术改进，目前已派生出不同的PCR方法。

(2)逆转录依赖的扩增方法　包括TMA和核酸序列依赖性扩增系统(NASBA)。TMA是一种利用逆转录酶、RNA酶H和RNA聚合酶的共同作用，在等温条件下扩增RNA或DNA的反应体系。主要原理为：目标序列在逆转录酶作用下，以引物为引导进行逆转录，RNA酶H将杂合链上的RNA降解后，形成转录复合体，并在RNA聚合酶作用下，转录形成大量目标RNA序列，且转录形成的RNA又可以作为下一个循环的模板。NASBA与TMA原理相似，只是在核酸提取和扩增产物的检测方法上有所不同。

供试品　(1)供试品处理过程中应采取措施(如控制供试品处理时间和温度)，确保核酸序列的稳定性。

(2)如使用抗凝剂，则应选择对反应体系无干扰的抗凝剂，并经评估后使用。肝素是Taq DNA聚合酶的强抑制剂，使用PCR方法时应不予采用，可考虑采用EDTA及枸橼酸钠等其他抗凝剂。

(3)应根据验证结果确定供试品的贮存和运输条件，以确保供试品中待检病毒核酸序列的稳定性。供试品若在72小时内进行检测，可存放于2～8℃；72小时以上，应保存于－20℃及以下。

检测试剂　检测试剂应为经批准的用于混合血浆核酸检测用试剂。检测试剂的贮存、运输及使用应按试剂盒说明书进行。

测定法　(1)供试品混合　在确保检测试剂灵敏度的

前提下，应按试剂盒使用说明书规定的供试品数量及相关要求，将多个供试品分别等量抽取再混合制备混合供试品。制备过程应确保每份供试品与混合供试品能够互相追溯。

进行供试品混合时应有预防交叉污染的措施，操作过程中尽可能减少气溶胶的形成，以避免供试品交叉污染而导致假阳性结果的出现。

(2)核酸提取、扩增及检测　按照核酸检测试剂盒说明书进行。

(3)对照设立　为保证实验结果可靠，应按照试剂盒说明书要求在核酸检测过程设置相应对照，一般包括内质控、阴性对照和阳性对照。

①内质控　除另有规定，内质控一般是指含有引物结合位点的特定核酸序列。内质控在供试品核酸提取前加入，与供试品一同提取、逆转录、扩增、检测，用以监测核酸提取、逆转录、扩增和检测的全过程。

②阴性对照　尽可能选择与待测供试品基质相同或相近、不含靶序列的阴性对照。

③阳性对照　尽可能选择与待测供试品基质相同或相近、含有适量靶序列的阳性对照。

上述对照应符合检测试剂盒规定的要求，检测结果方可视为有效。

结果判定　(1)应按照所用检测试剂说明书的要求对检测结果进行评价与判断。

(2)当混合供试品检测呈阴性反应时，则对应的单一供试品检测结果作阴性处理。

(3)当混合供试品检测呈阳性反应时，则按下述程序实施进一步检测。

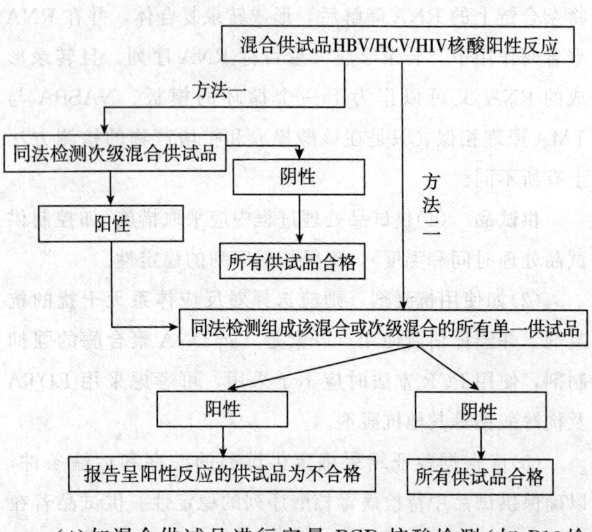

(4)如混合供试品进行定量 PCR 核酸检测(如 B19检测)，呈反应性且高于控制限时，可参照上述定性检测阳性程序或试剂盒说明书进行进一步检测。定量控制限应与实验方案同时确立。

质量控制　(1)人员要求　核酸检测人员需经上岗培训和在岗持续培训。上岗培训内容应至少包括：核酸检测技术及实验室管理要求，实验操作技能，质量控制，生物安全。要求掌握相关专业知识和技能，能独立熟练地操作，并经考核合格。在岗持续培训指在工作中根据需要接受培训，要求了解相关技术、质控及安全方面的新进展。实验室在使用新方法前，须对技术人员进行培训。

(2)实验室要求　为保证操作人员和环境的生物安全，避免供试品的交叉污染，病毒核酸检测实验室应符合国家生物实验管理的相关要求，同时还应满足以下要求。

①实验室分区应按照核酸检测设备的实际情况进行设置。一般而言，核酸扩增前区和核酸扩增后区应分开。核酸扩增前区包括试剂准备区和供试品处理区，设在不同房间或区域；核酸扩增后区包括扩增区和扩增产物分析区，亦须设在不同房间或区域。应根据分区的功能要求，合理设定工作程序和设施、设备安置。

②实验室应配备相应的检测设备、冷藏设施及生物安全防护设施等；各区域的设施和设备为该区域专用，不得交叉使用；计量器具和关键设备按规定检定、校准或验证。

③实验室核酸检测系统应经过有效性验证，验证包括实验仪器、设备和方法学验证。定性检测方法学验证应包括检测限、专属性等项目，定量检测方法学验证还应包括准确度、线性等项目。

④实验室生物安全和污染废弃物的处理应符合国家生物安全等相关要求。应定期对实验室环境进行监测，以确保检测实验室污染预防措施有效运行；应建立病毒污染的应急处理措施，一旦发生污染，应及时查找污染源并清除污染后方可重新启用实验室和相关设施、设备。

(3)实验室的质量控制　应定期开展实验室的质量评价，以保证检测体系的稳定和检测结果的准确可靠。

(4)数据管理　应记录并管理包括供试品采集、供试品混合、核酸提取、扩增反应、扩增产物分析及最终结果报告等相关的所有数据和信息。

3307　黄热减毒活疫苗猴体试验

本法用于黄热减毒活疫苗种子批毒种检定。猴体试验包括嗜内脏性试验、嗜神经性试验和免疫原性试验。

试验用动物为恒河猴，应为健康，无脑内或脊髓内接种史，经检测应无黄热病病毒抗体，且不得经其他途径接种如神经病毒或与黄热病病毒有关的抗原。分别设实验组和对照组，每组动物应不少于10只。实验组动物注射主种子批毒种，剂量为每侧丘脑 0.25ml(5000～50 000LD_{50})；对照组动物注射参考病毒，供试品的病毒滴度和参考病毒的病毒滴度应尽可能接近。注射后应至少连续观察动物30天。

嗜内脏性试验　注射后第 2、4、6 天各采血 1 次并分离血清，将血清按 1∶10、1∶100 和 1∶1000 的稀释度进行接种，每个稀释度至少接种 4 个细胞培养容器，测定病毒滴度。血清中病毒含量应不超过 500(2.7lg)IU/0.03ml，且最多有一份血清中病毒含量高于 100(2.0lg)IU/0.03ml。

嗜神经性试验　实验组猴子应与 10 只注射了参考病毒的对照组猴子进行比较，观察脑炎的临床症状以及神经系统组织损害程度上的差异。注射供试品和参考病毒的猴子，其发热反应的发作和持续期应无差异。

(1)临床评价　由熟悉灵长类动物脑炎临床症状的实验人员每天检查猴子，连续检查 30 天(如需要，从笼中放出猴子进行运动减弱征兆或痉挛状态检查)。如果注射种子批毒种的猴子其脑炎严重症状(如麻痹或受激时无法站立)的发生率或死亡率高于注射参考病毒的猴子，则该种子批毒种不可接受。采用分级方法对脑炎症状和其他症状(如轻瘫、共济失调、嗜睡、震颤或痉挛)评定严重程度的分值。根据下列量表每天给每只猴子进行临床评分：

1 级　皮毛粗糙，不进食；

2 级　声音尖锐、不活动、行动迟缓；

3 级　走路摇晃、震颤、共济失调、四肢无力；

4 级　无法站立、四肢瘫痪或死亡(死猴从死亡之日至第 30 天每天的评分为 4)。

每只猴子的临床评分为每天评分的平均值；一组猴子的临床评分为该组中每只猴子评分的算术平均值。如果接种种子批毒种的一组猴子其临床严重程度评分的平均值显著大于($P=0.95$)注射参考病毒的一组猴子，则该种子批毒种不可接受。此外，在确定种子批毒种的可接受性时，还要特别注意每只动物是否出现严重征兆。

(2)组织学评价　对大脑进行 5 个平面的考察。

Ⅰ区　纹状体视交叉平面；

Ⅱ区　丘脑-乳头体平面；

Ⅲ区　中脑上丘平面；

Ⅳ区　脑桥和小脑上橄榄核体平面；

Ⅴ区　延髓下橄榄核体中部平面。

将脊髓颈膨大和腰膨大分别等分为 6 个部分；用石蜡包埋和棓花青染色组织块并制备 15μm 切片。给脊髓和大脑的每一个横断面组织学结构打分。损伤评分如下：

1 级——轻度　1～3 个炎性浸润小病灶；几个神经元变性或丢失；

2 级——中度　4 个及以上炎性浸润病灶；受累神经元变性或丢失不超过细胞总数的 1/3；

3 级——重度　中度病灶或弥散性炎性浸润；2/3 以上神经元变性或丢失；

4 级——最严重　可变但通常为重度的炎性反应；90%以上神经元变性或丢失。

通过计算每个横断面解剖结构中鉴别区域(与黄热病病毒复制相关的病变区域)和目标区域(与黄热病病毒复制不相关的病变区域)损伤分级的分值，确定种子批毒种的嗜神经性试验组织学评价是否符合要求。实验组猴子单独鉴别区域或鉴别区域加目标区域两组总平均分值显著大于($P=0.95$)注射参考病毒的对照组猴子总平均分值，则该种子批毒种的嗜神经性试验组织学评价不可接受。

猴体临床评价和组织学评价均符合要求，毒种的嗜神经性试验判为合格。

免疫原性检查　猴子经注射后 3～4 周采血，分离血清测定中和抗体，10 只猴子中至少有 9 只猴子血清中和反应阳性(抗体效价>1∶10为阳性)。在 30 天的观察期中，发现脑炎症状或因此而死亡的猴子不得超过 1 只，动物非特异性死亡应不超过 10%。

3308　禽源性病毒荧光定量 PCR(Q-PCR)检查法

本法适用于禽源性生物制品的检测，包括流感全病毒灭活疫苗、流感病毒裂解疫苗种子批毒种的外源性禽病毒检测。本法用提取的供试品 RNA 逆转录成 cDNA 后，或用提取的供试品 DNA，针对 3 种外源性禽病毒设计特异性引物探针，进行荧光定量 PCR 检测特异性扩增信号，从而测定供试品中外源性禽源病毒核酸序列，以检查供试品的外源性禽病毒污染。

要求检测的 3 种禽源性病毒：

(1)外源性禽腺病毒Ⅰ型(DNA 病毒)；

(2)外源性禽腺病毒Ⅲ型(DNA 病毒)；

(3)外源性禽白血病病毒(逆转录病毒)。

试剂　(1)RNA/DNA 提取试剂　RNA/DNA 的提取可使用酚-三氯甲烷法、磁珠法、离心柱法等。提取试剂中应含裂解液、洗涤液、洗脱液等，按试剂说明书要求配制。

(2)逆转录试剂　含逆转录酶、RNA 酶抑制剂、dNTP 混合液、随机引物、逆转录反应缓冲液等，按试剂说明书要求配制。

(3)引物序列及探针序列　见下表 1。

表 1　引物序列及探针序列

病毒	引物、探针序列
外源性禽腺病毒Ⅰ型	上游引物：5′-CGCTTACTGCCGTTTAGCT-3′
	下游引物：5′-GGCATAGCTTGTCACTTGAATGGT -3′
	探针：5′-(FAM)-CCGCTGACCACGCCAC-(NFQ)-3′

续表

病毒	引物、探针序列
外源性禽腺病毒Ⅲ型	上游引物：5′-TGTGTCACATTAATCCCTTTGAAGCT-3′ 下游引物：5′-GCAACAGATGAGGTTTGGAAGGATA-3′ 探针：5′-(FAM)-TACCTCCCCGGCTTTG-(NFQ)-3′
外源性禽白血病病毒	上游引物：5′-ATCGTGGTATGATCGTGCCTTATTAG-3′ 下游引物：5′-GAGTTCGTCCAATCCATGTCAGA-3′ 探针：5′-(FAM)-CCCGTCTGTTGCCTTC-(NFQ)-3′

(4)扩增缓冲液　每 20μl 反应体系中，含有上、下游引物各 5pmol，探针 2.5pmol 及适量荧光定量 PCR 混合液(Mix)。

(5)质粒标准品稀释液　为 DNA 稀释缓冲液或经无 RNA 酶水所稀释。

(6)对照溶液　以失活后无感染性的禽源性病毒为阳性对照。以无 RNA 酶水作为阴性对照。提取核酸和逆转录步骤同“(1)RNA/DNA 提取试剂”，置－70℃保存备用。

(7)质粒标准品溶液及灵敏度对照的制备　选择病毒目的核酸序列，人工合成 DNA，目的序列转入 pMD 19-T 质粒中，作为质粒标准品。测定质粒标准品的 DNA 核酸浓度后，对其进行 10 倍的倍比稀释，从 10^9 Copies/μl 稀释至 10^0 Copies/μl。

取 10^7～10^3 Copies/μl 质粒标准品溶液作标准曲线各点。10^1 Copies/μl 稀释度作为灵敏度对照。置冰浴备用。

供试品制备　供试品用于核酸提取的模板量不少于 0.2ml。

检查法　(1)核酸提取及逆转录　取供试品和阴性、阳性对照，各 3 个重复，按照 DNA/RNA 试剂盒的使用说明书提取 DNA/RNA。

按照逆转录试剂盒的使用说明书将 RNA 逆转录为 cDNA。

(2)荧光定量 PCR 扩增　取 DNA 或 cDNA 5μl 加至实时荧光定量 PCR 扩增缓冲液 15μl 中，反应总体积为 20μl。各 3 个重复，混匀后，按下列条件进行扩增：50℃ 2 分钟；95℃ 10 分钟；95℃ 15 秒；60℃ 1 分钟……共 40 个循环。在 60℃采集信号。

结果判定　(1)灵敏度检查　分别检测 10^1 Copies/μl 和 10^0 Copies/μl 供试品，各 10 个重复。至少 10^1 Copies/μl 灵敏度对照应全部检出(10/10)，则灵敏度检查合格。

(2)试验有效性　标准曲线相关系数（R^2）应不低于 0.990，阳性对照应为阳性，Ct 值应≤32，并呈明显的扩增曲线；灵敏度对照应为阳性，Ct 值应≤35；阴性对照应为阴性，Ct 值＞35，无明显的扩增曲线；则试验有效。

(3)供试品结果判定　如果供试品的 Ct 值≤35，同时拷贝数≥10，且有明显的扩增曲线，则判定供试品外源性禽病毒为阳性。否则为阴性。供试品结果出现阳性时，需使用血清学方法仲裁。

注意事项　(1)质粒标准品稀释时，用新吸头吸取上一个稀释度样本加至下一个稀释管中，涡旋混匀；然后用新吸头进行下一个稀释。

(2)试验中所有吸头均需无菌，与供试品有关的操作建议使用带滤芯吸头。

(3)注意实验分区，定期对各区进行消毒。

3309　体外热原检查法(报告基因法)

本法系依据表达热原相关受体的转基因细胞受热原(如革兰阴性菌来源的内毒素，革兰阳性菌来源的脂壁酸，酵母来源的酵母多糖等)刺激后，产生的相关热原标志物的信号量与热原浓度呈一定的量效关系，通过检测并比较标准品与供试品作用于转基因细胞所产生的相关热原标志物的信号量，定量或定性检测供试品中的热原含量。

本法可作为热原检查的补充方法，操作过程应防止微生物和热原的污染。本法不适用于本身能刺激或抑制热原标志物(如 NF-κB)活化的供试品。

实验材料

转基因细胞　可采用 THP-1/NF-κB、HL60/NF-κB 或其他适宜的转基因细胞。转基因细胞的构建及质量应符合基于基因修饰细胞系的生物检定法指导原则(指导原则 9404)和生物制品检定用动物细胞质量控制（通则 0235）的要求。建立的转基因细胞其热原相关受体(如 Toll 样受体 2,4,6)应表达丰富，且具有相应的稳定性。转基因细胞稳定性研究应至少包括细胞倍增时间、药物刺激后细胞产生的最大信号响应值、信噪比和受体(如 Toll 样受体2,4,6)表达情况等内容。

试剂　根据转基因细胞建立及验证的方法选择适宜的细胞培养液、维持培养液和显色剂。

试验所用的所有耗材均须无热原污染。耐热器皿常用干热灭菌法(250℃、30 分钟以上)，也可采用其他确证不干扰热原检查的适宜方法去除热原。若使用塑料器具，如微孔板和与微量加样器配套的吸头等，应选用标明无热原并对试验无干扰的器具。

热原污染物限值的确定

供试品的热原污染物限值(contaminant limit concentration，CLC)可用内毒素量表示，按以下公式确定：

$$CLC = K/M$$

式中　CLC 为供试品的热原污染物限值，一般以 EU/ml、EU/mg 或 EU/U 表示；

K 为人每千克体重每小时最大可接受的内毒素剂量，以 EU/(kg・h)表示，注射剂 K=5EU/(kg・h)，放射性药品注射剂 K=2.5EU/(kg・h)，鞘内用注射剂 K=0.2EU/(kg・h)；

M 为人用每千克体重每小时的最大供试品剂量，以ml/(kg・h)、mg/(kg・h)或 U/(kg・h)表示，中国人均体重按 60kg 计算，人体表面积按 1.62m^2计算。注射时间若不足 1 小时，按 1 小时计算。

确定最大有效稀释倍数　最大有效稀释倍数(maximum validation dilution，MVD)是指在试验中供试品溶液被允许达到稀释的最大倍数，在不超过此稀释倍数的浓度下进行污染物限值的检测。用以下公式确定 MVD：

$$MVD=CLC\times C/LOD$$

式中　CLC 为供试品的热原污染物限值；

C 为供试品溶液浓度，当 CLC 以 EU/ml 表示时，则 C 等于 1.0ml/ml，当 CLC 以 EU/mg 或 EU/U 表示时，C 的单位为 mg/ml 或 U/ml；

LOD(limit of detection)为最低检测限，即所制备标准曲线的最低浓度，该检测限所致信号值应不小于阈值(阴性对照的平均值加上其3倍的标准偏差)；若小于阈值，则将阈值代入标准曲线中，获得的浓度值即为最低检测限。

溶液的配制　按表 1 制备标准品溶液、供试品溶液。取细菌内毒素标准品作为本法的标准品。将细菌内毒素标准品用细菌内毒素检查用水溶解，在旋涡混合器上混匀 15 分钟或参照标准品说明书中要求的混匀时间进行操作。然后用维持培养液制成所需内毒素浓度的标准品溶液，每稀释一步均应在旋涡混合器上混匀 30 秒，将此系列溶液作为标准品溶液。

表 1　体外热原检查法(报告基因法)溶液的制备

编号	溶液	内毒素含量(EU/ml)	平行孔数(n)
A	供试品溶液	无	4
B	供试品溶液/2	无	4
C	供试品溶液/4	无	4
D	供试品溶液	标准曲线的中点(或附近点)的浓度	4
E	供试品溶液/2	标准曲线的中点(或附近点)的浓度	4
F	供试品溶液/4	标准曲线的中点(或附近点)的浓度	4
R_0	维持培养液	无	4

续表

编号	溶液	内毒素含量(EU/ml)	平行孔数(n)
$R_1\sim R_n$	标准品溶液	不少于 4 个浓度的标准品溶液	4

注：A 为稀释倍数不超过最大有效稀释倍数(MVD)的供试品溶液(如内毒素回收率在50%～200%之间的最大浓度供试品溶液)。

B 为溶液 A 的 2 倍稀释液，不能超过供试品的 MVD。

C 为溶液 A 的 4 倍稀释液，不能超过供试品的 MVD。

D 为加入了标准曲线中点或靠近中点的一个已知浓度内毒素，且与溶液 A 有相同稀释倍数的供试品溶液。

E 为加入了标准曲线中点或靠近中点的一个已知浓度内毒素，且与溶液 B 有相同稀释倍数的供试品溶液。

F 为加入了标准曲线中点或靠近中点的一个已知浓度内毒素，且与溶液 C 有相同稀释倍数的供试品溶液。

R_0为阴性对照。

$R_1\sim R_n$为各浓度标准品溶液($n\geqslant4$)。

供试品干扰试验　首次应用本法进行供试品热原检测时，须进行供试品干扰试验；当供试品的处方、生产工艺改变或试验环境中发生了任何有可能影响试验结果的变化时，须重新进行供试品干扰试验。

按上表 1 配制干扰试验供试品溶液(溶液 D～F)，按检查法项下进行试验，将干扰试验供试品溶液(溶液 D～F)测得的内毒素浓度($C_{D\sim F}$)，供试品溶液(溶液 A～C)测得内毒素浓度($C_{A\sim C}$)，带入下式，计算本试验条件下内毒素回收率(R)。

$$R=(C_{D\sim F}-C_{A\sim C})\div \text{加入的内毒素浓度}\times100\%$$

当供试品在不大于 MVD 的至少一个稀释倍数下的回收率在 50%～200%之间，则认为此试验条件下供试品溶液不存在干扰作用。使用本法前，要求采用该品种至少 3 批供试品进行干扰试验。当该品种在不大于 MVD 的稀释倍数下不干扰时(包括采用某种方法能消除干扰)，可采用本法进行热原测定。

检查法　因不同报告基因法的试验参数不同，应在试验前建立测定法并加以验证。转基因细胞用细胞培养液于 37℃、5%二氧化碳条件下培养，取生长状态良好的细胞用于试验。无菌条件下，用维持培养液制备适宜浓度的细胞悬液，接种于 96 孔板。加入不同浓度标准品溶液、供试品溶液，每个浓度均设 4 个复孔，阴性对照(至少设4个复孔)加入维持培养液，置 37℃、5%二氧化碳条件下培养适宜时间后，每孔加入显色剂。具体试验参数(如加入的细胞悬液、标准品或供试品溶液和显色剂的浓度、体积，标准品或供试品溶液作用转基因细胞的时间，加入显色剂显色的时间等)均应根据所建立的方法确定。

以标准品溶液浓度为横坐标，相应的信号值为纵坐标，根据验证建立的方法，确定适宜的拟合模型拟合标准曲线。将供试品溶液测得的信号值带入标准曲线中，计算供试品溶液热原含量。

试验必须符合以下条件方为有效。

(1)标准曲线剂量与反应值(必要时可进行适当的数据转换)的回归应有显著差异($P<0.01$)；对数剂量与反应值的回归不得显著偏离直线($P>0.05$)，若用四参数拟合，所得曲线不得显著偏离理论曲线。

(2)标准曲线决定系数(R^2)应不低于 0.95。

(3)检测限应不大于 0.5EU/ml。

(4)不大于 MVD 的至少一个稀释倍数下的供试品干扰试验热原回收率须在 50%～200%范围内。

结果判断　供试品溶液 A、B、C 的各平均内毒素浓度乘以相对应的稀释倍数后，均小于规定的限值(CLC)，则判供试品符合规定，否则判供试品不符合规定。

生物测定法

3401 免疫印迹法

本法系以供试品与特异性抗体结合后，抗体再与酶标抗体特异性结合，通过酶学反应的显色，对供试品的抗原特异性进行检查。

试剂　(1)TG 缓冲液　称取三羟甲基氨基甲烷 15.12g 与甘氨酸 72g，加水溶解并稀释至 500ml。4℃保存。

(2)EBM 缓冲液　量取 TG 缓冲液 20ml、甲醇 40ml，加水稀释至 200ml。4℃保存。

(3)TTBS 缓冲液　称取三羟甲基氨基甲烷 6.05g 与氯化钠 4.5g，量取聚山梨酯 80 0.55ml，加适量水溶解，用盐酸调 pH 值至 7.5，加水稀释至 500ml。4℃保存。

(4)底物缓冲液　称取 3,3′-二氨基联苯胺盐酸盐 15mg，加甲醇 5ml 与 30%过氧化氢 15μl，加 TTBS 缓冲液 25ml 使溶解，即得。临用现配。

检查法　照 SDS-聚丙烯酰胺凝胶电泳法(通则 0541 第五法)，供试品与阳性对照品上样量应大于 100ng。取出凝胶，切去凝胶边缘，浸于 EBM 缓冲液中 30 分钟。另取与凝胶同样大小的厚滤纸 6 张、硝酸纤维素膜 1 张，用 EBM 缓冲液浸透。用半干胶转移仪进行转移：在电极板上依次放上湿滤纸 3 张、硝酸纤维素膜 1 张、电泳凝胶、湿滤纸 3 张，盖上电极板，按 0.8mA/cm^2 硝酸纤维素膜恒电流转移 45 分钟。

取出硝酸纤维素膜浸入封闭液(10%新生牛血清的 TTBS缓冲液，或其他适宜封闭液)封闭 60 分钟。弃去液体，加入 TTBS 缓冲液 10ml，摇动加入适量的供试品抗体(参考抗体使用说明书的稀释度稀释)，室温过夜。硝酸纤维素膜用 TTBS 缓冲液淋洗 1 次，再用 TTBS 缓冲液浸洗 3 次，每次 8 分钟。弃去液体，再加入 TTBS 缓冲液 10ml，摇动加入适量的生物素标记的第二抗体，室温放置 40 分钟。硝酸纤维素膜用 TTBS 缓冲液淋洗 1 次，再用 TTBS 缓冲液浸洗 3 次，每次 8 分钟。弃去液体，更换 TTBS 缓冲液 10ml，摇动，加入适量的亲和素溶液和生物素标记的辣根过氧化物酶溶液，室温放置 60 分钟。硝酸纤维素膜用 TTBS 缓冲液淋洗 1 次，再用 TTBS 缓冲液浸洗 4 次，每次 8 分钟。弃去液体，加入适量底物缓冲液，置于室温避光条件下显色，显色程度适当时水洗终止反应。

结果判定　阳性结果应呈现明显色带。阴性结果不显色。

3402 免疫斑点法

本法系以供试品与特异性抗体结合后，抗体再与酶标抗体特异性结合，通过酶学反应的显色，对供试品的抗原特异性进行检查。

试剂　(1)TG 缓冲液　精密称取三羟甲基氨基甲烷 15.12g 与甘氨酸 72g，加水溶解并稀释至 500ml。4℃保存。

(2)EBM 缓冲液　量取 TG 缓冲液 20ml、甲醇 40ml，加水稀释至 200ml。4℃保存。

(3)TTBS 缓冲液　称取三羟甲基氨基甲烷 6.05g、氯化钠 4.5g，吸取聚山梨酯 80 0.55ml，加适量水溶解，用盐酸调 pH 值至 7.5，加水稀释至 500ml。4℃保存。

(4)底物缓冲液　称取 3,3′-二氨基联苯胺盐酸盐(DAB) 15mg，取甲醇 5ml、30%过氧化氢 15μl，溶于 25ml TTBS 缓冲液中。用前配制。

检查法　取硝酸纤维素膜，用 EBM 缓冲液浸泡 15 分钟，将供试品、阴性对照品(可用等量的人白蛋白)及阳性对照品点在膜上，上样量应大于 10ng。室温干燥 60 分钟。取出硝酸纤维素膜，浸入封闭液(10%新生牛血清的 TTBS 缓冲液，或其他适宜的封闭液)封闭 60 分钟。弃去液体，加入 TTBS 缓冲液 10ml，摇动加入适量的供试品抗体(参考抗体使用说明书的稀释度稀释)，室温过夜。硝酸纤维素膜用 TTBS 缓冲液淋洗 1 次，再用 TTBS 缓冲液浸洗 3 次，每次 8 分钟。弃去液体，更换 TTBS 缓冲液

10ml，摇动加入适量的生物素标记的第二抗体，室温放置40分钟。硝酸纤维素膜用TTBS缓冲液淋洗1次，再用TTBS缓冲液浸洗3次，每次8分钟。弃去液体，更换TTBS缓冲液10ml，摇动加入适量的亲和素溶液和生物素标记的辣根过氧化物酶溶液，室温放置60分钟。硝酸纤维素膜用TTBS缓冲液淋洗1次，再用TTBS缓冲液浸洗4次，每次8分钟。弃去液体，加入适量底物缓冲液置于室温避光条件下显色，显色程度适当时水洗终止反应。

结果判定　阳性结果应呈现明显色带。阴性结果不显色。

3403　免疫双扩散法

本法系在琼脂糖凝胶板上按一定距离打数个小孔，在相邻的两孔内分别加入抗原与抗体，若抗原、抗体互相对应，浓度、比例适当，则一定时间后，在抗原与抗体孔之间形成免疫复合物的沉淀线，以此对供试品的特异性进行检查。

供试品溶液　用0.9%氯化钠溶液将供试品的蛋白质浓度稀释至适当浓度。

试剂　(1)0.5%氨基黑染色剂　称取氨基黑10B 0.5g，加甲醇50ml、冰醋酸10ml与水40ml的混合液，溶解，即得。

(2)脱色液　量取乙醇45ml、冰醋酸5ml与水50ml混合均匀，即得。

检查法　将完全溶胀的1.5%琼脂糖溶液倾倒于水平玻板上(每平方厘米加0.19ml琼脂糖)，凝固后，按图1打孔，直径3mm，孔距3mm(方阵型)。根据需要确定方阵型图数量。中央孔加入抗血清，周边孔加入供试品溶液，并留1孔加入相应阳性对照血清。每孔加样20μl，然后置水平湿盒中，37℃水平扩散24小时。用0.9%氯化钠溶液充分浸泡琼脂糖凝胶板，以除去未结合蛋白质。将浸泡好的琼脂糖凝胶板放入0.5%氨基黑溶液中染色。用脱色液脱色至背景无色，沉淀线呈清晰蓝色为止。用适当方法保存或复制图谱。

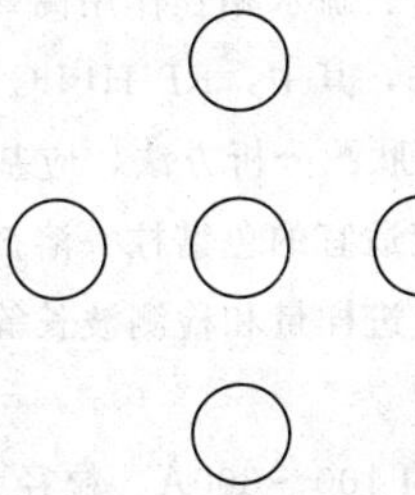

图1　方阵型

结果判定　各阳性对照出现相应的沉淀线则试验成立，供试品与人血清(血浆)抗体之间应出现相应沉淀线，表示两者具有同源性。

3404　免疫电泳法

本法系将供试品通过电泳分离成区带的各抗原，然后与相应的抗体进行双相免疫扩散，当两者比例合适时形成可见的沉淀弧。将沉淀弧与已知标准抗原、抗体生成的沉淀弧的位置和形状进行比较，即可分析供试品中的成分及其性质。

试剂　(1)磷酸盐缓冲液(pH 8.6)　甲液：取磷酸氢二钠35.8g，加水溶解，并稀释至1000ml；乙液：取磷酸二氢钠1.38g，加水溶解，并稀释至100ml。取上述甲液1000ml与乙液15ml，混匀，调节pH值至8.6。

(2)0.5%氨基黑染色液　取氨基黑10B 0.5g，加甲醇50ml、冰醋酸10ml与水40ml使溶解，摇匀。

(3)琼脂糖溶液　取琼脂糖1.5g，加水50ml与磷酸盐缓冲液(pH 8.6)50ml，加热使完全溶胀。

(4)脱色液　取乙醇45ml、冰醋酸5ml与水50ml，混匀。

(5)溴酚蓝指示液　取溴酚蓝50mg，加水100ml使溶解。

对照品　正常人血清或其他适宜的对照品。

供试品溶液　取供试品适量，加0.9%氯化钠溶液稀释制成蛋白质浓度约为0.5%的溶液。

检查法　将琼脂糖溶液倾倒于大小适宜的水平玻板上，厚度约3mm，静置，待凝固成无气泡的均匀薄层后，于琼脂糖凝胶板负极1/3处的上下各打1孔，孔径3mm，孔距10～15mm。测定孔加供试品溶液10μl和溴酚蓝指示液1滴，对照孔加正常人血清或人血浆10μl和溴酚蓝指示液1滴。用3层滤纸搭桥和磷酸盐缓冲液(pH 8.6)接触，80～100V恒压电泳，当溴酚蓝指示液迁移至琼脂糖凝胶板前沿时，关闭电源。电泳结束后，在两孔之间距离两端3～5mm处挖宽3mm槽，向槽中加入血清抗体或人血浆抗体，槽满但不溢出。放湿盒中37℃扩散24小时。扩散完毕后，用0.9%氯化钠溶液充分浸泡琼脂糖凝胶板，以除去未结合蛋白质。将浸泡好的琼脂糖凝胶板放入氨基黑溶液染色，再用脱色液脱色至背景基本无色。用适当方法保存或复制图谱。与对照品比较，供试品的主要沉淀线应为待测蛋白质。

注意事项　(1)电泳时应有冷却系统，否则琼脂糖凝胶会出现干裂。

(2)用0.9%氯化钠溶液浸泡应充分，否则背景不清晰。

(3)如采用凝胶电泳扫描仪，可不进行染色脱色，直接扫描保存图谱。

3405　肽图检查法

本法系采用特定的化学试剂或酶，特异性将蛋白质裂解为肽段，经可靠方法分离和鉴定后与经同法处理的对照品图谱进行对比并判定结果。本法适用于产品放行检验中的鉴别试验、评价生产工艺的批间一致性和生产用细胞基质表达的稳定性；也可用于蛋白变异体的定性分析、二硫键定位、糖基化位点分析、蛋白修饰位点确定等。本法是用于表征蛋白质结构的高特异性鉴别方法，涉及具体品种时应基于其独特的结构特性，建立相应的肽图检查法。

本通则是对肽图检查法建立的常规步骤(供试品预处理、蛋白质特异性裂解、肽段分离和检测、结果分析和判定)、重要参数和验证的基本要求，具体品种的特异性肽图检查法应符合各论的相关要求。

供试品预处理

供试品预处理是为了消除其有关成分(如载体蛋白、赋形剂、稳定剂等)的干扰作用，所进行的必要的浓缩、分离或纯化处理；对于复杂的大分子蛋白，必要时还需进行变性、二硫键还原、游离巯基烷基化保护、亚基分离、甚至去除糖侧链等处理，以消除其高级结构对裂解剂的阻碍作用，并在此基础上去除上述处理过程中引入的变性剂、还原剂、酰化剂等试剂。必要时还需验证经过预处理后待测蛋白质的完整性和(或)回收率。

蛋白质特异性裂解

1. 裂解剂的选择

根据供试品蛋白质的结构特性选择特定的裂解方法。常用化学或酶裂解剂及其特异性示例见表 1。根据具体品种的特定蛋白质结构特性，也可选择其他裂解剂，或联合使用两种以上裂解剂。

表 1　常用裂解剂示例

类型	试剂	特异性
蛋白酶	胰蛋白酶，EC 3.4.21.4	精氨酸、赖氨酸的 C-末端
	糜蛋白酶，EC 3.4.21.1	疏水性残基的 C-末端(例如亮氨酸、甲硫氨酸、丙氨酸、芳香族氨基酸)
	胃蛋白酶，EC 3.4.23.1 和 EC 3.4.23.2	非特异性酶切
	赖氨酰内肽酶，EC 3.4.21.50	赖氨酸的 C-末端
	谷氨酰内肽酶；(金黄色葡萄球菌菌株 V8)，EC 3.4.21.19	谷氨酸、门冬氨酸的 C-末端
	门冬氨酸-N 内肽酶，EC 3.4.24.33	门冬氨酸的 N-末端
	梭状芽孢杆菌，EC 3.4.22.8	精氨酸的 C-末端
化学试剂	溴化氰	甲硫氨酸的 C-末端
	2-硝基-5-硫氰苯甲酸	半胱氨酸的 N-末端
	邻碘苯甲酸	色氨酸、酪氨酸的 C-末端
	稀酸	门冬氨酸、脯氨酸
	BNPS-粪臭素	色氨酸

2. 最佳裂解反应条件的建立

对蛋白质裂解效率和重现性产生影响的因素，包括反应体系 pH、反应缓冲液、反应温度、反应时间和裂解剂与蛋白样品的比例等，具体如下。

pH 值：裂解反应的最适 pH 值通常由化学或酶裂解剂决定，如以溴化氰作为裂解剂时，需要高酸性环境(例如 pH 2 的甲酸溶液)，以胰蛋白酶作为裂解剂时，最佳 pH 值为微碱性(如 pH 8)。如供试品蛋白质不适于裂解剂的最佳 pH 值条件时，应进一步研究确定裂解反应体系的 pH 值。通常裂解反应的 pH 值在整个反应过程中不得改变。

温度：裂解反应的最适温度通常也取决于裂解剂，如大多数酶在 25～37℃之间活性最佳。但酶特异性和活性能够耐受一定程度的温度变化，因此必要时可依据供试品蛋白质的类型调整反应温度，使相关的化学副反应如脱氨、蛋白聚合、变性等最小化。

反应时间：足够的反应时间是获得稳定性高、重现性好的肽图谱的基本条件。如样品足够的条件下，应进行基于时间过程的动态裂解研究，以保证蛋白质特异性裂解完全，使裂解不完全产生的肽段含量降到最低，得到最佳反应时间。通常蛋白酶酶切反应时间在 2～30 小时，通过加入对肽图谱无干扰的酸或冷冻处理中止反应。

裂解剂用量：应使用足量的裂解剂，以得到在实际操作中比较理想的裂解时间(即 2～20 小时)；同时，应使裂解剂的用量最小化，以避免其对肽图谱产生影响。使用蛋白酶作为裂解剂时，蛋白质与蛋白酶的含量比通常在 20：1～200：1 之间。对于在裂解反应过程中自身不稳定的裂解剂，建议以少量多次的方式分阶段加入。将酶固定在固相支持物上，可提高局部酶浓度并减少蛋白酶自降解。

其他：如蛋白质的最佳反应浓度，可根据实际经验或实验摸索。蛋白质浓度过高会造成蛋白聚集或裂解不完全，浓度过低可能会使后续分离方法不能检测到所有的肽段。裂解反应结束后，反应溶液不应有沉淀现象。

3. 肽段分离和检测

根据供试品蛋白质的特性以及后续表征研究目的，建立耐用性强、重现性高的分离方法来检测裂解所得的肽段。肽段分离可采用反相高效液相色谱(RP-HPLC)、离子交换高效液相色谱、疏水相互作用高效液相色谱、毛细管电泳等技术或方法，其中，RP-HPLC 法最为常用。

采用 RP-HPLC 肽图分析方法，应基于供试品蛋白质的特性，选择并确定适宜的色谱柱、溶剂和流动相、洗脱梯度、柱温、流速、进样量和检测波长等。

色谱柱的选择

通常选择孔径为 100～300Å、粒径为 3～10μm 的辛烷基硅烷键合硅胶(C_8)或十八烷基硅烷键合硅胶(C_{18})为填充剂的色谱柱，能够达到满意的分离效果。

流动相的选择

常用流动相为含乙腈的水溶液，根据需要也可采用甲醇或异丙醇代替乙腈作为有机改性试剂，一般选择浓度不超过0.1%的三氟乙酸(TFA)作为离子对试剂；可在流动相中加入酸、碱、盐缓冲液以提高肽段的色谱分离效果。含酸性残基如谷氨酸和门冬氨酸的多肽在pH 3.0～5.0范围内分离效果可增强，因此，使用含磷酸盐的缓冲流动相体系可增加pH条件选择性。缓冲液pH值在2～7范围内的磷酸钠或磷酸钾、醋酸铵、磷酸溶液也可与乙腈一同使用进行梯度洗脱。肽图分离通常使用梯度洗脱体系，可根据需要选择适宜的梯度类型，对于难分离的复杂肽段混合物，可选择使用变化较缓和的梯度进行分离，方法开发中应优化梯度以获得理想的图谱。通常不建议使用等度洗脱体系，如需使用，应避免采用轻微改变组分比例或pH值就会显著影响肽段峰保留时间的流动相。流速范围通常为0.1～2.0ml/min。同时，还应控制色谱柱温度，以保证良好的重现性，并提高分离度。

检测器的选择

肽图检查法用于常规鉴别试验，肽段通过色谱柱分离后，通常采用紫外(UV)检测器在波长200～230nm范围内检测，最常用的检测波长是214nm。由于通过紫外(UV)检测的方法不能获得肽段的结构信息，需要时，应采用适宜方法如质谱法对各色谱峰对应的肽段进行定性，确定特征肽段并在肽图谱中进行归属，以支持该方法的常规紫外鉴别应用。如肽图鉴别中规定使用质谱检测器进行肽段检测，流动相可采用挥发性酸或盐以提高与质谱检测器的相容性。TFA对质谱检测器有离子抑制作用，从而降低糖基化肽段的离子化效率，可采用甲酸、乙酸代替或与之联合使用降低离子抑制现象。

4. 结果分析和判定

对照品

肽图分析使用的对照品，应与供试品蛋白质经相同方法处理。对照品资料应提供典型肽图谱信息。

系统适用性要求

应建立系统适用性要求，可选择以下列举的参数或其他适宜的参数进行设定。

分离度要求：可规定特征肽段之间的分离度要求。也可通过采用设置色谱峰参数要求的方式间接规定肽段分离度，如特征峰的最大峰宽、拖尾因子等。

特征肽段峰要求：应规定一个或多个特征肽段峰面积占总峰面积的比例。

裂解反应效果：色谱图中不得存在未酶切的完整蛋白色谱峰，或对未酶切的完整蛋白色谱峰峰面积比例进行规定。

混合样品肽图：可将供试品蛋白质溶液与对照品溶液等体积混合后进行肽图裂解分析，将混合样品肽图谱中特征肽段峰与对照品肽图谱中相应肽段峰进行比较，对其保留时间、峰面积或对称性进行规定。

对照反应：裂解反应应设立足够的对照进行平行反应，包括除供试品外，将加入的所有裂解反应试剂分别设立阴性对照，以及加入蛋白样品但不加裂解剂的对照等，以排除蛋白酶自身降解干扰以及确认蛋白质是否裂解完全。

结果判定：供试品的肽图谱应与对照品图谱一致。

第一法　胰蛋白酶裂解-反相高效液相色谱法

照高效液相色谱法（通则0512）测定。

色谱条件　以蛋白质与多肽分析用辛烷基硅烷键合硅胶或十八烷基硅烷键合硅胶为填充剂；柱温为30℃±5℃，对照品与供试品保存温度为2～8℃；以0.1%三氟乙酸的水溶液为流动相A液，以0.1%三氟乙酸的乙腈溶液为流动相B液，流速为每分钟1ml，梯度洗脱70分钟（A液从100%～30%，B液从0～70%），检测波长为214nm。

检查法　取供试品溶液及对照品溶液(均为每1ml中含1mg的溶液，如供试品和对照品浓度不够，则应浓缩至相应的浓度)，分别用1%碳酸氢铵溶液充分透析，按1∶50(mg/mg)加入胰蛋白酶溶液[取甲苯磺酰苯丙氨酰氯甲酮处理过的(或序列分析纯)胰蛋白酶适量，加1%碳酸氢铵溶液溶解，制成每1ml中含0.1mg的溶液]到供试品溶液与对照品溶液中，于37℃保温16～24小时后，按1∶10加入50%醋酸溶液，以每分钟10 000转离心5分钟(或用0.45μm滤膜滤过)，精密量取上清液100μl，分别注入液相色谱仪，梯度洗脱，记录色谱图。将供试品溶液的图谱与对照品溶液的图谱进行比较，即得。

第二法　溴化氰裂解法

检查法　取供试品与对照品适量(约相当于蛋白质50μg)，用水透析16小时，冷冻干燥，加溴化氰裂解液[称取溴化氰0.3g，加甲酸(70→100)1ml使溶解]20μl溶解，室温放置24小时，裂解物加水180μl，再冷冻干燥。冻干的裂解物用水复溶至适当浓度。照SDS-聚丙烯酰胺凝胶电泳法(通则0541第五法)(胶浓度20%)进行电泳，用银染法染色。

将供试品图谱与对照品图谱进行比较，即得。

3406　质粒丢失率/保有率检查法

大肠埃希菌表达系统的工程菌含有表达目的蛋白的表达质粒，质粒上一般带有抗生素抗性基因便于筛选，在菌体传代过程中，在一定浓度的抗生素环境下(如种子培养液)，质粒丢失后菌体便不能存活，而在不含抗生素的发酵培养液中，随着传代代次的提高，可能有部分大肠埃希菌丢失了质粒，失去了抗生素抗性基因，也同时失去表达目的蛋白的能力。通过比较在含有和不含抗生素培养基的菌体存活数，可以检测质粒的丢失率或保有率，考查质粒稳定性。

实际操作中一般用模拟发酵或发酵过程实时收集的发酵液，包括最后阶段(传代最多代次)的收集液，经过适当稀释后涂布于不含抗生素的培养基上，置37℃培养过夜；挑取不少于100个单菌落，分别接种到含抗生素和不含抗生素的培养皿中，置37℃培养过夜。比较两者差异，一般应重复2次以上，按均值计算质粒丢失率或保有率。工艺验证中应规定质粒丢失率或保有率，并应在允许的范围内。

3407 外源性DNA残留量测定法

在进行外源性DNA残留量测定时，可根据供试品具体情况选择下列任何一种方法进行测定。

第一法　DNA探针杂交法

供试品中的外源性DNA经变性为单链后吸附于固相膜上，在一定条件下可与相匹配的单链DNA复性而重新结合成为双链DNA，称为杂交。将特异性单链DNA探针标记后，与吸附在固相膜上的供试品单链DNA杂交，并使用与标记物相应的显示系统显示杂交结果，与已知含量的阳性DNA对照比对后，可测定供试品中外源性DNA残留量。

试剂　(1)DNA标记和检测试剂盒。

(2)DNA杂交膜　尼龙膜或硝酸纤维素膜。

(3)2%蛋白酶K溶液　称取蛋白酶K 0.20g，溶于灭菌水(电阻率大于18.2MΩ·cm)10ml中，分装后贮藏于−20℃备用。

(4)3%牛血清白蛋白溶液　称取牛血清白蛋白0.30g，溶于灭菌水(电阻率大于18.2MΩ·cm)10ml中。

(5)1mol/L三羟甲基氨基甲烷(Tris)溶液(pH 8.0)　用适宜浓度盐酸溶液调pH值至8.0。

(6)5.0mol/L氯化钠溶液。

(7)0.5mol/L乙二胺四乙酸二钠溶液(pH 8.0)　用10mol/L氢氧化钠溶液调pH值至8.0。

(8)20%十二烷基硫酸钠(SDS)溶液　用盐酸调pH值至7.2。

(9)蛋白酶缓冲液(pH 8.0)　量取1mol/L Tris溶液1.0ml(pH 8.0)、5mol/L氯化钠溶液2.0ml、0.5mol/L乙二胺四乙酸二钠溶液(pH 8.0)2.0ml、20%SDS溶液2.5ml，加灭菌水(电阻率大于18.2MΩ·cm)至10ml。如供试品遇氯化钠溶液发生沉淀反应，可免加氯化钠。

(10)TE缓冲液(pH 8.0)　量取1mol/L Tris溶液(pH 8.0)10ml、0.5mol/L乙二胺四乙酸二钠溶液(pH 8.0)2ml，加灭菌水(电阻率大于18.2MΩ·cm)至1000ml。

(11)1%鱼精DNA溶液　精密称取鱼精DNA 0.10g，置10ml量瓶中，用TE缓冲液溶解并稀释至刻度，摇匀，用7号针头反复抽打，以剪切DNA成为小分子，分装后贮藏于−20℃备用。

(12)DNA稀释液　取1%鱼精DNA溶液50μl，加TE缓冲液至10ml。

用于探针标记和阳性对照的DNA制备　用于探针标记和阳性对照的DNA，由生产供试品用的传代细胞、工程菌或杂交瘤细胞提取纯化获得，其提纯和鉴定可参考下述推荐方案进行，具体方法可参考《分子克隆实验指南》([美] J. 萨姆布鲁克等著，黄培堂等译，科学出版社，2002)或《精编分子生物学实验指南》([美] F. 奥斯伯等著，颜子颖、王海林译，科学出版社，1998)。

将待提取的细胞基质悬液的细胞浓度调整为每1ml约含10^7个细胞，如果为细菌，则将其浓度调整为每1ml约含10^8个细菌。量取悬液1ml，离心，在沉淀中加裂解液400μl混匀，37℃作用12～24小时后，加入饱和苯酚溶液450μl，剧烈振摇混匀，以每分钟10 000转离心10分钟，转移上层液体，以饱和苯酚溶液450μl重复抽提1次；转移上层液体，加入三氯甲烷450μl，剧烈振摇混匀，以每分钟10 000转离心10分钟；转移上层液体，加入pH 5.2的3mol/L醋酸钠溶液40μl，充分混合，再加入−20℃以下的无水乙醇1ml，充分混合，−20℃以下作用2小时，以每分钟15 000转离心15分钟；用适量−20℃70%乙醇溶液洗涤沉淀1次，以每分钟15 000转离心15分钟，弃上清液，保留沉淀，吹至干燥后，加适量灭菌TE缓冲液溶解，RNase酶切，苯酚-三氯甲烷抽提，分子筛纯化DNA，即得。

用1%琼脂糖凝胶电泳法和分光光度法鉴定阳性对照品的DNA纯度：应无RNA和寡核苷酸存在；A_{260}/A_{280}比值应在1.8～2.0之间(测定时将供试品稀释至A_{260}为0.2～1.0)。

用于阳性对照和标记探针的DNA在使用前应进行酶切或超声处理，使其片段大小适合于DNA杂交和探针标记。

阳性对照品的DNA浓度按下式计算：

$$\text{DNA浓度}(\mu g/ml)=50\times A_{260}$$

阳性对照品可分装于适宜的小管中，−20℃以下保存，长期使用。

探针的标记　按试剂盒使用说明书进行。

测定法　(1)蛋白酶K预处理　按下表对供试品、阳性对照和阴性对照进行加样，混合后于37℃保温4小时以上，以保证酶切反应完全。

	加样量	2%蛋白酶K溶液	蛋白酶缓冲液	3%牛血清白蛋白溶液	加水至终体积
供试品	100μl	1μl	20μl		200μl
D_1	100μl	1μl	20μl	适量	200μl
D_2	100μl	1μl	20μl	适量	200μl
D_3	100μl	1μl	20μl	适量	200μl
阴性对照	100μl	1μl	20μl	适量	200μl

注意事项　供试品的稀释。

根据成品最大使用剂量，用DNA稀释液将供试品(原液)稀释至每100μl含1人份剂量；如成品最大使用剂量较大，而供试品的蛋白质含量较低，可用DNA稀释液将供试品稀释至每100μl含1/10人份剂量或每100μl含

1/100 人份剂量。

D_1、D_2、D_3 为稀释的阳性 DNA 对照。用 DNA 稀释液稀释至每 1ml 中含 DNA 1000ng，然后依次 10 倍稀释成 10ng/100μl（D_1）、1ng/100μl（D_2）、100pg/100μl（D_3）3 个稀释度；如成品使用剂量较大，而且 DNA 限量要求（100pg/剂量）较严格时，则需要提高 DNA 检测灵敏度，相应的阳性 DNA 对照应稀释成 100pg/100μl(D_1)、10pg/100μl(D_2)、1pg/100μl(D_3) 3 个稀释度。阴性对照为 DNA 稀释液，空白对照为未进行蛋白酶 K 预处理的 TE 缓冲液。

当供试品 1/100 人份剂量大于 100μl 时，终体积也随之增大，一般终体积为供试品体积的 1 倍左右，供试品体积和终体积相差过小，可能会影响蛋白酶 K 的活性。

2%蛋白酶 K 溶液和蛋白酶缓冲液的比例为 1∶20，蛋白酶缓冲液和终体积的比例为 1∶10。

加入 3%牛血清白蛋白溶液适量，是为了使阳性对照和阴性对照中含有一定的蛋白质，与供试品(通常为蛋白质)的酶切条件保持一致；如供试品为其他物质，则应改用其他相应物质。

若预处理后的供试品溶液中的蛋白质干扰本试验，可用上述饱和苯酚溶液抽提法或其他适宜方法提取供试品 DNA (阳性对照、阴性对照也应再次提取 DNA，与供试品溶液平行)。

无论采用何种方式抽提，Vero 细胞 DNA 参考品至少应能达到 10pg 的检测限。

供试品为疫苗制品时，供试品和阳性对照均采用 TE 缓冲液进行稀释。阴性对照为 TE 缓冲液。

(2)点膜　用 TE 缓冲液浸润杂交膜后，将预处理的供试品、阳性对照、阴性对照与空白对照置 100℃水浴加热 10 分钟，迅速冰浴冷却，以每分钟 8000 转离心 5 秒。用抽滤加样器点样于杂交膜(因有蛋白质沉淀，故要视沉淀多少确定加样量，以避免加入蛋白质沉淀。所有供试品与阳性对照、阴性对照、空白对照加样体积应一致，或按同样比例加样)。晾干后可采用紫外交联法或置 80℃真空干烤 1 小时以上。

(3)杂交及显色　按试剂盒使用说明书进行。

结果判定　阳性对照应显色，其颜色深度与 DNA 含量相对应，呈一定的颜色梯度；阴性对照、空白对照应不显色，或显色深度小于阳性 DNA 对照 D_3，试验成立。将供试品与阳性对照进行比较，根据显色的深浅判定供试品中外源性 DNA 的含量。

第二法　荧光染色法

应用双链 DNA 荧光染料与双链 DNA 特异结合形成复合物，在波长 480nm 激发下产生超强荧光信号，可用荧光酶标仪在波长 520nm 处进行检测，在一定的 DNA 浓度范围内以及在该荧光染料过量的情况下，荧光强度与 DNA 浓度成正比，根据供试品的荧光强度，计算供试品中的 DNA 残留量。

试剂　(1) 1mol/L 三羟甲基氨基甲烷（Tris）溶液（pH 7.5）　用盐酸调 pH 值至 7.5。

(2) 0.5mol/L 乙二胺四乙酸二钠溶液（pH 7.5）　用 10mol/L 氢氧化钠溶液调 pH 值至 7.5。

(3) TE 缓冲液（pH 7.5）　量取 1mol/L Tris 溶液 (pH 7.5) 1.0ml、0.5mol/L 乙二胺四乙酸二钠溶液(pH 7.5) 0.2ml，加灭菌注射用水至 100ml。

(4) 双链 DNA 荧光染料　按试剂使用说明书配制。

(5) DNA 标准品　取 DNA 标准品适量溶于 TE 缓冲液中，制成 50μg/ml DNA 标准品，于－20℃保存。

DNA 标准品浓度根据下式计算：

$$\text{DNA 浓度}(\mu g/ml) = 50 \times A_{260}$$

DNA 标准品溶液的制备　用 TE 缓冲液将 DNA 标准品配成 0、1.25ng/ml、2.5ng/ml、5.0ng/ml、10ng/ml、20ng/ml、40ng/ml、80ng/ml 的标准品溶液。

测定法　精密量取 DNA 标准品溶液和供试品溶液各 400μl 于 1.5ml 离心管中，分别加入新配制的双链 DNA 荧光染料 400μl，混匀后，避光室温放置 5 分钟。取 250μl 上述反应液于 96 孔黑色酶标板中，并做 3 个复孔。用荧光酶标仪在激发波长 480nm、发射波长 520nm 处测定荧光强度。以 TE 缓冲液测得的荧光强度为本底，测定和记录各测定孔的荧光值。以标准品溶液的浓度对其相应的荧光强度作直线回归，求得直线回归方程(相关系数应不低于 0.99)，将供试品溶液的荧光强度代入直线回归方程，求出供试品中 DNA 残留量。

注意事项　(1) DNA 残留量在 1.25～80ng/ml 范围内，本法线性较好，因此供试品 DNA 残留量在该范围内可定量测定；当 DNA 残留量低于 1.25ng/ml 时应为限量测定，表示为小于 1.25ng/ml。

(2) 供试品首次应用本法测定时需要进行方法学验证，验证内容至少包括精密度试验和回收率试验。若供试品干扰回收率和精密度，应采用适宜方法稀释或纯化 DNA(可参见本项目第一法)以排除干扰，直至精密度试验和回收率试验均符合要求。需要纯化 DNA 后再进行测定的供试品，每次测定均应从纯化步骤起增加回收率试验，并用回收率对测定结果进行校正。

第三法　定量 PCR 法

PCR 反应过程中可通过荧光标记的特异性探针或荧光染料掺入而检测 PCR 产物量，通过连续监测反应体系中荧光数值的变化，可即时反映特异性扩增产物量的变化。在反应过程中所释放的荧光强度达到预设的阈值时，体系的 PCR 循环数(Ct 值)与该体系所含的起始 DNA 模板量的对数值呈线性关系。采用已知浓度的 DNA 标准品，依据以上关系，构建标准曲线，对特定模板进行定量分析，测定供试品中的外源 DNA 残留量。

试剂　(1)PCR反应预混液(2×)含$MgCl_2$、扩增酶、dNTPs等，按试剂使用说明书要求配制，或符合条件的其他配方预混液。

(2)TE缓冲液(pH 8.0)　同本通则第一法。

(3)荧光标记探针　用TE缓冲液稀释至100μmol/L，－20℃保存。

(4)正向和反向序列检测引物　用TE缓冲液稀释至100μmol/L，－20℃保存。

(5)碘化钠溶液(6mol/L碘化钠，15mmol/L EDTA，0.5%月桂酰肌氨酸钠，25mmol/L Tris-HCl pH 8.0以及35μg/ml糖原)　配制100ml碘化钠储备液，先取干净的烧杯置于磁力搅拌器上，依次加入以下成分，同时用搅拌子不断搅拌混匀：50ml无核酸酶水，3.0ml 0.5mol/L EDTA溶液，2.5ml 1mol/L Tris-HCl pH 8.0，缓慢加入89.93g碘化钠，加入适量无核酸酶水至100ml(可根据需要等比增加或减少)。用0.2μm孔径的尼龙膜过滤溶液。避光4℃储藏。使用前加入月桂酰肌氨酸钠及糖原。

(6)2%蛋白酶K溶液　同本项目第一法。

(7)蛋白酶K　缓冲液(10×)，同本项目第一法但不加氯化钠，或按蛋白酶K试剂说明书要求配制。

(8)推荐的检测探针及引物

CHO细胞

探针：5′FAM-ACTCGCTCTGGAGACCAGGCTG-GC-TAMRA3′

正向引物：5′-TGTGTAGCTTTGGAGCCTATCCT -3′

反向引物：5′-CAGCACTCGGGAGGCAGA-3′

大肠埃希菌

探针：5′ FAM-CGGTGCTGCGACGGCGGAGT-TAMRA3′

正向引物：5′-GAAAGTAACACCAGCGTGCG-3′

反向引物：5′-CCAATGCATTAACGCTGGCA-3′

毕赤酵母

探针：5′FAM-TAACTACGGTTGATCGGACGGGAA-A-TAMRA3′

正向引物：5′-ACACTACTCGGTCAGGCTCT-3′

反向引物：5′-TTTCGGTTGCGGCCATATCT-3′

NS0细胞

探针：5′ FAM-AGGGCCCCCAATGGAGGAGCT-TAMRA3′

正向引物：5′-CCCCTTCAGCTCCTTGGGTA-3′

反向引物：5′-GCCTGGCAAATACAGAAGTGG-3′

Vero细胞

探针：5′FAM-CCTTCAAGAAGCCTTTCGCTAAG-TAMRA3′

正向引物：5′-GCTTTCTGAGAAACTGCTCTGT-GT-3′

反向引物：5′-GGAAGATATTTCCTTTTTCAC-CATAGC-3′

(9)DNA共沉淀染色剂。(可选)

(10)清洗液A　按试剂(5)方法配制，含碘化钠37.5g，1mol/L Tris缓冲液(pH 8.4)2.0ml，0.5M EDTA溶液(pH 8.4)2.0ml，异丙醇50ml，*N*-月桂酰肌氨酸钠0.5%(*W*/*V*)，加去离子水至总体积100ml。

(11)清洗液B　含有35μg/ml糖原的乙醇(70%)水溶液。使用前，将糖原加入20ml乙醇(70%)水溶液中至浓度为35μg/ml，混匀。

测定法

(1)供试品处理

可根据需要对供试品进行稀释，也可按碘化钠沉淀法或磁珠法等方法浓缩纯化DNA。碘化钠沉淀法按如下操作进行。若采用商业化试剂盒，需经验证并参照使用说明书进行操作。

(2)DNA标准品溶液的配制

用TE缓冲液将DNA标准品稀释成1000pg/μl、100pg/μl、10pg/μl、1pg/μl、0.1pg/μl、0.01pg/μl、0.001pg/μl的系列浓度梯度，或其他适宜的浓度范围。DNA标准品含量在0.01～100pg/μl范围内本法线性较好。

(3)DNA浓缩/纯化

取2.0ml的离心管三支，加入250μl供试品溶液及12.5μl无核酸酶水作为供试品组；加入250μl供试品溶液及12.5μl DNA标准品溶液作为加标组；另加入262.5μl无核酸酶水作为阴性对照组。

向管中分别加入50μl蛋白酶K溶液和50μl 10×蛋白酶K缓冲液混匀，短暂离心确保所有溶液都在管底。在管中加入137.5μl TE以调整体积为500μl。将上述离心管放入56℃酶解30分钟或适宜时间；加入500μl碘化钠溶液(含糖原及月桂酰肌氨酸钠)，混匀后短暂离心，置于40℃水浴中孵育15分钟；每个离心管加DNA共沉淀染色剂1μl，混匀，再加入900μl异丙醇，再次混匀后，室温静置15分钟；13 000*g*，离心30分钟后弃去上清后将离心管倒置在吸水纸上，使管壁的液体流尽，各管中分别加入800μl清洗液A，轻弹离心管底使沉淀从管壁上脱离，13 000*g*，离心20分钟弃去上清，每管加入1500μl清洗液B，轻弹离心管底使沉淀从管壁上脱离，13 000*g*，离心30分钟；弃上清，晾干。每管加入50μl TE缓冲液，轻弹离心管底，40℃水浴静置5～10分钟以充分溶解DNA。

(4)检测(定量PCR法)

配制PCR反应体系　引物和探针用TE缓冲液稀释至10μmol/L，吸取DNA标准品溶液和抽提后的DNA样品溶液，配制PCR反应体系。

每个25μl PCR反应体系所需的成分如下(不同的反应体系可适当调整)。

PCR反应预混液(2×)	12.5μl
正向引物(10μmol/L)	2.5μl
反向引物(10μmol/L)	2.5μl
探针*(10μmol/L)	2.5μl
DNA模板(标准品或供试品溶液)	5μl
合计	25μl

注：*对于大肠埃希菌和毕赤酵母，探针浓度使用5μmol/L。

配制不含DNA模板的PCR反应混合液。于96孔反应板中分别加入20μl PCR混合液，再移取无核酸酶水、DNA样品、稀释的DNA标准品各5μl至96孔反应板中，每个样品做3个复孔。另取无核酸酶水25ml，做3个复孔为阴性对照。反应板覆盖光学盖膜后，离心去除气泡。将反应板放置在荧光定量PCR仪中运行反应，设定如下参数。

阶段1：95℃，10分钟；阶段2：95℃，15秒，60℃，1分钟，重复40个循环；样品体积：25μl。

结果计算　取第3到15次循环的荧光强度均值加10倍标准差，或采用阴性对照荧光值的最高点作为荧光阈值。以至少5个连续标准品溶液浓度点生成标准曲线，R^2值应≥0.98，斜率应在−3.1至−3.8范围内；标准品溶液浓度最低点的Ct值，不得高于39。阴性对照组若有Ct值时，不得低于标准品溶液浓度最低点的Ct值；每组加标样品的回收率应在50%～150%之间，RSD≤30%。适当情况下，可剔除第一个或者第六个点，以连续5个标准品溶液浓度点生成标准曲线，系统适用性仍应满足以上条件。以标准品溶液浓度的对数值对其相应的Ct值作直线回归，求得直线回归方程，供试品溶液的Ct值代入直线回归方程，求出供试品中DNA残留量。

注意事项　(1)当DNA残留量低于标准曲线最低浓度点时，应为限量测定。

(2)供试品首次应用本法测定时需要进行方法学验证，具体要求参照本通则第二法。

(3)引物及探针设计　建议针对具有种属特异性的高度重复序列进行设计。设计的引物及探针应经过验证，其灵敏度、特异性、重复性、精确性能够达到要求。

(4)PCR反应体系及反应条件可按照具体使用的仪器及试剂进行相应的调整，实验应在符合检测要求的洁净条件下进行，排除核酸和核酸酶的污染。

3408　抗生素残留量检查法(培养法)

本法系依据在琼脂培养基内抗生素对微生物的抑制作用，比较对照品与供试品对接种的试验菌产生的抑菌圈的大小，检查供试品中氨苄西林或四环素残留量。

磷酸盐缓冲液的制备　称取磷酸二氢钾8.0g、磷酸氢二钾2.0g，加水溶解并稀释至1000ml，经121℃灭菌30分钟（pH 6.0）。

抗生素Ⅱ号培养基的制备　称取胨6g、牛肉提取粉1.5g和酵母浸出粉6g，加适量水溶解后，加入琼脂13～14g，加热使之溶胀，滤过，取上清液，加入葡萄糖1g，振摇使溶解，加水至1000ml，调pH值，使灭菌后pH值为6.5～6.6；分装于玻璃管或锥形瓶中，经115℃灭菌30分钟，4℃保存。

供试品溶液的制备　除另有规定外，液体供试品直接检测，冻干供试品按照标示量复溶后检测。

对照品溶液的制备　取氨苄西林对照品适量，用0.01mol/L盐酸溶解并制成每1ml中含氨苄西林10.0mg的溶液，精密量取适量，用磷酸盐缓冲液稀释成每1ml中含1.0μg的溶液。

取四环素对照品适量，用0.9%氯化钠溶液溶解并稀释成每1ml中含0.125μg的溶液(临用新制)。

菌悬液的制备　(1)金黄色葡萄球菌(*Staphylococcus aureus*)悬液　用于检测氨苄西林。取金黄色葡萄球菌[CMCC (B) 26003]营养琼脂斜面培养物，接种于营养琼脂斜面上，35～37℃培养20～22小时。临用时，用灭菌水或0.9%无菌氯化钠溶液将菌苔洗下，备用。

(2)藤黄微球菌(*Micrococcus luteus*)悬液　用于检测四环素。取藤黄微球菌[CMCC(B)28001]营养琼脂斜面培养物，接种于营养琼脂斜面上，置26～27℃培养24小时。临用时，用0.9%无菌氯化钠溶液将菌苔洗下并调节菌悬液浓度，使10倍稀释后600nm吸光度值约为0.3，备用。

检查法　取直径8cm或10cm的培养皿，注入融化的抗生素Ⅱ号培养基15～20ml，使在碟底均匀摊布，置水平台上使凝固，作为底层。取抗生素Ⅱ号培养基10～15ml置于1支50℃水浴预热的试管中，加入0.5%～1.5%(ml/ml)的菌悬液100～300μl混匀，取适量注入已铺制底层的培养皿中，置水平台上，冷却后，在每个培养皿上等距离均匀放置钢管(内径6～8mm、壁厚1～2mm、管高10～15mm的不锈钢管，表面应光滑平整)，于钢管中依次滴加供试品溶液、阴性对照溶液(磷酸盐缓冲液)及对照品溶液。培养皿置37℃培养18～22小时。

结果判定　对照品溶液应有抑菌圈，阴性对照溶液应无抑菌圈。供试品溶液抑菌圈的直径小于对照品溶液抑菌圈的直径时判为阴性；否则判为阳性。

【附注】　本试验应在无菌条件下进行，使用的玻璃仪器、钢管等应无菌。供试品如存在干扰成分，则不宜采用此法，应建立其他适宜方法检测。

3409　激肽释放酶原激活剂测定法

本法系采用显色底物法(或显色基质法)测定供试品中激肽释放酶原激活剂(PKA)含量。

试剂　(1)0.05mol/L三羟甲基氨基甲烷-盐酸(Tris-

HCl)缓冲液(含 0.15mol/L 氯化钠溶液，简称 TNB) 称取 6.06g 三羟甲基氨基甲烷(Tris，分子量为 121.14)及 8.77g 氯化钠，加适量水溶解后，用 1mol/L 盐酸调 pH 值至 8.0，补加水至 1000ml。

(2)2mmol/L 激肽释放酶显色底物(S-2302)溶液 称取 S-2302 12.5mg，加 10ml 水溶解。

(3)前激肽释放酶(PK) 采用适宜方法提纯 PK，小体积分装，-30℃以下保存备用。

PKA 标准品溶液的制备 取 PKA 标准品适量，用 0.85%氯化钠溶液分别稀释成每 1ml 中含 10.0IU、20.0IU、30.0IU、40.0IU、50.0IU 的溶液。按每次用量，小体积分装，-30℃保存备用。用前融化(仅允许冻融 1 次)，并用 TNB 稀释 10 倍。

供试品溶液的制备 取供试品适量，用 TNB 稀释 10 倍。

测定法 取供试品溶液 20μl，加至 96 孔微量滴定板孔内，加 PK 20～50μl，同时开动秒表计时，向每孔加 PK 的时间间隔应相同，将微孔滴定板振荡 1 分钟；加盖，于25～30℃放置 30 分钟后，按加 PK 的顺序和时间间隔向各反应孔加 2mmol/L S-2302 溶液 20μl，振荡 1 分钟；加盖，于25～30℃放置 15 分钟后，再以同样的加液顺序和时间间隔加 50%醋酸溶液 20μl，振荡 1 分钟后，照紫外-可见分光光度法(通则 0401)，在波长 405nm 处测定吸光度；同时以 TNB 20～50μl 代替 PK 20～50μl，同法操作，作为空白对照。用 PKA 标准品溶液的 20μl 替代供试品溶液，同法操作。以 PKA 标准品溶液的 PKA 活性的对数对其相应的吸光度对数作直线回归，求得直线回归方程，计算出供试品 PKA 活性。

【附注】(1)每个 PKA 标准品溶液和供试品溶液做 3 孔，其中 2 个为测定孔、1 个为对照孔，2 个测定孔吸光度差值应小于 0.020。

(2)每次测定可根据供试品 PKA 含量，适当调整 PKA 标准品溶液的范围。

(3)线性回归的相关系数应不低于 0.99。

(4)加 PK、S-2302 及 50%醋酸溶液时，各孔的间隔时间应相同，加液的顺序要一致，尽可能使各孔处于同一反应条件下。

(5)加 PK 和加 S-2302 溶液后的放置时间系从第一孔加液时算起。

(6)如放置温度低于 25℃，应分别在两次反应过程的限定时间内于 37℃放置 10 分钟。

3410 抗补体活性测定法

本法系采用免疫溶血反应作指示系统，根据供试品消耗补体所反映出的溶血率变化，测定供试品的抗补体活性。

试剂 (1)镁-钙贮备液 称取氯化钙 1.103g、氯化镁($MgCl_2 \cdot 6H_2O$)5.083g，加水溶解并稀释至 25ml。

(2)巴比妥缓冲液贮备液 称取氯化钠 41.5g、巴比妥钠 5.1g，加水 800ml 溶解。用 1mol/L 盐酸溶液调 pH 值至 7.3，加镁-钙贮备液 2.5ml，加水稀释至 1000ml，用 0.22μm 膜滤过，4℃保存备用。

(3)明胶巴比妥缓冲液(GVB) 称取明胶 0.625g，加水 30ml 煮沸使溶解，加巴比妥缓冲液贮备液 100ml，再加水稀释至 500ml，新鲜制备，当天使用。

(4)阿氏液(Alsever's 液) 称取枸橼酸 0.5g、枸橼酸钠 8.0g、葡萄糖 20.5g、氯化钠 4.2g，加水溶解并稀释至 1000ml(pH 6.2 左右)。根据一次采羊血需要量将该溶液分装于采血瓶中，116℃蒸汽灭菌 10 分钟(灭菌后，尽快释放蒸汽)。放冷后置 4℃冰箱保存备用。

(5)绵羊红细胞 由绵羊颈静脉无菌采集全血适量，与等体积的阿氏液混合，无菌分装，4℃保存 1 周后方可使用。

(6)溶血素 兔抗羊红细胞血清。

(7)豚鼠血清(补体) 取 10 只以上豚鼠血清，混合，4℃离心除去血细胞，分装，-70℃保存，也可冻干保存。豚鼠血清每 1ml 中的补体总活性应不低于100CH_{50}。

5%羊红细胞悬液制备 取绵羊红细胞适量，用加明胶巴比妥缓冲液至少洗 3 次后，悬浮于适量明胶巴比妥缓冲液中。取 0.2ml 红细胞悬液，加至 2.8ml 水中，待红细胞完全溶解后照紫外-可见分光光度法(通则 0401)在波长 541nm 处测定吸光度，根据下列公式，将该溶液的吸光度调节至 0.62±0.01(每 1ml 红细胞悬液含红细胞 1×10^9 个)。

$$V_f = \frac{V_i \times A}{0.62}$$

式中 V_i 为稀释前红细胞悬液体积，ml；

A 为稀释前红细胞溶解液吸光度；

V_f 为稀释后红细胞悬液体积，ml。

溶血素滴定 按表 1 稀释溶血素。从 1：75 稀释的溶血素开始，1.0ml 不同稀释度的溶血素分别与 5%羊红细胞悬液 1.0ml 混合，37℃放置 30 分钟后，取 0.2ml，加明胶巴比妥缓冲液 1.10ml，稀释的豚鼠补体溶液(如 150 倍稀释补体)0.2ml，37℃放置 60 分钟后，以每分钟 2000 转离心 5 分钟，吸取上清液，照紫外-可见分光光度法(通则 0401)在波长 541nm 处测定各管吸光度。每个稀释度做 2 管，同时再做 3 管未溶血对照管(明胶巴比妥缓冲液 1.4ml，加 5%羊红细胞悬液 0.1ml)，3 管全溶血管(水 1.4ml 加 5%羊红细胞悬液 0.1ml)，同法操作。按下式计算各管溶血率(Y)，以 Y 值为纵坐标，以不同溶血素稀释度为横坐标作图，从而确定敏化羊红细胞所用的溶血素的稀释度。选择增加溶血素的量也不影响 Y 值的溶血素的稀释度，为每 1ml 含 1 个最小溶血单位(即每 1ml 含 1MHU)。最小溶血率应在 50%～70%范围，否则试验不成立。

$$Y=\frac{\text{各管吸光度}-\text{未溶血对照管吸光度}}{\text{全溶血管吸光度}-\text{未溶血对照管吸光度}}\times 100\%$$

表 1　溶血素稀释

制备				制备			
溶血素稀释度	明胶巴比妥缓冲液/ml	溶血素 稀释度	溶血素 ml	溶血素稀释度	明胶巴比妥缓冲液/ml	溶血素 稀释度	溶血素 ml
7.5	0.65	未稀释的	0.1	600	1.00	300	1.0
10	0.90	未稀释的	0.1	800	1.00	400	1.0
75	1.80	7.5	0.2	1200	1.00	600	1.0
100	1.80	10	0.2	1600	1.00	800	1.0
150	1.00	75	1.0	2400	1.00	1200	1.0
200	1.00	100	1.0	3200	1.00	1600	1.0
300	1.00	150	1.0	4800	1.00	2400	1.0
400	1.00	200	1.0				

最适敏化羊红细胞(EA)的制备　量取每 1ml 含 2MHU 的溶血素(A)适量，缓慢注入等体积的 5%羊红细胞(E)悬液中，37℃放置 15 分钟后，2～8℃保存，6 小时内使用。

滴定豚鼠血清中补体活性　用明胶巴比妥缓冲液适当稀释豚鼠血清，然后按表 2 滴定补体。以补体用量的对数对 $Y/(1-Y)$的对数作直线回归，求出直线回归方程的截距(a)、斜率(b)和相关系数(r)。补体活性按下式计算：

$$\text{补体活性}(CH_{50}/ml)=\frac{1}{X}\times\frac{\text{补体稀释倍数}}{5}$$

式中　$1/X$ 为 a 值反对数的倒数。

表 2　补体滴定

	1	2	3	4	5	6	7
GVB/ml	1.2	1.1	1.0	0.9	0.8	0.7	0.6
适当稀释的补体/ml	0.1	0.2	0.3	0.4	0.5	0.6	0.7
EA/ml	0.2	0.2	0.2	0.2	0.2	0.2	0.2
	8	9	10	11	12	13	14
GVB/ml	0.5	0.4	0.3	0.2	0.1	1.3	1.3(水)
适当稀释的补体/ml	0.8	0.9	1.0	1.1	1.2	—	—
EA/ml	0.2	0.2	0.2	0.2	0.2	0.2	0.2

37℃培养 60 分钟→冰浴中冷却→ 每分钟 2000 转离心 5 分钟→取上清液测吸光度

抗补体活性测定　根据测得的豚鼠血清补体活性，用加明胶巴比妥缓冲液稀释成每 1ml 含 100CH_{50}溶液，按表 3 制备培养混合物。表 3 中静注人免疫球蛋白(IVIG)是按每 1ml 含 50mg 浓度计算的。如果 IVIG 的浓度不是每 1ml 含 50mg 时，则按下式计算 IVIG 的加量(V)，然后再根据 IVIG 的实际取量计算明胶巴比妥缓冲液的加入量；但要保持供试品加缓冲液的总量为 0.8ml。将此混合物于 37℃放置 60 分钟后，取 0.2ml 加 9.8ml 明胶巴比妥缓冲液(50 倍稀释)，测定剩余补体活性。

$$V(ml)=\frac{10mg}{\text{供试品每 1ml 中蛋白质含量}(mg)}$$

表 3　供试品及补体对照管制备

	供试品管/ml	补体对照管/ml
供试品(50mg/ml)	0.2	—
明胶巴比妥缓冲液	0.6	0.8
补体(100CH_{50}/ml)	0.2	0.2

按下式计算供试品抗补体活性。D 为每 1ml 含 80～120CH_{50}时，试验成立。

$$\text{供试品抗补体活性}(\%)=\frac{D-G}{D}\times 100$$

式中　D 为补体对照管剩余补体活性，CH_{50}/ml；

G 为供试品管剩余补体活性，CH_{50}/ml。

【附注】(1)洗红细胞时，务必将白细胞弃掉。

(2)敏化红细胞时一定要慢慢轻摇。

(3)仅允许使用澄清明胶溶液。

3411　牛血清白蛋白残留量测定法

本法系采用酶联免疫吸附法测定供试品中残余牛血清白蛋白(BSA)含量。

供试品溶液　供试品如为冻干剂型，检测前应按标示量复溶后混匀，室温静置 30 分钟，检测前应再次混匀。供试品如为液体剂型可直接用于检测。

干扰试验　首次采用该法检测的供试品应进行干扰试验。

制备溶液Ⅰ(供试品倍比稀释)、溶液Ⅱ(供试品和 30ng/ml 的内控标准品等量混合)和溶液Ⅲ(30ng/ml 的内控标准品倍比稀释)。当供试品溶液 BSA 含量高于试剂盒测定范围中点时，则 2 倍稀释后制备溶液Ⅰ和溶液Ⅱ。溶液Ⅰ、溶液Ⅱ可倍比稀释测定，溶液Ⅲ应多孔测定(至少 10 孔以上)，并在试验间均匀添加。按测定法操作，分别测定溶液Ⅰ、溶液Ⅱ、溶液Ⅲ的 BSA 含量，溶液Ⅰ与溶液Ⅱ的含量之差应在溶液Ⅲ含量测定值的 95%可信区间内，表明供试品不会对该检测法产生干扰作用。

测定法　按试剂盒说明书进行，并采用试剂盒提供的供试品稀释液稀释供试品，供试品应至少进行 2 个稀释度测定，每个稀释度做双孔平行测定。试剂盒标准品的吸光度、内控参考品测定值、标准品线性相关系数、双孔测定吸光度均应在试剂盒要求范围内，试验有效。以标准品溶液的浓度对其相应的吸光度作直线回归，将供试品的吸光度代入直线回归方程，再乘以稀释倍数，计算出供试品中 BSA 含量。

【附注】(1)当同一供试品的低稀释度吸光度明显低于高稀释度吸光度时，可能存在 HOOK 效应或操作失误，需重试或调整稀释倍数进行检测。

(2)测定 BSA 含量的容器具应专用，防止实验室中 BSA 污染。

3412　大肠埃希菌菌体蛋白质残留量测定法

本法系采用酶联免疫吸附法测定大肠埃希菌表达系统生产的重组制品中菌体蛋白质残留量。

试剂　(1)包被液(pH 9.6 碳酸盐缓冲液)　称取碳酸钠 0.32g、碳酸氢钠 0.586g，置 200ml 量瓶中，加水溶解并稀释至刻度。

(2)磷酸盐缓冲液(pH 7.4)　称取氯化钠 8g、氯化钾 0.2g、磷酸氢二钠 1.44g、磷酸二氢钾 0.24g，加水溶解并稀释至 500ml，121℃灭菌 15 分钟。

(3)洗涤液(pH 7.4)　量取聚山梨酯 20 0.5ml，加磷酸盐缓冲液至 500ml。

(4)稀释液(pH 7.4)　称取牛血清白蛋白 0.5g，加洗涤液溶解并稀释至 100ml。

(5)浓稀释液　称取牛血清白蛋白 1.0g，加洗涤液溶解并稀释至 100ml。

(6)底物缓冲液(pH 5.0 枸橼酸-磷酸盐缓冲液)　称取磷酸氢二钠($Na_2HPO_4 \cdot 12H_2O$)1.84g、枸橼酸 0.51g，加水溶解并稀释至 100ml。

(7)底物液　取邻苯二胺 8mg、30%过氧化氢 30μl，溶于底物缓冲液 20ml 中。临用时现配。

(8)终止液　1mol/L 硫酸溶液。

标准品溶液　按菌体蛋白质标准品说明书加水复溶，精密量取适量，用稀释液稀释成每 1ml 中含菌体蛋白质 500ng、250ng、125ng、62.5ng、31.25ng、15.625ng、7.8125ng 的溶液。

供试品溶液　取供试品适量，用稀释液稀释成每 1ml 中约含 250μg 的溶液。如供试品每 1ml 中含量小于 500μg 时，用浓稀释液稀释 1 倍。

测定法　取兔抗大肠埃希菌菌体蛋白质抗体适量，用包被液溶解并稀释成每 1ml 中含 10μg 的溶液，以 100μl/孔加至 96 孔酶标板内，4℃放置过夜(16～18 小时)。用洗涤液洗板 3 次；用洗涤液制备 1%牛血清白蛋白溶液，以 200μl/孔加至酶标板内，37℃放置 2 小时；将封闭好的酶标板用洗涤液洗板 3 次；以 100μl/孔加入标准品溶液和供试品溶液，每个稀释度做双孔，同时加入 2 孔空白对照(稀释液)，37℃放置 2 小时；用稀释液稀释辣根过氧化物酶(HRP)标记的兔抗大肠埃希菌菌体蛋白质抗体 1000 倍，以 100μl/孔加至酶标板内，37℃放置 1 小时，用洗涤液洗板 10 次，以 100μl/孔加入底物液，37℃避光放置 40 分钟，以 50μl/孔加入终止液终止反应。用酶标仪在波长 492nm 处测定吸光度，应用计算机分析软件进行读数和数据分析，也可使用手工作图法计算。

以标准品溶液吸光度对其相应的浓度作标准曲线，并以供试品溶液吸光度在标准曲线上得到相应菌体蛋白质含量，按以下公式计算：

$$供试品菌体蛋白质残留量(\%)=\frac{c \times n}{T \times 10^6} \times 100$$

式中　c 为供试品溶液中菌体蛋白质含量，ng/ml；

n 为供试品稀释倍数；

T 为供试品蛋白质含量，mg/ml。

注：也可采用经验证的酶联免疫试剂盒进行测定。

3413　假单胞菌菌体蛋白质残留量测定法

本法系采用酶联免疫吸附法测定假单胞菌表达系统生产的重组制品菌体蛋白质残留量。

试剂　(1)包被液(pH 9.6 碳酸盐缓冲液)　精密称取碳酸钠 0.32g、碳酸氢钠 0.586g，置 200ml 量瓶中，加水溶解并稀释至刻度。

(2)磷酸盐缓冲液　称取氯化钠 8.0g、氯化钾 0.20g、磷酸氢二钠 1.44g、磷酸二氢钾 0.24g，置 500ml 量瓶中，加水溶解并稀释至刻度，121℃灭菌 15 分钟。

(3)洗涤液　量取聚山梨酯 20 0.5ml，加磷酸盐缓冲液稀释至 500ml。

(4)浓稀释液　称取牛血清白蛋白 1.0g，加洗涤液溶解并稀释至 100ml。

(5)稀释液　浓稀释液与水等体积混合。

(6)底物缓冲液(0.005mol/L 醋酸钠-枸橼酸缓冲液)　称取醋酸钠 0.68g、枸橼酸($C_6H_8O_7 \cdot H_2O$)1.05g，加水溶解并稀释至 1000ml，调 pH 值至 3.6。

(7)底物液 A　称取 3,3′,5,5′-四甲基联苯胺(TMB) 0.08g，加二甲基亚砜 40ml 溶解，加甲醇 60ml，混匀，加底物缓冲液 100ml，避光搅拌 2 小时至完全溶解，室温静置 4 小时。

(8)底物液 B　量取 1.5%过氧化氢溶液 3.2ml，加底物缓冲液至 1000ml。

(9)底物液　临用前取底物液 A、B 等体积混匀。

(10)终止液　2mol/L 硫酸溶液。

标准品溶液　按试剂盒使用说明书用稀释液溶解菌体蛋白质标准品，精密量取适量，用稀释液稀释成每 1ml 中含菌体蛋白质 20ng、10ng、5ng、2.5ng、1.2ng、0.6ng、0.3ng 的溶液。

供试品溶液　取供试品适量，用稀释液稀释成每 1ml

中约含蛋白质100μg的溶液。如供试品每1ml中含蛋白质量小于200μg时，用浓稀释液将供试品稀释1倍。

测定法　取包被抗体，用包被液稀释至适宜的浓度(稀释倍数参见试剂盒说明书)，以100μl/孔加至96孔酶标板内，于2～8℃放置16～20小时；用洗涤液洗板3次；用洗涤液制备1%牛血清白蛋白溶液，以200μl/孔加至酶标板内，置室温振荡(每分钟200～300转)1小时，用洗涤液洗板3次；以100μl/孔加入标准品溶液和供试品溶液，每个稀释度做双孔，同时加入2孔空白对照(稀释液)，置室温振荡(每分钟200～300转)1小时；用洗涤液洗板3次；按试剂盒说明书用稀释液稀释一抗至适宜的浓度，以100μl/孔加至酶标板内，置室温振荡(每分钟200～300转)1小时；用洗涤液洗板3次；然后按试剂盒说明书用稀释液稀释辣根过氧化物酶(HRP)标记的二抗至适宜的浓度，以100μl/孔加至酶标板内，置室温振荡(每分钟200～300转)30分钟，用洗涤液洗板8次；以100μl/孔加入底物液，置室温避光反应10～15分钟，以100μl/孔加入终止液终止反应。用酶标仪在波长450nm处测定吸光度，应用计算机分析软件进行读数和数据分析，也可使用手工作图法计算。

以标准品溶液吸光度对其相应的浓度作标准曲线，并以供试品溶液吸光度在标准曲线上得到相应菌体蛋白质含量，按以下公式计算：

$$供试品菌体蛋白质残留量(\%)=\frac{c\times n}{T\times 10^6}\times 100$$

式中　c为供试品溶液中菌体蛋白质含量，ng/ml；

n为供试品稀释倍数；

T为供试品蛋白质含量，mg/ml。

注：也可采用经验证的酶联免疫试剂盒进行测定。

3414　酵母工程菌菌体蛋白质残留量测定法

本法系采用酶联免疫吸附法测定酵母表达系统生产的重组制品菌体蛋白质残留量。

试剂　(1)包被液(pH 9.6碳酸盐缓冲液)　称取碳酸钠0.32g、碳酸氢钠0.586g，加水溶解并稀释至200ml。

(2)PBS　称取氯化钠8.0g、氯化钾0.20g、磷酸氢二钠1.44g、磷酸二氢钾0.24g，加水溶解并稀释至1000ml，调pH值至7.4，121℃灭菌15分钟。

(3)洗涤液(PBS-Tween20)　量取0.5ml聚山梨酯20，加PBS至1000ml。

(4)稀释液　称取牛血清白蛋白0.5g，加洗涤液溶解并稀释至100ml。

(5)底物缓冲液(0.005mol/L醋酸钠-枸橼酸缓冲液)　称取醋酸钠0.68g、枸橼酸($C_6H_8O_7\cdot H_2O$)1.05g，加水溶解并稀释至1000ml，调pH值至3.6。

(6)底物液A　称取3,3′,5,5′-四甲基联苯胺(TMB)0.08g，加二甲基亚砜40ml溶解，加甲醇60ml，混匀，加底物缓冲液100ml，避光搅拌2小时至完全溶解，室温静置4小时。

(7)底物液B　量取1.5%过氧化氢溶液3.2ml，加底物缓冲液至1000ml。

(8)底物液　临用前取底物液A、底物液B等体积混匀。

(9)终止液　1mol/L硫酸溶液。

标准品溶液　按试剂盒使用说明书加水复溶，精密量取适量，用稀释液稀释成每1ml中含菌体蛋白质1000ng、500ng、250ng、125ng、62.5ng的溶液。

供试品溶液　取供试品适量，用稀释液稀释成适当浓度。

测定法　取豚鼠抗酵母工程菌蛋白质抗体适量，用包被液稀释成适当浓度，以100μl/孔加至酶标板内，用保鲜膜封好，于4℃放置过夜；用洗涤液洗板3次，用洗涤液制备1%牛血清白蛋白溶液，以200μl/孔加至酶标板内，37℃放置2小时；将封闭好的酶标板用洗涤液洗板3次；以100μl/孔加入标准品溶液及供试品溶液，每个稀释度做双孔，同时加入2孔空白对照(稀释液)，封板，37℃放置1小时；用洗涤液洗板6次；按试剂盒使用说明书取兔抗酵母工程菌蛋白质抗体适量，用稀释液稀释成适当浓度，以100μl/孔加至酶标板内，封板，37℃放置1小时；用洗涤液洗板6次；用稀释液稀释辣根过氧化物酶标记的羊抗兔抗体溶液(IgG-HRP)至适当浓度，以100μl/孔加至酶标板内，用保鲜膜封好，37℃放置1小时；用洗涤液洗板6次，以100μl/孔加入底物液，室温避光放置5～10分钟；以100μl/孔加入终止液终止反应。用酶标仪以630nm波长为参比波长，在波长450nm处测定吸光度，应用计算机分析软件进行读数和数据分析，也可使用手工作图法计算。

以标准品溶液吸光度对其相应的浓度作标准曲线，并以供试品溶液吸光度在标准曲线上得到相应菌体蛋白质含量，按以下公式计算：

$$供试品菌体蛋白质残留量(\%)=\frac{c\times n}{T\times 10^6}\times 100$$

式中　c为供试品溶液中菌体蛋白质含量，ng/ml；

n为供试品稀释倍数；

T为供试品蛋白质含量，mg/ml。

注：也可采用经验证的酶联免疫试剂盒进行测定。

3415　类A血型物质测定法(血凝抑制法)

本法系采用标准类A血型物质和供试品分别与抗A血型血清反应，通过比较血凝反应终点，测定供试品中类A血型物质含量。

1%A 型人红细胞悬液　将 6 人份 A 型血等量混合，加适量 0.9%氯化钠溶液混匀，以每分钟 2000 转离心 10 分钟，倾去上清液，用 0.9%氯化钠溶液洗 3 次，吸取沉积红细胞 1ml，加 0.9%氯化钠溶液 99ml，混匀，制成 1%A 型人红细胞悬液。

标准类 A 血型物质溶液的制备　将标准品制成每 1ml 中含 1mg 的标准溶液。取 1 组 10 支直径 9mm 的试管，将标准溶液用 0.9%氯化钠溶液做 2 倍系列稀释，体积为 0.1ml，由1/100稀释度(每 1ml 含 0.01mg)开始。

供试品溶液　取 1 组 10 支直径 9mm 的试管，将供试品用 0.85%～0.90%氯化钠溶液做 2 倍系列稀释，体积为 0.1ml，由供试品开始。

抗 A 血型血清试验剂量的测定　取 1 组 10 支直径 9mm 的试管，将抗 A 血型血清用 0.9%氯化钠溶液做 2 倍系列稀释，体积为 0.1ml，由 1/2 稀释度开始，加 1% A 型人红细胞悬液 0.1ml；同时取 0.9%氯化钠溶液 0.1ml 与 1% A 型人红细胞 0.1ml 作为阴性对照。摇匀，室温放置 15 分钟，以每分钟 1500 转离心 1 分钟，根据细胞沉降压缩情况观察凝集程度。以呈现完全凝集(＋＋＋＋)的抗 A 血型血清的最高稀释度为 1 个抗体试验剂量。

测定法　在每稀释度供试品及标准类 A 血型物质溶液中分别加含 2 个抗体试验剂量的抗 A 血型血清 0.1ml。摇匀，36.5～37.5℃放置 10 分钟，再于上述各管中分别加入 1% A 型人红细胞悬液 0.1ml，摇匀，36.5～37.5℃放置 15 分钟，以每分钟 1500 转离心 1 分钟，根据红细胞沉降压缩情况观察凝集程度。

结果判定　供试品呈现完全血凝抑制(终点)的最高稀释倍数乘以对照组呈现相似血凝抑制的最高倍稀释管的血型物质含量，即为每 1ml 供试品所含类 A 血型物质的质量(mg)。

3416　鼠 IgG 残留量测定法

本法系用酶联免疫吸附法测定经单克隆抗体亲和色谱方法纯化的重组制品中鼠 IgG 残留量。

试剂　(1)包被液(pH 9.6 碳酸盐缓冲液)　称取碳酸钠 0.32g、碳酸氢钠 0.586g，加水溶解并稀释至 200ml。

(2)PBS(pH 7.4)　称取氯化钠 8.0g、氯化钾 0.20g、磷酸氢二钠 1.44g、磷酸二氢钾 0.24g，加水溶解并稀释至 1000ml，121℃灭菌 15 分钟。

(3)洗涤液(PBS-Tween20)　量取聚山梨酯 20 0.5ml，加 PBS 稀释至 1000ml。

(4)稀释液　称取牛血清白蛋白 0.5g，加洗涤液溶解并稀释至 100ml。

(5)底物缓冲液(枸橼酸-PBS)　称取磷酸氢二钠($Na_2HPO_4 \cdot 12H_2O$)1.84g、枸橼酸 0.51g，加水溶解并稀释至 100ml。

(6)底物液　取邻苯二胺 8mg、30%过氧化氢溶液 30μl，溶于底物缓冲液 20ml 中。临用前配制。

标准品溶液　按使用说明书用适量水复溶鼠 IgG 标准品。精密量取适量，用稀释液稀释成每 1ml 中含 100ng、50ng、25ng、12.5ng、6.25ng、3.13ng 的溶液。

供试品溶液　取供试品适量，用稀释液稀释成每 1ml 中含 1 个成品剂量(如未能确定制剂的规格，则按成品的最大剂量计算)的溶液。

测定法　取山羊抗鼠 IgG 抗体适量，用包被液稀释成每 1ml 含 10μg 的溶液；以 100μl/孔加至 96 孔酶标板内，4℃放置过夜(16～18 小时)，用洗涤液洗板 3 次；用洗涤液制备 1%牛血清白蛋白溶液，以 200μl/孔加至酶标板内，37℃ 封闭 2 小时，将封闭好的酶标板用洗涤液洗 3 次，以 100μl/孔加标准品溶液和供试品溶液，37℃放置 1 小时，将封闭好的酶标板用洗涤液洗 3 次；按使用说明书用稀释液稀释辣根过氧化物酶标记的绵羊抗鼠 IgG 抗体，以 100μl/孔加至酶标板内，37℃放置 30 分钟，用洗涤液洗板 3 次；以 50μl/孔加入底物液，37℃避光放置 20 分钟，以 50μl/孔加入终止液(1mol/L 硫酸溶液)终止反应。用酶标仪在波长 492nm 处测定吸光度，应用计算机分析软件进行读数和数据分析，也可使用手工作图法计算。

以标准品溶液吸光度对其相应的浓度作标准曲线，线性回归的相关系数应大于 0.995。以供试品溶液吸光度在标准曲线上读出相应的鼠 IgG 残留量。

$$供试品的鼠 IgG 残留量(ng/剂量)=\frac{c\times n\times F}{T}$$

式中　c 为供试品溶液鼠 IgG 残留量，ng/ml；

n 为供试品溶液的稀释倍数；

F 为成品的剂量规格，IU/剂量或 μg/剂量；

T 为供试品的效价或主成分蛋白质含量，IU/ml 或 μg/ml。

3417　无细胞百日咳疫苗鉴别试验(酶联免疫吸附法)

本法系采用酶联免疫吸附法测定无细胞百日咳疫苗有效组分百日咳毒素(PT)和丝状血凝素(FHA)。

试剂　(1)包被液(pH 9.6 碳酸盐缓冲液)　称取碳酸钠 1.59g、碳酸氢钠 2.93g，加水溶解，定容至 1000ml。

(2)磷酸盐缓冲液(pH 7.4)　称取氯化钠 8.0g、氯化钾 0.20g、磷酸氢二钠 1.44g、磷酸二氢钾 0.24g，加水溶解并稀释至 1000ml，121℃灭菌 15 分钟。

(3)洗涤液(PBS-Tween20)　量取聚山梨酯 20(Tween20) 0.5ml，加磷酸盐缓冲液稀释至 1000ml。

(4)封闭液　称取牛血清白蛋白1.0g，加洗涤液溶解并稀释至100ml。

(5)稀释液　称取牛血清白蛋白0.5g，加洗涤液溶解并稀释至100ml。

(6)底物缓冲液(0.005mol/L醋酸钠-枸橼酸缓冲液)　称取醋酸钠0.68g、枸橼酸($C_6H_8O_7 \cdot H_2O$)1.05g，加水溶解并稀释至1000ml，调pH值至3.6。

(7)底物液A　称取3,3′,5,5′-四甲基联苯胺(TMB)0.08g，加二甲基亚砜40ml溶解，加甲醇60ml，混匀，加底物缓冲液100ml，避光搅拌2小时至完全溶解，室温静置4小时后使用。

(8)底物液B　量取1.5%过氧化氢溶液3.2ml，加底物缓冲液稀释至1000ml。

(9)底物液　取底物液A和底物液B等体积混匀，临用前配制。

(10)终止液　2mol/L硫酸溶液。

阳性对照的制备　用纯化的PT或FHA参考品作阳性对照(2～8μg/ml)。

阴性对照的制备　用PBS或其他适宜的对照品作阴性对照。

供试品溶液　取疫苗供试品适量，加枸橼酸钠或其他适宜的试剂进行疫苗解吸附处理。

测定法　分别取PT抗体或FHA抗体(2～5μg/ml)适量，以100μl/孔加至酶标板内，用封口膜封好，2～8℃放置16～20小时；用洗涤液洗板3次，以200μl/孔加封闭液至酶标板内，用封口膜封好，37℃放置1小时；将封闭好的酶标板用洗涤液洗板3次，以100μl/孔加入PT或FHA阳性对照和供试品溶液，37℃放置1小时；用洗涤液洗板6次，稀释辣根过氧化物酶标记的PT抗体或FHA抗体至适当浓度，以100μl/孔加至酶标板内，用封口膜封好，37℃放置1小时；用洗涤液洗板6次，以100μl/孔加入底物液，室温避光放置5～15分钟；以50μl/孔加入终止液终止反应。用酶标仪在适宜波长处测定吸光度。

结果判定　Cutoff值为阴性对照吸光度的2.1倍。阳性对照的吸光度应大于Cutoff值。

供试品溶液的吸光度大于Cutoff值者为阳性。

3418　抗毒素、抗血清制品鉴别试验(酶联免疫吸附法)

本法系采用酶联免疫吸附法检查抗毒素、抗血清制品的蛋白质成分。

试剂　(1)包被液(pH 9.6碳酸盐缓冲液)　称取碳酸钠0.32g、碳酸氢钠0.586g，加水溶解并稀释至200ml。

(2)磷酸盐缓冲液(pH 7.4)　称取氯化钠8.0g、氯化钾0.20g、无水磷酸氢二钠1.44g、磷酸二氢钾0.24g，加水溶解并稀释至1000ml，121℃灭菌15分钟。

(3)洗涤液(PBS-Tween20)　量取聚山梨酯20 0.5ml，加磷酸盐缓冲液至1000ml。

(4)封闭液　称取牛血清白蛋白2.0g，加洗涤液溶解并稀释至100ml。

(5)稀释液　称取牛血清白蛋白0.5g，加洗涤液溶解并稀释至100ml。

(6)底物缓冲液(0.005mol/L醋酸钠-枸橼酸缓冲液)　称取醋酸钠0.68g、枸橼酸($C_6H_8O_7 \cdot H_2O$)1.05g，加水溶解并稀释至1000ml，调pH值至3.6。

(7)底物液A　称取3,3′,5,5′-四甲基联苯胺0.08g，加二甲基亚砜40ml溶解，加甲醇60ml，混匀，加底物缓冲液100ml，避光搅拌2小时至完全溶解，避光室温静置4小时。

(8)底物液B　量取1.5%过氧化氢溶液3.2ml，加底物缓冲液稀释至1000ml。

(9)底物液　取底物液A、底物液B等体积混匀。临用前配制。

(10)终止液　2mol/L硫酸溶液。

阴性对照、阳性对照的制备　用马IgG作阳性对照，用人IgG、牛IgG、羊IgG、猪IgG作阴性对照，取阴性对照、阳性对照，用包被液稀释至适宜浓度。

供试品溶液　取供试品适量，用包被液稀释成5～10μg/ml。

测定法　取供试品溶液及对照溶液，分别以100μl/孔加至酶标板内，供试品溶液及对照溶液均做双孔，用封口膜封好，2～8℃放置16～20小时；用洗涤液洗板3次，用封闭液以200μl/孔加至酶标板内，用封口膜封好，37℃放置1小时；将封闭好的酶标板用洗涤液洗板3次，用稀释液按1∶2000稀释辣根过氧化物酶标记的兔抗马IgG抗体，以100μl/孔加至酶标板内，用封口膜封好，37℃放置1小时；用洗涤液洗板6次，以100μl/孔加入底物液，室温避光放置5～15分钟；以100μl/孔加入终止液终止反应。用酶标仪在波长450nm处测定吸光度。

结果判定　取4种阴性对照中吸光度最高的计算Cutoff值，Cutoff值为阴性对照吸光度(2孔平均值)的2.1倍。阳性对照的吸光度大于Cutoff值则试验成立，供试品吸光度大于Cutoff值时为阳性，表示供试品与马IgG同源。

3419　A群脑膜炎球菌多糖分子大小测定法

第一法　测磷法(仲裁法)

本法用于测定细菌荚膜多糖在色谱柱中的分配系数

(K_D)和多糖在规定 K_D 值以前的回收率。

试剂　(1)流动相　称取氯化钠 11.7g、叠氮钠 0.1g，加水使溶解成 1000ml，混匀，用 0.1mol/L 氢氧化钠溶液调 pH 值至 7.0。

(2)蓝色葡聚糖 2000 溶液　称取蓝色葡聚糖 2000 20mg，加流动相使溶解成 10ml。

(3)维生素 B_{12}溶液　称取 10mg 维生素 B_{12}，加流动相使溶解成 10ml。

色谱柱的制备　取琼脂糖 4B 凝胶或琼脂糖 CL-4B 凝胶约 200ml，加流动相 400ml 充分搅拌，放置约 1 小时使其沉淀，倾去上层含悬浮颗粒的悬液。如此反复 3～5 次后，加流动相 200ml，混匀，抽去凝胶中的空气，装于 1.5cm × 90cm 色谱柱中，约 87cm 高，用流动相洗脱，流速为每小时 15～20ml，以 2～3 倍柱床体积的流动相洗脱(约 500ml)，使柱床平衡。

色谱柱的标定　取蓝色葡聚糖 2000 溶液 1ml，加至已平衡的色谱柱中，以流动相洗脱，流速每小时 15～20ml，用组分收集器收集洗脱液，每管收集 3～5ml，照紫外-可见分光光度法(通则 0401)，在波长 260nm 处测定各管洗脱液的吸光度，以吸光度为纵坐标，洗脱液体积(ml)为横坐标分别作图，波长 260nm 处的峰顶洗脱液体积为空流体积 V_o。

量取维生素 B_{12}溶液 1ml，自“加至已平衡的色谱柱中”起，同法操作，370nm 波长处的峰顶洗脱液体积为柱床体积 V_i。

测定法　取供试品约 1ml(含多糖抗原 3～5mg，如为冻干制品可用流动相溶解)，加至已标定的色谱柱中，用流动相洗脱，用组分收集器收集洗脱液，每管收集 5ml，照磷测定法(通则 3103)测定每管洗脱液的磷含量。以供试品每管洗脱液的磷含量为纵坐标，洗脱液体积(ml)为横坐标作图，主峰峰顶洗脱液体积为 V_e。

按下式计算：

$$K_D=\frac{V_e-V_o}{V_i-V_o}$$

式中　K_D 为供试品分配系数；

V_e 为供试品洗脱液体积，ml；

V_o 为空流体积，ml；

V_i 为柱床体积，ml。

计算供试品在 K_D 值<0.5 的多糖回收率：

$$R_x(\%)=\frac{A_x}{A_t}\times 100$$

式中　R_x 为 K_D 值<0.5 供试品的多糖回收率，%；

A_x 为供试品在 K_D 值<0.5 各管洗脱液的磷含量之和；

A_t 为供试品所有管洗脱液的磷含量之和。

第二法　仪器法

试剂与色谱柱的制备同第一法。

色谱柱的标定　量取蓝色葡聚糖 2000 溶液 1ml 与维生素 B_{12}溶液 0.2ml，混匀后加至已平衡的色谱柱中，以流动相洗脱，流速每小时 15～20ml，检测波长 206nm，用组分收集器收集洗脱液，记录色谱图，色谱图中，第一峰为蓝色葡聚糖 2000 峰，峰顶的洗脱液体积为空流体积 V_o；第二峰为维生素 B_{12} 峰，峰顶的洗脱液体积为柱床体积 V_i。

测定法　取供试品约 1ml(含多糖抗原 3～5mg，如为冻干制品可用流动相溶解)，加至已标定的色谱柱中，用流动相洗脱，流速为每小时 15～20ml，检测波长 206nm，用组分收集器收集洗脱液，记录色谱图，即得。

按下式计算：

$$K_D=\frac{V_e-V_o}{V_i-V_o}$$

式中　K_D 为供试品分配系数；

V_e 为供试品洗脱液体积，ml；

V_o 为空流体积，ml；

V_i 为柱床体积，ml。

计算供试品在 K_D 值<0.5 的多糖回收率：

$$R_x(\%)=\frac{A_x}{A_t}\times 100$$

式中　R_x 为 K_D 值<0.5 供试品的多糖回收率，%；

A_x 为供试品在 K_D 值<0.5 的色谱图面积；

A_t 为供试品色谱图总面积。

【附注】过柱操作在 10～20℃进行。

3420　伤寒 Vi 多糖分子大小测定法

本法用于测定细菌荚膜多糖在色谱柱中的分配系数(K_D)和多糖在规定 K_D 值以前的回收率。

试剂、色谱柱的制备与色谱柱标定　同通则 3419 第二法。

测定法　取供试品约 1ml(含多糖抗原 3～5mg)，加至已标定的色谱柱中，用流动相洗脱，流速为每小时15～20ml，用组分收集器收集洗脱液，每管 3～5ml。照 *O* -乙酰基测定法(通则 3117)，测定每管洗脱液中 *O* -乙酰基的含量，求出 *O* -乙酰基含量最高时的洗脱体积，即为多糖主峰峰顶洗脱体积 V_e。

按下式计算：

$$K_D=\frac{V_e-V_o}{V_i-V_o}$$

式中　K_D 为供试品分配系数；

V_e 为供试品洗脱液体积，ml；

V_o 为空流体积，ml；

V_i 为柱床体积，ml。

计算供试品在 K_D 值≤0.25 的多糖回收率：

$$R_x(\%)=\frac{A_x}{A_t}\times 100$$

式中　R_x 为 K_D 值≤0.25 供试品的多糖回收率，%；

A_x 为供试品在 K_D 值≤0.25 各管洗脱液等体积合并液的 *O*-乙酰基含量；

A_t 为供试品所有管洗脱液等体积合并液的 *O*-乙酰基含量。

【附注】过柱操作在 10～20℃进行。

3421　b 型流感嗜血杆菌结合疫苗多糖含量测定法

本法系依据可溶性糖经无机酸处理脱水产生糖醛（戊糖）或糖醛衍生物，生成物能与酚类化合物缩合生成有色物质，以此测定多糖的含量。

试剂　（1）0.1%三氯化铁盐酸溶液　准确称取三氯化铁（$FeCl_3 \cdot 6H_2O$）0.1g，放入清洁的试剂瓶内，加盐酸 100ml，待溶解后置 2～8℃冰箱保存。

（2）地衣酚（3,5-二羟基甲苯）乙醇溶液　称取地衣酚 1g，放入 10ml 量瓶中，加 95%乙醇至 10ml。临用前配制。

（3）25μg/ml 核糖对照品溶液。

测定法　量取 1ml 水，加入 5ml 0.1%三氯化铁盐酸溶液，混匀后再加入 0.4ml 地衣酚乙醇溶液，混匀。水浴 5 分钟后置冰浴，在波长 670nm 处测定吸光度，作为空白对照。

先将供试品用水稀释至核糖含量不高于 25μg/ml，作为供试品溶液，量取 1.0ml 自“加入 5ml 0.1%三氯化铁盐酸溶液”起，同法操作。

分别取核糖对照品溶液 0.1ml、0.2ml、0.4ml、0.6ml、0.8ml、1.0ml 于 10ml 试管中，每管依次加水 0.9ml、0.8ml、0.6ml、0.4ml、0.2ml、0，自“加入 5ml 0.1%三氯化铁盐酸溶液”起，同法操作。

结果计算　以核糖对照品溶液的浓度对其相应的吸光度作直线回归，求得直线回归方程。将供试品溶液的吸光度代入直线回归方程，求出供试品溶液的核糖含量。

$$供试品多糖含量(\mu g/ml)=\frac{a\times n}{0.41}$$

式中　*a* 为供试品溶液的核糖含量，μg/ml；

n 为供试品稀释倍数。

3422　人凝血酶活性检查法

本法系依据凝血酶能使人纤维蛋白原凝固的原理，将供试品和人纤维蛋白原混合，观察是否产生凝块，以此判定供试品是否具有凝血酶活性。

试剂　（1）0.5%纤维蛋白原溶液　用 0.9%氯化钠溶液将复溶的冻干人纤维蛋白原溶液稀释成每 1ml 含 5mg 的溶液。

（2）人凝血酶溶液　用 0.9%氯化钠溶液将复溶的冻干人凝血酶稀释成每 1ml 中含 0.5IU 的溶液。

测定法　取供试品 0.2ml，加 0.5%纤维蛋白原溶液 0.2ml，37℃放置 24 小时，观察有无凝块或纤维蛋白析出。放置期间至少观察 2 次，同时做阴性对照及阳性对照。

（1）阴性对照　用 0.2ml 0.9%氯化钠溶液替代供试品，同法操作。

（2）阳性对照　用 0.2ml 凝血酶溶液（每 1ml 含 0.5IU）替代供试品，同法操作。

结果判定　阴性对照无任何凝块或纤维蛋白析出，阳性对照有凝块或纤维蛋白析出，则试验成立。肉眼观察供试品应无凝块或纤维蛋白析出。

【附注】含肝素的供试品应根据肝素含量，用适量的硫酸鱼精蛋白中和供试品内的肝素（按 10μg 硫酸鱼精蛋白中和 1IU 肝素进行），再取供试品照上述方法检查。

3423　活化的凝血因子活性检查法

本法系依据活化的凝血因子在脑磷脂存在下，使缺血小板人血浆发生凝固的原理，将供试品和缺血小板人血浆及脑磷脂混合，测定凝固时间，根据凝固时间判定供试品是否含有活化的凝血因子。

试剂　（1）缺血小板人血浆　无菌采集人全血于 3.8%枸橼酸钠抗凝剂（体积比 9∶1）中，混匀，以每分钟 1500 转 4℃离心 30 分钟，用塑料注射器取上层 2/3 的血浆，以每分钟 3500 转 4℃离心 30 分钟，取上层 2/3 血浆，分装于塑料管中，每支 3ml，保存于−40℃备用。

（2）三羟甲基氨基甲烷（Tris）缓冲液（pH 7.5）　称取三羟甲基氨基甲烷 7.27g、氯化钠 5.27g，加水溶解并稀释至 1000ml（用盐酸调 pH 值至 7.5）。

（3）脑磷脂混悬液　冻干脑磷脂加水复溶，量取适量用 0.9%氯化钠溶液稀释，稀释后的脑磷脂混悬液应使空白凝固时间在 200～300 秒。

（4）0.025mol/L 氯化钙溶液　称取氯化钙（$CaCl_2 \cdot 2H_2O$）147g 溶于 1000ml 水中，制成 1mol/L 氯化钙贮备液。临用时，用水将 1mol/L 氯化钙贮备液稀释 40 倍。

（5）硫酸鱼精蛋白溶液　称取硫酸鱼精蛋白适量，用 pH 7.5 的 Tris 缓冲液溶解并稀释成适宜浓度的溶液。

供试品溶液　取复溶后的供试品，根据肝素含量测定法（通则 3424）测得的肝素含量加硫酸鱼精蛋白溶液适量，中和供试品中的肝素（10μg 硫酸鱼精蛋白中和 1IU 肝素），再用 Tris 缓冲液（pH 7.5）稀释 10 倍和 100 倍。

测定法　取缺血小板人血浆 0.1ml，加脑磷脂混悬液 0.1ml，混匀，37℃放置 1 分钟，加供试品溶液（10 倍或 100 倍稀释液）0.1ml、已预热至 37℃的 0.025mol/L 氯化钙溶液 0.1ml，记录凝固时间。用 Tris 缓冲液(pH 7.5) 0.1ml 替代供试品溶液，同法操作，作空白对照。

结果判定 空白对照凝固时间不低于 200 秒，试验成立。1∶10 和 1∶100 供试品稀释液凝固时间均应不低于 150 秒。

【附注】(1)直接与血和血浆接触的器具应为塑料制品或硅化的玻璃制品。从供试品稀释到测定完毕应在 30 分钟内完成。

(2)供试品每个稀释度做 2 管。

3424 肝素含量测定法(凝固法)

本法系依据硫酸鱼精蛋白能中和抗凝剂肝素，从而影响血浆凝固时间的原理，测定供试品中肝素含量。

试剂 (1)缺血小板人血浆 无菌采集人全血于 3.8%枸橼酸钠抗凝剂(体积比 9∶1)中，混匀，以每分钟 1500 转 4℃离心 30 分钟，用塑料注射器取上层 2/3 的血浆，以每分钟 3500 转 4℃离心 30 分钟，取上层 2/3 血浆，分装于塑料管中，每支 3ml，−40℃保存备用。

(2)三羟甲基氨基甲烷(Tris)缓冲液(pH 7.5) 称取三羟甲基氨基甲烷 7.27g、氯化钠 5.27g，加水溶解并稀释至 1000ml(用盐酸调 pH 值至 7.5)。

(3)脑磷脂混悬液 冻干脑磷脂加水复溶，取适量，用 0.9%氯化钠溶液稀释，稀释后的脑磷脂混悬液应使空白凝固时间在 200～300 秒。

(4)0.025mol/L 氯化钙溶液 称取氯化钙($CaCl_2 \cdot 2H_2O$) 147g 溶于 1000ml 水中，制成 1mol/L 氯化钙贮备液。临用时，用水将 1mol/L 氯化钙贮备液稀释 40 倍。

(5)硫酸鱼精蛋白溶液 取硫酸鱼精蛋白适量，用 pH 7.5 Tris 缓冲液溶解并稀释成每 1ml 含 1～20mg 的溶液。

供试品溶液 于每支含不同浓度的硫酸鱼精蛋白溶液 10μl 的塑料管中，分别加入按标示量复溶后的供试品 0.5ml，混匀。

测定法 在已含有缺血小板人血浆 0.1ml 的塑料管中，加入脑磷脂混悬液 0.1ml，混匀，37℃放置 1 分钟，加供试品溶液 0.1ml、已预热至 37℃的 0.025mol/L 氯化钙溶液 0.1ml，记录凝固时间。用 Tris 缓冲液(pH 7.5) 0.1ml 替代供试品溶液，同法操作，作空白对照。空白对照凝固时间不低于 200 秒，试验成立。取凝固时间最短的供试品管，作为硫酸鱼精蛋白中和 0.5ml 供试品中的肝素量。硫酸鱼精蛋白 10μg 中和 1IU 肝素。例如凝固时间最短的供试品管中含硫酸鱼精蛋白 30μg，则中和供试品 0.5ml 中的肝素量为 3IU，即供试品每 1ml 含 6IU 肝素。

【附注】(1)直接与血和血浆接触的器具应为塑料制品或硅化的玻璃制品。

(2)采用全自动凝血仪操作时，参考仪器使用说明书进行。

3425 抗 A、抗 B 血凝素测定法(间接抗人球蛋白法)

本法系采用间接抗人球蛋白法(Coombs 试验)，测定供试品中抗 A、抗 B 血凝素。

试剂 (1)红细胞悬液 取 A 型、B 型及 RhD 阳性的 O 型红细胞各 3 例，分别混合，用适量 0.9%氯化钠溶液洗涤 3 次，最后以每分钟 2000 转离心 5 分钟，吸取沉淀红细胞适量，用 0.9%氯化钠溶液分别制成 5%(ml/ml)红细胞悬液。自红细胞采集之日起 1 周内使用。

(2)抗人球蛋白血清 为多价抗人球蛋白血清，使用前需标定，选择适宜的稀释度用于试验，如生产厂商有说明，按说明书稀释后使用，也可按【附注】方法确定。

测定法 取供试品适量，用 0.9%氯化钠溶液做 2 倍系列稀释，每个稀释度的供试品使用 2 排管(75mm×12mm 小试管)，每管分别加入供试品溶液 0.2ml，向第 1 排各管加 A 型 5%红细胞悬液 0.2ml，第 2 排各管加 B 型 5%红细胞悬液 0.2ml，混匀，置 37℃水浴 30 分钟，用适量的 0.9%氯化钠溶液洗涤 3 次，每次以每分钟 1000 转离心 1 分钟，每管加入抗人球蛋白血清 0.2ml，混匀，以每分钟 1000 转离心 1 分钟，肉眼观察结果。本试验同时设阴性对照、阳性对照及红细胞对照。

(1)阴性对照 取 AB 型人血清 0.2ml(双份)，分别加入 5% A 型及 B 型红细胞悬液 0.2ml，混匀，自“置 37℃水浴 30 分钟”起，同法操作。

(2)阳性对照 取抗 RhD 血清(IgG 型)0.2ml，加入 5% RhD 阳性 O 型红细胞 0.2ml，混匀，自“置 37℃水浴 30 分钟”起，同法操作。

(3)红细胞对照 取 0.9%氯化钠溶液 0.2ml(双份)，分别加入 5% A 型及 B 型红细胞悬液 0.2ml，混匀，自“置 37℃水浴 30 分钟”起，同法操作。

结果判定 阴性对照及红细胞对照结果均呈阴性，阳性对照结果不低于“+++”，试验成立。

抗 A、抗 B 血凝素滴度以产生“+”凝集的供试品最高稀释倍数计算，不计红细胞悬液及抗人球蛋白血清的体积。

【附注】(1)供试品为凝血因子Ⅷ制剂时，需先用 0.9%氯化钠溶液预稀释成每 1ml 中含 4IU 后，再进行测定。

(2)抗人球蛋白血清的标定 将抗人球蛋白血清和抗 RhD 血清分别用 0.9%氯化钠溶液做 2 倍系列稀释，每管 0.2ml，于稀释的抗 RhD 血清管中加入 5% RhD 阳性的 O

型压积红细胞悬液0.1ml，混匀后置37℃水浴中30分钟，用0.9%氯化钠溶液洗3次并配成2%红细胞悬液，取每个稀释度致敏红细胞悬液0.2ml，分别加入1排稀释的抗人球蛋白血清中，混匀，以每分钟1000转离心1分钟，判定结果。用等量未致敏人RhD阳性O型红细胞替代致敏红细胞，同法操作，作为阴性对照。阴性对照成立，以出现“+”血凝反应的抗RhD血清的最高稀释倍数所对应的抗人球蛋白血清的最高稀释倍数为最适稀释度。

(3)红细胞凝集判定标准如下：

++++　一个结实的凝集块；

+++　几个大的凝集块；

++　中等大的凝集块，背景清晰；

+　小凝集块，背景浑浊；

阴性　无凝集和溶血。

(4)阴性对照、阳性对照、红细胞对照与供试品试验应同步进行。

3426　人红细胞抗体测定法（微量板法）

本法系依据红细胞与红细胞抗体结合后发生凝集的原理，通过比较血凝反应终点，测定供试品中人红细胞抗体效价。

试剂　1%O型红细胞悬液　取3例或3例以上O型抗凝血混合，采血后7天内使用。用前以0.9%氯化钠溶液洗涤3次，末次以每分钟2000转离心10分钟，取压积红细胞适量，用0.9%氯化钠溶液制成1%浓度备用。

测定法　在“V”形、底角呈90°的96孔微量板上，用0.9%氯化钠溶液将供试品做2倍系列稀释，每个供试品做2排，每孔加入50μl。再向每孔加入1%O型红细胞悬液50μl，轻拍微量板30秒混匀。室温静置3小时观察结果，同时用0.9%氯化钠溶液替代供试品，同法操作，作阴性对照。

结果判定　将微量板置于白色背景之上，将供试品孔与阴性对照孔比较，红细胞沉于底部成一规则的圆点而孔壁未粘有红细胞判为阴性；孔壁上均匀附着1层红细胞，或红细胞未全部沉于底部，部分附着于孔壁上均判为阳性。以供试品出现阳性的最高稀释倍数为其红细胞抗体的效价。如同批供试品前后排结果相差在1个以上稀释度时应重试。相差1个稀释度时，则以2排结果中出现阳性的最高稀释度为该供试品的红细胞抗体效价。

3427　人血小板抗体测定法

本法系采用血小板与血小板抗体结合后，使血小板发生凝集的原理，通过比较凝集反应终点测定供试品中人血小板抗体效价。

试剂　(1)5%乙二胺四乙酸二钠(EDTA)抗凝剂　称取磷酸氢二钠($Na_2HPO_4 \cdot 12H_2O$)0.365g、磷酸二氢钾0.875g、氯化钠2.125g、乙二胺四乙酸二钠($EDTA\text{-}Na_2 \cdot 2H_2O$)12.5g，加水溶解并稀释至250ml。

(2)0.33%EDTA溶液　称取磷酸氢二钠($Na_2HPO_4 \cdot 12H_2O$)0.73g、磷酸二氢钾1.75g、氯化钠4.25g、乙二胺四乙酸二钠($EDTA\text{-}Na_2 \cdot 2H_2O$)1.65g、加水溶解并稀释至500ml。

(3)血小板稀释液　取3人份以上AB型血清混合，56℃灭能30分钟，按AB型血清每100ml加硫酸钡50g的比例加入硫酸钡，置37℃吸附1小时，随时搅动，然后以每分钟3000转离心30分钟，弃去沉淀，吸上清液备用。

试验当天按1份血清加3份0.9%氯化钠溶液配成血小板稀释液(注意AB型血清中不得混有红细胞及溶血)。

(4)血小板悬液的制备　采集人静脉血20ml，按5%EDTA溶液与全血以1∶9(体积比)的比例混合，于20℃以每分钟800转离心15分钟，取上层血浆加0.33%EDTA溶液至原全血体积，于20℃以每分钟1500转离心10分钟，弃去上清液，如此再重复用0.33% EDTA洗涤2次，弃上清液，向沉淀中加血小板稀释液0.5ml，混匀，计数并将血小板浓度调至2.5×10^5～$3.5\times10^5/mm^3$即可(注意：计数时血小板悬液应在计数板上静置2～3分钟，并在10分钟内计数完)。

供试品溶液　用0.9%氯化钠溶液将供试品做2倍系列稀释至1∶16。

阳性对照溶液的制备　取经人血小板免疫的猪血浆(或兔血清)0.5ml，60℃灭能10分钟，用硫酸钡0.05g于37℃吸附15分钟后，以每分钟3000转离心20分钟，取上清液备用。

阴性对照溶液的制备　0.9%氯化钠溶液及血小板稀释液。

测定法　量取不同稀释度供试品溶液各0.1ml，分别加血小板悬液0.1ml，于37℃保温30分钟后，滴到计数板上，静置2～3分钟，在20～40倍显微镜下观察结果。本试验同时设阴性对照、阳性对照组。

(1)阳性对照　取阳性对照溶液0.1ml，自“加血小板悬液0.1ml”起，同法操作。

(2)阴性对照　取阴性对照溶液0.1ml，自“加血小板悬液0.1ml”起，同法操作。

结果判定　阳性对照为“++”；阴性对照为“-”；试验成立。以“+”为判定终点，即以供试品出现“+”的最高稀释度为该供试品的血小板抗体效价。

【附注】(1)“-”无凝块或偶见2～3个血小板成串。

(2)“+”小凝块，3～5个血小板凝集，游离血小板少。

(3)"十十"大凝块，6个以上血小板聚集，几乎无游离血小板。

3428 人免疫球蛋白类制品IgA残留量测定法

本法用于测定人免疫球蛋白类制品中IgA残留量，包括紫外-可见分光光度法、酶联免疫吸附法和散射比浊法。首次采用本法检测供试品中IgA残留量时，应根据不同样品基质及IgA残留量的水平选择适宜的测定方法并做相应方法学验证。紫外-可见分光光度法和酶联免疫吸附法中IgA残留量的效价单位可根据标准品标签说明换算成质量单位。

第一法 紫外-可见分光光度法(仲裁法)

本法系依据免疫球蛋白A(IgA)与相应的抗体特异性结合后，在适宜的电解质、温度、pH条件下，产生凝集反应，形成抗原-抗体复合物，用比浊法测定供试品中IgA的残留量。

试剂 (1)缓冲液 称取三羟甲基氨基甲烷(Tris) 12.42g、氯化钠9g、聚乙二醇6000 50g、牛血清白蛋白(BSA)1g、叠氮化钠(NaN_3)1g，加水适量使溶解，用1mol/L盐酸溶液调节pH值至7.4，用水稀释至1000ml。如缓冲液中不添加叠氮化钠，应临用新制。

(2)抗人IgA血清 取抗人IgA血清(应为全血清经过一定纯化技术分离制得的特异性抗体)适量，加缓冲液稀释至抗体最终效价为1∶4(例如抗人IgA血清效价为1∶100，量取原液2ml加抗体缓冲液48ml)，充分混匀，0.45μm滤膜滤过，作为工作抗体液，4℃保存备用。

IgA标准品溶液的制备 按IgA标准品使用说明书加水复溶，精密量取适量，用0.9%氯化钠溶液定量稀释制成每1ml中含IgA 25IU、12.5IU、6.25IU、3.125IU、1.5625IU的溶液。

供试品溶液 取供试品原液或将供试品用0.9%氯化钠溶液定量稀释制成适当浓度，作为供试品溶液，使其IgA残留量在标准曲线范围内。

测定法 分别取IgA标准品溶液和供试品溶液各10μl，加入已预热至37℃的工作抗体液1ml，混匀，平行做2管，置37℃水浴中保温1小时，放冷，充分混匀，照紫外-可见分光光度法(通则0401)，立即在波长340nm处分别测定吸光度(全部反应管自水浴中取出后必须在10分钟内测量完毕)。同时以0.9%氯化钠溶液10μl替代供试品溶液，同法操作，作为空白对照。

计算标准品和供试品溶液吸光度的均值。以标准品溶液IgA含量的对数对其相应的吸光度的对数作直线回归，求得直线回归方程，相关系数应不低于0.99；将供试品溶液吸光度的对数值代入直线回归方程，求得值的反对数，再乘以稀释倍数，即得供试品中IgA残留量。

第二法 酶联免疫吸附法

本法系采用酶联免疫吸附法测定供试品中IgA残留量。

试剂 按经验证的人IgA酶联免疫试剂盒说明书配制试剂。

标准品溶液 取IgA标准品，加适量水复溶，用试剂盒中稀释液将复溶后标准品在每1ml含0.625×10^{-3}～10×10^{-3}IU范围内做适当的系列稀释(通常做5个稀释度)。

供试品溶液 取供试品适量，用试剂盒中稀释液定量稀释制成适当浓度，使其IgA含量在标准曲线范围内。

测定法 按试剂盒说明书进行，分别设置1孔底物空白对照和稀释液对照，标准品溶液及供试品溶液均做双孔平行测定。试剂盒底物空白对照和稀释液对照的吸光度应在试剂盒要求范围内，试验有效。以标准品溶液的IgA含量的对数对其相应的吸光度的对数作直线回归，求得直线回归方程，相关系数应不低于0.99；将供试品溶液的吸光度代入直线回归方程，求得值的反对数，再乘以稀释倍数，即得供试品中IgA含量。

【附注】(1)本法测定范围为0.4×10^{-3}～25×10^{-3}IU/ml，每次测定可根据供试品中IgA含量，在测定范围内适当调整标准品溶液浓度。当标准品溶液配制浓度较高时，建议数据拟合模型选择半对数回归，即以标准品溶液的IgA含量的对数对其相应的吸光度作直线回归。

(2)试剂盒的验证应至少包括线性、回收率试验和精密度试验等内容。线性回归的相关系数应不低于0.99；高、中、低浓度样品的平均回收率应在80%～120%；试剂盒批内相对标准偏差(RSD)不得过10%，批间相对标准偏差(RSD)不得过15%。

第三法 散射比浊法

本法系依据免疫球蛋白A(IgA)与包被着IgA特异性抗体的颗粒混合时，包被着抗体的颗粒会发生聚集。这些聚集体会使穿过供试品的光束发生散射，散射光的强度与供试品中IgA浓度成正比，与已知的IgA定标品浓度对比即可求出供试品中IgA含量。

本法主要采用经批准的全自动蛋白分析仪及仪器自带的试剂盒对供试品中IgA残留量进行测定。仪器自带的试剂盒通常包括IgA定标品、质控品、IgA抗体试剂及辅助试剂等。

试剂、IgA定标品和质控品溶液的制备 按试剂盒说明书操作。

供试品溶液 取供试品适量，用稀释液稀释至每1L中约含IgA 1mg的溶液，上机后不再进行稀释，直接测定。

测定法 按仪器使用说明书进行，供试品应平行测定双份。试剂盒标准曲线的拟合偏差和质控品测定值应在试剂盒要求范围内，试验有效。记录供试品溶液的报告值，再乘以稀释倍数，即得供试品中 IgA 残留量。

【附注】供试品溶液也可以采用全自动蛋白分析仪自动稀释至要求的浓度，报告值即为供试品中 IgA 残留量。

3429　免疫化学法

免疫化学法是利用抗原、抗体在适宜条件下发生特异性、可逆性和非共价结合形成抗原-抗体复合物的原理，采用不同技术对抗原或抗体待测物进行定性、定量或定位检测的一种分析方法。该法可广泛用于生物原料药或制剂的鉴别试验、纯度与杂质分析、含量或生物活性/效价测定及稳定性等质量属性的监测。

根据对抗原或抗体是否进行标记，免疫化学法可分为标记免疫化学法和非标记免疫化学法。标记免疫化学法可采用酶、荧光基团、发光基团或放射性核素等作为标记物，常见方法有酶联免疫吸附法、免疫印迹法、免疫荧光分析法、发光免疫分析法、放射免疫分析法等。非标记免疫化学法常见方法有免疫沉淀法、免疫电泳法、凝集反应等。各类方法的优缺点和典型用途见附表。

在免疫化学法的方法开发阶段，可使用不同的实验设计(DOE)考察多种因素和各因素之间的相互作用对实验结果的影响，还可设定适宜的系统适用性要求以判定实验结果的有效性。免疫化学法开发时的主要问题为交叉反应，应通过严格筛选试剂来控制交叉反应，实验中使用的试剂一般有关键试剂和非关键试剂：关键试剂是特定免疫化学法中所特有和专用的，其成分或稳定性有细小变化即会影响实验结果；非关键试剂是指成分上有一定改变也不影响免疫化学法检测性能的试剂。免疫化学法的建立既可采用自制试剂，也可采用商品化的试剂盒。对于采用自制试剂的，抗体的选择至关重要，其决定了方法的特异性和灵敏度，应根据实验的预期用途来选择合适的抗体；另外还需关注自建方法的检测范围、定量区间、检测稀释液的选择、试剂不同批次间的差异性和标准化的操作等。对于采用商品化试剂盒的，需考察供试品的适用性，如用于供试品中低浓度杂质残留等检测时，尤其要关注高浓度制品本身的组分是否会对残留杂质的检测产生干扰；同时还需考察试剂盒推荐的数据拟合模型的适用性，并关注检测稀释液的适宜性和试剂盒不同批次间的一致性。

对新建立的免疫化学法进行验证时，应系统地拟定实验方案、分析步骤和可接受标准，还需对系统适用性要求进行进一步确认。分析方法的预期用途决定了其验证指标：定性的鉴别试验一般仅需验证专属性；而限度试验在验证专属性的基础上还需确定检测限；定量的杂质测定方法和含量测定方法则需参考相关的方法验证指导原则对专属性、准确度、精密度、线性和范围等指标进行验证。

标记免疫化学法

一、酶联免疫吸附法

酶联免疫吸附法(ELISA)系将固相载体上抗原-抗体的特异性反应与酶催化底物相结合而对供试品中待测物进行定性或定量分析的方法。根据检测目的和操作步骤不同，ELISA 一般可分为直接法、间接法、竞争法和夹心法，其中夹心法又可分为直接夹心法、间接夹心法和桥式法。本法主要适用于生物原料药或制剂的鉴别试验、纯度与杂质分析、含量或生物活性/效价测定等。

1. 对仪器的一般要求

若为全自动化检测，所用仪器为全自动酶免疫分析仪；若为半自动化检测，所用仪器主要有酶标仪、恒温箱或水浴箱、微孔振荡器、微量移液器等。

2. 对标记物的一般要求和常用标记方法

酶标抗原或酶标抗体为本法检测的基础。待标记抗原或抗体应经高度纯化，用于标记的酶一般需符合特异性强、活性高、可溶性好、来源方便、相应底物易于保存和制备等要求。常用的酶有辣根过氧化物酶(HRP)、碱性磷酸酶(ALP)、β-半乳糖苷酶(β-GAL)等，相应底物分别有四甲基联苯胺(TMB)、对硝基苯磷酸盐(pNPP)、4-甲基伞酮-β-半乳糖苷(4-MUG)等。

酶标抗原或酶标抗体常用的偶联方法有戊二醛交联法、过碘酸钠交联法、酶-抗酶免疫复合物法等。经标记的抗原或抗体一般可通过饱和硫酸铵沉淀法或柱色谱法等进行纯化，并采用适宜方法进行质量鉴定，包括酶结合量、酶活性和酶标记的灵敏性测定等。对制备好的酶标抗原或酶标抗体应置适宜温度保存，且宜小量分装，避免反复冻融。

3. 测定法

如使用商品化试剂盒，按试剂盒使用说明书操作；如使用自制试剂，按各品种或通则项下的规定操作，操作步骤一般如下。

(1)包被　是指用适宜的缓冲液将抗原或抗体按适宜比例稀释，选择适宜的温度和时间吸附至固相载体上的过程。常用的包被缓冲液有碳酸盐缓冲液、Tris-HCl 缓冲液和磷酸盐缓冲液等；常用的固相载体有微孔板、管、磁颗粒、微珠、塑料珠等；固相载体原料一般有聚苯乙烯、尼龙、硝基纤维素、聚乙烯醇等。包被易受抗原/抗体浓度、固相载体原料、包被缓冲液、包被温度、包被时间等因素的影响，应评估确定适宜的包被条件。

(2)洗涤　在 ELISA 实验过程中多个阶段会涉及洗涤步骤，在包被、封闭、供试品或酶标试剂加样孵育后均需洗涤。常用的洗涤液有磷酸盐缓冲液或咪唑缓冲液，缓冲液中一般添加有聚山梨酯 20。洗涤模式有手工洗涤及仪器洗涤，在方法开发时应评估不同洗涤模式的洗涤效果，并确定最佳模式。

(3)封闭 在洗涤去除未结合的包被抗原或抗体后，加入封闭液可降低非特异性结合。常用的封闭液有牛血清白蛋白、脱脂奶粉、明胶、酪蛋白、马血清、牛血清、聚山梨酯 20 等。封闭液的选择受抗原/抗体、固相载体、包被缓冲液、供试品稀释液等因素的影响，需根据具体的实验条件选择适宜的封闭液。

(4)供试品前处理 试验过程中，必要时应通过供试品前处理去除其中的非特异性干扰物质，并评估前处理步骤是否会引起供试品本身变性或引入新的干扰物质。

(5)加样 选择适宜量程的移液器将供试品、标准品和(或)酶标试剂按设定体积加入已包被的固相载体中。移液过程中应注意避免交叉污染、泡沫或气泡的产生。应根据加入液体的黏度选择适宜的吸头，避免非特异性吸附影响加液的准确性。

(6)孵育 在加入样品或反应试剂后需进行孵育。在方法开发时，应确定各孵育步骤的最佳条件，包括干、湿孵育条件、孵育时间、温度和是否需要旋转或振摇等。

(7)信号检测 根据使用的标记酶和底物不同，最终产生的检测信号不同，常见的有颜色反应、化学发光和荧光。

(8)数据分析

定性分析 一般可通过设定临界值来判定供试品中待测物的存在与否，报告结果为“阴性”与“阳性”或“有反应”与“无反应”。设定临界值的一般方法有标准差比率法(SDR)、供试品对阴性比值法(TNR)、以阴性对照均值＋2SD 或 3SD 法、百分位数法、受试者工作特性(ROC)曲线法等。不同方法设定的临界值会存在一定差异，应根据具体的检测方法选择适宜的临界值，以确保检测方法具备合适的灵敏度和特异性。

定量分析 通常是将供试品结果代入由同法试验的已知浓度标准品制备的标准曲线计算而得，报告结果为量值。数据处理可采用简单的线性模型，也可选择复杂的非线性模型，需视实验设计及预期用途而定。必要时，应报告测定结果的置信区间。

二、免疫印迹法

免疫印迹法系将膜固相载体上抗原-抗体的特异性反应与酶、荧光基团或放射性核素等标记技术相结合而对供试品中待测物进行定性或定量分析的方法。根据是否发生电泳分离，免疫印迹法可分为电泳免疫印迹法和非电泳免疫印迹法；根据蛋白质分离原理，电泳免疫印迹法又可分为单向电泳免疫印迹法和双向电泳免疫印迹法；非电泳免疫印迹法主要包括斑点免疫印迹法和狭缝免疫印迹法。本法常用于分析和鉴别混合物中蛋白质的特性、表达与分布，尤其适用于根据蛋白质分子量大小和电荷差异进行分离后的蛋白质分析。

1. 对仪器及材料的一般要求

电泳免疫印迹法中全自动化检测一般使用全自动免疫印迹仪；半自动化检测所用仪器主要包括各类电泳装置、蛋白质转印装置、检测装置等。非电泳免疫印迹法除了可能需要点样设备和检测装置外，一般不需其他特殊装置。

常用的膜固相载体有硝酸纤维素膜(NC)、尼龙膜和聚偏氟乙烯膜(PVDF)，可根据蛋白质分子量、转移效率和使用的缓冲液等因素选择使用不同的膜。

2. 对标记物的一般要求和常用标记方法

本法常用的标记物有酶、荧光基团或放射性核素，相关要求分别见本通则酶联免疫吸附法、免疫荧光分析法和放射免疫分析法相应项下。

3. 测定法

若为全自动化检测，按仪器使用说明书操作；若为半自动化检测，按各品种或通则项下的规定操作，操作步骤一般如下。

(1)电泳免疫印迹法

①单向电泳免疫印迹法

SDS-PAGE 法 见电泳法(通则 0541 第五法)项下。

蛋白质转印 将通过 SDS-PAGE 法分离的蛋白质采用半干法或湿法转移到膜固相载体上。转印的效率受蛋白质大小、凝胶中丙烯酰胺的百分比、电场强度、转印时间和缓冲液 pH 值等多种因素的影响，可使用多层膜以防蛋白质转印的丢失。

封闭 常用的封闭试剂有牛血清白蛋白、脱脂奶粉和明胶等。应选择适宜的封闭试剂和封闭时间，以减少抗体孵育的背景信号。

抗体孵育 一般包括一抗孵育和二抗孵育，参考抗体使用说明书采用封闭液将抗体进行适当稀释，加入抗体后应轻轻振摇固相膜，并选择较低的温度进行适宜时间的孵育，孵育过夜时常置 2～8℃。

信号检测 检测信号也取决于使用的标记物和底物，常见的有颜色反应、化学发光、荧光和放射活性。

数据分析

定性分析：通常是通过与阳性对照和阴性对照对比来判定结果是阳性或阴性。

定量分析：一般是通过与同步试验的特定标准蛋白的比较来量化结果。根据不同检测信号选择不同的定量方法：若为颜色反应，常用分光光度计进行吸光度检测；若为化学发光或荧光，常用含电荷耦合器(CCD)的成像系统软件包对膜固相载体上的条带进行光密度分析；若为放射活性，常用适宜的闪烁计数器进行放射活性测定。

②双向电泳免疫印迹法

本法除供试品制备和蛋白质分离过程外，其余同单向电泳免疫印迹法。

供试品制备　按各品种项下方法制备。常用的供试品缓冲液包含以下成分：尿素、二硫苏糖醇(DTT)或三丁基膦(TBP)、3-［3-(胆酰胺丙基)二甲氨基］丙磺酸内盐(CHAPS)、两性电解质和溴酚蓝。可通过调整两性电解质浓度使供试品在 pH 梯度范围内产生一致的电导率。

蛋白质分离　分为第一向等电聚焦分离和第二向 SDS-PAGE 分离两个阶段。

等电聚焦分离：按电泳法(通则 0541 第六法)试验；也可使用商品化的固定 pH 梯度(IPG)的预制胶条按厂家说明书进行上样和设置电泳条件，IPG 胶条的选择取决于目的蛋白的等电点(pI)。自制或商品化胶条尺寸的大小应与 SDS-PAGE 凝胶的大小相匹配。

SDS-PAGE 分离：在等电聚焦分离结束后，需使用 SDS-PAGE 缓冲液先平衡 IPG 胶条，再将 IPG 胶条置于 SDS-PAGE 凝胶顶部，并用 SDS-PAGE 缓冲液制备的琼脂糖凝胶覆盖 IPG 胶条。

(2)非电泳免疫印迹法　本法不需要进行蛋白质分离和转移，而是通过手工点样或真空设备点样将供试品直接固定于膜固相载体上，其余操作和注意事项同单向电泳免疫印迹法。

三、免疫荧光分析法

免疫荧光分析法系将抗原-抗体的特异性反应与荧光标记技术相结合而对供试品中待测物进行定性、定量或定位检测的方法。根据抗原-抗体反应的结合步骤不同，一般可分为直接染色法、间接染色法、补体荧光抗体法和特殊染色法等。本法多用于生物原料药或制剂的效价测定、细胞表面抗原和受体的检测等。

1. 对仪器的一般要求

所用仪器有荧光显微镜、激光共聚焦显微镜、荧光分光光度计、荧光偏振光分析仪、时间分辨荧光计和流式细胞仪等，需根据供试品类型和待测物含量水平选用不同的检测仪器。

2. 对标记物的一般要求和常用标记方法

荧光标记抗原或抗体为本法检测的基础，以荧光标记抗体更为常用。待标记抗体一般多选用单克隆抗体，应特异性强、滴度高，并经适宜方法纯化。用于标记的荧光素需具备以下条件：具有共轭双键体系；标记后不影响自身和待标记物的生物学活性；荧光效率高；产生的荧光与本底对比明显。常用的荧光素包括异硫氰酸荧光素(FITC)、四乙基罗丹明(RB200)、四乙基异硫氰酸罗丹明(TRITC)和镧系螯合物等。另外，某些酶的底物本身无荧光效应，经酶作用后可分解形成具有强荧光的酶解产物，如 β-GAL 的底物 4-甲基伞酮-β-半乳糖苷等。

不同荧光素一般通过透析标记法对抗体进行标记，经标记的抗体可采用透析法、凝胶过滤层析法、离子交换色谱法、免疫吸附剂等进行纯化，并采用适宜方法进行质量鉴定，包括荧光素结合比率、抗体浓度和抗体特异性测定等。对制备好的荧光标记抗体应置适宜温度保存，也宜小量分装，避免反复冻融。

3. 测定法

按仪器使用说明书或各品种或通则项下的规定操作，操作步骤一般包括供试品前处理、封闭、染色(加荧光标记抗体)、洗涤、信号检测和数据分析。试验中应设置适宜的对照，并根据预实验结果选择最佳的染色条件，数据分析方法取决于所用的检测仪器。

四、发光免疫分析法

发光免疫分析法是将抗原-抗体的特异性反应与高灵敏度的发光分析技术相结合而对供试品中待测物进行定性或定量分析的方法。根据产生发光反应的体系不同，一般可分为生物发光法和化学发光法；根据所用标记物和发光原理不同，化学发光法又可分为直接法、酶促法和电化学法。本法常用于活细胞的各种生物学功能的检测如细胞增殖或凋亡以及蛋白质印迹等。

1. 仪器的一般要求

所用仪器大多为全自动免疫分析仪，主要由试剂区、供试品区、反应测试管加样区、反应废液区等组成；少数为半自动化的酶标仪。

2. 对标记物的一般要求和常用标记方法

发光标记物标记的抗原或抗体为本法检测的基础。待标记抗原或抗体应经高度纯化并保持免疫学稳定性。发光标记物可直接参与发光反应，也可是仅起催化作用或作为能量传递过程中的受体而不直接参与发光反应。抗原如常用于化学发光直接法的发光剂吖啶酯类化合物、鲁米诺及其衍生物等；抗体如常用于生物发光法的荧光素酶、化学发光酶促法的 HRP 及 ALP 等酶标记物和常用于化学发光电化学法的三联吡啶钌［$Rb(bpy)3]^{2+}$)等非酶标记物。

常用的标记方法主要有生物标记法和化学标记法，其中化学标记法有碳二亚胺(EDAC)缩合法、过碘酸钠氧化法、重氮盐偶联法、*N*-羟基琥珀酰亚胺活化法等。不同的标记方法有各自不同的特点，应根据发光标记物和待标记抗原或抗体的结构特点来选择合适的标记方法。经标记的抗原或抗体可通过透析法、凝胶过滤法或盐析法进行纯化，并采用适宜方法进行质量鉴定，包括结合物含量、免疫学活性、发光率的测定等。应将制备好的结合物置适宜温度下保存。

3. 测定法

若为全自动化检测，按仪器和配套试剂盒使用说明书操作，应符合试剂盒说明书中的质量控制及方法适用性要求。数据处理按仪器内建的标准曲线进行分析。

若为半自动化检测，按各品种或通则项下的规定操作。根据具体检测方法选择适宜的数学模型，常用模型有四参数逻辑斯蒂(logistic)回归函数、半对数模型和双对数模型等。

五、流式细胞术

流式细胞术系将细胞或颗粒载体上的抗原-抗体特异性反应与荧光标记技术相结合而对供试品中待测物进行定性或定量分析的方法。本法属于免疫荧光分析法，主要用于药品鉴别试验、结合活性测定和细胞类产品的分析，包括细胞亚群比例测定、表型分析、细胞因子、细胞增殖、细胞凋亡及细胞周期等功能性检测。

1. 对仪器的一般要求

所用仪器通常为分析型流式细胞仪，其结构主要分为液流系统、光路系统和检测分析系统。

2. 对标记物的一般要求和常用标记方法

一般采用特定的荧光素偶联单克隆抗体的方式进行标记。本法中常用于标记的荧光素有异硫氰酸荧光素(FITC)、藻红蛋白(PE)、叶绿素蛋白(PerCP)、别藻蓝蛋白(APC)、绿色荧光蛋白(GFP)和碘化丙锭(PI)等。标记方法主要有直接标记法和间接标记法：一般若仅需分析单一的抗原，建议使用直接标记法；若需同时分析多种抗原，可使用多色免疫荧光直接标记法，但对于含量太低或无直接荧光标记抗体的抗原可考虑使用间接标记法。其余相关要求见本通则免疫荧光分析法相应项下。

3. 测定法

按仪器使用说明书或各品种或通则项下的规定操作，测定中应设置阴、阳性对照。操作步骤一般如下。

(1)供试品制备 采用适宜方法将供试品制备成单细胞悬液。

(2)封闭 由于抗体 Fc 段与细胞载体表面表达的 Fc 受体可发生非特异性结合而引起假阳性结果，因此，在往细胞载体中加入荧光标记抗体前应采用适宜方法对其进行封闭。一般选择的荧光标记抗体应与细胞载体的种属不同。

(3)仪器设置与操作 对激光器电流、电压和功率等参数进行设置和操作。还应进行补偿设置，以去除标记的荧光素在其主要发射波长信号接收通道以外的其他通道中产生的荧光信号。

(4)信号检测 流式细胞仪接收到的信号主要有散射光信号和荧光信号两种。散射光信号为流式细胞术中细胞固有的参数值，包括前向角散射(FS)和侧向角散射(SS)，其中 FS 值反映细胞的大小，而 SS 值反映细胞的颗粒度；荧光信号为流式细胞术重要的功能性参数，可根据检测系统是否接收到荧光信号和其相对强度，判断细胞是否表达相关分子和表达的多少。

(5)数据分析 一般采用流式细胞仪分析软件中的流式图来分析处理细胞信号数据。最常用的流式图有直方图和散点图。直方图仅能表示一群细胞某一个参数的情况，而散点图可以表示一群细胞两个参数的情况。可通过设定噪音信号阈值和设门的方式以排除不需要或不相关的细胞信号。

六、放射免疫分析法

放射免疫分析法系将抗原-抗体的特异性反应与放射性核素标记相结合而对供试品中待测物进行定性或定量分析的方法。一般可分为竞争性结合分析和非竞争性结合分析，经典的标记抗原的放射免疫分析法(RIA)即属于前者，而标记抗体的免疫放射分析法(IRMA)则属于后者。根据操作步骤不同，IRMA 法又可分为直接法、间接法、双抗体夹心法及生物素-亲和素系统法。本法主要用于激素和各种蛋白质的测定等。

1. 对仪器的一般要求

所用仪器为放射免疫分析仪，一般包括晶体闪烁计数器和液体闪烁计数器。晶体闪烁计数器通常由 γ 射线探测头、信号处理电路和计算机系统组成，用于检测 ^{125}I 等发出的 γ 射线；液体闪烁计数器通常由 β 射线探测模块、测量模块和计算机系统组成，用于检测 ^{3}H、^{14}C 等发出的 β 射线。

2. 对标记物的一般要求及常用标记方法

放射性核素标记的抗原或抗体为本法检测的基础。待标记的抗原和抗体应高度纯化，并具有良好的免疫活性。用于标记的放射性核素应具备下列条件：半衰期长，易防护；与待标记物结合好，不影响其活性；计数效率较高，测定简单方便。常用的放射性核素有 ^{125}I、^{3}H、^{14}C、^{35}S、^{32}P 等，以 ^{125}I 最为常用。抗原和抗体的碘化标记法基本相同，一般有氯胺 T 法、乳过氧化物酶(LPO)法、氯甘脲法和连接标记法等。经标记的抗原或抗体应采用适宜的方法进行纯化和质量鉴定，包括放射性化学纯度、免疫学活性、放射性比活度的测定等。

3. 测定法

按仪器使用说明书或各品种或通则项下的规定操作，如使用放射免疫分析试剂盒，应符合试剂盒说明书中的质量控制及方法适用性要求。

(1)定性分析 是将供试品检测结果与设定的临界值进行比较，判定供试品中待测物为阳性或阴性。临界值的设定方法见本通则酶联免疫吸附法相应项下。

(2)定量分析 可根据具体检测方法选用适宜的数学模型。常用模型包括 logit-log 模型、双对数模型、半对数模型、四参数逻辑斯蒂(logistic)回归函数、二次多项式拟合法和折线拟合法等。RIA 通常首选 logit-log 模型；IRMA 一般选用双对数模型(待测物在 ng～pg 级水平)，也可选用半对数模型(待测物在 μg 级水平)。四参数逻辑斯蒂(logistic)回归函数为目前最符合免疫学规律而受到广泛推荐使用的数学模型，可用于 RIA 和 IRMA 两类分析方法，但需通过复杂的计算机程序实现。

非标记免疫化学法

一、免疫沉淀法

免疫沉淀法系指可溶性抗原(如血清、毒素等)与相应抗体，在适宜电解质存在的条件下发生结合，当比例适当时在澄清的溶液中形成肉眼可见的浑浊沉淀物的反应，主要用于抗原或抗体的定性或定量检测。根据反应介质和检测方法不同，免疫沉淀法可分为液体内沉淀反应和凝胶内沉淀反应：液体内沉淀反应主要有絮状沉淀反应、环状沉淀反应和免疫比浊法；凝胶内沉淀反应有单向免疫扩散法和双向免疫扩散法。

1. 对仪器及试剂的一般要求

定性分析方法一般不需特殊设备，仅需小试管、玻片、吸管等器具；而部分定量分析方法需要紫外-可见分光光度计、全自动蛋白分析仪或全自动生化分析仪等。

关键试剂一般包括标准品和特异性抗体，非关键试剂有供试品稀释液和反应缓冲液等。应尽可能选用单克隆抗体和高纯度抗原，并根据具体的实验体系选择适宜浓度及pH值的缓冲液。

2. 测定法

按各品种或通则项下的规定或仪器使用说明书操作。

(1)絮状沉淀反应　试验中应设置阴、阳性对照。若为定性分析，出现絮状颗粒为阳性，反之为阴性；若为定量分析，需以标准品溶液的絮状反应为参照，求得供试品的絮状单位值。

(2)环状沉淀反应　试验中也应设置阴、阳性对照，注意加入反应体系的抗原和抗体不能相混，且应避免气泡产生。若为定性分析，两液面交界处有白色沉淀环出现者为阳性，反之为阴性；若为定量分析，一般用于抗体效价滴定，以出现环状沉淀的最高稀释度为抗体效价。

(3)免疫比浊法　包括透射比浊法和散射比浊法，一般为定量分析，可根据具体检测方法选用适宜的数学模型，常用模型有直线回归、双对数回归和 logit-log 回归等。

(4)单向免疫扩散法　制板时要掌握好温度，避免过高或过低，且应注意勿产生气泡，加样量要准确。一般为定量分析，可以抗原参考品形成的沉淀环的直径对其相应抗原浓度作直线回归。若沉淀环直径与待测抗原含量呈非直线关系，也可采用其他适宜模型进行数据处理。

(5)双向免疫扩散法　制板时应注意勿产生气泡。扩散时间要适当，时间过短，沉淀线不能出现；时间过长，会使已形成的沉淀线解离或散开而出现假阴性。若为定性分析，应同时设置阳性对照作为判断试验成立的条件，可根据沉淀线的有无和形式初步判定抗原成分或抗体种类。若为定量分析，一般也用于抗体效价滴定，以出现沉淀线的最高稀释度为抗体效价。

二、免疫电泳法

免疫电泳法包括经典免疫电泳法、火箭免疫电泳法、对流免疫电泳法和交叉免疫电泳法。经典免疫电泳法系将琼脂糖凝胶电泳和免疫扩散相结合的实验方法：先采用琼脂糖凝胶电泳将供试品中的蛋白质按电泳迁移率的不同进行分离，然后通过免疫扩散与相应抗体形成沉淀线，并根据沉淀线的数量、位置、形态等特征分析供试品中各成分。其他三种免疫电泳法均由经典免疫电泳法衍生而来。

1. 对仪器及试剂的一般要求

一般包括电泳仪及直流电源，具体要求参见电泳法(通则 0541)。

关键试剂主要有标准品和特异性抗体，非关键试剂主要有电泳缓冲液和凝胶基质。抗原抗体的反应性、特异性程度、浓度比例、稀释度、用量及琼脂糖凝胶基质的电渗作用均会对实验结果造成影响，在建立免疫电泳法时应对上述影响因素加以重点考察。

2. 测定法

按各品种或通则项下的规定或仪器使用说明书操作。经典免疫电泳法操作步骤一般包括制板、加样、电泳、扩散和结果判定，而火箭免疫电泳法、对流免疫电泳法和交叉免疫电泳法不需扩散，其余步骤与经典免疫电泳法基本相同。

(1)经典免疫电泳法　沉淀线的清晰度跟抗原抗体特异性程度和比例有关。如抗体效价较低，则需适当考虑抗原孔与抗体槽的距离。电泳扩散后可直接观察，也可染色观察。一般为定性分析，可通过与阳性对照比较判定是否为待测蛋白。

(2)火箭免疫电泳法　可采用方阵滴定法确定抗原抗体的稀释度，以形成轮廓清晰，前段尖窄而闭合的峰的抗体最小用量为最适用量，峰的高度一般以 2～5cm 为宜。大多为定量分析，以标准品沉淀峰高度/面积对抗原量作直线回归，计算供试品中抗原的含量。

(3)对流免疫电泳法　需注意电泳时抗原抗体的电极方向一定不能放反，电流不宜过大，电渗应适当；电泳结束后如沉淀线不清晰，可将琼脂板放入 37℃湿盒孵育数小时后再观察。一般为定性分析，可通过与阳性对照比较判定是否为待测蛋白。

(4)交叉免疫电泳法　试验中抗原抗体浓度需适当，如抗原太浓，沉淀峰可能呈弥散状而无法测量；而抗体太浓，可使沉淀峰过低。一般沉淀峰高度也以 2～5cm 为宜。可根据沉淀峰的位置及面积(或高度)对待测抗原进行定性或定量分析。

三、凝集反应

凝集反应系指颗粒性抗原(如红细胞、细菌或者吸附可溶性抗原的惰性颗粒等)与相应抗体，在适宜电解质存在的条件下发生特异性结合，当比例适当时形成肉眼可见的凝集块的现象。根据凝集反应的原理、方法及检测目的的不同，凝集反应一般分为直接凝集反应、间接凝集反应和

Coombs试验：直接凝集反应又可分为玻片凝集试验和试管凝集试验；间接凝集反应又可分为正向间接凝集试验、反向间接凝集试验、间接凝集抑制试验和协同凝集试验；Coombs试验又可分为直接Coombs试验和间接Coombs试验。

1. 对材料和试剂的一般要求

所用实验器材一般有玻片、试管、血凝板、滴管、稀释棒等，试验前必须保持清洁。

关键试剂主要包括特异性抗体，非关键试剂一般有反应缓冲液等。应注意检查试剂本身有无自凝颗粒，并将缓冲液的电解质浓度和pH值保持在适当范围内，以免造成非特异性凝集。

2. 测定法

按各品种或通则项下的规定操作。建立凝集试验方法时应设置阴阳性对照，以减少判断的主观性对实验结果造成影响；同时对凝集反应呈现较短暂的实验结果还应注意结果的判定时间。

一般为定性分析和半定量分析：定性分析是将供试品结果与阴阳性对照相比较而进行判定；而半定量分析一般是对定性结果进行进一步的分级，如通过凝集块大小的不同来判定凝集程度。

四、表面等离子共振法

表面等离子共振法(SPR)系一种通过实时测定液相和固相界面上抗原-抗体复合物形成时偏振光共振角的变化来定量供试品中待测物的方法。本法无需标记，常用于检测生物分子间相互作用的特异性和亲和力大小及定量检测供试品中待测物的浓度。

1. 对仪器的一般要求

所用仪器为表面等离子共振仪，主要由光路系统、光学检测器、液流系统、传感器芯片和含有仪器控制及数据收集处理软件的计算机系统组成。传感器芯片主要是作为固相界面偶联不同的多聚物以形成不同的表面环境，用于捕获液流系统中的待测物分子，可根据待测物分子的特性选择适宜的传感器芯片。传感器芯片表面可通过再生重复使用，若待测物或形成的复合物很容易被缓冲液洗去，则芯片表面不需进行再生，应根据芯片上生物分子与待测物分子结合反应的特性、实验的目的和表面等离子共振仪液流系统的材质等选择合适的再生缓冲液和再生条件。

2. 测定法

按各品种或通则项下的规定或仪器使用说明书操作，操作步骤一般如下。

(1)供试品溶液和缓冲液的制备　按各品种或通则项下的规定制备供试品溶液、流动缓冲液和再生缓冲液。供试品中的不溶性颗粒物可采用离心法或低蛋白吸附过滤法等去除。流动缓冲液使用前应滤过并脱气，可通过调整其pH值、离子强度或其他条件减少非特异性结合。再生缓冲液需根据表面等离子共振仪液流系统的材质来进行选择。

(2)传感器芯片表面的制备　传感器芯片表面的制备为SPR的核心步骤，通常是将特异性配体生物分子直接或间接地固定在传感器芯片表面的过程，使用的生物分子应具有较高的纯度。试验中既可使用预制的芯片表面，也可按仪器或芯片说明书自制芯片表面。

(3)信号检测　试验中应设置适宜的对照，并对基线、液流系统的流速和分析时间等测定参数进行设置和操作。

(4)数据分析　检测结束后，由计算机系统的分析软件获得不同溶液的传感图。供试品溶液的传感图应以流动缓冲液或对照的传感图为空白进行扣除，再将基线调零后进行分析。应根据不同检测目的选择适宜的数据分析方法。

附表　各类免疫化学方法优缺点及典型用途

方法分类	方法名称	优点	缺点	典型用途
标记免疫化学法	酶联免疫吸附法	•灵敏度高 •高通量 •线性动力学范围宽	•操作步骤繁琐 •洗涤步骤耗时且会产生生物危险废弃物	•复杂供试品中特定蛋白质浓度测定 •蛋白质鉴别 •纯度测定 •免疫原性测定 •效价测定
	免疫印迹法	•分析待测蛋白质分子量大小或电荷信息 •分离含有相同抗原表位的不同抗原、降解/聚合物 •可测定复杂混合物	•通常仅适用于线性表位 •操作繁琐 •低通量和低产出 •结果判断相对主观 •仅限于蛋白质检测	•蛋白质纯度测定 •蛋白质稳定性测定 •蛋白质鉴别试验

续表

方法分类	方法名称	优点	缺点	典型用途
标记免疫化学法	免疫荧光分析法	•特异性高 •直接法非特异性荧光少 •间接法灵敏度高	•直接法灵敏度偏低，每检测一种抗原就需要制备一种荧光抗体 •间接法参加反应的因素多，受干扰的可能性大，操作繁琐，耗时长	•细胞表面抗原和受体的检测 •特异性抗原的鉴定 •效价测定
	发光免疫分析法	•灵敏度高 •线性动力学范围宽 •全自动化、高通量	•仪器成本高 •发光的发射强度依赖于各种环境因素	•细胞增殖或凋亡等检测 •蛋白质印迹
	流式细胞术	•高通量 •高度自动化	•应用限于与磁珠相结合的细胞或颗粒性样品 •对聚合体和样品基质敏感	•效价测定 •细胞治疗类产品的功能性检测
	放射免疫分析法	•灵敏度高 •特异性强 •操作简便	•需要放射性标记物，存在放射性辐射和污染 •半衰期短的放射性核素需定期制备示踪剂	•蛋白质鉴别 •复杂供试品中特定蛋白质浓度测定 •效价测定
非标记免疫化学法	免疫沉淀法	•操作简便 •多数方法仪器成本低 •免疫比浊法可定量	•非仪器法结果判断相对主观 •多数方法灵敏度较低	•疫苗鉴别试验 •抗原或抗体的纯度测定 •抗原含量或抗体效价测定
	免疫电泳法	•操作简便 •重复性好 •过程及结果便于监测和测定 •仪器成本低	•分析速度较慢 •灵敏度较低 •较难精确定量	•供试品各成分及其电泳迁移率的测定 •抗原或抗体的纯度测定 •蛋白质含量测定
	凝集反应	•微量、快速、操作简便 •应用范围广泛 •仪器成本低	•结果判断相对主观 •对抗原纯度及血清效价要求较高	•疫苗鉴别试验 •菌种的诊断或分型 •抗体效价测定
	表面等离子共振法	•直接检测结合反应 •可精密测定亲和力，包括结合/解离速率	•芯片表面固定可影响结合 •芯片表面再生可影响结合 •低通量和低产出	•免疫原性测定 •结合活性测定 •分子间亲和力测定 •复杂样品中特定蛋白质浓度的测定

3430 细胞种属鉴别法

细胞种属鉴别是生物制品生产用细胞基质质量控制要求之一，也是保障生物制品生产使用正确细胞基质、防止细胞误用或交叉污染的重要措施。细胞种属鉴别是对细胞基质的物种来源进行鉴定，生物制品生产用细胞基质均应进行种属鉴别，可选择以下一种或两种方法进行。如已知供试品的细胞种属信息且在多重 PCR 法可检测的种属范围内，可选择多重 PCR 法进行鉴别并判定是否存在其他种属来源细胞的交叉污染；如供试品为未知样本，可选择 DNA 条形码法进行检测，根据序列比对结果确定细胞种属。

第一法　多重 PCR 法

多重 PCR 法系通过扩增动物细胞线粒体细胞色素 b、细胞色素氧化酶Ⅰ（COXⅠ）或细胞色素氧化酶Ⅱ（COXⅡ）基因，鉴别细胞种属来源。本法适用于猪、人、猫、中国仓鼠、恒河猴、非洲绿猴、大鼠、犬、小鼠和牛的细胞种属鉴别。

试剂　(1)PCR 反应预混液(2×)含 $MgCl_2$、扩增酶、dNTPs 等，按照试剂使用说明书配制，如需要可适当增加扩增酶用量。也可使用符合条件的其他配方预混液。

(2)推荐的检测引物

猪

正向引物：5′-CGGTGAATAGGAAGATGAAGCCC-AG-3′

反向引物：5′-TCTACTATCCCTGCCAGTTCTAGC-AGCTG-3′

人

正向引物：5′-TAGACATCGTACTACACGACACG-TACTACG-3′

反向引物：5′-CACTCCAGGTTTATGGAGGGTTC-TTCT-3′

猫

正向引物：5′-TATTGCCATTCCTACCGGGGTG-3′

反向引物：5′-GTGCTGAGGGAAGAACGTTATAT-TGACTC-3′

中国仓鼠

正向引物：5′-ACTAACCCGCTTCTTCGCATTC-3′

反向引物：5′-GCGTAGGCGAACAGGAAGTATC-3′

恒河猴

正向引物：5′-CCCACCCAGTTCAACTAAGCCTAC -3′

反向引物：5′-GATGGTGAAGGATGGGTCATTGA-CTTC-3′

非洲绿猴

正向引物：5′-CCTGCTACTTATGGGATCAACCA-TAATCGA-3′

反向引物：5′-TAGGATTGCTGTGATTAGGACAG-ATCAGAC-3′

大鼠

正向引物：5′-CTTCGGCCACCCAGAAGTGTAC-3′

反向引物：5′-AGGCTCGGGTGTCTACATCTAGG -3′

犬

正向引物：5′-GAACTAGGTCAGCCCGGTACTTT-ACT-3′

反向引物：5′-TTCGGGGGAATGCCATGTCC-3′

小鼠

正向引物：5′-ACAGCCGTACTGCTCCTATTATC-ACTAC-3′

反向引物：5′-CCCAAAGAATCAGAACAGATGCT-GGT-3′

牛

正向引物：5′-GCTATTCCAACCGGGGTAAAAGT-CTTC-3′

反向引物：5′-GCCTAGGGCTCACATTATAGCA-GG-3′

(3)引物贮备液　取各种属引物适量，加用焦碳酸二乙酯处理过的水(DEPC 水)分别配制成 100μmol/L 的溶液，置−20℃及以下保存备用。

(4)混合引物工作液　分别取各引物贮备液适量，用 DEPC 水稀释并制成，各引物终浓度分别为：猪 400nmol/L、人 100nmol/L、猫 100nmol/L、中国仓鼠 600nmol/L、恒河猴 70nmol/L，非洲绿猴 400nmol/L，大鼠 80nmol/L，犬 180nmol/L，小鼠 70nmol/L，牛 200nmol/L。充分混合，分装，置−20℃及以下保存备用。

阳性质控品贮备液的制备　混合种属阳性质控品包含 10 个种属的细胞基因组 DNA，其中人、猫、非洲绿猴、大鼠、犬、小鼠和牛的细胞基因组 DNA 终浓度为 1ng/μl，猪细胞基因组 DNA 终浓度为 4ng/μl，中国仓鼠细胞基因组 DNA 终浓度为 6ng/μl，恒河猴细胞基因组 DNA 终浓度为 0.5ng/μl，充分混合，分装，置−20℃及以下保存备用。亦可使用单一或部分种属阳性质控品，细胞基因组 DNA 的浓度按上述相应种属终浓度配制。

供试品的制备　可收集活细胞 $1\times10^5\sim1\times10^6$ 个，以每分钟 250*g* 离心 5 分钟，弃去上清，取细胞沉淀。若不立即检测，可置−70℃及以下保存不超过 6 个月。

检查法　(1)核酸提取　取供试品细胞沉淀样品管，用核酸提取试剂盒或细胞裂解液提取 DNA，作为供试品基因组 DNA 提取液，置−20℃及以下保存备用。取空白管同法操作，作为阴性质控品(NCS)。

(2)PCR 反应液制备

阳性质控品工作液：取 DEPC 水 18μl，置 1.5ml 离心管中，加阳性质控品贮备液 2μl，混匀。

PCR 反应液：

PCR 反应液所需成分与体积如下表(不同的反应体系可适当调整)。

PCR 反应预混液（2×）	12.5μl
混合引物工作液	4.5μl
总体积	17μl

①反应孔数＝无模板对照 1 个＋阴性质控 1 个＋供试品数＋阳性质控 1 个。

②PCR 反应液体积(预估1孔损失量)＝17μl×(反应孔数＋1)

③取各试剂置冰上或 2～8℃融化后配制多重 PCR 反应液。混匀，按照每管 17μl 分装至 8 联管中备用。

④按下表在相应区间加入样品 8μl，反应总体积为 25μl。

无模板对照	DEPC 水	阴性区间
阴性质控	阴性质控品	阴性区间
供试品	供试品基因组 DNA 提取液	阳性区间
阳性质控	阳性质控品工作液	阳性区间

(3)PCR 扩增　在 PCR 仪器上设置反应程序，设定如下参数：

阶段 1：95℃，5 分钟；

阶段 2：95℃，30 秒，62℃，3 分钟，68℃，30 秒，重复 25～30 个循环(循环数可根据仪器及电泳结果调整)；

阶段 3：68℃，30 分钟。

(4)琼脂糖凝胶电泳　取 PCR 产物及 DNA 分子量标准品(50bp DNA ladder 或 DL500 Marker)5～8μl，上样于 2%～2.5%琼脂糖凝胶泳道(胶长至少60mm)，照电泳法(通则0541第三法)，80～110V 恒压电泳，溴酚蓝条带接近凝胶边缘处时停止电泳。采用凝胶成像仪，以 50bp DNA ladder(或 DL500 Marker)为标记，分析电泳结果。

试验有效性判定　(1)无模板对照和阴性质控应无条带；

(2)阳性质控各条带应清晰可见。混合种属阳性质控应有10条扩增条带，且条带大小理论值分别为：猪 464bp、人 394bp、猫 355bp、中国仓鼠 315bp、恒河猴 287bp、非洲绿猴 256bp、大鼠 200bp、犬 172bp、小鼠 147bp、牛 93bp。单一或部分种属阳性质控扩增条带应与上述相应种属条带大小一致。

结果判定　通过比对供试品和阳性质控的扩增条带，判定供试品的种属。若供试品有两条及以上扩增条带，需与阳性质控的扩增条带进行比对，判断污染的细胞种属。

注意事项　(1)为避免污染，PCR 反应液制备需对实验环境进行阳性区间和阴性区间的划分。在阳性区间制备阳性质控品工作液，在阴性区间制备 PCR 反应液。

(2)为便于结果判定，电泳时，建议将供试品与阳性质控选择在非边缘的邻近孔上样。

(3)本法也可采用核酸分析仪进行扩增产物分析。

(4)本法也可使用经验证后的商品化试剂盒进行核酸扩增，可根据试剂盒说明书操作。不同反应体系可适当调整引物浓度、样品浓度以及反应体系等参数。

第二法　DNA 条形码法

DNA 条形码法系采用 PCR 法扩增动物细胞线粒体细胞色素 C 氧化酶亚单位Ⅰ基因，通过序列比对分析鉴别细胞种属来源。本法适用于人、猴、小鼠、仓鼠、大鼠、犬、猪、兔、水貂、豚鼠、地鼠、土拨鼠、猫、牛、鸡、鸭及昆虫 17 个种属来源的细胞种属鉴别。

试剂　(1)核酸提取试剂　核酸提取可使用细胞基因组提取试剂盒或其他核酸提取试剂，实验选用的试剂需能够提取到满足后续实验要求的模板 DNA。

(2)PCR 扩增试剂　应使用合适的扩增酶或 PCR 反应预混液。实验选用的 PCR 扩增试剂应能够满足试验有效性要求。

(3)引物序列　见下表。

引物缩写	引物名称	引物序列
V 引物	VF1	TGTAAAACGACGGCCAGTTCT-CAACCAACCACAARGAYATYGG
	VR1	CAGGAAACAGCTATGACTAGACT-TCTGGGTGGCCRAARAAYCA
L 引物	LepF	TGTAAAACGACGGCCAGTAT-TCAACCAATCATAAAGATATTGG
L 引物	LepR	CAGGAAACAGCTATGACTAAACT-TCTGGATGTCCAAAAAATCA

续表

注：①下划线部分序列为 M13 通用引物序列。

②扩增引物选择：本法所列引物已验证可用于鉴别 17 个种属来源的细胞，包括人、猴、小鼠、仓鼠、大鼠、犬、猪、兔、水貂、豚鼠、地鼠、土拨鼠、猫、牛、鸡、鸭和昆虫来源的细胞。其他种属来源的细胞需验证后使用。可根据供试品可能的物种来源选择引物进行检测，如人、猴、小鼠、仓鼠、大鼠、犬、猪、兔及水貂来源细胞可选择Ⅴ引物，豚鼠、地鼠、土拨鼠和昆虫来源细胞可选择 L 引物，猫、牛、鸡和鸭种属来源细胞选择Ⅴ引物或 L 引物均可。

供试品的制备　可收集活细胞 1×10^5～1×10^6 个，以每分钟 250*g* 离心 5 分钟，弃去上清，取细胞沉淀。若不立即检测，可置－70℃及以下保存不超过 6 个月。

检查法　(1)核酸提取　取供试品细胞沉淀，用核酸提取试剂进行核酸提取。模板 DNA 纯度应满足 A_{260}/A_{280} 比值在 1.8～2.0 之间。

(2)PCR 反应液制备　按照核酸扩增试剂说明书配制 PCR 反应液，PCR 反应体系以 50 μl 为参照，其中引物终浓度为 0.2 μmol/L，DNA 模板加样量根据扩增试剂说明书要求范围添加，实验包括阴性对照(模板为水)、阳性对照(模板为种属来源正确的细胞提取的核酸)和待检细胞提取的核酸样本。

(3)PCR 扩增　在 PCR 仪器上设置反应程序，设定如下参数：

阶段 1：94℃，2 分钟，94℃，30 秒，50℃，40 秒，72℃，1 分钟，重复 5 个循环；

阶段 2：94℃，30 秒，54℃，40 秒，72℃，1 分钟，重复 35 个循环；

阶段 3：72℃，10 分钟。

(4)琼脂糖凝胶电泳　取 PCR 产物 5μl，上样于含核酸凝胶染色剂的 1.5％琼脂糖凝胶泳道，照电泳法(通则 0541第三法)，100～150V 恒压电泳。不含上样缓冲液的供试品需与适量上样缓冲液混合后上样。在凝胶成像仪上检视，DNA 分子量标准品(100bp DNA ladder 或其他合适的 DNA ladder)与反应产物同时电泳作为标记，PCR 产物应在约 750bp 的位置出现一条目的条带。

(5)序列测定　回收 750bp 位置的扩增产物，使用 M13 通用引物对回收产物进行双向测序，获得目标核酸序列。测序模板制备和测序过程中应防止外源 DNA 污染，避免外部因素对测序模板的破坏和降解。测序完成后，需对核酸测序结果进行序列质量核查，并对合格的测序结果进行拼接。

(6)利用数据库进行比对及分析，根据序列比对分析结果确定细胞种属来源。

试验有效性判定　(1)阴性对照应无扩增条带。

(2)阳性对照应能在 750bp 左右检测到一条目的条带，且序列分析结果应与相应阳性对照细胞的种属一致。

结果判定　供试品在 750bp 左右有一条目的条带，且测序结果未出现套峰，根据序列比对结果，选择与数据库中同源性最高且满足同源性 95%以上的物种判定为该细胞的种属。如测序结果出现套峰(排除测序异常)，说明细胞存在不同种属细胞的交叉污染，需要结合其他方法对污染细胞的种属进行进一步鉴定。

注意事项　(1)试验操作应符合聚合酶链式反应法(通则1001)和 DNA 测序技术指导原则(指导原则9108)的相关要求。

(2)本法不适用于鉴别发生交叉污染的细胞种属。

(3)不同反应体系可适当调整引物浓度、反应体系等参数。

3431　质粒 DNA 构象测定法

本法系依据质粒 DNA 的大小及构象不同所带电荷密度的差异，在凝胶分子筛中所受阻力的不同而实现分离，用毛细管凝胶电泳荧光检测法(CGE-LIF)测定质粒 DNA 超螺旋、线性、开环三种构象的含量。

照毛细管电泳法(通则0542)测定。

试剂　(1)水　电阻率不低于 18.2MΩ·cm。

(2)EDTA 溶液　取乙二胺四乙酸二钠($EDTA\text{-}Na_2 \cdot 2H_2O$) 186.1g，加水溶解并稀释至 900ml，用 10mol/L 氢氧化钠溶液调节 pH 值至 8.0，并用水稀释至 1000ml。

(3)Tris 溶液　取三羟甲基氨基甲烷(Tris)121.1g，加水溶解并稀释至 900ml，用盐酸溶液调节 pH 值至 8.0，并用水稀释至 1000ml。

(4)Tris-硼酸缓冲液(10×TBE)　取 Tris 108g 与硼酸 55g，加 EDTA 溶液 40ml，用水稀释至 1000ml。使用时用水稀释 10 倍。

(5)TE 缓冲液　取 Tris 溶液 10ml 与 EDTA 溶液 2ml，用水稀释至 1000ml。

(6)DNA 染料　用二甲基亚砜溶解的 10 000×SYBR Gold 核酸染料，按试剂使用说明书配制。或符合系统适用性要求的其他适宜 DNA 染料。

(7)DNA 凝胶缓冲液　含硼酸、Tris 以及亲水性聚合物作为分子筛或等效的缓冲液。用 1×TBE 稀释到适宜浓度使用。或选择符合系统适用性要求的商品化 DNA 凝胶试剂。

系统适用性溶液　取系统适用性对照品溶液 1μl，与 TE 缓冲液 9μl 混匀，加 TE 缓冲液 100μl 混匀。

供试品溶液　用 TE 缓冲液将供试品稀释成浓度为 4～8ng/μl。

空白溶液　TE 缓冲液。

电泳条件　(1)涂层熔融石英毛细管(内径100μm)，切割至总长度约为 40cm，有效长度为 30cm，使用次数不超过 150 次，或选择适宜长度以满足系统适用性要求。(2)设置毛细管温度为 20℃，样品室温度为 4～10℃。(3)激光诱导荧光检测器，激发波长 488nm，发射波长 520nm。(4)毛细管的预处理：在 20psi 压力下，用 DNA 凝胶缓冲液冲洗 20 分钟，每次运行前进行。(5)毛细管的预填充：在 20psi 压力下，用 DNA 凝胶缓冲液冲洗 2 分钟。(6)进样压力 0.2psi，进样时间 4 秒；分离电压 10kV，运行 25 分钟，反向极性。

测定法　分别取系统适用性溶液、空白溶液、供试品溶液、系统适用性溶液依序进样：系统适用性溶液(至少进样3针)、空白溶液进样 1 针、供试品溶液 1 进样 3 针、供试品溶液 2 进样 3 针……系统适用性溶液(至少进样 1针)，记录电泳图。按峰面积归一化法计算，供试品溶液峰 1、峰 2、峰 3 的校正峰面积占所有校正峰面积之和的百分比即为该种构象的含量。

系统适用性要求　系统适用性溶液的电泳图峰 1，峰 2，峰 3 应与参考图谱(图 1)基本一致；系统适用性溶液的电泳图中质粒 DNA 三种构象峰之间的分离度不低于 2；以各构象校正峰面积占所有峰校正峰面积之和的百分比计算，三种构象的相对百分含量应在规定范围内(见该批次系统适用性对照品说明书)；系统适用性溶液相邻两针之间同一构象峰的迁移时间差应不高于 0.5 分钟，超螺旋构象迁移时间的 RSD 应不大于 3%($n \geqslant 4$)；线性构象峰和开环构象峰的信噪比均应不小于 10。空白溶液电泳图中应无干扰峰。

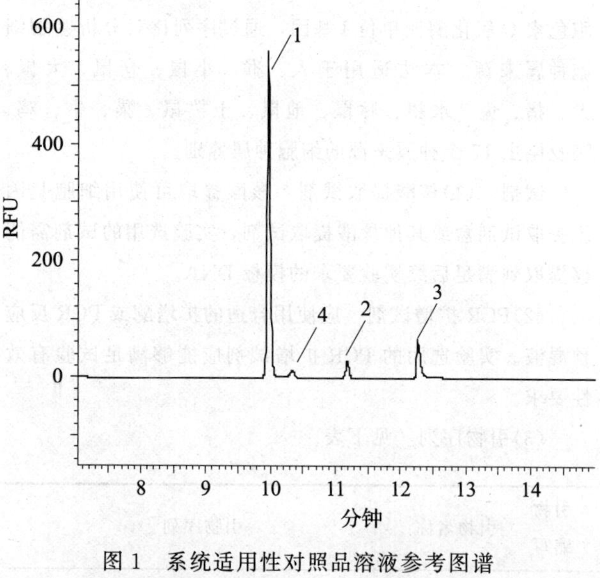

图 1　系统适用性对照品溶液参考图谱

1. 超螺旋　2. 线性　3. 开环　4. 未知

3432　吸附无细胞百白破联合疫苗多重竞争抑制鉴别法

本法系采用抗原抗体竞争抑制法原理，使用多重液相芯片技术测定吸附无细胞百白破疫苗有效组分百日咳毒素

(PT)、丝状血凝素(FHA)、白喉类毒素(DT)和破伤风类毒素(TT)等的生物测定法。

试剂　(1)磷酸盐缓冲液(pH 7.4)　称取氯化钠 8.0g、氯化钾 0.20g、磷酸氢二钠 1.44g、磷酸二氢钾 0.24g，加水溶解并稀释至 1000ml，121℃灭菌 15 分钟。

(2)洗涤液(PBS-Tween20)　量取聚山梨酯 20 0.5ml，加磷酸盐缓冲液(pH 7.4)稀释至 1000ml。

(3)封闭液　称取牛血清白蛋白 0.5g，加磷酸盐缓冲液(pH 7.4)溶解并稀释至 100ml。

(4)稀释液　称取牛血清白蛋白 0.1g，加洗涤液(PBS-Tween20)溶解并稀释至 100ml。

(5)抗体显色液　选取藻红荧光蛋白标记对应种属的抗体，用稀释液稀释至适宜浓度。

(6)不同编号磁珠。

(7)磁珠包被试剂盒。

(8)PT、FHA、DT、TT 纯化蛋白。

检测磁珠的制备　用磁珠包被试剂盒，分别在不同编号的磁珠上包被适宜浓度的 PT、FHA、DT、TT 纯化蛋白。

阳性对照的制备　取吸附无细胞百白破联合疫苗参考品(鉴别试验用)，用稀释液稀释至低值阳性对照(PT、FHA 0.1μg/ml，DT、TT 0.1Lf/ml)和高值阳性对照(PT、FHA 1.0μg/ml，DT、TT 1.0Lf/ml)。

阴性对照的制备　用稀释液做阴性对照。

百白破多抗血清的制备　取人源百日咳抗血清国家参考品或鼠源百日咳抗血清国家参考品，用稀释液稀释至适宜的浓度。

供试品溶液　取疫苗供试品适量，加枸橼酸钠或其他适宜的试剂进行疫苗解析附处理。

测定法　取制备好的检测磁珠，混合后用封闭液稀释，以 100μl/孔加至 96 孔平底板，每孔内每种抗原检测磁珠应为 500～1000 颗，以封闭磁珠及平底板，37℃振荡孵育 1 小时，用洗涤液(PBS-Tween20)洗板 3 次后拍干；分别取供试品溶液上清液、阳性对照和阴性对照 100μl 加入 96 孔稀释板，取稀释至适宜浓度的百白破多抗血清 100μl 加入 96 孔稀释板对应孔混合，37℃恒温箱振荡孵育 1 小时；将 96 孔稀释板中液体全部转移至 96 孔平底板，另加一孔稀释液作空白对照，37℃恒温箱振荡孵育 1 小时，用洗涤液(PBS-Tween20)洗板 3 次，拍干；以 100μl/孔加入抗体显色液，37℃恒温箱振荡孵育 0.5 小时，用洗涤液(PBS-Tween20)洗板 3 次，拍干；以 50μl/孔加入洗涤液(PBS-Tween20)重悬磁珠，使用多重悬浮列阵荧光分析系统测定荧光值，按磁珠编号区分不同抗原结果。

适用性要求　各组分阳性对照荧光值应低于相应组分阴性对照荧光值，各组分高值阳性对照荧光值应低于相应组分低值阳性对照荧光值。

结果判定　供试品溶液各组分荧光值低于相应组分低值阳性对照荧光值者为阳性。

生物活性/效价测定法

1211　胰岛素生物测定法

本法系比较胰岛素标准品(S)与供试品(T)引起小鼠血糖下降的作用，以测定供试品的效价或生物学活性。

标准品溶液的制备　精密称取胰岛素标准品适量，按标示效价，加入每 100ml 中含有苯酚 0.2g 并用盐酸调节 pH 值为 2.5 的 0.9%氯化钠溶液，使溶解成每 1ml 中含 20 单位的溶液，2～8℃贮存，以不超过 5 天为宜。

标准品稀释液的制备　试验当日，精密量取标准品溶液适量，按高低剂量组(d_{S_2}、d_{S_1})加 0.9%氯化钠溶液(pH 2.5)制成两种浓度的稀释液，高低剂量的比值(r)不得大于 1∶0.5。高浓度稀释液一般可制成每 1ml 中含0.06～0.12 单位，调节剂量使低剂量能引起血糖明显下降，高剂量不致引起血糖过度降低，高低剂量间引起的血糖下降有明显差别。

供试品溶液的制备　按供试品的标示量或估计效价(A_T)，照标准品溶液与其稀释液的制备法制成高、低两种浓度的溶液，其比值(r)应与标准品相等，供试品与标准品高低剂量所致的反应平均值应相近。

测定法

第一法　效价测定法(定量测定法)

取健康合格、同一来源、同一性别、出生日期相近的成年小鼠，体重相差不得超过 3g，按体重随机等分成 4 组，每组不少于 10 只，逐只编号，各组小鼠分别自皮下注入一种浓度的标准品或供试品稀释液，每鼠 0.2～0.3ml，但各鼠的注射体积(ml)应相等。注射后 40 分钟，按给药顺序分别自眼静脉丛采血，用适宜的方法，如葡萄糖氧化酶-过氧化酶法测定血糖值。第一次给药后间隔至少 3 小时，按双交叉设计，对每组的各鼠进行第二次给药，并测定给药后 40 分钟的血糖值。照生物检定统计法(通则 1431)中量反应平行线测定(2.2)法双交叉设计计算效价及实验误差。

本法的可信限率(FL%)不得大于 25%。

第二法　生物学活性测定法

本法系在第一法基础上，简化实验设计，适用于生物鉴别/生物学活性检查。

实验采用随机设计，动物数量可减半，照生物检定统计法（通则 1431）中量反应平行线测定法随机设计计算效价。

1216　卵泡刺激素生物测定法

本法适用于卵泡刺激素的效价测定。测定方法分为卵巢增重法和人颗粒细胞孕酮测定法。当检验结果有争议时，以卵巢增重法试验结果为准。

第一法　卵巢增重法

本法系比较尿促性素(或尿促卵泡素、重组人促卵泡素等)标准品(S)与供试品(T)对幼大鼠卵巢增重的作用，以测定供试品中卵泡刺激素的效价。试验时应选择与供试品同质的标准品。

溶剂的制备　试验当日，称取牛血清白蛋白适量，加0.9%氯化钠溶液溶解，一般可制成每 1ml 中含 1mg 的溶液，充分溶解后，用 1mol/L 氢氧化钠溶液调节 pH 值至 7.2±0.2。

精密称取已知效价的绒促性素(原料或粉针剂均可)，加入上述溶液中溶解，一般可制成每 1ml 中含 20 单位或其他适宜浓度的溶液，混匀备用。

标准品溶液的制备　试验当日，按标准品中卵泡刺激素的标示效价，用上述溶剂，按高、中、低剂量组(d_{S_3}、d_{S_2}、d_{S_1})配成 3 种浓度的标准品溶液，相邻两浓度之比值(r)应相等，且不得大于 1∶0.5。一般高浓度的标准品溶液可制成每 1ml 中含 2～5 单位。调节剂量使低剂量组卵巢明显增重，高剂量组卵巢增重不致达到极限。标准品溶液置 2～10℃贮存，可在 3 日内使用。

供试品溶液的制备　按供试品中卵泡刺激素的标示量或估计效价(A_T)，照标准品溶液的制备法制成高、中、低(d_{T_3}、d_{T_2}、d_{T_1})3 种浓度的供试品溶液，相邻两浓度之比值(r)应与标准品相等，供试品与标准品各剂量组所致反应平均值应相近。

测定法　取健康合格，出生 19～23 日，或体重 36～60g，同一来源的雌性幼大鼠，一次试验所用大鼠的出生日期相差不得超过 3 日，或体重相差不得超过 15g；按体重随机等分成 6 组，每组不少于 8 只，每日于大致相同的时间分别给每鼠皮下注入一种浓度的标准品溶液或供试品溶液 0.5ml，每日一次，连续注入 3 次，于最后一次注入 24 小时后，将动物处死，称重，解剖，摘出卵巢，剥离附着的组织，去除输卵管，用滤纸吸去周围的液体，直接称重(天平精密度 0.1mg)并换算成每 10g 体重的卵巢重，照生物检定统计法(通则 1431)中的量反应平行线测定 (3.3) 法计算效价及实验误差。

本法的可信限率(FL%)不得大于 45%。

第二法　人颗粒细胞孕酮测定法

本法系比较尿促性素(或尿促卵泡素)标准品(S)与供试品(T)对人卵巢颗粒细胞分泌孕酮的作用，以测定供试品中卵泡刺激素的效价。

试剂　(1)完全培养液　试验当日，取胎牛血清和 DMEM/F12 培养液，按体积比配制成含 10%胎牛血清的 DMEM/F12 细胞培养液(不添加青链霉素或其他抗生素)，混匀，置 2～8℃保存。

(2)测定培养液　试验当日，取胎牛血清和 DMEM/F12 培养液，按体积比配制成含 1%胎牛血清的 DMEM/F12 细胞培养液(不添加青链霉素或其他抗生素)，混匀，置 2～8℃保存。

(3)氯化钠溶液的制备　取氯化钠粉末 9g，加水溶解并稀释至 1000 ml，经 121℃、15 分钟灭菌。

(4)PBS　取氯化钠 8.0g、氯化钾 0.20g、磷酸氢二钠 1.44g、磷酸二氢钾 0.24g，加水溶解并稀释至 1000ml，经 121℃、15 分钟灭菌。

(5)消化液的制备　称取乙二胺四乙酸二钠 0.2g、胰酶 2.5g，用 PBS 溶解并稀释至 1000ml，过滤除菌。2～8℃保存。

标准品溶液的制备　试验当日，按标准品中卵泡刺激素的标示效价，用测定培养液制成每 1ml 中含 30IU，在无菌玻璃试管中配制系列溶液，一般高剂量的浓度可制成每 1ml 中含 3IU，或其他适宜的浓度。一般不少于 7 个浓度，相邻两浓度之比值(r)应相等，为 1∶3。应符合四参数反应。以上操作在无菌条件下进行。

供试品溶液的制备　试验当日，按供试品中卵泡刺激素的标示效价或估计效价(A_T)，照标准品溶液的制备法制成供试品溶液，相邻两浓度之比值(r)应与标准品相等，供试品与标准品各剂量组所致反应平均值应相近，供试品溶液浓度一般应与标准品溶液浓度一致。以上操作在无菌条件下进行。

测定法　人卵巢颗粒细胞用完全培养液于 37℃、5%二氧化碳条件下培养，当细胞生长融合度达到 80%时，消化和收集细胞。用完全培养液配制成每 1ml 含 10^5 个细胞悬液，将上述悬液接种于同一 96 孔细胞培养板中，每孔加入 100μl。待细胞完全贴壁后，吸弃孔内生长培养基，更换为测定培养液，每孔 100μl。每孔分别再加入对应的标准品和供试品溶液 100μl，每个剂量不少于 3 个复孔，于 37℃、5%二氧化碳培养箱条件下继续培养 72 小时。取细胞培养上清液按照孕酮测定试剂盒说明书进行孕酮检测。

采用四参数回归计算法(通则 1431)进行判定，并按下式计算结果。

对于可靠性成立的实验结果，方可按等反应剂量比的原则，采用约束模型中 S 和 T 拟合曲线 EC_{50} 的比值，计算供试品的相对效价 (R)。

$$R=\frac{标准品\ EC_{50}}{供试品\ EC_{50}}\times 100\%$$

再按下式计算供试品的效价（P_T）

$$P_T = A_T \cdot R$$

本法的置信限率不得大于25%，四参数反应曲线的相关系数应大于或等于0.95，试验方为有效。

3501　重组乙型肝炎疫苗(酵母)体外相对效力检查法

本法系以酶联免疫吸附法测定供试品中的乙型肝炎病毒表面抗原(HBsAg)含量，并以疫苗参考品为标准，采用双平行线分析法计算供试品的相对效力。

试剂　(1)PBS(pH 7.2)　称取氯化钠8.850g、磷酸二氢钠($NaH_2PO_4 \cdot 2H_2O$)0.226g和磷酸氢二钠($Na_2HPO_4 \cdot 12H_2O$)1.698g，加适量水溶解，调pH值至7.2，加水稀释至1000ml。

(2)供试品处理液　量取20%二乙醇胺1.25ml和10% Triton X-100 0.20ml，加PBS 8.55ml，混匀备用。

(3)供试品稀释液　称取牛血清白蛋白10.0g，加PBS溶解并稀释至1000ml，备用。

疫苗参考品溶液及供试品溶液的制备　精密量取疫苗参考品及供试品各0.1ml，分别加入0.1ml供试品处理液，加盖混匀，在20～28℃静置30～35分钟。将处理后的参考品和供试品分别以供试品稀释液进行适当稀释，稀释后取1∶2000、1∶4000、1∶8000、1∶16 000、1∶32 000及其他适宜稀释度进行测定，每个稀释度做双份测定。阴性对照为供试品稀释液(双份)，阴性对照和阳性对照均不需稀释。

测定法　按试剂盒使用说明书进行。试剂盒阴性和阳性对照的吸光度均值应在试剂盒要求范围内，试验有效。3次测定的数据均用生物检定统计法(通则1431)中的量反应平行线测定法计算相对效力。以3次相对效力的几何均值为其体外相对效力。以疫苗参考品为标准，供试品相对效力应不小于0.5，判为合格。

3502　甲型肝炎灭活疫苗体外相对效力检查法

本法系以酶联免疫吸附法测定供试品中的甲型肝炎病毒抗原含量，并以疫苗参考品为标准，计算供试品的相对效力。

疫苗参考品及供试品溶液制备　将疫苗参考品与供试品采用适宜方法进行解离后，用相应供试品稀释液进行倍比稀释，取1∶2、1∶4、1∶8、1∶16、1∶32或其他适宜5个稀释度进行测定。

测定法　用纯化的甲肝病毒抗体包被酶标板，每孔100μl，2～8℃放置过夜，然后洗板、拍干。用10%牛血清PBS溶液进行封闭，每孔200μl，37℃孵育1小时。

取已包被的酶标板，加入各稀释浓度的疫苗参考品和供试品，每个稀释度加3孔，每孔100μl，37℃孵育1小时或2～8℃过夜，洗板后加酶结合物，每孔加100μl，37℃孵育1小时。

洗板后加显色液，每孔100μl，37℃孵育10～15分钟，加终止剂50μl，读取吸光度(A)。

结果计算　将测出的疫苗参考品及供试品的A均值乘以1000后记录于下表。

稀释度	疫苗参考品A值×1000(S)	供试品A值×1000(T)
1∶2	S_5	T_5
1∶4	S_4	T_4
1∶8	S_3	T_3
1∶16	S_2	T_2
1∶32	S_1	T_1

$$\text{供试品抗原含量} = \text{疫苗参考品抗原含量} \times \text{antilg}\left(\frac{V}{W} \times \lg 2\right)$$

$$V = 0.2(T_1 + T_2 + T_3 + T_4 + T_5) - 0.2(S_1 + S_2 + S_3 + S_4 + S_5)$$

$$W = 0.1(T_5 - T_1 + S_5 - S_1) + 0.05(T_4 - T_2 + S_4 - S_2)$$

$$\text{体外相对效力} = \frac{\text{供试品抗原含量}}{\text{疫苗参考品抗原含量}}$$

3503　人用狂犬病疫苗效价测定法

第一法　NIH法

本法系将不同稀释度的供试品和疫苗标准品分别免疫小鼠，通过比较免疫后的小鼠对致死性狂犬攻击病毒的保护剂量，确定供试品的效价。

试剂　稀释液(PBS)　量取0.9%磷酸二氢钾溶液75ml、2.4%磷酸氢二钠($Na_2HPO_4 \cdot 12H_2O$)溶液425ml、8.5%氯化钠溶液500ml，混合后加水至5000ml，调pH值至7.2～8.0。

攻击毒株CVS制备　启开毒种，稀释成10^{-2}悬液，接种10～12g小鼠，不少于8只，每只脑内接种0.03ml，连续传2～3代，选择接种4～5天有典型狂犬病症状的小鼠脑组织，研磨后加入含2%马血清或新生牛血清制成20%悬液，经每分钟1000转离心10分钟，取上清液经病毒滴定(用10只18～20g小鼠滴定)及无菌检查符合规定后作攻击毒用。

疫苗标准品的稀释　疫苗标准品用PBS稀释成1∶25、1∶125和1∶625等稀释度。

供试品溶液　供试品用PBS做5倍系列稀释。

测定法　用不同稀释度的供试品及疫苗标准品分别免疫12～14g小鼠16只，每只小鼠腹腔注射0.5ml，间隔1周再免疫1次。

小鼠于第一次免疫后14天，用经预先测定的含5～

$100LD_{50}$的病毒量进行脑内攻击，每只0.03ml；同时将攻击毒稀释成10^0、10^{-1}、10^{-2}和10^{-3}进行毒力滴定，每个稀释度均不少于8只小鼠。小鼠攻击后逐日观察14天，并记录死亡情况，统计第5天后死亡和呈典型狂犬病脑症状的小鼠。

计算供试品和疫苗标准品ED_{50}值。

计算相对效力：

$$P=\frac{T}{S}\times\frac{d_T}{d_S}\times D$$

式中　P为供试品效价，IU/ml；

T为供试品ED_{50}的倒数；

S为疫苗标准品ED_{50}的倒数；

d_T为供试品的1次人用剂量，ml；

d_S为疫苗标准品的1次人用剂量，ml；

D为疫苗标准品的效价，IU/ml。

【附注】(1)动物免疫时应将疫苗保存于冰浴中。

(2)各组动物均应在同样条件下饲养。

(3)攻击毒原病毒液(10^0)注射的小鼠应80%以上死亡。

第二法　改良NIH法

本法系在NIH法基础上，取单一稀释度的供试品及疫苗标准品免疫小鼠，通过小鼠脑内攻击狂犬病病毒所得小鼠保护力水平，比较供试品和疫苗标准品对小鼠的保护率判定供试品疫苗效价是否合格。改良NIH法为定性或半定量效价测定方法，采用该法应满足以下条件：

(1)采用该方法的实验室应为已建立稳定的NIH法且检定结果一致性好，对NIH法的变异控制在较好范围的实验室；

(2)用于具有连续2年及以上生产时间、糖蛋白抗原含量稳定、产品质量控制稳定、其连续批次效价均高于国家批准的放行标准的产品；

(3)实验室应通过充分验证证明改良NIH法与NIH法具有良好的一致性，并根据具体情况(如每年的生产批次或生产周期情况)定期对该方法进行评估，至少每2年应进行一次评估，以确保该方法的可靠性；

(4)采用改良NIH法测定效价不合格时，应以NIH法测定，并作为最终判定结果。

试剂　同NIH法。

攻击病毒CVS制备　同NIH法。

疫苗标准品的稀释　根据NIH法标定的疫苗标准品ED_{50}，采用NIH法试剂项下PBS将疫苗标准品稀释至适宜的稀释度。

供试品溶液　根据疫苗的出厂效价标准、标示装量及疫苗标准品的效价，采用NIH法试剂项下PBS将供试品稀释至适宜的稀释度。

测定法　取单一稀释度的供试品及疫苗标准品分别免疫12～14g小鼠10只，每只小鼠腹腔注射0.5ml，间隔一周再免疫一次。其余同NIH法。

结果判定　当供试品的小鼠保护率大于疫苗标准品时，供试品的效价判为合格。

【附注】除NIH法附注条件外，还应满足以下条件。

(1)疫苗标准品组及供试品组小鼠在攻击病毒后第5天，存活小鼠数应不少于8只。

(2)疫苗标准品保护率、攻击病毒的量应控制在一定范围内。

(3)疫苗标准品及供试品稀释度系依据疫苗标准品联合标定的ED_{50}及效价结果而确定，更换疫苗标准品批次时需重新计算并确定稀释倍数。

3504　吸附破伤风疫苗效价测定法

本法系用破伤风毒素攻击经供试品与标准品分别免疫后的小鼠(或豚鼠)，比较其存活率，计算出供试品的效价。

标准品和供试品溶液　用0.9%氯化钠溶液将吸附破伤风类毒素标准品和供试品以适当比例稀释成3～5个稀释度(居中的稀释度必须在攻毒后能保护约半数动物)。

测定法　用每一稀释度的破伤风类毒素标准品和供试品溶液分别免疫体重14～16g同性别或雌雄各半NIH小鼠至少14只(或250～350g豚鼠至少10只)，每只小鼠皮下注射0.5ml(或每只豚鼠皮下注射1ml)。另外10只未注射的小鼠作为对照(或另外未注射的5只豚鼠作为对照)。攻击用破伤风毒素使用0.2%明胶磷酸盐缓冲液稀释。免疫4周后，每只免疫小鼠皮下注射0.5ml浓度为$100LD_{50}$/ml的破伤风毒素(或每只免疫豚鼠皮下注射1.0ml浓度为$100LD_{50}$/ml的破伤风毒素)。对照组每只小鼠皮下注射0.5ml浓度为$2LD_{50}$/ml的破伤风毒素(或对照组每只豚鼠注射1.0ml浓度为$1LD_{50}$/ml的破伤风毒素)。攻击后观察5天，每日记录结果。根据第5天存活率的剂量反应曲线，用平行线法计算结果。95%可信限应在效价的50%～200%，否则95%可信限的低限应大于相应品种中要求的效价规格。

【附注】试验成立应具备的条件：

(1)供试品的最低稀释度能保护半数以上动物；

(2)供试品的最高稀释度能保护半数以下动物；

(3)供试品和标准品的剂量反应曲线在平行性及直线性上的差异无显著意义；

(4)对照组动物应部分死亡而不全部死亡。

3505　吸附白喉疫苗效价测定法

第一法　豚鼠毒素攻击法(仲裁法)

本法系用白喉毒素攻击经供试品与标准品分别免疫后的豚鼠，比较其存活率，计算出供试品的效价。

标准品和供试品溶液　将标准品和供试品用0.9%氯

化钠溶液按等比间隔稀释 3～5 个稀释度，使中间稀释度在攻毒后必须能保护约半数动物。

测定法 用稀释好的标准品和供试品溶液分别免疫 250～350g 同性别或雌、雄各半豚鼠，每个稀释度至少免疫 10 只。另取 5 只不免疫豚鼠同时饲养，作为对照。

免疫 4 周后，每只免疫豚鼠皮下注射 $100LD_{50}$ 白喉毒素 1.0ml。对照组豚鼠注射经 100 倍稀释之上述毒素，每只皮下注射 1.0ml。攻毒后观察 5 天，每日记录动物死亡情况。根据第 5 天存活率，以标准品的效价为标准，用平行线法计算供试品的效价。95%可信限应在效价的50%～200%，否则 95%可信限的低限应大于相应品种中要求的效价规格。

【附注】 试验成立的条件：

(1)供试品的最低稀释度能保护半数以上动物；

(2)供试品的最高稀释度能保护半数以下动物；

(3)对照组动物应部分死亡而不全部死亡；

(4)供试品和标准品的剂量反应曲线在平行性及直线性上的差异无显著意义。

第二法　小鼠-Vero 细胞法

本法系用 Vero 细胞法测定经供试品与标准品分别免疫后的小鼠血清中的白喉抗毒素水平，计算供试品的效价。

试剂 (1)适宜培养液　临用时于培养液中加入新生牛血清、3%谷氨酰胺、青霉素、链霉素适量，使其终浓度分别为 10%、0.03%、100IU/ml 和 100IU/ml。用 7%碳酸氢钠溶液调 pH 值至 7.0～7.2。

(2)无 Ca^{2+}、Mg^{2+} 缓冲液　称取氯化钠 8.0g、氯化钾 0.2g、磷酸氢二钠 1.15g，加水溶解并稀释至 1000ml。

(3)0.25%胰酶溶液　称取胰酶 2.5g、乙二胺四乙酸二钠 0.2g，用无 Ca^{2+}、Mg^{2+} 缓冲液溶解，并稀释至 1000ml，用 7% 碳酸氢钠溶液调 pH 值至 7.0。

Vero 细胞悬液 将 Vero 细胞培养于 $150cm^2$ 培养瓶中，待单层细胞长满至 80%～100%时，弃去上层培养液，加入 0.25%胰酶溶液 10ml，置 37℃消化数分钟，弃去胰酶，加入 10ml 培养液，分散细胞进行计数，用培养液调整细胞浓度至每 1ml 含 2.5×10^5 个细胞。

标准品及供试品溶液 用 0.9%氯化钠溶液将吸附白喉类毒素的标准品和供试品分别以 2 倍系列稀释法稀释成 3～5 个适当稀释度。

测定法 (1)免疫与采血　用吸附白喉类毒素标准品和供试品的每一稀释度分别免疫 10～14g 同性别 NIH 小鼠 8 只，每只小鼠皮下注射 0.5ml。免疫 5 周后，采血，分离血清，56℃、30 分钟灭能，于－20℃保存。

(2)阳性对照小鼠血清　用含白喉类毒素成分的疫苗免疫 1 批小鼠，免疫 5 周后采血，分离血清，56℃、30 分钟灭能，分装小管，冷冻，于－20℃保存。

(3)毒素试验量测定　Vero 细胞测定白喉抗体试验时毒素浓度采用 1/10 000Lcd。

在 96 孔培养板中用 MEM 培养液将毒素做 2 倍系列稀释，每孔 50μl，然后向各孔中加入标准白喉抗毒素(0.0001IU)50μl，加盖，室温放置 1 小时后，加入 Vero 细胞悬液 50μl，加盖，用封板膜封板，于 37℃二氧化碳孵箱培养 6～7 天后，观察结果，使细胞死亡的最大毒素稀释度(红色)即 1/10 000Lcd。

1/10 000Lcd 的毒素量相当于 1×10^{-4} Lf 的毒素，适合本试验。

(4)抗体滴定　于 96 孔微量培养板中测定。

①向每孔加入 50μl 培养液，但 A_{11}、A_{12} 孔和 H_{11}、H_{12} 孔不加，而 G_{11}、G_{12} 孔加 100μl 培养液。

②取 8 份待检血清，分别加入 A_1 至 H_1 孔各 50μl，横向做 2 倍系列稀释，直至 A_{10} 和 H_{10} 孔。

③将标准白喉抗毒素稀释至每 1ml 含 0.008IU，加入 A_{11}、A_{12}、B_{11} 和 B_{12} 孔各 50μl，从 B_{11} 和 B_{12} 孔开始竖向做 2 倍稀释至 D_{11} 和 D_{12} 孔。

④H_{11} 和 H_{12} 孔加入阳性对照小鼠血清 50μl。

⑤除 G_{11} 和 G_{12} 孔外，向其余各孔中加入毒素(1/10 000Lcd)50μl，轻轻转动培养板，混匀，加盖后，置室温 1 小时。

⑥收集 Vero 细胞，进行计数，并稀释成每 1ml 含 2.5×10^5 个细胞的悬液。

⑦室温放置 1 小时的培养板，每孔立即加入 50μl Vero 细胞悬液，加盖，用封板膜封板后，于 37℃二氧化碳孵箱培养 6～7 天。

⑧取出培养板，根据培养液颜色变化记录结果，黄色为(＋)，红色(－)，颜色不明显者则可用显微镜观察，如单层细胞完整无损为(＋)，否则记录(－)。最终结果用以 2 为底的指数表示，终点为变成黄色的最高稀释度孔的指数。例如变黄色的最后 1 孔稀释倍数是 256，即为 2^8，则结果记为 8。

用平行线分析法进行结果计算。供试品和标准品的剂量反应曲线在平行性及直线性上的差异无显著意义。95%可信限应在效价的 50%～200%，否则 95%可信限的低限应大于相应品种中要求的效价规格。

【附注】 试验要求：

(1)E_{11}、E_{12}、F_{11} 和 F_{12} 孔代表毒素量和 Vero 细胞敏感度，应出现(－)，如果出现(＋)，则毒素量和细胞敏感度都很低，应重试；

(2)细胞孔 G_{11}、G_{12} 和阳性对照孔 H_{11}、H_{12} 都必须是(＋)，如出现(－)，应重试；

(3)如毒素用量准确(1/10 000Lcd)，则 A_{11}、A_{12} 和 B_{11}、B_{12} 孔均应为(＋)，而 C_{11}、C_{12} 和 D_{11}、D_{12} 均应为(－)，否则应重试；

(4)细胞计数应准确。

3506 类毒素絮状单位测定法

本法系依据类毒素与相应抗毒素在适当的含量、比例、温度、反应时间等条件下，可在试管中发生抗原抗体结合，产生肉眼可见的絮状凝集反应。根据抗毒素絮状反应标准品可测定供试品的絮状单位值。

试剂　硼酸盐缓冲液　称取四硼酸钠（$Na_2B_4O_7 \cdot 10H_2O$）0.5g、硼酸 4.5g、氯化钠 8.5g，加水溶解并稀释至 1000ml。pH 值为 7.0～7.2。

标准品溶液　精密量取白喉或破伤风抗毒素絮状反应国家标准品，用硼酸盐缓冲液准确稀释至每 1ml 含 100Lf 的溶液。

供试品溶液　取供试品适量，加硼酸盐缓冲液稀释至适宜絮状单位。

测定法　精密量取每 1ml 含 100Lf 的抗毒素絮状反应标准品溶液 0.3ml、0.4ml、0.5ml、0.6ml、0.7ml，分别加入絮状反应管，精密量取供试品溶液 1ml，快速准确加入上述各絮状反应管内，摇匀，置 45～50℃水浴中，连续观察，并记录絮状出现次序和时间。再取 5 支絮状反应管，重复上述试验，将最先出现絮状之管放中间，前后各加两管不同量抗毒素絮状反应标准品溶液，每管间隔 0.05ml，再向各管中加入供试品 1ml，观察絮状出现情况。根据结果，再重复试验 1 次，将最先出现絮状之管放中间，前后各加两管不同量抗毒素絮状反应标准品溶液，每管间隔 0.02ml，同上法观察并记录结果，以 2～3 次相同值为最终测定值。

按下式计算：

$$供试品絮状单位(Lf/ml)=V\times n\times 100$$

式中　V 为最先出现絮状时使用的每 1ml 含 100Lf 的抗毒素絮状反应标准品溶液的体积，ml；

n 为供试品稀释倍数。

3507 白喉抗毒素效价测定法（家兔皮肤试验法）

本法系依据抗毒素能中和毒素的作用，将供试品与标准品进行对比试验，推算出每 1ml 供试品中所含抗毒素的国际单位数（IU/ml）。

试剂　稀释液（硼酸盐缓冲液）　称取氯化钠 8.5g、硼酸 4.5g、四硼酸钠（$Na_2B_4O_7 \cdot 10H_2O$）0.5g，加水溶解并稀释至 1000ml，过滤，灭菌后 pH 值为7.0～7.2。

白喉抗毒素标准品溶液　取白喉抗毒素标准品适量，稀释至每 1ml 含 1/15IU，即与毒素等量混合后每 0.1ml 注射量中含 1/300IU。白喉抗毒素标准品原倍溶液的一次吸取量应不低于 0.5ml。

供试品溶液　将供试品稀释成数个稀释度，使每 1ml 含抗毒素约 1/15 IU，其稀释度间隔为 5%～10%。

测定法　将毒素稀释至每 1ml 含 20 个试验量（1/300Lr），即与抗毒素等量混合后每 0.1ml 注射量中含 1 个试验量（1/300Lr）。定量吸取稀释后的抗毒素标准品溶液及不同稀释度的供试品溶液分别加入小试管中，每管加入等量的稀释毒素溶液，混合均匀，加塞，37℃结合 1 小时后，立即注射。

选用体重 2～3kg 的健康白皮肤家兔，试验前 1 天用适宜方法进行背部脱毛，凡皮肤发炎或出现大量斑点现象者不应使用。每份供试品溶液注射 2 只家兔，每只家兔不能超过 4 份供试品溶液。每稀释度注射 0.1ml 于家兔皮内（应在近背脊两侧）。每只家兔至少应包括 3 个不同注射部位（前、中、后）的对照试验。标准品溶液与供试品溶液不得用同一支注射器注射。

结果判定　试验家兔于注射后 48 小时及 72 小时各观察 1 次，并测量反应面积。以 48～72 小时结果作最后判定。注射对照部位一般于 48～72 小时内轻度发红，其直径应为 10～14mm。供试品的效价应以与多数对照的反应强度相同的最高稀释度判定之，但反应强度不得超过对照。有下列情况之一者应重试：

(1)对照反应不符合规定标准；

(2)供试品的稀释度过高或过低；

(3)反应不规则。

【附注】毒素由国家药品检定机构提供，亦可自行制备，但应选经保存 1 年以上、毒力适宜的毒素。试验用的毒素须以国家药品检定机构分发的标准抗毒素准确标定其试验量（1/300Lr），并应每 3 个月复检 1 次。毒素应保存于 2～8℃避光处，并加入甲苯或其他适宜抑菌剂。

3508 破伤风抗毒素效价测定法（小鼠试验法）

本法系依据抗毒素能中和毒素的作用，将供试品与标准品进行对比试验，推算出每 1ml 供试品中所含抗毒素的国际单位数（IU/ml）。

试剂　硼酸盐缓冲盐水　称取氯化钠 8.5g、硼酸 4.5g、四硼酸钠（$Na_2B_4O_7 \cdot 10H_2O$）0.5g，加水溶解并稀释至 1000ml，过滤，灭菌后 pH 值为 7.0～7.2。

破伤风抗毒素标准品溶液　(1)破伤风抗毒素标准品的稀释　抗毒素标准品用硼酸盐缓冲盐水稀释至每 1ml 含 0.5IU，即与毒素等量混合后每 0.4ml 注射量中含1/10IU。抗毒素标准品原倍溶液的 1 次吸取量应不低于 0.5ml。

(2)破伤风毒素的稀释　毒素用硼酸盐缓冲盐水稀释至每 1ml 含 5 个试验量（1/10L＋），即与抗毒素等量混合后每 0.4ml 注射量中含 1 个试验量（1/10L＋）。试验用的毒素须以国家药品检定机构颁发的抗毒素标准品准确标定其试验量（1/10L＋），并须每 3 个月复检 1 次。

供试品溶液　用硼酸盐缓冲盐水将供试品稀释成数个稀释度，使每 1ml 含抗毒素约 0.5IU，即与毒素等量混合后每 0.4ml 注射量中含抗毒素约 1/10IU。稀释度的间隔约为 5％。

测定法　定量吸取稀释后的抗毒素标准品溶液及不同稀释度的供试品溶液，分别加入小试管中，每管加入等量的稀释毒素溶液，混合均匀，加塞，37℃结合 1 小时后，立即注射。

于 17～19g 小鼠腹部或大腿根部皮下注射 0.4ml，应注意勿使注射液流出，标准品及供试品的每个稀释度各注射小鼠至少 3 只。标准品溶液与供试品溶液不得用同一支注射器注射。同一供试品的不同稀释度溶液可用同一支注射器注射。由高稀释度向低稀释度依次注射。在更换稀释度时应用下一稀释度溶液洗 2～3 次。每日上、下午至少观察试验小鼠 1 次，连续 5 天，并记录其发病及死亡情况。

结果判定　对照小鼠应于 72～120 小时内全部死亡。

供试品的效价为与对照小鼠同时死亡或出现破伤风神经毒症状最重者的最高稀释度。

有下列情况之一者应重试：

(1)供试品的稀释度过高或过低；

(2)对照试验小鼠在 72 小时前或 120 小时后死亡；

(3)死亡不规则以及在同一稀释度的小鼠中有 2 只以上属非特异死亡。

【附注】使用干燥毒素时，须精密称定，每次称取量应不低于 10mg。毒素溶解后应一次用完。剩余的干燥毒素应封存于装有干燥剂的真空器皿中，亦可用干燥毒素制成液体毒素，即干燥毒素以 0.9％氯化钠溶液溶解，与中性甘油（经 116℃、10 分钟灭菌）等量混合，每 1ml 至少含 20 个试验量。毒素应保存于 2～8℃避光处。

3509　气性坏疽抗毒素效价测定法（小鼠试验法）

本法依据抗毒素能中和毒素的作用，将供试品与标准品做系列稀释，分别与相应毒素结合，注入小鼠体内，在规定的时间内，比较小鼠存活和死亡情况，以测定供试品效价。

试剂　(1)稀释液　称取氯化钠 8.5g、硼酸 4.5g、四硼酸钠（$Na_2B_4O_7 \cdot 10H_2O$）0.5g，用水溶解并稀释至 1000ml，过滤。灭菌后 pH 值应为 7.0～7.2。

(2)气性坏疽毒素溶液　由国家药品检定机构提供，亦可自备。试验用的气性坏疽毒素须以国家药品检定机构分发的气性坏疽抗毒素标准品准确标定其试验量（表 1），并每 3 个月复检 1 次。使用前将毒素用稀释液稀释至每 1ml 含 5 个（水肿型为 20 个）毒素试验量。

气性坏疽抗毒素标准品溶液　气性坏疽（产气荚膜、水肿、败毒、溶组织）抗毒素标准品由国家药品检定机构提供，于 2～8℃处避光保存。使用时，将气性坏疽抗毒素标准品溶液用稀释液稀释至每 1ml 含测定参数表所示效价。气性坏疽抗毒素标准品原倍溶液的 1 次吸取量应不低于 0.5ml。

表 1　气性坏疽抗毒素效价测定参数表

抗毒素种类	毒素试验量	稀释		混合			注射				
		抗毒素/IU·ml⁻¹	毒素试验量/ml	抗毒素/ml	毒素/ml	稀释液/ml	剂量/ml	抗毒素/IU	毒素试验量	动物/只	途径
产气荚膜	1/5L＋	1.0	5	1.0	1.0	0.5	0.5	1/5	1	4	静脉
败毒	L＋	5.0	5	1.0	1.0	0.5	0.5	1	1	4	静脉
溶组织	1/2L＋	2.5	5	1.0	1.0	0.5	0.5	1/2	1	4	静脉
水肿	1/50L＋	0.2	20	1.0	0.5	0.5	0.2	1/50	1	4	肌内

供试品溶液　将供试品用稀释液稀释成数个稀释度，使每 1ml 约含 5 个试验量（水肿型为 20 个试验量）。各稀释度之间的间隔为 5％～10％。

测定法　精密量取气性坏疽抗毒素标准品溶液 0.8ml、1.0ml、1.2ml 分别置小试管中，按管序分别补加稀释液 0.7ml、0.5ml、0.3ml。精密量取不同稀释度的供试品溶液各 1.0ml 分别加入小试管中，每管补加稀释液 0.5ml（可在抗毒素之前加入）。以上各管分别加入气性坏疽毒素溶液 1.0ml（水肿型为 0.5ml），混合均匀，加塞，20～25℃结合 1 个小时，按测定参数表所示剂量与途径，立即注射17～19g 小鼠。每稀释度注射小鼠 4 只。

结果判定　每天上、下午各观察试验动物 1 次，并记录发病及死亡情况，连续 3 天。标准品组动物在 3 天内，注射气性坏疽抗毒素量最少（即 0.8ml）的 4 只动物中至少应有 2 只以上死亡。对比标准品组与供试品组动物死亡情况，推算供试品的效价。

有下列情况之一者应重试：

(1)标准品组动物在 3 天内全部死亡或者全无死亡，或者注射气性坏疽抗毒素量最少的 4 只动物死亡不足半数，注射气性坏疽抗毒素量最多的 4 只动物死亡超过半数；

(2)供试品组动物在 3 天内全部死亡或者全无死亡；

(3)动物死亡数极不规则，以致无法进行判定；

(4)每稀释度注射的动物中有 2 只以上属非特异死亡。

【附注】(1)自备气性坏疽毒素的制法(包括菌种、培养基、培养条件及干燥方法等)应与国家药品检定机构分发者相同。

(2)使用干燥气性坏疽毒素时，须精密称定，每次称取量应不低于 10mg，溶解后应 1 次用完。剩余的干燥毒素应封存于装有干燥剂的真空器皿中，亦可用干燥毒素制成液体毒素，即干燥毒素以 0.9%氯化钠溶液溶解，与中性甘油(经 116℃、10 分钟灭菌)等量混合，每 1ml 至少含 50 个试验量。毒素应保存于 2～8℃避光处。

3510　肉毒抗毒素效价测定法(小鼠试验法)

本法系依据抗毒素能中和毒素的作用，将供试品与标准品做系列稀释，分别与肉毒毒素结合后，注入小鼠体内，在规定时间内观察小鼠存活和死亡情况，以测定供试品效价。

试剂　稀释液　称取磷酸二氢钾 0.7g、磷酸氢二钠($Na_2HPO_4 \cdot 12H_2O$)2.4g、氯化钠 6.8g，用注射用水溶解并稀释至 1000ml，加明胶 2.0g，溶解后过滤。灭菌后 pH 值应为 6.2～6.8。

肉毒抗毒素标准品溶液　将肉毒抗毒素标准品用生理氯化钠溶液溶解后，与中性甘油(经 116℃、10 分钟灭菌)等量混合，稀释至一定浓度，于 2～8℃避光处保存。使用前，将肉毒抗毒素标准品溶液用稀释液稀释至每 1ml 含效价如测定参数表所示。肉毒抗毒素标准品原倍溶液的 1 次吸取量应不低于 0.5ml。

肉毒毒素溶液　肉毒毒素由国家药品检定机构提供，亦可自备。试验用的肉毒毒素须以国家药品检定机构分发的肉毒抗毒素标准品准确标定其试验量(表 1)，并每 3 个月复检 1 次。使用前，将肉毒毒素用稀释液稀释至每 1ml 含 5 个毒素试验量。

表 1　肉毒抗毒素效价测定参数表

抗毒素种类	毒素试验量	稀释		混合			注射				
		抗毒素/IU·ml⁻¹	毒素试验量/ml	抗毒素/ml	试验毒素/ml	稀释液/ml	剂量/ml	抗毒素/IU	毒素试验量	动物/只	途径
A	1/5L+	1.0	5	1.0	1.0	0.5	0.5	1/5	1	4	腹腔
B	1/10L+	0.5	5	1.0	1.0	0.5	0.5	1/10	1	4	腹腔
C	L+	5.0	5	1.0	1.0	0.5	0.5	1	1	4	腹腔
D	L+	5.0	5	1.0	1.0	0.5	0.5	1	1	4	腹腔
E	1/50L+	0.1	5	1.0	1.0	0.5	0.5	1/50	1	4	腹腔
F	1/20L+	0.25	5	1.0	1.0	0.5	0.5	1/20	1	4	腹腔

供试品溶液　供试品用稀释液稀释成数个稀释度，使每 1ml 约含测定参数表所示单位。稀释度之间隔为 5%～10%。

测定法　精密量取肉毒抗毒素标准品溶液 0.8ml、1.0ml、1.2ml 分别加入小试管中，再依次分别补加稀释液 0.7ml、0.5ml、0.3ml。精密量取不同稀释度的供试品溶液各 1.0ml 分别加入小试管中，每管补加稀释液 0.5ml。以上各管分别加入肉毒毒素稀释液 1.0ml，混合均匀，加塞，37℃结合 45 分钟，按测定参数表所示剂量与途径，立即注射体重 14～16g 小鼠，每稀释度注射小鼠 4 只。

结果判定　注射后，每天上、下午各观察试验动物 1 次，并记录发病及死亡情况，连续 4 天。以标准品组动物 50%死亡终点比较供试品组动物的 50%保护终点，推算供试品的效价。

有下列情况之一者应重试：

(1)标准品组动物无死亡或全死亡，或死亡极不规律而无法计算 50%死亡终点；

(2)供试品组动物无死亡或全死亡，或死亡极不规律而无法计算 50%保护终点；

(3)每稀释度注射的动物中有 2 只以上属非特异死亡。

【附注】(1)自备毒素的制法(包括菌种、培养基、培养条件及干燥方法等)应与国家药品检定机构分发者相同。

(2)使用干燥毒素时，须精密称定，每次称量应不低于 10mg，溶解后应 1 次用完。剩余的干燥毒素应封存于装有干燥剂的真空器皿中，亦可用干燥毒素制成液体毒素，即干燥毒素以 0.9%氯化钠溶液溶解，与中性甘油(经 116℃、10 分钟灭菌)等量混合，每 1ml 至少含 20 个试验量。毒素应保存于 2～8℃避光处。

3511　抗蛇毒血清效价测定法(小鼠试验法)

本法系依据抗蛇毒血清能中和蛇毒的作用，将供试品与标准品做系列稀释，分别与定量蛇毒相混合，注射小鼠后，比较标准品组和供试品组的小鼠死亡时间和数量，计算出供试品的效价。

试剂　稀释液　称取氯化钠 8.5g、硼酸 4.5g、四硼酸钠($Na_2B_4O_7 \cdot 10H_2O$)0.5g，用注射用水溶解并稀释至1000ml，过滤，灭菌后 pH 值应为 7.0～7.2。

抗蛇毒血清标准品溶液　将抗蛇毒血清标准品用稀释液稀释至每 1ml 含 5U(抗银环蛇、抗蝮蛇毒血清)、5IU(抗眼镜蛇毒血清)或 10U(抗五步蛇毒血清)，即与 5 个相应蛇毒试验量混合后每 0.4ml 注射量分别含相应抗蛇毒血清效价 1U 或 2U。

蛇毒溶液　蛇毒须以国家药品检定机构分发的抗蛇毒血清标准品准确标定其试验量(蝮蛇、眼镜蛇及银环蛇 1 个 L+，五步蛇 2 个 L+)，将蛇毒稀释至其 5 个试验量不高于 0.8ml。即在与抗蛇毒血清混合后，补加稀释液至 2ml 时，每 0.4ml 注射量中含 1 个试验量。

供试品溶液　将供试品稀释成数个稀释度，使每 1ml 含抗蝮蛇、抗眼镜蛇或抗银环蛇毒血清效价约 5U(IU)；抗五步蛇毒血清效价约 10U。各稀释度间隔5%～10%。

测定法　量取不同稀释度供试品溶液各 1.0ml、抗蛇毒血清标准品溶液 1ml 作为对照①、抗蛇毒血清标准品溶液 1.2ml 作为对照②，将上述抗蛇毒血清分别置小试管中，每管加入 5 个试验量与供试品溶液相应的蛇毒溶液，补加稀释液至 2ml(即供试品每 0.4ml 注射量中含 1 个试验量或 2 个试验量)，混合均匀，加塞，置 37℃，结合 45 分钟后立即注射小鼠。

将每个稀释度的供试品溶液、对照①及对照②各注射体重 18～20g 小鼠 4 只，每只腹腔注射 0.4ml。

结果判定　每日观察 1 次试验小鼠，观察 48～72 小时，并记录发病及死亡情况。对照①小鼠死亡不低于50%，对照②小鼠应比对照①死亡晚、死亡只数少或不死亡。供试品溶液之效价为与对照①小鼠死亡情况(时间、数量)相同之最高稀释度。

试验小鼠死亡情况发生倒置或对照不成立，应重试。

【附注】(1)注射动物要做到量准、部位准，同时要防止注射液流出。

(2)使用干燥毒素时，须精密称定，每次称量应不低于 5mg，溶解后应在 3 天内(保存于 2～8℃)用完。干燥毒素应封存于装有干燥剂的真空器皿中，亦可将冻干蛇毒配成液体蛇毒，即将蛇毒复溶后与中性甘油(116℃、10 分钟灭菌)等量混合。每 1ml 至少含 50 个试验量，保存于 2～8℃避光处。

3512　狂犬病免疫球蛋白效价测定法

第一法　小鼠中和试验法(仲裁法)

本法系依据供试品中狂犬病免疫球蛋白能中和狂犬病病毒的作用，将供试品和标准品做系列稀释，分别与狂犬病病毒悬液混合，小鼠脑内注射，在规定时间内观察小鼠存活和死亡情况，以测定供试品效价。

试剂　(1)磷酸盐缓冲液(PBS)　称取磷酸二氢钾 0.24g、磷酸氢二钠($Na_2HPO_4 \cdot 12H_2O$)1.44g、氯化钠 8.0g，加水溶解并稀释至 1000ml，用氢氧化钠调 pH 值至 7.2～8.0。

(2)2%新生牛血清磷酸盐缓冲液　量取 PBS 98ml，加入 2ml 灭能新生牛血清。临用前配制。

(3)20%新生牛血清磷酸盐缓冲液　量取 PBS 80ml，加入 20ml 灭能新生牛血清。临用前配制。

中和用病毒悬液　(1)病毒悬液的制备　取 CVS 毒种(一般为冻干毒种)制成 10^{-2}悬液，制法见本法(2)项，脑内接种体重 10～12g 小鼠每只 0.03ml，待发病后取鼠脑再制成 10^{-2}悬液，接种于小鼠脑内进行传代，一般传 2～3 代。选用第 5 天发病并麻痹的鼠脑以脱脂牛乳研磨稀释成 20%的脑悬液，按 0.5ml 分装安瓿，冻干后真空封口，制成冻干中和用病毒，－30℃冻存待用；或用第 5 天发病并麻痹的鼠脑用 20%新生牛血清磷酸盐缓冲液研磨稀释成 10^{-1}悬液，以每分钟 2000 转离心 20 分钟，取上清液混匀后分装小管，－70℃冻存待用。

(2)病毒悬液毒力的预测

①冻干病毒的预测　取含 20%脑悬液的冻干病毒，启开后加入 2%新生牛血清磷酸盐缓冲液 1.0ml，吹打均匀后加入 4.0ml 2%新生牛血清磷酸盐缓冲液与病毒液充分混匀，以每分钟 1500 转离心 10 分钟，取上清液与等量的 2%新生牛血清磷酸盐缓冲液混合即为 10^{-2}悬液，然后再稀释至 10^{-3}、10^{-4}、10^{-5}、10^{-6}，从 10^{-6}～10^{-2}的稀释液中各取 0.5ml 置 5 个小管内，每管再加入 2%新生牛血清磷酸盐缓冲液 0.5ml，置 37℃水浴 1 小时。用体重 10～12g 小鼠 30 只，分成 5 组，每组 6 只，用经 37℃作用的 10^{-6}～10^{-2}病毒悬液接种小鼠，每个稀释度接种 6 只小鼠，每只小鼠脑内接种 0.03ml，每天观察小鼠发病死亡情况，观察 14 天，接种后 4 天内死亡的小鼠按非特异性死亡计。以接种 5 天后的发病死亡小鼠统计 LD_{50}。

②－70℃冻存病毒的预测　取含 10%脑悬液的冰冻病毒，融化后即为 10^{-1}悬液，然后再稀释至 10^{-2}～10^{-7}。从 10^{-7}～10^{-3}各取 0.5ml 加至 5 个小管内，每管再加入 2%新生牛血清磷酸盐缓冲液 0.5ml，置 37℃水浴 1 小时。用体重 10～12g 小鼠 30 只，分成 5 组，每组 6 只，用经 37℃作用的 10^{-7}～10^{-3}病毒悬液接种小鼠，每个稀释度接种小鼠 6 只，每只小鼠脑内接种 0.03ml，每天观察小鼠发病死亡情况，观察 14 天。接种后 4 天内死亡的小鼠按非特异性死亡计。以接种 5 天后的发病死亡小鼠统计 LD_{50}。

(3)中和用病毒悬液的制备　按病毒悬液预测的 $100LD_{50}$的病毒稀释度作为中和用病毒悬液稀释倍数，用于小鼠中和试验。要求中和用病毒悬液经 37℃水浴作用 1 小时的病毒量在 32～$320LD_{50}$之间。

狂犬病免疫球蛋白标准品溶液　配制方法按使用说明

书进行。

供试品溶液 用2%新生牛血清磷酸盐缓冲液将供试品做2倍稀释，一般可采用1：800、1：1600……1：102 400，但可根据供试品实际效价适当降低或提高最低稀释倍数，如采用上述8个稀释倍数，则按稀释液2.7ml加入供试品0.3ml作为1：10供试品溶液，然后再用稀释液3.5ml加入混匀的1：10的供试品溶液0.5ml作为1：80供试品溶液，再按稀释液2.7ml加入1：80的供试品溶液0.3ml作为1：800供试品溶液(1)。再按0.5ml加0.5ml做倍比稀释制备供试品溶液(2)～(8)，它们的稀释倍数依次为1：1600、1：3200、1：6400、1：12 800、1：25 600、1：51 200和1：102 400。

测定法 取8个稀释度的供试品溶液(1)～(8)各0.5ml置8支小试管中，另取8个稀释度的标准品溶液各0.5ml置8支小试管中，共16支小试管，分别加入中和用病毒悬液0.5ml，置37℃水浴1小时，供注射小鼠用。另用相同体重的小鼠测定中和用病毒悬液的实际LD_{50}，其方法可将中和用病毒悬液作为原倍再稀释10^0、10^{-1}、10^{-2}、10^{-3}共4个稀释度，以上4个稀释度各加入0.5ml于小管内，每管再加入2%新生牛血清磷酸盐缓冲液0.5ml，同样置37℃水浴1小时作为中和病毒对照。将已中和的供试品和标准品的不同稀释度的悬液以及病毒对照分别接种小鼠，供试品和标准品按从浓到稀的稀释度接种小鼠，而病毒对照则按从稀到浓的稀释度接种小鼠。小鼠体重10～12g，每只小鼠脑内接种0.03ml。每稀释度注射6只小鼠。

每天记录小鼠的发病死亡情况，共观察14天，接种后4天内死亡的小鼠作为非特异性死亡计。

$$供试品效价(IU/ml)=\frac{B_1}{B_2}\times D$$

式中 B_1 为供试品ED_{50}的倒数；

B_2 为标准品ED_{50}的倒数；

D 为标准品的国际单位，IU/ml。

第二法 快速荧光灶抑制试验法

本法系依据供试品中狂犬病免疫球蛋白能中和狂犬病病毒的作用，将供试品和标准品做系列稀释，分别与狂犬病病毒悬液混合，感染敏感细胞，在规定的时间内用荧光抗体染色并观察荧光灶减少的情况，以测定供试品效价。

试剂 (1)含5%新生牛血清的DMEM细胞培养基 取含5%新生牛血清的DMEM细胞培养基，加入抗生素，使其终浓度为100U/ml抗生素，并加入谷氨酰胺，使其终浓度为0.03%，临用前配制并按DMEM说明书要求加入适量$NaHCO_3$调pH值至7.6。

(2)含10%新生牛血清的DMEM细胞培养基 取含10%新生牛血清的DMEM细胞培养基，加入抗生素，使其终浓度为100U/ml抗生素，并加入谷氨酰胺，使其终浓度为0.03%，临用前配制并按DMEM说明书要求加入适量$NaHCO_3$调pH值至7.6。

(3)磷酸盐缓冲液(PBS) 称取磷酸二氢钾0.24g、磷酸氢二钠($Na_2HPO_4\cdot 12H_2O$)1.44g、氯化钠8g，加水溶解并稀释至1000ml，用氢氧化钠调pH值至7.2。临用前配制。

(4)80%冷丙酮 量取80ml丙酮，加入0.1mol/L PBS(pH 7.6)20ml，混匀后密封，于4℃保存。

(5)80%甘油 量取80ml甘油，加入20ml水中，混匀，加盖后于4℃保存。

(6)0.25%胰蛋白酶-EDTA。

(7)FITC标记的狂犬病病毒核蛋白抗体 按使用说明书要求稀释到工作浓度。

中和用病毒 (1)病毒悬液的制备 取CVS-11毒种(一般为冻干毒种)做适当稀释，以0.1MOI的感染量接种生长良好的BSR细胞，于37℃、5%二氧化碳条件下培养1天后转入34℃继续培养，2天后收集培养上清液，于4℃以每分钟4000转离心10分钟去除细胞碎片，取上清液加入10%新生牛血清，混匀后分装小管，－70℃以下冻存备用。

病毒液的预滴定：取冻存的病毒悬液1支，经流水速融后，在24孔培养板上从1：5开始做5倍系列稀释，取100μl病毒液加入400μl含10%灭能新生牛血清的DMEM培养液中，充分混匀后，每个稀释度取50μl转移至96孔培养板，每个稀释度平行做2份，每孔再加入5×10^6/ml的BSR细胞悬液50μl，于37℃、5%二氧化碳条件下培养24小时。培养结束后弃上清液，PBS洗1遍，再加入80%冷丙酮，每孔50μl，4℃固定30分钟，或－30℃固定10分钟，弃丙酮，待挥发干燥后每孔加入50μl工作浓度的FITC标记的狂犬病病毒核蛋白抗体染色，于37℃孵育30分钟，用PBS洗3遍，甩干，每孔加80%甘油50μl，于荧光显微镜下观察；计数每孔中的荧光灶数，取每孔荧光灶数在30以下的孔，记录相邻4孔荧光灶数，取其平均值，计算如下：

病毒滴度(FFU/ml)＝(最高稀释倍数孔荧光灶平均值×5＋相邻孔稀释倍数较低的荧光灶平均值)/2×稀释倍数较低孔病毒稀释倍数×20

(2)中和用病毒液的制备 取病毒悬液1支，按病毒液的预滴定同法操作。在荧光显微镜下计数每孔中的荧光灶比例，以80%～95%的细胞被病毒感染的病毒稀释度为中和试验用病毒稀释度。

取冻存的病毒悬液1支，经流水融化后，用含5%灭能新生牛血清的DMEM培养液将病毒稀释至中和试验用病毒稀释度，置冰浴备用。

狂犬病免疫球蛋白标准品溶液 狂犬病免疫球蛋白标准品由国家药品检定机构提供，或用经国家药品检定机构标定的工作用标准品。配制方法按使用说明书进行。用含10%灭能新生牛血清的DMEM培养液将狂犬病免疫球蛋白标准品做 3 倍系列稀释，即在 96 孔培养板中每孔预先加入 100μl 培养液，取 50μl 供试品加入其中，成为 1∶3 稀释度，充分混合后，吸取 50μl 加入下一孔 100μl 培养液中，成为 1∶9 稀释度，如此系列稀释若干孔至适宜稀释度。

供试品溶液　供试品(血清样品应预先经 56℃、30 分钟灭能)用含 10%灭能新生牛血清的 DMEM 培养液做3 倍系列稀释，即在 96 孔培养板中每孔预先加入 100μl 培养液，取 50μl 供试品加入其中，即为 1∶3 稀释度，充分混合后，吸取 50μl 加入下一孔 100μl 培养液中，成为 1∶9 稀释度，如此系列稀释若干孔至适宜稀释度，最后一孔中 50μl 弃去。

测定法　将稀释后的标准品及供试品各孔中加入中和用病毒，50μl/孔，同时设正常细胞对照孔(只加 100μl DMEM 于孔中)，以及中和用病毒对照孔(含 5%灭能新生牛血清的 DMEM 100μl，加入中和用病毒 50μl)，混匀后置 37℃中和 1 小时，每孔加入每 1ml 含 1×10^6 个细胞的 BSR 细胞悬液 50μl，于 37℃、5%二氧化碳条件下培养 24 小时。待培养结束吸干培养液，每孔中加入 PBS 100μl 清洗并吸干后，每孔加入预冷至 4℃的 80%丙酮 50μl，4℃固定 30 分钟，或－30℃固定 10 分钟，弃丙酮，待挥发干燥后加入工作浓度的荧光标记狂犬病病毒核蛋白抗体，每孔 50μl，37℃孵育 30 分钟，弃去液体，用 PBS 洗板 2～3 次，甩干，每孔加入 80%甘油 50μl，荧光显微镜下观察。计算公式如下：

$$标准品\ \lg ED_{50}=\lg\left(\frac{1}{A}\right)-\left(\frac{0.5-B}{C-B}\right)\times \lg n_1$$

式中　A 为低于 50%荧光灶比例的标准品稀释度；

B 为标准品低于 50%荧光灶比例孔的荧光灶百分比；

C 为标准品高于 50%荧光灶比例孔的荧光灶百分比；

n_1 为标准品稀释倍数。

$$供试品\ \lg ED_{50}=\lg\left(\frac{1}{E}\right)-\left(\frac{0.5-F}{G-F}\right)\times \lg n_2$$

式中　E 为低于 50%荧光灶比例的供试品稀释度；

F 为供试品低于 50%荧光灶比例孔的荧光灶百分比；

G 为供试品高于 50%荧光灶比例孔的荧光灶百分比；

n_2 为供试品稀释倍数。

$$供试品效价(IU/ml)=10^{(J-K)}\times L$$

式中　J 为标准品 $\lg ED_{50}$；

K 为供试品 $\lg ED_{50}$；

L 为标准品的效价，IU/ml。

【附注】(1)中和用病毒滴度不得小于 10^6 FFU/ml。

(2)病毒稀释时，应尽可能在冰浴中进行。

(3)病毒对照孔应有 80%～95%细胞被荧光着色，细胞对照孔应无荧光，试验方可成立。

3513　人免疫球蛋白中白喉抗体效价测定法

本法系依据绵羊红细胞经醛化和鞣酸化处理后，具有较强的吸附蛋白质的能力，能将白喉类毒素吸附于红细胞表面上，若遇到供试品中相应抗体，会发生抗原抗体结合，产生特异性凝集，通过比较凝集反应终点测定供试品中白喉抗体效价。

试剂　(1)1%兔血清生理氯化钠溶液　无菌采集兔全血，分离血清，置 56℃、30 分钟灭能。取 0.5ml 兔血清加 49.5ml 生理氯化钠溶液，混匀。

(2)白喉抗体诊断红细胞悬液　用 1%兔血清生理氯化钠溶液复溶冻干白喉抗体诊断红细胞至 5%悬液。

白喉抗体标准品溶液　用 1%兔血清生理氯化钠溶液将白喉抗体标准品稀释至每 1ml 含 0.2HAU。

供试品溶液　用 1%兔血清生理氯化钠溶液将供试品稀释 4 倍。

测定法　在 UV 型血凝板上，用 1%兔血清生理氯化钠溶液将供试品溶液做 2 倍系列稀释，每孔留 25μl，再向每孔加 25μl 白喉抗体诊断红细胞悬液，置振荡器混匀 30～60 秒，放湿盒内 37℃结合 1 小时。

在 UV 型血凝板上，用 1%兔血清生理氯化钠溶液将白喉抗体标准品溶液做 2 倍系列稀释，每孔留 25μl，自"再向每孔加 25μl 白喉抗体诊断红细胞悬液"起，同法操作。

在 UV 型血凝板上，加 1%兔血清生理氯化钠溶液 25μl，自"再向每孔加 25μl 白喉抗体诊断红细胞悬液"起，同法操作，为阴性对照。

阴性对照孔呈典型的"－"，否则试验不成立，应重试。以出现"＋＋"为判定终点，按下式计算供试品白喉抗体效价：

$$供试品白喉抗体效价(HAU/g)=\frac{E\times n}{F}$$

式中　E 为出现"＋＋"的最高稀释倍数的标准品的白喉抗体效价，HAU/ml；

n 为出现"＋＋"的供试品的最高稀释倍数；

F 为静注人免疫球蛋白供试品蛋白质含量，g/ml；或人免疫球蛋白供试品蛋白质含量，g/ml。

【附注】(1)判定标准：

"－"红细胞集中在孔底中央，呈一边缘光滑致密的小红点；

"＋"大部分红细胞沉于孔底中央，周围有少量的红细胞；

"＋＋"红细胞部分凝集，孔底中央有一疏松的小红圈；

“＋＋＋”大部分红细胞凝集呈均匀分布，孔底中央有很弱的小红圈；

“＋＋＋＋”红细胞凝集呈均匀分布。

(2)血凝板孔要保持清洁干净，避免表面磨损，否则红细胞不易下沉，易出现假阳性。

3514 人免疫球蛋白 Fc 段生物学活性测定法

本法系依据特异性抗体(免疫球蛋白)Fab 段与红细胞上已包被的相应抗原结合，抗体暴露出 Fc 段补体 C1q 的结合位点，从而激活后续的补体各成分，最终导致红细胞的细胞膜受到攻击、破裂，释放出血红蛋白。通过溶血反应动力学曲线，计算人免疫球蛋白激活补体活性的功能指数(I_{Fc})，以此测定供试品 Fc 段生物学活性。

试剂　(1)PBS(pH 7.2)　称取无水磷酸氢二钠 1.02g、无水磷酸二氢钠 0.34g、氯化钠 8.77g，加适量水溶解，用 1mol/L 氢氧化钠溶液或盐酸溶液调 pH 值至 7.2，再加水稀释至 1000ml。

(2)钙-镁贮备液　称取氯化钙 1.10g、氯化镁 5.08g，加水 25ml 使溶解。

(3)巴比妥-钙镁贮备液　称取氯化钠 51.85g、巴比妥钠 6.37g，加水 1000ml 使溶解，加入钙-镁贮备液 3.125ml，用 1mol/L 盐酸溶液调 pH 值至 7.3，再加水稀释至 1250ml。除菌过滤后 4℃保存备用。

(4)牛白蛋白-巴比妥缓冲液　称取牛血清白蛋白 0.15g 加入巴比妥-钙镁贮备液 20ml 中，加水溶解并稀释至 100ml。临用前配制。

(5)1.3mg/L 鞣酸 PBS(pH 7.2)溶液

A 液　称取鞣酸 1mg，加 PBS(pH 7.2)10ml，使溶解。

B 液　量取 A 液 0.1ml，加 PBS(pH 7.2)7.5ml，混匀，即得，临用前配制。

(6)10％氯化铬溶液　称取氯化铬 5g，加 0.9％氯化钠溶液 50ml 使溶解。4℃保存(可保存半年)。

(7)1％氯化铬溶液　取 10％氯化铬溶液 0.1ml，加 0.9％氯化钠溶液 0.9ml，混匀。临用前配制。

敏化红细胞

A 液　取健康人抗凝的 O 型血 3 人份以上混合，用 PBS 洗涤 3 次，最后一次以每分钟 2000 转离心 10 分钟分离红细胞。取适量压积红细胞悬浮于 1.3mg/L 鞣酸 PBS (1∶40)，置 37℃水浴中轻摇 30 分钟后再用 PBS 洗涤 3 次，最后用 PBS 制备成 2.5％红细胞悬浮液。

B 液　用 PBS 适当稀释的白喉类毒素或腮腺炎病毒与 1％氯化铬溶液 0.25ml 混合(10∶1)后，置 37℃水浴中轻摇 15 分钟。

将 A 液、B 液按 1∶4 混合，置 37℃水浴中轻摇 30 分钟。离心，去上清液，用 PBS 将沉淀(敏化红细胞)洗涤 3 次，用牛白蛋白-巴比妥缓冲液悬浮红细胞，调节至适宜浓度，使其在波长 541nm 处的吸光度为 1.0±0.1。

参考品溶液　用 1mol/L 氢氧化钠溶液将参考品 pH 值调至 6.8～7.0，再用牛白蛋白-巴比妥缓冲液将参考品 IgG 浓度稀释至每 1ml 含 40mg。

供试品溶液　用 1mol/L 氢氧化钠溶液将供试品 pH 值调至 6.8～7.0，再用牛白蛋白-巴比妥缓冲液将供试品 IgG 浓度稀释至每 1ml 含 40mg。

测定法　取供试品溶液 0.9ml，加敏化红细胞悬液 0.1ml，混匀，置 37℃水浴中轻摇 30 分钟。离心，去上清液，用牛白蛋白-巴比妥缓冲液 1ml 洗涤红细胞，共洗 3 次。末次离心后弃上清液 800μl，向沉淀中加入 600μl 预热到 37℃的牛白蛋白-巴比妥缓冲液，充分混匀，2 分钟后再加入已稀释至每 1ml 含 150 CH_{50} 的补体 200μl，混匀后立即照紫外-可见分光光度法(通则 0401)在波长 541nm 处测定起始吸光度(A_s)，之后，每隔 1 分钟测定 1 次，即得供试品在波长 541nm 处的吸光度与时间的溶血反应动力学曲线。当吸光度越过了曲线的内曲点后即可停止测量。分别取参考品及阴性对照(牛白蛋白-巴比妥缓冲液)0.9ml，自“加敏化红细胞悬液 0.1ml”起，同法操作。按公式(1)分别计算出参考品、供试品和阴性对照曲线斜率。按公式(2)计算供试品激活补体的功能指数(I_{Fc})，应不低于国家参考品活性的 60％。

$$S'=\frac{S_{exp}}{A_s} \qquad (1)$$

$$I_{Fc}=\frac{S'_s-S'_c}{S'_r-S'_c}\times 100\% \qquad (2)$$

式中　S'为用 A_s 修正 S_{exp} 得到的曲线斜率；

A_s 分别为供试品、参考品、阴性对照在波长 541nm 处测定的起始吸光度；

S_{exp} 分别为根据供试品、参考品及阴性对照各自的溶血反应动力学曲线分别计算出的相邻 3 点间的曲线最大斜率；

I_{Fc} 为供试品激活补体的功能指数；

S'_s 为供试品曲线斜率；

S'_r 为参考品曲线斜率；

S'_c 为阴性对照曲线斜率。

3515 抗人 T 细胞免疫球蛋白效价测定法(E 玫瑰花环形成抑制试验)

本法系依据抗人 T 细胞免疫球蛋白与人淋巴细胞 E 受体结合后，可阻止绵羊红细胞与淋巴细胞 E 受体特异性结合，根据其结合抑制率测定供试品抗人 T 淋巴细胞免疫球蛋白效价。

试剂　(1)淋巴细胞分离液(Ficoll's 液)。

(2)Hank's 液。

(3)20%胎牛血清 Hank's 液　试验当天取适量灭菌的 Hank's 液，加入经 56℃、30 分钟灭能及羊红细胞吸收过的胎牛血清，配成 20%浓度。用 0.5mol/L 碳酸氢钠溶液或稀盐酸调 pH 值至 7.2～7.4。

(4)1%羊红细胞悬液　颈静脉采羊血于 Alsever's 液中，可保存 2 周。试验前取适量羊红细胞用 0.9%氯化钠溶液洗 3 次，用 20%胎牛血清 Hank's 液配成 1%羊红细胞悬液。

(5)淋巴细胞悬液　取肝素抗凝新鲜人静脉血加等量 0.9%氯化钠溶液混匀后，缓慢加至等量淋巴细胞分离液液面上，以每分钟 2000 转离心 20 分钟，吸出淋巴细胞层细胞，加适量 0.9%氯化钠溶液清洗，以每分钟 1200 转离心 10 分钟，弃上清液，沉淀加入适量 20%胎牛血清 Hank's 液，摇匀，为淋巴细胞原液；用 1%醋酸蓝液将淋巴细胞原液稀释 20 倍，镜检计数淋巴细胞。根据计数结果，用 20%胎牛血清 Hank's 液将淋巴细胞原液稀释成每 1ml 含 5×10^6 个淋巴细胞，即为淋巴细胞悬液。

供试品溶液　根据供试品效价，用 20%胎牛血清 Hank's 液将供试品稀释至几个适宜浓度。

测定法　取供试品溶液 100μl，加入淋巴细胞悬液 100μl，摇匀，置 37℃水浴 30 分钟；加入 1%羊红细胞悬液 100μl，混匀，室温放置 15 分钟。以每分钟 500 转离心 5 分钟后置 2～8℃过夜，每稀释度供试品溶液做 2 管。次日取出各管，加入当天稀释的 0.2%台盼蓝溶液 100μl，轻轻摇匀，镜检计数 E 玫瑰花环形成率(%)。取 20%胎牛血清 Hank's 液 100μl，加入淋巴细胞悬液 100μl，自“摇匀，置 37℃水浴 30 分钟”起，同法操作，作对照组。计算 E 玫瑰花环抑制率(%)，以 E 玫瑰花环抑制率在 25%以上的供试品的最高稀释倍数为 E 玫瑰花环抑制效价。

3516　抗人 T 细胞免疫球蛋白效价测定法(淋巴细胞毒试验)

本法系依据抗人 T 细胞免疫球蛋白与人淋巴细胞结合，在补体存在下破坏淋巴细胞，根据淋巴细胞死亡率测定供试品抗人 T 细胞免疫球蛋白效价。

试剂　(1)淋巴细胞分离液(Ficoll's 液)。

(2)Hank's 液。

(3)20%胎牛血清 Hank's 液　试验当天取适量经消毒保存的 Hank's 液，加入经 56℃、30 分钟灭能的胎牛血清，配成 20%浓度。用 0.5mol/L 碳酸氢钠溶液或稀盐酸调 pH 值至 7.2～7.4。

(4)淋巴细胞悬液　取肝素抗凝新鲜人静脉血加等量 0.9%氯化钠溶液混匀后，缓慢加至等量淋巴细胞分离液液面上，以每分钟 2000 转离心 20 分钟，吸出淋巴细胞层细胞，加适量 0.9%氯化钠溶液清洗，以每分钟 1200 转离心 10 分钟，弃上清液，沉淀加入适量 20%胎牛血清 Hank's 液，摇匀，为淋巴细胞原液；用 1%醋酸蓝液将淋巴细胞原液稀释 20 倍，镜检计数淋巴细胞。根据计数结果，用 20%胎牛血清 Hank's 液将淋巴细胞原液稀释成每 1ml 含 5×10^6 个淋巴细胞，即为淋巴细胞悬液。

(5)补体　采用正常家兔血清。作补体用的兔血清应对试验用的靶细胞无明显的毒性，因此家兔血清要预先进行选择，方法如下：取淋巴细胞悬液 0.05ml，加 1∶5 稀释的家兔血清 0.05ml，置 37℃、1 小时后，加 0.5%台盼蓝生理氯化钠溶液 0.05ml，置 37℃、5 分钟后镜检计数淋巴细胞，死亡细胞率在 10%以下者方可作补体用。

(6)0.5%台盼蓝生理氯化钠溶液。

(7)2.5%戊二醛溶液(用 Hank's 液稀释)。

供试品溶液　根据供试品效价，用 20%胎牛血清 Hank's 液将供试品稀释至几个适宜浓度。

阳性对照溶液　将经人 T 淋巴细胞免疫的猪血浆或兔血清在 60℃加热 10 分钟后，用 0.9%氯化钠溶液稀释 10 倍。

阴性对照溶液　将正常猪血浆或兔血清在 60℃加热 10 分钟后，用 0.9%氯化钠溶液稀释 10 倍。

测定法　取供试品溶液 0.05ml，加淋巴细胞悬液 0.05ml，置 37℃、1 小时，加 1∶5 稀释的家兔血清 0.05ml，置 37℃、30 分钟后加 0.5%台盼蓝生理氯化钠溶液 0.05ml，置 37℃、5 分钟，立即镜检计数淋巴细胞，计算死亡细胞率，一般数 100 个淋巴细胞。取阳性对照溶液 0.05ml，加淋巴细胞悬液 0.05ml，自“置 37℃、1 小时”起，同法操作，作阳性对照。取阴性对照溶液 0.05ml，加淋巴细胞悬液 0.05ml，自“置 37℃、1 小时”起，同法操作，作阴性对照。

结果判定　阳性对照组的死亡淋巴细胞率大于 20%，且阴性对照组的死亡淋巴细胞率小于 10%，试验成立。以(＋)为判定终点，出现(＋)供试品的最高稀释度为该供试品的淋巴细胞毒效价。

【附注】(1)试验组死亡淋巴细胞率

小于 10%(－)	41%～60%(＋＋)
10%～20%(±)	61%～80%(＋＋＋)
21%～40%(＋)	不低于 81%(＋＋＋＋)

(2)如供试品较多或来不及看结果时，为避免试验误差，可在抗原、抗体、补体作用后加 0.5%台盼蓝生理氯化钠溶液 0.05ml，置 37℃、5 分钟后，立即加 2.5%戊二醛溶液 0.05ml，留待适当时候镜检；或先加 2.5%戊二醛溶液 0.05ml，室温放置 10 分钟后，加入 0.5%台盼蓝生理氯化钠溶液 0.05ml，置 37℃、5 分钟后留待适当时候镜检。

3517　人凝血因子Ⅱ效价测定法(一期法)

本法系用人凝血因子Ⅱ缺乏血浆为基质血浆，采用一期法测定供试品人凝血因子Ⅱ效价。

试剂　(1)稀释液　称取巴比妥钠11.75g、氯化钠14.67g，溶于适量水中，用1mol/L盐酸溶液调pH值至7.3，再加水稀释至2000ml。临用前，加适量20%人血白蛋白至终浓度为1%。

(2)含钙促凝血酶原激酶(Thromboplastin)溶液。

(3)人凝血因子Ⅱ缺乏血浆　人凝血因子Ⅱ含量低于1%的人血浆或人工基质血浆。

人凝血因子Ⅱ标准品溶液　用人凝血因子Ⅱ缺乏血浆或0.9%氯化钠溶液将标准品稀释成每1ml含1IU凝血因子Ⅱ，再用稀释液分别做10倍、20倍、40倍和80倍稀释，置冰浴备用。

供试品溶液　用人凝血因子Ⅱ缺乏血浆或0.9%氯化钠溶液将供试品稀释成每1ml约含1IU凝血因子Ⅱ，再用稀释液做10倍、20倍或40倍稀释，置冰浴待用。

测定法　量取供试品溶液0.1ml，加人凝血因子Ⅱ缺乏血浆0.1ml，混匀，置37℃水浴中保温一定时间(一般3分钟)，然后加入已预热至37℃的含钙促凝血酶原激酶溶液0.2ml，记录凝固时间。

用不同稀释度的人凝血因子Ⅱ标准品溶液0.1ml替代供试品溶液，同法操作。

以人凝血因子Ⅱ标准品溶液效价(IU/ml)的对数对其相应的凝固时间(秒)的对数作直线回归，求得直线回归方程，计算供试品溶液人凝血因子Ⅱ效价，再乘以稀释倍数，即为供试品人凝血因子Ⅱ效价(IU/ml)。

【附注】(1)直线回归相关系数应不低于0.98。

(2)测定时要求每个稀释度平行测定2管，2管之差不得超过均值10%，否则重测。

(3)直接与标准品、供试品和血浆接触的器皿应为塑料制品或硅化玻璃制品。

(4)采用全自动凝血仪操作，按仪器使用说明书进行。

3518　人凝血因子Ⅶ效价测定法(一期法)

本法系用人凝血因子Ⅶ缺乏血浆为基质血浆，采用一期法测定供试品人凝血因子Ⅶ效价。

试剂　(1)稀释液　称取巴比妥钠11.75g、氯化钠14.67g，溶于适量水中，用1mol/L盐酸溶液调pH值至7.3，再加水至2000ml。临用前加适量20%人血白蛋白至终浓度为1%。

(2)含钙促凝血酶原激酶(Thromboplastin)溶液。

(3)人凝血因子Ⅶ缺乏血浆　人凝血因子Ⅶ含量低于1%的人血浆或人工基质血浆。

人凝血因子Ⅶ标准品溶液　用人凝血因子Ⅶ缺乏血浆或0.9%氯化钠溶液将标准品稀释成每1ml含1IU凝血因子Ⅶ，再用稀释液分别做10倍、20倍、40倍和80倍稀释，置冰浴备用。

供试品溶液　用人凝血因子Ⅶ缺乏血浆或生理氯化钠溶液将供试品稀释成每1ml约含1IU凝血因子Ⅶ，再用稀释液做10倍、20倍或40倍稀释，置冰浴待用。

测定法　量取供试品溶液0.1ml，加人凝血因子Ⅶ缺乏血浆0.1ml，混匀，置37℃水浴保温一定时间(一般3分钟)，然后加入已预热至37℃的含钙促凝血酶原激酶溶液0.2ml，记录凝固时间。

用不同稀释度的人凝血因子Ⅶ标准品溶液0.1ml替代供试品溶液，同法操作。

以人凝血因子Ⅶ标准品溶液效价(IU/ml)的对数对其相应的凝固时间(秒)的对数作直线回归，求得直线回归方程，计算供试品溶液人凝血因子Ⅶ效价，再乘以稀释倍数，即为供试品人凝血因子Ⅶ效价(IU/ml)。

【附注】(1)直线回归相关系数应不低于0.98。

(2)测定时要求每个稀释度平行测定2管，2管之差不得超过均值10%，否则重测。

(3)直接与标准品、供试品和血浆接触的器皿应为塑料制品或硅化玻璃制品。

(4)采用全自动凝血仪操作，按仪器使用说明书进行。

3519　人凝血因子Ⅸ效价测定法

第一法　一期法

本法系依据人凝血因子Ⅸ能缩短人凝血因子Ⅸ缺乏血浆凝固时间的原理，以人凝血因子Ⅸ缺乏血浆为基质血浆，将含有人凝血因子Ⅸ的标准品或供试品及活化部分凝血活酶时间(activated partial thromboplastin time，APTT)试剂与其混合后，加入钙离子启动凝固反应，利用血浆凝固时间长短测定供试品中人凝血因子Ⅸ的效价。

试剂　(1)枸橼酸钠溶液　取枸橼酸钠10.83g，加水溶解并稀释至250ml。

(2)咪唑缓冲液　取咪唑0.68g和氯化钠1.17g，加水溶解并稀释至100ml，加0.1mol/L盐酸溶液42.2ml，用水稀释至200ml(pH 7.3)。

(3)稀释液　分别取枸橼酸钠溶液和咪唑缓冲液适量(1∶5，*V*/*V*)，混匀，加20%人血白蛋白溶液适量，制成1%人血白蛋白溶液。

(4)APTT试剂。

(5)人凝血因子Ⅸ缺乏血浆　人凝血因子Ⅸ含量低于1%的人血浆或人工基质血浆。

(6)氯化钙溶液　取氯化钙147g，加水溶解并稀释至

1000ml。用前用水稀释20倍，制成0.05mol/L氯化钙溶液。

标准品溶液 临用新制。取人凝血酶原复合物标准品1支，照说明书复溶，用人凝血因子Ⅸ缺乏血浆或0.9%氯化钠溶液稀释制成每1ml含1IU人凝血因子Ⅸ的溶液，作为标准品贮备液。取标准品贮备液，用稀释液稀释制成3个不同浓度的标准品溶液，相邻两浓度之比值(r)应相等(如制成每1ml中含0.1IU、0.05IU和0.025IU的溶液)，置冰浴待用。

供试品溶液 临用新制。取供试品1瓶，照说明书复溶(若供试品中含有肝素，复溶后用硫酸鱼精蛋白中和)。用人凝血因子Ⅸ缺乏血浆或0.9%氯化钠溶液稀释制成每1ml约含1IU人凝血因子Ⅸ的溶液，作为供试品贮备液。取供试品贮备液，用稀释液稀释制成与标准品溶液3个浓度一致的供试品溶液，置冰浴待用。

测定法 取APTT试剂0.1ml，置37℃保温一定时间(一般4分钟)，加人凝血因子Ⅸ缺乏血浆0.1ml和标准品溶液0.1ml，混匀，置37℃保温一定时间(一般5分钟)，加入已预热至37℃的0.05mol/L氯化钙溶液0.1ml，记录凝固时间。

用不同浓度的供试品溶液0.1ml替代标准品溶液，同法操作。

以系列标准品溶液(或系列供试品溶液)效价(IU/ml)的对数对其相应的凝固时间(秒)的对数作线性回归，照生物检定统计法(通则1431)中的量反应平行线测定法(3.3)法计算供试品效价及95%置信区间，其95%置信区间应在测得效价的80%～125%。供试品溶液和标准品溶液的剂量反应曲线相关系数均应不低于0.98，回归项应非常显著($P<0.01$)，偏离平行和偏离线性均应不显著($P\geqslant 0.01$)。

【附注】(1)自“用人凝血因子Ⅸ缺乏血浆或0.9%氯化钠溶液稀释制成每1ml含1IU人凝血因子Ⅸ的溶液”起，依法操作，独立制备2份系列标准品溶液和供试品溶液，平行测定。同一浓度的两份溶液凝固时间的相对偏差不得过10%，否则重测。

(2)直接与标准品、供试品和血浆接触的器皿应为塑料制品或硅化玻璃制品。

(3)如采用全自动凝血仪操作，按仪器使用说明书进行。

(4)偏离线性项变异的差方和与自由度(f)计算公式：

$$差方和_{(偏离线性)}=差方和_{(二次曲线)}+差方和_{(反向二次曲线)}$$

$$f_{(偏离线性)}=f_{(二次曲线)}+f_{(反向二次曲线)}$$

第二法 生色底物法

本法系依据人凝血因子Ⅸ(FⅨ)经凝血因子Ⅺa等适宜试剂激活后，在钙离子和磷脂的存在下，辅助活化的凝血因子Ⅷ(FⅧa)激活凝血因子Ⅹ(FⅩ)使成为活化的凝血因子Ⅹa(FⅩa)，FⅩa可作用于生色底物使其释放对硝基苯胺。对硝基苯胺的生成量或生成速率的对数与FⅨ效价的对数在一定范围内存在线性关系，测定对硝基苯胺在405nm波长的吸光度值可计算供试品中FⅨ的效价。

试剂 采用经验证的人凝血因子Ⅸ检测试剂盒，并按试剂盒说明书配制试剂。

标准品溶液 临用新制。取人凝血酶原复合物标准品1支，照说明书复溶后，用稀释缓冲液稀释并制成每1ml中含人凝血因子Ⅸ 3个不同浓度的标准品溶液，相邻两浓度之比值(r)应相等(如制成每1ml中含0.003 125IU、0.001 562 5IU和0.000 781 25IU的溶液)。

供试品溶液 临用新制。取供试品1瓶，照说明书复溶。用人凝血因子Ⅸ缺乏血浆或0.9%氯化钠溶液稀释制成每1ml约含1IU人凝血因子Ⅸ的溶液，作为供试品贮备液。取供试品贮备液，用稀释缓冲液稀释并制成与标准品溶液3个浓度一致的供试品溶液。

测定法 在96孔板中分别精密加入上述不同浓度的标准品溶液或供试品溶液50μl，置37℃保温3～4分钟；精密加入已预热至37℃的因子试剂溶液50μl，混匀，置37℃反应2分钟；再精密加入已预热至37℃的活化试剂溶液50μl，混匀，置37℃反应3分钟；最后精密加入已预热至37℃的生色底物溶液50μl，置37℃准确反应2分钟。用适宜设备(酶标仪或全自动血凝仪)在405nm的波长处记录线性反应阶段的吸光度值变化速率(动力学法，如10～100秒)；也可采用终点法，即准确反应2分钟后精密加入2%枸橼酸溶液50μl终止反应，以稀释缓冲液50μl自“置37℃保温3～4分钟”起，同法操作，作为空白，在405nm的波长处测定各孔吸光度值。

以系列标准品溶液(或系列供试品溶液)效价(IU/ml)的对数对其相应的吸光度值变化速率(动力学法)或吸光度值(终点法)的对数作线性回归，照生物检定统计法(通则1431)中的量反应平行线测定法(3.3)法计算供试品效价及95%置信区间，其95%置信区间应在测得效价的80%～125%。供试品溶液和标准品溶液的剂量反应曲线相关系数均应不低于0.98，回归项应非常显著($P<0.01$)，偏离平行和偏离线性均应不显著($P\geqslant 0.01$)。

【附注】(1)自“用稀释缓冲液稀释并制成每1ml中含人凝血因子Ⅸ 3个不同浓度的溶液”起，依法操作，独立制备2份系列标准品溶液和供试品溶液，平行测定。

(2)试剂预热时间不宜超过15分钟。

(3)本法中数据拟合模型也可选用半对数回归量反应平行线法(即响应值不作对数转换)或斜率比法。应根据选择的拟合模型，将标准品溶液和供试品溶液剂量范围经验证后作适当调整。

(4)本法也可使用其他经验证等效的生色底物法检测试剂盒。试剂盒的验证可参照生物制品生物活性/效价测定方法验证指导原则(指导原则9401)，应至少包括相对准确度、精密度和范围等内容。相对准确度应满足相对偏倚在±10%范围内，线性回归方程的相关系数应不低于0.98；精密度应满足几何变异系数(GCV)≤10%；相对准确度以及精密度符合要求的效价水平范围应涵盖效价限度范围。

(5)如采用全自动凝血仪操作，按仪器使用说明书进行。

(6)偏离线性项变异的差方和与自由度(f)计算公式：同第一法【附注】(4)项下的公式。

(7)如采用终点法，以稀释缓冲液50μl替代标准品溶液或供试品溶液，自“置37℃保温3～4分钟”起，同法操作，作为空白孔。

3520　人凝血因子Ⅹ效价测定法(一期法)

本法系用人凝血因子Ⅹ缺乏血浆为基质血浆，采用一期法测定供试品人凝血因子Ⅹ效价。

试剂　(1)稀释液　称取巴比妥钠11.75g、氯化钠14.67g，溶于适量水中，用1mol/L盐酸溶液调pH值至7.3，再加水稀释至2000ml。临用前加适量20%人血白蛋白至终浓度为1%。

(2)含钙促凝血酶原激酶(Thromboplastin)溶液。

(3)人凝血因子Ⅹ缺乏血浆　人凝血因子Ⅹ含量低于1%的人血浆或人工基质血浆。

人凝血因子Ⅹ标准品溶液　用人凝血因子Ⅹ缺乏血浆或0.9%氯化钠溶液将标准品稀释成每1ml含1IU凝血因子Ⅹ，再用稀释液分别做10倍、20倍、40倍和80倍稀释，置冰浴备用。

供试品溶液　用人凝血因子Ⅹ缺乏血浆或0.9%氯化钠溶液将供试品稀释成每1ml约含1IU凝血因子Ⅹ，再用稀释液做10倍、20倍或40倍稀释，置冰浴待用。

测定法　取供试品溶液0.1ml，加人凝血因子Ⅹ缺乏血浆0.1ml，混匀，置37℃水浴中保温一定时间(一般3分钟)，然后加入已预热至37℃的含钙促凝血酶原激酶溶液0.2ml，记录凝固时间。

用不同稀释度的人凝血因子Ⅹ标准品溶液0.1ml替代供试品溶液，同法操作。

以人凝血因子Ⅹ标准品溶液效价(IU/ml)的对数对其相应的凝固时间(秒)的对数作直线回归，求得直线回归方程，计算供试品溶液人凝血因子Ⅹ效价，再乘以稀释倍数，即为供试品人凝血因子Ⅹ效价(IU/ml)。

【附注】(1)直线回归相关系数应不低于0.98。

(2)测定时要求每个稀释度平行测定2管，2管之差不得超过均值10%，否则重测。

(3)直接与标准品、供试品和血浆接触的器皿应为塑料制品或硅化玻璃制品。

(4)采用全自动凝血仪操作，按仪器使用说明书进行。

3521　人凝血因子Ⅷ效价测定法

第一法　一期法

本法系依据人凝血因子Ⅷ能缩短人凝血因子Ⅷ缺乏血浆凝固时间的原理，以人凝血因子Ⅷ缺乏血浆为基质血浆，将含有人凝血因子Ⅷ的标准品或供试品及活化部分凝血活酶时间(activated partial thromboplastin time，APTT)试剂与其混合后，加入钙离子启动凝固反应，利用血浆凝固时间长短测定供试品中人凝血因子Ⅷ的效价。

试剂　(1)枸橼酸钠溶液　取枸橼酸钠10.83g，加水使溶解并稀释至250ml。

(2)咪唑缓冲液　取咪唑0.68g和氯化钠1.17g，加水使溶解并稀释至100ml，加0.1mol/L盐酸溶液42.2ml，用水稀释至200ml(pH 7.3)。

(3)稀释液　分别取枸橼酸钠溶液和咪唑缓冲液适量(1∶5，V/V)，混匀，加20%人血白蛋白溶液适量，制成1%人血白蛋白溶液。

(4)人凝血因子Ⅷ缺乏血浆　人凝血因子Ⅷ含量低于1%的人血浆或人工基质血浆。

(5)APTT试剂。

(6)氯化钙溶液　取氯化钙($CaCl_2 \cdot 2H_2O$)147g，加水使溶解并稀释至1000ml。临用前用水稀释20倍，制成0.05mol/L氯化钙溶液。

标准品溶液　临用新制。取人凝血因子Ⅷ标准品1支，照说明书复溶，用人凝血因子Ⅷ缺乏血浆或0.9%氯化钠溶液稀释制成每1ml含1IU人凝血因子Ⅷ的溶液，作为标准品贮备液。按生物检定统计法(通则1431)中的量反应平行线测定法(3.3)法进行试验，取标准品贮备液，用稀释液稀释制成3个不同浓度的标准品溶液，相邻两浓度之比值(r)应相等(如制成每1ml中含0.1IU、0.05IU和0.025IU的溶液)，置冰浴待用。

供试品溶液　临用新制。取供试品1瓶，照说明书复溶，用人凝血因子Ⅷ缺乏血浆或0.9%氯化钠溶液稀释制成每1ml约含1IU人凝血因子Ⅷ的溶液，作为供试品贮备液。按生物检定统计法(通则1431)中的量反应平行线测定法(3.3)法进行试验，取供试品贮备液，用稀释液稀释制成3个不同浓度的供试品溶液，相邻两浓度之比值(r)应与标准品溶液比值相等(如制成每1ml中含0.1IU、0.05IU和0.025IU的溶液)，置冰浴待用。

测定法　取APTT试剂0.1ml，置37℃保温一定时间(一般4分钟)，加凝血因子Ⅷ缺乏血浆0.1ml和标准品溶液0.1ml，混匀，37℃保温一定时间(一般5分钟)，加入已预热至37℃的0.05mol/L氯化钙溶液0.1ml，记录凝固时间。

用不同浓度的供试品溶液0.1ml替代标准品溶液，同法操作。

以系列标准品溶液(或系列供试品溶液)效价(IU/ml)的对数对其相应的凝固时间(秒)的对数作线性回归，照生物检定统计法(通则1431)中的量反应平行线测定法(3.3)法计算供试品效价及 95%置信区间，其 95%置信区间应在测得效价的 80%～120%。供试品溶液和标准品溶液的剂量反应曲线回归项应非常显著($P<0.01$)，偏离平行和偏离线性均应不显著($P\geqslant 0.01$)。

【附注】(1)自“用人凝血因子Ⅷ缺乏血浆或 0.9%氯化钠溶液稀释制成每 1ml 含 1IU 人凝血因子Ⅷ的溶液”起，依法操作，独立制备 2 份系列标准品溶液和供试品溶液，平行测定。同一浓度的两份溶液凝固时间的相对偏差不得过 10%，否则应重测。

(2)直接与标准品、供试品和血浆接触的器皿应为塑料制品或硅化玻璃制品。

(3)如采用全自动凝血仪操作，按仪器使用说明书进行。

(4)偏离线性项变异的差方和与自由度(f)计算公式：

$$差方和_{(偏离线性)}=差方和_{(二次曲线)}+差方和_{(反向二次曲线)}$$

$$f_{(偏离线性)}=f_{(二次曲线)}+f_{(反向二次曲线)}$$

第二法　生色底物法

本法系依据人凝血因子Ⅷ(FⅧ)经凝血酶等适宜试剂激活后，在钙离子和磷脂的存在下，辅助活化的凝血因子Ⅸ(FⅨa)激活凝血因子Ⅹ(FⅩ)为活化的凝血因子Ⅹa(FⅩa)，FⅩa可作用于发色底物使其释放对硝基苯胺，在 405nm 的波长下测定不同反应时间对硝基苯胺的吸光度或吸光度变化速率；采用 FⅧ效价与对硝基苯胺吸光度值变化速率(动力学法)或吸光度值(终点法)建立适宜的数学模型，计算供试品中 FⅧ的效价。

试剂　采用经验证的人凝血因子Ⅷ检测试剂盒，并按试剂盒说明书配制试剂。

标准品溶液　临用新制。取人凝血因子Ⅷ标准品 1 支，照说明书复溶后，用试剂盒中稀释缓冲液稀释并制成每 1ml 含 1IU 人凝血因子Ⅷ的溶液，作为标准品贮备液。按生物检定统计法(通则1431)中的量反应平行线测定法(3.3)法进行试验，取标准品贮备液，用稀释缓冲液制成 3 个不同浓度的标准品溶液(S)，相邻两浓度之比值(r)应相等(如制成每 1ml 中含 0.0125IU、0.006 25IU 和 0.003 125IU 的溶液)。

供试品溶液　临用新制。取供试品 1 瓶，照说明书复溶后，用试剂盒中稀释缓冲液稀释并制成每 1ml 约含 1IU 人凝血因子Ⅷ的溶液，作为供试品贮备液。按生物检定统计法(通则1431)中的量反应平行线测定法(3.3)法进行试验，取供试品贮备液，用稀释缓冲液制成 3 个不同浓度的供试品溶液(T)，相邻两浓度溶液之比值(r)应与标准品溶液之比值相等(如制成每1ml 中含 0.0125IU、0.006 25IU 和 0.003 125IU 的溶液)。

测定法　取不同浓度的标准品溶液(S)或供试品溶液(T)，按 S_1、S_2、S_3、T_1、T_2、T_3、T_1、T_2、T_3、S_1、S_2、S_3 的顺序依次向 96 孔板中分别精密加入上述溶液 50μl，以稀释缓冲液(B)50μl 作为空白，置 37℃保温 3～4 分钟；精密加入已预热至 37℃的因子试剂溶液 50μl，混匀，置 37℃中准确反应 2 分钟；再精密加入已预热至 37℃的生色底物溶液 50μl，准确反应 2 分钟。用适宜设备(酶标仪或全自动凝血仪)在405nm 的波长处记录反应 30～120秒的吸光度值变化速率(动力学法)；也可采用终点法，即准确反应 2 分钟后精密加入 20%醋酸溶液 50μl 终止反应，在 405nm 的波长处测定各孔吸光度值。

以系列标准品溶液(或系列供试品溶液)效价(IU/ml)的对数对其相应的吸光度值变化速率(动力学法)或吸光度值(终点法)的对数作线性回归，照生物检定统计法(通则1431)中的量反应平行线测定法(3.3)法计算效价及 95%置信区间，其 95%置信区间应在测得效价的 80%～120%。供试品溶液和标准品溶液的剂量反应曲线回归项应非常显著($P<0.01$)，偏离平行和偏离线性均应不显著($P\geqslant 0.01$)。

【附注】(1)自“用试剂盒中稀释缓冲液稀释并制成每 1ml 含 1IU 人凝血因子Ⅷ的溶液”起，依法操作，独立制备 2 份系列标准品溶液和供试品溶液，平行测定。

(2)空白孔应满足试剂盒的系统适用性要求。

(3)本法中数据拟合模型也可选用半对数回归量反应平行线法(即响应值不作对数转换)或斜率比法。应根据选择的拟合模型，将标准品溶液和供试品溶液剂量范围经验证后作适当调整。

(4)本法也可使用其他经验证等效的生色底物法检测试剂盒。试剂盒的验证可参照生物制品生物活性/效价测定方法验证指导原则(指导原则9401)，应至少包括相对准确度、精密度和范围等内容。相对准确度应满足相对偏倚在±10%范围内，线性回归方程的相关系数应不低于 0.98；精密度应满足几何变异系数(GCV)≤10%；相对准确度及精密度符合要求的效价水平范围应涵盖效价限度范围。

(5)如采用全自动凝血仪操作，按仪器使用说明书进行。

(6)偏离线性项变异的差方和与自由度(f)计算公式：同第一法【附注】(4)项下的公式。

3522　人促红素生物学活性测定法

第一法　网织红细胞法

本法系依据人促红素(EPO)可刺激网织红细胞生成的作用，给小鼠皮下注射 EPO 后，其网织红细胞数量随 EPO 注射剂量的增加而升高。利用网织红细胞数对红细胞数的比值变化，通过剂量反应平行线法检测 EPO 体内生物学活性。

试剂 (1)乙二胺四乙酸二钾抗凝剂 称取乙二胺四乙酸二钾 100mg，加 0.9%氯化钠溶液 10ml 溶解，混匀，使用时新鲜配制。

(2)稀释液 称取 0.1g 牛血清白蛋白，加 0.9%氯化钠溶液溶解并稀释至 100ml，即得。

标准品溶液 按标准品说明书，将 EPO 标准品复溶，用稀释液将 EPO 标准品稀释成高、中、低 3 个剂量 EPO 标准品溶液。

供试品溶液 用稀释液将供试品稀释成高、中、低 3 个剂量与 EPO 标准品溶液单位相近的供试品溶液。

测定法 按低、中、高（如 10IU/鼠、20IU/鼠、40IU/鼠)3 个剂量组，分别给近交系 6～8 周龄小鼠(雌性 BALB/c 小鼠)或 B6D2F1 小鼠皮下注射 EPO 标准品及供试品溶液，每组至少 4 只，每鼠注射量为不大于 0.5ml。在注射后的第 4 天从小鼠眼眶采血 3～4 滴，置于预先加入 200μl 乙二胺四乙酸二钾抗凝剂的采血管中。取抗凝血，用全自动网织红细胞分析仪计数每只小鼠血液中的网织红细胞数对红细胞总数的比值(Ret%)。按注射剂量(IU)对 Ret%的量反应平行线测定法(通则 1431)计算供试品体内生物学活性。

第二法 报告基因法

本法采用基因修饰的报告基因细胞作为人促红素生物学活性测定用细胞。当人促红素与报告基因细胞相互作用，启动荧光素酶的表达，加入底物后可产生化学发光，并且产生的光强度与人促红素的生物学活性呈正相关。通过测定其发光强度，以此计算人促红素生物学活性。

试剂 (1)完全培养液 IMDM 培养液，含有 4mmol/L 的 L-谷氨酰胺，25mmol/L 羟乙基哌嗪乙硫磺酸(HEPES)，300μg/ml 的潮霉素 B，10%的胎牛血清，1IU/ml EPO。4℃保存。

(2)工作培养液 无酚红 1640 培养液，10mmol/L HEPES，1%的胎牛血清。4℃保存。

(3)磷酸缓冲盐溶液(PBS) 取氯化钠 8.0g、氯化钾 0.20g、磷酸氢二钠 1.44g、磷酸二氢钾 0.24g，加水溶解并稀释至 1000ml，高压灭菌。

(4)荧光素酶报告基因检测试剂盒。

报告基因细胞 UT-7/SGG-Luc(人原巨核细胞型白血病细胞/促红素刺激反应元件-荧光素酶，系为促红素刺激核心反应元件和荧光素酶报告基因稳定转染入 UT-7 细胞)或其他适宜的报告基因细胞。报告基因细胞的构建及细胞库管理和质控应参照基于基因修饰细胞系的生物检定法指导原则(指导原则 9404)要求执行。

标准品溶液 取人促红素生物学活性测定国家标准品，按说明书复溶后，用工作培养液稀释至约 2IU/ml。在 96 孔细胞培养板中，做 2 倍系列稀释，共 8 个稀释度，每个稀释度做 2 孔。

供试品溶液 将供试品按标示量溶解后，用工作培养液稀释成约 2IU/ml。在 96 孔细胞培养板中，做 2 倍系列稀释，共 8 个稀释度，每个稀释度做 2 孔。

测定法 收集在完全培养液中培养的 UT-7/SGG-Luc 细胞，用 PBS 洗 2 次后，用工作培养液配制成每 1ml 含 4×10^5～5×10^5 个细胞的细胞悬液，每孔 50μl 接种于白色 96 孔细胞培养板中，于 37℃、5%二氧化碳条件下培养 18～24 小时。

培养结束后，将制备的标准品溶液和供试品溶液分别加入上述细胞培养板中，50μl/孔，于 37℃、5%二氧化碳条件下再培养 5 小时左右。按荧光素酶报告基因检测试剂盒说明书，加入荧光素酶底物，用化学发光酶标仪测定发光强度，记录测定结果。

结果计算 试验数据采用计算机程序或四参数回归计算法进行处理，并按下式计算供试品生物学活性。

$$供试品生物学活性(IU/ml)=P_r\times\frac{D_s\times E_s}{D_r\times E_r}$$

式中 P_r 为标准品生物学活性，IU/ml；

D_s 为供试品预稀释倍数；

D_r 为标准品预稀释倍数；

E_s 为供试品相当于标准品半效量的稀释倍数；

E_r 为标准品半效量的稀释倍数。

注：本试验相关参数是根据报告基因细胞 UT-7/SGG-Luc 确定，如果采用其他适宜的报告基因细胞株，还需进一步确认试验参数。

3523 干扰素生物学活性测定法

第一法 细胞病变抑制法

本法系依据干扰素可以保护人羊膜细胞(WISH)免受水泡性口炎病毒(VSV)破坏的作用，用结晶紫对存活的 WISH 细胞染色，在波长 570nm 处测定其吸光度，可得到干扰素对 WISH 细胞的保护效应曲线，以此测定干扰素生物学活性。

试剂 (1)MEM 或 RPMI 1640 培养液 取 MEM 或 RPMI 1640 培养基粉末 1 袋(规格为 1L)，加水溶解并稀释至 1000ml，加青霉素 10^5IU 和链霉素 10^5IU，再加碳酸氢钠 2.1g，溶解后，混匀，除菌过滤，4℃保存。

(2)完全培养液 量取新生牛血清 10ml，加 MEM 或 RPMI 1640 培养液 90ml。4℃保存。

(3)测定培养液 量取新生牛血清 7ml，加 MEM 或 RPMI 1640 培养液 93ml。4℃保存。

(4)攻毒培养液 量取新生牛血清 3ml，加 MEM 或 RPMI 1640 培养液 97ml。4℃保存。

(5)消化液 称取乙二胺四乙酸二钠 0.2g、氯化钠 8.0g、氯化钾 0.2g、磷酸氢二钠 1.152g、磷酸二氢钾 0.2g，加水溶解并稀释至 1000ml，经 121℃、15 分钟灭菌。

(6)染色液　称取结晶紫 50mg，加无水乙醇 20ml 溶解后，加水稀释至 100ml，即得。

(7)脱色液　量取无水乙醇 50ml、醋酸 0.1ml，加水稀释至 100ml。

(8)PBS　称取氯化钠 8.0g、氯化钾 0.20g、磷酸氢二钠 1.44g、磷酸二氢钾 0.24g，加水溶解并稀释至 1000ml，经 121℃、15 分钟灭菌。

标准品溶液　取人干扰素生物学活性测定的国家标准品，按说明书复溶后，用测定培养液稀释成每 1ml 含 1000IU。在 96 孔细胞培养板中，做 4 倍系列稀释，共 8 个稀释度，每个稀释度做 2 孔。在无菌条件下操作。

供试品溶液　将供试品按标示量溶解后，用测定培养液稀释成每 1ml 约含 1000IU。在 96 孔细胞培养板中，做 4 倍系列稀释，共 8 个稀释度，每个稀释度做 2 孔。在无菌条件下操作。

测定法　使 WISH 细胞在培养基中贴壁生长。按(1∶2)～(1∶4)传代，每周 2～3 次，于完全培养液中生长。取培养的细胞弃去培养液，用 PBS 洗 2 次后消化和收集细胞，用完全培养液配制成每 1ml 含 2.5×10^5～3.5×10^5 个细胞的细胞悬液，接种于 96 孔细胞培养板中，每孔 100μl，于 37℃、5%二氧化碳条件下培养 4～6 小时；将配制完成的标准品溶液和供试品溶液移入接种 WISH 细胞的培养板中，每孔加入 100μl，于 37℃、5%二氧化碳条件下培养18～24 小时；弃去细胞培养板中的上清液，将保存的水泡性口炎病毒(VSV，－70℃保存)用攻毒培养液稀释至约 $100CCID_{50}$，每孔 100μl，于 37℃、5%二氧化碳条件下培养 24 小时(镜检标准品溶液的 50%病变点在 1IU/ml)；然后弃去细胞培养板中的上清液，每孔加入染色液 50μl，室温放置 30 分钟后，用流水小心冲去染色液，并吸干残留水分，每孔加入脱色液 100μl，室温放置 3～5 分钟。混匀后，用酶标仪以 630nm 为参比波长，在波长 570nm 处测定吸光度，记录测定结果。

试验数据采用计算机程序或四参数回归计算法进行处理，并按下式计算结果：

$$供试品生物学活性(IU/ml)=P_r\times\frac{D_s\times E_s}{D_r\times E_r}$$

式中　P_r 为标准品生物学活性，IU/ml；

D_s 为供试品预稀释倍数；

D_r 为标准品预稀释倍数；

E_s 为供试品相当于标准品半效量的稀释倍数；

E_r 为标准品半效量的稀释倍数。

注：显色方法也可采用经等效验证的其他显色方法。

第二法　报告基因法(适用于Ⅰ型干扰素)

本法系将含有干扰素刺激反应元件和荧光素酶基因的质粒转染到 HEK293 细胞中，构建细胞系 HEK293puro ISRE-Luc，作为生物学活性测定细胞，当Ⅰ型干扰素与细胞膜上的受体结合后，通过信号转导，激活干扰素刺激反应元件，启动荧光素酶的表达，表达量与干扰素的生物学活性成正相关，加入细胞裂解液和荧光素酶底物后，测定其发光强度，以此测定Ⅰ型干扰素生物学活性。

试剂　(1)完全培养液　MEM 培养液，含有 2mmol/L 的 L-谷氨酰胺，1mmol/L 的丙酮酸钠，0.01mg/L 的非必需氨基酸，2μg/ml 的嘌呤霉素，100U/ml 的青霉素，100μg/ml 的链霉素，10%的胎牛血清。4℃保存。

(2)测定培养液　除不含嘌呤霉素外，其他成分与完全培养液相同。4℃保存。

(3)PBS　取氯化钠 8.0g、氯化钾 0.20g、磷酸氢二钠 1.44g、磷酸二氢钾 0.24g，加水溶解并稀释至 1000ml，经 121℃、15 分钟灭菌。

(4)消化液　称取乙二胺四乙酸二钠 0.2g、胰酶 2.5g，用 PBS 溶解并稀释至 1000ml，除菌过滤。4℃保存。

(5)荧光素酶报告基因检测试剂盒　包括细胞裂解液、荧光素酶底物等。

标准品溶液　取重组人干扰素生物学活性测定国家标准品，按说明书复溶后，用测定培养液稀释至每 1ml 约含 10 000IU。在 96 孔细胞培养板中，做 4 倍系列稀释，共 8 个稀释度，每个稀释度做 2 孔。在无菌条件下操作。

供试品溶液　将供试品按标示量溶解后，用测定培养液稀释成每 1ml 约含 10 000IU。在 96 孔细胞培养板中，做 4 倍系列稀释，共 8 个稀释度，每个稀释度做 2 孔。在无菌条件下操作。

测定法　使 HEK293puroISRE-Luc 细胞在完全培养液中贴壁生长。按 1∶4 传代，每周 2～3 次，于完全培养液中生长。取培养的细胞弃去培养液，用 PBS 洗 1 次后消化和收集细胞，用测定培养液配制成每 1ml 含 3.5×10^5～4.5×10^5 个细胞的细胞悬液。将配制完成的标准品溶液和供试品溶液移入可用于细胞培养和化学发光酶标仪测定的 96 孔细胞培养板中，每孔加入 100μl，然后将上述细胞悬液接种于同一 96 孔细胞培养板中，每孔 100μl。于 37℃、5%二氧化碳条件下培养 18～24 小时。小心吸净 96 孔细胞培养板中的上清液，按荧光素酶报告基因检测试剂盒说明书加入细胞裂解液和荧光素酶底物，用化学发光酶标仪测定发光强度，记录测定结果。

试验数据采用计算机程序或四参数回归计算法进行处理，并按下式计算试验结果：

$$供试品生物学活性(IU/ml)=P_r\times\frac{D_s\times E_s}{D_r\times E_r}$$

式中　P_r为标准品生物学活性，IU/ml；

D_s为供试品预稀释倍数；

D_r为标准品预稀释倍数；

E_s为供试品相当于标准品半效量的稀释倍数；

E_r为标准品半效量的稀释倍数。

3524 人白介素-2生物学活性测定法

(CTLL-2细胞/MTT比色法)

本法系依据在不同白介素-2(IL-2)的浓度下，其细胞依赖株CTLL-2细胞存活率不同，以此检测IL-2的生物学活性。

试剂 (1)RPMI 1640培养液 取RPMI 1640培养基粉末1袋(规格为1L)，加水溶解并稀释至1000ml，加青霉素10^5IU和链霉素10^5IU，再加碳酸氢钠2.1g，溶解后，混匀，除菌过滤，4℃保存。

(2)基础培养液 量取新生牛血清(FBS)10ml，加RPMI 1640培养液90ml。4℃保存。

(3)完全培养液 量取基础培养液100ml，加人白介素-2至终浓度为每1ml含400～800IU。4℃保存。

(4)PBS 称取氯化钠8.0g、氯化钾0.20g、磷酸氢二钠1.44g、磷酸二氢钾0.24g，加水溶解并稀释至1000ml，经121℃、15分钟灭菌。

(5)噻唑蓝(MTT)溶液 称取MTT 0.1g，加PBS溶解并稀释至20ml，经0.22μm滤膜过滤除菌。4℃避光保存。

(6)裂解液 15%十二烷基硫酸钠溶液，使用期限不得超过12个月。

CTLL-2细胞 应为偏酸性、略微浑浊液体，传代后48～60小时用于人白介素-2生物学活性测定。

标准品溶液 取人白介素-2生物学活性测定的国家标准品，按使用说明书复溶后，用基础培养液稀释至每1ml含200IU。在96孔细胞培养板中，做2倍系列稀释，共8个稀释度，每个稀释度做2孔。每孔分别留50μl标准品溶液，弃去孔中多余溶液。以上操作在无菌条件下进行。

供试品溶液 将供试品按标示量复溶后，用基础培养液稀释成每1ml约含200IU。在96孔细胞培养板中，做2倍系列稀释，共8个稀释度，每个稀释度做2孔。每孔分别留50μl供试品溶液，弃去孔中多余溶液。以上操作在无菌条件下进行。

测定法 CTLL-2细胞用完全培养液于37℃、5%二氧化碳条件下培养至足够量，离心收集CTLL-2细胞，用RPMI 1640培养液洗涤3次，然后重悬于基础培养液中配制成每1ml含6.0×10^5个细胞的细胞悬液，于37℃、5%二氧化碳条件下备用。在加有标准品溶液和供试品溶液的96孔细胞培养板中，每孔加入细胞悬液50μl，于37℃、5%二氧化碳条件下培养18～24小时；然后每孔加入MTT溶液20μl，于37℃、5%二氧化碳条件下培养4～6小时后，每孔加入裂解液150μl，于37℃、5%二氧化碳条件下保温18～24小时。以上操作均在无菌条件下进行。混匀细胞板中的液体，放入酶标仪，以630nm为参比波长，在波长570nm处测定吸光度，记录测定结果。

试验数据采用计算机程序或四参数回归计算法进行处理，并按下式计算结果：

$$供试品生物学活性(IU/ml)=P_r\times\frac{D_s\times E_s}{D_r\times E_r}$$

式中 P_r为标准品生物学活性，IU/ml；

D_s为供试品预稀释倍数；

D_r为标准品预稀释倍数；

E_s为供试品相当于标准品半效量的稀释倍数；

E_r为标准品半效量的稀释倍数。

注：显色方法也可采用经等效验证的其他显色方法。

3525 人粒细胞刺激因子生物学活性测定法

(NFS-60细胞/MTT比色法)

本法系依据人粒细胞刺激因子(G-CSF)可刺激小鼠骨髓白血病细胞(NFS-60细胞)的增殖，通过比较G-CSF标准品与供试品对NFS-60细胞刺激增殖的作用，来测定供试品中G-CSF的生物学活性。

试剂 (1)RPMI 1640培养液 取RPMI 1640培养基粉末1袋(规格为1L)，加水溶解并稀释至1000ml，加青霉素10^5IU和链霉素10^5IU，再加碳酸氢钠2.1g，溶解后，混匀，经0.22μm滤膜滤过，即得，4℃保存。也可采用经验证的商品化试剂。

(2)基础培养液 取RPMI 1640培养液900ml，加新生牛血清或胎牛血清100ml，混匀，4℃保存。

(3)完全培养液 取基础培养液适量，加人粒细胞刺激因子制成每1ml中含人粒细胞刺激因子10～20ng的培养液。

(4)磷酸盐缓冲液(PBS) 取氯化钠8g、氯化钾0.2g、磷酸氢二钠1.44g与磷酸二氢钾0.24g，加水溶解并稀释至1000ml，经121℃、15分钟灭菌。

(5)噻唑蓝(MTT)溶液 取MTT 0.10g，加PBS 20ml使溶解，经0.22μm滤膜滤过，即得。4℃避光保存。

(6)裂解液 取盐酸14ml、Triton X-100 50ml，加异丙醇稀释至500ml。室温避光保存。也可采用其他经验证的裂解液。

标准品溶液 取人粒细胞刺激因子生物学活性测定标准品，按说明书复溶后，用基础培养液稀释至每1ml中约含1200IU或适宜浓度。在96孔细胞培养板中，做4倍系列稀释(系列稀释的稀释倍数可根据细胞状态进行适当调整)，共8个稀释度，每个稀释度重复3孔，每孔分别留50μl标准品溶液，弃去孔中多余溶液。以上操作在无菌条件下进行。

供试品溶液　取供试品，按标示量用基础培养液稀释至每 1ml 中约含 1200IU 或适宜浓度。在 96 孔细胞培养板中，做 4 倍系列稀释(必要时照标准品溶液项下适当调整)，共 8 个稀释度，每个稀释度重复 3 孔，每孔分别留 50μl 供试品溶液，弃去孔中多余溶液。以上操作在无菌条件下进行。

测定法　NFS-60 细胞株用完全培养液于 37℃、5% 二氧化碳条件下按下表推荐方式进行培养。也可采用其他经验证的培养方式。

活细胞接种密度(个细胞/毫升)	传代或活性测定的时间(小时)
1×10^4～5×10^4	72～96
5×10^4～1×10^5	48～72
1×10^5～4×10^5	24～36

将试验所用溶液预热至 37℃。取足量 NFS-60 细胞培养物，离心收集 NFS-60 细胞，用 RPMI 1640 培养液洗涤 3 次，再用基础培养液重悬，制成每 1ml 中含 2.0×10^5 个细胞的细胞悬液，置 37℃备用。在加有标准品溶液和供试品溶液的 96 孔细胞培养板中每孔加入细胞悬液 50μl，于 37℃、5%二氧化碳条件下培养 40～48 小时。每孔加入 MTT 溶液 20μl，于 37℃、5%二氧化碳条件下培养 5 小时。以上操作在无菌条件下进行。每孔加入裂解液 100μl，混匀后，用酶标仪在参比波长 630nm，检测波长 570nm 处测定吸光度。

以标准品或供试品溶液对数浓度为横坐标，吸光度值为纵坐标，照生物检定统计法(通则1431)中的四参数回归计算法进行试验数据处理，计算供试品生物学活性及 95%置信区间：

$$供试品生物学活性(IU/ml)=P_r\times\frac{D_s}{D_r}\times\frac{E_r}{E_s}$$

式中　P_r 为标准品生物学活性，IU/ml；

D_s 为供试品预稀释倍数；

D_r 为标准品预稀释倍数；

E_r 为约束模型中标准品的 50%效应浓度；

E_s 为约束模型中供试品的 50%效应浓度。

试验有效标准：标准品和供试品的四参数剂量反应曲线应当完整，上、下渐近线应各至少包含一个浓度点，线性部分应至少包含两个浓度点。标准品和供试品的剂量反应曲线的上下渐近线比值应不小于 3，决定系数(R^2)应不小于 0.98，可靠性测验中回归项应非常显著($P<0.01$)、偏离平行项应不显著($P\geqslant0.01$)。供试品生物学活性的 95%置信区间应在测得生物学活性的 74%～136%。

注：显色方法也可采用经等效验证的其他显色方法。

3526　人粒细胞巨噬细胞刺激因子生物学活性测定法 (TF-1 细胞/MTT 比色法)

本法系依据人粒细胞巨噬细胞刺激因子(GM-CSF)可刺激人红细胞白血病细胞(简称 TF-1细胞)的增殖，通过比较 GM-CSF 标准品与供试品对 TF-1 细胞刺激增殖的作用，来测定供试品中 GM-CSF 的生物学活性。

试剂　(1)RPMI 1640 培养液　取 RPMI 1640 培养基粉末 1 袋(规格为1L)，加水溶解并稀释至 1000ml，加青霉素 10^5 IU 和链霉素 10^5 IU，再加碳酸氢钠 2.1g，溶解后，混匀，经 0.22μm 滤膜滤过，即得，4℃保存。也可采用经验证的商品化试剂。

(2)基础培养液　取 RPMI 1640 培养液 900ml，加新生牛血清或胎牛血清 100ml，混匀，4℃保存。

(3)完全培养液　取基础培养液适量，加人粒细胞巨噬细胞刺激因子制成每 1ml 中含 5.0ng 或每 1ml 中含 80IU 人粒细胞巨噬细胞刺激因子的培养液。

(4)磷酸盐缓冲液(PBS)　取氯化钠 8g、氯化钾 0.2g，磷酸氢二钠 1.44g 与磷酸二氢钾 0.24g，加水溶解并稀释至 1000ml，经 121℃、15 分钟灭菌。

(5)噻唑蓝(MTT)溶液　取 MTT 0.10g，加 PBS 20ml 使溶解，经 0.22μm 滤膜滤过，即得。4℃避光保存。

(6)裂解液　取盐酸 14ml、Triton X-100 50ml，加异丙醇稀释至 500ml。也可采用其他经验证的裂解液。

标准品溶液　取人粒细胞巨噬细胞刺激因子标准品，按说明书复溶后，用基础培养液稀释至每 1ml 约含 240IU 或适宜浓度。在 96 孔细胞培养板中，做 4 倍系列稀释(系列稀释的稀释倍数可根据细胞状态进行适当调整)，共 8 个稀释度，每个稀释度重复 3 孔，每孔分别留 50μl 标准品溶液，弃去孔中多余溶液。以上操作在无菌条件下进行。

供试品溶液　取供试品，按标示量复溶后，用基础培养液稀释至每 1ml 约含 240IU 或适宜浓度。在 96 孔细胞培养板中，做 4 倍系列稀释(必要时照标准品溶液项下适当调整)，共 8 个稀释度，每个稀释度重复 3 孔，每孔分别留 50μl 供试品溶液，弃去孔中多余溶液。以上操作在无菌条件下进行。

测定法　TF-1 细胞株用完全培养液于 37℃、5%二氧化碳条件下按下表推荐方式进行培养。也可采用其他经验证的培养方式。

活细胞接种密度(个细胞/毫升)	传代或活性测定的时间(小时)
1×10^4～4×10^4	96
5×10^4～1×10^5	48～72
1×10^5～2×10^5	24～48
2×10^5～7×10^5	24～36

将试验所用溶液预热至37℃。取足量 TF-1 细胞培养物，离心并收集 TF-1 细胞，用基础培养液洗涤 3 次，再用基础培养液重悬制成每 1ml 中含 4.0×10^5 个细胞的细胞悬液，置37℃备用。向加有标准品溶液和供试品溶液的 96 孔细胞培养板中加入细胞悬液，每孔 50μl，于 37℃、5%二氧化碳条件下培养 48～52 小时后，每孔加入 MTT 溶液 20μl，于 37℃、5%二氧化碳条件下培养 5 小时，以上操作在无菌条件下进行。再向上述各孔加裂解液 100μl，混匀后，用酶标仪在参比波长 630nm，检测波长 570nm 处测定吸光度。

以标准品或供试品溶液对数浓度为横坐标，吸光度值为纵坐标，照生物检定统计法(通则1431)中的四参数回归计算法进行试验数据处理，计算供试品生物学活性及 95%置信区间：

$$供试品生物学活性(IU/ml)=P_r\times\frac{D_s}{D_r}\times\frac{E_r}{E_s}$$

式中 P_r 为标准品生物学活性，IU/ml；

D_s 为供试品预稀释倍数；

D_r 为标准品预稀释倍数；

E_r 为约束模型中标准品的 50%效应浓度；

E_s 为约束模型中供试品的 50%效应浓度。

试验有效标准：标准品和供试品的四参数剂量反应曲线应当完整，上、下渐近线应各至少包含一个浓度点，线性部分应至少包含两个浓度点。标准品和供试品的剂量反应曲线的上下渐近线比值应不小于 2，决定系数(R^2)应不小于 0.98，可靠性测验中回归项应非常显著($P<0.01$)、偏离平行项应不显著($P\geqslant0.01$)。供试品生物学活性的 95%置信区间应在测得生物学活性的 74%～136%。

注：显色方法也可采用经等效验证的其他显色方法。

3527 牛碱性成纤维细胞生长因子生物学活性测定法(细胞增殖法/MTT 比色法)

本法系依据牛碱性成纤维细胞生长因子对小鼠胚胎成纤维细胞(BALB/c 3T3 细胞)的生长具有刺激作用，BALB/c 3T3 细胞的生长状况因牛碱性成纤维细胞生长因子生物学活性的不同而不同，以此检测牛碱性成纤维细胞生长因子的生物学活性。

试剂 (1)RPMI 1640 培养液 取 RPMI 1640 培养基粉末 1 袋(规格为 1L)，加水溶解并稀释至 1000ml，加青霉素 10^5IU 和链霉素 10^5IU，再加碳酸氢钠 2.1g，溶解后，混匀，除菌过滤，4℃保存。

(2)维持培养液 量取新生牛血清 4ml，加 RPMI 1640 培养液至 1000ml。

(3)完全培养液 量取新生牛血清 100ml，加 RPMI 1640 培养液至 1000ml。

(4)PBS 称取氯化钠 8g、氯化钾 0.2g、磷酸氢二钠 1.44g、磷酸二氢钾 0.24g，加水溶解并稀释至 1000ml，经 121℃、15 分钟灭菌。

(5)噻唑蓝(MTT)溶液 称取 MTT 粉末 0.10g，加 PBS 20ml 使溶解，经 0.22μm 滤膜过滤除菌。4℃避光保存。

标准品溶液 取牛碱性成纤维细胞生长因子标准品，按说明书复溶后，用维持培养液稀释至每 1ml 含 40IU。在 96 孔细胞培养板中，做 4 倍系列稀释，共 8 个稀释度，每个稀释度做 2 孔。以上操作在无菌条件下进行。

供试品溶液 将供试品按标示量复溶后，用维持培养液稀释成每 1ml 约含 40IU。在 96 孔细胞培养板中，做 4 倍系列稀释，共 8 个稀释度，每个稀释度做 2 孔。以上操作在无菌条件下进行。

测定法 BALB/c 3T3 细胞株用完全培养液于 37℃、5%二氧化碳条件下培养，控制细胞浓度为每 1ml 含 1.0×10^5～5.0×10^5 个细胞，传代后 24～36 小时用于生物学活性测定。弃去培养瓶中的培养液，消化并收集细胞，用完全培养液配成每 1ml 含 5.0×10^4～1.0×10^5 个细胞的细胞悬液，接种于 96 孔细胞培养板中，每孔 100μl，于 37℃、5%二氧化碳条件下培养。24 小时后换成维持培养液，于 37℃、5%二氧化碳条件下培养 24 小时。制备的细胞培养板弃去维持液，加入标准品溶液和供试品溶液，每孔 100μl，于 37℃、5%二氧化碳条件下培养 64～72 小时。每孔加入 MTT 溶液 20μl，于 37℃、5% 二氧化碳条件下培养 5 小时。以上步骤在无菌条件下进行。弃去培养板中的液体后，向每孔中加入二甲基亚砜 100μl，混匀后，放入酶标仪，以 630nm 为参比波长，在波长 570nm 处测定吸光度，记录测定结果。

试验数据采用计算机程序或四参数回归计算法进行处理，并按下式计算结果：

$$供试品生物学活性(IU/ml)=P_r\times\frac{D_s\times E_s}{D_r\times E_r}$$

式中 P_r 为标准品生物学活性，IU/ml；

D_s 为供试品预稀释倍数；

D_r 为标准品预稀释倍数；

E_s 为供试品相当于标准品半效量的稀释倍数；

E_r 为标准品半效量的稀释倍数。

注：显色方法也可采用经等效验证的其他显色方法。

3528 人表皮生长因子生物学活性测定法

第一法 细胞增殖法/MTT 比色法

本法系依据人表皮生长因子对小鼠胚胎成纤维细胞(BALB/c 3T3 细胞)的生长具有刺激作用，BALB/c 3T3 细胞的生长状况因人表皮生长因子生物学活性的不同而异，以此检测人表皮生长因子的生物学活性。

试剂　(1)RPMI 1640 培养液　取 RPMI 1640 培养基粉末 1 袋(规格为 1L)，加水溶解并稀释至 1000ml，加青霉素 10^5IU 和链霉素 10^5IU，再加碳酸氢钠 2.1g，溶解后，混匀，除菌过滤，4℃保存。

(2)维持培养液　量取新生牛血清 4ml，加 RPMI 1640 培养液至 1000ml。

(3)完全培养液　量取新生牛血清 100ml，加 RPMI 1640 培养液至 1000ml。

(4)磷酸缓冲盐溶液(PBS)　称取氯化钠 8g、氯化钾 0.2g、磷酸氢二钠 1.44g、磷酸二氢钾 0.24g，加水溶解并稀释至 1000ml，经 121℃、15 分钟灭菌。

(5)噻唑蓝(MTT)溶液　称取 MTT 粉末 0.10g，加 PBS 20ml 使溶解，经 0.22μm 滤膜过滤除菌。4℃避光保存。

标准品溶液　取人表皮生长因子标准品，按说明书复溶后，用维持培养液稀释至每 1ml 含 50IU。在 96 孔细胞培养板中，做 4 倍系列稀释，共 8 个稀释度，每个浓度做 2 孔。以上操作在无菌条件下进行。

供试品溶液　将供试品按标示量复溶后，用维持培养液稀释成每 1ml 约含 50IU。在 96 孔细胞培养板中，做 4 倍系列稀释，共 8 个稀释度，每个浓度做 2 孔。以上操作在无菌条件下进行。

测定法　BALB/c 3T3 细胞株用完全培养液于 37℃、5%二氧化碳条件下培养，控制细胞浓度为每 1ml 含 1.0×10^5～5.0×10^5 个细胞，传代后 24～36 小时用于生物学活性测定。弃去培养瓶中的培养液，消化和收集细胞，用完全培养液配成每 1ml 含 5.0×10^4～8.0×10^4 个细胞的细胞悬液，接种于 96 孔细胞培养板中，每孔 100μl，于 37℃、5%二氧化碳条件下培养。24 小时后换成维持培养液，于 37℃、5%二氧化碳条件下培养 24 小时。制备的细胞培养板弃去维持液，加入标准品溶液和供试品溶液，每孔 100μl，于 37℃、5%二氧化碳条件下培养 64～72 小时。每孔加入 MTT 溶液 20μl，于 37℃、5% 二氧化碳条件下培养 5 小时。以上操作在无菌条件下进行。弃去培养板中的液体后，向每孔中加入二甲基亚砜 100μl，混匀后在酶标仪上，以 630nm 为参比波长，在波长 570nm 处测定吸光度，记录测定结果。

试验数据采用计算机程序或四参数回归计算法进行处理，并按下式计算结果：

$$供试品生物学活性(IU/ml)=P_r\times\frac{D_s\times E_s}{D_r\times E_r}$$

式中　P_r 为标准品生物学活性，IU/ml；

D_s 为供试品预稀释倍数；

D_r 为标准品预稀释倍数；

E_s 为供试品相当于标准品半效量的稀释倍数；

E_r 为标准品半效量的稀释倍数。

注：显色方法也可以采用经等效验证的其他显色方法。

第二法　报告基因法

本法采用基因修饰的报告基因细胞作为人表皮生长因子生物学活性测定用细胞。当人表皮生长因子与报告基因细胞相互作用后产生荧光素酶，加入底物后可产生化学发光，并且产生的光强度与人表皮生长因子的浓度呈正相关。通过测定发光强度，以此测定人表皮生长因子生物学活性。

试剂　(1)完全培养液　DMEM 培养液，10%的胎牛血清，100μg/ml 潮霉素。2～8℃保存。

(2)工作培养液　DMEM 培养液，10%的胎牛血清。2～8℃保存。

(3)磷酸缓冲盐溶液(PBS)　取氯化钠 8.0g、氯化钾 0.20g、磷酸氢二钠 1.44g、磷酸二氢钾 0.24g，加水溶解并稀释至 1000ml，高压灭菌。

(4)荧光素酶报告基因检测试剂盒。

报告基因细胞　HEK293-SREA2(系为表皮生长因子刺激核心反应元件和荧光素酶报告基因稳定转染入人胚肾 293 细胞)或其他适宜的报告基因细胞。报告基因细胞的构建及细胞库管理和质控应参照基于基因修饰细胞系的生物检定法指导原则(指导原则 9404)要求执行。

标准品溶液　将人表皮生长因子标准品按说明书复溶后，用工作培养液将其稀释至约 4IU/ml 或适宜浓度。在白色 96 孔细胞培养板中做 2 倍系列稀释，共 8 个稀释度，每个稀释度做 2 孔，每孔 50μl。

供试品溶液　将供试品按标示量复溶后，用工作培养液将其稀释成约 4IU/ml 或适宜浓度。在白色 96 孔细胞培养板中做 2 倍系列稀释，共 8 个稀释度，每个稀释度做 2 孔，每孔 50μl。

测定法　收集在完全培养液中培养的 HEK293-SREA2 细胞，用工作培养液配制成每 1ml 约含 4.0×10^5 个细胞的细胞悬液。将细胞悬液加入之前制备好的标准品溶液和供试品溶液，每孔 50μl，置 37℃、5%二氧化碳条件下培养 18 小时。按荧光素酶报告基因检测试剂盒说明书加入荧光素酶底物，用化学发光酶标仪测定发光强度，记录测定结果。

结果计算　试验数据采用计算机程序或四参数回归计算法进行处理，并按下式计算供试品生物学活性：

$$供试品生物学活性(IU/ml)=P_r\times\frac{D_s\times E_s}{D_r\times E_r}$$

式中　P_r 为标准品生物学活性，IU/ml；

D_s 为供试品预稀释倍数；

D_r 为标准品预稀释倍数；

E_s 为供试品相当于标准品半效量的稀释倍数；

E_r 为标准品半效量的稀释倍数。

注：本试验相关参数是根据报告基因细胞 HEK293-SREA2 确定，如果采用其他适宜的报告基因细胞株，还需进一步确认试验参数。

3530 鼠神经生长因子生物学活性测定法

第一法 鸡胚背根神经节培养法

试剂 (1)鼠尾胶 大鼠鼠尾用75%乙醇消毒后，分离出尾腱，剪碎，浸泡于0.1%冰醋酸溶液中溶解48小时，4℃、每分钟4000转离心30分钟，取上清液，-20℃保存。

(2)DMEM培养液 取DMEM培养液，加入终浓度为100IU/ml青霉素、100IU/ml链霉素和2mmol/L L-谷氨酰胺，混匀。

(3)基础培养液 量取胎牛血清(FBS)10ml，加DMEM培养液90ml。4℃保存。

标准品溶液和供试品溶液 取鼠神经生长因子生物学活性测定的国家标准品，用DMEM培养液做3倍系列稀释，共5～6个稀释度。取供试品做相同稀释。

测定法 取7～9天的鸡胚，洁净条件下取出背根神经节，分置于涂有鼠尾胶的培养瓶中，贴壁1～2小时后，加入不同稀释度的标准品溶液和供试品溶液，并设阴性对照瓶，于37℃、含5%二氧化碳、饱和湿度的培养箱中培养24小时，用倒置显微镜观察神经节轴突生长情况，以引起 ++++ 生长的最高稀释度为判定终点，按下式计算供试品的生物学活性单位：

$$\text{供试品的活性单位(AU/ml)}=\text{标准品生物学活性}\times\frac{\text{供试品终点稀释倍数}}{\text{标准品终点稀释倍数}}$$

【附注】 神经节轴突生长判定标准

“#”：神经节生长过量抑制；

“++++”：神经节突起长满四周，又长又密，呈树杈状；

“+++”：神经节突起长满2/3周，呈树杈状；

“++”：神经节突起长满1/2周；

“+”：神经节突起只有几根；

“-”：无突起生长。

第二法 TF-1细胞/MTS比色法

本法系依据人红细胞白血病细胞(简称TF-1细胞)的生长状况因鼠神经生长因子(NGF)生物学活性的不同而不同，以此检测NGF的生物学活性。本法为仲裁法。

试剂 (1)RPMI 1640培养液 取市售RPMI 1640培养液，加入终浓度为100IU/ml青霉素和100IU/ml链霉素。

(2)基础培养液 量取胎牛血清(FBS)100ml，加入RPMI 1640培养液900ml中。4℃保存。

(3)完全培养液 基础培养液添加鼠神经生长因子至终浓度为每1ml含12U。

(4)MTS溶液 取市售的MTS于4℃融化，分装并避光保存于-20℃。

(5)TF-1细胞 TF-1细胞株用完全培养基于37℃、5%二氧化碳培养箱中培养，控制细胞浓度为每1ml含1.0×10^5～5.0×10^5个细胞，传代后不少于24小时用于NGF生物学活性测定。

标准品溶液 取鼠神经生长因子生物学活性测定的国家标准品，按说明书复溶后，用基础培养液稀释至每1ml约含100U或适宜浓度(每步稀释不超过10倍)。在96孔细胞培养板中，做3倍系列稀释，共8个稀释度，每个稀释度不少于2孔，每孔分别留100μl标准品溶液，弃去孔中多余溶液。以上操作在无菌条件下进行。

供试品溶液 将供试品按标示量复溶后，用基础培养液稀释至每1ml约含100U(每步稀释不超过10倍)。在96孔细胞培养板中，做3倍系列稀释，共8个稀释度，每个稀释度做2孔，每孔分别留100μl标准品溶液，弃去孔中多余溶液。以上操作在无菌条件下进行。

测定法 TF-1细胞株用完全培养液于37℃、5%二氧化碳条件下培养，控制细胞浓度为每1ml含1.0×10^5～5.0×10^5个细胞，传代后不少于24小时用于生物学活性测定。将试验所用溶液预温至37℃。取足量TF-1细胞培养物，离心收集TF-1细胞，用基础培养液洗涤3次，然后重悬于基础培养液配成每1ml含6.0×10^4个细胞的细胞悬液，置于37℃、5%二氧化碳条件下备用。在加有标准品溶液和供试品溶液的96孔细胞培养板中每孔加入细胞悬液100μl，于37℃、5%二氧化碳条件下培养66～72小时。每孔加入MTS溶液20μl，于37℃、5%二氧化碳条件下培养3小时。以上操作在无菌条件下进行。放入酶标仪，以650nm为参比波长，在波长490nm处测定吸光度，记录测定结果。

试验数据采用计算机程序或四参数回归计算法进行处理，并按下式计算结果：

$$\text{供试品生物学活性(U/ml)}=P_r\times\frac{D_s\times E_s}{D_r\times E_r}$$

式中 P_r为标准品生物学活性，U/ml；

D_s为供试品预稀释倍数；

D_r为标准品预稀释倍数；

E_s为供试品相当于标准品半效量的稀释倍数；

E_r为标准品半效量的稀释倍数。

注：显色方法也可采用经等效验证的其他方法。

3531 尼妥珠单抗生物学活性测定法

一、H292细胞增殖抑制法

本法系依据人肺癌淋巴结转移细胞(H292)在不同浓度尼妥珠单抗注射液作用下生长情况不同，检测尼妥珠单抗注射液的生物学活性。

试剂　(1)RPMI 1640 培养液　取 RPMI 1640 培养液粉末 1 袋(规格为 1L)，加水溶解并稀释至 1000ml，加青霉素 10^5IU 和链霉素 10^5IU，加碳酸氢钠 2.1g，溶解后，混匀，除菌过滤，4℃保存。或用商品化的 RPMI1640 溶液。

(2)维持培养液　取胎牛血清(FBS)3ml，加 RPMI 1640 培养液 97ml。4℃保存。

(3)完全培养液　取胎牛血清(FBS)5ml，加 RPMI 1640 培养液 95ml。4℃保存。

(4)磷酸盐缓冲液(PBS)　称取氯化钠 8.0g，氯化钾 0.20g，磷酸氢二钠 1.44g，磷酸二氢钾 0.24g，加水溶解并稀释至 1000ml，经 121℃、15 分钟灭菌。或用商品化的 PBS 溶液。

(5)0.25%乙二胺四乙酸二钠($EDTA\text{-}Na_2$)-胰酶　商品化 0.25%$EDTA\text{-}Na_2$-胰酶。

(6)显色液　取商品化细胞计数试剂盒(CCK-8)溶液 540μl，加维持培养液 810μl。

标准品溶液　无菌条件下，取尼妥珠单抗标准品，用维持培养液稀释至约 300μg/ml，用维持培养液做 4 倍稀释，共 8 个稀释度，每个稀释度做 2 孔。

供试品溶液　无菌条件下，用维持培养液将供试品按与尼妥珠单抗标准品相同的稀释比例稀释至 300μg/ml(若供试品溶液蛋白质浓度高于标准品时，以半成品配制用缓冲液预稀释至标准品的蛋白质浓度)，用维持培养液做 4 倍稀释，共 8 个稀释度，每个稀释度做 2 孔。

测定法　H292 细胞用完全培养液于 37℃、5%二氧化碳条件下培养，控制细胞浓度为每 1ml 含 1.0×10^5～5.0×10^5个细胞。弃去培养瓶中的培养液，0.25%$EDTA\text{-}Na_2$-胰酶消化并收集细胞，用完全培养液配成每 1ml 含有 6×10^4～8×10^4个细胞的细胞悬液，接种于 96 孔细胞培养板中，每孔 100μl，于 37℃、5%二氧化碳条件下培养。18～20 小时后弃去细胞培养板中的完全培养液，再加入不同浓度标准品溶液或供试品溶液，每孔 200μl，于 37℃、5%二氧化碳条件下培养 68～72 小时。每孔加入显色液 30μl，混匀，于 37℃、5%二氧化碳条件下培养 4 小时后，放入酶标仪，以 630nm 作为参比波长，在波长 450nm 处测定吸光度，记录实验结果。以细胞孔中加入 200μl 维持培养液作为细胞对照，无细胞孔内加入 200μl 维持培养液作为空白对照，同法测定，记录实验结果。

采用计算机程序或四参数回归计算法进行处理，以标准品或供试品浓度为横坐标，以平均吸光度值为纵坐标，计算供试品和标准品的半效浓度(EC_{50})，按下式计算结果：

$$供试品生物学活性(\%)=\frac{标准品\ EC_{50}}{供试品\ EC_{50}}\times100$$

试验有效标准：S形曲线平行假设未被否决($P>0.05$)且曲线决定系数(R^2)应大于 0.92。

二、相对结合活性测定法

本法系依据不同浓度尼妥珠单抗注射液与人肺癌 H125 细胞结合情况不同，用流式细胞术检测尼妥珠单抗注射液相对结合活性。

试剂　(1)RPMI 1640 培养液　取 RPMI 1640 培养液粉末 1 袋(规格为 1L)，加水溶解并稀释至 1000ml，加青霉素 10^5IU 和链霉素 10^5IU，加碳酸氢钠 2.1g，溶解后，混匀，除菌过滤，4℃保存。或用商品化的 RPMI 1640 溶液。

(2)细胞培养液　取胎牛血清(FBS)10ml，加 RPMI 1640 培养液 90ml。4℃保存。

(3)10×磷酸盐缓冲液(PBS)　取三水合磷酸氢二钾 19.71g，二水合磷酸二氢钠 3.43g，氯化钠 14.4g，加水 200ml 溶解，经 121℃、15 分钟灭菌。

(4)PBS　取 10×PBS 100ml，用水稀释至 1000ml。

(5)0.25%乙二胺四乙酸二钠($EDTA\text{-}Na_2$)-胰酶　商品化 0.25%$EDTA\text{-}Na_2$-胰酶。

(6)稀释液　取牛血清白蛋白 0.10g，10%叠氮钠 100μl，PBS 10ml，混匀。

(7)1%多聚甲醛溶液　取多聚甲醛 5g，1mol/L 氢氧化钠溶液 250μl，加 10×PBS 50ml，混匀，用水定容至 500ml。

(8)抗人异硫氰酸荧光素(FITC)稀释溶液　取抗人 FITC 抗体溶液适量，用稀释液进行 1∶20～1∶30 稀释。

标准品溶液　取尼妥珠单抗标准品，用稀释液稀释至 50、15、5.0、3.0、2.0、1.0、0.50、0.20 和 0.05μg/ml，每个稀释度做 2 孔。

供试品溶液　取供试品，用稀释液稀释至 50、15、5.0、3.0、2.0、1.0、0.50、0.20 和 0.05μg/ml，每个稀释度做 2 孔。

测定法　H125 细胞用完全培养液于 37℃、5%二氧化碳条件下培养，控制细胞浓度为每 1ml 含 1.0×10^5～5.0×10^5个细胞。弃去培养瓶中的培养液，0.25% $EDTA\text{-}Na_2$-胰酶消化后，于 4℃每分钟 1100 转离心 5 分钟，弃去上清液，收集细胞并计数，细胞活力(活细胞数占细胞总数的百分比)应不小于 80%。用 10ml PBS 洗涤细胞 2 次后，用 PBS 配成每 1ml 含有 1×10^7个细胞的细胞悬液。取适宜规格离心管数支，向各离心管加入不同浓度标准品或供试品溶液 20μl，各个浓度做 2 个复孔，其中 2 管加入 20μl 稀释液作为空白对照。向含有不同浓度的标准品溶液、供试品溶液和空白对照溶液的离心管中加入细胞悬液 25μl，混匀，4℃下保温 30 分钟。向每个离心管中加入 700μl PBS，于 4℃每分钟 1100 转离心 5 分钟。小心弃去上清液，在涡旋振荡器上轻轻振荡。向每个离心管中加入抗人 FITC 稀释溶液 20μl，混匀。4℃下保温 30 分钟。向每个离心管中加入 PBS 700μl，于 4℃每分钟 1100 转离心 5 分钟，小心弃去上清液，在旋涡振荡器上轻轻振荡。向每个管中加入 1%多聚甲醛溶液 500μl。用流式细胞仪读取细胞平均荧光强度，记录测定结果。

采用计算机程序或四参数回归计算法进行处理，以标准品或供试品浓度为横坐标，以平均荧光强度为纵坐标，计算供试品和标准品的半效浓度(EC_{50})，按下式计算结果：

$$供试品相对结合活性(\%)=\frac{标准品\ EC_{50}}{供试品\ EC_{50}}\times 100$$

试验有效标准：S形曲线平行假设未被否决($P>0.05$)且曲线决定系数(R^2)应大于0.97。

3532 人白介素-11生物学活性测定法(B9-11细胞/MTT比色法)

本法系根据源于小鼠B9杂交瘤的亚克隆细胞株(B9-11细胞株)在不同人白介素-11(IL-11)的浓度下增殖速度的不同，检测人白介素-11的生物学活性。

试剂 (1)RPMI 1640培养液 取RPMI 1640培养基粉末1袋(规格为1L)，加水溶解并稀释至1000ml，再加碳酸氢钠2.1g，溶解后，混匀，除菌过滤，4℃保存。

(2)完全培养液 取RPMI 1640细胞培养液900ml，加入新生牛血清100ml，加rhIL-11至终浓度每1ml含50单位，4℃保存。

(3)基础培养液 取RPMI 1640细胞培养液950ml，加入胎牛血清50ml。

(4)PBS 称取氯化钠8.0g，氯化钾0.2g，磷酸氢二钠1.44g，磷酸二氢钾0.24g，加水溶解至1000ml，经121℃、15分钟灭菌。

(5)噻唑蓝(MTT)溶液 取MTT粉末0.10g，溶于PBS 20ml中，配成每1ml含5.0mg的溶液，经0.22μm滤膜过滤除菌。4℃避光保存。

(6)裂解液 分析纯二甲基亚砜(DMSO)或含0.01mol/L盐酸的10%SDS水溶液。

标准品溶液 取人白介素-11生物学活性测定标准品，按照说明书复溶后，用基础培养液稀释至每1ml含1000单位或适宜浓度。在96孔细胞培养板中，做4倍系列稀释，共8个稀释度，每个稀释度做2个孔，每孔分别留50μl标准品溶液，弃去孔中多余溶液。以上操作在无菌条件下进行。

供试品溶液 将供试品用基础培养液稀释成约每1ml含1000单位或适宜浓度。在96孔细胞培养板中，做4倍系列稀释，共8个稀释度，每个稀释度做2个孔，每孔分别留50μl供试品溶液，弃去孔中多余溶液。以上操作在无菌条件下进行。

测定法 B9-11细胞株用完全培养液于37℃、5%二氧化碳条件下培养，传代后24～72小时用于生物学活性测定。将试验所用溶液预温至37℃。取足量B9-11细胞培养物，离心收集细胞，用RPMI 1640培养液洗涤3次，然后重悬于基础培养液，配成每1ml含2.0×10^5～3.0×10^5个细胞的细胞悬液(根据细胞状态可适当调整接种密度)，置37℃备用。在加有标准品溶液和供试品溶液的96孔细胞培养板中每孔加入50μl细胞悬液，于37℃、5%二氧化碳条件下培养40～48小时。每孔加入MTT溶液20μl，于37℃、5%二氧化碳条件下培养4～5小时。以上操作在无菌条件下进行。每孔加入裂解液100μl，混匀(SDS过夜)后(以0.01mol/L盐酸的10% SDS做裂解时，需放置适宜时间)，放入酶标仪，以630nm为参比波长，于波长570nm处测定吸光度，记录测定结果。

试验数据采用计算机程序或四参数回归计算法进行处理，并按下式计算结果：

$$供试品生物学活性(U/ml)=P_r\times\frac{D_s\times E_s}{D_r\times E_r}$$

式中 P_r为标准品生物学活性，U/ml；

D_s为供试品预稀释倍数；

D_r为标准品预稀释倍数；

E_s为供试品相当于标准品半效量的稀释倍数；

E_r为标准品半效量的稀释倍数。

注：显色方法也可采用经等效验证的其他方法。

3533 A型肉毒毒素效价测定法(平行线法)

本法系依据A型肉毒毒素的肌肉麻痹效应对小鼠的致死作用，将供试品与参考品分别做系列稀释后注入小鼠体内，通过计算半数致死量(LD_{50})，并根据质反应平行线法对供试品的LD_{50}测定值进行校正，从而推算出每瓶供试品中所含A型肉毒毒素的小鼠LD_{50}总量(1LD_{50}即为1个A型肉毒毒素效价单位)。

试剂稀释液 0.9%氯化钠溶液。

供试品和参考品溶液 取供试品和参考品各10～20瓶，分别用2.5ml 0.9%氯化钠溶液复溶后，混合均匀，以此为母液，将供试品与参考品分别按相同的等比间隔稀释至不少于5个稀释度，使中间稀释度样品在注射后约能使半数动物死亡。

测定法 用稀释好的供试品和参考品溶液分别注射26～30日龄雌性昆明小鼠(SPF级)，每个稀释度注射10只，每只腹腔注射0.5ml。注射后连续观察4天，每日记录小鼠死亡结果，根据第4天动物存活率的剂量反应曲线，用平行线法计算结果，95%可信限应在效价的50%～200%。

有下列情况应重试：

同一稀释度的小鼠中至少2只属非特异死亡。

试验成立应具备的条件：

(1)参考品和供试品的最低稀释度70%以上动物应死亡；

(2)参考品和供试品的最高稀释度70%以上动物应存活；

(3)每批供试品或参考品应至少含4个有效稀释度，并且除最低和最高稀释度外，还应至少含一个半数及以上动物死亡和半数及以下动物死亡的稀释度；

(4)供试品和参考品的剂量反应曲线在平行性及直线性上应无显著性差异。

3534　Sabin 株脊髓灰质炎灭活疫苗效力试验(大鼠法)

本法系将供试品和疫苗参考品经系列稀释后分别免疫大鼠，测定大鼠血清中针对各型脊髓灰质炎病毒的中和抗体并分别计算其 ED_{50}，计算供试品各型的相对效力。

试剂　适宜稀释液，M199培养液或MEM培养液。

Hep-2细胞悬液　将长成单层状态良好的Hep-2细胞，弃去上层培养液，加入适量的细胞消化液，消化数分钟后弃去消化液，加入适量培养液，分散细胞进行计数，用培养液调整细胞浓度至每1ml含 5×10^4～10×10^4 个细胞。

疫苗参考品和供试品溶液　将供试品和疫苗参考品用相应的稀释液进行3倍系列稀释，取原倍、3倍、9倍、27倍和81倍至少四个稀释度进行试验。

测定法　用稀释好的供试品和疫苗参考品分别免疫175～250g重量的Wistar大鼠，双后肢大腿肌内注射，每只共0.5ml，每个稀释度至少免疫10只，同性别或雌、雄各半。另取10只大鼠接种稀释液0.5ml作为阴性对照。饲养20～22天后采血分离血清，56℃灭活30分钟，分别测定各型中和抗体。

在96孔培养板中将1∶4稀释的血清进行2倍系列稀释，每孔50μl，然后每孔加入 $100CCID_{50}$ 相应型别Sabin株病毒悬液50μl，置35～37.5℃中和2～3小时，可再经2～8℃放置过夜。加入Hep-2细胞于36℃±1℃培养7天，显微镜下观察记录细胞病变情况。为保证中和试验有效性，同时设置病毒回滴对照和阳性质控血清对照。

以50%细胞孔不产生病变的血清最高稀释度为终点，以稀释度的倒数作为中和抗体滴度。中和抗体滴度<4为阴性，≥4为阳性，计算供试品和疫苗参考品每个稀释度免疫后的阳性率。以统计软件如CombiStats或其他适宜软件，分析供试品与疫苗参考品的剂量反应关系，以稀释倍数分别计算供试品与疫苗参考品各型的 ED_{50}。

结果判定　在试验成立的前提下，供试品各型 ED_{50} 不显著低于疫苗参考品。

【附注】试验成立的条件：

(1)供试品和疫苗参考品的 ED_{50} 均位于最高和最低稀释倍数之间。

(2)剂量反应线性和平行性应满足统计学要求。

(3)相对效力值的95%可信区间位于其25%～400%范围内。

(4)病毒回滴对照和阳性质控血清对照结果应在规定的范围内。

(5)稀释液阴性对照免疫血清中和抗体滴度应<4。

3535　康柏西普生物学活性测定法

一、生物学活性测定法(报告基因法)

本法系使用稳定转染了血管内皮生长因子受体2(VEGFR2)基因和荧光素酶报告基因luc2P的人胚肾细胞(HEK293)，通过不同浓度康柏西普阻断血管内皮生长因子(VEGF)刺激细胞荧光素酶的表达情况不同，测定康柏西普的生物学活性。

试剂　(1)DMEM测试培养基　量取胎牛血清10ml，加DMEM培养液至1000ml。2～8℃保存。

(2)磷酸盐缓冲液(PBS)　称取氯化钠8.01g、氯化钾0.20g、磷酸氢二钠($Na_2HPO_4\cdot12H_2O$)3.58g、磷酸二氢钾0.27g，溶解于800ml水中，调节pH值至7.5±0.1，定容至1L，0.22μm滤膜过滤除菌后保存于无菌容器中。2～8℃保存。

(3)重组人血管内皮生长因子($rhVEGF_{165}$)浓缩液　根据所需体积，取商品化 $rhVEGF_{165}$，用PBS稀释至终浓度为50μg/ml。-30～-15℃保存。

(4)$rhVEGF_{165}$ 工作液-1　根据所需体积，取 $rhVEGF_{165}$ 浓缩液，用DMEM测试培养基稀释至终浓度为100ng/ml。现配现用。

(5)$rhVEGF_{165}$ 工作液-2　根据所需体积，取 $rhVEGF_{165}$ 工作液-1，用DMEM测试培养基稀释至终浓度为50ng/ml。现配现用。

(6)显色底物　商品化荧光素酶作用底物。

(7)标准品　康柏西普眼用注射液标准品。

标准品与 $rhVEGF_{165}$ 混合溶液　取康柏西普眼用注射液标准品，用DMEM测试培养基预稀释至30 000ng/ml后，再向下稀释至1.21ng/ml，共计11个浓度梯度。将11个梯度标准品分别与 $rhVEGF_{165}$ 工作液-1等体积混合，于37℃±1℃、5%二氧化碳条件下孵育20～40分钟，每个梯度做2孔。

供试品与 $rhVEGF_{165}$ 混合溶液　用DMEM测试培养基将供试品预稀释至30 000ng/ml，再用DMEM测试培养基按与康柏西普眼用注射液标准品相同的稀释梯度向下稀释共计11个浓度梯度，将11个梯度供试品分别与 $rhVEGF_{165}$ 工作液-1等体积混合，于室温条件下孵育20～40分钟，每个梯度做2孔。

测定法　取HEK293细胞，用DMEM测试培养基配制成每1ml含 5×10^5 个细胞的细胞悬液后接种于白色不透明的96孔细胞培养板中，每孔接种80μl。分别加入不同浓度标准品混合溶液或供试品混合溶液，每孔20μl，于37℃±1℃、5%二氧化碳条件下培养5.8～6小时。室温平衡10～15分钟，每孔加入显色底物100μl，室温放置3～5分钟后，立即放入酶标仪，使用化学发光模块测定每孔的荧光响应值。以细胞孔中加入$rhVEGF_{165}$工作液-2作为阳性对照，细胞孔中加入DMEM测试培养基作为阴性对照，同法测定，记录实验结果。

采用计算机程序或四参数回归计算法进行处理，以供试品和标准品浓度为横坐标、以荧光响应平均值为纵坐标绘制四参数曲线，计算供试品和标准品的半数有效浓度(EC_{50})。按下式计算供试品相对生物学效价：

$$供试品相对效价(\%)=\frac{标准品\ EC_{50}}{供试品\ EC_{50}}\times 100$$

试验有效标准：供试品和标准品四参数曲线均近似于S形，且出现明显上下平台，决定系数(R^2)大于0.95；阳性对照与阴性对照荧光响应比值不小于3。

结果判定　供试品生物学活性效价应为标准品的60%～140%。

二、相对结合活性测定法

本法系使用酶联免疫吸附法(ELISA法)检测不同浓度康柏西普在包被人血管内皮生长因子(VEGF)的酶标板上的吸附，测定康柏西普的相对结合活性。

试剂

(1)碳酸盐缓冲液　称取碳酸钠1.59g、碳酸氢钠2.93g，溶解于1000ml水中，使用前用0.22μm孔径滤器过滤。2～8℃保存。

(2)磷酸盐缓冲液(PBS)　称取氯化钠8.01g、氯化钾0.20g、磷酸氢二钠($Na_2HPO_4\cdot 12H_2O$)3.58g、磷酸二氢钾0.27g，溶解于800ml水中，调节pH值至7.5±0.1，定容至1L。2～8℃保存。

(3)$rhVEGF_{165}$储备浓缩液　取一支商品化的$rhVEGF_{165}$，加入PBS，制备终浓度为50μg/ml的$rhVEGF_{165}$储备浓缩液。-15℃及以下保存。

(4)包被工作液　取$rhVEGF_{165}$储备浓缩液加入碳酸盐缓冲液中混匀，终浓度为0.125μg/ml。现配现用。

(5)洗液　根据所需体积，量取聚山梨酯20溶于PBS，终浓度为0.05%(*V/V*)。2～8℃保存。

(6)封闭液和样品稀释液　根据所需体积，称取牛血清白蛋白溶于PBS，终浓度为1%(*W/V*)。2～8℃保存。

(7)检测抗体　辣根过氧化物酶标记的人IgG-Fc抗体。2～8℃保存。

(8)显色液　四甲基联苯胺显色试剂。2～8℃保存。

(9)终止液　2mol/L硫酸。常温保存。

(10)标准品　康柏西普眼用注射液标准品。

供试品和标准品溶液　取供试品和标准品，分别用样品稀释液预稀释至1600ng/ml后，再向下稀释至0.005ng/ml，共计11个浓度梯度。

测定法　用包被工作液按每孔100μl包被酶标板，封板胶封板后室温静置16～20小时，之后弃去酶标板孔内液体。用洗液洗板3次。用封闭液按每孔300μl加入酶标板中，封板胶封板后37℃±1℃孵育2小时，之后洗板3次。将供试品、标准品各浓度梯度分别按每孔100μl加入酶标板中，各两个复孔，封板胶封板后37℃±1℃孵育1小时，之后洗板3次。将检测抗体用封闭液稀释至50ng/ml，按每孔100μl加入酶标板中，封板胶封板后37℃±1℃孵育1小时，之后洗板3次。将显色液按每孔100μl加入酶标板中，室温避光显色，之后将终止液按每孔50μl加入酶标板终止反应。用酶标仪在450nm处测定吸光度(A_{450})。

采用计算机程序或四参数回归计算法进行处理，以标准品和供试品浓度为横坐标、以A_{450}平均值为纵坐标，作四参数曲线并计算供试品和标准品的半数抑制浓度(EC_{50})，按下式计算供试品相对结合活性：

$$供试品相对结合活性(\%)=\frac{标准品\ EC_{50}}{供试品\ EC_{50}}\times 100$$

试验有效标准：供试品和标准品四参数曲线均近似于S形，且出现明显上下平台，决定系数(R^2)不低于0.99；供试品和标准品最高*A*值(Mean Value)在1.5～2.5之间；标准品与供试品的上渐近线(四参数曲线的*D*值)比值为0.80～1.25；标准品与供试品的下渐近线(四参数曲线的*A*值)比值为0.60～1.67之间；标准品与供试品斜率(四参数曲线的*B*值)的比值在0.80～1.25之间；前7个浓度点，两复孔*A*值的CV%≤15%。

结果判定　供试品相对结合活性应为标准品的60%～140%。

3536　人促卵泡激素生物学活性测定法

本法采用基因修饰的报告基因细胞作为人促卵泡激素生物学活性测定用细胞。当人促卵泡激素与报告基因细胞相互作用后产生荧光素酶，加入底物后可产生化学发光。通过测定发光强度，以测定人促卵泡激素的生物学活性。

试剂　(1)完全培养液　无酚红DMEM/F12培养液，含有15mmol/L的羟乙基哌嗪乙硫磺酸(HEPES)。100μg/ml的潮霉素B，100μg/ml的遗传霉素，4%的胎牛血清。2～8℃保存。

(2)工作培养液　无酚红DMEM/F12培养液，含有15mmol/L的HEPES。

(3)稀释用培养液　称取0.1g牛血清白蛋白，加入工作培养液溶解并稀释至100ml。临用前配制。

(4)荧光素酶报告基因检测试剂盒。

报告基因细胞　CHO-K1-FSHR-CRE-Luc 细胞株（将含有促卵泡激素刺激反应元件和荧光素酶基因的质粒转染到表达 FSH 受体的中国仓鼠卵巢细胞）或其他适宜的报告基因细胞。报告基因细胞的构建及细胞库管理和质控应参照基于基因修饰细胞系的生物检定法指导原则（指导原则 9404）要求执行。

工作标准品溶液　无菌条件下操作。取人促卵泡激素标准品适量，依法（通则1216第一法）对人促卵泡激素工作标准品赋值。取工作标准品适量，用稀释用培养液稀释成每 1ml 中约含 500ng 人促卵泡激素或适宜的浓度。在 96 孔细胞培养板中，做 3 倍系列稀释，即在 96 孔细胞培养板中预先加入工作培养液 200μl，取上述 500ng/ml 的工作标准品溶液 100μl 加入其中，充分混合后作为 3 倍稀释的起始浓度点，吸取该溶液 100μl 加入下一孔 200μl 工作培养液中，充分混匀作为第 2 个浓度点，如此系列稀释若干孔至可拟合出标准的四参数“S”形曲线，每个稀释度不少于 2 孔。

供试品溶液　无菌条件下操作。取供试品，用稀释用培养液稀释成每 1ml 中约含 500ng 或适宜的浓度。在 96 孔细胞培养板中，做 3 倍系列稀释，具体操作同工作标准品溶液制备，供试品溶液的起始浓度和稀释倍数应与工作标准品溶液一致，每个稀释度 2 孔。

测定法　收集在完全培养液中培养的 CHO-K1-FSHR-CRE-Luc 细胞（细胞存活率应高于95%），用完全培养液配制成每 1ml 含 5×10^5 个细胞的细胞悬液（细胞密度可根据细胞状态进行适当调整）后接种至白色不透明的 96 孔细胞培养板中，每孔接种 100μl，于 37℃、5%二氧化碳条件下培养 16～19 小时。分别加入不同浓度的工作标准品溶液和供试品溶液，每孔 100μl，于 37℃、5%二氧化碳条件下培养 4 小时。取出培养板，每孔吸弃上清 100μl，加入显色底物 100μl，避光静置孵育 5 分钟，振荡混匀，用具有化学发光检测功能的酶标仪或化学发光检测仪测定每孔的化学发光值，记录测定结果。（注：本实验相关参数是根据报告基因细胞 CHO-K1-FSHR-CRE-Luc 细胞确定，如果采用其他适宜的报告基因细胞株，还需进一步确认实验参数。）

按生物检定统计法（通则 1431）中的四参数回归计算法处理数据，以供试品和工作标准品浓度为横坐标，以化学发光平均值为纵坐标绘制四参数曲线，计算供试品和工作标准品的半数有效浓度（EC_{50}）。按下式计算结果：

$$供试品生物学活性(\%)=\frac{工作标准品\ EC_{50}}{供试品\ EC_{50}}\times100$$

试验有效标准：供试品和工作标准品四参数曲线均近似于S形，且出现明显上下平台，决定系数（R^2）不小于 0.98；供试品与工作标准品的斜率（四参数曲线的 B 值）的比值在 0.70～1.30 之间。

3537　人生长激素生物学活性测定法

本法系依据大鼠淋巴瘤细胞（Nb2-11细胞）在不同效价人生长激素刺激下生长和增殖状况不同，且细胞数量与三磷酸腺苷（ATP）含量成正比关系，采用 ATP 生物发光法检测得到反应体系的荧光强度，从而测定人生长激素的生物学活性。

试剂　(1)完全培养液　取 Fischer's 培养液 395ml，灭能胎牛血清 50ml、灭能马血清 50ml、7.5%碳酸氢钠溶液 5ml 和 55mmol/L β-巯基乙醇溶液 0.455ml，混匀。2～8℃保存。

(2)工作培养液　取 Fischer's 培养液 490ml，灭能马血清 5ml、7.5%碳酸氢钠溶液 5ml 和 55mmol/L β-巯基乙醇溶液 0.455ml，混匀。2～8℃保存。

(3)磷酸盐缓冲液　取氯化钠 8.0g、氯化钾 0.20g、无水磷酸二氢钠 1.44g 和磷酸二氢钾 0.24g，加水使溶解并稀释至 1000ml，调 pH 值至 7.2，摇匀，121℃灭菌 15 分钟；或采用商品化的磷酸盐缓冲液。

(4)三磷酸腺苷生物发光法检测试剂盒　商品化试剂盒，一般包含提取液、检测试剂和稀释液等。

标准品溶液　在无菌条件下操作。取人生长激素标准品，加磷酸盐缓冲液溶解并制成每 1ml 含人生长激素 1mg 的溶液，用工作培养液稀释成每 1ml 含人生长激素 60ng 或适宜浓度。在 96 孔培养板中做 3 倍系列稀释（系列稀释的起始浓度与稀释倍数可根据细胞状态进行适当调整），共 10 个稀释度，每个稀释度做 3 个孔。

供试品溶液　在无菌条件下操作。取供试品，加磷酸盐缓冲液溶解并制成每 1ml 含人生长激素 1mg 的溶液（注射用人生长激素），或取供试品（人生长激素原液、人生长激素注射液），用工作培养液稀释成每 1ml 约含人生长激素 60ng 或与标准品溶液相当的适宜浓度。在 96 孔培养板中做 3 倍系列稀释，共 10 个稀释度，每个稀释度做 3 个孔。供试品溶液的起始浓度和稀释倍数应与标准品溶液一致。

测定法　取 Nb2-11 细胞，用完全培养液于 37℃、5%二氧化碳条件下培养，传代接种细胞密度为每 1ml 含 1×10^5 个细胞，传代 48 小时；也可采用其他经验证的培养方式。取培养物，离心并收集 Nb2-11 细胞，用磷酸盐缓冲液洗 2 次，用工作培养液制成每 1ml 含 1.0×10^5 个细胞的混悬液（细胞密度可根据细胞状态进行适当调整）。

将上述细胞悬液接种于不透光的 96 孔板中，每孔 50μl；分别将标准品溶液和供试品溶液加入已接种细胞悬液的孔中，交叉上样，每孔 50μl，于 37℃、5%二氧化碳条件下培养 30 小时±2 小时。按三磷酸腺苷生物发光法检测试剂盒说明书操作，每孔均加入适量提取液使 ATP 充分释放，加适量按说明书配制的检测试液，混匀，放置适宜时间。用具有化学发光检测功能的酶标仪或化学发光检测仪分别测定标准品溶液和供试品溶液的荧光强度，记录测定结果。

以标准品溶液或供试品溶液浓度的对数为横坐标，以其相应的荧光强度为纵坐标，照生物检定统计法（通则1431）中的四参数回归计算法处理实验数据，计算供试品相对效价及95%置信区间：

$$供试品相对效价(\%)=\frac{E_r}{E_s}\times 100$$

式中　E_r 为约束模型中标准品的50%效应浓度；

E_s 为约束模型中供试品的50%效应浓度。

试验有效标准：标准品和供试品的四参数剂量反应曲线应当完整，上、下渐近线应各至少包含一个浓度点，线性部分至少包含两个浓度点；标准品和供试品的剂量反应曲线的上下渐近线比值应不小于3，决定系数（R^2）应不小于0.98，每一剂量组的荧光强度的相对标准偏差均不得大于20%；可靠性测验中回归项应非常显著（$P<0.01$），偏离平行应不显著（$P\geqslant 0.01$）。供试品相对效价95%置信区间应为测定值的75%～133%。

3538　曲妥珠单抗生物学活性测定法

本法系依据高表达人表皮生长因子受体-2（HER2）的人乳腺癌细胞（BT-474）在不同浓度曲妥珠单抗作用下增殖情况不同，检测曲妥珠单抗的生物学活性。

试剂　(1)完全培养液　取DMEM/F12培养基（或RPMI 1640培养基等其他适宜的培养基）90ml，加胎牛血清10ml，混匀。2～8℃保存。

(2)磷酸盐缓冲液（PBS）　取氯化钠8.01g、氯化钾0.20g、磷酸氢二钠3.58g与磷酸二氢钾0.27g，加水800ml使溶解，用磷酸或氢氧化钠溶液调节pH值至7.5，用水稀释至1000ml，经0.22μm滤膜滤过。也可采用经验证的商品化试剂。

(3)消化液　商品化0.25%胰蛋白酶溶液或其他适宜消化液。

(4)显色液　商品化细胞计数试剂（CCK-8）溶液。

标准品溶液　取曲妥珠单抗活性测定标准品，用完全培养液稀释至每1ml约含10μg或适宜浓度。在96孔细胞培养板中，做2倍系列稀释，共10个稀释度，每个稀释度重复2孔。以上操作在无菌条件下进行。

供试品溶液　取本品，用完全培养液稀释至每1ml约含10μg或适宜浓度。在96孔细胞培养板中，做2倍系列稀释，共10个稀释度，每个稀释度重复2孔。以上操作在无菌条件下进行。

测定法　BT-474细胞株用完全培养液于37℃、5%二氧化碳条件下培养。取处于对数生长期，生长状态良好的BT-474细胞，用适量消化液消化，弃去消化液并收集细胞，用完全培养液重悬，制成每1ml中含1.0×10^5～1.5×10^5个细胞的细胞悬液，接种于96孔细胞培养板中，每孔100μl，于37℃、5%二氧化碳条件下培养16～20小时，加入标准品溶液或供试品溶液，每孔50μl，于37℃、5%二氧化碳条件下培养72～96小时，以上操作在无菌条件下进行。再向上述各孔加入显色液15μl，混匀，于37℃、5%二氧化碳条件下培养2～4小时。用酶标仪以630nm为参比波长，在检测波长450nm处测定吸光度。

以标准品溶液或供试品溶液浓度为横坐标、吸光度值为纵坐标，照生物检定统计法（通则1431）中的四参数回归计算法进行试验数据处理，计算约束模型中标准品和供试品的50%效应浓度（EC_{50}），按下式计算供试品生物学活性：

$$供试品生物学活性(\%)=\frac{标准品\ EC_{50}}{供试品\ EC_{50}}\times 100$$

试验有效标准：标准品和供试品的四参数剂量反应曲线应当完整，上、下渐近线应各至少包含一个浓度点，线性部分应至少包含两个浓度点；标准品和供试品的剂量反应曲线上下渐近线的差值应不小于0.3，决定系数（R^2）应不小于0.95，各浓度点复孔吸光度值的相对标准偏差应不大于20%；可靠性测验中回归项应非常显著（$P<0.01$），偏离平行项应不显著（$P\geqslant 0.01$）。

3539　英夫利西单抗生物学活性测定法

第一法　L929法（小鼠成纤维细胞测定法）

本法系依据不同浓度的英夫利西单抗中和肿瘤坏死因子-α（TNF-α）对小鼠成纤维细胞（L929）的杀伤作用不同，检测英夫利西单抗的生物学活性。

试剂　(1)基础培养液　取RPMI 1640干粉培养基1袋，加水1000ml溶解，加入碳酸氢钠2g，溶解后，经除菌过滤。2～8℃保存。

(2)完全培养液　取基础培养液450ml，加胎牛血清50ml，混匀。2～8℃保存。

(3)磷酸盐缓冲液（PBS）　商品化经无菌化处理的磷酸盐缓冲液。

(4)消化液　商品化0.25%胰蛋白酶溶液。

(5)放线菌素D贮备液　取放线菌素D 50mg，加水50ml使溶解，经除菌过滤。－20℃及以下保存。

(6)重组人TNF-α贮备液　取胎牛血清2.1ml、磷酸盐缓冲液1047.9ml，混匀，作为TNF-α稀释液；取TNF-α一瓶（规格为5μg），加入TNF-α稀释液1ml使溶解，然后取1ml加至499ml的TNF-α稀释液中，混匀，即得浓度为0.01μg/ml的TNF-α贮备液。－70℃及以下保存。

(7)显色液　商品化细胞计数试剂（CCK-8）溶液。

阳性对照溶液　取放线菌素 D 贮备液适量，用完全培养液稀释至 60μg/ml，混匀。

阴性对照溶液　取重组人 TNF-α 贮备液适量，用阳性对照溶液稀释至 2.5×10^{-4}μg/ml，混匀。

标准品溶液　取英夫利西单抗活性测定标准品，用阴性对照溶液稀释至 20μg/ml。在 96 孔细胞培养板中，依次做 4 倍稀释 2 次，3 倍稀释 5 次，4 倍稀释 3 次，共 11 个稀释度，每个稀释度重复 3 孔。以上操作在无菌条件下进行。

供试品溶液　取供试品，用阴性对照溶液稀释至 20μg/ml。在 96 孔细胞培养板中，依次做 4 倍稀释 2 次，3 倍稀释 5 次，4 倍稀释 3 次，共 11 个稀释度，每个稀释度重复 3 孔。以上操作在无菌条件下进行。

测定法　L929 细胞株用完全培养液于 37℃、5%二氧化碳条件下培养。取处于对数生长期，生长状态良好的 L929 细胞，用适量 PBS 清洗细胞，然后用适量消化液消化并收集细胞，用完全培养液重悬，制成每 1ml 中含有 1.2×10^5 个细胞的细胞悬液，接种于 3 块 96 孔细胞培养板中，每孔 100μl，于 37℃、5%二氧化碳条件下培养 20～24 小时，加入标准品溶液、供试品溶液、阴性对照溶液和阳性对照溶液，每孔 50μl，于 37℃、5%二氧化碳条件下培养 16～18 小时，以上操作在无菌条件下进行。再向上述各孔中加入显色液 10μl，混匀，于 37℃、5%二氧化碳条件下孵育 2 小时。孵育结束后，振荡混匀，用酶标仪以 630nm 为参比波长，在检测波长 490nm 处测定吸光度。

以标准品溶液或供试品溶液浓度为横坐标，以吸光度均值为纵坐标，照生物检定统计法（通则1431）中的四参数回归计算法进行试验数据处理，计算标准品和供试品的 50%效应浓度（EC_{50}），按下式计算供试品生物学活性：

$$供试品生物学活性(\%)=\frac{标准品\ EC_{50}}{供试品\ EC_{50}}\times100$$

试验有效标准：供试品和标准品四参数剂量反应曲线的决定系数（R^2）应不小于 0.95；各浓度点三个复孔吸光度值的变异系数（CV）应不大于 20%；供试品和标准品 EC_{50} 的 CV 应不大于 20%。

第二法　WEHI 法（小鼠纤维肉瘤细胞测定法）

本法系依据不同浓度的英夫利西单抗中和肿瘤坏死因子-α（TNF-α）对小鼠纤维肉瘤细胞（WEHI-13VAR）的杀伤作用不同，检测英夫利西单抗的生物学活性。

试剂　(1)完全培养液　取 RPMI 1640 培养基 450ml，加胎牛血清 50ml、200mmol/L L-谷氨酰胺 5ml、100mmol/L 丙酮酸钠 5ml 和 100×非必需氨基酸溶液 5ml，混匀，经 0.22μm 滤膜过滤。2～8℃保存。

(2)磷酸盐缓冲液（PBS）　商品化经无菌化处理的磷酸盐缓冲液。

(3)消化液　商品化 0.05%胰蛋白酶溶液。

(4)放线菌素 D 贮备液　取放线菌素 D-甘露醇/放线菌素 D（需用少量 DMSO 溶解）适量，用 PBS 溶解并稀释至 200μg/ml。2～8℃保存。

(5)重组人 TNF-α 贮备液　取 TNF-α 一瓶（规格为 1μg），加入完全培养液 2ml 使溶解，即得浓度为 500ng/ml 的 TNF-α 贮备液。−70℃及以下保存。

(6)显色液　商品化细胞增殖检测试剂（MTS/PES 或 MTS/PMS）溶液。

(7)终止液　商品化10%十二烷基硫酸钠（10%SDS）溶液。

标准品溶液　取英夫利西单抗活性测定标准品，用完全培养液稀释至每 1ml 含 1μg 英夫利西单抗。在 96 孔细胞培养板中，做 2 倍系列稀释，共 12 个稀释度，每个稀释度重复 2 孔。以上操作在无菌条件下进行。

供试品溶液　取供试品，用完全培养液稀释至每 1ml 含 1μg 英夫利西单抗。在 96 孔细胞培养板中，做 2 倍系列稀释，共 12 个稀释度，每个稀释度重复 2 孔。以上操作在无菌条件下进行。

TNF-α 工作溶液　取 TNF-α 贮备液适量，用完全培养液稀释至 50ng/ml，作为 TNF-α 工作溶液 A。然后用完全培养液稀释至 400pg/ml，作为 TNF-α 工作溶液 B。以上操作在无菌条件下进行。

TNF-α 细胞毒曲线溶液　取 TNF-α 工作溶液 A，在 96 孔细胞培养板中，做 5 倍系列稀释，共 12 个稀释度，每个稀释度做 1 孔。以上操作在无菌条件下进行。

测定法　取 3 块 96 孔细胞培养板，于 A 行加入 TNF-α 细胞毒曲线溶液，每孔 150μl；于 B～G 行加入标准品和供试品溶液，每孔 100μl；于 H1～H6 孔中加入完全培养液，每孔 150μl；于 H7～H12 孔中加入完全培养液，每孔 100μl。向 B～G 行及 H7～H12 孔中加入 TNF-α 工作溶液 B，每孔 50μl，于 37℃、5%二氧化碳条件下孵育 1 小时。将 WEHI-13VAR 细胞株用完全培养液于 37℃、5%二氧化碳条件下培养，取处于对数生长期，生长状态良好的 WEHI-13VAR 细胞，用适量 PBS 清洗细胞，然后用适量消化液消化并收集细胞，用完全培养液重悬，制成每 1ml 中含有 1×10^6 个细胞的细胞悬液，加入放线菌素 D 贮备液适量使其终浓度为 2～8μg/ml。将含有放线菌素 D 的细胞悬液接种于上述 96 孔细胞培养板中，每孔 50μl，于 37℃、5%二氧化碳条件下培养 20～24 小时，以上操作均在无菌条件下进行。从细胞培养板的各孔中移去 100μl 培养液，再向各孔中加入显色液 20μl，混匀，于 37℃、5%二氧化碳条件下孵育 2 小时。孵育结束后，向各孔中加入终止液 100μl，室温放置 10～30 分钟，混匀，用酶标仪在检测波长 490nm 处测定吸光度。

以标准品溶液或供试品溶液浓度为横坐标，以吸光度值为纵坐标，照生物检定统计法（通则1431）中的四参数回归计算法进行试验数据处理，计算标准品和供试品的50%效应浓度（EC_{50}），按下式计算供试品生物学活性：

$$供试品生物学活性(\%)=\frac{标准品\ EC_{50}}{供试品\ EC_{50}}\times 100$$

试验有效标准：TNF-α 细胞毒曲线的斜率应不大于2.0，决定系数（R^2）应不小于 0.97；各个检测板的吸光度值范围[“仅细胞的吸光度均值（H1～H6）”－“细胞＋TNF-α的吸光度均值（H7～H12）”]应不小于 0.5；供试品和标准品四参数剂量反应曲线应近似 S 形，斜率应在0.7～3.5范围内，决定系数（R^2）应不小于 0.97，EC_{50}的变异系数（CV）应不大于 20%。

3540 阿达木单抗生物学活性测定法

本法系依据不同浓度阿达木单抗特异性阻断 TNF-α 与小鼠成纤维细胞（L929）表面 TNF 受体 p55 和 p75 结合的能力不同，故在放线菌素 D 协同作用下，TNF-α 对 L929 细胞的杀伤作用不同，进而可测定阿达木单抗的生物学活性。

试剂 （1）磷酸盐缓冲液　商品化经无菌化处理的磷酸盐缓冲液，pH 7.4。

（2）放线菌素 D 贮备液　取放线菌素 D 50mg，加水50ml 使溶解（可用少量 DMSO 助溶），0.22μm 滤膜过滤。－20℃及以下保存。

（3）人肿瘤坏死因子-α（TNF-α）贮备液　按照说明书要求溶解商品化的 TNF-α。－70℃及以下保存。

（4）完全培养液　取 DMEM 基础培养基 500ml，加10%胎牛血清，加青霉素/链霉素适量制成每 1ml 中含青霉素 100U 和链霉素 100μg 的溶液。

（5）工作培养液　取 TNF-α 贮备液和放线菌素 D 贮备液适量，用完全培养液稀释制成每 1ml 中含 TNF-α 约为 4ng 和放线菌素 D 约为 1.6μg 或其他适宜浓度的溶液。（注：TNF-α 和放线菌素 D 的不同品牌和批号会影响试验结果。）

（6）消化液　商品化 0.25%胰蛋白酶溶液。

（7）显色液　商品化细胞计数试剂（CCK-8）溶液。

阳性对照液　在无菌条件下进行。取放线菌素 D 贮备液适量，用完全培养液稀释制成每 1ml 含放线菌素 D 0.8μg 的溶液。

阴性对照液　在无菌条件下进行。取 TNF-α 贮备液适量，用阳性对照液稀释制成每 1ml 含 TNF-α 2ng 的溶液。

标准品溶液　在无菌条件下进行。精密量取阿达木单抗活性测定标准品适量，用完全培养液定量稀释制成每 1ml 约含阿达木单抗 4μg 的溶液。在 96 孔细胞培养板中，做 2.5 倍稀释 9 次，共 10 个浓度点，即 4000ng/ml、1600ng/ml、640ng/ml、256ng/ml、102.4ng/ml、40.96ng/ml、16.384ng/ml、6.554ng/ml、2.621ng/ml、1.048ng/ml。每个稀释度溶液分别与工作培养液等量混合即为标准品溶液。

供试品溶液　在无菌条件下进行。精密量取供试品适量，照标准品溶液同法制备。

测定法　在无菌条件下进行。L929 细胞株用完全培养液于 37℃、5%二氧化碳条件下培养。取对数生长期生长状态良好的 L929 细胞适量，用磷酸盐缓冲液适量清洗，用消化液适量消化，离心并收集细胞，用完全培养液制成每 1ml 中含 2×10^5 个细胞的细胞悬液，接种于 96 孔细胞培养板中，每孔 100μl，于 37℃、5%二氧化碳条件下培养 18～24 小时或其他适宜时间，分别加标准品溶液、供试品溶液、阴性对照液和阳性对照液，每孔 100μl，设 3 个复孔。此时，10 个浓度点终浓度分别为 1000ng/ml、400ng/ml、160ng/ml、64ng/ml、25.6ng/ml、10.24ng/ml、4.096ng/ml、1.638ng/ml、0.655ng/ml、0.262ng/ml。于37℃、5%二氧化碳条件下培养 18 小时。

分别向上述各孔中加显色液 20μl，混匀，于 37℃、5%二氧化碳条件下孵育 4 小时或其他适宜时间。取出培养板，混匀，置酶标仪中，以 620nm 为参比波长，在450nm 的波长处分别测定吸光度。

以标准品溶液或供试品溶液浓度为横坐标，吸光度均值为纵坐标，照生物检定统计法（通则 1431）中的四参数回归计算法进行数据处理，计算标准品和供试品的 50%效应浓度（EC_{50}）。按下式计算供试品生物学活性：

$$供试品生物学活性(\%)=\frac{标准品\ EC_{50}}{供试品\ EC_{50}}\times 100$$

试验有效标准：（1）标准品和供试品的四参数剂量反应曲线应当完整且呈 S 形关系，上、下渐近线应各至少包含一个浓度点，线性部分应至少包含两个浓度点；（2）曲线的决定系数（R^2）不小于 0.97；（3）标准品和供试品各浓度点三个复孔吸光度的变异系数（CV）均应不大于 20%；（4）$D_{供试品}$ 与 $D_{标准品}$ 的比值应为 0.80～1.25；（5）$B_{供试品}$ 与 $B_{标准品}$ 的比值应为 0.80～1.25；（6）（$D_{供试品}-A_{供试品}$）与（$D_{标准品}-A_{标准品}$）的比值应为0.80～1.25。

3541 贝伐珠单抗生物学活性测定法

第一法　人脐静脉内皮细胞增殖抑制法（HUVEC 增殖抑制法）

本法系依据不同浓度的贝伐珠单抗中和人表皮生长因子后对人脐静脉内皮细胞（HUVEC）的增殖抑制作用不同，检测贝伐珠单抗的生物学活性。

试剂 （1）工作培养基　取人内皮无血清基础培养基500ml，加商品化的黏附因子 25ml 和 50mg/ml 硫酸庆大霉素溶液 0.5ml，摇匀。2～8℃保存。

（2）重组人血管内皮生长因子165（rhVEGF165）贮

备液　商品化 rhVEGF165 试剂，按照说明书要求复溶。−70℃及以下保存。

(3)显色液　商品化阿尔玛蓝细胞活力检测试剂。

供试品溶液　取供试品，精密量取适量，用工作培养基定量稀释制成每 1ml 约含贝伐珠单抗 4μg 的溶液，精密量取适量，分别用工作培养基定量稀释制成每 1ml 约含贝伐珠单抗 2μg、1μg、0.500μg、0.400μg、0.360μg、0.320μg、0.200μg、0.115μg、0.040μg 的溶液，共 10 个浓度，每个浓度重复 2 孔。

标准品溶液　取贝伐珠单抗活性测定标准品，照供试品溶液同法制备。

测定法　取 rhVEGF165 贮备液适量，用工作培养基稀释至确定的浓度(rhVEGF165标定曲线中最大增殖效力的最小浓度)，分别与标准品溶液和供试品溶液等体积混合，孵育 0.5～1.5 小时。

取处于对数生长期生长状态良好的 HUVEC 细胞，用工作培养基配制成每 1ml 约含 2×10^5 个细胞的细胞悬液。取透明 96 孔细胞培养板，每孔加细胞悬液 50μl 和工作培养基 100μl，再分别加上述标准品和供试品孵育溶液 50μl，混匀，于 37℃、5%二氧化碳条件下培养 90～98 小时，每孔加显色液 25μl，混匀，于 37℃、5%二氧化碳条件下继续培养 6～8 小时，混匀，置酶标仪中，以 530nm 为激发波长，590nm 为发射波长分别测定荧光强度。

以标准品溶液或供试品溶液浓度为横坐标，以荧光强度平均值为纵坐标，照生物检定统计法(通则1431)中的四参数回归计算法进行试验数据处理，计算标准品和供试品的 50%效应浓度(EC_{50})。按下式计算供试品生物学活性：

$$供试品生物学活性(\%)=\frac{标准品\ EC_{50}}{供试品\ EC_{50}}\times100$$

试验有效标准：各浓度点复孔吸光度值的变异系数应不大于 20%；采用非限制性四参数回归法分别计算标准品和供试品的剂量反应曲线，应均近似于 S 形，且出现明显上、下平台，决定系数(R^2)均应不小于 0.95；标准品与供试品曲线斜率(四参数曲线的 B 值)的比值应在 70%～130%范围内，标准品与供试品曲线上渐近线(四参数曲线的 A 值)的比值应在 80%～120%范围内。

第二法　报告基因法

本法系采用报告基因细胞作为贝伐珠单抗生物活性测定用细胞。通过不同浓度贝伐珠单抗阻断血管内皮生长因子(VEGF)刺激细胞荧光素酶的表达情况不同，测定贝伐珠单抗的生物学活性。

试剂　(1)生长培养基　取 DMEM 培养基 450ml，加胎牛血清 50ml，10mg/ml 的嘌呤霉素 25μl 及 50mg/ml 的潮霉素 B 250μl，混匀。2～8℃保存。

(2)工作培养基　取胎牛血清 50ml 和 DMEM 培养基 450ml，混匀。2～8℃保存。

(3)重组人血管内皮生长因子165(rhVEGF165)溶液　取商品化 rhVEGF165 试剂，照说明书要求复溶(−70℃及以下保存)。取适量，用工作培养基稀释制成每 1ml 含 rhVEGF165 40ng 的溶液。

(4)荧光素酶报告基因检测试剂盒。

(5)消化液　商品化 0.25%胰蛋白酶溶液。

(6)磷酸盐缓冲液(PBS)(pH 7.2～7.4)　商品化经无菌化处理的磷酸盐缓冲液。

报告基因细胞　取已稳定转染血管内皮生长因子受体 2 基因和荧光素酶报告基因的人胚肾细胞(HEK293-VEGFR2细胞)，或其他适宜的报告基因细胞[报告基因细胞的构建及细胞库管理和质控应参照基于基因修饰细胞系的生物检定法指导原则(指导原则 9404)有关要求执行]适量，用生长培养基于 37℃、5%二氧化碳条件下培养。

供试品溶液　取供试品，精密量取适量，用 rhVEGF165 溶液定量稀释制成每 1ml 约含贝伐珠单抗 3μg 的溶液。精密量取适量，用 rhVEGF165 溶液进行 2 倍梯度稀释，共得到 9 个稀释度，每个稀释度重复 3 孔。

标准品溶液　取贝伐珠单抗活性测定标准品，照供试品溶液同法制备。

阳性对照溶液　工作培养基。

阴性对照溶液　rhVEGF165 溶液。

测定法　取处于对数生长期生长状态良好的 HEK293-VEGFR2 细胞，用 PBS 适量清洗细胞，用消化液适量消化并收集细胞，用工作培养基制成每 1ml 中约含 1.25×10^6 个细胞的细胞悬液，取白色 96 孔细胞培养板，每孔加细胞悬液 40μl。分别加标准品溶液、供试品溶液、阳性对照溶液和阴性对照溶液，每孔 40μl，于 37℃、5%二氧化碳条件下培养 5～6 个小时。培养结束后，室温条件下平衡 5～10 分钟，避光条件下每孔加平衡至室温的荧光素酶报告基因检测底物 40μl，于 30 分钟内置酶标仪中，以 Luminescence 模式、整合时间 500 毫秒分别测定相对光单位(RLU)。

以标准品溶液或供试品溶液浓度为横坐标，以相对光单位(RLU)平均值为纵坐标，照生物检定统计法(通则1431)中的四参数回归计算法进行试验数据处理，计算供试品和对照品的 50%效应浓度(EC_{50})。按下式计算供试品生物学活性：

$$供试品生物学活性(\%)=\frac{标准品\ EC_{50}}{供试品\ EC_{50}}\times100$$

试验有效标准：各浓度点标准品和供试品的 RLU 的变异系数($n=3$)应不大于 20%；阴性对照 RLU 均值与阳性对照 RLU 均值的比值不小于 5.0。采用非限制性四参数回归法分别计算标准品和供试品的剂量反应曲线，应均近似于 S 形，且出现明显上、下平台，决定系数(R^2)应不小于0.98，标准品与供试品曲线斜率(四参数曲线的*B*值)的比值应在70%～130%范围内，标准品与供试品曲线的上渐近线(四参数曲线的*A*值)的比值应在80%～120%范围内。

3542 利妥昔单抗生物学活性测定法

本法系依据利妥昔单抗能够结合淋巴细胞系Raji或WIL2-S表面的CD20抗原，在补体介导的细胞毒作用下杀伤细胞，通过比较细胞的存活率，测定利妥昔单抗生物学活性。

试剂 (1)RPMI 1640基础培养基 商品化RPMI 1640培养基。

(2)生长培养基 分别取RPMI 1640培养基89ml、胎牛血清10ml和200mmol/L谷氨酰胺溶液1ml，混匀，2～8℃保存。

(3)补体 商品化的补体溶液。

(4)显色液 商品化细胞计数试剂(CCK-8)溶液。

标准品溶液 无菌条件下操作。取利妥昔单抗活性测定标准品，用生长培养基稀释制成每1ml约含利妥昔单抗60μg的溶液。用生长培养基进行3倍梯度稀释，两个复孔，共得到10个浓度点。

供试品溶液 无菌条件下操作。取本品，用生长培养基稀释制成每1ml约含利妥昔单抗60μg的溶液。用生长培养基进行3倍梯度稀释，两个复孔，共得到10个浓度点。

测定法 WIL2-S或Raji(不超过30代)细胞用生长培养基于37℃、5%二氧化碳条件下培养。细胞浓度达到每1ml中含2.0×10^5～8.0×10^5个细胞进行传代，用生长培养基制成每1ml中约含2×10^6个细胞的悬液。也可采用离心即用型冷冻细胞，每1ml中含有2×10^6个细胞悬液。取供试品溶液和标准品溶液，分别与细胞悬液等体积混合。

取96孔细胞培养板，每孔加上述混合物100μl，每个浓度做两个复孔，于37℃、5%二氧化碳条件下培养30分钟。用RPMI 1640基础培养基对倍稀释补体，加入上述96孔细胞培养板中，每孔加10μl，混匀，于37℃、5%二氧化碳条件下培养1.5～2.5小时。结束培养，每孔加CCK-8显色液20μl，混匀，于37℃、5%二氧化碳条件下培养3小时，置酶标仪中，分别在450nm的波长处测定吸光度。

以标准品溶液或供试品溶液浓度为横坐标、吸光度均值为纵坐标，照生物检定统计法(通则1431)中的四参数回归计算法进行试验数据处理，计算自由模型中标准品和供试品的50%效应浓度(EC_{50})，按下式计算供试品生物学活性：

$$供试品生物学活性(\%)=\frac{标准品\ EC_{50}}{供试品\ EC_{50}}\times100$$

试验有效标准：各浓度点标准品溶液和供试品溶液吸光度的CV值应不大于30%；标准品和供试品*B*值的比值应在80%～125%之间；标准品和供试品的决定系数(R^2)应不小于0.950。

特定生物原材料/动物及辅料

3601 生物制品生产及检定用实验动物质量控制

本通则是对生物制品生产用和检定用实验动物的质量控制。生产用实验动物是指用于生物制品生产的实验动物，检定用动物则是用于生物制品检定的实验动物。

本通则是对生物制品生产用和检定用实验动物微生物与寄生虫的质量控制要求。实验动物的管理应符合国家相关要求。

一、实验动物微生物学等级分类

按照实验动物携带微生物与寄生虫情况进行等级分类，实验动物分为普通级、无特定病原体级和无菌级实验动物。

普通级实验动物[conventional(CV) animal]系指不携带所规定的对动物和(或)人健康造成严重危害的人兽共患病和动物烈性传染病病原体的实验动物。

无特定病原体级实验动物[specific pathogen free(SPF) animal]系指除普通级动物应排除的病原体外，不携带对动物健康危害大和(或)对科学研究干扰大的病原体的实验动物。

无菌级实验动物[germ free(GF) animal]系指动物体内无可检出任何生命体的实验动物。

SPF鸡胚是指由SPF鸡所产的受精卵，在符合生物制品生产条件下，经孵化后所生成的鸡胚。

疫苗生产与检定应采用适宜级别的实验动物，具体应符合相关各论的要求。

二、检测要求

1.外观要求 实验动物应外观健康、无异常。

2.微生物与寄生虫检测项目 常用实验动物检测要求见表1～表8。必须检测项目，在日常检查时必须定期检测；必要时检测项目，在供应商评估或者怀疑有感染时或者特殊实验要求时进行检测。

3. 实验动物质量检测频率一般不少于每 3 个月 1 次，SPF 鸡检测频率为每 4～8 周 1 次。

表 1　生物制品生产用、检定用小鼠微生物与寄生虫检测项目

检测项目	检测要求
汉坦病毒 Hantavirus (HV)	○
小鼠肝炎病毒 Mouse Hepatitis Virus (MHV)	●
仙台病毒 Sendai Virus (SV)	●
小鼠肺炎病毒 Pneumonia Virus of Mice (PVM)	●
呼肠孤病毒Ⅲ型 Reovirus type 3 (Reo-3)	●
小鼠细小病毒 Minute Virus of Mice (MVM)	●
鼠痘病毒 Ectromelia Virus (Ect.)	○
淋巴细胞脉络丛脑膜炎病毒 Lymphocytic Choriomeningitis Virus (LCMV)	○
小鼠脑脊髓炎病毒 Theiler's Mouse Encephalomyelitis Virus (TMEV)	○
多瘤病毒 Polyoma Virus (POLY)	○
小鼠诺如病毒 Murine Norovirus (MNV)	◎
沙门菌 *Salmonella* spp.	●
支原体 *Mycoplasma* spp.	●
鼠棒状杆菌 *Corynebacterium kutscheri*	●
泰泽病原体 Tyzzer's organism	●
嗜肺巴斯德杆菌 *Pasteurella pneumotropica*	●
肺炎克雷伯杆菌 *Klebsiella pneumoniae*	●
铜绿假单胞菌 *Pseudomonas aeruginosa*	●
念珠状链球菌 *Streptobacillus moniliformis*	○
金黄色葡萄球菌 *Staphylococcus aureus*	○
肺炎链球菌 *Streptococcus pneumoniae*	○
乙型溶血性链球菌 *β-hemolyticstreptococcus*	○
啮齿柠檬酸杆菌 *Citrobacter rodentium*	○
肺孢子菌属 *Pneumocystis* spp.	○
牛棒状杆菌 *Corynebacterium bovis*	◎
体外寄生虫（节肢动物）Ectoparasites	●
弓形虫 *Toxoplasma gondii*	●
鞭毛虫 Flagellates	●
纤毛虫 Ciliates	●
全部蠕虫 All Helminths	●

注：●必须检测项目，要求阴性；○必要时检测项目，要求阴性；◎只检测免疫缺陷动物，要求阴性。

表 2　生物制品生产用地鼠微生物与寄生虫检测项目

检测项目	检测要求
小鼠肝炎病毒 Mouse Hepatitis Virus (MHV)	●
小鼠细小病毒 Minute Virus of Mice (MVM)	●
小鼠脊髓灰质炎病毒 Mouse Poliovirus (MPV)	●
仙台病毒 Sendai Virus (SV)	●
汉坦病毒 Hantavirus (HV)	●
淋巴细胞脉络丛脑膜炎病毒 Lymphocytic Choriomeningitis Virus (LCMV)	●
猴病毒 5 Simian Virus 5 (SV5)	●
大鼠 K 病毒 Kilham Rat Virus (KRV)	●
吐兰病毒 Toolans H-a Virus (H-a V)	●

续表

检测项目	检测要求
地鼠多瘤病毒 Hamster Polyoma Virus（HPV）	●
逆转录病毒 Retroviruses	○
呼肠孤病毒Ⅲ型 Reovirus type 3（Reo-3）	●
小鼠肺炎病毒 Pneumonia Virus of Mice（PVM）	●
沙门菌 *Salmonella* spp.	●
皮肤病原真菌 Pathogenic dermal fungi	●
多杀巴斯德杆菌 *Pasteurella multocida*	●
支气管鲍特杆菌 *Bordetella bronchiseptica*	●
泰泽病原体 Tyzzer's organism	●
嗜肺巴斯德杆菌 *Pasteurella pneumotropica*	●
肺炎克雷伯杆菌 *Klebsiella pneumoniae*	●
金黄色葡萄球菌 *Staphylococcus aureus*	○
铜绿假单胞菌 *Pseudomonas aeruginosa*	●
支原体 *Mycoplasmas* spp.	●
分枝杆菌 *Mycobacteria* spp.	○
体外寄生虫（节肢动物）Ectoparasites	●
弓形虫 *Toxoplasma gondii*	●
艾美耳球虫 *Eimeria* spp.	○
全部蠕虫 All Helminths	●
鞭毛虫 Flagellates	●

注：● 必须检测项目，要求阴性；○必要时检测项目，要求阴性。

表 3　生物制品生产用长爪沙鼠微生物与寄生虫检测项目

检测项目	检测要求
淋巴细胞脉络丛脑膜炎病毒 Lymphocytic Choriomeningitis Virus（LCMV）	●
汉坦病毒 Hantavirus（HV）	●
小鼠肝炎病毒 Mouse Hepatitis Virus（MHV）	●
仙台病毒 Sendai Virus（SV）	●
小鼠肺炎病毒 Pneumonia Virus of Mice（PVM）	●
呼肠孤病毒Ⅲ型 Reovirus type 3（Reo-3）	●
小鼠细小病毒 Minute Virus of Mice（MVM）	●
沙门菌 *Salmonella* spp.	●
皮肤病原真菌 Pathogenic dermal fungi	○
泰泽病原体 Tyzzer's organism	●
支原体 *Mycoplasma* spp.	●
多杀巴斯德杆菌 *Pasteurella multocida*	●
支气管鲍特杆菌 *Bordetella bronchiseptica*	●
啮齿柠檬酸杆菌 *Citrobacter rodentium*	○
嗜肺巴斯德杆菌 *Pasteurella pneumotropica*	●
肺炎克雷伯杆菌 *Klebsiella pneumoniae*	●
金黄色葡萄球菌 *Staphylococcus aureus*	○
鼠棒状杆菌 *Corynebacterium kutscheri*	○
铜绿假单胞菌 *Pseudomonas aeruginosa*	●
肺炎链球菌 *Streptococcus pneumoniae*	○
乙型溶血性链球菌 *β-hemolyticstreptococcus*	○
产酸克雷伯杆菌 *Klebsiella oxytoca*	○

续表

检测项目	检测要求
幽门螺杆菌 *Helicobacter pylori*	○
体外寄生虫（节肢动物）Ectoparasites	●
弓形虫 *Toxoplasma gondii*	●
全部蠕虫 All Helminths	●
鞭毛虫 Flagellates	●
纤毛虫 Ciliates	●

注：●必须检测项目，要求阴性；○必要时检测项目，要求阴性。

表 4　生物制品检定用家兔微生物与寄生虫检测项目

检测项目	普通级	SPF 级
兔出血症病毒 Rabbit Hemorrhagic Disease Virus（RHDV）	▲	●
轮状病毒 Rotavirus（RV）	—	●
沙门菌 *Salmonella* spp.	●	●
假结核耶尔森菌 *Yersinia pseudotuberculosis*	○	○
多杀巴斯德杆菌 *Pasteurella multocida*	—	●
泰泽病原体 Tyzzer's organism	—	●
嗜肺巴斯德杆菌 *Pasteurella pneumotropica*	—	●
肺炎克雷伯杆菌 *Klebsiella pneumoniae*	—	●
铜绿假单胞菌 *Pseudomonas aeruginosa*	—	●
金黄色葡萄球菌 *Staphylococcus aureus*	—	○
肺炎链球菌 *Streptococcus pneumoniae*	—	○
乙型溶血性链球菌 *β-hemolyticstreptococcus*	—	○
肺孢子菌属 *Pneumocystis* spp.	—	●
体外寄生虫（节肢动物）Ectoparasites	●	●
弓形虫 *Toxoplasma gondii*	●	●
艾美耳球虫 *Eimeria* spp.	—	○
全部蠕虫 All Helminths	—	●

注：●必须检测项目，要求阴性；○必要时检测项目，要求阴性；▲可以免疫；—不要求检测。

表 5　生物制品生产用、检定用猴微生物与寄生虫检测项目

检测项目	检定用	生产用	检测项目	检定用	生产用
猕猴疱疹病毒 1 型（B 病毒）Cercopithecine Herpesvirus type 1(BV)	●	●	沙门菌 *Salmonella* spp.	●	●
			皮肤病原真菌 Pathogenic dermal fungi	●	●
麻疹病毒 Measles Virus（MV）	—	○	志贺菌 *Shigella* spp.	●	●
猿猴空泡病毒 40 Simian Vacuolating Virus 40(SV40)	—	●	结核分枝杆菌 *Mycobacterium tuberculosis*	●	●
猴副流感病毒 5 型 Simian Parainfluenza Virus type 5(SV5)	—	○	体外寄生虫（节肢动物）Ectoparasites	●	●
			弓形虫 *Toxoplasma gondii*	●	●
猴泡沫病毒 Simian Foamy Virus（SFV）	—	●			

注：●必须检测项目，要求阴性；○必要时检测项目，要求阴性；—不要求检测。

表 6　生物制品检定用豚鼠微生物与寄生虫检测项目

检测项目	普通级	SPF 级
淋巴细胞脉络丛脑膜炎病毒 Lymphocytic Choriomeningitis Virus（LCMV）	●	●
仙台病毒 Sendai Virus（SV）	—	●
小鼠肺炎病毒 Pneumonia Virus of Mice（PVM）	—	●
呼肠孤病毒Ⅲ型 Reovirus type 3（Reo-3）	—	●
沙门菌 *Salmonella* spp.	●	●
多杀巴斯德杆菌 *Pasteurella multocida*	—	●
支气管鲍特杆菌 *Bordetella bronchiseptica*	—	●
泰泽病原体 Tyzzer's organism	—	●
嗜肺巴斯德杆菌 *Pasteurella pneumotropica*	—	●
肺炎克雷伯杆菌 *Klebsiella pneumoniae*	—	●
铜绿假单胞菌 *Pseudomonas aeruginosa*	—	●
金黄色葡萄球菌 *Staphylococcus aureus*	—	○
肺炎链球菌 *Streptococcus pneumoniae*	—	○
乙型溶血性链球菌 *β-hemolyticstreptococcus*	—	○
体外寄生虫（节肢动物）Ectoparasites	●	●
弓形虫 *Toxoplasma gondii*	●	●
全部蠕虫 All Helminths	—	●
鞭毛虫 Flagellates	—	●
纤毛虫 Ciliates	—	●

注：●必须检测项目，要求阴性；○必要时检测项目，要求阴性；—不要求检测。

表 7　生物制品生产用马微生物检测项目

检测项目	检测要求	检测项目	检测要求
马传染性贫血病毒 Equine Infectious Anemia Virus	●	马流产沙门菌 *Salmonella abortus equi*	○
鼻疽杆菌 *Pseudomonas mallei*	●	马 A 型流感病毒 Equine Influenza Virus type A	●
布氏杆菌 *Brucella*	●	马疱疹病毒Ⅰ型 Equine Herpesvirus type Ⅰ	●

注：●必须检测项目，要求阴性；○必要时检测项目，要求阴性。

表 8　生物制品生产用 SPF 鸡胚微生物学检测项目

检验项目	检测要求	检验项目	检测要求
鸡白痢沙门菌 *Salmonella pullorum*	●	鸡毒支原体 *Mycoplasma gallisepticum*	●
禽流感病毒 A 型 Avian Influenza Virus type A	●	滑液囊支原体 *Mycoplasma synoviae*	●
传染性支气管炎病毒 Infectious Bronchitis Virus	●	禽脑脊髓炎病毒 Avian Encephalomyelitis Virus	●
传染性法氏囊病病毒 Infectious Bursal Disease Virus	●	淋巴白血病病毒 Lymphoid Leukosis Virus（禽白血病病毒 Avian Leukosis Virus）	●
传染性喉气管炎病毒 Infectious Laryngotracheitis Virus	●		
新城疫病毒 Newcastle Disease Virus	●	网状内皮增生症病毒 Reticuloendotheliosis Virus	●
禽痘病毒 Fowl Pox Virus	●	禽呼肠孤病毒 Avian Reovirus	●
马立克病病毒 Marek's Disease Virus	●	禽腺病毒Ⅰ群 Avian Adenovirus group Ⅰ	●
副鸡嗜血杆菌 *Haemophilus paragallinarum*	●	鸡传染性贫血病毒 Chicken Infectious Anaemia Virus	●
多杀巴斯德杆菌 *Pasteurella multocida*	○	鸟分枝杆菌 *Mycobacterium avium*	○
禽腺病毒Ⅲ群（减蛋综合征病毒）Avian Adenovirus group Ⅲ（EDS）	●		

注：●必须检测项目，要求阴性；○必要时检测项目，要求阴性。

三、对实验动物供应商的要求

为了从源头对实验动物进行质量控制，应对供应商进行评估，选择符合要求的供应商，供应商应提供实验动物质量合格证明。

3603　重组胰蛋白酶

本品为生物制品生产过程中使用的原材料，系由高效表达胰蛋白酶基因的重组菌，经发酵、分离和纯化后获得的重组猪胰蛋白酶，含适宜稳定剂，不含抑菌剂。可为浓缩的酶溶液和冻干粉两种。

性状　溶液为无色至淡黄色澄清液体。冻干粉为白色或类白色结晶性粉末。

鉴别　取约 2mg 重组胰蛋白酶，置白色点滴板上，加对甲苯磺酰-L-精氨酸甲酯盐酸盐试液 0.2ml，搅匀，即显紫色。

蛋白质含量　依法测定(通则 0731 第六法)。

以 0.01mol/L 盐酸溶液、0.02mol/L 氯化钙溶液(pH 2.0±0.2)缓冲液为空白对照，将供试品用缓冲液溶解或稀释至约 0.5mg/ml，取光程为 1cm 的带盖石英比色杯，照紫外-可见分光光度法(通则 0401)在 280nm 的波长处测定吸光度值。

蛋白质浓度按下式计算：

$$蛋白质浓度(mg/ml)=df\times\frac{A_{280}}{1.36}$$

式中　df 为供试品稀释倍数；

1.36 为 1mg/ml 重组胰蛋白酶在该缓冲液中 280nm 下的吸收系数。来自于质量吸收系数 $E_{1cm}^{1\%}$，即质量百分含量为 1%(1g/100ml，即 10mg/ml)的重组胰蛋白酶在 280nm 下的吸光度值为 13.6；

A_{280} 为供试品溶液在 280nm 下扣除空白对照后的吸光度值。

重组胰蛋白酶活性　照二部“胰蛋白酶”效价测定项检测。

比活性　指每 1mg 质量的蛋白质中所含重组胰蛋白酶的活性，应不低于 3800U/mg 蛋白质。

$$比活性=\frac{活性}{C}$$

式中　C 为重组胰蛋白酶的蛋白质浓度，mg/ml。

纯度　照高效液相色谱法(通则 0512)测定，按面积归一化法计算重组胰蛋白酶纯度，β-胰蛋白酶不低于 70%，α-胰蛋白酶不高于 20%。

色谱条件与系统适用性试验　用十八烷基硅烷键合多孔硅胶填充色谱柱(ODS 柱，4.6mm×250mm，3μm，20Å)，柱温 40℃。以 1ml 磷酸(85%)用水定容到 1000ml 为流动相 A，以 1ml 磷酸(85%)用乙腈定容到 1000ml 为流动相 B，按下表进行梯度洗脱，流速为每分钟 1.0ml，检测波长为 280nm。重组胰蛋白酶标准品主峰的保留时间是 12～17 分钟，α-胰蛋白酶和β-胰蛋白酶的分离度应不小于 1。

时间(分钟)	流动相 A(%)	流动相 B(%)
0	75	25
25	55	45
30	10	90
34	10	90
35	75	25
45	75	25

供试品溶液的制备　取适量重组胰蛋白酶，用 0.01mol/L 盐酸溶液、0.02mol/L 氯化钙溶液(pH 2.0±0.2)配制成 70mg/ml±10mg/ml，转移至 HPLC 进样瓶中。

标准品　取 100μl 重组胰蛋白酶标准品溶液，混匀，转移至 HPLC 进样瓶中。

测定法　取标准品溶液和供试品溶液各 1μl，分别注入高效液相色谱仪，记录色谱图。按面积归一化法计算胰蛋白酶纯度，积分时间为 25 分钟，扣除空白对照。α-胰蛋白酶如有前肩峰采用垂直积分，β-胰蛋白酶如有拖尾峰采用切线积分。

微生物限度　依法检查(通则 1105)重组胰蛋白酶，菌落总数不超过 100CFU/ml。

3604　新生牛血清

本品系从出生 14 小时内未进食的新生牛采血分离血清，经除菌过滤后制成。牛血清生产过程中不得任意添加其他物质成分。新生牛血清应进行以下检查，符合规定后方可使用。

如采用经过验证的病毒灭活工艺处理的牛血清，大肠埃希菌噬菌体及病毒检测必须在灭活前取样进行。

pH 值　应为 7.00～8.50。

蛋白质含量　采用双缩脲法(通则 0731 第三法)或其他适宜方法测定，应为 35～50g/L。

血红蛋白　用分光光度法或其他适宜的方法测定，应不高于 200mg/L。

以蒸馏水为空白对照，使用光程 1cm 的比色杯，直接测定新生牛血清血红蛋白标准品和供试品在 576nm、623nm 及 700nm 波长下的吸光度值，每个新生牛血清血红蛋白标准品和供试品至少测定 2 次，计算平均测定值。按照下式分别计算新生牛血清血红蛋白标准品和供试品中血红蛋白含量：

$$血红蛋白含量(mg/L)=[(A_{576}\times115)-(A_{623}\times102)-(A_{700}\times39.1)]\times10$$

式中，A_{576}、A_{623}、A_{700}分别为新生牛血清血红蛋白标准品和供试品在 576nm、623nm 及 700nm 波长下的平均吸光度值。

如果新生牛血清血红蛋白标准品所测血红蛋白含量在量值规定范围内，则实验结果有效。

渗透压摩尔浓度　应为 250～330mOsmol/kg（通则 0632）。

细菌内毒素检查　应不高于 10EU/ml（通则 1143 凝胶限度法）。

支持细胞增殖检查　采用传代细胞（HFL1、Mv1 Lu、Vero 和 CHO）中的任意 1 种细胞及 Sp2/0-Ag14 细胞进行。细胞复苏后，用待测样品配制的培养液至少连续传 3 代后使用，取对数生长期的细胞用于试验。牛血清使用者可另选择产品适用的细胞进行试验。

（1）细胞生长曲线的测定　取供试品按 10%浓度配制细胞培养液，Sp2/0-Ag14 按每 1ml 含 1×10^4 的细胞浓度，其他贴壁细胞按 2×10^4 的细胞浓度接种细胞，每天计数活细胞，连续观察 1 周，并绘制生长曲线。

（2）细胞倍增时间的测定　按生长曲线计算细胞的倍增时间。取细胞峰值前一天的细胞计数（Y）、接种细胞数（X）及生长时间（T）计算。

$$倍增时间=\frac{T}{A}\quad A=\log_2\frac{Y}{X}$$

Sp2/0-Ag14 细胞应不超过 20 小时；HFL1 细胞应不超过 22 小时；Mv1 Lu 细胞应不超过 24 小时；Vero 细胞应不超过 18 小时；CHO 细胞应不超过 22 小时。

（3）克隆率的测定　将细胞稀释至每 1ml 含 10 个活细胞的浓度，按每孔 1 个细胞接种于 96 孔细胞培养板，每板至少接种 60 孔，于 37℃、5%二氧化碳培养，定期观察细胞克隆生长情况，培养 1 周后计数每孔中的细胞克隆数，并计算克隆率，应不低于 70%。

$$克隆率=\frac{A}{B}\times100\%$$

式中　A 为细胞克隆数；

　　B 为接种细胞的总孔数。

无菌检查　依法检查（通则 1101），应符合规定。

支原体检查　依法检查（通则 3301），应符合规定。

大肠埃希菌噬菌体　采用噬斑法和增殖法检测。不得有噬菌体污染。

病毒检查　细胞培养法及荧光抗体检测。

（1）样品制备　取约 250ml 的新生牛血清供试品用于检测，将其配制成含 15%供试品的培养液，用于检测全过程的细胞换液及传代。以检测合格的血清作为阴性对照血清。

（2）指示细胞制备　至少采用猴源（如 Vero 细胞）、2 种牛源细胞（BT 和 MDBK 细胞或无病毒污染的原代牛肾细胞）以及人二倍体细胞作为指示细胞。细胞复苏后至少传代 1 次后使用。根据所需量制备足够量的细胞。

（3）用含有供试品的培养液将 4 种指示细胞分别接种于 75cm² 细胞培养瓶中，接种量应使细胞在培养 7 天后可达到至少 80%～90%汇合。同时制备阴性对照血清培养瓶。将培养瓶置 37℃、5%CO_2 培养箱中培养至少 7 天。可在第 5 天时换液一次。

（4）第 7 天进行第 1 次盲传，将接种供试品及阴性对照的每种指示细胞培养瓶分别传出至少 2 个 75cm² 培养瓶，继续培养至第 14 天，在第 12 天时可换液一次。

（5）在第 13 天时（或第 2 次传代前 1 天）或阴性对照瓶细胞达到至少 70%汇合时，制备阳性对照用细胞。即取 1 个阴性对照细胞瓶分别传至 6 孔板或其他适宜的细胞板中用于细胞病变观察（CPE）、血吸附检查（HAd）及荧光抗体检测（IF），次日接种阳性对照病毒。

（6）第 14 天时进行第 2 次盲传。将第 1 次传代后的细胞培养物分别传至 6 孔板或其他适宜的细胞板中，进行细胞病变观察及 HAd 检查时，接种于每种指示细胞上的待测样本至少接种 3 孔；进行荧光抗体检测时，接种于每种指示细胞上的待测样本进行每种病毒检测时至少接种 2 孔。继续培养至少至第 21 天。剩余细胞样本－60℃或以下保存备用。

（7）在第 14 天接种阳性对照病毒　取（5）制备的指示细胞接种适量阳性对照病毒，置 36℃±1℃、5% CO_2 培养箱吸附 2 小时，吸弃上清液，加入适量细胞维持液，置 36℃±1℃、5% CO_2 培养箱培养 7 天。对于 BT 细胞，BVDV 可作为病变阳性对照，BPI3 可作为 HAd 阳性对照，牛副流感病毒 3 型（BPI3）、牛腺病毒（BAV-3）、牛细小病毒（BPV）以及牛腹泻病毒（BVDV）可作为 IF 检测阳性对照；对于 MDBK 细胞，呼肠孤病毒 3 型（Reo-3）和 BPI3 可分别作为细胞病变及 HAd 检查阳性对照，BPI3、BAV-3、BVDV、Reo-3 为 IF 检测阳性对照；对于 Vero 细胞，BPI3 可作为细胞病变及 HAd 检查阳性对照，BPI3 及 Reo-3 作为 IF 检测阳性对照。可不设立狂犬病病毒（Rabies）阳性对照。所有 IF 检测阳性对照病毒应接种100～300$CCID_{50}$。

（8）接种阴性对照及供试品的细胞培养物在接种后每天观察细胞病变情况，在接种后至少 21 天或末次传代后至少 7 天时分别进行病变观察、HAd 检查及 IF 检测。阳性对照培养物在接种后第 7 天或 10%细胞出现 CPE 时可进行 IF 检测。

进行血吸附检查时，用鸡与豚鼠血红细胞在 2～8℃及20～25℃进行检测。

进行荧光抗体检测时，将细胞固定后采用直接或间接免疫荧光抗体检查法，至少应对 BVDV、BPI3、BAV-3、BPV、Reo-3 以及 Rabies 进行检查，结果均应为阴性。

(9) 结果判定　阴性对照应无细胞病变，血吸附检查应为阴性，荧光抗体检测应为阴性；阳性对照应有明显的细胞病变，血吸附检查应为阳性，荧光抗体检测应为阳性，判为试验成立。供试品如无细胞病变，血吸附检查为阴性，且荧光抗体检测为阴性，判定为符合要求。待测样本如出现细胞病变，或血吸附检查为阳性，或任何一种荧光抗体为阳性，则判定为不符合要求。

经病毒灭活处理的牛血清，灭活前取样检测后若任何一项检测显示为阳性，不建议用于生产。除非可鉴别出污染的病毒，且病毒灭活工艺验证研究显示其污染量可被有效灭活时方可使用。如果灭活前 BVDV 病毒检测为阳性，灭活后还应取样采用敏感的方法检测 BVDV，结果阴性为符合要求。

未经病毒灭活处理的牛血清若任何一项检测显示为阳性，则不得用于生产。

不能用感染试验检测的牛源性病毒可采用核酸检测法，但应采用较大量的样品提取核酸（如 25～50ml 的血清样本），并计算合并血清的最低检出限。

3605　细菌生化反应培养基

下列各类培养基常用于测定细菌的糖类代谢试验、氨基酸和蛋白质代谢试验、碳源和氮源利用试验等生化反应。

1. 糖、醇发酵培养基

(1)成分

①基础液

蛋白胨	10g
氯化钠	5g
0.5%酸性品红指示液	10ml
(或 0.4%溴麝香草酚蓝指示液)	(6ml)
水	1000ml

②糖、醇类　　每 100ml 基础液内各加 0.5g

(2)制法　取蛋白胨和氯化钠加入水中，微温使溶解，调 pH 值使灭菌后为 7.3±0.1，加入指示液混匀。每 100ml 分别加入 1 种糖、醇或糖苷，混匀后分装于小管中(若需观察产气反应，在小管内另放置杜汉小倒管)。于 116℃ 灭菌 15 分钟。

常用的糖、醇或糖苷：阿拉伯糖、木糖、鼠李糖、葡萄糖、果糖、甘露糖、半乳糖、麦芽糖、乳糖、蔗糖、蕈糖、纤维二糖、蜜二糖、棉子糖、松三糖、菊糖、糊精、淀粉、甘露醇、卫矛醇、山梨醇、肌醇、甘油、水杨素、七叶苷等。

(3)用途　鉴别各种细菌对糖类的发酵生化反应，发酵者产酸，培养基变色(加酸性品红者由无色至红色或再至黄色；加溴麝香草酚蓝者由蓝色至黄色)；产气时，小倒管内有小气泡。

2. 七叶苷培养基

(1)成分

蛋白胨	5g	七叶苷	3g
磷酸氢二钾	1g	水	1000ml
枸橼酸铁	0.5g		

(2)制法　除七叶苷外，取上述成分混合，微温使溶解，加入七叶苷混匀，调 pH 值使灭菌后为 7.3±0.1，分装于试管中，121℃灭菌 15 分钟。

(3)用途　用于鉴别细菌对七叶苷的水解试验，产生棕黑色沉淀为阳性反应。

3. 磷酸盐葡萄糖胨水培养基

(1)成分

蛋白胨	7g	葡萄糖	5g
磷酸氢二钾	3.8g	水	1000ml

(2)制法　取上述成分混合，微温使溶解，调 pH 值使灭菌后为 7.3±0.1，分装于小试管中，121℃灭菌 15 分钟。

(3)用途　用于鉴别细菌的甲基红试验(M-R 反应)和乙酰甲基甲醇试验(V-P 反应)。

①甲基红试验(M-R 反应)　取可疑菌落或斜面培养物，接种于磷酸盐葡萄糖胨水培养基中，置 35℃ 培养 2～5 天，于培养管内加入甲基红指示液(称取甲基红 0.1g，加 95%乙醇 300ml，使溶解后，加水至 500ml)数滴，立即观察，呈鲜红色或橘红色为阳性，呈黄色为阴性。

②乙酰甲基甲醇试验(V-P 反应)　取可疑菌落或斜面培养物，接种于磷酸盐葡萄糖胨水培养基中，置 35℃ 培养 48 小时，量取 2ml 培养液，加入 α-萘酚乙醇试液(称取 α-萘酚 5g，加无水乙醇溶解使成 100ml)1ml，混匀，再加 40%氢氧化钾溶液 0.4ml，充分振摇，立刻或数分钟内出现红色，即为阳性反应；无红色反应为阴性，如为阴性反应，置 35℃水浴 4 小时后再观察。

4. 蛋白胨水培养基

(1)成分

蛋白胨	10g	水	1000ml
氯化钠	5g		

(2)制法　取上述成分混合，微温使溶解，调 pH 值使灭菌后为 7.3±0.1，分装于小试管，121℃灭菌 15 分钟。

(3)用途　用于鉴别细菌能否分解色氨酸而产生靛基质的生化反应。

①靛基质试液　称取对二甲氨基苯甲醛 5g，加入戊醇(或异戊醇)75ml，充分振摇，使完全溶解后，再取盐酸 25ml 徐徐滴入，边加边振摇，以免骤热导致溶液色泽变深。或称取对二甲氨基苯甲醛 1g，加入 95%乙醇 95ml，充分振摇，使完全溶解后，再取盐酸 20ml 徐徐滴入。

②靛基质试验 取可疑菌落或斜面培养物，接种于蛋白胨水培养基中，置 35℃培养 24～48 小时，必要时培养 4～5 天，沿管壁加入靛基质试液数滴，液面呈玫瑰红色为阳性，呈试剂本色为阴性。

5. 三糖铁琼脂培养基

(1)成分

蛋白胨	20g	硫酸亚铁	0.2g
牛肉浸出粉	5g	硫代硫酸钠	0.2g
乳糖	10g	0.2%酚磺酞指示液	12.5ml
蔗糖	10g	琼脂	12～15g
葡萄糖	1g	水	1000ml
氯化钠	5g		

(2)制法 除乳糖、蔗糖、葡萄糖、指示液、琼脂外，取上述成分，混合，加热使溶解，调 pH 值使灭菌后为 7.3±0.1，加入琼脂，加热溶胀后，再加入其余成分，摇匀，分装，121℃灭菌 15 分钟，制成高底层(2～3cm)短斜面。

(3)用途 用于初步鉴别肠杆菌科细菌对糖类的发酵反应和产生硫化氢试验。

方法和结果观察：取可疑菌落或斜面培养物，做高层穿刺和斜面划线接种，置 35℃培养 24～48 小时，观察结果。培养基底层变黄色为葡萄糖发酵阳性，斜面层变黄色为乳糖、蔗糖发酵阳性；底层或整个培养基呈黑色表示产生硫化氢。

6. 克氏双糖铁琼脂培养基

(1)成分

蛋白胨	20g	枸橼酸铁	0.3g
牛肉浸出粉	3g	硫代硫酸钠	0.3g
酵母浸粉	3g	0.2%酚磺酞指示液	12.5ml
乳糖	10g	琼脂	12～15g
葡萄糖	1g	水	1000ml
氯化钠	5g		

(2)制法 除乳糖、葡萄糖、指示液、琼脂外，取上述成分，混合，加热使溶解，调 pH 值使灭菌后为 7.3±0.1，加入琼脂，加热溶胀后，再加入其余成分，摇匀，分装，121℃灭菌 15 分钟，制成高底层(2～3cm)短斜面。

(3)用途 用于初步鉴别肠杆菌科细菌对糖类的发酵反应和产生硫化氢试验。

方法和结果观察：取可疑菌落或斜面培养物，做高层穿刺和斜面划线接种，置 35℃培养 24～48 小时，观察结果。培养基底层变黄色为葡萄糖发酵阳性，斜面层呈黄色为乳糖发酵阳性，斜面层呈红色为乳糖发酵阴性；底层或整个培养基呈黑色表示产生硫化氢。

7. 脲(尿素)培养基

(1)成分

蛋白胨	1g	0.2%酚红溶液	6ml
葡萄糖	1g	20%无菌脲溶液	100ml
氯化钠	5g	水	1000ml
磷酸氢二钾	2g		

(2)制法 除脲溶液外，取上述成分，混合，调 pH 值使灭菌后为 6.9±0.1，混匀后，121℃灭菌 15 分钟，冷至 50～55℃，加入无菌脲溶液(经膜除菌过滤)，混匀，分装于灭菌试管中。

(3)用途 用于鉴别细菌的尿素酶反应。

方法和结果观察：取可疑菌落或少量斜面培养物接种于培养基内，置 35℃培养 24 小时，观察结果。培养基变为红色为尿素酶反应阳性；不变色为阴性，阴性者需延长观察至 1 周。

8. 苯丙氨酸琼脂培养基

(1)成分

磷酸氢二钠	1g	氯化钠	5g
酵母浸膏	3g	琼脂	12～15g
DL-苯丙氨酸(DL-phenylalanine)	2g	水	1000ml
(或 L-苯丙氨酸)	(1g)		

(2)制法 除琼脂外，取各成分溶于水，调 pH 值使灭菌后为 7.3±0.1，再加入琼脂，加热溶胀，分装试管，121℃灭菌 15 分钟，制成长斜面。

(3)用途 用于鉴别细菌的苯丙氨酸脱氨酶试验(也称苯丙酮酸试验)。

方法和结果观察：取斜面培养物，大量接种于苯丙氨酸琼脂斜面，置 35℃培养 4 小时或 18～24 小时，取 4～5 滴 10% 三氯化铁溶液试剂，由斜面上部流下，若出现墨绿色，即为苯丙氨酸脱氨酶试验阳性；倘若不变色则为阴性。

9. 氨基酸脱羧酶试验培养基

(1)成分

①基础液

蛋白胨	5g	1.6%溴甲酚紫指示液	1ml
酵母浸出粉	3g	水	1000ml
葡萄糖	1g		

②氨基酸

L-赖氨酸	0.5g	(需加碱溶液溶解)
L-鸟氨酸	0.5g	(需加碱溶液溶解)
L-精氨酸	0.5g	(不需加碱溶液溶解)

(2)制法 先配制基础液备用；将溶解后的 3 种氨基酸，各分别加至 100ml 基础液(使氨基酸的终浓度为 0.5%)，混匀，调 pH 值使灭菌后为 6.8。分装于小试管中，每管 2.5ml 并滴加 1 层液状石蜡；同时分装一部分基础液于小试管，作为对照培养基，均置 116℃灭菌 10 分钟。

(3)用途 用于鉴别细菌的脱羧酶、双水解酶试验。

方法和结果观察：取疑似菌斜面培养物分别接种于上述3种培养基及基础液对照培养基，置35℃培养24～48小时。在培养初期由于待检细菌发酵葡萄糖产酸，试验培养基和对照培养基应呈黄色，继续培养时，试验培养基如呈紫色或紫红色，即为阳性反应；如至培养末期，培养基仍同对照管呈黄色，则判为阴性反应。

10. 明胶培养基

(1)成分

蛋白胨	5g	明胶	120g
牛肉浸出粉	3g	水	1000ml

(2)制法　取上述成分加入水中，浸泡约20分钟，加热溶解，调pH值使灭菌后为7.3±0.1，分装于小试管中，121℃灭菌15分钟。

(3)用途　用于细菌的明胶液化试验。

方法和结果观察：取少量待检菌斜面培养物穿刺接种于明胶培养基内，置35℃培养24小时，取出置冰箱内10～20分钟。如培养基仍呈溶液状，则为阳性；培养基重新凝固，则为阴性。细菌液化明胶之作用有时甚为缓慢，如未见液化，需继续培养1～2周方可确定阴性。

11. 丙二酸钠培养基

(1)成分

酵母浸出粉	1g	磷酸二氢钾	0.4g
氯化钠	2g	丙二酸钠	3g
葡萄糖	0.25g	0.4%溴麝香草酚蓝指示液	6ml
硫酸铵	2g	水	1000ml
磷酸氢二钾	0.6g		

(2)制法　除指示液外，将上述成分溶解，调pH值使灭菌后为6.8，再加入指示液。分装小管中，121℃灭菌15分钟。

(3)用途　用于鉴别细菌能否利用丙二酸钠作为碳源而生长繁殖。

方法和结果观察：取斜面或肉汤培养物接种于丙二酸钠培养基内，置35℃培养48小时。于24小时和48小时后各观察1次结果。培养基颜色由绿色变成蓝色为阳性反应；无颜色变化，或由绿色变成黄色，则为阴性反应。

12. 枸橼酸盐培养基

(1)成分

氯化钠	5g	枸橼酸钠(无水)	2g
硫酸镁	0.2g	1.0%溴麝香草酚蓝指示液	10ml
磷酸氢二钾	1g	琼脂	14g
磷酸二氢铵	1g	水	1000ml

(2)制法　除指示液和琼脂外，取上述成分，混合，微温使溶解，调pH值使灭菌后为6.9±0.1，加入琼脂，加热溶胀，然后加入指示液，混匀，分装于小试管中，121℃灭菌15分钟，制成斜面。

(3)用途　用于鉴别细菌能否利用枸橼酸盐作为碳源和氮源而生长繁殖。

方法和结果观察：取可疑菌落或斜面培养物，接种于枸橼酸盐培养基的斜面上，一般培养48～72小时，凡能在培养基斜面生长出菌落，培养基即由绿色变成蓝色者为阳性反应；无菌落生长，培养基仍绿色者为阴性反应，阴性反应者应继续培养观察至7天。

13. 硝酸盐胨水培养基

(1)成分

蛋白胨	10g	硝酸钾	2g
酵母浸出粉	3g	水	1000ml

(2)制法　取上述成分，加热溶解，调pH值使灭菌后为7.3±0.1，分装于小试管中，121℃灭菌15分钟。

(3)用途　用于鉴别细菌能否还原硝酸盐成亚硝酸盐。

方法和结果观察：取待检菌培养物接种于硝酸盐胨水培养基中，置35℃培养24小时。将下列甲液和乙液于用前等量混合，每个培养物加混合物0.1ml，产生红色为阳性反应，不产生红色为阴性反应。

甲液：称取α-萘胺5g，溶解于5mol/L醋酸1000ml中。

乙液：称取磺胺酸(对氨基苯磺酸)8g，溶解于5mol/L醋酸1000ml中。

14. 石蕊牛奶培养基

(1)成分

脱脂奶粉	10g	水	100ml
10%石蕊溶液	0.65ml		

(2)制法　取上述成分混匀后，分装于小试管中，116℃灭菌10分钟。

(3)用途　用于检查细菌对牛奶的凝固和发酵作用。

15. 半固体营养琼脂培养基

(1)成分

蛋白胨	10g	琼脂	4g
牛肉浸出粉	3g	水	1000ml
氯化钠	5g		

(2)制法　除琼脂外，取上述成分，混合，微温使溶解，调pH值使灭菌后为7.2±0.2，再加入琼脂，加热溶胀，分装于小管中，121℃灭菌15分钟后，直立放置。待凝固后备用。

(3)用途　用于观察细菌的动力，也可用于一般菌种的保存。

细菌动力检查：取疑似菌斜面培养物穿刺接种于半固体营养琼脂培养基中，置35℃培养24小时，细菌沿穿刺外周扩散生长，为动力阳性；否则为阴性。阴性者，应再继续培养观察2～3天。

3650 氢氧化铝佐剂

本通则适用于疫苗佐剂氢氧化铝(包括原位吸附疫苗的铝稀释剂)的质量控制。

1. 基本要求

生产和检定用设施、原材料及辅料、水、器具、动物等应符合“凡例”的有关要求。

2. 制备

可采用以下两种方式制备，制备工艺应经批准。制备过程中，应控制反应温度、氢氧化钠(NaOH)溶液或氨水加入速度、搅拌速度、反应终点 pH 值等，以保证制得的氢氧化铝佐剂的理化性状稳定一致。

(1)氢氧化钠法　采用铝盐(三氯化铝或硫酸铝钾)加氢氧化钠制备[$AlCl_3+3NaOH \rightleftharpoons Al(OH)_3\downarrow+3NaCl$]或[$2KAl(SO_4)_2+6NaOH \rightleftharpoons 2Al(OH)_3\downarrow+3Na_2SO_4+K_2SO_4$]。

(2)氨水法　采用铝盐(三氯化铝或硫酸铝钾)加氨水制备[$AlCl_3+3NH_3\cdot H_2O \rightleftharpoons Al(OH)_3\downarrow+3NH_4Cl$]或[$2KAl(SO_4)_2+6NH_3\cdot H_2O \rightleftharpoons 2Al(OH)_3\downarrow+3(NH_4)_2SO_4+K_2SO_4$]，经透析去除氨根离子后制得。

以上方法制备的氢氧化铝可采用适宜的方法洗涤，以全程无菌操作或经高压灭菌或其他灭菌方式处理后保存备用。氢氧化铝经多次高压灭菌可能影响其对抗原的吸附效果，使用时应充分评估。

3. 检定

(1)外观　振摇后应为浅蓝色或乳白色的胶体悬液，无摇不散的凝块及异物。

(2)溶解性　取供试品 1ml，加浓硫酸 1ml，经沸水浴 15 分钟，溶液应澄清；取供试品 1ml，加 20%～40%氢氧化钠溶液 1ml，经沸水浴 15 分钟，溶液应澄清。

(3)鉴别试验　按以下操作进行，应显示铝盐鉴别反应。

供试品溶液制备：取供试品适量(使加入的铝含量约为10mg)，加入 4ml 浓盐酸，60℃水浴加热 1 小时，冷却，用水稀释至 50ml；若外观浑浊，再经澄清过滤即得供试品溶液。

硫代乙酰胺试剂配制：量取水 5ml、1mol/L 氢氧化钠溶液 15ml 以及 85%的甘油 20ml，混合均匀。量取 1ml 上述混合液，加入 40g/L 硫代乙酰胺溶液 0.2ml。98～100℃水浴加热 20 秒。临用前配制。

测定法：取供试品溶液 10ml，加入 73g/L 稀盐酸溶液约 0.5ml 以及硫代乙酰胺试剂约 0.5ml，应不产生沉淀。逐滴加入 8.5%氢氧化钠溶液 5ml，静置 1 小时，应产生凝胶状的白色沉淀。再加入 8.5%氢氧化钠溶液 5ml，沉淀应溶解。逐滴加入 107g/L 氯化铵溶液 5ml 并静置 30 分钟，凝胶状的白色沉淀再次生成。

(4)pH 值　依法检查(通则0631)，应符合批准的要求。

(5)铝含量　依法检查(通则3106)或采用其他适宜方法检查，应符合批准的要求。

(6)吸附率　以氢氧化铝对牛血清白蛋白的吸附作用计算吸附率。

供试品溶液制备：取供试品适量，用 0.9%氯化钠溶液稀释至铝含量为 1mg/ml，调节 pH 值至6.0～7.0，即为供试品溶液。同一种铝佐剂不同批次的 pH 值应调节为固定值，以保证不同批次检测的批间一致性。

牛血清白蛋白(简称牛白)溶液：取牛血清白蛋白适量，用 0.9%氯化钠溶液配制成 10mg/ml 溶液，调节 pH 值与供试品溶液 pH 值一致。

测定法：取 15ml 离心管 5 支，分别加牛血清白蛋白溶液(10mg/ml)0.08ml、0.16ml、0.4ml、0.8ml、1.2ml，并补 0.9%氯化钠溶液至 4.0ml，混匀后，每管分别加入供试品溶液 1.0ml，混匀，使各管牛血清白蛋白量分别为 0.8mg、1.6mg、4mg、8mg、12mg，各管含铝为 1mg。

将上述各管室温放置 1 小时(期间每隔10分钟用力振摇1次)后，5000g 离心 10 分钟，收集上清液，采用 Lowry 法(通则0731第二法)或其他适宜方法测定各管上清液中游离牛血清白蛋白含量，记录各管吸光度值并计算蛋白质含量，以各管上清液游离的牛血清白蛋白含量对应其牛血清白蛋白总量计算各管吸附率(A)。上清液体积按 5ml 计算。

$$A(\%)=\frac{\text{牛血清白蛋白总量}-\text{上清游离蛋白质含量}}{\text{牛血清白蛋白总量}}\times 100$$

结果判定：牛白含量为 0.8mg、1.6mg 的 2 管上清蛋白质应为未检出，即吸附率应不低于 90%；且牛白含量为 4mg、8mg、12mg 各管吸光度值应呈总体递增趋势(如吸光度值无法判定，需通过检测上清蛋白质含量判定其总体递增趋势)，吸附率判为合格。

如供试品铝含量低于 1mg/ml，可按适当比例调整上述各管铝含量和牛白含量后进行。结果判定以每 1mg 铝吸附 1.6mg 牛白的吸附率应不低于 90%(即上清蛋白质未检出)，且每 1mg 铝与更高浓度牛白吸附时，随牛白含量的递增各管吸光度值应呈总体递增趋势(如吸光度值无法判定，需通过检测上清蛋白质含量判定其呈总体递增趋势)，吸附率判为合格。

(7)沉降率　用稀盐酸或氢氧化钠溶液将供试品 pH 值调至 6.0～7.0，用水将供试品稀释至含铝 5mg/ml，如供试品铝含量低于 5mg/ml，调整 pH 值后用 0.9%氯化钠溶液稀释至 1mg/ml。如供试品铝含量低于 1mg/ml，静置适宜时间，吸弃上清液使铝含量至 1mg/ml。振摇至少 30 秒，取 25ml 溶液至量筒或刻度比色管，静置 24 小时，根据析出的上清液量，按照下列公式计算供试品的沉降率：

$$\text{沉降率}(\%)=\frac{\text{上清液体积}}{25}\times 100$$

供试品溶液的铝含量会显著影响静置后析出的上清液量，应根据铝佐剂生产工艺选择适宜铝含量进行测定。沉降率应符合批准的要求。

(8)氯化钠含量或氯化物检测

①氯化钠含量　无洗涤工艺的三氯化铝加氢氧化钠法制备的氢氧化铝应检测氯化钠含量。依法检查(通则3107)，应符合批准的要求。

②氯化物检测　有洗涤工艺的三氯化铝加氨水法制备的氢氧化铝应检测氯化物。

供试品溶液制备：取供试品 0.5g，加入稀硝酸溶液(20→100)10ml 中，用水稀释至 500ml 即为供试品溶液。

对照溶液(0.005mg/ml)制备：取 0.1mg/ml 氯标准溶液 2.5ml 至 50ml 量瓶中，用水稀释至刻度，混匀。临用前配制。

取供试品溶液 15ml，加入 12.5% 稀硝酸 1ml，混匀，另取 1 支试管加入 0.1mol/L 硝酸银滴定液(1.7→100)1ml，将供试品溶液管的混合物倾入硝酸银滴定液管中混匀。

取对照溶液 10ml，加入 5ml 水，与供试品管同法操作。

将以上反应管于避光处静置 5 分钟后，在黑色背景下观察各管浊度。供试品管的浊度不得比对照溶液管更浓。即供试品的氯化物含量应不高于 0.33%。

(9)硫酸盐　取供试品 0.25g，加 9.5～10.5g/L 盐酸 1ml，加热溶解后，放冷，用水稀释至 50ml 过滤。取滤液 20ml，依法检查(通则0802)，与标准硫酸钾溶液(SO_4^{2-} 100μg/ml)5.0ml 制成的对照溶液比较，应不高于 0.5%。

(10)硝酸盐　精密量取 0.1mg/ml 标准硝酸盐(NO_3^-)溶液 5ml，置 50ml 纳氏比色管甲中。取供试品 5g 置 50ml 纳氏比色管乙中。甲、乙两管分别于冰浴中冷却，加 10% 氯化钾溶液(10→100)0.4ml 与 0.1% 二苯胺硫酸溶液(0.1→100)0.1ml，摇匀，缓缓滴加浓硫酸 5ml，摇匀，将比色管于 50℃ 水浴中放置 15 分钟，取出比较颜色。乙管颜色不得深于甲管，即供试品硝酸盐含量应不高于 0.01%。

(11)铵盐　碱性碘化汞钾试液制备：取碘化钾 10g，加水 10ml 溶解后，缓缓加入二氯化汞的饱和水溶液，随加随搅拌，至生成的红色沉淀不再溶解，加氢氧化钾 30g，溶解后，再加二氯化汞的饱和水溶液 1ml 或 1ml 以上，补加纯化水至 200ml，静置，沉淀，即得。倾取上层的澄清液使用。

精密量取 0.1mg/ml 标准铵(NH_4^+)溶液 0.5ml 置 50ml 纳氏比色管甲中，加水 9.5ml。取供试品 1.0g 置 50ml 纳氏比色管乙中，加水至 10ml。甲、乙两管分别加碱性碘化汞钾试液 2ml，放置 15 分钟后观察。乙管颜色不得深于甲管，即供试品铵离子含量应不高于 0.005%。

也可采用其他适宜方法检查。

(12)砷盐　取供试品 2.0g，加 9.5%～10.5% 硫酸 10ml，煮沸，冷却后，加入浓盐酸 5ml，补加水至 28ml，依法检查(通则0822第一法)，应不高于 0.0001%。

(13)铁盐　取供试品 0.67g 至纳氏比色管甲中，加稀盐酸 2ml，可水浴溶解，放冷至室温，用水稀释至 10ml，量取 0.002mg/ml 铁对照品溶液 5ml 至纳氏比色管乙中，加稀盐酸 2ml，加水 3ml。分别向纳氏比色管甲、乙中加入 2ml 200g/L 枸橼酸溶液(20→100)和 0.1ml 巯基乙酸。向每个纳氏比色管中加入 170～180g/L 氨溶液(67→100)，使溶液呈碱性(用试纸检验溶液是否呈碱性)。每个纳氏比色管中各加水至 20ml。静置 5 分钟，观察溶液颜色。

甲管溶液中的粉红色不得深于乙管，即本品的铁盐含量应不高于 0.0015%。

(14)重金属　pH 3.5 醋酸盐缓冲溶液制备：取醋酸铵 25g 溶于 25ml 水中，加入 7mol/L 盐酸 38ml。用 2mol/L 盐酸溶液或 2mol/L 氨溶液调 pH 值至 3.5，然后用水稀释至 100ml，即得。

硫代乙酰胺试剂制备：量取氢氧化钠甘油混合溶液(量取 15ml 1mol/L 氢氧化钠溶液，加纯化水 5ml、甘油 20ml，混合均匀)5ml，加入 40g/L 硫代乙酰胺溶液(称取 1g 硫代乙酰胺用水溶解并稀释至 25ml。2～8℃ 可保存 2 个月)1ml，混匀，98～100℃ 水浴加热 20 秒。临用前配制。

对照溶液的制备：量取浓盐酸 2ml 于一蒸发皿中，至水浴上蒸发至干，加 pH 3.5 醋酸盐缓冲溶液 2ml，加水 15ml，微温溶解后过滤，滤液收集于纳氏比色管甲中，加 0.004mg/ml 铅工作溶液 5ml(量取 0.1mg/ml 铅标准溶液 2ml 至 50ml 量瓶中，用水稀释至刻度)，补加纯化水至 25ml。

供试品溶液的制备：取供试品 1.0g 于一蒸发皿中，加浓盐酸 2ml，至水浴上蒸发至干，再加水 2ml，搅拌均匀，继续蒸发至近干时，搅拌使成干燥的粉末，加 pH 3.5 醋酸盐缓冲溶液 2ml，加水 10ml，微温溶解后过滤，滤液收集于纳氏比色管乙中，补加水至 25ml。

对照管的制备：同供试品溶液制备，滤液收集于纳氏比色管丙中，补加水至 20ml，加 0.004mg/ml 铅工作溶液 5ml。

甲、乙、丙各管分别加入硫代乙酰胺试剂 2ml，混合均匀，2 分钟后置于白纸上，自上向下透视检查各管。

丙管中的显色不得浅于甲管。乙管中显出的颜色不得深于甲管，即供试品重金属含量应不高于 0.002%。

(15)细菌内毒素检查　依法检查(通则1143)，每 1mg 铝应小于 5EU。

(16)无菌检查　依法检查(通则1101)，应符合规定。

4. 保存及有效期

2～30℃保存，不得冷冻。依据稳定性试验结果确定保存时间。

试剂　试液　标准品

8001　试药

试药系指在本版药典中供各项试验用的试剂，但不包括各种色谱用的吸附剂、载体与填充剂。一般化学试剂按产品用途分为基础无机化学试剂、基础有机化学试剂、高纯化学试剂、标准物质/标准样品和对照品(不包含生物化学标准物质/标准样品和对照品)、化学分析用化学试剂、仪器分析用化学试剂、生命科学用化学试剂(包含生物化学标准物质/标准样品和对照品)、同位素化学试剂、专用化学试剂和其他化学试剂十个大类。其中，基准试剂属于标准物质/标准样品和对照品大类；优级纯、分析纯与化学纯等通用分析试剂属于化学分析用化学试剂大类；光谱、色谱等分析用试剂属于仪器分析用化学试剂大类。选用时可参考下列原则。

(1)标定滴定液用基准试剂。

(2)制备滴定液可采用分析纯或化学纯试剂，但不经标定直接按称重计算浓度者，则应采用基准试剂。

(3)制备杂质限度检查用的标准溶液，采用优级纯或分析纯试剂。

(4)制备试液与缓冲液等可采用分析纯或化学纯试剂。

除另有规定外，试药及其制备的试液、试纸、缓冲液、指示剂与指示液及滴定液的包装与储存、使用及废弃处置一般应符合其化学品安全标签及化学品安全技术说明书的要求，应关注并保证其有效，必要且可行时，可通过制定有效期或采用灵敏度试验等方式予以保证。

一水合碳酸钠　Sodium Carbonate Monohydrate

〔$Na_2CO_3 \cdot H_2O$=124.00〕　CAS：5968-11-6

本品为白色斜方晶体；有引湿性，加热至 100℃失水。在水中易溶，在乙醇中不溶。

一氧化铅　Lead Monoxide

〔PbO=223.20〕　CAS：1317-36-8

本品为黄色至橙黄色粉末或结晶；加热至 300～500℃时变为四氧化三铅，温度再升高时又变为一氧化铅。在热的氢氧化钠溶液、醋酸或稀硝酸中溶解。

一氯化碘　Iodine Monochloride

〔ICl=162.35〕　CAS：7790-99-0

本品为棕红色油状液体或暗红色结晶；具强烈刺激性，有氯和碘的臭气；有腐蚀性和氧化性。

乙二胺四醋酸二钠　Disodium Ethylenediaminetetraacetate

〔$C_{10}H_{14}N_2Na_2O_8 \cdot 2H_2O$=372.24〕　CAS：6381-92-6

本品为白色结晶性粉末。在水中溶解，在乙醇中极微溶解。

乙二醇甲醚　Ethylene Glycol Monomethyl Ether

〔$C_3H_8O_2$=76.10〕　CAS：109-86-4

本品为无色液体。有愉快气味，有毒。与水、醇、醚、甘油、丙酮和二甲基甲酰胺能混合。沸点为 124.3℃。

乙氧基黄叱精　Ethoxychrysoidine Hydrochloride

〔$C_{14}H_{16}N_4O \cdot HCl$=292.77〕　CAS：2313-87-3

本品为深红棕色或黑褐色粉末。在水或乙醇中溶解。

***N*-乙基顺丁烯二酰亚胺**　*N*-Ethylmaleimide

〔$C_6H_7NO_2$=125.13〕　CAS：128-53-0

本品为白色结晶。在乙醇和乙醚中易溶，在水中微溶。

乙腈　Acetonitrile

〔CH_3CN=41.05〕　CAS：75-05-8

本品为无色透明液体；微有醚样臭；易燃。与水或乙醇能任意混合。

供高效液相色谱流动相使用时需满足：

吸光度　取本品，以水为空白，照紫外-可见分光光度法(通则 0401) 测定。在 200nm 的波长处，吸光度不得过 0.10，在 240～400nm 的范围内，吸光度不得过 0.01。

乙酰丙酮　Acetylacetone

〔$CH_3COCH_2COCH_3$=100.12〕　CAS：123-54-6

本品为无色或淡黄色液体；微有丙酮和醋酸的臭气；易燃。与水、乙醇、乙醚或三氯甲烷能任意比例混合。

乙酰苯胺　Acetanilide

〔C_8H_9NO=135.17〕　CAS：103-84-4

本品为有光泽的鳞片结晶，有时呈白色粉末。微有灼烧味。约在 95℃挥发。在乙醇、三氯甲烷、乙醚、丙酮和热水中易溶，在水中微溶，在石油醚中几乎不溶。

乙酰氯　Acetyl Chloride

〔CH_3COCl=78.50〕　CAS：75-36-5

本品为无色液体；有刺激性臭；能发烟，易燃；对皮肤及黏膜有强刺激性；遇水或乙醇引起剧烈分解。在三氯甲烷、乙醚、苯、石油醚或冰醋酸中溶解。

***N*-乙酰-L-酪氨酸乙酯**　*N*-Acetyl-L-Tyrosine Ethyl Ester

〔$C_{13}H_{17}NO_4$=251.28〕

本品为白色粉末。生化试剂，供糜蛋白酶效价测定用。

乙酸乙酯　Ethyl Acetate

〔$CH_3COOC_2H_5$=88.11〕　CAS：141-78-6

本品为无色透明液体。与丙酮、三氯甲烷或乙醚能任意混合，在水中溶解。

乙酸丁酯　Butyl Acetate

〔$CH_3COO(CH_2)_3CH_3$=116.16〕　CAS：123-86-4

本品为无色透明液体。与乙醇或乙醚能任意混合，在水中不溶。

乙酸戊酯　Amyl Acetate

〔$CH_3COOC_5H_{11}$=130.19〕　CAS：628-63-7

本品为无色透明液体；有水果香味；易燃。与乙醇或乙醚能任意混合，在水中微溶。

乙酸甲酯　Methyl Acetate

〔CH_3COOCH_3=74.08〕　CAS：79-20-9

本品为无色透明液体。与水、乙醇或乙醚能任意混合。

乙酸异丁酯　Isobutyl Acetate

〔$CH_3COOCH_2CH(CH_3)_2$=116.16〕　CAS：110-19-0

本品为无色液体；易燃。与乙醇或乙醚能任意混合，在水中不溶。

乙酸异戊酯　Isoamyl Acetate

〔$CH_3COOCH_2CH_2CH(CH_3)_2$=130.19〕　CAS：123-92-2

本品为无色透明液体，有香蕉样特臭。与乙酸乙酯、乙醇、戊醇、乙醚、苯或二硫化碳能任意混合，在水中极微溶解。

乙醇　Ethanol

〔C_2H_5OH=46.07〕　CAS：64-17-5

本品为无色透明液体；易挥发，易燃。与水、乙醚或苯能任意混合。

乙醛　Acetaldehyde

〔CH_3CHO=44.05〕　CAS：75-07-0

本品为无色液体；有窒息性臭；易挥发；易燃；易氧化成醋酸；久贮可聚合使液体产生浑浊或沉淀现象。与水、乙醇、三氯甲烷或乙醚能任意混合。

乙醚　Ether

〔$C_2H_5OC_2H_5$=74.12〕　CAS：60-29-7

本品为无色透明液体；具有麻而甜涩的刺激味，易挥发，易燃；有麻醉性；遇光或久置空气中可被氧化成过氧化物。沸点为 34.6℃。

二乙胺　Diethylamine

〔$(C_2H_5)_2NH$=73.14〕　CAS：109-89-7

本品为无色液体；有氨样特臭；强碱性；具腐蚀性；易挥发，易燃。与水或乙醇能任意混合。

二乙基二硫代氨基甲酸钠　Sodium Diethyldithiocarbamate

〔$(C_2H_5)_2NCS_2Na \cdot 3H_2O$=225.30〕

CAS：20624-25-3

本品为白色结晶；溶液呈碱性并逐渐分解，遇酸能分解出二硫化碳而使溶液浑浊。在水中易溶，在乙醇中溶解。

二乙基二硫代氨基甲酸银　Silver Diethyldithiocarbamate

〔$(C_2H_5)_2NCS_2Ag$=256.13〕　CAS：1470-61-7

本品为淡黄色结晶。在吡啶中易溶，在三氯甲烷中溶解，在水、乙醇、丙酮或苯中不溶。

二甲苯　Xylene

〔$C_6H_4(CH_3)_2$=106.17〕　CAS：1330-20-7

本品为无色透明液体；为邻、间、对三种异构体的混合物；具特臭；易燃。与乙醇、三氯甲烷或乙醚能任意混合，在水中不溶。沸程为 137～140℃。

二甲苯蓝 FF(二甲苯青 FF)　Xylene Cyanol FF

〔$C_{25}H_{27}N_2NaO_6S_2$=538.61〕　CAS：2650-17-1

本品为棕色或蓝黑色粉末。在乙醇中易溶，在水中溶解。

3,3′-二甲氧基联苯胺〔邻联二茴香胺、邻联(二)茴香胺〕　3,3′-Dimethoxybenzidine

〔$C_{14}H_{16}N_2O_2$=244.29〕　CAS：119-90-4

本品为白色至棕褐色结晶或粉末；在空气中带紫色光泽。在醇或醚中溶解，在水中不溶。熔点为 137～138℃。

二甲基乙酰胺　Dimethylacetamide

〔C_4H_9NO=87.12〕　CAS：127-19-5

本品为无色或几乎无色澄明液体。与水和多数有机溶剂能任意混合。

二甲基甲酰胺(*N*,*N*-二甲基甲酰胺)　Dimethylformamide

〔$HCON(CH_3)_2$=73.10〕　CAS：68-12-2

本品为无色液体；微有氨臭。与水、乙醇、三氯甲烷或乙醚能任意混合。

供高效液相色谱流动相使用时需满足：

吸光度　取本品，以水为空白，照紫外-可见分光光度法(通则 0401)测定。在 270nm、280nm 及 300nm 的波长处，吸光度分别不得过 0.60、0.15、0.05。

二甲基亚砜　Dimethylsulfoxide

〔$(CH_3)_2SO$=78.13〕　CAS：67-68-5

本品为无色黏稠液体；微有苦味；有强引湿性。在室温下遇氯能发生猛烈反应。在水、乙醇、丙酮、三氯甲烷、乙醚或苯中溶解。

二甲基黄　Dimethyl Yellow

〔$C_{14}H_{15}N_3$=225.30〕　CAS：60-11-7

本品为金黄色结晶性粉末。在乙醇、三氯甲烷、乙醚、苯、石油醚或硫酸中溶解，在水中不溶。

二甲酚橙　Xylenol Orange

〔$C_{31}H_{28}N_2Na_4O_{13}S$=760.59〕　CAS：3618-43-7

本品为红棕色结晶性粉末；易潮解。在水中易溶，在乙醇中不溶。

二苯胺 Diphenylamine

〔$(C_6H_5)_2NH$＝169.23〕 CAS：122-39-4

本品为白色结晶；有芳香臭；遇光逐渐变色。在乙醚、苯、冰醋酸或二硫化碳中溶解，在水中不溶。

二苯胺-4-磺酸钠(二苯胺磺酸钠) Sodium Diphenylamine-4-Sulfonate (Sodium Diphenylamine Sulfonate)

〔$C_{12}H_{10}NNaO_3S$＝271.27〕 CAS：6152-67-6

本品为白色结晶性粉末。露置空气中变色，遇酸变蓝。在水或热乙醇中溶解，在醚、苯、甲苯或二硫化碳中不溶。

二苯偕肼 Diphenylcarbazide

〔$C_6H_5NHNHCONHNHC_6H_5$＝242.28〕 CAS：140-22-7

本品为白色结晶性粉末；在空气中渐变红色。在热乙醇、丙酮或冰醋酸中溶解，在水中极微溶解。

2,6-二叔丁基对甲酚 Ditertbutyl-*p*-Cresol

〔$[(CH_3)_3C]_2C_6H_2(CH_3)OH$＝220.36〕

CAS：128-37-0

见叔丁羟甲苯。

二盐酸 *N*,*N*-二甲基对苯二胺 *N*,*N*-Dimethyl-*p*-Pheny-lenediamine Dihydrochloride

〔$C_8H_{12}N_2 \cdot 2HCl$＝209.11〕 CAS：536-46-9

本品为白色或灰白色结晶性粉末；置空气中色渐变暗；易吸湿。在水或乙醇中溶解。

二盐酸萘基乙二胺 *N*-Naphthylethylenediamine Dihydrochloride

〔$C_{12}H_{14}N_2 \cdot 2HCl$＝259.17〕 CAS：1465-25-4

见盐酸萘乙二胺。

二氧化钛 Titanium Dioxide

〔TiO_2＝79.87〕 CAS：13463-67-7

本品为白色粉末。在氢氟酸或热浓硫酸中溶解，在水、盐酸、硝酸或稀硫酸中不溶。

二氧化铅 Lead Dioxide

〔PbO_2＝239.20〕 CAS：1309-60-0

本品为深棕色粉末。

二氧化硅 Silicon Dioxide

〔SiO_2＝60.08〕 CAS：7631-86-9

本品为无色透明结晶或无定形粉末。在过量氢氟酸中溶解，在水或酸中几乎不溶。

二氧化锰 Manganese Dioxide

〔MnO_2＝86.94〕 CAS：1313-13-9

本品为黑色结晶或粉末；与有机物或其他还原性物质摩擦或共热能引起燃烧或爆炸。在水、硝酸或冷硫酸中不溶，有过氧化氢或草酸存在时，在硝酸或稀硫酸中溶解。

二氧六环 Dioxane

〔$C_4H_8O_2$＝88.11〕 CAS：123-91-1

本品为无色液体；有醚样特臭；易燃；易吸收氧形成过氧化物。与水或多数有机溶剂能任意混合。沸程为 100～103℃。

2,3-二氨基萘 2,3-Diaminonaphthalene

〔$C_{10}H_{10}N_2$＝158.20〕 CAS：771-97-1

本品为叶状结晶。在乙醇或乙醚中溶解。

3,5-二羟基甲苯 3,5-Dihydroxytoluene

〔$C_7H_8O_2 \cdot H_2O$＝142.15〕 CAS：6153-39-5

本品为白色结晶；在空气中易氧化变红色，有不愉快气味，味甜。在水或乙醇中溶解；在苯、三氯甲烷或二硫化碳中微溶。

1,3-二羟基萘 (1,3-萘二酚) 1,3-Dihydroxynaphthalene

〔$C_{10}H_8O_2$＝160.17〕 CAS：132-86-5

本品为粉红色片状结晶。在水、醇和醚中溶解。

2,7-二羟基萘 2,7-Dihydroxynaphthalene

〔$C_{10}H_8O_2$＝160.17〕 CAS：582-17-2

本品为白色针状或片状结晶。溶液颜色在空气中迅速变深。在热水、乙醇或乙醚中溶解，在三氯甲烷或苯中微溶。

3,5-二硝基苯甲酸 3,5-Dinitrobenzoic Acid

〔$C_7H_4N_2O_6$＝212.12〕 CAS：99-34-3

本品为白色或淡黄色结晶；能随水蒸气挥发。在乙醇或冰醋酸中易溶，在水、乙醚、苯或二硫化碳中微溶。

2,4-二硝基苯肼 2,4-Dinitrophenylhydrazine

〔$C_6H_6N_4O_4$＝198.14〕 CAS：119-26-6

本品为红色结晶性粉末；在酸性溶液中稳定，在碱性溶液中不稳定。在热乙醇、乙酸乙酯、苯胺或稀无机酸中溶解，在水或乙醇中微溶。

2,4-二硝基苯胺 2,4-Dinitroaniline

〔$C_6H_5N_3O_4$＝183.12〕 CAS：97-02-9

本品为黄色或黄绿色结晶。在三氯甲烷或乙醚中溶解，在乙醇中微溶，在水中不溶。

2,4-二硝基苯酚 2,4-Dinitrophenol

〔$C_6H_4N_2O_5$＝184.11〕 CAS：51-28-5

本品为黄色斜方结晶；加热易升华。在乙醇、乙醚、三氯甲烷或苯中溶解；在冷水中极微溶解。

2,4-二硝基氟苯 2,4-Dinitrofluorobenzene

〔$C_6H_3FN_2O_4$＝186.10〕 CAS：70-34-8

本品为淡黄色结晶或油状液体。久置遇光颜色变深。在乙醚中溶解，在水中不溶。熔点为 26℃。

2,4-二硝基氯苯 2,4-Dinitrochlorobenzene

〔$C_6H_3ClN_2O_4$＝202.55〕 CAS：97-00-7

本品为黄色结晶；遇热至高温即爆炸。在热乙醇中易溶，在乙醚、苯或二硫化碳中溶解，在水中不溶。

二硫化碳 Carbon Disulfide

〔CS_2＝76.13〕 CAS：75-15-0

本品为无色透明液体；纯品有醚臭，一般商品有恶臭；易燃；久置易分解。在乙醇或乙醚中易溶，在水中不溶。能溶解碘、溴、硫、脂肪、橡胶等。沸点为 46.5℃。

二氯化汞　Mercuric Dichloride

〔$HgCl_2$＝271.49〕　　CAS：7487-94-7

本品为白色结晶或结晶性粉末；常温下微量挥发；遇光分解成氯化亚汞。在水、乙醇、丙酮或乙醚中溶解。

二氯化氧锆(氯化锆酰)　Zirconyl Dichloride

〔$ZrOCl_2 \cdot 8H_2O$＝322.24〕　　CAS：13520-92-8

本品为白色或类白色结晶性粉末或结晶。在水或乙醇中易溶。

二氯甲烷　Dichloromethane

〔CH_2Cl_2＝84.93〕　　CAS：75-09-2

本品为无色液体；有醚样特臭。与乙醇、乙醚或二甲基甲酰胺能均匀混合，在水中略溶。沸程为40～41℃。

二氯靛酚钠　2,6-Dichloroindophenol Sodium

〔$C_{12}H_6Cl_2NNaO_2 \cdot 2H_2O$＝326.10〕

CAS：1082681-24-0

本品为草绿色荧光结晶或深绿色粉末。在水或乙醇中易溶，在三氯甲烷或乙醚中不溶。

十二烷基硫酸钠　Sodium Laurylsulfate

〔$CH_3(CH_2)_{10}CH_2OSO_3Na$＝288.38〕

CAS：151-21-3

本品为白色或淡黄色结晶或粉末；有特臭；在湿热空气中分解；本品为含85％的十二烷基硫酸钠与其他同系的烷基硫酸钠的混合物。在水中易溶，其10％水溶液在低温时不透明，在热乙醇中溶解。

十四烷酸异丙酯　Isopropyl Myristate

〔$C_{17}H_{34}O_2$＝270.46〕　　CAS：110-27-0

本品为无色液体。溶于乙醇、乙醚、丙酮、三氯甲烷或甲苯，不溶于水、甘油或丙二醇。约208℃分解。

2,3-丁二酮　2,3-Butanedione

〔$C_4H_6O_2$＝86.09〕　　CAS：431-03-8

本品为黄绿色液体；有特臭。与乙醇或乙醚能混匀；在水中溶解。

丁二酮肟　Dimethylglyoxime

〔$CH_3C(NOH)C(NOH)CH_3$＝116.12〕

CAS：95-45-4

本品为白色粉末。在乙醇或乙醚中溶解，在水中不溶。

丁酮　Butanone

〔$CH_3COC_2H_5$＝72.11〕　　CAS：78-93-3

本品为无色液体；易挥发，易燃；与水能共沸；对鼻、眼黏膜有强烈的刺激性。与乙醇或乙醚能任意混合。

丁醇（正丁醇）　Butanol(*n*-Butanol)

〔$CH_3(CH_2)_3OH$＝74.12〕　　CAS：71-36-3

本品为无色透明液体；有特臭，易燃；具强折光性。与乙醇、乙醚或苯能任意混合，在水中溶解。沸程为117～118℃。

儿茶酚　Catechol

〔$C_6H_6O_2$＝110.11〕　　CAS：120-80-9

本品为无色或淡灰色结晶或结晶性粉末；能随水蒸气挥发。在水、乙醇或苯中易溶。

儿茶酚紫　Catechol Violet

〔$C_{19}H_{14}O_7S$＝386.37〕　　CAS：115-41-3

本品为红棕色结晶性粉末，带金属光泽。在水或乙醇中易溶。

三乙二胺　Triethylenediamine

〔$C_6H_{12}N_2$＝112.17〕

本品为白色或微黄色结晶；有特臭；有引湿性。在水、甲醇或乙醇中易溶。

三乙胺　Triethylamine

〔$(C_2H_5)_3N$＝101.19〕　　CAS：121-44-8

本品为无色液体；有强烈氨臭。与乙醇或乙醚能任意混合，在水中微溶。沸点为89.5℃。

三乙醇胺　Triethanolamine

〔$N(CH_2CH_2OH)_3$＝149.19〕　　CAS：102-71-6

本品为无色或淡黄色黏稠状液体；久置色变褐，露置空气中能吸收水分和二氧化碳；呈强碱性。与水或乙醇能任意混合。

三甲基戊烷(异辛烷)　Trimethylpentane

〔$(CH_3)_3CCH_2CH(CH_3)_2$＝114.23〕　CAS：540-84-1

本品为无色透明液体；与空气能形成爆炸性的混合物；易燃。在丙酮、三氯甲烷、乙醚或苯中溶解，在水中不溶。沸点为99.2℃。

三氟醋酸　Trifluoroacetic Acid

〔CF_3COOH＝114.02〕　　CAS：76-05-1

本品为无色发烟液体；有吸湿性；有强腐蚀性。在水、乙醇、丙酮或乙醚中易溶。

三氧化二砷　Arsenic Trioxide

〔As_2O_3＝197.84〕　　CAS：1327-53-3

本品为白色结晶性粉末；无臭，无味；徐徐加热能升华而不分解。在沸水、氢氧化钠或碳酸钠溶液中溶解，在水中微溶；在乙醇、三氯甲烷或乙醚中几乎不溶。

三氧化铬　Chromium Trioxide

〔CrO_3＝99.99〕　　CAS：1333-82-0

本品为暗红色结晶；有强氧化性与腐蚀性；有引湿性；与有机物接触能引起燃烧。在水中易溶，在硫酸中溶解。

三羟甲基氨基甲烷　Trometamol

〔$C_4H_{11}NO_3$＝121.14〕　　CAS：77-86-1

本品为白色结晶；具强碱性。在水中溶解，在乙醚中不溶。

三硝基苯酚　Trinitrophenol

〔$C_6H_3N_3O_7$＝229.10〕　　CAS：88-89-1

本品为淡黄色结晶；无臭，味苦；干燥时遇强热或撞击、摩擦易发生猛烈爆炸。在热水、乙醇或苯中溶解。

三氯化钛 Titanium Trichloride

〔$TiCl_3$＝154.22〕 CAS：7705-07-9

本品为暗红紫色结晶；易引湿；不稳定，干燥粉末在空气中易引火，在潮湿空气中极易反应很快解离。在醇中溶解，在醚中几乎不溶。

三氯化铁 Ferric Chloride

〔$FeCl_3 \cdot 6H_2O$＝270.29〕 CAS：10025-77-1

本品为棕黄色或橙黄色结晶性块状物；极易引湿。在水、乙醇、丙酮、乙醚或甘油中易溶。

三氯化铝 Aluminium Trichloride

〔$AlCl_3$＝133.33〕 CAS：7446-70-0

本品为白色或淡黄色结晶或结晶性粉末；具盐酸的特臭；在空气中发烟；遇水发热甚至爆炸；有引湿性；有腐蚀性。在水或乙醚中溶解。

三氯化锑 Antimony Trichloride

〔$SbCl_3$＝228.11〕 CAS：10025-91-9

本品为白色结晶；在空气中发烟；有引湿性；有腐蚀性。在乙醇、丙酮、乙醚或苯中溶解。在水中溶解并分解为不溶的氢氧化锑。

三氯化碘 Iodine Trichloride

〔ICl_3＝233.25〕 CAS：865-44-1

本品为黄色或淡棕色结晶；有强刺激臭；在室温中能挥发，遇水易分解；有引湿性；有腐蚀性。在水、乙醇、乙醚或苯中溶解。

三氯六氨合钴(Ⅲ) Hexaamminecobalt(Ⅲ) Chloride

〔$[Co(NH_3)_6]Cl_3$＝267.47〕 CAS：10534-89-1

本品为黄色或橙黄色结晶。

三氯甲烷 Chloroform

〔$CHCl_3$＝119.37〕 CAS：67-66-3

本品为无色透明液体；质重，有折光性，易挥发。与乙醇、乙醚、苯、石油醚能任意混合，在水中微溶。

三氯醋酸 Trichloroacetic Acid

〔CCl_3COOH＝163.38〕 CAS：76-03-9

本品为无色结晶；有特臭；有引湿性；有腐蚀性；水溶液呈强酸性。在乙醇或乙醚中易溶，在水中溶解。

干酪素 Casein CAS：9000-71-9

本品为白色无定形粉末或颗粒；无臭，无味；有引湿性。溶于稀碱或浓酸中，不溶于水和有机溶剂。

大豆木瓜蛋白消化物 Papaic Digest of Soybean Meal

本品是从未熟的番木瓜中获得，可消化蛋白质的酶。为黄色或浅黄色粉末，在水中溶解。

己二酸聚乙二醇酯 Polyethylene Glycol Adipate

$HO[CH_2CH_2OCO(CH_2)_4COO]_nH$

本品为白色粉末或结晶。在三氯甲烷中溶解，在水、乙醇或乙醚中不溶。

己烷磺酸钠 Sodium Hexanesulfonate

〔$C_6H_{13}NaO_3S$＝188.22〕 CAS：2832-45-3

本品为白色或类白色粉末。在水中溶解。含$C_6H_{13}NaO_3S$应不少于98.0%。

己烷磺酸钠一水合物 Sodium Hexanesulfonate Monohydrate

〔$C_6H_{13}NaO_3S \cdot H_2O$＝206.23〕 CAS：207300-91-2

本品为白色或类白色粉末。在水中溶解。含$C_6H_{13}NaO_3S \cdot H_2O$应不少于98.0%。

刃天青 Resazurin

〔$C_{12}H_7NO_4$＝229.19〕 CAS：550-82-3

本品为深红色结晶，有绿色光泽。在稀氢氧化钠溶液中溶解，在乙醇或冰醋酸中微溶，在水或乙醚中不溶。

马铃薯淀粉 Potato Starch

〔$(C_6H_{10}O_5)_n$〕

见淀粉。

无水乙醇 Ethanol，Absolute

〔C_2H_5OH＝46.07〕 CAS：64-17-5

本品为无色透明液体；有醇香味；易燃；有引湿性；含水不得过0.3%。与水、丙酮或乙醚能任意混合。沸点为78.5℃。

无水乙醚 Diethyl Ether，Anhydrous

〔$(C_2H_5)_2O$＝74.12〕 CAS：60-29-7

参见乙醚项，但水分含量较少。

无水甲酸 Formic Acid，Anhydrous

〔$HCOOH$＝46.03〕 CAS：64-18-6

本品为无色透明液体；有刺激性特臭；有强腐蚀性，呈强酸性。含HCOOH不少于98%。与水、乙醇或乙醚能任意混合。

无水甲醇 Methanol，Anhydrous

〔CH_3OH＝32.04〕 CAS：67-56-1

本品为无色透明液体；易挥发；燃烧时无烟，有蓝色火焰；含水分不得过0.05%。与水、乙醇或乙醚能任意混合。沸点为64.7℃。

无水亚硫酸钠 Sodium Sulfite，Anhydrous

〔Na_2SO_3＝126.04〕 CAS：7757-83-7

本品为白色细小结晶或粉末。在水或甘油中溶解，在乙醇中极微溶解。

无水吗啡 Morphine，Anhydrous

〔$C_{17}H_{19}NO_3$＝285.34〕 CAS：57-27-2

本品为斜方晶型短柱状棱晶（苯甲醚中结晶）；加热至254℃时分解。

无水吡啶 Pyridine，Anhydrous

〔C_5H_5N＝79.10〕 CAS：110-86-1

取吡啶200ml，加苯40ml，混合后在砂浴上加热蒸馏，收集115～116℃的馏出物，密封，备用。

无水硫酸钠(硫酸钠) Sodium Sulfate，Anhydrous

〔Na_2SO_4＝142.04〕 CAS：7757-82-6

本品为白色结晶性粉末；有引湿性。在水中溶解，在乙醇中不溶。

无水硫酸铜　Cupric Sulfate，Anhydrous

〔$CuSO_4$＝159.60〕　CAS：7758-98-7

本品为灰白色或绿白色结晶或无定形粉末；有引湿性。在水中溶解，在乙醇中几乎不溶。

无水氯化钙　Calcium Chloride，Anhydrous

〔$CaCl_2$＝110.98〕　CAS：10043-52-4

本品为白色颗粒或熔融块状；有强引湿性。在水或乙醇中易溶，溶于水时放出大量热。

无水碳酸钠　Sodium Carbonate，Anhydrous

〔Na_2CO_3＝105.99〕　CAS：497-19-8

本品为白色粉末或颗粒；在空气中能吸收1分子水。在水中溶解，水溶液呈强碱性。在乙醇中不溶。

无水碳酸钾　Potassium Carbonate，Anhydrous

〔K_2CO_3＝138.20〕　CAS：584-08-7

本品为白色结晶或粉末，有引湿性。在水中溶解，水溶液呈强碱性。在乙醇中不溶。

无水醋酸钠　Sodium Acetate，Anhydrous

〔$NaC_2H_3O_2$＝82.03〕　CAS：127-09-3

本品为白色粉末；有引湿性。在水中易溶，在乙醇中溶解。

无水磷酸氢二钠　Disodium Hydrogen Phosphate，Anhydrous

〔Na_2HPO_4＝141.96〕　CAS：7558-79-4

本品为白色结晶性粉末；有引湿性，久置空气中能吸收2～7分子结晶水。在水中易溶，在乙醇中不溶。

无氨水　Purified Water，Ammonia Free

取纯化水1000ml，加稀硫酸1ml与高锰酸钾试液1ml，蒸馏，即得。

〔检查〕取本品50ml，加碱性碘化汞钾试液1ml，不得显色。

无硝酸盐与无亚硝酸盐的水　Water，Nitrate-Free and Nitrite-Free

取无氨水或去离子水，即得。

〔检查〕取本品，照纯化水项下硝酸盐与亚硝酸盐检查，不得显色。

无氮硫酸　Sulfuric Acid，Nitrogen Free

取硫酸适量，置瓷蒸发皿内，在砂浴上加热至出现三氧化硫蒸气（约需2小时），再继续加热15分钟，置空干燥器内放冷，即得。

无醇三氯甲烷　Chloroform，Ethanol Free

〔$CHCl_3$＝119.37〕

取三氯甲烷500ml，用水洗涤3次，每次50ml，分取三氯甲烷层，用无水硫酸钠干燥12小时以上，用脱脂棉滤过，蒸馏，即得。临用新制。

无醛乙醇　Ethanol，Aldehyde Free

取醋酸铅2.5g，置具塞锥形瓶中，加水5ml溶解后，加乙醇1000ml，摇匀，缓缓加乙醇制氢氧化钾溶液（1→5）25ml，放置1小时，强力振摇后，静置12小时，倾取上清液，蒸馏即得。

〔检查〕取本品25ml，置锥形瓶中，加二硝基苯肼试液75ml，置水浴上加热回流24小时，蒸去乙醇，加2%(ml/ml)硫酸溶液200ml，放置24小时后，应无结晶析出。

五氧化二钒　Vanadium Pentoxide

〔V_2O_5＝181.88〕　CAS：1314-62-1

本品为橙黄色结晶性粉末或红棕色针状结晶。在酸或碱溶液中溶解，在水中微溶，在乙醇中不溶。

五氧化二碘　Iodine Pentoxide

〔I_2O_5＝333.80〕　CAS：12029-98-0

本品为白色结晶性粉末；遇光易分解；有引湿性。在水中易溶而形成碘酸，在无水乙醇、三氯甲烷、乙醚或二硫化碳中不溶。

五氧化二磷　Phosphorus Pentoxide

〔P_2O_5＝141.94〕　CAS：1314-56-3

本品为白色粉末；有蒜样特臭；有腐蚀性；极易引湿。

太坦黄　Titan Yellow

〔$C_{28}H_{19}N_5Na_2O_6S_4$＝695.71〕　CAS：1829-00-1

本品为淡黄色或棕色粉末。在水、乙醇、硫酸或氢氧化钠溶液中溶解。

中性乙醇　Ethanol，Neutral

取乙醇，加酚酞指示液2～3滴，用氢氧化钠滴定液(0.1mol/L)滴定至显粉红色，即得。

中性红　Neutral Red

〔$C_{15}H_{17}N_4Cl$＝288.78〕　CAS：553-24-2

本品为深绿色或棕黑色粉末。在水或乙醇中溶解。

水合氯醛　Chloral Hydrate

〔$C_2H_3Cl_3O_2$＝165.39〕　CAS：302-17-0

本品为白色结晶；有刺激性特臭；对皮肤有刺激性；露置空气中逐渐挥发，放置时间稍久即转变为黄色。在乙醇、三氯甲烷或乙醚中溶解，在水中溶解并解离。

水杨酸　Salicylic Acid

〔$C_7H_6O_3$＝138.12〕　CAS：69-72-7

本品为白色结晶或粉末；味甜后变辛辣；见光渐变色；76℃即升华。在乙醇或乙醚中溶解，在水中微溶。

水杨酸钠　Sodium Salicylate

〔$C_7H_5NaO_3$＝160.10〕　CAS：54-21-7

本品为白色鳞片或粉末；无臭；久置光线下变为粉红色。在水或甘油中易溶，在乙醇中溶解，在三氯甲烷、乙醚或苯中几乎不溶。

水杨醛　Salicylaldehyde

〔$C_6H_4(OH)CHO$＝122.12〕　CAS：90-02-8

本品为无色或淡褐色油状液体；有杏仁味。在乙醇、乙醚或苯中溶解，在水中微溶。

牛肉浸出粉　Beef Extract Powder

本品为米黄色粉末，具吸湿性。在水中溶解。

牛肉浸膏　Beef Extract

本品为黄褐色至深褐色膏状物质；有肉香样特臭；味酸。在水中溶解。

〔检查〕氯化物　本品含氯化物以NaCl计算，不得过固性物的6%。

硝酸盐　取本品的溶液(1→10)，加活性炭煮沸脱色后，滤过，分取滤液1滴，加入二苯胺的硫酸溶液(1→100)3滴中，不得显蓝色。

乙醇中不溶物　取本品的溶液(1→10)25ml，加乙醇50ml，振摇混合后，滤过，滤渣用乙醇溶液(2→3)洗净，在105℃干燥2小时，遗留残渣不得过固性物的10%。

醇溶性氮　取乙醇中不溶物项下得到的滤液测定，含氮量不得少于醇溶物质的6%。

固性物　取本品的溶液(1→10)10ml，加洁净砂粒或石棉混合后，在105℃干燥16小时，遗留残渣不得少于0.75g。

炽灼残渣　不得过固性物的30%(通则0841)。

牛血红蛋白　Beef Hemoglobin　　CAS：9008-02-0

本品为深棕色结晶或结晶性粉末。在水或稀酸中溶解。

〔检查〕纯度　用醋酸纤维素薄膜电泳后，应得到一条电泳区带。

总氮量　含总氮量不得少于16.0%（通则0704第一法）。

干燥失重　取本品，在105℃干燥至恒重，减失重量不得过10.5%（通则0831）。

炽灼残渣　不得过1.0%(通则0841)。

牛胆盐　Ox Bile Salt

本品为白色或浅黄色粉末，味苦而甜，具吸湿性。在水或醇中易溶。

牛磺胆酸钠　Sodium Taurocholate

〔$C_{26}H_{44}NNaO_7S$=537.69〕　　CAS：145-42-6

本品为白色结晶，味先甜而后苦。在水中易溶，在乙醇中溶解。

乌洛托品　Urotropine

〔$C_6H_{12}N_4$=140.19〕　　CAS：100-97-0

本品为白色结晶；无臭。在水、乙醇或三氯甲烷中溶解，在乙醚中微溶。

六水合氯化钆　Gadolinium Trichloride Hexahydrate

〔$GdCl_3·6H_2O$=371.69〕　　CAS：13450-84-5

本品为白色或无色结晶，具刺激性。

2,4,6,2′,4′,6′-六硝基二苯胺(二苦味酸基胺)

2,4,6,2′,4′,6′-Hexanitrodiphenylamine

〔$C_{12}H_5N_7O_{12}$=439.21〕　　CAS：131-73-7

本品为黄色结晶；受热或强烈撞击能引起强烈爆炸。在硝酸中溶解，在丙酮中微溶，在水、乙醇、乙醚或三氯甲烷中不溶。

巴比妥　Barbital

〔$C_8H_{12}N_2O_3$=184.20〕　　CAS：57-44-3

本品为白色结晶或粉末；味微苦。在热水、乙醇、乙醚或碱性溶液中溶解。

巴比妥钠　Barbital Sodium

〔$C_8H_{11}N_2NaO_3$=206.18〕　　CAS：144-02-5

本品为白色结晶或粉末；味苦。在水中溶解，在乙醇中微溶，在乙醚中不溶。

双环己酮草酰二腙　Bis(cyclohexanone)oxalyldihydrazone

〔$C_{14}H_{22}N_4O_2$=278.36〕　　CAS：370-81-0

本品为白色结晶。在热甲醇或乙醇中溶解，在水中不溶。

双硫腙(二苯硫代偕肼腙)　Dithizone

〔$C_{13}H_{12}N_4S$=256.33〕　　CAS：60-10-6

本品为蓝黑色结晶性粉末。在三氯甲烷或四氯化碳中溶解，在水中不溶。

孔雀绿　Malachite Green

〔$C_{52}H_{54}N_4O_{12}$=927.02〕

本品为绿色片状结晶；带金属光泽。在热水或乙醇中易溶，在水中极微溶解。

玉米淀粉　Maize Starch

本品以玉米为原料经湿磨法加工制成白色略带浅黄色粉末，具有光泽。白玉米淀粉洁白有光泽，黄玉米淀粉白色略带微黄色阴影。在冷水、乙醇中不溶。

正十四烷　*n*-Tetradecane

〔$CH_3(CH_2)_{12}CH_3$=198.39〕　　CAS：629-59-4

本品为无色透明液体。与乙醇或乙醚能任意混合，在水中不溶。

正丁醇　见丁醇。　　CAS：71-36-3

正己烷　*n*-Hexane

〔C_6H_{14}=86.18〕　　CAS：110-54-3

本品为无色透明液体；微有特臭；极易挥发；对呼吸道有刺激性。与乙醇或乙醚能任意混合，在水中不溶。沸点为69℃。

供高效液相色谱流动相使用时需满足：

吸光度　取本品，以水为空白，照紫外-可见分光光度法（通则0401）测定。在210nm的波长处，吸光度不得过0.3，在260～400nm的范围内，吸光度不得过0.01。

正丙醇　见丙醇。　　CAS：71-23-8

正戊醇　见戊醇。　　CAS：71-41-0

正辛胺　*n*-Octylamine

〔$CH_3(CH_2)_7NH_2$=129.25〕　　CAS：111-86-4

本品为无色液体。有氨样臭。在乙醇或乙醚中易溶，在水中微溶。

正辛醇 *n*-Octanol

〔$C_8H_{17}OH$＝130.23〕　CAS：111-87-5

本品为无色透明液体；有特殊芳香臭。与乙醇、乙醚或三氯甲烷能任意混合，在水中不溶。沸程为194～195℃。

正庚烷 见庚烷。　CAS：142-82-5

去氧胆酸钠 Sodium Deoxycholate

〔$C_{24}H_{39}NaO_4$＝414.56〕　CAS：302-95-4

本品为白色结晶性粉末，味苦。易溶于水，微溶于醇，不溶于醚。

甘油 Glycerin

〔$C_3H_8O_3$＝92.09〕　CAS：56-81-5

本品为无色澄明黏稠液体；无臭；味甜；有引湿性。与水或乙醇能任意混合。

甘氨酸 Glycine

〔$C_2H_5NO_2$＝75.07〕　CAS：56-40-6

本品为白色结晶性粉末。在水与吡啶中溶解，在乙醇中微溶，在乙醚中几乎不溶。

甘露醇 Mannitol

〔$C_6H_{14}O_6$＝182.17〕　CAS：69-65-8

本品为白色结晶；无臭，味甜。在水中易溶，在乙醇中略溶，在乙醚中几乎不溶。

可溶性淀粉 Soluble Starch　CAS：9005-84-9

见淀粉。

丙二酸 Malonic Acid

〔$C_3H_4O_4$＝104.06〕　CAS：141-82-2

本品为白色透明结晶；有强刺激性。在水、甲醇、乙醇、乙醚或吡啶中溶解。

丙二醇 Propylene Glycol

〔$C_3H_8O_2$＝76.10〕　CAS：57-55-6

本品为无色黏稠液体；味微辛辣。与水、丙酮或三氯甲烷能任意混合。

丙烯酰胺 Acrylamide

〔C_3H_5NO＝71.08〕　CAS：79-06-1

本品为白色薄片状结晶。在水、乙醇、乙醚、丙酮或三氯甲烷中溶解，在甲苯中微溶，在苯及正庚烷中不溶。

丙酮 Acetone

〔CH_3COCH_3＝58.08〕　CAS：67-64-1

本品为无色透明液体；有特臭；易挥发；易燃。在水或乙醇中溶解。

丙醇(正丙醇) Propanol (*n*-Propanol)

〔$CH_3CH_2CH_2OH$＝60.10〕　CAS：71-23-8

本品为无色透明液体；易燃。与水、乙醇或乙醚能任意混合。沸点为97.2℃。

石油醚 Petroleum Ether

本品为无色透明液体；有特臭；易燃；低沸点规格品极易挥发。与无水乙醇、乙醚或苯能任意混合，在水中不溶。沸程为30～60℃；60～90℃；90～120℃。

石蕊 Litmus　CAS：1393-92-6

本品为蓝色粉末或块状。在水或乙醇中能部分溶解。

戊二醛 Glutaradehyde

〔$C_5H_8O_2$＝100.12〕　CAS：111-30-8

本品为无色透明油状液体，在水、乙醇或乙醚中易溶。

戊烷磺酸钠 Sodium Pentanesulfonate

〔$C_5H_{11}NaO_3S$＝174.19〕　CAS：22767-49-3

本品为白色或类白色的结晶或结晶性粉末。在水中溶解。含$C_5H_{11}NaO_3S$应不少于98.0%。

戊烷磺酸钠一水合物 Sodium Pentanesulfonate Monohydrate

〔$C_5H_{11}NaO_3S \cdot H_2O$＝192.20〕　CAS：207605-40-1

本品为白色或类白色的结晶或结晶性粉末。在水中溶解。含$C_5H_{11}NaO_3S \cdot H_2O$应不少于98.0%。

戊醇(正戊醇) 1-Pentanol(*n*-Pentanol)

〔$C_5H_{12}O$＝88.15〕　CAS：71-41-0

本品为无色透明液体；有刺激性特臭。其蒸气与空气能形成爆炸性的混合物。与乙醇或乙醚能任意混合，在水中微溶。沸点为138.1℃。

甲苯 Toluene

〔$C_6H_5CH_3$＝92.14〕　CAS：108-88-3

本品为无色透明液体；有苯样特臭；易燃。与乙醇或乙醚能任意混合。沸点为110.6℃。

甲苯胺蓝 Toluidine Blue

〔$C_{15}H_{16}ClN_3S$＝305.82〕　CAS：92-31-9

本品为深绿色粉末，具有古铜色光泽。在水中易溶，在乙醇中微溶，在三氯甲烷中极微溶解；在乙醚中几乎不溶。

4-甲基伞形酮葡糖苷酸 4-Methylumbelliferyl-*β*-D-Glucuronide，MUG

〔$C_{16}H_{16}O_9$＝352.30〕

本品为白色针状结晶。在水、乙醇或乙醚中溶解。在稀氢氧化钠溶液中分解。

甲基异丁基酮(甲基异丁酮) Methyl Isobutyl Ketone

〔$CH_3COCH_2CH(CH_3)_2$＝100.16〕　CAS：108-10-1

本品为无色液体；易燃。与乙醇、乙醚或苯能任意混合，在水中微溶。

甲基红 Methyl Red

〔$C_{15}H_{15}N_3O_2$＝269.30〕　CAS：493-52-7

本品为紫红色结晶。在乙醇或醋酸中溶解，在水中不溶。

甲基橙 Methyl Orange

〔$C_{14}H_{14}N_3NaO_3S$＝327.33〕　CAS：547-58-0

本品为橙黄色结晶或粉末。在热水中易溶，在乙醇中几乎不溶。

甲酚红 Cresol Red

〔$C_{21}H_{18}O_5S$＝382.43〕　CAS：1733-12-6

本品为深红色、红棕色或深绿色粉末。在乙醇或稀氢氧化钠溶液中易溶，在水中微溶。

甲酰胺 Formamide

〔CH_3NO=45.04〕 CAS：75-12-7

本品为无色略带黏性的液体；微具氨臭；有引湿性；有刺激性。与水或乙醇能任意混合。

供水分检查使用时需满足：

水分 取本品，照水分测定法（通则 0832 第一法 2）测定，含水分不得过 0.1%。

甲酸 Formic Acid

〔HCOOH=46.03〕 CAS：64-18-6

本品为无色透明液体；有刺激性特臭；对皮肤有腐蚀性。含 HCOOH 不少于 85%。与水、乙醇、乙醚或甘油能任意混合。

甲酸乙酯 Ethyl Formate

〔$HCOOC_2H_5$=74.08〕 CAS：109-94-4

本品为低黏度液体；易燃；对皮肤及黏膜有刺激性，浓度高时有麻醉性。与乙醇或乙醚能任意混合，在 10 份水中溶解，同时逐渐分解出甲酸及乙醇。

甲酸钠 Sodium Formate

〔$HCOONa \cdot 2H_2O$=104.04〕

本品为白色结晶；微有甲酸臭气；有引湿性。在水或甘油中溶解，在乙醇中微溶。

甲酸铵 Ammonium Formate

〔CH_5NO_2=63.06〕 CAS：540-69-2

本品为无色结晶或颗粒；易潮解。在水或乙醇中溶解。

甲醇 Methanol

〔CH_3OH=32.04〕 CAS：67-56-1

本品为无色透明液体；具挥发性；易燃；含水分为 0.1%。与水、乙醇或乙醚能任意混合。沸程为 64～65℃。

供高效液相色谱流动相使用时需满足：

吸光度 取本品，以水为空白，照紫外-可见分光光度法（通则 0401）测定。在 210nm、220nm、230nm、240nm 及 250nm 的波长处，吸光度分别不得过 0.70、0.30、0.13、0.07、0.02，在 260～400nm 的范围内，吸光度不得过 0.01。

甲醛溶液 Formaldehyde Solution

〔HCHO=30.03〕 CAS：50-00-0

本品为无色液体；遇冷聚合变浑浊；在空气中能缓慢氧化成甲酸；有刺激性。含 HCHO 约 37%。与水或乙醇能任意混合。

四丁基氢氧化铵溶液 见氢氧化四丁基铵溶液。

四丁基溴化铵（溴化四丁基铵） Tetrabutylammonium Bromide

〔$(C_4H_9)_4NBr$=322.38〕 CAS：1643-19-2

本品为白色结晶；有潮解性。在水、醇、醚或丙酮中易溶。含量应不少于 98.0%。

四甲基乙二胺 Tetramethylethylenediamine

〔$C_6H_{16}N_2$=116.21〕 CAS：110-18-9

本品为无色透明液体。与水或乙醇能任意混合。

四苯硼钠 Sodium Tetraphenylboron

〔$(C_6H_5)_4BNa$=342.22〕 CAS：143-66-8

本品为白色结晶；无臭。在水、甲醇、无水乙醇或丙酮中易溶。

四庚基溴化铵 Tetraheptylammonium Bromide

〔$(C_7H_{15})_4NBr$=490.70〕 CAS：4368-51-8

色谱纯，熔点 89～91℃。

四氢呋喃 Tetrahydrofuran

〔C_4H_8O=72.11〕 CAS：109-99-9

本品为无色液体；有醚样特臭；易燃；在贮存中易形成过氧化物。与水、乙醇、丙酮或乙醚能任意混合。沸点为 66℃。

供高效液相色谱流动相使用时需满足：

吸光度 取本品，以水为空白，照紫外-可见分光光度法（通则 0401）测定。在 240nm、254nm、280nm、290nm 波长处，吸光度分别不得过 0.35、0.20、0.05、0.02，在 300～400nm 的范围内，吸光度不得过 0.01。

稳定剂 应不添加稳定剂。

四氢硼钾 Potassium Tetrahydroborate

〔KBH_4=53.94〕 CAS：13762-51-1

本品为白色结晶；在空气中稳定。在水中易溶。

四羟蒽醌（醌茜素） Quinalizarin

〔$C_{14}H_8O_6$=272.21〕 CAS：81-61-8

本品为红色或暗红色结晶或粉末；带绿色的金属光泽。在醋酸中溶解为黄色，在硫酸中溶解为蓝紫色，在碱性水溶液中呈红紫色，在水中不溶。

四氮唑蓝 Tetrazolium Blue

〔$C_{40}H_{32}Cl_2N_8O_2$=727.65〕 CAS：1871-22-3

本品为无色或黄色结晶。在甲醇、乙醇或三氯甲烷中易溶，在水中微溶。

四氯化碳 Carbon Tetrachloride

〔CCl_4=153.81〕 CAS：56-23-5

本品为无色透明液体；有特臭；质重。与乙醇、三氯甲烷、乙醚或苯能任意混合；在水中极微溶解。

四溴酚酞乙酯钾 Ethyl Tetrabromophenolphthalein Potassium

〔$C_{22}H_{13}Br_4KO_4$=700.06〕 CAS：62637-91-6

本品为深绿色或紫蓝色结晶性粉末。在水、乙醇或乙醚中溶解。

司盘 80 见油酸山梨坦。 CAS：1338-43-8

对二甲氨基苯甲醛 *p*-Dimethylaminobenzaldehyde

〔$C_9H_{11}NO$=149.19〕 CAS：100-10-7

本品为白色或淡黄色结晶；有特臭；遇光渐变红。在乙醇、丙酮、三氯甲烷、乙醚或醋酸中溶解，在水中微溶。

α-对甲苯磺酰-L-精氨酸甲酯盐酸盐 *p*-Tosyl-L-Arginine Methyl Ester Hydrochloride

〔$C_{14}H_{22}N_4O_4S \cdot HCl$＝378.87〕　CAS：1784-03-8

本品为白色结晶。在水与甲醇中溶解。

对甲苯磺酸 *p*-Toluenesulfonic Acid

〔$CH_3C_6H_4SO_3H \cdot H_2O$＝190.21〕　CAS：6192-52-5

本品为白色结晶。在水中易溶，在乙醇和乙醚中溶解。

对甲氧基苯甲醛（茴香醛） *p*-Methoxybenzaldehyde (Anisaldehyde)

〔$CH_3OC_6H_4CHO$＝136.15〕　CAS：123-11-5

本品为无色油状液体。与醇或醚能任意混合，在水中微溶。

对甲氨基苯酚硫酸盐 *p*-Methylaminophenol Sulfate

〔$C_{14}H_{18}N_2O_2 \cdot H_2SO_4$＝344.38〕　CAS：55-55-0

本品为白色结晶；见光变灰色。在水中溶解，在乙醇或乙醚中不溶。

对苯二胺 *p*-Diaminobenzene

〔$C_6H_4(NH_2)_2$＝108.14〕　CAS：106-50-3

本品为白色或淡红色结晶；露置空气中色变暗；受热易升华。在乙醇、三氯甲烷或乙醚中溶解，在水中微溶。

对苯二酚（氢醌） *p*-Dihydrocybezene (Hydroquinone)

〔$C_6H_4(OH)_2$＝110.11〕　CAS：123-31-9

本品为白色或类白色结晶；见光易变色。在热水中易溶，在水、乙醇或乙醚中溶解。

对氨基苯甲酸 *p*-Aminobenzoic Acid

〔$C_7H_7NO_2$＝137.14〕　CAS：150-13-0

本品为白色结晶，露置空气或光线中渐变为淡黄色。在沸水、乙醇、乙醚或醋酸中易溶，在水中极微溶解。

对氨基苯磺酸 Sulfanilic Acid

〔$C_6H_7NO_3S$＝173.19〕　CAS：121-57-3

本品为白色或类白色粉末；见光易变色。在氨溶液、氢氧化钠溶液或碳酸钠溶液中易溶，在热水中溶解，在水中微溶。

对氨基酚 *p*-Aminophenol

〔C_6H_7NO＝109.13〕　CAS：123-30-8

本品为白色或黄色结晶性粉末；露置空气中或光线中渐变色。在热水或乙醇中溶解。

α-对羟基苯甘氨酸 *p*-Hydroxyphenylglycine

〔$C_8H_9NO_3$＝167.16〕　CAS：22818-40-2

本品为白色有光泽的薄片结晶。在盐酸溶液（1→5）中易溶，在酸或碱中溶解，在水、乙醇、乙醚、丙酮、三氯甲烷、苯、冰醋酸或乙酸乙酯中几乎不溶。

对羟基苯甲酸乙酯 Ethyl *p*-Hydroxybenzoate

〔$C_9H_{10}O_3$＝166.18〕　CAS：120-47-8

本品为白色结晶；无臭，无味。在乙醇、乙醚中溶解，在水中微溶。

对羟基苯甲酸丙酯 Propyl *p*-Hydroxybenzoate

〔$C_{10}H_{12}O_3$＝180.20〕　CAS：94-13-3

本品为白色结晶。在乙醇或乙醚中易溶，在沸水中微溶，在水中几乎不溶。

对羟基苯甲酸甲酯 Methyl *p*-Hydroxybenzoate

〔$C_8H_8O_3$＝152.15〕　CAS：99-76-3

本品为无色结晶或白色结晶性粉末；无气味或微有刺激性气味。在乙醇、乙醚或丙酮中溶解，在苯或四氯化碳中微溶，在水中几乎不溶。

对羟基联苯 *p*-Hydroxydiphenyl

〔$C_6H_5C_6H_4OH$＝170.21〕　CAS：92-69-3

本品为类白色结晶。在乙醇或乙醚中易溶，在碱溶液中溶解，在水中不溶。

对硝基苯胺 *p*-Nitroaniline

〔$C_6H_6N_2O_2$＝138.13〕　CAS：100-01-6

本品为黄色结晶或粉末。在甲醇中易溶，在乙醇或乙醚中溶解，在水中不溶。

对硝基苯偶氮间苯二酚 (*p*-Nitrophenyl-azo)-Resorcinol

〔$C_{12}H_9N_3O_4$＝259.22〕　CAS：74-39-5

见偶氮紫。

对硝基苯磷酸二钠 *p*-Nitrophenylphosphate

〔$C_6H_4NNa_2O_6P \cdot 6H_2O$＝371.14〕

本品为白色或淡黄色结晶粉末，溶于水。

对硝基酚 *p*-Nitrophenol

〔$C_6H_5NO_3$＝139.11〕　CAS：100-02-7

本品为白色或淡黄色结晶；能升华；易燃。在乙醇、三氯甲烷、乙醚或氢氧化钠溶液中易溶，在水中微溶。

对氯苯胺 *p*-Chloroaniline

〔C_6H_6ClN＝127.57〕　CAS：106-47-8

本品为白色或暗黄色结晶。在热水、乙醇、乙醚或丙酮中溶解。

对氯苯酚 *p*-Chlorophenol

〔C_6H_5ClO＝128.56〕　CAS：106-48-9

本品为白色结晶；有酚样特臭。在乙醇、乙醚中易溶，在水中微溶。

发色底物 S-2238 Chromogenic Substrate S-2238

〔*H*-D-Phe-Pip-Arg-pNA·2HCl＝625.6〕

CAS：115388-96-0

本品为白色冻干块状物，为Ⅱa 因子特异性发色底物。

发色底物 S-2765 Chromogenic Substrate S-2765

〔*N*-*α*-*Z*-D-Arg-Gly-Arg-pNA·2HCl＝714.6〕

CAS：113711-77-6

本品为白色冻干块状物，为Ⅹa因子特异性发色底物。

发烟硝酸 Nitric Acid，Fuming

〔HNO_3＝63.01〕 CAS：7697-37-2

本品为无色或微黄棕色透明液体；有强氧化性和腐蚀性；能产生二氧化氮及四氧化二氮的红黄色烟雾。与水能任意比例混合。

考马斯亮蓝 G250 Coomassie Brilliant Blue G250

〔$C_{47}H_{48}N_3NaO_7S_2$＝854.02〕 CAS：6104-58-1

本品为紫色结晶性粉末。在热水或乙醇中溶解，在水中微溶。

考马斯亮蓝 R250 Coomassie Brilliant Blue R250

〔$C_{45}H_{44}N_3NaO_7S_2$＝825.97〕 CAS：6104-59-2

本品为紫色粉末。在热水或乙醇中微溶，在水中不溶。

亚甲蓝 Methylene Blue

〔$C_{16}H_{18}ClN_3S\cdot 3H_2O$＝373.90〕 CAS：7220-79-3

本品为鲜深绿色结晶或深褐色粉末；带青铜样金属光泽。在热水中易溶。

亚铁氰化钾 Potassium Ferrocyanide

〔$K_4Fe(CN)_6\cdot 3H_2O$＝422.39〕 CAS：14459-95-1

本品为黄色结晶或颗粒；水溶液易变质。在水中溶解，在乙醇中不溶。

亚硒酸 Selenious Acid

〔H_2SeO_3＝128.98〕 CAS：7783-00-8

本品为白色结晶；有引湿性；能被多数还原剂还原成硒。在水或乙醇中易溶，在氨溶液中不溶。

亚硒酸钠 Sodium Selenite

〔Na_2SeO_3＝172.95〕 CAS：10102-18-8

本品为白色结晶或结晶性粉末；易风化；易被还原剂还原。在水中易溶，在乙醇中不溶。

1-亚硝基-2-萘酚-3,6-二磺酸钠 Sodium 1-Nitroso-2-Naphthol-3,6-Disulfonate

〔$C_{10}H_5NNa_2O_8S_2$＝377.25〕 CAS：525-05-3

本品为金黄色结晶或结晶性粉末。在水中溶解，在乙醇中微溶。

亚硝基铁氰化钠 Sodium Nitroprusside

〔$Na_2Fe(NO)(CN)_5\cdot 2H_2O$＝297.95〕

CAS：13755-38-9

本品为深红色透明结晶。水溶液渐分解变为绿色。在水中溶解，在乙醇中微溶。

亚硝酸钠 Sodium Nitrite

〔$NaNO_2$＝68.99〕 CAS：7632-00-0

本品为白色或淡黄色结晶或颗粒；有引湿性；与有机物接触能燃烧和爆炸，并放出有毒和刺激性的过氧化氮和氧化氮气体。在水中溶解，在乙醇或乙醚中微溶。

亚硝酸钴钠 Sodium Cobaltinitrite

〔$Na_3Co(NO_2)_6$＝403.93〕 CAS：13600-98-1

本品为黄色或黄棕色结晶性粉末；易分解。在水中极易溶解，在乙醇中微溶。

亚硫酸 Sulfurous Acid

〔H_2SO_3＝82.07〕 CAS：7782-99-2

本品为无色透明液体；有二氧化硫样特臭；不稳定，易分解。与水能任意混合。

亚硫酸钠 Sodium Sulfite

〔$Na_2SO_3\cdot 7H_2O$＝252.14〕 CAS：10102-15-5

本品为白色透明结晶；有亚硫酸样特臭；易风化；在空气中易氧化成硫酸钠。在水中溶解，在乙醇中极微溶解。

亚硫酸氢钠 Sodium Bisulfite

〔$NaHSO_3$＝104.05〕 CAS：7631-90-5

本品为白色结晶性粉末；有二氧化硫样特臭；在空气中易被氧化成硫酸盐。在水中溶解，在乙醇中微溶。

亚碲酸钠 Sodium Tellurite

〔Na_2TeO_3＝221.58〕 CAS：10102-20-2

本品为白色粉末。在热水中易溶，在水中微溶。

过氧化物酶 Peroxidase CAS：9003-99-0

本品来源于辣根，为棕褐色结晶状物质或冻干粉，溶于水。

过硫酸铵 Ammonium Persulfate

〔$(NH_4)_2S_2O_8$＝228.19〕 CAS：7727-54-0

本品为白色透明结晶或粉末；无臭；有强氧化性。在水中易溶。

西黄蓍胶 Tragacanth CAS：9000-65-1

本品为白色或微黄色粉末；无臭。在碱溶液或过氧化氢溶液中溶解，在乙醇中不溶。

Ⅹa因子 Factor Ⅹa CAS：9002-05-5

本品为白色冻干块状物。由牛血浆提取纯化得到。

刚果红 Congo Red

〔$C_{32}H_{22}N_6Na_2O_6S_2$＝696.66〕 CAS：573-58-0

本品为红棕色粉末。在水或乙醇中溶解。

冰醋酸 Acetic Acid Glacial

〔CH_3COOH＝60.05〕 CAS：64-19-7

本品为无色透明液体；有刺激性特臭；有腐蚀性；温度低于凝固点(16.7℃)时即凝固为冰状晶体。与水或乙醇能任意混合。

次甲基双丙烯酰胺 *N*,*N'*-Methylene Bisacrylamide

〔$C_7H_{10}N_2O_2$＝154.17〕 CAS：110-26-9

本品为白色结晶性粉末；水溶液可因水解而形成丙烯酸和氨。在水中略溶。

次没食子酸铋 Bismuth Subgallate

〔$C_7H_5BiO_6\cdot H_2O$＝412.11〕

本品为黄色粉末；无臭，无味。溶于稀矿酸或稀氢氧化碱溶液并分解，几乎不溶于水、乙醇、乙醚或三氯甲烷。

次氯酸钠溶液　Sodium Hypochlorite Solution

〔$NaOCl$＝74.44〕　CAS：7681-52-9

本品为淡黄绿色澄明液体；有腐蚀性；具强氧化性及强碱性。与水能任意比例混合。

次磷酸　Hypophosphorous Acid

〔H_3PO_2＝66.00〕　CAS：6303-21-5

本品为白色透明结晶，过冷时形成无色油状液体；无臭；有引湿性；系强还原剂。在水、乙醇或乙醚中溶解。

异丁醇　Isobutanol

〔$(CH_3)_2CHCH_2OH$＝74.12〕　CAS：78-83-1

本品为无色透明液体；具强折光性；易燃。与水、乙醇或乙醚能任意比例混合。沸程为107.3～108.3℃。

异丙醇　Isopropanol

〔$(CH_3)_2CHOH$＝60.10〕　CAS：67-63-0

本品为无色透明液体；有特臭；味微苦。与水、乙醇或乙醚能任意比例混合。沸程为82.0～83.0℃。

供高效液相色谱流动相使用时需满足：

吸光度　取本品，以水为空白，照紫外-可见分光光度法（通则0401）测定。在230nm、250nm波长处，吸光度分别不得过0.2、0.03，在280～400nm的范围内，吸光度不得过0.01。

异丙醚　Isopropyl Ether

〔$C_6H_{14}O$＝102.18〕　CAS：108-20-3

本品为无色透明液体；易燃。与乙醇、三氯甲烷、乙醚或苯混溶；在水中微溶。

异戊醇　Isoamylol

〔$(CH_3)_2CHCH_2CH_2OH$＝88.15〕　CAS：123-51-3

本品为无色液体；有特臭；易燃。与有机溶剂能任意比例混合，在水中微溶。沸点为132℃。

异辛烷　见三甲基戊烷。　CAS：540-84-1

异烟肼　Isoniazide

〔$C_6H_7N_3O$＝137.14〕　CAS：54-85-3

见本版药典(二部)正文异烟肼。

红碘化汞　Mercuric Iodide，Red

〔HgI_2＝454.40〕　CAS：7774-29-0

本品为鲜红色粉末，质重；无臭。在乙醚、硫代硫酸钠或碘化钾溶液中溶解，在无水乙醇中微溶，在水中不溶。

麦芽糖　Maltose

〔$C_{12}H_{22}O_{11}$＝342.30〕　CAS：69-79-4

本品为白色结晶（β型）；味甜。在水中易溶，在乙醇中微溶，在乙醚中不溶。比旋度为＋125°至＋137°。

汞　Mercury

〔Hg＝200.59〕　CAS：7439-97-6

本品为银白色有光泽的液态金属；质重；在常温下微量挥发；能与铁以外的金属形成汞齐。在稀硝酸中溶解，在水中不溶。

苏丹Ⅲ　Sudan Ⅲ

〔$C_{22}H_{16}N_4O$＝352.40〕　CAS：85-86-9

本品为红棕色粉末。在三氯甲烷或冰醋酸中溶解，在乙醇中微溶，在水中不溶。

苏丹Ⅳ　Sudan Ⅳ

〔$C_{24}H_{20}N_4O$＝380.45〕　CAS：85-83-6

本品为深褐色粉末。在乙醇、三氯甲烷、乙醚、苯或苯酚中溶解，在丙酮中微溶，在水中不溶。

抗坏血酸　Ascorbic Acid

〔$C_6H_8O_6$＝176.12〕　CAS：50-81-7

见本版药典(二部)正文维生素C。

抗凝血酶(ATⅢ)　AntithrombinⅢ

本品为白色冻干块状物。由人血浆提取，并经亲和色谱纯化制得。

还原型辅酶Ⅰ　β-Nicotinamide Adenine Dinucleotide, Reduced, Disodium Salt

〔$C_{21}H_{27}N_7Na_2O_{14}P_2$＝709.40〕　CAS：606-68-8

本品为白色至微黄色粉末。在水中溶解。

连二亚硫酸钠　Sodium Hydrosulfite

〔$Na_2S_2O_4$＝174.10〕　CAS：7775-14-6

本品为白色或类白色粉末；有特臭；有引湿性；受热或露置空气中能加速分解乃至燃烧。在水中易溶，在乙醇中不溶。

坚固蓝BB盐　Fast Blue BB Salt

〔$C_{17}H_{18}ClN_3O_3 \cdot 1/2ZnCl_2$＝415.94〕

本品为浅米红色粉末。

吡啶　Pyridine

〔C_5H_5N＝79.10〕　CAS：110-86-1

本品为无色透明液体；有恶臭；味辛辣；有引湿性，易燃。与水、乙醇、乙醚或石油醚能任意比例混合。

α,β-吲哚醌　Isatin

〔$C_8H_5NO_2$＝147.13〕　CAS：91-56-5

本品为暗红色结晶或结晶性粉末；味苦；能升华。在乙醚或沸水中溶解，在沸醇中易溶，在冷水中几乎不溶。

钌红　Ruthenium Red

〔$Ru_2(OH)_2Cl_4 \cdot 7NH_3 \cdot 3H_2O$＝551.23〕或

〔$(NH_3)_5RuO\text{-}Ru(NH_3)_4\text{-}O\text{-}Ru(NH_3)_5Cl_6$＝786.35〕

CAS：11103-72-3

本品为棕红色粉末。在水中溶解，在乙醇或甘油中不溶。

谷氨酸脱氢酶　Glutamate Dehydrogenase

CAS：9029-12-3

本品为白色粉末。分子量为260kDa（gel），活力大于500units/mg蛋白。

含氯石灰(漂白粉)　Chlorinated Lime

本品为灰白色颗粒粉末；有氯臭；在空气中即吸收水分与二氧化碳而缓缓分解。在水或乙醇中部分溶解。

邻二氮菲 *o*-Phenanthroline

〔$C_{12}H_8N_2 \cdot H_2O$=198.22〕 CAS：5144-89-8

本品为白色或淡黄色结晶或结晶性粉末；久贮易变色。在乙醇或丙酮中溶解，在水中微溶，在乙醚中不溶。

邻甲基苯胺 *o*-Toluidine

〔C_7H_9N=107.16〕 CAS：95-53-4

本品为淡黄色液体；见光或露置空气中逐渐变为棕红色。在乙醇、乙醚或稀酸中溶解，在水中微溶。

邻甲酚 *o*-Cresol

〔$CH_3C_6H_4OH$=108.14〕 CAS：95-48-7

本品为无色液体或结晶；有酚臭；有腐蚀性，有毒；久置空气或见光即逐渐变为棕色。在乙醇、乙醚或三氯甲烷中溶解，在水中微溶。熔点为30℃。

邻苯二甲酸二丁酯 Dibutyl Phthalate

〔$C_{16}H_{22}O_4$=278.35〕 CAS：84-74-2

本品为无色或淡黄色油状液体。在乙醇、丙酮、乙醚或苯中易溶，在水中几乎不溶。

邻苯二甲酸二辛酯 Dioctyl Phthalate

〔$C_{24}H_{38}O_4$=390.56〕 CAS：117-84-0

本品为无色或淡黄色油状液体；微有特臭。与有机溶剂能任意混合，在水中不溶。

邻苯二甲酸氢钾 Potassium Biphthalate

〔$KHC_6H_4(COO)_2$=204.22〕 CAS：877-24-7

本品为白色结晶性粉末。在水中溶解，在乙醇中微溶。

邻苯二甲酸酐 Phthalic Anhydride

〔$C_8H_4O_3$=148.12〕 CAS：85-44-9

本品为白色至类白色结晶或结晶性粉末。有刺激性气味，具腐蚀性。与空气混合可爆，遇明火、强氧化剂可燃。

邻苯二醛 *o*-Phthalaldehyde

〔$C_8H_6O_2$=134.13〕 CAS：643-79-8

本品为淡黄色针状结晶。在水、乙醇或乙醚中溶解，在石油醚中微溶。

邻联(二)茴香胺 *o*-Dianisidine

〔$(CH_3OC_6H_3NH_2)_2$=244.29〕 CAS：119-90-4

见 3,3′-二甲氧基联苯胺。

卵磷脂 L-*α*-Phosphatidyl Choline

本品为黄色至棕色蜡状物。在乙醇、乙醚、三氯甲烷、石油醚中溶解，在苯中微溶，不溶于丙酮、水和冷的植物油。在水中可溶胀成胶体液。

辛可宁 Cinchonine

〔$C_{19}H_{22}N_2O$=294.40〕 CAS：118-10-5

本品为白色结晶或粉末；味微苦；见光颜色变暗。在乙醇或三氯甲烷中溶解，在乙醚中微溶，在水中几乎不溶。

辛烷磺酸钠 Sodium Octanesulfonate

〔$C_8H_{17}NaO_3S$=216.27〕 CAS：5324-84-5

本品为白色或类白色结晶性粉末或粉末。含$C_8H_{17}NaO_3S$不少于98.0%，供高效液相色谱流动相使用时，含$C_8H_{17}NaO_3S$不少于99.0%。

辛烷磺酸钠一水合物 Sodium Octanesulfonate Monohydrate

〔$C_8H_{17}NaO_3S \cdot H_2O$ =234.29〕 CAS：207596-29-0

本品为白色或类白色结晶性粉末或粉末。含$C_8H_{17}NaO_3S \cdot H_2O$不少于98.0%，供高效液相色谱流动相使用时，含$C_8H_{17}NaO_3S \cdot H_2O$应不少于99.0%。

间二硝基苯 *m*-Dinitrobenzene

〔$C_6H_4(NO_2)_2$=168.11〕 CAS：99-65-0

本品为淡黄色结晶；易燃。在三氯甲烷、乙酸乙酯或苯中易溶，在乙醇中溶解，在水中微溶。

间甲酚紫 *m*-Cresol Purple

〔$C_{21}H_{18}O_5S$=382.43〕 CAS：2303-01-7

本品为黄色至橄榄绿色或棕绿色粉末。在甲醇、乙醇或氢氧化钠溶液中易溶，在水中微溶。

间苯二酚 Resorcinol

〔$C_6H_4(OH)_2$=110.11〕 CAS：108-46-3

本品为白色透明结晶；遇光、空气或与铁接触即变为淡红色。在水、乙醇或乙醚中溶解。

间苯三酚 Phloroglucinol

〔$C_6H_3(OH)_3 \cdot 2H_2O$=162.14〕 CAS：6099-90-7

本品为白色或淡黄色结晶性粉末；味甜；见光易变为淡红色。在乙醇或乙醚中易溶，在水中微溶。

没食子酸(五倍子酸) Gallic Acid

〔$C_7H_6O_5 \cdot H_2O$=188.14〕 CAS：5995-86-8

本品为白色或淡褐色结晶或粉末。在热水、乙醇或乙醚中溶解，在三氯甲烷或苯中不溶。

阿拉伯胶 Acacia CAS：9000-01-5

本品为白色或微黄色颗粒或粉末。在水中易溶，形成黏性液体；在乙醇中不溶。

环己烷 Cyclohexane

〔C_6H_{12}=84.16〕 CAS：110-82-7

本品为无色透明液体；易燃。与甲醇、乙醇、丙酮、乙醚、苯或四氯化碳能任意混合，在水中几乎不溶。沸点为80.7℃。

供紫外-可见分光光度法溶剂使用时需满足：

吸光度 取本品，以水为空白，照紫外-可见分光光度法（通则 0401）测定。在220nm、235nm、240nm、250nm的波长处，吸光度分别不得过0.35、0.16、0.05、0.01。

环己酮 Cyclohexanone

〔$C_6H_{10}O$=98.14〕 CAS：108-94-1

本品为无色油状液体；有薄荷或丙酮臭气；其蒸气与空气能形成爆炸性混合物。与醇或醚能任意混合，在水中微溶。

玫瑰红钠(四氯四碘荧光素钠) Rose Bengal Sodium Salt

〔$C_{20}H_2Cl_4I_4Na_2O_5$＝1017.6〕　CAS：632-69-9

本品为棕红色粉末。在水中溶解，溶液呈紫色，无荧光；在硫酸中溶解，溶液为棕色。

苦酮酸 Picrolonic Acid

〔$C_{10}H_8N_4O_5$＝264.20〕　CAS：550-74-3

本品为黄色叶状结晶。在乙醇中溶解，在水中微溶。

苯 Benzene

〔C_6H_6＝78.11〕　CAS：71-43-2

本品为无色透明液体；有特臭；易燃。与乙醇、乙醚、丙酮、四氯化碳、二硫化碳或醋酸能任意混合，在水中微溶。沸点为 80.1℃。

2-苯乙酰胺(苯乙酰胺) 2-Phenylacetamid

〔C_8H_9NO＝135.17〕　CAS：103-81-1

本品为白色结晶。在热水或醇中溶解，在冷水或醚中微溶。熔点为 156～160℃。

苯甲酰氯(氯化苯甲酰) Benzoyl Chloride

〔C_6H_5COCl＝140.57〕　CAS：98-88-4

本品为无色透明液体；有刺激性、腐蚀性；在潮湿空气中会发烟，蒸气有腐蚀性，能引起流泪。与乙醚或二硫化碳能任意混合，在水或乙醇中分解。

***N*-苯甲酰-L-精氨酸乙酯盐酸盐** *N*-Benzoyl-L-Arginine Ethyl Ester Hydrochloride

〔$C_{15}H_{23}ClN_4O_3$＝342.82〕　CAS：2645-08-1

本品为白色或类白色结晶性粉末，在水或无水乙醇中极易溶解。

苯甲酸 Benzoic Acid

〔C_6H_5COOH＝122.12〕　CAS：65-85-0

见本部药典正文苯甲酸。

苯肼 Phenylhydrazine

〔$C_6H_8N_2$＝108.14〕　CAS：100-63-0

本品为黄色油状液体，在 23℃以下为片状结晶；露置空气中或见光易变为褐色；有腐蚀性；易燃。与乙醇、乙醚、三氯甲烷或苯能混溶；在稀酸中溶解，在水或石油醚中微溶。

苯胺 Aniline

〔$C_6H_5NH_2$＝93.13〕　CAS：62-53-3

本品为无色或淡黄色透明油状液体；有特臭；露置空气中或见光渐变为棕色；易燃。与乙醇、乙醚或苯能任意混合，在水中微溶。

苯氧乙醇 Phenoxyethanol

〔$C_6H_5OCH_2CH_2OH$＝138.17〕　CAS：122-99-6

本品为无色透明液体；有芳香臭。在乙醇、乙醚或氢氧化钠溶液中易溶，在水中微溶。

苯酚 Phenol

〔C_6H_5OH＝94.11〕　CAS：108-95-2

本品为无色或微红色的针状结晶或结晶性块状物；有特臭；有引湿性；对皮肤及黏膜有腐蚀性；遇光或在空气中色渐变深。在乙醇、三氯甲烷、乙醚、甘油、脂肪油或挥发油中易溶，在水中溶解，在液状石蜡中略溶。

苯替甘氨酸(*α*-苯甘氨酸) Anilinoacetic Acid

〔$C_8H_9NO_2$＝151.16〕　CAS：875-74-1

本品为白色或淡黄色结晶。在水中溶解，在乙醇或乙醚中微溶。

苯醌 Benzoquinone

〔$C_6H_4O_2$＝108.10〕　CAS：106-51-4

本品为黄色结晶；有特臭；能升华。在乙醇或乙醚中溶解，在水中微溶。

茚三酮 Ninhydrine

〔$C_9H_6O_4$＝178.14〕　CAS：485-47-2

本品为白色或淡黄色结晶性粉末；有引湿性；见光或露置空气中逐渐变色。在水或乙醇中溶解，在三氯甲烷或乙醚中微溶。

叔丁羟甲苯(2,6-二叔丁基对甲酚) Butylated Hydroxytoluene

〔$C_{15}H_{24}O$＝220.4〕　CAS：128-37-0

本品为白色或浅黄色结晶或结晶性粉末。在水中不溶。熔点约为 70℃。

叔丁醇 *t*-Butanol

〔$(CH_3)_3COH$＝74.12〕　CAS：75-65-0

本品为白色结晶，含少量水时为液体；似樟脑臭；有引湿性；易燃。与乙醇或乙醚能任意混合，在水中溶解。沸点为 82.4℃。

明胶 Gelatin　CAS：9000-70-8

本品为淡黄色至黄色、半透明、微带光泽的粉粒或薄片；无臭；潮湿后，易为细菌分解；在水中久浸即吸水膨胀并软化，重量可增加 5～10 倍。在热水、醋酸或甘油与水的热混合液中溶解，在乙醇、三氯甲烷或乙醚中不溶。

呫吨氢醇 Xanthydrol

〔$C_{13}H_{10}O_2$＝198.22〕　CAS：90-46-0

本品为淡黄色结晶性粉末。在乙醇、三氯甲烷、乙醚中溶解，在水中不溶。

咖啡因 Caffeine

〔$C_8H_{10}N_4O_2 \cdot H_2O$＝212.21〕　CAS：5743-12-4

本品为白色或带极微黄绿色、有丝光的针状结晶；无臭，味苦；有风化性。在热水或三氯甲烷中易溶，在水、乙醇或丙酮中略溶，在乙醚中极微溶解。

罗丹明 B Rhodamine B

〔$C_{28}H_{31}ClN_2O_3$＝479.02〕　CAS：81-88-9

本品为带绿色光泽的结晶或红紫色粉末。在水或乙醇中易溶，水溶液呈蓝红色，稀释后有强荧光；在盐酸或氢氧化钠溶液中微溶。

钍试剂 Thorin

〔$C_{16}H_{11}AsN_2Na_2O_{10}S_2$＝576.29〕　CAS：3688-92-4

本品为红色结晶。在水中易溶，在有机溶剂中不溶。

钒酸铵 Ammonium Vanadate

〔NH_4VO_3＝116.98〕 CAS：7803-55-6

本品为白色或微黄色结晶性粉末。在热水或稀氨溶液中易溶，在冷水中微溶，在乙醇中不溶。

金属钠 Sodium Metal

〔Na＝22.99〕 CAS：7440-23-5

本品为银白色金属，立方体结构。新切面有金属光泽，在空气中氧化转变为暗灰色。质软而轻，遇水分解，生成氢氧化钠和氢气并产生热量。能引起燃烧，燃烧时发亮黄色火焰。

乳酸 Lactic Acid

〔$CH_3CH(OH)COOH$＝90.08〕 CAS：50-21-5

见本版药典(二部)正文乳酸。

乳酸锂 Lithium Lactate

〔$LiC_3H_5O_3$＝96.01〕 CAS：867-55-0

本品为白色粉末；无臭。在水中溶解。

乳糖 Lactose

〔$C_{12}H_{22}O_{11}\cdot H_2O$＝360.31〕 CAS：5989-81-1

本品为白色的结晶性颗粒或粉末；无臭，味微甜。在水中易溶，在乙醇、三氯甲烷或乙醚中不溶。

变色酸 Chromotropic Acid

〔$C_{10}H_8O_8S_2\cdot 2H_2O$＝356.32〕

本品为白色结晶。在水中溶解。

变色酸钠 Sodium Chromotropate

〔$C_{10}H_6Na_2O_8S_2\cdot 2H_2O$＝400.28〕 CAS：5808-22-0

本品为白色或灰色粉末。在水中溶解，溶液呈浅褐色。

庚烷(正庚烷) Heptane

〔C_7H_{16}＝100.21〕 CAS：142-82-5

本品为无色透明液体；易燃。与乙醇、三氯甲烷或乙醚能混溶；在水中不溶。沸点为98.4℃。

庚烷磺酸钠 Sodium Heptanesulfonate

〔$C_7H_{15}NaO_3S$＝202.24〕 CAS：22767-50-6

本品为白色或类白色结晶或结晶性粉末。含$C_7H_{15}NaO_3S$应不少于98.0%。

庚烷磺酸钠一水合物 Sodium Heptanesulfonate Monohydrate

〔$C_7H_{15}NaO_3S\cdot H_2O$＝220.26〕 CAS：207300-90-1

本品为白色或类白色结晶或结晶性粉末。含$C_7H_{15}NaO_3S\cdot H_2O$应不少于98.0%。

单硬脂酸甘油酯 Glycerol Monostearate

〔$C_{21}H_{42}O_4$＝358.56〕 CAS：123-94-4

本品为白色或微黄色蜡状固体；有愉快的气味。在热有机溶剂，如醇、醚或丙酮中溶解，在水中不溶。熔点为56～58℃。

油酸山梨坦(司盘80) Sorbitan Monooleate (Span 80)

CAS：1338-43-8

本品为浅粉红色或红棕色油状液体。有特臭。在水中不溶，但在热水中分散后可即成乳状溶液。

玻璃酸钾 Potassium Hyaluronate CAS：31799-91-4

本品为白色疏松絮状或片状物。在水中易溶。

〔检查〕干燥失重 取本品，置五氧化二磷干燥器中，减压干燥至恒重，减失重量不得过10%（通则0831）。

总氮量 按干燥品计算，含总氮量应为3%～4%（通则0704第一法）。

炽灼残渣 遗留残渣按干燥品计算，应为14%～18%（通则0841）。

黏度 0.15%水溶液的运动黏度（通则0633第一法）应为5～6mm^2/s。

pH值 0.15%水溶液的pH值（通则0631)应为6.0～7.0。

茜素氟蓝 Alizarin Fluoro-Blue

〔$C_{19}H_{15}NO_8$＝385.33〕

本品为橙黄色粉末。在水、乙醇或乙醚中微溶。

茜素磺酸钠(茜红、茜素红) Sodium Alizarinsulfonate (Alizarin Red)

〔$C_{14}H_7NaO_7S\cdot H_2O$＝360.27〕 CAS：130-22-3

本品为黄棕色或橙黄色粉末。在水中易溶，在乙醇中微溶，在苯或三氯甲烷中不溶。

草酸 Oxalic Acid

〔$H_2C_2O_4\cdot 2H_2O$＝126.06〕 CAS：6153-56-6

本品为白色透明结晶或结晶性颗粒；易风化。在水或乙醇中易溶，在三氯甲烷或苯中不溶。

草酸三氢钾 Potassium Trihydrogen Oxalate

〔$KH_3(C_2O_4)_2\cdot 2H_2O$＝254.19〕 CAS：6100-20-5

本品为白色结晶或结晶性粉末。在水中溶解，在乙醇中微溶。

草酸钠 Sodium Oxalate

〔$Na_2C_2O_4$＝134.00〕 CAS：62-76-0

本品为白色结晶性粉末。在水中溶解，在乙醇中不溶。

草酸铵 Ammonium Oxalate

〔$(NH_4)_2C_2O_4\cdot H_2O$＝142.11〕 CAS：6009-70-7

本品为白色结晶，加热易分解。在水中溶解，在乙醇中微溶。

茴香醛 见对甲氧基苯甲醛。 CAS：123-11-5

荧光母素 Fluorane

〔$C_{20}H_{12}O_3$＝300.31〕

荧光黄(荧光素) Fluorescein

〔$C_{20}H_{12}O_5$＝ 332.31〕 CAS：2321-07-5

本品为橙黄色或红色粉末。在热乙醇、冰醋酸、碳酸钠溶液或氢氧化钠溶液中溶解，在水、三氯甲烷或苯中不溶。

枸橼酸(柠檬酸) Citric Acid

〔$C_6H_8O_7 \cdot H_2O$＝210.14〕　CAS：5949-29-1

本品为白色结晶或颗粒，易风化，有引湿性。在水或乙醇中易溶。

枸橼酸钠　Sodium Citrate

〔$C_6H_5Na_3O_7 \cdot 2H_2O$＝294.10〕　CAS：6132-04-3

本品为白色结晶或粉末。在水中易溶，在乙醇中不溶。

枸橼酸氢二铵　Ammonium Citrate Dibasic

〔$(NH_4)_2HC_6H_5O_7$＝226.19〕　CAS：3012-65-5

本品为无色细小结晶或白色颗粒。在水中溶解，在醇中微溶。

枸橼酸铁铵　Ammonium Ferric Citrate

〔$C_{12}H_{22}FeN_3O_{14}$＝488.16〕　CAS：1185-57-5

本品为棕红色或绿色鳞片或粉末，易潮解，见光易还原成亚铁。在水中溶解，在醇或醚中不溶。

枸橼酸铵　Ammonium Citrate，Tribasic

〔$C_6H_{17}N_3O_7$＝243.22〕　CAS：3458-72-8

本品为白色粉末；易潮解。在水中易溶，在乙醇、丙酮或乙醚中不溶。

耐尔蓝(硫酸尼罗蓝)　Nile Blue A

〔$C_{40}H_{40}N_6O_6S$＝732.86〕　CAS：3625-57-8

本品为深蓝或深绿色至黑色粉末。

胃蛋白酶(猪)　Pepsin　CAS：9001-75-6

本品为白色或微黄色鳞片或颗粒；味微酸咸；有引湿性。在水中易溶，在乙醇、三氯甲烷或乙醚中几乎不溶。

胃酶消化物　Peptone from Poultry

本品为黄色或浅黄色粉末，溶于水。

咪唑　Imidazole

〔$C_3H_4N_2$＝68.08〕　CAS：288-32-4

本品为白色半透明结晶。在水、乙醇、乙醚或吡啶中易溶，在苯中微溶，在石油醚中极微溶解。

钙黄绿素　Calcein

〔$C_{30}H_{24}N_2Na_2O_{13}$＝666.50〕

本品为鲜黄色粉末。在水中溶解，在无水乙醇或乙醚中不溶。

钙紫红素　Calcon

〔$C_{20}H_{13}N_2NaO_5S$＝416.38〕　CAS：2538-85-4

本品为棕色或棕黑色粉末。在水或乙醇中溶解。

钙-羧酸　Calcon Carboxylic Acid　CAS：3737-95-9

本品为棕色到黑色结晶或褐色粉末。易溶于碱液和浓氨溶液，微溶于水。

钠石灰　Soda Lime　CAS：8006-28-8

本品为氢氧化钠与氧化钙的混合物，经用特殊指示剂着色后制成的粉红色小粒，吸收二氧化碳后颜色逐渐变淡。

钨酸钠　Sodium Wolframate

〔$Na_2WO_4 \cdot 2H_2O$＝329.85〕　CAS：10213-10-2

本品为白色结晶性粉末；易风化。在水中溶解，在乙醇中不溶。

氟化钙　Calcium Fluoride

〔CaF_2＝78.07〕　CAS：7789-75-5

本品为白色粉末或立方体结晶；加热时发光。在浓无机酸中溶解，并分解放出氟化氢；在水中不溶。

氟化钠　Sodium Fluoride

〔NaF＝41.99〕　CAS：7681-49-4

本品为白色粉末或方形结晶。在水中溶解，水溶液有腐蚀性，能使玻璃发毛；在乙醇中不溶。

氟化钾　Potassium Fluoride

〔KF＝58.10〕　CAS：7789-23-3

本品为白色结晶；有引湿性。在水中易溶，在氢氟酸或浓氨溶液中溶解，在乙醇中不溶。

氢氟酸　Hydrofluoric Acid

〔HF＝20.01〕　CAS：7664-39-3

本品为无色发烟液体；有刺激臭，对金属和玻璃有强烈的腐蚀性。与水或乙醇能任意混合。

氢氧化四乙基铵　Tetraethylammonium Hydroxide

〔$(C_2H_5)_4NOH$＝147.26〕　CAS：77-98-5

本品游离碱仅存在于溶液中或以水合物的形式存在，一般制成10%、25%或60%的水溶液，水溶液无色；具强腐蚀性；具极强碱性，易吸收空气中的二氧化碳。

氢氧化四丁基铵溶液　Tetrabutylammonium Hydroxide Solution

〔$C_{16}H_{37}NO$＝259.48〕　CAS：2052-49-5

本品为无色澄清液体；有氨样臭，有强碱性，易吸收二氧化碳。通常制成10%和20%溶液。含量应为标示量的90.0%～110.0%。

氢氧化四甲基铵溶液　Tetramethylammonium Hydroxide Solution

〔$(CH_3)_4NOH$＝91.15〕　CAS：75-59-2

本品为无色透明液体；易吸收二氧化碳；具腐蚀性。在水或乙醇中溶解。通常制成10%和25%的溶液。含量应不少于标示量的98%。

氢氧化钙　Calcium Hydroxide

〔$Ca(OH)_2$＝74.09〕　CAS：1305-62-0

本品为白色结晶性粉末；易吸收二氧化碳而生成碳酸钙。在水中微溶。

氢氧化钡　Barium Hydroxide

〔$Ba(OH)_2 \cdot 8H_2O$＝315.46〕　CAS：12230-71-6

本品为白色结晶；易吸收二氧化碳而生成碳酸钡。在水中易溶，在乙醇中微溶。

氢氧化钠　Sodium Hydroxide

〔NaOH＝40.00〕　CAS：1310-73-2

本品为白色颗粒或片状物；易吸收二氧化碳与水；有引湿性。在水、乙醇或甘油中易溶。

氢氧化钾 Potassium Hydroxide

〔KOH＝56.11〕 CAS：1310-58-3

本品为白色颗粒或棒状物；易吸收二氧化碳生成碳酸钾；有引湿性。在水或乙醇中溶解。

氢氧化铝 Aluminium Hydroxide

〔$Al(OH)_3$＝78.00〕 CAS：21645-51-2

本品为白色粉末；无味。在盐酸、硫酸或氢氧化钠溶液中溶解，在水或乙醇中不溶。

氢氧化锂 Lithium Hydroxide

〔$LiOH \cdot H_2O$＝41.96〕 CAS：1310-66-3

本品为白色细小单斜结晶；有辣味。强碱性，在空气中能吸收二氧化碳与水分。在水中溶解，在醇中微溶。

氢氧化锶 Strontium Hydroxide

〔$Sr(OH)_2 \cdot 8H_2O$＝265.75〕

本品为无色结晶或白色结晶；易潮解；在空气中吸收二氧化碳生成碳酸盐；在干燥空气中能失去 7 分子结晶水。在热水或酸中溶解，在水中微溶。

氢碘酸 Hydroiodic Acid

〔HI＝127.91〕 CAS：10034-85-2

本品为碘化氢的水溶液。无色；见光或久置因析出碘变微黄色至棕色；有腐蚀性和强烈的刺激性气味。与水或醇能任意混合。

氢硼化钠 Sodium Borohydride

〔$NaBH_4$＝37.83〕 CAS：16940-66-2

本品为白色结晶性粉末，有引湿性。在水、氨溶液、乙二胺或吡啶中溶解，在乙醚中不溶。

香草醛 Vanillin

〔$C_8H_8O_3$＝152.15〕 CAS：121-33-5

本品为白色结晶；有愉快的香气。在乙醇、三氯甲烷、乙醚、冰醋酸或吡啶中易溶，在油类或氢氧化钠溶液中溶解。

重铬酸钾 Potassium Dichromate

〔$K_2Cr_2O_7$＝294.18〕 CAS：7778-50-9

本品为橙红色结晶，有光泽；味苦；有强氧化性。在水中溶解，在乙醇中不溶。

胨 Peptone

本品为黄色或淡棕色粉末；无臭；味微苦。在水中溶解，在乙醇或乙醚中不溶。

胆甾醇 Cholesterol

〔$C_{27}H_{46}O$＝386.66〕 CAS：57-88-5

本品的一水合物为白色或淡黄色片状结晶；70～80℃时成为无水物；在空气中能缓慢氧化变黄。在苯、石油醚或植物油中溶解，在乙醇中微溶，在水中几乎不溶。

亮绿 Brilliant Green

〔$C_{27}H_{33}N_2 \cdot HSO_4$＝482.64〕 CAS：633-03-4

本品为金黄色结晶，有光泽。在水或乙醇中溶解，溶液呈绿色。

姜黄粉 Curcuma Powder

本品为姜科植物姜黄根茎的粉末，含有 5%挥发油、黄色姜黄素、淀粉和树脂。

活性炭 Carbon Active

〔C＝12.01〕 CAS：7440-44-0

本品为黑色细微粉末，无臭，无味；具有高容量吸附有机色素及含氮碱的能力。在任何溶剂中不溶。

洋地黄皂苷 Digitonin

〔$C_{56}H_{92}O_{29}$＝1229.32〕 CAS：11024-24-1

本品为白色结晶。在无水乙醇中略溶，在乙醇中微溶，在水、三氯甲烷或乙醚中几乎不溶。

浓过氧化氢溶液(30%) Concentrated Hydrogen Peroxide Solution(30%)

〔H_2O_2＝34.01〕 CAS：7722-84-1

本品为无色透明液体；有强氧化性及腐蚀性。与水或乙醇能任意混合。

浓氨溶液(浓氨水) Concentrated Ammonia Solution

〔$NH_3 \cdot H_2O$＝35.05〕 CAS：1336-21-6

本品为无色透明液体；有腐蚀性。含 NH_3 应为 25%～28%(g/g)。与乙醇或乙醚能任意混合。

结晶紫 Crystal Violet

〔$C_{25}H_{30}ClN_3$＝407.99〕 CAS：548-62-9

本品为暗绿色粉末，有金属光泽。在水、乙醇或三氯甲烷中溶解，在乙醚中不溶。

盐酸 Hydrochloric Acid

〔HCl＝36.46〕 CAS：7647-01-0

本品为无色透明液体；有刺激性特臭；有腐蚀性；在空气中冒白烟。含 HCl 应为 36%～38% (g/g)。与水或乙醇能任意混合。

盐酸二氨基联苯胺 Diaminobenzidine Hydrochloride

〔$C_{12}H_{14}N_4 \cdot 4HCl \cdot 2H_2O$＝396.13〕

CAS：167684-17-5

本品为白色或灰色粉末。在水中溶解，溶液易氧化而变色。

盐酸甲胺 Methylamine Hydrochloride

〔$CH_3NH_2 \cdot HCl$＝67.52〕

本品为白色或类白色结晶；有引湿性。在水或无水乙醇中溶解。

盐酸半胱氨酸 Cysteine Hydrochloride

〔$CH_2(SH)CH(NH_2)COOH \cdot HCl$＝157.61〕

本品为白色结晶。在水或乙醇中溶解。

盐酸苯甲酰精氨酰萘胺 Benzoyl-DL-Arginyl-Naphthylamide Hydrochloride

〔$C_{23}H_{25}N_5O_2 \cdot HCl$＝439.94〕 CAS：913-04-2

本品为白色结晶。在水或乙醇中溶解。

盐酸苯肼 Phenylhydrazine Hydrochloride

〔$C_6H_8N_2 \cdot HCl$＝144.60〕 CAS：59-88-1

本品为白色或白色透明结晶；能升华。在水中易溶，在乙醇中溶解，在乙醚中几乎不溶。

盐酸氨基脲　Semicarbazide Hydrochloride

〔$NH_2CONHNH_2 \cdot HCl$＝111.53〕　CAS：563-41-7

本品为白色结晶。在水中易溶，在乙醇或乙醚中不溶。

盐酸萘乙二胺（二盐酸萘基乙二胺）　*N*-Naphthylethylenediamine Dihydrochloride

〔$C_{12}H_{14}N_2 \cdot 2HCl$＝259.17〕　CAS：1465-25-4

本品为白色或白色微带红色或黄绿色结晶。在热水、乙醇或稀盐酸中易溶，在水、无水乙醇或丙酮中微溶。

盐酸 α-萘胺　α-Naphthylamine Hydrochloride

〔$C_{10}H_9N \cdot HCl$＝179.65〕　CAS：552-46-5

本品为白色结晶性粉末；置空气中变色。在水、乙醇或乙醚中溶解。

盐酸副品红　Pararosaniline Hydrochloride

〔$C_{19}H_{18}ClN_3$＝323.8〕　CAS：569-61-9

本品为有绿色光泽的结晶或棕红色粉末。易溶于乙醇呈绯红色，溶于热水呈红色，微溶于冷水，不溶于乙醚。

盐酸羟胺　Hydroxylamine Hydrochloride

〔$NH_2OH \cdot HCl$＝69.49〕　CAS：5470-11-1

本品为白色结晶；吸湿后易分解；有腐蚀性。在水、乙醇或甘油中溶解。

盐酸普鲁卡因　Procaine Hydrochloride

〔$C_{13}H_{20}N_2O_2 \cdot HCl$＝272.77〕　CAS：51-05-8

见本版药典（二部）正文盐酸普鲁卡因。

原儿茶酸　Protocatechuic Acid

〔$C_7H_6O_4$＝154.12〕　CAS：99-50-3

本品为白色或微带棕色的结晶，置空气中渐变色。在乙醇或乙醚中溶解，在水中微溶。

钼酸　Molybdic Acid

〔H_2MoO_4＝161.96〕　CAS：7782-91-4

本品为白色或浅黄灰色结晶或粉末。工业品一般含有部分钼酸铵。溶于碱溶液、碱金属碳酸盐溶液。

钼酸钠　Sodium Molybdate

〔$Na_2MoO_4 \cdot 2H_2O$＝241.96〕　CAS：10102-40-6

本品为白色结晶性粉末；加热至100℃失去结晶水。在水中溶解。

钼酸钾　Potassium Molybdate

〔K_2MoO_4＝238.14〕　CAS：13446-49-6

本品为白色粉末或结晶。

钼酸铵　Ammonium Molybdate

〔$(NH_4)_6Mo_7O_{24} \cdot 4H_2O$＝1235.92〕　CAS：12054-85-2

本品为无色或淡黄绿色结晶。在水中溶解，在乙醇中不溶。

铁　Iron

〔Fe＝55.85〕　CAS：7439-89-6

本品为银灰色、丝状或灰黑色无定形粉末；露置潮湿空气中遇水易氧化。在稀酸中溶解，在浓酸、稀碱溶液中不溶。

铁氨氰化钠　Sodium Ferricyanide, Ammoniated

〔$Na_3[Fe(CN)_5NH_3] \cdot 3H_2O$＝325.98〕

本品为黄色结晶。在水中溶解。

铁氰化钾　Potassium Ferricyanide

〔$K_3Fe(CN)_6$＝329.25〕　CAS：13746-66-2

本品为红色结晶；见光、受热或遇酸均易分解。在水中溶解，在乙醇中微溶。

氧化钬　Holmium Oxide

〔Ho_2O_3＝377.86〕　CAS：12055-62-8

本品为黄色固体；微有引湿性；溶于酸后生成黄色盐。在水中易溶。

氧化铝　Aluminium Oxide

〔Al_2O_3＝101.96〕　CAS：1344-28-1

本品为白色粉末；无味；有引湿性。在硫酸中溶解；在氢氧化钠溶液中能缓慢溶解而生成氢氧化物，在水、乙醇或乙醚中不溶。

氧化银　Silver Oxide

〔Ag_2O＝231.74〕　CAS：20667-12-3

本品为棕黑色粉末；质重；见光渐分解；易燃。在稀酸或氨溶液中易溶，在水或乙醇中几乎不溶。

氧化锌　Zinc Oxide

〔ZnO＝81.38〕　CAS：1314-13-2

本品为白色或淡黄色粉末。在稀酸、浓碱或浓氨溶液中溶解，在水或乙醇中不溶。

氧化镁　Magnesium Oxide

〔MgO＝40.30〕　CAS：1309-48-4

本品为白色极细粉末，无气味；暴露空气中易吸收水分和二氧化碳，与水结合生成氢氧化镁。在稀酸中溶解，在水中极微溶解，在醇中不溶。

氧化镧　Lanthanum Oxide

〔La_2O_3＝325.81〕　CAS：1312-81-8

本品为类白色的无定形粉末。在空气中能吸收二氧化碳。在稀矿酸中溶解而成盐，在水中不溶。

氨气　Ammonia

〔NH_3＝17.03〕

可取铵盐（氯化铵）与强碱（氢氧化钙）共热，或取浓氨溶液加热，放出的气体经过氧化钙干燥，即得。

本品为无色气体，具氨臭；－33℃时液化，－78℃时凝固成无色晶体。在水中极易溶解，溶解时放出大量热。

7-氨基去乙酰氧基头孢烷酸　7-Aminodesacetoxycephalosporanic Acid

〔$C_8H_{10}N_2O_3S$＝214.24〕　CAS：26395-99-3

本品为白色或微带黄色结晶性粉末。在水、乙醇或丙酮中不溶，在强酸或强碱溶液中溶解。

4-氨基安替比林 4-Aminoantipyrine

〔$C_{11}H_{13}N_3O$=203.24〕 CAS：83-07-8

本品为淡黄色结晶。在水、乙醇或苯中溶解，在乙醚中微溶。

1-氨基-2-萘酚-4-磺酸 1-Amino-2-Naphthol-4-Sulfonic Acid

〔$C_{10}H_9NO_4S$=239.25〕 CAS：116-63-2

本品为白色或灰色结晶；见光易变色；有引湿性。在热的亚硫酸氢钠或碱溶液中溶解，溶液易氧化；在水、乙醇或乙醚中不溶。

氨基黑 10B Amido Black 10B

〔$C_{22}H_{14}N_6Na_2O_9S_2$=616.49〕 CAS：1064-48-8

本品为棕黑色粉末。在水、乙醇或乙醚中溶解，其溶液为蓝黑色；在硫酸中溶解，溶液为绿色；在丙酮中微溶。

氨基磺酸 Sulfamic Acid

〔NH_2SO_3H=97.09〕 CAS：5329-14-6

本品为白色结晶。在水中溶解，溶液易水解生成硫酸氢铵；在甲醇或乙醇中微溶，在乙醚或丙酮中不溶。

氨基磺酸铵 Ammonium Sulfamate

〔$NH_2SO_3NH_4$=114.12〕 CAS：7773-06-0

本品为白色结晶；有引湿性。在水中易溶，在乙醇中难溶。

胰蛋白胨 Tryptone

本品为米黄色粉末，极易潮解。在水中溶解，在乙醇、乙醚中不溶。

胰蛋白酶 Trypsin CAS：9002-07-7

本品为白色、类白色或淡黄色粉末。在水中溶解，在乙醇中不溶。

胰酶 Pancreatin CAS：8049-47-6

见本版药典(二部)正文胰酶。

L-胱氨酸 L-Cystine

〔$C_6H_{12}N_2O_4S_2$=240.29〕 CAS：56-89-3

本品为白色结晶。在酸或碱溶液中溶解，在水或乙醇中几乎不溶。

高氯酸 Perchloric Acid

〔$HClO_4$=100.45〕 CAS：7601-90-3

本品为无色透明液体，为强氧化剂，极易引湿；具挥发性及腐蚀性。与水能任意混合。

高氯酸钡 Barium Perchlorate

〔$Ba(ClO_4)_2 \cdot 3H_2O$=390.26〕 CAS：10294-39-0

本品为无色晶体。有毒。在水或甲醇中溶解，在乙醇、乙酸乙酯或丙酮中微溶，在乙醚中几乎不溶。

高碘酸 Periodic Acid

〔$HIO_4 \cdot 2H_2O$=227.94〕 CAS：10450-60-9

本品为无色单斜结晶；有引湿性，暴露空气中则变成淡黄色；有氧化性。在水中易溶，在乙醇中溶解，在乙醚中微溶。

高碘酸钠 Sodium Periodate

〔$NaIO_4$=213.89〕 CAS：7790-28-5

本品为白色结晶性粉末。在水、盐酸、硝酸、硫酸或醋酸中溶解；在乙醇中不溶。

高碘酸钾 Potassium Periodate

〔KIO_4=230.00〕 CAS：7790-21-8

本品为白色结晶性粉末。在热水中溶解，在水中微溶。

高锰酸钾 Potassium Permanganate

〔$KMnO_4$=158.03〕 CAS：7722-64-7

本品为深紫色结晶，有金属光泽；为强氧化剂。在乙醇、浓酸或其他有机溶剂中即分解而产生游离氧。在水中溶解。

烟酰酪氨酰肼 Nicotinyl-L-Tyrosyl-Hydrazide

〔$C_{15}H_{16}N_4O_3$=300.32〕

本品为白色结晶。在热乙醇中溶解。

酒石酸 Tartaric Acid

〔$H_2C_4H_4O_6$=150.09〕 CAS：87-69-4

本品为白色透明结晶或白色结晶性粉末。在水、甲醇、乙醇、丙醇或甘油中溶解，在乙醚中微溶，在三氯甲烷中不溶。

酒石酸氢钠 Sodium Bitartrate

〔$NaHC_4H_4O_6 \cdot H_2O$=190.08〕 CAS：6131-98-2

本品为白色结晶性粉末；味酸。在热水中易溶，在水或乙醇中不溶。

酒石酸氢钾 Potassium Bitartrate

〔$KHC_4H_4O_6$=188.18〕 CAS：868-14-4

本品为白色透明结晶或结晶性粉末。在水中溶解，在乙醇中不溶。

酒石酸钾钠 Potassium Sodium Tartrate

〔$KNaC_4H_4O_6 \cdot 4H_2O$=282.22〕 CAS：6381-59-5

本品为白色透明结晶或结晶性粉末。在水中溶解，在乙醇中不溶。

酒石酸锑钾 Antimony Potassium Tartrate

〔$C_4H_4KO_7Sb \cdot \frac{1}{2}H_2O$=333.93〕 CAS：16039-64-8

本品为无色透明结晶或白色粉末；无臭，味微甜；有风化性。在水中溶解，在乙醇中不溶。

桑色素 Morin

〔$C_{15}H_{10}O_7$=302.24〕 CAS：480-16-0

本品为淡黄色针状结晶；在空气中变为棕色，在醇中易溶，在碱溶液中溶解，在醋酸或乙醚中微溶。

黄色玉米粉 Corn Flour

本品为黄色玉米加工制成的黄色粉末，不溶于水。

黄氧化汞 Mercuric Oxide，Yellow

〔HgO＝216.59〕　CAS：21908-53-2

本品为黄色或橙黄色粉末；质重；见光渐变黑。在稀硫酸、稀盐酸、稀硝酸中易溶，在水、乙醇、丙酮或乙醚中不溶。

1,3-萘二酚　见 1,3-二羟基萘。　CAS：132-86-5

α-萘胺　α-Naphthylamine

〔$C_{10}H_7NH_2$＝143.19〕　CAS：134-32-7

本品为白色针状结晶或粉末；有不愉快臭；露置空气中渐变淡红色；易升华。能随水蒸气挥发。在乙醇或乙醚中易溶，在水中微溶。

α-萘酚　α-Naphthol

〔$C_{10}H_7OH$＝144.17〕　CAS：90-15-3

本品为白色或略带粉红色的结晶或粉末；有苯酚样特臭；遇光渐变黑。在乙醇、三氯甲烷、乙醚、苯或碱溶液中易溶，在水中微溶。

β-萘酚　β-Naphthol

〔$C_{10}H_7OH$＝144.17〕　CAS：135-19-3

本品为白色或淡黄色结晶或粉末；有特臭；见光易变色。在乙醇、乙醚、甘油或氢氧化钠溶液中易溶，在热水中溶解，在水中微溶。

α-萘酚苯甲醇　α-Naphtholbenzein

〔$C_{27}H_{20}O_3$＝392.45〕　CAS：6948-88-5

本品为红棕色粉末。在乙醇、乙醚、苯或冰醋酸中溶解，在水中不溶。

1,2-萘醌-4-磺酸钠　Sodium 1,2-Naphthoquinone-4-Sulfonate

〔$C_{10}H_5NaO_5S$＝260.19〕　CAS：521-24-4

本品为白色结晶。在水中易溶，在乙醇中难溶。

萘醌磺酸钾　Potassium Naphthoquinione Sulfonate

〔$C_{10}H_5KO_5S$＝276.30〕　CAS：34169-62-5

本品为金黄色结晶。在 50% 乙醇中溶解，在水中微溶。

β-萘磺酸钠　Sodium β-Naphthalenesulfonate

〔$C_{10}H_7NaO_3S$＝230.21〕　CAS：532-02-5

本品为白色结晶或粉末。在水中溶解，在乙醇中不溶。

酞紫(金属酞)　Phthalein Purple (Metalphthalein)

〔$C_{32}H_{32}N_2O_{12}$＝636.61〕　CAS：2411-89-4

本品为淡黄色或淡棕色粉末。

〔检查〕灵敏度　取本品 10mg，加浓氨溶液 1ml，加水至 100ml，摇匀；取 5ml，加水 95ml、浓氨溶液 4ml、乙醇 50ml、0.1mol/L 氯化钡溶液 0.1ml，应显蓝紫色。加 0.1mol/L 乙二胺四醋酸二钠溶液 0.15ml，溶液应变色。

酚红(酚磺酞)　Phenol Red (Phenolsulfonphthalein)

〔$C_{19}H_{14}O_5S$＝354.38〕　CAS：143-74-8

本品为深红色结晶性粉末。在乙醇、氢氧化钠或碳酸钠溶液中溶解，在水、三氯甲烷或乙醚中不溶。

酚酞　Phenolphthalein

〔$C_{20}H_{14}O_4$＝318.33〕　CAS：77-09-8

本品为白色粉末。在乙醇中溶解，在水中不溶。

硅钨酸　Silicowolframic Acid

〔$SiO_2 \cdot 12WO_3 \cdot 26H_2O$＝3310.52〕

本品为白色或淡黄色结晶；有引湿性。在水或乙醇中易溶。

硅胶　Silica Gel

〔$mSiO_2 \cdot nH_2O$〕　CAS：112926-00-8

本品为白色半透明或乳白色颗粒或小球；有引湿性，一般含水 3%～7%。吸湿量可达 40%左右。

硅藻土　Kieselguhr

本品为白色或类白色粉末；有强吸附力和良好的过滤性。在水、酸或碱溶液中均不溶解。

铝试剂(金精三羧酸铵)　Ammonium Aurintricarboxylate

〔$C_{22}H_{23}N_3O_9$＝473.44〕　CAS：569-58-4

本品为棕黄色或暗红色的粉末或颗粒。在水或乙醇中溶解。

铜　Copper

〔Cu＝63.55〕　CAS：7440-50-8

本品为红棕色片状、颗粒状、屑状或粉末，有光泽；在干燥空气中和常温下稳定，久置潮湿空气中则生成碱式盐。在热硫酸和硝酸中易溶，在浓氨溶液中溶解并生成络盐。

铬天青 S　Chrome Azurol S

〔$C_{23}H_{13}Cl_2Na_3O_9S$＝605.28〕　CAS：1667-99-8

本品为棕色粉末。在水中溶解，呈棕黄色溶液；在醇中溶解度较水中小，呈红棕色。

铬黑 T　Eriochrome Black T

〔$C_{20}H_{12}N_3NaO_7S$＝461.38〕　CAS：1787-61-7

本品为棕黑色粉末。在水或乙醇中溶解。

铬酸　Chromic Acid

〔H_2CrO_4＝118.01〕

本品为三氧化铬的水溶液。

铬酸钾　Potassium Chromate

〔K_2CrO_4＝194.19〕　CAS：7789-00-6

本品为淡黄色结晶。在水中溶解，在乙醇中不溶。

偶氮紫(对硝基苯偶氮间苯二酚)　Azo Violet

〔$C_{12}H_9N_3O_4$＝259.22〕　CAS：74-39-5

本品为红棕色粉末。在水中不溶，在稀碱溶液中溶解。

脲(尿素)　Urea

〔NH_2CONH_2＝60.06〕　CAS：57-13-6

本品为白色结晶或粉末；有氨臭。在水、乙醇或苯中溶解，在三氯甲烷或乙醚中几乎不溶。

5-羟甲基糠醛 5-Hydroxymethyl Furfural

〔$C_6H_6O_3$＝126.11〕 CAS：67-47-0

本品为针状结晶。在甲醇、乙醇、丙酮、乙酸乙酯或水中易溶，在苯、三氯甲烷或乙醚中溶解，在石油醚中难溶。

羟基萘酚蓝 Hydroxynaphthol Blue，Sodium Salt

〔$C_{20}H_{11}N_2Na_3O_{11}S_3$＝620.46〕 CAS：63451-35-4

本品为绿黑色或深灰色至深绿色或黑色固体，无臭。

羟基萘酚蓝二钠盐 Hydroxynaphthol Blue，Disodium Salt

〔$C_{20}H_{12}N_2Na_2O_{11}S_3$＝598.48〕 CAS：165660-27-5

本品为暗蓝色或紫色至深紫色结晶性固体，无臭。

8-羟基喹啉 8-Hydroxyquinoline

〔C_9H_7NO＝145.16〕 CAS：148-24-3

本品为白色或淡黄色结晶性粉末；有苯酚样特臭；见光易变黑。在乙醇、丙酮、三氯甲烷、苯或无机酸中易溶，在水中几乎不溶。

液化苯酚 Liquefied Phenol

取苯酚90g，加水少量，置水浴上缓缓加热，液化后，放冷，添加适量的水使成100ml，即得。

液体石蜡(液状石蜡) Paraffin Liquid

本品为无色油状液体；几乎无臭；无味。与多数脂肪油能任意混合，在醚或三氯甲烷中溶解，在水或醇中不溶。

淀粉 Starch

〔$(C_6H_{10}O_5)_n$＝$(162.14)_n$〕

马铃薯淀粉 Potato Starch

本品为茄科植物马铃薯 *Solanum tuberosum* L. 块茎中得到的淀粉。

本品为白色无定形粉末；吸湿性强；在冷时与碘反应，溶液呈蓝紫色。在热水中形成微带蓝色的溶胶，浓度高时则成糊状，冷却后凝固成胶冻，在冷水、乙醇或乙醚中不溶。

可溶性淀粉 Soluble Starch CAS：9005-84-9

本品为白色或类白色粉末。在沸水中溶解，在冷水、乙醇或乙醚中不溶。

琥珀酸 Succinic Acid

〔$H_2C_4H_4O_4$＝118.09〕 CAS：110-15-6

本品为白色结晶。在热水中溶解，在乙醇、丙酮或乙醚中微溶，在苯、二硫化碳、四氯化碳或石油醚中不溶。

琼脂 Agar CAS：9002-18-0

见本部药典正文琼脂。

琼脂糖 Agarose CAS：9012-36-6

本品为白色或淡黄色颗粒或粉末；有吸湿性。在热水中溶解。

2,2′-联吡啶 2,2′-Dipyridyl

〔$C_5H_4NC_5H_4N$＝156.19〕 CAS：366-18-7

本品为白色或淡红色结晶性粉末。在乙醇、三氯甲烷、乙醚、苯或石油醚中易溶，在水中微溶。

联苯胺 Benzidine

〔$H_2NC_6H_4C_6H_4NH_2$＝184.24〕 CAS：92-87-5

本品为白色或微淡红色结晶性粉末；遇空气和见光颜色变深。在沸乙醇中易溶，在乙醚中略溶，在沸水中微溶，在冷水中极微溶解。

葡萄糖 Glucose

〔$C_6H_{12}O_6 \cdot H_2O$＝198.17〕 CAS：14431-43-7

见本版药典(二部)正文葡萄糖。

硝基甲烷 Nitromethane

〔CH_3NO_2＝61.04〕 CAS：75-52-5

本品为无色油状液体；易燃，其蒸气能与空气形成爆炸性混合物。与水、乙醇或碱溶液能任意混合。

硝基苯 Nitrobenzene

〔$C_6H_5NO_2$＝123.11〕 CAS：98-95-3

本品为无色或淡黄色的油状液体；有苦杏仁臭。在乙醇、乙醚、苯或油类中易溶，在水中极微溶解。

硝酸 Nitric Acid

〔HNO_3＝63.01〕 CAS：7697-37-2

本品为无色透明液体；在空气中冒烟，有窒息性刺激气味；遇光能产生四氧化二氮而变成棕色。含 HNO_3 应为69%～71%(g/g)。与水能任意混合。

硝酸亚汞 Mercurous Nitrate

〔$HgNO_3 \cdot H_2O$＝280.61〕

本品为白色结晶；稍有硝酸臭。在水或稀硝酸中易溶；在大量水中分解为碱式盐而沉淀。

硝酸亚铈 Cerous Nitrate

〔$Ce(NO_3)_3 \cdot 6H_2O$＝434.22〕 CAS：10294-41-4

本品为白色透明结晶。在水、乙醇或丙酮中溶解。

硝酸亚铊 Thallous Nitrate

〔$TlNO_3$＝266.38〕 CAS：10102-45-1

本品为白色或无色结晶。有毒。极易溶于热水，能溶于冷水，不溶于醇。约在450℃分解。

硝酸汞 Mercuric Nitrate

〔$Hg(NO_3)_2 \cdot H_2O$＝342.62〕 CAS：7783-34-8

本品为白色或微黄色结晶性粉末；有硝酸气味，有引湿性。在水或稀硝酸中易溶；在大量水或沸水中生成碱式盐而沉淀。

硝酸钍 Thorium Nitrate

〔$Th(NO_3)_4 \cdot 4H_2O$＝552.11〕 CAS：13470-07-0

本品为白色结晶或结晶性粉末；为强氧化剂；有放射性，水溶液呈酸性。在水与乙醇中易溶。

硝酸钙 Calcium Nitrate

〔$Ca(NO_3)_2 \cdot 4H_2O$＝236.15〕 CAS：13477-34-4

本品为无色固体。在水、丙酮或乙醇中易溶。为强氧化剂。

硝酸钡　Barium Nitrate

〔$Ba(NO_3)_2$＝261.34〕　CAS：10022-31-8

本品为白色结晶或结晶性粉末；与有机物接触、摩擦或撞击能引起燃烧和爆炸。在水中溶解，在乙醇中不溶。

硝酸钠　Sodium Nitrate

〔$NaNO_3$＝84.99〕　CAS：7631-99-4

本品为白色透明结晶或颗粒；与有机物接触、摩擦或撞击能引起燃烧和爆炸。在水中溶解，在乙醇中微溶。

硝酸钴　Cobaltous Nitrate

〔$Co(NO_3)_2 \cdot 6H_2O$＝291.03〕　CAS：10026-22-9

本品为红色结晶或结晶性颗粒。在水或乙醇中易溶，在丙酮或氨溶液中微溶。

硝酸钾　Potassium Nitrate

〔KNO_3＝101.10〕　CAS：7757-79-1

本品为白色结晶或粉末；与有机物接触、摩擦或撞击能引起燃烧和爆炸。在水中溶解，在乙醇中微溶。

硝酸铁　Ferric Nitrate

〔$Fe(NO_3)_3 \cdot 9H_2O$＝403.99〕　CAS：7782-61-8

本品为灰白色至浅紫色结晶；微有潮解性，100℃以下即开始分解。在水、醇或丙酮中易溶，在硝酸中微溶。

硝酸铅　Lead Nitrate

〔$Pb(NO_3)_2$＝331.21〕　CAS：10099-74-8

本品为白色结晶；与有机物接触、摩擦或撞击能引起燃烧和爆炸。在水中溶解，在乙醇中微溶。

硝酸铈铵　Ammonium Ceric Nitrate

〔$Ce(NO_3)_4 \cdot 2NH_4NO_3$＝548.22〕　CAS：16774-21-3

本品为橙红色结晶，有强氧化性。在水或乙醇中溶解，在浓硝酸中不溶。

硝酸铝　Aluminum Nitrate

〔$Al(NO_3)_3 \cdot 9H_2O$＝375.13〕　CAS：7784-27-2

本品为白色结晶；有引湿性；与有机物加热能引起燃烧和爆炸。在水或乙醇中易溶，在丙酮中极微溶解，在乙酸乙酯或吡啶中不溶。

硝酸铜　Cupric Nitrate

〔$Cu(NO_3)_2 \cdot 3H_2O$＝241.60〕　CAS：10031-43-3

本品为蓝色柱状结晶，与炭末、硫黄或其他可燃性物质加热、摩擦或撞击，能引起燃烧和爆炸。在水或乙醇中溶解。

硝酸铵　Ammonium Nitrate

〔NH_4NO_3＝80.04〕　CAS：6484-52-2

本品为白色透明结晶或粉末。在水中易溶，在乙醇中微溶。

硝酸银　Silver Nitrate

〔$AgNO_3$＝169.87〕　CAS：7761-88-8

本品为白色透明片状结晶。在氨溶液中易溶，在水或乙醇中溶解，在醚或甘油中微溶。

硝酸锆　Zirconium Nitrate

〔$Zr(NO_3)_4 \cdot 5H_2O$＝429.32〕　CAS：13986-27-1

本品为白色结晶；易吸潮；热至100℃分解。在水中易溶，在乙醇中溶解。

硝酸镁　Magnesium Nitrate

〔$Mg(NO_3)_2 \cdot 6H_2O$＝256.40〕　CAS：13446-18-9

本品为白色结晶。具潮解性。能溶于乙醇及氨溶液，溶于水，水溶液呈中性。于330℃分解。与易燃的有机物混合能发热燃烧，有火灾及爆炸危险。

硝酸镉　Cadmium Nitrate

〔$Cd(NO_3)_2 \cdot 4H_2O$＝308.48〕　CAS：10022-68-1

本品为白色针状或斜方形结晶。具潮解性。易溶于水，能溶于乙醇、丙酮和乙酸乙酯，几乎不溶于浓硝酸。与有机物混合时，发热自燃并爆炸。

硝酸镍　Nickelous Nitrate

〔$Ni(NO_3)_2 \cdot 6H_2O$＝290.79〕　CAS：13478-00-7

本品为绿色结晶，水溶液呈酸性。在水中易溶，在乙醇或乙二醇中溶解，在丙酮中微溶。

硝酸镧　Lanthanum Nitrate

〔$La(NO_3)_3 \cdot 6H_2O$＝433.01〕　CAS：10277-43-7

本品为白色结晶。在水、乙醇或丙酮中溶解。

硫乙醇酸(巯基乙酸)　Thioglycollic Acid

〔$CH_2(SH)COOH$＝92.11〕　CAS：68-11-1

本品为无色透明液体；有刺激性臭气。与水、乙醇、乙醚或苯能混合。

硫乙醇酸钠(巯基乙酸钠)　Sodium Thioglycollate

〔$CH_2(SH)COONa$＝114.09〕　CAS：367-51-1

本品为白色结晶或粉末；有微臭；有引湿性。在水中易溶，在乙醇中微溶。

硫化钠　Sodium Sulfide

〔$Na_2S \cdot 9H_2O$＝240.17〕　CAS：1313-84-4

本品为白色结晶，水溶液呈碱性。在水中溶解，在乙醇中微溶，在乙醚中不溶。

硫代乙酰胺　Thioacetamide

〔CH_3CSNH_2＝75.13〕　CAS：62-55-5

本品为无色或白色片状结晶。在水、乙醇或苯中溶解；在乙醚中微溶。

硫代硫酸钠　Sodium Thiosulfate

〔$Na_2S_2O_3 \cdot 5H_2O$＝248.17〕　CAS：10102-17-7

本品为白色透明结晶或白色颗粒。在水中溶解并吸热，在乙醇中微溶。

硫黄　Sulfur

〔S＝32.06〕　CAS：7704-34-9

本品为硫的数种同素异构体，呈黄色细小粉末；易燃。在苯、甲苯、四氯化碳或二硫化碳中溶解，在乙醇或乙醚中微溶，在水中不溶。

硫脲　Thiourea

〔NH_2CSNH_2＝76.12〕　CAS：62-56-6

本品为白色斜方晶体或针状结晶；味苦。在水或乙醇中溶解，在乙醚中微溶。

硫氰酸钾　Potassium Thiocyanate

〔$KSCN$＝97.18〕　CAS：333-20-0

本品为白色结晶。在水或乙醇中溶解。

硫氰酸铬铵(雷氏盐)　Ammonium Reineckate

〔$NH_4Cr(NH_3)_2(SCN)_4 \cdot H_2O$＝354.42〕

本品为红色至深红色结晶；在水中能分解游离出氢氰酸而呈蓝色。在热水或乙醇中溶解，在水中微溶。

硫氰酸铵　Ammonium Thiocyanate

〔NH_4SCN＝76.12〕　CAS：1762-95-4

本品为白色结晶。在水或乙醇中易溶，在甲醇或丙酮中溶解，在三氯甲烷或乙酸乙酯中几乎不溶。

硫酸　Sulfuric Acid

〔H_2SO_4＝98.07〕　CAS：7664-93-9

本品为无色透明的黏稠状液体；与水或乙醇混合时大量放热。含 H_2SO_4 应为 95%～98%（g/g）。与水或乙醇能任意混合。相对密度约为 1.84。

硫酸亚铁　Ferrous Sulfate

〔$FeSO_4 \cdot 7H_2O$＝278.01〕　CAS：7782-63-0

本品为淡蓝绿色结晶或颗粒。在水中溶解，在乙醇中不溶。

硫酸亚铁铵　Ammonium Ferrous Sulfate

〔$(NH_4)_2Fe(SO_4)_2 \cdot 6H_2O$＝392.13〕　CAS：7783-85-9

本品为浅蓝绿色结晶，在空气中逐渐被氧化。在水中溶解，在乙醇中不溶。

硫酸汞　Mercuric Sulfate

〔$HgSO_4$＝296.65〕　CAS：7783-35-9

本品为白色颗粒或结晶性粉末；无臭；有毒。在盐酸、热稀硫酸或浓氯化钠溶液中溶解。

硫酸软骨素 ABC 酶(硫酸软骨素裂解酶 ABC)　Chondroitinase ABC　CAS：9024-13-9

本品主要从普通变形杆菌中提取而得，可降解硫酸软骨素。为白色至褐色或淡橙色粉末，在水中溶解。

硫酸肼　Hydrazine Sulfate

〔$(NH_2)_2 \cdot H_2SO_4$＝130.12〕　CAS：10034-93-2

本品为白色结晶或粉末。在热水中易溶，在水或乙醇中微溶。

硫酸奎宁　Quinine Sulfate

〔$(C_{20}H_{24}N_2O_2)_2 \cdot H_2SO_4 \cdot 2H_2O$＝782.95〕

CAS：6119-70-6

本品为白色细微的针状结晶，无臭，味极苦，遇光渐变色；水溶液显中性反应。在三氯甲烷-无水乙醇(2∶1)的混合液中易溶，在水、乙醇、三氯甲烷或乙醚中微溶。

硫酸钠　Sodium Sulfate

〔Na_2SO_4＝142.04〕　CAS：7757-82-6

见无水硫酸钠。

硫酸钙　Calcium Sulfate

〔$CaSO_4 \cdot 2H_2O$＝172.16〕　CAS：10101-41-4

本品为白色结晶性粉末。在铵盐溶液、硫代硫酸钠溶液、氯化钠溶液或酸类中溶解，在水中微溶，在乙醇中不溶。

硫酸氢钾　Potassium Bisulfate

〔$KHSO_4$＝136.16〕　CAS：7646-93-7

本品为白色结晶。在水中溶解，水溶液呈强酸性。

硫酸钾　Potassium Sulfate

〔K_2SO_4＝174.25〕　CAS：7778-80-5

本品为白色结晶或结晶性粉末。在水或甘油中溶解，在乙醇中不溶。

硫酸铁铵　Ferric Ammonium Sulfate

〔$FeNH_4(SO_4)_2 \cdot 12H_2O$＝482.18〕　CAS：7783-83-7

本品为白色至淡紫色结晶。在水中溶解，在乙醇中不溶。

硫酸铈　Ceric Sulfate

〔$Ce(SO_4)_2$＝332.23〕　CAS：13590-82-4

本品为深黄色结晶。在热的酸溶液中溶解；在水中微溶，并分解成碱式盐。

硫酸铈铵　Ammonium Ceric Sulfate

〔$Ce(SO_4)_2 \cdot 2(NH_4)_2SO_4 \cdot 4H_2O$＝668.56〕

CAS：18923-36-9

本品为黄色或橙黄色结晶性粉末。在酸溶液中溶解，在水中微溶，在醋酸中不溶。

硫酸铝　Aluminium Sulfate

〔$Al_2(SO_4)_3 \cdot 18H_2O$＝666.40〕　CAS：7784-31-8

本品为白色结晶或结晶性粉末，有光泽。在水中溶解，在乙醇中不溶。

硫酸铝钾(明矾)　Potassium Aluminium Sulfate

〔$KAl(SO_4)_2 \cdot 12H_2O$＝474.37〕　CAS：7784-24-9

本品为白色透明的结晶或粉末，无臭；味微甜而涩。在水或甘油中易溶，在乙醇或丙酮中不溶。

硫酸铜　Cupric Sulfate

〔$CuSO_4 \cdot 5H_2O$＝249.68〕　CAS：7758-99-8

本品为蓝色结晶或结晶性粉末。在水中溶解，在乙醇中微溶。

硫酸铵　Ammonium Sulfate

〔$(NH_4)_2SO_4$＝132.13〕　CAS：7783-20-2

本品为白色结晶或颗粒。在水中溶解，在乙醇或丙酮中不溶。

硫酸锂　Lithium Sulfate

〔$Li_2SO_4 \cdot H_2O$＝127.95〕　CAS：10102-25-7

本品为白色结晶。在水中溶解，在乙醇中几乎不溶。

硫酸锌　Zinc Sulfate

〔$ZnSO_4 \cdot 7H_2O$＝287.54〕　CAS：7446-20-0

本品为白色结晶、颗粒或粉末。在水中易溶，在甘油中溶解，在乙醇中微溶。

硫酸锰　Manganese Sulfate

〔$MnSO_4 \cdot H_2O$=169.01〕　CAS：10034-96-5

本品为粉红色结晶。在水中溶解，在乙醇中不溶。

硫酸镁　Magnesium Sulfate

〔$MgSO_4 \cdot 7H_2O$=246.47〕　CAS：10034-99-8

本品为白色结晶或粉末，易风化。在水中易溶，在甘油中缓缓溶解，在乙醇中微溶。

硫酸镍　Nickelous Sulfate

〔$NiSO_4 \cdot 7H_2O$=280.85〕　CAS：10101-98-1

本品为绿色透明结晶。在水或乙醇中溶解。

硫酸镍铵　Ammonium Nickelous Sulfate

〔$NiSO_4 \cdot (NH_4)_2SO_4 \cdot 6H_2O$=394.97〕　CAS：7785-20-8

本品为蓝绿色结晶。在水中溶解，在乙醇中不溶。

紫草　Radix Arnebiae，Radix Lithospermi

见本版药典(一部)正文紫草。

喹哪啶红　Quinaldine Red

〔$C_{21}H_{23}IN_2$=430.33〕　CAS：117-92-0

本品为深红色粉末。在乙醇中溶解，在水中微溶。

锌　Zinc

〔Zn=65.38〕　CAS：7440-66-6

本品为灰白色颗粒，有金属光泽。在稀酸中溶解并放出氢，在氨溶液或氢氧化钠溶液中缓慢地溶解。

锌试剂　Zincon

〔$C_{20}H_{15}N_4NaO_6S$=462.41〕　CAS：62625-22-3

本品为棕色结晶性粉末。在乙醇或氢氧化钠溶液中溶解，在水中不溶。

链霉蛋白酶　Pronase E

分子量：15 000～27 000　CAS：9036-06-0

本品为白色或微褐色粉末。为从灰色链霉菌(*Streptomyces griseus*)中分离出的一种非特异蛋白水解酶(Protease)的专有名称。分子量一般为20 000。易溶于盐水和稀盐溶液，最适pH值为7.8～8.0。

氰化钾　Potassium Cyanide

〔KCN=65.12〕　CAS：151-50-8

本品为白色颗粒或熔块。在水中溶解，在乙醇中微溶。

氰基乙酸乙酯　Ethyl Cyanoacetate

〔$CH_2(CN)COOC_2H_5$=113.12〕　CAS：105-56-6

本品为无色液体，有酯样特臭；味微甜。与乙醇或乙醚能任意混合，在氨溶液或碱性溶液中溶解，在水中不溶。

氯　Chlorine

〔Cl_2=70.90〕　CAS：7782-50-5

由盐酸和二氧化锰作用而制得。本品为黄绿色气体；有剧烈窒息性臭。在二硫化碳或四氯化碳中易溶，在水或碱溶液中溶解。

氯化二甲基苄基烃铵(苯扎氯铵)　Benzalkonium Chloride

本品为白色或微黄色粉末或胶状小片。在水、乙醇或丙酮中极易溶解，在苯中微溶，在乙醚中几乎不溶。

氯化三苯四氮唑　Triphenyltetrazolium Chloride

〔$C_{19}H_{15}ClN_4$=334.81〕　CAS：298-96-4

本品为白色结晶，遇光色变暗。在水、乙醇或丙酮中溶解，在乙醚中不溶。

氯化亚铊　Thallous Chloride

〔TlCl=239.83〕　CAS：7791-12-0

本品为白色结晶性粉末。有毒。在空气及光线中变成紫色。能溶于沸水，溶于260份冷水，不溶于醇，盐酸能降低其在水中的溶解度。

氯化亚锡　Stannous Chloride

〔$SnCl_2 \cdot 2H_2O$=225.64〕　CAS：10025-69-1

本品为白色结晶。在水、乙醇或氢氧化钠溶液中溶解。

氯化钆　Gadolinium Trichloride

〔$GdCl_3$=263.60〕　CAS：10138-52-0

本品为白色至灰白色粉末，具刺激性。

氯化金　Auric Chloride

〔$HAuCl_4 \cdot 3H_2O$=393.82〕　CAS：16961-25-4

本品为鲜黄色或橙黄色结晶。在水、乙醇或乙醚中溶解，在三氯甲烷中微溶。

氯化钙　Calcium Chloride

〔$CaCl_2 \cdot 2H_2O$=147.01〕　CAS：10035-04-8

本品为白色颗粒或块状物；有引湿性。在水或乙醇中易溶。

氯化钡　Barium Chloride

〔$BaCl_2 \cdot 2H_2O$=244.26〕　CAS：10326-27-9

本品为白色结晶或粒状粉末。在水或甲醇中易溶，在乙醇、丙酮或乙酸乙酯中几乎不溶。

氯化钠　Sodium Chloride

〔NaCl=58.44〕　CAS：7647-14-5

本品为白色结晶或结晶性粉末；有引湿性。在水或甘油中溶解，在乙醇或盐酸中极微溶解。

氯化钯　Palladium Chloride

〔$PdCl_2$=177.32〕　CAS：7647-10-1

本品为红色针状结晶，有引湿性。在水、乙醇、丙酮或氢溴酸中溶解。

氯化钴　Cobaltous Chloride

〔$CoCl_2 \cdot 6H_2O$=237.92〕　CAS：7791-13-1

本品为红色或紫红色结晶。在水或乙醇中易溶，在丙酮中溶解，在乙醚中微溶。

氯化钾　Potassium Chloride

〔KCl=74.55〕　CAS：7447-40-7

本品为白色结晶或结晶性粉末。在水或甘油中易溶，在乙醇中难溶，在丙酮或乙醚中不溶。

供红外光谱法使用时需满足：

取本品，研细，过200目筛，在120℃干燥4小时后分装并在干燥器中保存备用。若发现结块，则需重新干燥。照红外光谱法（通则0402）测定，采用压片法，以空气为空白，在中红外区（4000～400cm^{-1}，2.5～25μm）绘制光谱图，基线的透光率应大于75%，除在3440cm^{-1}及1630cm^{-1}附近因残留或附着水而呈现一定的吸收峰外，其他区域不应出现大于基线3%透光率的吸收谱带。

氯化铜 Cupric Chloride

〔$CuCl_2 \cdot 2H_2O$＝170.48〕 CAS：10125-13-0

本品为淡蓝绿色结晶。在水、乙醇或甲醇中溶解，在丙酮或乙酸乙酯中微溶。

氯化铯 Cesium Chloride

〔CsCl＝168.36〕 CAS：7647-17-8

本品为无色立方结晶或白色结晶性粉末；有潮解性。在水中易溶，在乙醇中微溶。

氯化铵 Ammonium Chloride

〔NH_4Cl＝53.49〕 CAS：12125-02-9

本品为白色结晶或结晶性粉末。在水或甘油中溶解，在乙醇中微溶。

氯化锂 Lithium Chloride

〔LiCl＝42.39〕 CAS：7447-41-8

本品为白色结晶性粉末。在水、乙醇、丙酮、乙醚、异戊醇或氢氧化钠溶液中溶解。

氯化锆酰 Zirconyl Chloride

〔$ZrOCl_2 \cdot 8H_2O$＝322.24〕 CAS：13520-92-8

见二氯化氧锆。

氯化锌 Zinc Chloride

〔$ZnCl_2$＝136.28〕 CAS：7646-85-7

本品为白色结晶性粉末或块状物。在水中易溶，在乙醇、丙酮或乙醚中溶解。

氯化锶 Strontium Chloride

〔$SrCl_2 \cdot 6H_2O$＝266.61〕 CAS：10025-70-4

本品为无色透明结晶或颗粒；无气味；在空气中风化；在湿空气中潮解。在水中易溶，在乙醇中溶解。

氯化镁 Magnesium Chloride

〔$MgCl_2 \cdot 6H_2O$＝203.30〕 CAS：7791-18-6

本品为白色透明结晶或粉末。在水或乙醇中溶解。

氯亚氨基-2,6-二氯醌 2,6-Dichloroquinone Chlorimide

〔$C_6H_2Cl_3NO$＝210.44〕 CAS：101-38-2

本品为灰黄色结晶性粉末。在三氯甲烷或乙醚中易溶，在热乙醇或稀氢氧化钠溶液中溶解，在水中不溶。

氯铂酸 Chloroplatinic Acid

〔$H_2PtCl_6 \cdot 6H_2O$＝517.89〕 CAS：18497-13-7

本品为橙红色结晶；易潮解。在水中易溶，在乙醇、丙酮或乙醚中溶解。

氯胺T Chloramine T

〔$C_7H_7ClNNaO_2S \cdot 3H_2O$＝281.68〕 CAS：7080-50-4

本品为白色结晶性粉末；微带氯臭。在水中溶解，在三氯甲烷、乙醚或苯中不溶。

氯酸钾 Potassium Chlorate

〔$KClO_3$＝122.55〕 CAS：3811-04-9

本品为白色透明结晶或粉末。在沸水中易溶，在水或甘油中溶解，在乙醇中几乎不溶。

氯磺酸 Chlorosulfonic Acid

〔SO_2ClOH＝116.52〕 CAS：7790-94-5

本品为无色或微黄色液体；具腐蚀性和强刺激性；在空气中发烟；滴于水中能引起爆炸分解，也能被醇和酸分解，在水中分解成硫酸和盐酸。

焦亚硫酸钠 Sodium Pyrosulfite

〔$Na_2S_2O_5$＝190.09〕 CAS：7681-57-4

本品为白色结晶或粉末；微有二氧化硫臭气；有引湿性。在水或甘油中溶解，在乙醇中微溶。

焦性没食子酸 Pyrogallic Acid

〔$C_6H_3(OH)_3$＝126.11〕 CAS：87-66-1

本品为白色结晶，有光泽。在水、乙醇或乙醚中溶解，在三氯甲烷、苯或二硫化碳中微溶。

焦锑酸钾 Potassium Pyroantimonate

〔$K_2H_2Sb_2O_7$＝435.73〕

本品为白色颗粒或结晶性粉末。在热水中易溶，在冷水中难溶，在乙醇中不溶。

滑石粉 Talcum Powder

见本版药典（一部）正文滑石粉。

巯基乙酸 Mercaptoacetic Acid

〔$C_2H_4O_2S$＝92.11〕 CAS：68-11-1

见硫乙醇酸。

巯基乙酸钠 Sodium Mercaptoacetate

〔$C_2H_3NaO_2S$＝114.09〕 CAS：367-51-1

见硫乙醇酸钠。

蓝色葡聚糖2000 Blue Dextran 2000 CAS：87915-38-6

本品系在葡聚糖T2000（平均分子量2 000 000）上引入多环生色团冷冻干燥而成。在水或电解质水溶液中易溶。

蒽酮 Anthrone

〔$C_{14}H_{10}O$＝194.23〕 CAS：90-44-8

本品为白色结晶。在乙醇、苯或热氢氧化钠溶液中溶解，在水中不溶。

酪胨 Pancreatin Hydrolysate

本品为黄色颗粒，以干酪素为原料经胰酶水解、活性炭脱色处理、精制而成，用作细菌培养基，特别是作无菌检验培养基。

酪氨酸　Tyrosine

〔$C_9H_{11}NO_3$＝181.19〕　CAS：60-18-4

本品为白色结晶。在水中溶解，在乙醇或乙醚中不溶。

酪蛋白　Casein　CAS：9000-71-9

本品为白色或淡黄色的颗粒状粉末，无臭。在水或其他中性溶剂中不溶，在氨溶液或氢氧化钠溶液中易溶。

〔检查〕碱度　取本品 1g，加水 20ml，振摇 10 分钟后滤过，滤液遇石蕊试纸不得显碱性反应。

含氮量　按干燥品计算，含氮量应为 15.2%～16.0%(通则 0704)。

脂肪　不得过 0.5%(通则 0713)。

水中溶解物　不得过 0.1%。

干燥失重　不得过 10.0%(通则 0831)。

炽灼残渣　不得过 1%(通则 0841)。

酪蛋白胰酶消化物(胰酪胨或酪胨)　Casein Tryptone

本品为浅黄色粉末。由酪蛋白经胰蛋白酶消化而得，易吸湿。在水中煮沸溶解。

碘　Iodine

〔I_2＝253.81〕　CAS：7553-56-2

本品为紫黑色鳞片状结晶或块状物，具金属光泽。在乙醇、乙醚或碘化钾溶液中溶解，在水中极微溶解。

碘化四丁基铵　Tetrabutylammonium Iodide

〔$(C_4H_9)_4NI$＝369.38〕　CAS：311-28-4

本品为白色或微黄色结晶。在乙醇中易溶，在水中溶解，在三氯甲烷中微溶。

碘化钠　Sodium Iodide

〔NaI＝149.89〕　CAS：7681-82-5

本品为白色结晶或粉末。在水、乙醇或甘油中溶解。

碘化钾　Potassium Iodide

〔KI＝166.00〕　CAS：7681-11-0

本品为白色结晶或粉末。在水、乙醇、丙酮或甘油中溶解，在乙醚中不溶。

碘化镉　Cadmium Iodide

〔CdI_2＝366.22〕　CAS：7790-80-9

本品为白色或淡黄色结晶或结晶性粉末。在水、乙醇、乙醚、氨溶液或酸中溶解。

碘酸钾　Potassium Iodate

〔KIO_3＝214.00〕　CAS：7758-05-6

本品为白色结晶或结晶性粉末。在水或稀硫酸中溶解，在乙醇中不溶。

硼砂　Borax

〔$Na_2B_4O_7\cdot10H_2O$＝381.36〕　CAS：1303-96-4

本品为白色结晶或颗粒，质坚硬。在水或甘油中溶解，在乙醇或酸中不溶。

硼酸　Boric Acid

〔H_3BO_3＝61.83〕　CAS：10043-35-3

本品为白色透明结晶或结晶性粉末，有珍珠样光泽。在热水、热乙醇、热甘油中易溶，在水或乙醇中溶解，在丙酮或乙醚中微溶。

微晶纤维素　Microcrystalline Cellulose

〔$C_{6n}H_{10n+2}O_{5n+1}$〕　CAS：9004-34-6

本品为白色或类白色粉末，无臭，无味。在水、乙醇、丙酮或甲苯中不溶。

羧甲纤维素钠　Sodium Carboxymethylcellulose

CAS：9004-32-4

本品为白色粉末或细粒，有引湿性。在热水或冷水中易分散、膨胀，1%溶液黏度为 0.005～2.0Pa·s。

溴　Bromine

〔Br_2＝159.81〕　CAS：7726-95-6

本品为深红色液体，有窒息性刺激臭；发烟，易挥发。与乙醇、三氯甲烷、乙醚、苯或二硫化碳能任意混合；在水中微溶。

溴化十六烷基三甲铵　Cetrimonium Bromide

〔$C_{16}H_{33}N(CH_3)_3Br$＝364.46〕　CAS：57-09-0

本品为白色结晶性粉末。在水中溶解，在乙醇中微溶，在乙醚中不溶。

溴化汞　Mercuric Bromide

〔$HgBr_2$＝360.40〕　CAS：7789-47-1

本品为白色结晶或结晶性粉末。在热乙醇、盐酸、氢溴酸或溴化钾溶液中易溶，在三氯甲烷或乙醚中微溶。

溴化钠　Sodium Bromide

〔NaBr＝102.89〕　CAS：7647-15-6

本品为白色结晶或粉末。在水中溶解，在乙醇中微溶。

溴化钾　Potassium Bromide

〔KBr＝ 119.00〕　CAS：7758-02-3

本品为白色结晶或粉末。在水、沸乙醇或甘油中溶解，在乙醇中微溶。

供红外光谱法使用时需满足：

取本品，研细，过 200 目筛，在 120℃干燥 4 小时后分装并在干燥器中保存备用。若发现结块，则需重新干燥。照红外光谱法(通则 0402)测定，采用压片法，以空气为空白，在中红外区($4000～400cm^{-1}$，$2.5～25\mu m$)绘制光谱图，基线的透光率应大于 75%，除在 $3440cm^{-1}$ 及 $1630cm^{-1}$ 附近因残留或附着水而呈现一定的吸收峰外，其他区域不应出现大于基线 3%透光率的吸收谱带。

溴甲酚绿　Bromocresol Green

〔$C_{21}H_{14}Br_4O_5S$＝698.01〕　CAS：76-60-8

本品为淡黄色或棕色粉末。在乙醇或稀碱溶液中溶解，在水中不溶。

溴甲酚紫　Bromocresol Purple

〔$C_{21}H_{14}Br_2O_5S$＝540.22〕　CAS：115-40-2

本品为淡黄色或淡红色结晶性粉末。在乙醇或稀碱溶液中溶解，在水中不溶。

溴酚蓝　Bromophenol Blue

〔$C_{19}H_{10}Br_4O_5S$=669.96〕　CAS：115-39-9

本品为黄色粉末。在乙醇、乙醚、苯或稀碱溶液中溶解，在水中微溶。

溴酸钾　Potassium Bromate

〔$KBrO_3$=167.00〕　CAS：7758-01-2

本品为白色结晶或粉末。在水中溶解，在乙醇中不溶。

溴麝香草酚蓝　Bromothymol Blue

〔$C_{27}H_{28}Br_2O_5S$=624.38〕　CAS：76-59-5

本品为白色或淡红色结晶性粉末。在乙醇、稀碱溶液或氨溶液中易溶，在水中微溶。

溶肉瘤素　Sarcolysin Melphalan

〔$C_{13}H_{18}Cl_2N_2O_2$=305.20〕　CAS：148-82-3

本品为针状结晶。在乙醇或乙二醇中溶解，在水中几乎不溶。

溶剂蓝19　Solvent Blue 19

本品为1-氨基-4-苯氨基蒽醌与1-甲氨基-4-苯氨基蒽醌的混合物。

聚乙二醇1500　Polyethylene Glycol 1500

本品为白色或乳白色蜡状固体；有轻微的特臭；遇热即熔化。在水或乙醇中溶解。

聚乙二醇6000　Macrogol 6000

本品为白色蜡状固体薄片或颗粒状粉末；略有特臭；在水或乙醇中易溶，在乙醚中不溶。

聚乙二醇戊二酸酯

〔$HO(CH_2CH_2OCO(CH_2)_3COO)_nH$=600～800〕

本品为棕黑色黏稠液体。在丙酮或三氯甲烷中溶解。

聚山梨酯80(吐温80)　Polysorbate 80

CAS：9005-65-6

本品为淡黄色至橙黄色的黏稠液体；微有特臭。在水、乙醇、甲醇或乙酸乙酯中易溶，在矿物油中极微溶解。

蔗糖　Sucrose

〔$C_{12}H_{22}O_{11}$=342.30〕　CAS：57-50-1

本品为无色结晶或白色结晶性的松散粉末；无臭，味甜。在水中极易溶解，在乙醇中微溶，在三氯甲烷或乙醚中不溶。

酵母浸出粉　Yeast Extract Powder

酵母浸膏　Yeast Extract

本品为红黄色至棕色粉末；有特臭，但无腐败臭。在水中溶解，溶液显弱酸性。

〔检查〕氯化物　本品含氯化物以NaCl计算，不得过5%(通则0801)。

含氮量　按干燥品计算，含氮量应为7.2%～9.5%(通则0704)。

可凝蛋白　取本品的水溶液(1→20)，滤过后煮沸，不得发生沉淀。

干燥失重　不得过5.0%(通则0831)。

炽灼残渣　不得过15%(通则0841)。

碱式硝酸铋　Bismuth Subnitrate　CAS：1304-85-4

〔$4BiNO_3(OH)_2BiO(OH)$或$Bi_5O(OH)_9(NO_3)_4$=1461.98〕

本品为白色粉末，质重；无臭，无味；稍有引湿性。在盐酸、硝酸、稀硫酸或醋酸中溶解，在水或乙醇中几乎不溶。

碱性品红　Fuchsin Basic (Magenta)　CAS：632-99-5

本品为深绿色结晶，有金属光泽。在水或乙醇中溶解，在乙醚中不溶。

碳酸钙　Calcium Carbonate

〔$CaCO_3$=100.09〕　CAS：471-34-1

本品为白色结晶性粉末。在酸中溶解，在水或乙醇中不溶。

碳酸钠　Sodium Carbonate

〔$Na_2CO_3 \cdot 10H_2O$=286.14〕　CAS：6132-02-1

本品为白色透明结晶。在水或甘油中溶解，在乙醇中不溶。

碳酸氢钠　Sodium Bicarbonate

〔$NaHCO_3$=84.01〕　CAS：144-55-8

本品为白色结晶性粉末。在水中溶解，在乙醇中不溶。

碳酸钾　Potassium Carbonate

〔$K_2CO_3 \cdot 1\frac{1}{2}H_2O$=165.23〕　CAS：6381-79-9

本品为白色结晶粉末或颗粒，有引湿性。在水中溶解，在乙醇中不溶。

碳酸铜(碱式)　Cupric Carbonate (Basic)

〔$Cu_2(OH)_2CO_3$或$CuCO_3 \cdot Cu(OH)_2$=221.11〕

CAS：12069-69-1

本品为绿色或蓝色无定形粉末或暗绿色结晶。有毒。在稀酸及氨溶液中溶解，在水和醇中不溶。

碳酸铵　Ammonium Carbonate

本品为碳酸氢铵与氨基甲酸铵的混合物，为白色半透明的硬块或粉末；有氨臭。在水中溶解，但在热水中分解。在乙醇或浓氨溶液中不溶。

碳酸锂　Lithium Carbonate

〔Li_2CO_3=73.89〕　CAS：554-13-2

本品为白色粉末或结晶；质轻。在稀酸中溶解，在水中微溶，在乙醇或丙酮中不溶。

镁粉　Magnesium

〔Mg=24.31〕　CAS：7439-95-4

本品为带金属光泽的银白色粉末。在酸中溶解，在水中不溶。

精制煤油　Kerosene，Refined

本品为无色或淡黄色油状液体；有特臭。与三氯甲烷、苯或二硫化碳能混溶，在水或乙醇中不溶。

取市售煤油 300ml，置 500ml 分液漏斗中，加粗硫酸洗涤 4～5 次，每次 20ml，至酸层显浅黑色为止，分取煤油层，用水将酸洗尽，再用氢氧化钠溶液（1→5）20ml 洗涤，最后用水洗净并用无水氯化钙脱水后，倾入蒸馏瓶中，在砂浴上附空气冷凝管蒸馏，收集 160～250℃的馏出物，即得。

樟脑　Camphor

〔$C_{10}H_{16}O$＝152.24〕　CAS：76-22-2

本品为白色结晶性粉末或无色半透明的硬块，加少量的乙醇、三氯甲烷或乙醚，易研碎成细粉；有刺激性特臭，味初辛、后清凉；在室温下易挥发，燃烧时产生黑烟及有光的火焰。在三氯甲烷中极易溶解，在乙醇、乙醚、脂肪油或挥发油中易溶，在水中极微溶解。

樟脑油　Camphor Oil

本品为天然油类，具强烈樟脑臭。在乙醚或三氯甲烷中溶解，在乙醇中不溶。

D-樟脑磺酸　Camphor Sulfonic Acid

〔$C_{10}H_{16}O_4S$＝232.29〕　CAS：3144-16-9

本品为白色柱状结晶。在甘油、冰醋酸或乙酸乙酯中微溶，在乙醇中极微溶解，在乙醚中几乎不溶。

橄榄油　Olive Oil　CAS：8001-25-0

本品为淡黄色或微带绿色的液体。与三氯甲烷、乙醚或二硫化碳能任意混合，在乙醇中微溶，在水中不溶。

醋酐　Acetic Anhydride

〔$(CH_3CO)_2O$＝102.09〕　CAS：108-24-7

本品为无色透明液体。与三氯甲烷、乙醚或冰醋酸能任意混合，与水混溶生成醋酸，与乙醇混溶生成乙酸乙酯。

醋酸　Acetic Acid

〔$C_2H_4O_2$＝60.05〕　CAS：64-19-7

本品为无色透明液体。含 $C_2H_4O_2$ 应为 36%～37%（g/g）。与水、乙醇与乙醚能任意混合，在二硫化碳中不溶。

醋酸汞　Mercuric Acetate

〔$Hg(C_2H_3O_2)_2$＝318.68〕　CAS：1600-27-7

本品为白色结晶或粉末，有醋酸样特臭。在水或乙醇中溶解。

醋酸钠　Sodium Acetate

〔$NaC_2H_3O_2 \cdot 3H_2O$＝136.08〕　CAS：6131-90-4

本品为白色透明结晶或白色颗粒，易风化。在水中溶解。

醋酸钴　Cobaltous Acetate

〔$Co(C_2H_3O_2)_2 \cdot 4H_2O$＝249.08〕　CAS：6147-53-1

本品为紫红色结晶。在水、乙醇、稀酸或乙酸戊酯中溶解。

醋酸钾　Potassium Acetate

〔$KC_2H_3O_2$＝98.14〕　CAS：127-08-2

本品为白色结晶或粉末，有引湿性。在水或乙醇中易溶。

醋酸铅　Lead Acetate

〔$Pb(C_2H_3O_2)_2 \cdot 3H_2O$＝379.33〕　CAS：6080-56-4

本品为白色结晶或粉末。在水或甘油中易溶，在乙醇中溶解。

醋酸氧铀　Uranyl Acetate

〔$UO_2(C_2H_3O_2)_2 \cdot 2H_2O$＝424.14〕　CAS：541-09-3

本品为黄色结晶性粉末。在水中溶解，在乙醇中微溶。

醋酸铜　Cupric Acetate

〔$Cu(C_2H_3O_2)_2 \cdot H_2O$＝199.65〕　CAS：6046-93-1

本品为暗绿色结晶。在水或乙醇中溶解，在乙醚或甘油中微溶。

醋酸铵　Ammonium Acetate

〔$NH_4C_2H_3O_2$＝77.08〕　CAS：631-61-8

本品为白色颗粒或结晶，有引湿性。在水或乙醇中溶解，在丙酮中微溶。

醋酸联苯胺　Benzidine Acetate

〔$C_{14}H_{16}N_2O_2$＝244.29〕

本品为白色或淡黄色结晶或粉末。在水、醋酸或盐酸中溶解，在乙醇中极微溶解。

醋酸锌　Zinc Acetate

〔$Zn(C_2H_3O_2)_2 \cdot 2H_2O$＝219.50〕　CAS：5970-45-6

本品为白色结晶。在水或沸乙醇中易溶，在乙醇中微溶。

醋酸镁　Magnesium Acetate

〔$Mg(C_2H_3O_2)_2$＝142.39〕　CAS：142-72-3

本品为白色结晶，有引湿性。在水或乙醇中易溶。

醋酸镉　Cadmium Acetate

〔$Cd(C_2H_3O_2)_2 \cdot 2H_2O$＝266.53〕　CAS：5743-04-4

本品为白色结晶。在水中易溶，在乙醇中溶解，在乙醚中极微溶解。

镍铝合金　Aluminum Nickel Alloy

本品为灰色金属合金。在氢氧化钠溶液中铝被溶解放出氢气，所剩余的镍具有活性。

糊精　Dextrin　CAS：9004-53-9

见本部药典正文糊精。

缬氨酸　Valine

〔$C_5H_{11}NO_2$＝117.15〕　CAS：72-18-4

本品为白色片状结晶，能升华。在水中溶解，在乙醇或乙醚中不溶。

靛胭脂　Indigo Carmine

〔$C_{16}H_8N_2Na_2O_8S_2$＝466.35〕　CAS：860-22-0

本品为蓝色结晶或粉末，有金属光泽。在水中微溶，在乙醇中不溶。

橙黄Ⅳ(金莲橙 OO)　Orange Ⅳ (Tropaeolin OO)

〔$C_{18}H_{14}N_3NaO_3S$＝375.38〕　CAS：554-73-4

本品为黄色粉末。在水或乙醇中溶解。

磺胺　Sulfanilamide

〔$C_6H_8N_2O_2S$＝172.20〕　CAS：63-74-1

本品为白色叶状或针状结晶或粉末。在沸水、乙醇、丙酮、甘油、盐酸或苛性碱溶液中溶解，在水中微溶，在三氯甲烷、乙醚或苯中不溶。

磺基丁二酸钠二辛酯　Dioctyl Sodium Sulfosuccinate

〔$C_{20}H_{37}NaO_7S$＝444.56〕　CAS：577-11-7

本品为白色蜡样固体。在水、甲醇、丙酮、苯或四氯化碳中溶解，在碱性溶液中易水解。

磺基水杨酸　Sulfosalicylic Acid

〔$C_7H_6O_6S \cdot 2H_2O$＝254.21〕　CAS：5965-83-3

本品为白色结晶或结晶性粉末；遇微量铁时即变粉红色，高温时分解成酚或水杨酸。在水或乙醇中易溶，在乙醚中溶解。

凝血酶（FⅡa）　Thrombin　CAS：9002-04-4

本品为白色冻干块状物。由牛血浆或人血浆提取纯化得到。

磷钨酸　Phosphotungstic Acid

〔$P_2O_5 \cdot 20WO_3 \cdot 28H_2O$＝5283.10〕

本品为白色或淡黄色结晶。在水、乙醇或乙醚中溶解。

磷钼酸　Phosphomolybdic Acid

〔$P_2O_5 \cdot 20MoO_3 \cdot 51H_2O$＝3939.49〕

本品为鲜黄色结晶。在水、乙醇或乙醚中溶解。

磷酸　Phosphoric Acid

〔H_3PO_4＝97.99〕　CAS：7664-38-2

本品为无色透明的黏稠液体，有腐蚀性。在水中溶解。

磷酸二氢钠　Sodium Dihydrogen Phosphate

〔$NaH_2PO_4 \cdot H_2O$＝137.99〕　CAS：10049-21-5

本品为白色结晶或颗粒。在水中易溶，在乙醇中几乎不溶。

磷酸二氢钾　Potassium Dihydrogen Phosphate

〔KH_2PO_4＝136.08〕　CAS：7778-77-0

本品为白色结晶或结晶性粉末。在水中溶解，在乙醇中不溶。

磷酸二氢铵　Ammonium Phosphate Monobasic

〔$NH_4H_2PO_4$＝115.02〕　CAS：7722-76-1

本品为无色结晶或白色结晶性粉末；无味。露置空气中能失去约 8% 的氨。在乙醇中微溶，在丙酮中不溶。

磷酸三辛酯　Trioctyl Phosphate

〔$(C_8H_{17})_3PO_4$＝434.64〕　CAS：78-42-2

本品为无色或淡黄色油状液体。在乙醇、丙酮或乙醚中溶解。

磷酸三钙　Calcium Orthophosphate

〔$Ca_3(PO_4)_2$＝310.17〕　CAS：7758-87-4

本品为白色无定形粉末；无味；在空气中稳定，在热水中分解。在稀盐酸或硝酸中溶解，在水、乙醇或醋酸中几乎不溶。

磷酸钠　Sodium Phosphate

〔$Na_3PO_4 \cdot 12H_2O$＝380.12〕　CAS：10101-89-0

本品为无色或白色颗粒。在水中易溶，在乙醇中微溶。

磷酸氢二钠　Disodium Hydrogen Phosphate

〔$Na_2HPO_4 \cdot 12H_2O$＝358.14〕　CAS：10039-32-4

本品为白色结晶或颗粒状粉末，易风化。在水中溶解，在乙醇中不溶。

磷酸氢二钾　Dipotassium Hydrogen Phosphate

〔K_2HPO_4＝174.17〕　CAS：7758-11-4

本品为白色颗粒或结晶性粉末。在水中易溶，在乙醇中微溶。

磷酸氢二铵　Diammonium Hydrogen Phosphate

〔$(NH_4)_2HPO_4$＝132.06〕　CAS：7783-28-0

本品为白色结晶或结晶性粉末；露置空气中能失去氨而变成磷酸二氢铵。在水中溶解，在乙醇中不溶。

磷酸铵钠　Sodium Ammonium Phosphate

〔$Na(NH_4)_2PO_4 \cdot 4H_2O$＝226.10〕

本品为白色结晶或颗粒，易风化并失去部分氨。在水中溶解，在乙醇中不溶。

曙红钠　Eosin Sodium

〔$C_{20}H_6Br_4Na_2O_5$＝691.86〕　CAS：17372-87-1

本品为红色粉末。在水中易溶，水溶液呈红色荧光；在乙醇中微溶；在乙醚中不溶。

糠醛　Furfural

〔$C_5H_4O_2$＝96.09〕　CAS：98-01-1

本品为无色或淡黄色油状液体；置空气中或见光易变为棕色。与水、乙醇或乙醚能任意混合。

鞣酸　Tannic Acid

〔$C_{76}H_{52}O_{46}$＝1701.21〕　CAS：1401-55-4

本品为淡黄色或淡棕色粉末，质疏松；有特臭；置空气中或见光颜色逐渐变深。在水或乙醇中溶解。

麝香草酚　Thymol

〔$C_{10}H_{14}O$＝150.22〕　CAS：89-83-8

本品为白色结晶。在水中极微溶解。

麝香草酚酞　Thymolphthalein

〔$C_{28}H_{30}O_4$＝430.54〕　CAS：125-20-2

本品为白色粉末。在乙醇中溶解，在水中不溶。

麝香草酚蓝　Thymol Blue

〔$C_{27}H_{30}O_5S$=466.59〕　CAS：76-61-9

本品为棕绿色结晶性粉末。在乙醇中溶解，在水中不溶。

8002　试液

试液系指用规定溶剂配制的具有一定浓度，用于规定用途的溶液。

一氯化碘试液　取碘化钾0.14g与碘酸钾90mg，加水125ml使溶解，再加盐酸125ml，即得。本液应置玻璃瓶内，密闭，在阴凉处保存。

***N*-乙酰-L-酪氨酸乙酯试液**　取*N*-乙酰-L-酪氨酸乙酯24.0mg，加乙醇0.2ml使溶解，加磷酸盐缓冲液（取0.067mol/L磷酸二氢钾溶液38.9ml与0.067mol/L磷酸氢二钠溶液61.6ml，混合，pH值为7.0）2ml，加指示液（取等量的0.1％甲基红的乙醇溶液与0.05％亚甲蓝的乙醇溶液，混匀）1ml，用水稀释至10ml，即得。

乙醇制对二甲氨基苯甲醛试液　取对二甲氨基苯甲醛1g，加乙醇9.0ml与盐酸2.3ml使溶解，再加乙醇至100ml，即得。

乙醇制氢氧化钾试液　可取用乙醇制氢氧化钾滴定液（0.5mol/L）。

乙醇制氨试液　取无水乙醇，加浓氨溶液使每100ml中含NH_3 9～11g，即得。本液应置橡皮塞瓶中保存。

乙醇制硝酸银试液　取硝酸银4g，加水10ml溶解后，加乙醇使成100ml，即得。

乙醇制硫酸试液　取硫酸57ml，加乙醇稀释，使成1000ml，即得。本液含H_2SO_4应为9.5％～10.5％。

乙醇制溴化汞试液　取溴化汞2.5g，加乙醇50ml，微热使溶解，即得。本液应置玻璃塞瓶内，在暗处保存。

二乙基二硫代氨基甲酸钠试液　取二乙基二硫代氨基甲酸钠0.1g，加水100ml溶解后，滤过，即得。

二乙基二硫代氨基甲酸银试液　取二乙基二硫代氨基甲酸银0.25g，加三氯甲烷适量与三乙胺1.8ml，加三氯甲烷至100ml，搅拌使溶解，放置过夜，用脱脂棉滤过，即得。本液应置棕色玻璃瓶内，密闭，置阴凉处保存。

二苯胺试液　取二苯胺1g，加硫酸100ml使溶解，即得。

二盐酸二甲基对苯二胺试液　取二盐酸二甲基对苯二胺0.1g，加水10ml，即得。需新鲜少量配制，于冷处避光保存，如试液变成红褐色，不可使用。

二氨基萘试液　取2,3-二氨基萘0.1g与盐酸羟胺0.5g，加0.1mol/L盐酸溶液100ml，必要时加热使溶解，放冷滤过，即得。本液应临用新配，避光保存。

二硝基苯试液　取间二硝基苯2g，加乙醇使溶解成100ml，即得。

二硝基苯甲酸试液　取3,5-二硝基苯甲酸1g，加乙醇使溶解成100ml，即得。

二硝基苯肼试液　取2,4-二硝基苯肼1.5g，加硫酸溶液（1→2）20ml，溶解后，加水使成100ml，滤过，即得。

二硝基苯肼乙醇试液　取2,4-二硝基苯肼1g，加乙醇1000ml使溶解，再缓缓加入盐酸10ml，摇匀，即得。

稀二硝基苯肼试液　取2,4-二硝基苯肼0.15g，加含硫酸0.15ml的无醛乙醇100ml使溶解，即得。

二氯化汞试液　取二氯化汞6.5g，加水使溶解成100ml，即得。

二氯靛酚钠试液　取2,6-二氯靛酚钠0.1g，加水100ml溶解后，滤过，即得。

丁二酮肟试液　取丁二酮肟1g，加乙醇100ml使溶解，即得。

三硝基苯酚试液　本液为三硝基苯酚的饱和水溶液。

三硝基苯酚锂试液　取碳酸锂0.25g与三硝基苯酚0.5g，加沸水80ml使溶解，放冷，加水使成100ml，即得。

三氯化铁试液　取三氯化铁9g，加水使溶解成100ml，即得。

三氯化铝试液　取三氯化铝1g，加乙醇使溶解成100ml，即得。

三氯化锑试液　本液为三氯化锑的饱和三氯甲烷溶液。

三氯醋酸试液　取三氯醋酸6g，加三氯甲烷25ml溶解后，加浓过氧化氢溶液0.5ml，摇匀，即得。

五氧化二钒试液　取五氧化二钒适量，加磷酸激烈振摇2小时后得其饱和溶液，用垂熔玻璃漏斗滤过，取滤液1份加水3份，混匀，即得。

水合氯醛试液　取水合氯醛50g，加水15ml与甘油10ml使溶解，即得。

水杨酸铁试液　(1)取硫酸铁铵0.1g，加稀硫酸2ml与水适量使成100ml。

(2)取水杨酸钠1.15g，加水使溶解成100ml。

(3)取醋酸钠13.6g，加水使溶解成100ml。

(4)取上述硫酸铁铵溶液1ml，水杨酸钠溶液0.5ml，醋酸钠溶液0.8ml与稀醋酸0.2ml，临用前混合，加水使成5ml，摇匀，即得。

六氰络铁氢钾试液　取六氰络铁氢钾5g，用少量水洗涤后，加水适量使溶解，用水稀释至100ml，即得。本液应临用新制。

甘油乙醇试液　取甘油、稀乙醇各1份，混合，即得。

甘油淀粉润滑剂　取甘油22g，加入可溶性淀粉9g，加热至140℃，保持30分钟并不断搅拌，放冷，即得。

甘油醋酸试液　取甘油、50％醋酸溶液与水各1份，混合，即得。

甲醛试液 可取用“甲醛溶液”。

甲醛硫酸试液 取硫酸 1ml，滴加甲醛试液 1 滴，摇匀，即得。本液应临用新制。

四苯硼钠试液 取四苯硼钠 0.1g，加水使溶解成 100ml，即得。

对二甲氨基苯甲醛试液 取对二甲氨基苯甲醛 0.125g，加无氮硫酸 65ml 与水 35ml 的冷混合液溶解后，加三氯化铁试液 0.05ml，摇匀，即得。本液配制后在 7 日内使用。

对甲苯磺酰-L-精氨酸甲酯盐酸盐试液 取对甲苯磺酰-L-精氨酸甲酯盐酸盐 98.5mg，加三羟甲基氨基甲烷缓冲液(pH 8.1)5ml 使溶解，加指示液（取等量 0.1%甲基红的乙醇溶液与 0.05%亚甲蓝的乙醇溶液，混匀）0.25ml，用水稀释至 25ml，即得。

对氨基苯磺酸-α-萘胺试液 取无水对氨基苯磺酸 0.5g，加醋酸 150ml 溶解后，另取盐酸-α-萘胺 0.1g，加醋酸 150ml 使溶解，将两液混合，即得。本液久置显粉红色，用时可加锌粉脱色。

对羟基联苯试液 取对羟基联苯 1.5g，加 5%氢氧化钠溶液 10ml 与水少量溶解后，再加水稀释至 100ml，即得。本液贮存于棕色瓶中，可保存数月。

亚铁氰化钾试液 取亚铁氰化钾 1g，加水 10ml 使溶解，即得。本液应临用新制。

亚硝基铁氰化钠试液 取亚硝基铁氰化钠 1g，加水使溶解成 20ml，即得。本液应临用新制。

亚硝基铁氰化钠乙醛试液 取 1%亚硝基铁氰化钠溶液 10ml，加乙醛 1ml，混匀，即得。

亚硝酸钠试液 取亚硝酸钠 1g，加水使溶解成 100ml，即得。

亚硝酸钠乙醇试液 取亚硝酸钠 5g，加 60%乙醇使溶解成 1000ml，即得。

亚硝酸钴钠试液 取亚硝酸钴钠 10g，加水使溶解成 50ml，滤过，即得。

亚硫酸钠试液 取无水亚硫酸钠 20g，加水 100ml 使溶解，即得。本液应临用新制。

亚硫酸氢钠试液 取亚硫酸氢钠 10g，加水使溶解成 30ml，即得。本液应临用新制。

亚碲酸钠(钾)试液 取亚碲酸钠(钾)0.1g，加新鲜煮沸后冷至 50℃的水 10ml 使溶解，即得。

过氧化氢试液 取浓过氧化氢溶液(30%)，加水稀释成 3%的溶液。本液应临用新制。

血红蛋白试液 取牛血红蛋白 1g，加盐酸溶液(取 1mol/L 盐酸溶液 65ml，加水至 1000ml)使溶解成 100ml，即得。本液置冰箱中保存，2 日内使用。

多硫化铵试液 取硫化铵试液，加硫黄使饱和，即得。

次氯酸钠试液 取次氯酸钠溶液适量，加水制成含 NaClO 不少于 4%的溶液，即得。本液应置棕色瓶内，在暗处保存。

次溴酸钠试液 取氢氧化钠 20g，加水 75ml 溶解后，加溴 5ml，再加水稀释至 100ml，即得。本液应临用新制。

异烟肼试液 取异烟肼 0.25g，加盐酸 0.31ml，加甲醇或无水乙醇使溶解成 500ml，即得。

苏丹Ⅲ试液 取苏丹Ⅲ 0.01g，加 90%乙醇 5ml 溶解后，加甘油 5ml，摇匀，即得。本液应置棕色的玻璃瓶中保存，在 2 个月内使用。

吲哚醌试液 取 α,β-吲哚醌 0.1g，加丙酮 10ml 溶解后，加冰醋酸 1ml，摇匀，即得。

钌红试液 取 10%醋酸钠溶液 1～2ml，加钌红适量使呈酒红色，即得。本液应临用新制。

含碘酒石酸铜试液 取硫酸铜 7.5g、酒石酸钾钠 25g、无水碳酸钠 25g、碳酸氢钠 20g 与碘化钾 5g，依次溶于 800ml 水中；另取碘酸钾 0.535g，加水适量溶解后，缓缓加入上述溶液中，再加水使成 1000ml，即得。

邻苯二醛试液 取邻苯二醛 1.0g，加甲醇 5ml 与 0.4mol/L 硼酸溶液（用 45%氢氧化钠溶液调节 pH 值至 10.4）95ml，振摇使邻苯二醛溶解，加硫乙醇酸 2ml，用 45%氢氧化钠溶液调节 pH 值至 10.4，即得。

间苯二酚试液 取间苯二酚 1g，加盐酸使溶解成 100ml，即得。

间苯三酚试液 取间苯三酚 0.5g，加乙醇使溶解成 25ml，即得。本液应置玻璃塞瓶内，在暗处保存。

间苯三酚盐酸试液 取间苯三酚 0.1g，加乙醇 1ml，再加盐酸 9ml，混匀。本液应临用新制。

玫瑰红钠试液 取玫瑰红钠 0.1g，加水使溶解成 75ml，即得。

苯酚二磺酸试液 取新蒸馏的苯酚 3g，加硫酸 20ml，置水浴上加热 6 小时，趁其尚未凝固时倾入玻璃塞瓶内，即得。用时可置水浴上微热使融化。

茚三酮试液 取茚三酮 2g，加乙醇使溶解成 100ml，即得。

呫吨氢醇甲醇试液 可取用 85%呫吨氢醇的甲醇溶液。

钒酸铵试液 取钒酸铵 0.25g，加水使溶解成 100ml，即得。

变色酸试液 取变色酸钠 50mg，加硫酸与水的冷混合液(9：4)100ml 使溶解，即得。本液应临用新制。

茜素氟蓝试液 取茜素氟蓝 0.19g，加氢氧化钠溶液(1.2→100)12.5ml，加水 800ml 与醋酸钠结晶 0.25g，用稀盐酸调节 pH 值约为 5.4，用水稀释至 1000ml，摇匀，即得。

茜素锆试液 取硝酸锆 5mg，加水 5ml 与盐酸 1ml；另取茜素磺酸钠 1mg，加水 5ml，将两液混合，即得。

草酸试液 取草酸 6.3g，加水使溶解成 100ml，即得。

草酸铵试液　取草酸铵 3.5g，加水使溶解成 100ml，即得。

茴香醛试液　取茴香醛 0.5ml，加醋酸 50ml 使溶解，加硫酸 1ml，摇匀，即得。本液应临用新制。

枸橼酸醋酐试液　取枸橼酸 2g，加醋酐 100ml 使溶解，即得。

品红亚硫酸试液　取碱性品红 0.2g，加热水 100ml 溶解后，放冷，加亚硫酸钠溶液(1→10)20ml、盐酸 2ml，用水稀释至 200ml，加活性炭 0.1g，搅拌并迅速滤过，放置 1 小时以上，即得。本液应临用新制。

品红焦性没食子酸试液　取碱性品红 0.1g，加新沸的热水 50ml 溶解后，冷却，加亚硫酸氢钠的饱和溶液 2ml，放置 3 小时后，加盐酸 0.9ml，放置过夜，加焦性没食子酸 0.1g，振摇使溶解，加水稀释至 100ml，即得。

钨酸钠试液　取钨酸钠 25g，加水 72ml 溶解后，加磷酸 2ml，摇匀，即得。

氟化钠试液　取氟化钠 0.5g，加 0.1mol/L 盐酸溶液使溶解成 100ml，即得。本液应临用新制。

氢氧化四甲基铵试液　取 10%氢氧化四甲基铵溶液 1ml，加无水乙醇使成 10ml，即得。

氢氧化钙试液　取氢氧化钙 3g，置玻璃瓶中，加水 1000ml，密塞。时时猛力振摇，放置 1 小时，即得。用时倾取上清液。

氢氧化钠试液　取氢氧化钠 4.3g，加水使溶解成 100ml，即得。

氢氧化钡试液　取氢氧化钡，加新沸过的冷水使成饱和的溶液，即得。本液应临用新制。

氢氧化钾试液　取氢氧化钾 6.5g，加水使溶解成 100ml，即得。

香草醛试液　取香草醛 0.1g，加盐酸 10ml 使溶解，即得。

香草醛硫酸试液　取香草醛 0.2g，加硫酸 10ml 使溶解，即得。

重铬酸钾试液　取重铬酸钾 7.5g，加水使溶解成 100ml，即得。

重氮二硝基苯胺试液　取 2,4-二硝基苯胺 50mg，加盐酸 1.5ml 溶解后，加水 1.5ml，置冰浴中冷却，滴加 10%亚硝酸钠溶液 5ml，随加随振摇，即得。

重氮对硝基苯胺试液　取对硝基苯胺 0.4g，加稀盐酸 20ml 与水 40ml 使溶解，冷却至 15℃，缓缓加入 10%亚硝酸钠溶液，至取溶液 1 滴能使碘化钾淀粉试纸变为蓝色，即得。本液应临用新制。

重氮苯磺酸试液　取对氨基苯磺酸 1.57g，加水 80ml 与稀盐酸 10ml，在水浴上加热溶解后，放冷至 15℃，缓缓加入亚硝酸钠溶液(1→10)6.5ml，随加随搅拌，再加水稀释至 100ml，即得。本液应临用新制。

亮绿试液　取亮绿 0.1g，加水 100ml 使溶解，即得。

盐酸试液　取盐酸 8.4ml，加水使稀释成 100ml，即得。

盐酸氨基脲试液　取盐酸氨基脲 2.5g 与醋酸钠 3.3g，研磨均匀，用甲醇 30ml 转移至锥形瓶中，在 4℃以下放置 30 分钟，滤过，滤液加甲醇使成 100ml，即得。

盐酸羟胺试液　取盐酸羟胺 3.5g，加 60%乙醇使溶解成 100ml，即得。

盐酸羟胺乙醇试液　取盐酸羟胺溶液(34.8→100)1 份，醋酸钠-氢氧化钠试液 1 份和乙醇 4 份，混合，即得。

盐酸羟胺醋酸钠试液　取盐酸羟胺与无水醋酸钠各 0.2g，加甲醇 100ml，即得。本液应临用新制。

钼硫酸试液　取钼酸铵 0.1g，加硫酸 10ml 使溶解，即得。

钼酸铵试液　取钼酸铵 10g，加水使溶解成 100ml，即得。

钼酸铵硫酸试液　取钼酸铵 2.5g，加硫酸 15ml，加水使溶解成 100ml，即得。本液配制后 2 周内使用。

铁氨氰化钠试液　取铁氨氰化钠 1g，加水使溶解成 100ml，即得。

铁氰化钾试液　取铁氰化钾 1g，加水 10ml 使溶解，即得。本液应临用新制。

稀铁氰化钾试液　取 1%铁氰化钾溶液 10ml，加 5%三氯化铁溶液 0.5ml 与水 40ml，摇匀，即得。本液应临用新制。

氨试液　取浓氨溶液 400ml，加水使成 1000ml，即得。

浓氨试液　可取浓氨溶液应用。

氨制硝酸银试液　取硝酸银 1g，加水 20ml 溶解后，滴加氨试液，随加随搅拌，至初起的沉淀将近全溶，滤过，即得。本液应置棕色瓶内，在暗处保存。

氨制硝酸镍试液　取硝酸镍 2.9g，加水 100ml 使溶解，再加氨试液 40ml，振摇，滤过，即得。

氨制氯化铜试液　取氯化铜 22.5g，加水 200ml 溶解后，加浓氨试液 100ml，摇匀，即得。

氨制氯化铵试液　取浓氨试液，加等量的水稀释后，加氯化铵使饱和，即得。

1-氨基-2-萘酚-4-磺酸试液　取无水亚硫酸钠 5g、亚硫酸氢钠 94.3g 与 1-氨基-2-萘酚-4-磺酸 0.7g，充分混匀；临用时取此混合物 1.5g，加水 10ml 使溶解，必要时滤过，即得。

高氯酸试液　取 70%高氯酸 13ml，加水 500ml，用 70%高氯酸精确调节 pH 值至 0.5，即得。

高氯酸铁试液　取 70%高氯酸 10ml，缓缓分次加入铁粉 0.8g，微热使溶解，放冷，加无水乙醇稀释至 100ml，即得。用时取上液 20ml，加 70%高氯酸 6ml，用无水乙醇稀释至 500ml。

高碘酸钠试液 取高碘酸钠 1.2g，加水 100ml 使溶解，即得。

高锰酸钾试液 可取用高锰酸钾滴定液(0.02mol/L)。

酒石酸氢钠试液 取酒石酸氢钠 1g，加水使溶解成 10ml，即得。本液应临用新制。

α-萘酚试液 取 15%的 α-萘酚乙醇溶液 10.5ml，缓缓加硫酸 6.5ml，混匀后再加乙醇 40.5ml 及水 4ml，混匀，即得。

硅钨酸试液 取硅钨酸 10g，加水使溶解成 100ml，即得。

铜吡啶试液 取硫酸铜 4g，加水 90ml 溶解后，加吡啶 30ml，即得。本液应临用新制。

铬酸钾试液 取铬酸钾 5g，加水使溶解成 100ml，即得。

联吡啶试液 取 2,2′-联吡啶 0.2g、醋酸钠结晶 1g 与冰醋酸 5.5ml，加水适量使溶解成 100ml，即得。

硝铬酸试液 (1)取硝酸 10ml，加入 100ml 水中，混匀。

(2)取三氧化铬 10g，加水 100ml 使溶解。

用时将两液等量混合，即得。

硝酸亚汞试液 取硝酸亚汞 15g，加水 90ml 与稀硝酸 10ml 使溶解，即得。本液应置棕色瓶内，加汞 1 滴，密塞保存。

硝酸亚铈试液 取硝酸亚铈 0.22g，加水 50ml 使溶解，加硝酸 0.1ml 与盐酸羟胺 50mg，加水稀释至 1000ml，摇匀，即得。

硝酸汞试液 取黄氧化汞 40g，加硝酸 32ml 与水 15ml 使溶解，即得。本液应置玻璃塞瓶内，在暗处保存。

硝酸钡试液 取硝酸钡 6.5g，加水使溶解成 100ml，即得。

硝酸铈铵试液 取硝酸铈铵 25g，加稀硝酸使溶解成 100ml，即得。

硝酸银试液 可取用硝酸银滴定液(0.1mol/L)。

硫化钠试液 取硫化钠 1g，加水使溶解成 10ml，即得。本液应临用新制。

硫化氢试液 本液为硫化氢的饱和水溶液。

本液应置棕色瓶内，在暗处保存。本液如无明显的硫化氢臭，或与等容的三氯化铁试液混合时不能生成大量的硫沉淀，即不适用。

硫化铵试液 取氨试液 60ml，通硫化氢使饱和后，再加氨试液 40ml，即得。

本液应置棕色瓶内，在暗处保存，本液如发生大量的硫沉淀，即不适用。

硫代乙酰胺试液 取硫代乙酰胺 4g，加水使溶解成 100ml，置冰箱中保存。临用前取混合液（由 1mol/L 氢氧化钠溶液 15ml、水 5.0ml 及甘油 20ml 组成）5.0ml，加上述硫代乙酰胺溶液 1.0ml，置水浴上加热 20 秒，冷却，立即使用。

硫代硫酸钠试液 可取用硫代硫酸钠滴定液(0.1mol/L)。

硫脲试液 取硫脲 10g，加水使溶解成 100ml，即得。

硫氰酸汞铵试液 取硫氰酸铵 5g 与二氯化汞 4.5g，加水使溶解成 100ml，即得。

硫氰酸铬铵试液 取硫氰酸铬铵 0.5g，加水 20ml，振摇 1 小时后，滤过，即得。本液应临用新制。配成后 48 小时内使用。

硫氰酸铵试液 取硫氰酸铵 8g，加水使溶解成 100ml，即得。

硫酸亚铁试液 取硫酸亚铁结晶 8g，加新沸过的冷水 100ml 使溶解，即得。本液应临用新制。

硫酸汞试液 取黄氧化汞 5g，加水 40ml 后，缓缓加硫酸 20ml，随加随搅拌，再加水 40ml，搅拌使溶解，即得。

硫酸苯肼试液 取盐酸苯肼 60mg，加硫酸溶液(1→2) 100ml 使溶解，即得。

硫酸钙试液 本液为硫酸钙的饱和水溶液。

硫酸钛试液 取二氧化钛 0.1g，加硫酸 100ml，加热使溶解，放冷，即得。

硫酸钾试液 取硫酸钾 1g，加水使溶解成 100ml，即得。

硫酸铁试液 称取硫酸铁 5g，加适量水溶解，加硫酸 20ml，摇匀，加水稀释至 100ml，即得。

硫酸铜试液 取硫酸铜 12.5g，加水使溶解成 100ml，即得。

硫酸铜铵试液 取硫酸铜试液适量，缓缓滴加氨试液，至初生的沉淀将近完全溶解，静置，倾取上层的清液，即得。本液应临用新制。

硫酸镁试液 取未风化的硫酸镁结晶 12g，加水使溶解成 100ml，即得。

稀硫酸镁试液 取硫酸镁 2.3g，加水使溶解成 100ml，即得。

紫草试液 取紫草粗粉 10g，加 90%乙醇 100ml，浸渍 24 小时后，滤过，滤液中加入等量的甘油，混合，放置 2 小时，滤过，即得。本液应置棕色玻璃瓶中，在 2 个月内使用。

氰化钾试液 取氰化钾 10g，加水使溶解成 100ml，即得。

氯试液 本液为氯的饱和水溶液。本液应临用新制。

氯化三苯四氮唑试液 取氯化三苯四氮唑 1g，加无水乙醇使溶解成 200ml，即得。

氯化亚锡试液 取氯化亚锡 1.5g，加水 10ml 与少量的盐酸使溶解，即得。本液应临用新制。

氯化金试液 取氯化金 1g，加水 35ml 使溶解，即得。

氯化钙试液　取氯化钙 7.5g，加水使溶解成 100ml，即得。

氯化钡试液　取氯化钡的细粉 5g，加水使溶解成 100ml，即得。

氯化钴试液　取氯化钴 2g，加盐酸 1ml，加水溶解并稀释至 100ml，即得。

氯化铵试液　取氯化铵 10.5g，加水使溶解成 100ml，即得。

氯化铵镁试液　取氯化镁 5.5g 与氯化铵 7g，加水 65ml 溶解后，加氨试液 35ml，置玻璃瓶内，放置数日后，滤过，即得。本液如显浑浊，应滤过后再用。

氯化锌碘试液　取氯化锌 20g，加水 10ml 使溶解，加碘化钾 2g 溶解后，再加碘使饱和，即得。本液应置棕色玻璃瓶内保存。

氯亚氨基-2,6-二氯醌试液　取氯亚氨基-2,6-二氯醌 1g，加乙醇 200ml 使溶解，即得。

氯铂酸试液　取氯铂酸 2.6g，加水使溶解成 20ml，即得。

氯酸钾试液　本液为氯酸钾的饱和硝酸溶液。

稀乙醇　取乙醇 529ml，加水稀释至 1000ml，即得。本液在 20℃时含 C_2H_5OH 应为 49.5%～50.5%(ml/ml)。

稀甘油　取甘油 33ml，加水稀释使成 100ml，再加樟脑一小块或液化苯酚 1 滴，即得。

稀盐酸　取盐酸 234ml，加水稀释至 1000ml，即得。本液含 HCl 应为 9.5%～10.5%。

稀硝酸　取硝酸 105ml，加水稀释至 1000ml，即得。本液含 HNO_3 应为 9.5%～10.5%。

稀硫酸　取硫酸 57ml，加水稀释至 1000ml，即得。本液含 H_2SO_4 应为 9.5%～10.5%。

稀醋酸　取冰醋酸 60ml，加水稀释至 1000ml，即得。

焦锑酸钾试液　取焦锑酸钾 2g，在 85ml 热水中溶解，迅速冷却，加入氢氧化钾溶液 (3→20) 10ml；放置 24 小时，滤过，加水稀释至 100ml，即得。

蒽酮试液　取蒽酮 0.7g，加硫酸 50ml 使溶解，再以硫酸溶液(70→100)稀释至 500ml，即得。

碘试液　可取用碘滴定液(0.05mol/L)。

碘试液(用于微生物限度检查)　取碘 6g 与碘化钾 5g，加水 20ml 使溶解，即得。

碘化汞钾试液　取二氯化汞 1.36g，加水 60ml 使溶解，另取碘化钾 5g，加水 10ml 使溶解，将两液混合，加水稀释至 100ml，即得。

碘化钾试液　取碘化钾 16.5g，加水使溶解成 100ml，即得。本液应临用新制。

碘化钾碘试液　取碘 0.5g 与碘化钾 1.5g，加水 25ml 使溶解，即得。

碘化铋钾试液　取次硝酸铋/碱式硝酸铋 0.85g，加冰醋酸 10ml 与水 40ml 溶解后，加碘化钾溶液 (4→10) 20ml，摇匀，即得。

改良碘化铋钾试液　取碘化铋钾试液 1ml，加 0.6mol/L 盐酸溶液 2ml，加水至 10ml，即得。

稀碘化铋钾试液　取次硝酸铋/碱式硝酸铋 0.85g，加冰醋酸 10ml 与水 40ml 溶解后，即得。临用前取 5ml，加碘化钾溶液 (4→10) 5ml，再加冰醋酸 20ml，用水稀释至 100ml，即得。

碘化镉试液　取碘化镉 5g，加水使溶解成 100ml，即得。

碘铂酸钾试液　取氯化铂 20mg，加水 2ml 溶解后，加 4%碘化钾溶液 25ml，如发生沉淀，可振摇使溶解。加水使成 50ml，摇匀，即得。

浓碘铂酸钾试液　取氯铂酸 0.15g 与碘化钾 3g，加水使溶解成 60ml，即得。

硼酸试液　本液为硼酸的饱和丙酮溶液。

溴试液　取溴 2～3ml，置用凡士林涂塞的玻璃瓶中，加水 100ml，振摇使成饱和的溶液，即得。本液应置暗处保存。

溴化钾溴试液　取溴 30g 与溴化钾 30g，加水使溶解成 100ml，即得。

溴化氰试液　取溴试液适量，滴加 0.1mol/L 硫氰酸铵溶液至溶液变为无色，即得。本液应临用新制，有毒。

溴百里香酚蓝试液　取溴百里香酚蓝 0.3g，加 1mol/L 的氢氧化钠溶液 5ml 使溶解，加水稀释至 1000ml，即得。

福林试液　取钨酸钠 10g 与钼酸钠 2.5g，加水 70ml、85%磷酸 5ml 与盐酸 10ml，置 200ml 烧瓶中，缓缓加热回流 10 小时，放冷，再加硫酸锂 15g、水 5ml 与溴滴定液 1 滴，煮沸约 15 分钟，至溴除尽，放冷至室温，加水使成 100ml。滤过，滤液作为贮备液。置棕色瓶中，于冰箱中保存。临用前，取贮备液 2.5ml，加水稀释至 10ml，摇匀，即得。

福林酚试液　福林酚试液 A　取 4%碳酸钠溶液与 0.2mol/L 的氢氧化钠溶液等体积混合（溶液甲）；取 0.04mol/L 硫酸铜溶液与 2%酒石酸钠溶液等体积混合(溶液乙)，用时将溶液甲、溶液乙两种溶液按 50∶1 混合，即得。

福林酚试液 B　取钨酸钠 100g、钼酸钠 25g，加水 700ml、85%磷酸 50ml 与盐酸 100ml，置磨口圆底烧瓶中，缓缓加热回流 10 小时，放冷，再加硫酸锂 150g、水 50ml 和溴数滴，加热煮沸 15 分钟，冷却，加水稀释至 1000ml，滤过，滤液作为贮备液，置棕色瓶中。临用前加水一倍，摇匀，即得。

酸性茜素锆试液　取茜素磺酸钠 70mg，加水 50ml 溶解后，缓缓加入 0.6%二氯化氧锆($ZrOCl_2 \cdot 8H_2O$)溶液 50ml 中，用混合酸溶液（每 1000ml 中含盐酸 123ml 与硫酸 40ml)稀释至 1000ml，放置 1 小时，即得。

酸性硫酸铁铵试液 取硫酸铁铵 20g 与硫酸 9.4ml，加水至 100ml，即得。

酸性氯化亚锡试液 取氯化亚锡 20g，加盐酸使溶解成 50ml，滤过，即得。本液应在 3 个月内使用。

碱式醋酸铅试液 取一氧化铅 14g，加水 10ml，研磨成糊状，用水 10ml 洗入玻璃瓶中，加含醋酸铅 22g 的水溶液 70ml，用力振摇 5 分钟后，时时振摇，放置 7 日，滤过，加新沸过的冷水使成 100ml，即得。

稀碱式醋酸铅试液 取碱式醋酸铅试液 4ml，加新沸过的冷水使成 100ml，即得。

碱性三硝基苯酚试液 取 1％三硝基苯酚溶液 20ml，加 5％氢氧化钠溶液 10ml，加水稀释至 100ml，即得。本液应临用新制。

碱性四氮唑蓝试液 取 0.2％四氮唑蓝的甲醇溶液 10ml 与 12％氢氧化钠的甲醇溶液 30ml，临用时混合，即得。

碱性亚硝基铁氰化钠试液 取亚硝基铁氰化钠与碳酸钠各 1g，加水使溶解成 100ml，即得。

碱性连二亚硫酸钠试液 取连二亚硫酸钠 50g，加水 250ml 使溶解，加含氢氧化钾 28.57g 的水溶液 40ml，混合，即得。本液应临用新制。

碱性枸橼酸铜试液 (1)取硫酸铜 17.3g 与枸橼酸 115.0g，加微温或温水使溶解成 200ml。

(2)取在 180℃干燥 2 小时的无水碳酸钠 185.3g，加水使溶解成 500ml。

临用前取(2)液 50ml，在不断振摇下，缓缓加入(1)液 20ml 内，冷却后，加水稀释至 100ml，即得。

碱性盐酸羟胺试液 (1)取氢氧化钠 12.5g，加无水甲醇使溶解成 100ml。

(2)取盐酸羟胺 12.5g，加无水甲醇 100ml，加热回流使溶解。

用时将两液等量混合，滤过，即得。本液应临用新制，配制后 4 小时内使用。

碱性酒石酸铜试液 (1)取硫酸铜结晶 6.93g，加水使溶解成 100ml。

(2)取酒石酸钾钠结晶 34.6g 与氢氧化钠 10g，加水使溶解成 100ml。

用时将两液等量混合，即得。

碱性 *β*-萘酚试液 取 *β*-萘酚 0.25g，加氢氧化钠溶液(1→10)10ml 使溶解，即得。本液应临用新制。

碱性焦性没食子酸试液 取焦性没食子酸 0.5g，加水 2ml 溶解后，加氢氧化钾溶液（12→8）8ml，摇匀，即得。本液应临用新制。

碱性碘化汞钾试液 取碘化钾 10g，加水 10ml 溶解后，缓缓加入二氯化汞的饱和水溶液，随加随搅拌，至生成的红色沉淀不再溶解，加氢氧化钾 30g，溶解后，再加二氯化汞的饱和水溶液 1ml 或 1ml 以上，并用适量的水稀释使成 200ml，静置，使沉淀，即得。用时倾取上层的澄明液。

〔检查〕 取本液 2ml，加入含氨 0.05mg 的水 50ml 中，应即时显黄棕色。

碳酸钠试液 取一水合碳酸钠 12.5g 或无水碳酸钠 10.5g，加水使溶解成 100ml，即得。

碳酸氢钠试液 取碳酸氢钠 5g，加水使溶解成 100ml，即得。

碳酸钾试液 取无水碳酸钾 7g，加水使溶解成 100ml，即得。

碳酸铵试液 取碳酸铵 20g 与氨试液 20ml，加水使溶解成 100ml，即得。

缩二脲试液 取硫酸铜 1.5g 与酒石酸钾钠 6.0g，加水 500ml 使溶解，边搅拌边加入 10％氢氧化钠溶液 300ml，用水稀释至 1000ml，混匀，即得。

醋酸汞试液 取醋酸汞 5g，研细，加温热的冰醋酸使溶解成 100ml，即得。本液应置棕色瓶内，密闭保存。

醋酸钠试液 取醋酸钠结晶 13.6g，加水使溶解成 100ml，即得。

醋酸钠-氢氧化钠试液 取醋酸钠 10.3g，氢氧化钠 86.5g，加水溶解并稀释至 1000ml，即得。

醋酸钴试液 取醋酸钴 0.1g，加甲醇使溶解成 100ml，即得。

醋酸钾试液 取醋酸钾 10g，加水使溶解成 100ml，即得。

醋酸铅试液 取醋酸铅 10g，加新沸过的冷水溶解后，滴加醋酸使溶液澄清，再加新沸过的冷水使成 100ml，即得。

醋酸氧铀锌试液 取醋酸氧铀 10g，加冰醋酸 5ml 与水 50ml，微热使溶解，另取醋酸锌 30g，加冰醋酸 3ml 与水 30ml，微热使溶解，将两液混合，放冷，滤过，即得。

醋酸铜试液 取醋酸铜 0.1g，加水 5ml 与醋酸数滴溶解后，加水稀释至 100ml，滤过，即得。

浓醋酸铜试液 取醋酸铜 13.3g，加水 195ml 与醋酸 5ml 使溶解，即得。

醋酸铵试液 取醋酸铵 10g，加水使溶解成 100ml，即得。

靛胭脂试液 取靛胭脂，加硫酸 12ml 与水 80ml 的混合液，使溶解成每 100ml 中含 $C_{16}H_8N_2O_2(SO_3Na)_2$ 0.09～0.11g，即得。

靛基质试液 取对二甲氨基苯甲醛 5.0g，加入戊醇(或丁醇)75ml，充分振摇，使完全溶解后，再取浓盐酸 25ml 徐徐滴入，边加边振摇，以免骤热导致溶液色泽变深；或取对二甲氨基苯甲醛 1.0g，加入乙醇 95ml，充分振摇，使完全溶解后，取盐酸 20ml 徐徐滴入。

磺胺试液 取磺胺 50mg，加 2mol/L 盐酸溶液 10ml 使溶解，即得。

磺基丁二酸钠二辛酯试液　取磺基丁二酸钠二辛酯0.9g，加水 50ml，微温使溶解，冷却至室温后，加水稀释至 200ml，即得。

磷试液　取对甲氨基苯酚硫酸盐 0.2g，加水 100ml 使溶解后，加焦亚硫酸钠 20g，溶解，即得。本液应置棕色具塞玻璃瓶中保存，在 2 周内使用。

磷钨酸试液　取磷钨酸 1g，加水使溶解成 100ml，即得。

磷钨酸钼试液　取钨酸钠 10g 与磷钼酸 2.4g，加水 70ml 与磷酸 5ml，回流煮沸 2 小时，放冷，加水稀释至 100ml，摇匀，即得。本液应置玻璃瓶内，在暗处保存。

磷钼钨酸试液　取钨酸钠 100g、钼酸钠 25g，加水 700ml 使溶解，加盐酸 100ml、磷酸 50ml，加热回流 10 小时，放冷，再加硫酸锂 150g、水 50ml 和溴 0.2ml，煮沸除去残留的溴（约 15 分钟），冷却，加水稀释至 1000ml，滤过，即得。本液不得显绿色（如放置后变为绿色，可加溴 0.2ml，煮沸除去多余的溴即可）。

磷钼酸试液　取磷钼酸 5g，加无水乙醇使溶解成 100ml，即得。

磷酸氢二钠试液　取磷酸氢二钠结晶 12g，加水使溶解成 100ml，即得。

镧试液　取氧化镧（La_2O_3）5g，用水润湿，缓慢加盐酸 25ml 使溶解，并用水稀释成 100ml，静置过夜，即得。

糠醛试液　取糠醛 1ml，加水使溶解成 100ml，即得。本液应临用新制。

鞣酸试液　取鞣酸 1g，加乙醇 1ml，加水溶解并稀释至 100ml，即得。本液应临用时新制。

8003 试纸

试纸系指用特定溶液、试液或指示液浸渍过的、具有合适尺寸和级别的滤纸条，该特定溶液、试液或指示液应当是稳定的。

二氯化汞试纸　取滤纸条浸入二氯化汞的饱和溶液中，1 小时后取出，在暗处以 60℃干燥，即得。

三硝基苯酚试纸　取滤纸条浸入三硝基苯酚的饱和水溶液中，湿透后，取出，阴干，即得。临用时，浸入碳酸钠溶液(1→10)中，使均匀湿润。

刚果红试纸　取滤纸条浸入刚果红指示液中，湿透后，取出晾干，即得。

红色石蕊试纸　取滤纸条浸入石蕊指示液中，加极少量的盐酸使成红色，取出，干燥，即得。

〔检查〕　灵敏度　取0.1mol/L 氢氧化钠溶液 0.5ml，置烧杯中，加新沸过的冷水 100ml 混合后，投入 10～12mm 宽的红色石蕊试纸一条，不断搅拌，30 秒内，试纸应变色。

氢氧化镍试纸　取滤纸条浸入 30%硫酸镍浓氨溶液中，取出，晾干；再浸入 1mol/L 氢氧化钠溶液中数分钟，使滤纸上布满均匀的氢氧化镍沉淀，取出滤纸用水洗涤(不可晾干)，储藏在潮湿的棉绒上备用。

姜黄试纸　取滤纸条浸入姜黄指示液中，湿透后，置玻璃板上，在 100℃干燥，即得。

氨制硝酸银试纸　取滤纸条浸入氨制硝酸银试液中，湿透后，取出，即得。

硝酸汞试纸　取硝酸汞的饱和溶液 45ml，加硝酸 1ml，摇匀，将滤纸条浸入此溶液中，湿透后，取出晾干，即得。

蓝色石蕊试纸　取滤纸条浸入石蕊指示液中，湿透后，取出，干燥，即得。

〔检查〕　灵敏度　取0.1mol/L 盐酸溶液 0.5ml，置烧杯中，加新沸过的冷水 100ml，混合后，投入 10～12mm 宽的蓝色石蕊试纸一条，不断搅拌，45 秒内，试纸应变色。

碘化钾淀粉试纸　取滤纸条浸入含有碘化钾 0.5g 的新制的淀粉指示液 100ml 中，湿透后，取出干燥，即得。

溴化汞试纸　取滤纸条浸入乙醇制溴化汞试液中，1 小时后取出，在暗处干燥，即得。

醋酸铅试纸　取滤纸条浸入醋酸铅试液中，湿透后，取出，在 100℃干燥，即得。

醋酸铜联苯胺试纸　取醋酸联苯胺的饱和溶液 9ml，加水 7ml 与 0.3%醋酸铜溶液 16ml，将滤纸条浸入此溶液中，湿透后，取出晾干，即得。

醋酸镉试纸　取醋酸镉 3g，加乙醇 100ml 使溶解，加氨试液至生成的沉淀绝大部分溶解，滤过，将滤纸条浸入滤液中，临用时取出晾干，即得。

8004 缓冲液

缓冲液系指在加入可能改变离子活度的物质后，仍可阻止离子活度改变的溶液。缓冲液通常为能减缓因外加强酸或强碱以及稀释而引起的 pH 值急剧改变的溶液，一般是由浓度较大的弱酸及其共轭碱或弱碱及其共轭酸组成。

乙醇-醋酸铵缓冲液(pH 3.7)　取 5mol/L 醋酸溶液 15.0ml，加乙醇 60ml 和水 20ml，用 10mol/L 氢氧化铵溶液调节 pH 值至 3.7，用水稀释至 1000ml，即得。

0.5%十二烷基硫酸钠的磷酸盐缓冲液　取磷酸二氢钠 6.9g、氢氧化钠 0.9g、十二烷基硫酸钠 5g，加水 800ml，超声 30 分钟，用 2mol/L 氢氧化钠溶液调节 pH 值至 6.8，用水稀释至 1000ml，即得。

三乙胺缓冲液(pH 3.2)　取磷酸 8ml，三乙胺 14ml，加水稀释至 1000ml，用三乙胺调节 pH 值至 3.2，加水 500ml，混匀，即得。

1mol/L 三羟甲基氨基甲烷缓冲液　称取三羟甲基氨

基甲烷 121g，加水溶解并稀释至 900ml，用 25%枸橼酸溶液调节 pH 值至 7.2，并用水稀释至1000ml。

三羟甲基氨基甲烷缓冲液(pH 8.0) 取三羟甲基氨基甲烷 12.14g，加水 800ml，搅拌溶解，并加水稀释至1000ml，用 6mol/L盐酸溶液调节 pH 值至 8.0，即得。

三羟甲基氨基甲烷缓冲液(pH 8.1) 取氯化钙 0.294g，加 0.2mol/L 三羟甲基氨基甲烷溶液 40ml 使溶解，用 1mol/L 盐酸溶液调节 pH 值至 8.1，加水稀释至 100ml，即得。

三羟甲基氨基甲烷缓冲液(pH 9.0) 取三羟甲基氨基甲烷 6.06g，加盐酸赖氨酸 3.65g、氯化钠 5.8g、乙二胺四醋酸二钠 0.37g，再加水溶解使成 1000ml，调节 pH 值至 9.0，即得。

乌洛托品缓冲液 取乌洛托品 75g，加水溶解后，加浓氨溶液 4.2ml，再用水稀释至 250ml，即得。

巴比妥缓冲液(pH 7.4) 取巴比妥钠 4.42g，加水使溶解并稀释至 400ml，用 2mol/L 盐酸溶液调节 pH 值至 7.4，滤过，即得。

巴比妥缓冲液(pH 8.6) 取巴比妥 5.52g 与巴比妥钠 30.9g，加水使溶解成 2000ml，即得。

巴比妥-氯化钠缓冲液(pH 7.8) 取巴比妥钠 5.05g，加氯化钠 3.7g 及水适量使溶解，另取明胶 0.5g，加水适量，加热溶解后并入上述溶液中。然后用 0.2mol/L 盐酸溶液调节 pH 值至 7.8，再用水稀释至 500ml，即得。

甲酸钠缓冲液(pH 3.3) 取 2mol/L 甲酸溶液 25ml，加酚酞指示液 1 滴，用 2mol/L 氢氧化钠溶液中和，再加入 2mol/L 甲酸溶液 75ml，用水稀释至 200ml，调节 pH 值至 3.25～3.30，即得。

邻苯二甲酸氢钾-氢氧化钠缓冲液(pH 5.0) 取 0.2mol/L 的邻苯二甲酸氢钾 100ml，用 0.2mol/L 氢氧化钠溶液约 50ml 调节 pH 值至 5.0，即得。

邻苯二甲酸盐缓冲液(pH 5.6) 取邻苯二甲酸氢钾 10g，加水 900ml，搅拌使溶解，用氢氧化钠试液(必要时用稀盐酸)调节 pH 值至 5.6，加水稀释至 1000ml，混匀，即得。

枸橼酸盐缓冲液 取枸橼酸 4.2g，加 1mol/L 的 20%乙醇制氢氧化钠溶液 40ml 使溶解，再用 20%乙醇稀释至 100ml，即得。

枸橼酸盐缓冲液(pH 6.2) 取 2.1%枸橼酸水溶液，用 50%氢氧化钠溶液调节 pH 值至 6.2，即得。

枸橼酸-磷酸氢二钠缓冲液(pH 4.0) 甲液：取枸橼酸 21g 或无水枸橼酸 19.2g，加水使溶解成 1000ml，置冰箱内保存。乙液：取磷酸氢二钠 71.63g，加水使溶解成 1000ml。

取上述甲液 61.45ml 与乙液 38.55ml 混合，摇匀，即得。

枸橼酸-磷酸氢二钠缓冲液(pH 7.0) 甲液：取枸橼酸 21g 或无水枸橼酸 19.2g，加水使溶解成 1000ml，置冰箱中保存。乙液：取磷酸氢二钠 71.63g，加水使溶解成 1000ml。

取上述甲液 17.65ml 与乙液 82.35ml 混合，摇匀，即得。

盐酸三羟甲基氨基甲烷缓冲液(pH 7.2) 甲液：取盐酸三羟甲基氨基甲烷 15.8g，加细菌内毒素检查用水 100ml。乙液：取三羟甲基氨基甲烷 1.2g，加细菌内毒素检查用水 10ml。

取甲液 100ml 和乙液 10ml 加细菌内毒素检查用水至 550ml。用 0.1mol/L 盐酸溶液或 0.1mol/L 氢氧化钠溶液调节 pH 值至 7.2，用无热原的输液瓶分装，加塞压盖后 121℃灭菌 15 分钟。

2-氧代戊二酸缓冲液 取 2-氧代戊二酸 220mg，用盐酸三乙醇胺缓冲液(pH 8.0)(取三乙醇胺 1ml，加无氨水 60ml，用稀盐酸溶液调节 pH 值至 8.0)60ml 溶解，即得。

氨-氯化铵缓冲液(pH 8.0) 取氯化铵 1.07g，加水使溶解成 100ml，再加稀氨溶液(1→30)调节 pH 值至 8.0，即得。

氨-氯化铵缓冲液(pH 10.0) 取氯化铵 5.4g，加水 20ml 溶解后，加浓氨溶液 35ml，再加水稀释至 100ml，即得。

硼砂-氯化钙缓冲液(pH 8.0) 取硼砂 0.572g 与氯化钙 2.94g，加水约 800ml 溶解后，用 1mol/L 盐酸溶液约 2.5ml 调节 pH 值至 8.0，加水稀释至 1000ml，即得。

硼砂-碳酸钠缓冲液(pH 10.8～11.2) 取无水碳酸钠 5.30g，加水使溶解成 1000ml；另取硼砂 1.91g，加水使溶解成 100ml。临用前取碳酸钠溶液 973ml 与硼砂溶液 27ml，混匀，即得。

硼酸-氯化钾缓冲液(pH 9.0) 取硼酸 3.09g，加 0.1mol/L氯化钾溶液 500ml 使溶解，再加 0.1mol/L 氢氧化钠溶液 210ml，即得。

硼酸氯化钾缓冲液(pH 9.6) 取硼酸氯化钾溶液(0.2mol/L，取硼酸 12.37g 与氯化钾 14.91g，加水使溶解至 1000ml) 50ml，加氢氧化钾溶液(0.2mol/L)36.9ml，再用水稀释至 200ml，即得。

醋酸钠缓冲液 取醋酸-醋酸钠缓冲液(pH 3.6)4ml，加水稀释至 100ml，即得。

醋酸盐缓冲液(pH 3.5) 取醋酸铵 25g，加水 25ml 溶解后，加 7mol/L 盐酸溶液 38ml，用 2mol/L 盐酸溶液或 5mol/L 氨溶液准确调节 pH 值至 3.5(电位法指示)，用水稀释至 100ml，即得。

醋酸-锂盐缓冲液(pH 3.0) 取冰醋酸 50ml，加水 800ml 混合后，用氢氧化锂调节 pH 值至 3.0，再加水稀释至 1000ml，即得。

醋酸-醋酸钠缓冲液(pH 3.6) 取醋酸钠 5.1g，加冰醋酸 20ml，再加水稀释至 250ml，即得。

醋酸-醋酸钠缓冲液(pH 3.7) 取无水醋酸钠 20g，加水300ml溶解后，加溴酚蓝指示液1ml及冰醋酸60～80ml，至溶液从蓝色转变为纯绿色，再加水稀释至1000ml，即得。

醋酸-醋酸钠缓冲液(pH 3.8)　取2mol/L醋酸钠溶液13ml与2mol/L醋酸溶液87ml，加每1ml含铜1mg的硫酸铜溶液0.5ml，再加水稀释至1000ml，即得。

醋酸-醋酸钠缓冲液(pH 4.5)　取醋酸钠18g，加冰醋酸9.8ml，再加水稀释至1000ml，即得。

醋酸-醋酸钠缓冲液(pH 4.6)　取醋酸钠5.4g，加水50ml使溶解，用冰醋酸调节pH值至4.6，再加水稀释至100ml，即得。

醋酸-醋酸钠缓冲液(pH 6.0)　取醋酸钠54.6g，加1mol/L醋酸溶液20ml溶解后，加水稀释至500ml，即得。

醋酸-醋酸钾缓冲液(pH 4.3)　取醋酸钾14g，加冰醋酸20.5ml，再加水稀释至1000ml，即得。

醋酸-醋酸铵缓冲液(pH 4.5)　取醋酸铵7.7g，加水50ml溶解后，加冰醋酸6ml与适量的水使成100ml，即得。

醋酸-醋酸铵缓冲液(pH 4.8)　取醋酸铵77g，加水约200ml使溶解，加冰醋酸57ml，再加水至1000ml，即得。

醋酸-醋酸铵缓冲液(pH 6.0)　取醋酸铵100g，加水300ml使溶解，加冰醋酸7ml，摇匀，即得。

磷酸-三乙胺缓冲液(pH 3.2)　取磷酸约4ml与三乙胺约7ml，加50%甲醇稀释至1000ml，用磷酸调节pH值至3.2，即得。

磷酸盐缓冲液　取磷酸二氢钠38.0g，与磷酸氢二钠5.04g，加水使成1000ml，即得。

磷酸盐缓冲液(pH 2.0)　甲液：取磷酸16.6ml，加水至1000ml，摇匀。乙液：取磷酸氢二钠71.63g，加水使溶解成1000ml。

取上述甲液72.5ml与乙液27.5ml混合，摇匀，即得。

磷酸盐缓冲液(pH 2.5)　取磷酸二氢钾100g，加水800ml，用盐酸调节pH值至2.5，用水稀释至1000ml，即得。

磷酸盐缓冲液(pH 5.0)　取0.2mol/L磷酸二氢钠溶液一定量，用氢氧化钠试液调节pH值至5.0，即得。

磷酸盐缓冲液(pH 5.8)　取磷酸二氢钾8.34g与磷酸氢二钾0.87g，加水使溶解成1000ml，即得。

磷酸盐缓冲液(pH 6.0)　取磷酸氢二钾2g与磷酸二氢钾8g，加水使成1000ml，即得。

磷酸盐缓冲液(pH 6.5)　取磷酸二氢钾0.68g，加0.1mol/L氢氧化钠溶液15.2ml，用水稀释至100ml，即得。

磷酸盐缓冲液(pH 6.6)　取磷酸二氢钠1.74g、磷酸氢二钠2.7g与氯化钠1.7g，加水使溶解成400ml，即得。

磷酸盐缓冲液(pH 6.8)　取0.2mol/L磷酸二氢钾溶液250ml，加0.2mol/L氢氧化钠溶液118ml，用水稀释至1000ml，摇匀，即得。

磷酸盐缓冲液(含胰酶)(pH 6.8)　取磷酸二氢钾6.8g，加水500ml使溶解，用0.1mol/L氢氧化钠溶液调节pH值至6.8；另取胰酶10g，加水适量使溶解，将两液混合后，加水稀释至1000ml，即得。

磷酸盐缓冲液(pH 7.0)　取磷酸二氢钾0.68g，加0.1mol/L氢氧化钠溶液29.1ml，用水稀释至100ml，即得。

磷酸盐缓冲液(pH 7.2)　取0.2mol/L磷酸二氢钾溶液50ml与0.2mol/L氢氧化钠溶液35ml，加新沸过的冷水稀释至200ml，摇匀，即得。

磷酸盐缓冲液(pH 7.3)　取磷酸氢二钠1.9734g与磷酸二氢钾0.2245g，加水使溶解成1000ml，调节pH值至7.3，即得。

磷酸盐缓冲液(pH 7.4)　取磷酸二氢钾1.36g，加0.1mol/L氢氧化钠溶液79ml，用水稀释至200ml，即得。

磷酸盐缓冲液(pH 7.6)　取磷酸二氢钾27.22g，加水使溶解成1000ml，取50ml，加0.2mol/L氢氧化钠溶液42.4ml，再加水稀释至200ml，即得。

磷酸盐缓冲液(pH 7.8)　甲液：取磷酸氢二钠35.9g，加水溶解，并稀释至500ml。乙液：取磷酸二氢钠2.76g，加水溶解，并稀释至100ml。

取上述甲液91.5ml与乙液8.5ml混合，摇匀，即得。

磷酸盐缓冲液(pH 7.8～8.0)　取磷酸氢二钾5.59g与磷酸二氢钾0.41g，加水使溶解成1000ml，即得。

磷酸盐缓冲液(pH 11.0)　取0.25mol/L磷酸钠溶液110ml和0.5mol/L磷酸氢二钠溶液220ml，用水稀释至1000ml，摇匀，即得。

8005　指示剂与指示液

指示剂与指示液系指用于确定化学反应中指定终点的试剂，常用于滴定分析法的滴定终点确认，按反应原理指示剂一般分为酸碱指示剂、荧光指示剂、吸附指示剂、络合指示剂、氧化还原指示剂及非水滴定指示剂等。

乙氧基黄叱精指示液　取乙氧基黄叱精0.1g，加乙醇100ml使溶解，即得。

变色范围　pH 3.5～5.5(红→黄)。

二甲基黄指示液　取二甲基黄0.1g，加乙醇100ml使溶解，即得。

变色范围　pH 2.9～4.0(红→黄)。

二甲基黄-亚甲蓝混合指示液　取二甲基黄与亚甲蓝各15mg，加三氯甲烷100ml，振摇使溶解(必要时微温)，滤过，即得。

二甲基黄-溶剂蓝19混合指示液　取二甲基黄与溶剂蓝19各15mg，加三氯甲烷100ml使溶解，即得。

二甲酚橙指示液　取二甲酚橙0.2g，加水100ml使溶解，即得。本液应临用新制。

灵敏度试验：取二甲酚橙指示液0.25ml、稀醋酸1ml

及33g/L的硝酸铅溶液0.05ml至50ml水中，加乌洛托品适量，使溶液的颜色由黄色变为紫红色后，立即加入0.1mol/L的乙二胺四醋酸二钠溶液0.1ml，溶液应呈黄色。

二苯胺磺酸钠指示液 取二苯胺磺酸钠0.2g，加水100ml使溶解，即得。

二苯偕肼指示液 取二苯偕肼1g，加乙醇100ml使溶解，即得。

儿茶酚紫指示液 取儿茶酚紫0.1g，加水100ml使溶解，即得。

变色范围 pH 6.0～7.0～9.0(黄→紫→紫红)。

中性红指示液 取中性红0.5g，加水使溶解成100ml，滤过，即得。

变色范围 pH 6.8～8.0(红→黄)。

中性红指示液(用于微生物限度检查) 取中性红1.0g，研细，加乙醇60ml使溶解，再加水至100ml，即得。

变色范围 pH 6.8～8.0(红→黄)。

双硫腙指示液 取双硫腙50mg，加乙醇100ml使溶解，即得。

孔雀绿指示液 取孔雀绿0.3g，加冰醋酸100ml使溶解，即得。

变色范围 pH 0.0～2.0(黄→绿)；pH 11.0～13.5(绿→无色)。

石蕊指示液 取石蕊粉末10g，加乙醇40ml，回流煮沸1小时，静置，倾去上清液，再用同一方法处理2次，每次用乙醇30ml，残渣用水10ml洗涤，倾去洗液，再加水50ml煮沸，放冷，滤过，即得。

变色范围 pH 4.5～8.0(红→蓝)。

甲基红指示液 取甲基红0.1g，加0.05mol/L氢氧化钠溶液7.4ml使溶解，再加水稀释至200ml，即得。

变色范围 pH 4.2～6.3(红→黄)。

甲基红混合指示液 0.1%甲基红-0.05%亚甲蓝乙醇溶液。

甲基红-亚甲蓝混合指示液 取0.1%甲基红的乙醇溶液20ml，加0.2%亚甲蓝溶液8ml，摇匀，即得。

甲基红-溴甲酚绿混合指示液 取0.1%甲基红的乙醇溶液20ml，加0.2%溴甲酚绿的乙醇溶液30ml，摇匀，即得。

甲基橙指示液 取甲基橙0.1g，加水100ml使溶解，即得。

变色范围 pH 3.2～4.4(红→黄)。

甲基橙-二甲苯蓝FF混合指示液 取甲基橙与二甲苯蓝FF各0.1g，加乙醇100ml使溶解，即得。

甲基橙-亚甲蓝混合指示液 取甲基橙指示液20ml，加0.2%亚甲蓝溶液8ml，摇匀，即得。

甲酚红指示液 取甲酚红0.1g，加0.05mol/L氢氧化钠溶液5.3ml使溶解，再加水稀释至100ml，即得。

变色范围 pH 7.2～8.8(黄→红)。

甲酚红-麝香草酚蓝混合指示液 取甲酚红指示液1份与0.1%麝香草酚蓝溶液3份，混合，即得。

四溴酚酞乙酯钾指示液 取四溴酚酞乙酯钾0.1g，加冰醋酸100ml，使溶解，即得。

对硝基酚指示液 取对硝基酚0.25g，加水100ml使溶解，即得。

亚甲蓝指示液 取亚甲蓝0.5g，加水使溶解成100ml，即得。

刚果红指示液 取刚果红0.5g，加10%乙醇100ml使溶解，即得。

变色范围 pH 3.0～5.0(蓝→红)。

苏丹Ⅳ指示液 取苏丹Ⅳ0.5g，加三氯甲烷100ml使溶解，即得。

含锌碘化钾淀粉指示液 取水100ml，加碘化钾溶液(3→20)5ml与氯化锌溶液(1→5)10ml，煮沸，加淀粉混悬液(取可溶性淀粉5g，加水30ml搅匀制成)，随加随搅拌，继续煮沸2分钟，放冷，即得。本液应在阴凉处密闭保存。

邻二氮菲指示液 取硫酸亚铁0.5g，加水100ml使溶解，加硫酸2滴与邻二氮菲0.5g，摇匀，即得。本液应临用新制。

间甲酚紫指示液 取间甲酚紫0.1g，加0.01mol/L氢氧化钠溶液10ml使溶解，再加水稀释至100ml，即得。

变色范围 pH 7.5～9.2(黄→紫)。

金属酞指示液(邻甲酚酞络合指示液) 取金属酞1g，加水100ml，加少量氨试液使溶解，即得。

茜素磺酸钠指示液 取茜素磺酸钠0.1g，加水100ml使溶解，即得。

变色范围 pH 3.7～5.2(黄→紫)。

荧光黄指示液 取荧光黄0.1g，加乙醇100ml使溶解，即得。

耐尔蓝指示液(硫酸尼罗蓝指示液) 取耐尔蓝(硫酸尼罗蓝)1g，加冰醋酸100ml使溶解，即得。

变色范围 pH 10.1～11.1(蓝→红)。

钙黄绿素指示剂 取钙黄绿素0.1g，加氯化钾10g，研磨均匀，即得。

钙紫红素指示剂 取钙紫红素0.1g，加无水硫酸钠10g，研磨均匀，即得。

亮绿指示液 取亮绿0.5g，加冰醋酸100ml使溶解，即得。

变色范围 pH 0.0～2.6(黄→绿)。

姜黄指示液 取姜黄粉末20g，用水浸渍4次，每次100ml，除去水溶性物质后，残渣在100℃干燥，加乙醇100ml，浸渍数日，滤过，即得。

结晶紫指示液 取结晶紫0.5g，加冰醋酸100ml使溶解，即得。

灵敏度试验：取冰醋酸50ml和结晶紫指示液0.1ml，加0.1mol/L高氯酸0.1ml，溶液应从蓝紫色变成蓝绿色。

萘酚苯甲醇指示液　取α-萘酚苯甲醇0.5g，加冰醋酸100ml使溶解，即得。

变色范围　pH 8.5～9.8(黄→绿)。

酞紫指示液　取水10ml，用氨溶液调节pH值至11后，加入酞紫10mg，溶解，即得。

酚红指示液　取酚红100mg，加乙醇100ml溶解，即得(必要时滤过)。

酚酞指示液　取酚酞1g，加乙醇100ml使溶解，即得。

变色范围　pH 8.3～10.0(无色→红)。

灵敏度试验：取酚酞指示液0.1ml，加水100ml，溶液应无色，加不超过0.2ml的0.02mol/L的氢氧化钠溶液，溶液应显粉红色。

酚磺酞指示液　取酚磺酞0.1g，加0.05mol/L氢氧化钠溶液5.7ml使溶解，再加水稀释至200ml，即得。

变色范围　pH 6.8～8.4(黄→红)。

酚磺酞指示液(用于微生物限度检查)　取酚磺酞1.0g，加1mol/L氢氧化钠溶液2.82ml使溶解，再加水至100ml，即得。

变色范围　pH 6.8～8.4(黄→红)。

铬黑T指示剂　取铬黑T 0.1g，加氯化钠10g，研磨均匀，即得。

铬酸钾指示液　取铬酸钾10g，加水100ml使溶解，即得。

偶氮紫指示液　取偶氮紫0.1g，加二甲基甲酰胺100ml使溶解，即得。

羟基萘酚蓝指示液　取羟基萘酚蓝0.5g，加水50ml溶解，加0.1mol/L氢氧化钠溶液2滴，摇匀，即得。

淀粉指示液　取可溶性淀粉0.5g，加水5ml搅匀后，缓缓倾入100ml沸水中，随加随搅拌，继续煮沸2分钟，放冷，倾取上层清液，即得。本液应临用新制。

硫酸铁铵指示液　取硫酸铁铵8g，加水100ml使溶解，即得。

喹哪啶红指示液　取喹哪啶红0.1g，加甲醇100ml使溶解，即得。

变色范围　pH 1.4～3.2(无色→红)。

喹哪啶红-亚甲蓝混合指示液　取喹哪啶红0.3g与亚甲蓝0.1g，加无水甲醇100ml使溶解，即得。

碘化钾淀粉指示液　取碘化钾0.2g，加新制的淀粉指示液100ml使溶解，即得。

溴甲酚绿指示液　取溴甲酚绿0.1g，加0.05mol/L氢氧化钠溶液2.8ml使溶解，再加水稀释至200ml，即得。

变色范围　pH 3.6～5.2(黄→蓝)。

溴甲酚紫指示液　取溴甲酚紫0.1g，加0.02mol/L氢氧化钠溶液20ml使溶解，再加水稀释至100ml，即得。

变色范围　pH 5.2～6.8(黄→紫)。

溴甲酚紫指示液(用于微生物限度检查)　取溴甲酚紫1.6g，加乙醇100ml使溶解，即得。

变色范围　pH 5.2～6.8(黄→紫)。

溴酚蓝指示液　取溴酚蓝0.1g，加0.05mol/L氢氧化钠溶液3.0ml使溶解，再加水稀释至200ml，即得。

变色范围　pH 2.8～4.6(黄→蓝绿)。

溴麝香草酚蓝指示液　取溴麝香草酚蓝0.1g，加0.05mol/L氢氧化钠溶液3.2ml使溶解，再加水稀释至200ml，即得。

变色范围　pH 6.0～7.6(黄→蓝)。

溶剂蓝19指示液　取0.5g溶剂蓝19，加冰醋酸100ml使溶解，即得。

橙黄Ⅳ指示液　取橙黄Ⅳ0.5g，加冰醋酸100ml使溶解，即得。

变色范围　pH 1.4～3.2(红→黄)。

曙红钠指示液　取曙红钠0.5g，加水100ml使溶解，即得。

曙红钠指示液(用于微生物限度检查)　取曙红钠2.0g，加水100ml使溶解，即得。

麝香草酚酞指示液　取麝香草酚酞0.1g，加乙醇100ml使溶解，即得。

变色范围　pH 9.3～10.5(无色→蓝)。

麝香草酚蓝指示液　取麝香草酚蓝0.1g，加0.05mol/L氢氧化钠溶液4.3ml使溶解，再加水稀释至200ml，即得。

变色范围　pH 1.2～2.8(红→黄)；pH 8.0～9.6(黄→紫蓝)。

8006　滴定液

滴定液系指在容量分析中用于测定被测物质含量并具有准确浓度的标准溶液，在配制、标定后应按本通则项下规定的【贮藏】条件贮存。

乙二胺四醋酸二钠滴定液(0.05mol/L)

$C_{10}H_{14}N_2Na_2O_8 \cdot 2H_2O = 372.24$

18.61g→1000ml

【配制】　取乙二胺四醋酸二钠19g，加适量的水使溶解成1000ml，摇匀。

【标定】　取于约800℃灼烧至恒重的基准氧化锌0.12g，精密称定，加稀盐酸3ml使溶解，加水25ml，加0.025%甲基红的乙醇溶液1滴，滴加氨试液至溶液显微黄色，加水25ml与氨-氯化铵缓冲液(pH 10.0)10ml，再加铬黑 T 指示剂少量，用本液滴定至溶液由紫色变为纯蓝色，并将滴定的结果用空白试验校正。每 1ml 乙二胺四醋酸二钠滴定液(0.05mol/L) 相当于 4.069mg 的氧化锌。根据本液的消耗量与氧化锌的取用量，算出本液的浓度，即得。

如需用乙二胺四醋酸二钠滴定液(0.025mol/L、0.01mol/L、0.005mol/L 或 0.001mol/L)时，可取乙二胺四醋酸二钠滴定液(0.05mol/L)加水稀释制成。必要时标定浓度。

【贮藏】 置玻璃塞瓶中，避免与橡皮塞、橡皮管等接触。

乙醇制氢氧化钠滴定液(0.1mol/L)

$NaOH$=40.00　　4.000g→1000ml

【配制】 取 50% 氢氧化钠溶液 2ml，加乙醇 250ml 摇匀。如溶液浑浊，配制后放置过夜，取上清液。

【标定】 取在五氧化二磷干燥器中减压干燥至恒重的基准苯甲酸约 0.2g，精密称定，加乙醇 10ml 与水 2ml 溶解，加酚酞指示液 2 滴，用本液滴定至溶液显持续浅粉红色。每 1ml 乙醇制氢氧化钠滴定液(0.1mol/L)相当于 12.21mg 的苯甲酸。根据本液的消耗量与苯甲酸的取用量，计算本液的浓度，即得。

本液临用前应标定浓度。

【贮藏】 置具橡皮塞的棕色玻瓶中，密闭保存。

乙醇制氢氧化钾滴定液(0.5mol/L 或 0.1mol/L)

KOH=56.11　　28.06g→1000ml；
5.611g→1000ml

【配制】 乙醇制氢氧化钾滴定液(0.5mol/L) 取氢氧化钾 35g，置锥形瓶中，加无醛乙醇适量使溶解并稀释成 1000ml，用橡皮塞密塞，静置 24 小时后，迅速倾取上清液，置具橡皮塞的棕色玻瓶中。

乙醇制氢氧化钾滴定液(0.1mol/L) 取氢氧化钾 7g，置锥形瓶中，加无醛乙醇适量使溶解并稀释成 1000ml，用橡皮塞密塞，静置 24 小时后，迅速倾取上清液，置具橡皮塞的棕色玻瓶中。

【标定】 乙醇制氢氧化钾滴定液(0.5mol/L) 精密量取盐酸滴定液(0.5mol/L)25ml，加水 50ml 稀释后，加酚酞指示液数滴，用本液滴定。根据本液的消耗量，算出本液的浓度，即得。

乙醇制氢氧化钾滴定液(0.1mol/L) 精密量取盐酸滴定液(0.1mol/L)25ml，加水 50ml 稀释后，加酚酞指示液数滴，用本液滴定。根据本液的消耗量，算出本液的浓度，即得。

本液临用前应标定浓度。

【贮藏】 置具橡皮塞的棕色玻瓶中，密闭保存。

四苯硼钠滴定液(0.02mol/L)

$(C_6H_5)_4BNa$=342.22　　6.844g→1000ml

【配制】 取四苯硼钠 7.0g，加水 50ml 振摇使溶解，加入新配制的氢氧化铝凝胶(取三氯化铝 1.0g，溶于 25ml 水中，在不断搅拌下缓缓滴加氢氧化钠试液至 pH 8～9)，加氯化钠 16.6g，充分搅匀，加水 250ml，振摇 15 分钟，静置 10 分钟，滤过，滤液中滴加氢氧化钠试液至 pH 8～9，再加水稀释至 1000ml，摇匀。

【标定】 精密量取本液 10ml，加醋酸-醋酸钠缓冲液(pH 3.7)10ml 与溴酚蓝指示液 0.5ml，用烃铵盐滴定液(0.01mol/L) 滴定至蓝色，并将滴定的结果用空白试验校正。根据烃铵盐滴定液(0.01mol/L)的消耗量，算出本液的浓度，即得。

本液临用前应标定浓度。

如需用四苯硼钠滴定液(0.01mol/L)时，可取四苯硼钠滴定液(0.02mol/L)在临用前加水稀释制成。必要时标定浓度。

【贮藏】 置棕色玻瓶中，密闭保存。

甲醇制氢氧化钾滴定液(0.1mol/L)

KOH=56.11　　5.611g→1000ml

【配制】 取氢氧化钾 6.8g，加水 4ml 使溶解，加甲醇稀释成 1000ml，用橡皮塞密塞，静置 24 小时后，迅速倾取上清液，置具橡皮塞的棕色玻瓶中。

【标定】 同乙醇制氢氧化钾滴定液(0.5mol/L)的标定(通则 8006)。

【贮藏】 置具橡皮塞的棕色玻瓶中，密闭保存。

甲醇钠滴定液(0.1mol/L)

CH_3ONa=54.02　　5.402g→1000ml

【配制】 取无水甲醇(含水量 0.2%以下)150ml，置于冰水冷却的容器中，分次加入新切的金属钠 2.5g，待完全溶解后，加无水苯(含水量 0.02%以下)适量，使成 1000ml，摇匀。

【标定】 取在五氧化二磷干燥器中减压干燥至恒重的基准苯甲酸约 0.4g，精密称定，加无水甲醇 15ml 使溶解，加无水苯 5ml 与 1%麝香草酚蓝的无水甲醇溶液 1 滴，用本液滴定至蓝色，并将滴定的结果用空白试验校正。每 1ml 的甲醇钠滴定液(0.1mol/L)相当于 12.21mg 的苯甲酸。根据本液的消耗量与苯甲酸的取用量，算出本液的浓度，即得。

本液标定时应注意防止二氧化碳的干扰和溶剂的挥发，每次临用前均应重新标定。

【贮藏】 置密闭的附有滴定装置的容器内，避免与空气中的二氧化碳及湿气接触。

甲醇锂滴定液(0.1mol/L)

CH_3OLi=37.97　　3.797g→1000ml

除取新切的金属锂 0.694g 外，该滴定液的配制、标定、贮藏照甲醇钠滴定液(0.1mol/L)方法。

亚硝酸钠滴定液(0.1mol/L)

$NaNO_2$=68.99　　6.899g→1000ml

【配制】　取亚硝酸钠 7.2g，加无水碳酸钠(Na_2CO_3)0.10g，加水适量使溶解成 1000ml，摇匀。

【标定】　取在 120℃干燥至恒重的基准对氨基苯磺酸约 0.5g，精密称定，加水 30ml 与浓氨试液 3ml，溶解后，加盐酸(1→2)20ml，搅拌，在 30℃以下用本液迅速滴定，滴定时将滴定管尖端插入液面下约 2/3 处，随滴随搅拌；至近终点时，将滴定管尖端提出液面，用少量水洗涤尖端，洗液并入溶液中，继续缓缓滴定，用永停滴定法（通则 0701)指示终点。每 1ml 亚硝酸钠滴定液(0.1mol/L)相当于 17.32mg 的对氨基苯磺酸。根据本液的消耗量与对氨基苯磺酸的取用量，算出本液浓度，即得。

如需用亚硝酸钠滴定液(0.05mol/L)时，可取亚硝酸钠滴定液(0.1mol/L)加水稀释制成。必要时标定浓度。

【贮藏】　置具玻璃塞的棕色玻瓶中，密闭保存。

草酸滴定液(0.05mol/L)

$C_2H_2O_4·2H_2O$=126.06　　6.303g→1000ml

【配制】　取草酸 6.4g，加水适量使溶解成 1000ml，摇匀。

【标定】　精密量取本液 25ml，加水 200ml 与硫酸 10ml，用高锰酸钾滴定液(0.02mol/L)滴定，至近终点时，加热至 65℃，继续滴定至溶液显微红色，并保持 30 秒不褪；当滴定终了时，溶液温度应不低于 55℃。根据高锰酸钾滴定液(0.02mol/L)的消耗量，算出本液的浓度，即得。

如需用草酸滴定液(0.25mol/L)时，可取草酸约 32g，照上法配制与标定，但改用高锰酸钾滴定液(0.1mol/L)滴定。

【贮藏】　置具玻璃塞的棕色玻瓶中，密闭保存。

氢氧化四丁基铵滴定液(0.1mol/L)

$(C_4H_9)_4NOH$=259.48　　25.95g→1000ml

【配制】　取碘化四丁基铵 40g，置具塞锥形瓶中，加无水甲醇 90ml 使溶解，置冰浴中放冷，加氧化银细粉 20g，密闭，剧烈振摇 60 分钟；取此混合液数毫升，离心，取上清液检查碘化物，若显碘化物正反应，则在上述混合液中再加氧化银 2g，剧烈振摇 30 分钟后，再做碘化物试验，直至无碘化物反应为止。混合液用垂熔玻璃滤器滤过，容器和垂熔玻璃滤器用无水甲苯洗涤 3 次，每次 50ml；合并洗液和滤液，用无水甲苯-无水甲醇(3∶1)稀释至 1000ml，摇匀，并通入不含二氧化碳的干燥氮气 10 分钟。若溶液不澄清，可再加少量无水甲醇。

【标定】　取在五氧化二磷干燥器中减压干燥至恒重的基准苯甲酸约 90mg，精密称定，加二甲基甲酰胺 10ml 使溶解，加 0.3%麝香草酚蓝的无水甲醇溶液 3 滴，用本液滴定至蓝色(以电位法校对终点)，并将滴定的结果用空白试验校正。每 1ml 氢氧化四丁基铵滴定液(0.1mol/L)相当于 12.21mg 的苯甲酸。根据本液的消耗量与苯甲酸的取用量，算出本液的浓度，即得。

【贮藏】　置密闭的容器内，避免与空气中的二氧化碳及湿气接触。

氢氧化四甲基铵滴定液(0.1mol/L)

$(CH_3)_4NOH$=91.15　　9.115→1000ml

【配制】　取氢氧化四甲基铵 9.115g，加水至 1000ml，摇匀。

【标定】　取经硅胶干燥 24 小时的苯甲酸 0.3g，精密称定，加二甲基甲酰胺 90ml 溶解，加 0.1%麝香草酚蓝二甲基甲酰胺溶液 3 滴，用本液滴定至蓝色为终点。并将滴定结果用空白试验校正。每 1ml 氢氧化四甲基铵滴定液(0.1mol/L)相当于 12.21mg 的苯甲酸。根据本液的消耗量和苯甲酸的取用量，算出本液的浓度，即得。

【贮藏】　置密闭的容器内，避免与空气中的二氧化碳及湿气接触。

氢氧化钠滴定液(1mol/L、0.5mol/L 或 0.1mol/L)

NaOH=40.00　40.00g→1000ml；20.00g→1000ml；4.000g→1000ml

【配制】　取氢氧化钠适量，加水振摇使溶解成饱和溶液，冷却后，置聚乙烯塑料瓶中，静置数日，澄清后备用。

氢氧化钠滴定液(1mol/L)　取澄清的氢氧化钠饱和溶液 56ml，加新沸过的冷水使成 1000ml，摇匀。

氢氧化钠滴定液(0.5mol/L)　取澄清的氢氧化钠饱和溶液 28ml，加新沸过的冷水使成 1000ml，摇匀。

氢氧化钠滴定液(0.1mol/L)　取澄清的氢氧化钠饱和溶液 5.6ml，加新沸过的冷水使成 1000ml，摇匀。

【标定】　氢氧化钠滴定液(1mol/L)　取在 105℃干燥至恒重的基准邻苯二甲酸氢钾约 6g，精密称定，加新沸过的冷水 50ml，振摇，使其尽量溶解；加酚酞指示液 2 滴，用本液滴定；在接近终点时，应使邻苯二甲酸氢钾完全溶解，滴定至溶液显粉红色。每 1ml 氢氧化钠滴定液(1mol/L)相当于 204.2mg 的邻苯二甲酸氢钾。根据本液的消耗量与邻苯二甲酸氢钾的取用量，算出本液的浓度，即得。

氢氧化钠滴定液(0.5mol/L)　取在 105℃干燥至恒重的基准邻苯二甲酸氢钾约 3g，照上法标定。每 1ml 氢氧化钠滴定液(0.5mol/L)相当于 102.1mg 的邻苯二甲酸氢钾。

氢氧化钠滴定液(0.1mol/L) 取在105℃干燥至恒重的基准邻苯二甲酸氢钾约0.6g，照上法标定。每1ml氢氧化钠滴定液(0.1mol/L)相当于20.42mg的邻苯二甲酸氢钾。

如需用氢氧化钠滴定液(0.05mol/L、0.02mol/L或0.01mol/L)时，可取氢氧化钠滴定液(0.1mol/L)加新沸过的冷水稀释制成。必要时，可用盐酸滴定液(0.05mol/L、0.02mol/L或0.01mol/L)标定浓度。

【贮藏】 置聚乙烯塑料瓶中，密封保存；塞中有2孔，孔内各插入玻璃管1支，一管与钠石灰管相连，一管供吸出本液使用。

重铬酸钾滴定液(0.016 67mol/L)

$K_2Cr_2O_7$ = 294.18　　4.904g→1000ml

【配制】 取基准重铬酸钾，在120℃干燥至恒重后，称取4.904g，置1000ml量瓶中，加水适量使溶解并稀释至刻度，摇匀，即得。

烃铵盐滴定液(0.01mol/L)

【配制】 取氯化二甲基苄基烃铵3.8g，加水溶解后，加醋酸-醋酸钠缓冲液(pH 3.7)10ml，再加水稀释成1000ml，摇匀。

【标定】 取在150℃干燥1小时的分析纯氯化钾约0.18g，精密称定，置250ml量瓶中，加醋酸-醋酸钠缓冲液(pH 3.7)使溶解并稀释至刻度，摇匀，精密量取20ml，置50ml量瓶中，精密加入四苯硼钠滴定液(0.02mol/L)25ml，用水稀释至刻度，摇匀，经干燥滤纸滤过，精密量取续滤液25ml，置150ml锥形瓶中，加溴酚蓝指示液0.5ml，用本液滴定至蓝色，并将滴定的结果用空白试验校正。每1ml烃铵盐滴定液(0.01mol/L)相当于0.7455mg的氯化钾。

盐酸滴定液
(1mol/L、0.5mol/L、0.2mol/L或0.1mol/L)

HCl = 36.46

36.46g→1000ml；18.23g→1000ml；

7.292g→1000ml；3.646g→1000ml

【配制】 盐酸滴定液(1mol/L) 取盐酸90ml，加水适量使成1000ml，摇匀。

盐酸滴定液(0.5mol/L、0.2mol/L或0.1mol/L) 照上法配制，但盐酸的取用量分别为45ml、18ml或9.0ml。

【标定】 盐酸滴定液(1mol/L) 取在270～300℃干燥至恒重的基准无水碳酸钠约1.5g，精密称定，加水50ml使溶解，加甲基红-溴甲酚绿混合指示液10滴，用本液滴定至溶液由绿色转变为紫红色时，煮沸2分钟，冷却至室温，继续滴定至溶液由绿色变为暗紫色。每1ml盐酸滴定液(1mol/L)相当于53.00mg的无水碳酸钠。根据本液的消耗量与无水碳酸钠的取用量，算出本液的浓度，即得。

盐酸滴定液(0.5mol/L) 照上法标定，但基准无水碳酸钠的取用量改为约0.8g。每1ml盐酸滴定液(0.5mol/L)相当于26.50mg的无水碳酸钠。

盐酸滴定液(0.2mol/L) 照上法标定，但基准无水碳酸钠的取用量改为约0.3g。每1ml盐酸滴定液(0.2mol/L)相当于10.60mg的无水碳酸钠。

盐酸滴定液(0.1mol/L) 照上法标定，但基准无水碳酸钠的取用量改为约0.15g。每1ml盐酸滴定液(0.1mol/L)相当于5.30mg的无水碳酸钠。

如需用盐酸滴定液(0.05mol/L、0.02mol/L或0.01mol/L)时，可取盐酸滴定液(1mol/L或0.1mol/L)加水稀释制成。必要时标定浓度。

高氯酸滴定液(0.1mol/L)

$HClO_4$ = 100.45　　10.04g→1000ml

【配制】 取无水冰醋酸(按含水量计算，每1g水加醋酐5.22ml)750ml，加入高氯酸(70%～72%)8.5ml，摇匀，在室温下缓缓滴加醋酐23ml，边加边摇，加完后再振摇均匀，放冷，加无水冰醋酸适量使成1000ml，摇匀，放置24小时。若所测供试品易乙酰化，则须用水分测定法(通则0832第一法1)测定本液的含水量，再用水和醋酐调节至本液的含水量为0.01%～0.2%。

【标定】 取在105℃干燥至恒重的基准邻苯二甲酸氢钾约0.16g，精密称定，加无水冰醋酸20ml使溶解，加结晶紫指示液1滴，用本液缓缓滴定至蓝色，并将滴定的结果用空白试验校正。每1ml高氯酸滴定液(0.1mol/L)相当于20.42mg的邻苯二甲酸氢钾。根据本液的消耗量与邻苯二甲酸氢钾的取用量，算出本液的浓度，即得。

如需用高氯酸滴定液(0.05mol/L或0.02mol/L)时，可取高氯酸滴定液(0.1mol/L)用无水冰醋酸稀释制成，并标定浓度。

本液也可用二氧六环配制：取高氯酸(70%～72%)8.5ml，加异丙醇100ml溶解后，再加二氧六环稀释至1000ml。标定时，取在105℃干燥至恒重的基准邻苯二甲酸氢钾约0.16g，精密称定，加丙二醇25ml与异丙醇5ml，加热使溶解，放冷，加二氧六环30ml与甲基橙-二甲苯蓝FF混合指示液数滴，用本液滴定至由绿色变为蓝灰色，并将滴定的结果用空白试验校正。即得。

【贮藏】 置棕色玻瓶中，密闭保存。

高氯酸钡滴定液(0.05mol/L)

$Ba(ClO_4)_2 \cdot 3H_2O$ = 390.26　　19.51g→1000ml

【配制】 取氢氧化钡15.8g，加水75ml和高氯酸7.5ml，用高氯酸调节pH值至3.0，必要时过滤。加乙醇150ml，加水稀释至250ml，用醋酸-醋酸钠缓冲液(取无水醋酸钠10g，加水300ml使溶解，用冰醋酸调节pH值至3.7，用水稀释至1000ml)稀释至1000ml。

【标定】 精密量取硫酸滴定液(0.05mol/L)5ml，加水5ml与上述醋酸-醋酸钠缓冲液50ml、乙醇60ml，以0.1%茜素红溶液0.5ml为指示液，用本液滴定至橙红色。根据本液的消耗量，算出本液的浓度，即得。

高锰酸钾滴定液(0.02mol/L)

$KMnO_4$＝158.03　　　　3.161g→1000ml

【配制】　取高锰酸钾3.2g，加水1000ml，煮沸15分钟，密塞，静置2日以上，用垂熔玻璃滤器滤过，摇匀。

【标定】　取在105℃干燥至恒重的基准草酸钠约0.2g，精密称定，加新沸过的冷水250ml与硫酸10ml，搅拌使溶解，自滴定管中迅速加入本液约25ml(边加边振摇，以避免产生沉淀)，待褪色后，加热至65℃，继续滴定至溶液显微红色并保持30秒不褪；当滴定终了时，溶液温度应不低于55℃，每1ml高锰酸钾滴定液(0.02mol/L)相当于6.70mg的草酸钠。根据本液的消耗量与草酸钠的取用量，算出本液的浓度，即得。

如需用高锰酸钾滴定液(0.002mol/L)时，可取高锰酸钾滴定液(0.02mol/L)加水稀释，煮沸，放冷，必要时滤过，再标定其浓度。

【贮藏】　置具玻璃塞的棕色玻瓶中，密闭保存。

硝酸汞滴定液(0.02mol/L或0.05mol/L)

$Hg(NO_3)_2\cdot H_2O$＝342.62　　　　6.852g→1000ml；
17.13g→1000ml

【配制】　硝酸汞滴定液(0.02mol/L)　取硝酸汞6.85g，加1mol/L硝酸溶液20ml使溶解，用水稀释至1000ml，摇匀。

硝酸汞滴定液(0.05mol/L)　取硝酸汞17.2g，加水400ml与硝酸5ml溶解后，滤过，再加水适量使成1000ml，摇匀。

【标定】　硝酸汞滴定液(0.02mol/L)　取在110℃干燥至恒重的基准氯化钠约15mg，精密称定，加水50ml使溶解，照电位滴定法（通则0701），以铂电极作为指示电极，汞-硫酸亚汞电极作为参比电极，在不断搅拌下用本液滴定。每1ml硝酸汞滴定液(0.02mol/L)相当于2.338mg的氯化钠。根据本液的消耗量与氯化钠的取用量，算出本液的浓度，即得。

硝酸汞滴定液(0.05mol/L)　取在110℃干燥至恒重的基准氯化钠约0.15g，精密称定，加水100ml使溶解，加二苯偕肼指示液1ml，在剧烈振摇下用本液滴定至显淡玫瑰紫色。每1ml硝酸汞滴定液(0.05mol/L)相当于5.844mg的氯化钠。根据本液的消耗量与氯化钠的取用量，算出本液的浓度，即得。

硝酸钙滴定液(0.01mol/L)

$Ca(NO_3)_2\cdot 4H_2O$＝236.15　　　　2.362g→1000ml

【配制】　取硝酸钙2.4g，加水适量使溶解并稀释至1000ml，摇匀。

【标定】　精密量取乙二胺四醋酸二钠滴定液(0.01mol/L)25ml，置碘瓶中，加30%三乙醇胺溶液与10%氢氧化钠溶液各25ml，加入羟基萘酚蓝二钠盐指示剂0.3g，用本液滴定至溶液显紫色，并将滴定的结果用空白试验校正。根据本液的消耗量，算出本液的浓度，即得。

硝酸铋滴定液(0.01mol/L)

$Bi(NO_3)_3\cdot 5H_2O$＝485.07　　　　4.851g→1000ml

【配制】　取硝酸铋4.86g，加稀硝酸100ml使溶解，加水至1000ml，摇匀。

【标定】　精密量取本液25ml，加水50ml及二甲酚橙指示剂3滴，用乙二胺四醋酸二钠滴定液(0.01mol/L)滴定至溶液颜色由红色变为黄色。根据乙二胺四醋酸二钠滴定液(0.01mol/L)的消耗量，算出本液的浓度，即得。

硝酸铅滴定液(0.05mol/L)

$Pb(NO_3)_2$＝331.21　　　　16.56g→1000ml

【配制】　取硝酸铅约17.5g，精密称定，置1000ml量瓶中，加水溶解并稀释至刻度，摇匀，即得。

【标定】　精密量取本液25ml，加冰醋酸3ml与六亚甲基四胺5g，加水70ml与二甲酚橙指示液2滴，用乙二胺四醋酸二钠滴定液(0.05mol/L)滴定至溶液显亮黄色。根据乙二胺四醋酸二钠滴定液(0.05mol/L)的消耗量，算出本液的浓度，即得。

如需用硝酸铅滴定液(0.001mol/L)时，可取硝酸铅滴定液(0.05mol/L)加水稀释制成，必要时标定浓度。

【贮藏】　置棕色玻璃瓶中，密闭保存。

硝酸银滴定液(0.1mol/L)

$AgNO_3$＝169.87　　　　16.99g→1000ml

【配制】　取硝酸银17.5g，加水适量使溶解成1000ml，摇匀。

【标定】　取在110℃干燥至恒重的基准氯化钠约0.2g，精密称定，加水50ml使溶解，再加糊精溶液(1→50)5ml、碳酸钙0.1g与荧光黄指示液8滴，用本液滴定至浑浊液由黄绿色变为微红色。每1ml硝酸银滴定液(0.1mol/L)相当于5.844mg的氯化钠。根据本液的消耗量与氯化钠的取用量，算出本液的浓度，即得。

如需用硝酸银滴定液(0.01mol/L)时，可取硝酸银滴定液(0.1mol/L)在临用前加水稀释制成。

【贮藏】　置具玻璃塞的棕色玻瓶中，密闭保存。

硫代硫酸钠滴定液(0.1mol/L或0.05mol/L)

$Na_2S_2O_3\cdot 5H_2O$＝248.17　　　　24.82g→1000ml；
12.41g→1000ml

【配制】　硫代硫酸钠滴定液(0.1mol/L)　取硫代硫酸钠26g与无水碳酸钠0.20g，加新沸过的冷水适量使溶解并稀释至 1000ml，摇匀，放置 1 个月后滤过。

硫代硫酸钠滴定液(0.05mol/L) 取硫代硫酸钠 13g 与无水碳酸钠 0.10g，加新沸过的冷水适量使溶解并稀释至 1000ml，摇匀，放置 1 个月后滤过。或取硫代硫酸钠滴定液(0.1mol/L)加新沸过的冷水稀释制成。

【标定】 硫代硫酸钠滴定液(0.1mol/L) 取在 120℃干燥至恒重的基准重铬酸钾 0.15g，精密称定，置碘瓶中，加水 50ml 使溶解，加碘化钾 2.0g，轻轻振摇使溶解，加稀硫酸 40ml，摇匀，密塞；在暗处放置 10 分钟后，加水 250ml 稀释，用本液滴定至近终点时，加淀粉指示液 3ml，继续滴定至蓝色消失而显亮绿色，并将滴定的结果用空白试验校正。每 1ml 硫代硫酸钠滴定液(0.1mol/L)相当于 4.903mg 的重铬酸钾。根据本液的消耗量与重铬酸钾的取用量，算出本液的浓度，即得。

硫代硫酸钠滴定液(0.05mol/L) 照上法标定，但基准重铬酸钾的取用量改为约 75mg。每 1ml 硫代硫酸钠滴定液(0.05mol/L)相当于 2.452mg 的重铬酸钾。

室温在 25℃以上时，应将反应液及稀释用水降温至约 20℃。

如需用硫代硫酸钠滴定液(0.01mol/L 或 0.005mol/L)时，可取硫代硫酸钠滴定液(0.1mol/L 或 0.05mol/L)在临用前加新沸过的冷水稀释制成，必要时标定浓度。

硫氰酸铵滴定液(0.1mol/L)

NH_4SCN＝76.12　　7.612g→1000ml

【配制】 取硫氰酸铵 8.0g，加水使溶解成 1000ml，摇匀。

【标定】 精密量取硝酸银滴定液(0.1mol/L)25ml，加水 50ml、硝酸 2ml 与硫酸铁铵指示液 2ml，用本液滴定至溶液微显淡棕红色；经剧烈振摇后仍不褪色，即为终点。根据本液的消耗量算出本液的浓度，即得。

硫氰酸钠滴定液(0.1mol/L)或硫氰酸钾滴定液(0.1mol/L)均可作为本液的代用品。

硫酸滴定液 (0.5mol/L、0.25mol/L、0.1mol/L 或 0.05mol/L)

H_2SO_4＝98.07　49.04g→1000ml；24.52g→1000ml；
9.81g→1000ml；4.904g→1000ml

【配制】 硫酸滴定液(0.5mol/L) 取硫酸 30ml，缓缓注入适量水中，冷却至室温，加水稀释至 1000ml，摇匀。

硫酸滴定液(0.25mol/L、0.1mol/L 或 0.05mol/L) 照上法配制，但硫酸的取用量分别为 15ml、6.0ml 或 3.0ml。

【标定】 照盐酸滴定液(1mol/L、0.5mol/L、0.2mol/L 或 0.1mol/L)项下的方法标定，即得。

如需用硫酸滴定液(0.01mol/L)时，可取硫酸滴定液(0.5mol/L、0.1mol/L 或 0.05mol/L)加水稀释制成，必要时标定浓度。

硫酸亚铁铵滴定液(0.1mol/L)

$Fe(NH_4)_2(SO_4)_2·6H_2O$＝392.13　　39.21g→1000ml

【配制】 取硫酸亚铁铵 40g，溶于预先冷却的 40ml 硫酸和 200ml 水的混合液中，加水适量使成 1000ml，摇匀。

【标定】 精密量取本液 25ml，加邻二氮菲指示液 2 滴，用硫酸铈滴定液(0.1mol/L)滴定至溶液由浅红色转变为淡绿色。根据硫酸铈滴定液(0.1mol/L)的消耗量，算出本液的浓度，即得。

本液临用前应标定浓度。

硫酸铈滴定液(0.1mol/L)

$Ce(SO_4)_2·4H_2O$＝404.29　　40.43g→1000ml

【配制】 取四水合硫酸铈 42g(或硫酸铈铵 70g)，加含有硫酸 28ml 的水 500ml，加热溶解后，放冷，加水适量使成 1000ml，摇匀。

【标定】 取在 105℃干燥至恒重的基准草酸钠约 0.2g，精密称定，加水 75ml 使溶解，加硫酸溶液(取硫酸 20ml 加入水 50ml 中混匀，放冷)6ml，边加边振摇，加盐酸 10ml，加热至 70～75℃，用本液滴定至溶液呈微黄色。每 1ml 硫酸铈滴定液(0.1mol/L)相当于 6.700mg 的草酸钠。根据本液的消耗量与草酸钠的取用量，算出本液的浓度，即得。

如需用硫酸铈滴定液(0.01mol/L)时，可精密量取硫酸铈滴定液(0.1mol/L)，用每 100ml 中含硫酸 2.8ml 的水定量稀释制成。

锌滴定液(0.05mol/L)

Zn＝65.38　　3.269g→1000ml

【配制】 取硫酸锌 15g(相当于锌约 3.3g)，加稀盐酸 10ml 与水适量使溶解成 1000ml，摇匀。

【标定】 精密量取本液 25ml，加 0.025%甲基红的乙醇溶液 1 滴，滴加氨试液至溶液显微黄色，加水 25ml、氨-氯化铵缓冲液(pH 10.0)10ml 与铬黑 T 指示剂少量，用乙二胺四醋酸二钠滴定液(0.05mol/L)滴定至溶液由紫色变为纯蓝色，并将滴定的结果用空白试验校正。根据乙二胺四醋酸二钠滴定液(0.05mol/L)的消耗量，算出本液的浓度，即得。

氯化钆滴定液(0.001mol/L 或 0.002mol/L)

$GdCl_3$＝263.60　　0.2636g→1000ml
0.5272g→1000ml

$GdCl_3·6H_2O$＝371.69　　0.3717g→1000ml
0.7434g→1000ml

【配制】 氯化钆滴定液(0.001mol/L) 取氯化钆 0.264g 或六水合氯化钆 0.372g，加水溶解并稀释至

1000ml，摇匀。

氯化钆滴定液(0.002mol/L)　取氯化钆 0.528g 或六水合氯化钆 0.744g，加水溶解并稀释至 1000ml，摇匀，即得。

【标定】 氯化钆滴定液(0.001mol/L)　精密量取本液 10ml，加醋酸盐缓冲液(pH 5.8)50ml 和 0.03%二甲酚橙指示液[以醋酸盐缓冲液(pH 5.8)为溶剂]1ml，用乙二胺四醋酸二钠滴定液(0.001mol/L)滴定至溶液显黄色。根据乙二胺四醋酸二钠滴定液(0.001mol/L)的消耗量，算出本液的浓度，即得。

氯化钆滴定液(0.002mol/L)　精密量取本液 5ml，加醋酸盐缓冲液(pH 5.8)50ml 和 0.03%二甲酚橙指示液[以醋酸盐缓冲液(pH5.8)为溶剂]1ml，用乙二胺四醋酸二钠滴定液(0.001mol/L)滴定至溶液显黄色。根据乙二胺四醋酸二钠滴定液(0.001mol/L)的消耗量，算出本液的浓度，即得。

氯化钡滴定液(0.1mol/L)

$BaCl_2 \cdot 2H_2O$ = 244.26　　24.43g→1000ml

【配制】 取氯化钡 24.4g，加水适量使溶解成 1000ml，摇匀。

【标定】 精密量取本液 10ml，加水 60ml 和浓氨试液 3ml，加酞紫 0.5～1mg，用乙二胺四醋酸二钠滴定液(0.05mol/L)滴定至紫色开始消褪，加乙醇 50ml，继续滴定至紫蓝色消失，并将滴定的结果用空白试验校正。每1ml 乙二胺四醋酸二钠滴定液(0.05mol/L)相当于 12.22mg 的氯化钡。根据乙二胺四醋酸二钠滴定液(0.05mol/L)的消耗量，算出本液的浓度，即得。

碘滴定液(0.05mol/L)

I_2 = 253.81　　12.69g→1000ml

【配制】 取碘 13.0g，加碘化钾 36g 与水 50ml 溶解后，加盐酸 3 滴与水适量使成 1000ml，摇匀，用垂熔玻璃滤器滤过。

【标定】 精密量取本液 25ml，置碘瓶中，加水 100ml 与盐酸溶液(9→100)1ml，轻摇混匀，用硫代硫酸钠滴定液 (0.1mol/L)滴定至近终点时，加淀粉指示液 2ml，继续滴定至蓝色消失。根据硫代硫酸钠滴定液(0.1mol/L)的消耗量，算出本液的浓度，即得。

如需用碘滴定液(0.025mol/L)时，可取碘滴定液(0.05mol/L)加水稀释制成。

【贮藏】 置具玻璃塞的棕色玻瓶中，密闭，在阴凉处保存。

碘酸钾滴定液(0.05mol/L 或 0.016 67mol/L)

KIO_3 = 214.00　　10.700g→1000ml;
3.5674g→1000ml

【配制】 碘酸钾滴定液(0.05mol/L)　取基准碘酸钾，在 105℃ 干燥至恒重后，精密称取 10.700g，置 1000ml 量瓶中，加水适量使溶解并稀释至刻度，摇匀，即得。

碘酸钾滴定液(0.016 67mol/L)　取基准碘酸钾，在 105℃干燥至恒重后，精密称取 3.5674g，置 1000ml 量瓶中，加水适量使溶解并稀释至刻度，摇匀，即得。

溴滴定液(0.05mol/L)

Br_2 = 159.81　　7.990g→1000ml

【配制】 取溴酸钾 3.0g 与溴化钾 15g，加水适量使溶解成 1000ml，摇匀。

【标定】 精密量取本液 25ml，置碘瓶中，加水 100ml 与碘化钾 2.0g，振摇使溶解，加盐酸 5ml，密塞，振摇，在暗处放置 5 分钟，用硫代硫酸钠滴定液(0.1mol/L)滴定至近终点时，加淀粉指示液 2ml，继续滴定至蓝色消失。根据硫代硫酸钠滴定液(0.1mol/L)的消耗量，算出本液的浓度，即得。

室温在 25℃ 以上时，应将反应液降温至约 20℃。本液每次临用前均应标定浓度。

如需用溴滴定液(0.005mol/L)时，可取溴滴定液(0.05mol/L)加水稀释制成，并标定浓度。

【贮藏】 置具玻璃塞的棕色玻瓶中，密闭，在阴凉处保存。

溴酸钾滴定液(0.016 67mol/L)

$KBrO_3$ = 167.00　　2.784g→1000ml

【配制】 取溴酸钾 2.8g，加水适量使溶解成 1000ml，摇匀。

【标定】 精密量取本液 25ml，置碘瓶中，加碘化钾 2.0g 与稀硫酸 5ml，密塞，摇匀，在暗处放置 5 分钟后，加水 100ml 稀释，用硫代硫酸钠滴定液(0.1mol/L)滴定至近终点时，加淀粉指示液 2ml，继续滴定至蓝色消失。根据硫代硫酸钠滴定液(0.1mol/L)的消耗量，算出本液的浓度，即得。

室温在 25℃ 以上时，应将反应液及稀释用水降温至约 20℃。

醋酸钠滴定液(0.1mol/L)

$C_2H_3NaO_2$ = 82.03　　8.203g→1000ml

【配制】 取无水碳酸钠 5.3g，加无水冰醋酸(按含水量计算，每 1g 水加醋酐 5.22ml)100ml，加无水冰醋酸至 1000ml，摇匀。

【标定】 精密量取高氯酸滴定液(0.1mol/L)15ml，加结晶紫指示液数滴，用本液滴定至绿色。根据本液的消耗量，算出本液的浓度，即得。

3801　生物制品国家标准物质目录

名称	用途
卡介苗纯蛋白衍生物标准品	效力测定
结核菌素纯蛋白衍生物标准品	效力测定
中国细菌浊度标准品	菌浓度测定
卡介苗菌浓度标准品	菌浓度测定
卡介苗活菌数参考品	活菌数测定
皮上划痕用鼠疫、布氏、炭疽活疫苗菌浓度参考品	菌浓度测定
白喉类毒素标准品	效价测定
破伤风类毒素标准品	效价测定
百日咳疫苗标准品	效价测定
百日咳毒性标准品	特异性毒性检测
吸附无细胞百白破联合疫苗参考品（鉴别试验用）	鉴别
A 群脑膜炎奈瑟菌血清参考品	疫苗抗原性检测
C 群脑膜炎奈瑟菌血清参考品	疫苗抗原性检测
Y 群脑膜炎奈瑟菌血清参考品	疫苗抗原性检测
W135 群脑膜炎奈瑟菌血清参考品	疫苗抗原性检测
伤寒 Vi 多糖含量测定参考品	含量测定
霍乱毒素 B 亚单位抗体参考品	疫苗鉴别及含量测定
霍乱毒素 B 亚单位国家参考品	疫苗鉴别及含量测定
甲型肝炎疫苗抗原含量测定标准品	抗原含量测定
重组乙型肝炎疫苗(酵母)参考品	体外相对效力测定
重组乙型肝炎疫苗(CHO 细胞)参考品(冻干)	效力测定
狂犬病疫苗标准品	效价测定
乙型脑炎灭活疫苗参考品	效价测定
乙型脑炎减毒活疫苗参考品	病毒滴定
黄热疫苗标准品	病毒滴定
脊髓灰质炎减毒活疫苗(Ⅰ型)参考品	病毒滴定
脊髓灰质炎减毒活疫苗(Ⅱ型)参考品	病毒滴定
脊髓灰质炎减毒活疫苗(Ⅲ型)参考品	病毒滴定
Sabin 株脊髓灰质炎灭活疫苗 D 抗原标准品	体外效力测定
麻疹减毒活疫苗参考品	病毒滴定
风疹减毒活疫苗参考品	病毒滴定
腮腺炎减毒活疫苗参考品	病毒滴定
抗-HBs 国家标准品(血浆)	抗体效价测定
抗-HBs 国家标准品(人免疫球蛋白)	抗体效价测定
人免疫球蛋白甲型肝炎抗体标准品	抗体效价测定
狂犬病人免疫球蛋白标准品	抗体效价测定
白喉抗体国家标准品(人免疫球蛋白)	抗体效价测定
白喉抗毒素标准品(絮状反应)	效价测定
破伤风抗毒素国家标准品(絮状反应)	效价测定
A 型肉毒抗毒素标准品	抗体效价测定
B 型肉毒抗毒素标准品	抗体效价测定
E 型肉毒抗毒素标准品	抗体效价测定
F 型肉毒抗毒素标准品	抗体效价测定
气性坏疽(威士)抗毒素标准品	抗体效价测定
气性坏疽(水肿)抗毒素标准品	抗体效价测定
气性坏疽(溶组织)抗毒素标准品	抗体效价测定
气性坏疽(脓毒)抗毒素标准品	抗体效价测定
抗眼镜蛇毒血清标准品	抗体效价测定
抗五步蛇蛇毒血清标准品	抗体效价测定

名称	用途
抗蝮蛇毒血清标准品	抗体效价测定
抗银环蛇毒血清标准品	抗体效价测定
人凝血因子Ⅷ活性测定标准品	活性测定
人凝血因子Ⅱ、Ⅶ、Ⅸ和Ⅹ活性测定标准品	活性测定
人凝血酶标准品	活性测定
重组人白细胞介素-2 活性测定标准品	活性测定
重组人干扰素 α1b 活性测定标准品	活性测定
重组人表皮生长因子活性测定标准品	活性测定
重组人粒细胞刺激因子活性测定标准品	活性测定
重组人粒细胞刺激因子蛋白含量测定标准品	含量测定
重组粒细胞巨噬细胞刺激因子活性测定标准品	活性测定
重组牛碱性成纤维细胞生长因子标准品	活性测定
重组人干扰素 α2a 活性测定标准品	活性测定
重组人促红素(CHO 细胞)活性测定标准品	活性测定
重组人干扰素 α2b 活性测定标准品	活性测定
曲妥珠单抗活性测定标准品	活性测定
英夫利西单抗活性测定标准品	活性测定
阿达木单抗活性测定标准品	活性测定
贝伐珠单抗活性测定标准品	活性测定
利妥昔单抗活性测定标准品	活性测定
重组人胰岛素标准品	鉴别、含量及活性测定
重组人生长激素标准品	鉴别、含量及活性测定
金培生长激素标准品	鉴别、含量及活性测定
甘精胰岛素标准品	鉴别、含量及活性测定
门冬胰岛素标准品	鉴别、含量及活性测定
赖脯胰岛素标准品	鉴别、含量及活性测定
重组人促卵泡激素标准品	效价测定
蛋白质含量测定标准品(人白蛋白)	蛋白质含量测定
前激肽释放酶激活剂(PKA)标准品	PKA 含量测定
大肠杆菌菌体蛋白含量测定参考品	菌体蛋白残留量测定
Vero 细胞人用狂犬病疫苗细胞基质蛋白含量测定参考品	细胞基质蛋白质残留量测定
人破伤风免疫球蛋白国家标准品	抗体效价测定
破伤风抗毒素国家标准品	抗体效价测定
Vero 细胞 DNA 含量测定标准品(限杂交法)	DNA 残留量测定(疫苗)
Vero 细胞人用狂犬病疫苗 DNA 含量测定标准品(限 qPCR 法)	DNA 残留量测定
CHO 细胞 DNA 含量测定标准品	DNA 残留量测定
大肠杆菌 DNA 含量测定标准品	DNA 残留量测定
NS0 细胞 DNA 含量测定标准品	DNA 残留量测定
抗 A 抗 B 血型定型试剂(单克隆抗体)参考品	试剂盒质量控制
地鼠肾细胞人用狂犬病疫苗细胞蛋白含量测定参考品	地鼠肾细胞蛋白质残留量测定
乙型肝炎病毒表面抗原(HBsAg)参考品	试剂盒质量控制
乙型肝炎病毒核酸检测试剂参考品	试剂盒质量控制
丙型肝炎抗体检测试剂(EIA)参考品	试剂盒质量控制
丙型肝炎病毒核酸检测试剂参考品	试剂盒质量控制
艾滋病抗体检测试剂(EIA)参考品	试剂盒质量控制
HIV-1 病毒 p24 抗原参考品	试剂盒质量控制
HIV-1 病毒核酸检测试剂参考品	试剂盒质量控制
梅毒诊断试剂参考品(特异性)	试剂盒质量控制

其　他

1421　灭菌法

本通则介绍的常用灭菌方法，可用于制剂、原料、辅料、医疗器械、药品包装材料以及设备表面等物品的灭菌，从而使物品残存活微生物的概率下降至预期水平。

灭菌(sterilization)系指用适当的物理或化学手段将物品中活的微生物杀灭或除去的过程。无菌物品是指物品中不含任何活的微生物，但对于任何一批无菌物品而言，绝对无菌既无法保证也无法用试验来证实。一批物品的无菌特性只能通过物品中活微生物的概率来表述，即非无菌概率(probability of a nonsterile unit，PNSU)或无菌保证水平(sterility assurance level，SAL)。已灭菌物品达到的非无菌概率可通过验证确定。

无菌物品的无菌保证不能依赖于最终产品的无菌检验，而是取决于生产过程中采用经过验证的灭菌工艺、严格的GMP管理和良好的无菌保证体系。

无菌药品的生产分为最终灭菌工艺和无菌生产工艺。经最终灭菌工艺处理的无菌物品的非无菌概率不得高于10^{-6}。灭菌工艺控制涉及灭菌工艺的开发、灭菌工艺的验证和日常监控等阶段。

灭菌工艺的开发

灭菌工艺的开发应综合考虑被灭菌物品的性质、灭菌方法的有效性、灭菌后物品的完整性和稳定性，并兼顾经济性等因素。只要物品允许，应尽可能选用最终灭菌工艺灭菌。若物品不适合采用最终灭菌工艺，应选用无菌生产工艺达到无菌保证要求。

综合考虑灭菌工艺的灭菌能力和对灭菌物品的影响，灭菌工艺可以分为过度杀灭法、生物负载/生物指示剂法(也被称为残存概率法)和生物负载法。对耐受的灭菌物品，通常选用过度杀灭法。

物品的无菌保证与灭菌工艺、灭菌前物品的生物负载相关。灭菌工艺开发时，需要对物品污染的微生物种类、数目及其耐受性进行综合评估。

灭菌工艺的验证

灭菌工艺的验证是无菌保证的必要条件。灭菌工艺经验证后，方可交付正式使用。验证内容包括：①撰写验证方案及制定评估标准；②确认设备的设计与选型；③确认灭菌设备资料齐全、安装正确，并能正常运行；④确认灭菌设备、关键控制和记录系统能在规定的参数范围内正常运行；⑤采用被灭菌物品或模拟物品按预定灭菌程序进行重复试验，确认各关键工艺参数符合预定标准，确定经灭菌物品的无菌保证水平符合规定；⑥汇总并完善各种文件和记录，撰写验证报告。

灭菌工艺的日常监控

日常生产中，应对灭菌工艺的运行情况进行监控，确认关键参数(如温度、压力、时间、湿度、灭菌气体浓度及吸收的辐射剂量等)均在验证确定的范围内。同时应持续评估灭菌工艺的有效性及被灭菌物品的安全性和稳定性，并建立相应的变更和偏差控制程序，确保灭菌工艺持续处于受控状态。灭菌工艺应定期进行再验证。当灭菌设备或程序发生变更(包括灭菌物品装载方式和数量的改变)时，应进行重新验证。

验证及日常监控阶段，可根据风险评估的结果对微生物的种类、数目及耐受性进行监控。在生产的各个环节应采取各种措施降低生物负载，确保生物负载控制在规定的限度内。灭菌结束后，应采取措施防止已灭菌物品被再次污染。任何情况下，都应要求容器及其密封系统确保物品在有效期内符合无菌要求。

灭菌方法

常用的灭菌方法有湿热灭菌法、干热灭菌法、辐射灭菌法、气体灭菌法、过滤除菌法、汽化灭菌法、液相灭菌法。可根据被灭菌物品的特性采用一种或多种方法组合灭菌。

湿热灭菌法

本法系指将物品置于灭菌设备内利用饱和蒸汽、蒸汽-空气混合物、蒸汽-空气-水混合物、过热水等手段使微生物菌体中的蛋白质、核酸发生变性而杀灭微生物的方法。该法灭菌能力强，为热力灭菌中最有效、应用最广泛的灭菌方法。药品、容器、培养基、无菌衣、胶塞以及其他遇高温和潮湿性能稳定的物品，均可采用本法灭菌。流通蒸汽不能有效杀灭细菌孢子，一般可作为不耐热无菌产品的辅助处理手段。

湿热灭菌工艺的开发应考虑被灭菌物品的热稳定性、热穿透性、生物负载等因素。湿热灭菌通常采用温度-时间参数或者结合F_0值(F_0值为标准灭菌时间，系灭菌过程赋予被灭菌物品121℃下的等效灭菌时间)综合考虑，无论采用何种控制参数，都必须证明所采用的灭菌工艺和监控措施在日常运行过程中能确保物品灭菌后的PNSU$\leqslant 10^{-6}$。多孔或坚硬物品等可采用饱和蒸汽直接接触的方式进行灭菌，灭菌过程中应充分去除腔体和待灭菌物品中的空气和冷凝水，以避免残留空气阻止蒸汽到达所有暴露的表面，从而破坏饱和蒸汽的温度-压力关系。对装有液体的密闭容器进行灭菌，灭菌介质先将热传递到容器表面，再通过传导和对流的方式来实现内部液体的灭菌，必要时可采用空气过压的方式平衡容器内部和灭菌设备腔体之间的压差，避免影响容器的密闭完整性。

采用湿热灭菌时，被灭菌物品应有适当的装载方式。装载方式的确认应考虑被灭菌物品最大、最小和生产过程中典型的装载量和排列方式等，确保灭菌的有效性和重现性。装载热分布试验应尽可能使用被灭菌物品，如果采用类似物替代，应结合物品的热力学性质等进行适当的风险评估。热穿透试验应将足够数量的温度探头置于被灭菌物品内部的冷点。如有数据支持或有证据表明将探头置于物品外部也能反映出物品的热穿透情况，也可以考虑将探头置于物品外部。

微生物挑战试验用来进一步确认灭菌效果，生物指示剂的放置位置应结合被灭菌物品的特点、装载热分布以及热穿透试验结果来确定。应根据灭菌工艺选择适宜的生物指示剂。过度杀灭法常用的生物指示剂为嗜热脂肪地芽孢杆菌(*Geobacillus stearothermophilus*)，热不稳定性物品灭菌常用的生物指示剂为生孢梭菌(*Clostridium sporogenes*)，枯草芽孢杆菌(*Bacillus subtilis*)和凝结芽孢杆菌(*Bacillus coagulans*)。

对于采用生物负载/生物指示剂法和生物负载法的灭菌工艺，日常生产全过程应对物品中污染的微生物进行连续地、严格地监控，并采取各种措施降低微生物污染水平，特别是防止耐热菌的污染。

湿热灭菌在冷却阶段应采取措施防止已灭菌物品被再次污染。

干热灭菌法

本法系指将物品置于干热灭菌柜、隧道灭菌器等设备中，利用干热空气达到杀灭微生物或消除热原物质的方法。适用于耐高温但不宜用湿热灭菌法灭菌的物品灭菌，如玻璃器具、金属制容器、纤维制品、陶瓷制品、固体试药、液状石蜡等均可采用本法灭菌。

干热灭菌法的工艺开发应考虑被灭菌物品的热稳定性、热穿透力、生物负载(或内毒素污染水平)等因素。干热灭菌条件采用温度-时间参数或者结合 F_H 值(F_H 值为标准灭菌时间，系灭菌过程赋予被灭菌物品 160℃下的等效灭菌时间)综合考虑。干热灭菌温度范围一般为 160～190℃，当用于除热原时，温度范围一般为 170～400℃，无论采用何种灭菌条件，均应保证灭菌后的物品的 PNSU≤10^{-6}。

装载方式的确认应考虑被灭菌物品最大和最小的装载量和排列方式等，对于连续干热灭菌设备还应考虑传送带运转时不同位置可能产生的温度差异，同时应关注热力难以穿透的物品，以保证灭菌的有效性和重现性。由于空气热导性较差，应通过热分布和热穿透试验确认冷点能够达到预期的灭菌效果。微生物挑战试验用生物指示剂通常选择萎缩芽孢杆菌(*Bacillus astrophaeus*)。细菌内毒素灭活验证试验是证明除热原过程有效性的试验。一般将不小于 1000 单位的细菌内毒素加入待去热原的物品中，证明该去热原工艺能使内毒素至少下降 3 个对数单位。细菌内毒素灭活验证试验所用的细菌内毒素一般为大肠埃希菌内毒素(*Escherichia coli* endotoxin)。

灭菌设备内的空气应当循环并保持正压。进入干热灭菌生产设备的空气应当经过高效过滤器过滤，高效过滤器应定期进行检漏测试以确认其完整性。

辐射灭菌法

本法系指利用电离辐射杀灭微生物的方法。常用的辐射射线有 ^{60}Co 或 ^{137}Cs 衰变产生的 γ 射线、电子加速器产生的电子束和 X 射线装置产生的 X 射线。能够耐辐射的医疗器械、生产辅助用品、药品包装材料、原料药及成品等均可用本法灭菌。

辐射灭菌工艺的开发应考虑被灭菌物品对电离辐射的耐受性以及生物负载等因素。为保证灭菌过程不影响被灭菌物品的安全性、有效性及稳定性，应确定最大可接受剂量。辐射灭菌控制的参数主要是辐射剂量(指灭菌物品的吸收剂量)，灭菌剂量的建立应确保物品灭菌后的 PNSU≤10^{-6}。辐射灭菌应尽可能采用低辐射剂量。

辐射灭菌验证的关键在于剂量分布测试，在开展剂量分布测试前，应规定灭菌物品的包装形式、密度以及装载模式等。通过剂量分布测试，确定灭菌过程的最大和最小剂量值及其位置，如果日常监测使用参照计量位置，还需确定其剂量值与最大和最小剂量值之间的关系。辐射灭菌一般不采用生物指示剂进行微生物挑战试验。

日常使用中，应进行生物负载监控和定期剂量审核，确保辐射灭菌效果及剂量的持续有效。灭菌时，应采用剂量计对灭菌物品吸收的辐射剂量进行监控，剂量计放置的位置应经验证确定，以充分证实灭菌物品吸收的剂量是在规定的限度内。剂量测量应溯源到国家标准或是国际标准。

气体灭菌法

本法系指用化学灭菌剂形成的气体杀灭微生物的方法。本法最常用的化学灭菌剂是环氧乙烷，一般与 80%～90% 的惰性气体混合使用，在充有灭菌气体的高压腔室内进行。采用气体灭菌法时，应注意灭菌气体的可燃可爆性、致畸性和残留毒性。该法适用于不耐高温、不耐辐射物品的灭菌，如医疗器械、塑料制品和药品包装材料等，干粉类产品不建议采用本法灭菌。

采用本法灭菌需确认经过解析工艺后，灭菌气体和反应产物残留量不会影响被灭菌物品的安全性、有效性和稳定性。采用环氧乙烷灭菌时，腔室内的温度、湿度、灭菌气体浓度、灭菌时间是影响灭菌效果的重要因素。

气体灭菌工艺的验证，应考虑物品包装材料和灭菌腔室中物品的排列方式对灭菌气体的扩散和渗透的影响。环氧乙烷气体灭菌的生物指示剂一般采用萎缩芽孢杆菌（*Bacillus atrophaeus*）。

采用环氧乙烷灭菌时，应进行泄漏试验，以确认灭菌腔室的密闭性。灭菌后，可通过经验证的解析步骤，使残留环氧乙烷和其他易挥发性残留物消散，并对灭菌物品中的环氧乙烷残留物和反应产物进行监控，以证明其不超过规定的浓度，避免产生毒性。

过滤除菌法

本法系指采用物理截留去除气体或液体中微生物的方法。常用于气体、热不稳定溶液的除菌。

过滤除菌工艺开发时，应根据待过滤介质属性及工艺目的选择合适的过滤器。除菌级过滤器的滤膜孔径选用0.22μm（或更小孔径或相同过滤效力），过滤器的孔径定义来自过滤器对微生物的截留能力，而非平均孔径的分布系数。选择过滤器材质时，应充分考察其与待过滤介质的兼容性。过滤器不得因与待过滤介质发生反应、释放物质或吸附作用而对过滤产品质量产生不利影响，不得有纤维脱落，禁用含石棉的过滤器。为保证过滤除菌效果，可使用两个除菌级的过滤器串联过滤，主过滤器前增加的除菌级过滤器即为冗余过滤器，并须保证这两级过滤器之间的无菌性。

过滤除菌法常用的挑战微生物为缺陷短波单胞菌（*Brevundimonas diminuta*）。除菌级过滤器的截留试验要求是在规定条件下，在有效过滤面积内每平方厘米截留缺陷短波单胞菌的能力达到10^7cfu，但在有些情况下，缺陷短波单胞菌不能代表最差条件，则需要考虑采用生产中发现的最差条件细菌进行截留试验。

在每一次过滤除菌后应立即进行滤器的完整性试验，即起泡点试验、扩散流/前进流试验或水侵入法测试，确认滤膜在除菌过滤过程中的有效性和完整性。过滤除菌前是否进行完整性测试可根据风险评估确定。灭菌前进行完整性测试应考虑滤芯在灭菌过程中被损坏的风险；灭菌后进行完整性测试应采取措施保证过滤器下游的无菌性。

过滤除菌前，产品的生物负载应控制在规定的限度内。过滤器使用前必须经过灭菌处理（如在线或离线蒸汽灭菌，辐射灭菌等）。在线蒸汽灭菌的设计及操作过程应关注滤芯可耐受的最高压差及温度。

与过滤除菌相关的设备、包装容器及其他物品应采用适当的方法进行灭菌，并防止再污染。

汽化灭菌法

本法系指将灭菌剂经过蒸发汽化后，通过气流及其他方式输送到待处理环境中，使得其中暴露表面的生物负载下降一定水平的方法。

在药品的生产和检验中，本法主要应用于密闭空间的内表面、空间内设备及物品暴露的表面除菌，例如无菌隔离系统等屏障系统、传递舱等密闭腔室、密闭房间等场景。在常见的表面除菌应用中，基于应用场景和风险评估，一般期望能达到使生物指示剂的孢子数至少下降3～6个对数单位的效果。

常用的灭菌剂包括过氧化氢（H_2O_2）、过氧乙酸（CH_3COOOH）、过氧化氢和过氧乙酸混合物等，灭菌剂的选择需考虑安全性、被表面除菌材料的兼容性和被表面除菌物品包装材料的吸附性、渗透性和残留情况等。

常见的汽化表面除菌工艺一般包括多个阶段：灭菌剂注入前的预处理阶段（对待除菌空间的温湿度控制、汽化发生器的准备等），灭菌剂的注入、扩散及维持阶段，排除灭菌剂残留的阶段。

在汽化表面除菌工艺中，往往存在相变和气液两相共存的复杂状态，汽化表面除菌效果与灭菌剂量（一般指注入量）、注入速率和持续时间、被处理空间的相对湿度和温度、气流和灭菌剂分布情况、物品装载方式、清洁情况等因素有关。装载方式的确认应考虑密闭空间内部物品的装载量、排列方式和表面暴露程度。

根据不同型号设备的控制原理，用户和设备制造商可考虑通过适当的工艺开发或基于经验来确定关键工艺参数（包括初始的温湿度条件、灭菌剂的注入速率或注入频次、灭菌剂的注入时间以及排残条件等），工艺开发中可考虑温湿度分布研究、灭菌剂分布研究、最差位点的微生物挑战等。

微生物挑战试验用来确认表面除菌效果，生物指示剂的放置位置应基于风险评估，可包括灭菌剂最难到达的位置或工艺开发中发现的其他最差位点。汽化表面除菌用生物指示剂一般为嗜热脂肪地芽孢杆菌（*Geobacillus stearothermophilus*）、萎缩芽孢杆菌（*Bacillus atrophaeus*）等。

日常使用中，应关注灭菌剂注入速率和注入剂量、温湿度条件等重要工艺参数的重现性。汽化表面除菌前应对待处理空间、设备及物品表面进行清洁，尽量减少微生物负载。按照规定的装载模式装载物料并最大限度地暴露表面，确保表面除菌效果。表面除菌完成后应将灭菌剂残留充分去除或灭活。必要时，应监测灭菌剂的残留量。

液相灭菌法

本法系指将被灭菌物品完全浸泡于灭菌剂中达到杀灭物品表面微生物的方法。具备灭菌能力的灭菌剂包括：甲醛、过氧乙酸、氢氧化钠、过氧化氢、次氯酸钠等。

灭菌剂种类的选择应考虑灭菌物品的耐受性。灭菌剂浓度、温度、pH值、灭菌时间、被灭菌物品表面的污染物及生物负载等是影响灭菌效果的重要因素。

灭菌工艺验证时，应考虑灭菌物品表面积总和最大的装载方式，并确保灭菌剂能够接触到所有表面，如狭小孔径物品的内表面。微生物挑战试验常用的生物指示剂是萎缩芽孢杆菌（*Bacillus atrophaeus*）和枯草芽孢杆菌（*Bacillus subtilis*）。通过重复试验来验证灭菌剂浓度和灭菌时间等灭菌参数条件。灭菌后应将灭菌剂残留充分去除或灭活。

灭菌剂残留去除阶段，应采取措施防止已灭菌物品被再次污染。使用灭菌剂的全过程都应采取适当的安全措施。

1431 生物检定统计法

一、总 则

生物检定法是利用生物体包括整体动物、离体组织、器官、细胞和微生物等评估药物生物活性的一种方法。它以药物的药理作用为基础，以生物统计为工具，运用特定的实验设计在一定条件下比较供试品和与其相当的标准品或对照品所产生的特定反应，通过等反应剂量间比例的运算或限值剂量引起的生物反应程度，从而测定供试品的效价、生物活性或杂质引起的毒性。

生物检定统计法主要叙述应用生物检定时必须注意的基本原则、一般要求、实验设计及统计方法。有关品种用生物检定的具体实验条件和要求，必须按照该品种生物检定法项下的规定。

生物检定标准品 凡中国药典规定用生物检定的品种都有其生物检定标准品(S)。S都有标示效价，以效价单位(u)表示，其含义和相应国际标准品的效价单位一致。

供试品 供试品(T或U)是供检定其效价的样品，它的活性组分应与标准品基本相同。

A_T 或 A_U 是T或U的标示量或估计效价。

等反应剂量对比 生物检定是将T和其S在相同的实验条件下同时对生物体或其离体器官组织等的作用进行比较，通过对比，计算出它们的等反应剂量比值(R)，以测得T的效价 P_T。

R 是S和T等反应剂量(d_S、d_T)的比值，即 $R=d_S/d_T$。

M 是S和T的对数等反应剂量(x_S、x_T)之差，即 $M=\lg d_S-\lg d_T=x_S-x_T$。$R=\text{antilg}M$。

P_T 是通过检定测得T的效价含量，称T的测得效价，是将效价比值(R)用T的标示量或估计效价 A_T 校正之后而得，即 $P_T=A_T\cdot R$ 或 $P_T=A_T\cdot\text{antilg}M$。

检定时，S按标示效价计算剂量，T按标示量或估计效价(A_T)计算剂量，注意调节T的剂量或调整其标示量或估计效价，使S和T的相应剂量组所致的反应程度相近。

生物变异的控制 生物检定具有一定的实验误差，其主要来源是生物变异性。因此生物检定必须注意控制生物变异，或减少生物变异本身，或用适宜的实验设计来减小生物变异对实验结果的影响，以减小实验误差。控制生物变异必须注意以下几点：

(1)生物来源、饲养或培养条件必须均一。

(2)对影响实验误差的条件和因子，在实验设计时应尽可能作为因级限制，将选取的因级随机分配至各组。例如体重、性别、窝别、双碟和给药次序等都是因子，不同体重是体重因子的级，雌性、雄性是性别因子的级，不同窝的动物是窝别因子的级，不同双碟是碟间因子的级，给药先后是次序因子的级等。按程度划分的级(如动物体重)，在选级时，应选动物较多的邻近几级，不要间隔跳越选级。

(3)按实验设计类型的要求将限制的因级分组时，也必须严格遵守随机的原则。

误差项 指从实验结果的总变异中分去不同剂量及不同因级对变异的影响后，剩余的变异成分，用方差(s^2)表示。对于因实验设计类型的限制无法分离的变异成分，或估计某种因级对变异的影响小，可不予分离者，都并入 s^2。但剂间变异必须分离。

误差项的大小影响标准误 S_M 和可信限❶(FL)。

不同的检定方法和实验设计类型，分别按有关的公式计算 s^2。

可靠性测验 要求在实验所用的剂量范围内，剂量或对数剂量的反应（或反应的函数）符合特定模型要求，且标准品与供试品的相似性满足计算原理的要求，即满足系统适用性和样品适用性要求，方可按有关公式计算供试品的效价和可信限。如：

平行（直）线模型要求其在所用剂量范围内，对数剂量与反应（或反应的函数）呈直线关系，供试品和标准品的直线满足平行性要求；

四参数模型要求其在所用剂量范围内，对数剂量与反应（或反应的函数）呈S曲线形关系，供试品和标准品的S形曲线平行；

质反应资料要求其在所用剂量范围内，对数剂量与反应（或反应的函数）呈广义线性关系，供试品和标准品呈线性平行。

方法的可靠性测验(适用性评估)可以使用差异性检验，也可使用等效性检验进行评估。等效性检验的等效区间需提供科学依据。

对线性模型的评估，除可使用“二次曲线”和“反向二次曲线”的评估外，也可使用其他的“偏离线性”评估。

可信限和可信限率 可信限(FL)标志检定结果的精密度。M 的可信限是 M 的标准误 S_M 和 t 值的乘积($t\cdot S_M$)，用95%的概率水平。$M+t\cdot S_M$ 是可信限的高

❶ 可信限是可信推断的术语，现一般不再采纳。目前统计使用的是概率推断法，用置信区间表达变异性。中国药典所用的可信限与置信限所表述的意义一致。

限；$M-t\cdot S_M$ 是可信限的低限。用其反对数计算得 R 和 P_T 的可信限低限及高限，是在95%的概率水平下从样品的检定结果估计其真实结果的所在范围。

R 或 P_T 的可信限率(FL%)是用 R 或 P_T 的可信限计算而得，为可信限的高限与低限之差除以2倍效价均值后的比值。

$$FL\% = \frac{\text{可信限高限}-\text{可信限低限}}{2\times\text{效价均值}}\times 100\%$$

计算可信限的 t 值是根据 s^2 的自由度(f)查 t 值表而得。t 值与 f 的关系见表一。

表一　自由度(f)及对应的双侧 t 值($P=0.95$)

f	t	f	t
3	3.18	14	2.15
4	2.78	16	2.12
5	2.57	18	2.10
6	2.45	20	2.09
7	2.37	25	2.06
8	2.31	30	2.04
9	2.26	40	2.02
10	2.23	60	2.00
11	2.20	120	1.98
12	2.18	∞	1.96

各品种的检定方法项下都有其可信限率的规定，如果检定结果不符合规定，可缩小动物体重范围或年龄范围等生物样本间的差异，或调整对供试品的估计效价或调节剂量，重复实验以减小可信限率。

对同批供试品重复试验所得 n 次实验结果(包括FL%超过规定的结果)，可按实验结果的合并计算法算得 P_T 的均值及其FL%作为检定结果。

二、直接测定法

直接测得药物对各个动物最小效量或最小致死量的检定方法。如洋地黄及其制剂的效价测定。

x_S 和 x_T 为S和T组各只动物的对数最小致死量，它们的均值 $\bar{x}_S$ 和 $\bar{x}_T$ 为S和T组的等反应剂量，n_S 和 n_T 为S和T组的动物数。

1. 效价计算

按(1)～(3)式计算 M、R 和 P_T。

$$M=\bar{x}_S-\bar{x}_T \quad (1)$$

$$R=\text{antilg}(\bar{x}_S-\bar{x}_T)=\text{antilg}M \quad (2)$$

$$P_T=A_T\cdot R \quad (3)$$

2. 误差项及可信限计算

按(4)～(8)式计算 s^2、S_M 及 R 或 P_T 的FL和FL%。

$$s^2=\frac{\sum x_S^2-\frac{(\sum x_S)^2}{n_S}+\sum x_T^2-\frac{(\sum x_T)^2}{n_T}}{n_S+n_T-2} \quad (4)$$

$f=n_S+n_T-2$，用此自由度查表一得 t 值。

$$S_M=\sqrt{s^2\cdot\frac{n_S+n_T}{n_S\cdot n_T}} \quad (5)$$

$$R\text{ 的 FL}=\text{antilg}(M\pm t\cdot S_M) \quad (6)$$

$$P_T\text{ 的 FL}=A_T\cdot\text{antilg}(M\pm t\cdot S_M) \quad (7)$$

$$R(\text{或}P_T)\text{的 FL}\%=\frac{R(\text{或}P_T)\text{高限}-R(\text{或}P_T)\text{低限}}{2R(\text{或}2P_T)}\times 100\% \quad (8)$$

当两批以上供试品(T、U…)和标准品同时比较时，按(9)式计算S、T、U的合并方差 s^2。

$$s^2=\left[\sum x_S^2-\frac{(\sum x_S)^2}{n_S}+\sum x_T^2-\frac{(\sum x_T)^2}{n_T}+\sum x_U^2-\frac{(\sum x_U)^2}{n_U}+\cdots\right]\Big/(n_S-1+n_T-1+n_U-1+\cdots) \quad (9)$$

$$f=n_S-1+n_T-1+n_U-1+\cdots$$

效价 P_T、P_U…则是T、U分别与S比较，按(1)～(3)式计算。

3. 实例

例1　直接测定法

洋地黄效价测定——鸽最小致死量(MLD)法

S为洋地黄标准品，按标示效价配成1.0u/ml的酊剂，临试验前稀释25倍。

T为洋地黄叶粉，估计效价 A_T=10u/g，配成1.0u/ml的酊剂，临试验前配成稀释液(1→25)。测定结果见表1-1。

表1-1　洋地黄效价测定结果

S		T	
MLD$_S$(d_S)	x_S	MLD$_T$(d_T)	x_T
u/kg 体重	lg(d_S×10)	u/kg 体重	lg(d_T×10)
1.15	1.061	1.11	1.045
1.01	1.004	1.23	1.090
1.10	1.041	1.06	1.025
1.14	1.057	1.31	1.117
1.06	1.025	0.94	0.973
0.95	0.978	1.36	1.134
$\sum x_S$	6.166	$\sum x_T$	6.384
$\bar{x}_S$	1.028	$\bar{x}_T$	1.064

按(1)～(3)式：

$$M=1.028-1.064=-0.036$$

$$R=\text{antilg}(-0.036)=0.9204$$

$$P_T=10\times 0.9204=9.20(\text{u/g})$$

按(4)～(8)式计算 s^2、S_M、P_T 的FL和FL%。

$$s^2=\left(1.061^2+1.004^2+\cdots+0.978^2-\frac{6.166^2}{6}+1.045^2+1.090^2+\cdots+1.134^2-\frac{6.384^2}{6}\right)\Big/(6+6-2)$$

$$=0.002\,373$$

$f=6+6-2=10$　查表一　$t=2.23$

$$S_M=\sqrt{0.002\,373\times\frac{6+6}{6\times 6}}=0.028\,12$$

P_T 的 FL $=10\cdot\text{antilg}(-0.036\pm2.23\times0.02812)$

$=7.97\sim10.6(\text{u/g})$

P_T 的 FL% $=\dfrac{10.6-7.97}{2\times9.20}\times100\%=14.3\%$

三、量反应平行线测定法

药物对生物体所引起的反应随着药物剂量的增加产生的量变可以测量者，称量反应。量反应检定用平行线测定法，要求在一定剂量范围内，S 和 T 的对数剂量 x 和反应或反应的特定函数 y 呈直线关系，当 S 和 T 的活性组分基本相同时，两直线平行。量反应模型的原理见图 1。

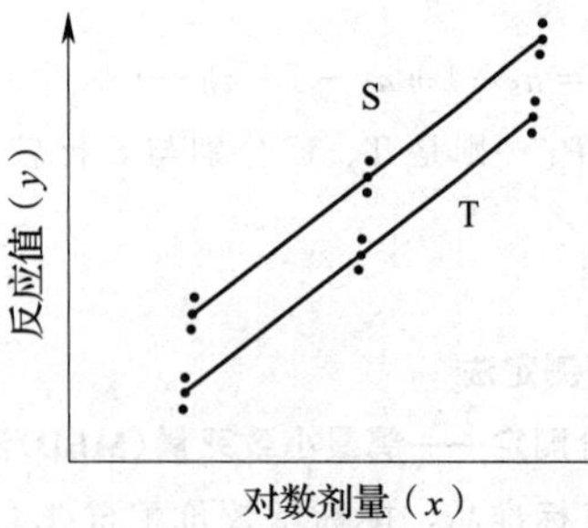

图 1　(3.3) 剂量组的平行线模型

本版药典量反应检定主要用(2.2)法、(3.3)法、(4.4) 法或(2.2.2)法、(3.3.3)法、(4.4.4) 法，即 S、T(或 U)各设 2 个、3 个或 4 个剂量组，统称$(k\cdot k)$法或$(k\cdot k\cdot k)$法；如果 S 和 T 的剂量组数不相等，则称$(k\cdot k')$法；前面的 k 代表 S 的剂量组数，后面的 k 或 k' 代表 T 的剂量组数。一般都是按$(k\cdot k)$法实验设计，当 S 或 T 的端剂量所致的反应未达阈值，或趋于极限，去除此端剂量后，对数剂量和反应的直线关系成立，这就形成了$(k\cdot k')$法。例如(3.3)法设计就可能形成(2.3)法或(3.2)法等。因此，$(k\cdot k')$法中的 k 只可能比 k' 多一组或少一组剂量。$(k\cdot k')$法的计算结果可供重复试验时调节剂量或调整供试品估计效价时参考。无论是$(k\cdot k)$法、$(k\cdot k')$法或$(k\cdot k\cdot k)$法，都以 K 代表 S 和 T 的剂量组数之和，故 $K=k+k$ 或 $K=k+k'$ 或 $K=k+k+k$。

本版药典平行线测定法的计算都用简算法，因此对各种$(k\cdot k)$法要求：

(1)S 和 T 相邻高低剂量组的比值(r)要相等，一般 r 用(1∶0.8)～(1∶0.5)，设 $\lg r=I$。

(2)各剂量组的反应个数(m)应相等。

1. 平行线测定的实验设计类型

根据不同的检定方法可加以限制的因级数采用不同的实验设计类型。本版药典主要用下面三种实验设计类型。

(1)随机设计　剂量组内不加因级限制，有关因子的各级随机分配到各剂量组。本设计类型的实验结果只能分离不同剂量(剂间)所致变异，如绒促性素的生物检定。

(2)随机区组设计　将实验动物或实验对象分成区组，一个区组可以是一窝动物、一只双碟或一次实验。在剂量组内的各行间加以区组间(如窝间、碟间、实验次序间)的因级限制。随机区组设计要求每一区组的容量(如每一窝动物的受试动物只数、每一只双碟能容纳的小杯数等)必须和剂量组数相同，这样可以使每一窝动物或每一只双碟都能接受到各个不同的剂量。因此随机区组设计除了从总变异中分离剂间变异之外，还可以分离区组间变异，减小实验误差。例如抗生素杯碟法效价测定。

(3)交叉设计　同一动物或实验对象可以分两次进行实验者适合用交叉设计。交叉设计中，各组的受试动物或实验对象数量应相等。标准品(S)和供试品(T)对比时，一组动物在第一次试验时接受 S 的一个剂量，第二次试验时则接受 T 的一个剂量，如此调换交叉进行，可以在同一动物身上进行不同试品、不同剂量的比较，以去除动物间差异对实验误差的影响，提高实验精确度，节约实验动物。

(2.2)法 S 和 T 各两组剂量，用双交叉设计，将动物分成四组；对各组中的每一只动物都标上识别号。每一只动物都按给药次序表进行两次实验。

双交叉设计两次实验的给药次序表

	第一组	第二组	第三组	第四组
第一次实验	d_{S_1}	d_{S_2}	d_{T_1}	d_{T_2}
第二次实验	d_{T_2}	d_{T_1}	d_{S_2}	d_{S_1}

2. 平行线测定法的方差分析和可靠性测验

随机设计和随机区组设计的方差分析和可靠性测验

(1)将反应值或其规定的函数(y)按 S 和 T 的剂量分组列成方阵表　见表二。

表二　平行线模型中的剂量分组方阵表

		S 和 T 的剂量组					总和
		(1)	(2)	(3)	…	(k)	$\sum y_m$
行间（组内）	1	$y_{1(1)}$	$y_{1(2)}$	$y_{1(3)}$	…	$y_{1(k)}$	$\sum y_1$
	2	$y_{2(1)}$	$y_{2(2)}$	$y_{2(3)}$	…	$y_{2(k)}$	$\sum y_2$
	3	$y_{3(1)}$	$y_{3(2)}$	$y_{3(3)}$	…	$y_{3(k)}$	$\sum y_3$
	⋮	⋮	⋮	⋮		⋮	
	m	$y_{m(1)}$	$y_{m(2)}$	$y_{m(3)}$	…	$y_{m(k)}$	$\sum y_m$
总和	$\sum y_{(k)}$	$\sum y_{(1)}$	$\sum y_{(2)}$	$\sum y_{(3)}$	…	$\sum y_{(k)}$	$\sum y$

方阵中，K 为 S 和 T 的剂量组数和，m 为各剂量组内 y 的个数，如为随机区组设计，m 为行间或组内所加的因级限制；n 为反应的总个数，$n=mK$。

(2)异常值剔除和缺项补足

异常值剔除　在同一剂量组内的各个反应值中，如出现特大或特小的反应值时，应进行异常值检验，以确定其是否应被剔除。检验异常值的方法很多，建议根据样本量大小选择使用狄克森(Dixon)检验法或格拉布斯

(Grubbs)检验法。

方法 1　狄克森(Dixon)检验法

该法仅适于同组中反应值较少时，对其中可疑的异常反应值进行检验。该法假定在99%的置信水平下，一个有效的反应值被拒绝的概率仅有1%(异常值出现在单侧)。

假定有同一组中 m 个观测反应值，按照由小到大的顺序进行排列，$y_1 \cdots y_m$。按表三中的公式对组内可疑的异常反应值计算 J 值。

表三　狄克森检验法异常值的 J_1、J_2 和 J_3 计算公式

样本量(m)	当可疑异常值是最小值(y_1)	当可疑异常值是最大值(y_m)
3～7	$J_1=(y_2-y_1)/(y_m-y_1)$	$J_1=(y_m-y_{m-1})/(y_m-y_1)$
8～10	$J_2=(y_2-y_1)/(y_{m-1}-y_1)$	$J_2=(y_m-y_{m-1})/(y_m-y_2)$
11～13	$J_3=(y_3-y_1)/(y_{m-1}-y_1)$	$J_3=(y_m-y_{m-2})/(y_m-y_2)$

如果 J_1、J_2 或 J_3 中的计算值超出表四中给出的标准值，则判断为异常值，可考虑剔除。当同一组中的观察反应值数目大于13个时，请选用方法2。

对一个正态反应的样本，在99%置信水平下，差距不小于表四中 J_1、J_2 或 J_3 的值时，其异常值出现在任一侧的概率 $P=0.01$。

表四　$P<0.01$ 时狄克森检验法异常值判断标准

m	J_1	m	J_2	m	J_3
3	0.988	8	0.683	11	0.679
4	0.889	9	0.635	12	0.642
5	0.780	10	0.597	13	0.615
6	0.698				
7	0.637				

方法 2　格拉布斯(Grubbs)检验法

该法既可用于同组反应值中的异常值检验，也可用于具有方差同质时的模型(如直线性模型或非直线性模型)中的残差法检测异常值。本法的计算原理如下。

找出本组数据中离样本均值最大的值 y_i，计算其标准化偏离值 Z：

$$Z=(y_i-\bar{Y})/S \tag{10}$$

式中　$\bar{Y}$ 和 S 分别是该组数据的均值和标准差。对于使用平行线模型计算得到的残差，则 $\bar{Y}=0$；S 是试验中的残差均值的平方根，即均方根误差。当 $|Z|$ 大于使用下列公式得到的 G 值时，则认为 y_i 值属于99%置信水平下的一个统计异常值。

$$G=\frac{(m-1)t_{m-2,p}}{\sqrt{m(m-2+t_{m-2,p}^2)}} \tag{11}$$

式中　m 为本组数据的样本量；

t 为在 $m-2$ 自由度水平下，具有 S 标准偏差的 t 分布中 $100p$%的单侧值。

$$p=1-\frac{0.01}{2m} \tag{12}$$

缺项补足　因反应值被剔除或因故反应值缺失造成缺项，致 m 不等时，可根据实验设计类型做缺项补足，使各剂量组的反应个数 m 相等。

随机设计　对缺失数据的剂量组，以该组的反应均值补入，缺1个反应补1个均值，缺2个反应补2个均值。

随机区组设计　按(13)式计算的值，补足缺项。

$$缺项\ y=\frac{KC+mR-G}{(K-1)(m-1)} \tag{13}$$

式中　C 为扣除缺项/异常值后所在列(剂量组)内的反应值总和；

R 为扣除缺项/异常值后所在行(区组/动物数)内的反应值总和；

G 为扣除缺项/异常值后所有反应值总和；

K 为S和T的剂量组之和；

m 为各剂量组内反应值数目或动物数。

如果缺1项以上，可以分别以 y_1、y_2、y_3 等代表各缺项，然后在计算其中之一时，把其他缺项 y 直接用符号 y_1、y_2 等当作未缺项代入(13)式，这样可得与缺项数相同的方程组，解方程组即得。

随机区组设计，当剂量组内安排的区组数较多时，也可将缺项所在的整个区组除去。

随机设计的实验结果中，如在个别剂量组多出1～2个反应值，可按严格的随机原则去除，使各剂量组的反应个数 m 相等。

不论哪种实验设计，每补足一个缺项，就需把 s^2 的自由度减去1，缺项不得超过反应总个数的5%。

(3)方差分析　方阵表(表二)的实验结果，按(14)～(21)式计算各项变异的差方和、自由度(f)及误差项的方差(s^2)。

随机设计　按(14)式、(15)式计算差方和$_{(总)}$、差方和$_{(剂间)}$。按(20)式计算差方和$_{(误差)}$。按(18)式或(21)式计算 s^2。

随机区组设计　按(14)～(17)式计算差方和$_{(总)}$、差方和$_{(剂间)}$、差方和$_{(区组间)}$、差方和$_{(误差)}$。按(18)式或(19)式计算 s^2。

$$差方和_{(总)}=\sum y^2-\frac{(\sum y)^2}{mK} \tag{14}$$

$$f_{(总)}=mK-1$$

$$差方和_{(剂间)}=\frac{\sum[\sum y_{(k)}]^2}{m}-\frac{(\sum y)^2}{mK} \tag{15}$$

$$f_{(剂间)}=K-1$$

$$差方和_{(区组间)}=\frac{\sum(\sum y_m)^2}{K}-\frac{(\sum y)^2}{mK} \tag{16}$$

$$f_{(区组间)}=m-1$$

$$差方和_{(误差)}=差方和_{(总)}-差方和_{(剂间)}-差方和_{(区组间)} \tag{17}$$

$$f_{(\text{误差})}=f_{(\text{总})}-f_{(\text{剂间})}-f_{(\text{区组间})}=(K-1)(m-1)$$

$$\text{各变异项方差}=\frac{\text{各变异项差方和}}{\text{各变异项自由度}} \quad (18)$$

$$\text{误差项方差}(s^2)=\frac{\text{差方和}_{(\text{误差})}}{f_{(\text{误差})}}$$

或

$$s^2=\frac{mK\sum y^2-K\cdot\sum[\sum y_{(k)}]^2-m\cdot\sum(\sum y_m)^2+(\sum y)^2}{mK(K-1)(m-1)} \quad (19)$$

$$f=(K-1)(m-1)$$

$$\text{差方和}_{(\text{误差})}=\text{差方和}_{(\text{总})}-\text{差方和}_{(\text{剂间})} \quad (20)$$

$$f_{(\text{误差})}=f_{(\text{总})}-f_{(\text{剂间})}=(m-1)K$$

$$s^2=\frac{m\sum y^2-\sum[\sum y_{(k)}]^2}{mK(m-1)} \quad (21)$$

$$f=(m-1)K$$

(4)可靠性测验　通过对剂间变异的分析，以测验 S 和 T 的对数剂量和反应的关系是否显著偏离平行直线。(2.2)法和(2.2.2)法的剂间变异分析为试品间、回归、偏离平行三项，其他($k\cdot k$)法还需再分析二次曲线、反向二次曲线等。

可靠性测验的剂间变异分析

($k\cdot k$)法、($k\cdot k'$)法按表五计算各变异项的 $m\cdot\sum C_i^2$ 及 $\sum[C_i\cdot\sum y_{(k)}]$，按(22)式计算各项变异的差方和。

$$\text{各项变异的差方和}=\frac{\{\sum[C_i\cdot\sum y_{(k)}]\}^2}{m\cdot\sum C_i^2} \quad (22)$$

$$f=1$$

($k\cdot k\cdot k$)法按(23)式、(24)式计算试品间差方和。

(2.2.2)法

$$\text{差方和}_{(\text{试品间})}=\frac{(S_2+S_1)^2+(T_2+T_1)^2+(U_2+U_1)^2}{2m}-\frac{(\sum y)^2}{mK} \quad (23)$$

$$f=2$$

(3.3.3)法

$$\text{差方和}_{(\text{试品间})}=[(S_1+S_2+S_3)^2+(T_1+T_2+T_3)^2+(U_1+U_2+U_3)^2]/(3m)-(\sum y)^2/(mK) \quad (24)$$

$$f=2$$

按表六计算回归、二次曲线、反向二次曲线各项变异的 $m\cdot\sum C_i^2$ 及 $\sum[C_i\sum y_{(k)}]$；按(22)式计算差方和$_{(\text{回归})}$、差方和$_{(\text{二次曲线})}$。

表五　($k\cdot k$)法、($k\cdot k'$)法可靠性测验正交多项系数表

方法	变异来源	$\sum y_{(k)}$的正交多项系数(C_i)								$m\cdot\sum C_i^2$	$\sum[C_i\cdot\sum y_{(k)}]$
		S_1	S_2	S_3	S_4	T_1	T_2	T_3	T_4		
(2.2)	试品间	−1	−1			1	1			$4m$	$T_2+T_1-S_2-S_1$
	回归	−1	1			−1	1			$4m$	$T_2-T_1+S_2-S_1$
	偏离平行	1	−1			−1	1			$4m$	$T_2-T_1-S_2+S_1$
(3.3)	试品间	−1	−1	−1		1	1	1		$6m$	$T_3+T_2+T_1-S_3-S_2-S_1$
	回归	−1	0	1		−1	0	1		$4m$	$T_3-T_1+S_3-S_1$
	偏离平行	1	0	−1		−1	0	1		$4m$	$T_3-T_1-S_3+S_1$
	二次曲线	1	−2	1		1	−2	1		$12m$	$T_3-2T_2+T_1+S_3-2S_2+S_1$
	反向二次曲线	−1	2	−1		1	−2	1		$12m$	$T_3-2T_2+T_1-S_3+2S_2-S_1$
(4.4)	试品间	−1	−1	−1	−1	1	1	1	1	$8m$	$T_4+T_3+T_2+T_1-S_4-S_3-S_2-S_1$
	回归	−3	−1	1	3	−3	−1	1	3	$40m$	$3T_4+T_3-T_2-3T_1+3S_4+S_3-S_2-3S_1$
	偏离平行	3	1	−1	−3	−3	−1	1	3	$40m$	$3T_4+T_3-T_2-3T_1-3S_4-S_3+S_2+3S_1$
	二次曲线	1	−1	−1	1	1	−1	−1	1	$8m$	$T_4-T_3-T_2+T_1+S_4-S_3-S_2+S_1$
	反向二次曲线	−1	1	1	−1	1	−1	−1	1	$8m$	$T_4-T_3-T_2+T_1-S_4+S_3+S_2-S_1$
(3.2)	试品间	−2	−2	−2		3	3			$30m$	$3(T_2+T_1)-2(S_3+S_2+S_1)$
	回归	−2	0	2		−1	1			$10m$	$T_2-T_1+2(S_3-S_1)$
	偏离平行	1	0	−1		−2	2			$10m$	$2(T_2-T_1)-S_3+S_1$
	二次曲线	1	−2	1		0	0			$6m$	$S_3-2S_2+S_1$
(4.3)	试品间	−3	−3	−3	−3	4	4	4		$84m$	$4(T_3+T_2+T_1)-3(S_4+S_3+S_2+S_1)$
	回归	−3	−1	1	3	−2	0	2		$28m$	$2(T_3-T_1)+3(S_4-S_1)-S_2+S_3$
	偏离平行	3	1	−1	−3	−5	0	5		$70m$	$5(T_3-T_1)-3(S_4-S_1)-S_3+S_2$
	二次曲线	3	−3	−3	3	2	−4	2		$60m$	$2(T_3+T_1)-4T_2+3(S_4-S_3-S_2+S_1)$
	反向二次曲线	−1	1	1	−1	1	−2	1		$10m$	$T_3-2T_2+T_1-S_4+S_3+S_2-S_1$

注：用(2.3)法及(3.4)法时，分别将(3.2)法及(4.3)法中 S 和 T 的正交多项系数互换即得。

表中 S_1、S_2…T_1、T_2…在量反应分别为标准品和供试品每一剂量组内的反应值或它们规定函数的总和[相当于表二的 $\sum y_{(k)}$ 各项]。所有脚序 1、2、3……都是顺次由小剂量到大剂量，C_i 是与之相应的正交多项系数。$m\cdot\sum C_i^2$ 是该项变异各正交多项系数的平方之和与 m 的乘积，$\sum[C_i\cdot\sum y_{(k)}]$为 S_1、S_2…T_1、T_2…分别与该项正交多项系数乘积之和。

表六　(k·k·k)法可靠性测验正交多项系数表

方法	变异来源	$\sum y_{(k)}$的正交多项系数(C_i)									$m\cdot\sum C_i^2$	$\sum[C_i\cdot\sum y_{(k)}]$
		S_1	S_2	S_3	T_1	T_2	T_3	U_1	U_2	U_3		
(2.2.2)	回归	−1	1		−1	1		−1	1		6m	$S_2-S_1+T_2-T_1+U_2-U_1$
	偏离平行	1	−1		−1	1					4m	$T_2-T_1-S_2+S_1$
		1	−1					−1	1		4m	$U_2-U_1-S_2+S_1$
					1	−1		−1	1		4m	$U_2-U_1-T_2+T_1$
(3.3.3)	回归	−1	0	1	−1	0	1	−1	0	1	6m	$U_3-U_1+T_3-T_1+S_3-S_1$
	偏离平行	1	0	−1	−1	0	1				4m	$T_3-T_1-S_3+S_1$
		1	0	−1				−1	0	1	4m	$U_3-U_1-S_3+S_1$
					1	0	−1	−1	0	1	4m	$U_3-U_1-T_3+T_1$
	二次曲线	1	−2	1	1	−2	1	1	−2	1	18m	$U_3-2U_2+U_1+T_3-2T_2+T_1+S_3-2S_2+S_1$
	反向二次曲线	−1	2	−1	1	−2	1				12m	$T_3-2T_2+T_1-S_3+2S_2-S_1$
		−1	2	−1				1	−2	1	12m	$U_3-2U_2+U_1-S_3+2S_2-S_1$
					−1	2	−1	1	−2	1	12m	$U_3-2U_2+U_1-T_3+2T_2-T_1$

按(25)式计算差方和$_{(偏离平行)}$及差方和$_{(反向二次曲线)}$。

$$差方和_{(偏离平行)}、差方和_{(反向二次曲线)}=\frac{2\sum\{\sum[C_i\cdot\sum y_{(k)}]\}^2}{\sum(m\cdot\sum C_i^2)} \tag{25}$$

$$f=2$$

按(18)式计算各项变异的方差。

将方差分析结果列表进行可靠性测验。例如随机区组设计(3.3)法可靠性测验结果列表，见表七。

表七　随机区组设计(3.3)法可靠性测验结果

变异来源	f	差方和	方差	F	P
试品间	1	(22)式	差方和$/f$	方差$/s^2$	
回归	1	(22)式	差方和$/f$	方差$/s^2$	
偏离平行	1	(22)式	差方和$/f$	方差$/s^2$	
二次曲线	1	(22)式	差方和$/f$	方差$/s^2$	
反向二次曲线	1	(22)式	差方和$/f$	方差$/s^2$	
剂间	$K-1$	(15)式	差方和$/f$	方差$/s^2$	
区组间	$m-1$	(16)式	差方和$/f$	方差$/s^2$	
误差	$(K-1)(m-1)$	(17)式	差方和$/f(s^2)$		
总	$mK-1$	(14)式			

表七中概率 P 是以该变异项的自由度为分子，误差项(s^2)的自由度为分母，查 F 值表(表八)，将查表所得 F 值与表七 F 项下的计算值比较而得。当 F 计算值大于 $P=0.05$ 或 $P=0.01$ 的查表值时，则 $P<0.05$ 或 $P<0.01$，即为在此概率水平下该项变异有显著意义。

随机设计没有区组间变异项。

可靠性测验结果判断

可靠性测验结果，回归项应非常显著($P<0.01$)。

(2.2)法、(2.2.2)法偏离平行应不显著($P>0.05$)。

其他(k·k)法、(k·k·k)法偏离平行、二次曲线、反向二次曲线或偏离线性各项均应不显著($P>0.05$)。

试品间一项不作为可靠性测验的判断标准，试品间变异非常显著者，重复试验时，应参考所得结果重新估计 T 的效价或重新调整剂量试验。

双交叉设计的方差分析和可靠性测验

(1)双交叉设计实验结果的方阵表　将动物按体重随机分成四组，各组的动物数(m)相等，四组的动物总数为 $4m$。对四组中的每一只动物都加以识别标记，按双交叉设计给药次序表进行实验，各组的每一只动物都给药两次，共得 $2\times4m$ 个反应值。将 S、T 各两个剂量组两次实验所得反应值排列成表，见表九。

表八　F 值表

f_2(分母的自由度)		f_1(分子的自由度)								
		1	2	3	4	6	12	20	40	∞
	1	161	200	216	225	234	244	248	251	254
		4052	4999	5403	5625	5859	6106	6208	6286	6366
	2	18.51	19.00	19.16	19.25	19.33	19.41	19.44	19.47	19.50
		98.49	99.00	99.17	90.25	99.33	99.42	99.45	99.48	99.50
	3	10.13	9.55	9.28	9.12	8.94	8.74	8.66	8.60	8.53
		34.12	30.82	29.46	28.71	27.91	27.05	26.69	26.41	26.12
	4	7.71	6.94	6.59	6.39	6.16	5.91	5.80	5.71	5.63
		21.20	18.00	16.69	15.98	15.21	14.37	14.02	13.74	13.46
	5	6.61	5.79	5.41	5.19	4.95	4.68	4.56	4.46	4.36
		16.26	13.27	12.06	11.39	10.67	9.89	9.55	9.29	9.02
	6	5.99	5.14	4.76	4.53	4.28	4.00	3.87	3.77	3.67
		13.74	10.92	9.78	9.15	8.47	7.72	7.39	7.14	6.88
	7	5.59	4.74	4.35	4.12	3.87	3.57	3.44	3.34	3.23
		12.25	9.55	8.45	7.85	7.19	6.47	6.15	5.90	5.65

续表

		f_1（分子的自由度）								
		1	2	3	4	6	12	20	40	∞
f_2（分母的自由度）	8	5.32	4.46	4.07	3.84	3.58	3.28	3.15	3.05	2.93
		11.26	8.65	7.59	7.01	6.37	5.67	5.36	5.11	4.86
	9	5.12	4.26	3.86	3.63	3.37	3.07	2.93	2.82	2.71
		10.56	8.02	6.99	6.42	5.80	5.11	4.80	4.56	4.31
	10	4.96	4.10	3.71	3.48	3.22	2.91	2.77	2.67	2.54
		10.04	7.56	6.55	5.99	5.39	4.71	4.41	4.17	3.91
	15	4.54	3.68	3.29	3.06	2.79	2.48	2.33	2.21	2.07
		8.68	6.36	5.42	4.89	4.32	3.67	3.36	3.12	2.87
	20	4.35	3.49	3.10	2.87	2.60	2.28	2.12	1.99	1.84
		8.10	5.85	4.94	4.43	3.87	3.23	2.94	2.69	2.42
	30	4.17	3.32	2.92	2.69	2.42	2.09	1.93	1.79	1.62
		7.56	5.39	4.51	4.02	3.47	2.84	2.55	2.29	2.01
	40	4.08	3.23	2.84	2.61	2.34	2.00	1.84	1.69	1.51
		7.31	5.18	4.31	3.83	3.29	2.66	2.37	2.11	1.81
	60	4.00	3.15	2.76	2.52	2.25	1.92	1.75	1.59	1.39
		7.08	4.98	4.13	3.65	3.12	2.50	2.20	1.93	1.60
	∞	3.84	2.99	2.60	2.37	2.09	1.75	1.57	1.40	1.00
		6.64	4.60	3.78	3.32	2.80	2.18	1.87	1.59	1.00

注：上行，$P=0.05$；下行，$P=0.01$。

表九　双交叉实验结果

	第一组			第二组			第三组			第四组			
	第(1)次	第(2)次	两次	第(1)次	第(2)次	两次	第(1)次	第(2)次	两次	第(1)次	第(2)次	两次	
	d_{S_1}	d_{T_2}	反应和	d_{S_2}	d_{T_1}	反应和	d_{T_1}	d_{S_2}	反应和	d_{T_2}	d_{S_1}	反应和	
y	$y_{S_1(1)}$ ⋮	$y_{T_2(2)}$ ⋮	$y_{(1)}+y_{(2)}$ ⋮	$y_{S_2(1)}$ ⋮	$y_{T_1(2)}$ ⋮	$y_{(1)}+y_{(2)}$ ⋮	$y_{T_1(1)}$ ⋮	$y_{S_2(2)}$ ⋮	$y_{(1)}+y_{(2)}$ ⋮	$y_{T_2(1)}$ ⋮	$y_{S_1(2)}$ ⋮	$y_{(1)}+y_{(2)}$ ⋮	总和
$\sum$	$S_{1(1)}$	$T_{2(2)}$		$S_{2(1)}$	$T_{1(2)}$		$T_{1(1)}$	$S_{2(2)}$		$T_{2(1)}$	$S_{1(2)}$		S_1 S_2 T_1 T_2

(2)缺项补足　表九中如有个别组的 1 个反应值因故缺失，均作该只动物缺失处理，在组内形成两个缺项。此时，可分别用两次实验中该组动物其余各反应值的均值补入；也可在其余三组内用严格随机的方法各去除 1 只动物，使各组的动物数相等。每补足一个缺项，误差(Ⅰ)和误差(Ⅱ)的方差 $s_{\text{Ⅰ}}^2$ 和 $s_{\text{Ⅱ}}^2$ 的自由度都要减去 1。缺项不得超过反应总个数的 5%。同一组内缺失的动物不得超过 1 只。

(3)方差分析　双交叉设计的总变异中，包含有动物间变异和动物内变异。对表九的 $2\times4m$ 个反应值进行方差分析时，总变异的差方和$_{(总)}$按(26)式计算。

$$差方和_{(总)}=\sum y^2-\frac{(\sum y)^2}{2\times4m}\qquad(26)$$

$$f_{(总)}=2\times4m-1$$

动物间变异是每一只动物两次实验所得反应值的和（表九每组动物的第三列）之间的变异，其差方和按(27)式计算。

$$差方和_{(动物间)}=\frac{\sum[y_{(1)}+y_{(2)}]^2}{2}-\frac{(\sum y)^2}{2\times4m}\qquad(27)$$

$$f_{(动物间)}=4m-1$$

总变异中分除动物间变异，余下为动物内变异。

动物间变异和动物内变异的分析　将表九中 S 和 T 各剂量组第(1)次实验所得反应值之和 $S_{1(1)}$、$S_{2(1)}$、$T_{1(1)}$、$T_{2(1)}$ 及第(2)次实验反应值之和 $S_{1(2)}$、$S_{2(2)}$、$T_{1(2)}$、$T_{2(2)}$ 按表十双交叉设计正交系数表计算各项变异的 $m\cdot\sum C_i^2$ 及 $\sum(C_i\cdot\sum y)$，按(22)式计算各项变异的差方和。

总变异的差方和减去动物间变异的差方和，再减去动物内各项变异的差方和，余项为误差(Ⅰ)的差方和，按(28)式计算。

$$差方和_{(误差Ⅰ)}=差方和_{(总)}-差方和_{(动物间)}-差方和_{(试品间)}-差方和_{(回归)}-差方和_{(次间)}-差方和_{(次间\times偏离平行)}\qquad(28)$$

$$f_{(误差Ⅰ)}=f_{(总)}-f_{(动物间)}-f_{(试品间)}-f_{(回归)}-f_{(次间)}-f_{(次间\times偏离平行)}=4(m-1)$$

误差(Ⅰ)的方差 s^2，用以计算实验误差 S_M、FL 及进行动物内各项变异（表十中有 * 标记者）的 F 测验。

表十　双交叉设计正交系数表①

变异来源	第(1)次实验				第(2)次实验				$m\cdot\Sigma C_i^2$	$\Sigma(C_i\cdot\Sigma y)$
	$S_{1(1)}$	$S_{2(1)}$	$T_{1(1)}$	$T_{2(1)}$	$S_{1(2)}$	$S_{2(2)}$	$T_{1(2)}$	$T_{2(2)}$		
	正交多项系数 C_i									
试品间*	−1	−1	1	1	−1	−1	1	1	$8m$	$T_{2(1)}+T_{1(1)}-S_{2(1)}-S_{1(1)}+T_{2(2)}+T_{1(2)}-S_{2(2)}-S_{1(2)}$
回归*	−1	1	−1	1	−1	1	−1	1	$8m$	$T_{2(1)}-T_{1(1)}+S_{2(1)}-S_{1(1)}+T_{2(2)}-T_{1(2)}+S_{2(2)}-S_{1(2)}$
偏离平行	1	−1	−1	1	1	−1	−1	1	$8m$	$T_{2(1)}-T_{1(1)}-S_{2(1)}+S_{1(1)}+T_{2(2)}-T_{1(2)}-S_{2(2)}+S_{1(2)}$
次间*	−1	−1	−1	−1	1	1	1	1	$8m$	$T_{2(2)}+T_{1(2)}+S_{2(2)}+S_{1(2)}-T_{2(1)}-T_{1(1)}-S_{2(1)}-S_{1(1)}$
次间×试品间	1	1	−1	−1	−1	−1	1	1	$8m$	$T_{2(2)}+T_{1(2)}-S_{2(2)}-S_{1(2)}-T_{2(1)}-T_{1(1)}+S_{2(1)}+S_{1(1)}$
次间×回归	1	−1	1	−1	−1	1	−1	1	$8m$	$T_{2(2)}-T_{1(2)}+S_{2(2)}-S_{1(2)}-T_{2(1)}+T_{1(1)}-S_{2(1)}+S_{1(1)}$
次间×偏离平行*	−1	1	1	−1	1	−1	−1	1	$8m$	$T_{2(2)}-T_{1(2)}-S_{2(2)}+S_{1(2)}-T_{2(1)}+T_{1(1)}+S_{2(1)}-S_{1(1)}$

注：①各项变异的自由度均为1。有*号标记的四项为动物内变异，其余三项为动物间变异。

误差(Ⅱ)的差方和为动物间变异的差方和减去表十中其余三项变异(表十中无*标记者)的差方和，按(29)式计算。

$$\text{差方和}_{(\text{误差Ⅱ})}=\text{差方和}_{(\text{动物间})}-\text{差方和}_{(\text{偏离平行})}-\text{差方和}_{(\text{次间×试品间})}-\text{差方和}_{(\text{次间×回归})} \quad (29)$$

$$f_{(\text{误差Ⅱ})}=f_{(\text{动物间})}-f_{(\text{偏离平行})}-f_{(\text{次间×试品间})}-f_{(\text{次间×回归})}=4(m-1)$$

误差(Ⅱ)的方差 $s_{\text{Ⅱ}}^2$ 用以进行上述三项变异的 F 测验。

(4)可靠性测验　将方差分析及 F 测验的结果列表，如表十一。

表十一中的概率 P，计算同表七，但表的上半部分是以 $s_{\text{Ⅱ}}^2$ 的自由度为分母，表的下半部分以 s^2 的自由度为分母，查 F 值表(表八)，将查表所得的 F 值与表十一 F 项下的计算值比较而得。

表十一　双交叉设计可靠性测验结果

变异来源	f	差方和	方差	F	P
偏离平行	1	(22)式	差方和/f	方差/$s_{\text{Ⅱ}}^2$	
次间×试品间	1	(22)式	差方和/f	方差/$s_{\text{Ⅱ}}^2$	
次间×回归	1	(22)式	差方和/f	方差/$s_{\text{Ⅱ}}^2$	
误差(Ⅱ)	$4(m-1)$	(29)式	差方和/$f(s_{\text{Ⅱ}}^2)$		
动物间	$4m-1$	(27)式	差方和/f	方差/s^2	
试品间	1	(22)式	差方和/f	方差/s^2	
回归	1	(22)式	差方和/f	方差/s^2	
次间	1	(22)式	差方和/f	方差/s^2	
次间×偏离平行	1	(22)式	差方和/f	方差/s^2	
误差(Ⅰ)	$4(m-1)$	(28)式	差方和/$f(s^2)$		
总	$2\times4m-1$	(26)式			

可靠性测验结果判断　回归、偏离平行、试品间三项的判断标准同(2.2)法。

次间×试品间、次间×回归、次间×偏离平行三项中，如有 F 测验非常显著者，说明该项变异在第一次和第二次实验的结果有非常显著的差别，对出现这种情况的检定结果，下结论时应慎重，最好复试。

3. 效价(P_T)及可信限(FL)计算

各种($k\cdot k$)法都按表十二计算 V、W、D、A、B、g 等数值，代入(30)～(33)式及(3)式、(8)式计算 R、P_T、S_M 以及 R、P_T 的FL和FL%等。

$$R=D\cdot\text{antilg}\frac{IV}{W} \quad (30)$$

$$S_M=\frac{I}{W^2(1-g)}\sqrt{ms^2[(1-g)AW^2+BV^2]} \quad (31)$$

$$R\text{ 的 FL}=\text{antilg}\left(\frac{\lg R}{1-g}\pm t\cdot S_M\right) \quad (32)$$

$$P_T\text{ 的 FL}=A_T\cdot\text{antilg}\left(\frac{\lg R}{1-g}\pm t\cdot S_M\right) \quad (33)$$

(2.2)法双交叉设计　计算方法同上述(2.2)法。双交叉设计各剂量组都进行两次试验，S和T每一剂量组的反应值个数为组内动物数的两倍($2m$)。

(1)双交叉设计用S和T各组剂量两次试验所得各反应值之和(表九中的 S_1、S_2、T_1、T_2)按表十二(2.2)法公式计算 V、W、D 数值。

(2)参照(31)式计算 S_M，因每只动物进行两次实验，式中 m 用 $2m$ 代替，(2.2)法 $A=1$，$B=1$，S_M 的公式为：

$$S_M=\frac{I}{W^2(1-g)}\sqrt{2ms^2[(1-g)W^2+V^2]} \quad (34)$$

式中　s^2 为表十一中误差(Ⅰ)的方差；

$$g=\frac{s^2\cdot t^2\cdot 2m}{W^2}$$

表十二　量反应平行线检定法的计算公式①

方法 ($k_1\cdot k_2$)	S	T	效价计算用数值			S_M 计算用数值		
			V	W	D	A	B	g
2.2	$d_{S_1}d_{S_2}$	$d_{T_1}d_{T_2}$	$\frac{1}{2}(T_1+T_2-S_1-S_2)$	$\frac{1}{2}(T_2-T_1+S_2-S_1)$	$\frac{d_{S_2}}{d_{T_2}}$	1	1	$\frac{t^2s^2m}{W^2}$
3.3	$d_{S_1}d_{S_2}d_{S_3}$	$d_{T_1}d_{T_2}d_{T_3}$	$\frac{1}{3}(T_1+T_2+T_3-S_1-S_2-S_3)$	$\frac{1}{4}(T_3-T_1+S_3-S_1)$	$\frac{d_{S_3}}{d_{T_3}}$	$\frac{2}{3}$	$\frac{1}{4}$	$\frac{t^2s^2m}{4W^2}$
4.4	$d_{S_1}d_{S_2}d_{S_3}d_{S_4}$	$d_{T_1}d_{T_2}d_{T_3}d_{T_4}$	$\frac{1}{4}(T_1+T_2+T_3+T_4-S_1-S_2-S_3-S_4)$	$\frac{1}{20}[(T_3-T_2+S_3-S_2)+3(T_4-T_1+S_4-S_1)]$	$\frac{d_{S_4}}{d_{T_4}}$	$\frac{1}{2}$	$\frac{1}{10}$	$\frac{t^2s^2m}{10W^2}$

续表

方法 $(k_1 \cdot k_2)$	S	T	效价计算用数值			S_M 计算用数值		
			V	W	D	A	B	g
3.2	$d_{S_1}d_{S_2}d_{S_3}$	$d_{T_1}d_{T_2}$	$\frac{1}{2}(T_2+T_1)-\frac{1}{3}(S_1+S_2+S_3)$	$\frac{1}{5}[(T_2-T_1)+2(S_3-S_1)]$	$\frac{d_{S_3}}{d_{T_2}} \cdot \frac{1}{\sqrt{r}}$	$\frac{5}{6}$	$\frac{2}{5}$	$\frac{2t^2s^2m}{5W^2}$
2.3	$d_{S_1}d_{S_2}$	$d_{T_1}d_{T_2}d_{T_3}$	$\frac{1}{3}(T_1+T_2+T_3)-\frac{1}{2}(S_1+S_2)$	$\frac{1}{5}[2(T_3-T_1)+(S_2-S_1)]$	$\frac{d_{S_2}}{d_{T_3}} \cdot \sqrt{r}$			
4.3	$d_{S_1}d_{S_2}d_{S_3}d_{S_4}$	$d_{T_1}d_{T_2}d_{T_3}$	$\frac{1}{3}(T_1+T_2+T_3)-\frac{1}{4}(S_1+S_2+S_3+S_4)$	$\frac{1}{14}[2(T_3-T_1)+(S_3-S_2)+3(S_4-S_1)]$	$\frac{d_{S_4}}{d_{T_3}} \cdot \frac{1}{\sqrt{r}}$	$\frac{7}{12}$	$\frac{1}{7}$	$\frac{t^2s^2m}{7W^2}$
3.4	$d_{S_1}d_{S_2}d_{S_3}$	$d_{T_1}d_{T_2}d_{T_3}d_{T_4}$	$\frac{1}{4}(T_1+T_2+T_3+T_4)-\frac{1}{3}(S_1+S_2+S_3)$	$\frac{1}{14}[2(S_3-S_1)+(T_3-T_2)+3(T_4-T_1)]$	$\frac{d_{S_3}}{d_{T_4}} \cdot \sqrt{r}$			
2.2.2	$d_{S_1}d_{S_2}$	$d_{T_1}d_{T_2}$ $d_{U_1}d_{U_2}$	$\frac{1}{2}(T_1+T_2-S_1-S_2)$ $\frac{1}{2}(U_1+U_2-S_1-S_2)$	$\frac{1}{3}(T_2-T_1+U_2-U_1+S_2-S_1)$	$\frac{d_{S_2}}{d_{T_2}}$ $\frac{d_{S_2}}{d_{U_2}}$	1	$\frac{2}{3}$	$\frac{2t^2s^2m}{3W^2}$
3.3.3	$d_{S_1}d_{S_2}d_{S_3}$	$d_{T_1}d_{T_2}d_{T_3}$ $d_{U_1}d_{U_2}d_{U_3}$	$\frac{1}{3}(T_1+T_2+T_3-S_1-S_2-S_3)$ $\frac{1}{3}(U_1+U_2+U_3-S_1-S_2-S_3)$	$\frac{1}{6}(T_3-T_1+U_3-U_1+S_3-S_1)$	$\frac{d_{S_3}}{d_{T_3}}$ $\frac{d_{S_3}}{d_{U_3}}$	$\frac{2}{3}$	$\frac{1}{6}$	$\frac{t^2s^2m}{6W^2}$

注：①表中 d_S、d_T 分别为 S 和 T 的剂量，下角 1、2、3 是顺次由小剂量到大剂量。

4. 实例

例 2　量反应平行线测定随机设计(3.3.3)法

绒促性素(HCG)效价测定——小鼠子宫法

S 为绒促性素标准品

d_{S_1}：0.135u/鼠　d_{S_2}：0.225u/鼠　d_{S_3}：0.375u/鼠

T 为绒促性素　估计效价 A_T：2500u/mg

d_{T_1}：0.135u/鼠　d_{T_2}：0.225u/鼠　d_{T_3}：0.375u/鼠

U 为绒促性素粉针，标示量 A_U：500u/安瓿

d_{U_1}：0.144u/鼠　d_{U_2}：0.240u/鼠　d_{U_3}：0.400u/鼠

$r=1:0.6$　　$I=0.222$

反应(y)：10g 体重的子宫重(mg)

测定结果见表 2-1。

(3.3.3)法，$K=9$；每组 15 只小鼠，$m=15$

(1)按(14)式、(15)式、(20)式计算各项的差方和

$$\text{差方和}_{(总)}=9.31^2+17.50^2+\cdots+23.80^2+21.80^2+36.00^2-\frac{3795.35^2}{9\times15}=29\ 868.26$$

$$f_{(总)}=9\times15-1=134$$

$$\text{差方和}_{(剂间)}=\frac{238.68^2+477.63^2+\cdots+582.10^2}{15}-\frac{3795.35^2}{9\times15}=12\ 336.55$$

$$f_{(剂间)}=9-1=8$$

$$\text{差方和}_{(误差)}=29\ 868.26-12\ 336.55=17\ 531.71$$

$$f_{(误差)}=134-8=126$$

(2)剂间变异分析及可靠性测验　按(24)式及表六(3.3.3)法分析。

$$\text{差方和}_{(试品间)}=[(238.68+447.63+623.58)^2+(208.74+395.10+526.00)^2+(274.92+498.60+582.10)^2]/(3\times15)-3795.35^2/(9\times15)=633.23$$

$$f_{(试品间)}=2$$

各项分析结果见表 2-2、表 2-3。

结论：回归非常显著，偏离平行、二次曲线、反向二次曲线均不显著，实验结果成立。

表 2-1　HCG 效价测定结果

剂量 (u/鼠)	d_{S_1} 0.135	d_{S_2} 0.225	d_{S_3} 0.375	d_{T_1} 0.135	d_{T_2} 0.225	d_{T_3} 0.375	d_{U_1} 0.144	d_{U_2} 0.240	d_{U_3} 0.400
y	9.31	33.70	15.10	20.80	25.70	35.60	26.20	10.00	55.00
	17.50	56.80	47.20	16.40	6.37	48.40	10.00	40.20	41.70
	21.90	44.60	51.80	5.66	38.30	41.90	19.22	22.30	15.40
	14.60	32.30	47.30	9.50	46.80	44.70	22.00	40.50	53.60
	8.20	16.70	49.90	9.27	43.40	29.80	20.70	50.90	53.70
	11.00	6.17	47.20	7.56	27.80	38.80	23.20	23.50	33.00
	24.40	41.50	47.10	15.40	26.00	37.40	18.70	19.60	44.30
	16.80	36.20	45.10	20.30	27.20	33.70	12.60	27.20	44.70

续表

剂量 (u/鼠)	d_{S_1} 0.135	d_{S_2} 0.225	d_{S_3} 0.375	d_{T_1} 0.135	d_{T_2} 0.225	d_{T_3} 0.375	d_{U_1} 0.144	d_{U_2} 0.240	d_{U_3} 0.400	
y	29.90	9.83	46.40	11.50	27.30	35.40	20.90	30.30	23.00	
	8.95	20.00	52.90	22.20	11.90	47.90	19.10	58.80	31.60	
	17.80	22.00	32.50	20.60	33.40	14.60	19.40	55.30	49.20	
	18.00	60.60	56.40	13.90	29.00	49.80	14.50	40.70	55.30	
	13.70	6.43	39.50	12.60	6.43	14.50	11.40	35.40	23.80	
	8.82	26.00	8.08	7.25	27.80	42.00	16.20	15.20	21.80	
	17.80	34.80	37.10	15.80	17.70	11.50	20.80	28.70	36.00	
$\sum y_{(k)}$	238.68 S_1	447.63 S_2	623.58 S_3	208.74 T_1	395.10 T_2	526.00 T_3	274.92 U_1	498.60 U_2	582.10 U_3	$\sum y$ 3795.35

表 2-2　HCG(3.3.3)法剂间变异分析

变异来源	$\sum y_{(k)}$									分母	$\sum[C_i \cdot \sum y_{(k)}]$	差方和	
	S_1 238.68	S_2 447.63	S_3 623.58	T_1 208.74	T_2 395.10	T_3 526.00	U_1 274.92	U_2 498.60	U_3 582.10	$m \cdot \sum C_i^2$		$\frac{\{\sum[C_i \cdot \sum y_{(k)}]\}^2}{m \cdot \sum C_i^2}$	$\frac{2\sum\{\sum[C_i \cdot \sum y_{(k)}]\}^2}{\sum(m \cdot \sum C_i^2)}$
	正交多项系数 C_i												
回归	−1	0	1	−1	0	1	−1	0	1	15×6	1009.34	11 319.64	
偏离平行	1	0	−1	−1	0	1				15×4	−67.64		119.08
	1	0	−1				−1	0	1	15×4	−77.72		
				1	0	−1	−1	0	1	15×4	−10.08		
二次曲线	1	−2	1	1	−2	1	1	−2	1	15×18	−228.64	193.62	
反向二次曲线	−1	2	−1	1	−2	1				15×12	−22.46		71.0
	−1	2	−1				1	−2	1	15×12	−107.18		
				−1	2	−1	1	−2	1	15×12	−84.72		

表 2-3　HCG 效价测定(3.3.3)法可靠性测验结果

变异来源	f	差方和	方差	F	P
试品间	2	633.2	316.6	2.28	>0.05
回归	1	11 319.64	11 319.64	81.35	<0.01
偏离平行	2	119.08	59.54	<1	>0.05
二次曲线	1	193.62	193.62	1.39	>0.05
反向二次曲线	2	71.00	35.50	<1	>0.05
剂间	8	12 336.55	1542.07	11.08	<0.01
误差	126	17 531.71	139.14(s^2)		
总	134	29 868.26			

(3)效价(P_T、P_U)及可信限(FL)计算　按表十二(3.3.3)法及(30)～(33)式、(3)式、(8)式计算。

$r=1:0.6$　　$I=0.222$　　$s^2=139.14$

$f=126$　　$t=1.98$

P_T 及其 FL 计算：

$$V=\frac{1}{3}\times(208.74+395.10+526.00-238.68-447.63-623.58)=-60.017$$

$$W=\frac{1}{6}\times(526.00-208.74+623.58-238.68+582.10-274.92)=168.223$$

$$g=\frac{139.14\times1.98^2\times15}{6\times168.223^2}=0.048$$

$$R_T=\frac{0.375}{0.375}\cdot\text{antilg}\left(\frac{-60.017}{168.223}\times0.222\right)=0.833$$

$$P_T=2500\times0.833=2082.5(\text{u/mg})$$

$$S_{M_T}=\frac{0.222}{168.223^2\times(1-0.048)}\times\sqrt{15\times139.14\times\left[(1-0.048)\times\frac{2}{3}\times168.223^2+\frac{1}{6}\times(-60.017)^2\right]}$$

$$=0.051\ 29$$

$$R_T\text{ 的 FL}=\text{antilg}\left(\frac{\lg0.833}{1-0.048}\pm1.98\times0.051\ 29\right)=0.653\sim1.043$$

$$P_T\text{ 的 FL}=2500\times(0.653\sim1.043)=1632.5\sim2607.5(\text{u/mg})$$

$$P_T\text{ 的 FL\%}=\frac{2607.5-1632.5}{2\times2082.5}\times100\%=23.4\%$$

P_U 及其 FL 计算：

$$V=\frac{1}{3}\times(274.92+498.60+582.10-238.68-447.63-623.58)=15.243$$

$W=168.223$　　$g=0.048$

$$R_U=\frac{0.375}{0.400}\cdot\text{antilg}\left(\frac{15.243}{168.223}\times0.222\right)=0.982$$

$$P_U=500\times0.982=491.0(\text{u/安瓿})$$

$$S_{M_U}=\frac{0.222}{168.223^2\times(1-0.048)}\times\sqrt{15\times139.14\times\left[(1-0.048)\times\frac{2}{3}\times168.223^2+\frac{1}{6}\times15.243^2\right]}$$

$$=0.050\ 51$$

$$R_U\text{ 的 FL}=\text{antilg}\left(\frac{\lg0.982}{1-0.048}\pm1.98\times0.050\ 51\right)=0.779\sim1.235$$

$$P_U\text{ 的 FL}=500\times(0.779\sim1.235)=389.5\sim617.5(\text{u/安瓿})$$

$$P_U\text{ 的 FL\%}=\frac{617.5-389.5}{2\times491.0}\times100\%=23.2\%$$

按(21)式计算 s^2

$s^2=[15\times(9.31^2+17.50^2+\cdots+21.80^2+36.00^2)-$

$(238.68^2+447.63^2+\cdots+582.10^2)]/$

$[9\times15\times(15-1)]=139.14$

与表 2-3 结果相同。

例 3　量反应平行线测定随机区组设计(3.3)法

新霉素效价测定——杯碟法

S 为新霉素标准品

稀释液 d_{S1}：8.0u/ml　d_{S2}：10.0u/ml　d_{S3}：12.5u/ml

T 为新霉素　标示量 A_T：670u/mg

稀释液 d_{T1}：8.0u/ml　d_{T2}：10.0u/ml　d_{T3}：12.5u/ml

$r=1:0.8$　$I=0.0969$

反应(y)：抑菌圈直径(mm)

测定结果见表 3-1。

表 3-1　新霉素效价测定结果

剂量 (u/ml)	d_{S1} 8.0	d_{S2} 10.0	d_{S3} 12.5	d_{T1} 8.0	d_{T2} 10.0	d_{T3} 12.5	$\sum y_m$
y	16.05	16.20	16.50	15.80	16.35	16.60	97.50
	16.20	16.45	16.65	16.20	16.45	16.70	98.65
	16.00	16.45	16.70	16.05	16.35	16.70	98.25
	15.95	16.35	16.60	16.00	16.25	16.60	97.75
	15.70	16.25	16.60	15.85	16.25	16.60	97.25
	15.55	16.20	16.55	15.70	16.20	16.60	96.80
	15.65	16.20	16.40	15.80	16.15	16.40	96.60
	15.90	16.10	16.45	15.80	16.10	16.50	96.85
	15.60	16.00	16.30	15.70	15.95	16.30	95.85
$\sum y_{(k)}$	142.60 S_1	146.20 S_2	148.75 S_3	142.90 T_1	146.05 T_2	149.00 T_3	875.50

随机区组设计(3.3)法，$K=6$

不同双碟(碟间)是剂量组内所加的因级限制，共 9 个双碟，$m=9$。

(1)按(14)～(18)式计算各项差方和

$$差方和_{(总)}=16.05^2+16.20^2+\cdots+16.50^2+16.30^2-\frac{875.5^2}{9\times6}=5.4709$$

$$f=9\times6-1=53$$

$$差方和_{(剂间)}=(142.60^2+146.20^2+\cdots+146.05^2+149.00^2)\div9-875.5^2\div(9\times6)=4.1926$$

$$f=6-1=5$$

$$差方和_{(碟间)}=(97.50^2+98.65^2+\cdots+96.85^2+95.85^2)\div6-875.5^2\div(9\times6)=1.0018$$

$$f=9-1=8$$

$$差方和_{(误差)}=5.4709-4.1926-1.0018=0.2765$$

$$f=53-5-8=40$$

(2)剂间变异分析及可靠性测验　按表五(3.3)法计算，结果见表 3-2、表 3-3。

结论：回归非常显著($P<0.01$)，偏离平行、二次曲线、反向二次曲线均不显著($P>0.05$)，实验结果成立。组内(碟间)差异非常显著($P<0.01$)，分离碟间差异，可以减小实验误差。

(3)效价(P_T)及可信限(FL)计算　按表十二(3.3)法及(30)～(33)式、(3)式、(8)式计算。

$r=1:0.8$　$I=0.0969$　$s^2=0.006\ 912$　$f=40$

$t=2.02(P=0.95)$

P_T 及其 FL 计算：

$$V=\frac{1}{3}\times(142.90+146.05+149.00-142.6-146.2-148.75)=0.1333$$

$$W=\frac{1}{4}\times(149.0-142.9+148.75-142.6)=3.0625$$

$$g=\frac{2.02^2\times0.006\ 912\times9}{4\times3.0625^2}=0.007$$

$$R=\frac{12.5}{12.5}\cdot\text{antilg}\left(\frac{0.1333}{3.0625}\times0.0969\right)=1.01$$

$$P_T=670\times1.01=676.70(\text{u/mg})$$

$$S_M=\frac{0.0969}{3.0625^2\times(1-0.007)}\times\sqrt{9\times0.006\ 912\times\left[(1-0.007)\times\frac{2}{3}\times3.0625^2+\frac{1}{4}\times0.1333^2\right]}=0.006\ 469$$

表 3-2　新霉素(3.3)法剂间变异分析

变异来源	S_1 142.60	S_2 146.20	S_3 148.75	T_1 142.90	T_2 146.05	T_3 149.00	$m\cdot\sum C_i^2$	$\sum[C_i\cdot\sum y_{(k)}]$	差方和 $\frac{\{\sum[C_i\cdot\sum y_{(k)}]\}^2}{m\cdot\sum C_i^2}$
	正交多项系数(C_i)								
试品间	−1	−1	−1	+1	+1	+1	9×6	0.4000	0.002 963
回归	−1	0	+1	−1	0	+1	9×4	12.25	4.168
偏离平行	+1	0	−1	−1	0	+1	9×4	0.050 00	0.000 069 44
二次曲线	+1	−2	+1	+1	−2	+1	9×12	1.250	0.014 47
反向二次曲线	−1	+2	−1	+1	−2	+1	9×12	0.8500	0.006 690

（表头中 S_1～T_3 列上方为 $\sum y_{(k)}$）

表 3-3　新霉素效价测定(3.3)法可靠性测验结果

变异来源	f	差方和	方差	F	P
试品间	1	0.002 963	0.002 963	<1	>0.05
回归	1	4.168	4.168	602.9	<0.01
偏离平行	1	0.000 069 44	0.000 069 44	<1	>0.05
二次曲线	1	0.014 47	0.014 47	2.1	>0.05
反向二次曲线	1	0.006 690	0.006 690	<1	>0.05
剂间	5	4.1926	0.8385	121.3	<0.01
碟间	8	1.0018	0.1252	18.1	<0.01
误差	40	0.2765	0.006 912(s^2)		
总	53	5.4709			

$$R \text{ 的 FL} = \text{antilg}\left(\frac{\lg 1.010}{1-0.007} \pm 2.02\times 0.006\,469\right) = 0.980 \sim 1.041$$

$$P_T \text{ 的 FL} = 670\times(0.980\sim 1.041) = 656.60\sim 697.47(\text{u/mg})$$

$$P_T \text{ 的 FL\%} = \frac{697.47-656.60}{2\times 676.70}\times 100\% = 3.0\%$$

按(19)式计算 s^2

$$s^2 = \frac{6\times 9\times(16.05^2+16.20^2+\cdots+16.50^2+16.30^2)}{6\times 9\times(6-1)\times(9-1)} - \frac{6\times(142.6^2+\cdots+149.0^2)-9\times(97.5^2+\cdots+95.85^2)+875.5^2}{6\times 9\times(6-1)\times(9-1)} = 0.006\,912$$

$$f=(6-1)\times(9-1)=40$$

与表 3-3 结果相同。

例 4　量反应平行线测定随机区组设计(2.2)法

缩宫素效价测定——大鼠离体子宫法

S 为缩宫素标准品

d_{S_1}：0.0068u　d_{S_2}：0.009u

T 为缩宫素注射液　标示量 A_T：10u/ml

d_{T_1}：0.008u　d_{T_2}：0.0106u

$r=1:0.75$　$I=0.125$

反应(y)：子宫收缩高度(mm)

测定结果见表 4-1。

随机区组设计(2.2)法，$K=4$。每组 4 个剂量为一区组，其给药次序为剂量组内所加因级限制。各剂量组均为 5 个反应，$m=5$。

(1)特异反应处理　表 4-1 第三列第四行 d_{T_1} 的第 4 个数值特小，本例为随机区组设计按(10)式计算决定此值是否属特异值。

$m=5$　$y_1=13$　$y_2=35$　$y_m=41$

$$J_1=\frac{y_2-y_1}{y_m-y_1}=\frac{35-13}{41-13}=0.786$$

表 4-1　缩宫素效价测定结果

剂量(u)	d_{S_1} 0.0068	d_{S_2} 0.0090	d_{T_1} 0.0080	d_{T_2} 0.0106	$\sum y_m$
y	39.5	68.0	41.0	71.0	219.5
	37.0	62.5	36.0	53.0	188.5
	35.0	63.0	37.0	62.0	197.0
	31.5	58.0	34.5 13.0	60.0	184.0
	30.0	50.0	35.0	60.0	175.0
$\sum y_{(k)}$	173.0 S_1	301.5 S_2	183.5 T_1	306.0 T_2	964.0

查表四，$m=5$ 时，$J_1=0.780$，小于计算值 0.786，故此值可以剔除。剔除后形成的缺项按(13)式补足。

$C=41.0+36.0+37.0+35.0=149.0$

$R=31.5+58.0+60.0=149.5$

$G=173.0+301.5+149.0+306.0=929.5$

$K=4$　$m=5$

$$\text{缺项补足值 } y=\frac{4\times 149.0+5\times 149.5-929.5}{(4-1)\times(5-1)}=34.5$$

(2)按(14)～(18)式计算各项差方和　补足了一个缺项，误差项的自由度按(17)式再减 1。

$$\text{差方和}_{(\text{总})}=39.5^2+37.0^2+\cdots+60.0^2+60.0^2-\frac{964.0^2}{5\times 4}=3600.20$$

$$f=5\times 4-1=19$$

$$\text{差方和}_{(\text{剂间})}=\frac{173.0^2+301.5^2+183.5^2+306.0^2}{5}-\frac{964.0^2}{5\times 4}=3163.10$$

$$f=4-1=3$$

$$\text{差方和}_{(\text{区组间})}=\frac{219.5^2+188.5^2+\cdots+184.0^2+175.0^2}{4}-\frac{964.0^2}{5\times 4}=285.82$$

$$f=5-1=4$$

$$\text{差方和}_{(\text{误差})}=3600.20-3163.10-285.82=151.28$$

$$f=19-3-4-1=11$$

(3)剂间变异分析及可靠性测验　按表五(2.2)法计算，结果见表 4-2、表 4-3。

表 4-2　缩宫素(2.2)法剂间变异分析

变异来源	$\sum y_{(k)}$ S_1 173.0	S_2 301.5	T_1 183.5	T_2 306.0	$m\cdot\sum C_i^2$	$\sum[C_i\cdot\sum y_{(k)}]$	差方和 $\frac{\{\sum[C_i\cdot\sum y_{(k)}]\}^2}{m\cdot\sum C_i^2}$
	正交多项系数(C_i)						
试品间	−1	−1	1	1	5×4	15.0	11.25
回归	−1	1	−1	1	5×4	251.0	3150.05
偏离平行	1	−1	−1	1	5×4	−6.00	1.80

表 4-3　缩宫素效价测定(2.2)法可靠性测验结果

变异来源	f	差方和	方差	F	P
试品间	1	11.25	11.25	<1	>0.05
回归	1	3150.05	3150.05	229.06	<0.01
偏离平行	1	1.80	1.80	<1	>0.05
剂间	3	3163.10	1054.37	76.67	<0.01
区组间	4	285.82	71.46	5.20	<0.05
误差	11	151.27	13.75(s^2)		
总	19	3600.20			

结论：回归非常显著($P<0.01$)，偏离平行不显著($P>0.05$)，实验结果成立。

区组间差异显著($P<0.05$)，分离区组间变异，可以减小实验误差。

缩宫素离体子宫效价测定，如区组间变异不显著，也可以不分离区组间变异，用随机设计方差分析法计算。

(4)效价(P_T)及可信限(FL)计算　按表十二(2.2)法及(30)～(33)式、(3)式、(8)式计算。

$r=1:0.75$　　$I=0.125$　　$s^2=13.75$

$f=11$　　$t=2.20$

P_T 及其 FL 计算：

$$V=\frac{1}{2}\times(183.5+306.0-173.0-301.5)=7.5$$

$$W=\frac{1}{2}\times(306.0-183.5+301.5-173.0)=125.5$$

$$g=\frac{13.75\times2.20^2\times5}{125.5^2}=0.021$$

$$R=\frac{0.009}{0.0106}\cdot\text{antilg}\left(\frac{7.5}{125.5}\times0.125\right)=0.864$$

$$P_T=10\times0.864=8.64(\text{u/ml})$$

$$S_M=\frac{0.125}{125.5^2\times(1-0.021)}\times\sqrt{5\times13.75\times[(1-0.021)\times125.5^2+7.5^2]}=0.008\ 362$$

$$R\text{ 的 FL}=\text{antilg}\left(\frac{\lg0.864}{1-0.021}\pm2.20\times0.008\ 362\right)=0.826\sim0.899$$

$$P_T\text{ 的 FL}=10\times(0.826\sim0.899)=8.26\sim8.99(\text{u/ml})$$

$$P_T\text{ 的 FL\%}=\frac{8.99-8.26}{2\times8.64}\times100\%=4.2\%$$

例 5　量反应平行线测定(2.2)法双交叉设计

胰岛素效价测定——小鼠血糖法

S 为胰岛素标准品

d_{S_1}：25mu/ml，0.25ml/鼠

d_{S_2}：50mu/ml，0.25ml/鼠

T 为胰岛素　标示量 A_T：27u/mg

d_{T_1}：25mu/ml，0.25ml/鼠

d_{T_2}：50mu/ml，0.25ml/鼠

$r=1:0.5$　$I=0.301$

反应值y：血糖值(mg%)

每组用鼠 10 只，$m=10$

测定结果按表九排列，见表 5-1。

(1)方差分析　按(26)式、(27)式计算：

$$\text{差方和}_{(总)}=103.99^2+113.21^2+\cdots+89.58^2+110.93^2-\frac{7766.15^2}{2\times4\times10}=25\ 865.8223$$

$$f_{(总)}=2\times4\times10-1=79$$

$$\text{差方和}_{(动物间)}=\frac{191.00^2+217.82^2+\cdots+151.41^2+206.49^2}{2}-\frac{7766.15^2}{2\times4\times10}=11\ 320.6387$$

$$f_{(动物间)}=4\times10-1=39$$

(2)将表 5-1 中 S、T 各剂量组每一次反应值之和按表十及(22)式、(28)式、(29)式、(18)式计算各项变异的 $m\cdot\sum C_i^2$、$\sum(C_i\cdot\sum y)$及差方和、方差，并进行可靠性测验，结果见表 5-2、表 5-3。

表 5-1　胰岛素效价测定结果

	第一组			第二组			第三组			第四组			
	第(1)次	第(2)次	两次	第(1)次	第(2)次	两次	第(1)次	第(2)次	两次	第(1)次	第(2)次	两次	
	d_{S_1}	d_{T_2}	反应和	d_{S_2}	d_{T_1}	反应和	d_{T_1}	d_{S_2}	反应和	d_{T_2}	d_{S_1}	反应和	
	$y_{S_1(1)}$	$y_{T_2(2)}$	$y_{(1)}+y_{(2)}$	$y_{S_2(1)}$	$y_{T_1(2)}$	$y_{(1)}+y_{(2)}$	$y_{T_1(1)}$	$y_{S_2(2)}$	$y_{(1)}+y_{(2)}$	$y_{T_2(1)}$	$y_{S_1(2)}$	$y_{(1)}+y_{(2)}$	
	103.99	87.01	191.00	83.21	119.43	202.64	116.54	85.82	202.36	105.37	128.92	234.29	
	113.21	104.61	217.82	61.05	76.53	137.58	94.19	77.72	171.91	73.40	126.95	200.35	
	106.94	100.26	207.20	85.56	139.40	224.96	92.82	100.26	193.08	74.38	106.19	180.57	
	94.19	96.10	190.29	76.54	126.95	203.49	103.99	79.89	183.88	72.42	100.26	172.68	
y	103.99	74.56	178.55	76.54	97.49	174.03	113.21	87.01	200.22	66.54	90.77	157.31	
	92.82	82.27	175.09	78.70	130.90	209.60	101.05	100.26	201.31	106.94	109.35	216.29	
	108.50	87.01	195.51	72.42	93.34	165.76	106.94	122.99	229.93	98.31	103.22	201.53	
	89.09	84.64	173.73	77.52	121.21	198.73	92.82	82.27	175.09	113.21	132.88	246.09	
	131.45	93.34	224.79	76.54	110.93	187.47	98.31	91.95	190.26	61.83	89.58	151.41	
	111.64	88.20	199.84	64.58	94.72	159.30	127.53	106.19	233.72	95.56	110.93	206.49	总和
	1055.82 $S_{1(1)}$										1099.05 $S_{1(2)}$		S_1 2154.87
$\sum$				752.66 $S_{2(1)}$				934.36 $S_{2(2)}$					S_2 1687.02
					1110.90 $T_{1(2)}$		1047.40 $T_{1(1)}$						T_1 2158.30
		898.00 $T_{2(2)}$								867.96 $T_{2(1)}$			T_2 1765.96
												$\sum y$	7766.15

按(28)式、(29)式计算：

差方和$_{(误差I)}$ =25 865.8223−11 320.6387−84.8102−9249.0855−1267.7893−369.4991

=3573.9995

$f_{(误差I)}=4\times(10-1)=36$

差方和$_{(误差II)}$ =11 320.6387−71.2720−215.7917−137.8388

=10 895.7362

$f_{(误差II)}=4\times(10-1)=36$

结论：回归非常显著，偏离平行不显著，实验结果成立。两次实验间的差异非常显著，用双交叉设计可以消除实验间变异对实验误差的影响，提高实验的精确度。

(3)效价(P_T)及可信限(FL)计算：

用表 5-1 的 S_1、S_2、T_1、T_2，按表十二(2.2)法及(30)式、(32)～(34)式计算。

$r=1:0.5$　$I=0.301$

$s^2=99.2778$　$f=36$　$t=2.03$

P_T及其 FL 计算：

$$V=\frac{1}{2}\times(1765.96+2158.30-1687.02-2154.87)$$

$$=41.185$$

$$W=\frac{1}{2}\times(1765.96-2158.30+1687.02-2154.87)$$

$$=-430.095$$

$$R=\frac{50}{50}\cdot\text{antilg}\left(\frac{41.185}{-430.095}\times0.301\right)=0.936$$

$$P_T=27\times0.936=25.27(\text{u/mg})$$

$$g=\frac{99.2778\times2.03^2\times2\times10}{(-430.095)^2}=0.044$$

$$S_M=\frac{0.301}{(-430.095)^2\times(1-0.044)}\times\sqrt{2\times10\times99.2778\times[(1-0.044)\times(-430.095)^2+41.185^2]}$$

$$=0.032\,04$$

$$R\text{ 的 FL}=\text{antilg}\left(\frac{\lg0.936}{1-0.044}\pm2.03\times0.032\,04\right)$$

$$=0.803\sim1.084$$

$$P_T\text{ 的 FL}=27\times(0.803\sim1.084)=21.68\sim29.27(\text{u/mg})$$

$$P_T\text{ 的 FL\%}=\frac{29.27-21.68}{2\times25.27}\times100\%=15.0\%$$

表 5-2　胰岛素双交叉法剂间变异分析

变异来源	第(1)次实验 $\sum y_{(1)}$				第(2)次实验 $\sum y_{(2)}$				$m\cdot\sum C_i^2$	$\sum(C_i\cdot\sum y)$	差方和 $\frac{[\sum(C_i\cdot\sum y)]^2}{m\cdot\sum C_i^2}$
	$S_{1(1)}$	$S_{2(1)}$	$T_{1(1)}$	$T_{2(1)}$	$S_{1(2)}$	$S_{2(2)}$	$T_{1(2)}$	$T_{2(2)}$			
	1055.82	752.66	1047.40	867.96	1099.05	934.36	1110.90	898.00			
	正交多项系数 C_i										
试品间	−1	−1	1	1	−1	−1	1	1	10×8	82.37	84.8102
回归	−1	1	−1	1	−1	1	−1	1	10×8	−860.19	9249.0855
偏离平行	1	−1	−1	1	1	−1	−1	1	10×8	75.51	71.2720
次间	−1	−1	−1	−1	1	1	1	1	10×8	318.47	1267.7893
次间×试品间	1	1	−1	−1	−1	−1	1	1	10×8	−131.39	215.7917
次间×回归	1	−1	1	−1	−1	1	−1	1	10×8	105.01	137.8388
次间×偏离平行	−1	1	1	−1	1	−1	−1	1	10×8	−171.93	369.4991

表 5-3　胰岛素双交叉法可靠性测验结果

变异来源	f	差方和	方差	F	P
偏离平行	1	71.2720	71.2720	<1	>0.05
次间×试品间	1	215.7917	215.7917	<1	>0.05
次间×回归	1	137.8388	137.8388	<1	>0.05
误差(Ⅱ)	36	10 895.7362	302.6593(s_{II}^2)		
动物间	39	11 320.6387	290.2728	2.92	
试品间	1	84.8102	84.8102	<1	>0.05
回归	1	9249.0855	9249.0855	93.16	<0.01
次间	1	1267.7893	1267.7893	12.77	<0.01
次间×偏离平行	1	369.4991	369.4991	3.72	>0.05
误差(Ⅰ)	36	3573.9995	99.2778(s^2)		
总	79	25 865.8223			

四、四参数回归计算法

四参数回归计算法系采用非线性模型进行量反应检定的一种统计分析方法。该法要求在一定剂量范围内，标准品(S)和供试品(T)的对数剂量 x 与反应值或反应值的特定函数 y 呈“S”或反“S”形关系，可拟合成四参数逻辑斯蒂(logistic)回归方程，拟合曲线对称于拐点，上下各有一渐进线。当 S 和 T 的活性组分基本相同时，两拟合曲线平行。S 形量反应四参数逻辑斯蒂(logistic)曲线模型图见图 2。

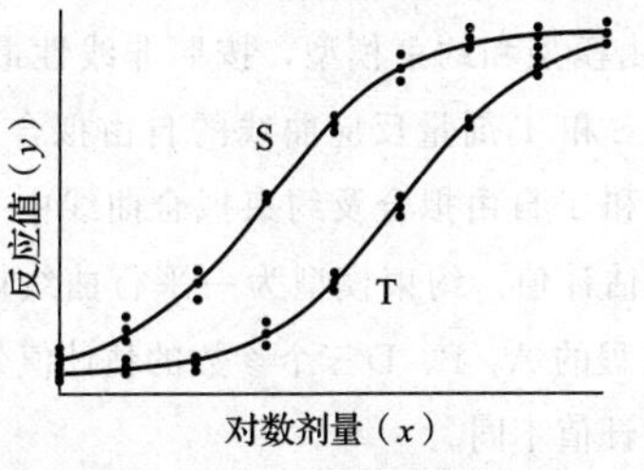

图 2　S 型量反应曲线的四参数逻辑斯蒂(logistic)模型

四参数逻辑斯蒂(logistic)曲线方程见(35)式：

$$y=D+\frac{A-D}{1+\left(\frac{d}{C}\right)^B}\tag{35}$$

(36)式为另一种等价的方程形式：

$$y=D+\frac{A-D}{1+\text{antilog}\,[B(x-\log C)]}\tag{36}$$

上述式中　y 为反应值或反应值的特定函数；

d 为标准品或供试品的各剂量；

x 为对数剂量，$x=\log d$；

A 为 $d\to 0$ 时的 y（S 形：下渐进线；反 S 形：上渐进线）；

D 为 $d\to\infty$ 时的 y（S 形：上渐进线；反 S 形：下渐进线）；

C 为 $y=\frac{A+D}{2}$ 时对应的 d，即 50%效应浓度（EC_{50} 或 ED_{50}）；

B 为斜率因子（与 EC_{50} 或 ED_{50} 处曲线斜率相关）。

公式中对数的底数可取任一适用的底数，常以无理数 e 或 10 为底。A、B、C、D 即为拟合曲线的 4 个特征性参数。本法主要以基于细胞的生物学活性测定法为例阐述四参数回归计算法的实验设计及运算过程。

1. 实验设计

实验设计中要求 S 和 T 的剂量组数（n）应相等，每个剂量组反应值的个数（m）也应相等，且每个重复数应为独立重复。每组剂量间隔一般呈连续的等比稀释，也可采用非连续的独立稀释。实验过程中，应避免使用有严重位置效应的细胞孔，如会产生边缘效应的外周孔，S 和 T 加样位置应尽量遵循随机、均衡排列的原则，也可选用随机区组设计，以减少实验误差。

2. 异常值处理

获取并记录试验数据后，需采用一定的策略鉴别和处理异常值，应调查产生异常值的原因。对于技术性或物理性等明确原因导致的异常值可直接剔除，如细胞孔污染、加样错误等；而对没有查明原因的异常值原则上不应剔除，即使剔除也应采用合适的统计学方法。关于异常值剔除的统计学方法及其缺项补足，见本通则“三、量反应平行线测定法”中异常值剔除项。

3. 四参数逻辑斯蒂(logistic)模型拟合

一般采用适宜的计算机软件中四参数逻辑斯蒂(logistic)自由模型和约束模型，按照非线性最小二乘法的原则，进行 S 和 T 剂量反应曲线的自由拟合和约束拟合，分别获得 S 和 T 自由拟合及约束拟合曲线中 A、B、C、D 四个参数的估计值。约束模型为一平行曲线模型，其中 S 与 T 拟合方程的 A、B、D 三个参数的估计值分别相同，仅参数 C 的估计值不同。

4. 方差分析

按（37）～（39）式将约束模型总变异进行分解，采用适宜的计算机软件计算各项变异的差方和、自由度（f），按（18）式计算各变异项方差。

$$差方和_{总}=差方和_{试品间}+差方和_{回归}+差方和_{残差I} \quad (37)$$

$$差方和_{残差I}=差方和_{残差II}+差方和_{偏离平行} \quad (38)$$

$$差方和_{残差II}=差方和_{模型失拟}+差方和_{误差} \quad (39)$$

上述式中　差方和$_{残差I}$为标准品和供试品约束模型的残差平方和；

差方和$_{残差II}$为标准品和供试品自由模型的残差平方和。

5. 可靠性测验

通过对剂间变异的分析，以测验 S 和 T 的对数剂量和反应的关系是否显著偏离平行曲线。剂间变异分析为试品间、回归、偏离平行和模型失拟四项；残差Ⅱ的方差用以进行试品间、回归和偏离平行三项变异的 F 测验，误差项的方差用以进行模型失拟的 F 测验。由适宜的计算机软件计算获得各变异项的 P 值。当 $P<0.05$ 或 $P<0.01$，即认为在此检验水准下该项变异有显著意义。

可靠性测验结果判断　可靠性测验结果，回归项应非常显著（$P<0.01$）；偏离平行和模型失拟均应不显著（$P\geq 0.05$）。个别情况下，当残差Ⅱ或误差项的方差非常小时，偏离平行或模型失拟检验结果可能判为显著，建议此时以残差Ⅱ或误差质控图中日常平均水平替代该次试验水平进行计算。

试品间一项不作为可靠性测验的判断标准。试品间变异非常显著者，重复试验时，应参考所得结果重新估计 T 的效价或重新调整剂量再进行试验。

满足上述条件，即可认为实验结果的可靠性成立。

6. 效价(P_T)及置信区间(CL)计算

对于可靠性成立的实验结果，方可按等反应剂量比的原则，采用约束模型中 S 和 T 拟合曲线 EC_{50} 的比值，计算供试品的相对效价（R）。

$$R=\frac{标准品EC_{50}}{供试品EC_{50}}\times 100\% \quad (40)$$

再按下式计算供试品的效价（P_T）

$$P_T=A_T\cdot R$$

采用经验证的适宜计算机软件计算 R 的置信区间，将 R 置信区间的高限和低限分别乘以 A_T 得 P_T 置信区间的高限和低限。对于多次实验结果的合并计算见本通则“六、实验结果的合并计算”部分。

在进行本法运算时，选择的计算机软件应能获得与本法实例一致的计算结果。

对符合 S 形量反应模型的供试品进行效价计算时，如果没有合适的计算机软件或统计专家的帮助，无法使用四参数回归计算法的情况下，也可选择剂量反应曲线中呈近似直线关系的一段剂量范围，将反应值进行适宜转换，按“三、量反应平行线测定法”估计效价。

7. 实例

例 6　四参数回归计算法

人粒细胞刺激因子(GCSF)生物学活性测定——NFS-60 细胞/MTT 比色法

测定方法见人粒细胞刺激因子生物学活性测定法（通则 3525），试验中将 S 和 T（标示量 A_T：2.4×10^7 IU/300μg）

用基础培养液稀释至每 1ml 含 400IU，然后做 2 倍系列稀释，共 8 个稀释度，每个稀释度做 2 孔，酶标仪吸光度测定结果见表 6-1。以 $y_{i,j,k}$ 表示 S 或 T 每一剂量水平的反应值，其中 i 表示 S 或 T 处理组，$i=0$ 时为 S 处理组，$i=1$ 时为 T 处理组；j 表示第 j 个剂量组；k 表示每一剂量水平的第 k 个重复数。

(1)四参数逻辑斯蒂(logistic)模型拟合

采用适宜的计算机软件中四参数逻辑斯蒂(logistic)自由模型对表 6-1 中的数据进行 S 和 T 剂量反应曲线的拟合，其决定系数 R^2 分别为 0.997 和 0.999，S 和 T 自由模型拟合曲线中 A、B、C、D 四个参数的估计值见表 6-2。

表 6-1　GCSF 生物学活性(NFS-60 细胞/MTT 比色法)测定结果

终浓度(IU/ml)	标准品 S		供试品 T	
	反应值 1	反应值 2	反应值 1	反应值 2
200	1.420	1.370	1.425	1.415
100	1.408	1.338	1.395	1.364
50	1.202	1.185	1.220	1.197
25	0.840	0.843	0.863	0.862
12.5	0.562	0.560	0.577	0.557
6.25	0.423	0.391	0.413	0.404
3.125	0.335	0.333	0.345	0.343
1.5625	0.312	0.302	0.317	0.313

表 6-2　S 和 T 自由模型拟合曲线中各参数的估计值

	A	B	C	D
S	0.313	1.834	25.66	1.439
T	0.319	1.834	25.51	1.456

以 $\hat{y}_{i,j(fm)}$ 表示自由模型每一剂量水平的拟合值，则：

S 自由模型拟合方程：$\hat{y}_{i,j(fm)}=1.439+\dfrac{0.313-1.439}{1+\left(\dfrac{x_{i,j,k}}{25.66}\right)^{1.834}}$

T 自由模型拟合方程：$\hat{y}_{i,j(fm)}=1.456+\dfrac{0.319-1.456}{1+\left(\dfrac{x_{i,j,k}}{25.51}\right)^{1.834}}$

再采用适宜的计算机软件中四参数 logistic 约束模型对表 6-1 中的数据进行 S 和 T 剂量反应曲线的拟合，S 和 T 约束模型拟合曲线中 A、B、C、D 四个参数的估计值见表 6-3。

表 6-3　S 和 T 约束模型拟合曲线中各参数的估计值

	A	B	C	D
S	0.316	1.833	26.08	1.448
T	0.316	1.833	25.11	1.448

以 $\hat{y}_{i,j(cm)}$ 表示约束模型每一剂量水平的拟合值，则：

S 约束模型拟合方程：$\hat{y}_{i,j(cm)}=1.448+\dfrac{0.316-1.448}{1+\left(\dfrac{x_{i,j,k}}{26.08}\right)^{1.833}}$

T 约束模型拟合方程：$\hat{y}_{i,j(cm)}=1.448+\dfrac{0.316-1.448}{1+\left(\dfrac{x_{i,j,k}}{25.11}\right)^{1.833}}$

(2)方差分析

试验数据列表　根据表 6-1 计算 S 和 T 处理组所有反应值的平均值 $\bar{y}$、S 或 T 处理组所有反应值的平均值 $\bar{y}_i$、S 或 T 第 j 个剂量组内反应值的平均值 $\bar{y}_{i,j}$ 和每一剂量组反应值的相对标准偏差 RSD；按上述拟合方程分别计算自由模型中 S 和 T 每个剂量水平的拟合值 $\hat{y}_{i,j(fm)}$；约束模型中 S 和 T 每个剂量水平的拟合值 $\hat{y}_{i,j(cm)}$；将结果列入表 6-4。

表 6-4　S 和 T 试验数据列表

	(1)	(2)		(3)	(4)	(5)	(6)	(7)	(8)
	$x_{i,j,k}$	$y_{i,j,k}$		$\bar{y}_{i,j}$	RSD	$\hat{y}_{i,j(fm)}$	$\hat{y}_{i,j(cm)}$	$\bar{y}_i$	$\bar{y}$
S	200	1.420	1.370	1.395	2.5	1.414	1.422	0.802	0.807
	100	1.408	1.338	1.373	3.6	1.353	1.359		
	50	1.202	1.185	1.194	1.0	1.183	1.185		
	25	0.840	0.843	0.842	0.3	0.863	0.860		
	12.5	0.562	0.560	0.561	0.3	0.551	0.549		
	6.25	0.423	0.391	0.407	5.6	0.392	0.393		
	3.125	0.335	0.333	0.334	0.4	0.336	0.339		
	1.5625	0.312	0.302	0.307	2.3	0.320	0.322		
T	200	1.425	1.415	1.420	0.5	1.431	1.423	0.813	
	100	1.395	1.364	1.380	1.6	1.370	1.365		
	50	1.220	1.197	1.209	1.3	1.200	1.198		
	25	0.863	0.862	0.863	0.1	0.877	0.880		
	12.5	0.577	0.557	0.567	2.5	0.561	0.563		
	6.25	0.413	0.404	0.409	1.6	0.399	0.398		
	3.125	0.345	0.343	0.344	0.4	0.343	0.340		
	1.5625	0.317	0.313	0.315	0.9	0.326	0.323		

将总变异进行分解，计算各项变异的差方和与自由度(f)。

总变异

$$差方和_{总}=(1.420-0.807)^2+\cdots+(0.302-0.807)^2+(1.425-0.807)^2+\cdots+(0.313-0.807)^2=6.108\,58$$

$$f_{总}=2\times8\times2-1=31$$

试品间变异

$$差方和_{试品间}=2\times8\times[(0.802-0.807)^2+(0.813-0.807)^2]$$

$=0.001\ 08$

$f_{试品间}=2-1=1$

回归项变异

$差方和_{回归}=[(1.422-0.802)^2+\cdots+(0.322-0.802)^2+(1.423-0.813)^2+\cdots+(0.323-0.813)^2]\times 2$

$=6.097\ 29$

$f_{回归}=5-2=3$

偏离平行项变异

$差方和_{偏离平行}=[(1.420-1.422)^2+\cdots+(0.302-0.322)^2+(1.425-1.423)^2+\cdots+(0.313-0.323)^2]-[(1.420-1.414)^2+\cdots+(0.302-0.320)^2+(1.425-1.431)^2+\cdots+(0.313-0.326)^2]$

$=4.468E-04$

$f_{偏离平行}=8-5=3$

残差Ⅱ变异

$差方和_{残差Ⅱ}=(1.420-1.414)^2+\cdots+(0.302-0.320)^2+(1.425-1.431)^2+\cdots+(0.313-0.326)^2$

$=0.010\ 52$

$f_{残差Ⅱ}=2\times 8\times 2-8=24$

①失拟项变异

$差方和_{模型失拟}=2\times[(1.395-1.414)^2+\cdots+(0.307-0.320)^2+(1.420-1.431)^2+\cdots+(0.315-0.326)^2]=0.005\ 05$

$f_{模型失拟}=2\times 8-8=8$

标准品失拟项变异：

$差方和_{标准品模型失拟}=2\times[(1.395-1.414)^2+\cdots+(0.307-0.320)^2]=0.003\ 60$

$f_{标准品模型失拟}=8-8/2=4$

供试品失拟项变异：

$差方和_{供试品模型失拟}=2\times[(1.420-1.431)^2+\cdots+(0.315-0.326)^2]=0.001\ 45$

$f_{供试品模型失拟}=8-8/2=4$

②误差项变异

$差方和_{误差}=0.010\ 517-5.056E-03=0.005\ 46$

$f_{误差}=2\times 8\times 2-2\times 8=16$

(3)可靠性测验

按本通则“三、量反应平行线测定法”中(18)式计算各变异项方差，将方差分析结果列表进行 F 测验，见表 6-5。

表 6-5 方差分析及 F 测验结果

变异来源	自由度	差方和	方差	F	P
试品间	1	0.001 08	0.001 08	2.467 42	0.129 32(>0.05)
回归	3	6.097 29	2.032 43	4638.5557	2.732×10^{-33}(<0.01)
偏离平行	3	4.468×10^{-4}	1.489×10^{-4}	0.339 89	0.796 66(>0.05)
残差	24	0.010 52	4.382×10^{-4}		
模型失拟	8	0.005 05	6.319×10^{-4}	1.851 25	0.140 13(>0.05)
标准品	4	0.003 60	9.000×10^{-4}	2.636 98	0.072 73(>0.05)
供试品	4	0.001 45	3.637×10^{-4}	1.065 53	0.405 57(>0.05)
误差	16	0.005 46	3.413×10^{-4}		
总变异	31	6.108 58	0.197 05		

注：表中残差为残差Ⅱ。

可靠性测验结果判断 根据历史数据设定 S 和 T 拟合曲线 R^2 应≥0.98，每一剂量组反应值的 RSD 应≤10%。可靠性测验结果判断如下：

①S 和 T 拟合曲线的 R^2 分别为 0.997 和 0.999，均符合规定。

②S 和 T 每一剂量组内反应值的 RSD 均<10%，均符合规定。

③回归项非常显著；偏离平行和失拟检验项均不显著。

结论：实验结果成立。

(4)效价(P_T)及置信区间计算

相对效价(R)按约束模型中 S 和 T 拟合曲线 EC_{50}(见表 6-3 中 C 值)的比值计算。

$$R=\frac{26.08}{25.11}\times 100\%=103.9\%$$

再按下式计算供试品效价：

$$P_T=A_T\cdot R=\frac{2.4\times10^7}{300\times10^{-3}}\times 103.9\%=8.3\times10^7(\text{IU/mg})$$

采用适宜的计算机软件，计算 R 的置信区间为 98.3%～109.7%，P_T 的置信区间为 $(7.9\sim8.8)\times10^7$ IU/mg，R 和 P_T 的相对置信区间均为 94.6%～105.6%。

五、质反应的生物实验数据分析

某些无法定量测量的检验，每个试验单位只有二分的测量结果，例如观察到动物的存活或死亡，细胞的响应超过或未超过预设的限度等。处理该类检验适用于质反应测定法。

质反应测定法与量反应测定法的区别在于，在每个剂量下的 n 次独立重复测量仅得到一个单一的值，即响应比例。将对数剂量对响应比例作图，通常将得到S形的剂量响应曲线。该曲线通常可以通过累积正态分布函数表示。使用累积正态分布函数的模型通常称为概率单位(probit)模型，使用逻辑斯蒂分布函数的模型通常称为logit模型，两者计算结果不存在有意义的差异，均可接受。常用Bliss迭代法计算模型参数。

1. 概率单位(probit)转换的平行线法

(1)将实验数据输入工作表Ⅰ（表十三），按工作表Ⅰ和工作表Ⅱ的循环迭代计算　首先将试验数据输入工作表Ⅰ以下数字标识的各列。

列(1)为标准品或供试品的剂量。

列(2)为该剂量下的单位数 m。

列(3)为该剂量下产生阳性响应的单位数 r。

列(4)为对数剂量 x。

列(5)为每组阳性响应的比例 $p=r/m$。

从列(6)开始，循环迭代计算结果：

列(6)第一个循环时，列 Y 全部填写0。

列(7)累积标准正态分布方程对应的值 $\Phi=\Phi(Y)$。

工作表Ⅰ的列(8)到列(10)用以下公式计算。

列(8)　$$Z=\frac{e^{-Y^2/2}}{\sqrt{2\pi}} \tag{41}$$

列(9)　$$y=Y+\frac{p-\Phi}{Z} \tag{42}$$

列(10)　$$w=\frac{mZ^2}{\Phi-\Phi^2} \tag{43}$$

工作表Ⅰ的列(11)到列(15)的 wx、wy、wx^2、wy^2 和 wxy 可以由该表的列(4)、(9)和(10)算得，对每供试品和标准品分别计算列(10)～(15)各列之和(Σ)。

将工作表Ⅰ计算得到的求和转移至工作表Ⅱ（表十四）中的列(1)～(6)，通过以下公式计算工作表Ⅱ列(7)～(11)。

列(7)　$$S_{xx}=\sum wx^2-\frac{(\sum wx)^2}{\sum w} \tag{44}$$

列(8)　$$S_{xy}=\sum wxy-\frac{(\sum wx)(\sum wy)}{\sum w} \tag{45}$$

列(9)　$$S_{yy}=\sum wy^2-\frac{(\sum wy)^2}{\sum w} \tag{46}$$

列(10)　$$\bar{x}=\frac{\sum wx}{\sum w} \tag{47}$$

列(11)　$$\bar{y}=\frac{\sum wy}{\sum w} \tag{48}$$

表十三　质反应模型的工作表Ⅰ模板

	(1) 剂量	(2) m	(3) r	(4) x	(5) p	(6) Y	(7) Φ	(8) Z	(9) y	(10) w	(11) wx	(12) wy	(13) wx^2	(14) wy^2	(15) wxy
	·	·	·	·	·	·	·	·	·	·	·	·	·	·	·
S	·	·	·	·	·	·	·	·	·	·	·	·	·	·	·
	·	·	·	·	·	·	·	·	·	·	·	·	·	·	·
										Σ=	Σ=	Σ=	Σ=	Σ=	Σ=
	·	·	·	·	·	·	·	·	·	·	·	·	·	·	·
T	·	·	·	·	·	·	·	·	·	·	·	·	·	·	·
	·	·	·	·	·	·	·	·	·	·	·	·	·	·	·
										Σ=	Σ=	Σ=	Σ=	Σ=	Σ=

表十四　质反应模型的工作表Ⅱ模板

	(1) Σw	(2) Σwx	(3) Σwy	(4) Σwx^2	(5) Σwy^2	(6) Σwxy	(7) S_{xx}	(8) S_{xy}	(9) S_{yy}	(10) $\bar{x}$	(11) $\bar{y}$	(12) a
S	·	·	·	·	·	·	·	·	·	·	·	·
T	·	·	·	·	·	·	·	·	·	·	·	·
							Σ=	Σ=				

供试品和标准品的共同斜率参数 b 以(49)式计算：

$$b=\frac{\sum S_{xy}}{\sum S_{xx}} \tag{49}$$

供试品和标准品的截距参数 a 以(50)式计算，并填入工作表Ⅱ的列(12)：

$$a=\bar{y}-b\bar{x} \tag{50}$$

用 $\bar{y}=a+b\bar{x}$ 公式计算的结果替换工作表Ⅰ中的列(6)，开始重复循环，直到两个循环计算出的 Y 值差异足够小后停止(例如，两个连续循环中算得的 Y 值差异小于 10^{-8})。

(2)可靠性测验　通过对变异的分析，以测验S和T的对数剂量和反应的关系是否显著偏离线性和平行性。S和T需至少涵盖3个剂量，偏离线性的程度可以通过以下方法测量。在工作表Ⅱ中增加列（13），由（51）式计算：

$$S_{yy}-\frac{S_{xy}^2}{S_{xx}} \tag{51}$$

对工作表Ⅱ列（13）的计算结果求和得到 χ^2 值，以自由度 $f=K-2h$ 查 χ^2 表($K=dh$，d 为每个测试品的浓度值；h 为总的测试品数目，只有一个标准品和一个供试品，则$h=2$)，可得到尾区概率 P。当 $P<0.05$ 或 $P<0.01$，即

为在此概率水平下对偏离线性有显著意义。

偏离平行性的程度可以通过以下方法测量。工作表Ⅱ中的数据通过（52）式计算得到 χ^2 值，以自由度 $f=h-1$ 查 χ^2 表，可得到尾区概率 P。当 $P<0.05$ 或 $P<0.01$，即为在此概率水平下对平行性的偏离有显著意义。

$$\chi^2=\sum\frac{S_{xy}^2}{S_{xx}}-\frac{(\sum S_{xy})^2}{\sum S_{xx}} \tag{52}$$

可靠性检验结果，偏离线性和平行性应不显著（$P>0.05$）。显著偏离线性应当复试。实验者在剂量设置时应当尽可能保证 S 和 T 的对数剂量均覆盖各自 S 形曲线半数反应量的两侧，即最低稀释度有半数以上的动物响应，最高稀释度有半数以下的动物响应。同时，S 和 T 曲线的水平距离应当尽可能小，以充分保证拟合的稳健性和检验结果的可靠性。

显著偏离线性应当复试，但如果有理由保留该检验，公式需要微调。(56)式中的 t 应当修正为偏离线性检验中相同自由度 $f=K-2h$ 对应的 $P=0.05$ 处的 t 值，s^2 应当修正为偏离线性检验中的 χ^2 值除以自由度 $f=K-2h$。

同时，平行性检验也需要微调。偏离平行性检验的 χ^2 值除以自由度 $f=h-1$ 后，再除以上述计算得到的 s^2，得到一个 F 比率值，分子和分母分别对应自由度 $f=h-1$ 和 $f=K-2h$，在 0.05 的显著水平上进行 F 检验以判断平行性。

(3)效价(P_T)及可信限(FL)计算　按工作表Ⅱ得到的 a_T、a_S、b、S_{xx}、$\bar{x}_S$、$\bar{x}_T$，代入（53）～（58）式，计算 M、R、P_T和 FL 等。

$$M=\frac{a_T-a_S}{b} \tag{53}$$

式中　a_T为供试品的截距参数，a_S为标准品的截距参数。

$$R=\text{antilg}M \tag{54}$$

$$P_T=A_T\cdot R \tag{55}$$

$$H=\frac{b^2\sum S_{xx}}{b^2\sum S_{xx}-s^2t^2}(t=1.96,\ s=1) \tag{56}$$

$$L=\frac{1}{\sum\limits_S w}+\frac{1}{\sum\limits_T w} \tag{57}$$

$$P_T\text{的 FL}=A_T\cdot\text{antilg}\{HM-(H-1)(\bar{x}_S-\bar{x}_T)\pm\sqrt{(H-1)[L\sum S_{xx}+H(M-\bar{x}_S+\bar{x}_T)^2]}\} \tag{58}$$

2. 半数反应量计算

半数反应量包括半数有效量（ED_{50} 或 IC_{50}）和半数致死量（LD_{50}）等，是衡量药物有效性和安全性的常用指标，在质反应测定法中，表现为百分之五十单位响应时的剂量。供试品的半数反应量常用 probit 或 logit 模型计算，通过 Bliss 迭代法具体实现。

Bliss 迭代法按“五、质反应的生物实验数据分析”中的步骤开展，按其中的“1.(2) 可靠性测验”进行线性检验，不需要进行平行性检验。

按表十四得到的 a、b、S_{xx}、$\bar{x}$，代入（59）～（63）式，计算 M、ED_{50}和 FL 等。

$$M=\frac{-a}{b} \tag{59}$$

$$ED_{50}=\text{antilg}M \tag{60}$$

$$H=\frac{b^2\sum S_{xx}}{b^2\sum S_{xx}-s^2t^2}(t=1.96,\ s=1) \tag{61}$$

$$L=\frac{1}{\sum w} \tag{62}$$

$$ED_{50}\text{的 FL}=\text{antilg}\{HM-(H-1)\bar{x}_S\pm\sqrt{(H-1)[L\sum S_{xx}+H(M-\bar{x})^2]}\} \tag{63}$$

3. 实例

例 7　吸附白喉疫苗的效价测定——豚鼠毒素攻击法

白喉疫苗（估计效价为 140u/瓶）与标准品（标示效价 132u/瓶）对照检验。制备如表 7-1 所示的 1ml 针剂，注射经随机分组的豚鼠。一段时间后，向豚鼠注射白喉毒素，存活的豚鼠数在表 7-1 中记录。

表 7-1　吸附白喉疫苗效价测定的试验设计和原始数据

标准品(S) 标示效价 132u/瓶			供试品(T) 估计效价 140u/瓶		
剂量(u/ml)	注射豚鼠数	存活豚鼠数	剂量(u/ml)	注射豚鼠数	存活豚鼠数
1.0	12	0	1.0	11	0
1.6	11	2	1.6	11	3
2.5	12	6	2.5	12	9
4.0	11	10	4.0	12	11

(1)输入实验数据，进行工作表Ⅰ和工作表Ⅱ的循环迭代　使用 probit 模型，通过 Bliss 迭代法计算出收敛后的工作表Ⅰ(表 7-2)和工作表Ⅱ(表 7-3)。

表 7-2　收敛后的工作表Ⅰ

疫苗	剂量(u/ml)	m	r	x	p	Y	Φ	Z	y	w	wx	wy	wx^2	wy^2	wxy
S	1.0	12	0	0.000	0.000	−2.30	0.011	0.029	−2.676	0.91	0.00	−2.44	0.00	6.54	0.00
	1.6	11	2	0.470	0.182	−1.08	0.141	0.223	−0.893	4.54	2.13	−4.05	1.00	3.62	−1.90
	2.5	12	6	0.916	0.500	0.08	0.532	0.398	0.000	7.62	6.98	0.00	6.40	0.00	0.00
	4.0	11	10	1.386	0.909	1.30	0.903	0.171	1.334	3.69	5.12	4.93	7.10	6.58	6.83
T	1.0	11	0	0.000	0.000	−1.90	0.029	0.066	−2.337	1.70	0.00	−3.97	0.00	9.28	0.00
	1.6	11	3	0.470	0.273	−0.68	0.248	0.317	−0.603	5.91	2.78	−3.56	1.31	2.15	−1.67
	2.5	12	9	0.916	0.750	0.48	0.684	0.356	0.664	7.03	6.44	4.67	5.90	3.10	4.28
	4.0	12	11	1.386	0.917	1.70	0.955	0.094	1.289	2.50	3.47	3.22	4.80	4.16	4.47

表 7-3　收敛后的工作表Ⅱ

疫苗	$\sum w$	$\sum wx$	$\sum wy$	$\sum wx^2$	$\sum wy^2$	$\sum wxy$	S_{xx}	S_{xy}	S_{yy}	$\bar{x}$	$\bar{y}$	a
S	16.76	14.24	−1.57	14.50	16.73	4.93	2.41	6.26	16.58	0.85	−0.09	−2.30
T	17.13	12.68	0.36	12.01	18.69	7.07	2.62	6.81	18.68	0.74	0.02	−1.90

(2)可靠性测验　检验非线性：4 个自由度的 χ^2 值是 0.340 + 1.022=1.361，对应 P=0.851，统计学不显著。

检验非平行性：1 个自由度的 χ^2 值是(16.25+17.66)－$\frac{13.06^2}{5.03}$=0.001，相应的 P 值是 0.974(此处 P 值使用修约后的 χ^2=0.001 计算)，统计学不显著。

结论：偏离线性和平行性不显著，试验结果成立。

(3)效价(P_T)及可信限(FL)计算　效价(P_T)及可信限(FL)的计算，按 (53) ～ (58) 式计算。

$$M=\frac{a_T-a_S}{b}=\frac{-1.900-(-2.297)}{2.595}=0.153$$

$$R=\text{antilg}M=\text{antilg}(0.153)=1.166$$

$$P_T=A_T\cdot R=140\text{IU}\cdot 1.166=163.2\text{IU/瓶}$$

$$H=\frac{b^2\sum S_{xx}}{b^2\sum S_{xx}-s^2t^2}=\frac{2.595^2\times 5.034}{2.595^2\times 5.034-1^2\times 1.960^2}$$

$$=1.128(t=1.96,\ s=1)$$

$$L=\frac{1}{\sum\limits_S w}+\frac{1}{\sum\limits_T w}=\frac{1}{16.764}+\frac{1}{17.134}=0.118$$

$$P_T\text{ 的 FL}=A_T\cdot\text{antilg}\{HM-(H-1)(\bar{x}_S-\bar{x}_T)\pm\sqrt{(H-1)[L\sum S_{xx}+H(M-\bar{x}_S+\bar{x}_T)^2]}\}$$

$$=140\text{IU}\cdot\text{antilg}[0.159\pm\sqrt{0.128\times(0.594+1.128\times 0.044^2)}]$$

$$=124.5\sim 216.3(\text{IU/瓶})$$

R 或 P_T 的相对置信区间为 76.3%～132.5%。

例 8　肉豆蔻提取物(PDK)对癌细胞的半数抑制率(IC_{50})计算

采用 MTT 法，取对数生长期的 SGC-7901 细胞以 100μl/well 接种于培养板内，培养 12 小时。分别加入含不同浓度 PDK 的培养液 100μl/well，每个浓度 3 个复孔，同时设空白对照孔。受试物 6 个剂量终浓度分别为 25μg/ml、50μg/ml、100μg/ml、200μg/ml、400μg/ml、800μg/ml，将培养板孵育 4 小时后，各孔加入 MTT 溶液(5mg/ml) 20μl，同样条件继续孵育 4 小时后终止培养、处理后，在 570nm 处测各孔 OD 值，计算抑制率(%)，以 Bliss 法计算药物对肿瘤细胞体外增殖的 IC_{50}。试验设计和结果见表 8-1。

(1)输入实验数据，进行工作表Ⅰ和工作表Ⅱ的循环迭代　使用 probit 模型，通过 Bliss 迭代法计算出收敛后的工作表Ⅰ(表 8-2)和工作表Ⅱ(表 8-3)。

表 8-1　PDK 对 SGC-7901 细胞抑制试验设计和原始数据

受试物浓度(μg/ml)	抑制率(%)
25	8.2
50	24.9
100	41.0
200	58.8
400	70.0
800	80.5

表 8-2　收敛后的工作表Ⅰ

药品	受试物浓度(μg/ml)	m	r	x	P	Y	Φ	Z	y	w	wx	wy	wx^2	wy^2	wxy
T	25	100	8.2	3.219	0.082	−1.161	0.1228	0.2033	−1.3618	38.367	123.50	−52.249	397.5	71.154	−168.2
	50	100	24.9	3.912	0.249	−0.734	0.2314	0.3047	−0.3765	52.186	204.19	−35.309	798.8	23.886	−138.1
	100	100	41.0	4.605	0.410	−0.307	0.3794	0.3806	−0.2267	61.512	283.27	−13.942	1304.5	3.160	−64.2
	200	100	58.8	5.298	0.588	0.120	0.5477	0.3961	0.2216	63.33	335.54	14.034	1777.8	3.110	74.4
	400	100	70.0	5.991	0.700	0.547	0.7078	0.3435	0.5243	57.054	341.84	29.911	2048.1	15.681	179.2
	800	100	80.5	6.685	0.805	0.708	0.8350	0.2482	0.8533	44.725	298.97	38.162	1998.5	32.562	255.1

表 8-3　收敛后的工作表Ⅱ

药品	$\sum w$	$\sum wx$	$\sum wy$	$\sum wx^2$	$\sum wy^2$	$\sum wxy$	S_{xx}	S_{xy}	S_{yy}	$\bar{x}$	$\bar{y}$	a	b
T	317.18	1587.3	−19.393	8325.3	149.55	138.15	381.73	235.2	148.37	5.0044	−0.061 14	−3.1445	0.616 142

(2)可靠性测验　检验非线性：4 个自由度的 χ^2 值是 3.452，对应 P=0.485，统计学不显著。

结论：偏离线性不显著，试验结果成立。

(3)IC_{50}及可信限(FL)计算　IC_{50}及可信限(FL)的计算，按 (59)～(63) 式计算。

$$M=\frac{-a}{b}=\frac{3.1445}{0.616\ 142}=5.1035$$

$$IC_{50}=\text{antiln}M=\text{antiln}(5.1035)=164.6(\mu g/ml)$$

$$H=\frac{b^2\sum S_{xx}}{b^2\sum S_{xx}-s^2\cdot t^2}=\frac{0.616\ 142^2\times 381.73}{0.616\ 142^2\times 381.73-1^2\times 1.960^2}$$

$=1.027(t=1.96,\ s=1)$

$$L=\frac{1}{\sum w}=\frac{1}{317.18}=0.003\ 153$$

ED_{50} 的 $FL=\text{antiln}\{HM-(H-1)\bar{x}_S\pm\sqrt{(H-1)[L\sum S_{xx}+H\ (M-\bar{x})^2]}\}$

$=137.6\sim198.0(\mu g/ml)$

六、实验结果的合并计算

同一批供试品重复 n 次测定，所得 n 个测定结果，可用合并计算的方法求其效价 P_T 的均值及其 FL。

参加合并计算的 n 个结果应该是：

(1)各个实验结果是独立的，完整的，是在生物来源、实验条件相同的情况下，与标准品同时比较所得的检定结果(P_T)；

(2)各次检定结果，经用标示量或估计效价(A_T)校正后，取其对数值($\lg P_T$)参加合并计算。

计算时，令 $\lg P_T=M$

n 次实验结果的合并计算可通过下列三种方式进行。

方式1 几何均值法

假定 n 个独立测定结果的 M 值呈正态或近似正态分布，则可使用如下公式计算其均值、标准差和标准误。

$$\text{均值}\ \bar{M}=\sum_{i=1}^{n}M_i/n \tag{64}$$

$$\text{标准差}\ S=\sqrt{\frac{1}{n-1}\sum_{i=1}^{n}(M_i-\bar{M})^2} \tag{65}$$

$$\text{标准误}\ S_{\bar{M}}=S/\sqrt{n} \tag{66}$$

均值在 $100(1-\alpha)\%$ 的置信区间为 $\bar{M}\pm t_{n-1,\alpha/2}S_{\bar{M}}$ (67)

这里，M_i 是第 i 次结果的对数效价值；$t_{n-1,\alpha/2}$ 是具有自由度 $n-1$ 的 t 分布的上 $\alpha/2$ 的 t 值(或双侧 α 的 t 值)。

方式2 加权均值法

假定 n 个独立实验均给出了对数效价值和相应的 S_{M_i} 或置信上下限，以及自由度，n 次实验结果共 n 个 M 值，按(68)式进行 χ^2 测验。

$$\chi_M^2=\sum_{i=1}^{n}w_i\ (M_i-\bar{M})^2=\sum_{i=1}^{n}w_iM_i^2-\frac{\left(\sum_{i=1}^{n}w_iM_i\right)^2}{\sum_{i=1}^{n}w_i} \tag{68}$$

$$f=n-1$$

式中 w_i 为各次实验结果的权重，相当于各次实验 S_{M_i} 平方的倒数，即

$$w_i=\frac{1}{S_{M_i}^2} \tag{69}$$

$$w=\sum_{i=1}^{n}w_i \tag{70}$$

按(68)式的自由度(f)查 χ^2 值表(表十五)，得 $\chi^2_{(f)0.05}$ 查表值；当 χ^2 计算值小于 $\chi^2_{(f)0.05}$ 查表值时，认为 n 个实验结果均一，可按(71)式、(72)式、(73)式计算 n 个 M_i 的加权均值 $\bar{M}$、$S_{\bar{M}}$ 及其 FL。

表十五 χ^2 值表($P=0.05$)

f	χ^2	f	χ^2
1	3.84	16	26.3
2	5.99	17	27.6
3	7.82	18	28.9
4	9.49	19	30.1
5	11.1	20	31.4
6	12.6	21	32.7
7	14.1	22	33.9
8	15.5	23	35.2
9	16.9	24	36.4
10	18.3	25	37.6
11	19.7	26	38.9
12	21.0	27	40.1
13	22.4	28	41.3
14	23.7	29	42.6
15	25.0	30	43.8

$$\bar{M}=\frac{\sum_{i=1}^{n}w_iM_i}{\sum_{i=1}^{n}w_i} \tag{71}$$

$$S_{\bar{M}}=\sqrt{\frac{1}{\sum_{i=1}^{n}w_i}} \tag{72}$$

合并计算的自由度(f)是 n 个实验结果的 s^2 自由度之和，$f=\sum f_i$。按此 f 查表一得 t 值。

$$\bar{M}\ \text{的}\ FL=\bar{M}\pm t\cdot S_{\bar{M}} \tag{73}$$

$\bar{P}_T$ 及其可信限按(74)式、(75)式计算：

$$\bar{P}_T=\text{antilg}\bar{M} \tag{74}$$

$$\bar{P}_T\ \text{的}\ FL=\text{antilg}(\bar{M}\pm t\cdot S_{\bar{M}}) \tag{75}$$

FL%按(8)式计算。

方式3 校正加权均值法

当 χ^2 计算值大于 $\chi^2_{(f)0.05}$ 查表值时，认为 n 个实验结果不均一，可用下列方法进行合并计算。

(1)如为个别实验结果影响 n 次实验结果的均一性，可以剔除个别结果，将其余均一的结果按(71)～(75)式进行合并计算，但剔除个别结果应符合"异常值剔除"的要求。

(2)如果 n 次实验结果的不均一性并非个别实验结果的影响，则按(76)式、(77)式计算各次实验的校正权重 w'_i。用 w'_i 和 $\sum w'_i$ 代替(71)式、(72)式中 w_i 和 $\sum w_i$ 计算 $\bar{M}$、$S_{\bar{M}}$，再按(73)式、(74)式、(75)式计算 $\bar{M}$ 的 FL 及其 $\bar{P}_T$ 的 FL。

$$\text{各结果的校正权重}\ w'_i=\frac{1}{S_{M_i}^2+s_m^2} \tag{76}$$

式中 $S_{M_i}^2$ 为实验内变异；

s_m^2 为实验间变异，其计算公式为：

$$s_m^2=\frac{\sum(M_i-\bar{M})^2}{n'-1}-\frac{\sum S_{M_i}^2}{n'} \tag{77}$$

此时，计算 $\bar{M}$ 的置信限时，t 值通常取 2 即可。

注：若 s_m^2 为负值，则用 0 替代。

例 9　肝素钠 5 次测定结果的合并计算

测定结果见表 9-1。

表 9-1　肝素钠的效价测定结果

P_T (u/mg)	$M(\lg P_T)$	S_M	$w_i\left(\frac{1}{S_M^2}\right)$	w_iM	w_iM^2
189.28	2.2771	0.0289	1197.30	2726.37	6208.22
180.13	2.2556	0.0144	4822.53	10 877.70	24 535.74
189.72	2.2781	0.0105	9070.29	20 663.03	47 072.44
185.27	2.2678	0.006 33	24 957.01	56 597.51	128 351.83
181.25	2.2583	0.0278	1293.93	2922.08	6598.94
		$\sum$	41 341.06	93 786.69	212 767.17

按(68)式计算：

$$\chi^2 = 212\,767.17 - \frac{93\,786.69^2}{41\,341.06} = 1.86$$

$$f = 5 - 1 = 4$$

查表十五，$\chi^2_{(4)0.05} = 9.49$，$P > 0.05$

按(71)～(75)式计算：

$$\bar{M} = \frac{93\,786.69}{41\,341.06} = 2.2686$$

$$\bar{P}_T = \text{antilg}2.2686 = 185.61(\text{u/mg})$$

$$S_{\bar{M}} = \sqrt{\frac{1}{41\,341.06}} = 0.004\,92$$

5 次实验均用(3.3)法，随机设计，每剂 5 管，各次实验 s^2 的自由度 $f_i = 29 - 5 = 24$。

合并计算的自由度 $f = 5 \times 24 = 120$，$t = 1.98$

$$\bar{P}_T \text{ 的 FL} = \text{antilg}(2.2686 \pm 1.98 \times 0.004\,92)$$

$$= 181.49 \sim 189.82(\text{u/mg})$$

$$\text{FL\%} = \frac{189.82 - 181.49}{2 \times 185.61} \times 100\% = 2.2\%$$

例 10　胰岛素 6 次效价测定结果的合并计算

测定结果见表 10-1。

按(68)式计算：

$$\chi^2 = 57\,368.16 - \frac{41\,715.06^2}{30\,343.38} = 19.70$$

$f = 6 - 1 = 5$　查表十五，$\chi^2_{(5)0.05} = 11.1$

χ^2 计算值 $19.70 > \chi^2_{(5)0.05}$ 查表值，6 次结果不均一，经异常值剔除，无个别删除结果。

按(76)式、(77)式计算各次实验结果的校正权重 w'_i、$\sum w'_iM$，得表 10-1。

表 10-1　胰岛素效价测定结果不均一时计算表

P_T	S_{M_i}	$M_i = \lg(P_T)$	$S_{M_i}^2$	$w_i(1/S_{M_i}^2)$	$\frac{\sum(M_i - \bar{M})^2}{n'-1}$	s_m^2	$w'_i[1/(\max(0, s_m^2) + S_{M_i}^2)]$	w'_iM_i
25.91	0.096 03	1.4135	0.009 221 761	108.44	0.001 012 51	−0.003 397 317	108.43	153.2752
23.15	0.006 202	1.3646	$3.846\,48 \times 10^{-5}$	25 997.79	0.001 012 51	−0.003 397 317	25 997.79	35 475.3139
27.48	0.026 09	1.4390	0.000 680 688	1469.10	0.001 012 51	−0.003 397 317	1469.10	2114.0618
28.39	0.031 77	1.4532	0.001 009 333	990.75	0.001 012 51	−0.003 397 317	990.75	1439.7285
27.56	0.0356	1.4403	0.001 267 36	789.04	0.001 012 51	−0.003 397 317	789.04	1136.4405
25.79	0.031 81	1.4115	0.001 011 876	988.26	0.001 012 51	−0.003 397 317	988.26	1394.8855
$\sum$		8.5219					30 343.39	41 713.71

$$\bar{M} = \frac{41\,713.71}{30\,343.39} = 1.374\,7$$

$$S_{\bar{M}} = \sqrt{\frac{1}{\sum w'_i}} = \sqrt{\frac{1}{30\,343.39}} = 0.005\,74$$

$$P_T = \text{antilg}\ 1.3747 = 23.70(\text{u/mg})$$

$$P_T \text{ 的 FL} = \text{antilg}(1.3747 \pm 2 \times 0.005\,74) = 23.08 \sim 24.33(\text{u/mg})$$

$$\text{FL\%} = \frac{24.33 - 23.08}{2 \times 23.70} \times 100\% = 2.64\%$$

七、符　号

A　平行线模型中，S_M 计算公式中的数值；
　四参数回归方程中剂量→0 时的 y 值

A_T　供试品的标示量或估计效价

B　平行线模型中，S_M 计算公式中的数值；
　四参数回归方程中半数反应量(EC_{50})处的斜率因子；
　回归线的斜率

C　平行线模型中，缺项所在列各反应值之和；
　四参数回归方程中的半数反应量(EC_{50})，为 $y = (A + D)/2$ 时对应的剂量

C_i　平行线模型中，可靠性测验用正交多项系数

D　平行线模型中，效价计算用系数值，当标准品与待测品剂量数一致时，为 $d_{S高}/d_{T高}$；当标准品剂量数比待测品剂量数多时，为 $d_{S高}/d_{T高} \cdot (1/\sqrt{r})$；反之，则 $d_{S高}/d_{T高} \cdot \sqrt{r}$；四参数回归方程中剂量→∞时的 y 值

d_{S1}，d_{S2}…d_{Sd} 标准品的各剂量

d_{T1}，d_{T2}…d_{Td} 供试品的各剂量

d 四参数回归方程中标准品或供试品的各剂量

EC_{50}或ED_{50} 半数反应量。在四参数量反应中指能引起50%反应强度的剂量，在质反应中指引起50%实验对象出现阳性反应时的剂量

F 两方差值之比，用于方差分析

FL 可信限

FL% 可信限率

f 自由度

G 缺项补足式中除缺项外各反应值之和

g 回归的显著性系数

H 95%置信区间的调整参数(质反应资料计算的中间值，无实际意义)

I 平行线模型中，S和T相邻高低剂量比值的对数，$I=\lg r$

J_1，J_2… Dixon异常值检验中异常值剔除用的J值(显著性判断标准)

K S和T的剂量组数和

L 供试品和参照品的权重倒数和(质反应资料计算的中间值，无实际意义)

M S和T的对数等反应剂量之差，即效价比值(R)的对数，$M=\lg R$。合并计算中$M=\lg P_T$

m 平行线测定法或四参数回归计算法中各剂量组内反应值的个数或动物数

n S和T反应个数之和，四参数回归计算法中S或T的剂量组数

n_S 最小效量法S反应的个数

n_T 最小效量法T反应的个数

P 概率

p 在质反应资料的probit计算中的r/n比值

P_T，P_U 供试品(T、U)的测得效价

R S和T等反应剂量(效价)的比值；随机区组设计中计算缺项反应值公式中的缺项所在行反应值之和

R^2 拟合曲线决定系数

RSD 相对标准偏差

r 平行线模型中，S或T相邻高低剂量的比值，即稀释剂间距的表达；质反应数据中处理组内出现阳性反应的样本数

S 标准品

S_1，S_2… 平行线测定标准品(S)各剂量组反应值之和，等于S各剂量组的$\sum y_{(k)}$

S_M M的标准误

s^2 实验的误差项

$S_{\bar{M}}^2$ 合并计算中各次实验间的差方

s_m 合并计算中校正均值的标准误

T 供试品

T_1，T_2… 平行线测定供试品(T)各剂量组反应值之和，相当于T各剂量组的$\sum y_{(k)}$

t 可信限计算用t值，见表一

U 供试品的另一符号

U_1，U_2… 平行线测定供试品(U)各剂量组反应值之和，相当于U各剂量组的$\sum y_{(k)}$

u 供试品的效价单位

V 平行线测定效价计算用数值，见表十二

W 平行线测定效价计算用数值，见表十二

w_i 合并计算中加权均值的各次实验结果的权重

w_i' 合并计算中校正加权均值的各次实验结果的校正权重

W_c 权重系数

nW_c 权重

x 平行线模型中的对数剂量，$x=\lg d$；四参数模型的实际剂量(相当于d)

x_S S的对数剂量或S的对数最小效量

x_T T的对数剂量或T的对数最小效量

$\bar{x}_S$ S的对数剂量均值或S的对数最小剂量的均值

$\bar{x}_T$ T的对数剂量均值或T的对数最小剂量的均值

y 反应值或其规定的函数

y_a、y_m 特异反应所在组的两极端值

$y_{i,j,k}$ 四参数回归计算法中标准品或供试品每个剂量水平的反应值；其中i表示S或T处理组，$i=0$时为S处理组，$i=1$时为T处理组；j表示第j个剂量组；k表示每一剂量水平的第k个重复数

$\hat{y}_{i,j(fm)}$ 四参数自由拟合方程每一剂量水平的拟合值

$\hat{y}_{i,j(cm)}$ 四参数约束拟合方程每一剂量水平的拟合值

$\bar{y}$ 四参数回归计算法中S和T处理组所有反应值的平均值

$\bar{y}_i$ 四参数回归计算法中S或T处理组所有反应值的平均值

$\bar{y}_{i,j}$ 四参数回归计算法中S或T第j个剂量组内反应值的平均值

Z 正态分布的临界值

$\sum$ 总和

$\sum y_{(k)}$ S和T各剂量组反应值之和

$\sum y_{(m)}$ S和T各剂量组内各区组反应值之和

χ^2 卡方

Φ 累积标准正态分布函数

指导原则

9101　分析方法验证指导原则

分析方法验证(analytical procedures validation)是证明采用的分析方法适合于其预期的目的。分析方法验证是分析方法生命周期的一部分，在建立药品质量标准、变更药品生产工艺或配方、修订原分析方法或采用法定分析方法作为新开发药品的分析方法时，需对分析方法进行验证。本指导原则讨论符合药典要求的分析方法验证中需要考虑的要素，提供关于如何实施和评价分析方法各种验证试验的指导和建议，适用于中药、化学药品和生物制品的原辅料及其制剂新建或修订的分析方法，也可适用于基于风险控制策略的其他分析方法。生物制品质量控制中采用的方法包括理化分析方法和生物学测定方法，相对于理化分析方法而言，生物学测定方法存在更多的影响因素，在依据本指导原则进行具体验证时，还需结合生物制品的特点考虑。本指导原则尽可能与 ICH Q2 分析方法验证指导原则保持一致。

分析方法验证研究

需验证的待测量的质量属性有：鉴别试验、杂质(纯度)或其他定量测量(包括限度控制或定量测量)、含量/效价或其他定量测量(如药品溶出度、释放度和物理常数测定)等。

需验证的性能特征有：专属性/选择性、准确度、精密度和范围。由于待测量的质量属性具有各自的特点，随分析技术和分析对象的复杂与否而有不同的要求，应根据分析方法的预期用途和所采用的具体技术，选择一组适当的性能特征及其标准进行验证。推荐使用预定义的性能特征及其标准来证明分析方法对其预期用途的适用性。表 1 中列出了待测量的质量属性的典型性能特征和相应的验证试验，供选择。

在分析方法验证中，如需要，应使用标准物质或其他经适当表征符合预期目的的物质进行试验，这些物质均应有鉴别、纯度或任何其他必要特性的证明文件。标准物质所需的纯度取决于预期的用途。对标准物质的定义、标定、管理和使用均应符合国家相关规定。

分析方法验证不是一个孤立的过程，是与分析方法开发过程相联系的不可分割的一个整体。分析方法开发研究中获得的合适数据可作为替代的验证数据；当将一个已经验证的分析方法用于新目的，如果有科学依据，可简化验证试验。在实践中，为适当地评价验证试验结果，可以设计验证试验，以提供分析方法性能的完整信息，如专属性/选择性、范围、准确度和精密度等。在实施验证研究前，可将耐用性作为分析方法开发的一部分进行评估。除本指导原则所述的验证方法外，在有适当科学依据的情况下，其他方法也可适用并被接受。分析方法验证应选择与其产品质量属性相对应的最适宜的验证方法和方案。

表 1　待测量的质量属性的典型性能特征和相应的验证试验

	鉴别	杂质（纯度）其他定量测量 (1)		含量/效价其他定量测量 (1)
		定量测量	限度控制	
专属性 (3)				
专属性试验	＋	＋	＋	＋
范围				
响应(校正模型)	－	＋	－	＋
范围下限	－	QL†	DL	－
准确度 (4)				
准确度试验	－	＋	－	＋
精密度 (4)				
重复性试验	－	＋	－	＋
中间精密度试验	－	＋(5)	－	＋(5)

注：－表示该性能特征通常不需被评估；

＋表示该性能特征通常应被评估；

†表示通常不需评估检测限，但在某些特别或复杂的情况下是被推荐的。

QL、DL：分别代表定量限、检测限。

(1)其他定量测量的范围限如接近技术的检测限或定量限，可遵循杂质检测方案，否则建议采用含量分析方案。

(2)在一些分析方法用于物理化学性质情况下，某些性能特征可以用技术固有合理性说明来代替验证试验。

(3)某一分析方法不够专属，应用一种或多种其他辅助分析方法予以补充，除非有合理的证明。

(4)准确度和精密度可以分别评估，也可以使用联合验证的方式评估。

(5)精密度包括重复性、中间精密度和重现性。如已有重现性试验数据，由重现性数据集可得出中间精密度，不需另行中间精密度独立研究。

在实施验证研究之前，应制定验证方案。方案应包括分析方法的预期目的、需要验证的性能特征及其标准、验证实验设计等相关信息。如使用不属于验证方案范围和利用先验知识(例如来源于开发或前期验证)的其他研究数据，应该提供充分的合理性证明。

验证研究的结果应全面总结并形成验证报告。方法验证的理由、过程、数据和图表等，包括那些支持验证结果而未列入验证方案的试验，均应文件化呈现。

验证研究的试验设计应反映常规分析中使用的平行试验次数以产生可报告结果。如合理，可使用不同的平行次数实施一些验证试验，或者根据验证期间生成的数据调整分析方法中的平行试验次数。

1 分析方法生命周期内验证

在分析方法整个生命周期内，随着对产品认知的深入、技术水平的发展和监管要求的提高，分析方法可能需要变更。变更后的分析方法可能需要部分或全部重新验证。已给定的性能特征是否需要重新验证，需应用科学和基于风险的评估原则予以证明；重新验证的程度取决于分析性能特征受变更影响的大小。

如适用，通过使用来自多个实验室的数据共同验证，可证明分析方法符合预定义的性能标准，并满足分析方法在不同实验室转移的要求。在符合分析方法生命周期变化的背景下，应考虑经验证的分析方法转移。当分析方法在不同实验室间转移时，通常会执行验证实验的子集。

2 可报告范围

可报告范围通常来自质量标准，并取决于方法的预期用途。通过证明分析方法提供的结果具有可接受的响应、准确度和精密度，来确认可报告范围。如适用，可报告范围应涵盖质量标准限度的上限和下限或报告限度。

表 2 举例说明了某些待测量的质量属性推荐的可报告范围。如合理，其他范围也可以接受，例如对于高纯化学原料药，可报告范围的上下限可以更窄。在某些情况下，例如含量较低时，更宽的上限可能更为实际。

表 2 某些待测量的质量属性推荐的可报告范围

待测量的质量属性	可报告范围下限	可报告范围上限
原料药和制剂含量	标示量的 80%或限度下限的 80%	标示量的 120%或限度上限的 120%
效价	限度下限－20%	限度上限＋20%
含量均匀度	标示量的 70%	标示量的 130%
溶出试验 速释制剂 单点指标	*Q* 值－45%	
多点指标	可报告范围下限（根据质量标准来论证）或 QL，如适用	最高规格标示量的 130%
调释制剂	可报告范围下限（根据质量标准来论证）或 QL，如适用	
杂质检查（1）	报告阈值	限度的 120%
纯度检测（以面积%计）	限度下限的 80%	限度上限或 100%

注：(1)当含量和杂质检测采用同一试验且仅使用一个标准时，线性验证应考察杂质报告水平至含量指标可接受标准的 120%。

在中药分析中，可报告范围应根据分析方法的具体应用和校正关系、准确度、精密度结果及要求进行确定。对于有毒的、具特殊功效或药理作用的成分，其验证范围应大于被限定含量的区间。

3 稳定性指示特性的证明

如果一个经过验证的定量分析方法，可以检测原料药、辅料、制剂或其他药品在存储过程中的相关质量属性的变化，则被认为是一个稳定性指示特性方法。为了证明稳定性指示特性方法的专属性/选择性，应研究含有相关降解产物的样品，包括使用加标分析物和含所有已知干扰物的样品，已暴露于各种物理和化学强制降解条件下的样品，或为已过期或在强制条件下存储的实际样品。

4 多变量分析方法的考虑

多变量分析方法又称多元分析方法，通过使用多个输入变量（例如，具有多个波长变量的光谱）的多变量校正模型来确定结果。多变量校正模型将输入数据与所关注的属性值（即模型输出）联系起来。

多变量分析方法的成功验证应考虑校正、内部测试和验证；通常分开发和验证两个阶段进行。

第一阶段 模型开发包括校正和内部测试

校正数据用于创建校正模型，测试数据用于内部测试和模型优化。测试数据可以是一组单独的测试数据，也可以是校正数据集的一部分（例如，交叉验证方法）。内部测试步骤用于获得对模型性能的评估和微调算法的参数[如偏最小二乘法（PLS）潜在变量数]，以在给定的数据集内选择合适的模型。

第二阶段 模型验证

使用独立样本组成的独立验证数据集对模型进行验证。对于鉴别库，验证包括分析库中未能代表的样本（即挑战样本），以证明库模型的判别能力。

每个用于验证定量或定性多变量方法的样品均需确定其量值或其类别，它们通常由经过验证的方法或药典中的参考方法获得。当使用参考分析方法时，其性能应达到或超过多变量分析方法的预期性能。为确保样品和测量的稳定性，应在合理的时间内尽可能用参考方法对同一样品进行分析和多变量数据收集。在某些情况下，可能需要相关性分析（correlation）或转换来提供相同的度量单位。任何假设或计算都应加以解释。

验证试验、方法学和评价

以下描述了评价分析方法性能的试验方法学，它们是根据分析方法设计所确定的主要性能特征进行分类的。然而，有关其他性能特征的信息可能来自同一数据集。如合理，可以使用不同方法来证明分析方法符合预期目的和相关的性能标准。

1 专属性/选择性

专属性（又称特异性）和选择性均用于描述在其他物质

存在下分析方法测定某一物质不受干扰的程度。其他物质可能包括杂质、降解产物、有关物质、基质或操作环境中存在的其他组分。专属性方法是具有完全选择性的方法，通常用于描述最终状态，明确其可以对目标分析物进行检测。选择性是一个相对术语，用于描述混合物或基质中特定被分析物可被检测且不受具有类似行为的其他组分干扰的程度。无论采用何种分析方法，应用于何种待测量的质量属性，均应考察其专属性/选择性。当分析方法不具专属性时，可以证明其选择性。然而，在存在潜在干扰的情况下，应使鉴别或定量测试的干扰最小化，并证明该测试符合预期目的。某些分析方法专属性的缺乏可以由其他辅助分析方法来补充，如果一种方法不能提供足够的区分能力，建议采用两种或两种以上的分析方法，以达到必要的专属性/选择性。过高或过低地要求方法的专属性既不切实际也不科学。

分析方法的专属性或选择性可采用以下方法之一或它们的组合来证明，有些实验可与准确度研究相结合。

1.1　无干扰

专属性/选择性可通过分析物的鉴别和/或定量不受其他共存物质如杂质、降解产物、有关物质、基质或存在于操作环境中的其他成分的干扰影响来验证。如采用阴性试样(例如，除去含待测成分的药材或不含待测成分的模拟处方试样)试验，取不含被测成分的阴性试样与含被测成分的供试品在同一条件试验并比较，以确认是否存在干扰。

1.2　与正交方法比较

专属性/选择性可通过将拟采用方法的测量结果与另一个良好表征的分析方法的测量结果相比较来验证，理想情况下，另一个良好表征的分析方法应为基于不同测量原理的方法(即正交方法)。

1.3　技术固有合理性

某些情况下，分析技术的专属性可通过技术参数如质谱中同位素的分辨率、核磁共振信号的化学位移等来确保和预测，如果被证明是合理的，则不需要试验研究。

1.4　数据要求

1.4.1　鉴别

对于鉴别试验，关键是证明其基于分子结构特征和/或其他特性，能区分样品中所关注的成分与其他化合物的能力，该能力可通过与已知标准物质比较，从含有被分析物的样品中得到的阳性结果和从不含被分析物的样品中得到的阴性结果来证明。此外，鉴别试验可用于鉴别与分析物结构相似或密切相关的物质，以确认不致产生阳性结果。选择这些潜在干扰物质时，应基于科学判断并考虑到任何可能产生的干扰。

中药鉴别应考虑中药材及饮片近似品和混伪品的区别，以及复方制剂的组方药味间相互干扰等因素，要基于具体方法验证其专属性。理化鉴别专属性基本要求同化学药品；性状鉴别的专属性可通过对先验知识的合理性评价予以证明；显微鉴别应可观察到具有代表性和区分力的细胞或组织结构特征；如使用指纹图谱或特征图谱鉴别，应以能反映整体特征的相关参数及其可接受标准或通过与对照图谱、标准物质比对证明其专属性；如采用特征肽段鉴别，应选择专属的多肽序列，通过与多肽对照品比较及对蛋白数据库检索进行多肽或氨基酸序列匹配，评价序列准确性和专属性；中药复方制剂应尽量避免将共性成分作为鉴别指标，并需以相对应药味的阴性对照证明待测指标的专属性。

1.4.2　含量、纯度和杂质检测

应证明分析方法的专属性/选择性，以满足测定样品中分析物的含量或效价的准确度要求。

应使用代表性数据如色谱图、电泳图、光谱图、生物反应来证明专属性，如合适，图中的每个成分应适当加以标记。

对于分离技术，应在适当的水平研究合理的区分，例如，在色谱的关键分离中，专属性可用两个最接近的洗脱组分的分离度来证明，或者可通过比较不同组分的光谱来评估可能的干扰。

对于非分离技术，例如生物测定、ELISA 法、qPCR 法等，专属性可通过使用标准物质或其他适当表征的物质以确认对分析物无干扰来证明。如分析物是与某种工艺相关的杂质，还必须确认供试品及其他成分无干扰来证明专属性。

如某一方法不具专属性或没有充分的选择性，应使用其他方法来确保足够的区分。例如，在用滴定法测定原料药含量时，可结合使用合适的杂质检查方法。

如杂质或有关物质可获得：

对于含量或效价测定，应证明分析物在杂质和/或辅料或其他成分存在时能被区分。实际操作中，可通过在原料药或制剂中加入适当水平的杂质和/或辅料，与未添加杂质或辅料的样品检测结果相比较，以证明分析物的检测结果不受共存物质的影响。或者，可通过设计的强制降解原料药或制剂样品制备含有适量杂质的样品。

对于纯度或杂质检测，可通过降解原料药或制剂，也可以在原料药或制剂中加入杂质以使杂质或有关物质达到适当的水平，并证明这些分析物在单独存在和/或与样品基质中的其他成分共存时均能被准确测量，以此来建立区分。

如杂质或有关物质不可获得：

如果杂质、有关物质或降解产物不能通过制备和分离获得，专属性可通过将含有典型杂质、有关物质或降解产物的样品的检测结果与另一种已被良好表征的方法(如药典方法或其他经过验证的正交分析方法)相比较来证明所采用的方法应是合理的。

化学药含量测定应比对两种方法的结果，杂质检查应比对检出的杂质个数，必要时可采用光电二极管阵列检测和/或质谱检测，进行峰纯度检查。

对于中药分析检测，专属性/选择性除可通过与另一方法的测定结果比较或用阴性试样试验来证明外，必要时，还应评价色谱相邻洗脱组分峰的分离度和峰纯度。

2　范围

分析方法的范围通常是指分析方法能达到适当水平的响应、精密度和准确度，具有良好校正关系的最高和最低结果的区间。范围可以使用适当的校正模型(如线性、非线性或多变量)通过对可报告结果的直接评估来验证。校正模型范围如线性范围应覆盖准确度和精密度的验证范围。

在某些情况下，根据样品制备(如稀释)和所选择的分析方法，可使用一个或多个适当的工作范围来确定可报告范围。

通常，工作范围对应于呈现在分析仪器上的最低和最高样品浓度或纯度水平，在该范围内，分析方法可提供可靠的结果。通常需要数学计算来生成可报告结果。可报告范围和工作范围可以相同。

如果无法获得足够纯(或含有相当量杂质)的物质来验证整个范围(例如，100%纯度)，则可适当地外推可报告范围，并应提供合理性证明。

2.1　响应

2.1.1　线性响应

分析物浓度和响应之间的线性关系应在分析方法的整个范围内进行评估，以确认分析方法对预期用途的适用性。可采用拟定的方法，如用对照品或直接用原料药制成的标准贮备液经精密稀释，或分别精密称取对照品或精密称取混合对照品，制备系列浓度溶液来证明测量响应与浓度呈线性关系。

以响应信号作为分析物浓度或含量的函数作图评价线性关系，并应证明分析方法在给定的范围内具备获得与真实样品值(已知值或理论量)成比例的数值的能力。应采用适当的统计方法(例如，用最小二乘法计算回归曲线)对试验结果进行评价。

由回归曲线得到的数据有助于提供线性关系的数学估计。应提供数据图、相关系数或其平方值、y 轴截距和回归曲线斜率。分析实测数据点与回归曲线的偏差可能有助于评价线性，例如，对于线性响应，应评估回归分析的残差图中任何非随机模式的影响。

为建立线性关系，建议至少设计 5 个浓度水平并适当地分布在范围内。

为获得线性关系，必要时可对测量响应数据进行数学转换，如使用对数函数等。若采用其他方法评价线性，应证明其合理性。

2.1.2　非线性响应

有些分析方法可能显示非线性响应。在这些情况下，有必要构建一个模型/函数来描述分析方法响应与活性/浓度之间的关系。应通过非线性回归分析(例如，判定系数)来评估模型的适用性。

例如，免疫分析或细胞分析可能显示 S-型响应。当浓度范围足够宽，响应受到上、下渐近线的约束时，就会出现 S-型试验曲线。在这种情况下使用的常见模型是四参数或五参数逻辑函数，不过也存在其他可接受的模型。对于这些分析方法，线性的评价与浓度-响应曲线形状的考虑是分开的。因此，浓度-响应的线性关系不是必需的，而应评价分析方法在给定范围内获得值与已知或理论的样品真值成比例关系的能力。

2.1.3　相对响应

色谱定量分析基于进入检测器中各组分的量与检测器的色谱响应成比例关系。同一色谱条件下，待测物质与参比物质可有不同的色谱响应，例如不同的紫外吸收系数。校正因子定义为单位质量参比物质(包括内标)的色谱响应与单位质量待测物的色谱响应的比值。校正因子法，通常以标准物质的色谱响应校正待测物质的色谱响应实现待测物质的定量分析，常用于化学药中有关物质、中药及其复方制剂中多指标成分的测定。在方法开发或方法验证期间，应确定使用适当的校正因子，并以文件化呈现。

校正因子用于有关物质检测时，通常以主成分为参比，也可以供试品中存在的已知有关物质或加入的另一成分为参比；当校正因子近似等于 1(待测物质与标准物质的相对响应因子为 0.8～1.2)或有关物质的量已被高估时，可不使用校正因子计算；否则，应使用校正因子计算。

2.1.4　多变量校正

用于构建多变量校正模型的算法可以是线性的，也可以是非线性的，只要模型适合于建立分析信号与待测物的质量属性之间的关系。多变量方法的准确度取决于多种因素，如校正样品在校正范围内的分布和参考方法的误差等。

在多变量分析中，测量数据通常通过导数或归一化进行预处理。

除了对参考结果和预测结果进行比较外，线性评估还应包括方法误差(残差)在校正范围内如何变化的信息。残差分布图可用于评估整个工作范围内模型预测的残差。

2.2　范围下限的验证

如待测量的质量属性要求分析方法范围接近该方法的范围下限，使用以下方法估计检测限和定量限。检测限(detection limit，DL 或 limit of detection，LOD)系指试样中被测物能被检测出的最低量。药品的杂质检查方法，应通过测试来确定方法的检测限。检测限仅作为限度试验指标和定性鉴别的依据，没有定量意义。定量限(quantitation limit，QL 或 limit of quantitation，LOQ)系指试样中被测物能被定量测定的最低量，其确定结果应符合一定的准确度和精密度要求。对微量或痕量药物、药物杂质和降解产物进行定量测定时，应确定方法的定量限。

2.2.1 基于直观评价

直观评价既可用于非仪器分析方法，也可用于仪器分析方法。

通过分析含已知浓度待测物的样品，能被可靠地分辨、检出的待测物的最小量即为检测限，能以可接受的准确度和精密度定量检测的待测物的最小量即为定量限。

2.2.2 信噪比法

这种方法适用于具有基线噪音的分析方法。通过将已知浓度样品的测量信号与空白样品的测量信号比较来确定信噪比，或者可使用适当基线区域内的信号代替空白样品的信号，以建立分析物能被可靠检测或定量的最低浓度。对于检测限，信噪比为3∶1通常被认为是可以接受的；对于定量限，信噪比应不小于10∶1。

信噪比应在一个预定义的区域内确定，如可能，应对称地分布于待测峰两侧。

2.2.3 基于线性响应的标准差和斜率

检测限(DL)可以表示为：

$$\mathrm{DL}=\frac{3.3\sigma}{S}$$

定量限(QL)可以表示为：

$$\mathrm{QL}=\frac{10\sigma}{S}$$

斜率S可以从分析物的标准曲线中估算出来。标准偏差σ的估算可以采用多种方法，例如：

(1)根据空白的标准偏差 通过分析适当数量的空白样本的背景响应值的大小，计算其标准偏差。

(2)根据标准曲线 使用含有分析物的样品，在DL和QL范围内评价特定的标准曲线。回归曲线的剩余标准差(即均方根误差/偏差)或回归曲线y轴截距的标准偏差可作为标准偏差。

2.2.4 基于范围下限的准确度和精密度

除使用上述方法估算外，定量限可通过准确度和精密度测量直接验证。

2.2.5 数据要求

(1)检测限 应报告检测限和用于确定检测限的方法。如果DL是基于视觉评价或基于信噪比确定的，应呈现相关数据、图表和所用方法。在通过计算或外推获得DL估算值时，该估算值随之可通过分析浓度接近或等于检测限水平的适当数量的样品来验证。

应注意仪器检测限与方法检测限的区别，如所述的检测限是基于某种仪器的检测响应，应关注不同仪器检测限的差别，若将由一台仪器获得的仪器检测限作为方法检测限时应谨慎。

(2)定量限 应报告定量限和用于确定定量限的方法。对于杂质和微量或痕量成分的检测，分析方法的定量限应不得高于报告阈值。

不论采用何种方法得到QL估算值，都应将其视为初始值，随之应通过分析浓度接近或等于定量限水平的适当数量的样品来验证。如QL远远低于报告限度(例如，QL低于报告限度的1/10时)，可合理地省略前述的确认验证。

3 准确度和精密度

准确度和精密度可以分别进行评价，它们各有预定义的可接受标准。将这两个性能特征联合验证是评价分析方法适用性的另一种方法。

3.1 准确度

准确度系指用所建立方法测量的结果与真实值或参考值接近的程度，一般用回收率(%)表示。准确度应在分析方法的可报告范围内建立，在常规测试条件下(如存在样品基质和使用描述的样品制备步骤)得到证明。

通常，准确度可通过下述的研究之一来确认。在某些情况下，如精密度、范围内的响应和专属性已经确定，可以推论方法的准确度。

3.1.1 与标准物质比较

用分析方法测定已知纯度的分析物如标准物质、良好表征的杂质或有关物质时，将测定结果与理论预期结果比较进行评价。

3.1.2 加样回收试验

在不含待测成分的所有基质中添加已知量的待测成分，如无法获得模拟所有样品成分的基质试样，可将已知量的待测成分添加入或富集在待测试样中；分别测定已添加或富集待测成分的试样和未添加待测成分的试样中的待测成分量，将两者的测定结果进行比较来评价回收率。在加样回收试验中须注意添加的待测成分量与供试品中待测成分原含有量之和必须在校正模型范围之内；添加的量要适当，过小则引起较大的相对误差，过大则干扰成分相对减少，真实性差。

3.1.3 与正交方法比较

将拟采用的分析方法的结果与基于不同测量原理的另一良好表征的方法(正交方法)的结果进行比较。应报告另一方法的准确度。在无法获得所有药品成分的样品来模拟加样回收研究所需的基质时，正交方法可与定量杂质测量一起用于确认主要(primary)的测量值。

3.1.4 数据要求

在可报告范围内，使用适当数量的平行样品，在适当的浓度水平评价准确度，如设计至少3种不同浓度，每种浓度分别制备至少3份供试品进行测定，用至少9份测定结果进行评价，且浓度的设定应考虑样品的浓度范围。

准确度试验结果应报告为在试样中已知添加量分析物

的平均回收率，或报告为平均值与可接受真值之间的差值，同时提供合理的 100(1－α)%置信区间(或其他合理的统计区间)。除另有合理的证明，所提供的置信区间应与对应的准确度可接受标准相匹配。对于杂质检测，应描述与主成分对应的单个杂质或总杂质的测定方法(例如，重量/重量或与主成分面积百分比)。

对于多变量方法的定量应用，应使用合适的度量指标，如均方根预测误差(root mean-square error of prediction，RMSEP)。如果 RMSEP 与可接受的均方根校正误差(root mean-squared error of calibration，RMSEC)相当，则表明在使用独立的测试集进行测试时模型足够准确。对于分类等定性应用，可以使用误分类率或阳性预测率来表征方法的准确度。

3.2 精密度

精密度系指在规定的测定条件下，同一个均匀供试品，经多次取样测定所得结果之间的接近程度。

在相同条件下，由同一个分析人员测定所得结果的精密度称为重复性；在同一个实验室，不同时间由不同分析人员用不同设备测定结果之间的精密度，称为中间精密度；在不同实验室由不同分析人员测定结果之间的精密度，称为重现性。

含量测定、其他定量测定和杂质或纯度的定量测定应验证方法的精密度。

研究方法的精密度应使用均匀、真实的样品，或在无法获得这样的样品时，可使用人工制备的样品(例如，在基质混合物中或在不含待测成分的样品中添加相应数量的分析物)。

3.2.1 重复性

在可报告范围内，取同一浓度的供试品，用至少平行 6 份的测定结果进行评价；或设计至少 3 个不同浓度水平，每个浓度水平分别平行制备至少 3 份供试品溶液进行测定，用至少 9 个测定结果进行评价。评价重复性，浓度水平的选择和设计，应根据供试品中待测成分的含量或浓度可能的变化范围即可报告范围来确定，以保证重复性评价结果的可靠性。

3.2.2 中间精密度

中间精密度应达到的程度取决于所使用方法预期的目的，应确定随机事件对分析方法精密度的影响。应考察随机变动因素如不同日期、不同环境、不同分析人员、不同仪器对精密度的影响。理想情况下，选择的变动因素应基于并通过对分析方法开发和风险评估的理解予以证明，没有必要单独研究这些影响。鼓励使用实验设计研究中间精密度。

3.2.3 重现性

通过实验室间试验评估重现性。不是每一次申报都要求提供重现性资料，但在分析方法标准化的情况下应该考虑重现性。例如，拟在国家药品质量标准中收载的或将在多个实验室使用的分析方法，应通过在不同实验室的协同检验获得重现性试验结果，提交重现性试验资料。协同检验的目的、过程和重现性结果均应记载并作为附件提交。应注意重现性试验用样品质量的一致性和贮存运输中的环境对该一致性的影响，以免影响重现性结果。

3.2.4 数据要求

所有的精密度试验都应报告标准偏差、相对标准偏差(变异系数)和适当的 100(1－α)%置信区间或其他合理的统计区间。除另有合理的证明，置信区间应与对应的精密度可接受标准相匹配。

对于多变量分析方法，常规指标均方根预测误差(RMSEP)包含了准确度和精密度。

3.3 准确度和精密度的联合验证

评价准确度和精密度的可选方法是通过建立一个综合性能标准来考虑它们的总体影响。合并的标准可提供方法产生可接受的总体变化结果的更全面证明，也能反映已建立的准确度和精密度的各自标准。

在方法开发过程中生成的数据有助于确定最佳的方法，并完善与合并的准确度和精密度相比较的适当的性能标准。

可采用预测区间、容忍区间或置信区间来评价联合的准确度和精密度。也可采用其他合理的统计学方法。

3.3.1 数据要求

如果选择了综合性能标准，结果可作为综合值报告，以提供分析方法适用性的适当总体认知。如证明与分析方法适用性有相关性，准确度和精密度的各自结果应作为补充信息报告。应描述所使用的方法。

4 耐用性

分析方法的耐用性是指分析方法参数发生微小但刻意变化时，测量结果不受影响的能力，可用于说明方法正常使用时的可靠性，为所建立的方法用于常规检验提供依据。

传统上，耐用性并不是严格意义上需验证的性能特征。耐用性研究通常贯穿整个方法开发、验证过程，即方法全生命周期之中，属于风险评估的范畴。在方法开发阶段，就应考察其耐用性，根据所研究的方法类型对方法在预期操作环境中的适用性进行评价。

分析方法在开发过程中和验证前至少进行了部分优化，且进行了耐用性研究，通常，在分析方法验证中无需重复耐用性研究的试验过程。然而，耐用性试验有助于发现影响方法的变量，必要时，在方法验证中确认或完善耐用性评价仍是有意义的。耐用性评价资料应作为分析方法开发数据的一部分。

如果测试条件要求苛刻，则应在标准中列出的方法中写明，并注明可以接受变动的范围。可以先采用均匀设计确定主要影响因素，再通过单因素分析等确定变动范围；也可以采用试验设计（design of experiments，DOE)进行因素考察，尤其是存在多种因素可能有交互影响的情况下。

不同分析方法影响耐用性的变动因素可能不同，典型的变动因素有：被测溶液的稳定性、样品的提取次数、时间等。液相色谱法典型的变动因素有：流动相的组成和pH值、不同品牌或不同批号的同类型色谱柱、柱温和流速等。气相色谱法典型的变动因素有：不同品牌或批号的色谱柱、固定相、不同类型的担体、载气流速、柱温、进样口和检测器温度等。

5　系统适用性试验

系统适用性试验(system suitability test，SST)是分析方法的一个组成部分，被定义为对系统和方法性能特征的检查，通常在方法开发过程中设置，在方法验证中确认，在方法日常使用中用于确保其符合预期用途。

系统适用性试验的建立基于对方法开发数据、风险评估、耐用性以及先验知识等的理解，它是分析方法开发、验证，特别是耐用性试验的产物，是方法验证与方法应用相连接的桥梁。

作为重要的分离技术，色谱法有更多的变量，已有明确可设置的系统适用性试验参数。然而，如有必要且可能，其他分析方法也应设置系统适用性试验参数。设与不设，或设置何种特定的系统适用性试验参数取决于方法的类型和耐用性试验结果。方法越复杂、受影响的因素越多，需要设置的系统适用性试验参数越多，以保证在后续的方法转移和日常使用中，经过验证的分析方法始终具备通过验证时的性能。

系统适用性要求应在样品分析之前和/或期间得到满足。在方法运行时不符合系统适用性要求将导致所获得的结果不可信和不能用；在继续分析之前，对不符合系统适用性要求的原因进行分析或调查，必要时采取纠正措施。

6　统计学考虑

统计学方法是评价分析方法验证结果的有用工具，方法验证中涉及很多方面，其中准确度和精密度的评价是最为重要的内容之一。

有多种统计方法可用于评价准确度和精密度。对于定量分析方法，只有在真值或可接受的参比值已获得时才能评估其准确度。在某些情况下，有必要评估其相对准确度。在许多分析方法中，即使不能直接评估准确度，也应评估精密度。

若高、中、低浓度水平的准确度所有可报告值是独立的，且在各浓度水平是相近的，可将各浓度水平的准确度所有报告值合并起来评价；如果上述条件不成立，就需要采用方差模型进行分析，分别验证每个浓度水平的准确度。若高、中、低浓度水平的标准差所有可报告值数据是独立的，且在各浓度水平是相近的，可将各浓度水平的标准差所有报告值合并起来评价；如果不满足上述条件，数据转换也许仍然允许合并所有数据；如果转换不成功，则分别验证每个浓度水平的精密度。

一种统计学方法不一定适用于所有情况。如不适用，其他统计学方法可用于方法验证结果的评价。

基于概率评价的统计学方法也有一定的风险。分析方法验证的另一目的是评估分析方法可能的风险点，是对由分析方法误差而导致试验结果判断错误的概率是否在允许范围之内进行的评价。

分析方法应具有确定的目标，评价分析方法准确度和/或精密度是否符合要求的最终标准是分析方法是否满足预期的目的，即分析方法是否满足质量控制目的。

9201　药品微生物检验替代方法验证指导原则

本指导原则为所采用的试验方法能否替代以培养为基础的经典微生物检验方法(简称经典方法)用于药品微生物检验提供指导。

随着微生物分析技术的迅速发展，为满足制药生产过程控制等的需要，制药领域不断引入了一些新的微生物检验技术。相较于传统的微生物检验方法，新技术通常具有快速、可实现实时或近实时监控等优势。这些新技术大体可分为三类：①检测微生物生长信息的技术，如生物发光技术、电化学技术、比浊法等；②直接测定活微生物的技术，如固相细胞计数法、流式细胞计数法等；③分析微生物细胞中特定成分的技术，如脂肪酸测定技术、核酸扩增检测技术、基因指纹分析技术等。

药品微生物检验替代方法（简称替代方法）可用于药品生产过程的质量控制和终产品放行的微生物检验。当替代方法用于药品生产过程的质量控制时，其结果与经典方法相比某些参数如准确度等可能存在差异，但二者应具有明确的相关性。在终产品放行过程中，当经典方法难以满足质量控制要求时，可结合风险评估结果，依据本指导原则建立替代方法，并经批准后方可使用。当替代方法用于代替药典方法进行终产品放行时，替代方法应不劣于药典方法，使用者可在一定时间内对一定数量的产品采用药典方法和替代方法进行平行试验，同时进行充分的风险评估，并对已放行的产品质量负责，必要时经相关监管部门批准后方可使用；对上市产品的评价需采用经注册或备案批准的质量标准中的方法进行检验，若标准中未明确方法，则应按药典方法进行检验。

微生物检验方法的类型及验证参数

药品微生物检验方法主要分三种类型：定性试验、定量试验和鉴定试验。定性试验是测定样品中是否存在活的微生物，如无菌检查及控制菌检查；定量试验是测定样品中存在的微生物数量，如微生物计数；鉴定试验是借助现有的分类系统，通过对未知微生物的特征测定，对其进行细菌、酵母菌和霉菌大类的区分，或属、种及菌株水平确认。鉴定试验的验证参见微生物鉴定指导原则(指导原则9204)。

由于微生物试验的特殊性，如微生物检验方法中的抽样误差、稀释误差、操作误差、培养误差和计数误差等都会对检验结果造成影响，因此，分析方法验证指导原则(指导原则 9101)不适用于微生物替代方法的验证。在进行替代方法验证时，需根据实际应用目的、场景及具体方法，结合风险评估选择适宜的参数进行验证。不同微生物检验类型替代方法的验证参数见表 1。

表 1　不同微生物检验类型替代方法的验证参数

参数	定性试验		定量试验	
	过程控制	终产品放行	过程控制	终产品放行
准确度	—	—	+	+
精密度				
重复性	—	—	+	+
中间精密度	—	—	+	—
重现性	—	+	—	+
专属性	+	+	+	+
检测限	+	+	—	—
定量限	—	—	+	+
线性	—	—	+	+
范围	—	—	+	+
耐用性	—	+	—	+

进行药品生产过程中微生物检验定性试验(简称定性试验)替代方法验证，验证参数至少需包括专属性及检测限；微生物检验定量试验(简称定量试验)替代方法验证应结合微生物污染的警戒限度、纠偏限度或其他限度要求开展验证，验证参数至少需包括准确度、精密度(重复性及中间精密度)、专属性、定量限、线性和范围。

进行终产品放行时的定性试验和定量试验替代方法验证时需根据表 1 要求对各参数进行逐一验证。某些特殊产品如短效期产品进行定性试验替代方法验证时，应结合产品的特性、生产工艺和无菌保障条件等方面的风险评估，至少对替代方法的专属性及检测限进行验证，并评估其耐用性和重现性。

替代方法验证的结果需采用适宜的统计学方法进行分析。当替代方法产生的结果不以菌落形成单位(cfu)表示时，应对结果进行评估和趋势分析，并采用适宜的统计学方法进行处理。进行方法验证时，若替代方法仅针对经典方法某一环节进行技术修改，只需验证该项替代环节而不是整个检验方法。

替代方法验证的一般要求

在开展替代方法验证前，需全面了解替代方法的检测原理、应用条件、仪器设备及预期信号等信息，并结合应用目的和场景等，对替代方法研发者提供的预处理方法、响应类型、准确度、精密度、专属性、检测限、定量限、线性、范围和耐用性等内容进行审查。

以仪器设备为主体的替代方法应对所使用的设备建立用户需求说明，并进行设计确认、安装确认、运行确认和性能确认等。性能确认时需进行参数验证，参数验证应根据方法的预期用途选择适宜的微生物，按表 1 规定的参数逐一进行验证，并按要求与经典方法进行比较。

替代方法验证时应充分考虑样品对方法的影响，选择适宜的微生物进行验证。进行方法验证时除应根据预期用途采用药典规定的标准菌株进行验证，还应选择对方法和样品具有挑战的微生物(如样品及环境分离微生物、受损或生长缓慢微生物和临床分离微生物等)进行验证。

样品中微生物检验定性试验方法的验证

1. 专属性

定性试验的专属性是指检测样品中可能存在的特定微生物种类的能力。当替代方法以微生物生长信号作为判断指标时，其专属性验证除应确认所用培养体系的促生长能力，还应考虑检测系统中的外来物质的存在对生长信号或微生物生长的影响。当替代方法不是以微生物生长信号作为判断指标时，其专属性验证应确认检测系统中的外来物质不会对结果产生干扰。

当采用替代方法进行控制菌检查或特定目标微生物检验时，应证明方法可检出目标微生物，且不受特性类似的非目标微生物干扰。

2. 检测限

定性试验的检测限是指在替代方法设定的检验条件下，样品中能被检出微生物的最低数量。由于微生物所具有的特殊性质，检测限是指在稀释或培养之前初始样品所含有的微生物数量，而不是指检验过程中某一环节的供试液中所含有的微生物数量。如口服固体制剂的控制菌检查中规定不得检出沙门菌，对检测限而言，是指每 10g 样品中能被检出的沙门菌的最低数量。

验证方法：在供试品中接种较低浓度(使同一平行试验中同时出现阴性和阳性结果的浓度)的试验菌，分别采用经典方法和替代方法对该试验菌进行检验。根据同时出现的阴性和阳性结果，采用适宜的统计学方法评估两种方法的检测限是否存在差异。例如，当采用单个较低浓度的微生物悬液进行试验时，可采用卡方检验(χ^2)评估两种方法的检测限是否存在差异；当使用一系列稀释浓度梯度的试验菌进行验证时，可采用最可能数法(MPN 法)，评估两种方法的最可能数置信区间是否重叠。由于检测限验证通常采用低浓度的微生物，因此与其他验证参数相比，需要更多的重复次数以满足统计学要求。

3. 重现性

定性试验的重现性是指相同的样品在不同实验室所得检验结果的接近程度。重现性可视为微生物检验方法在检验结果上对操作和环境变化的抵抗能力。

验证方法：在供试品中接种一定数量的试验菌（接种量应在检测限以上），采用替代方法，分别在不同实验室进行试验，选择适宜的统计学方法如卡方检验（χ^2）对结果进行评估。替代方法的重现性评估不需要将其与经典方法进行比较。验证过程中，应关注样品的一致性。

4. 耐用性

定性试验的耐用性是指在测定条件有小的变动时，测定结果不受影响的承受程度，为所建立的方法用于常规检验提供依据。若替代方法有特殊条件要求，则应在方法中加以说明，以便使用者了解方法的关键操作点。

样品中微生物检验定量试验方法的验证

1. 准确度

定量试验的准确度是指替代方法的检验结果与经典方法检验结果的接近程度。准确度应在检测范围内进行验证，通常用微生物的回收率（%）来表示。

验证方法：制备试验菌的菌悬液，菌悬液浓度应选择能够准确计数的适宜浓度，并系列稀释至较低浓度（如小于 10cfu/ml）。如菌落计数平皿法的替代方法，在制备高浓度菌悬液时，其浓度可以是 10^3cfu/ml，并系列稀释至 10^0cfu/ml。每个试验菌通常应选择不少于 5 个浓度的菌悬液进行试验，应采用适宜的统计学方法证明替代方法的回收率与经典方法无显著性差异，如采用方差分析并结合 t 检验评估方法回收率之间的差异。当两种测定方法原理不同，无法用回收率进行准确度评估时，应证明两种方法具有明确的相关性。当替代方法的回收率高于经典方法时，有必要结合专属性项下的有关内容对准确度进行评估。

2. 精密度

定量试验的精密度是指在检测范围内，对同一份均匀供试品多次取样测定，其检测结果的接近程度，通常采用标准偏差、相对标准偏差或其他适宜的方式表示。

在相同条件下，由同一个实验人员测定所得结果的精密度称为重复性；在同一实验室内的条件改变，如不同时间、不同实验人员、不同仪器等测定结果之间的精密度，称为中间精密度；不同实验室测定结果之间的精密度，称为重现性，重现性可视为微生物检验方法在检验结果上对操作和环境变化的抵抗能力。

重复性验证方法：制备试验菌的菌悬液，菌悬液浓度应选择能够准确计数的适宜浓度，并系列稀释至较低浓度（如小于 10cfu/ml）。每个试验菌通常应选择不少于 5 个浓度的菌悬液进行试验。每个浓度通常应进行不少于 10 次重复试验，以便能够采用统计分析方法得到相对标准偏差（RSD）。

中间精密度或重现性验证方法：在供试品中接种一定数量的试验菌（接种量应在定量限以上），采用替代方法，在同一实验室内的条件改变（如不同时间、不同实验人员、不同仪器等）情况下或在不同实验室间进行试验，选择适宜的统计方法对结果进行评估，如采用 t 检验评估试验结果的差异性。替代方法的中间精密度及重现性评估不需要将其与经典方法进行比较。验证过程中，应关注样品的一致性。

3. 专属性

定量试验的专属性是指在非目标微生物和/或其他成分可能存在的情况下，采用的分析方法能正确测定目标微生物的能力。如菌落计数平皿法其设定目的在于检出一定数量的微生物，则其专属性验证应证明当样品中存在一定数量的试验菌时，通过平皿法检验，能够检出试验菌，且样品的存在不会对结果造成影响。

验证方法：应设计可能使替代方法出现假阳性的实验模型进行挑战试验，必要时可使用混合微生物，确认替代方法的专属性。当替代方法不以微生物生长信号进行定量时（如不需要增菌或在 1～50cfu 范围内就可直接测定菌数的定量方法），以上验证方式尤为重要。

4. 定量限

定量试验的定量限是指样品中能被准确定量测定的微生物最低数量。由于定量限验证时，菌悬液浓度较低会导致计数结果存在较大误差，因此替代方法的定量限仅需证实在相近的低限度下其灵敏度至少相当于经典方法，特殊情况时应至少满足检测要求。

验证方法：通常在检验范围的最低浓度附近选择不少于 5 个不同浓度的菌悬液进行试验，每份菌悬液分别用经典方法和替代方法进行不少于 5 次试验，采用统计方法比较替代方法的检验结果与经典方法结果在准确度和精密度上的差异，无显著性差异时的最低浓度即为方法的定量限。

5. 线性

定量试验的线性是指在一定范围内，试验结果与样品中微生物数量成比例关系的程度。

验证方法：必须覆盖能够准确测定的所有浓度范围。每株试验菌应选择不少于 5 个浓度的菌悬液进行试验，每个浓度通常至少测定 5 次。选取准确度及精密度符合要求的所有浓度梯度数据，以试验结果为因变量，样品中微生物的预期数量为自变量进行线性回归分析，计算决定系数 R^2。替代方法的决定系数不得低于 0.9。

6. 范围

定量试验的范围是指适用试验方法且准确度、精密度和线性符合一定要求的微生物高低限浓度或量的区间。

7. 耐用性

定量试验的耐用性是指在试验条件有小的变动时，

试验结果不受影响的承受程度，为所建立的方法用于常规检验提供依据。若替代方法有特殊条件要求，则应在方法中加以说明，以便使用者了解方法的关键操作点。

9203 药品微生物实验室质量管理指导原则

药品微生物实验室质量管理指导原则用于指导药品微生物检验实验室的质量控制。涉及生物安全的操作，应符合相应国家、行业、地方的标准和规定等。

药品微生物的检验结果受很多因素的影响，如样品中微生物可能分布不均匀、微生物检验方法的误差较大等。因此，在药品微生物检验中，为保证检验结果的可靠性，必须使用经验证的检测方法并严格按照药品微生物实验室质量管理指导原则要求进行检验。必要时，微生物实验室应开展微生物检测的测量不确定度评定；也应按质量风险管理要求开展风险评估，为微生物可能导致的质量问题提供有效信息与分析。

药品微生物实验室质量管理指导原则包括以下几个方面：人员、培养基、外部服务与供应品、菌种、设施和环境条件、设备、样品、检验方法、污染废弃物处理、检测结果有效性的保证、实验记录与数据、结果的判断和检测报告、文件等。

人员

微生物实验室应设置质量负责人、技术管理者、检验人员、生物安全责任人、生物安全监督员、菌种管理员及相关设备和材料管理员等岗位，可通过一人多岗设置。

从事药品微生物检验工作的人员应具备微生物学或相近专业知识的教育背景。

检验人员必须熟悉相关检测方法、程序、检测目的和结果评价。微生物实验室管理者的专业技能和经验水平应与其职责范围相符，如：管理技能、实验室安全、试验安排、预算、实验研究、结果的评估和数据偏差的调查、技术报告书写等。

实验人员上岗前应依据所在岗位和职责接受相应的培训，在确认被培训人员可以承担某一试验前，其不能独立从事该项微生物试验。培训内容包括胜任工作所必需的设备操作、微生物检验技术等方面的培训，如无菌操作、培养基制备、消毒、灭菌、倾注平板、菌落计数、菌种的转种、传代和保藏、洁净区域的微生物监测、微生物检查方法和鉴定基本技术等，经考核合格后方可上岗。

实验人员应经过实验室生物安全方面的培训，熟悉生物安全操作知识和消毒灭菌知识，保证自身安全，防止微生物在实验室内部污染。

实验室应确定实验人员持续培训的需求，制定继续教育计划，保证知识与技能不断地更新。

实验室应确定人员具备承担相应实验室活动的能力，以及评估偏离影响程度的能力。可通过参加内部质量控制、能力验证或实验室间比对等方式客观评估检验人员的能力，并授权从事相应的实验室活动，必要时对其进行再培训并重新评估。当使用一种非经常使用的及新的方法或技术时，有必要在检测前确认微生物检测人员的操作技能。

所有人员的培训、考核内容和结果均应记录归档。

培养基

培养基是微生物试验的基础，直接影响微生物试验结果。适宜的培养基制备方法、贮藏条件和质量控制试验是提供优质培养基的保证。

微生物实验室使用的培养基可按培养基处方配制，也可使用按处方生产的符合规定的脱水培养基配制，或直接采用商品化的预制培养基。

商品化的脱水培养基或预制培养基应设立接收标准，并进行符合性验收，包括品名、批号、数量、生产单位、外观性状（瓶盖密封度、内容物有无结块霉变等）、处方和使用说明、有效期、贮藏条件、生产商提供的质控报告、有效期确定的资料和/或其他相关材料（如配方变更）。

培养基的配制

制备培养基时，应选择质量符合要求的脱水培养基或单独配方组分进行配制。不应使用结块、颜色发生变化或其他物理性状明显改变的脱水培养基。

脱水培养基或单独配方组分应在适当的条件下贮藏，如低温、干燥和避光，所有的容器应密封，尤其是盛放脱水培养基的容器。

为保证培养基质量的稳定可靠并符合要求，配制时，脱水培养基应按使用说明的要求操作，自制培养基应按配方准确配制。各脱水培养基或各配方组分称量应达到相应的精确度。配制培养基最常用的溶剂是纯化水。应记录各称量物的重量和水的使用量。

配制培养基所用容器不得影响培养基质量，一般为玻璃容器。培养基配制所用的容器和配套器具应洁净，可用纯化水冲洗玻璃器皿以消除清洁剂和外来物质的残留。对热敏感的培养基，如糖发酵培养基其分装容器一般应预先进行灭菌，以保证培养基的无菌性。

配制时，培养基应完全溶解混匀，再进行分装与灭菌。若需要加热助溶，应注意不要过度加热，以避免培养基颜色变深。如需要添加其他组分时，加入后应充分混匀。

培养基的灭菌

培养基应采用经验证的灭菌程序灭菌。商品化的预制培养基必须附有所用灭菌方法的资料。培养基灭菌一般采用湿热灭菌技术，特殊培养基可采用薄膜过滤除菌等技术。

培养基若采用不适当的加热和灭菌条件，有可能引起颜色变化、透明度降低、琼脂凝固力或 pH 值的改变。因此，培养基应采用经验证的灭菌程序灭菌，培养基灭菌方法和条件，可通过适用性检查试验进行验证。此外，对高压灭菌器的蒸汽循环系统也要加以验证，以保证在一定装载方式下的正常热分布。温度缓慢上升的高压灭菌器可能导致培养基的过热，过度灭菌可能会破坏绝大多数的细菌和真菌培养基促生长的质量。灭菌器中培养基的容积和装载方式也将影响加热的速度。此外还应关注灭菌后培养基体积的变化。

应确定每批培养基灭菌后的 pH 值(冷却至 25℃左右测定)。若培养基处方中未列出 pH 值的范围，除非经验证表明培养基的 pH 值允许的变化范围很宽，否则，pH 值的范围不能超过规定值±0.2。如需灭菌后进行调整，应使用灭菌或除菌的溶液。

培养基的贮藏

自配的培养基应标记名称、批号、配制日期、制备人等信息，并在已验证的条件下贮藏。商品化的预制培养基应根据培养基使用说明书上的要求进行贮藏，所采用的贮藏和运输条件应使成品培养基最低限度地失去水分并提供机械保护。

培养基灭菌后不得贮藏在高压灭菌器中，琼脂培养基不得在 0℃或 0℃以下存放，因为冷冻可能破坏凝胶特性。培养基保存应防止水分流失，必要时避光保存。琼脂平板最好现配现用，如置冰箱保存，应密闭包装，保存期需经验证确定。

培养基的质量控制试验

实验室应制定试验用培养基的质量控制程序，确保所用培养基质量符合相关检查的需要。

实验室配制或商品化的成品培养基的质量依赖于其制备过程，采用不适宜方法制备的培养基将影响微生物的生长或复苏，从而影响试验结果的可靠性。

所有配制好的培养基均应进行质量控制试验。实验室配制的培养基的常规监控项目是 pH 值、适用性检查、定期的稳定性检查，以确定有效期。培养基在有效期内应依据适用性检查试验确定培养基质量是否符合要求。有效期的长短取决于在一定存放条件下(包括容器特性及密封性)的培养基其组成成分的稳定性。

除药典通则另有规定外，在实验室中，应采用已验证的配制和灭菌程序制备培养基；每批商品化的预制培养基、由脱水培养基或按处方配制的培养基均应符合培养基适用性检查的要求。试验用菌种可根据培养基的用途从相关通则中进行选择，也可增加生产环境及产品中常见的污染菌株。

培养基的质量控制试验若不符合规定，应寻找不符合的原因，以防止问题重复出现。任何不符合要求的培养基均不能使用。

固体培养基灭菌后的再融化只允许 1 次，以避免因过度受热造成培养基质量下降或微生物污染。培养基的再融化一般采用水浴或流通蒸汽加热，若采用其他融化方法，应对其进行评估，确认该融化方法不影响培养基质量。融化的培养基应置于 45～50℃的环境中，不得超过 8 小时。使用过的培养基(包括失效的培养基)应按照国家污染废物处理相关规定进行。

制成平板或分装于试管的培养基应进行下列检查：容器和盖子不得破裂，装量应相同，尽量避免形成气泡，固体培养基表面不得产生裂缝或涟漪，在冷藏温度下不得形成结晶，不得污染微生物等。

用于环境监测的培养基须特别防护，以防止外来污染物的影响及避免出现假阳性结果。

实验室应有文件规定微生物试验用培养基、原材料及补充添加物的采购、验收、贮藏、制备、灭菌、质量检查与使用的全过程，并对培养基的验收、制备、灭菌、贮藏(包括灭菌后)、质量控制试验和使用情况等进行记录，包括培养基名称、制造商、批号、表观特性、配制日期和配制人的标识、称量、配制及分装的体积、pH 值、灭菌设备及程序等，按处方配制的培养基记录还应包括成分名称及用量。

外部服务与供应品

外部服务包括校准、检测、培训、能力验证提供、设施和设备维修维护服务等；供应品包括试剂、消耗材料等。实验室应保证影响实验室活动的外部服务和供应品的适宜性，并保存相关活动的记录。

采购文件中应包括对外部服务和供应品性能或质量的技术要求。应优先选择已经获得供应品认证和/或质量管理体系认证的供应商提供的供应品，也可通过调查或实地考察的方式进行合格供应商的评价，证明供应商的管理能力和技术能力。实验室应制定文件，验证所有环节包括试剂和软件等是否符合预期性能；尤其应对影响结果质量的重要供应品进行技术验收。如供应品中的试剂应有接收、检查和贮藏的文件，以确保所用试剂质量符合相关检查要求。试验用关键试剂，在使用和贮藏过程中，应对每批试剂的适用性进行验证确认。实验室应对试剂进行管理控制，保存和记录相关资料。实验室配制的所有试剂、试液及溶液应贴好标签，标明名称、制备依据、适用性、浓度、贮藏条件、制备日期、有效期及制备人等信息。

菌　种

试验过程中，生物样本可能是最敏感的，因为它们的活性和特性依赖于合适的试验操作和贮藏条件。实验室菌种处理和保藏程序应标准化，使尽可能减少菌种污染和生长特性的改变。按统一操作程序制备的菌株是微生物试验结果一致性的重要保证。

药品微生物检验用的试验菌应为有明确来源的标准菌株，或使用与标准菌株所有相关特性等效的可溯源的商业派生菌株。

标准菌株应来自认可的国内或国外菌种保藏机构，其复苏、复壮或培养物的制备应按供应商提供的说明或按已验证的方法进行。从国内或国外菌种保藏机构获得的标准菌株经复苏并在适宜的培养基中生长后，即为标准储备菌株。标准储备菌株应进行纯度和特性确认。标准储备菌株保存时，可将培养物等份悬浮于抗冷冻的培养基中，并分装于小瓶中，建议采用低温冷冻干燥、液氮贮存、超低温冷冻(低于−30℃)等方法保存。低于−70℃或低温冷冻干燥方法可以延长菌种保存时间。标准储备菌株可用于制备每月或每周 1 次转种的工作菌株。冷冻菌种一旦解冻转种制备工作菌株后，不得重新冷冻和再次使用。

工作菌株的传代次数应严格控制，不得超过 5 代(从菌种保藏机构获得的标准菌株为第 0 代)，以防止过度的传代增加菌种变异的风险。1 代是指将活的培养物接种到微生物生长的新鲜培养基中培养，任何形式的转种均被认为是传代 1 次。必要时，实验室应对工作菌株的特性和纯度进行确认。

工作菌株不可替代标准菌株，标准菌株的商业衍生物仅可用作工作菌株。标准菌株如经确认试验证明已老化、退化、变异、污染等或该菌株已无使用需要时，应及时灭菌销毁。

菌种必须定期转种传代，并做纯度、特性等实验室所需关键指标的确认，实验室应建立菌种管理(从标准菌株到工作菌株)的文件和记录，内容包括菌株的申购、进出、收集、贮藏、确认、转种、使用及销毁等全过程。每支菌种都应注明其名称、标准号、接种日期、传代数，并记录菌种生长的培养基和培养条件、菌种保藏的位置和条件等信息。

设施和环境条件

微生物实验室应具有进行微生物检测所需的适宜、充分的设施条件，试验环境应保证不影响检验结果的准确性。微生物实验室应专用，并与生产、办公等其他区域分开。

实验室的布局和运行

微生物实验室的布局与设计应充分考虑到试验设备安装、良好微生物实验室操作规范和实验室安全的要求。以能获得可靠的检测结果为重要依据，且符合所开展微生物检测活动生物安全等级的需要。实验室布局设计的基本原则是既要最大可能防止微生物的污染，又要防止检验过程对人员和环境造成危害，同时还应考虑活动区域的合理规划及区分，避免混乱和污染，提高微生物实验室操作的可靠性。

微生物实验室的设计和建筑材料应考虑其适用性，以利清洁、消毒并减少污染的风险。洁净区域应配备独立的空气机组或空气净化系统，以满足相应的检验要求，包括温度和湿度的控制，压力、照度和噪声等都应符合工作要求。空气过滤系统应定期维护和更换，并保存相关记录。微生物实验室应包括相应的洁净区域和生物安全控制区域，同时应根据试验目的，在时间或空间上有效分隔不相容的试验活动，将交叉污染的风险降到最低。生物安全控制区域应配备满足要求的生物安全柜，以避免有危害性的生物因子对实验人员和环境造成危害。霉菌试验要有适当的措施防止孢子污染环境。对人或环境有危害的样品应采取相应的隔离防护措施。一般情况下，药品微生物检验的实验室应有符合无菌检查法(通则 1101)及非无菌产品微生物限度检查：微生物计数法(通则 1105)和控制菌检查法(通则 1106)要求的、用于开展无菌检查和微生物限度检查及无菌采样等检测活动的、独立设置的洁净室(区)或隔离系统，并配备相应的阳性菌实验室、培养室、试验结果观察区、培养基及试验用具准备(包括灭菌)区、样品接收和贮藏室(区)、标准菌株贮藏室(区)、污染物处理区和文档处理区等辅助区域。微生物基因扩增检测实验室原则上应设分隔开的工作区域以防止污染，包括(但不限于)试剂配制与贮存区、核酸提取区、核酸扩增区和扩增产物分析区。应对上述区域明确标识。

微生物试验的各项工作应在专属的区域进行，以降低交叉污染、假阳性结果和假阴性结果出现的风险。无菌检查应在隔离器系统或 B 级背景下的 A 级单向流洁净区域中进行，微生物限度检查应在不低于 D 级背景下的生物安全柜或 B 级洁净区域内进行。A 级和 B 级区域的空气供给应通过终端高效空气过滤器(HEPA)。

一些样品若需要证明微生物的生长或进一步分析培养物的特性，应在生物安全控制区域进行。任何出现微生物生长的培养物不得在实验室洁净区域内打开。对染菌的样品及培养物应有效隔离，以减少假阳性结果的出现。病原微生物的分离鉴定工作应在相应级别的生物安全实验室进行。

实验室应制定进出洁净区域人和物的控制程序和标准操作规程，对可能影响检验结果的工作(如洁净度验证及监测、消毒、清洁、维护等)或涉及生物安全的设施和环境条件的技术要求能够有效地控制、监测并记录，当条件满足检测方法要求方可进行样品检测工作。微生物实验室使用权限应限于经授权的工作人员，实验人员应了解洁净区域的正确进出程序，包括更衣流程，该洁净区域的预期用途、使用时的限制及限制原因，适当的洁净级别。

环境监测

微生物实验室应按相关国家标准制定完整的洁净室(区)和隔离系统的验证和环境监测标准操作规程，环境监测项目和监测频率及对超标结果的处理应有书面程序。监测项目应涵盖到位，包括对空气悬浮粒子、浮游菌、沉降菌、表面微生物及物理参数(温度、相对湿度、换气次数、空气流速、压差、噪声等)的有效控制和监测。环境监测按药品洁净实验室微生物监测和控制指导原则(指导原则9205)进行。

清洁、消毒和卫生

微生物实验室应制定清洁、消毒和卫生的标准操作规程，规程中应涉及环境监测结果。

实验室在使用前和使用后应进行消毒，并定期监测消毒效果，要有足够的洗手和手消毒设施。实验室应有对有害微生物发生污染的处理规程。

所用的消毒剂种类应满足洁净实验室相关要求并定期更换。理想的消毒剂既能杀死广泛的微生物、对人体无毒害、不会腐蚀或污染设备，又有清洁剂的作用，性能稳定、作用快、残留少、价格合理。必要时对所用消毒剂和清洁剂的微生物污染状况应进行监测，并在确认的有效期内使用，A级和B级洁净区应使用无菌的或经无菌处理的消毒剂和清洁剂。

设　备

微生物实验室应配备与检验能力和工作量相适应的仪器设备，其类型、测量范围和准确度等级应满足检验所采用标准的要求。设备的安装和布局应便于操作，易于维护、清洁和校准，并保持清洁和良好的工作状态。用于试验的每台仪器、设备应有唯一标识。

仪器设备应有合格证书，实验室在仪器设备完成相应的检定、校准、验证、确认其性能，并形成相应的操作、维护和保养的标准操作规程后方可正式使用，仪器设备使用和日常监控要有记录。

设备的维护

为保证仪器设备处于良好工作状态，应定期对其进行维护和性能验证，并保存相关记录。仪器设备若脱离实验室或被检修，恢复使用前应重新确认其性能符合要求。

重要的仪器设备，如培养箱、冰箱等，应由专人负责进行维护和保管，保证其运行状态正常和受控，还应有相应的备用设备以保证试验菌株和微生物培养的连续性；高压灭菌器、隔离器、生物安全柜等设备实验人员应经培训并确认其能力后上岗。对于培养箱、冰箱、高压灭菌器等影响试验准确性的关键设备应在其运行过程中对关键参数(如温度、压力)进行连续观测和记录，有条件的情况下尽量使用自动记录装置。如果发生偏差，应评估对以前的检测结果造成的影响并采取必要的纠正措施。

对于一些容易污染微生物的仪器设备，如水浴锅、培养箱、冰箱和生物安全柜等应定期进行清洁和消毒。

对试验用的无菌器具应实施正确的清洗、灭菌措施，并形成相应的标准操作规程，无菌器具应有明确标识并与非无菌器具加以区别。

实验室的某些设备(例如培养箱、高压灭菌器等)应专用，除非有特定预防措施，以防止交叉污染。

校准、性能验证和使用监测

微生物实验室所用仪器应根据日常使用情况进行定期校准，并记录。校准周期和校验内容根据仪器的类型和设备在实验室产生的数据的重要性不同而不同。仪器上应有标签说明校准日期和再校准日期。

温度测量装置　温度不但对试验结果有直接影响，还对仪器设备的正常运转和正确操作起关键作用。相关的温度测量装置如培养箱和高压灭菌器中的温度计、热电耦和铂电阻温度计，应具有可靠的质量并进行校准，以确保所需的精确度，温度设备的校准应遵循国家或国际标准。

温度测量装置可用来监控冰箱、超低温冰箱、培养箱、水浴锅等设备的温度，应在使用前验证此类装置的性能。

灭菌设备　灭菌设备的灭菌效果应满足使用要求。应使用多种传感器(如温度、压力等)监控灭菌过程。对实际应用的灭菌条件和装载状态需定期进行性能验证，经过维修或工艺变化等可能对灭菌效果产生影响时，应重新验证。应定期使用生物指示剂检查灭菌设备的效果并记录，指示剂应放在不易达到灭菌的部位。日常监控可采用物理或化学方式进行。

压力容器操作人员的操作证书应符合特种设备相关标准或法规要求。

生物安全柜、层流超净工作台、高效过滤器　应由有专业技能的人员进行生物安全柜、层流超净工作台及高效过滤器的安装与更换，应按确认的方法进行现场生物和物理的检测，并定期进行再验证。

实验室生物安全柜和层流超净工作台的通风应符合微生物风险级别及符合安全要求。其他设备的安装不应影响生物安全柜等安全隔离装置的气流。应定期对生物安全柜、层流超净工作台进行监测，以确保其性能符合相关要求，如生物安全柜维护检验时可包括下降气流、流入气流、气流模式和高效过滤器等性能指标。实验室应保存检查记录和性能测试结果。

其他设备　悬浮粒子计数器、浮游菌采样器应定期进行校准；pH计、天平和其他类似仪器的性能应定期或在每次使用前确认；若湿度对试验结果有影响，湿度计应按国家或国际标准进行校准；当所测定的时间对检测结果有影响时，应使用校准过的计时仪或定时器；使用离心机时，应评估离心机每分钟的转数，若离心是关键因素，离心机应该进行校准。

样　品

样品采集

试验样品的采集，根据取样测试的目的不同，应分别基于随机原则和风险原则，由经过培训的人员在受控条件下进行，并防止污染。如需无菌抽样，应采用无菌操作技术，并在具有无菌条件的特定区域中进行。抽样环境应监测并记录，同时还需记录采样时间。抽样的任何消毒过程(如抽样点的消毒)不能影响样品中微生物的检出。

所抽样品应有清晰标识，避免样品混淆和误用。标识应包括样品名称、批号、抽样日期、采样容器、抽样人等信息，使标识安全可见并可追溯。

样品贮存和运输

待检样品应在合适的条件下贮藏并保证其完整性，尽量减少污染的微生物发生变化。样品在运输过程中，应保持原有(规定)的贮存条件或采取必要的措施(如冷藏或冷冻)。应明确规定和记录样品的贮藏和运输条件。

样品的确认和处理

实验室应有被检样品的传递、接收、贮存和识别管理程序。

实验室在收到样品后应根据有关规定尽快对样品进行检查，并记录被检样品所有相关信息，如接收日期、样品状况、采样信息(包括采样日期和采样条件等)、贮藏条件。

如果样品存在数量不足、包装破损、标签缺失、温度不适等，实验室应在决定是否检测或拒绝接受样品之前与相关人员沟通。样品的包装和标签有可能被严重污染，因此，搬运和贮存样品时应小心以避免污染的扩散，容器外部的消毒应不影响样品的完整性。样品的任何异常状况在检验报告中应有说明。

选择具有代表性的样品，根据有关的国家或国际标准，或使用经验证的方法，尽快进行检验。

实验室应按照书面管理程序对样品进行保留和处置。已知被污染的样品应经过无害化处理。

检验方法

检验方法选择

药品微生物检验时，应根据检验目的选择适宜的方法进行样品检验。

检验方法的确认

药典方法或其他相关标准中规定的方法是经过验证的，在引入检测之前，实验室应证实能够正确地运用这些方法。样品检验时所采用的方法应经确认。当发布机构修订了标准方法，实验室应评估修订内容，除文字修订外，还应在所需的程度上重新进行方法确认。

实验室对所用商业检测系统如试剂盒应保留确认数据，这些确认数据可由制造者提供或由第三方机构评估，必要时，实验室应对商业检测系统进行确认。

检验方法的验证

如果检验方法不是标准中规定的方法，使用前应进行方法的验证，对无参考方法的验证可采用自然污染或人工污染等方式，评估预先设定的指标；对有参考方法的验证可采用待验证方法与参考方法比较的方式，如替代方法的验证按药品微生物检验替代方法验证指导原则(指导原则9201)进行。

检验方法的确认和验证按药品微生物分析方法验证、确认及转移指导原则（指导原则 9213）进行。

污染废弃物处理

实验室应有妥善处理废弃样品、过期(或失效)培养基和有害废弃物的设施和制度，旨在减少检查环境和材料的污染。污染废弃物管理应符合国家和地方法规的要求，并应交由当地环保部门资质认定的单位进行最终处置，由专人负责并书面记录和存档。

药品微生物实验室应制定针对所操作微生物危害的安全应急预案，规范生物安全事故发生时的操作流程和方法，避免和减少紧急事件对人员、设备和工作的伤害和影响，如活的培养物洒出必须就地处理，不得使培养物污染扩散。实验室还应配备消毒剂、化学和生物学的溢出处理盒等相关装备。

检测结果有效性的保证

内部质量控制

为评估实验室检测结果的持续有效，实验室应制订质量控制程序和计划，对内部质量控制活动的实施内容、方式、责任人及结果评价依据作出明确的规定。质量控制计划应尽可能覆盖实验室的所有检测人员和检测项目。

对于药品微生物检测项目，实验室可定期使用标准样品(如需氧菌总数标准样品等)、质控样品或用标准菌株人工污染的样品等开展内部质量控制，并根据工作量、人员水平、能力验证结果、外部评审等情况明确规定质控频次。

在实施人员比对、设备比对和方法比对时，要选取均匀性和稳定性符合要求的样品进行。

外部质量评估

实验室应参加与检测范围相关的能力验证或实验室之间的比对试验来评估检测能力水平，通过参加外部质量评估来评定检测结果的偏差。

实验室应对评估结果进行分析，适时改进。

实验记录和数据

试验结果的可靠性依赖于试验严格按照标准操作规程进行，而标准操作规程应指出如何进行正确的试验操作。实验记录和数据应是真实、准确、完整和可追溯的。实验记录应包含所有关键的细节，确保可重复该试验活动。

实验记录至少应包括以下内容：试验日期、检品名称、检验人员姓名、标准操作规程编号或方法、试验结果、偏差(存在时)、试验参数(如环境、设备、菌种、培养基和批号以及培养温度)、复核人签名等。

实验记录上还应显示检验标准的选择，如果使用的是药典标准，必须保证是现行有效的标准。

试验所用每一个关键的试验设备均应有记录，设备日志或表格应设计合理，以满足试验记录的追踪性，设备温度(水浴、培养箱、灭菌器)必须记录，且具有追溯性。

实验记录可以是纸质的，也可以是电子的，或纸质和电子记录并存。实验记录的修改应可追溯到前一个版本，并能保存原始及修改后的数据和文档，包括修改日期、修改内容和修改人员。

开展微生物试验时可选择适宜的方式保障微生物数据可靠性：如高分辨率拍照形成数字化图像的电子数据，微生物关键结果的观察宜采用第二人复核的方式确认。

归档的数据应确保安全。电子数据应定期备份，其备份及恢复流程必须经过验证。纸质数据应便于查阅。数据的保存期限应满足相应规范要求，并建立数据销毁规程，数据的销毁应经过审批。

结果的判断和检测报告

由于微生物试验的特殊性，在结果分析时，对结果应进行充分和全面的评价，所有影响结果观察的微生物条件和因素均应考虑，包括与规定的限度或标准有很大偏差的结果；微生物在原料、辅料或试验环境中存活的可能性；微生物的生长特性等。特别要了解结果与标准的差别是否有统计学意义。若发现结果不符合药典各品种项下要求或另外建立的质量标准，应进行原因调查。引起微生物污染结果不符合标准的原因主要有两个：试验操作错误或产生无效结果的试验条件；产品本身的微生物污染总数超过规定的限度或检出控制菌。

检验过程出现与微生物相关的不合规范的数据，均属于微生物数据偏差(microbial data deviation，MDD)。对实验室偏差数据的调查，有利于持续提高实验室数据的可靠性。MDD 调查主要分为两个阶段，第一阶段仅限于实验室内调查，焦点集中于试验是否有效；第二阶段是开展全面调查，确定异常结果的根本原因。一般先从微生物实验室开始进行偏差调查，根据调查的需要逐步延伸到其他相关部门；由于微生物调查的时限性，其他相关部门的调查也可以在微生物实验室调查完成前开始。

实验室调查时应考虑实验室环境、抽样区的防护条件、样品在该检验条件下以往检验的情况、样品本身具有使微生物存活或繁殖的特性等情况。此外，回顾试验过程也可评价该试验结果的可靠性及试验过程是否恰当。如果试验操作被确认是引起结果不符合的原因，则应制定纠正和预防措施，按照正确的操作方案进行试验，在这种情况下，对试验过程及试验操作应进行有效控制。

样品检验应有重试的程序，如果依据分析调查结果发现试验有错误而判试验结果无效，应进行重试。如果需要，可按相关规定重新抽样，但抽样方法不能影响不符合规定结果的分析调查。上述情况应保留相关记录。

微生物实验室检测报告应符合检测方法的要求。实验室应准确、清晰、明确和客观地报告每一项或每一份检测的结果。

检测报告的信息应该完整、可靠。

文　件

文件应当充分表明试验是在实验室内按可控的程序进行的，一般包括以下方面：人员培训与资格确认；设备验收、验证、检定(或校准)、期间核查和维修；设备使用中的运行状态(设备的关键参数)；培养基制备、贮藏和质量控制；洁净室管理；菌种和生物安全管理；检验规程中的关键步骤；数据记录与结果计算的确认；质量责任人对试验报告的评估；数据偏离的调查。

所有程序和支持文件，应保持现行有效并易于人员取阅。涉及生物安全的操作现场应防止文件被污染，可采取必要的消毒、去除污染等控制措施。

9401　生物制品生物活性/效价测定方法验证指导原则

对药品质量控制分析方法进行验证的目的是证明采用的方法适合于相应检测要求。生物制品质量控制中生物活性/效价为反映生物制品有效性的关键质量属性，对相应的测定方法进行规范的验证是保障其适用性的前提。本指导原则从验证方案的制订、各验证指标的具体验证策略、验证结果的记录和方法的监控及再验证的角度阐述了生物活性/效价测定方法验证相关的要求，旨在对新建的或拟修订的生物制品生物活性/效价测定方法所开展的验证工作进行规范与指导。本指导原则中的生物活性/效价测定主要是指相对效价测定，该法系将供试品的生物反应与已知标准品产生的反应相比较，从而定量测定供试品相对于标准品的效价。

一、方法验证的基本要素

(一)验证方案

方法验证需根据验证方案来完成。验证方案不仅应包括验证设计、验证指标、合理的可接受标准和数据分析计划，还应涵盖不符合可接受标准时可采取的措施等。

1. 验证设计

验证设计主要涉及样品的选择、实验变异来源的考量及试验重复策略等。应采用具有代表性的样品进行验证试验，并在验证方案中注明所需样品的类型及数量。实验变异的来源主要包括样品的制备、试验内和试验间的影响因素。试验内变异可能受方法开发阶段所确定的实验条件(温度、pH 值、孵育时间等)、实验设计(动物数量、稀释度组数、每个稀释组的重复数、稀释度间隔等)、试验过程、系统适用性和样品适用性要求、统计分析等因素的影响。而试验间变异主要受不同分析人员、不同试验时间、不同仪器设备和试剂批次等因素的影响。因此，一个设计良好的验证方案应综合考量试验内和试验间变异的来源。此外，每轮验证试验中标准品和供试品均应独立制备。验证中使用的重复策略应尽量反映影响效价测定结果的实验因素。

2. 验证指标与可接受标准

由于相对效价测定方法各具特点，并随分析对象而变化，因此需视具体方法拟订具体的验证指标，关于常见验证指标的具体讨论见本指导原则“一、(二)各验证指标的验证策略”项下。应根据测定方法特点和验证目的来确定各验证指标的可接受标准。在评估某些验证指标是否符合可接受标准时，除了判定验证结果是否符合预设标准外，还可通过等效性检验方法判定验证结果的置信区间是否也符合要求。同时还应分别建立试验有效性的可接受标准(系统适用性要求)和样品结果有效性的可接受标准(样品适用性要求)，上述标准可根据方法开发的情况制定，但最终需根据验证的数据进行修正并在验证完成前确定。

3. 数据分析计划

应按照验证方案中列出的数据分析计划对验证结果进行分析，包括对验证指标结果的绘图和统计学分析，以及判断它们是否符合可接受标准等。常规的统计学方法一般要求数据之间相互独立，并呈近似正态分布和方差齐性。而测得的相对效价在多数情况下服从近似对数正态分布，因此，为满足上述统计学要求，通常采用相对效价的对数转换值进行数据分析，本指导原则中对数转换的底数可取任一适用的底数，一般以无理数 e 或 10 为底。当无法满足上述统计学要求时，也可考虑采用其他适宜的替代方法进行数据分析。可在测定方法开发阶段通过对适量历史数据的分析而获知测得的相对效价的分布情况，若确定测得的相对效价为正态分布，则可直接采用测得值按下述统计方法进行数据处理，此时精密度一般用标准偏差(SD)或相对标准偏差(RSD,%)表示。

(二)各验证指标的验证策略

常见的验证指标包括专属性、相对准确度、精密度、线性和范围，后 4 个指标的验证通常可进行合并设计。

1. 专属性

(1)定义　专属性系指在其他成分，如杂质、降解产物、基质等存在时，采用的测定方法不受这些成分的干扰能正确测定待测物的能力。专属性亦可指测定方法区分相关物质的能力，因此，对待测物中任何已存在的或新引入的相关物质均应加以研究。如方法专属性不强，应采用多种不同原理的方法予以补充。

(2)评价方法　在杂质、降解产物或基质可获得的情况下，往平行稀释的标准品溶液中加入潜在的干扰物，并与未加干扰物的标准品溶液比较测得的相对效价的结果，采用合适的等效性检验方法考察二者剂量-反应曲线的相似性和效价测得结果的一致性。也可取基质或与待测物结构相似的产品相关产物或非相关物质进行试验，基质、产品相关产物或非相关物质应均呈阴性反应。

在杂质、降解产物或基质不能获得的情况下，也可用强光照射、高温、高湿等方式对供试品进行加速破坏，以研究可能存在的降解产物和降解途径对相对效价测定的影响。

2. 相对准确度

(1)定义　系指在规定的范围内，测得的相对效价与真实值或参考值接近的程度，一般用相对偏倚(RB,%)或其他适宜指标表示。

(2)评价方法　在规定范围内，取标准品或已知效价的供试品稀释至不同的目标效价水平，一般至少需要评估 3 个效价水平，但为了获得更可靠的结果，推荐评估 5 个效价水平，每个效价水平分别至少独立测定 3 次。以效价理论值的对数(横坐标)对其相应的效价测定值的对数(纵坐标)作直线回归。采用每个效价水平测定值的相对偏倚和不同效价水平相对偏倚的变化趋势或其他适宜指标来评价相对准确度，其中相对偏倚的变化趋势可用直线回归方程的斜率进行评价。

相对偏倚计算公式如下：

$$\mathrm{RB}(\%)=\left(\frac{效价测定值}{效价理论值}-1\right)\times 100$$

在每个效价水平上，测得的相对效价的对数平均值的 $100(1-2\alpha)\%$(通常取 $\alpha=0.05$，即 90%)置信区间(CI)，可按下式计算：

$$\mathrm{CI}=\mathrm{Average}\pm t_{df}\cdot\frac{\mathrm{SD}}{\sqrt{n}}$$

式中　Average 为每个效价水平效价测定值的对数平均值；

SD 为每个效价水平效价测定值的对数标准偏差；

n 为每个效价水平效价测定值的个数；

df 为自由度，等于每个效价水平测定值个数减 1；

t_{df} 为自由度为 df 时的 t 界值表查表值。

再按下式计算每个效价水平上相对偏倚的 $100(1-2\alpha)\%$(通常取 $\alpha=0.05$，即 90%)置信区间($\mathrm{CI_{RB}}$)。

$$CI_{RB}=\left\{\left(\frac{\text{antilog(LCI)}}{\text{效价理论值}}-1\right)\times100\%,\left(\frac{\text{antilog(UCI)}}{\text{效价理论值}}-1\right)\times100\%\right\}$$

式中　LCI 为每个效价水平效价测定值的对数平均值的 90%置信下限；

UCI 为每个效价水平效价测定值的对数平均值的 90%置信上限。

(3)数据要求　应报告每个效价水平效价测定值的相对偏倚、直线回归方程的斜率或其他适宜的评价指标，上述指标均应符合验证方案中预先设定的可接受标准。必要时还应报告相对偏倚或其他适宜指标的置信区间。

3. 精密度

(1)定义　精密度系指在规定的条件下，同一份均匀供试品，经多次取样测定所得结果之间的接近程度，包括重复性、中间精密度和重现性。由于相对效价测定方法的中间精密度包含重复性考察，因此，本指导原则中主要介绍中间精密度的评价方法，必要时还应进行不同实验室间的重现性考察。相对效价测定方法的精密度一般用几何标准偏差(GSD)或几何变异系数(GCV,%)表示，可采用下述方法或方差分析法(ANONA)进行评价。

(2)评价方法　在规定范围内，考察随机变动因素如不同日期、不同分析人员、不同仪器、不同关键试剂批次等对精密度的影响，实验设计同本指导原则"一、(二)2. 相对准确度(2)评价方法"项。以每个效价水平测得的相对效价的几何标准偏差或几何变异系数来评价中间精密度。

在每个效价水平上，测得的相对效价的几何标准偏差计算公式如下：

$$GSD=\text{antilog(SD)}$$

式中　SD 为每个效价水平效价测定值的对数标准偏差。

在每个效价水平上，测得的相对效价的几何变异系数计算公式如下：

$$GCV(\%)=(GSD-1)\times100$$

对于 SD，仅需关注其 $100(1-\alpha)\%$(通常取 $\alpha=0.05$，即 95%)的置信上限(CI_{SD})，其计算公式如下：

$$CI_{SD}=SD\sqrt{\frac{n-1}{\chi^2_{\alpha,n-1}}}$$

式中　n 为每个效价水平效价测定值的个数；

$\chi^2_{\alpha,n-1}$为自由度为 $n-1$ 时的χ^2界值表概率 $1-\alpha$ 所对应的查表值。

因此，在每个效价水平上 GSD 的 $100(1-\alpha)\%$(通常取 $\alpha=0.05$，即 95%)的置信上限(CI_{GSD})计算公式为：

$$CI_{GSD}=\text{antilog}(CI_{SD})$$

在每个效价水平上 GCV 的 $100(1-\alpha)\%$(通常取 $\alpha=0.05$，即 95%)的置信上限(CI_{GCV})计算公式为：

$$CI_{GCV}(\%)=(CI_{GSD}-1)\times100$$

(3)数据要求　应报告每个效价水平效价测定值的几何标准偏差、几何变异系数或相应的置信区间，几何变异系数应符合验证方案中预先设定的可接受标准。采用方差分析法进行评价时，还可报告各效价水平合并计算后总的几何变异系数，并分析变异来源。

4. 线性

(1)定义　通常系指在设计的范围内，测得的相对效价与真实值或参考值之间的线性关系，为与相对准确度相关的稀释线性。

(2)评价方法　在规定范围内，取标准品稀释至不同的目标效价水平，通常至少制备 3 个效价水平的标准品溶液，但推荐评估 5 个效价水平。以效价理论值的对数(横坐标)对其相应的效价测定值的对数(纵坐标)作图，采用最小二乘法进行线性回归。

(3)数据要求　应列出线性图、直线回归方程、斜率、y 轴截距和相关系数。相关系数应符合验证方案中预先设定的可接受标准或直线回归方程的显著性检验应具有统计学意义。

5. 范围

(1)定义　系指测定方法能达到一定相对准确度、中间精密度和线性要求时的高低限相对效价水平或量的区间。

(2)评价方法　该范围通常来源于稀释线性研究，评估的效价水平应至少涵盖产品效价质量标准的范围。对于稳定性研究或其他特殊情况，可视具体情况适当扩大方法验证的范围。

(3)数据要求　应报告相对准确度、中间精密度和线性符合要求时的相对效价水平或量的范围。

6. 其他验证指标的考虑

由于分析方法验证指导原则(指导原则9101)介绍的其他验证指标如检测限和定量限与报告相对效价的生物检定方法无关，因此，上述指标在本指导原则均未涉及。此外，耐用性也未列入本指导原则的验证要求中，建议在测定方法开发阶段或预验证阶段进行该指标的考察，以确定测定方法的重要实验参数及相应的范围，并建立一系列的系统适用性要求。但对于一些关键因素如孵育时间、孵育温度、细胞代次和细胞数量等在验证时仍需进一步开展耐用性研究，尤其是当这些因素与验证中引入的其他因素有相互作用时。

(三)验证结果的记录

验证结果应记录在验证报告中。验证报告可包含原始数据和中间结果，一般应报告每个效价水平验证指标的测定值或各效价水平合并计算后的总体测定值。预验证的实验结果也可纳入验证报告中，这将有助于确定测定方法的最终实验条件。若验证结果均符合可接受标准，即可得出测定方法适用于其检测目的的结论；反之，当验证结果与验证方案规定的可接受标准有偏差时，应对验证失败的原因进行分析，并提出失败后的纠正措施，如优化方法的实验条件、修改方法的重复策略或视情况修正可接受标准等。

(四)方法的监控及再验证

相对效价测定方法经过验证后即可开始使用，但仍需对其性能进行持续的监控。最简单的监控方法即是对适宜的参数采用统计过程控制(SPC)图进行持续监控，如标准品的剂量-反应曲线和质控品的效价测定值等。这些 SPC 图可用于识别相对效价测定方法早期的波动或漂移，若在 SPC 图中观察到任何变化趋势，即应对产生该趋势变化的原因进行调查。

由于药品生产工艺变更、制剂的组分变更或其他原因需对测定方法进行较大改动时，应根据方法修订的程度确定再验证的范围。相对效价测定方法的再验证包括重新执行一次完整的验证或通过桥接实验来将原始测定方法过渡到修订方法。

二、方法验证实例

以下分别列举了一个基于细胞的体外生物学活性测定法和基于动物的体内生物学活性测定法的验证实例，以阐述不同生物活性测定方法的验证过程。需要说明的是，以下实例仅作为演示分析步骤和计算过程用，不同的测定方法可根据其具体特点选择与实例中不同的实验设计和制定不同的可接受标准。

(一)体外生物学活性测定法

1. 实验设计及测定结果

以人粒细胞刺激因子生物学活性测定法(NFS-60 细胞/MTT 比色法)(通则 3525)的验证为例，考察测定方法的相对准确度、中间精密度、线性和范围，4 项指标的验证采用合并设计。取重组人粒细胞刺激因子(GCSF)工作标准品，按说明书复溶后，用基础培养液稀释至每 1ml 中分别含 200IU 的标准品溶液及 128IU、160IU、200IU、250IU 和 312IU 的待测溶液，然后取标准品溶液和待测溶液在 96 孔细胞培养板中，做 2 倍系列稀释，共 8 个稀释度，每个稀释度做 2 孔，按通则 3525 进行试验。即 5 个待测溶液的相对效价水平分别为 64%、80%、100%、125%和 156%，在对数尺度上呈均匀间隔。每个效价水平由两名分析人员在不同日期使用 4 个细胞代次进行相对效价测定，每次试验每个效价水平每名分析人员采用每个细胞代次独立测定两份，每次以两份结果的几何均值作为报告值。测定结果见表 1。

2. 可接受标准及验证结果

(1)相对准确度

①可接受标准　每个效价水平相对效价测定值的相对偏倚应在±12%范围内；以效价理论值的对数(横坐标)对其相应的效价测定值的对数(纵坐标)作直线回归，回归方程的斜率应在 0.80～1.25 范围内。

②验证结果　按“一、(二)各验证指标的验证策略 2. 相对准确度(2)评价方法”项下计算公式计算每个效价水平相对效价测定值的相对偏倚及其置信区间，结果见表 2。相对偏倚均在±12%范围内。以效价理论值的对数(横坐标)对其相应的效价测定值的对数(纵坐标)作直线回归，回归方程为 $y=1.0182x+0.0385$。斜率 1.0182 在 0.8～1.25 之间。

(2)中间精密度

①可接受标准　每个效价水平相对效价测定值的几何变异系数(GCV,%)应不大于 20%。

②验证结果　按“一、(二)各验证指标的验证策略 3. 精密度(2)评价方法”项下计算公式计算每个效价水平相对效价测定值的几何标准偏差、几何变异系数及其置信上限，结果见表 3。每个效价水平相对效价测定值的几何变异系数均小于 20%。

表 1　GCSF 生物学活性测定法(NFS-60 细胞/MTT 比色法)测定结果

效价水平	时间 1				时间 2			
	人员 1		人员 2		人员 1		人员 2	
	代次 1	代次 2	代次 1	代次 2	代次 3	代次 4	代次 3	代次 4
64%	68.3%	72.0%	60.7%	64.1%	68.4%	75.2%	61.6%	66.1%
	68.5%	66.7%	64.7%	63.9%	71.3%	65.3%	65.3%	66.4%
80%	86.4%	93.6%	76.5%	80.4%	82.0%	85.4%	75.2%	87.5%
	85.3%	83.1%	81.5%	79.7%	87.0%	80.0%	83.2%	87.8%
100%	117.4%	109.2%	94.9%	95.1%	105.3%	107.9%	105.5%	91.3%
	101.7%	107.9%	95.4%	97.8%	99.5%	103.6%	102.8%	93.3%
125%	150.0%	143.2%	124.0%	122.6%	121.8%	123.3%	130.3%	120.9%
	134.2%	132.5%	120.8%	128.0%	122.4%	128.8%	135.1%	122.0%
156%	189.4%	184.7%	165.7%	157.6%	156.7%	174.5%	165.6%	161.4%
	173.5%	171.6%	160.2%	156.1%	162.7%	163.3%	167.0%	165.1%

表 2　GCSF 不同效价水平相对效价测定值的相对偏倚及置信区间

效价水平	试验次数	对数效价			效价			相对偏倚		
		平均值	置信下限	置信上限	平均值	置信下限	置信上限	平均值	置信下限	置信上限
64%	8	−0.4052	−0.4360	−0.3745	66.7%	64.7%	68.8%	4.2%	1.0%	7.4%
80%	8	−0.1828	−0.2129	−0.1528	83.3%	80.8%	85.8%	4.1%	1.0%	7.3%
100%	8	0.0155	−0.0269	0.0579	101.6%	97.3%	106.0%	1.6%	−2.7%	6.0%
125%	8	0.2507	0.2109	0.2905	128.5%	123.5%	133.7%	2.8%	−1.2%	7.0%
156%	8	0.5125	0.4786	0.5464	167.0%	161.4%	172.7%	7.0%	3.4%	10.7%

注：表中对数转换的底数取 e，计算 90%置信区间时 $t_{0.05,7}=1.89$。

表 3　GCSF 不同效价水平相对效价测定值的几何标准偏差、几何变异系数及置信上限

效价水平	试验次数	GSD	CI_{GSD}	GCV	CI_{GCV}
64%	8	1.047	1.086	4.7%	8.6%
80%	8	1.046	1.084	4.6%	8.4%
100%	8	1.065	1.121	6.5%	12.1%
125%	8	1.061	1.113	6.1%	11.3%
156%	8	1.052	1.095	5.2%	9.5%

注：表中反对数转换的底数取 e，计算 95%置信上限时 $\chi^2_{0.05,7}=2.17$。

(3)线性

①可接受标准　以效价理论值的对数(横坐标)对其相应的效价测定值的对数(纵坐标)作图，采用最小二乘法进行线性回归。直线回归方程的相关系数应不低于 0.98。

②验证结果　以效价理论值的对数(横坐标)对其相应的效价测定值的对数(纵坐标)作图，采用最小二乘法进行线性回归，结果如图 1 所示。拟合的直线回归方程为 $y=1.0182x+0.0385$，相关系数为 0.987。

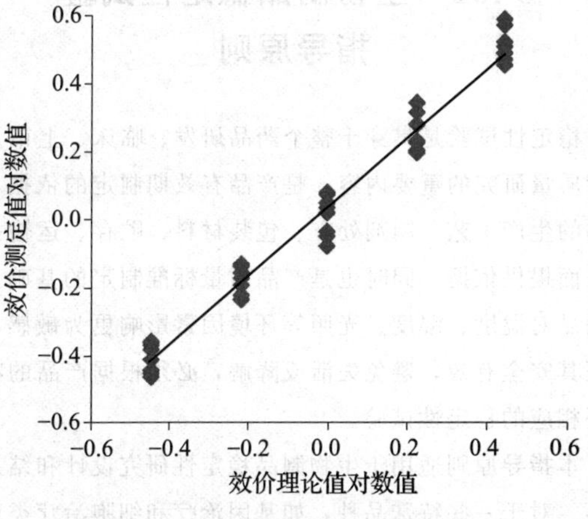

图 1　GCSF 效价理论值对数值与测定值对数值的直线回归方程

(4)范围

①可接受标准　报告相对准确度、中间精密度和线性符合要求时的效价水平范围，该范围应至少涵盖相对效价的质量标准范围(80%～150%)。

②验证结果　本法中相对准确度、中间精密度和线性均符合要求的效价水平范围为 64%～156%，涵盖了其质量标准范围。

(二)体内生物学活性测定法

1. 实验设计及测定结果

以卵泡刺激素生物测定法(通则 1216)的验证为例，考察测定方法的相对准确度、中间精密度、线性和范围，四项指标的验证采用合并设计。取尿促性素国家标准品，用制备的溶剂配成每 1ml 中分别含 5.6IU 的标准品溶液高剂量组及 4.48IU、5.6IU 和 7IU 的待测溶液高剂量组，然后采用高剂量组溶液依次制备中剂量组和低剂量组溶液，相邻剂量组的浓度比值为 1∶0.5，按通则 1216 进行试验。即 3 个待测溶液高剂量组的相对效价水平分别为 80%、100%和 125%，在对数尺度上呈均匀间隔。每个效价水平在不同日期独立测定 3 次，测定结果见表 4。

表 4　卵泡刺激素生物测定法测定结果

效价水平	测定 1	测定 2	测定 3
80%	95.5%	92.6%	75.8%
100%	109.6%	106.0%	99.0%
125%	116.8%	108.5%	122.3%

2. 可接受标准及验证结果

(1)相对准确度

①可接受标准　每个效价水平相对效价测定值的相对偏倚应在±20%范围内。

②验证结果　按“一、(二)各验证指标的验证策略 2. 相对准确度(2)评价方法”项下计算每个效价水平相对效价测定值的相对偏倚，结果见表 5。相对偏倚均在±20%范围内。

表 5　卵泡刺激素生物测定法不同效价水平测定值的相对偏倚

效价水平	试验次数	对数效价平均值	效价几何平均值	相对偏倚
80%	3	−0.1333	87.5%	9.4%
100%	3	0.0466	104.8%	4.8%
125%	3	0.1461	115.7%	−7.4%

(2)中间精密度

①可接受标准　每个效价水平相对效价测定值的几何变异系数(GCV,%)应不大于 20%。

②验证结果　按"一、(二)各验证指标的验证策略 3. 精密度(2)评价方法"计算每个效价水平相对效价测定值的几何标准偏差和几何变异系数，结果见表 6。每个效价水平测定值的几何变异系数均小于 20%。

表 6　卵泡刺激素不同效价水平测定值的几何标准偏差和几何变异系数

效价水平	试验次数	GSD	GCV
80%	3	1.134	13.4%
100%	3	1.053	5.3%
125%	3	1.062	6.2%

(3)线性

①可接受标准　以效价理论值的对数(横坐标)对其相应的效价测定值的对数(纵坐标)作图，采用最小二乘法进行线性回归。采用 F 检验进行直线回归方程的显著性检验，应具有统计学意义。

②验证结果　以效价理论值的对数(横坐标)对其相应的效价测定值的对数(纵坐标)作图，采用最小二乘法进行线性回归，结果如图 2 所示。拟合的直线回归方程为 $y=0.6264x+0.0085$，相关系数为 0.84，采用 F 检验进行回归方程的显著性检验，直线呈显著回归($P=0.004$)。

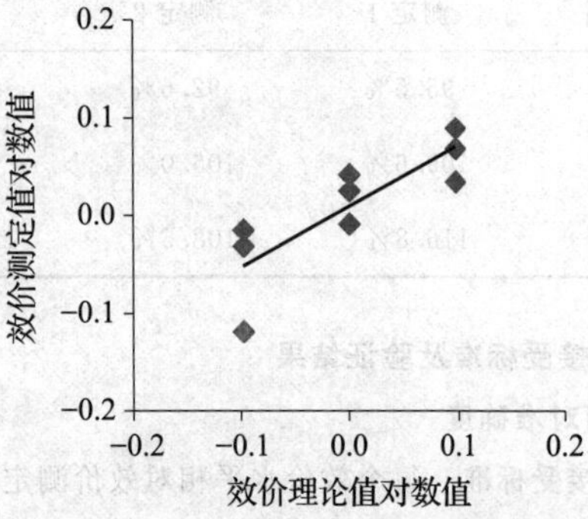

图 2　卵泡刺激素效价理论值对数值与测定值对数值的直线回归方程

(4)范围

①可接受标准　报告相对准确度、中间精密度和线性符合要求时的效价水平范围，该范围应至少涵盖相对效价的质量标准范围(80%～125%)。

②验证结果　本法中相对准确度、中间精密度和线性均符合要求的效价水平范围为 80%～125%，涵盖了其质量标准范围。

三、统计学术语及名词解释

1. 系统适用性(System Suitability)指判断试验结果有效性的要求，考察试验体系是否能够按照试验方案的规定良好运行。

2. 样品适用性(Sample Suitability)指判断样品结果有效性的要求，主要通过供试品和标准品剂量-反应曲线的相似性来评价。

3. 等效性检验(Equivalence Test)系一种通过比较两个量值的差异是否在允许的区间范围内来判断两个量值是否等效的统计学方法。

4. 对数正态分布(Lognormal Distribution)指一个随机变量的对数服从正态分布，则该随机变量服从对数正态分布。

5. 相似性(Algebraic Similarity)指在供试品和标准品具有同质性的前提下，供试品和标准品的剂量-反应曲线在某种程度上呈代数相关，一般表现为剂量-反应曲线平行。

6. 置信区间(Confidence Interval，CI)指在给定的置信水平下，由统计学方法计算出的包含参数真值的随机区间。

7. 对数平均值(Log Mean Value)指将随机变量取对数后求其平均值所得的值。

8. 对数标准偏差(Log Standard Deviation)指将随机变量取对数后求其标准差所得的值。

9. 方差分析法(Analysis of Variance，ANOVA)指通过分析研究不同来源的变异对总变异的贡献大小，从而确定各种因素对实验结果影响的大小的统计方法。

10. 统计过程控制(Statistical Process Control，SPC)指用于监控过程中的漂移或变化趋势的一套统计学方法。

9402　生物制品稳定性试验指导原则

稳定性试验是贯穿于整个药品研发、临床、上市及上市后质量研究的重要内容，是产品有效期制定的依据，为药品的生产工艺、制剂处方、包装材料、贮存、运输条件等方面提供依据，同时也是产品质量标准制定的基础。生物制品对温度、湿度、光照等环境因素影响更为敏感，为保证其安全有效，避免失活或降解，必须根据产品的特点开展相应的稳定性试验。

本指导原则适用于生物制品稳定性研究设计和结果分析等。对于一些特殊品种，如基因治疗和细胞治疗类产品等，还应根据产品的特点开展相应的研究。

本指导原则的目的是规范生物制品稳定性试验研究与

评价，以便更加全面、科学、有效地开展相应工作。

1. 方案制订

稳定性试验应制订产品稳定性评价的详细方案。该方案能支持产品建议的贮存条件和有效期。方案应包含证明产品稳定性的试验类别、试验样品、试验项目、试验条件、试验时间和结果分析等内容。

2. 试验类别

稳定性试验主要包括影响因素试验、加速试验和长期试验等。

影响因素试验是考察各种极端因素(如高温、光照、反复冻融、振动、氧化、酸碱等相关条件)对产品的影响，目的是探讨药物的固有稳定性、了解影响其稳定性的因素及可能的降解途径与降解产物，为制剂生产工艺、包装、贮存条件和建立降解产物分析方法提供科学依据。加速试验是通过提高温湿度探讨药物的稳定性，为制剂设计、包装、运输、贮存提供依据。长期试验是在设定的贮存条件范围内进行，其目的是为制定有效期提供依据。

3. 试验样品

可分为上市前和上市后试验样品，通常包括原液、成品及产品自带的稀释液或重悬液等。对需要保存一定时间的中间产品也应进行相应的稳定性研究。

上市前稳定性试验的样品至少应为三批，上市后稳定性试验的样品批数可根据产品特性、工艺、规模等因素确定。若发生会影响产品稳定性的变更应取三批样品进行稳定性试验。

原液或中间产物尽量采用与规模化生产时相同材质的容器和密闭系统；成品应采用与规模化生产时相同的包装容器与密闭系统。其中不同批次的成品应来自不同批次的原液。成品应尽量使用临近有效期的原液，模拟生产过程中的最长贮存条件。

原则上，不同规模生产、不同规格、不同包装容器或密闭系统的产品，均应分别开展稳定性试验。对于仅有装量不同的同一品种进行稳定性试验时，在充分论证样品代表性的前提下，可通过合理的实验设计选择适宜的规格开展稳定性研究。一般情况下最大装量与最小装量产品的稳定性试验结果可以代表其他规格产品的稳定性试验。

4. 试验项目

生物制品稳定性评价指标较为复杂，应根据不同品种的成分特性开展稳定性试验工作。通常情况下，生物活性/效价测定是稳定性试验的关键评价方法。在产品纯度允许、有效成分明确的情况下，应尽量使用适当的理化、免疫化学方法对生物制品的活性成分进行定量检测。降解产物的分析也是稳定性试验的重要组成部分。

对于生物制品，很难用单一的稳定性试验分析方法或参数来反映生物制品稳定性特征的全貌。应根据产品的实际情况，设计一系列合理的稳定性试验项目，对产品的各个阶段进行稳定性试验，以确保能反映产品的稳定性特征。

(1)生物学活性/效价　生物学活性/效价是生物制品稳定性试验中的关键评价指标。它是通过与标准品/参考品比较而获得的生物学活性单位。稳定性试验中使用的标准品/参考品应该是经过标准化的标准品/参考品。某些生物制品的活性成分需要与另一种物质结合之后才产生生物学活性，效价测定时，应测定其活性成分与结合物的解离程度。

(2)纯度　生物制品的纯度应采用多种原理的分析方法进行综合评估。在生物制品的稳定性试验中，纯度检测应侧重于检测产品的降解/聚合情况。降解/聚合产物的限度应根据临床前研究和临床研究所用各批样品分析结果的总体情况来制定。长期稳定性试验中，发现有该降解产物出现或已知降解产物含量变化超出限度时，如可行，应对新的降解产物进行鉴定，同时开展安全性与有效性的评估。对于不能用适宜方法鉴定的物质或不能用常规分析方法检测纯度的样品，应提出替代试验方法，并证明其合理性。

(3)其他　其他一些检测项目也是生物制品稳定性试验中较为重要的方面，如含量、外观、可见异物、不溶性微粒、pH 值、注射用无菌粉末的水分、无菌检查等。

添加剂(如稳定剂、抑菌剂)或赋形剂在制剂的有效期内也可能降解，若有迹象表明这些物质的降解对药品质量有不良影响时，应在稳定性试验中加以监测。

稳定性试验中还应考虑到包装容器和密闭系统可能对样品具有潜在的不良影响，在试验设计过程中应关注此方面。

5. 试验条件

稳定性试验应根据产品的自身特性对试验条件进行摸索和优化。试验条件应该充分考虑到产品的贮存、运输以及使用过程中可能遇到的条件，根据对各种影响因素的初步试验，重点考察产品敏感的条件，制订影响因素、加速和长期稳定性试验方案。

(1)温度　影响因素试验中的温度应达到可以观察到样品失活、变性或发生降解并超出质量标准限度。加速稳定性试验的温度条件一般介于长期与影响因素试验之间，通常可以反映产品可能短期偏离于要求贮存条件的情况。长期稳定性试验的温度条件应与实际要求的贮存条件相一致。

应根据产品对温度的敏感程度选择合适的试验温度。拟常温贮存的产品，长期试验建议采用的温度为 25℃±2℃或30℃±2℃，加速试验建议采用的温度为 40℃±2℃；拟冷藏贮存的产品，长期试验建议采用的温度为 5℃±3℃，加速试验建议采用的温度为 25℃±2℃；拟冷冻贮存的产品，长期试验建议采用的温度为－20℃±5℃，加速试验建议采用的温度为 5℃±3℃或 25℃±2℃。需要存储在－20℃以下的产品，可根据其特点制定合适的试验温度。对有特殊温度要求的产品，可制定其他试验温度。

(2)湿度　如能证明包装容器与密闭系统具有良好的

密封性能，则不同湿度条件下的稳定性试验可以省略；否则，应开展相关试验。

使用半渗透性容器包装的产品需要考虑不同容积的包装在不同湿度下对产品的影响。

(3)包装容器与密闭系统　生物制品可能会与密闭系统相互作用而发生变化。通常应考虑液体制剂与密闭系统的相互作用，应将样品以倒立放置或水平放置、正立放置两种情况进行稳定性试验，以确定密闭系统对产品的影响，原则上液体制剂与密闭系统应充分接触，不同密闭系统的产品应分别进行稳定性试验。

如果产品为多次使用的包装，应模拟实际使用情况对样品进行稳定性试验，确保多次使用后产品的稳定性仍符合标准。

(4)反复冻融　对于需要冷冻保存的原液、中间产物，应验证其在多次反复冻融条件下产品质量的变化情况。

(5)运输条件　生物制品通常要求冷链保存和运输，应对产品的运输条件进行相应的模拟试验。稳定性试验时，应充分地考虑运输路线、交通工具、运输距离、运输时间、装载模式、外界环境以及运输时可能遇到的最差条件。通过试验，应确认产品在运输过程中处于拟定的保存条件下可以保持产品的稳定性，并评估产品在短暂地脱离拟定保存条件下对产品质量的影响。对于需要冷链运输的产品，应尽可能对产品脱离冷链的温度、次数、总时间等制定相应的要求。

(6)其他　对于需要复溶、稀释的产品，应根据具体情况对使用过程中涉及的条件设计相应的稳定性试验，如某些情况下，根据产品特点设计对于光照、振动和氧化等条件的试验。

6. 试验时间

长期稳定性试验应设定合理的试验时间点。如果产品的预定有效期在1年或1年以内，稳定性试验原则上应在前3个月每月试验1次，以后每3个月试验1次。如果产品的预定有效期在1年以上，稳定性试验原则上应在第1年每3个月试验1次，第2年每6个月试验1次，以后每年试验1次。

在某些特殊的情况下，可灵活地调整试验时间，例如基于初步的稳定性试验结果，可有针对性地对产品变化剧烈的时间段进行更密集的检测。

原则上，长期稳定性试验应在GMP规定的存放时限内尽可能做到产品不合格为止。产品有效期的制定应参考长期稳定性试验结果。加速和影响因素试验应尽可能观察到产品不合格。

7. 结果分析

稳定性试验应建立合理的结果评判方法和可接受的验收标准，应对不同的考察项目分别进行分析，并对产品稳定性试验结果进行综合评估。

不同批次的相同项目稳定性研究结果，建议采用统计学的方法对批间的一致性进行判断，应具有较好的一致性。同一批产品在不同时间点采集的稳定性数据应进行趋势分析。

稳定性试验过程中，若试验结果随着试验时间发生变化，则应进行合理的统计分析；若稳定性试验的数据表明产品质量变化非常小，从数据上可以明显看出有效期制定的合理性，则不必进行正式的统计分析，只要提供简略的理由即可。

对于变更产品，若变更有可能影响产品的稳定性，应进行稳定性试验，并与变更前规模生产样品稳定性历史数据进行比较。若可证明变更前后的稳定性试验具有可比性，可将稳定性试验数据进行桥接。

应通过稳定性研究结果的分析和综合评估，明确产品的敏感条件、降解途径、降解速率等信息，制定产品的贮存条件和有效期(保存期)，并根据产品的特性制定各个指标可以接受的最大变化范围，以确保在整个有效期内产品的安全有效。

9403　人用疫苗杂质控制技术指导原则

疫苗杂质是指疫苗产品中的非目标成分，通常包括工艺相关杂质和产品相关物质/杂质。

工艺相关杂质包括来源于细胞基质、培养基成分、靶标合成以及灭活和提取、纯化等工艺过程中使用的生物、化学材料残留物等；产品相关物质/杂质包括与生产用菌毒种、抗原表达系统相关的除疫苗有效抗原成分以外的其他成分以及抗原成分的聚合或降解产物等。本指导原则是对人用疫苗产品杂质控制的基本考虑，旨在指导疫苗生产和研发过程中对杂质成分的分析、评估并制定相应的控制策略，以尽可能减少或消除杂质对疫苗安全性和有效性的影响，保证疫苗产品质量。本指导原则应基于具体疫苗品种的特点及相关知识参考使用。

一、疫苗杂质来源

(一)工艺相关杂质

工艺相关杂质主要来源于生产用物料，包括生产过程中使用的起始物料，生产过程中引入的原材料，制剂所用辅料以及直接接触药品的内包装材料的浸出物等。

1. 起始物料

疫苗生产使用的起始物料，主要包括生产用细胞基质(宿主细胞)和菌毒种。宿主细胞蛋白和核酸是疫苗工艺杂质的主要来源，对于其中可能涉及安全性风险的杂质成分应予以特别关注，包括连续传代细胞的宿主细胞DNA和宿主细胞蛋白残留物，同时，还应考虑残留宿主细胞蛋白的免疫原性和蛋白水解活性。此外，对于细菌亚单位疫苗，还应关注细菌菌体来源的残余内毒素杂质。

2. 工艺过程中所用原材料

工艺过程中引入的原材料包括细胞培养和细菌/病毒

培养、抗原提取和纯化过程中所用的生物或化学原材料，如细菌发酵或细胞、病毒增殖过程中使用的培养基、牛血清、抗生素、消泡剂、螯合剂，细胞消化使用的胰蛋白酶、水解乳蛋白，基因工程疫苗抗原表达使用的诱导剂，以及灭活疫苗或裂解病毒疫苗使用的灭活剂和裂解剂，多糖结合疫苗活化剂或催化剂，纯化工艺过程中使用的有机溶剂、缓冲液，超滤或密度梯度离心用介质，多糖纯化使用的有机溶剂等，这些生物或化学材料的残留物是疫苗工艺相关杂质的主要来源。

此外，还应关注疫苗制剂所用辅料自身所含杂质的引入，以及随着疫苗产品放置时间的延长，辅料本身可能发生氧化、降解或聚合等反应产生的相关杂质，引入疫苗产品中。

3. 直接接触药品的容器和包装系统

应关注直接接触药品的容器和包装系统与产品的相容性，避免容器内表面的浸(析)出物在疫苗产品中引入相应杂质。

(二)产品相关杂质

疫苗生产、贮存和运输过程中，可能因各种因素影响其有效成分的结构、分布、形式等，导致有效成分的降解、聚合等，使其失去活性。

二、疫苗杂质控制的原则及策略

疫苗杂质控制应基于“质量源于设计”的原则，在研发期间特别是工艺开发阶段，从杂质来源入手进行分析和验证，评估、预测产品中可能存在的或潜在的杂质概况，按照相关技术要求建立适宜的杂质分析方法，通过临床前和临床研究对杂质的安全性进行评估、判断，并在此基础上制定杂质控制的策略并对限度要求进行综合分析。

(一)风险评估

不同种类疫苗其起始物料、原材料和辅料、生产工艺、质控策略以及有效成分的特性均不相同；即使同一疫苗品种还可因不同的生产商在菌毒种、工艺路线、质量控制、原材料和辅料、内包装材料供应商选择的不同，导致杂质来源、组成不尽相同。因此，应根据产品的特点，基于临床前、临床研究和上市后生产工艺知识的积累，并结合疫苗的接种途径、目标人群及年龄分布等因素，综合评估疫苗杂质风险并制定相应的控制策略。一般而言，相对口服给药的疫苗而言，对注射用疫苗的杂质控制应有更高的要求。

(二)全过程控制

应充分考虑各生产步骤可能引入或产生的杂质，以及杂质在后续工艺步骤中可能发生的变化，同时，还应评估各工艺步骤以及总体杂质的去除能力。通常上游工艺引入或产生的杂质，可经后续的纯化工艺和(或)稀释过程被去除或降低浓度，而下游工艺如制剂和灌装过程引入或产生的杂质则难以被去除，因此，应关注对生产工艺终末阶段使用的物料(包括内包材)的质量控制。

建立杂质检测方法，应确保可对相关杂质进行准确测定并制定合理的杂质限度。应选择合适的工艺节点取样进行杂质检测，以避免样品组分对检测方法和结果的干扰；对于与疫苗产品关键质量属性相关的工艺杂质(如细胞基质残留蛋白质和细胞基质残留 DNA、核酸酶等)，如因产品特性无法在成品中检测时，应在适当的中间产物(如原液或半成品)取样检测，其检测结果应能准确反映每一成品剂量中的残留水平。

除影响疫苗产品关键质量属性相关的工艺杂质外，对于一般工艺杂质，如经充分验证证明生产工艺可对其有效、稳定地去除或控制，并持续达到可接受的水平或残留水平处于分析方法的检测限以下，相关残留物检测可不列入产品的常规放行检定项目中。

1. 生产用物料的控制

生产用物料包括起始原材料、工艺过程中所用原材料及辅料，应符合生物制品生产用原材料及辅料质量控制(通则 0232)及相关技术要求。直接接触产品的包装材料(容器/内包材)，应符合国家 GMP 和药包材的相关要求，应充分评估容器/内包材浸(析)出物不会对疫苗安全性和有效性产生不良影响。此外，生产用物料供应商如发生变更，或相关物料生产工艺变更，应进一步评估对疫苗产品的风险。

2. 生产工艺控制

生产工艺过程应尽可能避免引入已知对人体有害或环境污染的物质，尤其是具有致瘤或遗传毒性的物质，有机溶剂的使用应符合残留溶剂(通则0861)的相关要求。纯化工艺的选择或优化通常是基于杂质的安全性风险，以获得最适(包括质量和收率)疫苗产品和最少杂质为目标设定工艺步骤和参数；优化上游工艺减少杂质引入/产生，可降低下游工艺对杂质去除的负载，必要时，需采用原理不同的纯化工艺步骤进行分步处理。应对纯化工艺进行验证，以确保工艺的稳健性。

产品相关杂质的产生通常与疫苗生产、储存和运输相关。应对疫苗生产工艺，储存和运输条件对产品相关杂质的影响进行充分研究，采用适宜的制备工艺、制剂配方和质量控制，保证产品相关杂质在整个效期内不会对疫苗安全性和有效性产生不良影响。

3. 杂质检测方法的建立

应采用或建立适宜的分析方法用于疫苗杂质检测，以保证测定结果的专属性与准确性。检测方法应参照分析方法验证指导原则(指导原则9101)及其他相关技术要求，结合检测实验方法的特点进行验证，应重点关注方法的专属性和灵敏度，并确保所用分析方法的检测限符合质量标准中对杂质限度的要求。如适用，应建立杂质检测涉及的标准物质，标准物质的建立可参照本版药典相关要求。

对于具有生物活性的杂质，应基于其残余生物学活性考虑其残余含量的检测和限度要求。以单一标记物检测代替含多成分的残留物时，应评估其他成分对于产品质量的影响以及该单一标记物的代表性，必要时，应考虑增加该残留物中其他成分的检测。

4. 杂质限度的设定原则

工艺相关杂质、产品相关杂质应分别制定可接受标准。杂质限度的可接受标准应基于临床前及临床研究批次的数据，并结合多批次的生产数据及分析方法变异度等综合考虑，并以连续生产批次的研究数据为基础，此外，还应结合原液和成品的稳定性研究数据综合考虑。

商业化规模生产的产品质量应与关键临床批次样品质量一致。产品上市后，可根据生产的多批次结果不断积累数据进一步优化杂质控制策略。

(三)全生命周期管理

疫苗产品上市后，可根据需要，利用产品商业化生产或其他相关平台技术积累的知识，定期对生产工艺性能和杂质控制策略进一步评估，以持续优化产品的杂质控制策略。如商业化生产的工艺改进和优化涉及的变更事项可能影响产品质量和杂质控制，应评估风险并制定相应的变更控制策略。

(四)不同类型疫苗杂质的控制要点

不同类别、剂型/接种途径的疫苗，对于接种者的风险可能存在差异，因此，对疫苗的杂质控制策略可有所不同。

采用人或动物细胞基质生产的病毒灭活疫苗，其工艺杂质控制应重点关注宿主细胞蛋白和核酸残留物，可参照本版药典“人用疫苗总论”的相关要求，选择疫苗生产用细胞基质，并基于风险效益综合评估。采用连续传代细胞系制备的疫苗，还应对宿主细胞 DNA 残留进行研究；若生产工艺中添加核酸酶对宿主细胞 DNA 进行降解处理的，应对核酸酶残留进行检测。此外，灭活/裂解剂、抗生素、牛血清等残留物也应作为重要的工艺杂质进行控制。

多糖疫苗和类毒素疫苗应关注并探索纯化工艺中使用的有机溶剂等残留杂质。基因工程重组蛋白疫苗应关注细菌/细胞发酵培养过程中使用的消泡剂、诱导剂等；纯化过程中使用的核酸酶、氧化还原试剂 DTT 以及甲醛等。此外，还应关注蛋白降解、多聚体以及化学修饰等产品相关杂质。

细菌多糖结合疫苗除重点关注菌体蛋白、C-多糖、核酸、内毒素等残留外，还应关注保护性抗原活化、载体蛋白结合过程中使用的化学试剂残留以及游离载体蛋白和游离多糖等。

减毒活疫苗大多无纯化工艺或纯化工艺较为简单，多数病毒减毒活疫苗生产过程中使用的培养液直接成为疫苗成分。因此，对所用培养基成分，应进行严格质量控制。此外，在生产和储存过程中，避免失活病毒或细菌的产生，必要时应对其进行质量控制。

联合疫苗除应对各单个抗原成分的杂质进行控制外，还应关注联合疫苗制剂生产过程中可能引入的相关杂质以及由于各抗原成分混合引起的特定杂质的叠加。

三、变更事项对疫苗杂质控制的影响

应定期评估上市疫苗的生产工艺性能和杂质控制策略的有效性，可利用产品商业化生产或平台技术积累的知识和数据，持续优化产品杂质控制策略。

已上市疫苗如涉及对疫苗杂质来源/分布、残留等情况产生影响或可能引入/产生新杂质等变更时，应参照相关要求，开展变更前后的可比性研究，评估变更对疫苗杂质控制的影响以及产品安全性风险，必要时，应制定相应的变更后杂质控制策略，以确保变更事项不会对疫苗质量产生不良影响；涉及杂质检测方法或关键试剂等变更时，应进一步确认方法的适用性。

9404　基于基因修饰细胞系的生物检定法指导原则

基于基因修饰细胞系的生物检定法系采用细胞与分子生物学技术，以药物的作用机制为基础，构建特定基因修饰细胞系，通过检测供试品作用于该细胞的反应信号或指示系统，用于相关产品生物检定的检测方法。本指导原则是对基于基因修饰细胞系的生物检定法的基本技术原则，用于指导具体方法的开发、验证以及数据分析等。

一、基因修饰细胞系的建立

基因修饰细胞系的建立包括细胞的构建、筛选及建库，应确保细胞库的遗传和功能稳定性。

(一)细胞的构建

1. 构建策略

应基于待测物的主要效应机制及临床相关性，确定其作用位点(如受体或配体)、胞内信号通路及效应分子，选择响应值高、易检测的信号分子或效应分子作为检测指示物，常见策略及实例如下。

(1)建立细胞反应性

当初始细胞(拟用于基因修饰的细胞)存在适宜的检测指示物，但细胞对待测物反应不敏感(作用位点缺失或表达不足)，可通过直接导入作用位点等方式建立其反应性，如，将脑利钠肽受体基因导入 HEK293 细胞，通过检测环鸟苷酸(cGMP)的含量，测定脑利钠肽生物学活性。

(2)导入检测指示物

当初始细胞缺少适宜的检测指示物，但待测物作用位点表达适量并存在特异性激活的转录因子时，可将相应的 DNA 反应元件与报告基因序列结合并导入初始细胞，建立反应性报告基因细胞系。通常选择导入的报告基因可表达易被检测的蛋白质或酶，如绿色荧光蛋白、荧光素酶等，作为检测指示物来反映待测物的活性。如，将干扰素刺激反应元件(ISRE)荧光素酶报告基因导入 HEK293 细胞，通过检测荧光素酶表达量，测定Ⅰ型干扰素生物学活性。

(3)增强细胞反应性同时导入检测指示物

当初始细胞缺少适宜的检测指示物，且对待测物反应不敏感，但存在特异性激活的转录因子时，可同时将作用位点和相应的 DNA 反应元件报告基因导入初始细胞，建立反应性报告基因细胞系。如，将胰高血糖素样肽 1(GLP1)受体基因和 cAMP 反应元件(CRE)荧光素酶报告基因同时导入 CHO-K1 细胞，通过检测荧光素酶表达量来测定 GLP1 及其类似物的生物学活性。

当单一细胞无法满足检测需求，也可采用双细胞报告基因系统，例如抗体依赖的细胞介导的细胞毒作用(ADCC)活性检测。此外，也可根据待测物的作用特性，选用双报告基因、生物传感器、互补荧光素酶、基因编辑等其他构建策略。

2. 构建过程

(1)初始细胞的选择

初始细胞的选择通常基于待测物的作用机制，综合考虑细胞来源、遗传特性、培养特性及待测物作用位点/临床相关性等因素，优先选择遗传背景清晰，容易进行遗传改造；易培养(生长速度、营养需求等)，可获得足够的检测所需细胞量；传代稳定，能保持遗传和功能稳定；待测物作用位点表达量高，且具有临床相关性的初始细胞。初始细胞的来源控制可参照生物制品检定用动物细胞质量控制(通则 0235)的相关要求。

(2)载体及导入方式的选择

应确定目的基因和载体的来源、核酸序列和功能特性等。常用的病毒载体主要有逆转录病毒、慢病毒和腺病毒等；非病毒载体通常采用磷酸钙共沉淀法、转染试剂法(脂质体和阳离子聚合物等)、电穿孔法、显微注射法等方式将目的基因导入细胞。可根据需求选择合适的载体(商品化或自行构建)/转染方式。载体上可包含适宜的筛选标记，如潮霉素、新霉素、嘌呤霉素等抗性蛋白的编码基因，以筛选稳定的基因修饰细胞。

(3)反应性检测

初始细胞中导入目的基因后(瞬时表达)，可采用适宜方法检测拟修饰基因的表达情况，并经过初步实验条件探索(包括待测物的浓度范围、作用时间、分析培养基的成分及含量等)，测试细胞的反应性，为保证结果真实可靠，应设置合理的空白对照、阴性对照、阳性对照等。如瞬时表达效率低，可通过加压筛选等方法提高目的基因阳性的细胞比例后再进行反应性检测。

(二)细胞的筛选

将携带目的基因的载体导入初始细胞，在适宜的筛选体系中连续培养以提高目的基因阳性细胞的比例，然后采用有限稀释或流式细胞仪分选等方法进行克隆化分离培养，并根据细胞对待测物的剂量效应曲线，综合比较灵敏度、反应性(如信噪比)、稳定性(如修饰基因、细胞基因型及表型的稳定性)等因素，筛选最佳细胞克隆，作为细胞种子用于建立检测用细胞库。检定用基因修饰细胞系的名称应包括初始细胞、修饰基因等信息。

(三)细胞库的建立

细胞库的建立、管理和质量控制可参照生物制品检定用动物细胞质量控制(通则 0235)的相关内容。如必要，在生长培养基中加入维持剂量的筛选试剂，以保证基因修饰细胞的稳定性。应建立细胞库的质量控制，检测项目及方法可依据细胞的特性而定，如，可采用 PCR 的方法检测外源基因的拷贝数，采用免疫印迹、流式免疫荧光等方法检测目的蛋白的表达情况等。应根据基因修饰细胞的特性及传代稳定性，确定其允许使用的最高限定代次，以及该细胞用于检测最适宜的使用代次范围。

二、基于基因修饰细胞系的生物检定法

基于基因修饰细胞系的生物检定法主要用于生物学活性、效价测定，也可用于某些杂质的含量测定。根据预期目的进行合理的方法设计、建立及优化，以确保所建方法的专属性/选择性、准确度、精密度等性能参数符合预期要求。

(一)定量检测方法设计

基于基因修饰细胞系的生物检定法如用于定量检测，通常可基于方法特性，通过比较供试品和标准品所产生的细胞效应，对供试品中的活性成分进行定量测定。与常规细胞法类似，可根据供试品中待测物的作用机制，选择特异性好、易检测的指示物及相应的检测方法，一般可采用直接法或竞争抑制法进行测定。以最常用的报告基因法为例，直接法是待测物直接作用细胞后，经过一系列信号传导和级联反应，激活 DNA 反应元件，启动报告基因表达，通过检测报告基因表达量的变化来测定供试品的生物学活性，多用于细胞因子类药物；竞争抑制法是采用特定诱导物刺激细胞，激活报告基因表达，再加入待测物竞争性抑制报告基因的表达，多用于单抗类药物。

(二)方法建立

方法建立通常包括以下步骤：细胞制备、供试品和标准品的制备、加样并孵育、目标指示物的检测。

1. 细胞制备

检测用细胞的制备通常在细胞板上进行，可根据细胞和待测物的作用特性，选择在细胞板孔中先接种细胞后加待测物或两者同时进行。某些情况下为降低本底效应需对细胞进行饥饿处理，此外，还应通过合理布局尽可能减少位置效应。

2. 供试品和标准品的制备

供试品和标准品的制备应保证其稀释的浓度范围满足量-效反应曲线要求。可预先采用标准品或典型供试品找出其全反应域，然后调整所用剂量使之符合浓度分布点的

最低要求。可采用系列稀释或独立稀释两种方式，每个浓度点至少设置两个复孔。

3. 加样并孵育

将制备好的供试品、标准品加入细胞板，在适宜条件下孵育，使待测物与细胞充分作用。对于竞争抑制法，可根据具体情况提前或同时加入特定诱导物，某些情况下还需将诱导物与待测物孵育一段时间使其充分结合后再加入细胞板。

4. 目标指示物的检测

除少部分可直接检测的目标指示物（如荧光蛋白）外，间接检测的目标指示物通常需在细胞板中加入特定的染料或底物，必要时可同时加入裂解液，经充分反应后，进行信号采集，如吸光度（A）、化学发光或荧光信号。某些情况下，还需要采用酶联免疫吸附（ELISA）、PCR 等更加复杂的方式检测目标指示物。

（三）方法优化

对方法参数进行优化，以达到预期性能要求，通常可采取两种策略：单因素轮换试验设计和多因素试验设计。前者是对每个试验参数进行独立优化；后者同时对多个试验参数进行优化，更加快速有效，首先通过流程分析、风险评估及初步试验筛选出关键试验参数，再采用合理的试验设计探索最佳试验参数组合及各实验参数可接受的波动范围。

（四）方法验证

优化后的方法应进行方法学验证，以证明所建方法适用于预期目的，具体原则可参照生物制品生物活性/效价测定方法验证指导原则（指导原则9401）、分析方法验证指导原则（指导原则9101）等。

三、数据分析

数据分析贯穿方法开发、验证和应用的全过程，应符合生物检定统计法（通则1431）相关要求。

（一）数据要求

数据应具有独立性，并满足相应数学模型的统计学要求。如达不到要求，可进行适当的数据转换（对数转换、平方根转换等）。

（二）数学模型

在所用剂量范围内，采用合适的数学模型对量效关系进行线性拟合，如对数剂量与反应（或反应的函数）呈直线关系，统计模型为线性模型；如呈 S 形曲线关系，常用的统计模型为四参数模型。

（三）适用性测试

1. 系统适用性

常用的两个指标是模型的拟合优度和数据的精密度。前者通常采用模型的决定系数（R^2）、失拟 F 检验等进行评价；后者用标准品模型拟合的均方误差，或标准品和供试品模型拟合的总均方误差进行评价。一般使用历史数据和灵敏度分析来设定可接受的阈值。

2. 样品适用性

生物检定的模型要求供试品和标准品中的活性成分必须性质相同才能计算其相对效价，即两者需具有相似性，一般通过量效曲线的平行性来评价，可采用差异性检验（如 F 检验、卡方检验）或等效性检验（如双单侧 t 检验法）。此外，还应考虑样品基质是否对测试系统产生干扰。

（四）结果计算

根据数学模型采用合适的计算方式，通过比较供试品与标准品的量效关系计算供试品中待测物的生物学活性、效价或其他量值。

9405　糖蛋白的糖基化分析指导原则

糖蛋白的糖基化是通过糖基受体、糖基供体和糖基转移酶三类分子的协同作用将单糖或寡糖以糖苷键形式连接在蛋白质的氨基酸残基上，是蛋白质的一种翻译后修饰。糖蛋白的糖基化结构复杂，且在生物合成过程中可受多种因素影响产生异质性。糖基化对治疗类糖蛋白的功能、药代动力学、药效学、稳定性和免疫原性等可能具有显著的影响，因此，糖基化分析对于药物开发中活性成分鉴定及产品质量控制等具有重要意义。

本指导原则阐述了糖蛋白糖基化分析的理念、方法及应用和验证的相关要求，重点对治疗类糖蛋白的两种最常见的糖基化类型，即 N-糖基化和 O-糖基化分析方法进行阐述。本指导原则适用于糖蛋白产品结构与稳定性的表征、批次放行检测和过程控制检测以及产品间可比性评估等。

一、糖蛋白糖基化的类型、基本结构与异质性

（一）糖蛋白糖基化的类型与基本结构

糖基化修饰类型包括 N-糖基化（寡糖与天冬酰胺末端酰胺基的氮原子连接）、O-糖基化（寡糖与丝氨酸、苏氨酸、羟脯氨酸或羟赖氨酸的羟基连接）、糖基磷脂酰肌醇（GPI）锚（糖脂与蛋白质羧基连接）以及 C-糖基化（α-吡喃甘露糖与色氨酸吲哚环第二个碳原子连接）四种形式，以下重点阐述 N-糖基化和 O-糖基化两种类型。

1. N-糖基化

N-糖基化通常发生在保守序列天冬酰胺-氨基酸-苏氨酸/丝氨酸上，其中的氨基酸是除脯氨酸以外的任何氨基酸。N-糖基化所形成的糖链为 N-连接寡糖，均含有一个共同的五糖核心结构。根据分支结构的不同，N-连接寡糖可分为高甘露糖型、杂合型和复杂型。在复杂型寡糖（包括双天线、三天线和四天线等类型）天线结构的末端通常带有唾液酸残基。唾液酸化对许多治疗类糖蛋白的药代动力学和药效学有很大影响，并且一些非人源唾液酸结构的出现还会产生免疫原性反应。

2. O-糖基化

O-糖基化大多发生在丝氨酸或苏氨酸的残基上。与 N-连接寡糖相比，常见的 O-连接寡糖尺寸更小，但其单糖的序列和连接更复杂。目前，已鉴定到的 O-连接寡糖的核心结构有 8 种。半乳糖和乙酰葡糖胺以 β-1,4-糖苷键结合而成的二糖单元是最常见的 O-连接寡糖延伸模式。

（二）糖蛋白糖基化的异质性

糖基化异质性主要表现在糖基化位点的占有率（完全糖基化、部分糖基化、未糖基化）、糖基化类型（N-或 O-糖基化）和寡糖的结构（延伸、分支和连接方式）三个方面的差异，这使得一个特定糖蛋白具有一系列寡糖、同一个糖基化位点上有不同的寡糖结构，或蛋白质含有一个或多个 N-糖基位点或 O-糖基位点。

复杂的生物合成过程是形成糖基化异质性的主要原因，而生产工艺、蛋白结构、宿主-载体表达体系和细胞培养条件变化会进一步影响糖基化的异质性。

二、糖基化分析的决策框架及流程

糖基化分析技术的选择与应用取决于糖蛋白的复杂性、与药物安全有效的相关性，以及生产过程控制策略的总体设计等。即使在糖基化对生物活性无影响的情况下，糖基化控制也可作为监控生产一致性的措施之一。糖基化分析方法应根据确保糖蛋白产品质量所需的信息水平（如糖基化分布、糖基化结构、糖基化位点信息等）来选择，糖基化分析的决策框架可在产品开发阶段参考图 1 进行设置。

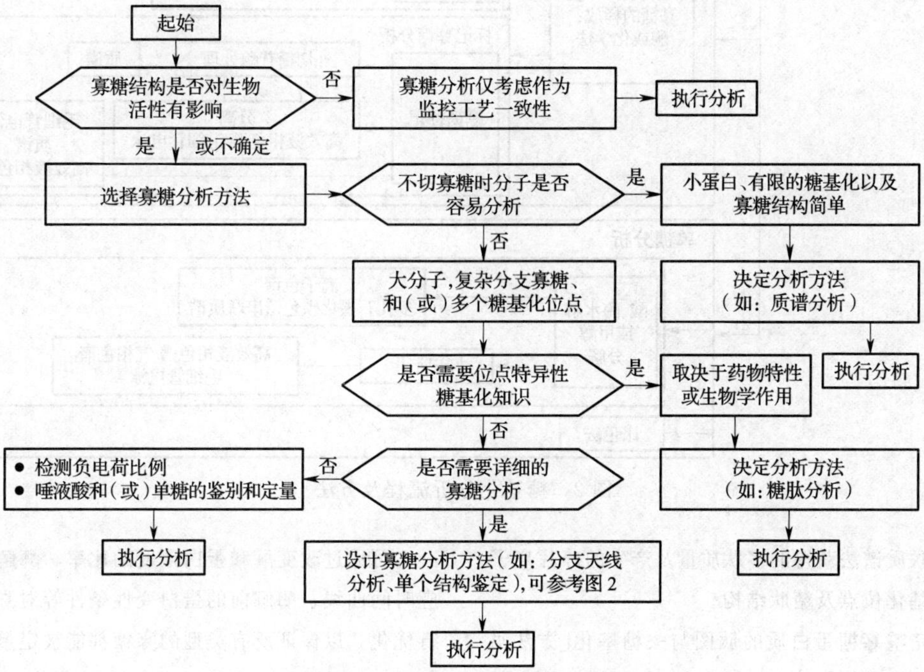

图 1　糖基化分析的决策框架图

糖基化分析流程通常为一个多步骤的过程，必要时，还需要进行前处理（糖蛋白分离和纯化）以去除干扰因素（如辅料、盐等）。按照完整糖蛋白分析、糖肽分析、寡糖分析、单糖分析等 4 种不同的互补分析方法，完成糖基化分析的全部流程。糖蛋白 N-糖基化和 O-糖基化分析流程可参见图 2。

三、几种糖蛋白分析流程的具体考量

（一）完整糖蛋白分析

完整糖蛋白分析可提供关于糖蛋白糖基化的分布等总体信息。但当蛋白分子较大并含有多个糖基化位点时，该方法提供的信息有限。

采用毛细管电泳法和质谱法等可以测定糖基化分布、分子量等信息。基于分子大小进行分离的分析技术，如聚丙烯酰胺凝胶电泳法和毛细管电泳法，可以提供蛋白质因糖基化发生分子量迁移的信息。将蛋白还原和酶解成蛋白片段后利用质谱进行分析，可获得比完整蛋白分析更多蛋白片段的糖基化修饰信息。在进行唾液酸修饰程度的分析时，可根据唾液酸带负电荷的特点，选择高效液相色谱法、离子色谱法、等电聚焦电泳法或毛细管电泳法等。

（二）糖肽分析

糖肽分析是将糖蛋白进行酶解产生糖肽或去糖基化肽段后进行分析，以提供特定糖基化位点的糖基化类型、占有率、寡糖结构信息。蛋白的特异性裂解方法可参考肽图检查法（通则3405）。糖肽分析更适合于连接寡糖不易释放且尺寸较小的 O-糖基化分析，可用于监测细胞培养工艺条件对特定位点上糖基化结构的影响。

可采用质谱直接分析糖肽，但由于糖肽占总肽混合物比例很小，且糖肽离子化效率比非糖肽低，因此应关注糖肽的质谱信号是否会被抑制。为提升分析效果，也可在质谱检测前对糖肽进行富集或分离，可采用高效液相色谱法（如，反相或亲水高效液相色谱）和毛细管电泳法等分离纯

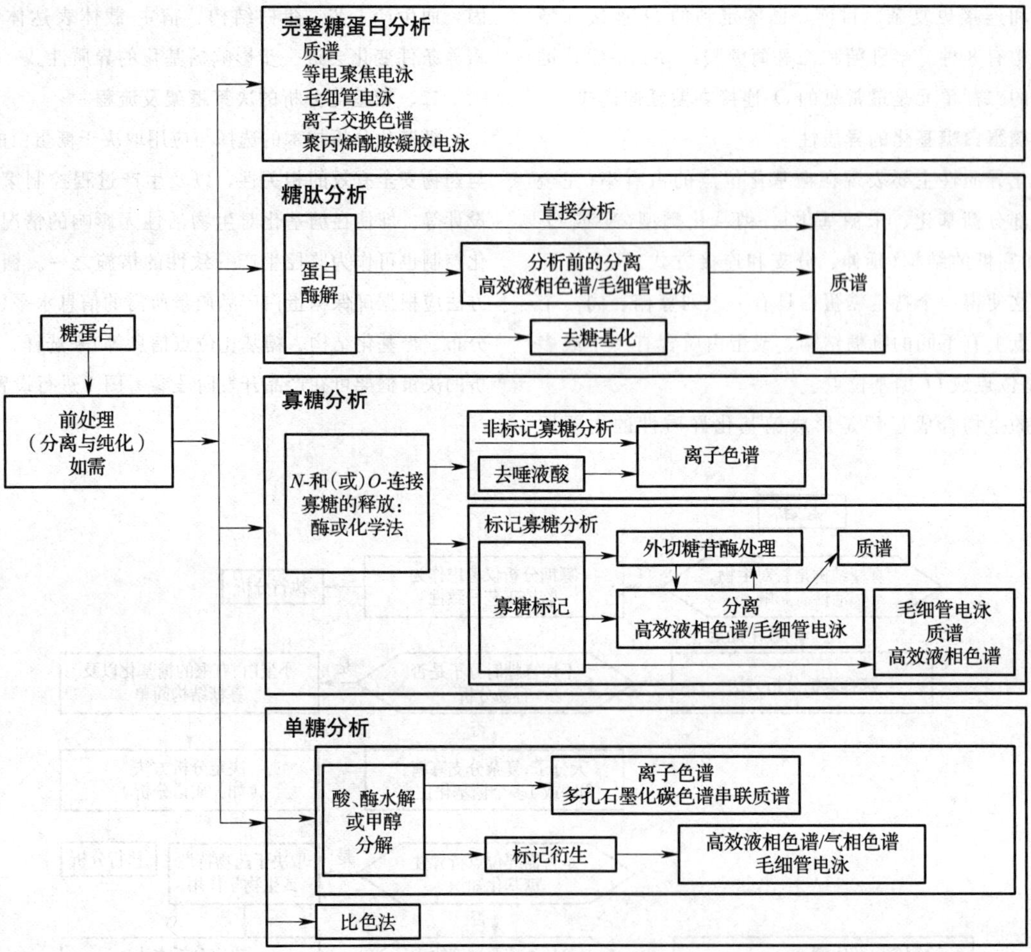

图 2 糖基化分析流程及方法

化手段。经串联质谱法获得的多肽质量及产生的碎片离子信息可鉴定糖基化位点及糖肽结构。

通过比较完整寡糖蛋白质的肽图与去糖基化[方法见“三、(三)1.寡糖的释放”]后的蛋白质肽图，可用于鉴定糖蛋白的不同糖基化位点。蛋白的特异性裂解可在去糖基化之前或之后进行。采用质谱技术测定去糖基化后多肽的分子量及产生的碎片离子可获得糖基化位点的信息，同时，还可通过计算完整糖肽和去糖基化糖肽分子量的差异获得寡糖分子量信息。比较糖基化肽与非糖基化肽信号进行位点占有率测定时，应考虑寡糖对蛋白剪切效率的影响。

(三)寡糖分析

寡糖分析是将寡糖从糖蛋白上释放，根据寡糖的性质和所需的信息水平来选择适合的分析方法，以获得多种寡糖类型的结构(如高甘露糖型、杂合型、复杂型、唾液酸化程度等)以及相对含量的信息，从而实现寡糖的鉴别与定量。由于分析技术的多样性，不同平台技术获得的结果可能存在差异。因此分析方法应经过良好的验证，保证结果可靠。

1. 寡糖的释放

寡糖释放的常用方法有酶切和化学剪切。一般应根据糖基化的类型和所需信息选择合适的释放方式。

可通过改变酶和蛋白浓度的比率、酶解反应温度、反应时间曲线、酶解前的蛋白变性条件等对寡糖释放方法进行优化，以保证所有类型的寡糖都能被定量检测，并确认释放方法的可重复性。此外，应尽可能不改变寡糖的组成，如尽量不破坏唾液酸残基。

化学剪切可采用肼解或碱性 *β*-消除反应释放寡糖。采用肼试剂进行寡糖释放时，通过控制肼解反应条件，可选择性地释放 *N*-连接寡糖和(或)*O*-连接寡糖。应关注反应过程中可能发生的唾液酸丢失或 *O*-糖释放时还原末端发生的连续降解反应(即剥离反应)。碱性 *β*-消除反应主要用于 *O*-糖释放，采用碱性硼氢化物进行 *β*-消除反应释放 *O*-连接寡糖时，加入还原剂如四氢硼酸钠，可将 *O*-连接寡糖的还原端还原而避免发生剥离反应，但还原后无法再被衍生。

2. 寡糖的分离与检测

可采用色谱法、毛细管电泳法和质谱法或上述方法联用进行寡糖分析。寡糖可直接进行分析，或经衍生后再进行分离与检测。

(1)非衍生寡糖的分离与检测

非衍生寡糖可采用离子色谱法(通则3130第三法)、多孔石墨化碳色谱法和质谱法进行分析。采用离子色谱法可避免样品制备中可能的唾液酸和寡糖的损失，同时还可分离一些连接异构体，具有较高的分离度和灵敏度，因此常用来分析唾液酸化的寡糖。不同的寡糖结构在离子色谱测定中具有不同的信号响应因子。

多孔石墨化碳色谱法比常规的非极性色谱具有更高的选择性，与电喷雾离子化质谱法串联可用于寡糖的直接分析。在多孔石墨化碳色谱串联质谱分析前，可采用酶切等方法去除唾液酸以提高寡糖的离子化效率。

(2)衍生寡糖的分离与检测

寡糖的衍生类型可分为荧光标记衍生、紫外标记衍生和全甲基化衍生。其中，荧光标记衍生和紫外标记衍生是一分子寡糖只标记一分子标记物，从而可实现摩尔定量。最常用的是荧光标记衍生，这类衍生是通过还原氨基化反应在寡糖还原末端标记荧光物质。

全甲基化衍生能够提高寡糖离子化效率、稳定寡糖中的唾液酸，从而分析中性和唾液酸化的寡糖。全甲基化寡糖可直接通过质谱检测。

可以通过优化衍生反应条件(包括标记试剂的用量、反应温度和时间等)来确保所有寡糖组分标记效率的可重复。

经衍生的寡糖可通过亲水相互作用色谱法(通则3130第一法)、毛细管电泳法(通则3130第二法)和质谱法等技术来进行分离与检测。

一些常用的色谱方法包括基于电荷分离的高效阴离子交换色谱法，基于亲水性分离的亲水作用色谱法以及基于疏水性分离的反相色谱法。基于寡糖的电荷、大小和形状进行分离的毛细管电泳方法也可用于衍生寡糖的分离。质谱法则通过测定寡糖分子量以及串级质谱中碎片离子分子量推导出寡糖结构。为了增加分离度和更好地区分寡糖结构，通常可将质谱法和色谱法或毛细管电泳法结合使用。这些串联技术可在一次分析中提供寡糖结构以及百分含量信息，还可与糖苷酶联合使用，进行寡糖连接方式的鉴定。多级串联质谱也常用于已知和全新寡糖结构的鉴定、确认和测序。需要注意的是，采用质谱法测定时寡糖末端的唾液酸有可能丢失，并在分析单糖连接方式、支链分支方面存在不确定性。

3. 寡糖数据的分析

(1)单一结构或者一类寡糖结构的鉴定

寡糖结构的鉴定是对一个特定的寡糖结构或者一类具有共同特征的寡糖家族(如含四唾液酸寡糖、三天线寡糖、含半乳糖的寡糖等)进行结构分析。单个寡糖结构的鉴定可使用高特异性外切糖苷酶或内切糖苷酶、酶切试剂、化学剪切等进行寡糖的释放，再采用分离技术和在线或离线检测方法进行分离与检测。其中通过高特异性外切糖苷酶或内切糖苷酶酶解，可以获得单糖组成、连接方式及类型的信息。由于质谱能够获得寡糖分子量、单糖组成等信息，因此通常使用合适的质谱来最终实现寡糖结构的鉴定。通过寡糖结构解析实现的寡糖鉴定通常在产品的开发阶段完成。

通过与系统适用性对照品的比较也可实现寡糖结构鉴定。系统适用性对照品的选择可参考“三、(三)5. 对照品”中的要求，一般可通过以下比较的方式来进行结构鉴定：①当保留时间具有高度重现性和选择性时，可用寡糖的绝对保留时间鉴定；②在测试序列的开始和结束时分别进样寡糖对照品，检查保留时间的漂移情况，在符合一定保留时间漂移要求的情况下，可参考这些图谱来鉴定供试品的寡糖结构；③当采用对照品也无法确认供试品中所有寡糖色谱峰的结构时，则可使用绝对保留时间或相对保留时间来监控和标记未知寡糖的色谱峰。

(2)供试品分析

可通过供试品与其同质对照品的平行测定数据对比和建立多种指标要求来实现供试品与对照品之间的比较，以证明供试品和对照品的图谱具有相似性，判断供试品测定结果是否符合质量标准。

寡糖图谱或者分布情况的定量分析可采用多种数据处理方式。如归一化方法，通过计算目标寡糖的响应值占总响应值的百分比来获得供试品中某一个寡糖的百分含量。在计算中应排除由溶剂峰或实验试剂引入的色谱峰，以及低于检测限的色谱峰造成的响应值。此外，也可通过以下公式计算 Z 值，用于反映供试品中带电荷寡糖的含量，该数值与所用方法和产品特异性有关。

$$Z=\sum_{i=1}^{n}(i\times\text{含 } i \text{ 个唾液酸的峰面积比例})$$

式中　$\text{含 } i \text{ 个唾液酸的峰面积比例}=\dfrac{\text{含 } i \text{ 个唾液酸峰面积}}{\sum_{n=0}^{n}(\text{含 } n \text{ 个唾液酸峰面积})}$

$n=1\sim5$(参考供试品中唾液酸的个数)

4. 供试品的可接受标准

可通过比较供试品与对照品的寡糖图谱一致性判定其是否符合规定，或设定某种寡糖相对于总峰面积的比值或某种寡糖相对峰响应值的可接受范围。供试品的可接受标准应基于寡糖与糖蛋白制品有效性、安全性的相关性设置。

5. 对照品

对照品可用于验证系统的适用性和评估供试品是否符合规定要求。通常包括系统适用性对照品和空白对照品。

系统适用性对照品通常应为同质对照品、经充分表征的同质对照品释放的寡糖组分、由糖蛋白(如胎球蛋白、免疫球蛋白)中释放且经充分表征的寡糖组分或经鉴别和纯度检测的其他寡糖标志物等。空白对照品通常只含制剂缓冲液(不含供试品)，可用于评估是否存在干扰峰。

对照品应经验证，在系统适用性参数的建立及分析方法的验证过程中，对照品的使用(如同质对照品，系统适用性寡糖标志物)是必不可少的。

6. 系统适用性试验

应根据寡糖测定的目的来建立系统适用性试验。寡糖系统适用性试验可接受标准包括：与供试品采用相同处理的对照品中某些特定峰是否出现；两个相近峰之间的分离度；可检测到的峰的个数，和(或)与对照品寡糖图谱的一致性；单个寡糖峰的保留时间和百分含量的相对标准偏差是否在可接受范围内，以及在一定的保留时间内空白对照品应不存在干扰峰等。

(四)单糖分析

单糖分析是将寡糖解离为单糖进行分析，可提供单糖鉴别、含量及单糖组成信息。相对于寡糖分析，用于单糖组成分析的方法一般更简单，所获得的信息也相对较少。最常用的方法是唾液酸含量的测定。单糖分析主要包括单糖的释放和单糖的检测，单糖的检测包括比色法、色谱法和质谱法等。

1. 单糖的释放

酸水解是最常用的释放中性糖和氨基糖的方法。酸水解条件应根据单糖种类、差向异构和糖苷键的连接等进行优化，对不同的供试品应分别进行验证确定其水解条件。

位于寡糖末端的单糖可使用外切糖苷酶进行酶解释放。由于唾液酸酶具有广谱特异性，一般采用酶解法释放唾液酸，酶解条件可根据唾液酸的特性、连接方式、*O*-乙酰化以及其他因素进行优化。利用高特异性的外切糖苷酶可区分不同类型的单糖连接方式。

甲醇分解是将干燥的样品在盐酸甲醇溶液中加热，以甲基糖苷的形式释放单糖，但释放出的单糖降解比例较酸水解方式略低。

2. 单糖的定量分析

(1)比色法

比色法是基于化学显色反应的方法，对于不同种类的单糖，其专属性较差。目前常用的方法为间苯二酚显色法(通则3102第一法)。

(2)色谱法和质谱法

可采用离子色谱法和多孔石墨化碳色谱法串联质谱法，用于非衍生单糖(唾液酸、中性糖和糖醇)摩尔量的测定。由于单糖的酸解离常数(pK_a)大约为 12～14，使其可在高 pH 条件下(pH 12～13)电离，可采用季铵基团聚合物为固定相的强阴离子色谱柱系统进行分离。

可采用反相色谱法、离子交换色谱法、气相色谱法或毛细管电泳法用于衍生后单糖的分离与摩尔量测定。

通过酸水解产生的中性糖和氨基糖应先将酸去除，必要时进行 *N*-乙酰化后进行衍生。衍生后的单糖可用反相色谱法、毛细管电泳法或形成硼酸盐复合物用阴离子交换色谱法分离，并使用荧光或者紫外检测器进行检测。应关注试剂的纯度，避免衍生试剂引入的杂质可能对分析产生的干扰，同时，还应避免过量的衍生试剂影响检测结果，必要时可选择适合的方法对衍生后的单糖进行纯化，去除衍生试剂。

通过温和酸水解或唾液酸酶释放出的唾液酸可以在酸性条件下，与 1,2-二胺-4,5-亚甲基二氧基苯或者 1,2-苯二胺发生特异性的反应，进而实现衍生。衍生后的唾液酸可使用反相液相色谱及荧光检测器进行分离和检测。也可采用气相色谱法用于单糖检测。在检测前需要对单糖进行衍生，常用的衍生方法包括硅醚化法和糖醇乙酰酯法。应关注三甲基硅醚化衍生方法中 α-和 β-端基异构和同分异构会造成每个单糖对应多个色谱峰，导致图谱复杂。气相色谱法还可对甲基化单糖进行分析，获得单个单糖的结构以及糖苷键的连接方式信息。

3. 单糖数据的分析

(1)单糖结构鉴定

单糖(如唾液酸、岩藻糖)的鉴定可以通过分子结构验证或与适当的对照品进行比对来实现。

(2)定量分析

对于唾液酸或其他单糖的测定，通常以单糖与糖蛋白的摩尔比值报告结果。通过供试品中单糖响应值与单糖标准曲线的比较，结合对照品的浓度、单糖分子量、供试品体积得出供试品单糖的摩尔量，再通过测定蛋白质的摩尔量(测定方法应经验证)，最终计算摩尔比值。

4. 供试品可接受标准

设置可接受标准应考虑糖基化特性与产品活性和安全性之间的关系。可设定供试品单糖含量应在可接受的范围内等。

5. 对照品

对照品可采用等比例或接近供试品比例的单糖混合物，或稀释成一定浓度梯度的单糖对照品。

6. 系统适用性试验

系统适用性试验应采用单糖对照品配制的溶液进行。系统适用性试验可接受标准可包括但不限于两个目标单糖之间的分离度、单糖响应值的重复性、对照品标准曲线的相关系数及单糖色谱峰的塔板数等。由于单糖之间的性质很相似，很难将每一个单糖都分开。因此，应该合理地设置系统适用性试验要求。

9406　细胞类制品微生物检查指导原则

本指导原则适用于细胞类制品风险放行的快速微生物(细菌/真菌)检查。本原则所述细胞类制品主要指经过适当的体外操作(如分离、培养、扩增、基因修饰等)制备后回输人体，按药品批准上市的人体来源的活细胞制品。细胞类制品在无菌工艺下生产，生产过程中无法进行除菌和(或)灭菌，产品和工艺本身特性容易受到微生物污染。因此，微生物的污染检查是制品安全性质控的重要指标之一。

药品通常采用无菌检查法（通则1101）进行微生物污染的评价，需要至少14天的培养观察微生物生长培养信号。细胞类制品由于效期短，产量小，可供检验的数量有限，生产与临床需求结合更为紧密，采用无菌检查法可能无法保证在制品使用前完成放行检查，且取样方案受限。因此在风险评估的基础上，细胞类制品有条件地采用快速微生物检查法替代经典无菌检查法已成为安全性质控的必要手段。

随着微生物分析技术的发展，制药领域引入了多类快速微生物检测方法，如药品微生物检验替代方法验证指导原则（指导原则9201）中介绍的检测培养生长信号的技术（如呼吸信号技术等）、直接检测微生物的技术（如固相细胞术、核酸扩增等）、结合了预培养和直接检测的技术（如生物发光技术等）。与传统方法相比，快速方法在检测速度、自动化、实时监测、信息化方面具有一定的优势，不仅可用于生产过程中的质量控制，也可基于风险评估有条件地应用于成品的放行检查。快速微生物检测方法在药品质量控制方面的应用历史较短，在检测的广谱性、灵敏度等方面积累的数据有限，因此应用前需进行充分的评估。

基本原则

采用快速微生物检查法进行细胞类制品的微生物放行检查，应在充分考虑产品生产工艺、无菌保障水平、微生物污染风险、使用者获益/风险、检测方法原理、同行评议经验等因素的基础上，经风险评估后有条件地施行。微生物质控项目的放行决策应基于产品工艺整体的防污染控制策略及其结果，而非仅依赖于成品的快速微生物方法检查结果。

快速微生物检查法应先按照药品微生物检验替代方法验证指导原则（指导原则9201）进行仪器的设计确认、安装确认、运行确认和性能确认，完成替代方法的方法学验证。如因产量、效期等因素限制，无法获得充分的细胞类制品用于方法学验证时，可在风险评估的基础上，采用不含制品成分的试验菌悬液，或者含有模拟基质的试验菌悬液进行方法学验证，并在应用于具体品种前，采用制品加标试验菌的方式进行方法适用性试验，用以考察方法是否适用于该制品的检查。采用本指导原则所述的呼吸信号法时，基于该方法在行业已开展的验证和应用实践情况，可在完成仪器确认后，直接进行方法适用性试验。

供试品应能代表产品的所有组分，并从最终成品中取样。如无法进行最终成品取样或最终成品取样存在局限时，需采用其他替代取样方案，应考虑工艺特点，充分评估取样点设计与产品质量控制之间的风险，并得到验证数据的支持。当采用本指导原则进行生产过程中间的质控时，应从相应质控点取样。

冷冻可能导致微生物活力受损，冷冻保存的细胞类制品建议在冷冻之前的最后工序后，完成取样和检验。

细胞类制品的微生物检查应在无菌条件下进行，检验的全过程应严格遵守无菌操作，防止微生物污染，防止污染的措施不得影响供试品中微生物的检出。试验环境应符合无菌检查法（通则1101）和药品微生物实验室质量管理指导原则（指导原则9203）的要求。

当制品检出污染菌时，应对污染菌进行鉴定，进一步评估其对产品质量的影响，鉴定方法可参考微生物鉴定指导原则（指导原则9204）。

当检查结果发生争议时，仲裁方法为无菌检查法（通则1101）。

推荐方法（呼吸信号法）

原理

本指导原则所述方法为快速微生物检查法，主要适用于效期短、批量小，采用现行无菌检查法（通则1101）无法保证在产品使用前完成放行检查的细胞类制品。此处列举目前行业较为普遍应用的呼吸信号法。

呼吸信号法系基于检测微生物生长信号的仪器方法，采用商品化全自动微生物培养系统，通过仪器实时监测微生物生长代谢产生的二氧化碳引起的培养瓶内反应底物的显色或荧光变化信号，或培养瓶顶空压力变化信号，结合目视观察，判定供试品中有无微生物生长。

呼吸信号法以往多应用于临床血液/体液标本的检测，系目前较为普遍应用于细胞类制品放行检验的一类快速微生物检查方法。

鉴于该方法使用仪器进行微生物培养和生长监测，为确保仪器的稳定可靠，应定期对其关键性能（例如培养箱的温控性能）进行验证；对关键传感器（例如温度探头、孔位传感器）的状态进行校准或确认。

培养基

本法所用培养基为商品化的仪器适配的培养基，应参照无菌检查法（通则1101）对每批培养基进行培养基适用性检查并符合产品相关规定。至少应有2种适宜培养基用于检测真菌、需氧细菌和厌氧细菌。培养基的适用性检查应包括无菌性检查和灵敏度检查。试验菌株的选择按照“方法适用性试验”项下的要求，检测真菌、需氧细菌和厌氧细菌的培养基应分别接种不大于100CFU的试验菌，置于系统确认的培养温度下培养。除痤疮丙酸杆菌外，接种细菌的培养基应在3天内生长良好，接种真菌的培养基应在5天内生长良好，接种痤疮丙酸杆菌的培养基应在7天内生长良好。

方法适用性试验

采用本法进行产品快速微生物检查时，应进行方法适用性试验，以确认所采用的方法适用于该产品。若检验程序或产品发生变化可能影响检验结果时，应重新进行方法适用性试验。

应采用至少 2 个批次的供试品进行方法适用性试验，每批供试品应至少平行进行 3 个重复的独立实验。

方法适用性试验按下列要求进行操作。对每一试验菌应逐一进行方法确认。

菌种及菌液制备　应至少包含表 1 中的试验菌种。必要时，根据产品的来源、特点及产品既往微生物污染情况，可增加相应的菌株。

金黄色葡萄球菌、大肠埃希菌、铜绿假单胞菌、生孢梭菌、枯草芽孢杆菌、白色念珠菌和黑曲霉的菌液制备方法见无菌检查法(通则1101)。接种酿脓链球菌的新鲜培养物至胰酪大豆胨液体培养基中，30～35℃培养 2～3 天；接种藤黄微球菌的新鲜培养物至胰酪大豆胨液体培养基，30～35℃培养3～4 天；接种痤疮丙酸杆菌的新鲜培养物至硫乙醇酸盐流体培养基中，30～35℃培养 6～7 天，上述培养物用 pH 7.0 无菌氯化钠-蛋白胨缓冲液或 0.9%无菌氯化钠溶液，制成适宜浓度的菌悬液。除痤疮丙酸杆菌外，细菌悬液的计数采用胰酪大豆胨琼脂培养基，痤疮丙酸杆菌悬液的计数采用血琼脂培养基；真菌悬液的计数采用沙氏葡萄糖琼脂培养基。

表 1　试验菌种

培养条件	菌种
需氧培养	金黄色葡萄球菌(*Staphylococcus aureus*)，例如〔CMCC(B)26 003〕
	大肠埃希菌(*Escherichia coli*)，例如〔CMCC(B)44 102〕
	铜绿假单胞菌(*Pseudomonas aeruginosa*)，例如〔CMCC(B)10 104〕
	枯草芽孢杆菌(*Bacillus subtilis*)，例如〔CMCC(B)63 501〕
	酿脓链球菌(*Streptococcus pyogenes*)，例如〔CMCC(B)32 067〕
	微球菌(*Micrococcus* sp.)，例如〔CMCC(B)28 020〕
	白色念珠菌(*Candida albicans*)，例如〔CMCC(F)98 001〕
	黑曲霉(*Aspergillus niger*)，例如〔CMCC(F)98 003〕
厌氧培养	生孢梭菌(*Clostridium sporogenes*)，例如〔CMCC(B)64 941〕
	痤疮丙酸杆菌(*Cutibacterium acnes*)，例如〔CMCC(B)65 111〕

接种及培养　取仪器适配的培养基 2 组，其中一组按照“供试品的快速微生物检查”项下的方法，每个培养管分别加入供试品，再分别接种不大于 100CFU 的各试验菌，另一组培养基，加入等量的各试验菌作为对照组。两组培养基均置于仪器内进行培养，除另有规定外，培养时间不得超过 7 天。

结果判断　与对照组相比，接种供试品和试验菌的培养基组在仪器内均应显示为阳性结果，且目视观察生长良好，不能出现因为生长微弱、缓慢而导致仪器报告阳性的时间明显滞后的现象。否则说明供试品存在抑菌作用，应采用适当方法消除供试品的抑菌作用，重新进行方法适用性试验。

供试品的快速微生物检查

取样及检验量　供试品取样按照基本原则的要求进行。

对于单个容器且总体积(V)在 1～1000ml 的单一批次细胞制剂，供试品的最少检验量不应低于表 2 中的体积要求；中间产品有多个容器时，每个容器应分别取样进行检测。取样后应尽快将供试品接种至培养基，如供试品需存放，应评估存放的潜在污染风险，以及存放对检出效果的影响。

表 2　供试品的最少检验量

细胞类制品总体积(ml)	总接种体积(分别接种至需氧培养基和厌氧培养基)
$10\leqslant V\leqslant 1000$	总体积的 1%
$1\leqslant V<10$	100μl
$V<1$	不适用

对于总量小于 1ml 的单一批次产品，上述取样方式不适用，可经评估后采用替代取样方案、过程检查或其他适宜方式。

供试品处理及接种培养基　用适宜的方法对供试品包装容器表面进行彻底消毒，在无菌条件下抽取规定量供试品，分别等量接种至仪器适配的每种培养基内，每个容器中接种的供试品体积、培养基的装量和高度同方法适用性试验。除另有规定外，每个容器接种的供试品与培养基体积的比例不应超过仪器说明书的规定。

阳性对照　应根据供试品特性和方法适用性试验的结果，选择至少一种阳性对照菌，并评估阳性对照瓶在仪器中培养后报告阳性结果的时间范围。应选择受供试品影响而导致仪器检出明显滞后的试验菌作为阳性对照菌，无抑菌现象的供试品以金黄色葡萄球菌作为阳性对照菌，阳性对照瓶加菌量不大于 100CFU，加入的供试品用量同供试品微生物检查时每份培养基接种的样品量。阳性对照瓶在经验证的时间期限内培养，应为阳性结果。

阴性对照　供试品快速微生物检查时，应取相应溶剂、稀释液或冲洗液同法操作，作为阴性对照。阴性对照应为阴性结果。

培养及观察　将供试品接种至培养基后，应按照仪器说明书的时间要求尽快置于仪器中培养。培养时间应不少于 7 天，根据方法适用性试验结果及特殊相关微生物的情况，可延长至 14 天。

仪器的培养温度应依据方法适用性试验结果而定，应能检测到尽可能多的微生物，培养温度范围通常为 30～37℃。根据产品的来源、特点、既往发生过的或与特定细胞类型相关的微生物污染情况具体考虑，对于存在较高环境污染风险的产品，可增加一个需氧条件的温度培养范围，如 20～25℃，以便能覆盖更多的微生物。

结果判断　在培养期间定期及结束培养时，按照说明书对仪器进行检查，并同时进行目视观察。

若仪器判定各供试品管均为阴性结果，且目视观察判断无微生物生长迹象，则供试品可判为符合规定。

若仪器判定有供试品管为阳性结果，且目视观察判断有微生物生长迹象，则供试品判为不符合规定。

若仪器判定供试品管为阴性结果，但目视观察疑似微生物生长现象，或仪器判断为阳性结果，但目视观察未发现微生物生长迹象，出现以上两种情况时，取该培养物不少于 1ml 转种至同种新鲜培养基中，将原始培养物和新接种的培养基继续培养不少于 4 天，观察接种的同种培养基是否再出现微生物生长迹象；或取培养液涂片，染色，镜检，判断是否存在微生物生长。如目视观察发现或涂片发现微生物生长迹象，判供试品不符合规定。

上述任何一种情况下如判供试品不符合规定，除非能充分证明试验结果无效，即生长的微生物非供试品所含，方可对供试品进行重试，重试时，应重新取同量供试品，依法检查，结果判定同上。

应至少符合下列条件之一，判为试验无效：

(1) 试验所用的设备及环境的微生物监控结果不符合无菌检查法的要求；

(2) 回顾试验过程，发现有可能引起微生物污染的因素；

(3) 在阴性对照中观察到微生物生长；

(4) 供试品管中生长的微生物经鉴定后，确证是因试验中所使用的物品和（或）无菌操作技术不当引起的。

9407　基于假病毒的中和抗体检测法指导原则

基于假病毒的中和抗体检测法，是指采用人工制备的含相应活病毒膜蛋白以及报告基因的复制缺陷型假病毒，模拟实测病毒感染过程，利用中和抗体对假病毒的阻断作用，通过检测假病毒所携带报告基因的表达情况，检测供试品的中和抗体滴度的方法。对已有活病毒检测方法的，其检测结果与基于活病毒的中和抗体检测方法的检测结果具有高度相关性。该法可避免直接使用活病毒，解决了中和抗体检测中部分活病毒不能培养和难于获取的问题，同时降低了实验操作环境的生物安全等级要求。

本指导原则是对基于假病毒的中和抗体检测法所用假病毒的构建、制备和质量控制，以及检测方法建立和验证的相关技术指导原则。可用于单抗、疫苗等生物制品质量控制和临床试验样本中和抗体检测等。

使用者应坚持分析方法质量源于设计的理念，进行科学合理的方法验证与设计，保证分析方法在整个生命周期中能始终符合预期目的。

一、假病毒的制备

(一)假病毒构建策略

1. 假病毒包装组件的选择

(1)质粒：对于包膜病毒，如新型冠状病毒、狂犬病病毒、汉坦病毒等，常用水疱口炎病毒(Vesicular Stomatitis Virus，VSV)、人类免疫缺陷病毒(Human Immunodeficiency Virus，HIV)等包装体系。可根据需求，选择合适的假病毒骨架质粒，并选择与病毒感染相关的膜结构蛋白，如新型冠状病毒的刺突蛋白(spike，S)、狂犬病病毒的糖蛋白(glycoprotein，G)等，其蛋白表达序列应具有代表性。为了提高假病毒的滴度，可通过密码子优化、构建胞内截短体等方式改造膜蛋白表达质粒，但应确保其中和抗体作用区域不发生改变。对每一批表达质粒需进行核苷酸序列测定，证实其与设计序列一致；测定质粒浓度、纯度等关键指标，以保障转染效率。

对于无包膜病毒，如：如人乳头瘤病毒(Human Papillomavirus，HPV)、手足口病毒(Enterovirus 71，EV71)等，通常利用病毒自身的结构蛋白构建假病毒。

(2)报告基因：可基于不同的检测仪器、检测信号的灵敏度、是否需要多种信号同时检测等，选择化学发光报告基因(如萤火虫荧光素酶)、荧光报告基因(如不同荧光蛋白)或其他检测信号。在进行多种中和抗体联合检测时，应选择抗原性无交叉的待测假病毒组合，且选择信号之间无交叉反应的检测报告基因。在多重信号检测方法开发时，应与单一信号检测方法进行比较验证。

(3)包装用细胞：应根据病毒及表达质粒的特性，选择适宜的细胞用于假病毒包装。如包装狂犬病病毒假病毒通常采用 293T 细胞，HPV 假病毒通常采用 293FT 或 293TT 细胞。

2. 包装方法优化

假病毒包装方法建立时，应设定合理的预设标准，进行风险评估，风险识别排序，可采用实验设计(design of experiment，DOE)，对包装用细胞、转染质粒剂量和比例、转染试剂、转染时间、假病毒收获时间等步骤进行优化和耐用性考察，从而获得滴度较高的假病毒，并确定方法可操作设计区域(method operable design region，MODR)。

(二)假病毒库的制备

1. 包装用细胞制备

应根据生产需求准备适量包装用细胞，并控制传代次数。进行质粒转染前，细胞状态良好、密度通常需达到 70%～90%。

2. 质粒转染和骨架病毒感染

将膜蛋白表达质粒、骨架质粒/骨架病毒按照合适的比例进行转染/感染。常用的转染试剂包括脂质体2000/3000(lipofectamine 2000/3000)和聚醚酰亚胺(polyethyleneimine，PEI)等，具体可参考所选择转染试剂的使用说明操作。

3. 培养收获和储存

转染后培养适宜时间应更换新鲜培养基，并根据包装体系的不同选择合适的假病毒收获时间。采用VSV包装体系可在换液后1～2天收取含假病毒的上清液；采用HIV包装体系可在换液后2～3天收取含假病毒的上清液；HPV自组装假病毒可在换液后2～3天收获细胞，采用裂解液裂解细胞以释放HPV假病毒。含假病毒的上清经过滤或离心，分装并贮存于－70℃以下，避免反复冻融(参考验证结果)，必要时可采取冻干的方式。

(三)假病毒库的质控

为了保障检测结果的一致性和可比性，应以毒株为单位建立假病毒库。对一次实验制备的假病毒定义为一批假病毒库。如果使用不同批次假病毒，应采用检测固定样品(如标准品或质控品)，对假病毒批间差异进行评价，保障检测结果的一致性。

对假病毒库应设定适宜的质量标准进行控制，包括但不限于假病毒鉴别、滴度、外源污染检查(如假病毒感染后细胞的无菌、支原体检查)、标准血清或质控品检测等项目，并按照假病毒的稳定性实验结果，进行保存、定期监测。稳定性监测项目应至少包括假病毒滴度。

假病毒滴度测定时通常将假病毒按照一定比例系列稀释，选择合适的阴阳性临界值(Cut-off值)，判断各稀释度下病毒稀释孔的阴阳性。用Spearman Kaerber法、Reed-Muench法或其他适宜方法计算病毒滴度；或采用线性回归的方式，确立病毒稀释倍数与检测信号之间的关系，根据检测信号值的要求确定病毒的稀释倍数。

二、基于假病毒的中和抗体检测

基于假病毒的中和抗体检测方法的建立，应综合考虑所构建的假病毒、选用的细胞基质、检测体系及针对的供试品/检测目的等特点进行开发，合理设计和优化试验步骤和相关参数，并通过充分优化后使用。应根据样品、假病毒、检测用细胞等要求，在合适的生物安全实验室进行，对检测样品有更高生物安全要求的，按照样品的要求执行。方法学的建立和验证，应设置合适的预设标准，应至少包括专属性、准确度和精密度等指标。方法建立后，对方法持续监测，按实际情况及时进行分析方法变更。

(一)方法建立

应根据检测目的进行合理的实验方案设计，方法建立时，应对关键步骤进行优化，如中和抗体检测用细胞的选择、细胞加入量、细胞加入方式；供试品、对照品或质控品的准备；假病毒加入量和孵育时间；目标指示物的检测等。试验基本步骤、参数及风险评估要点如下。

1. 检测用细胞的准备

依据病毒的宿主嗜性及实验筛选选择检测用细胞。优化假病毒接种方式，如细胞板孔中先接种细胞，后加入供试品和假病毒；或先加入供试品和假病毒，后加入细胞。对于细胞培养时间较长的实验(2天以上)应考虑边缘孔的蒸发影响。可避免使用细胞板的边缘孔，并向其中加入无菌液体(如无菌水、磷酸盐缓冲液或培养基等)，以维持细胞培养环境的湿度。检测用细胞、细胞接种浓度范围均应在建立方法时进行风险评估、优化及验证。

2. 供试品、对照品和质控品的稀释

供试品若为人或动物血清，应预先进行56℃，30分钟处理，以消除血清中除抗体以外其他免疫因子的影响。通常每个供试品每一浓度点设置两个及以上复孔。每次试验均应设置细胞对照(仅加入细胞)和假病毒对照(加入细胞和假病毒)；同时采用国际/国家标准品，或经国际/国家标准品标定的工作标准品，或质控品进行监测，以确保试验结果的准确性。标准品和质控品通常应与供试品同质，特殊情况下如无同质标准品，可采用其他动物免疫后的阳性血清替代。

3. 假病毒加入和孵育

将一定稀释度的假病毒，加入稀释好的供试品、标准品或质控品，混合均匀后，与待检测细胞共培养。应根据假病毒的具体特性，选择细胞与假病毒的共培养时间，如VSV载体的假病毒中和实验一般为24小时，HIV骨架的假病毒中和实验一般为48～72小时。合适的假病毒加入量及共孵育时间，应在方法建立时进行优化及验证。

4. 报告基因检测

若目标指示物为荧光蛋白，可应用酶联斑点计数仪直接进行计数分析。若目标指示物为荧光素酶报告基因，则需加入特定的底物及裂解液，经充分反应后，在一定时间内采集化学发光信号。应设置合理检测条件和检测仪器参数，在同一个分析项目中，检测条件和检测仪器参数应保持一致。

(二)方法验证

优化后的方法应该进行专属性、相对准确度、精密度、线性和范围等方法学验证。具体可参照生物制品生物活性/效价测定方法验证指导原则(指导原则9401)。对重大新突发传染病如果缺乏临床样品，可以采用动物免疫血清进行验证，但应证明该方法对动物血清具有较好的专属性。对涉及临床样品的检测方法验证，应考虑样本稳定性。

(三)关键质控点

假病毒包装细胞和检测细胞应参考生物制品检定用动物细胞质量控制(通则0235)的相关要求进行质控，应至少包括细胞遗传学检测(如细胞STR分型，short tandem repeat，STR)，无菌、支原体检查。应参考验证结果控制关键的试验步骤，形成MODR，如检测时间、细胞代次等。

应对关键试剂进行质量控制，如：假病毒、牛血清（灭能）、化学发光底物等。关键试剂换批时，应采用质控品进行评价，检测结果应在规定的范围内。

（四）实验成立条件及复测原则

为了保障实验结果的准确、可比，应确定实验成立标准，如病毒对照与细胞对照的信号比值、病毒对照信号值范围、阳性质控品的合格区间等。实验的复测原则可包括逆梯度（检测结果倒置，即同一样本高稀释度感染抑制率大于或等于 50%，而低稀释度感染抑制率小于 50%）、平行复孔间抑制率差异超过 30%、ID_{50} 结果超过最高稀释度或低于最低稀释度等。

三、数据分析

数据分析贯穿方法开发、验证和应用的全过程，应符合生物检定统计法（通则1431）相关要求。

应采用科学的、经过验证的方法进行中和抗体滴度计算，如四参数曲线拟合、Reed-Muench 法等，报告中和抗体的半数有效浓度 EC_{50} 或半数有效稀释倍数 ID_{50}。若实验中加入国际标准品、国家标准品或者质控品，可计算相应的国家标准单位值（U 值）或国际标准单位值（IU 值）。

对需要判定 Cut-off 值的实验，应选择与供试品背景相近的阴性样品作为 Cut-off 值确定的阴性样本来源，采用适宜的方法确定 Cut-off 值。

四、应用

基于假病毒的中和抗体检测法主要用于检测单抗、疫苗等生物制品效力评价和临床试验的免疫原性评价，检测样本可以为单克隆抗体、人血清或者动物血清。

本原则为假病毒中和抗体检测方法的通用原则，应用时应考虑具体需要和产品的个性化要求。如应用于单抗制品和血清检测时应选择单抗或血清等同质质控品；应用于疫苗体内效力评价时可以选用疫苗参考品，计算疫苗体内相对效力，或采用系列稀释的疫苗免疫动物，计算 ED_{50}。

原子量表

（录自 2021 年国际原子量表）

原子序数	元素符号	元素名称	原子量	备注	原子序数	元素符号	元素名称	原子量	备注
1	H	氢	1.008	3，5	36	Kr	氪	83.798(2)	1，3
2	He	氦	4.002 602(2)	1，2	37	Rb	铷	85.4678(3)	1
3	Li	锂	6.94	3，5	38	Sr	锶	87.62(1)	1，2
4	Be	铍	9.012 183 1(5)		39	Y	钇	88.905 838(2)	
5	B	硼	10.81	3，5	40	Zr	锆	91.224(2)	1
6	C	碳	12.011	5	41	Nb	铌	92.906 37(1)	
7	N	氮	14.007	5	42	Mo	钼	95.95(1)	1
8	O	氧	15.999	5	43	Tc	锝	[97]	4
9	F	氟	18.998 403 163(5)		44	Ru	钌	101.07(2)	1
10	Ne	氖	20.1797(6)	1，3	45	Rh	铑	102.905 49(2)	
11	Na	钠	22.989 769 28(2)		46	Pd	钯	106.42(1)	1
12	Mg	镁	24.305	5	47	Ag	银	107.8682(2)	1
13	Al	铝	26.981 538 4(3)		48	Cd	镉	112.414(4)	1
14	Si	硅	28.085	5	49	In	铟	114.818(1)	
15	P	磷	30.973 761 998(5)		50	Sn	锡	118.710(7)	1
16	S	硫	32.06	5	51	Sb	锑	121.760(1)	1
17	Cl	氯	35.45	3，5	52	Te	碲	127.60(3)	1
18	Ar	氩	39.95	1，2，5	53	I	碘	126.904 47(3)	
19	K	钾	39.0983(1)		54	Xe	氙	131.293(6)	1，3
20	Ca	钙	40.078(4)		55	Cs	铯	132.905 451 96(6)	
21	Sc	钪	44.955 907(4)		56	Ba	钡	137.327(7)	
22	Ti	钛	47.867(1)		57	La	镧	138.905 47(7)	1
23	V	钒	50.9415(1)		58	Ce	铈	140.116(1)	1
24	Cr	铬	51.9961(6)		59	Pr	镨	140.907 66(1)	
25	Mn	锰	54.938 043(2)		60	Nd	钕	144.242(3)	1
26	Fe	铁	55.845(2)		61	Pm	钷	[145]	
27	Co	钴	58.933 194(3)		62	Sm	钐	150.36(2)	1
28	Ni	镍	58.6934(4)	2	63	Eu	铕	151.964(1)	1
29	Cu	铜	63.546(3)	2	64	Gd	钆	157.25(3)	1
30	Zn	锌	65.38(2)	2	65	Tb	铽	158.925 354(7)	
31	Ga	镓	69.723(1)		66	Dy	镝	162.500(1)	1
32	Ge	锗	72.630(8)		67	Ho	钬	164.930 329(5)	
33	As	砷	74.921 595(6)		68	Er	铒	167.259(3)	1
34	Se	硒	78.971(8)		69	Tm	铥	168.934 219(5)	
35	Br	溴	79.904	5	70	Yb	镱	173.045(10)	1

续表

原子序数	元素符号	元素名称	原子量	备注	原子序数	元素符号	元素名称	原子量	备注
71	Lu	镥	174.9668(1)	1	95	Am	镅	[243]	4
72	Hf	铪	178.486(6)		96	Cm	锔	[247]	4
73	Ta	钽	180.947 88(2)		97	Bk	锫	[247]	4
74	W	钨	183.84(1)		98	Cf	锎	[251]	4
75	Re	铼	186.207(1)		99	Es	锿	[252]	4
76	Os	锇	190.23(3)	1	100	Fm	镄	[257]	4
77	Ir	铱	192.217(2)		101	Md	钔	[258]	4
78	Pt	铂	195.084(9)		102	No	锘	[259]	4
79	Au	金	196.966 570(4)		103	Lr	铹	[262]	4
80	Hg	汞	200.592(3)		104	Rf	𬬻	[267]	4
81	Tl	铊	204.38	5	105	Db	𬭊	[270]	4
82	Pb	铅	207.2(1)	1，2，5	106	Sg	𬭳	[269]	4
83	Bi	铋	208.980 40(1)		107	Bh	𬭛	[270]	4
84	Po	钋	[209]	4	108	Hs	𬭶	[270]	4
85	At	砹	[210]	4	109	Mt	鿏	[278]	4
86	Rn	氡	[222]	4	110	Ds	𫟼	[281]	4
87	Fr	钫	[223]	4	111	Rg	𬬭	[281]	4
88	Ra	镭	[226]	4	112	Cn	鿔	[285]	4
89	Ac	锕	[227]	4	113	Nh	鿭	[286]	4
90	Th	钍	232.0377(4)	1，4	114	Fl	𫓧	[289]	4
91	Pa	镤	231.035 88(1)	4	115	Mc	镆	[289]	4
92	U	铀	238.028 91(3)	1，3，4	116	Lv	𫟷	[293]	4
93	Np	镎	[237]	4	117	Ts	鿬	[293]	4
94	Pu	钚	[244]	4	118	Og	鿫	[294]	4

说明：

一、此表录自国际纯粹与应用化学联合会（IUPAC）发布的 2021 年版原子量表（https://iupac.qmul.ac.uk/AtWt/），将随IUPAC发布新版而适时变更。

二、原子量列中，小括号内的数字表示该原子量的不确定度，中括号内的数字表示放射性元素半衰期最长的同位素的质量数。

三、备注列中：

1. 这类元素在已知地质样本中存在超出正常物质限度的同位素组成。这些样本中元素的原子量与表中给出的原子量之间的差异可能超过给出的不确定度。

2. 无法从常见地球物质中的同位素组成范围获得更精确的原子量值；表中所列原子量值可适用于任何常见物质。

3. 市售材料可能经过未公开或无意的同位素分离而使该元素的同位素组成发生变化，其原子量可能与表中给出的原子量产生实质性偏差。

4. 这类元素没有稳定的核素。括号中的值，例如［209］，表示其半衰期最长的同位素的质量数。然而，钍 Th、镤 Pa 和铀 U 却具有典型的地球同位素组成，表中列出了这三种元素的原子量。

5. 14 种元素具有两种或两种以上稳定同位素，其标准原子量在天然地球物质中具有可变性。这些元素的标准原子量表示为区间值，见附表。

附表　原子量为区间值的元素

原子序数	元素符号	元素名称	原子量最小值	原子量最大值	原子序数	元素符号	元素名称	原子量最小值	原子量最大值
1	H	氢	1.007 84	1.008 11	14	Si	硅	28.084	28.086
3	Li	锂	6.938	6.997	16	S	硫	32.059	32.076
5	B	硼	10.806	10.821	17	Cl	氯	35.446	35.457
6	C	碳	12.0096	12.0116	18	Ar	氩	39.792	39.963
7	N	氮	14.006 43	14.007 28	35	Br	溴	79.901	79.907
8	O	氧	15.999 03	15.999 77	81	Tl	铊	204.382	204.385
12	Mg	镁	24.304	24.307	82	Pb	铅	206.14	207.94

生物制品术语

生物制品（Biological Products）　指以微生物、细胞、动物或人源组织和体液等为起始原材料，用生物学技术制成，用于预防、治疗和诊断人类疾病的制剂，如疫苗、血液制品、生物技术药物、微生态制剂、免疫调节剂、诊断制品等。

联合疫苗（Combined Vaccines）　指两种或两种以上不同病原的抗原按特定比例混合，制成预防多种疾病的疫苗，如吸附百白破联合疫苗、麻腮风联合减毒活疫苗等。

双价疫苗及多价疫苗（Divalent Vaccines，Polyvalent Vaccines）　指由同种病原体的两个或两个以上群或型别的抗原成分组成的疫苗，分别称为双价疫苗或多价疫苗，如双价肾综合征出血热灭活疫苗、23 价肺炎球菌多糖疫苗等。

重组 DNA 蛋白制品（Recombinant DNA Protein Products，rDNA Protein Products）　系采用遗传修饰，将所需制品的编码 DNA 通过一种质粒或病毒载体，引入适宜的宿主细胞表达的蛋白质，再经提取和纯化制得。

血液制品（Blood Products）　指源自人类血液或血浆的治疗产品，如人血白蛋白、人免疫球蛋白、人凝血因子等。

生物制品标准物质（Standard Substances of Biologics）　指用于生物制品效价、活性、含量测定或特性鉴别、检查的生物标准品和生物参考品。

原材料（Raw Materials，Source Materials）　指生物制品生产过程中使用的所有生物材料和化学材料，不包括辅料。

辅料（Excipients）　指生物制品在配制过程中所使用的辅助材料，如佐剂、稳定剂、赋形剂等。

包装材料（Packaging Materials）　指成品内、外包装的物料，标签，防伪标志和药品说明书。

血液（或称全血）（Blood，Whole Blood）　指采集于含有抗凝剂溶液中的血液。抗凝溶液中可含或不含营养物，如葡萄糖或腺嘌呤等。

血浆（Plasma）　指血液采集于含有抗凝剂的接收容器中，分离血细胞后保留的液体部分；或在单采血浆过程中抗凝血液经连续过滤或离心分离后的液体部分。

单采血浆术（Plasmapheresis）　指用物理学方法由全血分离出血浆，并将其余组分回输给献血浆者的操作技术。

载体蛋白（Carrier Protein）　指用化学方法与细菌多糖抗原共价结合后，以增强抗原 T 细胞依赖性免疫应答的蛋白质，如破伤风类毒素、白喉类毒素等。

载体（Vector）　系一种 DNA 片段，它可在宿主细胞内指导自主复制，其他 DNA 分子可与之连接从而获得扩增。很多载体是细菌质粒，在某些情况下，一种载体在导入细胞后可与宿主细胞染色体整合，并在宿主细胞生长和繁殖过程中保持其整合模式。

质粒（Plasmid）　系一种能自主复制的环状额外染色体 DNA 元件。它通常携带一定数量的基因，其中有些基因可对不同抗生素产生抗性，该抗性常作为依据，以辨别是否含有此种质粒而识别生物体。

减毒株（Attenuated Strains）　系一种细菌或病毒，其对特定宿主的毒力已被适当减弱或已消失。

种子批系统（Seed Lot System）　系指特定菌株、病毒或表达目标产物的工程细胞的贮存物，通常包括原始种子/细胞种子、主种子批/主细胞库和工作种子批/工作细胞库，建立种子批系统旨在保证制品生产的一致性。

原始种子（Original Seed）　系指细菌、病毒分离株经适应性培养、传代后，经生物学特性、免疫原性和遗传稳定性等特性研究鉴定，可用于生物制品生产的种子。原始种子用于主种子批的制备。

主种子批（Master Seed Lot）　系由原始种子传代扩增至特定代次，并经一次制备获得的同质和均一的悬液分装于容器制备而成。主种子批用于制备工作种子批。

工作种子批（Working Seed Lot）　系由主种子批传代扩增至特定代次，并经一次制备获得的同质和均一的悬液分装于容器制备而成。

细胞基质（Cell Substrates）　指用于生物制品生产的细胞。

原代细胞培养物（Primary Cell Culture）　指直接取自一个或多个动物个体的组织或器官制备的细胞培养物。

细胞系（Cell Line）　系由原代细胞群经系列传代培养获得的细胞群。该细胞群通常是非均质的，且具有明确的特性，可供建库用。

连续传代细胞系（Continuous Cell Lines，CCL）　系在体外能无限倍增的细胞群，但不具有来源组织的细胞核型特征和细胞接触抑制特性。

二倍体细胞株（Diploid Cell Strains）　系在体外具有有限生命周期的细胞群，在培养一定代次后细胞会进入衰老期；其染色体具有二倍性，且具有与来源物种一致的染色体核型特征，生长具有接触抑制性。

细胞库系统（Cell Bank System）　系通过培养细胞用以连续生产多批制品的细胞系统，这些细胞来源于经充分鉴定并证明无外源因子的一个细胞种子和（或）一个主细胞库。从主细胞库中取一定数量容器的细胞制备工作细胞库。

细胞种子（Cell Seed）　指来源于人或动物的单一组织或均一细胞以及基因工程构建的均一细胞、经过充分鉴定的一定数量的细胞。这些细胞是由一个原始细胞群体发展成传代稳定的细胞群体，或经过克隆培养以及基因工程构建的均一细胞群体，通过检定证明适用于生物制品生产或检定。细胞种子用于主细胞库的制备。

主细胞库（Master Cell Bank，MCB）　系由细胞种子培养至特定倍增水平或传代水平，并经一次制备获得的同质和均一的悬液分装于容器制备而成。主细胞库用于工作细胞库的制备。

工作细胞库（Working Cell Bank，WCB）　系由主细胞库的细胞经培养至特定倍增水平或传代水平，并经一次制备获得的同质和均一的悬液分装于容器制备而成。

成瘤性（Tumorigenicity）　系指细胞接种动物后在注射部位和（或）转移部位由接种细胞本身形成肿瘤的能力。

致瘤性（Oncogenicity）　系指细胞裂解物中的化学物质、病毒、病毒核酸或基因以及细胞成分接种动物后，导致被接种动物的正常细胞形成肿瘤的能力。

外源因子（Adventitious Agents）　系经无意中引入于接种物、细胞基质和（或）生产制品所用的原材料及制品中的、可复制或增殖的污染物，包括细菌、真菌、支原体和病毒等。

封闭群动物（Closed Colony Animals）　也称远交群动物（Outbred Stock Animals），系以非近亲交配方式进行繁殖生产的一个实验动物种群，在不从外部引入新个体的条件下，至少连续繁殖4代以上的群体。

单次收获物（Single Harvest）　指在单一轮疫苗生产或一个连续生产时段中，用同一病毒株或细菌株接种于基质（一组动物或一组鸡胚或一批细胞或一批培养基）并一起培养和收获的一定量病毒或细菌悬液。

原液（Bulk）　指用于制造最终配制物（Final Formulation）或半成品（Final Bulk）的均一物质。

半成品（Final Bulk）　指由原液经稀释和（或）配制成均一的用于分装至终容器的中间产物。

成品（Final Products）　指半成品分装（或经冻干）、以适宜方式封闭于最终容器后，再经目检、贴签、包装后的制品。

批（Batch）　指在同一生产周期中，用同一批原料、同一方法生产所得的一定数量、均一的一批制品。

亚批（Sub Lot）　指一批均一的半成品分装于若干个中间容器中或通过多个分装机进行分装或使用不同的冻干机进行冻干，即形成为不同亚批。亚批是批的一部分。

规格（Strength）　指每一支（瓶）或片中主要有效成分的效价（或含量及效价）或含量及装量（或冻干制剂复溶时加入溶剂的体积）。

有效期（Validity Period）　指由国家药品监督管理部门许可用以签发制品供临床使用的最大有效期限（天数、月数或年数）。该有效期是根据在产品开发过程中进行稳定性研究获得的贮存寿命而确定。

抗原性（Antigenicity）　指在免疫学反应中抗原与特异性抗体或T淋巴细胞受体结合的能力。

免疫原性（Immunogenicity）　指抗原诱导机体产生体液免疫和（或）细胞免疫应答的能力。疫苗生产用菌毒种免疫原性特指其诱导机体产生体液免疫和（或）细胞免疫应答使机体免受相应传染源感染的能力。

均一性（Homogeneity）　指具有相同或相似的质量属性。

效价（效力）（Potency）　指用适当的定量生物测定法确定的生物活性的量度。该生物量度是基于产品相关的生物学属性。

药品生产质量管理规范（Good Manufacture Practices，GMP）　系质量管理体系的一部分，是药品生产管理和质量控制的基本要求，旨在最大限度地降低药品生产过程中污染、交叉污染以及混淆、差错等风险，确保持续稳定地生产出符合预定用途和注册要求的药品。

细胞消化批（Cell Dissociation Batch）　指在用于疫苗生产的原代细胞制备过程中，使用一只或同一批动物/胚蛋来源的组织或器官，收集至单一的适宜容器中采用适宜的分散细胞方法制成的一瓶细胞悬液。

细胞批（Production Cell Batch） 指取自用于疫苗生产的同一工作细胞库的一支或多支细胞，经适宜的代数扩增至一定数量的细胞培养物；也指采用同一天、同一批动物来源制成的多个消化批细胞合并后再分装至一定数量细胞培养容器的一批细胞。

对照细胞（Vaccine Production Control Cell） 指取用于疫苗生产的同一细胞批的细胞，按一定比例留取样品，不接种目标病毒，与接种目标病毒的其他细胞采用相同的培养基成分，并在同一培养温度和培养场地下，平行培养至规定的时间。采用规定的方法，通过对对照细胞系外源因子检测情况的判定，评估该细胞批的外源因子污染情况。

近交系（Inbred Strain） 指任何个体基因组中99%以上的等位位点为纯合的动物群体。

索　　引

中文索引

（按汉语拼音顺序排列）

H

I

J

K

L

S

T

英 文 索 引

G

H

I

J

L

M

N

P

R

S

T

V

Y